4

EDITION

原书第4版

Electromyography and Neuromuscular Disorders

Clinical-Electrophysiologic-Ultrasound Correlations

[美] David C. Preston　[美] Barbara E. Shapiro　原著

肌电图与神经肌肉疾病

临床·电生理·超声

樊东升　主译

中国科学技术出版社

·北　京·

图书在版编目（CIP）数据

肌电图与神经肌肉疾病：临床·电生理·超声：原书第4版 /（美）大卫·C. 普雷斯顿 (David C. Preston),（美）芭芭拉·E. 夏皮罗 (Barbara E. Shapiro) 原著；樊东升主译 .— 北京：中国科学技术出版社，2024.8

书名原文：Electromyography and Neuromuscular Disorders: Clinical-Electrophysiologic-Ultrasound Correlations, 4E

ISBN 978-7-5236-0785-5

Ⅰ. ①肌… Ⅱ. ①大… ②芭… ③樊… Ⅲ. ①神经系统疾病—肌电图—诊断 Ⅳ. ① R741.044

中国国家版本馆 CIP 数据核字 (2024) 第 105950 号

著作权合同登记号：01-2023-5908

策划编辑	刘　阳　黄维佳
责任编辑	刘　阳
装帧设计	佳木水轩
责任印制	徐　飞

出　　版	中国科学技术出版社
发　　行	中国科学技术出版社有限公司
地　　址	北京市海淀区中关村南大街 16 号
邮　　编	100081
发行电话	010-62173865
传　　真	010-62179148
网　　址	http://www.cspbooks.com.cn

开　　本	889mm × 1194mm　1/16
字　　数	1249 千字
印　　张	47.5
版　　次	2024 年 8 月第 1 版
印　　次	2024 年 8 月第 1 次印刷
印　　刷	北京盛通股份印刷有限公司
书　　号	ISBN 978-7-5236-0785-5/R · 3290
定　　价	498.00 元

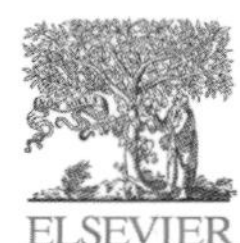
Elsevier (Singapore) Pte Ltd.
3 Killiney Road, #08-01 Winsland House Ⅰ, Singapore 239519
Tel: (65) 6349-0200; Fax: (65) 6733-1817

ISBN-13：978-0-323-66180-5

This translation of *Electromyography and Neuromuscular Disorders: Clinical-Electrophysiologic-Ultrasound Correlations, 4E* by David C. Preston and Barbara E. Shapiro was undertaken by China Science and Technology Press and is published by arrangement with Elsevier (Singapore) Pte Ltd.
Electromyography and Neuromuscular Disorders: Clinical-Electrophysiologic-Ultrasound Correlations, 4E by David C. Preston and Barbara E. Shapiro 由中国科学技术出版社进行翻译，并根据中国科学技术出版社与爱思唯尔（新加坡）私人有限公司的协议约定出版。

《肌电图与神经肌肉疾病：临床・电生理・超声（原书第 4 版）》（樊东升，译）
ISBN: 978-7-5236-0785-5

注　意

本译本由中国科学技术出版社独立完成。相关从业及研究人员必须凭借其自身经验和知识对文中描述的信息数据、方法策略、搭配组合、实验操作进行评估和使用。由于医学科学发展迅速，临床诊断和给药剂量尤其需要经过独立验证。在法律允许的最大范围内，爱思唯尔、译文的原文作者、原文编辑及原文内容提供者均不对译文或因产品责任、疏忽或其他操作造成的人身及（或）财产伤害及（或）损失承担责任，亦不对由于使用文中提到的方法、产品、说明或思想而导致的人身及（或）财产伤害及（或）损失承担责任。

译校者名单

主　译　樊东升　北京大学第三医院

副主译（以姓氏笔画为序）

卢祖能　武汉大学人民医院

刘小璇　北京大学第三医院

刘明生　中国医学科学院北京协和医院

张哲成　天津市第三中心医院

徐迎胜　北京大学第三医院

黄旭升　中国人民解放军总医院第一医学中心

管宇宙　中国医学科学院北京协和医院

潘　华　首都医科大学附属北京天坛医院

译　者（以姓氏笔画为序）

于会艳　北京医院

王晓明　川北医学院附属医院

卢祖能　武汉大学人民医院

冯新红　清华大学附属北京清华长庚医院

吕　文　浙江大学医学院附属邵逸夫医院

朱　丹　吉林大学第一医院

乔　芳　河南中医药大学人民医院

乔　凯　复旦大学附属华山医院

刘　卓　南京大学医学院附属鼓楼医院

刘　雁　前海人寿广州总医院

刘小璇　北京大学第三医院

刘明生　中国医学科学院北京协和医院

汤其强　中国科学技术大学附属第一医院（安徽省立医院）

许　虹　昆明医科大学第一附属医院

许柳青　福建医科大学附属第一医院

孙立国　哈尔滨医科大学附属一院

杜宝新　广州中医药大学第二附属医院（广东省中医院）

李　静　中南大学湘雅医院

李书剑　河南省人民医院

李志军　华中科技大学同济医学院附属同济医院

李建萍　上海交通大学医学院附属仁济医院

李晓裔　贵州省人民医院

杨建仲　山西省人民医院

邴　琪　河北医科大学第三医院

吴　艳　华中科技大学同济医学院附属协和医院

邱　峰　中国人民解放军总医院第八医学中心

邹晓毅　四川大学华西医院

邹漳钰　福建医科大学附属协和医院

宋春莉　大连医科大学附属第一医院

张　朔　北京大学第三医院

张　超　天津医科大学总医院

张永庆　山东大学齐鲁医院（山东大学第一临床学院）山东大学齐鲁医院（青岛）

张华纲　北京大学第三医院

张宏文　北京大学第一医院

张哲成　天津市第三中心医院

陈　海　首都医科大学宣武医院

陈　彬　首都医科大学附属北京天坛医院

陈雪平　四川大学华西医院

陈景云　宁夏医科大学总医院

邵　蓓　温州医科大学附属第一医院

邵西仓　贵州省人民医院

罗　晶　重庆医科大学附属第一医院

周海燕　上海交通大学医学院附属瑞金医院

周瑞玲　福建省立医院

胡　凡　江西省人民医院

胡雪艳　中国康复研究中心北京博爱医院

胡蓓蕾　温州医科大学附属第二医院

段晓慧　中日友好医院

姜　明　北京积水潭医院

袁宝玉　东南大学附属中大医院

贾志荣　北京大学第一医院
党静霞　西安交通大学第一附属医院
徐迎胜　北京大学第三医院
殷鑫浈　浙江大学医学院附属第二医院
黄旭升　中国人民解放军总医院第一医学中心
黄朝阳　首都医科大学宣武医院
董　惠　河北医科大学第二医院
阎　俊　南京医科大学附属脑科医院
董继宏　复旦大学附属中山医院
管宇宙　中国医学科学院北京协和医院
廖松洁　中山大学附属第一医院
樊东升　北京大学第三医院
潘　华　首都医科大学附属北京天坛医院
潘晓丽　中国医科大学附属盛京医院

内容提要

本书引进自 Elsevier 出版集团，是一部详细介绍肌电图与临床神经电生理检查的经典著作。本书为全新第 4 版，距离前一版面世已有 10 年。10 年来，神经肌肉疾病学领域发生了很大变化，神经肌肉超声的价值已得到公认，因而第 4 版对此进行了补充。著者以实用且简洁的方式将电诊断检查和神经肌肉疾病整合起来，不仅阐述了肌电图技术方面的新知识，更强调了临床和神经生理学的临床关联性，以期为临床神经生理学医师面对复杂患者时提供有效的思维方式。本书共十篇 43 章，内容实用，阐释清晰，理论与实践兼备，可供肌电图初学者参考学习，对经验丰富的肌电图医师亦大有裨益。

中文版序

肌电图（electromyography，EMG）与临床神经电生理学这一神经病学亚专业领域的知识，可为神经肌肉疾病的临床诊断和治疗实践提供巨大的帮助。对那些诊断尚不明确的神经肌肉疾病进行鉴别诊断时，由于它可提供亚临床水平更为精细的定位损害证据，进而为周围神经及肌肉疾病更精准的定性诊断奠定了坚实的基础。因此，它被认为是仅次于神经系统临床查体之外最有意义的检查，是公认的神经系统临床查体的延伸。

作为一项相对较新的技术，即使在欧美等现代医学发达的国家，肌电图与临床神经电生理检查在20世纪70年代也才刚刚开始在住院医师培训中稍有涉猎。由于当时基于电子管技术的机器巨大且笨重，占据着很大的空间，因此也只在诸如梅奥诊所这样的一些少数欧美顶级医院中开展。随着电子科技的飞速发展，仪器设备在20世纪80年代进入快速迭代期，肌电图与临床神经电生理在临床的应用随之日渐普及，对这一神经病学亚专业的住院医师培训也逐渐步入正轨，相关培训用教科书如雨后春笋般涌现，其中，由 Preston D.C. 和 Shapiro B.E. 医师于 1997 出版的 *Electromyography and Neuromuscular Disorders: Clinical-Electrophysiologic Correlations*，无疑是其中的佼佼者。由于它并不仅是介绍和阐述肌电图技术方面的知识，而是更加强调临床和神经生理学的临床关联性，对临床医师在面对复杂神经肌肉疾病患者时的思维方式训练大有裨益，因此，自出版之日起就一直受到读者的广泛好评和欢迎，迄今已更新为全新第4版，成为本专业领域里的一部经典专著且历久弥新。

自本书第3版出版，到如今第4版的很长一段时间里，在肌电图和临床神经电生理这一专业领域里，发生的一个较为突出的变化，即神经肌肉超声的价值已得到公认，且其应用毫无疑问将在临床上进一步拓展。神经肌肉超声有许多优点，无痛，安全，没有副作用，且可动态纵向随访观察。当肢体主动或被动移动时，可以看到神经、肌肉和肌腱，有助于了解神经肌肉及其周围的结构。神经肌肉超声作为电诊断检查的自然补充，可更大地提高医生电诊断检查的能力。因为从事神经肌肉超声工作的医生对周围神经和肌肉的解剖及相关疾病都很熟悉，所以，正如电诊断检查最好由神经肌肉疾病方面的医生来操作一样，神经肌肉超声最好也由神经肌肉疾病方面的医生来操作。有理由相信，开展神经肌肉超声检查可以明显增强临床医生对周围神经和肌肉解剖的知识应用。但是，神经肌肉超声并不会取代电诊断检查。电诊断检查可评价超声检查无法检测的神经和肌肉的生理状况，并经常具有定位功能；相较之下，超声是一种影像检查，不仅能定位病变，而且还能多提供一些电诊断检查无法检测到的特定的诊断信息。一旦知晓了电诊断检查结果所提示的信息，超声就可以直接获取其他有关结构和动态方面的重要信息。近年来，利用神经肌肉超声开展的研究以极快的速度增加，每年都有数千篇同行评议的文章发表，因此，与本书第3版的副标题 *Clinical-Electrophysiologic Correlations*（临床・电生理）不同，第4版的副标题特别改为 *Clinical-Electrophysiologic-Ultrasound Correlations*（临床・电生理・超声），这是对最新版本这一特点画龙点睛的凸显。

为了方便国内广大神经科医师及电生理专业人员的学习和参考，由中华医学会神经病学分会和中国医师协会神经内科分会两个肌电图与临床神经生理专业学组全体委员共同努力完成的全新第4版中文翻译版终于付梓，期待它对促进和提高我国肌电图与临床神经电生理水平有所助益。由于中外术语规范及语言表述习惯有所不同，翻译版中可能遗有疏漏与错误，敬请广大读者批评指正。

北京大学第三医院 樊东升

原书序

肌电图是一项相对较新的检查。1973 年，当我在梅奥诊所师从 Ed Lambert 医师和 Jasper Daube 医师开始住院医师培训时，这项检查还没有被广泛应用，设备也很简陋。这种基于电子管技术的机器，巨大且笨重，占据了房间的大部分空间，而且必须进行调整和校准。每位患者每次检查前都需要手动设置滤波。检查室里完全不需要加热灯，因为机器在一个小房间里产生的热量足以为患者保暖，还有使新手学员出汗，特别是当导师进入房间时。

后来，情况发生了很大变化。新的技术已经生产出结构紧凑、基于微芯片的高精准仪器。只需按一下按钮即可调整增益和滤波。此外，在 Lambert 医师、Daube 医师等无数先驱的努力下，肌电图和临床神经生理学领域的知识激增。因此，我们现在了解了大量周围神经系统疾病的神经生理学知识。在神经肌肉疾病和临床神经生理学的日常实践中，肌电图和相关的电生理检查可以在诊断和治疗方面提供巨大帮助。对尚不明确的神经肌肉疾病进行鉴别诊断时，我几乎都认为肌电图是仅次于临床查体的最有意义的检查。

虽然我们都说肌电图是临床查体的延伸，但需要与细致的临床查体期结合才能发挥最佳作用。然而在实践中，违反这一原则的情况时有发生，最近甚至出现了一些所谓的“临床神经生理学专家”，他们在实验室工作，几乎没有临床经验。这是一种危险的做法，因为虽然肌电图及相关检查是一种强大且敏感的技术，但它们仍有被误解读的可能。因此，这项检查必须始终由经验丰富的临床医师根据临床表现进行评估。对于肌电图检查不适当的操作或解读，可能会导致无效的诊断性检查和危险的治疗方案。几乎每周都有患者因未根据临床情况进行适当检查或检查被错误解读而转诊到我的诊所，因此亟须一部参考书来进一步讲解神经生理学的临床方法。

尽管有一些优秀著作既包括了肌电图的技术方面，又在一定程度上涵盖了肌电图的临床方面，但 Preston 和 Shapiro 的这本书在讲解临床与肌电图的相关性方面是独一无二的。这本书不仅充分且清晰地阐述了肌电图技术，其优势更在于它强调了临床和神经生理学的相关性，为读者提供了一种可操作的互动方法，以及一种最接近临床神经生理学专家在面对复杂患者时的思维方式。此外，作者对检查中可能出现的潜在错误的讨论也很有帮助。作者告诫说：当有疑问时，检查者应该停止刺激和针刺，回顾病史并再次进行临床查体，这一点值得对每个项目的每位学员反复强调。

本书是对肌电图文献积极且重要的补充。它不仅有助于肌电图初学者，而且对有经验的肌电图医师提升水平也大有裨益。祝贺 Preston 医师和 Shapiro 医师出版了如此优秀的一部著作。我很嫉妒：我真希望这本书是我写的。

John J. Kelly Jr., MD
Chief, Department of Neurology
Deputy Director, Cooper Neurological Institute
Camden, New Jersey

译者前言

与西方发达国家相比，我国的肌电图与临床神经电生理事业到20世纪80年代才起步。那时，由汤晓芙、康德瑄、沈定国等教授在中华医学会神经病学分会下，发起成立了肌电图与临床神经生理学组。伴随着改革开放的时代春风，在国际交往逐渐增多的学术大背景下，在临床迅速掀起了相关学术研究和交流的热潮。到20世纪90年代初，全国已有实验室300余个，从事神经电生理的专业人员超过500人。现在，全国共有超过2000家三甲医院和二甲医院设置了肌电图室，从事肌电图临床工作的医生和技师达4000人左右。

但是，与“欧美国家肌电图相关电生理学亚专业内容是神经科住院医生培训的一个重要部分，作为电诊断的专科医生要经过至少1年的培训才能获得资格认证”迥然不同的是，我国在这方面的培训尚缺乏系统性和规范性，从事肌电图医生的学术进步和经验积累主要是依靠短期学习班培训、进修学习和研究生教育，神经科住院医师规范化培训中对该亚专业领域的涉及仅是近些年才逐步开始的。

有鉴于此，近年来由中国医师协会神经内科分会和中华医学会神经病学分会定期组织的两个线上培训课程“步步为营”和“破解肌密”，针对广大临床神经科医师缺乏这方面相关培训的现状，分别从基础级和专业级两个不同层面，开展了系统性的规范化培训教程，其中“步步为营”偏重基本入门知识的介绍，通过视频演示等一些基本的电生理操作过程，并对结果的临床意义安排比较详细的专家解读讨论；“破解肌密”则要求具备一定的肌电图及相关电生理知识，特别针对临床上偏重这一亚专业的临床医师及电生理从业者，每次内容多结合国内外最新的研究进展，在专题讲座之后邀请专家进行延伸讨论，以拓展大家的临床应用视角及通过电生理技术解决临床问题的科研维度。尽管受COVID-19大流行的影响，依然取得了良好的效果。广大临床医师及电生理从业者自发地参加每月4小时的培训课程，每次上线人次数均近万，有时甚至达数万之众。据不完全统计，现已累计培训近50万人次，充分体现了临床医师对这一亚专业领域知识及技能提升的强烈渴求。在此背景下，Preston D.C. 和 Shapiro B.E. 主编的这部经典专著最新版本的中文翻译版问世，正可谓恰逢其时，适逢其会。

北京大学第三医院 樊东升

补充说明

书中参考文献条目众多，为方便读者查阅，已将本书参考文献更新至网络，读者可扫描右侧二维码，关注出版社医学官方微信“焦点医学”，后台回复“9787523607855”，即可获取。

原书第 4 版前言

本书于 1997 年初版问世，2005 年和 2012 年又分别出版了第 2 版和第 3 版。本书获得的广泛好评一直令我们备感欣慰。当我们在美国各地和部分其他国家旅行时，有许多医生评论说他们非常重视本书（更不用说想和我们一起合影了），这让我们觉得有些愧不敢当。本书的主旨与之前的版本相同：编写一部以实用和简洁的方式将电诊断检查和神经肌肉疾病整合起来的教科书，并始终牢记神经传导检测和肌电图是临床查体延伸这一重要原则。

本书既往的目的是为了传递基本的重要信息，现在也仍然如此。而自从第 3 版以来，绝大多数基本的重要信息并没有发生改变，那么问题来了，为什么要编写第 4 版？首先，编写第 4 版能够从最新的医学文献中获得新见解以更新更多章节，特别是涉及临床疾病的章节；其次，我们添加了一些图表来进一步完善本书；最后，对前一版本的主要改进之一是采用了用于针电极肌电图检查的肌肉解剖截面图。这一想法的初衷是，一个人要真正掌握针电极肌电图，就必须三维地思考问题，即不仅要知道肌肉的位置，还要知道附近的其他肌肉，更重要的是要知道并避开附近的其他重要血管和神经。增加解剖学截面图和神经肌肉超声的相关性是编写第 4 版的主要原因。自本书第 3 版出版以来，神经肌肉疾病学领域发生了很大变化。神经肌肉超声的价值已得到公认，毫无疑问，其应用将进一步扩展。神经肌肉超声是电诊断检查的自然补充。因为神经肌肉学医生对周围神经和肌肉的解剖，以及相关的疾病都很熟悉，因此，正如电诊断检查最好由神经肌肉学医生来操作一样，神经肌肉超声最好也由神经肌肉学医生操作。神经肌肉超声有许多优点，包括无痛、安全、没有不良反应，并且是动态的。当肢体主动或被动移动时，可以看到神经、肌肉和肌腱，有助于了解神经肌肉及其周围的结构。神经肌肉超声可以提高医生电诊断检查的能力。有理由相信，自从开展神经肌肉超声检查以来，我们对于周围神经和肌肉解剖的知识增加了 1 倍还多。利用神经肌肉超声开展的研究以极快的速度增加，每年都有数千篇同行评议的文章发表。一些专业的社团和大学开展了神经肌肉超声的研讨会。许多神经肌肉及肌电图专业人员和住院医师的培训正在纳入神经肌肉超声的内容。

本书并非要取代神经肌肉超声的综合教科书，而是要强调神经肌肉超声的基础知识，其中有许多有用的特点可以作为电诊断检查的补充。在本版中，我们新增了 3 章，即“神经肌肉超声基础”“单神经病的神经肌肉超声”“多发性周围神经病、运动神经元病和肌病的神经肌肉超声改变”。此外，几乎所有的临床章节都增加了新的超声相关内容，包括数百个新的图片。几乎所有的超声图片都有意将原始的超声影像与经过注释的影像放在一起，以便对该内容进行学习。我们在推荐阅读部分向读者推荐了一些有关神经肌肉疾病和超声的优秀教科书和文献。要强调的是，神经肌肉超声没有也不会取代电诊断检查，而是电诊断检查的补充。电诊断检查评价了超声检查无法检测的神经和肌肉的生理状况，并经常具有定位功能。相比较而言，超声是一种影像检查，不仅能定位病变，而且能多提供一些电诊断检查无法检测到的特定诊断信息。一旦知晓了电诊断检查结果所提示的信息，超声就可以直接获取其他关于结构和动态方面的重要信息。

与之前的版本一样，本书旨在为医生或电诊断检查培训提供一种资源。然而，本书现在也可以用来学习神经肌肉超声的基础知识，以及超声检查如何弥补了电诊断检查的不足。我们希望将来肌电图检查者能够推荐更多患者进行神经肌肉超声的检查，或者自己开展超声检查。本书对这两方面都将有所裨益。

从我们 30 多年来对研究生、住院医师和专科医生进行教学的角度来看，我们觉得，如果一个人能够掌握本书的基本知识，其应该具备了正确理解和解释电诊断检查所需所有基本概念和知识的能力。同样，其也会理解神经肌肉超声作为电诊断检查补充手段的最重要应用及其结果的解读。然而，本书提供的有关电诊断和超声检查的操作内容仍然无法取代在教师指导下的实际操作。本书一贯的目标就是以易于理解和符合逻辑的方式提供学习材料。我们经常对学生灌输，只有结合了解剖学、生理学和神经定位学的知识，电诊断检查才有意义。再加上超声检查的话，就更有意义了。我们希望，根据本书记载的信息，医生可以与患者坐下来，记录病史，进行体格检查，并恰当地使用电诊断检查，如有必要还可以使用超声检查，来获得最准确和最完整的诊断。

David C. Preston
Barbara E. Shapiro

献词

谨以本书献给我们的女儿 Hannah 和 Abigail。

致谢

作者感谢他们在临床神经生理学领域的导师 John J. Kelly, Jr. 、Eric L. Logigian 和 Bhagwan T. Shahani。Bashar Katirji 医生是我们 20 多年的朋友和同事，在神经肌肉疾病和电生理的教学、科研和医疗方面一直是一个令人鼓舞和杰出的合作伙伴。此外，作者还要感谢他们的同事、技术员，以及克利夫兰医学中心大学医院（University Hospitals Cleveland Medical Center）、布里格姆妇女医院（Brigham and Women's Hospital）和麻省总医院（Massachusetts General Hospital）的现在和之前神经肌肉疾病和肌电图研究生。作者非常感谢 Dale Preston、Thayer Preston 和 Richard（Zack）Zydek 对图片的贡献。特别感谢我们的朋友、同事和导师 Martin A. Samuels 医生，他在我们的学术和出版历程的早期发挥了重要作用。另外，还有许多学者的著作、演讲、课程和研究点燃了我们对神经肌肉超声的热情，其中包括 Francis O. Walker、Michael S. Cartwright、Lisa D. Hobson-Webb、Jeff Strakowski、Lucia Padua、Stefano Bianchi、Carlo Martinoli、Andrea J. Boon、Leo Visser、Craig M. Zaidman、Antonios Kerasnoudis、H. Stephan Goedee、James B. Caress 和 Joon Shik Yoon。同时，还要感谢爱思唯尔的 Melanie Tucker、Lisa Barnes 和 Doug Turner 对第 4 版出版的重要贡献。当然，我们将永远感谢我们亲爱的朋友 Susan Pioli，她自本书撰写之初就一直陪伴着我们，并为第 1 版和第 2 版的出版做出了重要贡献。

原书第 3 版前言

本书于 1997 年首次出版，2005 年第 2 版出版。我们对本书在培训和实践中持续受到医师的广泛好评深感欣慰。本书已成为学习电生理检查和神经肌肉疾病住院医师和专科培训医师的重要资源之一。第 1 版的目标是编写一部以实用简明的方式整合电生理检查和神经肌肉疾病的教科书，并且始终贯彻电生理检查是临床查体延伸这一重要原则。在第 2 版中，我们增加了肌电图波形的内容，以便读者能够看到和听到典型肌电图波形的实例。第 2 版在章节数量和内容上也有所扩充，增加了儿科肌电图、电学和电子学、ICU 肌电图、电诊断的医源性损害和肌电图研究统计的章节。

本书的意图始终是传达最基本和最重要的信息，而这些信息绝大多数并没有改变，因此再版出现了一个问题：为什么要写第 3 版？其原因是多方面的。

首先，我们现在应用 iPad 和其他电子设备阅读了大量的神经病学期刊和越来越多的图书。同时我们还使用这些设备连接到我们的电子病历，查找药品信息和大量医学信息。因此，第 3 版既发行纸质版，同时又推出了电子版，这是很有意义的。虽然许多人很难想象用电子媒体取代书籍，但我们的学生、住院医师和专科培训医师是先行者，这显然是世界发展的趋势。

其次，撰写第 3 版也使我们有机会回顾自 2005 年以来有关本书中所有主题的医学文献，特别是涉及临床疾病的章节。自第 2 版出版以来，神经肌肉疾病的遗传学、病理生理学和治疗方面都取得了重大进展，这些都包含在第 3 版中。此外，第 3 版还改进了一些电生理检查技术，并讲述了一些新技术。

最后，随着出版业的进步，我们极大地提升了图片质量，并给许多图片添加了色彩，现在大多数照片都是彩色的。我们相信"一图胜千言"，因此添加了 100 多张新图片和照片，原有的图片也已更新。此外，第 3 版的主要改进之一是为针电极肌电图添加了肌肉的横截面解剖图。要真正掌握针电极肌电图，人们需要能够进行三维思考，即不仅要考虑肌肉所在的位置，还要考虑附近还有哪些其他肌肉，更重要的是，附近还有哪些需要避开的重要血管和神经。为此，我们在 Eycleshymer 和 Schoemaker 于 1911 年出版的经典横截面解剖图基础上进行了修改。对每张图纸单独进行扫描，并将其方向调整至适合肌电图检查的位置。关注的肌肉用红色标记，同样，所有主要神经、静脉、动脉和肌腱都以不同颜色标记。最后，我们将实物大小的常规针电极肌电图图片以肌电图检查的正确方向放置于书中。因此，用于针电极肌电图检查的每块肌肉都配有一张照片，显示其正确的插入点及该位置相关的横截面解剖结构。

与第 1 版和第 2 版一样，本文旨在为电生理检查的从业医师和培训医师提供一种学习资源。从我们 20 多年来在研究生、住院医师和专科培训医师的教学经验来看，我们认为，如果一个人能够掌握本书的基础知识，那么其就具备了理解和解释电生理检查所需基本概念和信息的能力。尽管本书讲解了大量的有关检查操作的基本知识，但是无法替代在教师指导下的实践经验。

本书一直以来的目标是以易于理解并符合逻辑的方式呈现内容。我们时常告诉学生，只有结合解剖学、生理学及神经系统定位诊断的知识，电生理检查才有意义。我们希望读者能够应用本书所介绍的知识，坐在患者面前，询问病史，进行体格检查，然后采用适当的电生理检查方案，最终完成诊断。

DCP

BES

原书第 2 版前言

自 1997 年本书第 1 版出版以来，无论在培训还是实践中，它都受到了医师们热烈的欢迎，我们对此深感欣慰。第 1 版的目标是编写一部以实用简明的方式整合电生理检查和神经肌肉疾病的教科书，并且始终贯彻电生理检查是临床查体延伸这一重要原则。由于本书的目的在于传达最基本和最重要的信息，因此出现了一个问题：为什么要写第 2 版？作者承认，在过去的 6 年中，人体内没有发现新的肌肉。同样，PCR 和基因检测也未能发现任何新的神经。尽管电生理和神经肌肉疾病领域的许多基本信息没有改变，但为了对一些主题进行改进和扩展，我们编写了第 2 版。

首先也是最重要的一点，针电极肌电图依赖于对波形的实时正确解读。当我们在纸面上学习波形，可能读到面红耳赤也无法理解，但当我们能够看到和听到波形，视觉和听觉的直观感受让我们更容易理解波形。在过去的 15 年中，我们收集了来自各种患者的典型肌电图波形的示例。

自第 1 版出版以来，一些神经肌肉疾病的研究取得了重大进展，这些都包含在第 2 版中。我们还介绍了一些新的疾病，如西尼罗河病毒引起的麻痹性脊髓灰质炎。此外，第 2 版还介绍了在神经肌肉疾病的电生理检查中已经描述和验证的几种新技术。例如，在过去几年中，Guyon 管尺神经病的电生理检查有了显著改进，几种用于该病诊断的新技术就收录于第 2 版中。

我们花了大量时间思考如何更好地将各种复杂材料以符合逻辑并且简洁的方式呈现在本书的第 2 版中。我们相信"一图胜千言"，因此添加了许多新图片，原有的图片也已更新。事实上，我们已在该书第 1 版的基础上添加或更新了超过 175 张图片。

我们还在其他方面进行了改进。首先，我们扩展了许多临床章节，并将其中部分疾病分开作为新的章节，包括腕部正中神经病变、近端正中神经病变、腕部尺神经病变、肘部尺神经病变、肌萎缩侧索硬化症和非典型运动神经元疾病。所有临床章节均遵循第 1 版的格式，先介绍该病的重要解剖和临床方面的知识，然后讨论相关的电生理检查。每章的最后部分是基于实际患者的示教病例，以此阐明临床和电生理的学习要点。此外，在第三篇，我们增加了有关电生理检查基础统计的新章节，探讨了每个肌电图检查者都需要知道的一些基本统计概念，这有助于对电生理检查结果做出适当解读。

第 1 版分为六篇，第 2 版已扩展到八篇。其中一个新增部分是涉及特殊临床环境中的肌电图，包括重症监护病房的电生理检查及儿科患者的电生理检查。在过去的几年中，肌电图检查被要求在重症监护室评估极度虚弱患者的需求越来越多。用于评估这些疾病的新临床和电生理技术在过去几年中已被广泛报道，并反映在了此新版本中。由于儿科肌电图自身独特的挑战及技术与成人不同，我们也对其进行了讨论。

另一个新增部分涉及电学和电子学的基础知识，以及电生理检查的潜在风险和并发症。电学和电子学的一些知识对理解电生理检查非常有帮助。从实践的角度来看，这些知识对理解和解决日常电生理检查中出现的许多技术问题也很有帮助。后一章节出自美国电生理医学会年会要求我们提供的一项医学继续教育课程，随后我们将其归纳整理为一篇综述发表在 *Muscle and Nerve* 上。尽管大多数患者能很好地耐受神经传导检测和针电极肌电图检查，并且不良反应很小，但仍存在潜在风险和并发症的可能，尤其是在某些患者群体中。尽管很少见，但所有进行这些检查的医师都必须意识到这些潜在风险和并发症的可能，遵循简单的规范即可将风险降至最低。

与第 1 版一样，本书旨在为电生理检查的从业医师和培训医师提供一种学习资源。从我们多年来在研究生和住院医师的教学经验来看，我们认为，如果一个人能够掌握本书的基础知识，那么其就具备了理解和解释电生理检查所需基本概念和信息的能力。尽管本书讲解了大量有关检查操作的基本知识，但是无法替代在教师指导下的实践经验。同时，随着光盘的配套教学，肌电图波形的识别和解读将更容易掌握。

最后，本书的目标是以易于理解并符合逻辑的方式呈现内容。我们时常告诉学生，只有结合解剖学、生理学及神经系统定位诊断的知识，电生理检查才有意义。我们希望读者能够应用本书所介绍的知识，坐在患者面前，询问病史，进行体格检查，然后采用适当的电生理检查方案，最终完成诊断。

DCP

BES

原书第 1 版前言

本书主要是为操作和解释神经传导与肌电图检查的医师，以及使用这些电诊断结果来评估周围神经病患者的医师而著。神经传导检测和肌电图检查被公认为是临床查体的延伸。的确，如果不知道患者的症状和体征，就无法正确规划、操作和解释这些检查。人体有许多神经和数以百计的肌肉，但要把它们全部检查完，既非检查者所能，也非患者所愿。在每个病例中，检查者都必须根据患者的临床鉴别诊断来制订个体化的检查方案，并在检查过程中根据不断收集的信息进行修改。检查者一方面要完成诊断和鉴别诊断所需的检查，另一方面还要尽量减轻患者的不适。大多数情况下，神经传导及肌电图检查可以成功地定位病变部位，进一步提供病理生理学信息，并协助评估疾病的严重程度和病程。

目前有不少非常卓越的电诊断学教科书，也有一些有关临床神经肌肉疾病的优秀参考书，但尚没有将两者以实用、简洁的方式结合起来的著作。本书提供的方法与我们为两所位于波士顿的医院［布里格姆妇女医院（Brigham and Women's Hospital）及麻省总医院（Massachusetts General Hospital）］的神经科住院医师培训和肌电图专科培训制订的教学课程是一致的。

本书共六篇。第一篇包含两章，第 1 章是肌电图室的实用检查方法总览，第 2 章回顾了每位肌电图检查者都应掌握的基础的解剖与神经生理学知识。第二篇讨论了神经传导检测（包括运动、感觉和混合神经检查），以及迟发反应、瞬目反射和重复神经刺激检查的基础知识。第三篇对重要的技术因素和伪迹，以及异位神经支配进行了讨论。第四篇则讨论了最常用的神经传导检测操作细节。第五篇为针电极肌电图。在针电极肌电图检查方法总览之后，又对延髓支配肌肉和上下肢肌肉的解剖进行了详细回顾。这部分的最后两章为针电极肌电图的具体检查方法，包括自发电位的评估和运动单位动作电位的分析。第六篇是本书的核心所在，即临床与电生理学的相关性。这部分内容从临床和电生理学的角度概述了病损的重要类型，讨论了所有主要的周围神经系统疾病。涉及的疾病类型包括单神经病、多发性神经病、运动神经元病、神经根病、神经丛病、神经肌肉接头疾病、肌肉疾病，以及强直性疾病和周期性瘫痪。本书始终将基础临床和电生理这两个重点结合在一起。第 16～32 章展示了临床病例及其神经传导和肌电图检查数据。每个示范病例都来源于真实患者，选自我们过去十年间的肌电图教案。

作者理解一些具体方法和正常值在不同实验室间存在差异。然而，本书的目的是要呈现一种以符合逻辑的方式将周围神经系统疾病患者的临床与电生理检查结合起来的方法。

DCP
BES

目　录

第一篇　神经传导检测与肌电图概述

第二篇　神经传导检测的基本原理

第三篇　电诊断错误来源：异位、伪迹、技术因素和统计

第四篇　神经传导检测详解

第五篇　针电极肌电图基础

第六篇　临床 – 电生理相关性

第七篇　神经肌肉超声基础

第八篇　临床疾病

第九篇　特殊临床环境中肌电图的应用

第十篇　电子学和仪器设置

第一篇

神经传导检测与肌电图概述

Overview of Nerve Conduction Studies and Electromyography

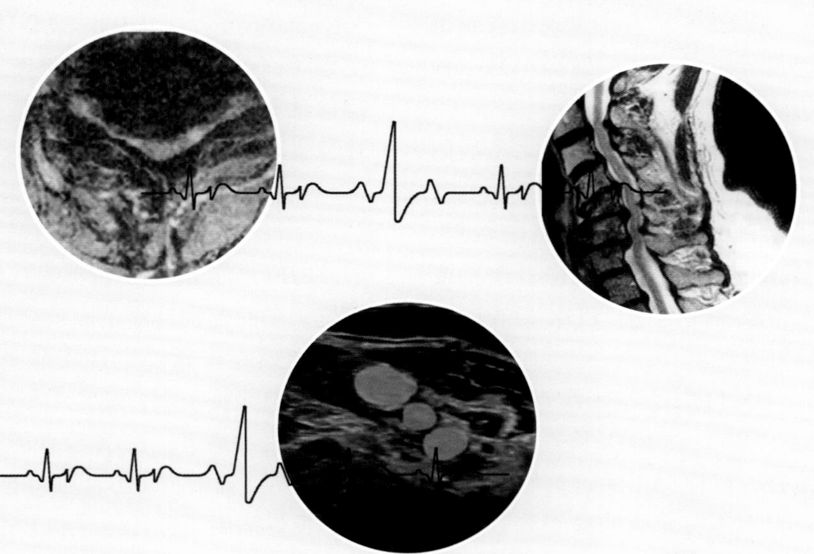

第1章 神经传导检测、肌电图和神经肌肉超声方案
Approach to Nerve Conduction Studies, Electromyography, and Neuromuscular Ultrasound

张 朔 译 樊东升 校

电诊断（electrodiagnostic，EDX）检查在神经肌肉疾病患者的评估中起着关键作用。在特定的病例中，配合神经肌肉超声（ultrasound，US）检查可以增加关键的解剖和诊断信息。

EDX检查包括神经传导检测（nerve conduction study，NCS）、重复神经刺激（repetitive nerve stimulation，RNS）、迟发反应、瞬目反射（blink reflexes，BR）、针电极肌电图（electromyography，EMG）及其他各种特殊检查。NCS和针电极肌电图是EDX检查的核心，通常首先进行并能获得最多的诊断信息。NCS和针电极肌电图检查是互补的，因此总是在同种情况下进行。EDX检查的正确操作和解释，提供了潜在神经肌肉疾病的关键信息，这些信息可以适当和有效地对其他实验室和诊断检测进行选择，包括神经肌肉超声。有时，从EDX检查中获得的信息可指导特定的药物或手术治疗。例如，一位临床诊断为周围神经病变的患者，在EDX检查中发现患有获得性脱髓鞘性神经病伴传导阻滞，则往往提示是一种可治的疾病。

实际上，EDX检查的价值已经在多个大型病例研究中得到了验证。在Lindstrom及同事最近的一项研究中，他们分析了来自1414例随访患者的数据，发现EDX检查分别辅助52%和47%的患者改变或确定了诊断。更令人印象深刻的是，EDX检查改变了63%患者的诊疗处置方案。

在临床实践中，EDX检查是临床检查的延伸，应该总是记住这一点。因此，在EDX检查前，应进行详细的神经系统检查，以便确定关键的临床异常及建立鉴别诊断。由于人体有无数的神经和数百块肌肉，对患者和操作者来说，研究所有的神经和肌肉既不可取，也不实际。对于每个病例，EDX检查必须基于神经系统检查和鉴别诊断进行个体化操作，并随着病情进展和更多信息的获取而及时调整方案。

NCS和EMG最常用于周围神经病的诊断（图1-1和框1-1）。这些疾病累及初级运动神经元（脊髓前角细胞）、初级感觉神经元（背根神经节）、神经根、臂丛和腰骶丛、周围神经、神经肌肉接头（neuromuscular junction，NMJ）和肌肉。此外，这些检查还能为中枢神经系统（central nervous system，CNS）疾病提供诊断信息（如震颤或上运动神经元性瘫痪）。有时，EDX检查的发现非常特异，可以指向病因。不过，在大多数情况下，不能仅根据EDX检查来明确病因。在某些情况下，神经肌肉超声是很有用的。使用神经肌肉超声来检查周围神经和肌肉，有时能够提示疾病的确切病因，如当看到特定类型的神经增粗时，可以提示慢性炎性脱髓鞘性多发性神经病（chronic inflammatory demyelinating polyneuropathy，CIDP），或当出现特定类型的肌肉受累时，可以提示包涵体肌炎。EDX检查提供了关键信息和初步诊断帮助，在某些情况下，可以通过神经肌肉超声进一步细化。

一、疾病定位是EDX检查的主要目的

EDX检查的主要目标是疾病的定位。疾病一旦定位，它的鉴别诊断范围就会明显缩小。总体来说，定位的第一步是确定该疾病是神经源性、肌源性、神经肌肉接头疾病，还是中枢神经系统疾病。例如，单纯无力的患者，EDX检查能定位疾病的病因是运动神经元/轴索、NMJ、肌肉的功能障碍，或是来源于中枢性病因。神经传导和EMG的异常改变，特别是EMG，往往能够厘清这些可能的来源，并指导进行下一步的实验室检查。例如，一个近端肌肉无力

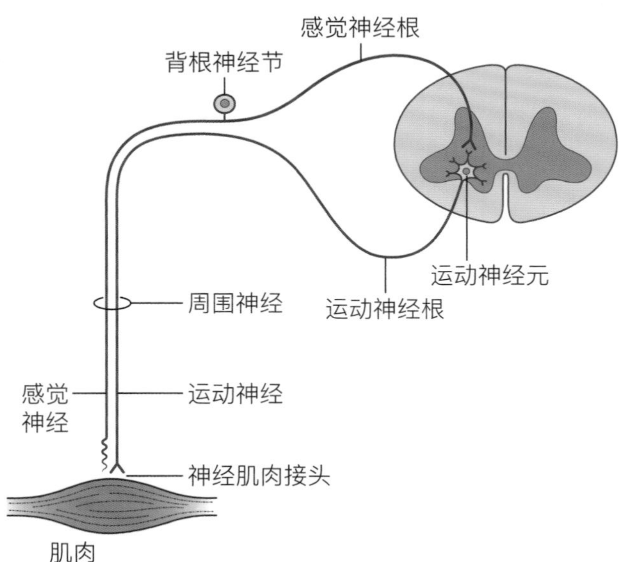

▲ 图 1–1　周围神经系统的组成

注意，初级运动神经元位于脊髓内，而初级感觉神经元（背根神经节）位于脊髓外。背根神经节为双极细胞。其中枢突形成感觉神经根；周围突形成感觉神经

的患者，可能是脊肌萎缩症（即运动神经元疾病）、肌无力综合征（即 NMJ 疾病）或者是多发性肌炎（即肌肉疾病），还可能是其他疾病包括中枢性病变（如旁中央小叶病变）。EDX 检查可以很容易地鉴别这些疾病，为下一步的评估和治疗提供关键信息，而这些疾病的进一步评估和处理是有显著差异的。

一旦定位确定是周围神经病、肌肉病、NMJ 疾病或 CNS 疾病，EDX 检查通常能增加其他重要的信息以对病变进一步定位（图 1–2）。例如，手部无力伴第四、五指麻木的患者，其鉴别诊断包括尺神经、下臂丛或 C_8～T_1 神经根的病变。如果 EDX 检查提示肘部尺神经病，那么鉴别诊断就可局限在很少数几个疾病，而下一步的诊断检查可以选择更明智的方案。在这种情况下，没有必要进行颈椎磁共振成像（magnetic resonance imaging，MRI）来评估颈神经根病的可能，因为 EDX 检查已提示患者症状来自肘关节尺神经病变。在这种情况下，神经肌肉超声可能非常有用，能够精确定位病变并帮助评估解剖学病因。

当一个患有中枢神经系统疾病的患者被误诊为周围性病变时，EDX 检查往往能够准确地提示这些病变的定位在中枢。例如，横贯性脊髓炎表现可能类似吉兰 – 巴雷综合征，或者急性皮质小卒中表现可以疑似臂丛神经病或单神经病变。在这些情况下，

框 1–1　周围神经系统疾病：定位和主要分类

运动神经元病
- 肌萎缩侧索硬化症及其变异型
- 脊肌萎缩症
- 感染性（脊髓灰质炎、西尼罗病毒）
- 局灶性运动神经元病（单肢肌萎缩症）

感觉神经元病
- 自身免疫性
- 副肿瘤性
- 中毒性
- 感染性

神经根病
- 宏观
  - 椎间盘突出症
  - 脊椎退行性变
  - 肿瘤性
  - 出血性
  - 脓肿
- 微观
  - 梗死
  - 感染
  - 炎症性
  - 肿瘤性
  - 脱髓鞘性

神经丛病
- 放射性诱导
- 肿瘤性
- 卡压性
- 糖尿病性
- 出血性
- 炎症性

神经病
- 形式
  - 单神经病
- 卡压
- 外伤
  - 多数性单神经炎
  - 多发性神经病
- 主要神经病理
  - 脱髓鞘性
  - 轴索性
- 主要纤维受累
  - 感觉运动性
- 运动性
- 感觉性

神经肌肉接头障碍
- 突触后
  - 重症肌无力
  - 中毒
  - 先天性
- 突触前
  - Lambert-Eaton 肌无力综合征
  - 肉毒中毒
  - 中毒
  - 先天性

肌病
- 遗传性
  - 肌营养不良
  - 先天性
  - 代谢性
- 获得性
  - 炎症性
  - 中毒性
  - 内分泌性
  - 感染性

EDX 检查通常是首选的检查，提示正确定位在中枢而不是在外周。

（一）神经疾病的定位

神经病变很可能是 EDX 检查做出的最常见的定位诊断。按字面意思理解，神经病变是指周围神经疾病。但在实际运用中，也包括初级感觉神经元和

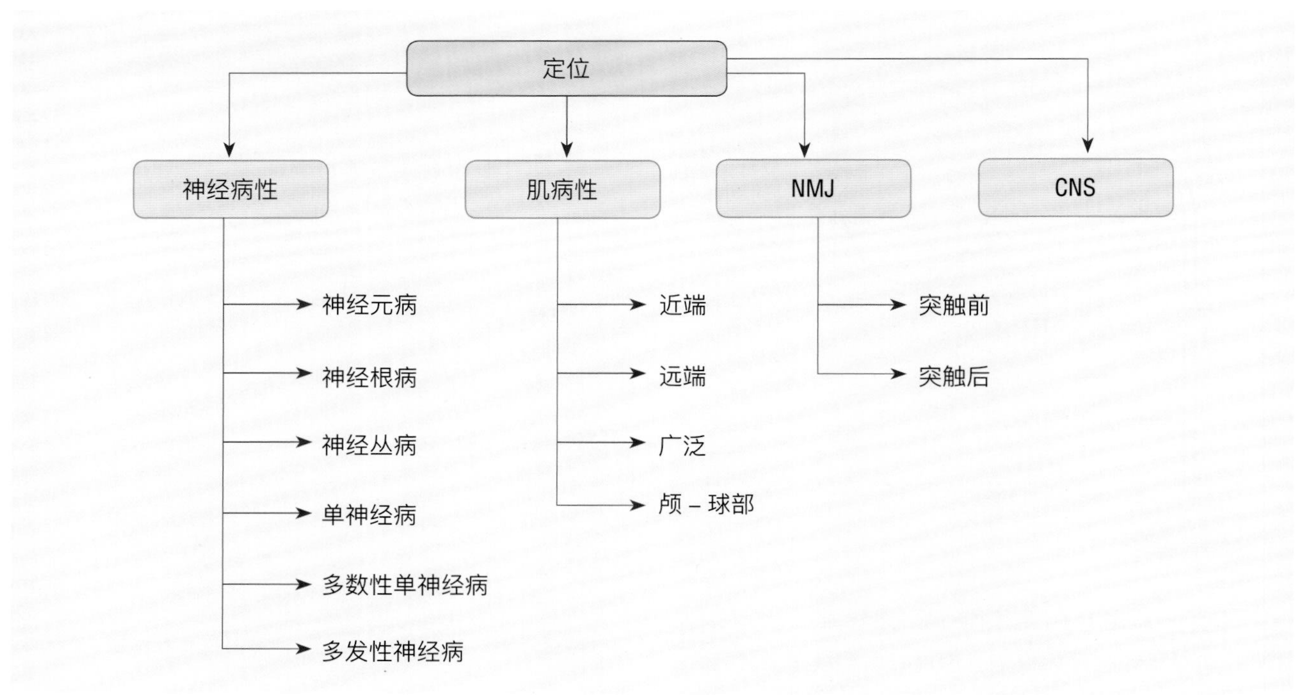

▲ 图 1-2 **EDX 检查可能确定的部位**

CNS. 中枢神经系统；NMJ. 神经肌肉接头

运动神经元。EDX 检查对神经病变的定位特别有帮助。首先，结合病史和体检，能进一步定位疾病在神经元、神经根、神经丛或周围神经。定位于周围神经的病例，往往还可以进一步定位病变是在单神经（单神经病）、多条单独的神经（多数性单神经病）或所有神经（多发性神经病）。对于某些单神经病例，还可以准确定位病变的确切节段。

神经病性病变的病例，EDX 检查常可进一步获得关于神经病变的关键信息，包括疾病累及的纤维类型、病理生理和病程（图 1-3）。

1. 受累纤维的类型和潜在神经病理生理的信息可进一步缩小鉴别诊断的范围

在神经病性疾病患者中，受累纤维类型和病理基础通常是可以确定的。首先，对于确定受累纤维类型（运动纤维或感觉纤维，或两者结合），EDX 检查比临床检查更敏感。多发性感觉运动神经病多见且鉴别诊断的范围很大。相反，以单纯的运动或感觉神经为主的神经病变很少见，并且鉴别诊断范围局限得多。例如，一个手足麻木、反射减弱的患者可能被诊断为周围神经病。但是，如果其 EDX 检查显示感觉神经传导异常而运动神经传导和针电极肌电图完全正常，它的鉴别诊断就由周围神经病转变为单纯的感觉神经病或感觉神经元病，鉴别诊断范围就有限得多。

其次，EDX 检查常能确定神经病性病变的病理基础是脱髓鞘还是轴索丢失。尽管大多数脱髓鞘神经病伴有继发轴索丢失，许多轴索丢失性神经病也伴有继发性脱髓鞘，但 EDX 检查能区分原发性脱髓鞘神经病和原发性轴索性神经病。由于 EDX 检查的快速性、无创性，神经组织活检就不再有必要进行。此外，原发性脱髓鞘和原发性轴索丢失的病理区别，对于神经病，特别是多发性神经病的诊断和预后具有相当重要的意义。绝大多数多发性神经病与原发性轴索变性有关，其鉴别诊断范围广泛；与此相反的是，真正的电生理学上的脱髓鞘性神经病数量极少。通常将它们区分为遗传性和获得性［如腓骨肌萎缩症（Charcot Marie Tooth，CMT）vs.CIDP］。EDX 检查同样可以对此做出判断。EDX 得出的明确的原发性脱髓鞘性多发性神经病的证据，常能帮助医师很快做出正确的诊断，如果是获得性脱髓鞘性多发性神经病，常提示为可治性疾病。

2. 评估轴突丢失和脱髓鞘的程度可以提示疾病的严重程度和预后

脱髓鞘的神经往往能在很短的时间内（通常是

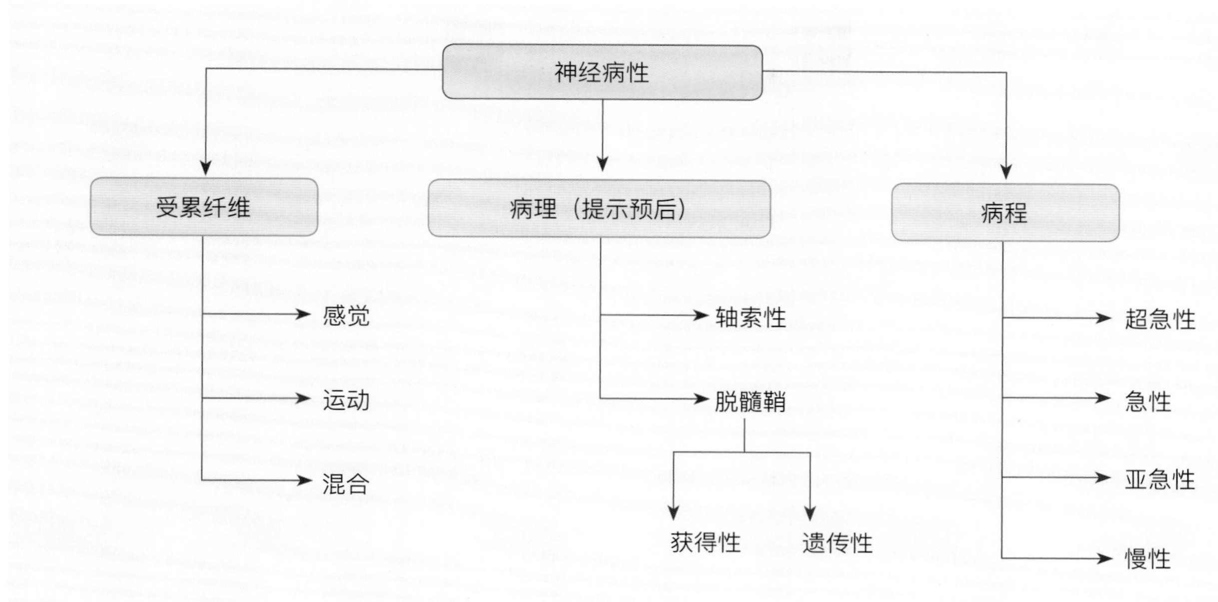

▲ 图 1-3 神经病性定位中关键的 EDX 检查发现

数周）出现髓鞘再生。但是，如果出现了大量的轴突丢失，无论是原发性还是继发性的，预后要审慎得多。轴突再生速度大约为每天 1mm，其受限于缓慢的轴浆转运速度。临床上轴突丢失和脱髓鞘很难区分，特别是在急性情况下。例如，一位醒来发现完全性垂腕和垂指的患者，其病因通常是桡神经在肱骨桡神经沟处受到卡压。然而，导致无力的原因可以是传导阻滞（即脱髓鞘），也可以是轴索丢失，取决于压迫的严重程度和持续时间。临床上，这两种病变的表现是一样的。不过，在相似情况下，轴突丢失所致的病损与脱髓鞘相比较预后要差得多，康复时间也要更长。EDX 检查则可容易地区分轴索性病变和脱髓鞘性病变。

3. 可评估病程

对于神经性疾病，在 NCS 和针电极肌电图检查中，异常表现是随着病程进展而有序出现的。综合 EDX 检查所见，往往能将病变分为超急性（小于 1 周）、急性（可达数周）、亚急性（数周至数月）和慢性（超过数月）。通过 EDX 检查提示的病程情况，可能会改变诊断印象和鉴别诊断。例如，患者主诉的症状是急性的，但 EDX 检查所见却清楚地显示病变存在的时间远远长于患者注意的时间，这样的情况在临床上并不罕见。

反之，患者对病程的描述也会影响对 EDX 检查结果的解释。例如，患者主诉小指麻木，但于小指记录的尺神经感觉神经动作电位（sensory nerve action potential，SNAP）正常，这个结果会因病程的不同而给出迥异的提示。如果症状存在确实少于 1 周，则提示尺神经病（伴不全沃勒变性）、近端脱髓鞘病变、神经根及更高水平的病变。另外，如果症状持续了数周或更长时间，同样的 SNAP 则提示近端脱髓鞘病变或神经根及更高水平的病变。这些时程上的变化要求肌电医师确知疾病症状和体征的临床进程，以确保准确地解释每一个异常的电生理表现。

（二）肌肉病变的定位

在肌病性（如肌肉）疾病中，EDX 检查也可以提供进一步诊断的关键信息（图 1-4）。首先，异常的分布情况常提示特定的诊断：近端、远端或广泛性。大多数肌病以近端肌肉的受累为主。少数肌病，如 I 型肌强直性营养不良，以远端肌肉受累为主。一些很严重的肌病（如危重病性肌病）可以是肌肉广泛受累。还有一些罕见的肌病表现为显著的延髓麻痹，相应的 EDX 异常也可能在球部肌表现最为突出。大多数肌病具有明显的对称性，任何临床上和（或）EDX 上的非对称性发现，都有助于显著地缩小鉴别诊断范围。例如，包涵体肌炎可以表现为非对称性，而多发性肌炎和皮肌炎则不表现为非对称性。

其次，针电极肌电图的自发电位有助于限定

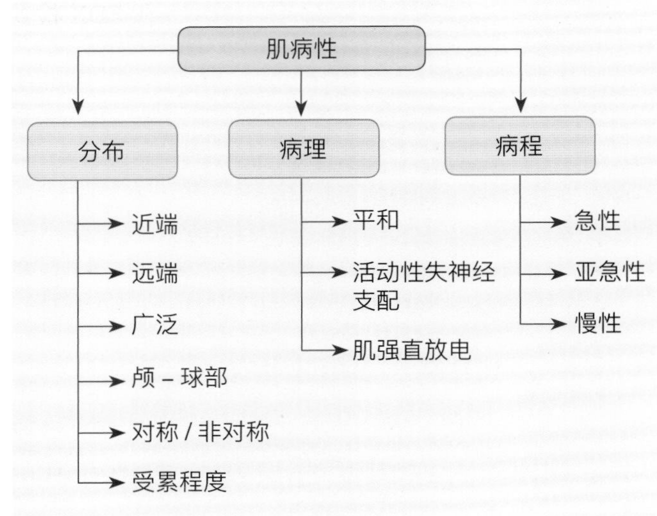

▲ 图 1-4 肌病定位的关键电诊断表现

鉴别诊断范围，并提示潜在病理情况。大多数肌病EMG活动平静，很少有或者没有自发电位。但是，炎性、坏死性和某些中毒性肌病或营养不良的肌病则可出现活动性的失神经支配。此外，还有些肌病在放松状态时可能有明显的肌强直放电。肌病中出现肌强直性放电能将诊断明确地局限于少数几种疾病。

最后，关于病程。尽管EDX检查对肌病性病变病程的确定不如在神经性病变中那么明确，但能确定某些肌病是急性、亚急性或慢性，并据此再次缩小鉴别诊断范围。

（三）神经肌肉接头病变的定位

NMJ疾病是非常罕见的。然而，如果存在，EDX检查不仅有助于识别它们，还能提供其他关键信息（图1-5）。首先是EDX检查异常的分布：近端、球部或广泛的。例如，重症肌无力的EDX检查以眼部、球部肌肉受累为主，之后近端肌肉也可受累；而肌无力综合征EDX检查表现为广泛的肌肉受累，但在临床上常表现为近端肌肉受累明显。

概括来说，病理基础可分为突触前膜病变和突触后膜病变。EDX检查通常非常有助于确定病变类型。重症肌无力是典型的突触后膜病变，而肌无力综合征和肉毒中毒的病变靶点是突触前膜。

最后是有关NMJ疾病病因的确定：是获得性的，还是遗传性的。几乎所有的NMJ疾病都是获得性的，只有极少数是遗传性的。某些遗传性疾病在EDX检查中独特的表现，提示是这些罕见疾病中的一种。

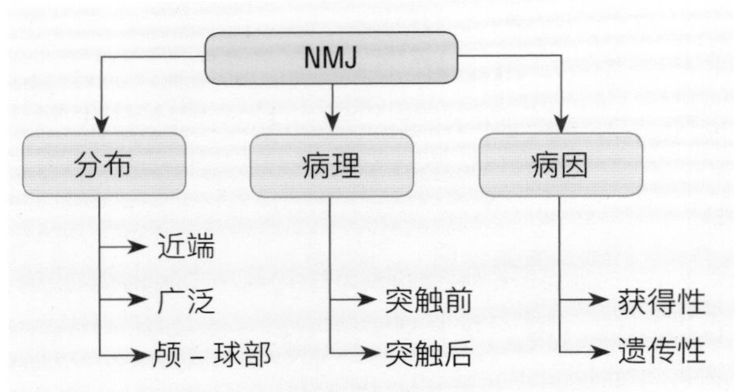

▲ 图 1-5 神经肌肉接头疾病定位的关键电诊断表现

NMJ. 神经肌肉接头

二、面对患者

每一例EDX检查都应该从简要的病史和有方向的体检开始（框1-2）。这一点怎么强调都不为过。有些人（不正确地）认为，病史和临床检查不是EDX检查的一部分，EDX检查是完全孤立的。但事实远非如此。在每一次EDX检查开始之前，尽管不用像在诊室里一样详细地询问病史和做体检，但EDX医生必须知道患者的如下基本情况。

框 1-2 面对患者
• 询问简要病史，进行有重点的体检 • 形成鉴别诊断 • 根据鉴别诊断制定检查计划 • 向患者解释检查 • 进行神经传导检测，并根据检查结果随时调整，增加某些神经传导检测 • 进行针电极肌电图检查，并根据检查结果随时调整，增加某些检查肌肉

- 患者的症状。
- 症状持续时间。
- 是否有重要的既往病史（如糖尿病、化疗史等）。
- 是否有肌肉萎缩。
- 肌张力如何（正常、减弱或增高）。
- 是否有肌无力，如果有，涉及位置与程度。
- 反射如何（正常、减弱或增强）。
- 是否有感觉缺失，如果有，其分布如何，是哪类感觉受累（如温度、疼痛、振动觉等）。

根据症状的持续时间、类型和分布，结合体检结果共同确定鉴别诊断，从而制定相应的EDX检查。只有在鉴别诊断确定后才能做EDX检查计划。例如，慢性进行性近端无力的患者与第四、五指麻木、刺痛感的患者，EDX 评估是非常不同的。前者的鉴别诊断包括脊髓前角细胞、运动神经、NMJ 或肌肉的病变，后者的鉴别诊断则包括不同位点的卡压性尺神经病、臂丛神经下干病变或颈神经根病。EDX 检查计划包括确定哪些神经和肌肉需要检查，以及是否需要进行诸如重复神经刺激之类的特殊检查。虽然在检查过程中常调整计划，但在检查开始之前，应该向患者简要说明将要进行的检查包括什么。许多患者对这项检查非常焦虑，可能在 EDX 检查前一晚睡不好或整晚失眠。检查前和检查之中的简单解释，可以大大减少患者的焦虑。

向患者解释了检查之后，首先进行 NCS 检查，接着进行针电极肌电图检查。事实上，医师需要 NCS 的发现来相应地调整针电极肌电图方案，并正确解释针电极肌电图的发现。例如，根据尺神经运动和感觉 NCS 异常或正常，小指展肌（尺侧 C_8～T_1 神经支配肌）的失神经支配有完全不同的解释（异常为尺神经病变，正常为神经根病或运动神经元疾病）。

EDX 医师必须在获得充分的检查、收集必要的信息来解决临床问题，并尽量减少患者的不适之间保持适当的平衡。如果操作正确，几乎所有的 NCS 和针电极肌电图都可以在 1～1.5h 内完成。很少情况下，除常规检查之外还需要进行重复神经刺激等特殊检查，这样检查时间就会更长一些。显然，大多数患者的耐受程度是有限的。每一个肌电图医师最好都记得 Willy Sutton 关于“抢劫银行”的原则，即“到有钱的地方去”。如果不能确定患者能耐受所有的检查，那么检查就应该从有价值的地方开始。例如，对于一个第四、五指麻木和刺痛的患者而言，应该首先进行尺神经运动和感觉神经传导检测，以及尺神经支配肌肉和 C_8～T_1 非尺神经支配肌肉的针电极肌电图检查。如果患者只能忍受 1～2 条神经或几块肌肉的检查，应首先制订计划，考虑先检查哪些神经和哪些肌肉。

三、神经传导和肌电图检查的基本原则

EDX 检查的价值取决于检查医生的能力，在检查过程中，能一丝不苟地注意技术细节，同时牢记进行这项检查的大局观。要及时分析获得的数据，并根据检查结果做出必要的调整。这种实时的结果分析给了肌电图医师调整检查策略的机会，一旦患者离开肌电图室，这个机会就失去了。在 EDX 检查时，要记住以下几条基本规则（图 1–6）。

1. NCS 和 EMG 是临床检查的延伸。没有良好指向性的临床检查，NCS 和 EMG 难以进行。每一例检查都是个体化的，都基于患者的症状和体征并依据鉴别诊断而进行。如果在临床检查正常的区域发现明显的电生理检查异常，则必须对临床检查或 EDX 检查提出质疑。通常的情况是：临床检查越完善，鉴别诊断越清晰，对 EDX 检查的指导越明确。

2. 有疑问时总是考虑技术因素。EDX 检查依赖于采集和放大毫伏和微伏级的微小生物电信号。其技术要求较高，大量生理性和非生理性因素可以显著影响数据的准确性。准确的 NCS 和 EMG 数据取决于完整的仪器（EMG 仪器、电极和刺激器）和肌电图检查者的正确操作。技术问题很容易导致遗漏或误判。不能辨别影响 EDX 检查的技术因素，可能导致两类错误：第一类错误是在没有异常的情况下诊断异常（假阳性）；第二类错误是在有异常的情况下没有诊断异常（假阴性）。这两类错误都很重

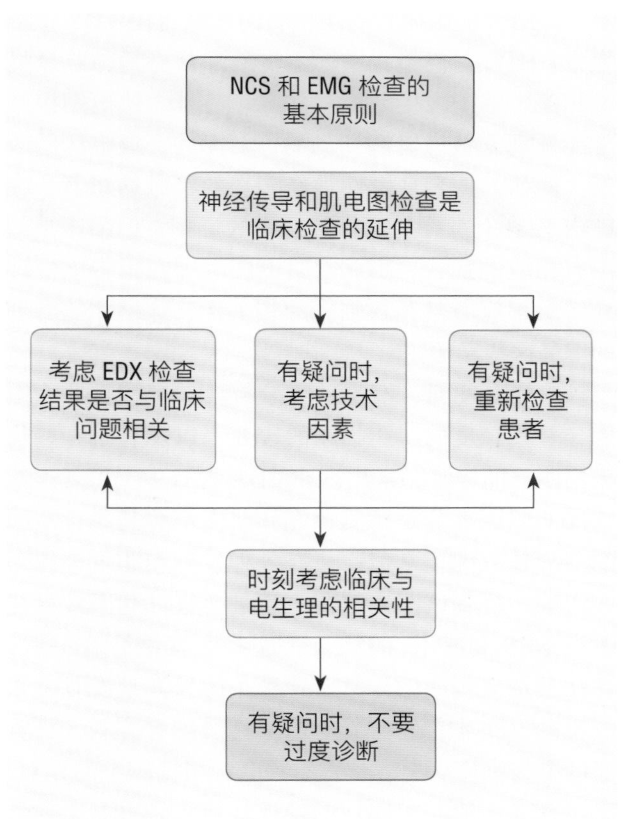

▲ 图 1–6 神经传导和肌电图检查的基本原则

EDX. 电诊断；EMG. 肌电图；NCS. 神经传导检测

要，但第一类错误可能更严重（例如，患者被标记为EDX检查异常，如周围神经病，而这所谓的EDX检查“异常”仅是由于未被识别的技术错误）。这样的错误往往导致下一步检查和治疗的错误，如果一个异常的EDX检查发现与临床不符，缺乏临床-电生理相关性，应提示技术问题。例如，患者的常规腓肠神经感觉电位缺失，但在临床检查中该患者的足外侧（即腓肠神经支配区域）感觉检查正常，就应考虑是技术因素所致（如电极或刺激器放置不当或刺激强度过低）。如果数据出现技术问题，那么无论是当时检查的EDX医师，还是以后负责治疗的医生，都不能得出正确的数据分析。

3. 如有疑问，重新检查患者。这条规则基本上是规则1的延伸。在规则2的病例中，如果在所有可能的技术性错误都被排除之后，腓肠神经的感觉电位依然缺失，那么临床医生就应该重新检查患者：如果患者踝部振动觉明显消失，则腓肠神经感觉电位缺失是可解释的；反之，如果患者的感觉检查依然正常，即电位缺失与临床发现不符，则需进一步检查技术因素。

4. 结合临床症状和送检时的诊断得出EDX检查报告。在每一例检查中，电生理异常必须与临床异常相关。基于电生理检查的高敏感性，肌电图医师常能发现未被患者感知到的、轻度的、亚临床的改变。例如，一名多发性神经病变的糖尿病患者，在EDX检查上有叠加的尺神经病的证据，但临床上却没有相应的症状。因此，肌电图医师在报告电生理异常时都应考虑其与临床的相关性，这样才能合理的解释这些异常。

5. 如有疑问，不要过度诊断。EDX检查非常敏感，一些轻度的、亚临床的改变，以及有时一些临床不明显的异常，常出现在EDX检查中。出现这种情况的原因部分是所测神经和肌肉都有其各自不同的变异较大的正常值；还有各种生理和非生理因素的影响，尽管试图去控制，还是会有一些因素可能改变NCS和EMG的结果。这些因素结合在一起，往往会造成轻微的异常。这种小的异常是没有临床意义的，除非它们与其他电生理所见有关联，最重要的是与临床病史和检查有关联。根据较小的异常、无关联或不能互相印证的发现就轻易做出电生理诊断是错误的。有时，临床或电生理诊断的分界值不明确，无法获得明确的诊断。偶尔会出现这样的情况，NCS和EMG明确显示异常，但仍得不到确切的诊断。例如，临床病史和检查考虑为肘部尺神经病的患者，其EDX检查显示尺神经异常，但没有局灶定位的发现，如肘部的传导阻滞或传导速度减慢。尽管送检的外科医生很想知道尺神经病变是否在肘部，但肌电图医师只能给出的临床印象是未定位的尺神经病，即位于EMG发现异常的最近端尺神经支配肌肉处或更近端。

6. 时刻考虑临床与电生理的相关性。这条规则结合了前述的所有规则。在临床表现、NCS和EMG异常均良好相关时，通常可以做出肯定的诊断。再回顾一下上述患者的例子，手部无力伴第四、五根手指有刺痛和麻木，如果NCS检查显示尺神经运动和感觉电位异常及肘段传导速度减慢，针电极肌电图显示所有尺神经支配肌肉表现失神经支配和运动单位动作电位减少，而所有非尺神经支配肌肉的EMG正常，则可以相当肯定该患者患有肘部尺神经病，而且这些电生理异常确实是相关的。

如果三方面的结果都吻合，那么诊断就很可靠。如果NCS和EMG的结果不一致，更重要的是如果它们与临床表现不能对应，那就应该质疑电生理异常的意义。例如，一位患者仅有手臂疼痛，而其他病史和临床检查都正常，NCS检查仅显示尺神经感觉电位减低，EMG显示肱二头肌轻度的再支配，那么诊断尺神经病合并C_5神经根病是勉强的，这些轻微的异常，没有其他电生理结果证实，也无明确的临床相关性，可能与患者的疼痛没什么关系。在这种情况下，应该重新检查患者，如果未发现与临床相关，则应重新检查电生理，如果电生理异常持续存在，它们可能被视为临床印象的一部分，但没有明确的临床意义。

当操作正确时，NCS和EMG检查对送检医生非常有用。但是，电诊断医师必须认识到EDX检查的局限性，控制好技术因素，并在每次检查前建立好的鉴别诊断。否则，一些小的、不相关的、技术上诱发的异常，可能会对患者造成不利影响，进而误导送检医师。如果牢记NCS和EMG的基本原则，EDX检查会对送检临床医生和神经肌肉疾病患者有很大的帮助。

四、神经肌肉超声

在过去的几年里，神经肌肉超声越来越多地与

EDX 检查一起被用于评估各种神经肌肉疾病的患者。神经肌肉超声的使用增多是由于超声机器的分辨率和软件的显著提高、机器的尺寸和成本的下降等多方因素的综合。这些更小的便携式机器可以很容易地在 EDX 实验室房间之间使用和共享。事实上，一些制造商正致力于将 EDX 和超声机器合并在一个单元中。每年都有数百篇关于神经肌肉超声的有用性的同行评议文章发表。因此，神经肌肉超声已成为许多神经肌肉疾病的有效、可靠和重要的评估工具。

进行 EDX 检查的医生最适合学习和操作神经肌肉超声，有利于对周围神经和肌肉的研究。尽管会有一些重叠，神经肌肉超声与血管超声和肌肉骨骼超声不同。必须强调的是，神经肌肉超声是 EDX 检查的补充，它不能取代 EDX 检查，这种情况类似于 EDX 检查和 MRI 在神经根病评估中的作用。EDX 检查是一种生理性检查，可获得有关神经、神经根和肌肉功能的信息。相比之下，成像研究显示了神经、神经根和肌肉的图像，但没有提供关于功能的信息。因此，举例来说，EDX 检查提供了神经根功能是否完整，而 MRI 可以显示神经根，以及它们是否受到椎间盘、脊椎病或其他结构原因的影响。同样，尽管 EDX 检查可能能够确定肘部尺神经病变，但无法识别是什么引起的，这就是神经肌肉超声可能为 EDX 检查添加关键补充信息的地方。例如，在许多可能的病因中，它可能显示迟发性尺神经麻痹导致的尺神经沟骨刺和多余的骨痂，肱骨尺腱膜下肘管的尺神经压迫，或在某些情况下滑膜囊肿压迫尺神经。

如果使用得当，神经肌肉超声和最常用的 EDX 检查一样，都可以作为临床检查的延伸。第 17~19 章更详细地讨论了神经肌肉超声。此外，后面许多的临床章节也扩展了神经肌肉超声在特定条件下的使用。

与 EDX 检查相似，神经肌肉超声有几个一般原则。每个神经肌肉超声检查必须个体化，基于神经检查、EDX 检查和鉴别诊断而决定，并随着研究的进展和更多信息的获得而调整，它的主要用途是补充 EDX 检查的解剖和病理信息，在神经肌肉超声的许多潜在用途中，以下将列出其主要用途。

（一）周围神经：单神经病

一般来说，超声在许多单神经病中特别有帮助。单神经病通常是由卡压、创伤或其他结构性原因引起。当 EDX 检查将病变定位到某一周围神经（如腕管的正中神经）的某一节段时，超声可以通过显示受累部位神经的结构变化来确认定位。在腕管综合征的病例中，超声通常可以额外增加神经受损部位的证据（见第 20 章），但在术后病例或症状复发等情况下，超声可能会增加更多的信息。

在其他单神经病变的病例中，EDX 检查可将病变定位到某根神经，但不能确切定位到特定的节段时，超声尤其有用，特别是当病理生理改变为轴索丢失时，因为它通常可以比 EDX 更精确地定位病变。举例来说，一位患者出现握力下降，小指发麻，应考虑尺神经病变。EDX 检查可能显示尺神经有异常，但肘部没有传导速度减慢或传导阻滞，那病灶应定位在肘部吗？或是手腕、前臂、上臂或下臂丛吗？超声可以显示从手腕到下臂丛发出尺神经的位置，并评估结构异常以确定病变的位置。

无论 EDX 检查能否确定单神经病变的位置，重要的是要知道是什么引起的。这是磨损或卡压吗？或腱鞘炎吗？是神经节囊肿压迫造成的吗？还是神经鞘肿瘤呢？这样的例子还在继续。超声可以增加关键解剖信息来明确单神经病变的病因。

对单核细胞病变进行 EDX 检查后进行超声检查可能会导致三种不同的结果。

- 它可能没有添加有用的信息。
- 它可以添加重要的补充信息。
- 这可能是诊断的关键。

不幸的是，在进行超声检查之前，人们并不知道这三种结果哪一种会是最终结果。因此，我们可以有力地推断超声对大多数单神经病变诊断是 EDX 检查的合理辅助。

（二）周围神经：多发性神经病

神经肌肉超声在寻找多发性神经病变神经增粗（通常指脱髓鞘）的证据时最为有用。正如我们将在第 29 章中讨论的那样，绝大多数多发性神经病在 EDX 检查中表现为轴索丢失，很少有脱髓鞘。然而，脱髓鞘是否存在是一个关键的信息，因为它明显地缩小了鉴别诊断的范围。此外，在获得性脱髓鞘性多发性神经病变中，大多数是炎症性的（自身免疫性），非常可能治愈。

慢性脱髓鞘性多发性神经病的超声表现通常是神经增粗（由反复脱髓鞘和再生、施万细胞增生和洋葱球样结构形成引起）。在一些慢性脱髓鞘性神经病变中，EDX 检查可能是不确定的。有时是无法引出波形，或是 EDX 不完全满足脱髓鞘的标准，传导速度处于轴索丢失和脱髓鞘之间。在这些病例中，脱髓鞘的证据可能不够充分，或脱髓鞘的神经节段不容易通过标准的 EDX 检查进行评估［如非常近端的神经、神经丛和（或）神经根］。因此，超声在确定脱髓鞘性多发性神经病时非常有用。

（三）运动神经元病

EDX 检查结合病史和体格检查是诊断运动神经元病的基础。超声在运动神经元病的诊断中作用有限，但也有几个显著的例外。首先，超声在检测束颤方面非常好，优于临床检查和针电极肌电图。运动神经元病诊断的研究标准（和临床研究的入选标准）需要 EDX 检查中失神经和神经再生的证据。然而，近期的标准承认束颤联合神经再生可以作为持续的下运动神经元丢失的证据。因此，超声对诊断很有帮助，因其更容易检测到束颤。

其次，当疑似运动神经元疾病的患者出现单纯的下运动神经元综合征，而没有任何明确的上运动神经元征象时，往往会出现诊断困难。该综合征通常被定义为运动神经元病的进行性肌萎缩（progressive muscular atrophy，PMA）亚型。然而，在这类患者中，问题往往仍然是患者是否为运动神经元病变，如 PMA，或运动神经病变。真正的运动神经病变是罕见的，但当它们发生时，它们通常类似于 PMA。通常，EDX 检查无法区分这两者，特别是当传导阻滞处于非常近端或运动 NCS 处于边缘范围时。运动神经病变通常是炎性和可治的。CIDP 的变异型，但更常见的是多灶性运动神经病伴传导阻滞（multifocal motor neuropathy with conduction block，MMNCB）可表现为单纯的下运动神经元损害。在这些情况下，超声可能表现为神经肥大，而在肌萎缩侧索硬化（amyotrophic lateral sclerosis，ALS）、PMA 和其他运动神经元疾病中，神经直径正常甚至变小。因此，在所有单纯表现为下运动神经元综合征的患者中，应强烈考虑行超声检查。

（四）肌病

最初使用超声治疗神经肌肉疾病的报道来自于对患有杜氏肌营养不良的小男孩的评估。与运动神经元病一样，超声在肌病中的应用是有限的，但也有一些明显的例外。首先，超声可以轻松地一次筛选许多肌肉，同时判断受累和未受累的肌肉越来越多地用于缩小肌病的鉴别诊断范围。在判断受累肌群方面，超声比 MRI 要快得多，成本也低得多，而且可以一次检查四肢的近端和远端。某些肌病有典型的肌肉受累模式，例如，在包涵体肌炎中，临床符合的情况下，与其他股四头肌相比，股直肌的保留和前臂手指屈肌的受累都是高度提示诊断。

其次，超声可能有助于确定肌肉活检的部位，肌肉活检最好选择出现异常但不是终末期的肌肉。针电极肌电图常用于选择肌肉，但随后需要在针电极肌电图上确定为最佳部位的对侧肌肉进行活检。如果取针电极肌电图检测过的肌肉进行活检，活检取材的部位可能包括针放置的区域，这样针道导致的炎症和其他损伤可能被记录，增加误诊为炎症性肌病的风险。使用超声，可以对检查确定为最佳的特定肌肉进行活检，而不需要选择对侧。

五、神经肌肉超声的基本原则

与 EDX 检查相似，神经肌肉超声是基于医生正确操作和解释检查结果的能力，并实时分析结果，根据需要调整检查。在进行检查时，应始终牢记以下神经系统超声的基本原则（图 1–7）。

1. 神经肌肉超声是 EDX 检查的补充。EDX 评估神经和肌肉的生理功能，其图像可以提供神经和肌肉的解剖和可能的病理信息。这些信息是相互补充的，当它们一起使用时，可以获得关于神经肌肉病变性质的更准确和完整的信息。

2. 每次超声检查都应个体化定制。每次检查都必须根据每个患者和不同的诊断量身定制。如果使用得当，神经肌肉超声可以在 EDX 检查完成后来回答特定问题。把所有的神经和肌肉都检查是不可取的，也是不实际的。具体的神经肌肉超声检查项目对每个患者都是不同的。

3. 充分评估任何异常情况。当在超声上看到任何“异常”时，必须尽可能充分地解释它。总是在至少两个层面上观察异常。就像 MRI 一样，如果在矢状图上看到“异常”，但在轴向图上看不到，它很可能是人工假象。使用彩色多普勒检查寻找血流增加，这可能发生在炎症、感染或肿瘤中，检查其可压缩性和流动性。注意回声情况（即病变的亮度或暗度）寻找经典的超声回声增强或阴影。仔细观察附近的结构：骨骼、肌腱、韧带和血管。如果可能的话，做一个动态评估，看看在被动活动范围或邻

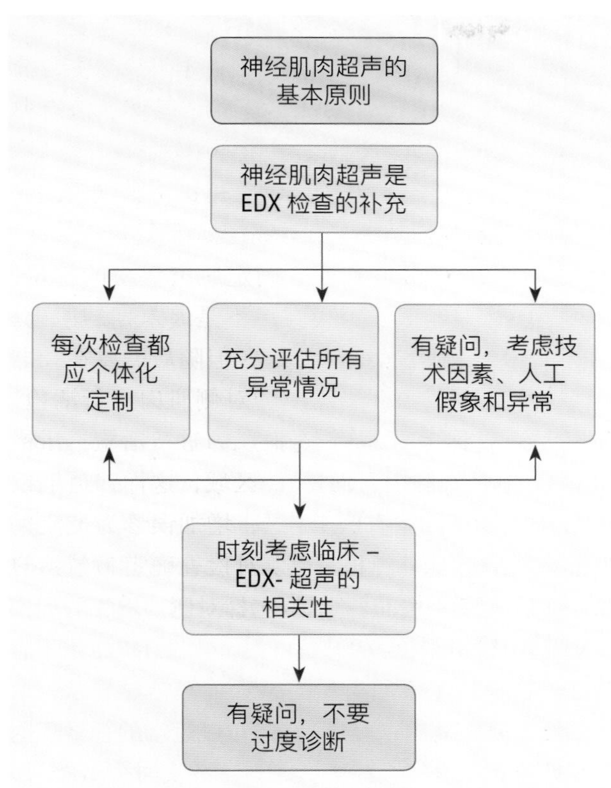

▲ 图 1–7　神经肌肉超声的基本原则

EDX. 电诊断

近肌肉自主收缩时病变发生了什么变化。记录很多静态照片和视频片段，这些都将有助于你以后做出决策。

4. 当有疑问时，考虑技术因素、人工假象和异常。超声有自己的人工假象和技术因素(见第 17 章)。如果不被发现，这些可能会被误诊为病理表现，而实际上并不存在。与 EDX 检查类似，这种错误的诊断可能导致不当的检测和治疗。此外，在进行超声时，经常会遇到神经、肌肉、血管等解剖异常。每个患者的解剖结构并不一定是按照教科书的样子，有时这些解剖异常实际上是患者出现问题的原因，但有时它们只是偶然的发现。

5. 当有疑问时，不要过度诊断。这条基本原则同样适用于 EDX 检查和所有其他实验室和放射检查，发现意义不明确的微小异常或将技术问题误诊为检查结果并不罕见，基于任何与临床表现不相符的轻微异常或发现而做出过度诊断是错误的。

6. 时刻考虑临床 – 电生理 – 超声的相关性。这是 EDX 的最终基本原则的简单扩展。当临床表现、NCS、EMG 和超声异常均良好相关时，通常可以确定诊断。再举一下上述患者的例子，患者手部无力，第四、五指刺痛和麻木，如果 NCS 表现为与肘部传导速度减慢相关的尺神经运动和感觉电位异常，针电极肌电图显示所有尺神经支配肌肉的失神经电位和运动单位动作电位减少，所有非尺神经支配肌肉的肌电图正常，超声图显示肘管肱骨 – 尺侧腱膜下的尺神经增粗、低回声，无任何其他病理可以解释，诊断肘部尺神经病变的可能性非常高。在这种情况下，超声结果与电生理异常确实是相关的，揭示了肘管处尺神经卡压的病因。

第2章 电诊断检查的解剖和神经生理
Anatomy and Neurophysiology for Electrodiagnostic Studies

刘小璇 译　　樊东升 校

进行电诊断检查时，肌电图医师不需要在分子水平对所有电化学的详细知识都进行了解。然而，必须对解剖学和生理学有基本的了解，才能计划、执行并正确地解释电诊断（electrodiagnostic，EDX）检查。

在对神经系统疾病患者的常规评估中，神经传导检测（never conduction study，NCS）和针电极肌电图（electromyography，EMG）检查的主要作用是作为临床检查的延伸。对于NCS，需要知道周围神经和肌肉的位置，以便正确放置刺激电极和记录电极。对于针电极肌电图检查，了解肌肉大体解剖结构对于将针电极正确插入所检肌肉是至关重要的。

微观水平上，对神经和肌肉解剖及神经生理基础知识的了解，有助于解释正常人和各种神经肌肉疾病患者的EDX检查结果。此外，对于EDX检查技术方面的理解及认识到其局限性和潜在的误区，解剖学和生理学的知识也是至关重要的。

一、解剖

严格意义上讲，周围神经系统包括其主要支持细胞施万细胞，而中枢神经系统的主要支持细胞是少突胶质细胞。周围神经系统包括神经根、周围神经、初级感觉神经元、神经肌肉接头和肌肉（图2–1）。虽然从技术上讲，位于脊髓的初级运动神经元（即脊髓前角细胞）不属于周围神经系统，但往往也被当作周围神经系统的一部分。此外，第Ⅲ～Ⅻ对脑神经也被认为是周围神经系统的一部分，本质上与周围神经相同，只是它们的初级运动神经元位于脑干而非脊髓。

初级运动神经元，即前角细胞，位于脊髓腹侧的灰质。这些细胞的轴突最终成为周围神经的运动纤维。它们的突起首先穿过前脊髓的白质，然后向腹侧延伸成为运动根。与前角细胞相反，初级感觉神经元，或称为背根神经节（dorsal root ganglion，DRG），不在脊髓内，而是在脊髓外，靠近椎间孔。DRG中的双极细胞有两个独立投射的纤维，它们的中枢突形成感觉神经根，感觉根在脊髓背侧进入脊髓，在后索或后角的感觉神经元上行。DRG的周围突最终形成周围神经的感觉纤维。由于DRG位于脊髓外，这导致了不同类型的感觉神经传导异常，取决于病变是在周围神经还是在DRG近端的神经根附近（见第3章）。

每个脊髓节段的运动根和感觉根在DRG的远端合并成为混合脊神经。有31对脊神经（8对颈神经，12对胸神经，5对腰神经，5对骶神经，1对尾骨神经）（图2–2）。每条脊神经分为背支和腹支（图2–3）。与背根（后根）和腹根（前根）不同，背支和腹支同时包含运动纤维和感觉纤维。背支向后方延伸，支配脊柱表面皮肤感觉及该节段的脊旁肌。腹支不同，取决于其体内的节段。在胸段，每个腹支延续为肋间神经。在下颈段至上胸段（C_5～T_1），腹支组合形成臂丛神经（图2–4）。在腰骶段，腹支混合形成腰骶丛神经（图2–5）。

在每个神经丛中，来自不同神经根的运动和感觉纤维相互混合，最终形成单独的周围神经。每条周围神经支配几块肌肉和特定区域的皮肤及深层结构的感觉。由于这种解剖结构排列组合，来自同一神经根的运动纤维通过不同周围神经支配相应肌肉，同一神经根的感觉纤维来自不同周围神经分布的皮肤感觉。例如，C_5运动根支配肱二头肌（肌皮神经）、三角肌（腋神经）和肱桡肌（桡神经）等肌肉（图2–6）。同样，C_5感觉纤维来自臂外侧（腋神经）和前臂（前臂外侧皮神经）等神经。

由一个脊髓节段（即一个神经根）支配的所有肌肉称为肌节，而由同一个脊髓节段传入的所有皮肤

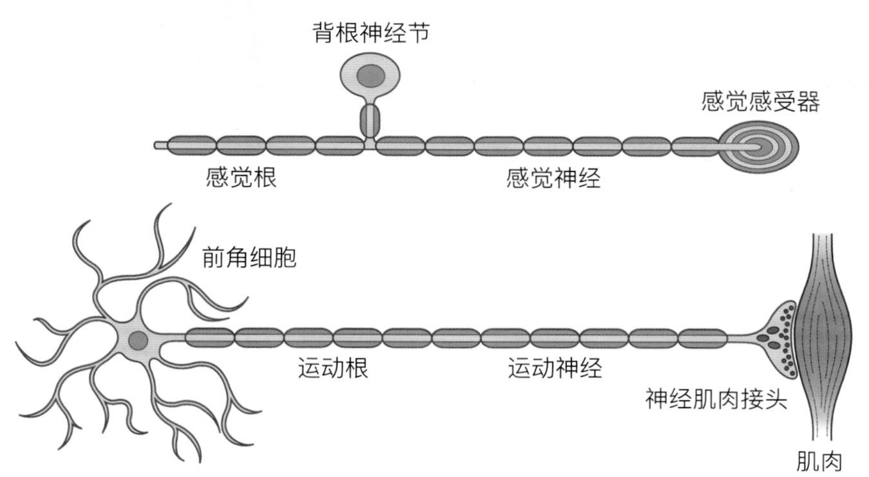

◀ **图 2-1 周围神经系统的组成**

周围神经系统包括运动和感觉神经，它们的初级神经元，即前角细胞和背根神经节，神经肌肉接头和肌肉。背根神经节是位于感觉根远端的双极细胞，在解剖学上与前角细胞不同。因此，神经根的病变导致运动神经传导异常，但不影响感觉传导，因为背根神经节及其周围神经是独立和完整的

区域称为皮节（图 2-7）。无论是肌节还是皮节，相邻节段之间都有相当多的重叠。由于脊髓节段之间高度重叠，单个感觉根病变只引起感觉减退，很少出现明显的感觉丧失。同样，在运动方面，即使是严重的单一神经根损伤通常也只会导致轻度或中度力弱，而不会导致瘫痪。例如，C_6 运动根的严重损伤会导致肱二头肌无力，却不会发生瘫痪，因为 C_5 运动纤维也支配肱二头肌。相较之下，严重的周围神经病变通常会导致明显的感觉和运动障碍，因为几个肌节和皮节同时受累。

在显微镜下，神经纤维由三层不同的结缔组织保护：神经外膜、神经束膜和神经内膜（图 2-8）。厚的神经外膜包裹着整个神经，并在脊髓水平与硬脊膜相连。在神经外膜内，轴突被神经束膜包围成束状。最内一层的结缔组织，即神经内膜，存在于各个轴突之间。实际上，血 - 神经屏障是由供应神经的血管内皮和神经束膜组合而成。三层结缔组织加在一起给予周围神经相当大的抗阻强度，通常在 20～30kg。然而，神经最薄弱的地方是在神经根与脊髓的交汇处，此处神经只能承受 2～3kg 的力。因此，严重创伤特别是牵拉性损伤时可能发生神经根撕脱。

与神经纤维类似，肌纤维在显微镜下的结构也有三层结缔组织：肌外膜、肌束膜和肌内膜（图 2-9）。肌外膜包围着整个肌肉，在肌外膜内，肌纤维（也就是真正的肌细胞）被肌束膜包围成肌束。最内一层的结缔组织是肌内膜，存在于各个肌纤维之间。肌纤维呈圆柱形，包含真正的肌原纤维：负责肌肉收缩的结构蛋白。当肌肉收缩时，力量通常被传递到骨骼来移动关节（偶尔，肌肉也连接到其他结缔组织或皮肤）。这种连接通常是通过肌腱来实现的，肌腱是一种与肌肉外膜相连的粗绳状结缔组织。在一些肌肉中，收缩是通过腱膜来完成，腱膜是一个大的、片状的结缔组织。大多数肌肉都有两条肌腱，一条在腱的起点（通常在近端，相对静止），另一条在腱的止点（通常在远端，相对活动）。在某些肌肉中，肌腱起源于肌肉内部，称为内腱或中心腱。

二、生理学

神经的主要作用是将信息可靠地从前角细胞传递到运动系统的肌肉，从感觉感受器传递到感觉系统的脊髓。虽然从功能上来讲，神经与电线相似，但两者之间有巨大的区别。在分子水平上，发生了一系列复杂的化学和电学变化使神经能够传递电信号。

每根神经的轴突膜都有电活动。这种特性是由特殊的膜和钠 / 钾（Na^+/K^+）泵组合形成的（图 2-10）。特殊的轴突膜对带电分子（阴离子和阳离子）具有半透性。此膜对带负电的大阴离子总是不渗透的；在静息状态下，对钠离子相对不渗透。这种半透膜与一个活动性的 Na^+/K^+ 泵相结合，将 Na^+ 移到外面以换取钾离子，从而在膜内外形成浓度梯度差。Na^+ 的浓度在膜外较大，而 K^+ 和较大阴离子的浓度在膜内较大。这种电化学梯度的差异产生了有效的静息电位。在神经元胞体上，细胞膜的静息电位在胞内相对于胞外约为 -70mV；在轴突的远端约 -90mV。

轴突膜上排列着电压门控钠通道（图 2-11）。这些结构本质上是带有开关门的分子孔。对于许多离子通道，当分子结合到通道上时，阀门就会打开。

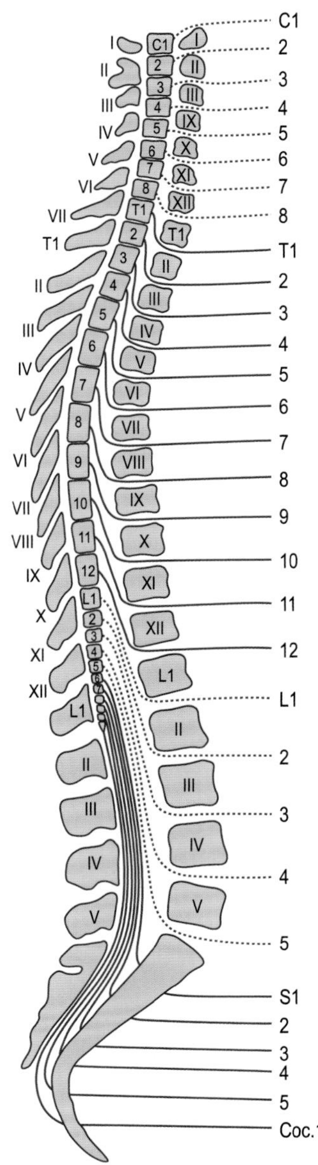

▲ 图 2-2　脊髓和神经根

脊髓分为 31 个节段（8 个颈段，12 个胸段，5 个腰段，5 个骶段和 1 个尾段）。在每个节段，运动和感觉纤维离开脊髓成为神经根，然后离开脊柱。在成人中，脊髓通常终止于 L_1 椎体水平。因此，在此水平以下，脊柱内只有腰骶神经根，称为马尾（经许可转载，引自 Haymaker W, Woodhall B. *Peripheral Nerve Injuries*. Philadelphia: WB Saunders; 1953, with permission.）

对电压门控钠通道，阀门由感受膜电位水平的电压传感器控制。如果电流到达轴突，就会发生去极化（即轴突内部的正电荷增加）。钠离子通道内的电压传感器打开通道阀门，在浓度和电梯度的双重驱动下，钠离子快速内流，引起去极化。每次在静息膜电位以上发生 10～30mV 的去极化（即阈值）时，

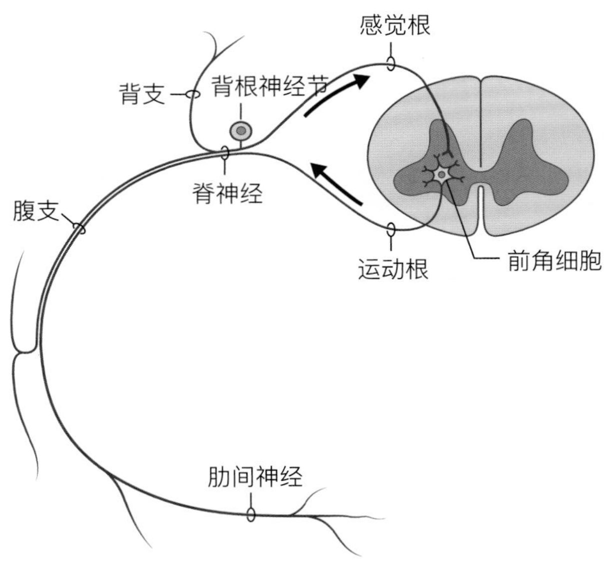

▲ 图 2-3　神经根和分支

起源于前角细胞的运动根从腹侧离开脊髓，而感觉根则从背侧进入脊髓。在背根神经节的远端，运动根和感觉根汇集在一起形成脊神经。每条脊神经很快分为背支和腹支，每个分支都包含运动纤维和感觉纤维。背支支配脊柱表面皮肤感觉及该节段的椎旁肌，腹支在胸段延续为肋间神经，在下颈部融合形成臂丛神经，在腰骶段混合形成腰骶丛神经

它产生动作电位和正反馈的循环；进一步去极化后，更多的钠离子通道打开（图 2-12）。动作电位总是全或无的反应，然后从去极化的初始位置传播出去。然而，由于钠离子通道的打开是有时间限制的，所以轴突不会长时间保持去极化状态。钠通道有第二个门，称为失活门。钠离子通道在 1～2ms 内失活。在此期间，膜是不可兴奋的，不能打开（即不应期）。钠通道的失活门被模拟为一个“铰链塞”。实际上，不应期限制了神经传导冲动的频率。它也确保动作电位继续向同一方向传播（也就是说，已去极化的神经是无反应的，而冲动前进方向的神经可以去极化，因此冲动将继续向前传播而不会向后返回）。

除钠离子通道失活外，去极化也导致钾离子通道的打开，这使得膜电压向一个更负的方向发展。这些因素加上 Na^+/K^+ 泵，共同恢复了静息膜电位。

动作电位的传导速度取决于轴突的直径：轴突越大，阻力越小，传导速度越快。对于典型的无髓神经轴突，动作电位的传导速度非常慢，通常在 0.2～1.5m/s。髓鞘的加入可大大提高传导速度。起绝缘作用的髓鞘存在于所有的快传导纤维上，它来源

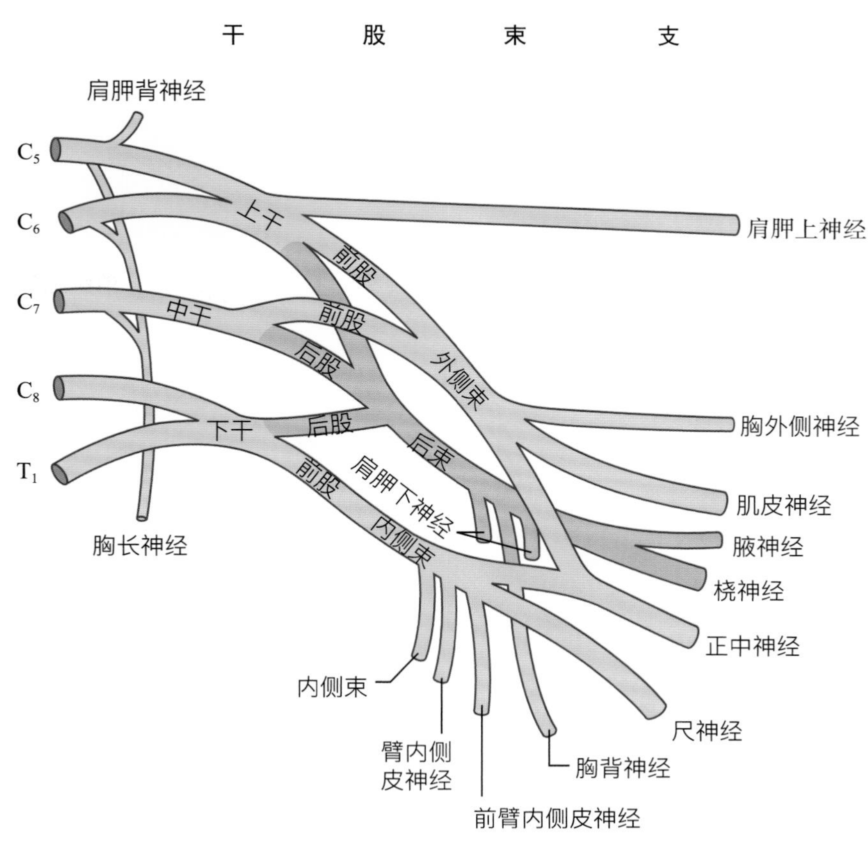

◀ **图 2-4　臂神经丛**

C_5～T_1 神经根的腹支在颈肩之间混合形成的臂丛神经。上肢周围神经主要起源于臂丛（经许可转载，引自 Hollinshead WH. *Anatomy for Surgeons, Volume 2: The Back and Limbs*. New York: Harper & Row; 1969.）

于施万细胞，是周围神经系统的主要支持细胞。髓鞘由施万细胞膜的同心螺旋组成（图 2-13）。对于每个有髓纤维，连续的节段由单个施万细胞形成髓鞘。轴突被髓鞘覆盖的每一节称为“节间”。在相邻节间的小间隙处，轴突显露，这些区域被称为郎飞结。它们非常小，长度在 1～2μm。

大部分神经被髓鞘有效地绝缘，去极化是通过跳跃传导方式进行，因此去极化只发生在郎飞结。当一个郎飞结去极化后，电流跳到下一个郎飞结，循环继续（图 2-14）。在一系列针对正常动物有髓神经纤维的精巧实验中，首次展示了正常跳跃性传导的生理学特征。实验记录了沿着运动根的极微小增量，并测量了作为距离和潜伏期函数的电流（图 2-15）。从电学的角度来看，髓鞘使节间绝缘并降低电容，当动作电位从一个结点传播到另一个结点时，较低的电容导致较少的电流损失，虽然跳跃式传导比连续传导需要更多的电流，但需要去极化的神经膜要少得多。对于无髓鞘纤维，去极化必须在整个神经长度上进行（即连续传导），这比有髓鞘纤维要花更多的时间，而在有髓神经纤维中，轴突膜只需要在郎飞结处去极化；结间并不去极化，动作电位可以跳过它们。由于结间长度约为 1mm，而郎飞结长度仅为 1.2μm，因此传播动作电位所需的去极化轴突膜明显减少，总去极化时间越短，传导速度越快。在有髓神经轴突中，钠离子通道的密度在去极化的结区最高。有髓神经的周围神经纤维的传导速度通常在 35～75m/s，远远快于增加无髓神经纤维直径所能达到的速度。并非所有人类的周围神经纤维都有髓鞘。无髓鞘纤维，传导非常缓慢（通常为 0.2～1.5m/s），主要传导疼痛、温度和自主功能。施万细胞也支撑这些无髓鞘纤维；然而，一个施万细胞通常包围着几个无髓鞘纤维，但不形成髓鞘的同心螺旋。

当单个轴突去极化时，动作电位沿神经传导。在远端，轴突分成许多小分支，每一个小分支都支配一个肌纤维。轴突及其前角细胞和与之相连的所有肌纤维称为运动单位（图 2-16）。一个运动单位的所有肌纤维去极化产生的动作电位称为运动单位动作电位（motor unit action potential，MUAP）。分析 MUAP 是每一个针电极肌电图检查的重要组成部分。当动作电位产生时，运动单位中的所有肌纤维通常都被激活，这也是一种全或无反应。

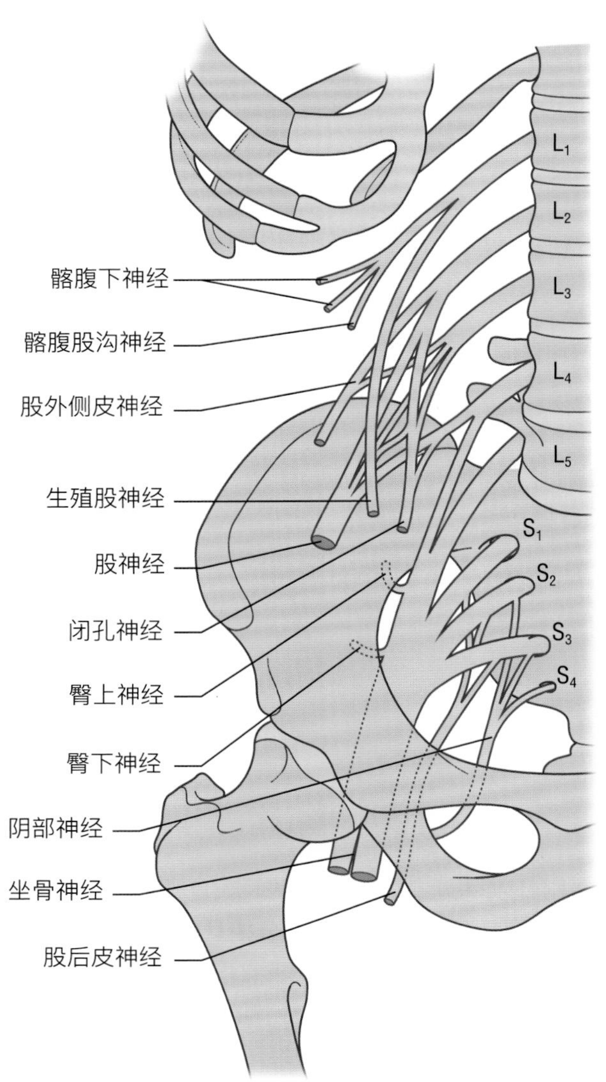

▲ 图 2-5 腰骶丛神经

L_1～S_4 神经根在盆腔混合形成腰骶丛神经。下肢的主要周围神经源自腰骶丛神经（经许可转载，引自 Mayo Clinic and Mayo Foundation. *Clinical Examinations in Neurology*. Philadelphia: WB Saunders; 1956.）

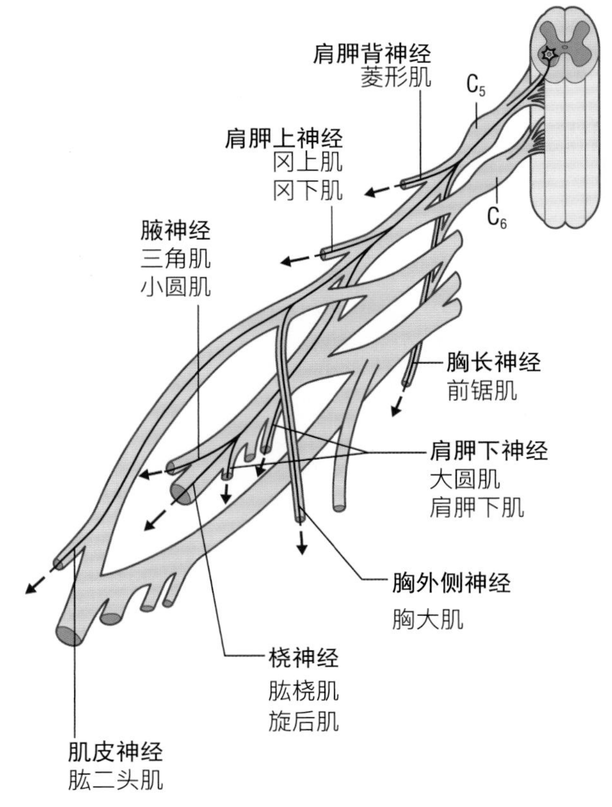

▲ 图 2-6 肌节和周围神经支配

来自一个神经根（肌节）的运动纤维通过不同的周围神经支配相应的肌肉。例如，C_5 运动根支配肱二头肌（肌皮神经）、三角肌（腋神经）和肱桡肌（桡神经）等肌肉（经许可转载，改编自 Haymaker W, Woodhall B. *Peripheral Nerve Injuries*. Philadelphia: WB Saunders; 1953.）

然而，在肌纤维被激活之前，神经动作电位必须经过 NMJ。NMJ 本质上是一个从神经到肌肉的电 - 化学 - 电连接。它是由两个特殊的膜形成的，一个在神经上，一个在肌肉上，由一个薄的突触间隙隔开（图 2-17）。当神经动作电位传递到 NMJ 的突触前膜，电压门控钙通道被激活，允许钙离子（Ca^{2+}）内流。钙离子浓度的增加会导致一系列的酶催化步骤，最终导致 NMJ 的神经递质乙酰胆碱的释放。乙酰胆碱扩散穿过突触间隙，与肌膜上特异的乙酰胆碱受体结合。当这些受体被激活时，允许钠离子内流和肌纤维去极化。就像神经一样，一旦达到阈值，肌纤维动作电位就会产生，并扩散到整个肌纤维。在肌纤维动作电位之后，肌纤维内发生一系列复杂的分子相互作用，导致主要肌纤维丝：肌动蛋白和肌球蛋白的重叠增加，最终导致肌肉缩短、收缩并产生肌力（图 2-18）。

三、分类学

周围神经存在多种分类法（表 2-1）。周围神经可根据以下属性进行分类：①有髓神经或无髓神经；②躯体神经或自主神经；③运动神经或感觉神经；④直径。

表 2-1 中包含以下重要信息，其中一些与临床 EDX 检查直接相关。

第一，纤维直径与传导速度的直接关系：纤维直径越大，传导速度越快。大髓鞘纤维是指临床神

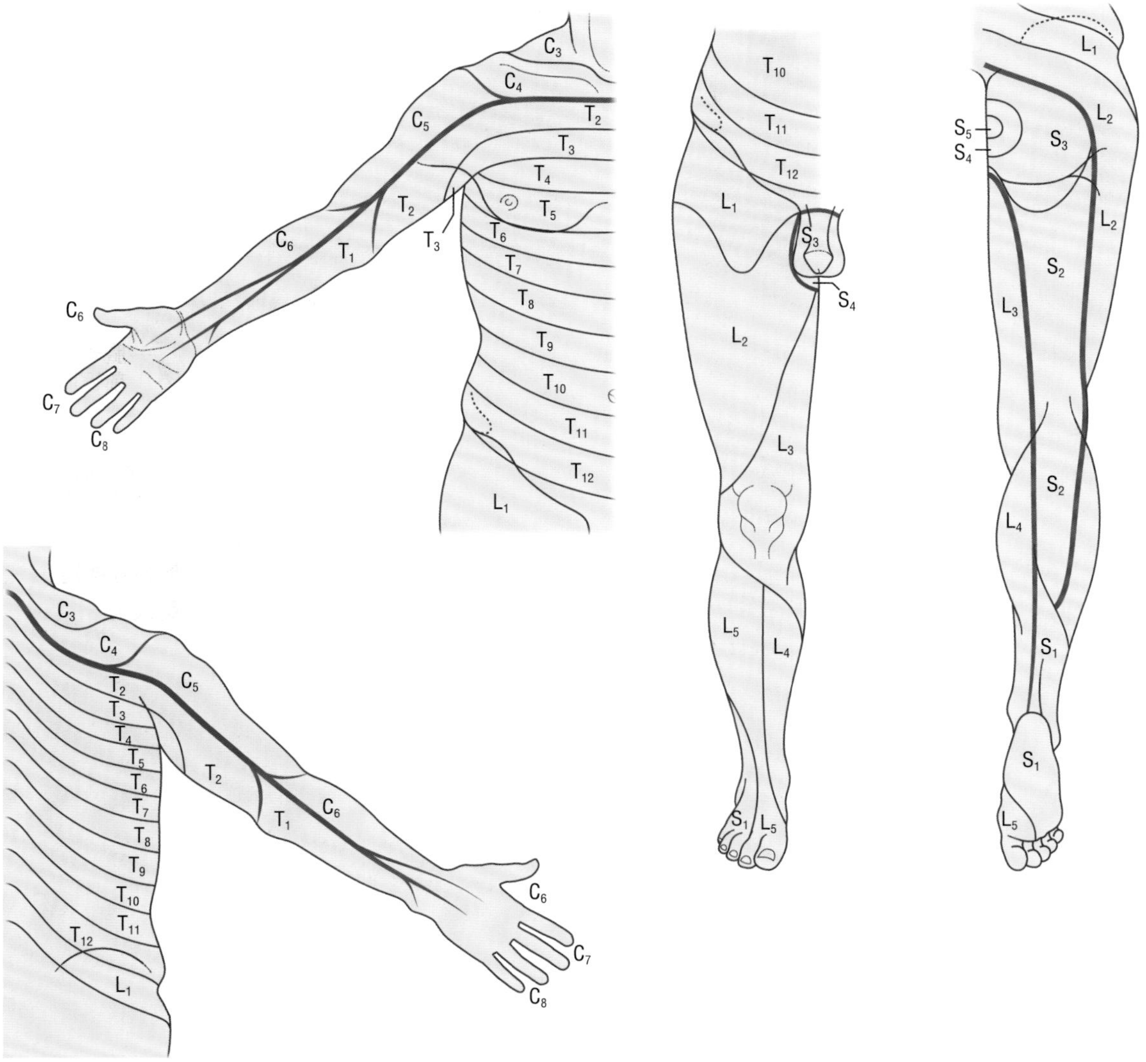

▲ 图 2-7　皮节

由一个脊髓节段（即一个感觉神经根）传入的皮肤区域称为皮节。尽管皮节图看起来很简单，但实际上相邻的皮节之间有广泛的重叠。因此，即使神经根损伤严重，也不会导致感觉缺失，而是导致感觉异常或减退（引自 O’Brien MD. *Aids to the Examination of the Peripheral Nervous System*. London: Baillière Tindall; 1986.）

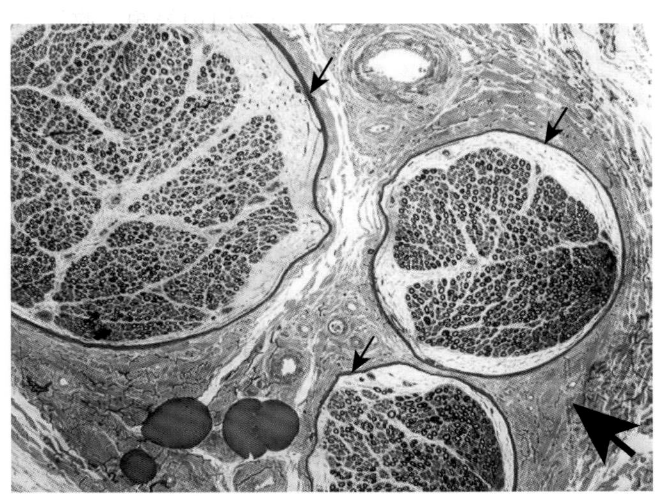

◀ 图 2-8　周围神经内部解剖

有髓纤维显示为小的暗环（髓鞘），包绕着中央透明的轴突，1μm 厚的半薄切片塑料包埋的神经组织切片。轴突间为神经内膜，外周有神经束膜包绕（小箭），围绕整个神经的最外层的结缔组织是神经外膜（大箭）

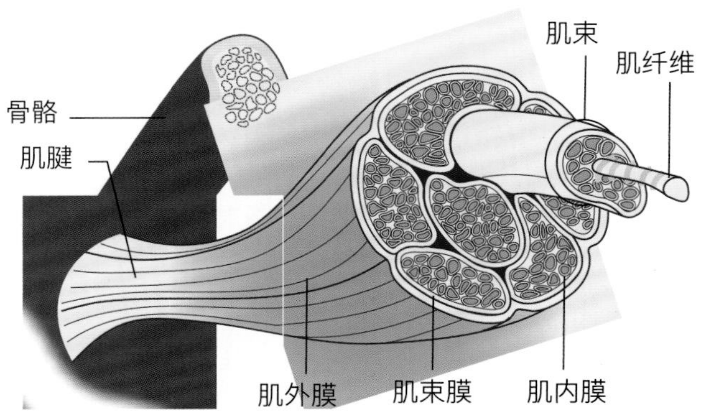

▲ 图 2-9 肌肉内部解剖

肌纤维由肌内膜包绕，肌纤维集结成肌束，被肌束膜包绕。包围整个肌肉的最外一层结缔组织是肌外膜

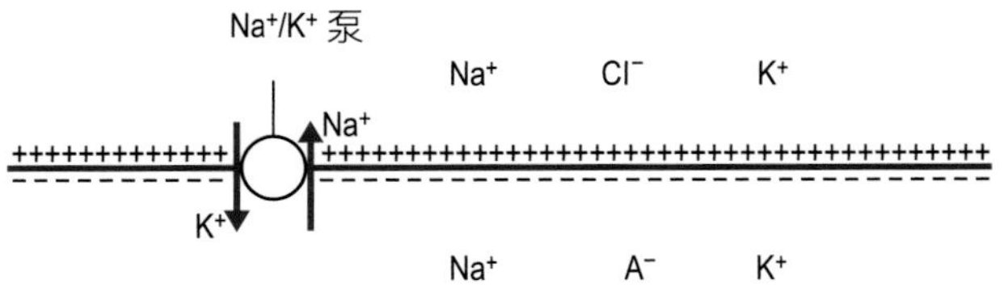

▲ 图 2-10 静息膜电位

在静息状态下，轴突膜内部相对于外部呈负极化。这种静息电位来自于对带电粒子半渗透的膜和活性 Na^+/K^+ 泵的组合。静息时，细胞外液 Na^+ 和 Cl^- 浓度较高，轴突内部 K^+ 和大阴离子（A^-）浓度较高

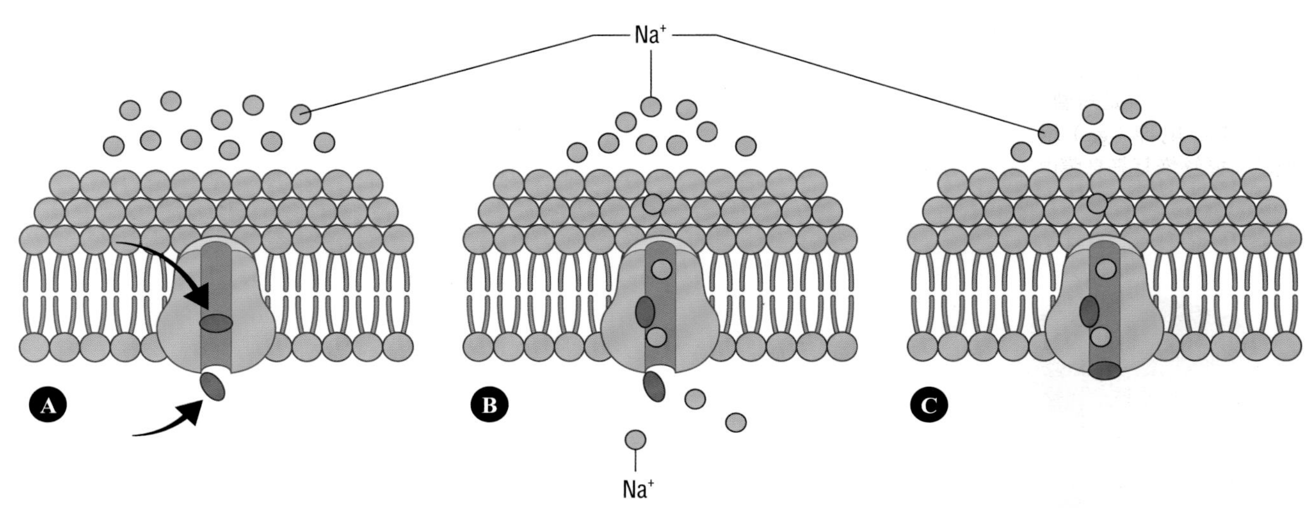

▲ 图 2-11 电压门控钠通道

轴突膜上排列着电压门控钠通道。这些通道是带有开关门的分子孔；当阀门打开时，仅对钠离子有选择性。A. 通道有两个门：激活门（大箭）和失活门（小箭）。B. 如果电流到达轴突，发生去极化，电压门控激活门打开，允许钠在浓度和电梯度的驱动下流入轴突。然而，钠离子通道的开放时间是有限的，在 1～2ms 内失活。C. 钠通道的失活门被模拟为一个"铰链塞"，它在去极化的 1～2ms 内关闭通道的末端，防止进一步地去极化

经传导检测中测量的纤维。事实上，所有常规的运动和感觉传导速度和潜伏期的测量结果都反应的是周围神经中最大和最快的纤维。大直径纤维髓鞘较多而电阻较小，这两者都加快了传导速度。小的有髓纤维（Aδ、Aβ）和无髓纤维（C）传导自主神经（传入和传出）和躯体痛温觉的冲动，这些纤维不能用标准的神经传导检测记录下来。因此，只影响小纤维的周围神经病可能不会显示 NCS 的任何异常。

第二，常规感觉传导检查通常记录支配皮肤的皮神经。最大和最快的皮肤纤维是来自头发和皮肤毛囊的 Aβ 纤维。注意这些纤维的大小和传导速度与常规运动检测中记录的来自前角细胞的肌肉传出纤维的大小和传导速度相似。这些有髓纤维的速度在 35～75m/s 的范围内。

第三，周围神经系统中最大和最快的纤维在常规的运动或感觉 NCS 中都没有记录。这些是肌肉传入纤维，Aα 纤维（也称为 Ⅰα 纤维），起源于肌梭，调节肌肉牵张反射的传入弧。这些纤维只在混合神经检测中，整个混合神经被刺激才能被记录下来。因此，混合神经传导速度通常比常规运动或皮肤感觉传导速度快，因为它们含有这些 Ⅰα 纤维。因为 Ⅰα 纤维的直径最大，髓鞘的数量也最多，它们经常在早期受到脱髓鞘病变的影响，如在获得性神经病变中发现的脱髓鞘病变。在腕管综合征的 EDX 评估

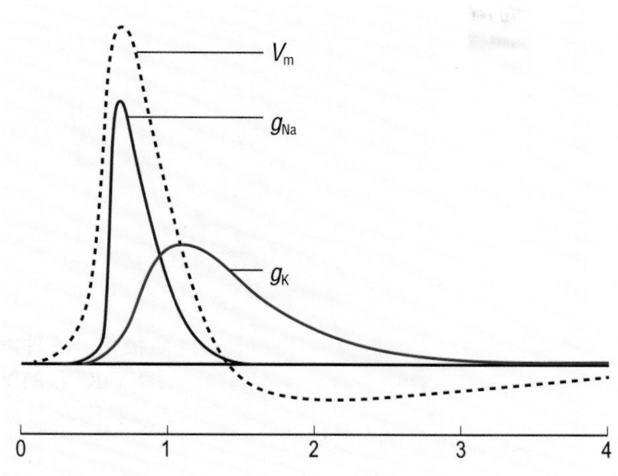

▲ 图 2-12 动作电位

当静息膜电压（V_m）去极化到阈值时，电压门控钠通道打开，增加 Na^+ 电导（g_{Na}），导致钠的流入和进一步去极化。然而，动作电位是短暂的，由于钠离子通道在 1～2ms 内失活和 K^+ 电导（g_K）增加。这些变化，以及 Na^+/K^+ 泵，使轴突能够恢复静息膜电位

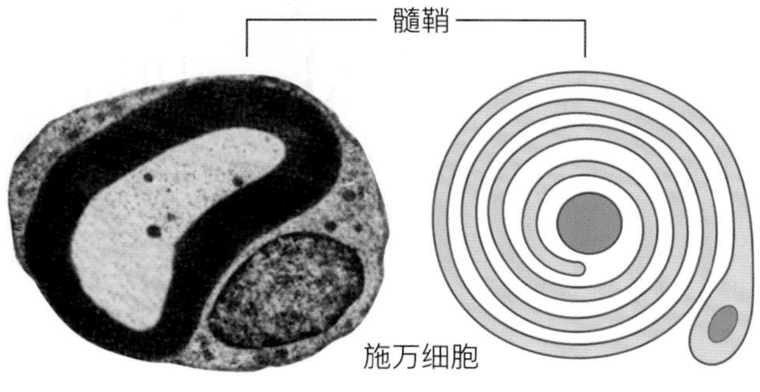

▲ 图 2-13 施万细胞和髓鞘

左，单个施万细胞和髓鞘轴突的电镜图。右，前者的示意图。起绝缘作用的髓鞘来源于施万细胞，存在于所有的快传导纤维上，包括运动纤维和感觉纤维。髓鞘由施万细胞膜的同心螺旋组成，每个施万细胞支撑着一个有髓鞘的轴突

中，对手掌到手腕的混合神经检测往往比常规的运动或感觉传导检测更容易发现异常。

四、记录

在 NCS 和针电极肌电图中获得的所有电位，都是在细胞外记录到神经或肌细胞的细胞内电活动。NCS 通常通过皮肤上的表面电极记录，而 EMG 则通过肌肉内的针电极记录。这两种方法中，细胞内的电活动将通过组织传递到记录电极。细胞内电活动通过细胞外液和组织传递的过程称为容积传导。虽

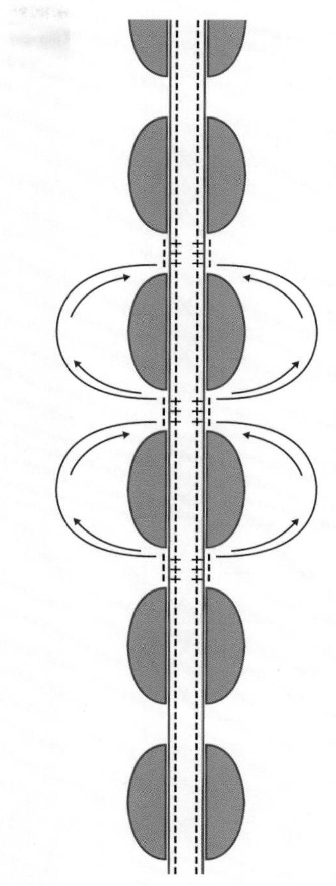

▲ 图 2-14 跳跃式传导

有髓纤维通过跳跃传导的方式传播动作电位。去极化只发生在郎飞结的小的非绝缘区域，动作电位从一个结点跳到另一个结点。因此，需要去极化的膜越少，需要的时间越少，传导速度增加越快。大多数人周围有髓纤维传导速度在 35～75m/s

然容积传导理论是复杂的，超出了本文的范围，但容积传导电位可以分为近场或远场电位两种模式。近场电位只有在接近其发生源的附近才能被记录，而电位的特性取决于记录电极与电发生源之间的距离（即动作电位）。在近场电位中，通常只有当发生源接近记录电极时才能记录到。记录电极离电活动越近，波幅越高。在常规运动传导、感觉传导和针电极肌电图检测中的复合肌肉动作电位（compound muscle action potentials，CMAP）、感觉神经动作电位和 MUAP，基本上都是容积传导的近场电位。

当前行的动作电位接近并从记录电极下方穿过时，容积传导的近场电位产生特征的三相波形（图 2-19，上图）。在实践中，大多数感觉和混合神经可显示这种三相波，纤颤电位和大多数 MUAP 也是如

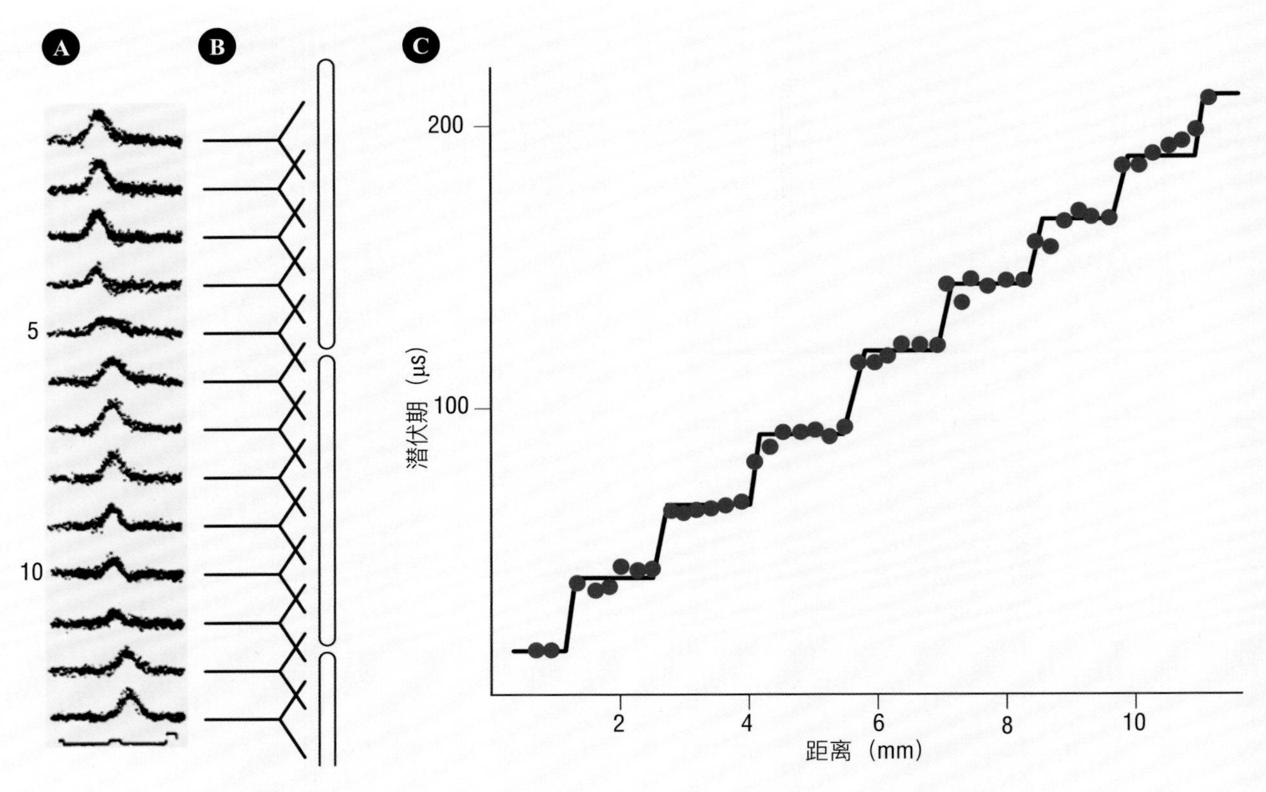

▲ 图 2-15　跳跃传导

正常大鼠完整脊神经前根中单个纤维的记录。A. 当电极沿着脊神经前根逐步以 0.2mm 移动时，从单个纤维记录的外部纵向电流的连续记录。B. 每条记录的线表示电极相对于结点和结点间的位置。C. 外来纵向电流峰值的潜伏期与距离的函数关系。注意距离 / 潜伏期图是一个"阶梯"配置。当电流沿正常的髓鞘轴突下传时，潜伏期（即传导时间）每 1.0～1.5mm 突然增加一次，这是郎飞结的去极化时间。相反，注意梯形图的平台部分；在这里，尽管距离发生了变化，但潜伏期几乎保持不变。这是从一个结点跳到另一个结点的跳跃性传导（经许可转载，引自 Rasminsky M, Sears TA. Internodal conduction in undissected demyelinated nerve fibres. *J Physiol*. 1972;227:323–350.）

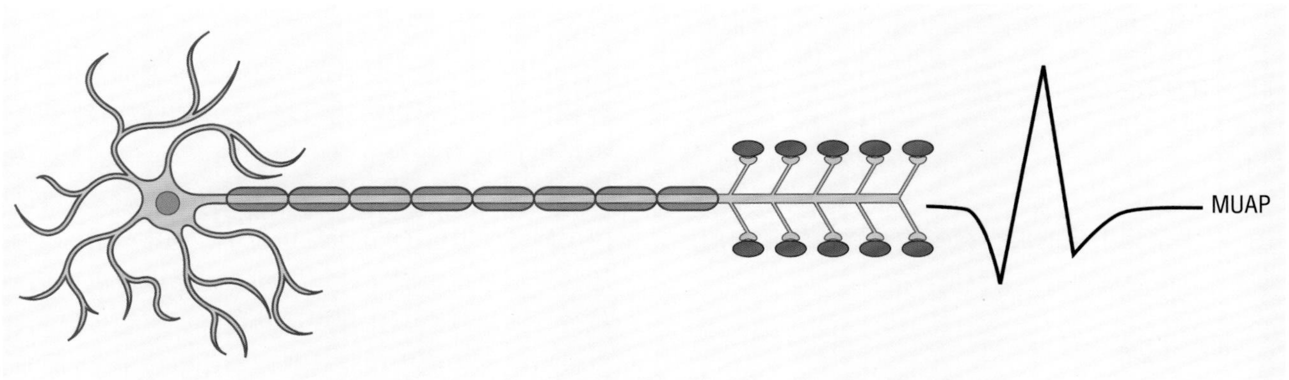

▲ 图 2-16　运动单位

运动单位指前角细胞及其发出的轴突，与轴突相连的肌纤维和神经肌肉接头。神经纤维动作电位通常会导致肌纤维的所有运动单位去极化，产生运动单位动作电位。分析 MUAP 是针电极肌电图检查的重要组成部分
MUAP. 运动单位动作电位

此。动作电位向记录电极移动，穿过记录电极下方，然后离开记录电极，分别形成是一个初始的正相，接着是一个负相，然后是一个尾随的正相。第一个正相峰表示动作电位第一次位于活动电极的下方的时间，这是应该测量神经动作电位的潜伏期起始的地方。在有些感觉神经电位，最初的正峰值可能非常小或没有。在这种情况下，最初的负相偏转最好定位为动作电位的起始潜伏期。

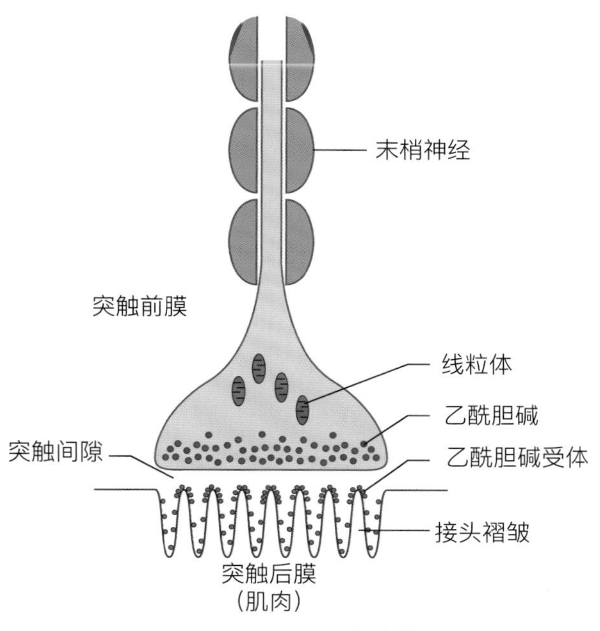

▲ 图 2-17 神经肌肉接头

神经肌肉接头是末端轴突和肌纤维之间的特殊连接。当神经动作电位到达突触前膜时，乙酰胆碱释放并扩散穿过突触间隙，与肌膜上的乙酰胆碱受体结合。这种结合会产生肌肉终板电位，一旦达到阈值，就会产生肌纤维动作电位

如果一个容积传导的近场动作电位正处于记录电极的正下方，初始偏转将为负（图 2-19，下图）。在常规的运动神经传导中，如活动电极正确地放置在肌肉的运动点（即终板）上，就会出现预期的复合肌肉动作电位形态。因为没有之前的动作电位，肌纤维去极化开始于终板，因此，波形没有初始的正向偏转。这导致了具有初始负相波特征双相电位（图 2-20，上图）。如果电极不恰当地放置在运动终板外，则会看到具有初始正相波的三相电位（图 2-20，中图）。如果去极化发生在一定距离之外，但不经过记录电极下面，则只会记录到正向波（图 2-20，下图）。例如，当刺激正中神经并在小鱼际肌记录时可以看到这种情况，这在常规运动检测中寻找神经支配异常时可能会这样做。正中神经支配的大鱼际肌的动作电位存在于远端，但不经过位于小鱼际肌的记录电极下，结果得到一个小的正向波的容积传导电位。

另一种容积传导电位是远场电位。远场电位是一种分布广泛且瞬间的电位。两个记录电极，一个离发生源近，一个离发生源远，本质上是同时看到发生源。尽管远场电位在诱发电位检测中更被关注，但在 NCS 中它们有时也很重要。在所有 NCS 开始时看到的刺激伪影就是远场电位的一个很好的例子（图 2-21），刺激伪迹是瞬时传导，在远端和近端记录点可以同时看到。那些电位的潜伏期不随刺激点距离而变化的通常都是远场电位。

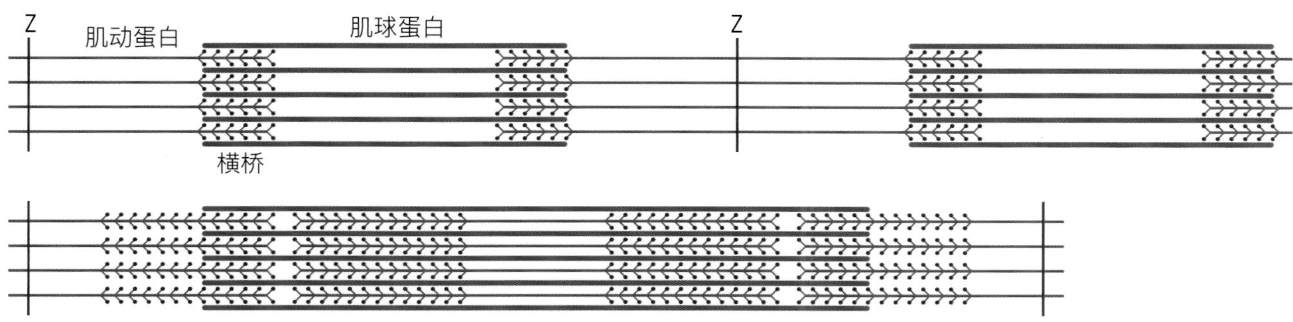

▲ 图 2-18 肌动蛋白和肌球蛋白

肌纤维动作电位产生后，肌肉收缩是由一系列复杂的分子相互作用引起的，最终以肌动蛋白和肌球蛋白这两种相互交错的肌肉蛋白重叠而结束。这种能量依赖的肌肉重叠形成横桥，有效地缩短肌肉和产生肌力。肌动蛋白丝由 Z 线（Z）连接，两个 Z 线之间形成肌节，是组成肌肉的单位。肌动蛋白和肌球蛋白丝的重叠使肌肉缩短呈横纹状

表 2-1 周围神经分类法

纤维类型	名 称	亚 型	直径（mm）	传导速度（m/s）	其他分类法
有髓躯体传入 / 传出					
皮肤传入	A	β	6～12	35～75	α
		δ	1～5	5～30	
肌肉传入		α	12～21	80～120	Ⅰ（Ⅰα、Ⅰβ）
	A	β	6～12	35～75	Ⅱ
		δ	1～5	5～30	Ⅲ
肌肉传入	A		6～12	35～75	
前角细胞（α 和 γ 运动神经元）					
有髓自主传出					
节前传出	B		3	3～15	
无髓细胞胞体 / 自主神经传入 / 传出					
节后传出	C		0.2～1.5	1～2	
传入背根神经节（疼痛）	C		0.2～1.5	1～2	Ⅳ
感觉感受器	**纤维类型**				
头发毛囊	Aβ				
皮肤毛囊	Aβ				
肌梭	Aα				
关节感受器	Aβ				
疼痛，温度	Aδ，C				

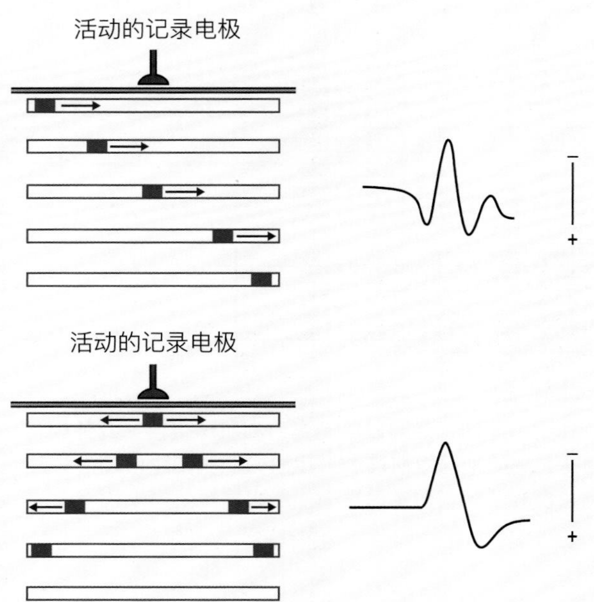

◀ 图 2-19 容积传导和波形

上图，前进中的动作电位在容积传导影响下呈三相波，最初为正，然后为负，最后再次为正。下图，如果去极化发生在记录电极的正下方，初始的正相位将会消失，而会看到一个双相波，初始为负相波。注意，按照惯例，在所有神经传导和肌电图的记录中，负向为上，正向为下

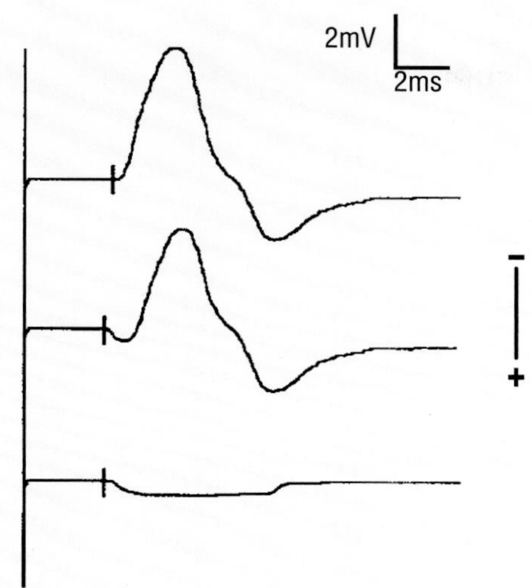

▲ 图 2-20　容积传导和运动电位

当活动的记录电极（G_1）处于运动终板之上，去极化首先在此发生，随后去极化扩散。相应的波形显示为初始负相波而没有任何初始正相波（上图）。如果活动的记录电极远离运动终板，去极化从远端开始，然后在活动电极下面穿过，会引起初始正向波(中图)。如果去极化发生距离较远，并且不从记录电极下穿过，则只会看到一个很小的正相波（下图）。注意，按照惯例，在所有神经传导和肌电图的记录中，负向为上，正向为下

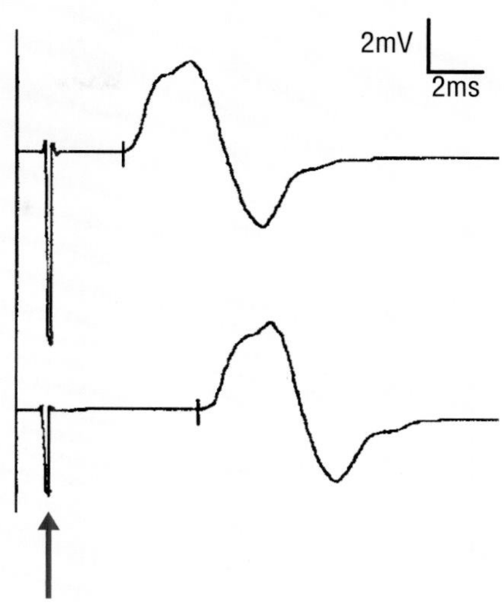

▲ 图 2-21　近场和远场电位

正中神经运动检测，外展拇短肌记录，刺激手腕（上图）和肘窝（下图）。在每个部位，都会产生一个复合肌肉动作电位，代表了肌纤维动作电位的近场记录。复合肌肉动作电位潜伏期发生在不同的时间，反映了它们到达记录电极的不同时间。在每个迹线的开始是刺激伪迹（蓝箭）。尽管两个刺激点之间的距离不同，但刺激伪迹是一个远场电位瞬间传输并同时观察到的例子

第二篇

神经传导检测的基本原理

Fundamentals of Nerve Conduction Studies

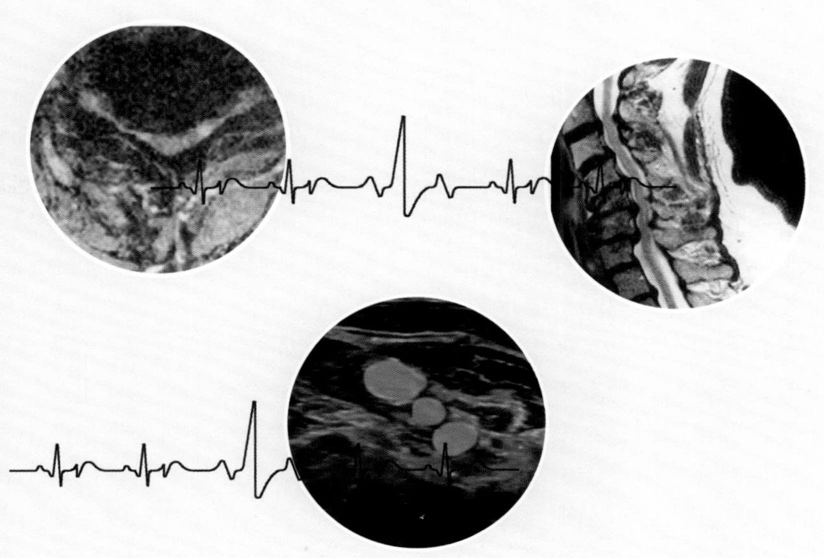

第3章　神经传导检测基础

Basic Nerve Conduction Studies

冯新红　乔　芳　李　静　译　　管宇宙　校

在记录病史并进行专科查体后，每次肌电图检查都从神经传导检测开始。在神经传导检测（nerve conduction study，NCS）检查完成后进行针电极肌电图检查，因为NCS结果将用来规划和解释接下来的针电极肌电图检查。

通常周围神经很容易刺激只需在皮肤上施加一个简短的电脉冲即可使其产生动作电位。大多数周围神经的检测技术已有具体描述。在上肢，正中神经、尺神经和桡神经是最容易检测的；在下肢，腓总神经、胫神经和腓肠神经是最容易检测的（见第10章和第11章）。当然，研究选择的神经取决于患者的症状、体征及鉴别诊断。运动神经、感觉神经或混合神经的检测可以通过将记录电极分别放置在远端肌肉、皮肤感觉神经或整个混合神经上进行刺激而获得。根据不同的异常模式、潜在的病理和不同类型的数据，运动、感觉和混合神经研究的结果通常是相互补充的。

一、运动传导的检测

运动传导检测在技术上比感觉神经和混合神经的要求低；因此，通常首先完成运动神经检测。首先进行运动神经研究主要的优点存在于在许多神经疾病中，感觉神经波幅很低或没有出现很常见，首先进行运动研究可以让检查者知道神经在哪里走行，应该在哪里刺激，需要多少电流，同时也提供了一些关于神经正常或异常的信息。另外，如果感觉神经的研究是在运动研究之前进行，检查者可能会花很多不必要的时间去刺激并试图记录一个并不存在的感觉反应。例如，一位腕部正中神经中度病变的患者进行电诊断评估，如果先进行正中神经运动神经研究，就可以确定正确的刺激部位，知道刺激正中神经所需的电流，在进行正中神经感觉研究之前也可以知道正中神经是否异常。这样，在进行正中神经感觉研究时，就可以确定刺激神经的位置和需要多少电流。在这种情况下，如果没有感觉上的反应，人们就可以高度肯定这种反应真的没有，然后继续下一个要研究的神经。但是，如果先做了感觉传导的研究，反应缺失是由于技术问题或真的缺失，就不会那么显而易见了。检查者可能会浪费大量不必要的时间试图弄清楚这一点。先做运动传导检测会使检查更有效率，患者对检查的耐受力也会更好。

运动神经波形反应通常在几毫伏（mV）的范围内，而感觉和混合神经反应则在微伏（μV）的范围内。因此，运动神经的反应较少受到电噪声和其他技术因素的影响。对于运动传导检测，增益通常设置为每格2～5mV。记录电极被放置在需要检测的肌肉上。一般使用肌腱－肌腹记录的模式。记录电极（也称为G_1）被放置在肌腹的中心（在运动终板之上），参考电极（也称为G_2）被放置在远端，在肌肉肌腱的上方（图3-1）。G_1和G_2仍然保留在肌电图术语中，指的是电极被连接到示波器的网格上的坐标（因此是G）。把刺激器放在支配肌肉的神经上，阴极放在最靠近记录电极的地方。记住“黑到黑”是有帮助的，这表明刺激器（阴极）的黑色电极应该面对黑色记录电极（活性记录电极）。对于运动神经检测研究，脉冲的持续时间通常设置为200ms。大多数正常神经需要20～50mA的电流才能达到最大刺激。随着电流从基线0mA缓慢增加，通常增加5～10mA，刺激更多的神经纤维产生动作电位，随后产生更多的肌肉纤维动作电位。肌肉记录的电位，称为复合肌肉动作电位，代表所有潜在的单个肌肉纤维动作电位的总和。当电流增加到复合肌肉动作电位（compound muscle action potential，CMAP）不再增大的时候，我们假设所有的神经纤维已经被激发，并且达到了

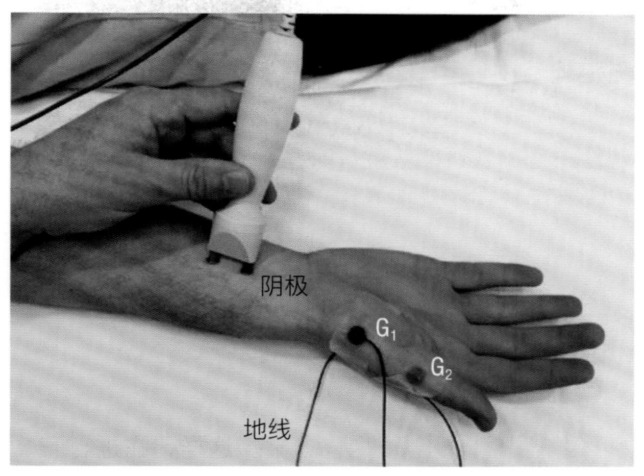

▲ 图 3-1 运动传导检测记录

正中神经运动研究，通过刺激手腕正中神经，记录拇短展肌的电位情况。在运动研究中，用"腹腱法"进行记录。活性记录电极（G_1）置于肌肉的中心，参考电极（G_2）置于肌腱的远端

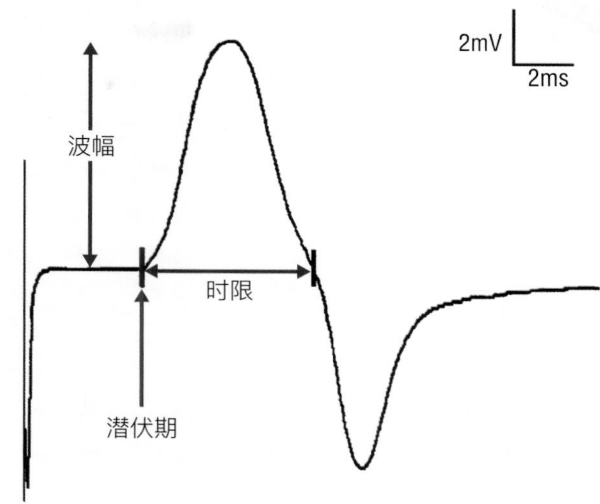

▲ 图 3-2 复合肌肉动作电位（CMAP）

CMAP 反应所有潜在肌纤维动作电位的总和。当记录电极正确放置时，CMAP 是具有初始负波的双相电位。潜伏期是指从刺激到最初的负波偏离基线的时间。波幅通常从基线到负峰值进行测量。时限是从基线的初始偏移到第一次穿过基线（即负峰值持续时间）的时间。此外，CMAP 负面积（即基线以上的面积）由现代计算机化肌电图仪自动计算。潜伏期只反映最快的运动纤维传导。所有的纤维都对波幅和面积有贡献。时限是反应同步性的主要指标

超强刺激。电流再增加 20%，以确保达到最强刺激。

CMAP 是一个具有初始负极或从基线向上偏离的双相电位，如果记录电极 G_1 正确地放置在运动终板上。对于每个刺激部位，测量 CMAP 的潜伏期、波幅、持续时间和面积（图 3-2）。只有在两个部位刺激即一个远端刺激和一个近端刺激，才能计算出运动传导速度。

（一）潜伏期

潜伏期是从刺激开始到初始 CMAP 偏离基线的时间。潜伏期包含三个独立的过程：①从刺激点到神经肌肉接头的神经传导时间；②神经肌肉接头（neuromuscular junction，NMJ）的传导的时间；③肌肉去极化时间。潜伏期测量通常以毫秒（ms）为单位，只反映最快的运动纤维传导。

（二）波幅

CMAP 波幅通常从基线到负峰测量，很少从第一个负峰到下一个正峰测量。CMAP 波幅反映去极化的肌纤维数量。尽管低 CMAP 波幅通常是由轴索损害（典型的轴索神经病）所致，但低 CMAP 波幅的也包括刺激部位和记录的肌肉之间脱髓鞘引起的传导阻滞，以及一些神经肌肉接头障碍疾病和肌病的其他原因。

（三）面积

CMAP 面积通常是测量基线到负峰值面积。虽然不能手动确定面积，但用大多数现代计算机化的肌电图仪容易进行计算。CMAP 负峰面积是反映去极化的肌肉纤维数量的另一种方法。在脱髓鞘病变传导阻滞的判定中，远端和近端刺激部位 CMAP 面积的差异具有特殊意义。

（四）时限

CMAP 时限通常是测量从初始偏离基线到第一次穿过基线（即负峰值持续时间），但也可以测量初始偏离基线到最终返回基线。前者作为 CMAP 时限测量的首选，因为后一种方法当 CMAP 时限从初始偏离基线到最终返回基线测量时，最终 CMAP 返回基线非常慢，很难精确标记。时限主要是对同步性的测量（即每个肌肉纤维同时放电的程度）。在某些情况下，时限会明显增加，包括一部分运动纤维变慢，而另一部分则没有变慢的（如脱髓鞘病变）情况。

（五）传导速度

运动传导速度是测量被研究神经中传导速度最快的运动轴突的速度，它是用所经过的距离除以神经传导时间计算出来的。然而，运动传导速度不能通过实施一次刺激来计算。末端运动潜伏期不仅仅是沿运动轴突的传导时间；它不仅包括沿远端运动

轴突传导到 NMJ 的时间，还包括神经肌肉接头内的传输时间和肌肉去极化时间。因此，要计算不包括 NMJ 传输和肌肉去极化时间的真实运动传导速度，必须使用两个刺激位置，即一个远端和一个近端。

当神经受到近端刺激时，产生的 CMAP 面积、波幅和持续时间通常与远端刺激波形相似。由近端和远端刺激产生的 CMAP 之间唯一的主要区别是潜伏期。近端潜伏期比远端潜伏期长，反映了动作电位传导所需的更长时间和距离。近端运动潜伏期反映了四个独立的时间，与远端运动潜伏期测量反映的三个部分不同，除了远端部位和 NMJ 之间的神经传导时间（A）、NMJ 传输时间（B）、肌肉去极化时间（C），近端运动潜伏期还包括近端和远端刺激部位之间的神经传导时间（D）（图 3–3）。因此，如果远端运动潜伏期（包含组分 A+B+C）与近端运动潜伏期（包含组分 A+B+C+D）相减，则前三个组分将相互抵消。这样就只剩下组分 D，即近端和远端刺激位点之间的神经传导时间，而没有远端神经传导、NMJ 传输和肌肉去极化时间。这两个地点之间的距离可以用卷尺测量表面距离来近似计算。沿着这段计算传导速度：（近端和远端刺激点之间的距离）除以（近端潜伏期减去远端潜伏期）。传导速度通常以米每秒（m/s）为单位。

需要注意的是，潜伏期和传导速度都只反映被测定神经中传导速度最快的纤维。根据定义，沿着这些纤维的传导最先到达的这些纤维被测量。许多其他正常的较慢的传导纤维参与 CMAP 面积和波幅，但没有反映在潜伏期或传导速度的测量数值中。

二、感觉传导的检测

与运动传导检测研究相比，在运动传导检测中，CMAP 反映沿运动神经、NMJ 和肌肉纤维的传导，在感觉传导检测中，只评估神经纤维。由于大多数感觉反应非常小（通常在 1～50μV 范围内），技术因素和电噪声的控制显得更为重要。对于感觉传导检测，增益通常设置为每格 10～20μV。一对记录电极（G_1 和 G_2）放置在被检测神经上，电极间距离 2.5～4cm，活性电极（G_1）放置在最靠近刺激器的地方。记录环电极通常用于测试手指的感觉神经（图 3–4）。在感觉检测中，使用持续时间为 100ms 或 200ms 的电脉冲，而大多数正常的感觉神经需要 5～30mA 的电流来实现超强刺激，比运动传导测定需要的电流要低。因此，感觉纤维刺激的阈值通常比运动纤维低。这点很容易在自己身上证明验证；当慢慢增加刺激强度时，在感觉到或看到肌肉开始抽搐（运动）之前，会感到感觉异常（感知）。同运

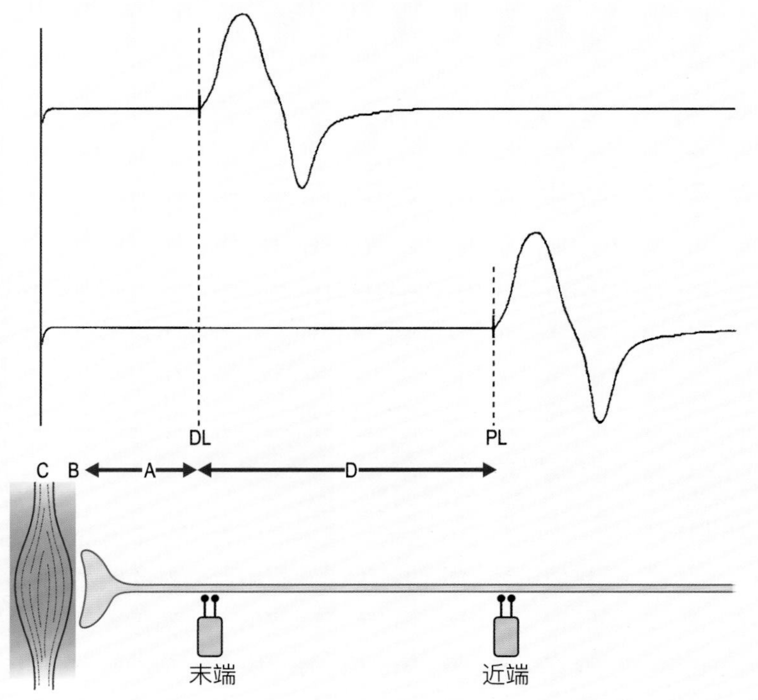

◀ 图 3–3　运动传导速度计算

上图，正中神经运动检测，刺激手腕和肘部，记录拇短展肌的电位情况。远端和近端刺激的唯一区别是潜伏期，PL 比 DL 长。下图，DL 代表三个独立的时间：从远端刺激部位到神经肌肉接头的神经传导时间（A）、NMJ 内的传输时间（B）和肌肉去极化时间（C）。因此，DL 不能单独用来计算运动 CV。必须要有两个刺激点。PL 包括从远端刺激点到 NMJ 的神经传导时间（A）、NMJ 传递内时间（B）、肌肉去极化时间（C）、近端和远端刺激点之间的神经传导时间（D）。PL（A+B+C+D）减去 DL（A+B+C），只剩下远端和近端刺激点之间的神经传导时间（D）。我们可以测量这两个地点之间的距离，并计算 CV（距离 / 时间）。CV 只反映被研究神经中传导速度最快的纤维。DL. 末端潜伏期；PL. 近端潜伏期

动检测一样，电流从 0mA 的基线缓慢增加，通常每次增加 3～5mA，直到记录的感觉电位达到最大。这个电位，即感觉神经动作电位，是一个复合电位，代表了所有单个感觉纤维动作电位的总和。感觉神经动作电位（sensory nerve action potential，SNAP）通常为双相或三相电位。对于每个刺激部位，测量起始潜伏期、峰值潜伏期、持续时间和波幅（图 3-5）。与运动研究不同的是，感觉传导速度可以只通过一个刺激点计算出来，方法是取刺激器和活动记录电极之间的测量距离，除以起始潜伏期。不需要使用两个刺激部位减去 NMJ 传输和肌肉去极化时间。

（一）起始潜伏期

起始潜伏期是指从刺激开始到出现双相 SNAP 的基线初始负波偏离或到三相 SNAP 的初始正波开始的时间。感觉神经的起始潜伏期反映了从刺激点到记录电极被测定神经中最大的皮肤感觉纤维的神经传导时间。

（二）峰潜伏期

峰潜伏期是从刺激开始到第一个负峰中点的时间。当感觉 NCS 首次被研究时，峰值潜伏期代替起始潜伏期被经典地使用。在过去，峰潜伏期提供了一些优势，其中一些优势在今天仍然有效，就像它们最初被开发出来时一样。峰值潜伏期可以直接地被确定，在它的确定上几乎没有个体间的差异。相反，起始潜伏期可能被噪声或刺激伪影所掩盖，使其难以精确地被确定。此外，对于某些电位，特别是小电位，可能很难确定偏离基线的精确点（图 3-6）。在标记峰值潜伏期时不会出现这些问题。在最常见的感觉神经研究中，峰值潜伏期存在正常值。

峰潜伏期有两个明显的缺点。最重要的是，峰潜伏期不能用来计算传导速度。与起始潜伏期相比，峰值潜伏期代表的感觉纤维的数量尚不清楚，而起始潜伏期代表的是被测定神经中传导速度最快的纤维。其次，峰值潜伏期的正常值取决于使用的标准距离，在手特别大或特别小的患者的上肢可能会产生问题。

起始潜伏期和峰潜伏期均可用于感觉 NCS 的分析。在本章后文的举例中，这两个值都会测量和报告。如果电位有一个凸显的、一致的、容易标记的起始潜伏期，起始潜伏期是首选的测量方法。但是在起始潜伏期被遮蔽或不明确的情况下，最好使用峰潜伏期。

（三）波幅

SNAP 波幅通常从基线到负峰来测量，但也可以从第一个负峰到下一个正峰来测量。SNAP 波幅反映了所有去极化的单个感觉纤维的总和。低 SNAP 波幅表明周围神经明确的病变。

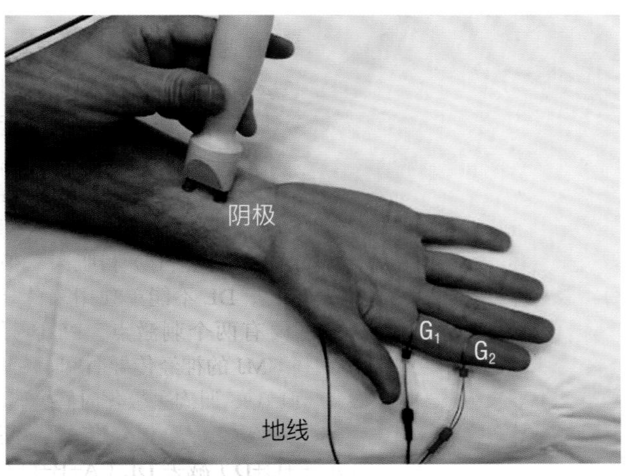

▲ 图 3-4 感觉传导检测记录

正中神经感觉检测，逆向记录技术。环状电极放置在示指上，间隔 3～4cm。活性记录电极（G_1）放置得更近，离刺激器最近。虽然整支正中神经在手腕被刺激，但只在手指上的皮肤感觉纤维被记录

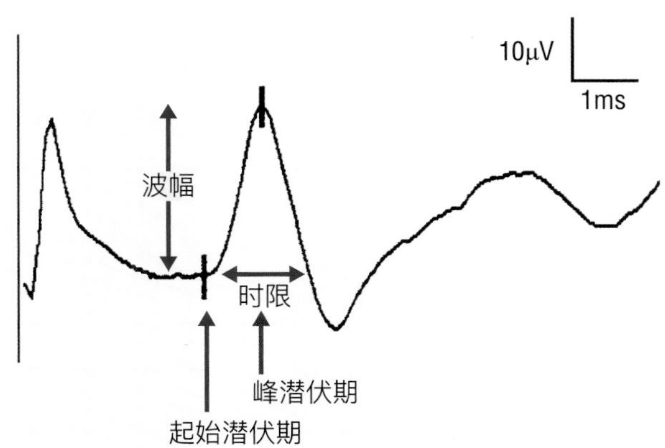

▲ 图 3-5 感觉神经动作电位（SNAP）

SNAP 表示所有潜在的感觉纤维动作电位的总和。SNAP 在结构上通常是双相或三相的。起始潜伏期是从刺激到双相 SNAP 的初始负波（如这里的波形）或到三相 SNAP 的初始正波出现的时间的测量。起始潜伏期表示从刺激点到记录电极记录的被测定神经中最大的皮肤感觉纤维的神经传导时间。峰值潜伏期在第一个负峰值的中点测量。波幅最常用的是从基线到负峰值的测量。时限是从基线的初始偏离到第一次穿过基线（即负峰值持续时间）的测定。计算感觉传导速度只需要一个刺激点，因为感觉起始潜伏期只代表神经传导时间

（四）时限

与 CMAP 时限一样，SNAP 时限通常从电位开始处到它与基线第一个交叉点（即负峰值持续时间）测量，但也可以从初始到最后返回基线的时间测量。前者是首选，因为最终 SNAP 返回基线非常缓慢，从初始到最后返回基线的 SNAP 时限很难精确标记。SNAP 时限通常比 CMAP 时限短得多（通常分别为 1.5ms 和 5～6ms）。因此，时限通常是一个有用的参数，可以帮助确定一个电位是真正的神经电位而不是肌肉电位（图 3-7）。

（五）传导速度

不同于运动传导速度的计算需要两个刺激点，感觉传导速度可以通过一个刺激位置来确定，简单地用经过的距离除以起始潜伏期。本质上，远端传导速度和起始潜伏期是相同的测量方法；它们只不同于一个乘法因子（即距离）。感觉传导速度反映了被测定神经中最快的、有髓鞘的皮肤感觉纤维的速度。

通过近端刺激，计算近端和远端之间的传导速度，可以确定沿神经近端段的感觉传导速度，方法类似于运动传导速度的计算：近端和远端刺激点之间的距离除以近端潜伏期减去远端潜伏期。然而，因为相位抵消和时间离散的正常过程，即使是在正常受试者中近端感觉测定的结果是波幅电位更小，而且往往更难进行。我们也可以通过简单地用总移动距离除以近端起始潜伏期来确定从近端到记录电极的感觉传导速度。

（六）感觉传导研究中的特殊考虑：逆向与正向记录

当神经去极化时，在远离刺激点的两个方向上都能良好传导。因此，感觉传导研究可以使用逆向（刺激方向朝向感受器）或正向（刺激方向远离感受器）技术进行。例如，在研究示指的正中感觉纤维时，可以刺激手腕的正中神经，在示指上用环形电极记录电位（逆向法研究）。相反，同样的示指上

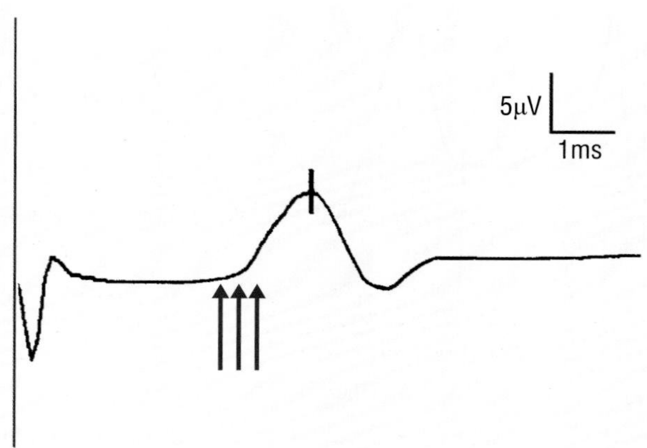

▲ 图 3-6 感觉神经动作电位的起始和峰潜伏期

起始潜伏期和峰值潜伏期测量各有优缺点。起始潜伏期表示最快的传导纤维，可以用来计算传导速度。然而，对于许多电位，特别是小电位，很难精确地将潜伏期标记放在偏离基线的初始偏移上（蓝箭代表可能的起始潜伏期）。标记峰值潜伏期可以直接标记，几乎不会出现测量者之间的差异。然而，峰值潜伏期所代表的纤维数量是未知的；它不能用来计算传导速度

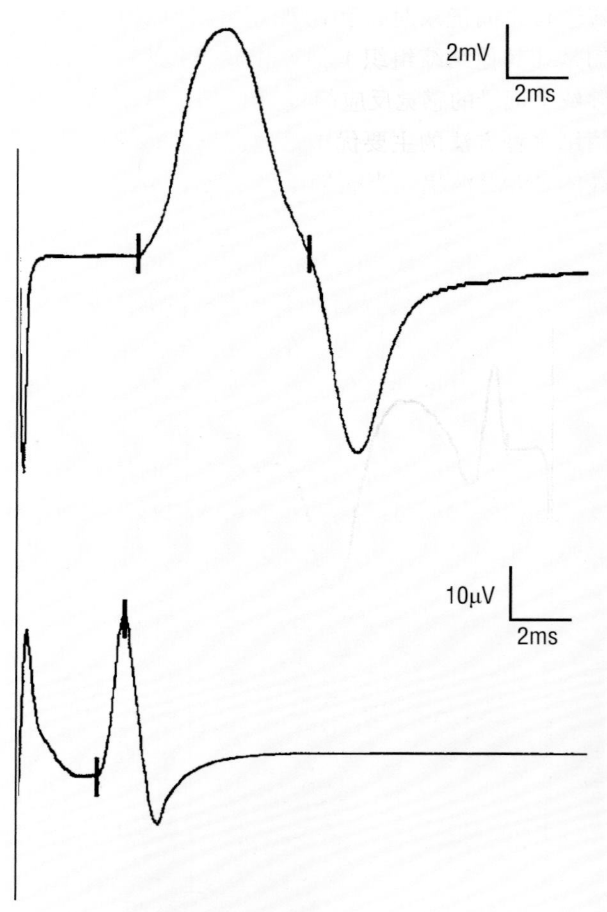

▲ 图 3-7 复合肌肉动作电位与感觉神经动作电位对比

CMAP（上）和 SNAP（下）都是复合电位，但在波幅和时限上存在较大差异。CMAP 波幅通常以 mV 为单位测量，而 SNAP 是在微伏范围内测量的小电位（注意基线之间的不同增益）。CMAP 负峰时限通常为 5～6ms，而 SNAP 负峰时限则短得多，通常为 1～2ms。当感觉纤维和运动纤维同时受到刺激时（如在进行逆向感觉或混合神经研究时），这些差异（特别是时限）通常允许一个未知的电位被识别为神经或肌肉电位

的环形电极可用于刺激，并记录腕部正中神经的电位（正向研究）。两种方法的潜伏期和传导速度都应该相同（图 3–8），尽管在逆向传导电位中波幅通常更高。

一般来说，逆向测定技术有其优越性，但每种方法均有优缺点。最重要的是，逆向记录的波幅比正向记录的波幅高，这样更容易识别电位。SNAP 波幅与记录电极所记录的与皮肤下面神经的接近程度成正比。对于大多数逆向传导电位，记录电极更靠近神经。例如，在逆向测定的正中神经感觉反应中，环状记录电极被放置在手指上，此处非常接近皮下的神经，在皮肤上就记录到了电位。当导联组合翻转进行正向记录时，手腕处有更多的组织（如腕横韧带和其他结缔组织）将神经与记录电极隔开。这导致了记录的感觉反应的衰减，产生低得多的波幅。使用这种方法的主要优点是通过逆向记录可获得较高的 SNAP 波幅。当病理条件下经常发生的非常小的电位需要记录时，逆向记录技术尤其有用。此外，因为逆向电位通常比正向电位大，它较少受噪声或其他伪影的影响。

但是，逆向记录法也有其缺点（图 3–9）。因为，包括了运动纤维，整个神经受到刺激，经常导致 SNAP 之后是一个容积传导的运动电位。通常情况下这两者之间不难区分，因为 SNAP 潜伏期通常比

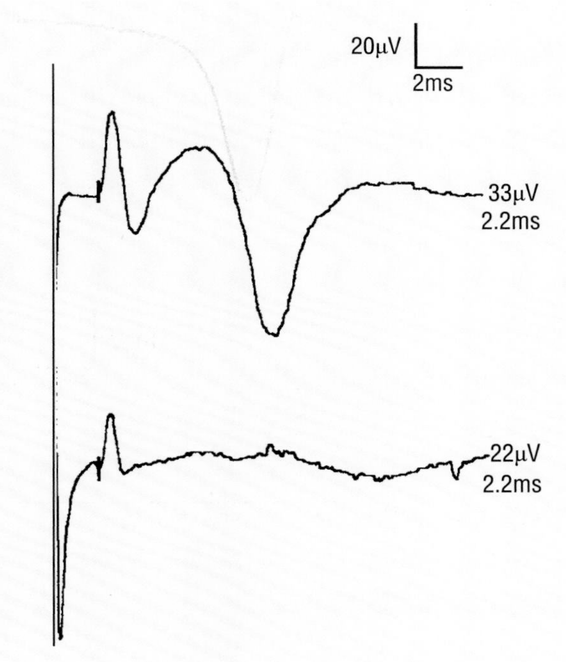

▲ **图 3–8　逆向和正向感觉研究**

正中感觉神经动作电位。上部记录曲线，逆向研究，刺激手腕，记录示指。下部记录曲线，正向研究，刺激示指，记录手腕。两者的潜伏期和传导速度是相同的。逆向研究具有高幅值 SNAP 的优点，但紧随其后有一个巨大的容积 – 传导动作电位。如果在逆向研究中缺乏 SNAP，必须注意不要将容积传导的运动电位与感觉电位混淆。注意 SNAP 和复合肌肉动作电位持续时间的差异，这有助于区分 SNAP 和随后的容积传导运动电位

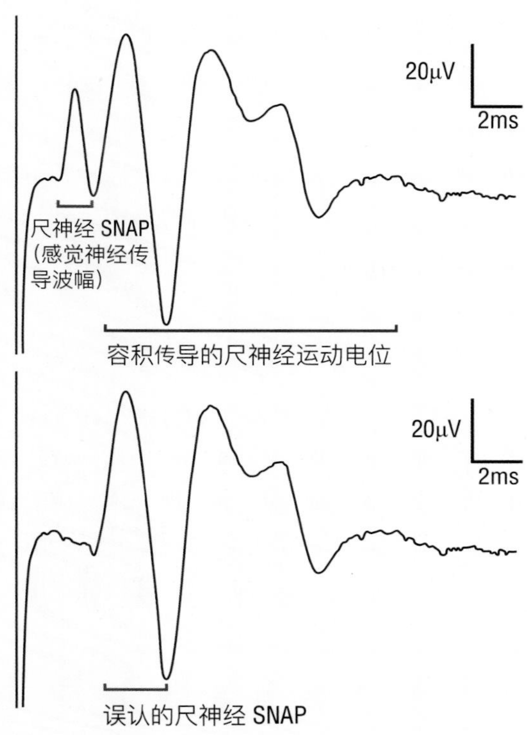

▲ **图 3–9　逆向感觉传导检测的误读误差**

在逆向传导检测中，整个神经受到刺激，包括感觉纤维和运动纤维，这经常导致感觉神经动作电位被容积传导运动电位紧随其后。上图，正常尺侧逆向感觉反应，刺激手腕，记录第五指。注意尺神经 SNAP，它后面是大容积传导的运动反应。人们可以通过它的特征形状，特别是它大约 1.5ms 的短暂负峰时限来识别 SNAP。另外，注意 SNAP 通常比容积传导的运动反应发生得早。下图，如果感觉反应缺失情况下做逆向检测，人们可能会把容积传导的运动反应的第一个组成部分误认为 SNAP。避免出现这种错误的关键是要注意：运动电位的时限比较长，同时波幅较高，而潜伏期 / 传导速度较慢。在这种情况下，这个错误电位的负峰值时限约为 2.5ms。在某些情况下检查者仍然无法确定。在这些情况下，进行正向检测可以解决这个问题，因为在正向检测中不会出现容积传导的运动电位。顺向电位和逆向电位的起始潜伏期应该是相同的。顺向的问题是，波幅通常比逆向检测低得多（注意：感觉反应波通常很低，波幅在微伏范围内）

容积传导动作电位发生得早。然而，如果两种电位潜伏期相似，或者更重要的是，如果感觉电位缺失，就会出现问题。当后者发生时，人们可以将容积传导动作电位的第一个成分误认为 SNAP，而 SNAP 实际上并不存在。正是在这种情况下，测量电位的时限有助于区分感觉电位和运动电位。如果这样仍然不确定，进行正向记录研究将解决这个问题，因为在正向记录研究中不会发生容积传导的运动反应。在这种情况下，逆向电位和正向电位应该具有相同的起始潜伏期。

（七）背根神经节近端的病变导致正常的感觉神经动作电位

外周感觉纤维均来源于初级感觉神经元背根神经节细胞。这些细胞有一个独特的解剖排列：它们是位于脊髓外，靠近椎间孔的双极性细胞。它们的中枢突形成感觉神经根，而周围突最终成为外周感觉神经。神经根的任何损伤（尽管它基本上与中枢突分离）即便很严重，背根神经节及其外周轴突仍完好无损，因此，在背根神经节近端的病变中，包括神经根、脊髓和大脑的病变中，SNAP 保持正常（图 3–10）。在肌电图实验室中，患者出现感觉症状或感觉丧失但 SNAP 分布正常的情况并不少见。这种临床和电生理结果的结合提示在背根神经节近端发生病变的可能性，以及其他会发生相同情况的、少见的疾病。

运动纤维的情况则完全不同。初级运动神经元，即前角细胞，位于脊髓的腹侧灰质。来自运动神经元的轴突形成运动根，并最终形成周围神经的运动纤维。运动根的病变有效地切断了外周运动纤维与其主要初级神经元的联系，导致整个外周神经的运动纤维变性。因此，神经根病变常导致运动神经检测异常，特别是针电极肌电图异常。

（八）近端刺激：正常的时间离散和位相抵消

在进行常规运动传导检测时，经由远、近端刺激而记录到 CMAP 的形态几乎相同（图 3–11，左）。若仔细测量，近端 CMAP 的时限可能会稍微延长，而其面积与波幅可能稍微减少。在进行感觉传导检测时，若使用相同的近端、远端刺激位点，近端 SNAP 电位在时限、面积和波幅等方面与远端 SNAP 会有很大变化。与远端 SNAP 电位相比较，近端 SNAP 电位的时限明显延长，其波幅和面积显著减少（图 3–11，右）。这些变化都是正常的检测结果，是由于时间离散和位相抵消共同产生的效果。

在感觉和运动传导检测时，记录到的电位（包括 SNAP 和 CMAP）就是一种复合电位。例如，做感觉神经检测时，许多的单根感觉纤维发生了去极

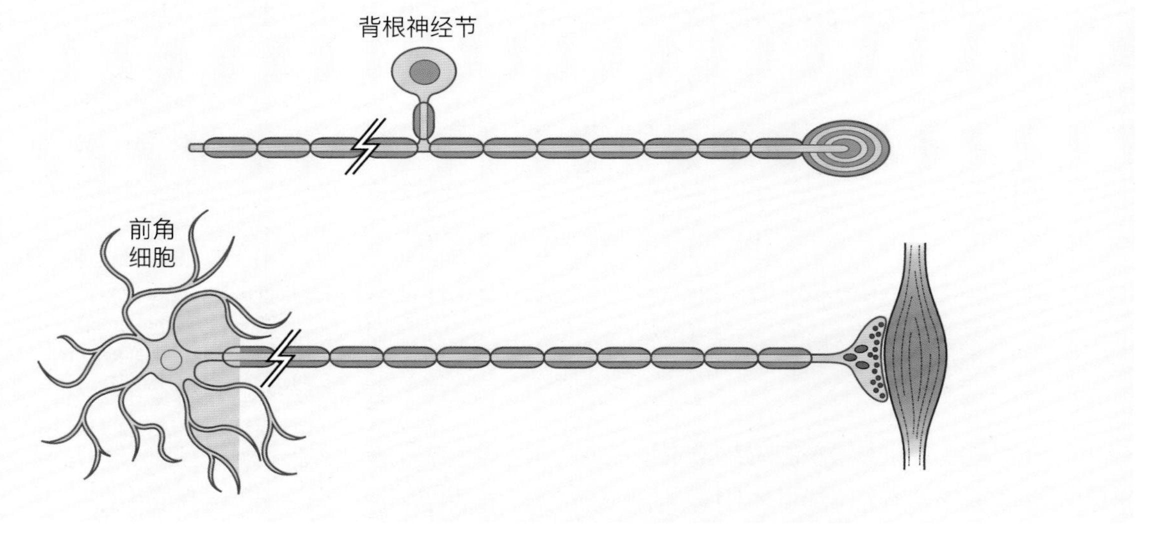

▲ **图 3–10　神经根病变及神经传导检测**

感觉神经纤维和运动神经纤维的解剖学差异导致神经根病变中不同的神经传导异常模式。感觉神经（上图）起源于背根神经节。背根神经节是双极细胞，其中枢突形成感觉根，周围突延续成为周围感觉神经纤维。运动神经（下图）来源于位于脊髓腹侧灰质的前角细胞。神经根的病变使周围运动神经与其前角细胞分离，但背根神经节及其周围突完好无损。因此，神经根病变可导致远端运动纤维变性，因此，运动神经传导研究和（或）针电极肌电图异常。但是在神经根病变中，远端感觉神经保持完整，因为病变靠近背根神经节。因此，感觉传导的检测结果正常

化、求和后生成 SNAP。在任何感觉神经内部存在粗大、中等和细小的有髓鞘纤维，它们去极化后以稍微不同的速度传导下去。一般来说，较粗大纤维在细小纤维之前发生去极化。同样，根据单根感觉纤维的大小，其动作电位也会有正常改变：往往是纤维越大，电位波幅越高。当这些单根神经纤维在稍微不同的时间发生了激活放电，便产生了时间离散现象（如粗大的快纤维在细小的慢纤维之前去极化）。由于慢纤维逐渐滞后于快纤维，所以在近端刺激点，时间离散现象常更明显（图 3-12）。这和马拉松赛跑很相似，如一个参赛者按每英里跑 5min（1 英里 ≈1.61km），另一位每英里跑 6min 比赛，开始时两位参赛者彼此很接近（离散较少），但是到了比赛结束，他们离得很远的（离散更多）。

当近端刺激时，快纤维与慢纤维之间有更多滞后时间，引起波形的时限延长和时间离散。若时间离散单独起作用，随着电位展开，波幅会降低，但面积保持不变。若每一个感觉纤维的动作电位是单相形态，上述这种情况的确是事实。可单根感觉神经纤维的动作电位却常是双相或三相形态。一根粗

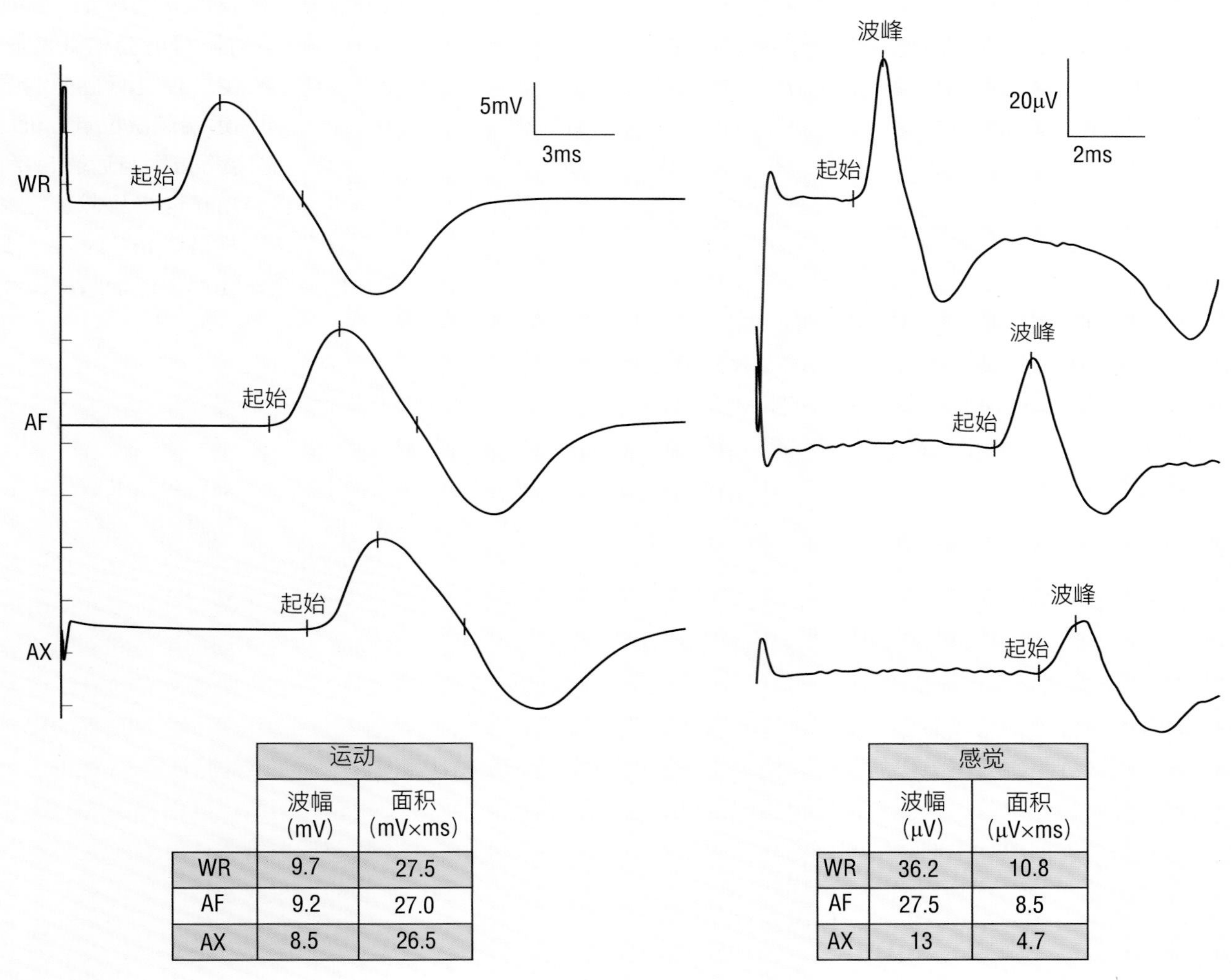

	运动	
	波幅 (mV)	面积 (mV×ms)
WR	9.7	27.5
AF	9.2	27.0
AX	8.5	26.5

	感觉	
	波幅 (μV)	面积 (μV×ms)
WR	36.2	10.8
AF	27.5	8.5
AX	13	4.7

▲ 图 3-11 近端刺激波幅变化

左侧，正中神经运动传导检测：拇短展肌记录，刺激腕部（WR）（上图）、肘前窝（AF）（中图）和腋窝（AX）（下图）。右侧，正中神经感觉传导检测：第 2 指记录，与运动传导检测相同的刺激位点。注意：在正常受试者，近端刺激可产生大小和形态均相似的复合运动动作电位；随着向近端刺激，波幅和面积轻度减少而时限轻度延长。与其相反，近端刺激时的感觉神经动作电位时限更长些，波幅和面积更小些，其发生是由于正常的时间离散和相位抵消。感觉神经检测比运动神经检测受时间离散和相位抵消的影响更大，是由于单根感觉纤维动作电位时较更窄，因而少量时间离散引起不同感觉纤维动作电位正、负相位相互重叠和抵消

大的、有髓鞘的感觉纤维，会有约 0.5ms 的负相时限，大约是远端 SNAP 正常时限的一半（通常时限是 1.3ms）。这意味着，在第一个 0.5ms 后，最快纤维电位的尾部正相位电位与慢纤维的前部负相电位互相重叠。当一个感觉纤维动作电位的正相位与另外一个感觉纤维动作电位的负相位之间发生重叠，会引起更小的求和电位，于是位相抵消就发生了，还会导致面积减少，以及进一步的波幅下降。

虽然发生近端位点刺激时，通常要考虑到时间离散和位相抵消；但即使远端刺激时，也存在一定程度的影响。例如，当在示指记录时，刺激手掌会比刺激腕部的常规远端位置时的正中神经 SNAP 的波幅高一点，时限短一些。这是由于即使在常规远端位点刺激，也会发生正常的时间离散和位相抵消现象。远端刺激时，由于慢纤维没有太多时间来滞后，因而时间离散的影响不那么明显，位相抵消影响也不太显著；因此出现远端电位比更近端电位波幅和面积更大。在近端刺激点，位相抵消会引起电位的波幅和面积减小，以及时限延长。

时间离散和位相抵消也会发生于运动传导检测，但却很不明显（图 3-12）。CMAP 是许多单独的运动单位动作电位（MUAP）之和。每个单独 MUAP 有一个负向峰时限，持续 5～6ms，与 CMAP 十分类似；大多数的 MUAP 时限非常相似，彼此之间位相也一致。另外，运动纤维比感觉纤维的传导速度正常值范围要小一些。由于近端刺激时，最慢运动纤维并不会滞后于最快纤维太多，因此在时间离散和位相抵消的影响方面，运动纤维不像感觉纤维那样明显。

（九）混合神经传导检测

混合神经传导检测在许多方面可以比照感觉神经检测，这两种检测都用类似的刺激和记录方法来测量复合神经动作电位。在混合神经检测的电位反映了沿着神经方向所产生的运动和感觉纤维动作电位。虽然理论上讲，任何混合神经都可以检测到，但实际上，正中神经、尺神经、远端胫神经才是最常选择用以检查的神经；在分别进行腕部正中神经病、肘部尺神经病、经跗管胫神经病的电诊断时，最常用到这些混合神经检测。

乍一看，那些记录运动和感觉纤维在一起的混合神经检测可能不比常规单独做的运动和感觉检测更有优势。然而，在常规运动和感觉神经传导检测时，机体最快和最大的纤维并没有记录到。这些纤维是感觉肌肉传入纤维，即 Ⅰα 纤维，是分布在肌梭的。无论在哪里刺激，在哪里记录，这些最大纤维只有在做混合神经传导检测时才能够记录得到。混合神经中包含了 Ⅰα 纤维，所以混合神经传导速度比常规运动或者皮肤感觉传导速度都要快些。由于 Ⅰα 纤维直径最大，相应的髓鞘量最多，因此 Ⅰα 纤维往往是最早被脱髓鞘损害所累及的纤维，如发生在卡压性神经病中。

在混合 NCS 时，参数设置与感觉神经传导检测类似。由于电位反应波形太小（通常在 5～100μV 范围），所以增益要设在每格 10～20μV；每对记录电极（G_1 和 G_2），沿着混合神经走向放置其上，两电极之间相距 2.5～4cm，其中的活动电极（G_1）应该放到离刺激器最近的位置（图 3-13）。记录到的电位即混合神经动作电位（mixed nerve action potential，MNAP）是一个复合电位，它代表着所有感觉和运动纤维动作电位之和。混合神经动作电位通常是双相或三相电位，其起始潜伏期、峰潜伏期、时限、波幅和传导速度等使用的测量方法都类似于感觉神经传导检测所使用的。

三、刺激原则

（一）使用超强刺激

为了在 NCS 过程中获得准确的可重复数据，必须刺激到每根神经中的任一位置的任一纤维。如果电流过低，那么不是所有的纤维发生去极化（次强刺激）。相反，如果电流过高，电流可能扩散并使附近的神经去极化（共刺激）。在不同的个体和不同的解剖部位，需要不同强度的电流使得所有神经纤维去极化。例如，一些神经位于表皮下面（如肘部的尺神经），而另一些则更深（如腘窝的胫神经）。在每一个刺激部位，必须使用超强刺激以确保神经内的所有轴突去极化。为了达到最大刺激，电流强度需要慢慢增加，直到记录到的电位波幅达到稳定不变，在此基础上电流强度再增加 20%～25%，以确保波幅不再增加。只有这样才能达到最大刺激。在所有位置均需要进行这一程序。在执行 NCS 时最常见的错误之一就是一旦电位在“正常”范围内就停止增加电流。在这种情况下，电位可能是“正常”的，但不是最大值。由于并非所有的神经纤维都是去极化的，所以在没有超强刺激下，既不能确定真实的传导速度，也不能确定真实的波幅。

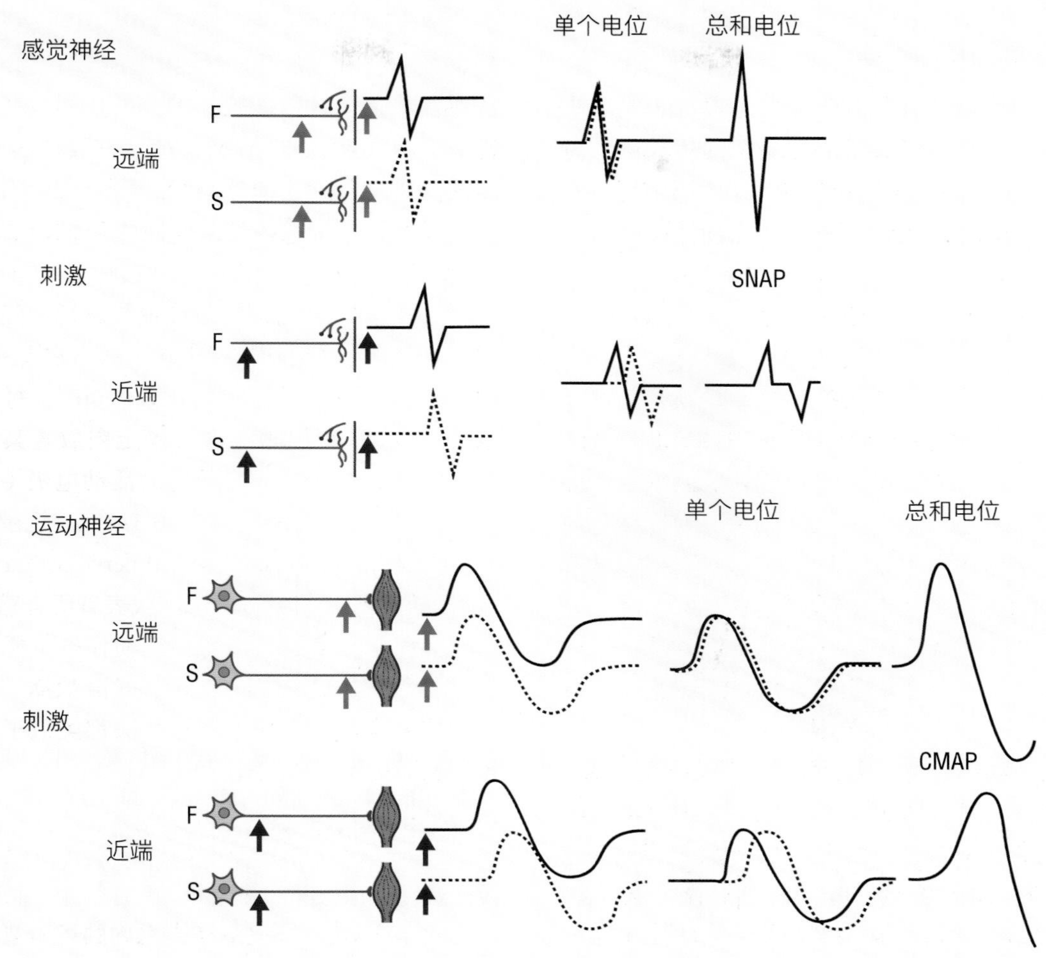

▲ 图 3-12　神经传导检测中的时间离散和位相抵消

感觉神经动作电位（SNAP）与复合肌肉动作电位（CMAP）都是复合电位，分别代表单根感觉纤维及肌肉纤维的动作电位之和。在每一根神经中都有快传导纤维（F）和慢传导纤维（S）。远端刺激时，快传导纤维和慢传导纤维的电位几乎同时到达记录点；而近端刺激时，慢传导纤维的电位就会落后于快传导纤维。对于感觉纤维（顶部曲线），近端刺激点的时间离散数量会引起慢传导纤维的负相波与快传导纤维的尾部正相波的相互重叠。这些叠加在一起的正相位与负相位彼此抵消，所造成的面积及波幅减小的影响，超过了单独的时间离散所引起的波幅减小及时限增加的效果。对于运动纤维（底部曲线），时间离散和位相抵消的影响就不太明显，单根运动纤维的电位时限比单根感觉纤维的要长得多。因此，即使等量的时间离散，运动纤维动作电位的负相位与正相位之间的重叠却少得多（经 Little，Brown and Company 许可转载，引自 Kimura J, Machida M, Ishida T, et al. Relationship between size of compound sensory or muscle action potentials, and length of nerve segment. *Neurology* 1986;36:647.）

（二）优化刺激位点

人们可能会习惯性使用更高的刺激强度以确保最大的刺激。但是，这种做法可能会导致技术错误，因为刺激会扩散到邻近的神经，并给患者造成疼痛（见第 8 章）。要掌握的最有用的技术之一是将刺激器放置在神经正上方最佳位置，以最小的刺激强度产生最高的 CMAP 波幅（图 3-14）。这个技巧很容易学会。根据解剖标志，将刺激器放置在神经预期走行的位置上。刺激强度慢慢增加，直到记录到第一个小的次最大电位。此时，刺激电流保持恒定，刺激器平行于最初的刺激部位移动，稍微向外侧，然后稍微向内侧移动（图 3-15）。产生最高反应的位置是最靠近神经的位置。由于刺激强度低，这个过程不痛苦。一旦确定了最佳位置，就将电位增加到超强刺激量。令人惊叹的是，使用该技术所需的超强刺激强度非常小，从而大大减少了技术错误，提高了患者的耐受性和合作性。

四、重要的基本模式

神经传导异常的几种基本模式可以被识别取决于其潜在的病理机制，例如，运动神经传导异常可能与前角细胞、神经根、神经、NMJ 或肌肉病变有关。相反，感觉神经或混合神经传导异常总是暗示着原发性周围神经病变。

（一）神经病变

神经病变可分为主要影响轴突或髓鞘的病变。轴突损害可由神经物理性损害所致，也可由毒性、代谢性或遗传性因素破坏轴突的代谢机制所致。髓鞘脱失或功能障碍导致的脱髓鞘，常见于卡压性或压迫性神经病变。此外，脱髓鞘只在有限的几种情况下发生，其中一些是遗传性的（如 Charcot-Marie-Tooth 病），一些是毒性的（如白喉），还有一些是免

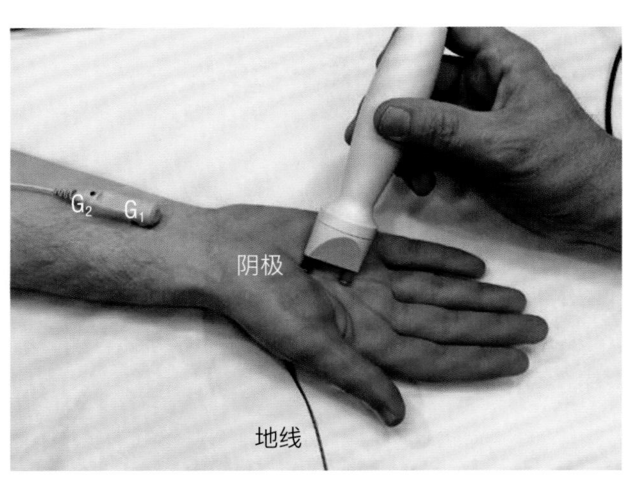

▲ 图 3-13 混合神经传导检测方法

在手掌部刺激正中神经，于腕部记录正中神经，活动记录电极（G_1）对着刺激电极的阴极。混合神经检测时，刺激并记录全部运动和感觉纤维，包括肌肉传入，即 Ⅰα 纤维，这些纤维在常规感觉和运动传导检测时都记录不到

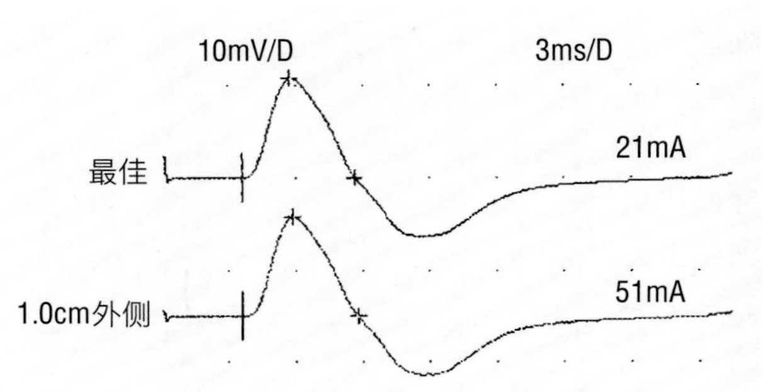

▲ 图 3-14 最佳刺激器位置和超强刺激

在本例中，刺激腕部正中神经，同时记录拇短展肌。在上方轨迹中，刺激器放置在神经上方最佳位置，而在下方轨迹中，刺激器已向外侧移动 1cm，然后达到超强刺激。需要注意的是，在这两个轨迹中，复合肌肉动作电位是相同的；然而，当外侧刺激时，获得超强刺激所需的电流是最佳位置所需电流的 2 倍多

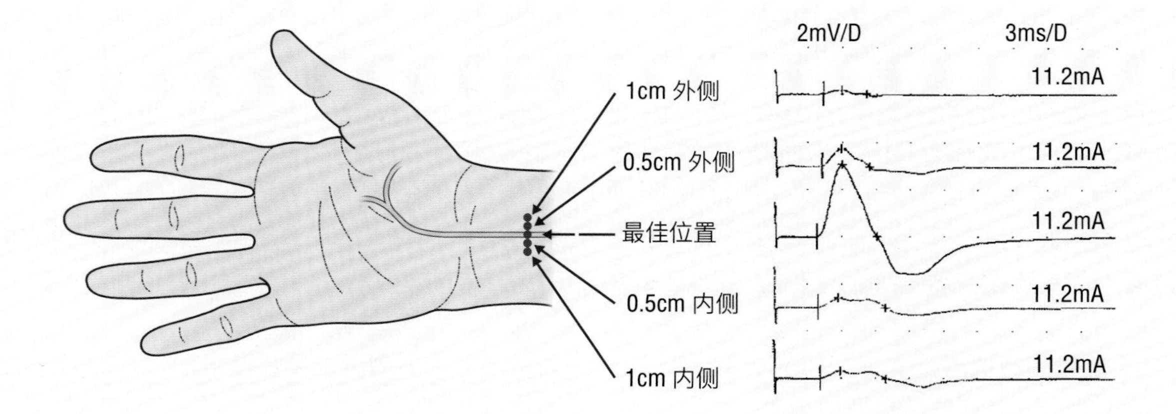

▲ 图 3-15 优化神经上方的刺激器位置

刺激器放置在神经预期走行的位置，这基于解剖标志。刺激强度慢慢增加，直到第一个小的次最大电位被记录下来。此时，刺激电流保持恒定，刺激器平行于最初的刺激部位移动，先稍微向外侧移动，再稍微向内侧移动。需要注意的是，在本例中，非常短间隔的移动刺激器（0.5cm）会显著改变复合肌肉动作电位的波幅。最理想的位置是神经正上方电位最大的位置。由于本例中刺激强度较低（11.2mA），因此优化刺激部位的过程对患者来说并不痛苦。一旦确定了最佳位置，电流就会增加到最大。使用该技术显著减少了实现最大刺激所需的电流量，降低了大量可能的技术错误的风险，减少了患者的不适感，并提高了效率

疫攻击的结果（如吉兰－巴雷综合征）。在神经病变中，从 NCS 获得的关键诊断信息之一是原发性轴突丢失病变与原发性脱髓鞘病变的鉴别诊断。

1. 轴突丢失

轴突丢失是 NCS 上最常见的模式。波幅降低是与轴突丢失相关的主要异常。CMAP、SNAP 和 MNAP 波幅分别反映了潜在的运动、感觉和混合神经轴突的数量。随着轴突的丢失，这些电位的波幅会降低。评估轴突丢失量的最佳方法是将电位波幅与之前的基线值、正常对照值或对侧（无症状）进行比较。请注意，虽然轴突丢失病变通常会导致波幅降低，但反向的推论不一定正确，即波幅降低并不一定意味着轴突丢失病变。

在轴突丢失病变中，如果最大和最快传导的轴突保持完整，传导速度和远端潜伏期是正常的。与轴突丢失相关的典型模式是波幅降低，潜伏期和传导速度保持不变（图 3-16B）。如果最大和最快传导的轴突丢失，远端潜伏期和传导速度可能会轻度减慢，但不会出现明显减慢。要理解这个概念和轴突丢失病变的可能减慢范围，见图 3-17 中的示例。每条神经都包含正常范围内的有髓纤维，其轴突直径和传导速度均不同。例如，在正中神经中，最大直径（因此也是最快的）有髓纤维以大约 65m/s 的速度传导。在正常范围的另一端，有较慢的纤维，其传导速度低至 35m/s。绝大多数纤维介于这两个极值之间。然而，尽管所有纤维都对波幅和面积有贡献，但只有最快的传导纤维对常规 NCS 测量的传导速度和潜伏期有贡献。

在与轴突丢失相关的病变中，可以考虑传导速度异常的两种极端情况。在一个极端情况下，轴突可能会严重丢失，只剩下少数最快的纤维（图 3-17B）。虽然波幅显著降低，但由于保留了最快的传导纤维，传导速度和远端潜伏期保持正常。在另一个极端，如果除了少数正常的最慢传导纤维（图 3-17C）外所有轴突都丢失了，波幅也会急剧下降。此外，传导速度虽然会下降，但仅低至 35m/s（约为正常下限的 75%），这反映了最慢传导纤维的传导速度。在单纯的轴突丢失病变中不会出现更大幅度的减慢，因为正常有髓纤维的传导速度不会比这更慢。潜伏期以类似的方式延长，但这种延长是有限的，因此延长通常不超过正常上限的 130%。一般来说，轴突丢失病变会导致这两个极端之间的某个模式。当纤维随机丢失时，波幅下降，传导速度略有减慢，远端潜伏期轻度延长（图 3-18）。

因此，轴突丢失病变会导致：①波幅降低；②传导速度正常或轻度减慢但不低于正常下限的 75%；③远端潜伏期正常或轻度延长但不超过正常上限的 130%。

这些轴突丢失病变标准的唯一例外发生在超急性轴突丢失病变中，如可能发生在神经横断后。在这种情况下，如果刺激和记录都在病变远端进行，则在急性轴突丢失 3～4 天内 NCS 结果正常。在第 3～10 天发生沃勒变性过程：横断远端的神经发生变性，导致远端和近端的低波幅电位。与感觉纤维（通常在 6～10 天）相比，运动纤维的沃勒变性过程更早（通常在 3～5 天）。一旦沃勒变性完成，将在 NCS 上看到典型的轴突丢失模式。

如果在神经损伤后的前 3 天内，在急性轴突丢失病变的远端和近端进行刺激，则会出现一种独特的情况。在这种情况下，远端刺激的波幅将是正常的，但近端刺激会降低。这种模式模拟传导阻滞（传导阻滞通常与脱髓鞘有关），但实际上最好称为假性传导阻滞。这种类型的急性轴突丢失模式不常见，通常仅在两种情况下可见：①急性神经外伤 / 横断；②神经梗死。神经梗死最典型是发生在血管炎性神经病中。在这种情况下，区分急性轴突病变导致的假性传导阻滞与真正的脱髓鞘性传导阻滞的唯一方法是在 1 周后重复检测，此时沃勒变性已完成。在轴突丢失病变的情况下，典型的轴突病变模式将在 1 周后出现（波幅降低、潜伏期正常或轻度延长、传导速度正常或轻度减慢），而在真正的脱髓鞘病变中，传导阻滞模式将持续存在。

2. 脱髓鞘

髓磷脂对于跳跃式传导至关重要。没有髓鞘，神经传导速度要么显著减慢，要么受阻（图 3-16C 和 D）。在 NCS 上，脱髓鞘与传导速度显著减慢（低于正常下限的 75%）、远端潜伏期显著延长（超过正常上限的 130%）或两者兼有相关。低于这些界值的传导速度和潜伏期意味着原发性脱髓鞘。即使在与最快传导纤维丢失相关的严重病变中，轴突丢失病变也看不到这样的值。这是因为根本没有正常的有髓轴突可以如此缓慢地传导（注意，小的有髓 Aδ 疼痛纤维在这个范围内传导，但是这些纤维既没有被刺激也没有被常规神经传导技术记录下来）。从本质

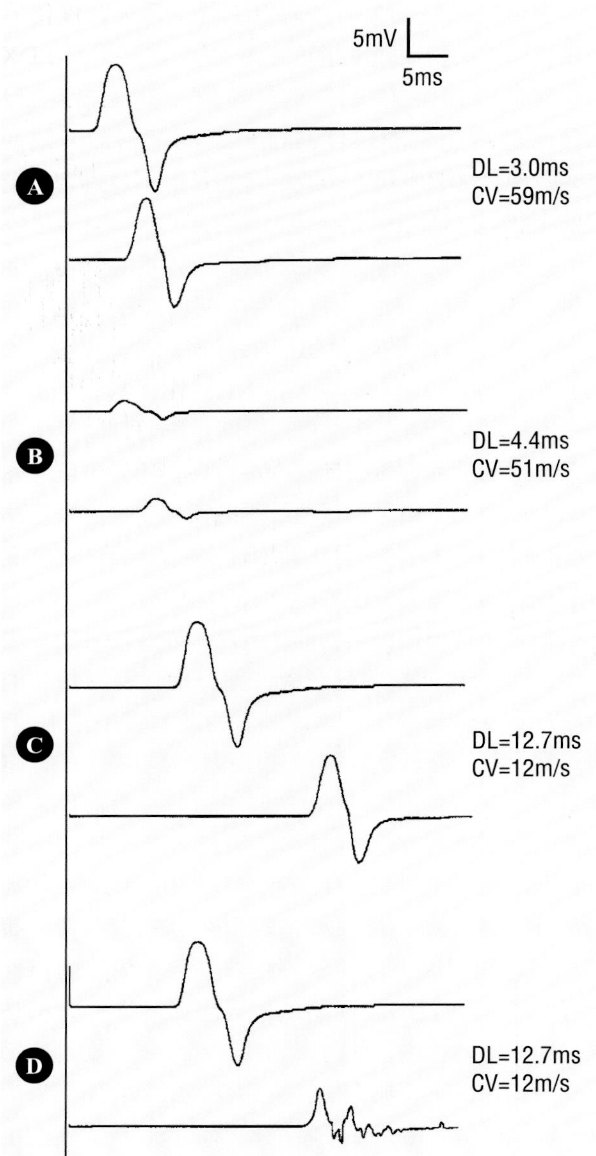

▲ 图 3-16 异常的神经传导模式。根据潜在的神经病理是轴突丢失还是脱髓鞘，在神经传导检测中可以看到不同的异常模式

A. 正常。注意正常的远端潜伏期（DL）<4.4ms、波幅>4mV 和传导速度（CV）>49m/s。B. 轴突丢失。在轴突丢失病变中，波幅降低；CV 正常或轻度减慢而不低于正常下限的 75%；DL 正常或轻度延长而不超过正常上限的 130%。近端和远端刺激电位形态没有变化。C. 均匀脱髓鞘通常与遗传性疾病（如 Charcot-Marie-Tooth 病）有关。CV 明显减慢（<75% 正常下限），DL 明显延长（>130% 正常上限）。然而，近端和远端刺激电位形态没有变化。D. 具有传导阻滞 / 时间离散的脱髓鞘。传导速度显著减慢和远端潜伏期显著延长，以及远端和近端刺激部位之间形态的变化（传导阻滞 / 时间离散），通常与获得性脱髓鞘有关。这种模式可见于吉兰 - 巴雷综合征或其他获得性脱髓鞘疾病

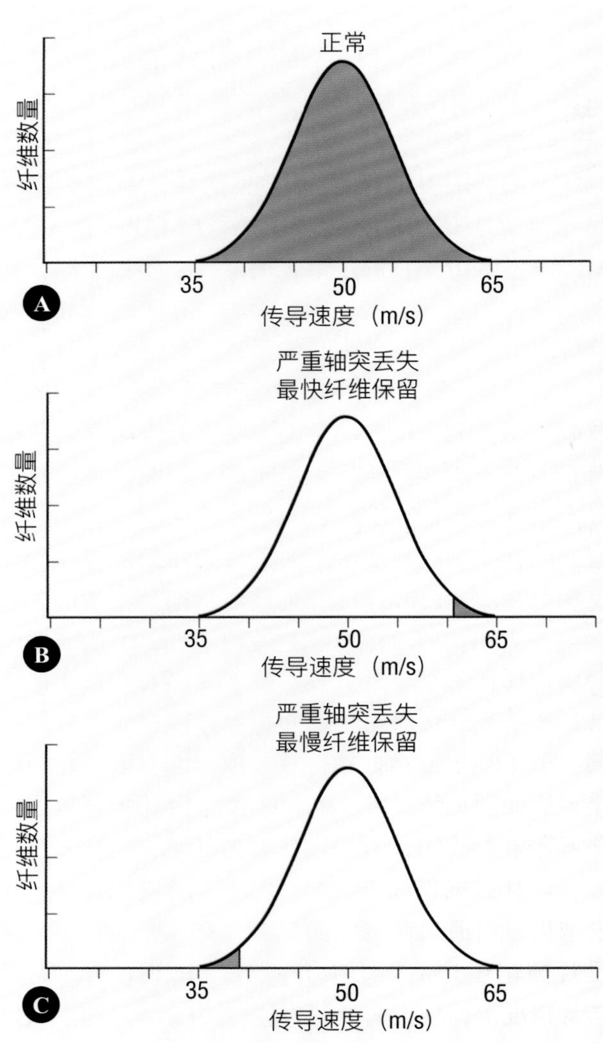

▲ 图 3-17 传导速度减慢和轴突丢失病变

每条神经都包含具有不同轴突直径和传导速度的正常范围的有髓纤维。例如，在正常的正中神经中（A），最快的有髓纤维以大约 65m/s 的速度传导。在正常范围的另一端，有较慢的纤维，其传导速度低至 35m/s。尽管所有纤维都对波幅和面积有贡献，但只有最快的传导纤维对常规神经传导检测的传导速度和潜伏期有贡献。在与轴突丢失相关的病变中，存在一系列可能的传导速度减慢。在一个极端（B）中，可能会发生严重的轴突丢失，只剩下一些最快的纤维（绿色轮廓）。虽然波幅显著降低，但由于保留了最快的传导纤维，传导速度和远端潜伏期保持正常。在另一个极端（C）中，如果所有轴突都丢失了，只剩下一些最慢的纤维（绿色轮廓），波幅也会急剧下降。然而，传导速度只能下降到 35m/s（约 75% 的正常下限）。在单纯的轴突丢失病变中不会出现更显著的减慢，因为正常有髓纤维的传导速度不会比这更慢。潜伏期也以类似的方式延长，但这种延长是有限的，一般不超过正常上限的 130%。因此，轴突丢失病变会导致：①波幅降低；②传导速度正常或轻度减慢但不低于正常下限的 75%；③远端潜伏期正常或轻度延长但不超过正常上限的 130%

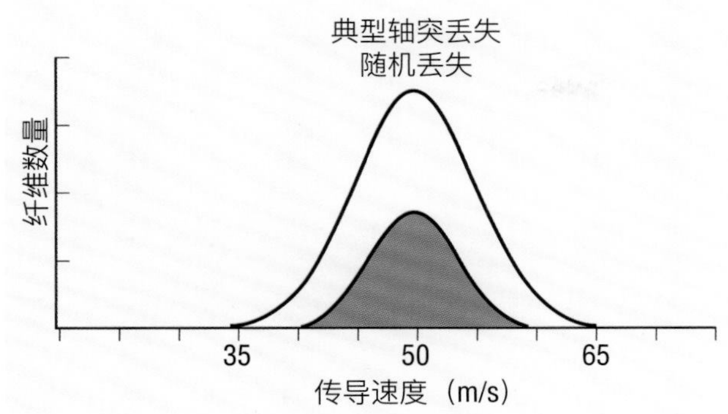

▲ 图 3-18 典型的轴突丢失模式

随着轴突纤维随机丢失（剩余的纤维以绿色勾勒），神经纤维及其相关传导速度的正态分布变为更小的钟形曲线。在这种情况下，波幅降低，而传导速度轻度减慢和远端潜伏期轻度延长。这是比图 3-17 中所示的极端示例更典型的轴突丢失模式，在图 3-17 中，在严重的轴突丢失后，只剩下少数最快或最慢的正常纤维

上讲，任何手臂低于 35m/s 或腿部低于 30m/s 的运动、感觉或混合神经传导速度都意味着明显的脱髓鞘。只有在完全性轴突损伤（如神经横断）后神经纤维再生的罕见情况下，传导速度才会如此缓慢，而并不意味着原发性脱髓鞘病变。

有时肌电图仪会检测到接近临界值的传导速度减慢，当遇到这种情况时，传导速度减慢代表的是脱髓鞘还是轴突丢失是由波幅来决定的。波幅正常情况下，接近临界值的传导速度减慢通常代表脱髓鞘损害，而波幅明显降低情况下，接近临界值的传导速度减慢则提示严重的轴突丢失。思考以下示例。

正中神经运动传导	传导速度（m/s）	远端运动波幅（mV）
病例 1	35	7
病例 2	35	0.2

在这个示例中，两位患者的传导速度均为 35m/s，正好处于正中神经脱髓鞘损害所导致传导速度减慢的临界值（即正常值下限的 75%）。在病例 1 中，波幅正常，传导速度减慢代表脱髓鞘损害。然而，在病例 2 中，波幅下降至 0.2mV，同时伴有传导速度减慢，这种波幅的明显下降意味着严重的轴突丢失。在这种情况下，传导速度减慢很可能代表严重的轴突丢失，快传导纤维和中间传导纤维丢失，慢传导纤维保留。使用多条信息解释 EDX 检测结果是 EDX 检测中反复出现的主题：通常不是一条信息推导出正确的解释和诊断，而是将多条信息整合到一起。

与脱髓鞘损害相关的波幅变化是多变的，乍一看，波幅下降似乎始终是轴突丢失而非脱髓鞘损害的标志。然而，这并不完全正确，而是取决于两个条件。

- 是否进行了感觉或运动传导检测。
- 是否有传导阻滞，如果有，那么刺激部位与传导阻滞有关。

在脱髓鞘损害中，感觉传导的波幅通常是下降或者没有波形的。感觉波幅下降是由时间离散及相位抵消这一正常过程导致的。而脱髓鞘损害会进一步加重这一过程，通过改变传导速度，进而加重时间离散和相位抵消，从而导致波幅进一步降低。再回想一下两位马拉松运动员的类比：一位运动员的速度为每小时 13 英里，而另一位为每小时 6.5 英里。如果要完成 26 英里的马拉松比赛，第一位运动员需要 2h，第二位运动员需要 4h，因此他们之间的差距是 2h。把这个当成是正常的时间离散。现在，想象两位运动员的速度都是各自正常速度的一半，分别为每小时 6.5 英里和每小时 3.25 英里，把这当成脱髓鞘的情况，这样第一位运动员需要 4h 才能完成马拉松，而第二位运动员需要 8h，这样他们之间的差距就变成了 4h，时间离散就更为严重了。在神经传导过程中，时间离散越严重就会导致越严重的相位抵消（即某些纤维动作电位的负相位抵消了其他纤维动作电位的正相位），从而降低感觉传导波幅或导致波形消失。

3. 传导阻滞

当存在传导阻滞时，在脱髓鞘的部位可见到波幅下降，如获得性脱髓鞘（图 3-19）。如果脱髓鞘病变中存在传导阻滞，刺激部位和传导阻滞的位置将决定 CMAP 波幅（图 3-20）。如果在传导阻滞近端进行刺激，则会出现波幅下降。如果在远端刺激部位和记录电极之间存在传导阻滞，则近端和远端 CMAP 波幅都会下降，可能类似于轴突丢失病变（图 3-20，顶部），而在这种情况下，很难证明存在传导阻滞。在通常情况下，如果传导阻滞存在于近端和远端刺激部位之间，则远端刺激部位即传导阻滞下方的 CMAP 波幅正常，但在近端刺激部位即传导阻

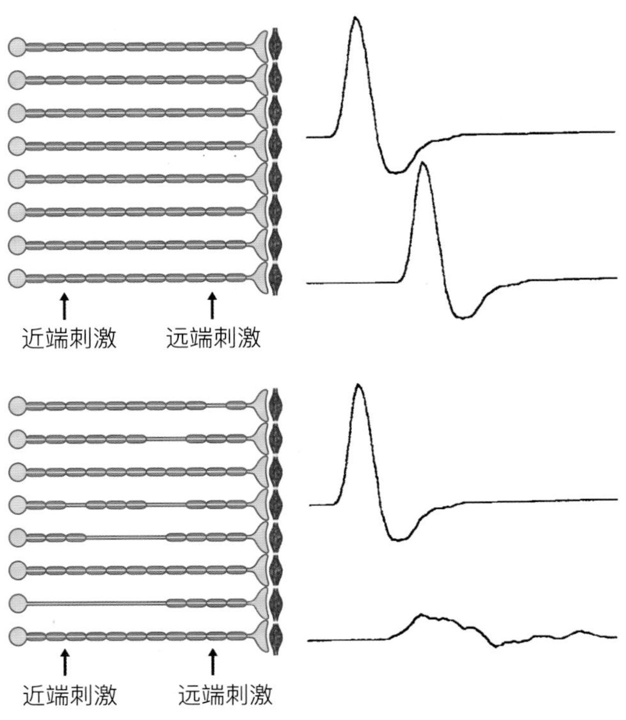

▲ 图 3-19 传导阻滞的模式

在获得性脱髓鞘病变中，脱髓鞘是节段性、多灶的过程。当在传导阻滞近端进行刺激时，复合肌肉动作电位的波幅和面积都会下降，而且会变的离散（底部）。在正常的神经传导中（顶部），远端和近端刺激部位的 CMAP 形态通常相似（经许可转载，改编自 Albers JW. Inflammatory demyelinating polyradiculoneuropathy.In: Brown WF, Bolton CF, eds. *Clinical Electromyography*. Stoneham, MA: Butterworth-Heinemann;1987.）

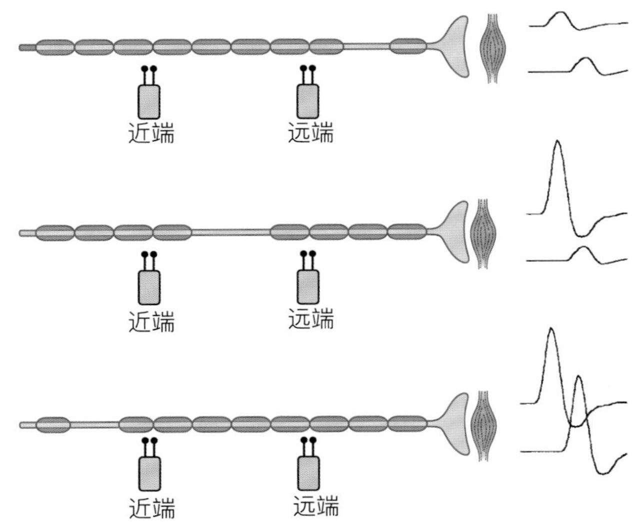

▲ 图 3-20 复合肌肉动作电位波幅和传导阻滞位置

在脱髓鞘病变中，刺激部位及传导阻滞存在的位置将决定 CMAP 波幅。顶部：如果在通常的远端刺激部位和肌肉之间存在传导阻滞，那么远端和近端刺激部位的波幅都会很低，这种模式通常与轴突丢失相似。中间：如果远端和近端刺激部位之间存在传导阻滞，远端刺激将记录到正常的 CMAP 波幅，近端刺激将记录到较低的 CMAP 波幅。底部：如果在最近端刺激部位的近端存在传导阻滞，则远端神经仍保持正常，远端和近端刺激 CMAP 波幅正常，尽管实际上它的近端与远端已经失去了有效的联系，迟发反应可能是不正常的（见第 4 章）

滞上方的 CMAP 波幅下降（图 3-20，中间）。最后，如果近端刺激部位和远端刺激部位都位于传导阻滞的远端或者下方，则 CMAP 波幅在远端和近端都是正常的（图 3-20，底部）。

在脱髓鞘病变中，经常需要解决的关键问题是怎样正确的去定义传导阻滞，也就是波幅和面积需要下降多少。根据对正常受试者的研究表明，当在典型的远端和近端刺激部位（即腕关节到肘关节，踝关节到膝关节）记录时，CMAP 波幅和面积下降通常不会超过 20%，CMAP 时限增加通常不会超过 15%。

这些研究表明，CMAP 波幅或面积下降超过 20% 提示传导阻滞，CMAP 时限增加超过 15% 提示异常的时间离散。当然，正常情况下的时间离散取决于刺激的距离。如果进行不同于常规的更近端的运动传导检测（如腋点和 Erb 点），则必须修改这些数值。通常情况下，在 Erb 点刺激，参考值是原来的 2 倍（即面积或波幅下降超过 40%，时限增加超过 30%）。同样，任何在短节段上的 CMAP 面积或波幅突然下降，即使＜20%，尤其是伴有速度减慢时，通常提示传导阻滞。

虽然这些关于传导阻滞的指南是实用的，但尖端计算机模拟技术对传导阻滞的合理的电生理学标准提出了质疑。这些技术的使用已经表明许多曾经被认为是诊断脱髓鞘病变的运动传导阻滞的波幅和面积下降标准，实际上也可见于不伴随传导阻滞的时间离散和相位抵消。

在正常的运动传导中，由于前面讨论的原因，时间离散和相位抵消通常不会导致近端 CMAP 波幅和面积的明显下降。然而，在脱髓鞘病变时，由于传导速度很慢，时间离散和相位抵消对运动纤维传导的影响更显著。利用计算机模拟模型得知，仅因时间离散和相位抵消的因素而无传导阻滞时，脱髓鞘病变中 CMAP 面积可以下降到 50%，波幅甚至可能下降更多（图 3-21）。因此，应使用近端和远端刺激部位之间面积下降超过 50% 的标准来定义电生

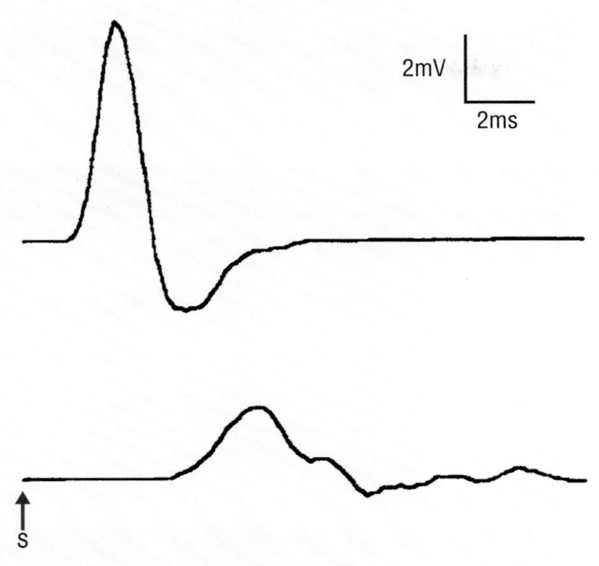

▲ 图 3-21　无传导阻滞的时间离散

近端复合肌肉动作电位波幅显著下降通常意味着传导阻滞。在上面的例子中，远端（顶部）和近端（底部）刺激部位之间的波幅下降 67%，面积下降 35%。然而，在这种情况下，没有明确的传导阻滞。计算机模拟得出波幅和面积的下降完全是由于脱髓鞘减慢、时间离散和相位抵消所致，所以波幅和面积的下降完全是由脱髓鞘传导速度减慢、时间离散和相位抵消所致。从实验计算机建模来看，面积下降＞50% 才能明确区分传导阻滞与异常时间离散和相位抵消（经 Little，Brown and Company 许可转载，引自 Rhee EK, England JD, Sumner AJ, A computer simulation of conduction block: effects produced by actual block versus interphase cancellation. *Ann Neurol* 1990;28:146.）

理传导阻滞。当然，重要的是要记住，传导阻滞及异常的时间离散和相位抵消表示脱髓鞘病变是获得性的。

在任何周围神经病患者中，脱髓鞘的存在是一个关键的发现，如在卡压性神经病变中，通过传导速度减慢或跨越病变部位的传导阻滞，显示局灶性脱髓鞘，从而能实现病变的精确定位。此外，病变部位传导阻滞的相对严重程度可以表明是脱髓鞘病变导致的无力和感觉缺失，而非轴突损害所致。这也直接影响了对患者的预后和恢复时间判断。例如，对比两名患者（表 3-1），他们两人都因桡神经沟卡压导致的桡神经病变（“周六夜间麻痹”）而出现严重手腕下垂。

这两个患者中，可以发现在患侧跨越桡神经沟刺激时都有波幅的明显下降。患者 1 在患侧远端刺激（桡神经沟以下）的 CMAP 波幅相较健侧只是轻度下降，这种对比意味着只有轻度的轴突丢失（4mV vs. 5mV）。然而，当在患侧跨桡神经沟刺激时波幅下降非常明显（4mV vs. 0.5mV）。这意味着患者 1 的无力症状大多是因传导阻滞所致。传导阻滞提示脱髓鞘，因此患者 1 的预后良好。随着髓鞘的再生，患者 1 可能在几周后迅速康复。将这种情况与患者 2 进行对比，患者 2 在患侧桡神经沟远端刺激时较健侧 CMAP 波幅明显下降（1mV vs. 5mV），这意味着显著的轴突丢失。尽管在跨桡神经沟刺激时也有传导阻滞（1mV vs. 0.5mV），但患者 2 的无力大多是因轴突损害所致，这意味着患者 2 恢复时间更长，并且不能完全恢复。

最后，多发性神经病患者脱髓鞘的存在具有特殊意义，因为很少的多发性神经病变在 NCS 中显示出原发性脱髓鞘的特点（框 3-1）。在脱髓鞘性多发性神经病患者中，非卡压时存在传导阻滞通常可用于区分获得性和遗传性疾病。在遗传性脱髓鞘性多发性神经病（如 CMT Ⅰ型）患者中，传导速度均匀减慢，但不存在传导阻滞。这与获得性脱髓鞘性多神经病（如吉兰 - 巴雷综合征、慢性炎症性脱髓鞘性多发性神经病）相反，其中脱髓鞘通常是斑片状的和局灶性，导致神经传导检测上出现传导阻滞（图 3-22）。

4. 肌病

在肌肉疾病中，感觉传导检测通常是正常的，除非叠加存在影响感觉纤维的周围神经病。因为大多数肌病主要影响近端肌肉，而运动传导检测通常记录的是远端肌肉，故 CMAP 波幅和远端潜伏期通常也是正常的。然而，少数的肌病会选择性影响远端肌肉，在这种情况下 CAMP 波幅可能会降低。如果肌病严重且全身性（如危重病性肌病），CMAP 波幅也可能会降低。即使在这些情况下，远端潜伏期和传导速度将保持正常。同样，CMAP 时限通常在正常范围。CMAP 时限的异常会发生在一些危重病性肌病病例中，其中 CMAP 时限可能会延长（见第 38 章）。

5. 神经肌肉接头传递障碍性疾病

正如肌肉疾病一样，神经肌肉接头传递障碍性疾病的感觉传导是正常的。CMAP 波幅的异常与否取决于神经肌肉接头病变是在突触前膜还是突触后膜。突触后膜传递障碍性疾病（如重症肌无力）的运动传导，包括 CMAP 波幅通常是完全正常的。突触前膜传递障碍性疾病（如 Lambert-Eaton 肌无力综合征和肉毒毒素中毒），静息状态下 CMAP 波幅常降低，而运动传导远端潜伏期和传导速度正常。诊断神经肌肉接头传递障碍性疾病时需行重复电刺激或（和）运动试验（见第 6 章）。

表 3–1　跨越桡神经沟的桡神经运动传导检测

患者编号	桡神经 CMAP（患侧）		桡神经 CMAP（健侧）	
	桡神经沟以下（mV）	桡神经沟以上（mV）	桡神经沟以下（mV）	桡神经沟以上（mV）
1	4	0.5	5	4.8
2	1	0.5	5	4.8

CMAP. 复合肌肉动作电位

框 3–1　脱髓鞘性周围神经病

遗传性

- 腓骨肌萎缩症 I 型（CMT1）[a]
- 腓骨肌萎缩症Ⅳ型（CMT4）[a]
- X 染色体连锁腓骨肌萎缩症（CMTX）[a]
- Dejerine-Sottas 病[b]
- Refsum 病
- 遗传性压力易感性周围神经病
- 异染性脑白质营养不良
- Krabbe 病
- 肾上腺脑白质营养不良
- Cockayne 综合征
- Niemann-Pick 综合征
- 脑腱黄瘤病
- 线粒体神经胃肠脑肌病（MNGIE）

获得性

- 急性炎性脱髓鞘性多发性神经根神经病（AIDP，吉兰 – 巴雷综合征最常见的类型）
- 慢性炎性脱髓鞘性多发性神经病
  - 人类免疫缺陷病毒感染相关性
  - MGUS（特别是 IgM）相关性
  - 抗 MAG 抗体相关性
  - 骨硬化性骨髓瘤相关性
  - 华氏巨球蛋白血症相关性
- 伴有多灶传导阻滞的运动神经病（GM_1 抗体阴性或阳性）
- 白喉性神经病
- 中毒（如胺碘酮、哌克昔林、砷、胶毒、鼠李中毒）

与轴突性周围神经病相比，脱髓鞘性周围神经病的分类要少得多，并且通过病史、起病年龄、是否合并系统性和中枢神经系统症状可进一步缩小考虑的范围。从实践角度来看，亚急性或慢性起病脱髓鞘性周围神经病不是遗传性周围神经病（CMT Ⅰ型），就是 CIDP 或其变异型。

MGUS. 单克隆免疫球蛋白血症；MAG. 髓鞘相关糖蛋白

a. 腓骨肌萎缩症是一种遗传性异质性周围神经病。1 型是常染色体显性遗传，4 型是常染色体隐性遗传，X 型是 X 染色体连锁遗传。根据基因突变位点的不同，每一型又分为不同的亚型。作为脱髓鞘疾病的一种，CMTX 会有传导速度的改变，在男性患者中 CMTX 传导速度减慢（通常在 25～38m/s）的程度通常较 CMT1 型要轻，而在女性携带者中，传导速度仅轻度减慢或者在正常范围

b. Dejerine-Sottas 病是一个术语，用于描述严重的儿童脱髓鞘性神经病。既往认为 Dejerine-Sottas 病是一种常染色体隐性遗传的独立性疾病，但遗传分析表明 Dejerine-Sottas 是一类常染色体隐性遗传或常染色体显性遗传的新生突变所致的综合征。常染色体隐性遗传的 Dejerine-Sottas 病被归为 CMT4 型，显性遗传的新生突变与 CMT1 具有相同的基因位点，但 Dejerine-Sottas 病的遗传缺陷可导致更严重的脱髓鞘性神经病

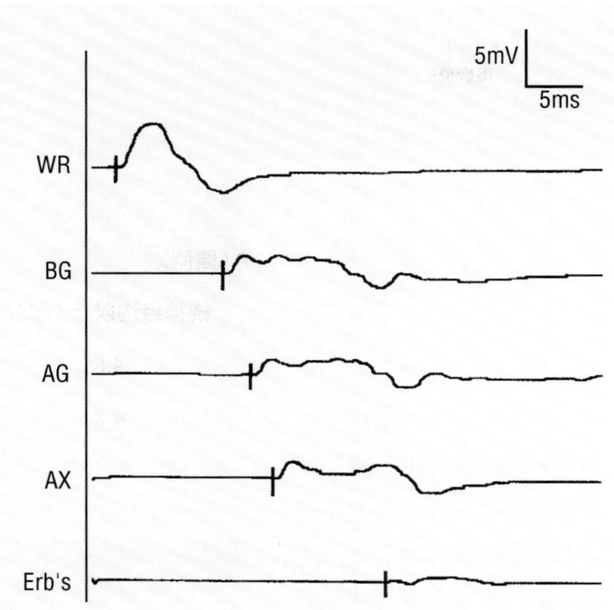

◀ 图 3-22　**传导阻滞和慢性炎性脱髓鞘性多发性神经病（CIDP）**

上图为一例 CIDP 患者的尺神经运动传导：分别于腕、肘下、肘上、腋及 Erb 点刺激，小指展肌记录的肌肉动作电位。传导阻滞和时间离散出现于腕 - 肘下及腋 -Erb 点之间。传导阻滞和时间离散是获得性脱髓鞘疾病的特征性改变。遗传性脱髓鞘性周围神经病除非合并了常见部位的卡压，通常不会出现传导阻滞和时间离散

第4章 迟发反应
Late Responses

乔 芳 段晓慧 译 管宇宙 校

神经传导检测最常用以对神经的远端节段评估，而很少能在肘部或膝以上做常规检测刺激。更近端节段（丛和根）没有很容易的评估方法。尽管一些技术原因可能限制这些检测（特别是 Erb 点），但是在上臂、腋部和 Erb 点等近端部位的检测，可以使用表面电极刺激。针电极刺激神经根可以检测近端神经节段，可是存在明显的技术局限性。在肌电图室，F 波（或 F 反应）和 H 反射这两种迟发反应常规用以检测更近端的神经节段。这两种检测都有其优点和局限性（表 4-1）。虽然通常认为这两种迟发反应只是用于评估近端神经节段，但它们却经过了从远端到近端及往回的整个神经的传导。因此，当评估远端神经节段的常规神经传导检测正常而迟发反应异常时，这两种迟发反应检测是最有价值的，提示近端损害。

一、F 波

F 波是一种迟发的运动反应，它发生于复合肌肉动作电位（compound muscle action potential，CMAP）之后，CMAP 又称为直接运动（M）电位（图 4-1）。因为首次的 F 波是从足部内在固有肌肉中记录到的，故其名字源自单词“foot”。在上肢，腕部刺激正中神经或尺神经时，F 波潜伏期通常在 25～32ms；在下肢，踝部刺激腓神经或胫神经，F 波潜伏期通常在 45～56ms。若向近端移动刺激器，预期 CMAP 的潜伏期延长，但 F 波的潜伏期却缩短（图 4-2）。这是由于 F 波的环路中，F 波初始时逆向并朝着脊髓方向，越移向近端刺激，F 波动作电位经历的行程就越短，因而潜伏期就越短。在常规运动神经传导检测中，通常认为当动作电位沿着神经向下传递，穿过神经肌肉接头处随后使肌肉去极化。当神经受到刺激后，在两个方向发生均等传递。F 波的产生，是经过逆向沿神经上行到达前角细胞，其中小部分前角细胞回返放电，引起顺向沿神经返回，通过刺激点到达肌肉（图 4-3）。F 波实际上是一个小的、代表着 1%～5% 的肌肉纤维的 CMAP。F 波环路是包括传入和传出的纯运动神经纤维，由于没有突触，因而并非真正的“反应”。在某些选择性地累及感觉神经或感觉神经根的疾病，F 波完全正常。

每次刺激时，不同的前角细胞群被激活，故每个 F 波在潜伏期、形态和波幅等方面轻度不同。大概是，短潜伏期所代表着大而快的运动传导纤维。在 F 波中，常有一些测量数值，如最短（或最快）F 波潜伏期（图 4-4）。F 波出现率，是指获得的 F 波数量与刺激数量的比值；除了腓神经外，正常 F 波出现率，多在 80%～100%，通常在 50% 以上。F 波时间离散度，是最短（最快）与最长（最慢）的 F 波潜伏期之间的差值；时间离散度正常值：上肢的上限到 4ms，下肢的上限到 6ms。F 波可以从任一运动神经得到。唯一明显例外的是腓神经，即使正常受试者 F 波也是很难引出。还要注意的是，在睡眠中或镇静剂状态下，所有神经的 F 波可以缺失或不连续。这种状态下，缺失或不连续的 F 波并非是一种病理征象。F 波最好在远端刺激得到，在近端刺激时，因其叠加在 CMAP 的终末端可能更难以识别。

（一）F 波的检测方法

与远端刺激常规运动神经传导检测基本相同设置，就可以获得 F 波。然而为了记录到 F 波，需要对肌电图仪器进行几处调整：由于 F 波的波幅非常低，增益应增加到 200μV；根据所检神经长度，扫描速度应增加到 5ms 或 10ms；持续使用超强刺激，翻转刺激器使阴极朝向更近端（图 4-5）。虽然按照标准位置安放刺激器（阴极朝向远端），通常也能得到 F 波，但是在理论上存在阳极阻滞的可能性（在阳极下方神经发生超极化，阻滞了阴极下方去极化产生

表 4–1 迟发反应：F 波和 H 反射

	F 波	H 反射
传入	运动	感觉（Ⅰα 肌梭纤维）
传出	运动	运动
突触	无	有
神经	所有神经均可进行	胫 – 比目鱼肌（正中 –FCR，股 – 四头肌）
刺激	次超强刺激	超强刺激（长时限方波，1ms）
图形	多相波，1%～5%CMAP 波幅，每次刺激波形不同	稳定的三相波，刺激量低时，H 反射单独出现不伴随 M 波，刺激量增加，H 反射和 M 波均出现，刺激量再增加时，H 反射消失仅存 M 波
测量方法	最小潜伏期，离散度，出现率	最小潜伏期，H/M 比值（H 反射幅 /M 波幅）
临床应用	吉兰 – 巴雷综合征早期，C_8～T_1、L_5～S_1 神经根病，多发性周围神经病，嵌压性神经病	早期根病，S_1 神经根病，早期吉兰 – 巴雷综合征，胫和坐骨神经病，骶丛病变
正常值	≤32ms（正中 / 尺）[a] ≤56ms（胫 / 腓）[a] 与 F 波出现率比较 有症状侧与无症状侧比较 时间离散度：＜4ms（正中 / 尺）＜6ms（胫 / 腓） 出现率＞50%	≤34ms[a] 与腿长相关 身高相关 双侧差≤1.5ms H/M 比值≤50%
备注	正常人腓神经 F 波可以消失 睡眠中或麻醉状态中 F 波可消失 远端低 CMAP 时 F 波可消失	膝反射存在时一定存在，即使膝反射消失也可以出现

CMAP. 复合肌肉动作电位；FCR. 桡侧腕屈肌
a. 设定为中等身高，神经传导和远端潜伏期正常

动作电位的逆向传递）。刺激频率应该是不超过每 2 秒一次（0.5Hz），这样可以避免先前的刺激对后续反应的影响。另外，这个刺激频率对患者更舒服一些，避免因刺激频率太快出现的“疼痛时间叠加”（即患者从先前刺激的不舒服恢复之前再次受到刺激）。

由于每个 F 波的潜伏期和波幅都不同，重要的是，最好在同一个轨迹曲线得到至少 10 个 F 波。F 波的正常值基于所做的至少 10 次刺激基础之上。若得不到 F 波，首先要确定神经受到了超强刺激；其次，易化方法可能会有助于激发前角细胞：每次刺激之前，让患者将对侧手握拳或者咬紧牙齿。在安静状态下不出现 F 波时，这种方法常会将其引出来。值得注意的是，除非 F 波确实很难引出，易化方法就不需要做了。矛盾的是，不必要时采用易化方法确实会降低得到 F 波的可能性。

虽然偶然出现的双侧 F 波发生率、时间离散度等的差异有助于确定 F 波异常，但是在各种 F 波测量数值［最短潜伏期、时间离散度（即 F 波最长潜伏期减去 F 波最短潜伏期）和 F 波出现率］中（图 4–6），F 波最短潜伏期是最可信、最有用的测量数值。遗憾的是，由于 F 波波形都很小，给潜伏期定标时常出现系统误差。最好的 F 波的潜伏期定标方法是，无论在正向还是负向偏转，将定标放在反应波离开基线那一点。另外，将全部反应的轨迹曲线叠加在一起，常有助于确定最短潜伏期。

需要强调的是，虽然认为 F 波用于评估近端神经节段，但其实际上却探查了整个神经。例如，常规神经传导检测时的任何神经的远端运动潜伏期延长，也会延长其 F 波潜伏期，其原因是 F 波必定经过了神经的远端节段及近端节段传递。这种情况常

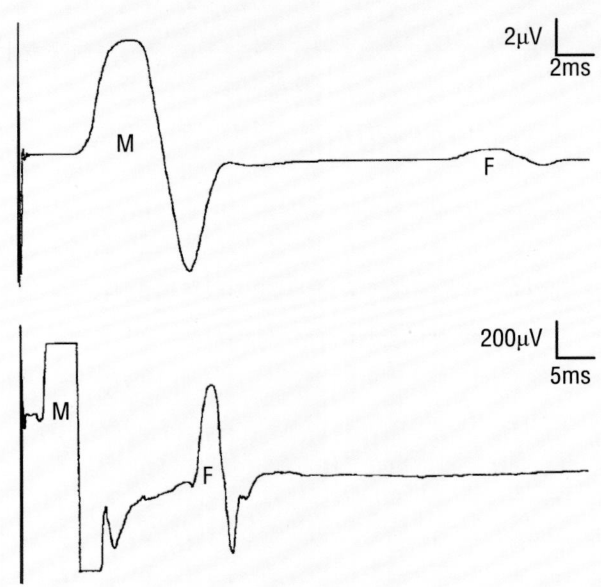

▲ 图 4-1　**正常 F 波，腕部刺激正中神经，拇短展肌记录**

注意，要准确测量 F 波，增益必须增加到 200μV，扫描达到 5ms 或 10ms（下方曲线）。通过这些设置，F 波非常清晰，但是 M 波超出放大器限度并失真。F.F 波；M. 直接运动反应（也就是复合肌肉动作电位）

见于腕部正中神经损害患者，其正中神经 F 波最短潜伏期通常延长；此时，去极化逆向传递从腕部刺激点沿着神经上行到达前角细胞，然后再返回到达刺激点。然而，一旦去极化向前通过刺激点，穿过腕部慢传导的区域，这就引起了 F 波延迟。同样，若多发神经病引起的广泛性传导速度减慢，F 波也会变慢，反映了整个神经传导速度减慢。上肢的 F 波潜伏期比下肢的短些，反映了神经传递的行程短一些；因此，丝毫不用惊奇高个子患者的 F 波潜伏期比低个子患者的长。因而，在将 F 波延长解释为近端神经损害之前，应该考虑到远端运动潜伏期、运动传导速度和患者身高等因素。

（二）F 波估算值

F 波估算值是更为有价值的计算之一，F 波估计值要考虑到远端运动潜伏期、传导速度和患者肢体长度，以确定 F 波延长，真正由于近端神经部分的损害，是仅仅反映远端运动潜伏期异常，或传导速度，还是患者异常身高。F 波估算值可以通过确定 F 波发生理论上所用的时间，考虑到所有这些变量（图 4-7）。第一，需要计算 F 波从刺激点到达脊髓前角细胞的时间，其方法是用它们之间的距离除以运动

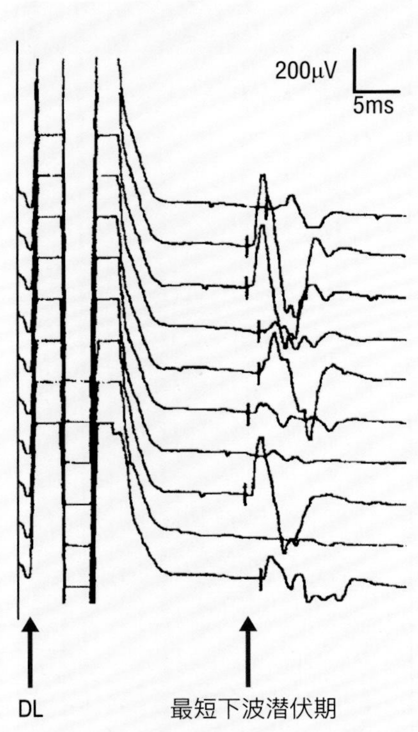

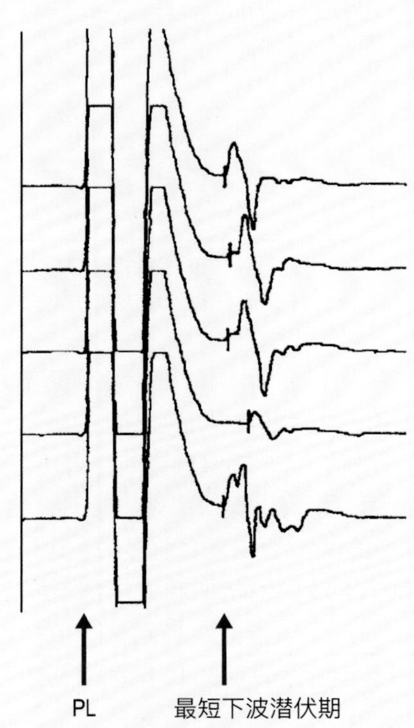

▲ 图 4-2　**正常 F 波，远端和近端刺激**

正中神经 F 波，拇短展肌记录，腕部刺激（上方曲线）和肘部刺激（下方曲线）。注意，随着向近端刺激，近端复合肌肉动作电位的潜伏期如预期一样延长，但 F 波潜伏期缩短，是由于 F 波经过了较短的距离而逆向到达脊髓。DL. 末端潜伏期；PL. 近端潜伏期

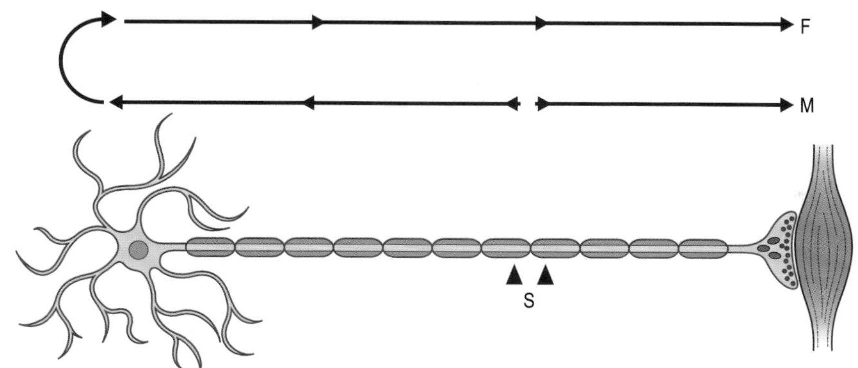

◀ 图 4-3　**F 波回路**

刺激神经远端（S），顺向和逆向都发生去极化。直接肌肉反应（M）来自于顺向传导；F 波的传导来自于逆向到达前角细胞，一些前角细胞回返放电，沿着神经返回，经过刺激点到达肌肉

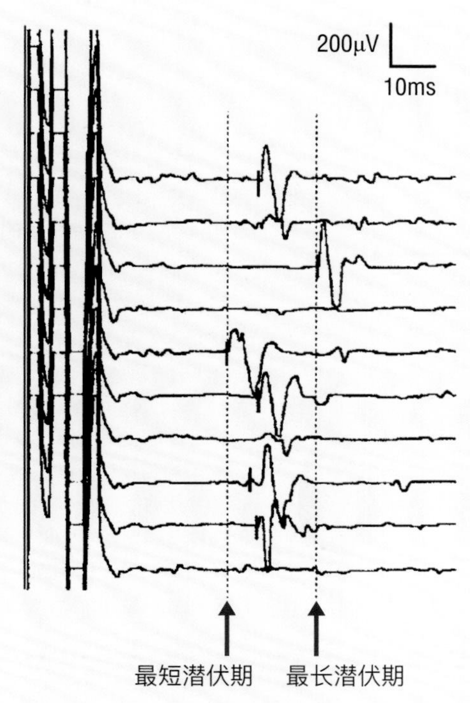

▲ 图 4-4　**F 波测量值**

F 波，10 条轨迹曲线。最短潜伏期是 10 个反应波中最短（最快）的，代表着最大、最快传导纤维。时间离散度，是 F 波的最短和最长潜伏期之差。F 波出现率，是获得 F 波的数量与刺激数量之比。这个例子中，F 波在第 4 条和第 10 条轨迹曲线中缺失，其出现率为 80%

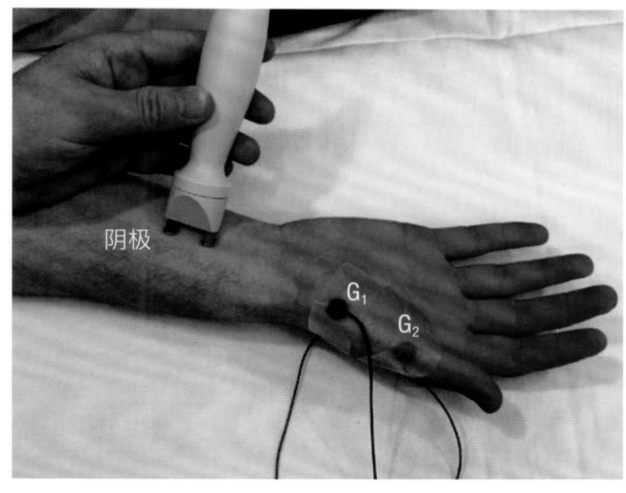

▲ 图 4-5　**F 波设置**

显示正中神经设置。记录电极的放置与常规运动检测一样，为避免理论上阳极阻滞的可能性，采用远端超强刺激，并将刺激阴极朝向近端

神经传导速度。第二，在前角细胞有一个短暂回转时间，其经过实验性估算约 1ms。第三，F 波经过从前角细胞到远端刺激点沿神经返回传导所用的时间，与其沿着神经上行传导所用的时间是相同的。第四，F 波从刺激点到达肌肉传导所用时间就是远端运动潜伏期。因此，若知道了运动神经传导速度和远端运动潜伏期（来自常规运动传导检测），就可以通过测量刺激点和脊髓之间的距离来计算 F 波估计值。腓神经和胫神经检测时，刺激点与脊髓之间的距离可以通过剑突到踝部刺激点测量；正中和尺神经检测时，刺激点与脊髓之间的距离可以通过 C_7 棘突到腕部刺激点测量。

F 波估计值 =（2D/CV）× 10+1ms+DL

此处，D 是指从刺激点到脊髓的距离（cm），CV 是指传导速度（m/s），DL 是指远端运动潜伏期（ms），10 是指以毫秒计算的转换系数，在方程式中增加了 1ms 的前角细胞的回转时间。实际的测量最短 F 波潜伏期通常稍短于 F 波估算值，其原因是公式中用到的传导速度测量是从远端神经部分（前臂或腿），它随后用于评估上行到达前角细胞的全部神经传导速度。然而，更加近端的神经传导速度轻度增

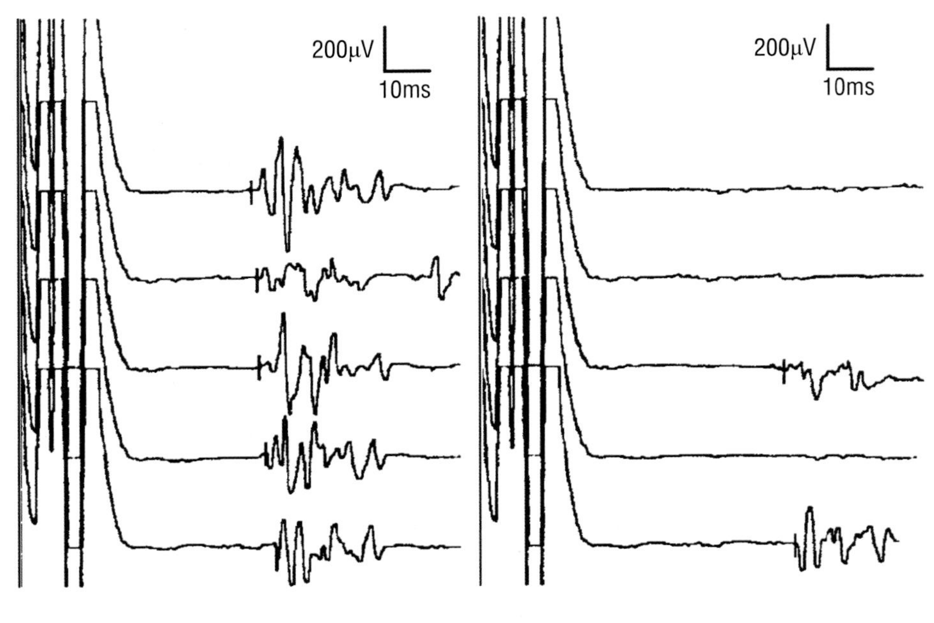

◀ **图 4-6 异常 F 波**

胫神经 F 波，5 条轨迹曲线。左侧，左腿；右侧，右腿。与正常左腿（47ms）相比，右腿 F 波最短潜伏期延长（61ms），右腿 F 波也是不连续的。若胫神经常规运动传导检测正常，这些异常 F 波与近端损害一致（如坐骨神经病、腰骶丛神经病或 S_1 神经根病）

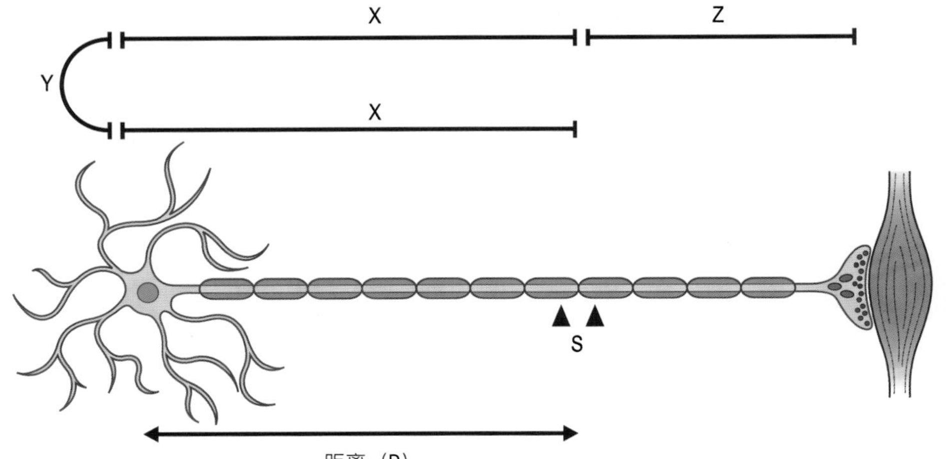

◀ **图 4-7 F 波估算值的计算**

X 是从刺激点（S）到脊髓的时间，Y 是在前角细胞的回转时间，Z 是从刺激点到肌肉的时间。理论 F 波估算值 =2X+Y+Z。X 可以通过测量从刺激点到脊髓的距离（D）计算出来，然后除以传导速度，Z 是远端潜伏期，回转时间 Y 经试验估算为 1ms。因此 F 波估计值 =（2D/CV）× 10+1ms+DL（为了得到 ms 答案，需要 10 的转换系数）

快，是由于在近端神经部分神经纤维的直径更大些和温度更高些。因此，若测量的最短 F 波潜伏期与 F 波估算值相比延长，这就意味着近端神经节段的延迟与远端运动潜伏期、运动传导速度、患者身高预期的不成比例。

遗憾的是，由于在损害的定位和病因方面缺乏特异性，F 波的使用十分局限。然而，F 波确实能在测试整个神经回路中很有用，可以在其他神经传导异常时是一个很好的内控手段。例如，在大多数的多发神经病中，F 波预期轻微延长。在远端嵌压性周围神经病，如腕管综合征，F 波通常延长。在确诊早期多发性根性神经病，如发生吉兰 – 巴雷综合征时，F 波最有意义。吉兰 – 巴雷综合征是一种获得性脱髓鞘性多发性神经根性神经病，常以神经根脱髓鞘开始；在吉兰 – 巴雷综合征早期，常规运动神经传导检测可以完全正常，同时伴有 F 波延迟或缺失，这种模式提示着近端脱髓鞘改变。同样重要且需要记得的是，当神经的 CMAP 波幅极其低的时候，F 波也通常看不到。因为 F 波是 CMAP 波幅的 1%～5%，若 CMAP 波幅严重降低，F 波常很难得到或波幅很低而难以测量。例如，若患者胫神经 CMAP 波幅只有 200μV 而 F 波缺失，这并非提示近端损害而是反映出从如此严重轴索丧失的神经引出 F 波的概率很低。不应该试图在一个 CMAP 缺失的运动神经得到 F 波；若 CMAP 波幅非常低，甚至强烈反对试图在运动神经中得到 F 波，因为在这种情况下的 F 波缺失，并没有意义。

人们会认为，F 波应该在诊断神经根病和神经丛病时最有用。遗憾的是，从实际角度来看，它们在诊断这些疾病时的用途却有限。第一，F 波只能用于检查那些支配所记录肌肉的神经或神经根。在上肢，通常记录正中神经和尺神经，其远端肌肉（即拇短展肌、小指展肌）由 C_8 和 T_1 神经根支配。由椎间盘突出或颈椎病引起的神经根病很少累及 C_8 和 T_1 神经根，相比较而言，而 C_5、C_6 或 C_7 神经根更常受累及。C_5、C_6 或 C_7 神经根损害不会出现在正中神经和尺神经支配肌肉记录到的 F 波异常。因此 F 波只有在评估上肢 C_8～T_1 神经根病和下肢 L_5～S_1 神经根病（远端记录腓神经和胫神经的肌肉由 L_5～S_1 支配）时具有潜在的意义。

第二，若神经根病主要累及感觉神经根纤维（其初始症状是疼痛和放射性感觉异常），则测量运动纤维的 F 波会正常。

第三，若一小部分的神经发生脱髓鞘，可能 F 波潜伏期会将其稀释掉，因为 F 波潜伏期包括了全部神经，其中大部分还是以正常速度传导的。

第四，必须累及所有或至少大部分神经纤维时，F 波才会完全缺失或最短潜伏期延长。然而，在神经根病或神经丛病中很少发生这样病例，除非其损害特别严重。例如，若神经纤维一半受累，仍然可以记录到正常的最短潜伏期，这就反映了还保留有未受累的神经纤维，除非全部的最快的传导纤维都受到了累及。另外，可能最重要的是，由于所有的肌肉至少由 2 个（若不是 3 个）肌群组成，未受累肌群的神经纤维仍可传导正常 F 波。例如，正中神经支配的拇短展肌和尺神经支配的小指展肌受 C_8 和 T_1 两个神经根支配，在严重的 C_8 神经根病中，允许 T_1 神经纤维传导正常 F 波，故正中神经和尺神经的 F 波仍然可以正常。

与大多数其他的神经传导检测一样，评估 F 波时，常进行有症状侧与无症状侧的对比才有意义。

不要犯常见错误（即底线），即 F 波延长提示神经根病。发生 F 波延长，可能源于运动神经任何部位损害，或者仅仅源于较长的肢体。即使在 F 波潜伏期延长而远端神经传导正常（F 波可能是最有用的）的情况下，延长的 F 波也不能分辨是近端神经病，是神经丛病，还是神经根病。相反，不要犯的错误是：正常 F 波强烈不支持神经根病。因为前面提到的所有原因，F 波对神经根病的检查并不敏感。通过一项 Mauricio 及其团队的研究，发现只有 4% 的针电极肌电图确诊的 S_1 神经根病的胫神经 F 波延长。当使用 F 波估算值时，其比率仅轻度增加至 8%。

二、H 反射

H 反射的名字源于 Paul Hoffmann，他于 1918 年第一次诱发出这个反应。H 反射与 F 波明显不同，这是一个真正的反射，包括感觉传入神经、突触和运动传出神经。同样，H 反射和 F 波的其他特性也有差别（表 4–1）。F 波可以从所有的运动神经中引出，与其不同的是，H 反射的分布却有限得多。在新生儿中，H 反射在运动神经广泛存在；但是超过 2 岁以上，H 反射就只能用腘窝刺激胫神经，腓肠肌记录的方式常规引出。在股四头肌记录得到的股神经 H 反射，以及在桡侧腕屈肌记录到的正中神经 H 反射都有一些技术，但是它们都有明显的局限性，更高的技术挑战性。

H 反射环路涉及作为感觉传入神经的 Ⅰα 肌梭，以及作为传出神经的 α 运动神经元及其轴索（图 4–8）。若使用低次强、长时限脉冲刺激神经，可能会相应地选择性激活 Ⅰα 纤维。为了记录到 H 反射，需要对肌电图仪器进行几处调整，这与做 F 波的时候类似。增益初始需要增加到 200～500μV；因为一般 H 反射潜伏期大约 30ms，所以扫描速度要增加到 10ms；最重要的是刺激时限要增加到 1ms 以便选择性刺激到 Ⅰα 纤维。记录通道模式为：G_1 置于腓肠肌，G_2（参考电极）置于跟腱（图 4–9）。虽然在腓肠肌和比目鱼肌上的任何部分都能记录到 H 反射，但是已经研究过能产生最大 H 反射的最佳位置：内踝向外伸展，从腘窝后方到跟腱之间画出一条线，将这条线划分为 8 等份，最佳位置就是向远端经过比目鱼肌的第 5 节段或第 6 节段（图 4–10），这个位置也是比目鱼肌与腓肠肌 2 个头相交处远端 2～3 横指处。刺激腘窝处的胫神经，阴极朝向近端，开始时给予很低的刺激强度，以不快于每 2 秒一次（0.5Hz）的频率刺激，以避免先前的刺激对后续反应的影响。由于电流缓慢增加，首先 H 反射（通常是三相）以 25～34ms 的潜伏期出现。H 反射通常在放松肌肉上记录，若 H 反射未能引出时，让患者轻轻跖屈脚踝就可以增加 H 反射；若那样做也无效，与前面描述过的做 F 波类似的 Jendrassik 方法，可用于启动前角

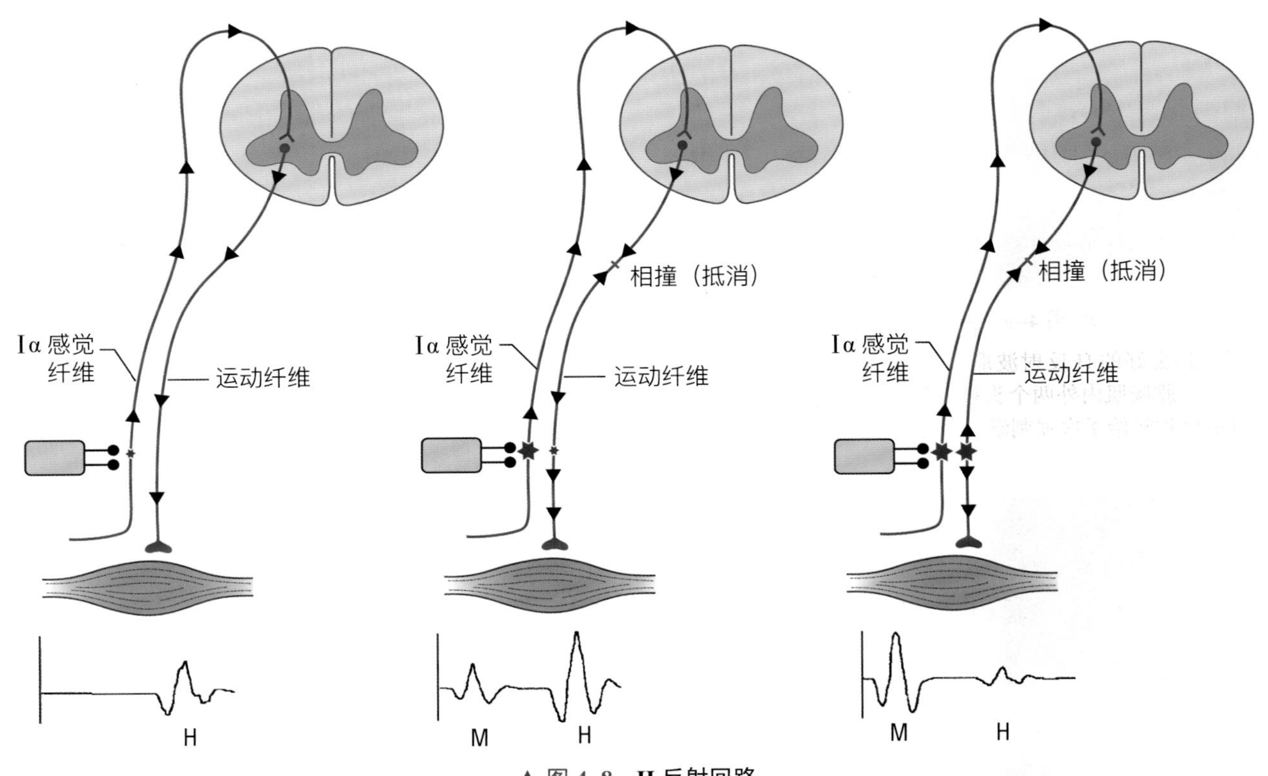

▲ 图 4-8 **H 反射回路**

环路的传入部分由 I α 感觉纤维，传出部分由运动轴突构成，中间突触位于脊髓处。较低强度的刺激（左）选择性激活 I α 感觉纤维，产生没有直接运动（M）电位的 H 反射；随着刺激强度增加（中间），激活更多的 I α 感觉纤维，还有一些运动纤维；运动纤维受到刺激产生小的 M 电位，由于逆向运动传递在近端相抵消引起 H 反射降低；较高强度的刺激（右），I α 感觉纤维选择性激活丧失，感觉纤维和运动纤维都受到高水平刺激，较高的运动刺激会逐渐产生更高的 M 电位，而 H 反射随着逆向运动引起较大的近端抵消而降低 H 反射，H 反射减小

细胞。随着刺激强度缓慢增加，H 反射继续出现波幅增加和潜伏期缩短；随着刺激强度进一步增加，伴随 H 反射的直接运动（M）电位出现；随着刺激强度仍然持续加大，M 电位增大而 H 反射减小。一次性叠加所有获得的反应，从而得到 H 反射轨迹曲线，可能有助于确定最短潜伏期，其通常也与最大波幅相关。最好是将 H 反射潜伏期定标在其离开基线的点，最常是正向偏转（即向下）。在超强刺激时，H 反射消失，而 M 电位仍然存在，后面跟随一个代替 H 反射的 F 波。

对这些事件做如下解释：最初，用非常低的刺激，H 反射出现，无 M 电位（图 4-11），是由于低强度的刺激可以选择性地刺激到 I α 传入纤维；当 I α 传入纤维受到刺激，感觉神经动作电位，顺向传递到达脊髓，穿过突触，产生了一个运动电位，顺向沿着运动神经向下到达肌肉，依次产生 H 反射；此时运动轴索没有直接刺激到，因而没有 M 电位。随着刺激强度增加，I α 传入纤维和运动轴索都直接受到刺激；此时，顺向传递运动动作电位产生了 M 电位，而运动动作电位也向脊髓方向逆向传递（图 4-8），这些逆向传递电位与顺向传递的 H 反射电位相冲撞，引起 H 反射减小；在超强刺激时，I α 传入纤维与运动轴索都受到了高强度刺激，就会有更大的近端冲撞，H 反射下降；H 反射消失，常以 F 波代替，M 电位增大。

一般来说，测量短潜伏期 H 反射，并与一组正常身高受试者的数值相对比（图 4-12 和图 4-13）。在评估单侧损害时，与对侧对比会更有意义；任何侧间差超过 1.5ms 都认为有显著性。当然，为了考虑到两侧差异的显著性，两侧 H 反射要使用刺激电极与记录电极之间相同的距离。另外，H 反射的最大波幅（通常在峰 - 峰之间测量）可以与 M 电位最大波幅（在峰 - 峰之间测量）相比较，以计算 H/M 比例（表 4-1）。

H 反射在下面情况是有用的：第一，这种反应是 S_1 肌腱踝反射的电相关，若临床上出现踝反射，H

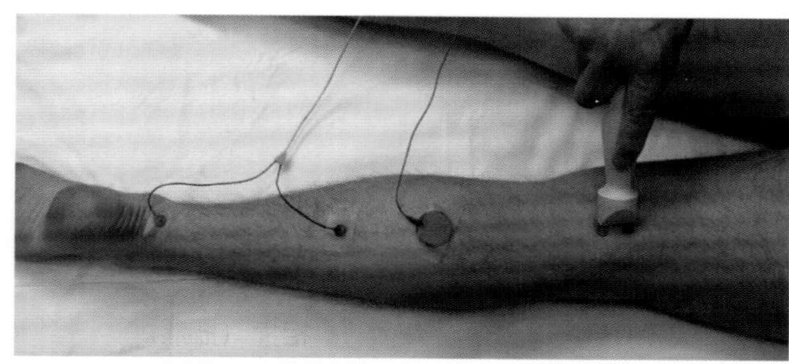

▲ 图 4-9　H 反射的设置

为了得到更好的 H 反射波形，G_1 放在比目鱼肌远端 2～3 横指、与腓肠肌内外两个头相交处，G_2 放在跟腱上。在腘窝处的胫神经给予次强刺激，阴极靠向近端

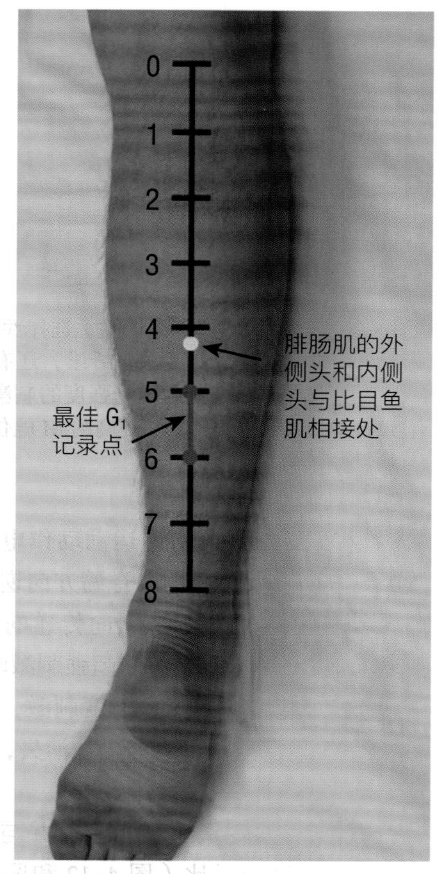

▲ 图 4-10　H 反射的最佳记录位置

内踝向外伸展，从腘窝后方向跟腱画出一条线，然后将这条线划分为 8 等份，放置活动记录电极最佳位置就是移向远端经过比目鱼肌的第 5 节段或第 6 节段。比目鱼肌上的这个位置，是其与腓肠肌 2 个头相交处远端 2～3 横指处

反射一定存在；若踝反射消失，有的病例中 H 反射还可以存在；任何可以降低踝反射的损害也会延长 H 反射；因此，在多发神经病、近端胫神经和坐骨神经病、腰骶丛神经病和 S_1 神经根损害中，都可以见

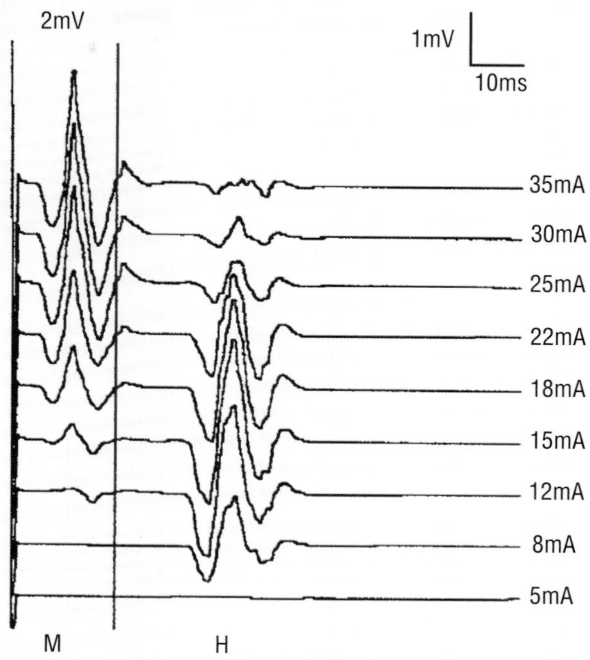

▲ 图 4-11　H 反射

注意，给予低强度刺激，可出现没有 M 电位的 H 反射；逐渐增大刺激量，H 反射增加而 M 波消失；在较高强度刺激下，M 电位继续增加而 H 反射减小，缘于 H 反射与逆向运动电位之间的冲撞

到 H 反射延长。要记住，在老年人双侧 H 反射消失并不一定不正常，这与在相当数量老年人中常见的踝反射消失临床表现相关。另外，H/M 比例是一种对前角细胞兴奋性的粗略评价方法，在上肢运动神经元损害，H/M 比例通常增高；同样，成年人在其他肌肉中的 H 反射出现，会提示中枢性疾病。

三、轴突反射

轴突反射，即 A 波，并非一种真正的反射，而是另一种晚电位，经常在记录 F 波时识别出来。轴突反射通常在 F 波与 M 波之间出现（图 4-14）。认为轴突反射是一种小的运动电位，在连续刺激时，其潜伏期和形态都相同；这与 F 波正相反，在每一次刺激时，其潜伏期和形态都稍微不同。在光栅轨迹上经过叠加来得到这些电位，常常非常有用。与 F 波不同，轴突反射可以完全重叠在一起，尤其是给予次强刺激时，在再生神经中可见轴突反射。

正常轴突发出的终末分支非常接近所支配的肌肉，这一位置常位于肌电图检查中大多数神经检查

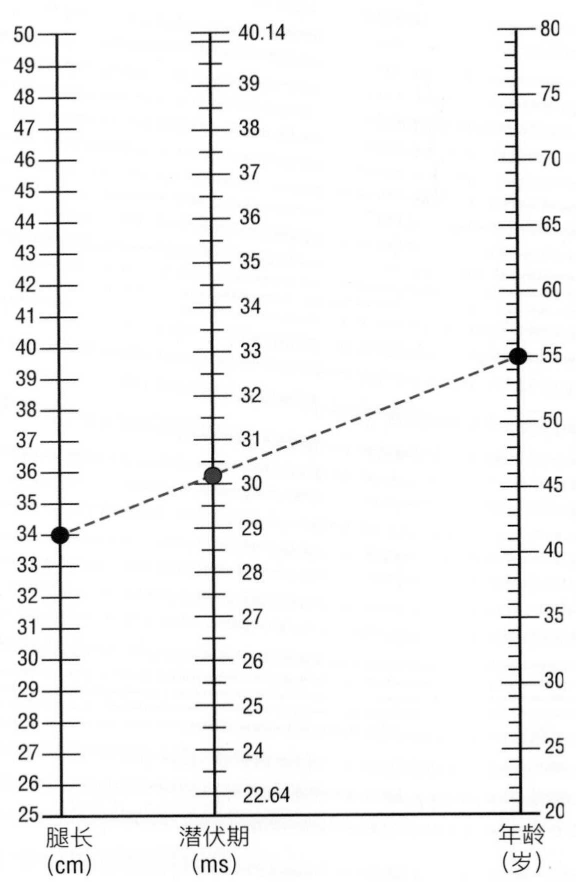

▲ 图 4-12　**H 反射潜伏期的参考值**

基于腿长度和年龄的 H 反射潜伏期正常值的列线图。从腘窝刺激点到内踝刺激点测量腿长度。这个病例中，患者腿长度 34cm，年龄 55 岁，在两侧纵轴相关点画一条连接线，这条线与中间潜伏期轴线的相交点，就是其预期的 H 反射潜伏期正常值上限，即 30.25ms（经许可转载，改编自 Braddom, R.I., Johnson, E.W., 1974. Standardization of the H-reflex and diagnostic use in S1 radiculopathy. *Arch Phys Med Rehabil* 55, 161.）

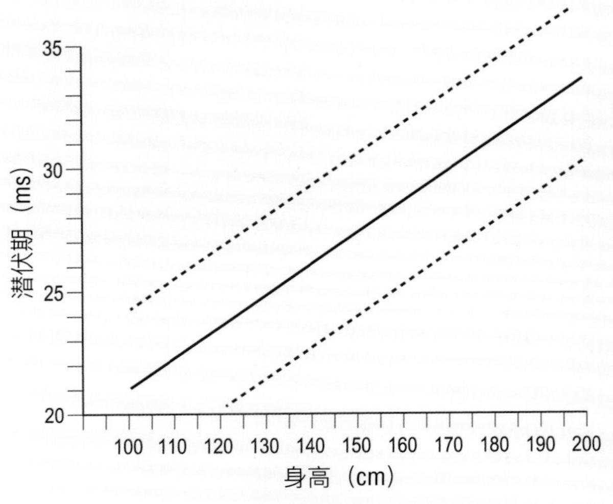

▲ 图 4-13　**H 反射潜伏期的参考值**

基于身高的 H 反射潜伏期正常值。实线为平均值；虚线为正常值的上限和下限（图片由 BMJ Publishing Group 提供，引自 Lachman T, Shahani BT, Young RR. Late responses as aids to diagnosis in peripheral neuropathy. *J Neurol Neurosurg Psychiatry*. 1980;43:56.）

的远端刺激点的远端。然而，在发生神经再支配的神经中，侧支芽生分叉点常发生在远端刺激点的近端。在后者情况下，当给予次强刺激时，可产生轴突反射。当神经被刺激时，动作电位同时向远、近端传导。如果向近端传导的冲动逆行传导经过芽生分叉点时，冲动可沿侧枝神经纤维回返传导至所支配的肌肉，从而产生轴突反射，出现于 M 波之后，F 波之前（图 4-15）。当给予超强刺激的时候，逆向传导的冲动与顺向传导的轴突反射发生碰撞抵消，轴突反射不能表现出来。然而，如果所有的远端神经纤维未受到超强刺激，就不会产生沿侧枝神经纤维逆向传导的电冲动与顺向传导的轴突反射发生碰撞抵消。此时，运动电位可以沿侧枝神经纤维回返传导肌肉，产生轴突反射。识别轴突反射很重要，因为轴突反射通常提示神经再支配的发生，同时刺激可能没有达到超强刺激。重要的是，不要混淆 F 波和轴突反射，F 波通常出现更晚。极少数情况下，如果再生的侧枝纤维神经传导速度非常慢，轴突反射就出现在 F 波的后面。

轴突反射通常和轴突丢失后的神经再支配有关，也可见于脱髓鞘神经病。在经典的吉兰－巴雷综合征中，轴突反射通常见于起病后最初的数天内，其发病机制存在争议，推测可能在炎症和脱髓鞘部位，冲动从一根神经纤维假突触传导到另一根神经纤维（突触传递从一根神经膜直接扩散到另一神经膜）。

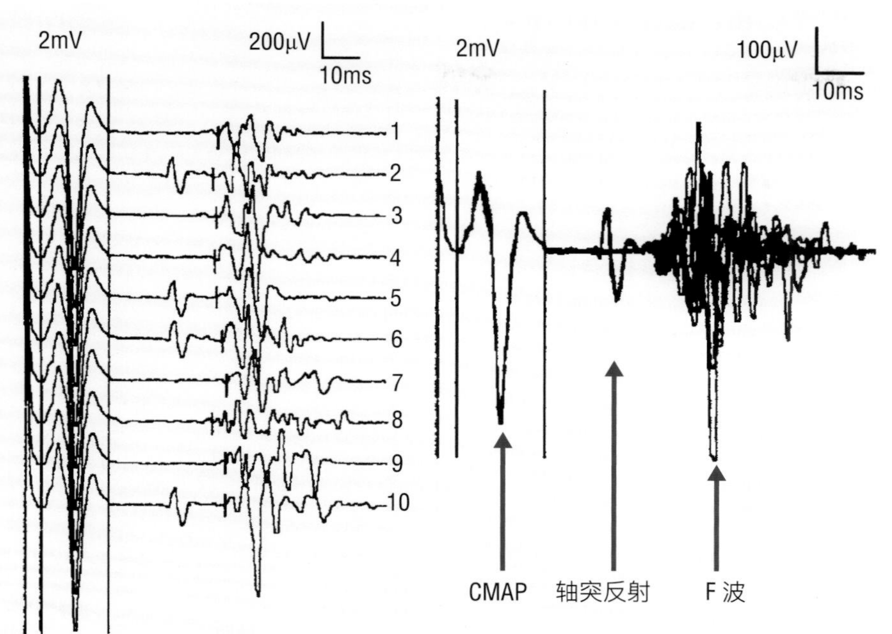

◀ 图 4-14　**轴突反射**

胫神经 F 波，10 列描记图。注意在第 2、5、6 及 10 列中，有一个额外的电位，即为轴突反射，出现在复合肌肉动作电位和 F 波之间（左图）。将描记图进行重叠后（右图），轴突反射完全重叠，但 F 波的波形和潜伏期在每一列描记图中都有差异。CMAP. 复合肌肉动作电位

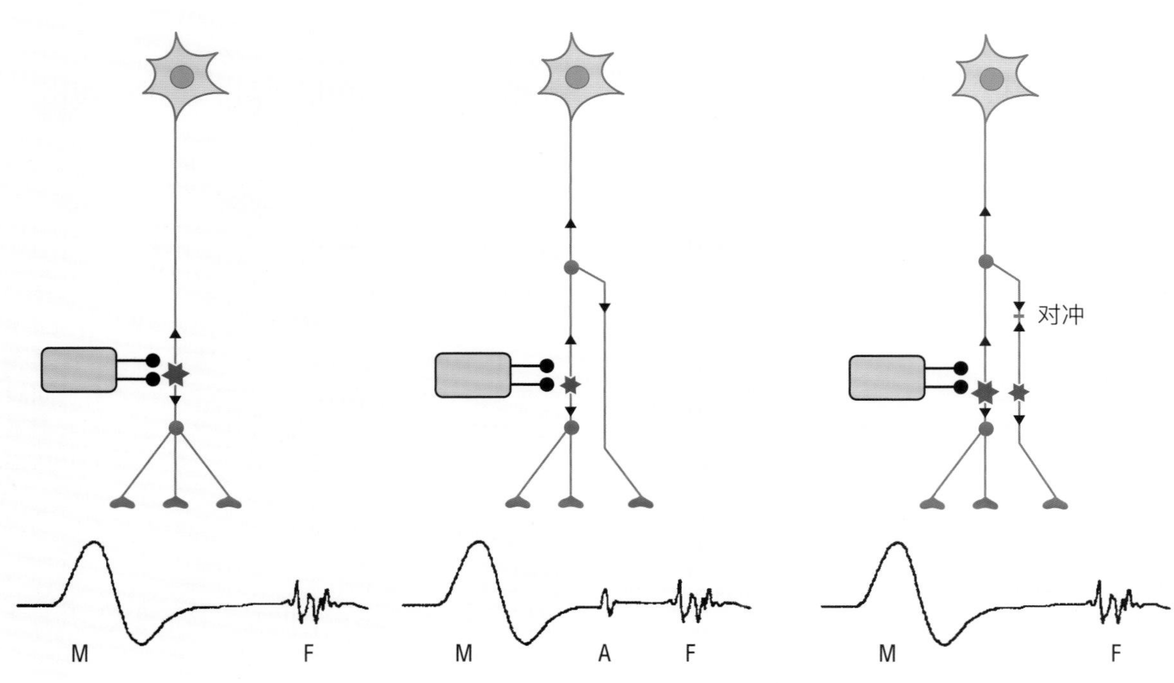

▲ 图 4-15　**轴突反射的通路**

左图，正常情况下，轴突在靠近支配肌肉的部位发出终末分支。当给予远端刺激时，顺向传导产生直接运动电位（M 波），同时逆向传导通常产生 F 波。中图，失神经支配后，侧支芽生可能从近端轴突发出，对失神经支配的肌纤维进行神经再支配。逆向传导的冲动可以通过侧支芽生点传导到侧支神经纤维，并沿侧支神经纤维顺向传导到肌肉，产生轴突反射。这种情况发生在远端神经纤维未全部受到超强刺激的情况下，此时没有逆向冲动与沿侧支神经纤维传导的动作电位发生碰撞抵消。由于轴突反射传导的通路长度短于 F 波传导通路长度，因此轴突反射通常出现在 F 波之前。轴突反射的特点是在连续的刺激情况下其潜伏期和波形恒定。右图，在超强刺激下，轴突反射通常消失，由于给予超强刺激，再生芽枝上逆向传导的冲动与顺向传导的轴突反射碰撞抵消

第5章 瞬目反射
Blink Reflex

罗 晶 译 管宇宙 校

除视觉诱发电位和脑干听觉诱发电位外，常规电生理检查中用于评估脑神经及其近端的内容很少。瞬目反射是用于评估第Ⅴ对脑神经（三叉神经）第Ⅶ对脑神经（面神经），以及它们在脑桥和延髓的连接部分的电生理检查。瞬目反射是一类真正的反射，与临床检查角膜反射具有电生理相关性，与H反射类似，包括感觉传入、突触传递和运动传出。瞬目反射用于检测整个反射通路的异常，包括外周和中枢通路。面神经和三叉神经病变或压迫性病变，脑卒中或者多发性硬化导致的脑干病变，都可以通过瞬目反射检查。

一、解剖

瞬目反射的传入纤维是三叉神经眼支的眶上神经分支（脑神经V_1），传出纤维是面神经的运动纤维（脑神经Ⅶ）。与角膜反射一样，电刺激一侧三叉神经的眶上分支会引起双侧面神经（瞬目）反应。单侧眶上神经刺激，引起的感觉冲动沿三叉神经传入到达双侧脑干的三叉神经感觉主核（脑桥中部）和脑干三叉神经脊束核（脑桥下部及延髓）。神经冲动通过脑桥和延髓外的一系列中间神经元，到达同侧和对侧面神经核，传出信号沿着双侧面神经传出（图5-1）。

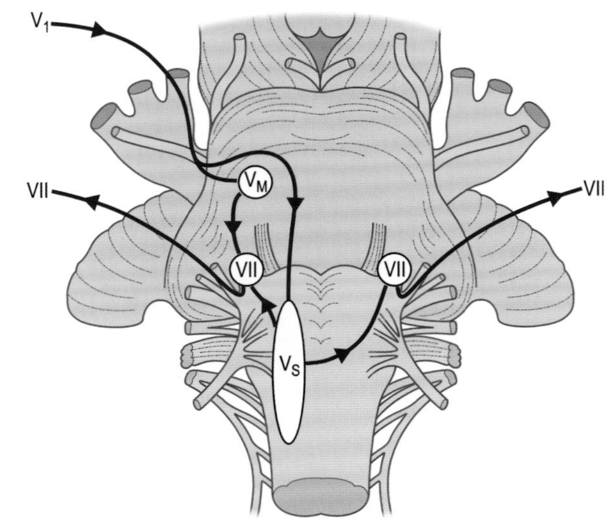

▲ 图5-1 瞬目反射解剖

瞬目反射传入环路由三叉神经的第一支传导，此支同时与脑桥的三叉神经感觉主核和延髓的三叉神经脊束核突触连接。较早出现的R_1波由三叉神经感觉主核和同侧的面神经运动支反射完成，晚出现的R_2波由三叉神经脊束核和同侧及对侧的面神经核完成，R_1和R_2的传出路径是通过面神经支配眼轮匝肌完成（经许可转载，改编自 Chusid JC. *Correlative Neuroanatomy and Functional Neurology*. 18th ed. Stamford, CT: Appletion & Lange; 1982.）

瞬目反射包括两个成分，即早成分R_1和晚成分R_2。R_1反应出现于被刺激同侧，而R_2反应通常出现于双侧。R_1反应被认为是脑桥中部三叉神经感觉主核和位于脑桥被盖的同侧面神经核之间的单突触反射。R_2反应则被认为是通过同侧脑桥和延髓的三叉神经脊束核、脑干中间神经元连接到同侧和对侧面神经核的多突触反射。R_1波通常重复性好且稳定，形态为双相或三相电位。在小部分正常人中，双侧R_1反应均不能稳定引出。R_2波通常为多相波，并且波形多变。在重复刺激时，R_2反应趋于出现适应性表现。

二、瞬目反射检查步骤

患者仰卧位，放松，眼睛可睁开或轻闭目（框5-1）使用双通道同时记录双侧面部。表面记录电极放置在双侧眼轮匝肌下缘（图5-2）。眼轮匝肌记录时，活动记录电极（G_1）最好放置在眼下的瞳孔中心位置偏外下处。参考记录电极（G_2）置于双侧颞部眼外眦处。记录也可以使用小的同心针电极在双侧眼轮匝肌上记录。地线置于下颌或前额正中。

框 5-1　瞬目反射过程

1. 患者放松，平躺，双眼睁开或轻轻闭合
2. 双侧眼轮匝肌同时记录
3. 记录电极放置在眼下，瞳孔正中位下方，参考电极放置在双侧颞部眼外眦处
4. 地线放置在额头或下颌
5. 扫描速度设置为 5ms/div 或 10ms/div
6. 灵敏度设置为 100μV/div 或 200μV/div
7. 运动传导滤波设置在 10～10 000kHz
8. 在双侧眶上切迹分别刺激眶上神经（可使用儿科双极叉状刺激器），双侧眼轮匝肌记录。在连续刺激之间停顿数秒，以免出现适应性
9. 每侧刺激记录 4～6 次，并叠加波形以确定最短潜伏期

典型的 R_1 和 R_2 潜伏期分别为 10～12ms 和 30～40ms，因此扫描速度应设置为 5～10ms/div。由于 R_1 和 R_2 的波幅低，初始灵敏度设置为 100～200μV/div。滤波设置与运动传导一致（10～10 000Hz）。在眶上神经（三叉神经眼支的分支）同侧刺激，刺激部位为眶上切迹。在一些患者中，可使用小型的儿科双极叉状刺激器进行刺激。刺激部位位于眶上切迹，可触摸到眉弓上的轻微凹陷。脉冲电流时限为 100ms。刺激电流强度应从基线 0mA 开始小幅度增大（通常为 3～5mA）到超强刺激，引出最短潜伏期和最大波幅电位，由于低电流刺激就已经可以达到刺激强度，通常获得超强刺激的强度不超过 15～25mA。

当达到超强刺激后，重复刺激 4～6 次，叠加后确定最短的反应潜伏期。为了防止出现适应性反应，注意刺激的间隔不能太短，最好在连续的刺激之间间隔几秒。因为 R_1 具有稳定性，所以 R_1 潜伏期易于被标记。潜伏期标记放置在 R_1 波离开基线的位置，无论其波形是正向或负向。R_2 潜伏期的测量较为困难，因为每次刺激得到的电位潜伏期和波形不同，通过对多次电位波形进行叠加，选择最短的 R_2 潜伏期。非常重要的是，患者必须处于放松状态，才能降低检测信号的背景噪声，后者可能会导致瞬目反射成分的混淆和消失（特别是 R_2 波）。打开音响有助于向患者提供听觉反馈，有助于患者肌肉放松，从而减少信号噪声。刺激器不能设置为重复刺激模式，需要一定的时间间隔来保证每次刺激之间有电静息期。

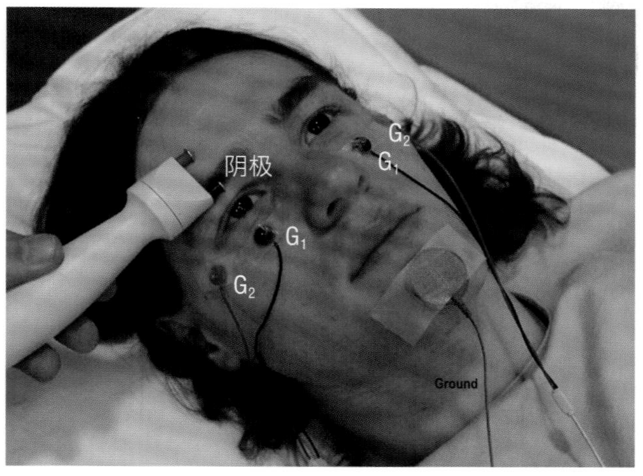

▲ 图 5-2　瞬目反射程序

双侧眼轮匝肌同时记录。记录电极（G_1）放置在眼下，瞳孔中间位置下方，参考记录电极（G_2）放置在颞部外眦的外侧。在眶上切迹刺激眶上神经。图示为右侧瞬目反射的记录和刺激部位

瞬目反射通常是由刺激三叉神经 V_1 支的分支眶上神经引出电位。在少部分人中，刺激三叉神经 V_2 分支眶下神经也可以引出电位。反射也可以通过叩击眉心引起，使用特殊设计的反射锤，自动触发示波器扫描，但这种方式不易诱发出瞬目反射。需要注意的是，使用这种技术，前额的机械刺激可以产生双侧 R_1 反应。

在正常个体中，电刺激产生刺激同侧的 R_1 反应和双侧的 R_2 反应（图 5-3）。R_1 潜伏期反映了沿同侧三叉神经传入通路的最快纤维到三叉神经感觉主核，通过脑桥的少突触传递到达同侧脑桥的面神经核，再沿面神经传出所需要的传导时间。R_2 潜伏期反映了沿同侧三叉神经传入通路的最快纤维到三叉神经脊束核，通过同侧脑桥和延髓的多突触传递，到达同侧和对侧面神经运动核，再通过双侧面神经传出所需要的时间。

三、异常表现模式

瞬目反射中 R_1 和 R_2 的绝对潜伏期需要与正常值比较，也需要与对侧进行双侧比较。在正常受试者中（图 5-4A），R_1 绝对潜伏期＜13ms，同侧 R_2 潜伏期＜41ms，对侧 R_2 潜伏期＜44ms。R_1 潜伏期的两侧差值应＜1.2ms，同侧 R_2 潜伏期两侧差值应为＜5ms，对侧 R_2 潜伏期两侧差值应＜7ms。根据病变的部位可出现不同的瞬目反射模式，基本异常模式如下。

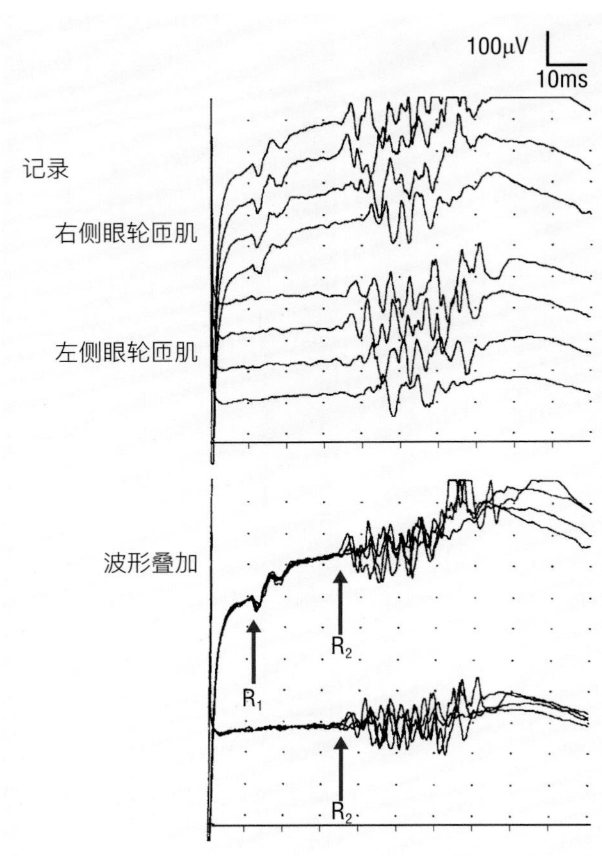

▲ 图 5-3 正常瞬目反射

刺激右侧，在正常受试者的双侧眼轮匝肌记录。刺激同侧，早反应 R_1 电位潜伏期 11ms，迟发反应 R_2 电位潜伏期 34ms。R_1 通常是双相或三相的电位，稳定性好。R_2 电位形态多变，通常是多相电位。在刺激对侧，记录到 R_2 电位，潜伏期 35ms。重叠有助于标注最短 R_2 潜伏期

1. 单侧三叉神经病变（图 5-4B 和 C）。刺激受累侧，所有电位延长或消失（同侧 R_1、R_2，对侧 R_2）。刺激未受累侧，所有电位正常，包括同侧 R_1 和 R_2 及对侧 R_2。临床意义：三叉神经感觉神经病变，最常见于结缔组织疾病或某些中毒性神经病。

2. 单侧面神经病变（图 5-4D 和 E）。刺激受累侧出现同侧 R_1 和 R_2 的延长或消失，但对侧 R_2 正常。刺激未受累侧，同侧 R_1 和 R_2 正常，但对侧 R_2 延长或消失。在这种情况下，无论刺激哪一侧，受累侧所有电位均出现异常。临床意义：单侧面神经病变有很大的鉴别诊断价值，包括感染性、炎症性、肉芽肿性和结构性病变。然而，它最常被认为是一种特发性的感染后综合征（即贝尔麻痹）。

3. 单侧脑桥中部病变［三叉神经感觉主核和（或）连接到同侧面神经核的脑桥中间神经元］（图 5-4F）。刺激受累侧出现 R_1 延长或消失，但同侧和对侧 R_2 电位正常。刺激未累侧所有电位正常，包括 R_1、同侧和对侧 R_2。临床意义：这种模式提示脑桥内的病变，常见于脑卒中、脱髓鞘或结构性病变。

4. 单侧延髓病变［三叉神经脊束核和（或）连接至同侧面神经核的延髓中间神经元病变］（图 5-4G）。刺激受累侧，同侧 R_1 和对侧 R_2 正常，但同侧 R_2 延长或消失。刺激未受累侧会出现正常的同侧 R_1 和 R_2 电位，但对侧 R_2 出现延长或消失。如果延髓病变较为广泛，累及对侧面神经的延髓中间神经元，刺激受累侧 R_1 正常，双侧 R_2 电位延长或消失。刺激未受累侧也出现同样表现。临床意义：这种模式表示延髓的内在病变，最常见的是脑卒中、脱髓鞘或结构性病变。

5. 脱髓鞘性周围神经病变（图 5-4H 和图 5-5）。轴突性周围神经病很少影响瞬目反射，因为典型的轴突性病变是远端逆死性神经病变，很少累及传导瞬目反射的近端纤维。在脱髓鞘性神经病变中，瞬目反射可能明显延长或消失，提示运动和感觉通路中的一个或两个传导速度减慢。

通过了解瞬目反射回路的解剖结构和基本的异常表现形式，我们可以推断出更复杂的病变（如双侧脑桥、双侧延髓）的异常表现形式。

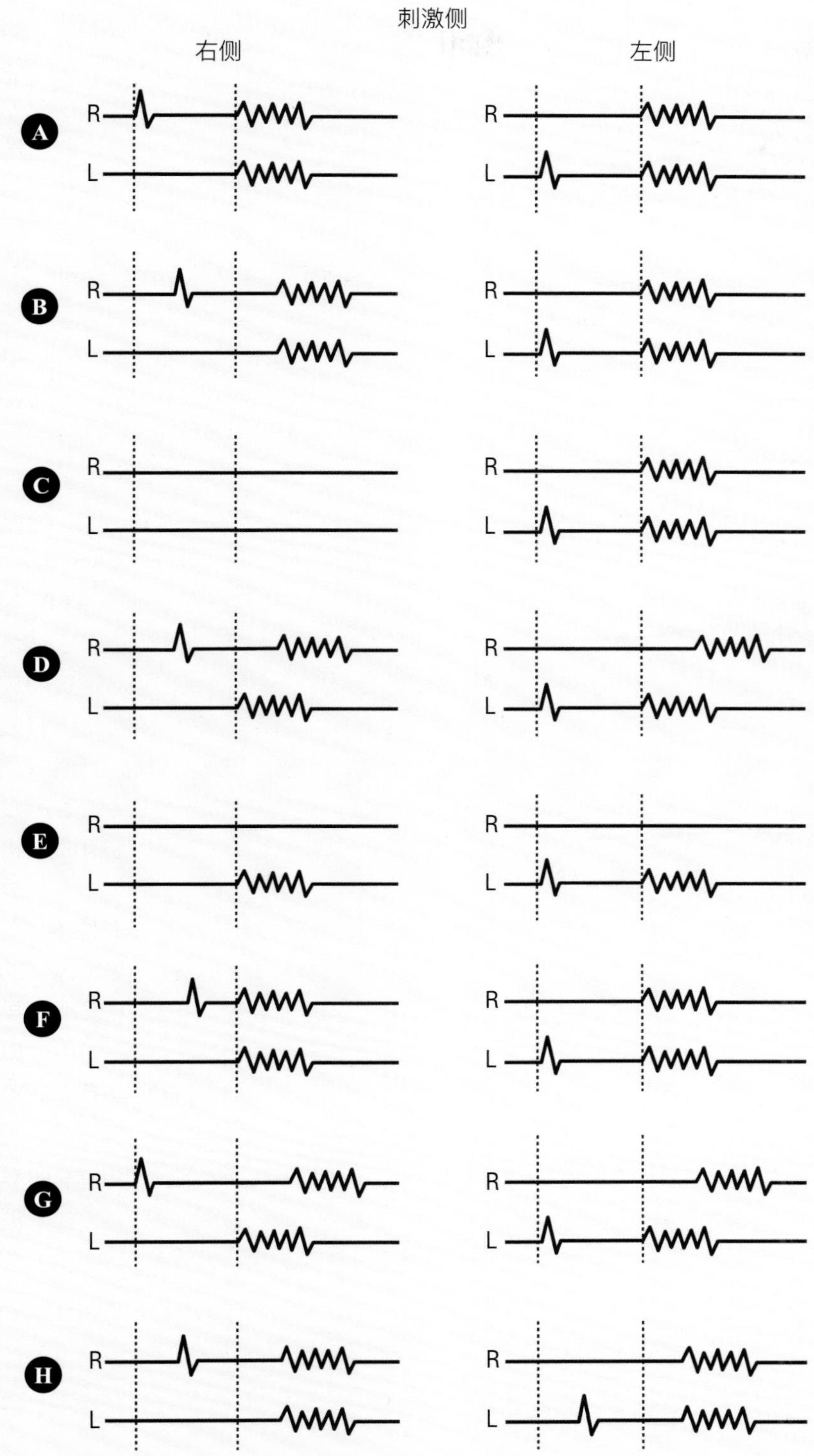

◀ **图 5-4　瞬目反射的异常模式**

A. 正常模式。双侧眼轮匝肌记录，分别刺激双侧的眶上神经，得到同侧 R_1 电位（早成分）和双侧 R_2 电位（晚成分）。B. 右侧三叉神经不全性损害。刺激受累侧（右侧），所有电位均延长，包括同侧 R_1 和 R_2 和对侧 R_2。刺激未受累侧（左侧），所有电位均正常。C. 完全性右侧三叉神经损害。刺激受累侧，所有电位均消失。刺激非受累侧，所有电位均正常。D. 右侧面神经不全性损害，刺激受累侧，同侧 R_1 和 R_2 延长，对侧 R_2 正常。刺激未受累侧，同侧 R_1 和 R_2 正常，但对侧 R_2 延长。在这种模式下，不管刺激哪一侧，受累侧的所有电位均异常。E. 完全性右侧面神经损害。刺激受累侧，同侧 R_1 和 R_2 电位消失，而对侧 R_2 正常。刺激非受累侧，同侧 R_1 和 R_2 正常，对侧 R_2 消失。F. 右侧脑桥中部病变［三叉神经感觉主核和（或）连接到脑桥至同侧面神经核的中间神经元］。刺激受累侧，R_1 延长或消失，但同侧和对侧 R_2 正常。刺激未受累侧，所有电位均正常。G. 右侧延髓病变［三叉神经脊束核和（或）连接到同侧面神经核的延髓中间神经元］。刺激受累侧，同侧 R_1 和对侧 R_2 正常，但同侧 R_2 延长或消失。刺激非受累侧，同侧 R_1 和 R_2 正常，对侧 R_2 延长或消失。H. 脱髓鞘性周围神经病变。所有的瞬目反射的电位都明显延长或消失，反映了运动 / 感觉通路的传导减慢。L. 左侧；R. 右侧

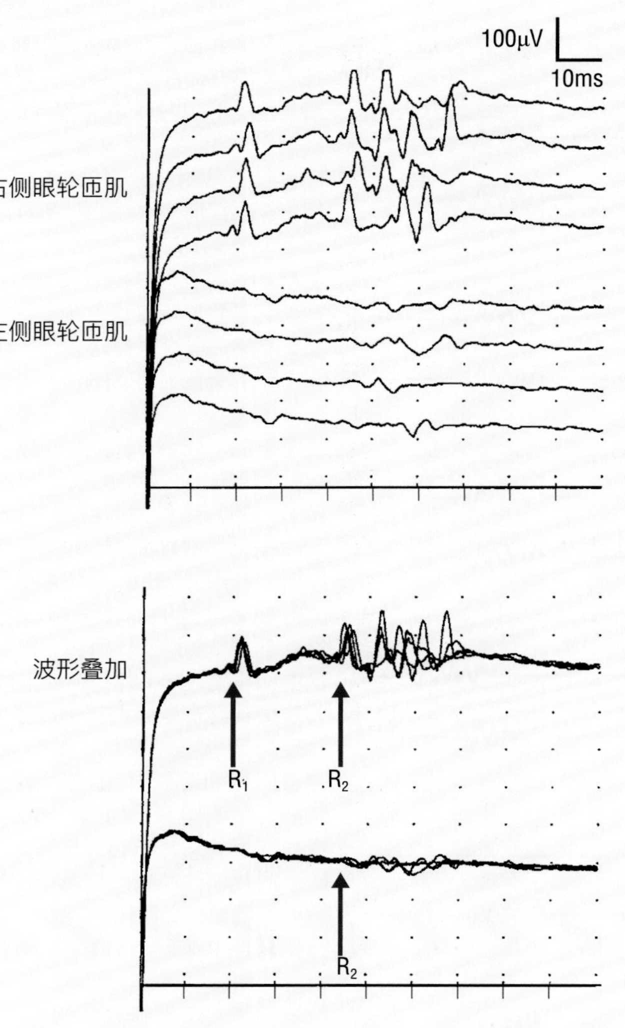

◀ **图 5-5　脱髓鞘性周围神经病的瞬目反射**

一例吉兰 - 巴雷综合征患者，双侧中重度面瘫（左侧较右侧重）。右侧刺激，双侧眼轮匝肌记录：R_1 潜伏期延长至 21ms，同侧 R_2 潜伏期 43ms。对侧 R_2 几乎消失，潜伏期延长至 46ms

第6章　重复神经刺激
Repetitive Nerve Stimulation

汤其强　译　　管宇宙　校

重复神经刺激（repetitive nerve stimulation，RNS）的使用可以追溯到19世纪末，当时Jolly对神经刺激后产生的肌肉运动进行了肉眼观察。尽管他最初的研究是在次最大刺激下进行的，并进行了机械而不是电测量，Jolly注意到重症肌无力患者在RNS后反应减弱，并正确地得出了该疾病是外周神经的结论。

随后，RNS被改进并被证实为评估疑似神经肌肉接头（neuromuscular junction，NMJ）疾病患者最有用的电诊断测试之一。当有可能诊断为重症肌无力、Lambert-Eaton肌无力综合征或肉毒中毒时，应进行RNS。对于任何表现为疲劳、近端无力、吞咽困难、构音障碍或眼部异常的患者，也应予以考虑，这些都是可能提示NMJ疾病的临床症状和体征。

在电诊断实验室中，研究了RNS对复合肌肉动作电位（compound muscle action potential，CMAP）的影响，并以任何递减或递增反应的分析作为研究的基础。要了解这些反应，需要了解正常NMJ生理学的知识，以及重复刺激对单个NMJ及其相关肌纤维的影响。该知识可用于电诊断实验室准确预测RNS对CMAP的影响，无论是在正常受试者还是NMJ疾病患者。

一、正常神经肌肉接头生理学

NMJ本质上形成了神经和肌肉之间的电–化学–电连接（图6–1）。NMJ的化学神经递质是乙酰胆碱（acetylcholine，ACh）。ACh分子在突触前末端以被称为量子的离散单位包装为囊泡；每个量子包含大约10 000个ACh分子。量子有三种不同的存储方式。初级或立即可用的储存由大约1000个量子组成，位于突触前神经终末膜的下方。这个存储可以即刻释放。次要存储（或动员存储）由大约10 000个量子组成，它们可以在几秒后重新供应主存储。最后，在远离NMJ的轴突和细胞体中存在一个超过100 000量子的三级储备。

当神经动作电位传入并去极化突触前连接时，电压门控钙通道（voltage-gated calcium channel，VGCC）被激活，允许钙离子内流。钙的输入启动了许多蛋白质的复杂相互作用，最终从突触前末端释放ACh量子。突触前末梢内的钙离子浓度越大，释放的量子就越多。ACh扩散穿过突触间隙并与突触后肌膜上的ACh受体（AChR）结合。突触后膜由许多连接褶皱组成，有效地增加了膜的表面积，乙酰胆碱受体聚集在褶皱的顶部。ACh与ARCHR的结合打开钠通道，导致局部去极化，即终板电位（endplate potential，EPP）。EPP的大小与结合到ARCHR的ACh的量成比例。

在类似于神经动作电位产生的过程中，如果EPP使肌膜去极化超过阈值，就会产生全肌纤维动作电位（muscle fiber action potential，MFAP）并在肌纤

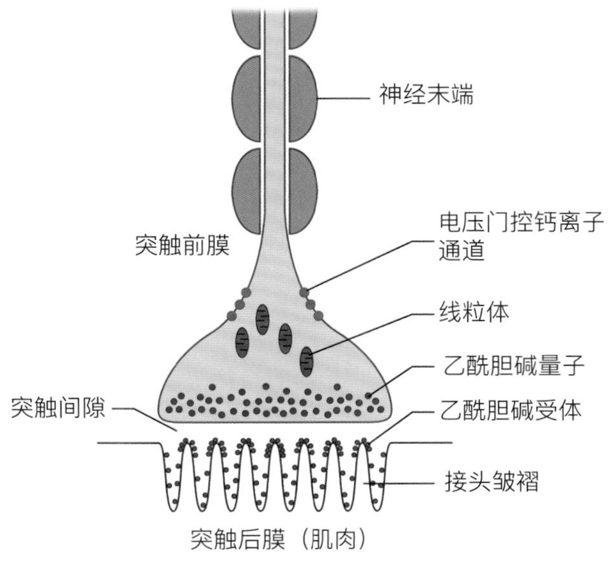

▲ 图6–1　正常神经肌肉接头解剖

维中传播。在一般情况下，去极化后的电位总是高于阈值，从而导致 MFAP。产生 MFAP 所需阈值以上的 EPP 幅值称为安全系数。在突触间隙中，乙酰胆碱被乙酰胆碱酯酶分解，胆碱随后被吸收到突触前末端，重新合成乙酰胆碱。

在正常受试者的慢速 RNS（2～3Hz）期间，ACh 量子从初级贮存中逐渐耗尽，每次连续刺激释放的量子更少。相应的 EPP 幅度下降，但由于正常的安全系数，其仍高于阈值，以确保每次刺激产生 MFAP。在最初的几秒之后，二级（动员）储备开始用随后的 EPP 上升代替耗尽的量子。

正常受试者快速高频 RNS（10～50Hz）的生理学更加复杂。突触前终末量子的减少不仅被二级储存量子的动员所抵消，还被钙的积累所抵消。正常情况下，钙从突触前末梢主动泵出大约需要 100ms。如果 RNS 的速度足够快，以至于在先前注入的钙被完全泵出之前就有新的钙流入，钙就会在突触前末梢积累，导致量子释放增加。正常情况下，这种钙的积累超过消耗，导致释放的量子数量增加，相应的 EPP 也增加。然而，结果与任何其他高于阈值的 EPP 相同：生成全有或全无的 MFAP。

因此，慢速低频 RNS 和快速高频 RNS 的效应在分子水平上非常不同，然而在正常受试者中，结果是相同的：MFAP 的一致生成。在安全系数降低的病理条件下（即基线 EPP 降低但仍高于阈值），慢速的 RNS 将导致量子耗竭，并可能使 EPP 降至阈值以下，从而导致没有 MFAP 效应。在基线 EPP 低于阈值且未产生 MFAP 效应的病理情况下，快速 RNS 可能会增加释放的量子数量，导致更大的 EPP，从而达到阈值，然后在先前不存在的地方产生一个 MFAP。这些概念构成了 NMJ 病中慢 RNS 减量和快速 RNS 增量的基础。

二、重复神经刺激的电生理学模型

通过做以下三个假设，可以有效地模拟正常受试者和 NMJ 障碍患者的 RNS。

1. m=pn，其中 m 表示每次刺激期间释放的量子数；p 是释放的概率（有效上与钙浓度成正比），正常受试者通常约为 0.2；n 表示立即可用存储的量子数量（基线时，正常受试者中约为 1000）。

2. 动员存储在 1～2s 后开始补充立即可用的量子。

3. 大约需要 100ms 才能将钙泵出突触前末端。如果刺激再次发生得早于 100ms（即刺激率＞10Hz），钙浓度增加，ACh 量子释放的概率增加，更多的量子被释放。

（一）模拟低频重复的神经刺激

慢速 RNS 对 EPP、MFAP 和 CMAP 的影响可以用以下三个例子来最好地说明（图 6-2A 至 C）。

3Hz 重复神经刺激：正常受试者。

刺激	n	m	EPP	MFAP	CMAP
1	1000	200	40	+	普通
2	800	160	32	+	无变化
3	640	128	26	+	无变化
4	512	102	20	+	无变化
5	640	128	26	+	无变化

第一个例子中，最初，在立即可用的存储器（n）中有 1000 个量子，每次刺激时，20% 的量子被释放。如果 EPP 为＞15mV（本例中的阈值），则生成一个 MFAP。注意立即可用存储（n）的正常消耗，随后释放的量子数量的下降（m），以及相应的从第一次到第四次刺激到第四次刺激的 EPP 的下降。在第二次刺激中，只有 160 个量子被释放，而不是最初的 200 个，因为立即存储的量子数量下降到 800 个（1000 减去第一次刺激中释放的 200 个），随后，800 个量子的 20% 被释放。然而，在第五次刺激时，已经有足够的时间让二级或动员商店开始补充初级储备。立即可用存储中的量子数量增加，随着释放的 ACh 量子数量的相应增加，导致更高的 EPP。请注意，EPP 始终保持在阈值以上（15mV）之上，从而导致了一个 MFAP 的一致生成（图 6-2A）。

3Hz 重复神经刺激：接头后障碍（重症肌无力）。

刺激	n	m	EPP	MFAP	CMAP
1	1000	200	20	+	普通
2	800	160	16	+	普通
3	640	128	13	–	递减
4	512	102	10	–	递减
5	640	128	13	–	递减（修正）

在电诊断实验室，这些发现转化为正常的基线 CMAP，波幅没有变化，因为所有肌纤维均产生了动

作电位。

在下一个示例中，立即可用存储中的量子数（n）、释放的量子数（m）、RNS 较慢的量子损耗都是正常的。然而，对量子（即 EPP）的响应是异常的。在正常受试者中，释放 200 个量子产生的 EPP 为 40mV，而在这种情况下，同样数量的量子产生的 EPP 仅为 20mV。因此，降低了安全系数。在重症肌无力中，这是因为 AChR 较少，因此，乙酰胆碱结合较少。安全系数的降低，加上量子的正常耗尽，导致后续 EPP 低于阈值，而没有生成相应的 MFAP（图 6–2B）。随着单个 MAFP 数量的减少，CMAP 振幅和面积都在减小。这一减少反映了达到阈值的 EPP 和对 CMAP 有作用的单个 MFAP 的减少。通常，在第 5 次或第 6 次刺激之后，次级存储被动员，没有进一步的 MFAP 损失发生。这导致了第 5 次或第 6 次刺激后 CMAP 减少的稳定或有时轻微改善或“修复”，产生了典型的“U 型”减少。

3Hz 重复神经刺激：突触前障碍（如 Lambert-Eaton 肌无力综合征）。

刺激	n	m	EPP	MFAP	CMAP
1	1000	20	4	–	低
2	980	19.6	3.9	–	递减
3	960	19.2	3.8	–	递减
4	940	18.8	3.7	–	递减
5	920	19.2	3.8	–	递减（修正）

在下一个示例中，立即可用存储中的量子数（n）是正常的，释放的量子数（m）的 EPP 是正常的，不正常的是释放的 ACh 量子数（m）和基线 EPP。

在 Lambert-Eaton 肌无力综合征中，由于 VGCC 的抗体攻击，突触前末端的钙浓度降低。因此，释放的概率（p）急剧下降，同时释放的量子数量也在减少。尽管不像正常或突触后障碍那么明显，但仍有耗竭。仅仅因为释放的量子太少，随后的损耗量就不会那么大。在本例中，因为 EPP 在基线时低于阈值，所以不会生成 MFAP（图 6–2C）。

因此，基线 CMAP 是低波幅的，这是因为在基线单次刺激后，许多肌肉纤维由于量子释放不足而未达到阈值。在 RNS 较慢的情况下，CMAP 也会进一步减少，因为随后的刺激会导致 MFAP 进一步丢失。

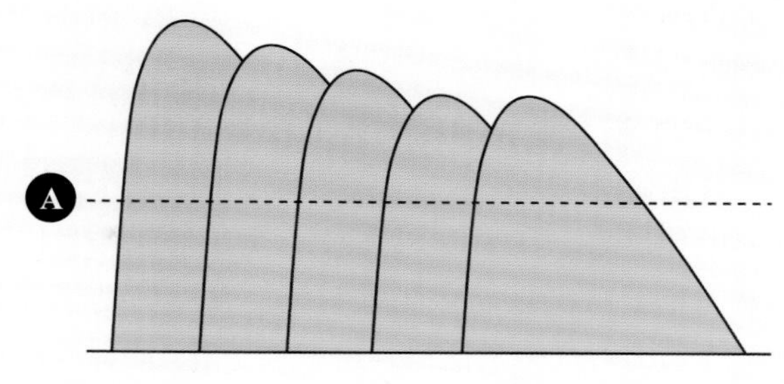

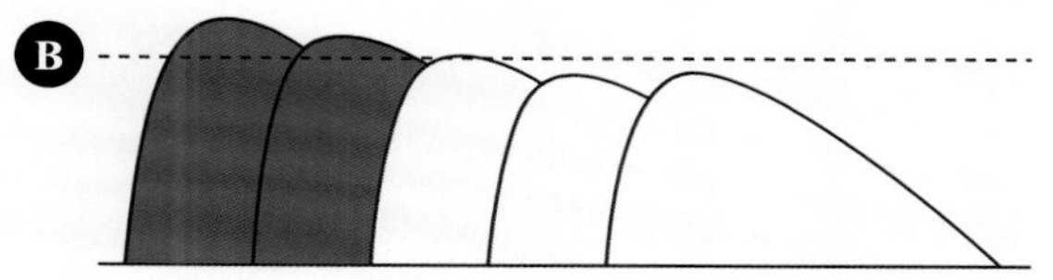

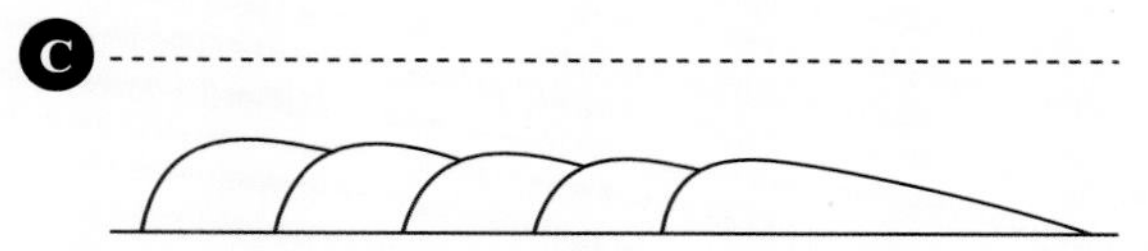

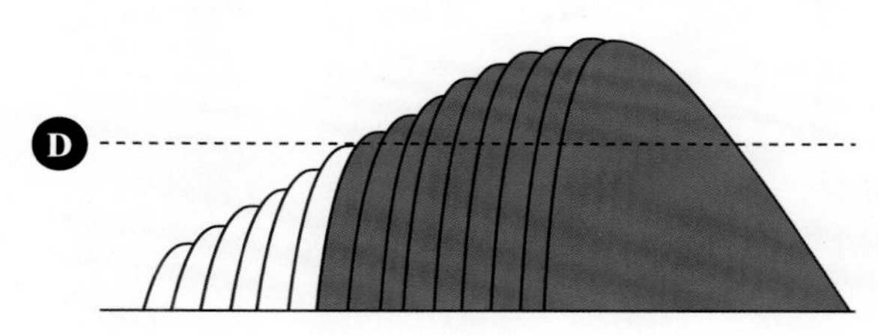

▲ 图 6–2 终板电位

阈值由虚线表示。阴影 EPP 是上升到阈值以上的 EPP，产生肌肉纤维动作电位。A.3Hz 重复神经刺激，正常神经肌肉接头。注意，尽管 EPP 振幅（安全系数）正常下降，所有的电位都远高于阈值。B.3Hz RNS，突触后 NMJ 障碍。注意，较低的 EPP 振幅。随着乙酰胆碱的进一步消耗，最后三个电位下降到阈值以下，肌肉纤维动作电位就不会生成。C.3Hz RN，突触前 NMJ 紊乱。注意，所有 EPP 低于阈值，没有肌肉纤维动作电位生成。EPP 振幅呈下降趋势，但下降趋势不像正常人或突触后 NMJ 障碍患者那么明显。D.50Hz RNS，突触前 NMJ 障碍。注意 EPP 振幅逐渐增加到阈值以上，随后产生肌纤维作用潜力

就像在突触后障碍中一样，在第 5 次或第 6 次刺激后，次级储存被动员起来，不再发生 MAFP 的进一步损失。这导致在第 5 次或第 6 次刺激后，CMAP 减少量稳定或有时轻微改善或修复，形成典型的“U 型”减少量。注意，在一些突触前障碍中，基线 EPP 可能较低，但仍高于阈值，导致安全系数降低。在

这种情况下，最初可能会生成一个MFAP，但当EPP低于阈值且RNS较慢时，可能无法生成MFAP。

（二）高频重复神经刺激的模型

高频RNS的效果可以从上面讨论的三个基本假设中推导出来。在快速RNS中，量子的耗竭可以通过增加量子从次级储存区到初级储存区的动员和突触前终末的钙聚集来抵消，这增加了p，即释放的可能性。这些影响的总和通常导致更多的量子释放和更高的EPP和快速的RNS。

在正常受试者中，快速RNS总是导致MFAP的产生，与任何高于阈值的EPP相同。在突触后NMJ障碍患者中，EPP也会增加，但由于EPP通常在基线时高于阈值，结果仍将是MFAP的产生。然而，如果EPP已经降低，如在慢RNS之后，降低的EPP可以用快速RNS修复或改善。如果EPP已降至阈值以下，则随后的快速RN可能会使EPP回升至阈值以上。

突触前NMJ障碍是明显不同的。由于这些疾病的EPP在基线时异常低（通常低于阈值），快速RNS可能会将EPP提高到阈值以上，从而在以前没有出现的地方产生MFAP（图6-2D）。

（三）运动试验

当受试者被要求以最大的力量自愿收缩肌肉时，运动单位以其最大的发射频率发射，通常为30～50Hz。因此，最大限度的自愿锻炼可以用来证明许多与快速（30～50Hz）RNS相同的效果。两者都会导致更高幅度的EPP。

在正常受试者中，最大运动量通常会导致MFAP的产生。在突触后NMJ障碍中，运动就像快速RNS一样，会导致更高的EPP。由于EPP在基线时通常高于阈值，因此结果是相同的：产生MFAP。同样，锻炼可以修复或改善在慢速RNS过程中形成的低EPP。如果资源增值降至临界值以下，随后的工作可能会使资源增值回升至临界值以上。在突触前NMJ障碍中，运动（如快速RNS）通常可以促进低EPP。如果基准EPP低于阈值，则练习可以将EPP提高到阈值以上，以便在以前没有MFAP的情况下生成MFAP。

之前描述的快速RNS或自愿锻炼的效果发生在短暂的运动期或快速RNS，通常为10s。这一过程被称为运动后（或破伤风后）促进。运动后（或破伤风后）精疲力竭的现象还不太清楚。在长时间的运动或快速的RNS（通常是1min）之后，EPP通常一开始就会上升，但随后在接下来的几分钟里会下降，通常会降到基线以下。在安全系数正常的正常受试者中，EPP永远不会低于阈值。然而，对于NMJ传导受损的患者，在长时间运动后2～4min进行缓慢的RNS可能会导致EPP下降更大，从而使EPP达不到阈值，也不会产生MFAP。

三、肌电图实验室中的重复神经刺激

RNS易于学习和操作，不需要特殊设备。然而，一些患者对它的耐受性很差，而且容易出现一些重要的技术问题，如果不能认识到并纠正这些问题，可能会影响其可靠性、有效性，从而影响其价值。早些时候的讨论涉及单一终板和单个MFAP。在肌电图实验室的RNS过程中，所有测量都是在CMAP上进行的，CMAP是肌肉中产生的单个MFAP的总和。因此，假设CMAP的幅度和面积与激活的肌肉纤维的数量成正比。在正常人中，EPP既受慢速RNS的影响，也受快速RNS的影响。然而，在这两种情况下，EPP始终保持在阈值以上，从而产生一致的MFAP。

因此，在正常受试者中，慢速或快速RNS后产生的CMAP在幅度或面积上都没有显著变化。在NMJ障碍中，如果正常的EPP安全系数降低，缓慢的RNS会导致量子耗竭，降低EPP幅度。如果某些肌肉纤维的EPP降到阈值以下，这些MFAP将不会产生，单个MFAP的数量将会下降。这为在肌电实验室中看到的慢RNS的递减CMAP反应提供了基础（图6-3A）。随着单个MFAP数量的减少，CMAP的幅度和面积也会减少。这一减少反映了更少的EPP达到阈值和更少的单个MFAP对CMAP做出贡献。

在NMJ障碍中，一些EPP在基线时低于阈值（通常是突触前障碍），快速RNS可以用来促进EPP。如果亚阈值EPP可以超过阈值，则将在以前没有出现的MFAP的地方产生MFAP，并且单个MFAP的数量将增加。这为肌电实验室中看到的快速RNS的增量CMAP反应提供了基础。随着单个MFAP数量的增加，CMAP的幅度和面积也会增加（图6-4）。这一增加反映了更多的EPP达到阈值和更多的个人MFAP对CMAP做出贡献。在突触前NMJ障碍中，对快速RNS的增量反应＞100%（即值加倍）并不少见。

（一）肌电图实验室中的运动测试

肌电图实验室中的运动测试在所有可疑 NMJ 疾病患者的电生理评估中起着重要作用。在合作受试者中，可以使用简短的最大自愿运动代替快速 RNS。运动测试具有无痛的明显优势，而快速 RNS 则非常痛苦且通常难以忍受。如果不相信，读者可以进行实验。首先，最大限度地收缩正中神经支配的外展肌短肌 10s，然后用 50Hz 超最大的正中神经刺激 10s 来对比体验。两者之间的区别并不微妙。

运动后促进和运动后疲惫产生的影响可以在 NMJ 障碍患者的 CMAP 上证明（图 6–3）。最大自愿收缩 10s 后，发生量子的动员增加和钙的积累，导致释放的量子数量更多，EPP 更高。这种锻炼后的促进作用可以在两种情况下得到证明。首先，在突触前疾病（如 Lambert-Eaton 肌无力综合征）中，与基线时量子和阈下 EPP 释放减少有关，短暂的运动可以促进高于阈值的 EPP，从而产生以前不存在的 MFAP。因此，出现 CMAP 幅度和面积的增量。其次，短暂的锻炼可以修复被慢速 RNS 降低的 EPP。如果在阈值以上促进 EPP，则将生成以前不存在的 MFAP。因此，可以减小或“修复”在慢 RNS 期间已经形成的 CMAP 振幅和面积的减小（图 6–3A 和 B）。

为了证明运动后的疲惫，肌肉最大限度锻炼 1min。在 1min、2min、3min 和 4min 后立即执行慢速 RNS。在安全系数正常的正常受试者中，EPP 永远不会低于阈值，并且 CMAP 幅度和面积保持稳定。然而，在 NMJ 传导受损的患者中，在长时间运动后 2～4min，响应缓慢 RNS 的 CMAP 振幅和面积的减少变得更加明显（图 6–3C 至 E）。如果发生这种情况，10s 的最大自愿运动可以用来修复向正常方向下降的现象（图 6–3F）。在正常受试者中，短暂的剧烈运动可能会通过被称为“假促进”的过程导致 CMAP 振幅的轻微增加。短暂运动后，促进了 EPP。但是，由于它们在基线时高于阈值，因此会生成相同数量的 MFAP。尽管汇总创建 CMAP 的 MFAP 的实际数量没有增加，但短暂的最大运动会导致肌肉纤维更同步地发射。

可能是由于所有 EPP 的上升时间较快，从而导致同时激发更多的 MFAP。这种假易化导致 CMAP 波幅增加，但通常伴随着 CMAP 持续时间的缩短和 CMAP 面积的微小变化（图 6–5）。在正常受试者中，假促进作用不超过 40%（即比基线高 40%）。

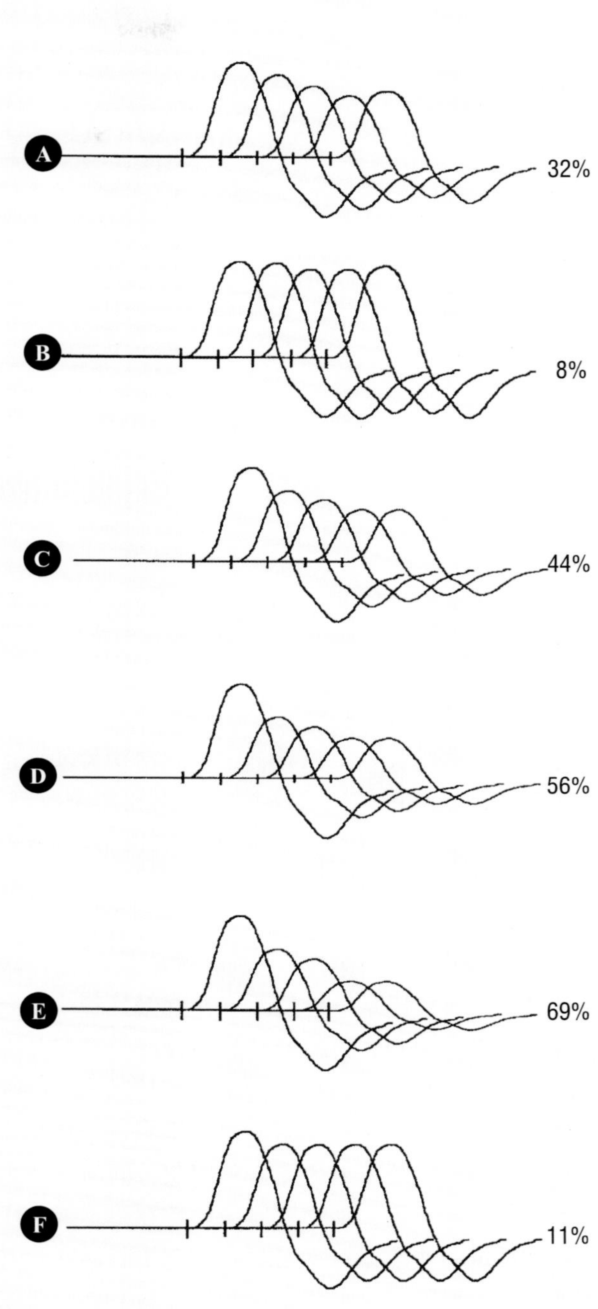

▲ 图 6–3　运动后的易化和疲劳

重症肌无力患者的 3Hz 重复神经刺激

A. 静止时复合肌肉动作电位振幅的减小。B. 运动后便利。最大自愿运动 10s 后，CMAP 的减少已恢复正常。C 至 E. 运动后疲惫。最大自愿运动 1min 后 CMAP 1min、2min 和 3min 的减少。减量比基线减量逐渐增加。F. 减量后的运动后便利。在又进行了 10s 的最大自愿运动后，由于运动后的疲惫而恶化的减量立即恢复正常

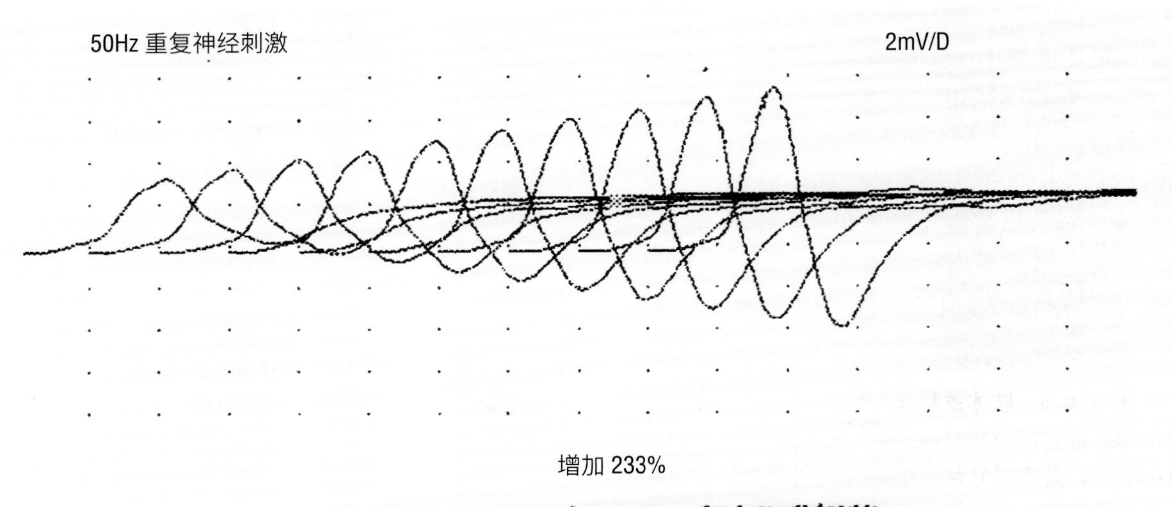

▲ 图 6-4 快速重复神经刺激时的递增

连接小鱼际肌，以 50Hz 刺激 Lambert-Eaton 肌无力综合征患者的尺神经。顶部痕迹，前 10 个反应。底部痕迹，注意在这个例子中复合肌肉动作电位幅度变化超过 5s，显著增加，为典型的突触前神经肌肉接头障碍

（二）重复神经刺激的技术因素

在进行 RNS 刺激和运动测试时，密切关注技术因素是至关重要的。如果不加以认识和严密控制，技术因素可能会导致人为的减少或增加，并导致对 NMJ 障碍的错误理解。

1. 等距电极位置为基本要素

RNS 最大的技术问题是不能将记录电极固定在肌肉上。如果记录电极的位置在刺激过程中相对于肌肉移动，CMAP 的配置可能会改变。目标是在 RNS 过程中尽量减少肢体、刺激器或记录电极的任何移动。记录电极应始终用胶带牢牢固定。如果可能，刺激器应用胶带或尼龙搭扣固定，同时由肌电图仪将其固定到位，整个肢体应固定在垫子或板子上（图 6-6）。当刺激远端神经，如正中神经或尺神经时，更容易固定。当刺激近端神经时，固定刺激器和肢体以防止运动更为突出。

2. 刺激必须是超大的次极量

刺激会产生许多问题，包括伪影的 CMAP 降低和增加（图 6-7）。在开始 RNS 之前，一定要检查以确保刺激量超过最大值。

3. 必须控制温度

在 NMJ 疾病中，如果肢体温度较低，CMAP 的下降幅度会减少（图 6-8）。这一现象的原因并不完全清楚，但可能与寒冷时乙酰胆碱酯酶的功能下降

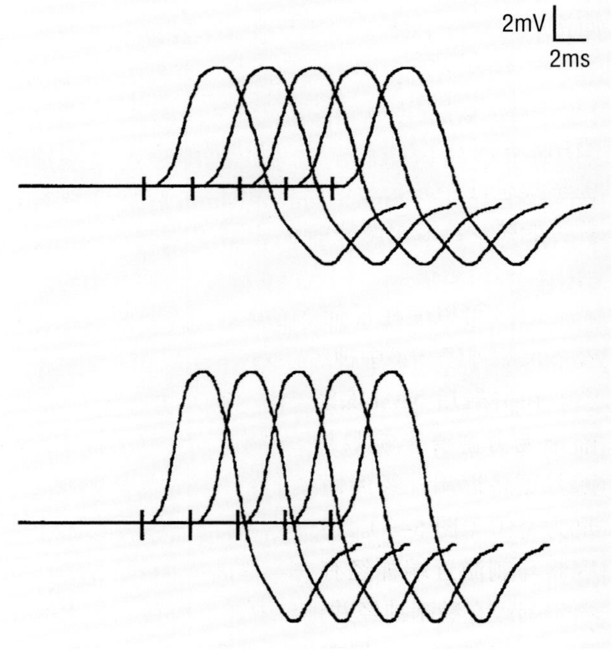

▲ 图 6-5 伪易化

在运动测试后进行重复神经测定时，经常会遇到伪易化。伪易化是一种正常现象，是在短暂的高强度运动后立即更同步地激发肌肉纤维动作电位所引起。在上图来自正常受试者的图中，3Hz 的 RNS 导致静息时复合肌肉动作电位下降 0%（顶部迹线）。在 10s 的最大强度运动后，立即重复 3Hz RNS（底部轨迹）。发现类似于 0% 的减少。但是，由于假促进的正常效应，CMAP 的波幅更高，持续时间更短，面积不变

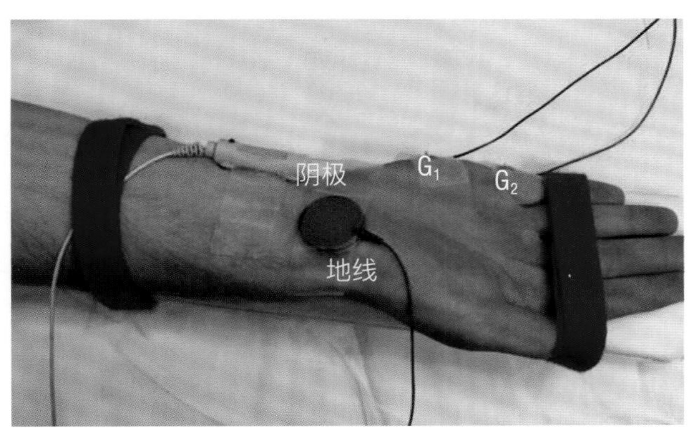

▲ **图 6-6　肢体重复神经刺激肌肉时的固定**

设置尺神经重复性神经刺激。像往常一样，用胶带固定在小电极上。刺激器用尼龙搭扣带或胶带固定在手腕上。用尼龙搭扣带将整个前臂和手固定在一个手臂板上，并将手指固定在一起

有关，有效地使更多的 ACh 结合于 AChR 上。临床上，重症肌无力患者在温暖的天气下症状会恶化，这可能是因为乙酰胆碱酯酶更活跃。EDX 实验室的 RNS 应始终在记录点温度至少为 33℃的情况下进行，否则就有错过下降的风险。

4. 乙酰胆碱酯酶抑制药应在使用前停用

最好建议患者在研究开始前至少 3～4h 内不要服用乙酰胆碱酯酶抑制药（如溴吡斯的明），除非有医学禁忌证。这些药物使更多可结合 AChR 的 ACh，并可能减少乙酰胆碱的消耗，导致阴性结果。

5. 神经选择

RNS 可以使用任何运动神经进行。最常用的神经是尺侧神经、正中神经、副神经和面部神经。

在突触后 NMJ 疾病（如重症肌无力）患者中，临床无力主要影响眼部、球部和近端肌肉。因此，随着更多近端神经的使用，异常的发生率增加就不足为奇了（图 6-9）。然而，不幸的是，更多的技术困难与刺激近端神经有关。对于近端神经，我们倾向于刺激脊髓副神经并记录上斜方肌（图 6-10）。脊髓副神经相当浅，仅在胸锁乳突肌中点后方，通常可被 15～25mA 电流上刺激。肩膀或手臂上轻轻但坚定的向下压力可以减少肩部运动。

面神经可用于 RNS，记录鼻肌、眼轮匝肌或其他面部肌肉。然而，面部 RNS 经常遇到两个基本问题：基线时 CMAP 幅度较小，并且无法固定肌肉以防止可能的电极运动。考虑以下。如果面部肌肉在休息时的基线 CMAP 幅度为 1mV，则下降 0.1mV

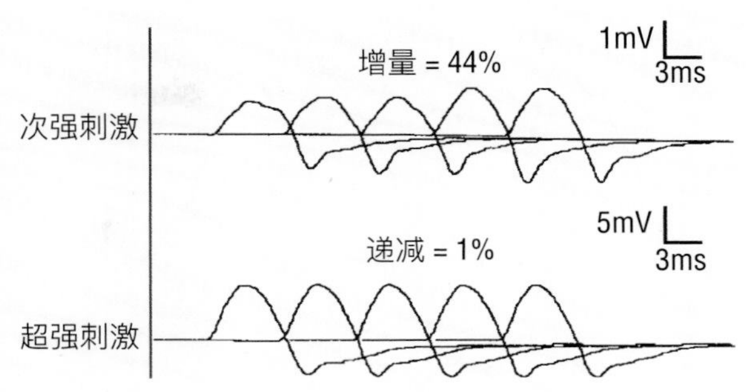

▲ **图 6-7　最大刺激下的人为增量**

次最大刺激引起的 3Hz 重复神经刺激的复合肌肉动作电位增加。值得注意的是，超最大刺激没有增加

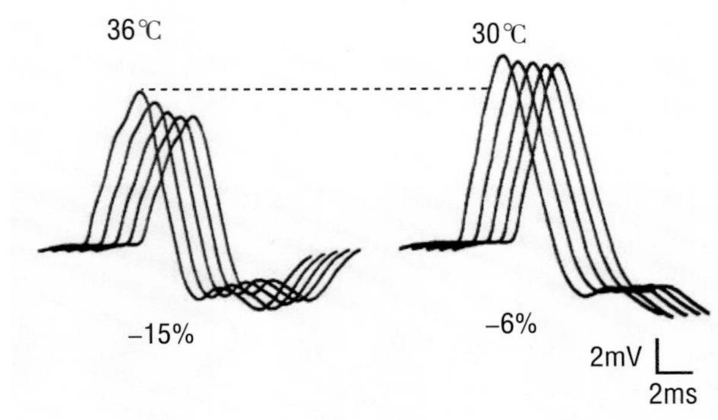

▲ **图 6-8　温度对重复性神经刺激的影响**

冷肢体的减压反应减弱。重症肌无力患者在肢体降温前后均有出现（经 John Wiley & Sons，Inc. 许可转载，引自 Denys EH. AAEM minimonograph #14: the influence of temperature in clinical neurophysiology. *Muscle Nerve* 1991;14:803.）

将导致 10% 的衰减。相比之下，尺神经可能具有 10mV 的基线 CMAP 幅度，这将需要 1mV 的下降才能产生 10% 的衰减。很容易看出，与基线 CMAP 相比的微小变化（如电极移动或未能执行超大刺激）更有可能混淆面部 RNS，可能会产生假阳性结果。

6. 刺激频率

低频 RNS 的最佳频率是 2Hz 或 3Hz。慢速 RNS 的频率必须保持足够低以防止钙积累，但又要足够高以在动员储存开始补充之前耗尽立即可用储存中的量子。对于快速 RNS，最佳频率为 30～50Hz，但如前所述，让患者进行短暂的剧烈运动总是比快速 RNS 更可取。只有在不合作的患者（如婴儿或昏迷患者）或太虚弱而无法进行短暂剧烈运动的患者的情况下，才应使用快速 RNS。

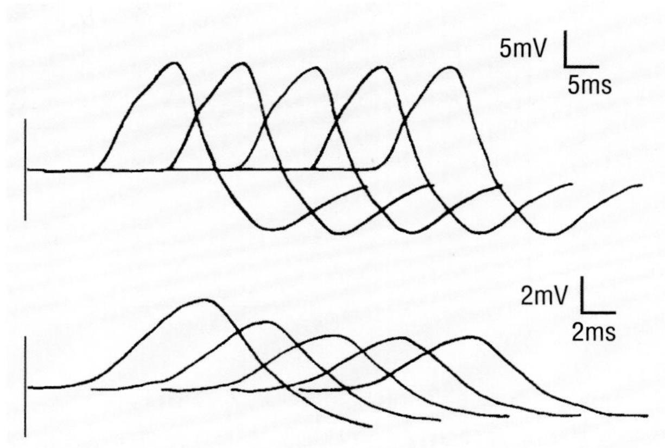

▲ 图 6-9 3Hz 对重症肌无力患者近端和远端神经的重复神经刺激

顶部痕迹，尺神经正常下降（4%）。底部痕迹，脊髓副神经明显异常下降（42%）。在重症肌无力中，发现近端神经异常波幅降低的发生率更大。注意 U 形波幅下降

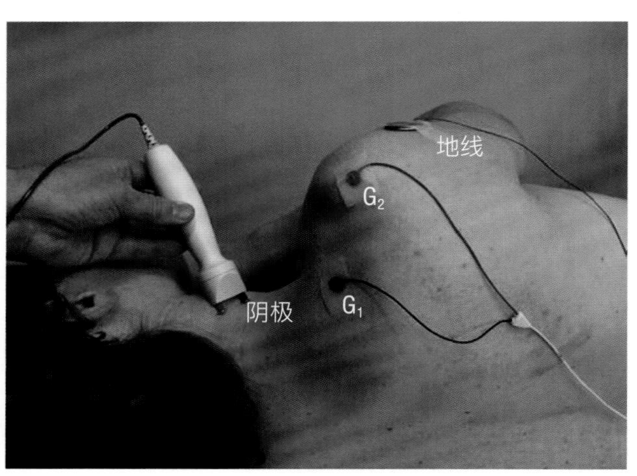

▲ 图 6-10 脊髓副神经刺激

在上斜方肌（G_1）和肩部（G_2）上使用记录电极很容易刺激胸锁乳突肌后方的神经

7. 刺激次数

对于低频 RNS，最好使用 5～10 个脉冲序列。为了患者的舒适度，该数字应保持在最低限度，但这种担忧因需要有足够的脉冲来检测衰减而抵消。当动员的储存量开始重新供应为立即可用的储存量时，递减量开始改善。结果是所谓 U 形递减，这是真正的 NMJ 疾病的鲜明特征（图 6-11）。对于快速 RNS，仅应在无法进行短暂最大自主运动的患者中进行，应给予 5～10s 的刺激训练（即 250～500 次刺激）。这是从增加的量子动员和钙积累中看到最大增量响应通常需要的时间长度。

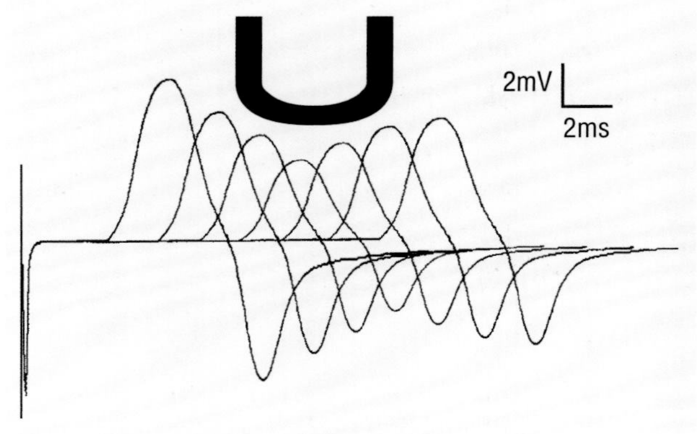

▲ 图 6-11 U 形递减

重症肌无力病例在尺神经 - 小指展肌的 3Hz 刺激。注意，最大的递减发生在第 4 个波和第 1 个波之间，随后出现 U 形。在量子储存得到改善而重新供应时递减得到改善。这个过程通常需要 1～2s 的时间，并且是真正的 NMJ 疾病的高度特征性的现象

8. 递减和递增计算

通常通过将最低 CMAP 幅度或面积与基线 CMAP 进行比较来计算递减量。CMAP 减量以百分比表示，计算如下。

$$减量百分比 = \frac{基线\ CMAP\ 幅度 - 最低\ CMAP\ 幅度}{基线\ CMAP\ 幅度} \times 100\%$$

对于 3Hz RNS，最低 CMAP 通常是第 3 次或第 4 次，但最常见的是第 4 次。到第 5 次或第 6 次刺激时，递减量开始改善，因为动员储量已经开始重新供应为立即可用的储量（即 U 形递减量）。任何大于 10% 的减少都被定义为异常。正常科目应该没有减量。10% 的临界值允许经常遇到的固有技术因素。然而，任何可重现的递减都可能是异常的。

通过将最高 CMAP 幅度或面积与基线 CMAP 进行比较来计算增量。在 10s 的最大自主收缩时，计算很简单，只需将短暂运动后获得的 CMAP 与基线 CMAP 进行比较。对于快速 RNS，最高 CMAP 通常是 5～10s 后获得的最后一个，然后将其与基线 CMAP 进行比较。CMAP 增量以百分比表示并计算如下。

$$增量百分比 = \frac{最高\ CMAP\ 幅度 - 基线\ CMAP\ 幅度}{基线\ CMAP\ 幅度} \times 100\%$$

在正常受试者中，伪促进可能导致高达 40% 的增量。在突触前病变的神经肌肉接头疾病中经常遇到 >100% 的增量。40%～100% 的增量最好被认为是模棱两可的。百分比增量的含义通常是令人困扰的。例如，200% 的增量是意味着比基线额外增加 200%，还是意味着增量是基线的 200%？前者是正确的。如果基线 CMAP 为 1mV，运动 10s 后增加到 3mV，则增加 200%。

9. 其他可能导致 RNS 递减的疾病

RNS 的递减反应主要发生在原发性神经肌肉接头疾病中。然而，在其他疾病中也可能出现下降，特别是严重的去神经疾病（如运动神经元病）。在任何有明显去神经支配和神经再支配的情况下，以去神经纤维的形式出现的新发的神经肌肉接头，是被神经再支配、不成熟和不稳定的。这些不成熟和不稳定的神经肌肉接头可能会响应 RNS 表现出递减。除了去神经障碍外，一些肌病，包括强直性肌病和代谢性肌病（如 McArdle 病），对 RNS 的反应可能会降低。这强调了 RNS 不应孤立地使用。对于每位患者，必须进行临床病史和定向神经系统检查，以及常规神经传导研究和针型肌电图，以便正确解释 RNS 期间的任何递减反应。

（三）重复神经刺激方案

框 6-1 概述了推荐的 RNS 流程。由于技术因素通常会使 RNS 复杂化，因此检查者必须不断问：“就 NMJ 生理学而言，减少是否有意义？”应牢记以下问题。

1. 基线 CMAP 是否稳定？

2. 如果有 CMAP 递减或递增，是否可重现？任何不可重现的数据都需要被质疑。

3. 如果 CMAP 下降，是否可以通过 10s 的最大自主运动（即运动后促进）来修复？

4. 长时间（1min）运动（运动后疲惫）后几分钟 CMAP 下降是否会恶化？如果在长时间运动后几分钟减量恶化，那么减量可以在最大自主运动 10s 后修复（再次运动后促进）？

5. 是否存在 U 形递减（即 CMAP 幅度是否递减到第 3 次、第 4 次或第 5 次刺激，稳定，然后由于二级储备或动员储备来补给立即可用的储备，从而导致增加乙酰胆碱的释放）？

如果可以肯定地回答所有这些问题，那么递减或递增增量可能继发于真正的神经肌肉接头疾病。

框 6-1　评估神经肌肉接头疾病的方案

- 四肢温暖（33℃）
- 尽可能地固定肌肉
- 首先进行常规运动神经传导检测，以确保神经正常
- 在休息时执行慢速 RNS。在确保刺激是超大刺激后，于休息时执行 3Hz RNS 5～10 次脉冲，重复 3 次，间隔 1min。通常第一个和第四个响应之间有 <10% 的递减
- 如果发生 >10% 的递减并且始终可重现
  - 让患者进行 10s 的最大自主运动
  - 运动后立即重复 3Hz RNS 以明确运动后促进和修复减量
- 如果减少 <10% 或没有减少
  - 让患者进行 1min 的最大自主运动，然后立即进行 3Hz RNS，并在运动后 1min、2min、3min 和 4min 进行以明确运动后的疲惫
  - 如果出现明显减量，让患者再次进行 10s 的最大自主运动，并立即重复 3Hz RNS 以证明减量得到修复
- 对一根远端和一根近端运动神经进行 RNS。始终尝试研究力弱的肌肉。如果没有发现近端肢体肌肉减少，可以测试面部肌肉，同时牢记技术因素的考量
- 如果复合肌肉动作电位幅度在基线时较低，让患者进行 10s 的最大自主运动，然后在运动后立即超大限度地刺激神经，寻找异常增加（高于基线 >40% 为异常，>100% 高度提示突触前神经肌肉接头障碍）。如果患者运动超过 10s 或在运动后没有立即刺激神经，则可能会错过潜在的增加
- 始终对近端和远端肌肉进行同心针电极肌电图，尤其是临床上力弱的肌肉。针电极肌电图上任何有去神经支配或肌强直的肌肉都可能表现出 RNS 的减量。在这些情况下，RNS 的降低并不意味着神经肌肉接头的原发性障碍

EMG. 肌电图；RNS. 重复性神经刺激

第三篇

电诊断错误来源：异位、伪迹、技术因素和统计

Electrodiagnostic Sources of Error: Anomalies, Artifacts, TechnicalFactors, and Statistics

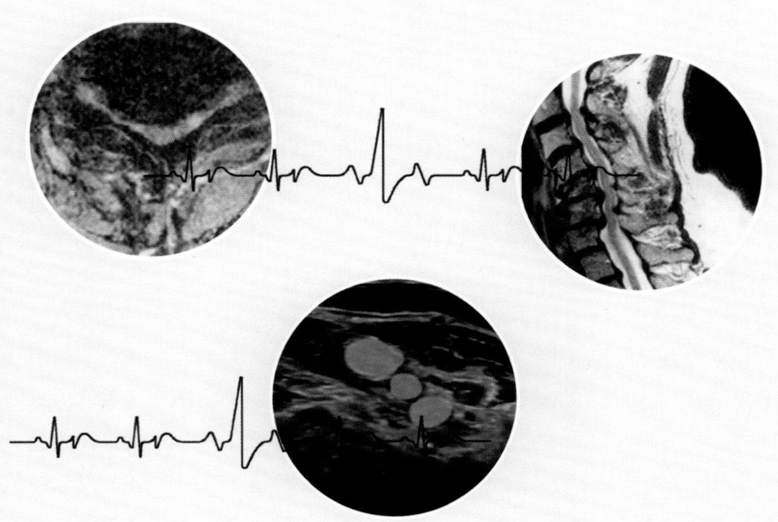

第7章 异位神经支配
Anomalous Innervations

潘 华 译 潘 华 校

周围神经解剖在大多数个体之间是相似的，但少数个体也存在着一些神经走行及肌肉支配上的变异，我们称之为异位神经支配。有几种神经异位支配在肌电图室较为常见，对于每位电生理医师 / 技师来说，能在常规神经传导检测中识别这些变异非常重要，否则很容易将其误判为技术因素所致，甚至误诊为病理性改变。

一、Martin-Gruber 变异

上肢最常见的变异是正中神经至尺神经的交叉支配支，即 Martin-Gruber 变异（Martin-Gruber anastomosis，MGA）。此变异仅包含运动纤维而无感觉纤维。神经纤维交叉常发生于前臂中部，来源于支配前臂浅表屈肌的正中神经分支前骨间神经，或直接发自于正中神经主干。变异支从正中神经发出后加入远端尺神经并一起下行，支配原尺神经支配的任一肌肉包括：①小鱼际肌（小指展肌）；②第一背侧骨间肌（first dorsal interosseous，FDI）；③鱼际肌（拇收肌、拇短屈肌深头）；④以上肌肉的组合。目前最常遇到的变异支配的肌肉是第一背侧骨间肌。

该变异相当常见，有数据显示 15%～30% 的患者可见在单侧或双侧出现该变异。进行常规神经传导检测时，如果出现以下情况则提示存在 MGA。

（一）常规尺神经传导检测：肘下与腕部刺激点之间出现假性传导阻滞时

小指展肌记录，腕部和肘下刺激，行尺神经的常规运动传导测定时，可能发现 MGA（图 7–1）。如果小指展肌被异位神经支配，特征性的运动传导模式表现为：与腕部刺激相比，肘下刺激的尺神经复合肌肉动作电位波幅是降低的（图 7–2）。腕部刺激得到的 CMAP 反映支配小鱼际肌的所有运动纤维，包括从较近端部位交叉过来的正中神经来源的纤维。而肘下刺激点因位于纤维交叉之上，激活的纤维较少，正中神经来源的经由前臂交叉变异支配小指展肌的这部分纤维不参与肘下刺激尺神经得到的 CMAP。这种远端波幅高于近端的尺神经运动传导模式的诊断和鉴别诊断，包括如下四种情况。

- 腕部刺激量过大，导致正中神经也同步激活。
- 尺神经肘下刺激未达到超强。
- 尺神经于肘下和腕部之间存在传导阻滞。
- MGA，小鱼际肌加入了交叉过来的神经支配。

如果与腕部刺激相比，尺神经肘下刺激时 CMAP 是降低的，首先必须排除腕部因超强刺激所致的同步激活现象，以及肘下刺激量不足这两种情况。注意肘下较腕部的 CMAP 波幅降低 10% 以内是正常现象，常继发于正常的波形离散。如未能识别出 MGA，主要的危害是易误判为脱髓鞘病变导致的前臂段传导阻滞。这种误判是严重的，因为非卡压部位的传导阻滞通常提示获得性脱髓鞘性周围神经病，可能需要免疫抑制或免疫调节治疗。

当常规尺神经运动传导检测发现肘下刺激波幅较腕部降低超过 10% 时，必须在小鱼际肌记录，在腕部和肘部刺激正中神经，以查找 MGA。如果不存在 MGA，通常腕部和肘部刺激时均可记录到小的正相偏转，为来自于正中神经支配肌肉的容积传导电位（见第 2 章）。如果存在 MGA，小的正相容积传导电位仅见于腕部刺激正中神经时，而肘部刺激正中神经会在小指展肌诱发小的 CMAP；这个 CMAP 的波幅，大约等于腕部和肘下刺激尺神经在小鱼际肌记录得到的两个 CMAP 的波幅差。重要的一点是，肘部刺激正中神经刺激强度不要过度，以免尺神经同步兴奋而造成 MGA 的假象。避免和鉴别这一假象的方法是：将刺激器由肘部正中神经位置向尺神经位置缓慢移动，多个位点刺激；真正的 MGA，肘

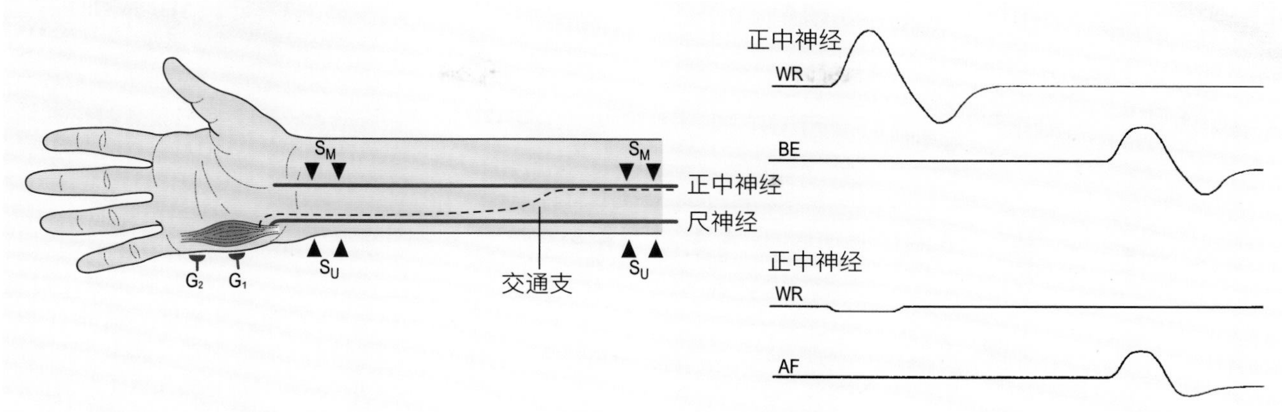

▲ 图 7-1 **Martin-Gruber 变异**

MGA 可致正中神经向尺神经交叉支配小鱼际肌。常规尺神经运动传导检测时，在小鱼际肌记录，在腕部（WR）和肘下（BE）刺激尺神经（S_U），肘下刺激得到的尺神经复合肌肉动作电位波幅低于腕部刺激。如未能识别 MGA，会误判为传导阻滞。为证实 MGA，在小鱼际肌记录，在腕部（WR）和肘部（AF）刺激正中神经（S_M），肘部刺激可见 CMAP，而腕部刺激不会出现

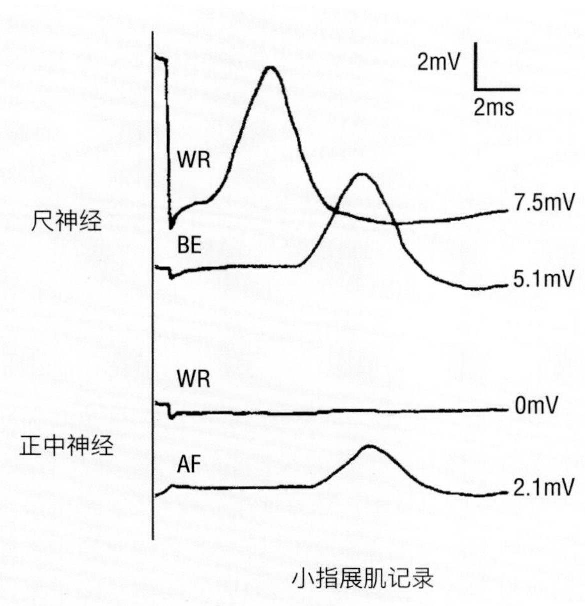

▲ 图 7-2 **Martin-Gruber 变异和尺神经前臂段假性传导阻滞**

小鱼际肌（小指展肌）记录，在腕部（WR）和肘下（BE）刺激尺神经，可见肘下刺激波幅较腕部刺激降低。通过在小鱼际肌记录，在腕部和肘部（AF）刺激正中神经，可证实此为变异支配。腕部刺激不能引出动作电位，而肘部刺激出现。这个肘部刺激正中神经引出的复合肌肉动作电位的波幅，约等于尺神经传导检测上两点间的波幅差

部刺激正中神经可诱发出 CMAP，当刺激器向尺神经方向移动且未到达尺神经上方时，CMAP 会短暂消失。

（二）尺神经传导检测：近端 Martin-Gruber 变异与肘上 - 肘下的假性传导阻滞

在肘部尺神经病变（ulnar neuropathy at the elbow，UNE）的患者中，经典的电生理表现之一是跨肘部的传导阻滞，表现为常规尺神经运动传导检测时肘上到肘下 CMAP 波幅下降（见第 22 章）。这种模式通常不会与 MGA 混淆，原因在于典型的 MGA 中 CMAP 波幅的下降发生在肘下到腕部之间，与发生在前臂的传导阻滞相似，而不是跨肘的传导阻滞。然而，MGA 的变异支也可以极为罕见地出现在非常近端的位置，导致刺激尺神经肘下部位时，可以刺激到 MGA 的交叉纤维，其波幅加入肘下尺神经的 CMAP，造成其波幅升高。不同于肘下刺激，肘上刺激没有刺激到该变异交叉纤维，因此肘上刺激时 CMAP 波幅低于肘下刺激时获得的波幅，从而造成一种跨肘部传导阻滞的假象。因此存在这样的情况，即肘下刺激位置如果位于 MGA 的远端，MGA 就很可能被误诊为伴有肘部传导阻滞的尺神经病（图 7-3）。尤其当肘下刺激位置越位于远端，上述现象就越容易发生，因为此时肘下刺激点更有可能在 MGA 远端，从而增加了刺激该交通支交叉纤维的可能性。

一项关于 MGA 的尸体解剖研究发现，交叉纤维在肱骨内上髁远端平均 8.4cm（范围 5～12cm）处加入尺神经，然而电生理研究提示 MGA 可能处于更近端的位置，可近至肱骨内上髁远端 3cm 处。因此，

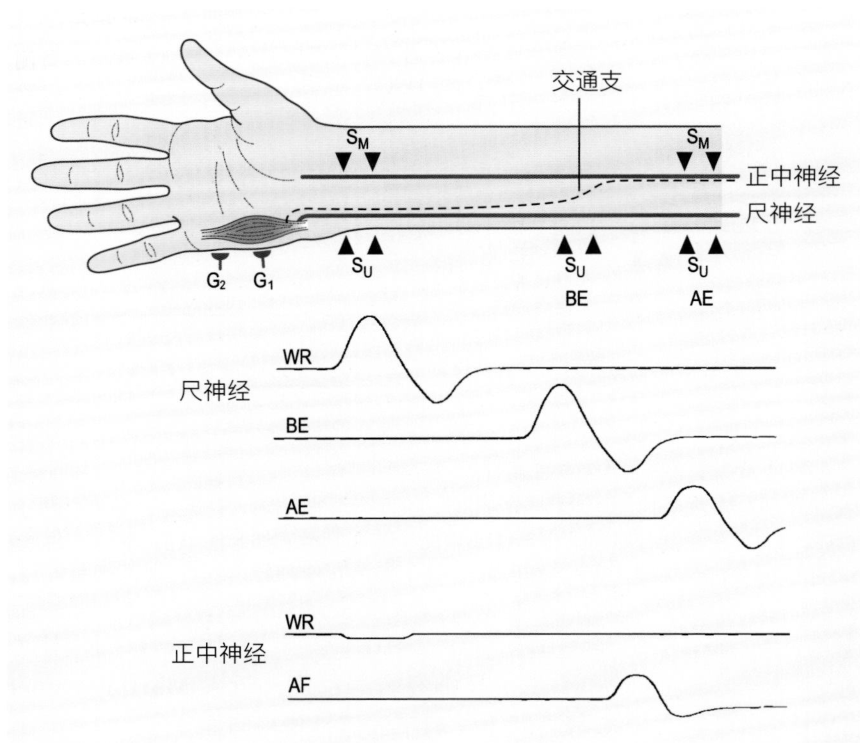

◀ **图 7-3 近端 Martin-Gruber 变异形似肘部尺神经病变**

如果交通支极为罕见地位于很近端，或肘下（BE）刺激位置过于远端，或两者并存，MGA 会被误诊为肘部尺神经病。此例中，进行常规尺神经运动传导检测，在腕部（WR）、肘下（BE）及肘上（AE）刺激尺神经（S_U），小指展肌记录。肘上（AE）刺激，波幅低于腕部（WR）和肘下（BE）刺激。如未能识别出 MGA，则会误认为发生了跨肘的传导阻滞。为证实 MGA，可在腕部（WR）和肘部（AF）刺激正中神经（S_M），并且记录尺神经支配的肌肉，当刺激肘部（AF）的 CMAP 波幅高于腕部（WR），或仅能在肘部（AF）引出 CMAP 时可予以证实。保持尺神经肘下（BE）刺激位置在肱骨内上髁远端 3cm 处，可避免这一错误（见第 10 章）。此外，对于无任何其他异常或临床症状支持，仅凭跨肘段传导阻滞而疑似尺神经病的患者，都应确认是否存在 MGA

如果肘下刺激位于肱骨内上髁远端 3cm 或更远处（尤其＞5cm），就有发生将近端 MGA 误诊为伴肘部传导阻滞的尺神经病的可能风险。由于典型的尺神经跨肘病变常发生在肘部或肘管（位于尺侧腕屈肌腱膜下），肘下刺激点应在肱骨内上髁远端至少 2cm 处，即肘管的最远端位置。因而尺神经肘下刺激最恰当的位置是肱骨内上髁远端 3cm 处（见第 10 章），而不是更远。此外，对于只有尺神经肘部传导阻滞而无其他肘部尺神经病证据的患者，都应确认是否存在 MGA。

（三）第一背侧骨间肌记录的尺神经传导检测：肘下到腕部之间的假性传导阻滞

正中 – 尺神经交叉纤维支配第一背侧骨间肌是最常见的 MGA（图 7-4）。然而，常规尺神经运动传导检测通常选择在小指展肌记录，因此这种变异并不经常被发现。但在第一背侧骨间肌记录的尺神经运动传导检测中，这种 MGA 并不少见。在以下两种情况下通常会在第一背侧骨间肌记录：①寻找尺神经掌深支的损伤（如腕部尺神经病）；②评估可疑的肘部尺神经病（见第 22 章）。

在尺神经运动传导检测中，提示 MGA 支配第一背侧骨间肌的模式与其支配小指展肌的表现模式相似，即出现肘下到腕部的 CMAP 波幅降低。但是，要证实 MGA 支配第一背侧骨间肌比证实其支配小指展肌更为复杂。因为在腕部或肘部刺激正中神经时，由于其支配的拇短展肌、拇对掌肌和拇短屈肌浅头的容积传导，在第一背侧骨间肌上是可以记录到 CMAP 的。因此，在腕部及肘部分别刺激正中神经，第一背侧骨间肌记录，如要证实存在 MGA 支配第一背侧骨间肌，则肘部刺激的 CMAP 波幅应高于腕部刺激所得（图 7-5）。这是因为肘部刺激时除了记录到正中神经支配的邻近肌肉的容积传导外，还可记录到交通支支配的第一背侧骨间肌的 CMAP。典型表现是，肘部刺激较腕部刺激高出的波幅，约等于刺激尺神经时，肘下到腕部所降低的波幅。这里同样强调正中神经在肘部刺激不能过量，否则会因肘部的尺神经被同步激活而造成 MGA 的假象。

（四）常规正中神经运动检测：近端复合肌肉动作电位波幅增加

在常规正中神经运动检测中可出现应怀疑 MGA 的第三种情况：正中神经向尺神经交叉支配本应尺神经支配的部分大鱼际肌（即拇收肌或拇短屈肌深

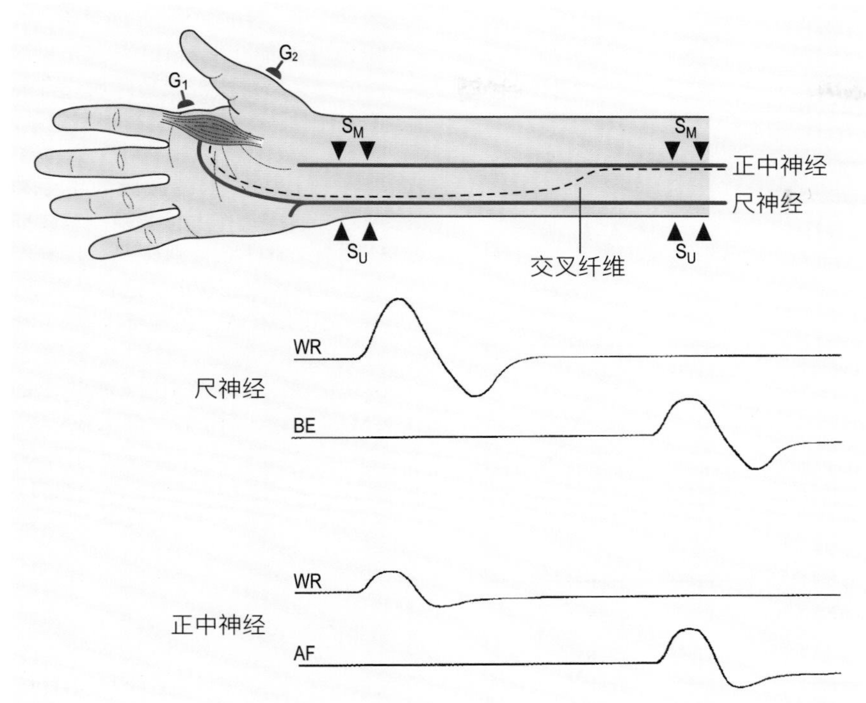

◀ **图 7-4　Martin-Gruber 变异**

正中 - 尺神经交叉纤维支配第一背侧骨间肌是 MGA 最常见的类型。但除非是在第一背侧骨间肌记录，否则很难在尺神经运动传导检测中被发现。在以 FDI 为记录点的尺神经运动传导检测中，该类型 MGA 表现为刺激尺神经（S_U），肘下（BE）比腕部（WR）波幅低。若未能识别出该 MGA，则可能误认为存在传导阻滞。为证实该类型 MGA，在腕部（WR）和肘部（AF）刺激正中神经（S_M），FDI 记录可发现近端的 CMAP 波幅高于远端。正常情况下，刺激正中神经，由于邻近的正中神经支配肌肉的容积传导使得 FDI 可记录到 CMAP 波幅。当存在交通支时，刺激肘部（AF）可出现更高的波幅，这是因为除容积传导外，交叉纤维支配的 FDI 也参与其中

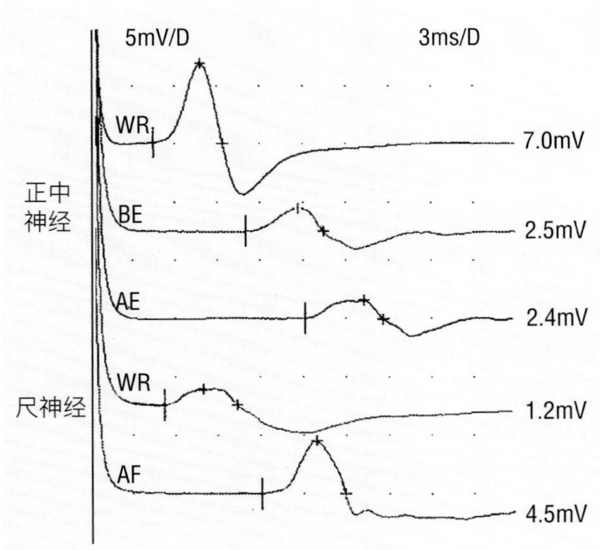

▲ **图 7-5　在第一背侧骨间肌记录，常规尺神经运动传导检测中的 Martin-Gruber 变异**

FDI 记录，腕部（WR）、肘下（BE）及肘上（AE）刺激尺神经，可见肘下（BE）比腕部（WR）波幅低。在腕部（WR）与肘部（AF）刺激正中神经，肘部（AF）的 CMAP 波幅高于腕部（WR），证实该交叉纤维的存在。正常情况下，在腕部刺激正中神经，由于相邻的正中神经支配肌肉的容积传导，可在 FDI 记录到电位

头）（图 7-6）。对于这种类型的 MGA，常规小指展肌记录的尺神经运动检测是正常的。然而，在大鱼际肌记录的正中神经运动检测中可以看到一个典型的模式：在肘部刺激正中神经 CMAP 波幅比在腕部刺激更高（图 7-7），而正常情况下应该腕部略高。此模式的鉴别诊断为以下情况。

- 腕部正中神经未达超强刺激。
- 正中神经肘部刺激量过大导致尺神经同步激活。
- 有 MGA 支配大鱼际肌。

为了证明 MGA 的存在，检查者必须在大鱼际肌记录，分别刺激腕部和肘下的尺神经。正常情况下，在腕部刺激时，可引出大鱼际 CMAP，波形起始会向正向偏转。这个 CMAP 反映了正常的尺神经支配的大鱼际肌肉。如果没有 MGA，则随后在肘下刺激尺神经将引出形态和波幅相似的 CMAP。如果存在 MGA，肘下刺激尺神经 CMAP 波幅将明显低于腕部。这是因为肘下刺激位于交叉部位的上方，因此交叉纤维不参与 CMAP 的形成。这两个电位之间的波幅差近似于交叉纤维产生的电位。

（五）Martin-Gruber 变异与腕管综合征：近端正向偏转和假性传导速度增快

最后一种应该被识别为 MGA 的情况出现在合

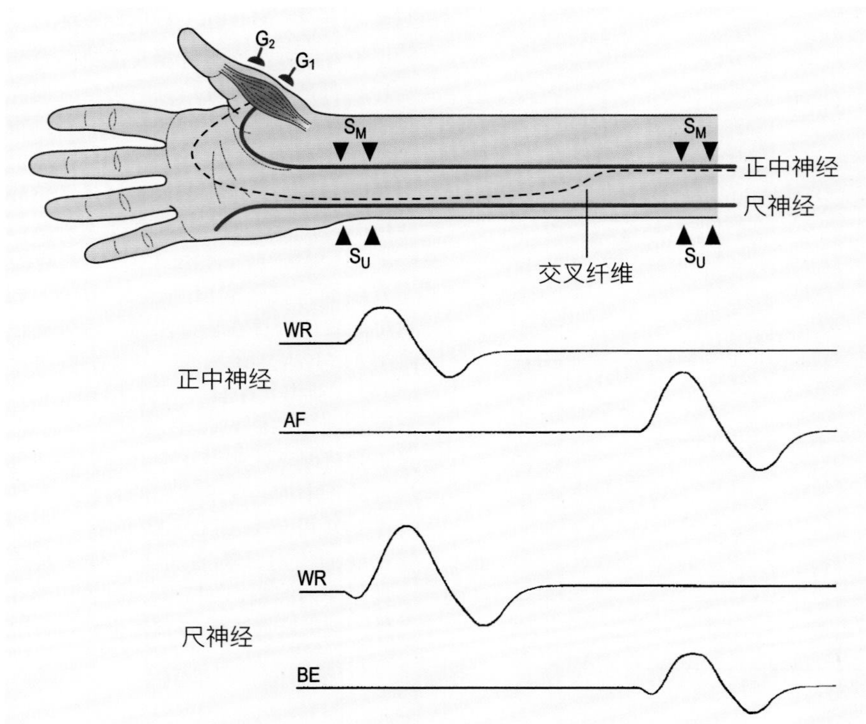

◀ 图 7-6 **Martin-Gruber 变异**

MGA 中可能会出现正中神经至尺神经的交叉纤维支配大鱼际肌。常规正中神经运动检测，拇短展肌记录，腕部（WR）和肘部（AF）刺激正中神经（S_M），肘部刺激的正中神经复合肌肉动作电位波幅高于腕部处刺激。在小鱼际肌记录，尺神经的常规检测是正常的。这种情况下，为了证明 MGA，在腕部（WR）和肘下（BE）刺激尺神经（S_U），大鱼际肌记录，观察两刺激点所引出的 CMAP 波幅，肘下较腕部明显下降

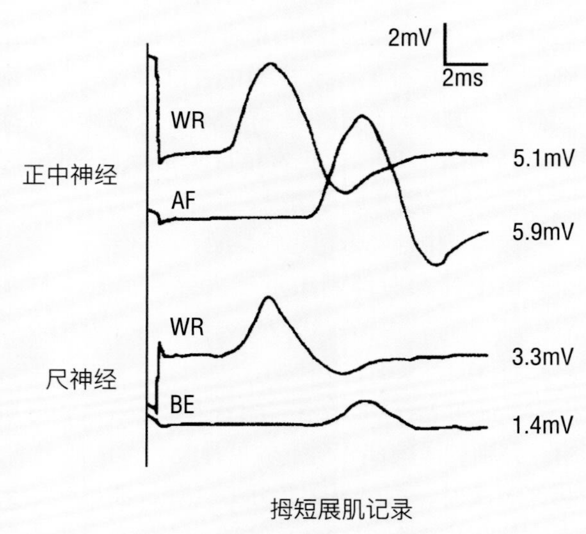

▲ 图 7-7 **常规正中神经运动检测时 Martin-Gruber 变异**

在大鱼际肌（拇短展肌）记录，在腕部（WR）和肘部（AF）刺激正中神经，表现为肘部（AF）的波幅增加。这种变异可通过在大鱼际肌记录，在腕部（WR）和肘下（BE）刺激尺神经证实，即腕部（WR）刺激引出的 CMAP 波幅大于肘下（BE）

并腕管综合征（腕部正中神经病变）时。由于 MGA 和腕管综合征都很常见，因此这种情况并不少见，可见于常规的正中神经运动检测。腕管综合征合并 MGA 的线索包括在肘部刺激正中神经在大鱼际肌记录，可见波形起始正向偏转（注意：腕部刺激不会出现正向偏转），以及正中神经在前臂的传导速度明显增快（图 7-8）。

在腕管综合征的情况下，腕部刺激时，正中神经远端运动潜伏期延长，这是因为所有腕部刺激的正中神经纤维都必须穿过腕管，因此传导都被延迟。然而，在肘部刺激正中神经时，虽然大多数纤维仍然沿着前臂下行并穿过腕管，但另一部分纤维通过交叉支并入尺神经，可绕过腕管支配原来尺神经支配的肌肉。因为这些纤维不通过腕管，所以它们到达手部的时间比穿过腕管的正中神经纤维要快得多。当其支配的尺神经肌肉去极化时，在大鱼际记录电极上可以看到正向偏转，这表明去极化位置与记录电极有一段距离（见第 2 章）。此外，由于正中神经的远端刺激因穿过腕管时速度减慢而延迟，而近端刺激可通过交叉纤维很快到达，导致两个刺激点之间的潜伏期差被假性缩短，依此计算出的前臂段传导速度往往明显增快。正中神经前臂段传导速度超过 70～75m/s 的情况非常罕见。一旦发现高于这一速度的情况，特别是近端刺激呈正向偏转，都提示 MGA 合并腕管综合征的可能性。在一些严重的腕管综合征病例中，由于腕部刺激会出现明显的延迟，

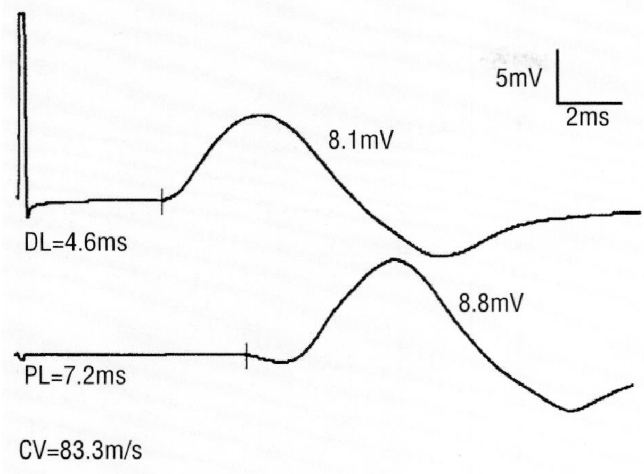

▲ **图 7-8　Martin-Gruber 变异与腕管综合征**

常规正中神经运动检测，拇短展肌记录，腕部（上图）和肘部（下图）刺激。腕部刺激的远端潜伏期（DL）延长。肘部刺激，由于一些正中纤维通过交叉纤维加入尺神经下行从而绕过腕管，因此出现波形起始正向偏转和假性传导速度（CV）增快，同时近端刺激时波幅也稍高。PL. 近端潜伏期

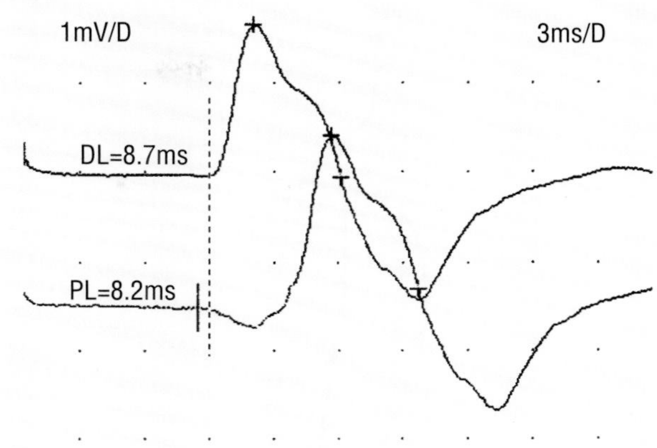

▲ **图 7-9　Martin-Gruber 变异和严重腕管综合征患者的近端和远端潜伏期倒置**

在一些严重的腕管综合征病例中，由于腕部刺激会出现明显的延迟，肘部刺激通过 MGA 的正中神经纤维到达大鱼际的时间早于腕部刺激。对于这种病例，会出现一种非常不寻常的现象：正中神经近端潜伏期（PL）短于远端潜伏期（DL）

在肘部刺激时通过 MGA 的正中神经纤维到达大鱼际的时间早于腕部刺激。在这种情况下会出现一种非常不寻常的电生理现象：正中神经近端潜伏期反而短于远端潜伏期（图 7-9）。

只有在 MGA 合并腕管综合征的情况下，才能看到正中神经近端刺激时的正向偏转。如果通过腕管的信号没有延迟，它将与通过交叉支的信号同时到达手部。在这种情况下，小的正向偏转（来自交叉支纤维）会被同时出现的正常的正中神经 CMAP 所掩盖。在某些情况下，正中神经运动检测仅发现近端刺激时小的正向偏转而远端没有，除此之外神经传导完全正常。如出现这种情况，并且排除技术因素（即在肘部正中神经刺激量没有过大），通常意味着腕部正中神经病变合并 MGA。此时，MGA 的存在可以在电生理上支持腕部正中神经病变的诊断。

（六）针电极肌电图与 Martin-Gruber 变异

当进行常规的针电极肌电图检查时，检查者根据受累和未受累肌肉的模式来确定病变的解剖定位。然而，有 MGA 的患者可能会表现出与预期不同的改变。例如，正中神经位于或高于肘部的近端损伤可能会导致正中神经支配肌肉的异常，与预期一致。然而，在正中神经近端病变和 MGA 共存的患者中，尺神经支配的手部肌肉（特别是在常规 EMG 中通常选取的 FDI 和小指展肌）也见到 EMG 异常。相反的情况可能发生在肘部或肘部以上的尺神经损伤：如果尺神经支配的手部肌肉由来自正中神经至尺神经的交通支支配，则这些肌肉不会受累。上述情况表明，神经传导检测对正确解释针电极肌电图的结果的必要性。这也进一步强调了为什么应该先进行神经传导检测，然后再进行针电极肌电图检查。

二、腓副神经

下肢最常见的神经变异是位于小腿外侧的腓副神经（accessory peroneal nerve，APN），涉及趾短伸肌（extensor digitorum brevis，EDB）的神经支配。EDB 是常规腓神经运动传导检测常用的记录肌肉，通常完全由腓深神经支配。存在 APN 的患者，其 EDB 会出现异位神经支配，即该肌肉内侧部分还是由腓深神经支配，但外侧部分由来自腓浅神经的变异运动支 APN 支配（图 7-10）。

这种变异在常规腓神经运动传导检测中就可发现。如果存在交通支，EDB 记录时，腓骨头下和腘窝外侧部位刺激的腓神经 CMAP 波幅高于踝部刺激（图 7-11）。这种情况可能由以下原因引起：①踝部腓总神经刺激未达超强；②腓骨头下和腘窝外侧部位的腓神经受到过度刺激，导致胫运动纤维受到同步刺激；③ APN。

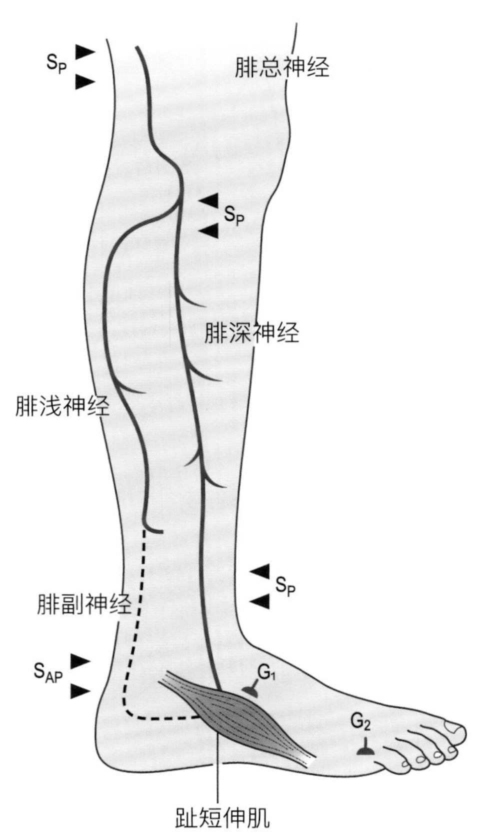

▲ 图 7–10 腓副神经

APN 来源于腓浅神经远端，行至外踝后方并支配趾短伸肌外侧部。常规腓神经运动神经传导检测，趾短伸肌记录，踝部、腓骨头下和腘窝外侧刺激腓神经（S_P）。如果存在 APN，腓骨头下和腘窝外侧的复合肌肉动作电位波幅将高于踝部。刺激外踝后方（S_{AP}），同时在趾短伸肌记录，若能引出 CMAP，则证明 APN 存在

可以用简单直接的方法证实存在 APN。APN 起源于腓浅神经远端，沿小腿外侧下行至外踝后方。如果存在 APN，在外踝后方刺激并在 EDB 记录，可看到一个小的 CMAP；如无 APN 则不会诱发出任何电位。APN 诱发出的 CMAP 波幅大约相当于踝部和腓骨头下或腘窝外侧刺激所诱发的腓神经的 CMAP 波幅之差。

（一）组合模式

异位神经支配很常见，卡压性神经病变也是如此。因此，两者同时出现并形成具有特征的模式也就不足为奇了，而对这些特征的识别是非常重要的。上面讨论的最常见的 MGA 和 CTS 组合，会导致以下特征模式。

- 正中神经运动远端潜伏期延长，这在腕部正中神经病中很常见。

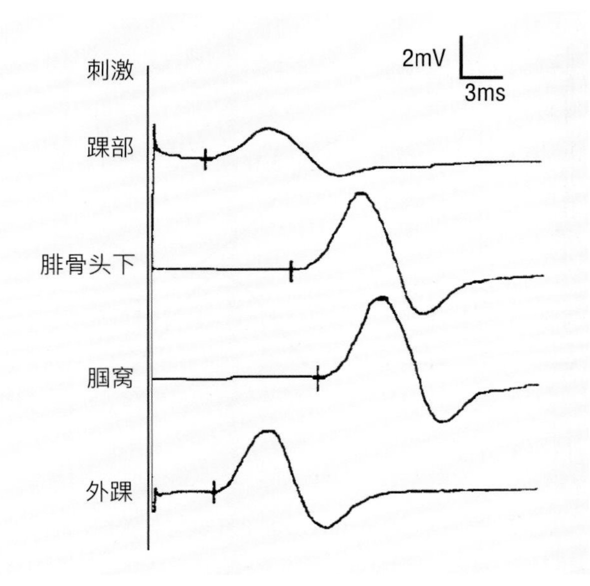

▲ 图 7–11 腓副神经

常规腓神经运动神经传导检测，趾短伸肌记录，刺激踝部（第一条线）、腓骨头下（第二条线）和腘窝（第三条线）。腓骨头下和腘窝的复合肌肉动作电位波幅高于踝部。通过刺激外踝后部，EDB 记录（第四条线）来确认存在 APN

- 刺激肘部时，正中神经 CMAP 出现起始向下的正向偏转。
- 常伴有正中神经在前臂段的传导速度异常增快。

然而，还有其他一些常见的组合模式需要识别。一种是 UNE 和 MGA 的组合。通常 UNE 是通过肘部的局灶性神经传导减慢和（或）传导阻滞来诊断的（见第 22 章）。肘上下之间波幅和面积显著下降可用来判断肘部传导阻滞。在常规尺神经运动传导检测中，如果存在 MGA，腕部和肘下之间的前臂段 CMAP 波幅和面积会显著下降。因此，当这两种情况同时发生时，可以看到尺神经中有多个传导阻滞部位，一个在前臂，另一个跨肘部（图 7–12）。这种模式高度提示弥漫性获得性脱髓鞘性多发性神经病，如吉兰 – 巴雷综合征或慢性炎症性脱髓鞘性多发神经病。此时千万不要忘记，尺神经检测中前臂的任何“传导阻滞”都可能由 MGA 导致，跨肘部的传导阻滞可能是常见的卡压造成。如果在尺神经运动传导检测中看到前臂传导阻滞模式，务必检查是不是由 MGA 导致，因为这是最常见的原因。另一个可能会导致困惑的组合模式是腓骨颈腓神经病变（peroneal neuropathy at the fibular neck，PNFN）和

APN。PNFN 通常以在神经传导中发现跨腓骨小头的传导阻滞来诊断（见第 25 章）。腓骨颈和腘窝外侧刺激部位之间的波幅和面积显著下降，提示腓骨小头部传导阻滞。常规腓神经运动传导检测中，如果腓骨颈和腘窝外侧刺激的 CMAP 波幅和面积大于踝部刺激，则认为存在 APN。因此，如果这两种情况同时存在，会出现一种令人困惑的模式，即在踝部刺激时，运动波幅低，腓骨颈处刺激时运动波幅较高，在腘窝外侧再次刺激时，运动波幅又较低（图 7–13）。这种模式会使人怀疑存在技术错误：要么腓骨颈处过度刺激，要么踝部和腘窝外侧没有达到最大刺激。幸运的是，检查 APN 很容易，只需在外踝后刺激，同时在 EDB 记录就可以了。在任何情况下如果发现腓骨颈刺激的波幅高于踝部，都应该先证实存在 APN。一旦 APN 被证实，PNFN 就很容易诊断。

（二）混杂的解剖变异

虽然 MGA 和 APN 是肌电图室最常见的异位神经支配类型，其他少见的异位神经支配也有报道。其中，掌部正中神经和尺神经的交通支，即 Riche-Cannieu 交通支可能是最多提及的。这种交通支涉及尺神经掌深支与正中神经的掌运动支或鱼际返支之间的连接。尽管大多数的报道认为该交通支仅包含运动纤维，但也有部分报道认为其还包括感觉和混合纤维。接下来更加复杂的问题是：交叉纤维究竟是从正中神经到尺神经支配肌肉，还是从尺神经到正中神经支配肌肉，或者两者兼有。如果进行详细的解剖学研究，大多数神经连接模式是可以阐明的。但是否具有临床或电诊断意义仍有争论。尽管如此，这些变异支配确实解释了一个常见现象：拇短屈肌（包括浅头和深头）完全由正中神经支配，完全由尺神经支配，或双重支配模式 – 浅头由正中神经支配而深头由尺神经支配。此外，这些神经连接或许可以解释“全尺神经手”。在这种罕见的情况下，尽管大鱼际肌的肌容积和肌力正常，但刺激正中神经，大鱼际肌记录不到任何反应。在肌电图检查中，如果遇到常规正中神经运动传导无反应而大鱼际肌的针电极肌电图却是正常的这种情况肯定会令人困惑。在这些患者中刺激尺神经，大鱼际肌可记录到正常的 CMAP，这是因为正中运动纤维与尺神经伴行并一起支配大鱼际肌。

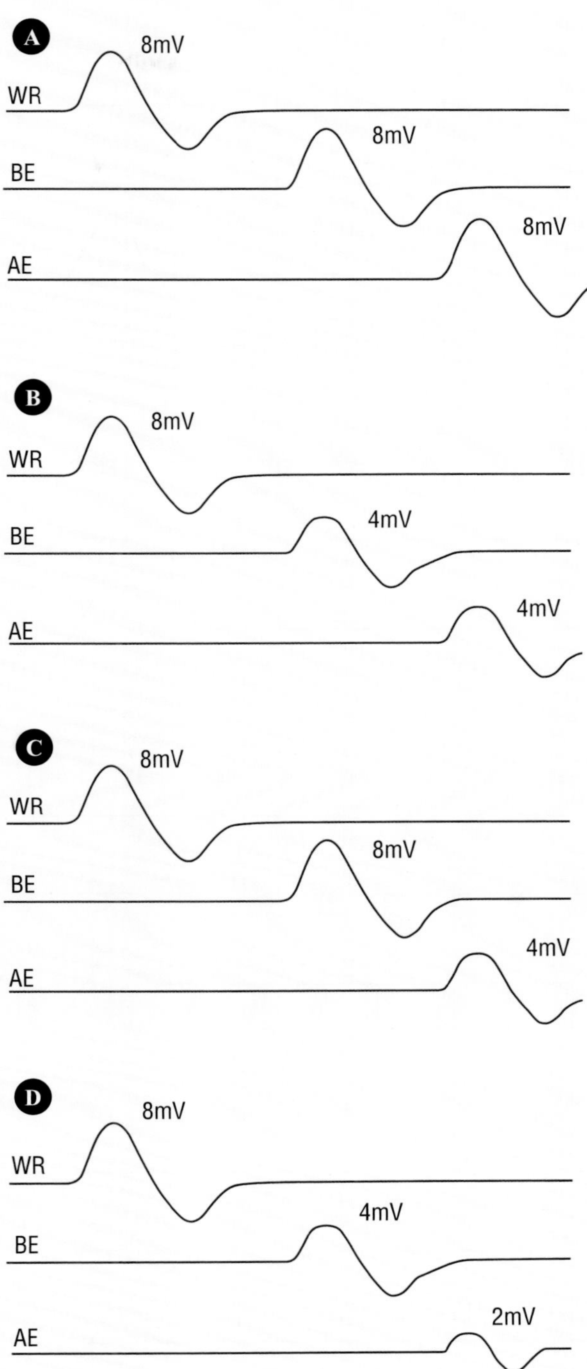

▲ 图 7–12　组合模式：肘部尺神经病变和 Martin-Gruber 变异。常规尺神经运动传导检测，小指展肌记录，刺激腕部（WR）、肘下（BE）和肘上（AE）

A. 正常；B. 经典 MGA 前臂假性传导阻滞；C. 典型肘部尺神经病变，跨肘传导阻滞（BE 和 AE 部位之间）；D.MGA 和 UNE 的结合，出现多个部位传导阻滞，很容易被误诊为获得性脱髓鞘性多发性神经病

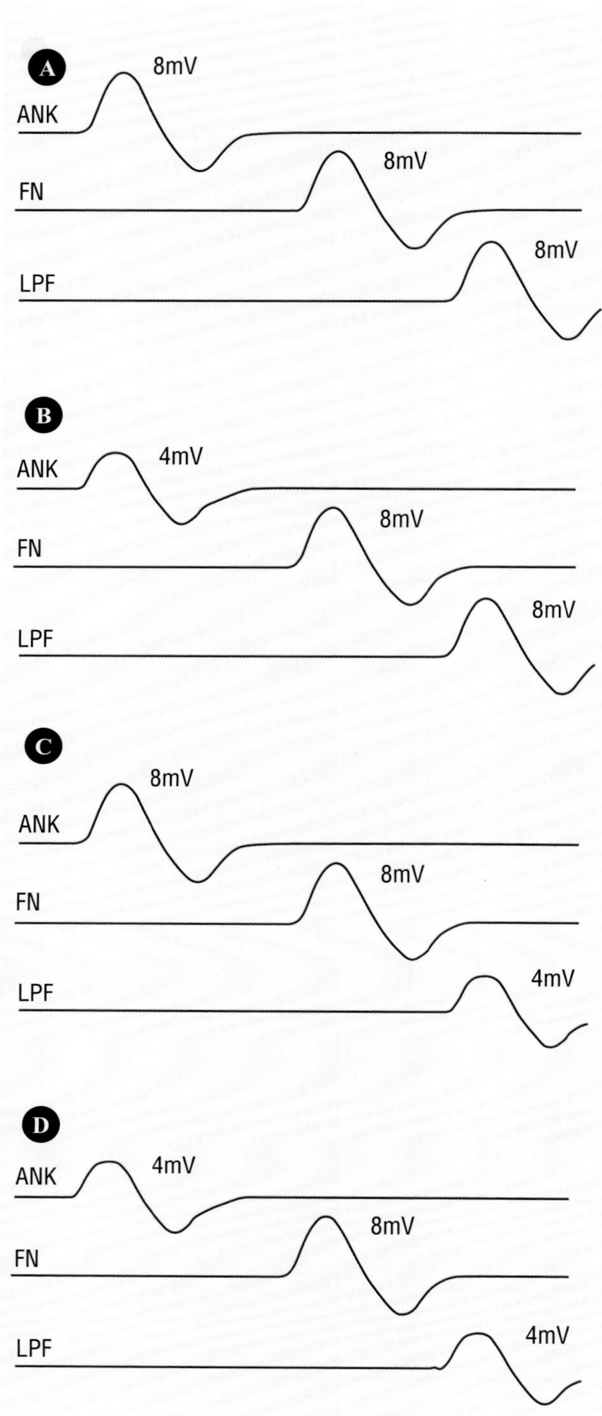

▲ 图 7–13　组合模式：腓骨颈腓神经病变和腓副神经病变。常规腓神经运动检测，趾短伸肌记录，刺激踝部（ANK）、腓骨颈（FN）和腘窝外侧（LPF）

A. 正常；B. 在 FN 和 LPF 刺激具有较高波幅的典型 APN；C. 典型腓神经在腓骨颈与腘窝之间病变，跨腓骨小头有传导阻滞（FN 和 LPF 之间）；D.APN 和 PNFN 的组合，出现了波幅先升高然后下降的异常模式。这很容易被误认为是 FN 部位过度刺激或 ANK 和 LPF 部位刺激不足

此外，我们可以想象这样一种情况：如果这类人患有正中神经腕部病变，那么正中神经运动纤维（实际上与尺神经伴行）将不会受到影响，因为它们并不穿过腕管。然而，穿过腕管的正中神经感觉纤维则会受累。神经传导检测中，常规正中神经运动传导无反应，因为它们与尺神经伴行。而正中神经感觉电位尽管潜伏期延长，波幅降低但仍可能引出。这种组合在正中神经腕部病变中并不寻常：正中神经运动传导无反应，感觉神经传导虽然异常，但可引出波形。此外，大鱼际肌的针电极肌电图正常或仅有轻度异常，与预期的重度损害不符。出现这种情况，肌电图检查者应警惕是否存在罕见的 Riche-Cannieu 交通支存在。此外，合并 C_8～T_1 神经根病或臂丛下干神经病变的可能性也应考虑，但大鱼际肌的针电极肌电图正常不支持这一诊断。

如果这类患者患有严重的尺神经病变（如位于肘部），可能导致所有手内肌（包括所有鱼际肌）严重无力和萎缩，如果检查者没有认识到存在 Riche-Cannieu 交通支的可能性，则会将这种情况解释为正中神经和尺神经的联合损伤、下臂丛神经病变或 C_8～T_1 神经根病。

其他罕见变异也有报道，如上肢的桡浅神经和尺神经手背皮支感觉神经之间的异位神经支配。通常情况下，手背的感觉由两根神经支配：小指和环指背侧及手背尺侧由尺神经手背皮支支配，其余由桡浅神经支配。在极少数人中，桡浅神经支配整个手背区域（图 7–14）。神经传导检测过程中，这种情况可能表现为尺神经手背皮支电位消失。刺激前臂桡侧的桡浅神经，在尺神经手背皮支神经支配区域可记录到波形，则证实这种变异的存在。

也有报道提到上肢的前臂外侧皮神经（肌皮神经的终末支）支配部分正中神经支配的前臂肌肉。另一些个例中，该神经继续沿前臂下行并支配部分大鱼际肌肌肉及拇指根部的感觉（即正中神经掌皮支的分布区）。

从实际操作的角度来看，肌电图室经常会遇到的变异仍然是 MGA 和 APN。而其他所有变异，包括前文所提到的，仅见于个案报道或少量病例报道。尽管如此，这些罕见的病例还是提醒我们，如果出现了不寻常或意外的神经传导表现，不仅需要考虑技术因素，也要考虑异位神经支配的可能。

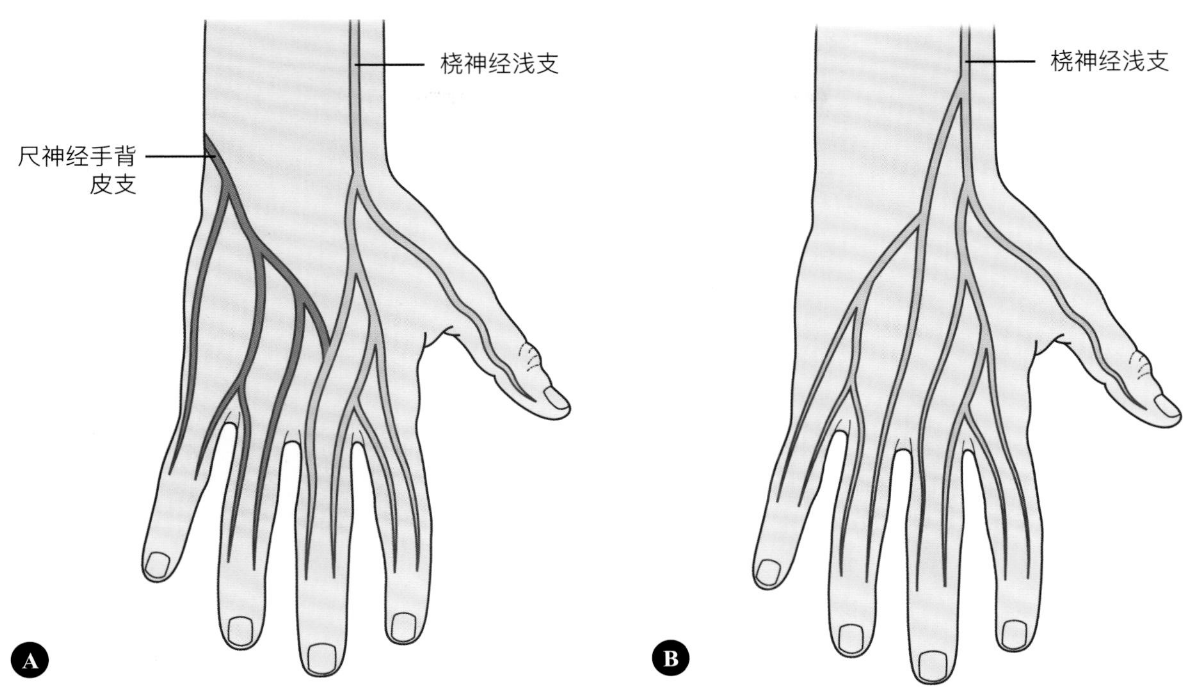

▲ 图 7–14 异位的手背皮神经支配

A. 典型的手背皮神经支配。桡神经浅支支配手背外侧包括第 1～3 指背侧，尺神经手背皮支支配手背内侧包括第 4～5 指背侧。B. 变异的手背皮神经支配，几乎整个手背皮肤感觉均由桡神经的浅支支配（经许可转载，改编自 Kuruvilla A, Laaksonen S, Falck B. Anomalous superficial radial nerve: a patient with probable autosomal dominant inheritance of the anomaly. *Muscle Nerve*. 2002;26:716–719.）

第8章 伪迹与技术因素
Artifacts and Technical Factors

廖松洁 张 超 译 潘 华 校

在神经传导和肌电图检查中，需充分理解认识伪迹与技术因素对检查的重要影响（框 8-1）。电生理检测的价值由 2 个关键且互补的过程决定：①数据采集准确；②数据解读准确。如果采集的信息不准确，那么不管是在检查当时还是检查结束后，医生都无法进行正确解读。

电生理检测过程中，需采集并放大非常微弱的 μV 或 mV 级别的生物电信号。由于大量生理因素和非生理因素均可参与影响数据的准确性，电生理检测的技术要求非常高。生理因素（如年龄、肢体温度）和非生理因素（如电极阻抗、电噪声）同等重要。如果对技术干扰认识不充分，可导致电生理检测的Ⅰ类错误（假阳性，即错将正常当作异常）和Ⅱ类错误（假阴性，错将异常当作正常，正如将犯法的人无罪释放）。这 2 类错误都很重要，其中Ⅰ类错误尤其严重，可导致患者被误诊为他们没有罹患的疾病并进而接受错误的检查和治疗。因此，我们必须充分认识干扰电生理检测的技术等因素，以提高检测效率和准确性，并减轻检查给患者带来的不适。

框 8-1 影响神经传导和针电极肌电图检查的重要技术因素

生理因素
- 温度
- 年龄
- 身高
- 近端和远端神经节段
- 解剖变异（见第 7 章）

非生理性因素
- 电极阻抗的不匹配，60Hz 干扰
- 滤波
- 电信号的叠加平均
- 刺激伪迹
- 阴极的位置：反转刺激器的极性
- 邻近神经被刺激
- 运动神经传导的电极放置
- 顺向与逆向记录
- 记录电极与神经之间的距离
- 作用电极与参考电极之间的距离
- 肢体位置与距离测量
- 肢体位置与电位波形
- 扫描速度与灵敏度

一、生理因素

（一）温度

温度是所有生理因素中最重要的，它影响神经传导中几乎所有指标，包括传导速度、远端潜伏期及波形，还可影响针电极肌电图的运动单位动作电位形态。在生理上，低温可延迟钠离子通道的失活，继而延长去极化时间（见第 2 章）。因为有髓鞘纤维的传导速度主要取决于郎飞结延迟去极化的时间，后者延长则导致神经传导速度减慢。在肢体的生理温度范围内（21～34℃），运动、感觉神经传导速度与肢体温度大致呈线性关系，即温度每降低 1℃传导速度减慢 1.5～2.5m/s，远端潜伏期延长约 0.2ms。

另外，肢体温度低时，钠离子内流随着离子通道开放时间延长而增多，每一根神经纤维的去极化时间更长、电位更大，所以复合肌肉动作电位和感觉神经动作电位的时限增宽、波幅增高（图 8-1）。这一影响在感觉神经更显著，因为正常感觉纤维动作电位的时限较肌纤维短：相位抵消作用在动作电位时限短的纤维比较明显（见第 3 章），随着体温降低，感觉纤维的动作电位时限延长，相位抵消作用则减弱，故 SNAP 波幅增高。由此可见，肢体温度

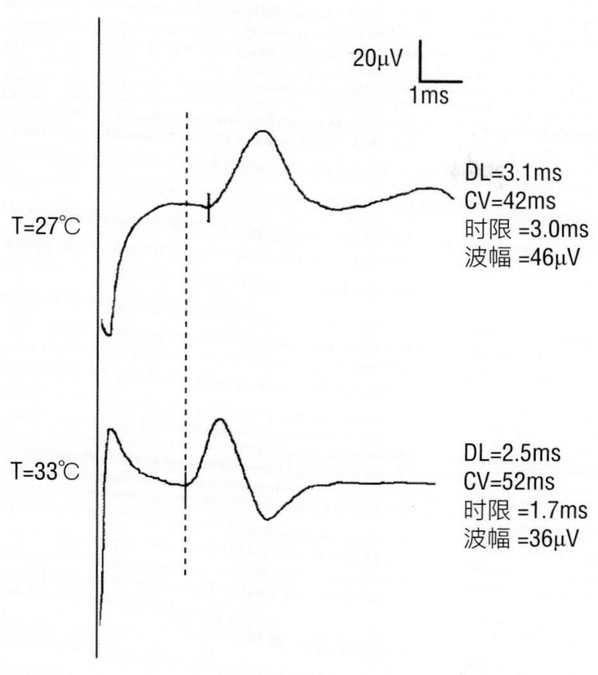

▲ 图 8-1　温度对神经传导的影响

一位患者的正中神经逆向感觉传导，在腕部刺激，在第 2 指记录。肢体温度较低时（上图），远端潜伏期延长、传导速度减慢，并且时限和波幅增加

低对神经传导产生独特的影响：速度减慢，波幅增高。而在周围神经病中，传导速度减慢常伴随波幅降低。如果在感觉神经传导检测中，发现高波幅、长时限电位伴随传导速度减慢，应该警惕是肢体温度过低所带来的干扰。

低温对 MUAP 的影响是类似的，但是较轻。随着温度降低，MUAP 时限增宽、波幅增高，并且位相也可增多。

受检者即便身处一个足够温暖的检查室，也可存在体温的个体差异。一条神经不同部位的温度是不同的，远端、表浅的神经倾向于温度更低。另外，温暖肢体的皮肤温度一般比邻近神经处的温度高 1～2℃；反之，凉的肢体皮肤温度通常比邻近神经处的温度低。

由此可见，如果肌电图检查者忽略了患者过低的肢体温度，有可能将神经传导或针电极肌电图检查错判为异常。最常见的错误就是将低体温导致的神经传导速度减慢、远端潜伏期延长、MUAP 时限和多相波轻度增加误诊为多发性神经病。其次是远端神经嵌压的误诊，例如，将低体温所致正中神经远端运动、感觉潜伏期延长误认为腕部正中神经嵌压（腕管综合征）。最后，在轴索型周围神经病患者，低体温所致神经传导速度减慢可被误认为脱髓鞘，导致电生理检测的解读更复杂，甚至影响此后的病情评估和治疗。

肌电图检查者须采取必要的措施减少低温对电生理检测带来的影响。首先，检查者应认识到温度对于每一个神经传导及针电极肌电图检查的重要性（框 8-2）。远端肢体温度必须常规记录和监测，并保持在 32～34℃。检查开始时体温正常不代表温度可以一直保持，事实上，检查过程中的肢体温度经常会降低。保温的方法包括加热灯、暖袋、湿热物理治疗装置等。最理想的方法是采用具有手足体温反馈调节功能的加热灯，可是现在很少生产这种装置，因为曾经有患者误触摸了加热器导致烫伤而引发纠纷。不管采用哪种加热方法，从皮肤升温至肌肉、神经升温，存在一定的时间延迟，通常需要数分钟，但非常冷的肢体可能需要 20～40min（图 8-2）。如果没有认识到这一升温延迟的现象，提早开始检查，可能会发现最初检测的神经传导速度比较慢，增加结果解读的难度。但是实际检查过程中，更为常见的是后期皮肤和神经逐渐降温导致的传导速度减慢。

框 8-2　温度与神经传导及针电极肌电图检查

低温的影响

- 神经传导速度减慢
- 远端潜伏期延长
- 神经传导的动作电位波幅、时限增加（SNAP>CMAP）
- MUAP 的时限、波幅和多相波增加

温度的维持

- 所有患者测量肢端温度
- 采用加热灯、暖袋或湿热物理治疗装置维持肢端温度在 32～34℃
- 皮肤升温可早于神经
- 如果肢体温度过低（低于预期温度 10℃以上），温水浸泡后采用加热灯保温
- 如果肢体不能保暖，采用转换因子计算［神经传导速度 1.5～2.5m/（s·℃），远端潜伏期 0.2ms/℃］

CMAP. 复合肌肉动作电位；MUAP. 运动单位动作电位；SNAP. 感觉神经动作电位

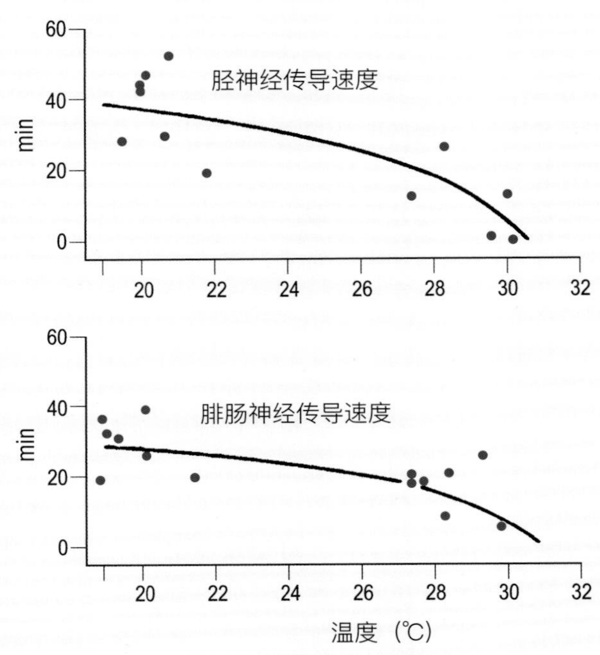

▲ 图 8-2 加热时间与传导速度

在不同的皮肤温度时，胫神经（上图）和腓肠神经（下图）传导速度达到 95% 正常值所需要的肢体加热时间。即便皮肤温度已达到 28℃，神经的升温还需要 15～20min。NCV. 神经传导速度（经 Wiley 许可转载，引自 Franssen H, Wieneke GH. Nerve conduction and temperature: necessary warming time. *Muscle Nerve*. 1994;17:336–344.）

假如肢体温度非常低（低于预期温度 10℃以上），表面加热通常是不充分的，或者需要过长的时间。在这种情况下，温水泡浴数分钟效果较好，肢体达到预期温度后需继续保暖，否则检查过程中体温常会下降。

肌电图检查者需谨记，轻中度神经传导速度减慢或潜伏期延长可为肢体温度过低或加热不充分所致。如果不能对肢体进行加热处理（如重症监护室中的检查），可以采用转换因子计算［神经传导速度 1.5～2.5m/（s · ℃），远端潜伏期 0.2ms/℃］。部分现代肌电图仪可以监测肢体温度，并可设置为根据肢体温度自动校正传导速度和潜伏期。但是由于转换因子来源于正常人的神经，不一定适用于所有的疾病情况，所以保证肢体温度优于使用转换因子。对于针电极肌电图，并没有适用于 MUAP 时限、波幅或位相的转化因子。

（二）年龄

髓鞘的存在及其数量是神经传导速度最重要的一个决定性因素。髓鞘化从胎儿期开始，呈现年龄依赖性，足月儿出生时的神经传导速度约为正常成人的一半，大致在 25～30m/s，该速度对于成人则为脱髓鞘。出生后神经传导速度迅速提高，1 岁时约为成人的 75%，3—5 岁时完成髓鞘化则达到正常成人水平。成年后，由于运动和感觉神经元随着年龄增加而逐渐丢失，所以神经传导速度随年龄增长有所下降，尤其在 60 岁以后每 10 年速度下降 0.5～4.0m/s，对于感觉神经的影响比运动神经更显著。

在成年人，我们可采用年龄相关的神经传导速度正常值，但是牢记所有神经各年龄的正常值是很困难的。因此，对于 10—60 岁的受检者，通常可以参考一个将正常变异考虑在内的正常值范围，对于 60 岁以上的受检者则采用校正因子（每 10 年神经传导速度下降 0.5～4.0m/s）。例如，10—60 岁的受检者正中神经运动传导速度的正常值是≥50m/s，而 90 岁受检者的正常值则是≥46m/s。

年龄也可影响 CMAP 和 SNAP 波幅。大部分表格提供的正常值仍然来自于 10—60 岁的受检者。高龄患者的下肢远端感觉神经检测是比较困难的，波幅很小，如最常检测的腓肠神经。SNAP 波幅随着年龄增加显著下降，据估计 70 岁以上受检者的波幅可下降 50%。因此，对于高龄患者下肢远端 SNAP 波幅低或不能引出的情况，需要谨慎解读，如果没有其他确定的数据支持则不能轻易认为是异常。

年龄还可影响针电极肌电图的多个参数。最显著的是 MUAP 的时限，它随着年龄增长而增加。从出生到儿童阶段，MUAP 时限增加是由于肌纤维数量和运动单位大小的生理性增加；老年后，MUAP 时限轻微增加则是由于运动单位逐渐丢失及随后代偿性神经再支配。因此，要根据年龄比较 MUAP 时限的正常值（见第 15 章）。

（三）身高

除了温度和年龄，身高也影响神经传导速度，高个子通常比矮个子传导速度更慢。因为下肢比上肢长，所以下肢神经传导速度比上肢慢，如正常的腓肠神经感觉传导速度比正中神经平均慢 5m/s，腓总神经、胫神经运动传导速度比正中神经、尺神经慢 6～9m/s。

身高或肢体长度对神经传导速度的影响可由 2 个独立因素解释。第一，神经从近段向远端逐渐变细。一般个子越高、肢体越长则远端神经越细，而神经传导速度与神经直径成正比，所以高个子的远端神经传导速度更慢；同样，下肢比较长、远端神经比较细，所以下肢神经传导速度较上肢慢。第二，肢体远端比近端温度更低，而且下肢常比上肢凉，所以肢体温度低所致神经传导速度减慢在下肢比较显著。

神经传导速度的正常值通常来自于正常身高人群，所以对于极端身高的个体必须进行校正。实践当中，这一校正值为正常值低限减去 2～4m/s。例如，一位 6 尺 10 英寸（约 2.08m）的受检者，如果胫神经运动传导速度为 38m/s（正常值低限为 41m/s），那么它是属于正常范围的。

身高的影响与迟发反应尤其相关，包括 F 波和 H 反射，因为这些迟发反应的解剖径路是沿着肢体传递一个来回。因此，迟发反应潜伏期正常值的建立必须依据肢体长度或身高（见第 4 章），否则在高个子可出现假阳性。但在部分情况下，可不考虑身高的影响，如将有症状肢体与对侧无症状肢体进行对比的时候。

（四）近端与远端神经对比

由于神经直径与温度的变化，神经传导速度在肢体远端和近端是不同的，这与神经传导随身高而改变的原因相同。正常神经的近端节段倾向于较远端节段传导得更快，例如正中神经腋 – 肘段的传导速度比肘 – 腕段更快。相类似的，上肢神经传导速度比下肢快，因为远端神经节段更细、温度更低。

二、非生理性因素

（一）电极阻抗与噪声

电噪声存在于每一个 EDX 实验室，最常见的原因是其他电器（如灯、风扇、加热器、电脑等）产生的 60Hz 干扰。在其他场所，特别是重症监护室，还可存在其他电噪声来源，如呼吸肌、监护仪等。电噪声可带来严重影响，尤其在记录小电位，如 SNAP 或纤颤电位（图 8–3）的时候。但是检查者常可通过注意技术细节来将电噪声降低至可接受水平。

神经传导及针电极肌电图检查中记录的所有信号都是差分放大的结果（图 8–4）。作用电极（G_1）和参考电极（G_2）的信号差可被放大并显示。如果 G_1 和 G_2 的电噪声相同则可被相互抵消，仅留下检测信号被放大（称为共模抑制）；但是如果电极的电噪声相差大，那么未被去除的电噪声放大后常使放大器饱和，出现由巨大垂直线条构成的重复电位（图 8–5，

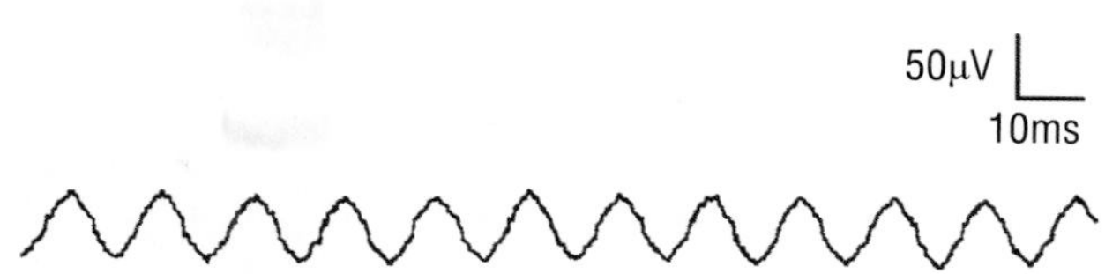

▲ 图 8–3　电极阻抗不匹配与电噪声。周围环境中的 60Hz 电噪声可掩盖低波幅电位（如感觉神经动作电位、纤颤电位），在肌电图仪上表现为 60Hz 正弦波，10ms 的扫描速度最适合观察。如果仪器设置与感觉神经传导检测相同，扫描速度为 1ms 或 2ms、灵敏度为 10μV，那么 60Hz 正弦波可使放大器饱和。该干扰通常来自电极阻抗的不匹配。如果作用电极和参考电极的阻抗相似，G_1 和 G_2 相同的电噪声则被差分放大所去除（共模抑制）。电极阻抗不匹配可通过适当清洁皮肤、应用电极胶来改善

上图）。这种波形往往没有意义，但是如果降低灵敏度（例如，从 20μV/div 降至 10mV/div），可发现该波形实为 60Hz 正弦波（图 8–5，下图）。60Hz 是美国通用的标准电流，其他很多国家采用 50Hz。

为了获得相同的电极噪声，最好的办法是保证电极阻抗相同（防止阻抗的不匹配）。阻抗结合了直流电的电阻以及交流电的电容和电感。按照欧姆定律 E=IR，电噪声的电压（E）等于电噪声的电流（I）乘以电阻（R）或阻抗。如果 2 个电极的电阻或阻抗不同，同样的电噪声将在不同电极产生不同电压，电压差被放大并显示，往往掩盖真正被检测的信号。

去除 60Hz 干扰最好的方法就是确保放大器所识别的电极是一样的（框 8–3），可通过以下步骤来实现。第一，确保电极是完好的，连接电缆没有磨损或断裂（图 8–6）。第二，做好皮肤准备，采用酒精或丙酮彻底去除污物及油脂，然后在电极片和皮肤之间涂抹电极导电胶，再采用胶带将记录电极牢牢固定于皮肤。第三，电极之间的距离越近，放大器所识别的电噪声就越相似。

（二）滤波

神经传导和针电极肌电图检测记录的所有电位均经低频、高频滤过，然后才被显示。滤波的作用是尽可能排除低频和高频电噪声，忠实地展示被检测信号。低频滤波（高通）排除低于设定频率的信号，允许高频信号通过；高频滤波（低通）排除高于设定频率的信号，允许低频信号通过。低频噪声（＜10Hz）导致基线波动，高频噪声（＞10kHz）可掩盖高频动作电位（如 SNAP 或纤颤电位）。

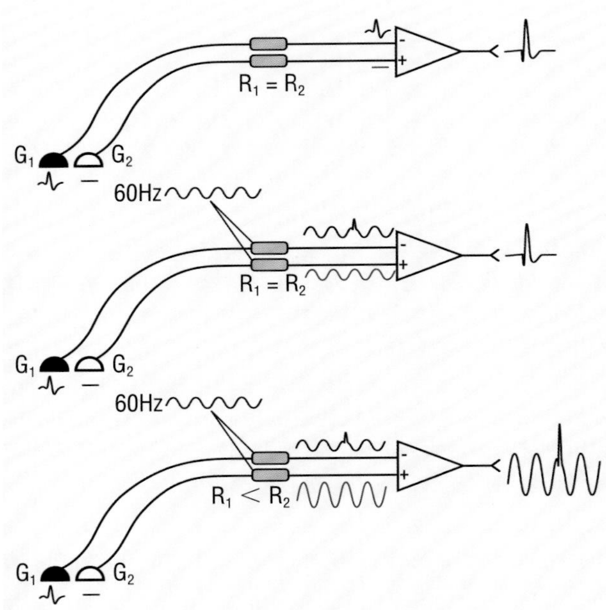

▲ 图 8-4 差分放大和电极阻抗不匹配

神经传导与肌电图检测记录的所有信号均为差分放大的结果。上图，作用电极（G_1）的信号减去参考电极（G_2）的信号差被放大。每个记录电极有它自己的阻抗或电阻，模式化为 R_1 和 R_2，分别代表作用电极和参考电极的阻抗。中图，如果 $R_1=R_2$，那么任何 60Hz 干扰在作用电极和参考电极所产生电噪声是相似的，相减后仅留下受检测信号可以被放大。下图，如果电极的阻抗不匹配（$R_1<R_2$），那么 2 个电极的电噪声不同，相减后部分电噪声仍然被放大，常可掩盖受检测信号

通过限定信号通过的频带，可排除部分电噪声（图 8-7）。不同的电生理检测可采用不同的滤波频带。运动神经传导的低频和高频滤波一般设置在 10Hz 和 10kHz，感觉神经传导一般为 20Hz 和 2kHz。可见感觉神经传导检测的高频滤波设置更低，因为 SNAP 比运动电位包含更多高频成分，需减少高频噪声，从而避免干扰 SNAP 的记录（图 8-8）。

滤波的使用需注意权衡。不管是模拟还是数字滤波，都不可能实现彻底排除高频设置以上和低频设置以下的所有信号。滤波可以导致被检测信号的部分丢失或改变，如提高低频设置后更多低频信号通过，可使所记录电位的时限轻微增加，因为时限主要受低频信号影响；而降低高频设置后更多高频信号被排除，可使所记录电位的波幅降低，因为波幅主要是高频反应（图 8-9）。因此，必须采用标准化的滤波设置，正常值也应由相同滤波设置获得，数据才具有可比性。

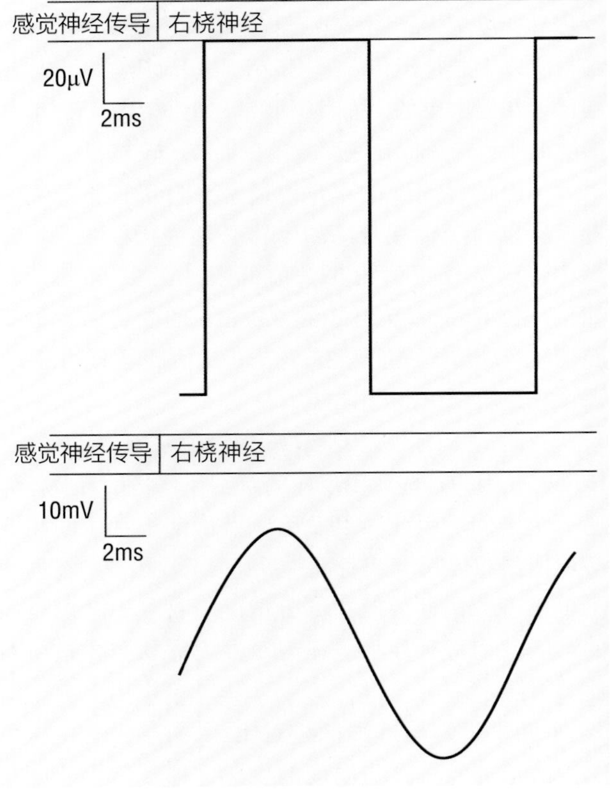

▲ 图 8-5 电极阻抗不匹配

桡神经感觉传导检测中，2 个记录电极的电噪声不同，导致电极阻抗不匹配。在本例中，电极胶过少导致其中一个电极的阻抗大，因为 2 个电极的电噪声不相等，相减后仍然可被放大。如果形成的干扰过大使放大器饱和，则出现由巨大垂直线条构成的重复电位（上图）。下调灵敏度［从 20μV/div（上图）降至 10mV/div（下图）］可确定该电位实为 60Hz 正弦交流电的波形

框 8-3 减少电极阻抗不匹配和 60Hz 干扰的方法

- 活性和参考记录电极类型相同
- 确保所有电极和连线完好无损
- 采用酒精或丙酮去除皮肤污物和油脂
- 在皮肤和电极之间加入导电电极胶
- 采用胶布或 Velcro 带将电极牢牢固定在皮肤
- 在刺激电极与记录电极之间放置地线
- 采用同轴电缆

（三）电平均

有些情况下，即便检查者已尽量减少电极阻抗不匹配，并采用滤波，电噪声仍可干扰被检测电位。最常见于微伏级别小电位的记录中，主要是感觉神

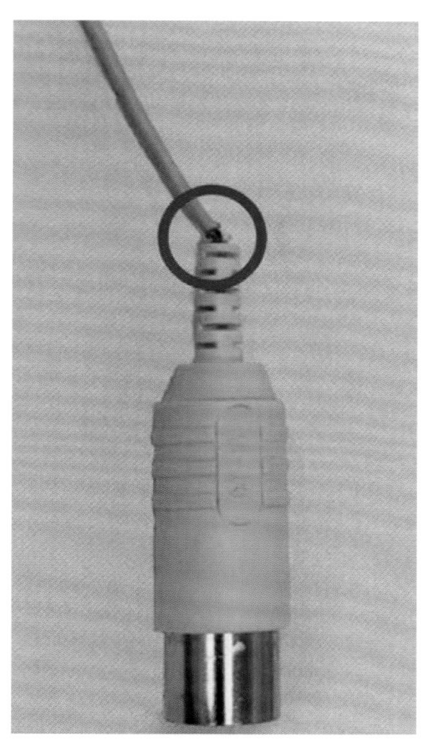

▲ 图 8-6 断裂的电缆

随着使用时间延长，连接电缆可损坏或断裂，尤其是在电缆末端，导致技术干扰。更令人混淆的是，干扰可间断出现，取决于损坏的不同位置、部分断裂或完全分离

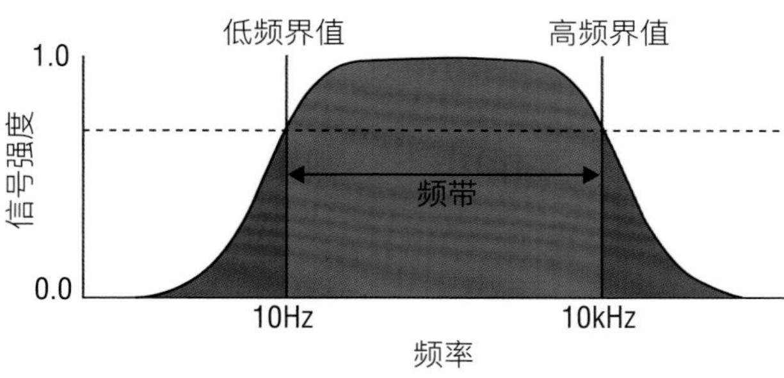

▲ 图 8-7 滤波和频带

电生理检测的所有波形包含了一系列频率。设置允许部分信号通过的频带，可减少部分电噪声。在本例运动神经传导检测中，低频和高频滤波分别设置在 10Hz、10kHz，那么 10Hz 以下及 10kHz 以上频率的信号减少了，可通过排除低频和高频噪声来改善波形质量。但是需注意，部分被检测的电位也可能受影响（见第 42 章）

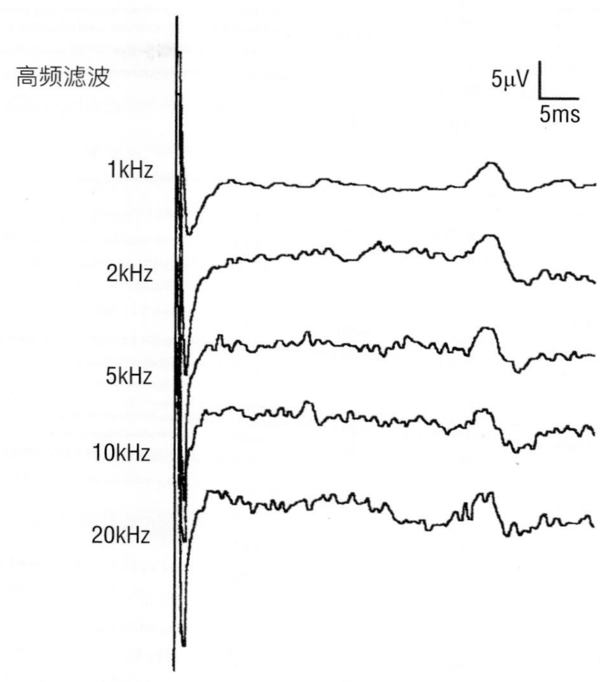

▲ 图 8-8 高频滤波和感觉神经动作电位

采用不同的高频滤波进行尺神经感觉传导检测，在肘部刺激，在第 5 指记录。当高频滤波从 20kHz 降至 1kHz 时，高频噪声逐渐减少，感觉神经动作电位波形更好，但需注意波幅略有降低

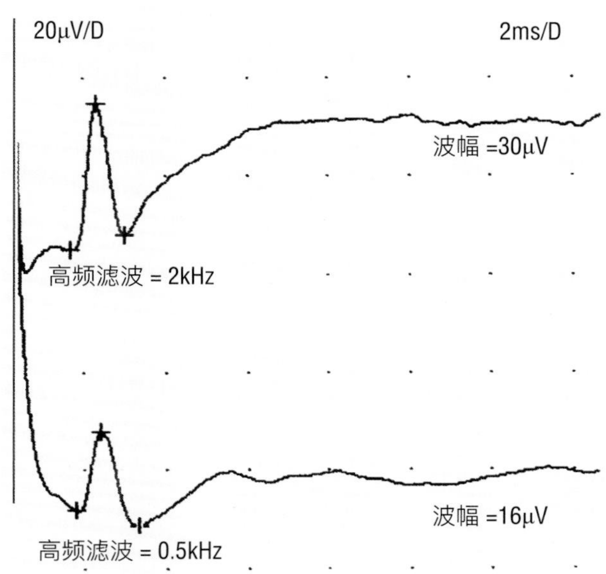

▲ 图 8-9 高频滤波和感觉神经动作电位

正中神经感觉传导，在腕部刺激，在第 2 指记录。上图，高通滤波设置为 2kHz，下图，高通滤波设置为 0.5kHz。注意高频信号被过滤（下图），感觉神经动作电位的波幅明显降低

经或混合神经检测。此时电平均的方法可减少或消除电噪声，在一系列刺激下将电信号进行数学平均。由于电噪声是随机的，多次刺激下电噪声的正相与负相可相互抵消，仅留下待检测电位。该方法对于稳定基线尤其有用，帮助我们准确测量待检测电位的起始潜伏期和波幅（图 8-10）。

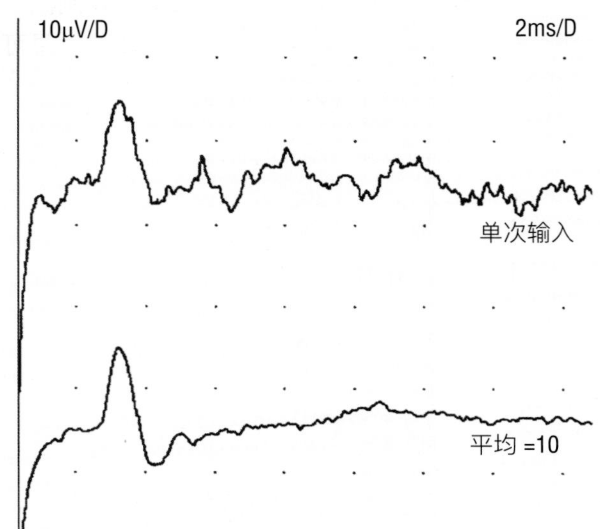

▲ 图 8-10 电平均

正中神经感觉传导，在腕部刺激，在第 2 指记录。上图，单次刺激，可见感觉神经动作电位和明显的基线噪声。下图，10 次刺激后的平均曲线，噪声明显减少，感觉神经动作电位的信号更清晰，可准确测量动作电位的起始潜伏期和波幅

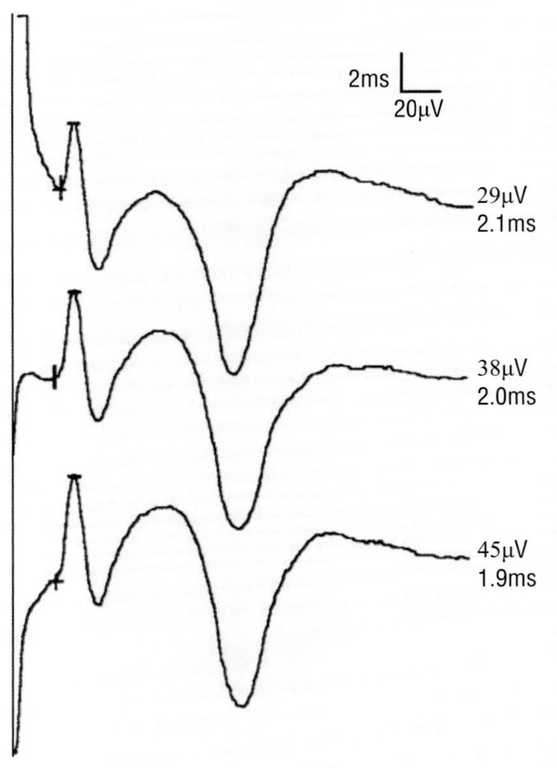

▲ 图 8-11 刺激伪迹和测量误差

正中神经逆向感觉传导检测中，在腕部刺激，在第 2 指记录。可通过旋转刺激电极的阳极并保持阴极位置不变来影响刺激伪迹。上图，刺激伪迹的巨大负相波人为地降低感觉神经动作电位的波幅和延长潜伏期。下图，刺激伪迹的巨大正相波人为地增加了感觉神经动作电位的波幅和缩短了潜伏期

（四）刺激伪迹

在常规神经传导检测中，刺激器产生的电流使神经去极化，同时通过容积传导在同一个肢体的组织中扩散，由记录电极记录。刺激伪迹见于每一次神经传导检测，表明电刺激的出现、帮助潜伏期的测量。但是，如果刺激伪迹后缘与待检测电位重叠，则带来不良影响，最常见于记录小电位（如感觉神经动作电位）或刺激与记录电极距离非常短的时候。此时，被检测电位的起始点变得模糊，可导致潜伏期和波幅测量不准确（图 8-11）。

以下几种方法可减少刺激伪迹（框 8-4）。第一，将地线置于刺激电极与记录电极之间。第二，减少记录电极的阻抗不匹配。采用同轴电缆记录（图 8-12），保证刺激器置于最好的刺激位置上以降低刺激量（见第 3 章），以及增加刺激器与记录电极的距离，均可减少刺激伪迹的影响。第三，轻微旋转刺激电极的阳极，阴极保持不动（称为阳极行走，图 8-13）。阴极的位置保证了神经去极化的区域，但是阴极 - 阳极轴与记录电极的空间变化可显著改变刺激电位的容积传导方向和影响。第四，确保刺激器与记录电缆不重叠并尽可能相互远离。由于电传导的特性，电缆重叠很容易出现刺激伪迹（见第 42 章），所以分离刺激与记录电缆是减少刺激伪迹最简单有效的方法之一。

框 8-4 减少刺激伪迹的方法

- 将地线置于刺激与记录电极之间
- 减少记录电极的阻抗不匹配
- 采用同轴电缆记录
- 降低刺激强度
- 旋转刺激器的阳极并保持阴极位置不变
- 增加刺激器与记录电极的距离
- 确保刺激和记录电极的电缆不重叠

（五）阴极的位置：反转刺激器的极性

当神经受到刺激时，阴极下方首先去极化。因此，应在首先发生去极化的刺激器阴极与记录电极

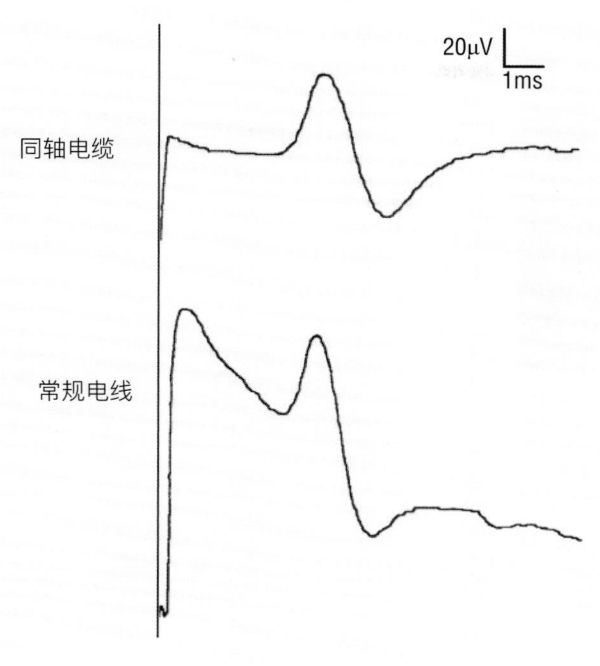

▲ 图 8-12　电噪声与记录电缆

正中神经逆向感觉传导检测中，在腕部刺激，以指环电极在第 2 指记录。分别采用同轴电缆（上图）和常规电线（下图）。作为记录的作用电极与参考电极越靠近（采用同轴电缆时距离更近），产生刺激伪迹或其他电噪声的机会越小

之间进行距离测量（图 8-14）。对于神经传导检测，刺激器阴极的正确位置应朝向记录电极（记住：黑色对黑色）。若刺激器的阴极和阳极无意中颠倒，可能会产生两个影响。首先，虽然去极化发生在阴极下方，但理论上超极化发生在阳极（图 8-15）。这种超极化可能会产生一个阻断，防止在阴极下发生的去极化通过阳极到达记录电极（即阳极阻断）。这可能会导致感觉或运动电位的降低或缺失。阳极阻断的现象更多是理论上的问题，在实践中很少见。

比电位降低或缺失更常见的错误是，当阴极和阳极无意中颠倒，在潜伏期测量中会出现可预见的误差（图 8-16）。在这种情况下，远端潜伏期将延长 0.3～0.4ms。这个就是正常神经穿过 2.5～3.0cm（刺激器阴极和阳极之间的典型距离）所需的大致时间。若不能识别这一点，将导致错误的检查结果。首先，所有远端感觉神经潜伏期都将延长 0.3～0.4ms，导致感觉传导速度减慢约 10m/s。其次，远端运动潜伏期同样会延长，但运动传导速度将保持不变，它是通过远端刺激点和近端刺激点之间的距离来计算的。之所以保持不变，是因为远端潜伏期在计算过程中被相抵消了。若肌电图检查者没有发现刺激阴极和阳极无意中颠倒，那么神经传导检测的结果可能很容易被理解为多发性神经病或远端卡压性神经病。

无意中颠倒阴极和阳极并不是一个罕见的错误。它发生在初级和非常高级的肌电图检查者身上。密切注意阴极和阳极的正确方向是每个刺激部位都需要注意的事情。

（六）超强刺激

在进行神经传导检测时，超强刺激是最重要的概念之一。所有神经传导检测的测量数据都基于所有神经轴突都已经去极化的假定上。要使所有神经纤维去极化，不同的解剖部位和不同的个体所需要的刺激电流强度是不同的。例如，在腕部刺激正中神经所需的电流强度远小于在腘窝刺激胫神经所需的电流强度。

为了确保所有神经轴突都去极化，必须使用超强刺激。为了达到超强刺激，必须慢慢增加电流强度，直到记录电位的波幅不再增加为止。在此电流强度上，将电流再增加 25% 以确保电位不再进一步改变。若电位不再增加，那就可以认为已经达到超强刺激（图 8-17）。注意，随着超强刺激的接近，潜伏期会逐渐缩短。

若在神经远端没有受到超强刺激，可能会产生轴突丢失的错误印象。若在远端刺激时是使用超强刺激，但在近端却不是，可能会产生传导阻滞的错误印象（图 8-18）。在任何一种情况下，根据被刺激的神经，检查者也可能错误地认为存在异常神经支配（见第 7 章）。最后，若不是所有刺激部位都使用超强刺激，就不可能得到真正的传导速度。传导速度的测量是假设远端和近端刺激的神经纤维都是相同的（即最快的）。若不使用超强刺激，在不同部位可能测量的就是不同的神经纤维，导致神经传导速度的测量无效。电生理检测中最常见的错误之一是，一旦电位的波幅落在“正常范围”内，就停止增加电流强度。在这种情况下，电位可能在正常范围内，但由于不是通过超强刺激得到的，对于特定的被检查患者来说，它可能是不正常的。

我们必须注意的是，若不经过递增刺激电流强度的细致过程，无论刺激电流强度有多高，都不能确定是否已经达到超强刺激。因此，肌电图检查者在没有经过这一过程的情况下，绝不应假设最大刺

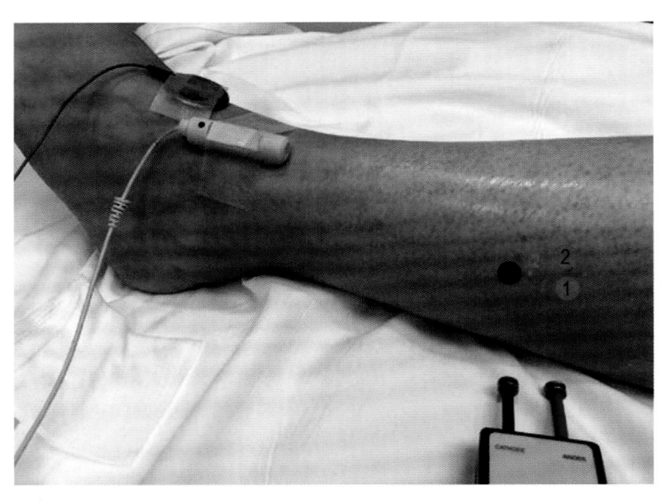

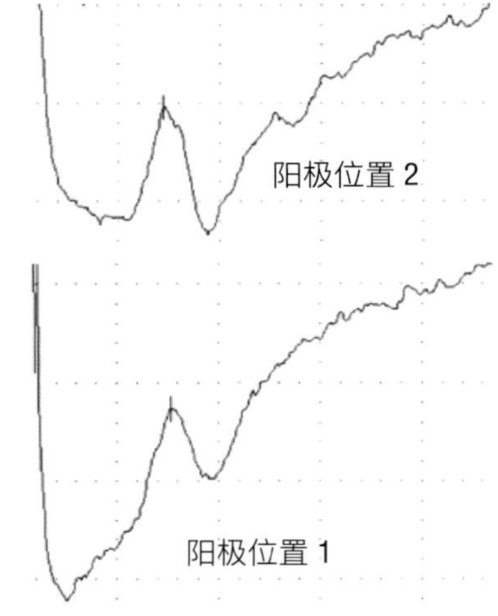

▲ 图 8-13 刺激伪迹与阳极旋转

刺激伪迹干扰被检测电位。轻微旋转刺激器的阳极并保持阴极位置不变（称为阳极行走），是减少刺激伪迹并获得清晰基线的一种有效方法。在此例腓浅神经感觉传导检测中，刺激小腿外侧，在踝部记录。当刺激电位阴极位置不变时，阳极分别置于位置 1 和 2，感觉神经动作电位的波形随之发生变化。在位置 1，基线显著改善，提高了潜伏期和波幅测量的准确性。因此，刺激伪迹也被称为远场电位，受到刺激源与记录电极空间关系的影响

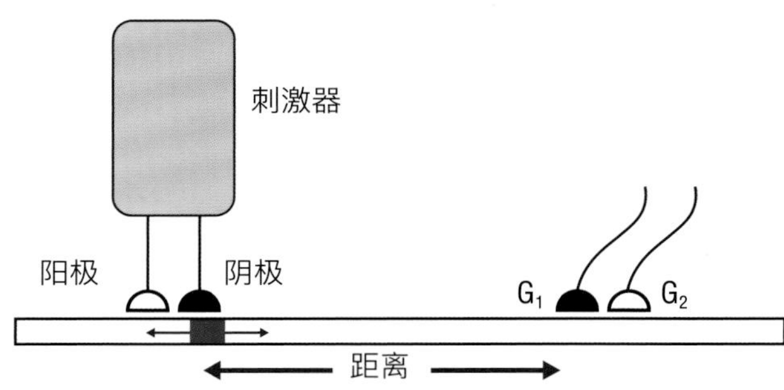

▲ 图 8-14 刺激器的阴极和记录电极的位置

刺激神经时，去极化首先发生在阴极下方并沿两个方向传导。阴极应始终朝向记录电极（G_1）（记住：黑对黑）。计算传导速度应测量阴极和记录电极之间的距离

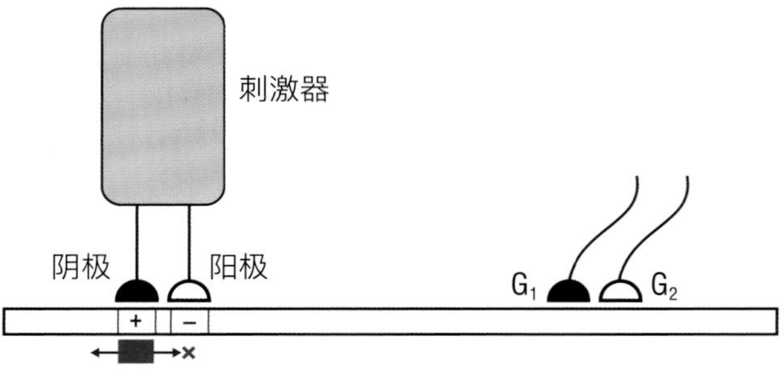

▲ 图 8-15 阳极阻断

若颠倒阴极和阳极，可能会发生阳极阻断。刺激时，阴极下方的神经去极化沿两个方向传导，而阳极下方可能会产生超极化。这种超极化可能阻断产生于阴极的动作电位，阻挡其传导通过阳极

激输出就是超强刺激。

（七）相邻神经的共同刺激

虽然必须确保所有刺激部位都使用的是超强刺激，但防止相邻神经的共刺激也同样重要。在神经和刺激阈值正常的个体中，共同刺激并不是一个常见问题。但在病理情况下，神经通常需要更高的电流才能达到超强刺激。当刺激电流增加时，电流可能向周围传播并刺激附近的神经。当附近的神经被兴奋时，可能会产生虚假的大波幅电位，这是由于目标电位范围之外神经或肌肉电位被无意地共同记录。共同刺激在上肢运动检测中最常见，即在腕部、肘部和腋窝处刺激正中神经和尺神经时出现。在下肢的检测中，腓神经和胫神经的共同刺激可能发生在腘窝处。

在刺激非常近端的神经和神经根时，相邻神经的共同刺激不可避免。在上肢的检测中，刺激 Erb 点或 C_8～T_1 神经根总是会导致尺神经和正中神经的共同刺激。在这种情况下，共同刺激的影响只能通过对冲试验消除（见第 33 章）。

即使是在常规的神经传导检测中，相邻神经的无意共同刺激也会产生一系列问题（图 8-18 和图 8-19）。首先，若相邻神经受到共同刺激，由轴突丢失所致的低波幅电位可能达到正常范围。其次，若共同刺激发生在远端而不是近端，可能会产生近端

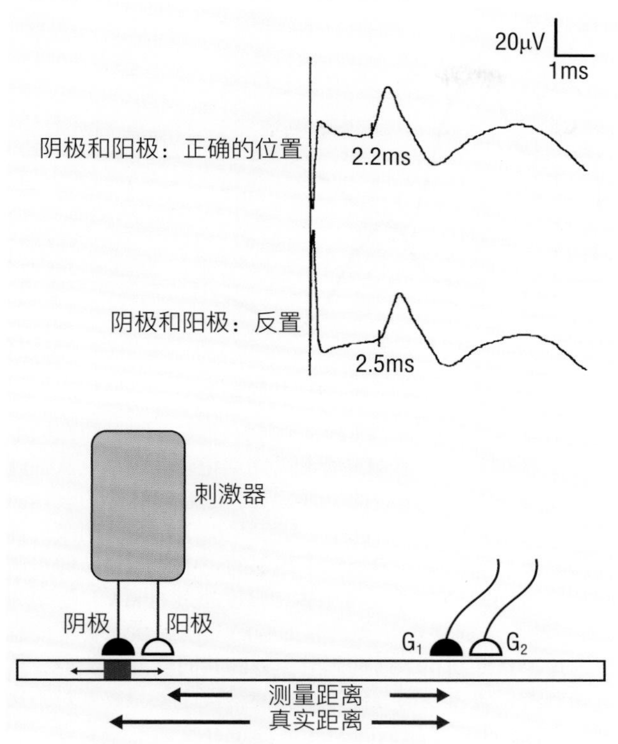

▲ 图 8-16　刺激器阴极和阳极反置

上图，正中神经感觉检测，在腕部刺激，在第 2 指记录。上方迹线反映的是正确的位置，阴极朝向记录电极。下方迹线反映的是阴极和阳极反置，阴极背向记录电极。下图，若阴极和阳极无意中颠倒，将会人为地减慢潜伏期和传导速度。这个错误通常会延长潜伏期 0.3～0.4ms，并使感觉传导速度减慢约 10m/s。传导速度的减慢是由于测量距离短于实际距离。实际距离是测量距离加上阴极和阳极之间的距离

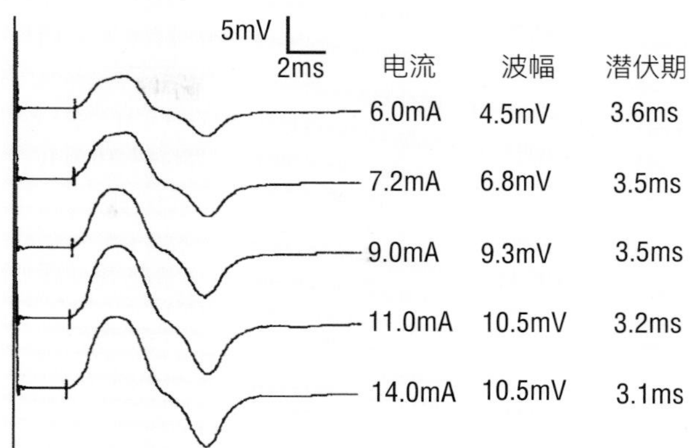

▲ 图 8-17　超强刺激

正中神经运动检测，在腕部刺激，在拇短展肌记录，不断增加刺激电流。为了确保所有的神经轴突都受到刺激，所有的神经传导检测中都需要使用超强刺激。超强刺激是用不断增加刺激电流直到记录的电位波幅达到最大获得的。为了确保使用的是超强刺激，刺激电流应该再增加 25%，以确保电位波幅不再进一步增加（下方迹线）。注意，随着超强刺激的接近，潜伏期会逐渐缩短

传导阻滞的错误印象（图 8-20，上图）。对于某些神经，如尺神经的运动神经，这种结果类似于异常神经支配。另外，若共同刺激发生在近端而不是远端，这种结果也类似于某些神经的异常神经支配，如腓神经的运动神经（见第 7 章）。最后，若远端和近端刺激位点之间确实存在传导阻滞，但在近端的共同刺激将导致近端出现不恰当的过高波幅，这可能会掩盖真正的传导阻滞（图 8-20，下图）。

有几种方法可以防止相邻神经的共同刺激（框 8-5）。第一，确保刺激器放置在神经的正上方通常可以防止共同刺激。若放置得当，达到超强刺激所需的电流强度将小很多，而且容易防止产生共同刺激。根据解剖的标志位置，将刺激器放在需要检查的神经上方。慢慢增加刺激强度，直到记录到第一个小的低于超强刺激的电位。此时，刺激电流保持恒定，将刺激器平行于最初的刺激部位移动，先稍微向外侧移动，再稍微向内侧移动。电位波幅最高的位置是最靠近神经的。一旦确定了最佳位置，再将电流增加到超强。令人惊讶的是，使用这个技术后获得超强刺激所需的电流非常小，这也提高了检查效率和患者的耐受度。第二，当观察波形的波幅随着刺激强度的增加而增高时，若发生了共同刺激，波形的形状通常会突然改变。例如，若尺神经受到共同刺激，正中神经运动检测的正常圆顶形状可能突然变为双峰形态。第三，注意刺激过程中的肌肉收缩动作，通常可以防止共同刺激。例如，在腕部刺激正中神经会引起大鱼际肌和前两个蚓状肌收缩。相反，刺激尺神经会引起手部更广泛的屈曲收缩，因为尺神经支配着大多数的手内在肌。因此，随着电流强度的增加，当正中神经和尺神经支配的肌肉开始受到共同刺激时，观察者将看到肌肉的收缩动作发生改变。此时，刺激强度应逐渐减小，直到只有正中神经支配的肌肉收缩。这同样适用于下肢，尤其是在腘窝处胫神经与腓神经非常接近。刺激腓神经会引起踝关节背伸和外翻，而刺激胫神经会引起踝关节跖屈和内翻。因此，在腘窝刺激腓神经时，若胫神经出现共同刺激，正常的踝关节的背伸和外翻将变为踝关节的跖屈和内翻。最后，对于大多数

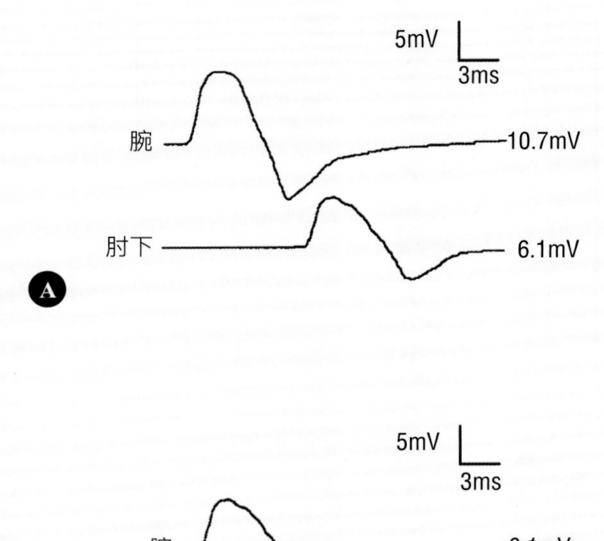

▲ **图 8-18 近端和远端刺激时不同的复合肌肉动作电位波幅。尺神经运动检测，在腕部和肘下刺激，在小鱼际肌记录**

A. 肘下的 CMAP 波幅比腕部的低。这种结果的可能性有以下几种：①传导阻滞；②腕部的正中神经和尺神经共同刺激；③肘下尺神经的刺激强度未达到超强刺激；④异常神经支配（见第 7 章）。B. 肘下的 CMAP 波幅比腕部高。这种结果的可能性有以下几种：①腕部尺神经的刺激强度未达到超强刺激；②肘下的正中神经和尺神经共同刺激。若是在正中神经运动检测中，记录的是小鱼际肌，这种结果也提示异常神经支配

正常个体，在腕部和肘部的正中神经和尺神经，以及在外侧腘窝的腓神经和胫神经的共同刺激，通常发生在刺激强度＞50mA（0.2ms 脉冲宽度）时。因此，一旦刺激强度增加到超过这个点，检查者需要意识到共同刺激可能性的增加。

若采取了以上建议后仍然对共同刺激存在疑问，则应同时记录相邻神经支配的肌肉，观察其电位的情况。若产生这样的电位，则应降低刺激强度直到这样的电位消失。例如，在腕部刺激正中神经时，若对尺神经的共同刺激存在疑问，应同时记录拇短展肌（正中神经支配）和小指展肌（尺神经支配）。若正中神经的刺激是正确的，在小指展肌将无法记录到电位。

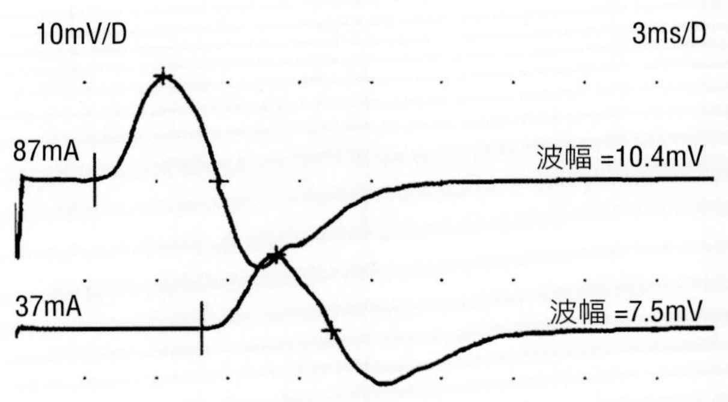

▲ **图 8-19 共同刺激**

尺神经运动传导检测，在腕部刺激（上方迹线）和在肘下刺激（下方迹线），在第一背侧骨间肌记录。刺激电流强度标注在每条迹线开始时的位置。我们注意到腕部的波幅明显高于肘下。在这种情况下，错误是由于在腕部刺激尺神经的电流过大，同步刺激到了相邻的正中神经（即同步刺激）。一般来说，对于正常个体，强度超过 50mA 且时限为 0.2ms 的电流通常会导致相邻神经的共同刺激。若不能意识到这一点并纠正，远端刺激位置的共同刺激可能会导致近端刺激位置出现部分传导阻滞的错误印象，或者对于尺神经来说，可能导致假的 Martin-Gruber 交通支

（八）运动传导检测中电极放置的位置

运动传导检测最好的记录导联设置是肌腹 - 肌腱法。记录电极（G_1）放置在运动点上，一般选取在肌腹的中心，而参考电极（G_2）放置在肌肉远端的肌腱上。当使用这种导联设置，肌腱位置大概就代表了电惰性点，只有 G_1 处的信号被放大。

肌肉去极化首先发生在运动终板区（运动点）。若记录电极没有放置在运动点之上，那么容积传导的去极化电位首先发生在距记录电极一段距离的地方，我们将看到一个初始的正偏转。当去极化紧接着传导到电极下的位置时，电位变为负向（图 8-21）。这种不正确的放置可能会出现两个问题。首先，CMAP 波幅不是最大，将给检查者波幅降低的错误印象（图 8-22）。其次，若产生了初始的正偏转，潜伏期将难以测量（图 8-23）。每当运动传导检测中出现初始的正偏转时，记录电极的位置可能没有放在运动点上，应该移动其位置直到正偏转消失。

若 G_2 电极放错了位置，可能会出现技术错误。在肌腹 - 肌腱的导联里，通常假设肌腱是没有电势的。虽然对大多数神经是如此，但并不是所有的神经都这样。尤其是尺神经和胫神经，其参考电极放置的肌腱位置通常（令人惊讶的）是有电势的。因为肌腱上没有肌肉，这种“肌腱电位”很可能是从附

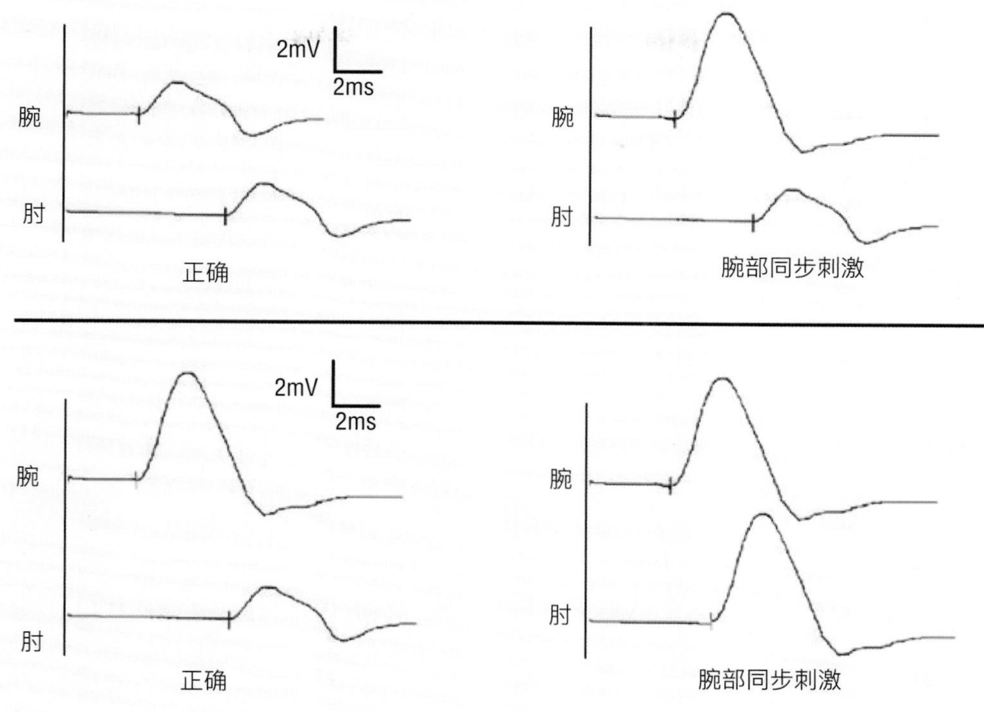

▲ 图 8–20　**共同刺激和传导阻滞的理解**

在运动神经传导检测过程中，若近端刺激的波幅或面积相比远端出现明显的下降，就认为存在传导阻滞。然而，若在远端或近端发生神经的共同刺激，就会出现不同的问题。上图，（左图）若远端（腕部）和近端（肘部）刺激位置的波幅是真正的下降，这种结果为轴突损失。然而，若远端位置不经意地发生神经的共同刺激（并且近端没有）（右图），那么远端会出现一个假的波幅响应，导致检查者错误地做出传导阻滞的电诊断。下图，（左图）若远端和近端刺激位置间存在真正的传导阻滞，我们总是倾向于使用过度刺激，以在近端刺激位置得到"正常"的波幅。在这种情况下，若近端位置不经意地发生神经的共同刺激（而远端没有）（右图），真正的传导阻滞结果将被忽视，并做出神经传导正常的错误电诊断

框 8–5　避免相邻神经的同步刺激方法

- 确保刺激位置在神经正上方
- 观察波形形态的突然改变
- 观察相关肌肉抽动的变化
- 避免过度的刺激电流
- 若必要，同时记录邻近神经支配的肌肉运动
- 在看到传导阻滞的现象时总要记住远端同步刺激的可能性

近或近端去极化肌肉通过容积传导过来的远场电位。在某些情况下，大部分 CMAP 的波幅实际上是由肌腱电位产生的（图 8–24）。这些肌腱电位主要是正向的。因此，G_1 的去极化电位（负向）减去 G_2 的肌腱电位（正向）通常会产生一个较大的负向电位。避免不同 G_2 位置引起错误的关键是保持一致性。例如，若右侧尺神经检测时，G_2 放置在第 5 指的基部，但在左侧尺神经检测时，G_2 放置在第 5 指的远端，那么仅根据 G_2 位置的不同就可能产生不同、不对称的波幅（图 8–25）。

（九）逆向和顺向记录

对于感觉传导检测，逆向检查法或顺向检查法都可以使用。当神经受到刺激时，兴奋的传导是同时发生在两个方向上的。两种方法中的任何一种方法测量的潜伏期和传导速度都是相同的。然而，每种方法都有其优点和缺点（图 8–26）。首先，逆向记录的波幅要比顺向记录的高。SNAP 的波幅与记录电极和神经之间的距离成正比。对于大多数逆向电位，记录电极距离神经更近。例如，考虑逆向正中神经感觉传导检测，在腕部刺激，在第 2 指记录。若使用逆向检查法，记录的指环电极将放置在第 2 指上。环

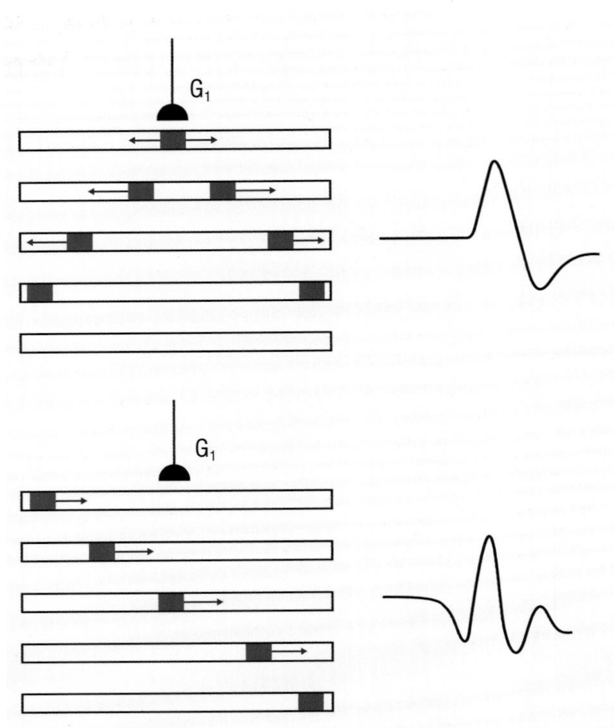

▲ 图 8-21 复合肌肉动作电位的形态和去极化部位

去极化首先发生在运动终板区（运动点），接着从这个位置往外扩散。若记录电极（G_1）放置在运动点之上，相应的波形有初始负偏转而没有初始正向偏转（上图）。若记录电极没有放置在运动点之上，去极化开始于运动点附近，然后传导到运动点，然后远离运动点传导，导致初始的正向偏转（下图）

形电极非常靠近位于皮下表浅的指神经。当使用导联设置相反的顺向记录法时，记录的条形电极或圆盘电极放置在腕部。在神经和记录电极之间有着厚实的横向腕韧带和其他支撑结缔组织。由于中间组织的影响，记录的感觉反应电位波幅将非常低。逆行记录法的主要优点是使用这种方法可以获得更高波幅的电位。不仅更容易捕获电位，而且更大波幅的电位更有助于两侧的对比，因为对于受损一段时间的神经或病变神经的记录电位来说，其波幅是非常小的。

然而，逆向检查法也有缺点。虽然只记录感觉神经纤维，但运动神经和感觉神经纤维都受到刺激。这通常会导致 SNAP 后面跟着一个容积传导过来的运动电位（图 8-26 和图 3-9）。因为 SNAP 通常发生在容积传导的运动电位之前，因此区分两者并不困难。然而，若这两种电位具有相似的潜伏期，或者更重要的是，若感觉电位缺失，检查者可能将容积传导的运动电位的第一个成分误认为是并不存在的 SNAP。

（十）记录电极与神经之间的距离

在感觉或混合神经检测中，记录电极与其下方神经之间组织的数量和距离会显著影响记录电位的波幅。随着记录电极与神经之间距离的增加，记录电位的波幅将急剧下降（图 8-27）。这也解释了感觉

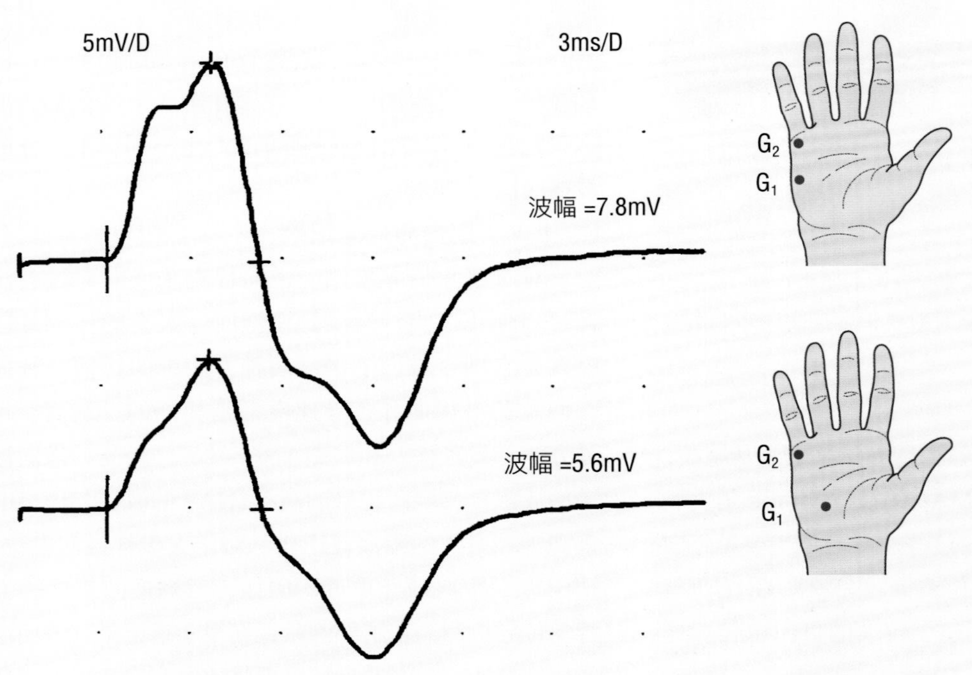

◀ 图 8-22 记录电极位置对运动传导检测波幅的影响

尺神经运动传导检测，在小鱼际肌记录，在腕部刺激。诱发最大波幅的最佳位置是在运动点之上（上方迹线）。当记录电极（G_1）偏离运动点时，通常会出现一个正向的初始偏转，提醒检查者位置错误。然而，这可能不会发生，尤其是当附近的肌肉也去极化时（下方迹线）。重新放置记录电极通常可能导致出现更高的幅度。当对比两侧电位时，这一点尤其重要

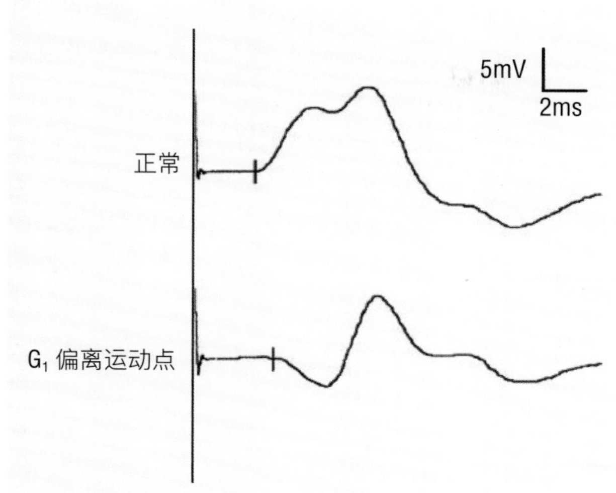

▲ 图 8-23　记录电极的放置和运动传导检测

尺神经运动传导检测，在小指展肌记录，在腕部刺激。记录电极（G_1）正确放置在肌肉的运动点上，参考电极（G_2）放置在远端肌腱上（上方迹线）。若 G_1 放置的位置偏离了运动点，复合肌肉动作电位的形态会发生变化，通常会出现初始的正向偏转和较低波幅的电位（下方迹线）

神经顺向检查法中的低波幅电位。在大多数顺向检查法中，记录电极与神经的距离比相应的逆向检查法大。

当水肿患者进行下肢感觉检测（尤其是腓肠和腓浅感觉神经检测）时，经常会遇到这种情况（图 8-28）。不论水肿的原因是什么（最常见的是静脉功能不全和充血性心力衰竭），水肿导致表面记录电极与神经之间的距离比正常情况下看到的更大，这就导致了波幅的衰减。因此，在这种情况下，尤其是对于感觉反应电位，任何低波幅或者缺失的情况，在诊断为异常前都必须谨慎。事实上，在这种情况下，只有出现正常的反应电位才是有意义的。在存在明显水肿的情况下，若出现反应电位缺失或偏低，应在报告中注明可能是由于水肿的技术因素造成的，并应适当纳入最后的印象中。

低波幅电位不仅在深部神经中可见，也可见于记录电极无意中被放置在神经的外侧或内侧而不是直接在神经正上方的情况中。由于大多数神经不能

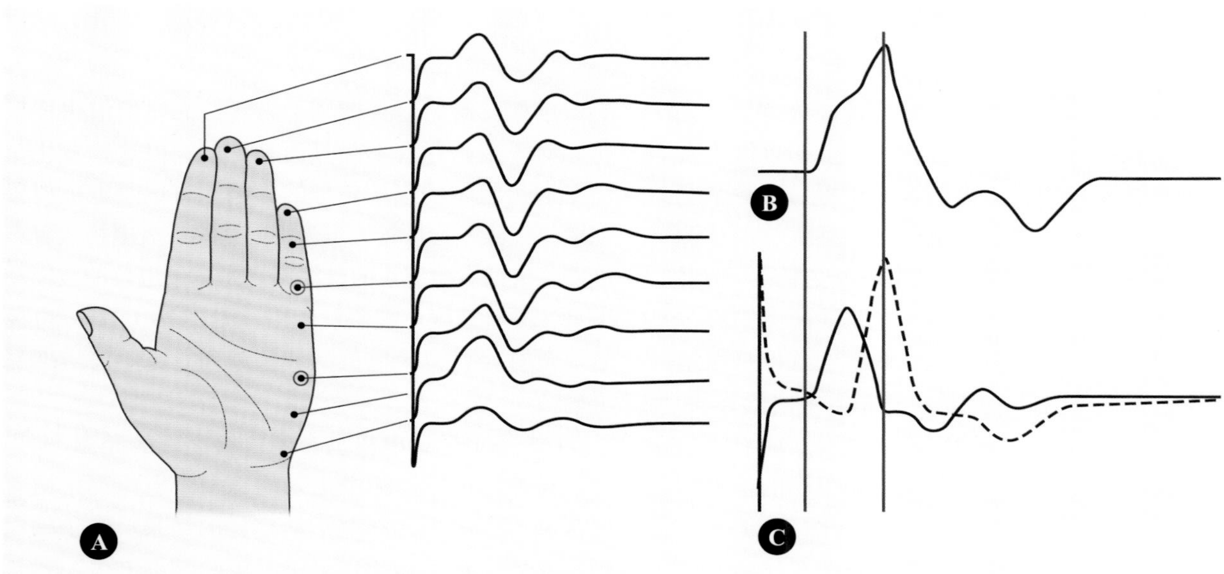

▲ 图 8-24　参考电极对复合肌肉动作电位波幅的影响

运动传导检测的记录电极使用“肌腹 - 肌腱”放置的方法。去极化发生在记录电极放置的位置之下。然而，肌腱可能是带电势的，尤其是检查尺神经和胫神经时。在这种情况下，肌腱电位是近端电位和其他附近电位容积传导的结果。在尺神经检测中，将出现典型的分叉形态的运动反应电位。为了证明这一点，请查看面板 A 中的所有波形。当对侧手的参考电极在不同的活动电极位点进行记录时，每条迹线都会显示尺神经的 CMAP。请注意，在尺神经运动传导检测时，位置 3（红圈）对应于通常的 G_1 部位，位置 5（绿圈）对应于通常的 G_2 部位。通常情况下，从 G_1 中减去 G_2 并放大以产生最终波形。这与将 G_2 的负向电位添加到 G_1 相同。在面板 C 中，实线波形来自标准 G_1 记录位点；虚线波形为标准 G_2 或肌腱位置的负值。当两者相加时，最终波形显示在面板 B 中。请注意，大多数标准尺神经的 CMAP 实际上是由肌腱电位产生的［改编自 Kincaid JC, Brashear A, Markand ON. The influence of the reference electrode on CMAP configuration. *Muscle Nerve*. 1993;16(4）:392–396.］

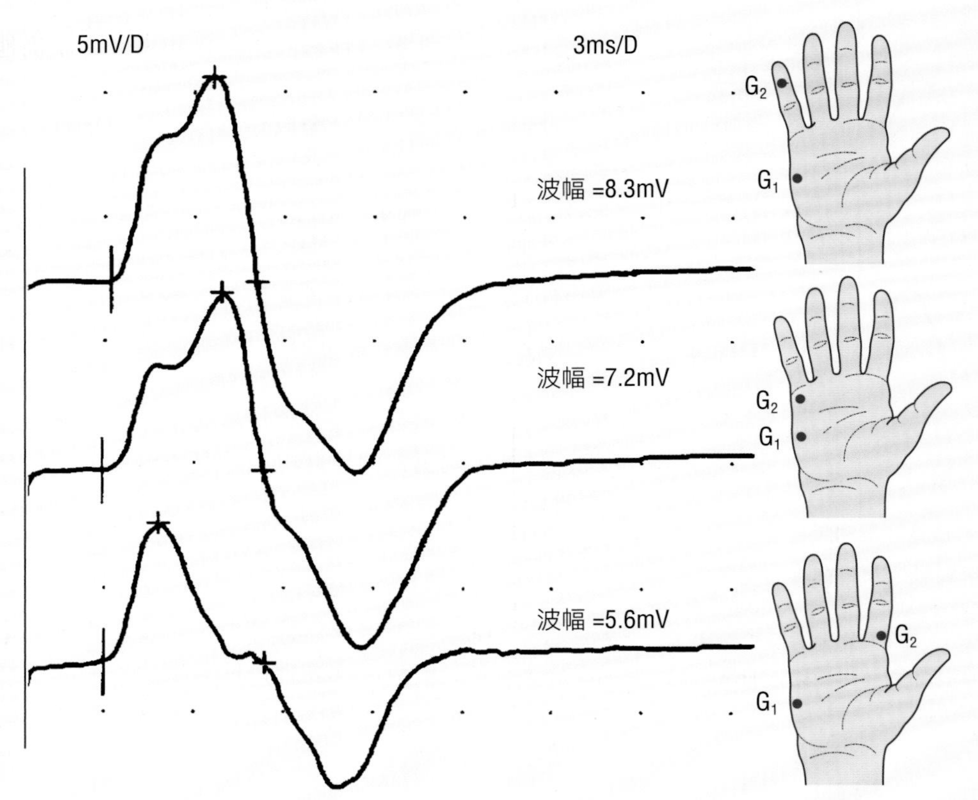

◀ **图 8-25　参考电极位置对尺神经运动传导检测波幅的影响**

在标准的尺神经运动检测中，G_1 记录电极在小指展肌上，同时改变 G_2 参考电极的位置。参考电极 G_2 放置在肌腱上，理论上的电势零点。然而，肌腱可能是带电势的，尤其是在检查尺神经和胫神经时。我们注意到随着参考电极放置位置的改变，运动反应电位的形态和波幅是如何变化的。这强调了在进行运动传导检测时，需要保持参考电极和记录电极放置位置的一致性

被看到或触诊，因此在感觉和混合神经检测中，记录电极通常根据解剖标志来放置的，最初可能不会直接放置在被检查神经上方的最佳位置。这种情况通常发生在皮下神经位置轻微变异的感觉神经检测中（如手掌的混合神经检测、前臂外侧皮神经、前臂内侧皮神经、腓肠神经、隐神经和腓浅感觉神经）。为了避免这个问题，重要的是在刺激电流保持恒定的情况下，将记录电极从初始位置稍微向内侧移动，然后稍微向外侧移动，以确定产生最大反应波幅的位置。令人惊讶的是，记录电极移动很小的位置却能对反应电位的波形产生巨大的影响（图 8-29）。不这样做经常会导致技术错误，尤其是在对比两侧的波幅时。正中神经和尺神经逆向检查法是例外，因为当记录电极放置在手指上时，检查者总是能确保记录电极放置在尽可能靠近神经的位置（即直接在手指神经的正上方）。另一个例外是桡浅神经，当它穿过拇长伸肌腱时，通常可以触诊到它。若可以触诊到神经，就可以将记录电极直接放置在神经上。

除了对电位波幅的影响外，电极放置的位置也会影响潜伏期的测量。若记录电极放置在神经的外侧或内侧，起始潜伏期则会缩短，而峰值潜伏期保持相对不变。尽管不是显而易见的，但这些变化是由于通过组织的容积传导的影响。将记录电极放置在距离神经较远位置（由于中间组织或者电极放置不准确，或两者兼有）的最终结果是记录电位的波幅会偏低，并且速度可能假性变快（图 8-29）。记录电极越靠近神经，记录电位的波幅越高，起始潜伏期越准确。

（十一）记录电极与参考电极之间的距离

在神经传导检测中记录的每一个电位都是记录电极和参考电极之间电活动差异的结果。对于感觉神经和混合神经检测，记录电极和参考电极一般是沿直线放置在被检查神经之上。因此，神经节段的去极化首先发生在记录电极下面，然后向远端传导到参考电极下面。若记录电极和参考电极靠得太近，它们可能会短暂地同时出现电活动，由于抵消效应而导致出现低波幅电位（图 8-30 和图 8-31）。因此，在感觉和混合神经检测中记录电极和参考电极之间的最佳电极间距离为 3～4cm，对于通常的神经传导速度范围，这个距离可以确保去极化不会同时发生在两个电极下。

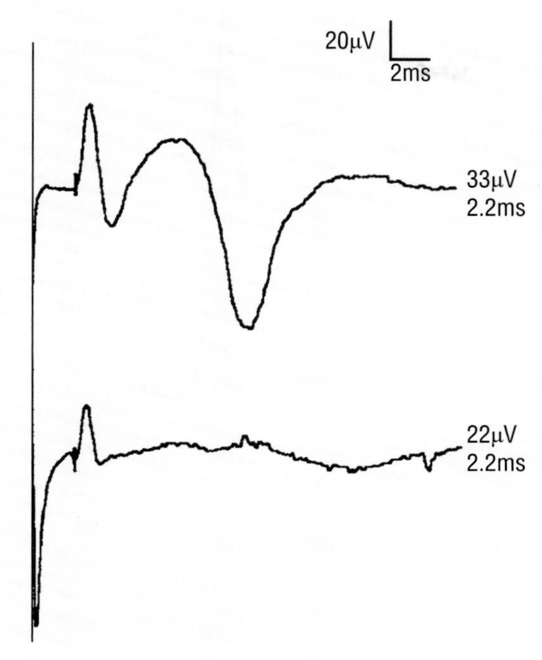

▲ **图 8-26 正中神经感觉传导检测的逆向和顺向法对比**

上方迹线，逆向法，在腕部刺激，在第 2 指记录。下方迹线，正向法，在第 2 指刺激，在腕部记录，相同的距离。潜伏期和传导速度是相同的。逆行法的优势是波幅更高，但感觉神经动作电位后面可能跟着一个大波幅的容积传导的运动电位。在逆向检查法中，若 SNAP 缺失，检查者必须小心分析，不要将容积传导的运动电位误认为是感觉电位

（十二）肢体位置与距离测量

为了准确地计算传导速度，检查者必须正确地测量神经的距离。我们通常假定皮肤表面的距离准确代表了皮下神经的真实距离，在大多数情况下这个假定是正确的。但也有一些明显的例外情况，特别是在肘部的尺神经（图 8-32）。外科手术和尸体解剖研究表明，当手臂处于伸展状态时，尺神经是松弛并有余量的。若尺神经表面皮肤距离的测量是在手臂伸展时进行的，那么底层神经的真实长度将会被低估。因此，在肘关节伸展时进行尺神经传导检测，通常会得到肘段传导速度减慢的错误结果。当肘关节处于屈曲位置时，测量的表面皮肤距离能更好地反映肘段皮下神经的真实长度，并且得到更为准确的神经传导速度。

对于其他一些神经，表面皮肤距离的测量往往是不精确的，包括环绕着肱骨的桡神经，以及在腋窝和 Erb 点之间的正中神经和尺神经。在这些情况下，可以使用产科卡尺来获得更精确的接近皮下神经的真实长度。

（十三）肢体位置与波形的形态

在任何的神经传导检测中，当有多个部位被刺激时（以运动传导检测为典型），很关键的一点是，在所有的刺激部位肢体都要保持相同的体位。若不

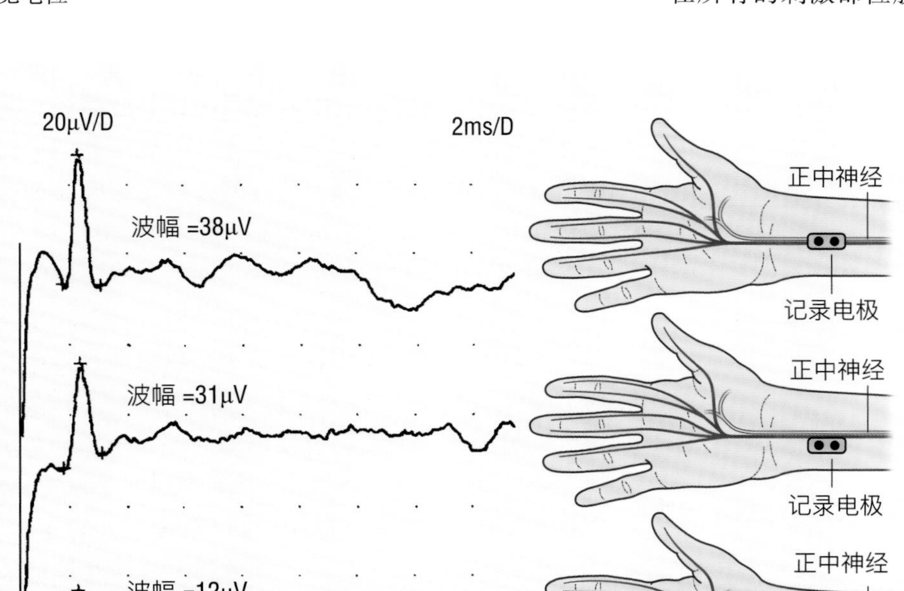

◀ **图 8-27 记录电极与神经之间的距离对波幅的影响**

正中混合神经检测，在手掌刺激，在手腕记录。上方迹线，记录电极放置在正中神经的正上方。中间迹线，记录电极放置偏侧 0.5cm。下方迹线，记录电极放置偏侧 1cm。若记录电极偏离了神经（中间和下方迹线），保持相同的距离和刺激电流，波幅将显著下降。在神经传导检测中，通常会对比两侧肢体的波幅，观察其不对称性。检查者可以很容易理解，若将记录电极在一侧放置在神经的外侧或内侧，而另一侧放置在神经的正上方，就可能会留下波幅显著不对称的错误印象。当皮下神经的位置不确定时，尝试几个不同的记录电极位置以确保获得最大的波幅是很重要的

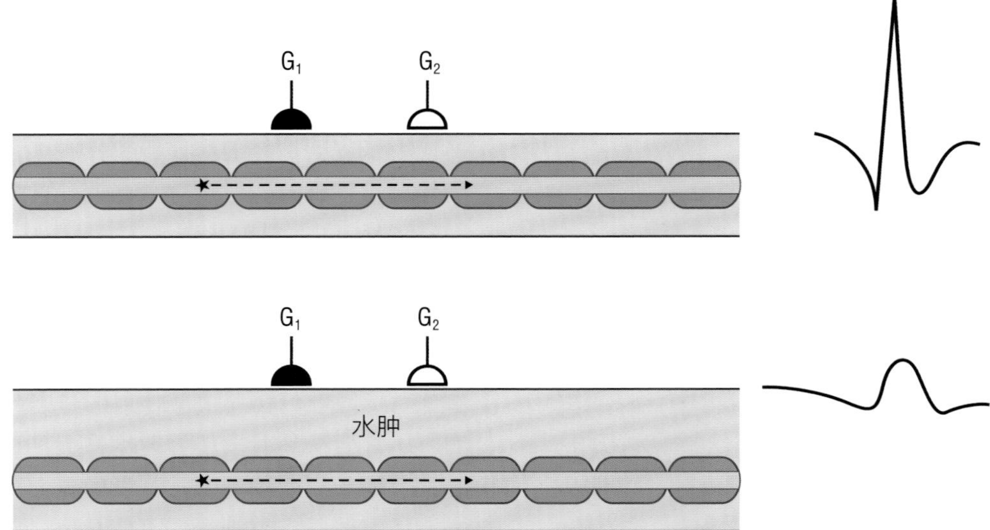

▲ 图 8-28 记录电极与神经之间的距离增加对波幅的影响

在进行感觉和混合神经传导检测时，假设神经就在皮肤表层之下（上图）。但是，若存在水肿，则表面记录电极与神经之间的距离会增大（下图）。这将导致电位波幅的显著下降，并且若距离足够大，反应电位甚至将缺失。另外，电位的时限会分散，起始潜伏期可能轻微缩短，峰值潜伏期可能轻微延长。这是因为组织相当于高频滤波器，而波幅主要是一个高频反应，所以出现衰减。较长距离的容积传导会引起其他变化。因此，在存在水肿的情况下，尤其是对于感觉反应电位，若出现反应电位偏低或缺失，在做出异常诊断之前必须谨慎对待

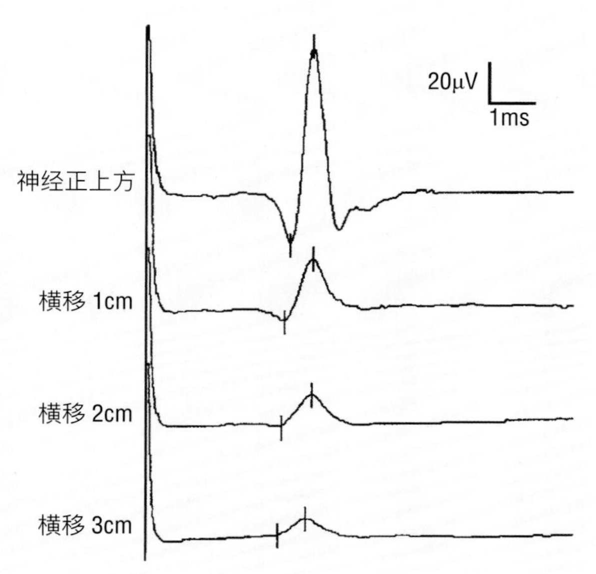

▲ 图 8-29 记录电极和神经之间的距离对潜伏期的影响

正中混合神经检测，在腕部刺激，在肘窝记录。若记录电极偏离神经，但与刺激器保持相同的距离和刺激电流，除了对波幅的影响外，起始潜伏期也会轻微的缩短。这将导致传导速度假性地变快（经 Wiley 许可转载，引自 Raynor EM, Preston DC, Logigian EL. Influence of surface recording electrode placement on nerve action potentials. *Muscle Nerve.* 1997;20:361.）

这样做，不同的肢体姿势可能导致轻微不同的电位结果。这可能是由表面皮肤（和记录电极）与皮下肌肉或神经的轻微移动造成的。此外，也存在前面讨论过的“肌腱电位”的复杂因素。在肌腹 – 肌腱导联中，通常假定肌腱是没有电势的。然而，并不是所有的神经都是这样，尤其是尺神经和胫神经，其参考电极放置的肌腱位置通常是具有电活动的。即便肌腱的位置没有肌肉，邻近的去极化肌肉通过容积传导的远场电位会在其上面产生“肌腱电位”。这个容积传导的电位的波形和潜伏期会随着肢体位置的改变而变化。因此，对比下面的例子。

- 进行尺神经运动传导检测，在腕部、肘下和肘上部位分别刺激，保持手臂屈曲（即弯曲）状态。
- 进行尺神经运动传导检测，在腕部、肘下和肘上部位分别刺激。然而，在腕部刺激时手臂伸直；然后弯曲肘部，在肘下和肘上部位刺激。

在这个例子中，在第二种情况下与第一种情况相比，检查者会得到稍微不同的波幅（尤其是在肘下和肘上部位）和稍微不同的传导速度。

尽管容积传导的生理学基础是复杂且不直观的，但我们的底线是：若可能的话，在神经传导检测中，

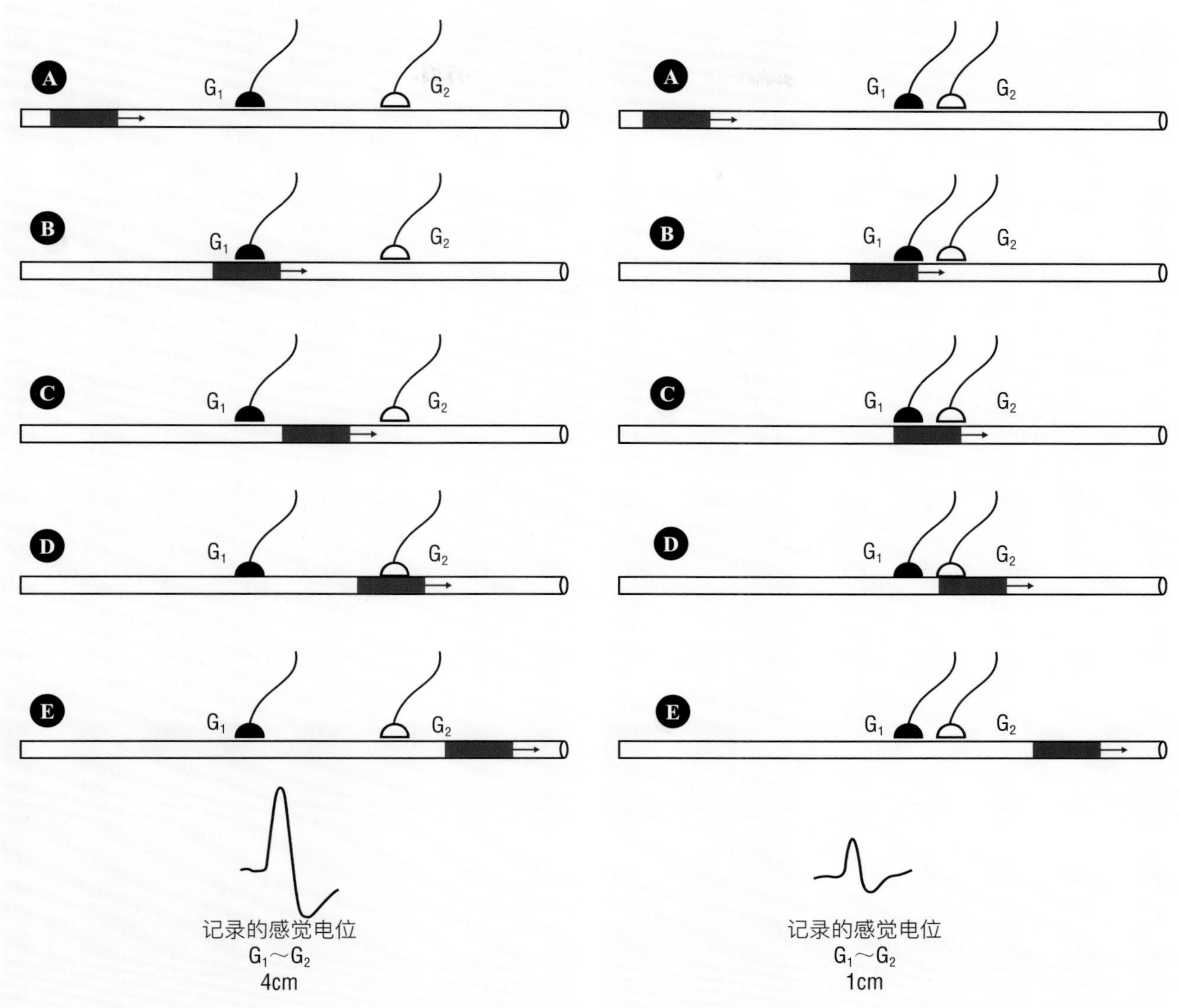

▲ 图 8-30 记录电极与参考电极之间的距离对感觉传导检测的影响

记录电极（G_1）与参考电极（G_2）之间的距离影响感觉神经动作电位的形态。SNAP 是记录电极和参考电极之间电活动差异的结果。神经节段的去极化首先发生在记录电极下面，然后向远端传导到参考电极下面（左侧，电极间距离为 4cm）。若记录和参考电极太靠近（如电极间距离为 1cm），它们将可能在同时出现电活动，导致出现低波幅电位（右侧，第三个图）。在感觉和混合神经检测中记录电极和参考电极之间的最佳电极间距离为 3～4cm，对于通常的神经传导速度范围，这个距离可以确保去极化不会同时发生在两个电极下。位点 A 到 E 显示神经节段的去极化从接近记录电极、在记录电极之下到远离记录电极时的渐进移动

对于所有的刺激部位都要保持相同的肢体位置。

（十四）潜伏期的测量：扫描速度和灵敏度

扫描速度和灵敏度都能显著影响感觉和运动电位的记录潜伏期。随着灵敏度的增加，起始潜伏期的测量值会逐渐减小（图 8-33）。相反，随着扫描速度的降低，潜伏期的测量值通常会增加（图 8-34）。因此，每个神经传导检测的潜伏期测量都应该使用相同的灵敏度和扫描速度。在神经的近端和远端刺激部位使用不同的扫描速度和灵敏度来获取电位，将很容易导致计算错误的传导速度。在感觉神经和混合神经检测中，相对于起始潜伏期，峰值潜伏期有一个潜在的优点，就是其不受扫描速度或灵敏度的影响（注意，不能使用峰值潜伏期获得传导速度）。

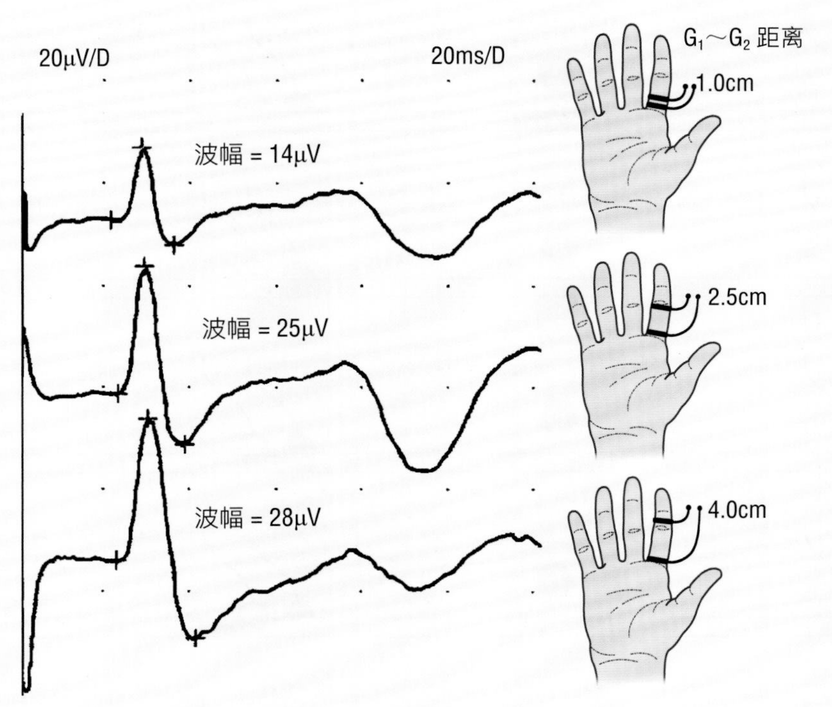

◀ 图 8-31　**记录电极和参考电极之间的距离对感觉传导检测的影响**

正中神经感觉检测，在腕部刺激，在第 2 指记录。记录（G_1）和参考（G_2）电极之间的距离分别为 1cm（上图）、2.5cm（中图）和 4cm（下图）。我们注意到，当记录电极和参考电极相距 1cm 时，电位的波幅很低。在这种情况下，记录和参考电极太靠近，以至于神经节段的两个电极几乎同时去极化，导致出现波幅降低的电位

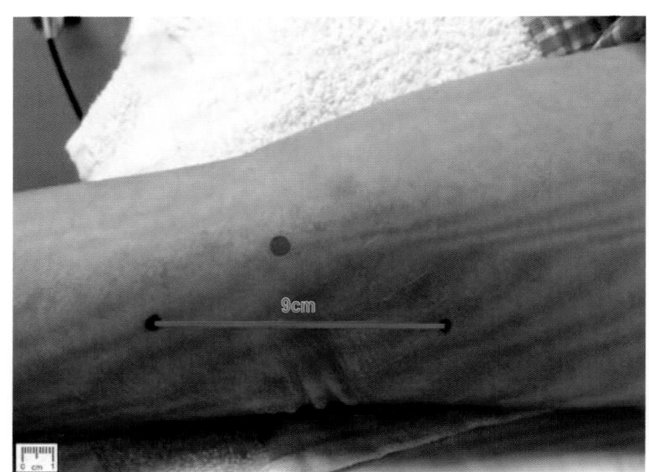

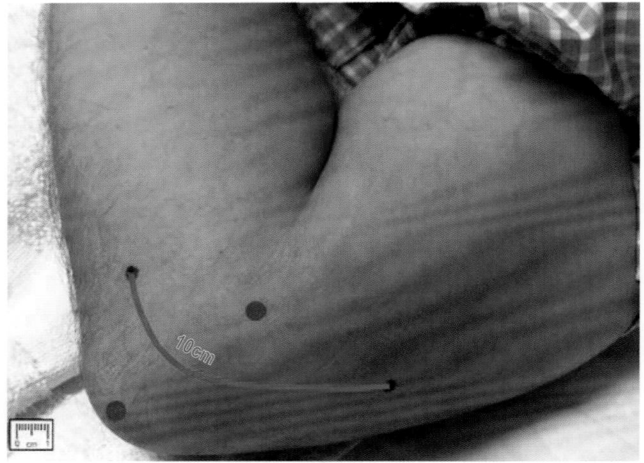

▲ 图 8-32　**肢体位置和尺神经的长度**

在肘段，当手臂处于伸展位置时，尺神经是松弛并有余量的。若手臂处于该位置时测量尺神经的表面皮肤距离，底层神经的真实长度将会被低估。左图，当肘关节处于伸展位置时，肘下和肘上之间测量的表面皮肤距离是 9cm（注意：尺神经是位于图片中红色圆圈标记的肱骨内上髁和尺骨鹰嘴之间）。右图，当肘关节处于屈曲位置时，相同的两个标记之间的距离是 10cm，这个距离更准确地反映了尺神经的真实长度。在肘关节伸展时进行尺神经传导检测，通常会得到肘段传导速度减慢的错误结果。当肘关节处于屈曲位置时，测量的表面皮肤距离能更好地反映肘段底层神经的真实长度，并且得到更为实际的神经传导速度

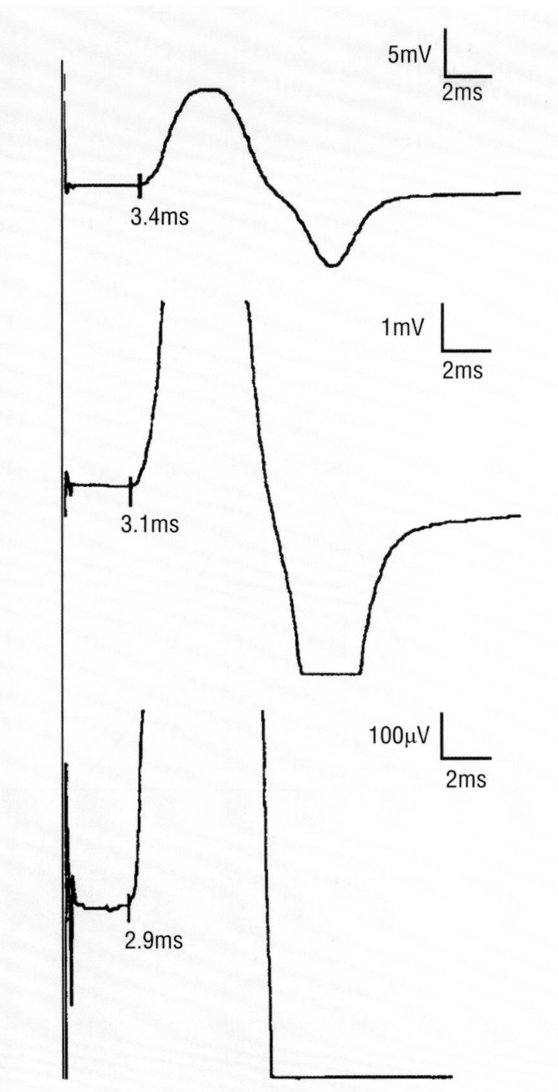

▲ 图 8-33　潜伏期的测量和灵敏度

正中神经运动传导检测，在腕部刺激，在拇短展肌记录，使用不同的灵敏度，保持扫描速度恒定。潜伏期的测量应该始终使用相同的灵敏度。我们注意到，随着灵敏度的增加，潜伏期的测量值通常会减小

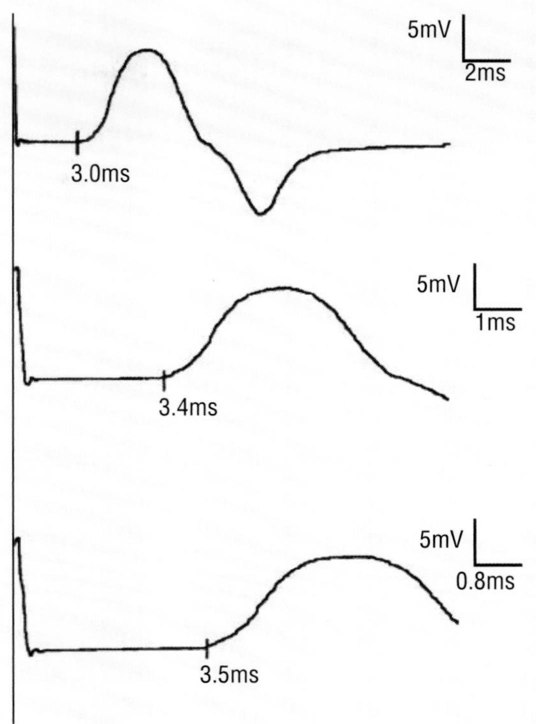

▲ 图 8-34　潜伏期的测量和扫描速度

正中神经运动传导检测，在腕部刺激，在拇短展肌记录，使用不同的扫描速度，保持灵敏度恒定。潜伏期的测量应该始终使用相同的扫描速度。我们注意到，随着扫描速度的降低，潜伏期的测量值通常会增加

第9章 电诊断检查的统计学基础
Basic Statistics for Electrodiagnostic Studies

黄朝阳 吕 文 译 潘 华 校

每次进行电诊断（electrodiagnostic，EDX）检查时，都需要确定检查结果正常与否。通常要随着检查的进行实时判断，这样就可以根据获得的信息对检查进行调整。然而，我们并不是总能直接地解释检查结果的正常与否，还需要对一些基本的统计学知识有所了解。对统计学的全面讨论超出了本章的范围和目的，但每一位肌电研究者都需要知道一些基本的统计学概念，以正确地解释检查结果。

无论是血钠水平、血细胞比容水平，还是正中神经远端运动潜伏期，没有两个正常独立个体在任何生物学检测中有完全相同的结果。大多数群体可被模拟为符合正态分布，其中数值在平均值上下进行变化。这种正态分布的结果通常描述为钟形曲线（图9–1）。钟形曲线中心为检查的平均值。定义如下。

$$\text{Mean} = \frac{\sum(x_1, x_2, ..., x_N)}{N}$$

其中 x= 个体检查结果，N= 检查的个体总数。

标准差（standard deviation，SD）是一种用来衡量分布的离散度或变异性的统计数值。一般来说，它用来衡量数值在平均值周围的分散程度。定义如下。

$$\text{SD} = \sqrt{\frac{\sum\left[(x_1 - Mean)^2, (x_2 - Mean)^2 ... (x_N - Mean)^2\right]}{N-1}}$$

SD是评价正态分布中整体离散程度的重要指标，其原因如下（图9–1）。

- 约68%的测量值位于均值上下1个标准差之间。

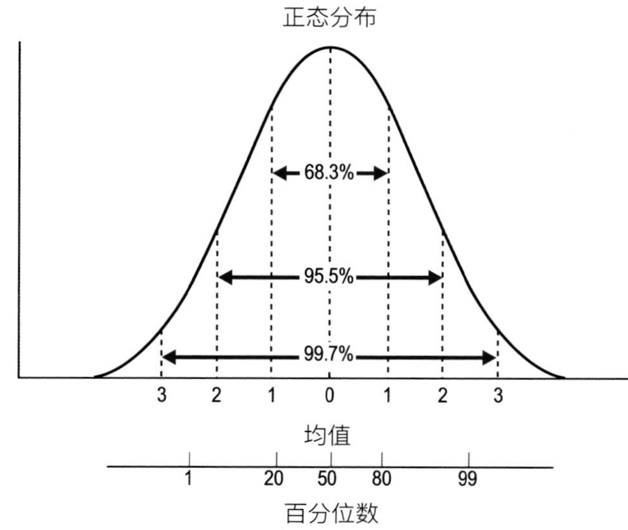

▲ **图9–1 正态分布**

许多生物学变量可以建立数值在平均值上下进行变化的正态分布模型，这种正态分布形成钟形曲线，曲线的中心为测试数值的平均值，x 轴上的数字表示高于和低于平均值的标准差的数值。标准差是衡量分布的离散度或变异性的，高于和低于平均值的标准差具体数值定义了所观察对象在整体中的占比

- 约95%的测量值位于均值上下2个标准差之间。
- 约99.7%的测量值位于均值上下3个标准差之间。

在电诊断研究中，通常采用下限或上限的截断值中的一个，而非两者都用。例如，正常血钠水平为130～145mmol/L（下限和上限），但正常的正中神经远端运动潜伏期低于4.4ms（即无下限截断值，因为如果正中神经远端运动传导无潜伏期则意味着太好了）。因此，检查中异常值被限制在钟形曲线的一端而非两端。

• 所有距平均值 2 个标准差的测量值约占整体的 97.5%。

• 所有距平均值 2.5 个标准差的测量值约占整体的 99.4%。

这些事实很重要，因为大多数电诊断研究将高于或低于均值 2 或 2.5 个标准差设定为截断值的上限或下限。在确定了截断值后，我们接下来必须重视检查的特异性和敏感性这两个重要概念。

检查的特异性是指所有无该疾病的人（即正常人）得到阴性结果的百分比。因此，当一项检查应用于正常人时，会将未超过截断值的人正确地识别为正常（真阴性），然而也会将少数正常人错误地识别为异常（假阳性）（图 9–2，左图）。记住每一个阳性结果不一定是真阳性这一点很重要，总有少数正常人（1%～2%）会被误诊。

检查的敏感性是指所有患有该疾病的患者得到阳性结果的百分比。当一项检查应用于疾病人群时，该检查会正确地识别出所有超过截断值的患者（真阳性），然而也会将少数患者误诊为正常（假阴性）（图 9–2，右图）。因此，记住每一个阴性结果不一定是真阴性这一点同样重要，总有少数患者（1%～2%）被误诊为正常。特异性和敏感性的计算方法如下。

$$特异性（\%）\frac{真阴性}{（真阴性+假阳性）}\times 100\%$$

$$敏感性（\%）\frac{真阳性}{（真阳性+假阴性）}\times 100\%$$

在理想情况下，正常人群和疾病人群应无重叠。将截断值设置在两个群体之间，这样的检查将具有 100% 的敏感性和 100% 的特异性（图 9–3，左图）。但在真实世界中，正常人和疾病人群间总有一些重叠（图 9–3，右图）。如果一项检查有很高的敏感性和特异性，将会正确识别几乎所有正常人和患者，但仍会有少部分正常人被误诊为异常（假阳性），有少部分患者被误诊为正常（假阴性）。

通常在设置截断值时，敏感性和特异性之间需要有所权衡。例如，一项检查值在正常人群和疾病人群之间存在明显的重叠，如果截断值设置较低，则该检查将具有较高的敏感性，但特异性较低（图 9–4）。在这种情况下，该检查能正确诊断出几乎所有的患者（真阳性），只有很少部分患者会被误诊为正常（假阴性）（图 9–4，左图），但这种高敏感性的代价是低特异性，在这种情况下，会有较多正常人被归类为异常（假阳性）（图 9–4，右图）。

相反，当截断值设置较高时，该检查会有高特异性，但敏感性较低（图 9–5）。在这种情况下，该检查能正确识别出几乎所有的正常人（真阴性），只有很少部分正常人会被误诊为异常（假阳性）（图 9–5，左图），但这种高特异性的代价是低敏感性，这时会有较多患者被归类为正常（假阴性）（图 9–5，右图）。

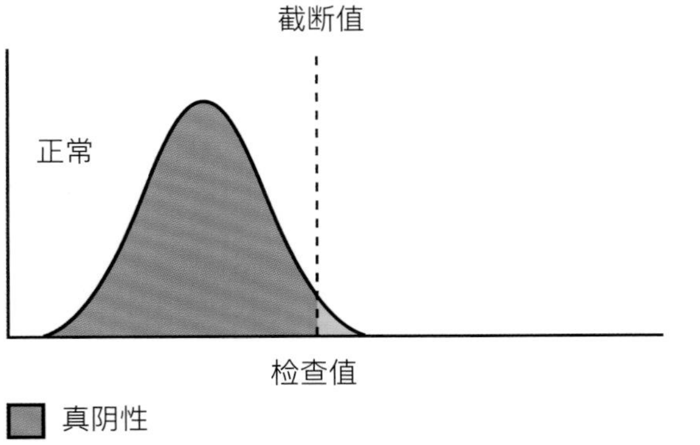

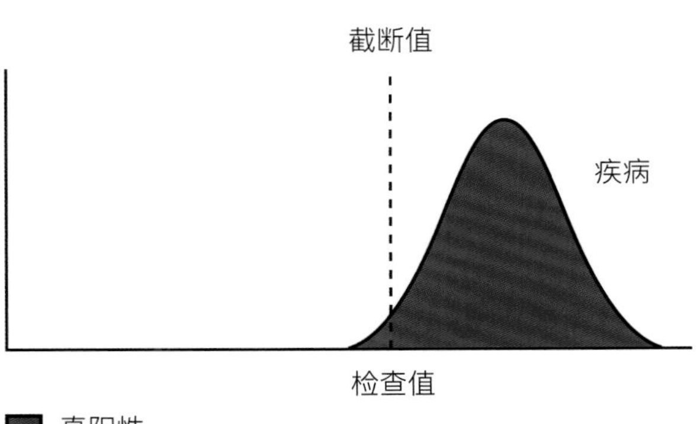

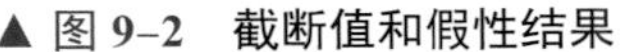
▲ **图 9–2　截断值和假性结果**

左图，当一项检查应用于正常人群时，会将所有低于截断值的人正确地识别为正常（真阴性，绿色），但也会将少数超过截断值的人错误地识别为异常（假阳性，黄色）。右图，当一项检查在应用于疾病人群时，该检查会正确地识别出所有超过截断值的患者（真阳性，红色），然而也会将少数低于截断值的患者误诊为正常（假阴性，深蓝色）

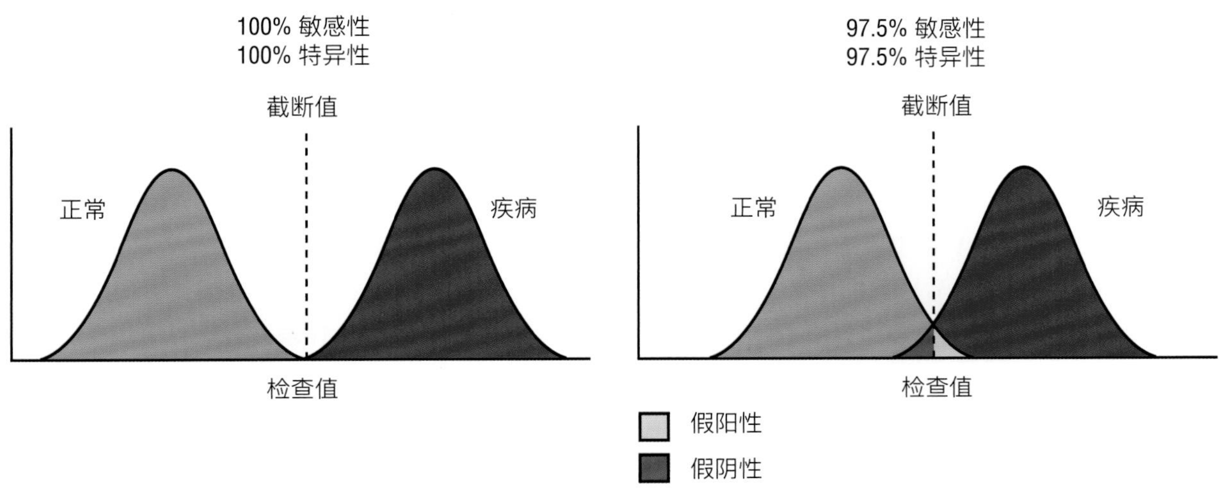

▲ 图 9-3 截断值的选择

左图，理想情况下，正常（绿色）和疾病（红色）人群应无重叠，将截断值设置在两个群体之间，使检查具有 100% 的敏感性和 100% 的特异性。右图，在实际生物种群中，正常和疾病人群之间总有一些重叠。如果一项检查有很高的敏感性和特异性（如 97.5% 和 97.5%），将会正确识别几乎所有正常和异常人群，但也会有少部分正常人被误诊为异常（假阳性，黄色），有少部分患者被误诊为正常（假阴性，深蓝色）

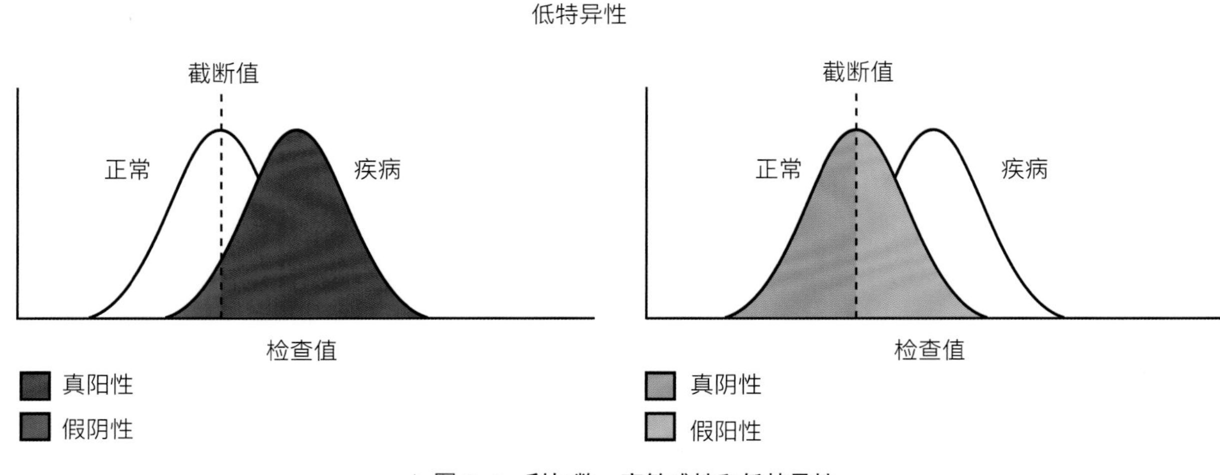

▲ 图 9-4 利与弊：高敏感性和低特异性

左图，如果截断值设置较低（高敏感性），则该检查能正确诊断出几乎所有的患者（真阳性，红色），只有很少部分患者会被误诊为正常（假阴性，深蓝色）。右图，这种高敏感性的代价是低特异性。在这种情况下，一些正常人会被识别为正常（真阳性，绿色），但也会有较多正常人被归类为异常（假阳性，浅蓝色）

假阳性和假阴性结果分别导致 I 类和 II 类错误。在 I 类错误中，在无异常的情况下做出了异常的诊断（即判定一个无辜的人有罪）。相反，在 II 类错误中，在确实有异常的情况下做出了无异常的诊断（即让一个有罪的人逍遥法外）。虽然两种错误都很严重，但 I 类错误通常更令人难以接受（即给正常人贴上患者的标签，因为这可能导致一系列问题，包括不适当的检查和治疗）。因此，检查的特异性应优先于敏感性，除非该检查仅用作筛查工具（即在得出结论前，任何阳性的筛查结果都必须通过更特异的检查加以证实）。

敏感性和特异性之间的权衡可以通过绘制接受试者工作特征（receiver operator characteristic，ROC）曲线来理解，ROC 曲线以敏感性为 y 轴，特异性为 x 轴，可将各种截断值描绘出来（实际上，在典型的 ROC 曲线中，x 轴为 1 减去特异性，也可以将特异

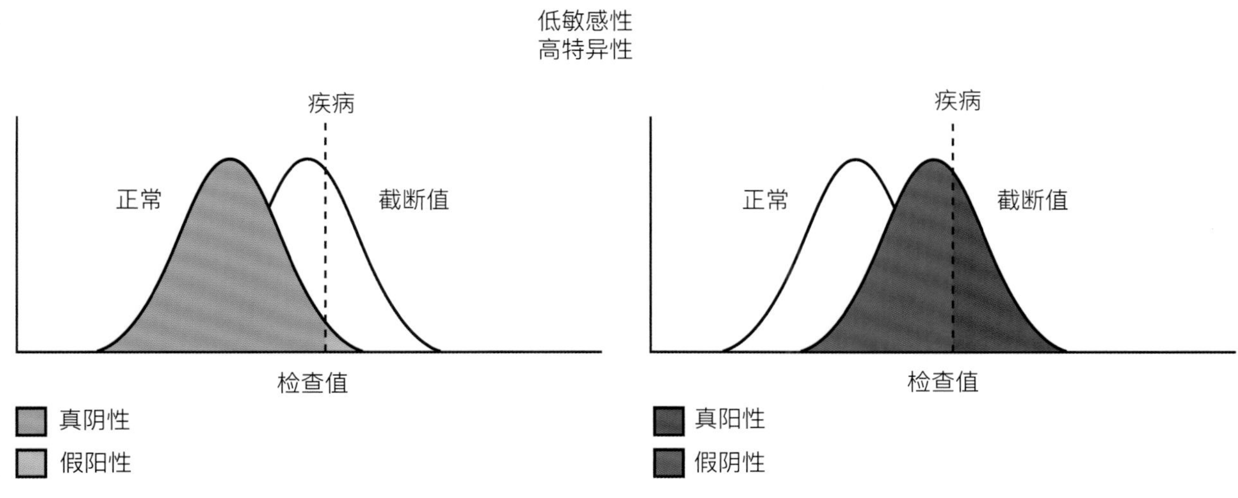

▲ 图 9-5 利与弊：高特异性和低敏感性

左图，如果截断值设置较高（高特异性），则该检查能正确识别出几乎所有的正常人（真阴性，绿色），只有很少部分正常人会被误诊为异常（假阳性，浅蓝色）。右图，这种高特异性的代价是低敏感性。这时，一些患者会被识别为异常（真阳性，红色），但也会有较多患者被归类为正常（假阴性，深蓝色）

性从 100 到 0 来表示，而不是从 0 到 100）。图 9-6 展示了轻度腕管综合征患者的第四指感觉神经传导检测的 ROC 曲线。在这项检查中，以相同的距离分别在腕部刺激正中神经与尺神经，在第四指记录感觉神经传导的潜伏期。在正常人中两者应无明显不同，而腕管综合征的患者，正中神经感觉潜伏期会长于尺神经。在图 9-6 中显示，随着截断值的变化，特异性和敏感性有相应的平衡。截断值高于 0.4ms 时有高特异性，当截断值降低时，敏感性增加，但却以显著降低特异性为代价。在此例中，很容易理解 0.4ms 的截断值是 ROC 曲线。将截断值设置为 0.4ms 或更高时可达到 97% 以上的特异性，敏感性约为 70%。也可将截断值设置为 0.1ms，此时敏感性可达 90%，但特异性会降至 60%，意味着 40% 的正常人会被误诊为异常，这显然超出了人们可以接受的水平。

重要的临床电生理学意义如下。

1. 由于正常人群和疾病人群中存在正常变异和重叠，所有的电生理检查都会有少量假阳性和假阴性结果。

2. 因此，电生理检查永远不能完全“排除”任何一种情况，同样，他们也不能完全“确定”任何疾病。

3. 需要记住的是，有少量的假阳性结果是意料之中的，要始终牢记 I 类错误的可能性（即判定一个无辜的人有罪），以及这种错误可能带来的后果。

一、贝叶斯定理和检查的阳性预测值

贝叶斯定理指出，检查结果被证明是真阳性的概率不仅取决于该检查的敏感性和特异性，还取决于所研究人群中疾病的患病率。在疾病高发人群中，阳性检查结果为真阳性的机会明显更高。相反，如果对疾病患病率非常低的人群应用非常敏感和特异的检查，大多数阳性结果实际上将是假阳性。通过对比两个示例（图 9-7 和图 9-8）可以很好地解释阳性检查的预测值。在这两个示例中，将同样具有 95% 敏感性和 95% 特异性的检查应用于 1000 例患者的人群。在图 9-7 中，人群中疾病的患病率高（80%）；在图 9-8 中，患病率低（1%）。在患病率为 80% 的人群中，800 例患者中的 760 例将被正确识别出来；在 200 例正常人中，有 10 例将被错误识别为异常（假阳性）。检查的阳性预测值定义为真阳性数量除以总阳性数量。总阳性数量是真阳性数量加假阳性数量的总和。在图 9-7 中，阳性结果为真阳性的预测值为 760/(760+10)=98.7%。因此，在这个人群患病率很高的示例中，阳性结果对于正确识别真正的患者非常有帮助。

在患病率为 1% 的示例中（图 9-8），在 10 例患有该疾病的患者中，9.5 例将被正确识别。但是，在 990 例正常人中，有 49.5 例会被误诊为异常。因此，阳性结果为真阳性的预测值为 9.5/(9.5+49.5)= 16.1%。这意味着 83.9% 的阳性结果实际上是错误的！在这种人群患病率低的情况下，高敏感性和特异性的检查完全没有意义。

尽管这种分析不尽如人意，但电生理检查通常是针对高度怀疑该疾病的患者进行的，因此该病的患病率高。例如，一名可能患有腕管综合征而被转诊至电生理检查室的患者。如果患者出现腕部和手部疼痛、第 1～4 指感觉异常，睡眠、开车、拿手机等会诱发症状，出现上述症状的患者中腕管综合征的可能性极高。因此，如果进行电生理检查，并显示腕部正中神经反应延迟，则这些阳性结果很可能是真阳性。但是，如果对背痛且手和手指没有任何症状的患者进行相同的检查，那么在这样的人群中腕管综合征的患病率将会很低。在这种情况下，任何阳性发现都极有可能是假阳性，并且可能没有任何临床意义。

很少有人认识到，可以通过使截断值更严格（即提高特异性）来克服在疾病患病率低的人群中的假阳性问题。以疑似腕管综合征患者手掌混合潜伏期

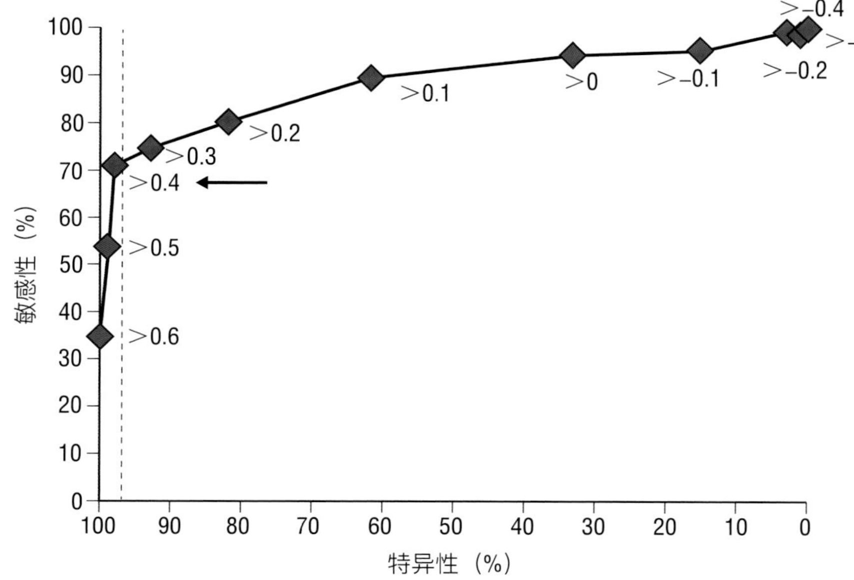

◀ **图 9-6　第四指（D4）检查的 ROC 曲线**

该图展示了 D4 检查的各种检查值的敏感性和特异性之间的权衡。设置一个正常的截断值（箭）以得到 97.5% 特异性（虚线）。ROC 曲线在截断值处出现转折，敏感性和特异性最大化（改编自 Nodera H, Herrmann DN, Holloway RG, et al. A Bayesian argument against rigid cutoffs in electrodiagnosis of median neuropathy at the wrist. *Neurology*. 2003;60:458–464.）

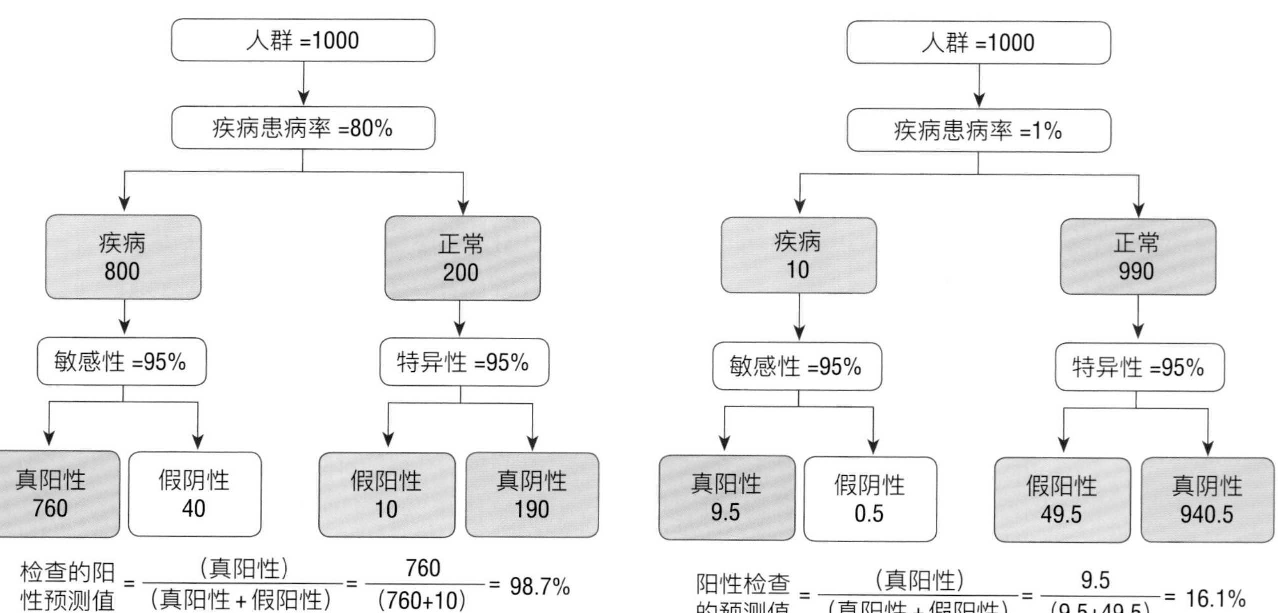

▲ **图 9-7　检查的阳性预测值：高患病率人群**

▲ **图 9-8　检查的阳性预测值：低患病率人群**

时差检查为例，见图 9–9。对于这项神经传导检测，相同的距离下，正中神经从掌部到腕部的潜伏期减去尺神经掌部到腕部的潜伏期。在正常人，预计不会有显著差异。在腕管综合征患者中，正中神经的潜伏期预计比尺神经的潜伏期长。在这个示例中，纵坐标为验后概率（也就是检查的阳性预测值），横坐标为疾病先验概率高和低人群的不同异常截断值。在疾病先验概率高的患者中，0.3ms 的截断值（即任何值>0.3ms 都是异常的）实现了 95% 或更高概率的阳性结果为真阳性。然而，在疾病先验概率低的患者中，相同的 0.3ms 截断值导致阳性结果为真阳性的可能性仅为 55%（相应 45% 的假阳性率）。这些发现符合贝叶斯定理，其中阳性结果为真阳性的概率不仅取决于检查的敏感性和特异性，还取决于抽样人群中疾病的患病率（即先验概率）。然而，如果截断值增加到 0.5ms，那么即使在疾病概率较低的人群中，阳性结果为真阳性的验后概率也会跃升至 95% 以上。

重要的临床电生理学意义如下。

1. 每项电生理检查都必须根据患者的症状和体征及相应的鉴别诊断进行个体化制定。合理选用合适的检查时，任何阳性结果都可能是真阳性并具有临床意义。

2. 根据出现的症状和鉴别诊断，只有当疾病存在的可能性很高时，最小阳性值的检查结果才有意义。

3. 无论该病的临床可能性如何，显著异常的检查结果很可能是真阳性。

4. 如果临床症状和体征不能提示可能的诊断，一个异常的检查结果，尤其是临界值，很可能是假阳性。

二、似然比

还有另一种相对简单的替代方法来处理贝叶斯定理提出的关于检查的有用性和疾病患病率的问题：

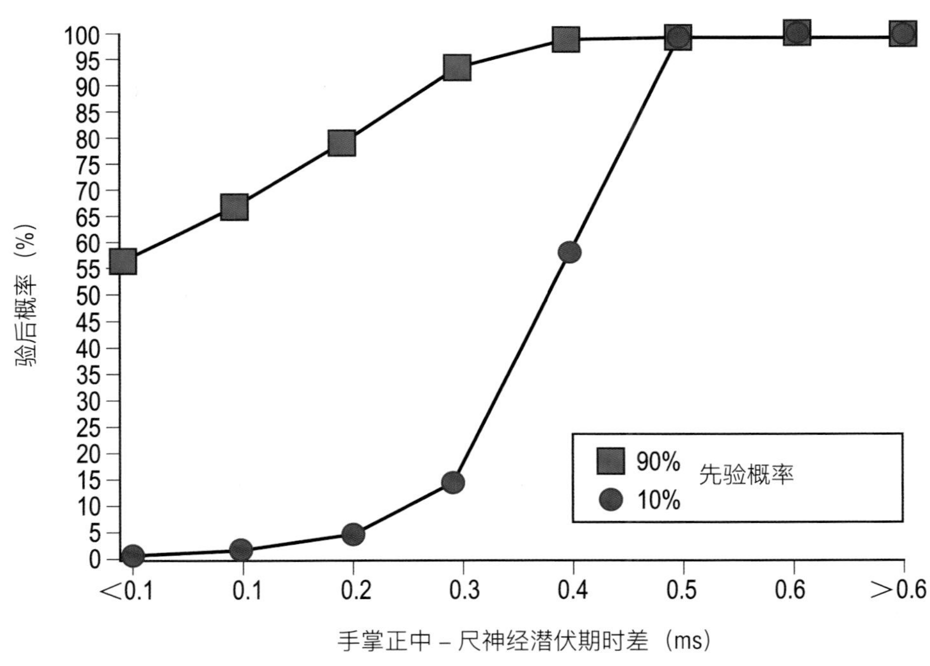

▲ **图 9–9　用不同的先验概率（PreTP）计算的验后概率（PostTP）**

在此示例中，腕部正中神经病变的常用检查，即手掌正中－尺神经潜伏期时差检查，使用了不同的 PreTP（90%、10%）和 PostTP（即阳性检查结果为真阳性）作为横纵坐标进行绘图。注意，PostTP 取决于实际检查值和 PreTP，较高的 PreTP 会产生较高的 PostTP。当 PreTP 高时，一个临界的异常检查值（即 0.4ms）会产生非常高的 PostTP（95%），而当 PreTP 低时，相同的检查值只会产生中等程度的 PostTP。相反，不管 PreTP 为多少，非常异常的检查值（即≥0.5ms）可以使 PostTPs 为 100%（改编自 Nodera H, Herrmann DN, Holloway RG, et al., A Bayesian argument against rigid cutoffs in electrodiagnosis of median neuropathy at the wrist. *Neurology*. 2003;60:458–464.）

似然比（likelihood ratio，LR）。当进行诊断性检查时，目的是为了帮助确定疾病是否真实存在。如果认为患者患有该病的概率非常高（例如 99%），则几乎不需要进行检查。反之，如果认为患者患有该疾病的概率极低（例如 1%），也没有必要进行检查（根据贝叶斯定理，我们知道在这种情况下任何"阳性"都很可能是假阳性）。

因此，当人们认为诊断有可能但不确定时，通常会进行检查。因此，任何检查的关键价值在于它在多大程度上改变了人们对诊断的看法。为了讲述更生动，我们看看这些示例。

病例 1：您有一例右手麻木和无力的患者。在询问病史和体格检查后，您认为患者肘部尺神经病变的可能性约为 50%（先验概率是 50%）。进行诊断性检查，并且结果显示阳性提示尺神经病变。有了这样的阳性结果，患者真正诊断为肘部尺神经病变的概率上升到 95%（这是验后概率）。在这种情况下，这个检查是非常有帮助的。您可继续进行其他评估和治疗。

病例 2：您有一例右手麻木和无力的患者。在询问病史和体格检查后，您认为患者肘部尺神经病变的可能性约为 50%。进行一项诊断性检查，其敏感性和特异性与上述示例不同，结果阳性提示尺神经病变。然而，通过这种特殊的诊断性检查，患者真正为肘部尺神经病变的概率现在仅上升到 55%。在这种情况下，这个检查根本没有帮助。尽管检查结果呈阳性，您还是回到了起点。

为什么一项阳性检查结果将患者真正患病的可能性（验后概率）增加到 95%，而另一项检查结果仅增加到 55%? 这就是 LR 发挥作用的地方。计算公式如下。

$$\text{似然比} = \frac{\text{存在疾病时检查结果的可能性}}{\text{没有疾病时检查结果的可能性}} \times 100\%$$

$$\text{阳性似然比} = \frac{\text{敏感性}}{1-\text{特异性}}$$

因此，人们只需要知道检查的敏感性和特异性举几个例子：

敏感性	特异性	似然比
99%	99%	99
95%	95%	19
90%	90%	10
75%	75%	3
50%	50%	1

使用 LR，并将其应用于 Fagan 列线图以确定验后概率（图 9-10）。使用 Fagan 列线图，可以估计他们认为的先验概率是多少（在左侧 y 轴上标记该点），通过了解检查的敏感性和特异性来计算阳性 LR（在中间 y 轴上标记该点），然后绘制一条将这两个标记连接到右侧 y 轴的线。直线与右侧 y 轴相交点就是验后概率（即如果检查结果是阳性的，那么疾病的可能性有多大）。在图 9-11 中，可以看到一个先验概率为 50% 的示例（您认为患者患有或不患有该疾病的可能性相同），并且检查结果是阳性的。如果 LR 为 10，则验后概率增加到 93%（红色虚线）。这个阳性结果明显有助于诊断评估。然而，如果 LR 为 3（蓝色虚线），则验后概率则只有 72%。那么必须认真考虑这种阳性结果的重要性，因为这意味着有 28% 的可能性该疾病不存在。不仅仅是电生理检查，对任何诊断性检查来说，似然比是非常有用的工具。

三、多重检查和假阳性增加的风险

每个肌电图医师都需要了解的最后一个统计学问题，当为了诊断而进行了许多不同的检查时，假阳性的风险会增加。最常见的情况发生在腕部正中神经病变（即腕管综合征）的电诊断检查中，已经有许多有用的神经传导检测方法。但是，当每个独立的检查设定正常值时，通常选择超出平均值 2 个标准差作为正常上限，从而大约 97.5% 的正常人群能够正确识别出来。因此，每个检查都有 2.5% 的假阳性率。如果这些检查是独立的并按序使用，则假阳性率会增加并且会迅速上升到不可接受的水平。例如，如果进行 10 次检查，每次检查的假阳性率为 2.5%，而只需要一项检查异常即可做出诊断，则假阳性率会上升到 20% 以上。这种情况类似于一个正常人进行 20 次独立的生化全套血液检查。单项检查高于或

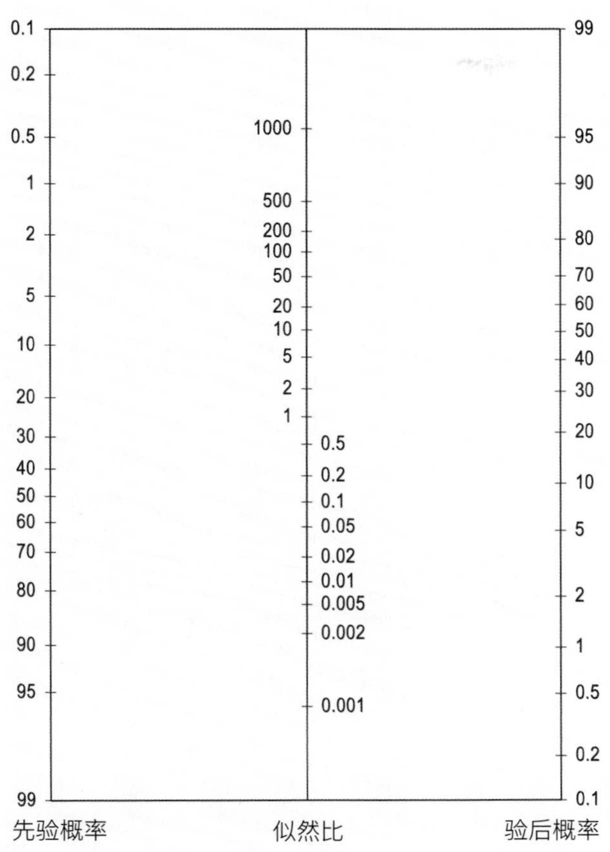

▲ 图 9-10　**Fagan 列线图**

当似然比已知时，Fagan 列线图是评估阳性检查价值的有力工具。预估了先验概率，并在左侧 y 轴上标记一个点，似然比标记在中间 y 轴上。绘制一条连接这两个点的线，并一直延伸到它与右侧 y 轴相交的位置，该相交点表示验后概率

低于截断值的情况并不少见，这些几乎都意味着假阳性。

幸运的是，有一个相对简单的补救措施可以解决多重检查和假阳性风险增加的问题。在图 9-12 中，对于各种不同的单项检查假阳性率，根据检查数量的不同分别绘制了累积假阳性率。注意带（★）的曲线：这代表 2.5% 的假阳性率，即最常见的特异性为 97.5% 的检查。在左图中，累积假阳性率是基于仅需要一项检查异常即可诊断病情的假设下计算的。如果进行了 10 次不同的检查，每项检查的假阳性率为 2.5%，则累积假阳性率约为 25%。相比之下，如果需要两个或更多检查异常来诊断病情，则统计数

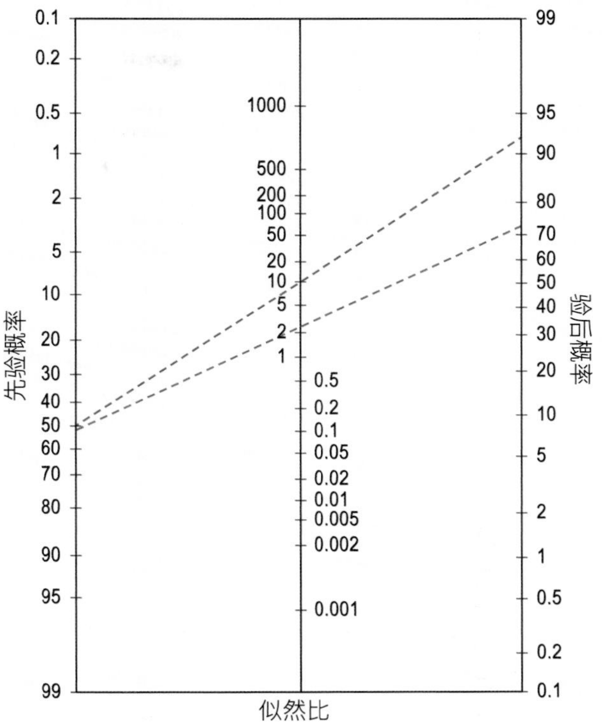

▲ 图 9-11　**Fagan 列线图示例**

先验概率为 50%。绘制了似然比分别为 10 和 3 的图。相关详细内容，请参阅正文

据会发生显著变化。在右图中，如果需要两个或更多检查是异常的，假设进行了 10 次检查，每项检查的假阳性率为 2.5%，则累积假阳性率仍然低于 2.5%，这是一个可接受的水平。

重要的临床电生理学意义如下。

1. 仅凭一项数据做出任何诊断要非常谨慎；如果那项数据有误，那将是假阳性。

2. 仅凭一项数据做出任何诊断要非常谨慎；基于截断值的选择（即超出平均值 2 个标准差），所有检查中有 2.5% 将是假阳性。

3. 仅凭一项数据做出任何诊断要非常谨慎，尤其是进行多重检查时，累积假阳性率会迅速上升到不可接受的水平。

4. 当使用多重检查时，如果必须有两个或多个检查异常才能做出诊断，则假阳性率可以降低到可接受的水平。

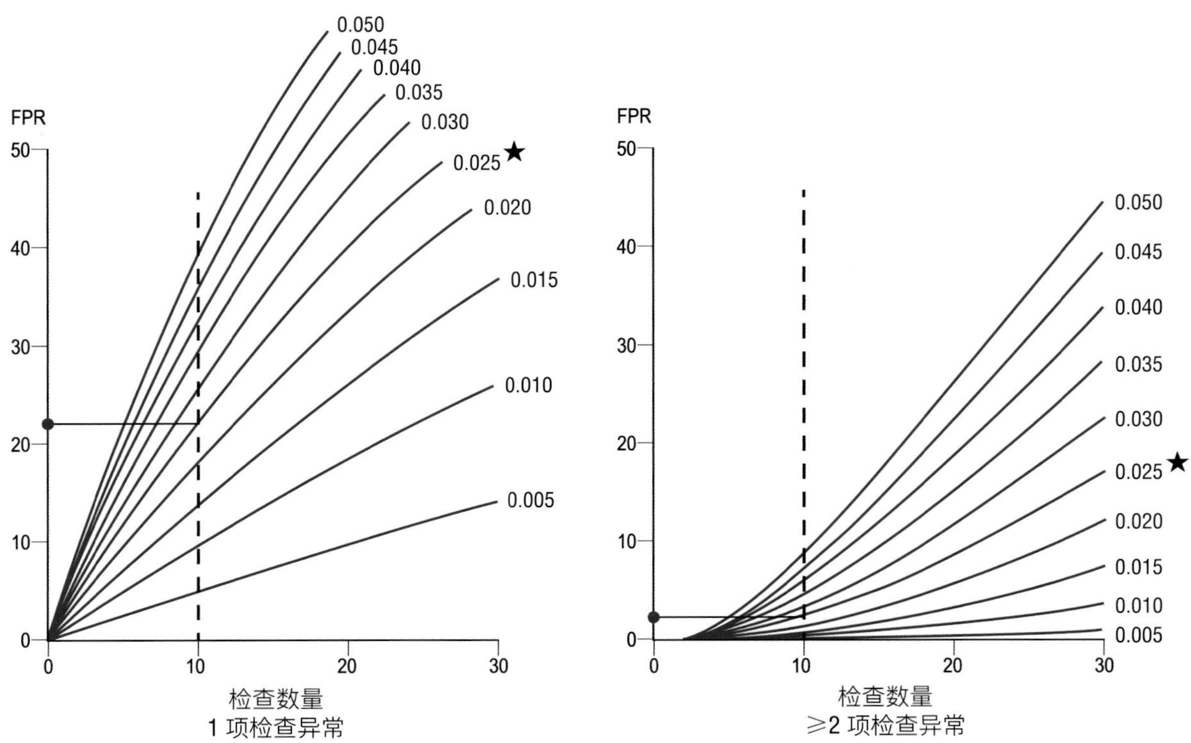

▲ **图 9–12 多重检查和假阳性风险**

对于各种不同的单项检查假阳性率（FPR），根据检查数量的不同分别绘制了累积 FPR。注意带有（★）的曲线：这代表 2.5% 的 FPR，即最常见的 97.5% 检查特异性。在左图中，累积 FPR 是基于仅需要一项检查异常即可诊断病情的假设计算的。如果进行了 10 次不同的检查，则累积 FPR 约为 25%。在右图中，如果需要两个或更多检查异常来诊断病情，则统计数据会发生变化。假设每个检查的 FPR 为 2.5%，进行了 10 项检查，则累积 FPR 仍然低于 2.5%，这是一个可接受的水平（改编自 Van Dijk JG. Multiple tests and diagnostic validity. *Muscle Nerve*. 1995;18:353–355.）

第四篇

神经传导检测详解

Detailed Nerve Conduction Studies

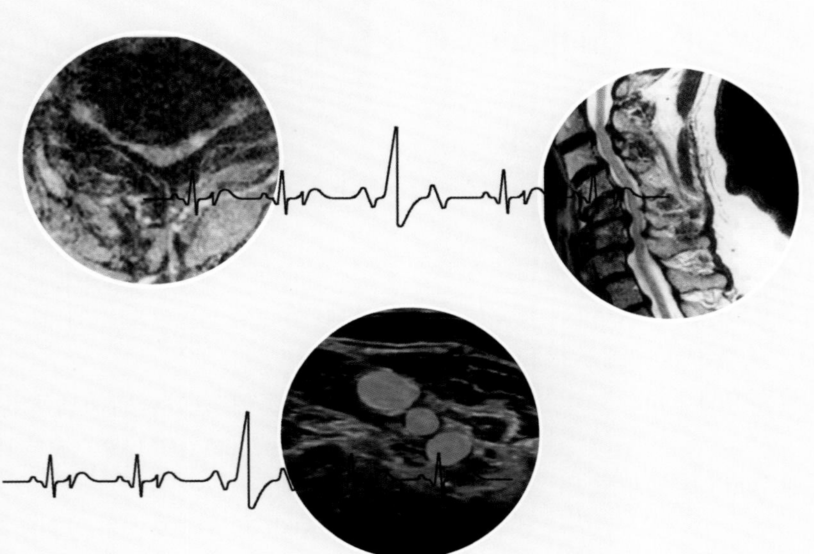

第 10 章　常规上肢神经、面神经和膈神经传导技术
Routine Upper Extremity, Facial, and Phrenic Nerve Conduction Techniques

陈　彬　阎　俊　译　　潘　华　校

一、正中神经运动检查（图 10–1）

1. 记录位置

拇短展肌（大鱼际肌外侧隆起）：G_1 置于肌腹；G_2 置于第一掌指关节。

2. 刺激位置

腕部：腕部正中偏桡侧，腕部桡侧腕屈肌和掌长肌肌腱之间。

肘部：肱动脉搏动点正上方。

3. 远端距离

7cm。

4. 关键点

- 这项检查容易操作。
- 在腕部或肘部过强刺激可能会同时兴奋尺神经。
- 当肘部处刺激记录的复合肌肉动作电位波幅大于腕部时，需要考虑存在 Martin-Gruber 吻合。

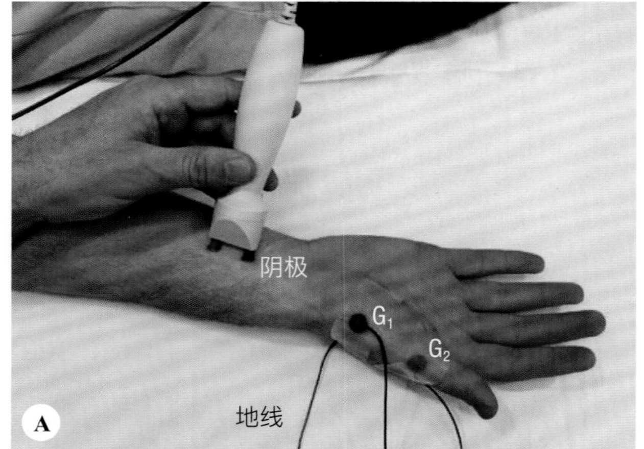

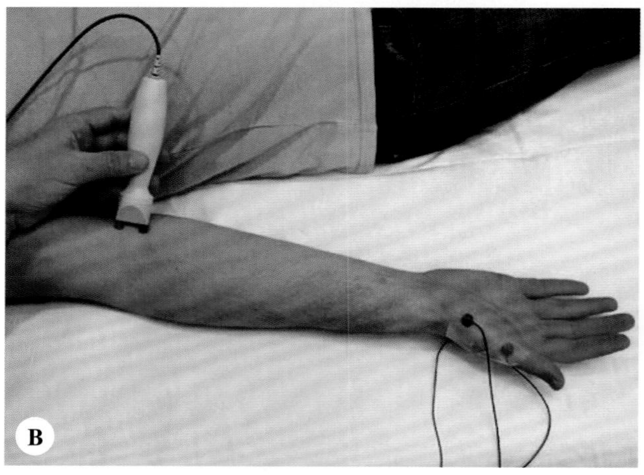

▲ **图 10–1　正中神经运动检查**

A. 远端刺激位置在腕部正中神经上方，记录位置位于拇短展肌；B. 近端刺激位置位于肘部

二、正中神经运动掌部检查（图 10–2）

1. 记录位置

拇短展肌（abductor pollicis brevis，APB）：G_1 置于肌腹；G_2 置于第一掌指关节。

2. 刺激位置

腕部：腕部正中偏桡侧，腕部桡侧腕屈肌和掌长肌腱之间，距离记录电极 7cm。

掌部：掌部刺激，从腕部正中到示指和中指之间连线，沿该线距离腕部中间 7cm。

3. 距离

从腕部到拇短展肌 7cm（腕部刺激）。

4. 关键点

- 拇短展肌由正中神经鱼际返支支配，鱼际返支进入手掌再折返进入鱼际肌。
- 掌 / 腕处复合肌肉动作电位（compound muscle action potential，CMAP）波幅比＞1.2，提示跨腕处有传导阻滞。
- 由于鱼际返支走行和距离短，计算出的传导速度并不可靠。
- 如果刺激手掌，由于刺激伪迹导致基线不稳，

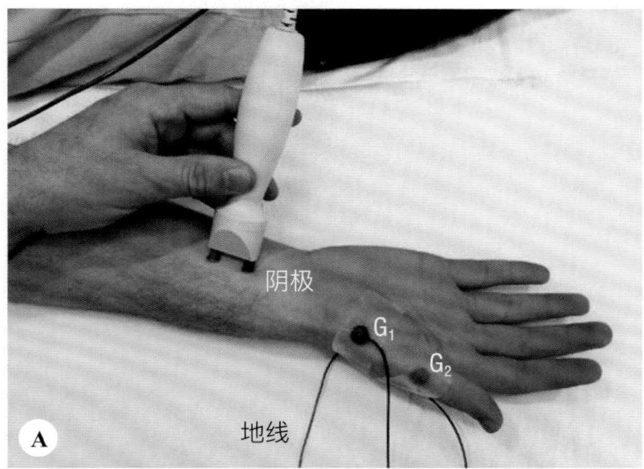

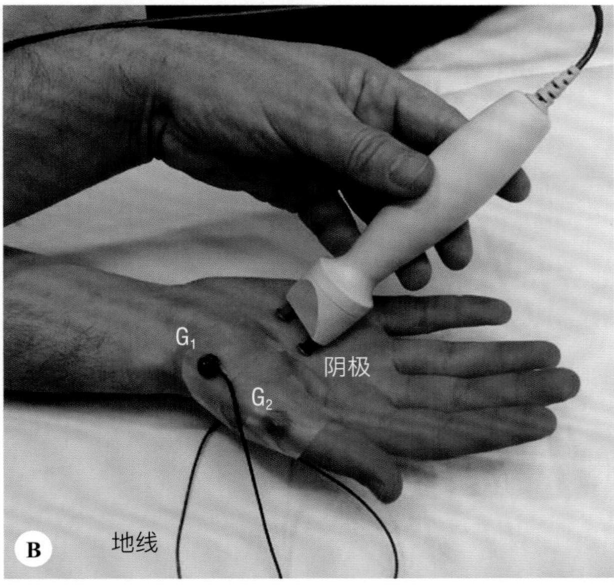

▲ 图 10-2　掌部正中神经运动检查

A. 在腕部刺激正中神经，记录位置为拇短展肌；B. 在手掌刺激正中神经，在拇短展肌记录

则应旋转阳极，直到获得稳定基线。

三、正中神经感觉检查（图 10-3）

1. 记录位置

示指或中指（第 2 指或第 3 指）：环状电极 G_1 置于掌指关节；G_2 置于远端指间关节距 G_1 以远 3～4cm 处。

2. 刺激位置

腕部：腕部正中偏桡侧，桡侧腕屈肌和掌长肌肌腱之间。

3. 远端距离

13cm。

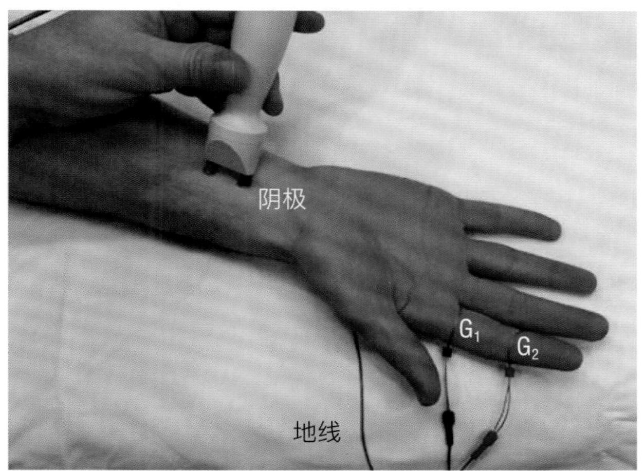

▲ 图 10-3　正中感觉神经检查

刺激位置在腕部正中神经，记录位置为示指

4. 关键点

- 这项检查容易操作。
- 逆向性神经传导检测已经描述了，而在顺向性神经传导检测中，记录和刺激位置需要互换。
- 逆向性神经传导检测，容积传导运动电位有时候会掩盖感觉电位。如果发生这种情况，让患者稍微分开手指，再次刺激。
- 刺激也可以在肘部附近进行，类似于正中神经运动检查，但是由于正常的时程离散和相位抵消，近端感觉神经电位通常较小，更难记录。
- 第 1 指和第 4 指，两者部分由正中神经支配，也可用于正中神经感觉检查。

四、掌部正中神经感觉检查（图 10-4）

1. 记录位置

中指：采用环形电极，G_1 置于近端指间关节；G_2 置于远端指间关节上方 3～4cm 处。

2. 刺激位置

腕部：腕部正中偏桡侧，桡侧腕屈肌和掌长肌肌腱中间，距离记录电极 14cm 处。

掌部：在掌部刺激，从腕部正中到中指连线，距离 7cm。

3. 远端距离

7cm。

4. 近端距离

14cm。

5. 关键点

- 掌 / 腕感觉神经动作电位波幅比＞1.6，提示

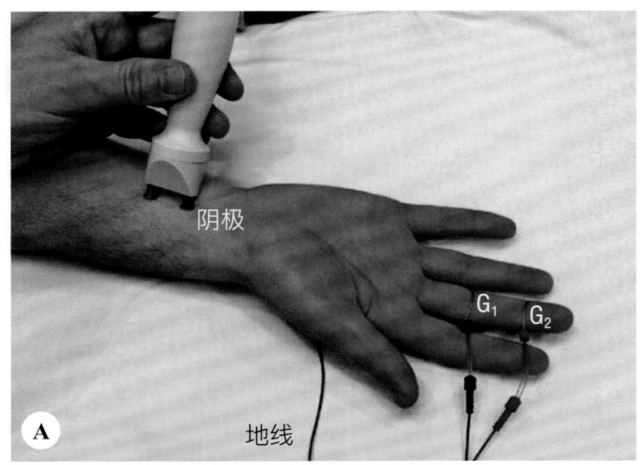

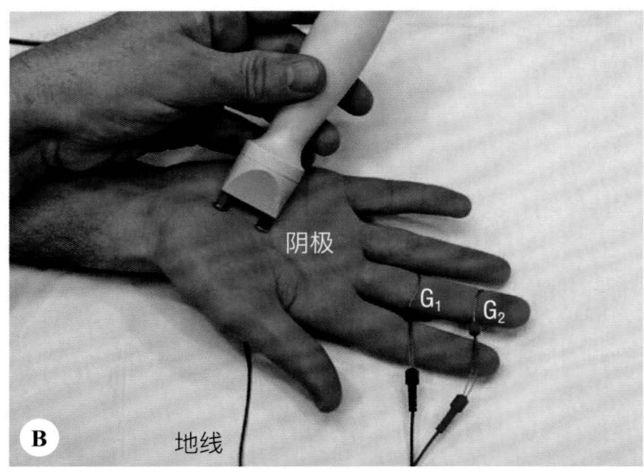

▲ 图 10–4　掌部正中神经感觉检查

A. 刺激位置在腕部正中神经，记录位置在中指；B. 刺激位置在掌部正中神经，记录位置在中指

正中感觉神经在腕部存在传导阻滞。

• 必须在两个刺激部位获得明确的起始潜伏期（电平均通常很有帮助）。

• 在掌部刺激时，刺激伪迹可能会影响起始潜伏期的判断。必须获得掌和腕部准确的起始潜伏期。如果手掌刺激因刺激伪迹导致基线不稳，则应旋转阳极，直到获得合适基线。

• 这一检查，仪器显示腕部到第 3 指节和掌部到第 3 指节的传导速度。在某些型号的肌电图机还可以计算并显示从腕部到手掌部的传导速度。但是，如果肌电图机不具备上述功能，就得通过腕到第 3 指起始潜伏期减去掌至第 3 指起始潜伏期计算得到。这样，腕到掌（即穿过腕管）的传导速度可以通过距离（7cm）除以计算的潜伏期得到。腕到掌传导速度（即穿过腕管）通常比掌到第 3 指段更快。在腕管综合征中，则相反，腕到掌段相对较慢（见第 20 章）。

• 注意，可以在腕和掌可以选取任意距离。但是，如果手掌到第 3 指节距离是手腕到第 3 指的距离的一半，那么计算就简单得多（见第 20 章）。

• 检查也称正中神经节段性感觉检查，因为对正中神经的两个感觉段（腕到掌和掌到手指）进行了比较。

五、尺神经运动检查（图 10–5）

1. 记录位置

小指展肌（小鱼际肌内侧隆起）：G_1 置于肌腹；G_2 置于第 5 掌指关节。

2. 刺激位置

腕部：腕部内侧，靠近尺侧腕屈肌腱。

肘下：内上髁以远侧 3cm。

肘上：肱骨内侧，肱二头肌和三头肌之间，距离肘下部位 10～12cm。

腋下（可选）：腋窝肱二头肌内侧腋动脉搏动点旁。

3. 远端距离

7cm。

4. 关键点

• 肘部最佳位置是弯曲 90°～135°。如果肘部伸直，因低估了神经实际长度，出现人为传导速度减慢。

• 与腕关节和肘上部位相比，肘下刺激通常需要更高的电流强度来达到超强刺激，因为尺神经位于尺侧腕屈肌深处。一个好的经验是：肘关节上方所需的电流通常约为肘下的一半。

• 刺激位置必须在肘部下方内上髁远侧至少 3cm 处进行，以确保刺激位置位于肘管远侧，因为肘管是肘部尺神经受压的常见部位。但是，如果肘下的刺激点太远（>4cm），由于神经位于深部，很难刺激到，这进一步说明最佳刺激部位是内上髁远端 3cm。

• 务必在腕部、肘下和肘上等位置刺激。如果只在腕和肘上刺激，可能会忽略尺神经在肘部传导阻滞。

• 尺神经跨肘的长度必须在肘部弯曲时沿着弯曲的曲线测量，而不是测直线距离，这样更接近神经的真正走行。

• 如果肘下的复合肌肉动作电位 CMAP 波幅比腕部的小 10% 以上，则考虑 Martin-Gruber 吻合。

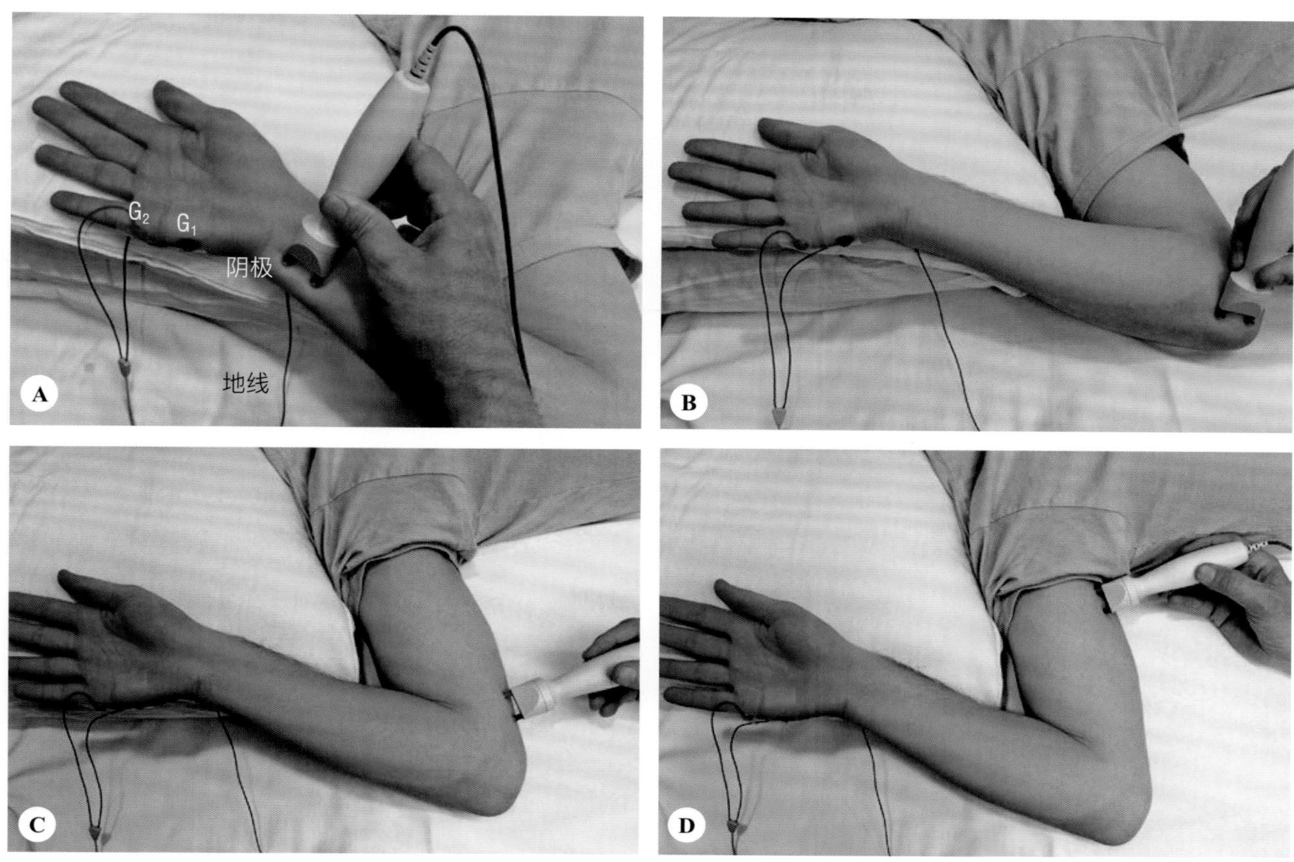

▲ 图 10-5 尺神经运动检查

A. 远端刺激部位在腕部尺神经，记录在小指展肌；B. 近端刺激部位在肘下；C. 近端刺激部位在肘上；D. 近端刺激部位在腋下

六、尺神经的感觉检查（图 10-6）

1. 记录位置

小指（第 5 指）：采用环状电极，G_1 置于第 5 掌指关节；G_2 置于远端指间关节距 G_1 以远 3～4cm 处。

2. 刺激位置

腕部：手腕内侧，尺侧腕屈肌肌腱附近。

3. 远端距离

11cm。

4. 关键点

• 之前逆向性神经传导检测已经描述。顺向性神经传导检测的刺激电极与记录电极位置互换即可。

• 在逆向性神经传导检测中，容积传导的运动电位偶尔会影响感觉电位。如果出现这种情况，将 G_1 电极稍微移到掌指关节（metacarpophalangeal，MCP）远端，让患者稍微分开手指，再次刺激。

• 尺神经病变或臂丛神经下干病变（如胸廓出口综合征）中可能存在尺神经感觉传导异常。

• 刺激位置可以在肘下和肘上的近端，类似尺神经运动传导，但是由于正常的时程离散和位相抵消，近端感觉神经电位通常较小，更难记录。

七、尺神经背侧皮支的感觉检查（图 10-7）

1. 记录位置

手背：G_1 置于在小指和无名指间形成的 V 字形底部指蹼区；G_2 置于在小指距 G_1 以远 3～4cm 处。

2. 刺激位置

手旋前位，尺骨茎突稍近端和内侧。

3. 远端距离

8～10cm。

4. 关键点

• 由于神经位置表浅，通常用低刺激强度（如 5～15mA）实现超强刺激。

• 在一侧有症状而另一侧没有的情况下，比较两侧波幅通常很有帮助。

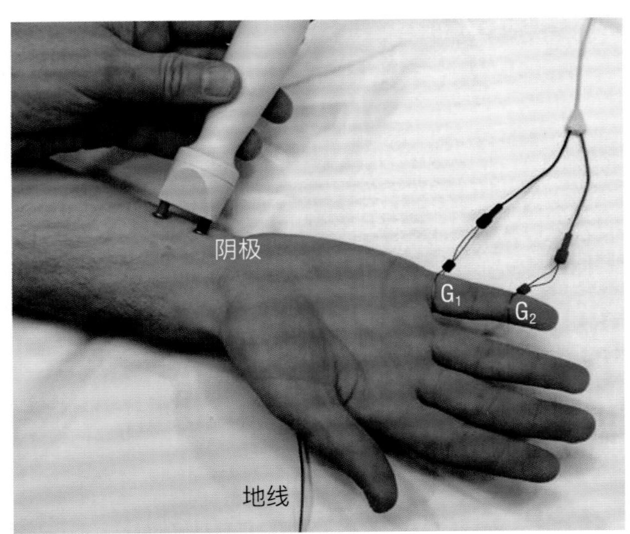

▲ 图 10–6　尺神经感觉检查
刺激部位在腕部尺神经，在小指记录

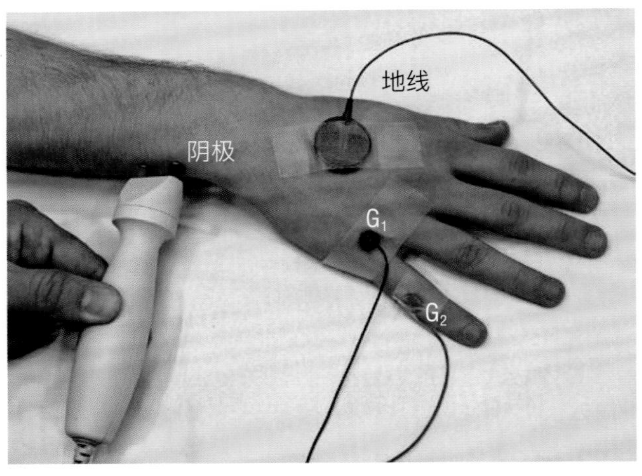

▲ 图 10–7　尺神经背侧皮支的感觉检查
刺激部位在尺骨茎突近端，记录部位在小指和无名指间的形成的 V 字形底部

- Guyon 管卡压的尺神经，该项检查正常。
- 在肘部尺神经病变中，一部分患者可能出现异常，不是全部患者异常。
- 如果没有记录到电位，将记录电极保持在相同的位置，并刺激前臂外侧的桡浅神经。在罕见的患者中，有一种异常的神经支配，其中整个手背由桡浅神经支配，而不是桡浅和尺神经背侧皮支共同支配。

八、尺神经运动深支检查（图 10–8）

1. 记录位置

第一背侧骨间肌（拇指和示指之间的背侧指蹼

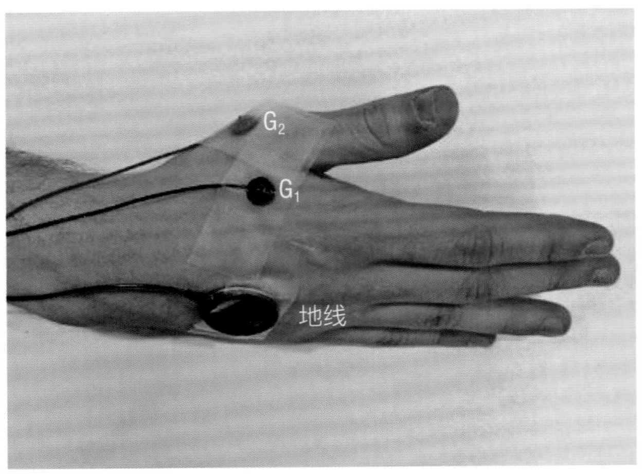

▲ 图 10–8　尺神经深支运动检查
在第一背侧骨间肌记录（刺激部位与尺神经的运动检查相同）

区）：G_1 置于肌腹；G_2 置于拇指掌指关节。

2. 刺激位置

腕：手腕内侧，尺侧腕屈肌腱附近。

肘下：肘内上髁以远 3cm。

肘上：肱骨内侧上方，肱二头肌和三头肌之间，距离肘下部位 10～12cm。

3. 远端距离

8～12cm（用产科卡尺测量的距离）。

4. 关键点

- 在 Guyon 管尺神经病变中，尺神经运动深支通常更易累及。
- 在第一背侧骨间肌记录比在小指展肌中更能有效显示尺神经在肘管部神经传导减慢。
- G_2 必须放置于拇指的掌指关节，如果 G_2 放置于示指掌指节关节，则 CMAP 始终会出现初始正向波。
- 始终要在腕部、肘下和肘上刺激，如果只在手腕和肘上刺激，可能会遗漏尺神经在肘部传导速度减慢。
- 刺激必须在肘下距内上髁远侧至少 3cm 处进行，确保刺激位于肘管远端，肘管是尺神经常见的卡压部位。但是，如果肘下的刺激太远（>4cm），神经位置很深，很难刺激到。再次强调最佳刺激部位是内上髁远端 3cm。
- 如果肘下的 CMAP 波幅较手腕部降低 10% 以上，则考虑存在 Martin-Gruber 吻合。当记录电极位于第一背侧骨间肌，Martin-Gruber 吻合最常见。

九、正中神经和尺神经的比较：蚓状肌和骨间肌运动的检查（图 10–9）

1. 记录位置

第二蚓状肌（2L：正中神经支配）和第一掌侧骨间肌（INT：尺神经支配）；两者记录电极相同：G_1 位于第三掌骨中点稍外侧；G_2 位于第二指间关节远端。

2. 刺激位置

腕部正中神经：腕中部稍外侧，桡侧腕屈肌与掌长肌肌腱之间。

腕部尺神经：腕部内侧，尺侧腕屈肌肌腱附近。

3. 远端距离

8～10cm（正中神经和尺神经必须是相等距离）。

4. 关键点

• 使用相同的记录电极。当在腕部刺激正中神经时，在第二蚓状肌记录。在腕部刺激尺神经，在第一掌侧骨间肌记录。

• 在正常受试者中，两个检查采用相同的距离，两个远端潜伏期之差小于 0.5ms。因此，0.5ms 的差异应被视为临界值，大于 0.5ms 则绝对异常。

• 这是有效的自身对照检查，证实腕部正中神经病变（即腕管综合征）或腕部尺神经病变（即 Guyon 管综合征）。

• 这项技术特别适用于合并多发性神经病患者的腕部正中神经病变，这些患者感觉神经电位和混合神经电位可能缺失。

• 在健康人中，通常会在蚓状肌的 CMAP 前看到一个小波（特别是增加增益时），这实际上是掌部正中神经混合电位。如果出现这种情况，起始潜伏期应该标记在混合电位后，在运动电位开始的地方。

• 如果第一蚓状肌的 CMAP 没有从基线突然变化，则应重新调整记录电极的位置。

• 务必防止过大刺激，造成正中神经和尺神经的同步刺激。

• 骨间肌记录的波幅通常明显高于蚓状肌。

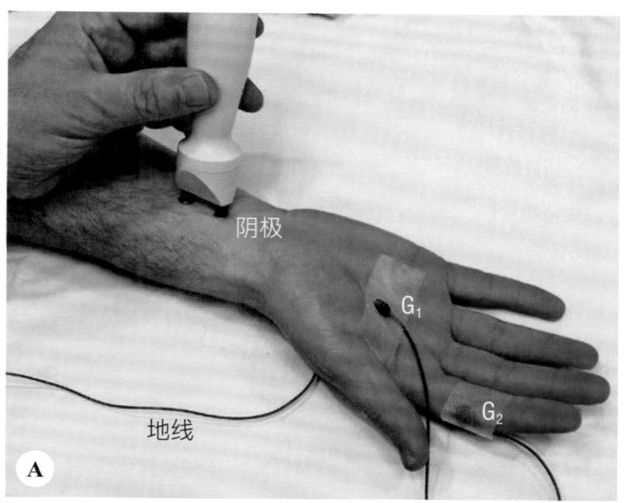

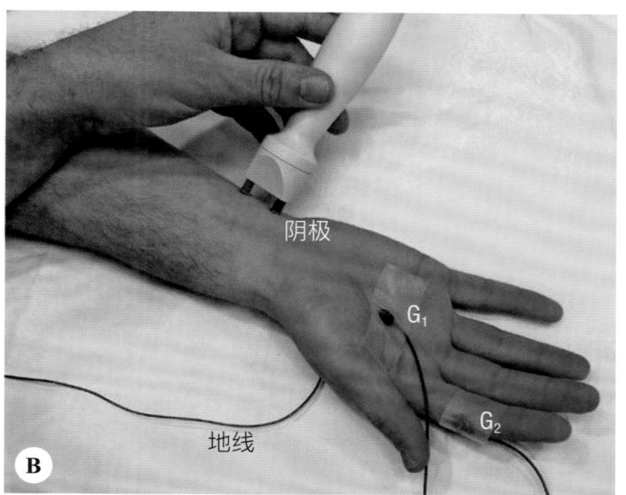

▲ 图 10–9 蚓状肌和骨间肌的检查

A. 刺激部位在腕部正中神经，记录在第二蚓状肌；B. 刺激部位在腕部尺神经，记录部位第一掌侧骨间肌

十、正中神经与尺神经比较：第 4 指感觉检查（图 10–10）

1. 记录位置

无名指（第 4 指）：采用环状电极，G_1 置于掌指间关节处；G_2 置于远端指间关节以远 3～4cm 处。

2. 刺激位置

腕部正中神经：腕中部偏桡侧，腕部桡侧腕屈肌和掌长肌肌腱之间。

腕部尺神经：腕部内侧，尺侧腕屈肌肌腱附近。

3. 远端距离

12～14cm（两者必须采用相同的距离）。

4. 关键点

• 无名指的感觉神经支配通常是分开的，桡侧半由正中神经支配，尺侧半由尺神经支配。因此，使用相同的记录电极，腕部刺激正中神经，则记录正中感觉纤维，腕部刺激尺神经，则记录尺侧感觉纤维。

• 在正常受试者中，采用相同的距离检查，无名指的正中神经和尺神经的潜伏期之差小于 0.5ms。

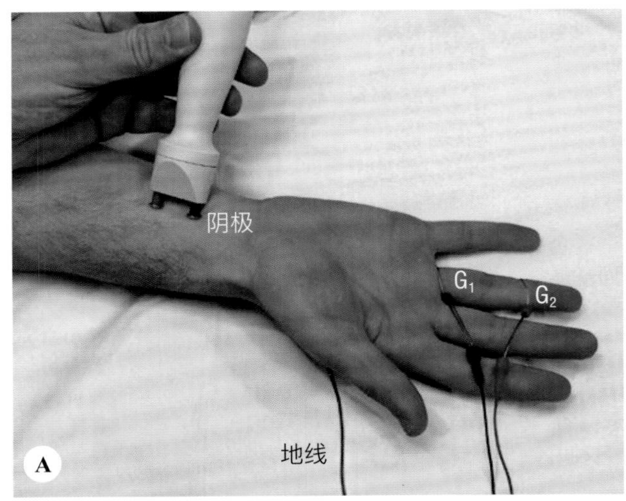

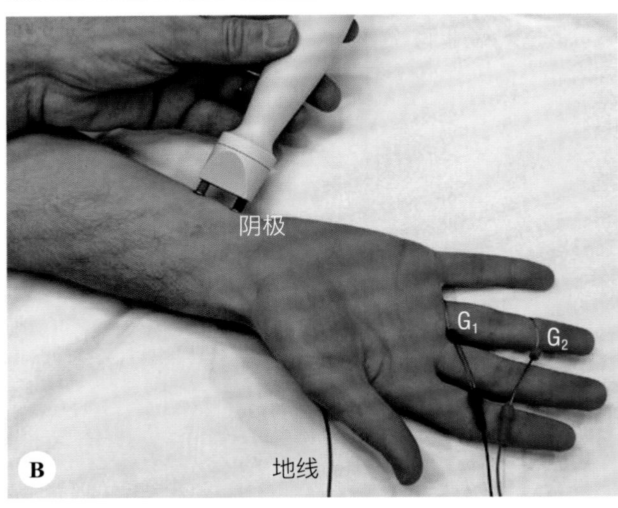

▲ 图 10-10 **第 4 指感觉检查**

A. 刺激部位在腕部的正中神经，记录在第 4 指；B. 刺激部位在腕部的尺神经，记录在第 4 指

- 这是有效的自身对照检查，提示腕部正中神经病变（即腕管综合征）。
- 必须避免过度刺激，以防止同步刺激正中神经和尺神经。
- 逆向性神经传导已经描述。顺向性神经传导检测记录和刺激电极位置互换即可。

十一、正中神经与桡神经比较：第 1 指感觉检查（图 10-11）

1. 记录位置

拇指（第 1 指）：采用环形电极，G_1 置于掌指间关节上方；G_2 置于远侧指间关节上方 3～4cm 处。

2. 刺激位置

腕部正中神经：腕正中部偏桡侧，腕部桡侧屈

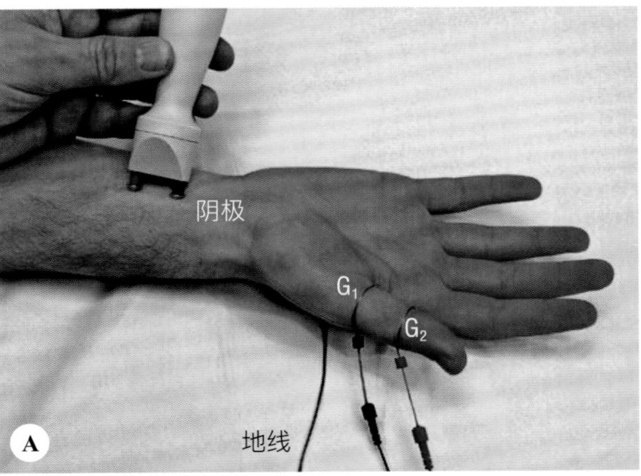

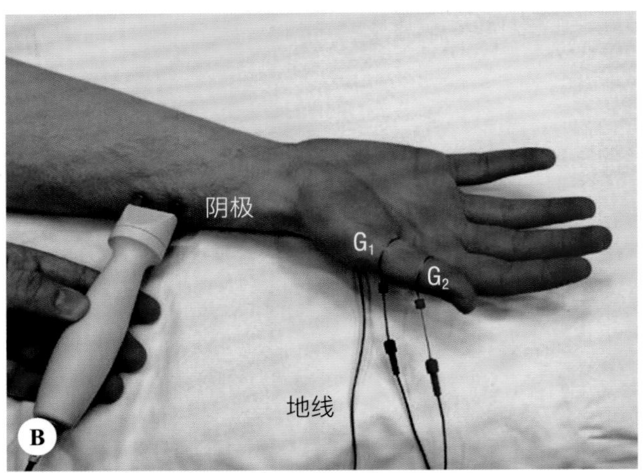

▲ 图 10-11 **第 1 指感觉检查**

A. 刺激部位在腕部的正中神经，记录在第 1 指；B. 刺激部位在腕部的桡神经，记录在第 1 指

肌和掌长肌肌腱之间。

腕部桡神经：前臂内侧，桡骨处。

3. 远端距离

10～12cm（两者必须采用相同的距离）。

4. 关键点

- 拇指的感觉神经支配通常是分开的，背侧半由桡神经支配，掌侧面由正中神经支配。因此，使用相同的记录电极，通过腕部刺激正中神经记录正中神经感觉纤维，通过刺激前臂桡神经处记录桡神经感觉纤维。
- 在正常受试者中，采用相同的距离检查，第 1 指的正中神经和桡神经的潜伏期之差小于 0.5ms。
- 这是有效的自身对照检查，提示腕部正中神经病变（即腕管综合征）。
- 必须避免过度刺激，以防止同步刺激正中神经和桡神经。

• 逆向性神经传导检测已经描述。顺向性神经传导检测记录和刺激电极位置互换。

十二、正中神经和尺神经比较检查：掌部的混合神经检查

（一）正中神经（图 10-12A）

1. 记录位置

腕部正中神经：G_1 置于腕正中部偏桡侧，桡侧腕屈肌和掌长肌肌腱之间；G_2 置于距 G_1 近端 3～4cm 处。

2. 刺激位置

掌部正中神经：在掌部，沿腕正中到示指与中指间连线，与 G_1 相距 8cm。

3. 远端距离

8cm。

（二）尺神经（图 10-12B）

1. 记录位置

腕部尺神经：G_1 置于腕部尺侧，尺侧腕屈肌肌腱附近；G_2 置于距 G_1 近端 3～4cm 处。

2. 刺激位置

掌部尺神经：在掌部，腕部尺侧与环指和小指间指蹼连线上，与 G_1 相距 8cm。

3. 远端距离

8cm。

4. 关键点

• 在正常受试者中，掌部同等距离，正中神经和尺神经掌部潜伏期之差小于 0.4ms。

• 这是有效的自身对照检查，提示腕部正中神经病变（即腕管综合征）。

• 注意：因使用的距离短，要准确测量 8cm 的距离。

• 避免过度刺激，防止同步刺激正中神经和尺神经。

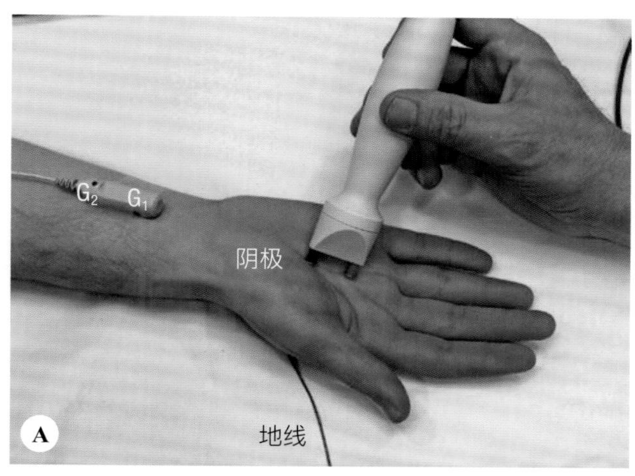

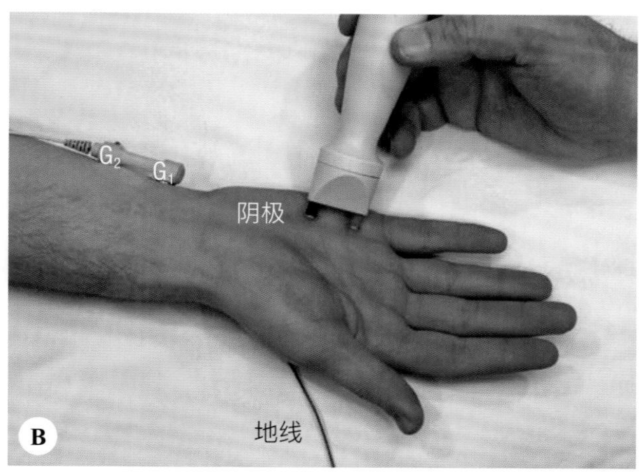

▲ 图 10-12　掌部混合神经检查

A. 掌部正中神经混合神经检查，刺激部位在手掌正中神经，记录在腕部正中神经；B. 掌部尺神经混合神经检查，刺激部位在掌部的尺神经，记录在腕部的尺神经

十三、桡神经运动检查（图 10-13）

1. 记录位置

示指固有伸肌（extensor indicis proprius，EIP）：手臂旋前位，G_1 置于尺骨茎突近端两指处；G_2 置于尺骨茎突。

2. 刺激位置

前臂：尺骨上，G_1 近端 4～6cm 处。

肘部：在肱二头肌和肱桡肌间沟处。

桡神经沟下部：上臂中段外侧，肱二头肌和肱三头肌之间。

桡神经沟上部：上臂近端肱骨后方。

3. 远端距离

5～7cm。

4. 关键点

• 由于邻近桡神经支配的其他肌肉的影响，桡神经 CMAP 通常有一个初始的正向波；因此，不需要调整记录电极的位置来获得动作电位。

• 在桡神经运动检查中，体表距离测量往往不准确，尤其是在近端刺激部位。最好用产科卡尺测量桡神经沟的下部和上部的距离。

• 有助于诊断和评估后骨间神经卡压病变，特别是桡神经沟处的桡神经病变。

• 桡神经沟上方部的刺激技术通常具有挑战性。

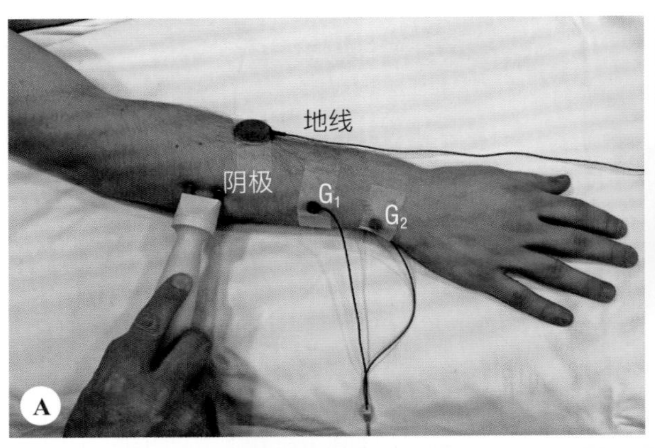

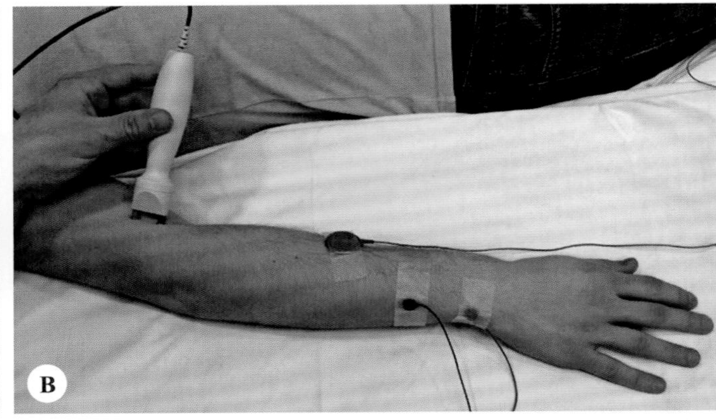

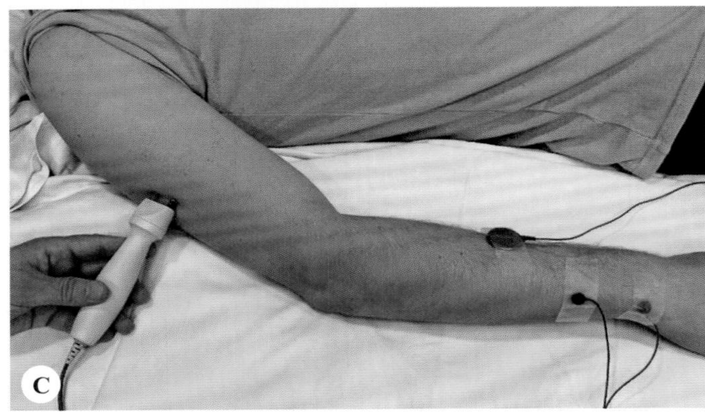

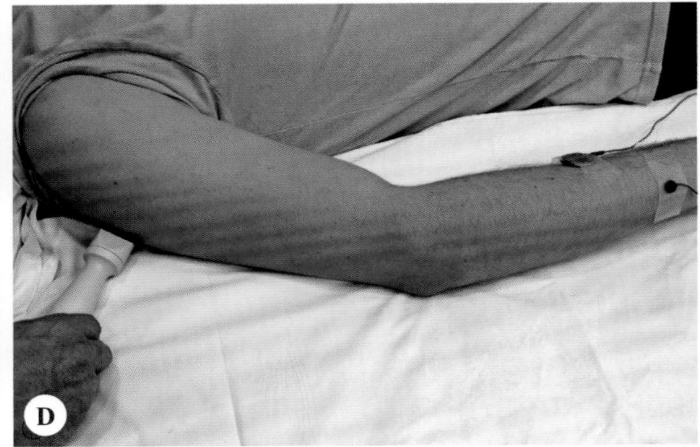

▲ 图 10–13　桡神经运动检查

A. 远端刺激部位在手前臂，记录在示指固有伸肌；B. 近端刺激部位在肘部，在肱二头肌和肱桡肌肌腱之间；C. 近端刺激部位在上臂，桡神经沟下部；D. 近端刺激部位在上臂，桡神经沟上部

十四、桡神经感觉检查（图 10–14）

1. 记录位置

桡浅神经：G_1 置于桡浅神经，沿拇长伸肌腱到拇指处；G_2 置于拇指远端 3～4cm 处。

2. 刺激位置

桡骨中远端。

3. 远端距离

10cm。

4. 关键点

- 这项检查很容易操作。
- 在大多数患者，沿着拇伸肌腱到达拇指时，可以感觉到神经（让患者伸出拇指，触诊肌腱，就能感受到桡神经）。因此，很容易将记录电极直接置于神经上。
- 在桡神经病变或臂丛后索、上干或中干病变可能发现异常。
- 在后骨间神经病中，这项检查是正常的。

十五、前臂内侧皮神经的感觉检查（图 10–15）

1. 记录位置

前臂内侧：G_1 置于刺激位置和腕关节尺侧的连线上，距离刺激位置以远 12cm 处；G_2 置于 G_1 以远 3～4cm 处。

2. 刺激位置

肘内侧：肱二头肌肌腱与肱骨内上髁连线的中点。

3. 远端距离

12cm。

4. 关键点

- 当内侧束或臂丛下干病变时，前臂内侧皮神经的传导可能异常。
- 在实际的神经源性胸廓出口综合征中，该神经传导会出现典型性的缺失或减弱。
- 由于神经位置很浅表，通常可以通过较低的刺激强度（如 5～15mA）实现超强刺激。
- 记录电极可能需要向内侧或外侧轻微移动以

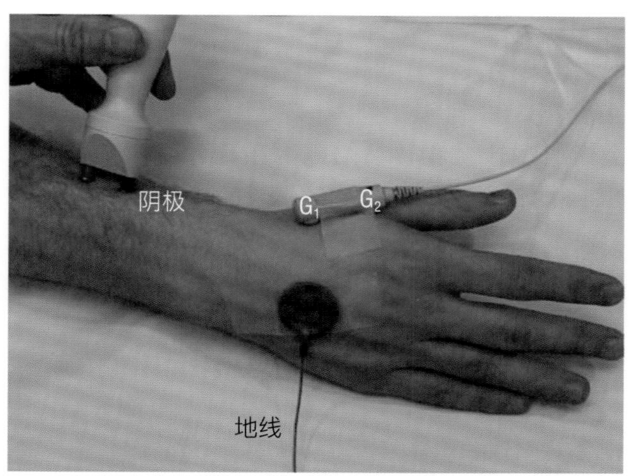

▲ 图 10–14 桡神经感觉检查

刺激位置位于桡骨表面，记录电极放置在位于拇指伸肌腱表面的桡浅神经处

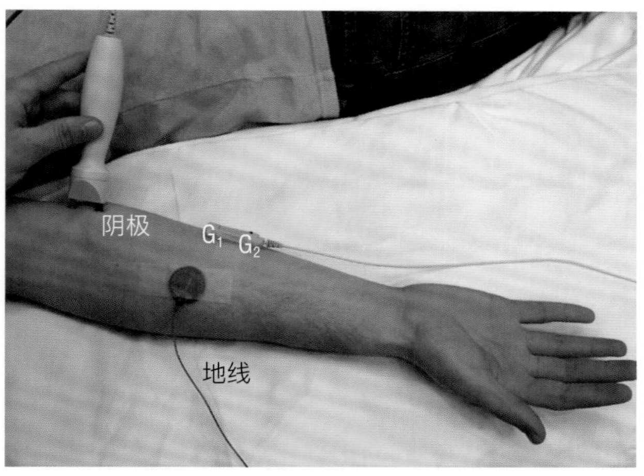

▲ 图 10–15 前臂内侧皮神经的感觉检查

刺激位置位于肘部内侧，记录位置位于前臂内侧

便获得最大电位。

• 比较两侧肢体的波幅和潜伏期通常是有意义的。

十六、前臂外侧皮神经的感觉检查（图 10–16）

1. 记录位置

前臂外侧：G_1 置于刺激位置以远 12cm 处，与刺激位置和腕关节桡侧端的连线上；G_2 置于 G_1 3～4cm 以远处。

2. 刺激位置

肘部：肱二头肌肌腱外侧。

3. 远端距离

12cm。

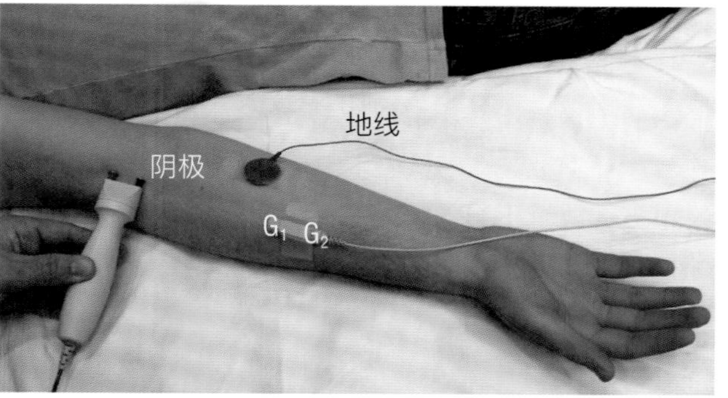

▲ 图 10–16 前臂外侧皮神经的感觉检查

刺激位置位于肘部肱二头肌肌腱外侧，记录位置位于前臂外侧

4. 关键点

• 这项检查很容易进行。

• 当肌皮神经、外侧束或臂丛上干病变时，前臂外侧皮神经的传导可能异常。

• 由于前臂外侧皮神经相当浅表，通常可以通过很低的刺激强度实现超强刺激（如 5～15mA）。

• 过强的刺激可能会直接刺激到肱二头肌。

• 记录电极可能需要向内侧或外侧做轻微移动以便获得最大电位。

• 比较双侧肢体的波幅和潜伏期通常是有意义的。

十七、对上肢近端神经检查（图 10–17）

1. 记录位置

上肢的各块肌肉。

肌腹 – 肌腱腱法：G_1 放置于肌腹，G_2 放置于肌腱。

记录的常见肌肉有：三角肌、冈下肌、肱二头肌、肱三头肌。

2. 刺激位置

Erb 点：锁骨上窝，胸锁乳突肌后方。

颈神经根部：单极针作为刺激阴极，插入位于棘突旁 1～2cm 的棘旁肌，向下至椎板（置于棘突体表投影处的盘状表面电极作为刺激阳极）。检查选择哪一个颈椎节段取决于支配检查肌肉的神经根位置。

3. 关键点

• 在 Erb 点和神经根部刺激可能很难实现超强刺激。

• 记录近端肌肉时，也可以用单极针插入肌肉作为 G_1，一个盘状表面电极作为 G_2。

• 对上肢近端肌肉进行运动神经传导的检查时，

比较双侧肢体的波幅和潜伏期是必要的。

- 刺激上肢近端得到的体表间隔距离往往是不准确的。最好用产科卡尺测量。
- 警告：有罕见病例报道，刺激神经根时，如果单极针放置不当，偏外侧时，可造成气胸。

十八、膈神经运动检查（图 10–18）

1. 记录位置

膈肌：G_1 置于剑突上方两横指（5cm）处；G_2 置于距 G_1 16cm 处的肋前缘处。

2. 刺激位置

方案 A：颈外侧，刺激位于锁骨上方约 3cm，胸锁乳突肌（sternocleidomastoid，SCM）后方（图 10–18A）。

方案 B：颈前外侧，刺激位于锁骨上方，SCM 的胸骨头和锁骨头之间。

通过让患者转动颈部数秒，可以明显地看到 SCM 的胸骨头和锁骨头部（图 10–18B）。

3. 远端距离

不固定。

4. 关键点

- 需要稳定的压力固定住刺激器。
- 如果刺激器不在正确的位置，可能会错误地刺激脊副神经（导致斜方肌收缩）。
- 如果刺激器不在正确的位置，可能会错误地刺激臂丛（导致肩部运动）。

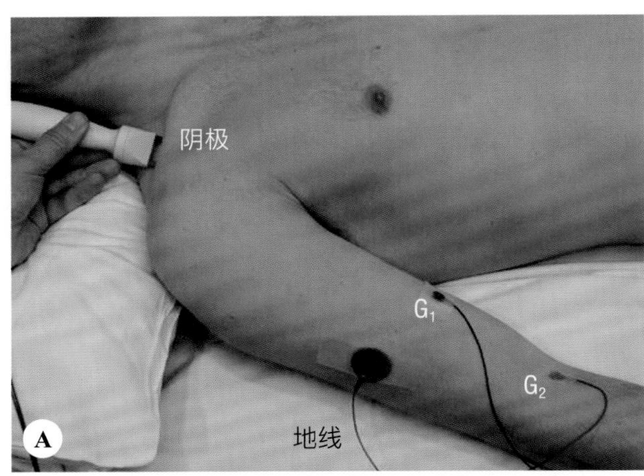

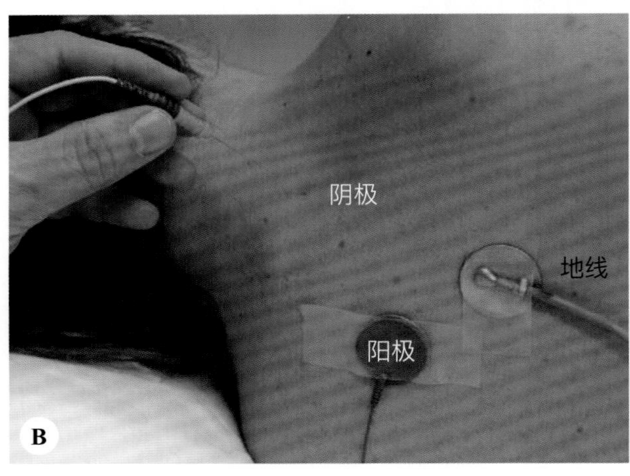

▲ 图 10–17　上肢近端神经检查

A. 刺激位置在 Erb 点，即位于锁骨上窝胸锁乳突肌后方。在此示例中，用表面记录电极记录肱二头肌。B. 刺激位置位于颈神经根。单极针作为阴极插入所需检查颈椎节段，表面电极作为阳极

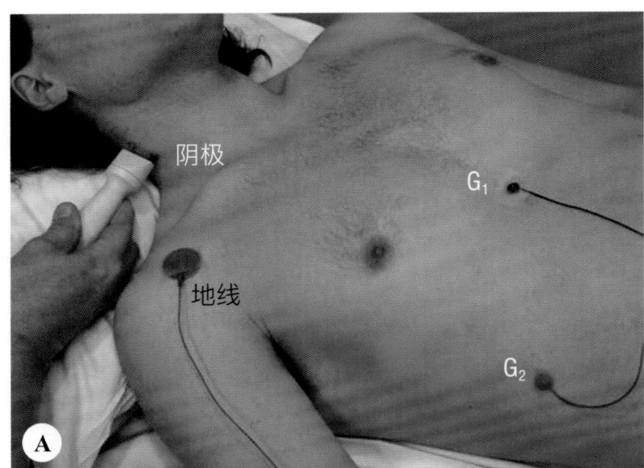

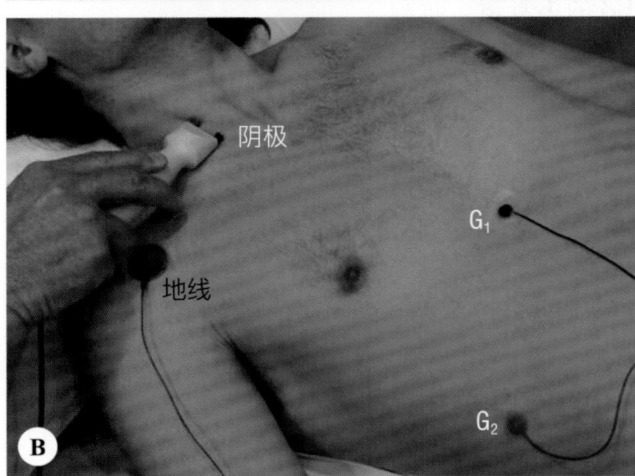

▲ 图 10–18　膈神经运动检查

将 G_1 置于剑突上方两横指处，G_2 放置在前肋缘处，距 G_1 16cm 处，以记录膈肌运动情况。刺激位置 A：位于胸锁乳突肌后方，锁骨上方约 3cm。刺激位置 B：位于锁骨上方，SCM 的胸骨头和锁骨头之间

- 对于较瘦的个体来说，通常可以看到膈肌收缩，出现类似呃逆的表现。
- 对肥胖个体进行检查比较困难。
- 吸气时测量出的波幅略大一些（见本章末尾膈神经正常参考值）。
- 严禁在重症监护病房对使用体外心脏起搏器的患者进行此检查（存在电流向心脏扩散的风险）；如果患者有颈内静脉置管、植入心脏起搏器或附近有心脏复律除颤器，请慎重（见第 40 章）。

十九、面神经运动检查（图 10–19）

1. 记录位置

鼻肌：G_1 置于一侧鼻中部的外侧；G_2 置于对侧鼻部同一位置。

2. 刺激位置

耳屏前：即在耳前下方。

3. 远端距离

不固定。

4. 关键点

- 过强的刺激可能导致咬肌受到直接刺激。
- 通过类似的模式，其他面部肌肉也可作为记录部位，包括额肌、颏肌和眼轮匝肌。G_1 位于肌肉的中心部位；G_2 位于对侧对应肌肉的中心部位。
- 该方法刺激位于颅内茎乳孔的整个面神经。通常需要较高的电流强度，而这项检查可能会引起患者的不舒适。而刺激面神经分支对患者来说通常更轻松、更舒适。

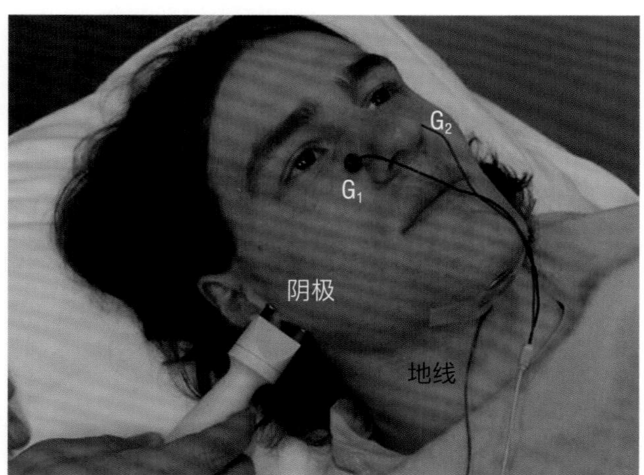

▲ 图 10–19 面神经运动的检查

刺激位置位于耳屏前的面神经，记录位置位于鼻肌

二十、面神经运动分支检查（图 10–20）

（一）额支（图 10–20A）

1. 记录位置

额肌：G_1 置于眼眶上部，眉毛中间稍内侧的额肌；G_2 置于对侧同一位置处的额肌。

2. 刺激位置

眼外侧 3～4 指宽处。

3. 远端距离

不固定。

（二）颧支（图 10–20B）

1. 记录位置

鼻肌：G_1 置于一侧鼻中部偏外侧；G_2 置于对侧鼻部同一位置。

2. 刺激位置

位于耳前的颧骨上。

3. 远端距离

不固定。

（三）下颌支（图 10–20C）

1. 记录位置

颏肌：G_1 置于下颌的颏肌上；G_2 置于对侧颏肌同一位置。

2. 刺激位置

下颌角处。

3. 远端距离

不固定。

4. 关键点

- 在技术上讲，刺激单独的面神经分支比在茎乳孔处刺激整支面神经更容易。
- 左右两侧都要做。在大多数情况下，病变对侧会作为对照和假定的基线值。

二十一、瞬目反射（三叉神经和面神经）（图 10–21）

1. 记录位置

双侧眼轮匝肌：双侧 G_1 均置于面部下眼眶处，即瞳孔正中位置的外下方；G_2 置于眼外眦。

2. 刺激位置

眶上切迹：上眼眶眶上切迹所在处。

3. 远端距离

不固定。

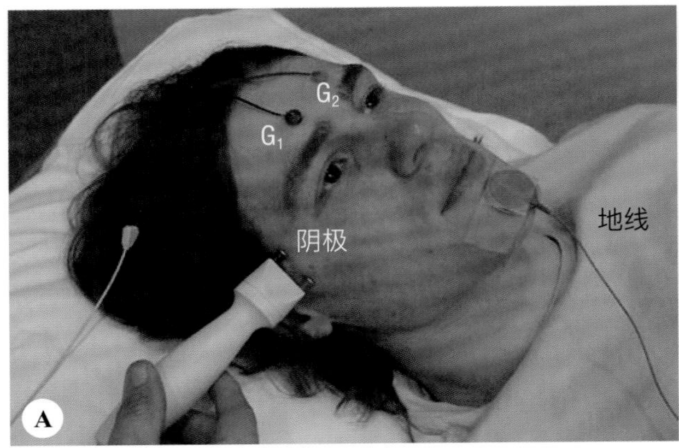

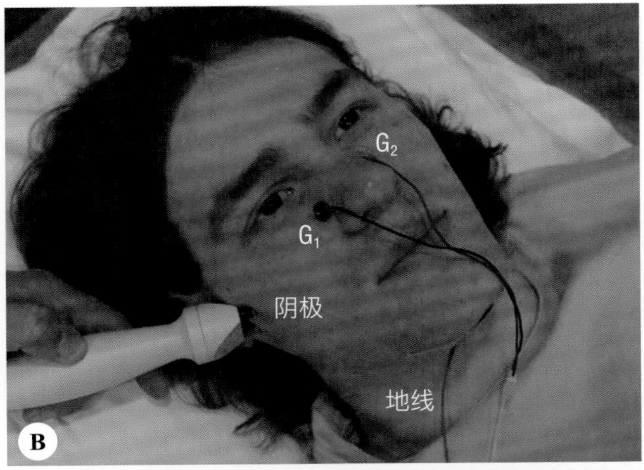

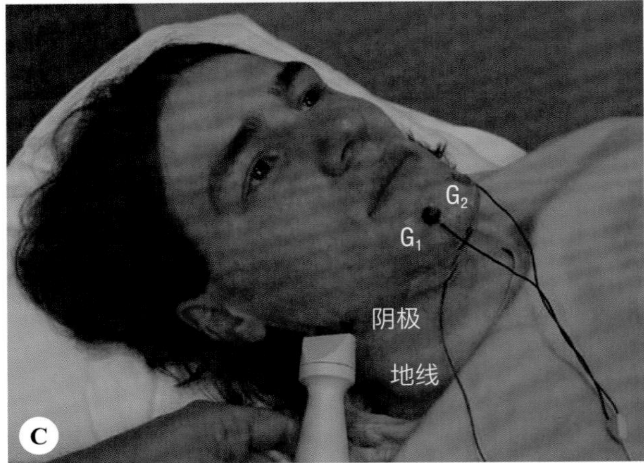

▲ 图 10-20 **面神经运动分支的检查**

A. 额支，记录在额肌；B. 颧支，记录在鼻肌；C. 下颌支，记录在颏肌

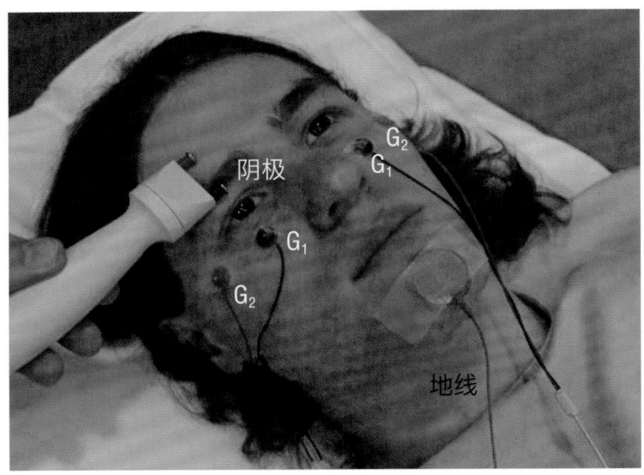

▲ 图 10-21 **瞬目反射**

刺激位于眉内侧的眶上神经，记录双侧眼轮匝肌

4. 关键点

- 这项检查很容易进行。
- 患者应处于放松状态，仰卧于检查台，保持睁眼状态或轻轻闭眼。
- 在低电流强度（通常为 10～15mA）的情况下，可以实现超强刺激。
- 对任何一侧进行刺激时，都要记录病变同侧和对侧的情况。通常需要叠加 2～5 个记录波形来确定 R_1 和 R_2 的最短潜伏期。
- 此检查有助于评估面神经麻痹、脱髓鞘神经病变和脑干病变。

二十二、神经传导研究：成人正常值

（一）上肢

1. 运动检查

神　经	记录部位	波幅（mV）	传导速度（m/s）	远端潜伏期（ms）	远端距离（cm）
正中神经	拇短展肌	≥4.0	≥49	≤4.4	7
尺神经	小指展肌	≥6.0	≥49	≤3.3	7
尺神经	第一背侧骨间肌	≥7.0	≥49	≤4.5	可变（8～12[a]）
桡神经	示指固有伸肌	≥2.0	≥49	≤2.9	4～6

a. 用卡尺测量的距离

2. 逆向感觉检查

神　经	记录部位	波幅（μV）	传导速度（m/s）	远端峰潜伏期（ms）	远端距离（cm）
正中神经	示指	≥20	≥50	≤3.5	13
尺神经	小指	≥17[a]	≥50	≤3.1	11
桡神经	鼻烟窝	≥15	≥50	≤2.9	10
尺神经背侧皮支[b]	手背第 4～5 指间隙	≥8	≥50	≤2.5	8
前臂外侧皮神经[b]	前臂外侧	≥10	≥55	≤3.0	12
前臂内侧皮神经[b]	前臂内侧	≥5	≥50	≤3.2	12

a. 许多人认为，在 60 岁以上的成年人中，尺神经逆向感觉法波幅高于 10μV 是正常的

b. 在这些临床不太常用的检查中，当症状和体征局限于一侧时，左右两侧的比较，尤其是波幅的比较，通常比正常值表更有价值

3. 手掌混合神经检查

神　经	波幅（μV）	传导速度（m/s）	远端峰潜伏期（ms）	距离（cm）
正中混合神经	≥50	≥50	≤2.2	8
尺混合神经	≥12	≥50	≤2.2	8

4. F 波[a]

神　经	最短 F 波潜伏期（ms）
正中神经	≤31
尺神经	≤32

a. 对于过高或过矮的患者，F 波必须根据身高进行标准化（见第 4 章）

5. 正中神经 – 尺神经的比较检查

检　查[a]	显著潜伏期差异（ms）[b]
正中神经混合：掌到腕 尺神经混合：掌到腕	≥0.4
正中神经运动：腕到第二蚓状肌 尺神经运动：腕到骨间肌	≥0.5
正中神经感觉：腕到第 4 指 尺神经感觉：腕到第 4 指	≥0.5
正中神经感觉：腕到第 1 指 桡神经感觉：腕到第 1 指	≥0.5

a. 进行每项配对检查时，正中神经和尺神经的检查均需使用相同的距离

b. 超过这些临界值意味着检查部位局灶性减慢，有助于腕管正中神经病变和 Guyon 管的尺神经病变的电生理诊断

6. 手掌正中神经刺激检查

检　查	掌 / 腕显著波幅差异[a]
正中神经运动：腕至拇短展肌 正中神经运动：掌至拇短展肌	＞1.2
正中神经感觉：腕到第 2 指 正中神经感觉：掌到第 2 指	＞1.6

a. 超过这些临界值提示在穿过腕管的正中神经的传导阻滞

7. 刺激 Erb 点引起的上肢主要神经运动传导潜伏期

神　经	肌　肉	潜伏期（ms）	距离（cm）[a]
腋神经[b]	三角肌	≤4.9	15～21
肌皮神经[b]	肱二头肌	≤5.7	23～29
肩胛上神经	冈上肌	≤3.7	7～12
肩胛上神经	冈下肌	≤4.3	10～15

a. 用卡尺测量距离

b. 腋神经和肌皮神经也可在腋窝受到刺激，典型的远端运动潜伏期最长可达 3.3ms。刺激腋神经和 Erb 点在技术上都有困难。对于症状局限于一侧的患者，比较左右两侧的潜伏期和波幅比使用正常值表更为可取

引自 Kraft GH. Axillary, musculocutaneous, and suprascapular nerve latency studies. *Arch Phys Med Rehabil*. 1972;53:382; and Currier DP. Motor conduction velocity of axillary nerve. *Phys Ther*. 1971;51:503.

8. 膈神经运动检查

神　经	记录位置	波幅（μV）	远端潜伏期（ms）
膈神经	膈肌	597 ± 139＞320	6.3 ± 0.8＜8.0

引自 Markand ON, Kincaid JC, Pourmand RA, et al. Electrophysiologic evaluation of diaphragm by transcutaneous phrenic nerve stimulation. *Neurology*. 1984;34:606–614.

9. 膈神经运动检查：详细的常规检查

参　数	阶　段	绝对值			侧　差		
		均值 ± 标准差	最低值 / 最高值	5th/95th	均值 ± 标准差	均值 + 2 倍标准差	95th
起始潜伏期（ms）	吸气	6.55 ± 0.69	5.18/7.92	5.53/7.72	0.23 ± 0.19	0.61	0.53
	呼气	6.59 ± 0.67	5.25/7.92	5.58/7.72	0.40 ± 0.36	1.9	1.11
波幅（mV）	吸气	1.00 ± 0.27	0.46/1.54	0.66/1.46	0.25 ± 0.18	0.61	0.6
	呼气	0.71 ± 0.19	0.33/1.10	0.50/1.06	0.14 ± 0.10	0.35	0.33
持续时间（ms）	吸气	14.99 ± 3.14	8.70/21.28	11.18/20.25	2.14 ± 1.72	5.57	4.71
	呼气	20.98 ± 3.30	16.13/28.32	11.18/20.25	2.44 ± 1.65	5.74	5.54

L/U. 下限值 / 上限值；5th/95th. 第 5/95 百分位数

引自 Resman-Gaspersc A, Podnar. Phrenic nerve conduction studies: technical aspects and normative data. *Muscle Nerve*. 2008; 37:36–41.

（二）颅脑球部

1. 运动检查

神　经	记录位置	波幅（mV）	远端潜伏期（ms）
面神经	鼻肌	≥1.0	≤4.2
面神经	眼轮匝肌	≥1.0	≤3.1

2. 瞬目反射

反　应	潜伏期（ms）	潜伏期侧差（ms）
R_1（同侧）	≤13	≤1.2
R_2（同侧）	≤41	≤5
R_2（对侧）	≤44	≤7

注意以下事项。

1. 所有的正常值都假定测量于正常控制温度和标准距离。

2. 所有运动和感觉的波幅是以基线到负峰为测量范围。

3. 所有感觉和混合神经的远端潜伏期均为峰潜伏期；然而，所有感觉和混合神经传导速度都是根据起始潜伏期计算的。

4. 对于特殊的身高和年龄，有些值可能需要进行调整（见第 8 章）。

5. 患侧肢体和健侧肢体之间的比较通常很有价值，可能比正常值表更有用。

6. 这仅是一套正常值，还有别的正常值存在。在理想情况下，每个实验室都应该建立自己的一套正常值。

第11章 常规下肢神经传导技术

Routine Lower Extremity Nerve Conduction Techniques

乔 凯 译　潘 华 校

一、胫神经运动检查（图11–1）

1. 记录位置

踇短展肌（abductor hallucis brevis，AHB）：G_1置于足舟骨隆起近端和下方1cm；G_2置于第一跖趾关节。

2. 刺激位置

内踝：内踝稍近端的后方。

腘窝：腘窝中央，腘动脉搏动处。

3. 远端距离

9cm。

4. 关键点

- 胫神经的复合肌肉动作电位（compound muscle action potential，CMAP）常有一个起始处的正向偏转，提示G_1没有放在运动终板。如果发生这种情况，G_1的位置应稍作调整。
- 在腘窝刺激时，CMAP波幅通常较内踝刺激时低（正常对照可能会低至50%）。因此在胫神经运动传导检查中，判断腘窝与内踝之间的波幅下降为传导阻滞时必须谨慎。此时可通过双侧比较来帮助辨别。
- 在腘窝处通常需使用高强度刺激，以确保达到超强刺激。
- 也可以在踇短屈肌上记录。

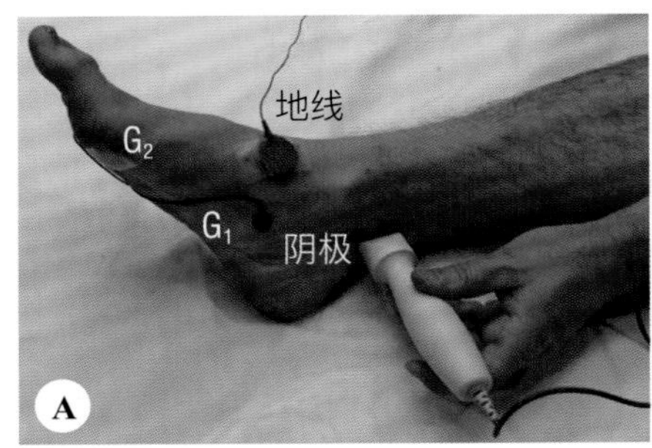

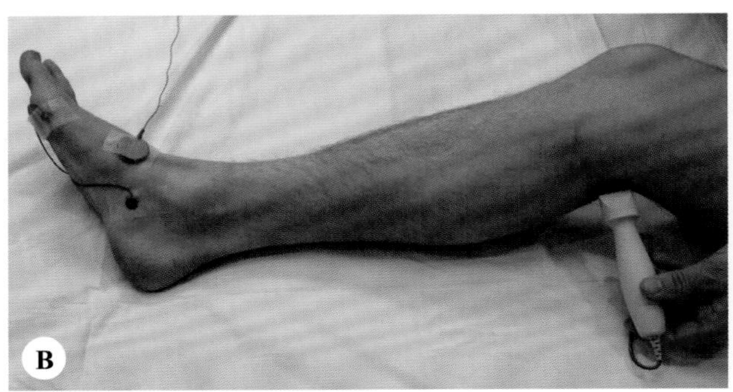

▲ 图11–1　胫神经运动检查

A. 远端刺激点在内踝稍近端后方，在踇短展肌记录；B. 近端刺激点在腘窝中间

二、腓神经运动检查（图11–2）

1. 记录位置

趾短伸肌：G_1置于足背外侧面的肌腹上；G_2置于小趾的跖趾关节。

2. 刺激位置

踝部：踝关节前，胫骨前肌（tibialis anterior，TA）肌腱稍外侧。

腓骨头下：小腿外侧，腓骨头下一到两横指处（可以将刺激器横跨腓骨颈）。

腘窝外侧（腓骨颈上方）：膝外侧，靠近外侧腘绳肌肌腱，距离腓骨头下刺激点10～12cm处。

3. 远端距离

9cm。

4. 关键点

- 该神经在腓骨头下位置较深，此处刺激时需要较强的电流。
- 检查时应包括踝部、腓骨头下、腘窝外侧这三个刺激点。如果只在踝和腘窝外侧刺激，可能会漏掉跨越腓骨头的腓神经传导速度减慢。

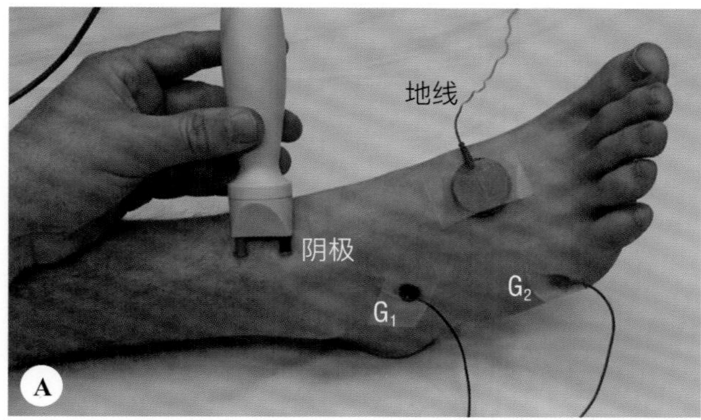

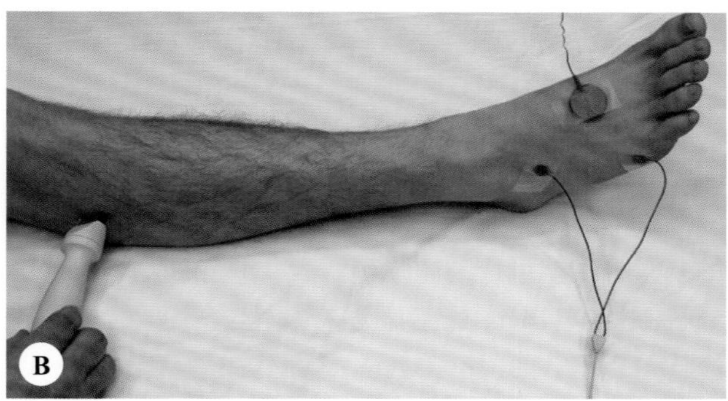

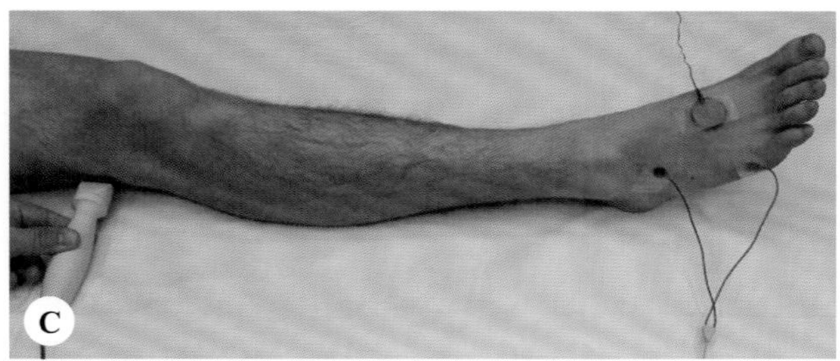

▲ 图 11-2　腓神经运动检查

A. 远端刺激点在脚踝前部，胫骨前肌肌腱稍外侧，趾短伸肌记录；B. 腓骨头下的近端刺激点；C. 腘窝外侧的近端刺激点

- 避免在腘窝外侧用过强的电流刺激，以免同时刺激胫神经。
- 如果在腓骨头下和腘窝刺激所得的 CMAP 波幅均比踝部刺激高，应考虑存在腓副神经。
- 正常人腓骨头下刺激的 CMAP 波幅有时会低于踝部刺激。尽管不像胫神经那么明显，其平均下降幅度也会有 14%，少数个体可能会下降达 20%～30%。因此，将踝部与腓骨头下这两个刺激点之间的波幅下降解释为部分传导阻滞时需谨慎。

三、腓神经运动检查（图 11-3）

1. 记录位置

胫骨前肌：G_1 置于小腿中前部外侧近端的肌腹

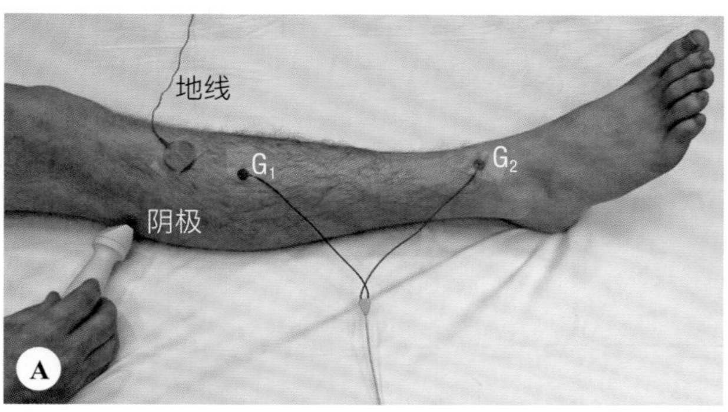

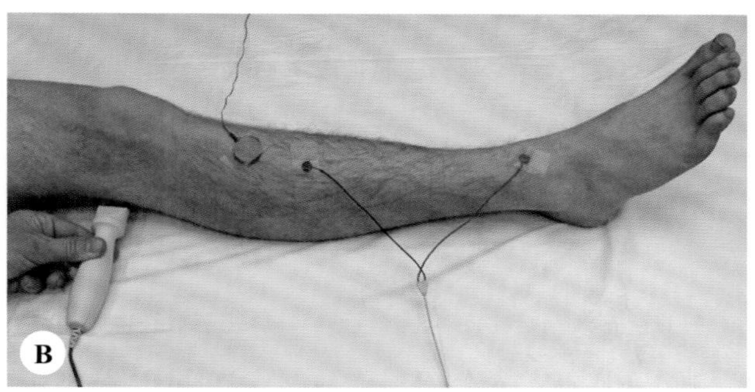

▲ 图 11-3　腓神经运动检查

A. 远端刺激点在腓骨头下，胫骨前肌记录；B. 近端刺激点在腘窝外侧

上；G_2 置于踝关节前方。

2. 刺激位置

腓骨头下：小腿外侧，腓骨头下 1～2 横指处（可以将刺激器横跨腓骨颈）。

腘窝外侧（腓骨颈上方）：膝外侧，靠近外侧腘绳肌肌腱，距离腓骨头下刺激点 10～12cm 处。

3. 远端距离

不固定（可在 5～10cm 之间）。

4. 关键点

- 对于疑似腓骨头处腓神经病变患者，胫骨前肌记录尤其有价值。与趾短伸肌记录相比，胫骨前肌记录更易于发现跨腓骨头的传导阻滞和（或）局部传导减慢。
- 该神经在腓骨头下位置较深，此处刺激时需要较强的电流。
- 避免在腘窝外侧用过强的电流刺激，以免同时刺激胫神经。

四、股神经运动检查（图 11-4）

1. 记录位置

股直肌：G_1 置于大腿前部腹股沟横纹与膝的中

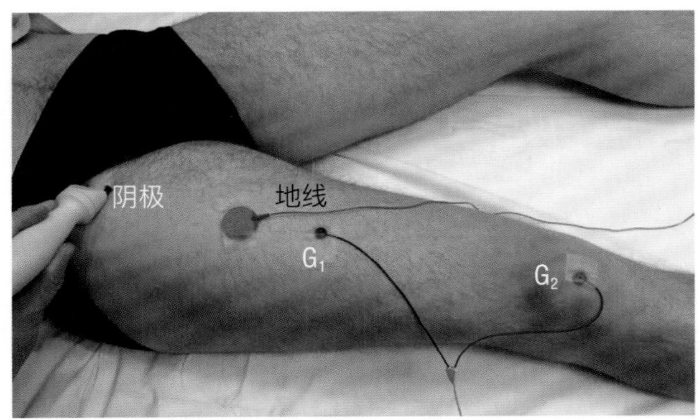

▲ 图 11-4　股神经运动检查

刺激位置在股动脉搏动处稍外侧，腹股沟韧带下方。在股直肌记录，G_1 置于大腿前部腹股沟横纹与膝的中点，G_2 置于膝盖骨性隆起处

点；G_2 置于膝盖骨性隆起处。

2. 刺激位置

腹股沟的中间：股动脉搏动稍外侧，腹股沟韧带下方。

3. 远端距离

不固定。

4. 关键点

• 需将刺激器用力下压。

• 在肥胖人群中很难进行该项检查，通常需要强电流刺激（如＞50mA）。

• 适应证有限：此项检查通常用于股神经病、腰丛神经病及严重 L_4 神经根病变患者，通过比较双侧运动波幅来定量评估轴索损害程度。

• 正常波幅＞3mV；然而，症状表现为单侧时，两侧对比更有价值。

五、腓浅神经感觉检查（图 11-5）

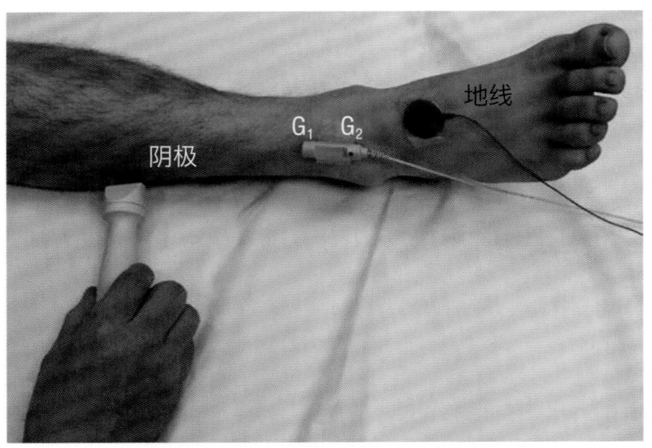

▲ 图 11-5　腓浅神经感觉检查

刺激位置在小腿外侧，记录电极在胫骨前肌肌腱与外踝之间

1. 记录位置

踝部外侧：G_1 置于胫骨前肌肌腱与外踝之间；G_2 置于 G_1 远端 3～4cm 处。

2. 刺激位置

小腿外侧（在趾长伸肌及腓骨长短肌的肌间隔处）。

3. 远端距离

标准是 14cm，但较短距离也可以。

4. 关键点

• 尽管峰潜伏期的正常值是基于 14cm 的标准距离，但许多人在较短距离刺激该神经更为容易（一般为 10～12cm，有些人可短至 7～9cm）。通常用较低的刺激强度就可达到超强刺激（如 5～25mA）。因此，如果在距离 14cm 处刺激没有反应或需要更高的电流，可以尝试在 10～12cm 或 7～9cm 这样更短的距离处刺激。如果较好的反应是在较短的距离获得的，此时就不能使用峰潜伏期来判定正常与否，而要用基于起始潜伏期和距离所计算出的传导速度来判断。

• 腓神经、坐骨神经或腰骶丛病变时该神经传导可能出现异常。

• 为了得到最大的波幅，可能需要将记录电极稍向内侧或外侧移动位置。

• 双侧对比波幅和潜伏期通常有所帮助，但在极少数正常人中无法引出该电位。因此当筛查下肢的神经病变时，相较于腓浅感觉神经更推荐检查腓肠神经。

• 此处描述的是逆向检测法；对于顺向检测法，记录及刺激位置需要互换。

• 踝部远端，腓浅感觉神经分为两支：足背内侧及中间皮神经。上述方法记录的是内侧支，通常更大、更易于检测。

六、腓肠神经感觉检查（图 11-6）

1. 记录位置

踝后部：G_1 置于外踝后方；G_2 置于 G_1 远端 3～4cm 处。

2. 刺激位置

小腿后外侧。

3. 远端距离

标准是 14cm，但较短距离也可以。

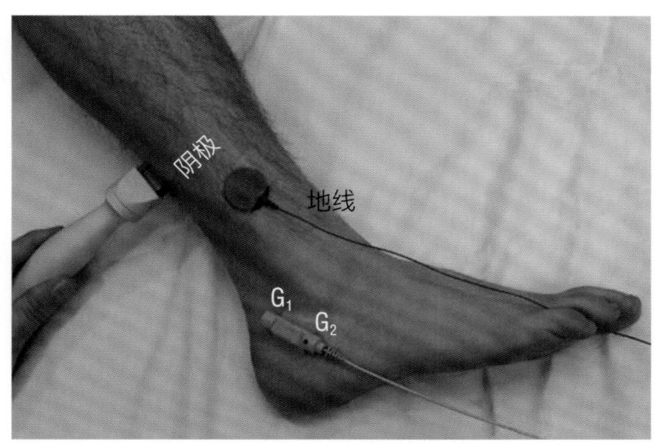

▲ 图 11-6 腓肠神经感觉检查

刺激位置在小腿后外侧，记录电极在外踝后方

4. 关键点

• 尽管峰潜伏期的正常值是基于 14cm 标准距离，但许多人在较短距离刺激该神经更为容易（通常为 10～12cm）。通常用较低的刺激强度就可达到超强刺激（如 5～25mA）。因此，如果在距离 14cm 处刺激没有反应或需要更高的电流，可以尝试在 10～12cm 或 7～9cm 这样更短的距离处刺激。如果较好的反应是在较短距离获得的，此时就不能使用峰潜伏期来判定正常与否，而要用基于起始潜伏期和距离所计算出的传导速度来判断。

• 检查该神经时最好让患者侧卧，记录侧的腿在上。

• 胫神经、坐骨神经腰骶丛病变时该神经传导可能出现异常。

• 为了得到最大的波幅，可能需要将记录电极稍向内侧或外侧移动位置。

• 双侧对比波幅和潜伏期。

• 此处描述的是逆向检测法；对于顺向检测法，记录及刺激位置需要互换。

七、隐神经感觉检查（图 11-7）

1. 记录位置

踝内侧 / 前侧：G_1 置于内踝及胫骨前肌肌腱之间；G_2 置于 G_1 远端 3～4cm 处。

2. 刺激位置

小腿内侧：刺激器置于胫骨与腓肠肌内侧头之间的沟内。

3. 远端距离

标准是 14cm，但较短距离也可以。

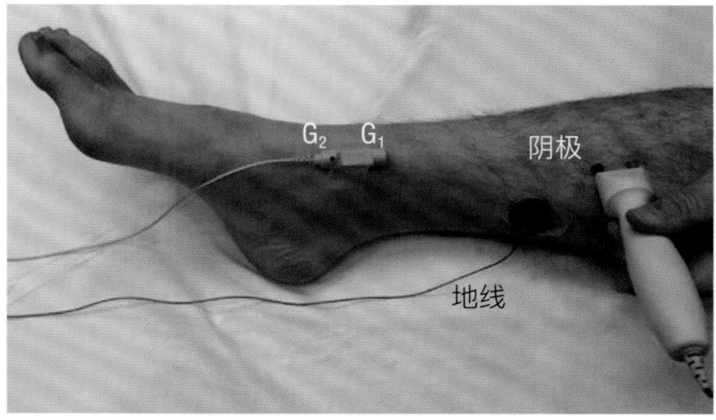

▲ 图 11-7 隐神经感觉检查

刺激位置在胫骨与腓肠肌内侧头之间，记录电极在内踝及胫骨前肌肌腱之间

4. 关键点

• 尽管峰潜伏期的正常值是基于 14cm 标准距离，但许多人在较短距离刺激该神经更为容易（通常为 10～12cm）。通常用较低的刺激强度就可达到超强刺激（如 5～25mA）。因此，如果在距离 14cm 处刺激没有反应或需要更高的电流，可以尝试在 10～12cm 这样更短的距离处刺激。如果较好的反应是在较短距离获得的，此时就不能使用峰潜伏期来判定正常与否，而要用基于起始潜伏期和距离所计算出的传导速度来判断。

• 股神经或腰丛病变时该神经传导可能出现异常。

• 为了得到最大的波幅，可能需要将记录电极稍向内侧或外侧移动位置。

• 需要双侧对比波幅和潜伏期。

• 在正常人中该神经反应通常很小甚至可能难于引出或缺失，大于 40 岁的人群中尤为如此。因此在判断低电位或无电位为异常之前，应进行双侧对比。

• 此处描述的是逆向检测法；对于顺向检测法，记录及刺激位置需要互换。

八、股外侧皮神经感觉检查（图 11-8）

1. 记录位置

大腿前部。

方法 1：G_1 置于大腿前部，刺激位置远端 12cm 处，并且在髂前上棘（anterior superior iliac spine，ASIS）与髌骨外侧缘连线上；G_2 置于 G_1 远端 3～4cm 处。

方法 2：记录电极放置在方法 1 所定位置的内侧 2cm 处。

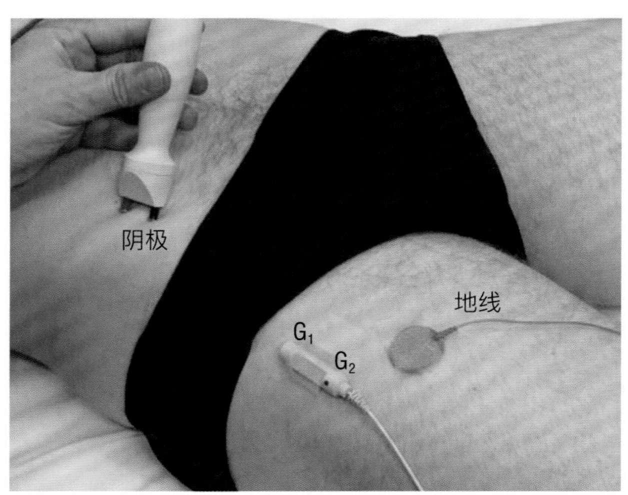

▲ 图 11-8　股外侧皮神经感觉检查

刺激位置在腹股沟韧带上方的腹股沟区域，髂前上棘内侧 1cm 处；记录电极在大腿前部，沿髂前上棘与髌骨外侧缘连线，刺激位置远端 12cm 处。另外，可以在上述位置的内侧 2cm 处记录

2. 刺激位置

刺激器置于腹股沟韧带上方的腹股沟区域，髂前上棘内侧 1cm 处。

3. 远端距离

标准是 12cm，但较短距离也可以。

4. 关键点

• 尽管正常值是基于 12cm 标准距离设定的，但许多人在较短距离刺激该神经更为容易（通常为 10cm）。

• 该神经与髂前上棘的位置关系存在解剖学变异（见第 35 章）。在大于 80% 的个体中，该神经位于髂前上棘内侧 0～1.5cm 处。然而，极少数情况下该神经位于髂前上棘内侧 5～8.5cm 处。因此，如果没有引出反应，可将刺激器稍微向原刺激点的外侧移动，如果还没有反应，则可以向内侧移动。

• 需将刺激器用力下压。

• 适应证有限；在股外侧皮神经病变（感觉异常性股痛）或腰丛病变时可能会出现异常。

• 股外侧皮神经在解剖学上更准确的名称是大腿外侧皮神经（因为该神经不是股神经的分支）。

• 在肥胖人群中很难进行该项检查；通常需要强电流。当症状为单侧时，除非进行了双侧对比，否则不能将波幅降低或电位缺失判定为异常。该神经的双侧对比是必需的。

• 可能会出现运动伪迹，可以通过其相较典型的感觉电位具有更长的时限来识别。

九、足底内侧和外侧神经运动检查（图 11-9）

1. 记录位置

踇短展肌：G_1 置于足舟骨隆起近端和下方 1cm；G_2 置于第一跖趾关节。

小趾展肌（abductor digiti quinti pedis，ADQP）：在足外侧，G_1 置于足底外侧与外踝下缘中点；G_2 置于小趾跖趾关节。

2. 刺激位置

内踝：内踝稍近端的后方。

3. 远端距离

距踇短展肌 9cm；距小趾展肌的距离可变化（需用产科卡尺测量距离）。

4. 关键点

• 踇短展肌受足底内侧神经支配，小趾展肌受足底外侧神经支配。

• 这项检查可以用来评估跨踝部的远端胫神经病变（即跗管综合征）。

• 需要双侧对比波幅和潜伏期。

• 踇短展肌或小趾展肌的 CMAP 通常在起始处有一个正向偏转，提示 G_1 没有放置在运动终板。如果出现这种情况，G_1 的位置应该稍作调整。

十、足底内侧和外侧神经感觉检查（图 11-10）

1. 记录位置

内踝：G_1 置于内踝稍近端的后方；G_2 置于 G_1 近端 3～4cm。

2. 刺激位置

足踇趾（足底内侧感觉）：环状电极，阴极置于近端，靠近大脚趾的跖趾关节；阳极置于其远端 3～4cm 处。

足小趾（足底外侧感觉）：环状电极，阴极置于近端，靠近小趾跖趾关节；阳极置于其远端尽量远处。

3. 远端距离

不固定。

4. 关键点

• 此处描述的是顺向检测法；逆向检测法需将记录和刺激位置互换。

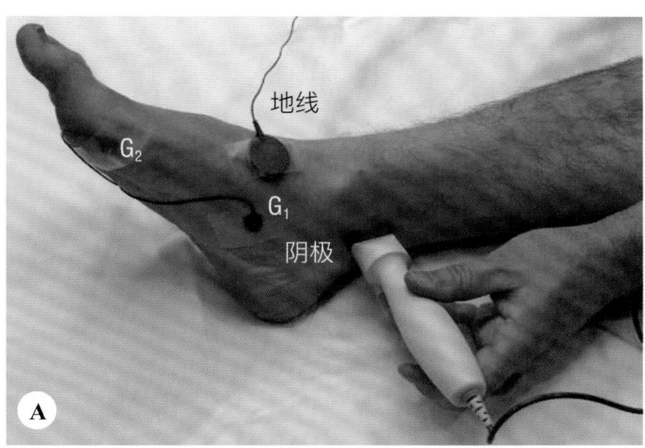

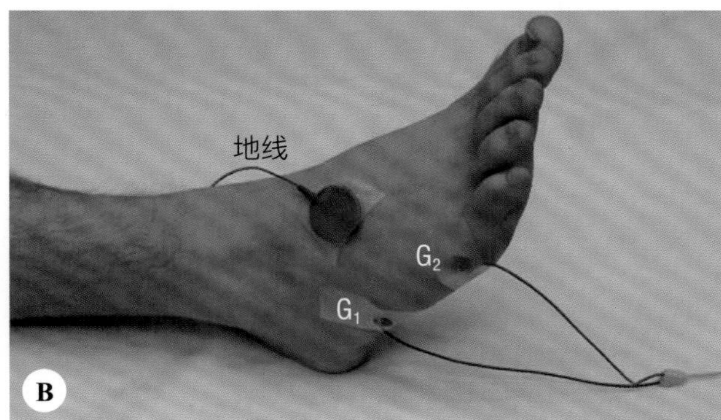

▲ 图 11-9　**A.** 足底内侧神经运动检查。刺激位置在内踝稍近端的后方；𧿹短展肌记录。另一种记录点在上述位置内侧 **2cm** 处。**B.** 足底外侧神经运动检查。刺激位置在内踝稍近端的后方；小趾展肌记录

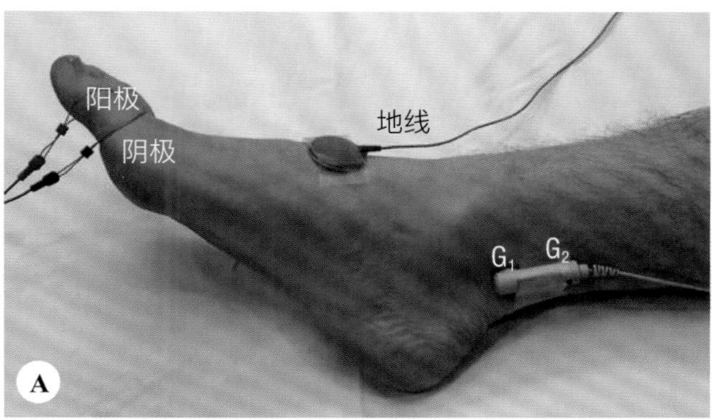

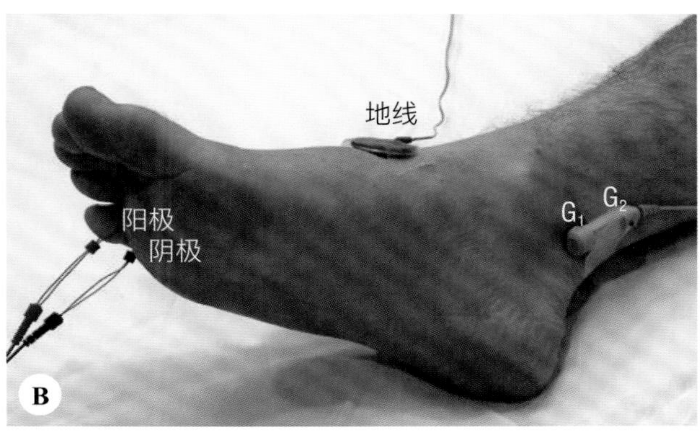

▲ 图 11-10　**A.** 足底内侧感觉检查。刺激足𧿹趾，在内踝近端后方记录胫神经反应。**B.** 足底外侧神经感觉检查。刺激足小趾，在内踝近端后方记录胫神经反应

- 这项检查可以用来评估远端胫神经跨踝关节病变（即跗管综合征）。
- 即便是在正常人群中，该电位也是非常小，难以引出。
- 通常需要叠加平均。
- 需要双侧对比波幅和潜伏期。
- 在将低电位或无电位判定为异常前，需双侧对比。

十一、足底内侧和外侧混合神经检查（图 11-11）

1. 记录位置

内踝：G_1 置于内踝稍近端的后方；G_2 置于 G_1 近端 3～4cm。

2. 刺激位置

足底内侧（足底内侧神经）：距离记录电极 14cm 处（从记录部位到足底测量 7cm，然后在平行于第一和第二足趾趾蹼的线上再测量 7cm）。

足底外侧（足底外侧神经）：距离记录电极 14cm 处（从记录部位到足底测量 7cm，然后在平行于第四和第五足趾趾蹼的线上再测量 7cm）。

3. 远端距离

14cm。

4. 关键点

- 混合神经检查，在技术上比顺向感觉神经检查容易。
- 在评估远端跨踝部胫神经病变时更推荐此项检查（如跗管综合征）。
- 在正常对照人群中，该电位也可能非常小而难以引出的，尤其是足底外侧神经的反应。
- 通常需要叠加平均。
- 需要双侧对比波幅和潜伏期。
- 在将低电位或无电位判定为异常前，需双侧对比。

十二、比目鱼肌 H 反射（图 11-12）

1. 记录位置

比目鱼肌：G_1 置于小腿后方，比目鱼肌与腓肠

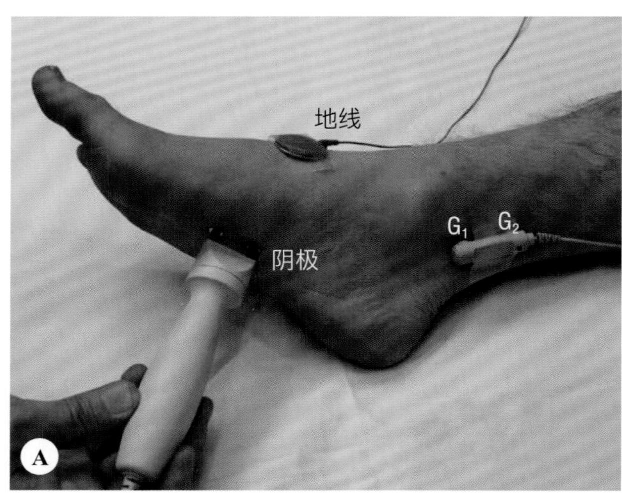

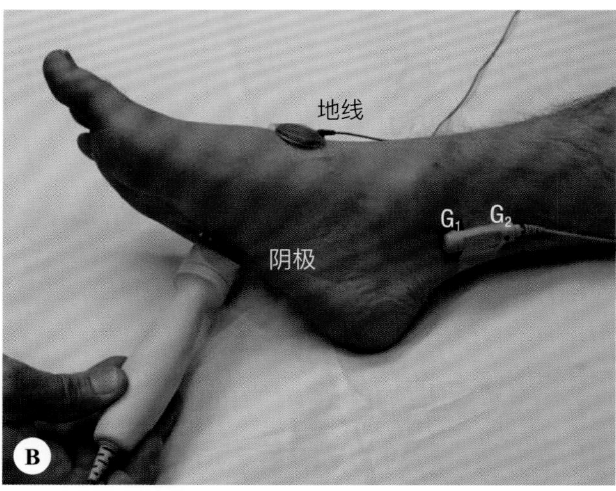

▲ 图 11-11 **A.** 足底内侧混合神经检查。刺激内侧足底，在内踝近端后方记录胫神经反应。**B.** 足底外侧混合神经检查。刺激外侧足底，在内踝近端后方记录胫神经反应

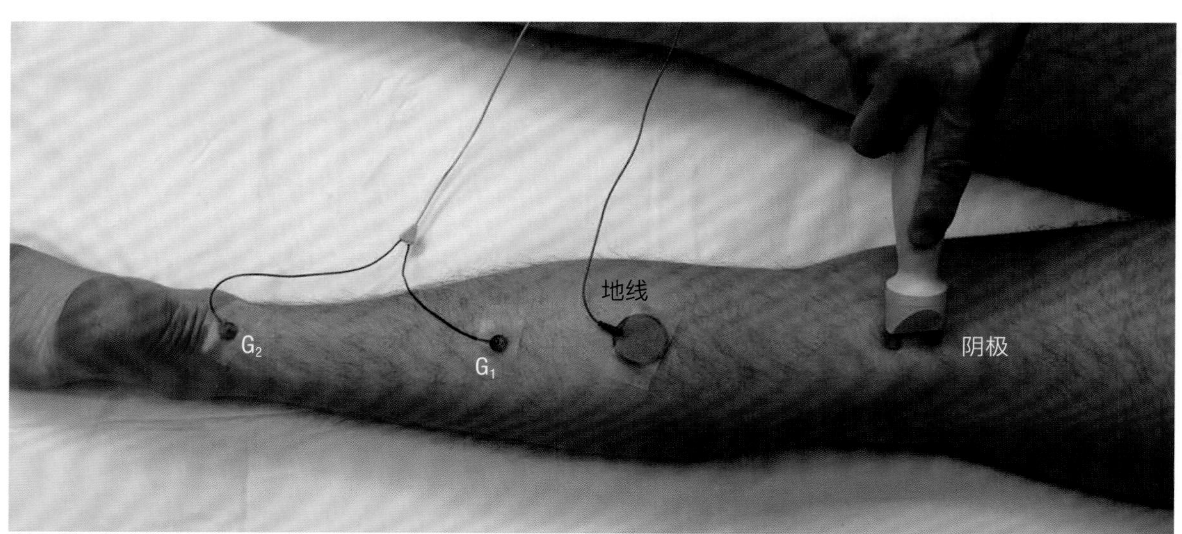

▲ 图 11-12 比目鱼肌 **H** 反射

在腘窝中点处刺激胫神经；阴极朝向头侧，比目鱼肌记录

肌两侧肌腹汇合点远端 1～2 横指处；G_2 置于跟腱。

2. 刺激位置

腘窝：腘窝中点，腘动脉搏动处。需注意阴极朝向头侧。

3. 远端距离

不固定（通常在 20～25cm 之间）。

4. 关键点

- 刺激脉宽设为 1000μs（即 1ms），以更为选择性地激活 Ⅰα 感觉纤维。
- 低刺激强度即可引出 H 反射。
- 随着刺激电流缓慢增加，H 反射首先出现，此时尚没有直接肌肉反应；电流进一步加大后，H 反射随之增大同时出现直接肌肉反应；随着直接肌肉反应的逐渐增加，H 反射逐渐减小。
- H 反射是一种晚反射，潜伏期通常为 25～34ms，形态为三相波（正相 - 负相 - 正相）。
- 与对侧比较有助于判断潜伏期是否异常（双侧潜伏期差值>1.5ms 视为异常）。
- 为确保双侧对比有效，两侧远端距离必须相同。
- 在多发性神经病、胫神经病、坐骨神经病、腰骶神经丛病或 S_1 神经根病中，H 反射可延迟或消失。

十三、下肢的神经传导检测：成人正常参考值

1. 运动检查

神　经	记录位置	波幅（mV）	传导速度（m/s）	峰潜伏期（ms）	远端距离（cm）
腓神经	趾短伸肌	≥2.0	≥44	≤6.5	9
腓神经[a]	胫骨前肌	≥3.0	≥44	≤6.7	5～10
胫神经	跗短展肌	≥4.0	≥41	≤5.8	9
胫神经[a]	小趾展肌	≥3.0	≥41	≤6.3	不定[b]

a. 如果一侧有症状而另一侧没有，相较于使用正常参考值，对比双侧波幅大小更有价值
b. 除非使用卡尺，否则很难测量距离

2. 逆向感觉检查（足底内外侧神经为顺向）

神　经	记录位置	波幅（μV）	传导速度（m/s）	峰潜伏期（ms）	远端距离（cm）
腓肠神经	外踝后方	≥6	≥40	≤4.4	14[a]
腓浅神经	踝关节外侧	≥6	≥40	≤4.4	14[a]
隐神经[b]	踝关节内侧 / 前侧	≥4	≥40	≤4.4	14[a]
足底内侧神经[b]	踝关节内侧	≥2	≥35		不定
足底外侧神经[b]	踝关节内侧	≥1	≥35		不定
股外侧皮神经[bc]	大腿前方	≥4		≤2.6	12

a. 尽管峰潜伏期的正常值是基于 14cm 标准距离设定的，但许多人在较短距离刺激该神经更为容易（通常为 10～12cm）。通常用较低的刺激强度就可获得超强刺激（如 5～25mA）。因此，如果在距离 14cm 处刺激没有反应或需要更高的电流刺激，可以尝试在 10～12cm 这样更短的距离处刺激。如果较好的反应是在较短距离获得的，此时就不能使用峰潜伏期来判定正常与否，而要用基于起始潜伏期和距离所计算出的传导速度来判断
b. 在没有症状的正常对照人群中，尤其是大于 40 岁的人群，这些电位可能非常小（需要叠加平均）甚至于消失。因此，低波幅或无电位不一定是异常的。在这种情况下，如果仅一侧有症状，双侧对比检测是必要的
c. 尽管峰潜伏期的正常值是基于 12cm 标准距离设定的，但许多人在较短距离刺激该神经更为容易（通常为 10cm）。在肥胖人群中很难进行该项检查。因此，波幅低或无电位不一定是异常的，除非在症状表现为单侧的患者经过了双侧的对比检查
引自 Shin YB, Park JH, Kwon DR, Park BK. Variability in conduction of the lateral femoral cutaneous nerve. *Muscle Nerve*. 2006; 33(5):645–649.
上述波幅数值为均值减去 2 倍标准差，峰潜伏期数值为均值加上 2 倍标准差

3. 足底混合神经检查

神　经	波幅（μV）	传导速度（m/s）	远端峰潜伏期（ms）	远端距离（cm）
足底内侧神经[a]	≥3	≥45	≤3.7	14
足底外侧神经[a]	≥3	≥45	≤3.7	14

a. 在没有症状的正常对照人群中，尤其是大于 40 岁的人群，这些电位可能非常小（需要叠加平均）甚至于消失。因此，低波幅或无电位不一定是异常的。在这种情况下，双侧对比检测对于异常判断更有价值

4. 迟发反应[a]

神　经	最小 F 波潜伏期（ms）	最小 H 反射潜伏期（ms）
腓神经	≤56	无
胫神经	≤56	≤34[b]

a. 对于过高或过矮的患者，F 波和 H 反射的潜伏期必须根据身高标准化（见第 4 章）

b. 双侧比较。潜伏期差＞1.5ms 正常参考值中的一组异常

注意以下事项。

1. 上述所有正常参考值表都是在温度控制和标准距离的前提下设定的。

2. 所有运动和感觉的波幅是基线到负向波峰的振幅。

3. 所有感觉和混合神经远端潜伏期指的是峰潜伏期；然而，所有感觉和混合神经传导速度是基于起始潜伏期计算的。

4. 有些值可能需要根据身高或年龄进行调整。

5. 受累肢体和对侧未受累肢体之间的比较可能会比正常参考值更有价值。

6. 这只是正常参考值中的一组；也有其他正常参考值。在理想情况下，每个实验室都应该制定自己的正常值。

第五篇

针电极肌电图基础

Fundamentals of Needle Electromyography

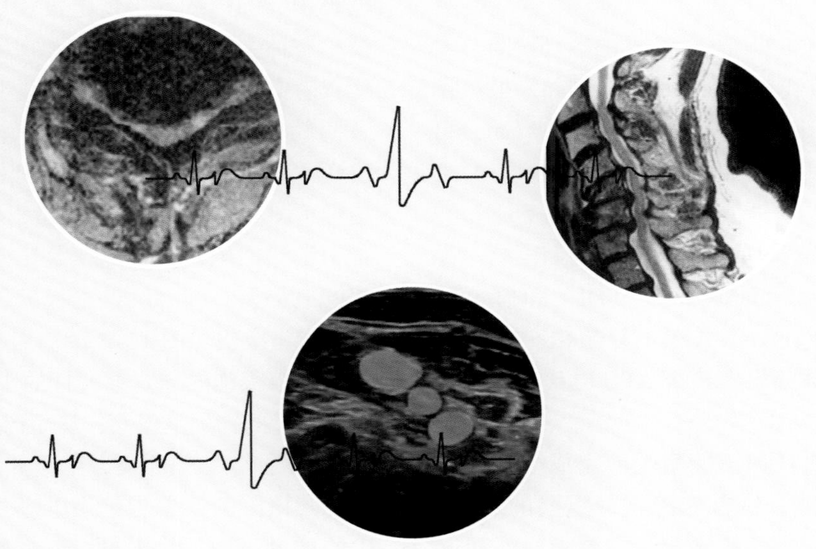

第 12 章 肌电图基础概述

Basic Overview of Electromyography

王晓明 译 黄旭升 校

在完成神经传导检测后，开始进行针电极肌电图检查。与 NCS 一样，每次针电极肌电图（electromyography，EMG）检查都应根据临床表现和所需的鉴别诊断采取个体化原则，并且随着检查的进行及更多信息的获得而随时调整检查方案。几乎全身所有肌肉都可以做 EMG 检查，但这既不符合电生理检查者的实际，也不符合患者的意愿。每次检查都应该在满足诊断或排除诊断所必须要的肌肉数量与患者的耐受限度之间进行平衡。患者对针电极肌电图检查的反应差异很大。电生理检查者操作娴熟的情况下，大部分患者能较好地耐受，仅觉轻微不适。然而，有的患者因过度担忧而导致难以完成检查。儿童可以较好地耐受 NCS，但常常难以完成针电极检查。对于上述这部分患者，尤其需要电生理检查者技术熟练。进行针电极肌电图检查之前，最好考虑到患者存在只能耐受检查 1 块或 2 块肌肉的可能。如果这样，肌肉应该根据以下几个因素进行选择。

1. 基于临床表现和神经传导数据的鉴别诊断。

2. 选择易于定位和易激活的肌肉［例如，虽然胫骨前肌（tibialis anterior，TA）和内侧腓肠肌（medial gastrocnemius，MG）都是腿部远端肌肉，但 TA 比 MG 更易激活］。

3. 特定肌肉被检查时的疼痛程度［例如，第一背侧骨间肌（first dorsal interosseous，FDI）和拇短展肌（abductor pollicis brevis，APB）都是 C_8～T_1 支配的远端肌肉，但大部分患者检查 APB 时比检查 FDI 时更痛］。

如果发现患者有任何不能耐受或完成全部针电极肌电图检查的可能，应首先检查最重要的肌肉。例如，患者近端肌无力，鉴别诊断主要为肌病和近端神经病（如神经丛病、神经根病、运动神经元病），此时应首先检查无力的近端肌肉。如果从临床正常的远端肌肉开始检查，而患者在远端肌肉检查后坚持要求停止检查，就可能失去得出诊断的机会。

毫无疑问，针电极肌电图是电生理检查中更具挑战性的部分。成功的检查不仅需要解剖学和生理学的知识，还需要可靠的 EMG 检查技术和与患者间的融洽关系。两个相对立的影响因素使针电极肌电图检查变得费时费力。首先，针电极检查发现的诸多异常可能非常细微；然而同时，不同年龄和不同肌肉的正常值范围又相当宽泛。虽然通常可以在短时间内学会基本的针电极肌电图检查技术，如进针和某些类型异常自发电位的识别，但对于许多不常见及细微的针电极肌电图表现，往往需要数年的实践来掌握和认识。

一、仪器设备

除了肌电图仪器，针电极肌电图检查还需要针电极、针的连线、接地电极和手套。接地电极贴在被检肢体上，以降低噪声和保障用电安全。电生理检查者必须始终佩戴一次性手套以防检查者和受检者间的血液传播感染。EMG 针电极通过连线插入 EMG 仪的电极插孔中，同心圆针电极或单极针电极均可（图 12-1）。电位的测量，包括针电极肌电图检查中记录的电位，其电压是记录电极和参考电极之间的电势差。同心圆针电极的针体本身具有记录电极和参考电极（图 12-2）。针杆是参考电极，记录电极是一根很细的导线穿过针的中心，并裸露于针尖。同心圆针的针尖呈斜面，从而形成“泪珠”形的记录范围（图 12-3）。相反，单极针电极由聚四氟乙烯包被，其裸露的针尖为记录电极，记录范围为围绕针尖的球形区域。对于单极针电极的记录，需要另一个表面盘状电极作为参考电极。

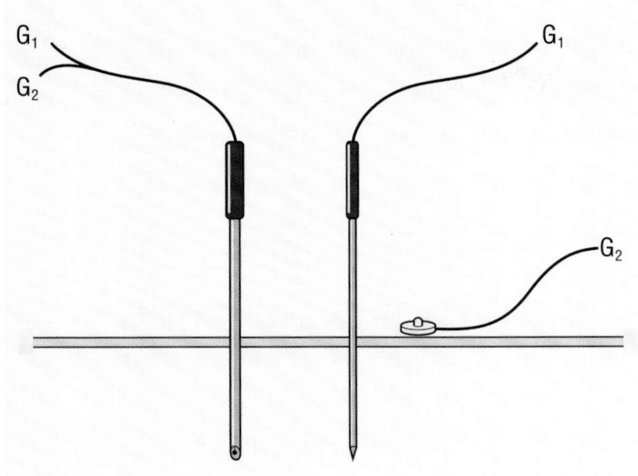

▲ 图 12-1 **EMG 针电极**

左边的同心圆针电极包含记录电极（G_1）和参考电极（G_2）。记录电极是一根细导线穿过针中心并裸露于针尖，针杆为参考电极。右边的单极针由聚四氟乙烯包被，针尖裸露为记录电极（G_1）。另有一个表面盘状电极为参考电极（G_2）

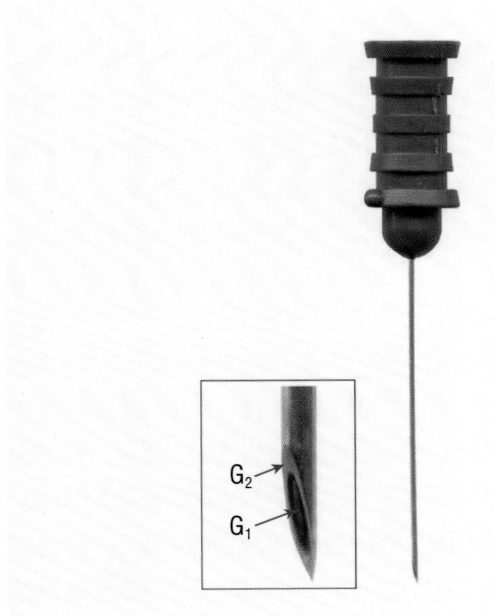

▲ 图 12-2 **同心圆针电极**

针杆为参考电极（G_2），记录电极（G_1）的细导线穿过针中心裸露于针尖斜面。插图，针尖斜面的放大观。注意针的中央可见记录电极

同心圆针电极和单极针电极记录肌肉电信号的效果都很好，但是对于运动单位动作电位（motor unit action potential，MUAP）的记录，两种针电极有细微的差别。与单极针电极相比，同心圆针电极记录的 MUAP 波幅略小，主波的上升时间更短（可能源于两种针电极记录范围的大小和形状不同）（图 12-4）。除此之外，两种针电极记录的电位波形无明显差别。同心圆针电极的优点是不需要另外配备参考电极，因而使用时更方便。单极针电极的优点是直径更小、针尖更锐，可能较少致痛而患者更易耐受。然而这种优势现在已不那么重要了，以前针电极需要常规消毒和重复使用，导致针电极在连续使用后变钝，致使穿刺进皮肤时更痛。目前使用的所有针电极都必须是一次性的，不可重复使用。单极针电极的主要缺点在于需要另加参考电极。因参考电极必须靠近记录电极，所以检查不同肌肉时需要随着移位。此外，由于记录电极在肌肉内而参考电极是表面盘状电极，因此电极间阻抗不匹配和噪声增加的可能性更大。总之，两种针电极都令人满意，考虑到各自的优缺点，大部分电生理检查者更常选用同心圆针电极。

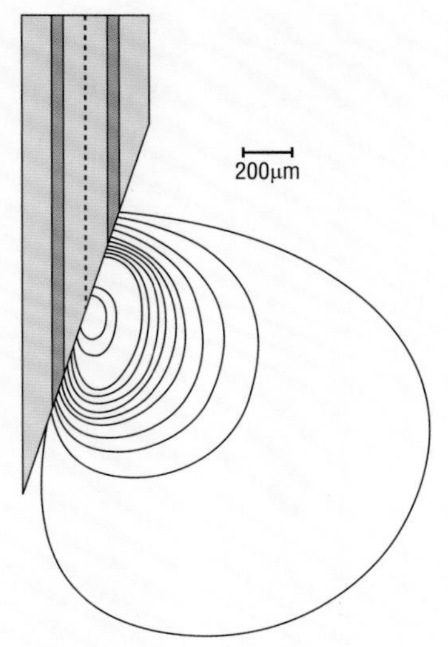

▲ 图 12-3 **同心圆针电极记录范围的形状**

同心圆针针尖是个斜面，导致记录区域如“泪滴”形（经 Wiley 许可转载，改编自 King JC, Dumitru D, Nandedkar S. Concentric and single fiber electrode spatial recording characteristics. *Muscle Nerve*. 1997;20:1525–1533.）

二、患者准备

在针电极肌电图检查前，向患者解释检查过程以疏导患者的恐惧心理非常重要。完成 NCS 后，我们通常会在针电极肌电图检查前告知患者以下内容。

“我们已经完成了这个检查的神经传导部分，现

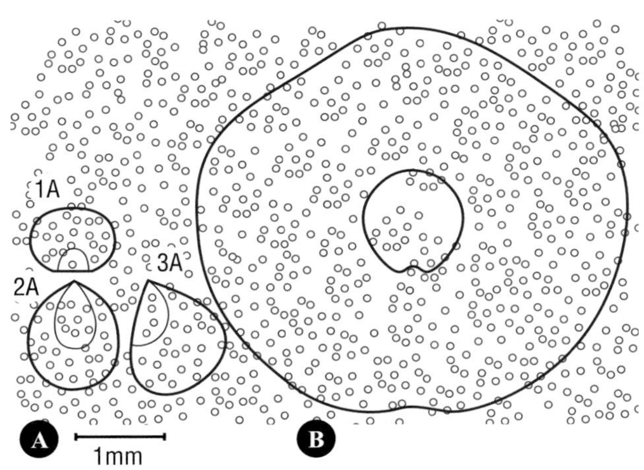

▲ 图 12-4 同心圆针电极和单极针电极记录范围比较

A. 同心圆针电极记录范围（1A. 上面观；2A. 前面观；3A. 侧面观）。B. 单极针电极记录范围（侧面观）。记录范围叠加于一个典型的运动单位纤维分布区。所记录到的 MUAP 波幅主要来自近针尖的肌纤维。图中内圈和外圈分别代表 90% 和 99% 的参与形成波幅的肌纤维（即这些圈线之外的肌纤维不参与形成 MUAP 波幅）。注意单极针的记录范围大得多（经 Wiley 许可转载，改编自 King JC, Dumitru D, Nandedkar S. Concentric and single fiber electrode spatial recording characteristics. *Muscle Nerve*. 1997;20:1525–1533.）

在准备进行第二部分，这部分需要的时间通常比第一部分短许多，也不会用到电刺激。我会用非常小的针插入你的肌肉里去记录它的电位。我们要检查几块肌肉，但是确切的数量将根据我们在检查过程中的发现而决定。对于我们检查的每块肌肉，我会把小针扎入肌肉里，这时你会感觉到瞬间的刺痛。当我进针时，你越是放松，就越不会感觉到针刺。我们需要先查看肌肉在放松时的电活动，之后我会让你轻轻收缩一下这块肌肉，以查看它收缩时的电活动。我会告诉你在每个阶段我都在做什么，我会告诉你怎么放松肌肉，以及怎么收缩肌肉。当你收缩肌肉时，它的电信号会传到肌电图机上，我可以在屏幕中看到。更加重要的是，它还能传到扬声器上，这样我们都可以听到它的声音。这一点非常重要，因为在某些时候，我会要求你多用点力或少用点力，通过扬声器里声音的大小，你也可以知道你用力的大小。在检查过程中，有任何问题你都可以问我，若你需要暂停休息一下，随时可以告诉我。”

接下来，在开始针电极肌电图检查前，电生理检查者应回答患者提出的任何问题。和谐的医患关系在检查前和检查中都非常重要。没有患者良好的配合，大部分针电极肌电图检查都无法进行。事实上，患者配合得越好，我们获得的数据越可靠，检查的时间也越短，从而患者的不适感也越少，检查得也越好。

三、经典针电极肌电图检查（框 12-1）

对每块被检肌肉，我们必须能够识别合适的进针点，同时需要知道怎样让患者恰如其分地收缩肌肉（见第 13 章）。进针前须用酒精清洁皮肤。一旦选定要检查的肌肉，第一步是通过有关的解剖标志定位进针点。第二步，我们应该让患者数次收缩和放松肌肉并同步触诊该肌肉的运动。一旦确定了进针位置，便嘱患者放松。肌肉收缩时进针要比肌肉放松时进针痛得多。将针迅速刺穿皮肤插入肌肉。有时，电生理检查者在进针前两指轻捏肌肉并将肌肉上抬一点，患者会感觉不那么痛。在进一步操作前，需要再次确认针电极的位置。嘱患者轻轻收缩被检肌肉，特别强调患者用力要小，因为用力过大会使很多邻近的肌肉协同收缩。若针电极的位置合适，轻收缩时就可以看到尖且脆的 MUAP。若轻收缩时未见到尖锐的 MUAP，在进一步检查前需要把针略后拉或插入更深些。若这种办法仍未见到尖锐的 MUAP，则应该拔针、重新触诊肌肉，再重新进针。这里要记住的重要一点是，除非确定针已经正确地插入目标肌肉中，否则不应该进行下一步操作。

一旦确定进针位置正确，检查的第一步是评估静息状态的插入电位和自发电位。此时扫描速度应该设置为 10ms/div，灵敏度设为 50μV/div。大部分自发电位的波幅很低，除非将灵敏度调整为 50μV/div 以上，否则很容易被遗漏（见第 14 章）。静息状态下一般需 5～10 次简短动针，以寻找插入电位延长和自发电位。除了终板电位，肌肉在静息状态下通常呈电静息。当针电极在肌肉内快速移动时，可见短暂爆发的肌纤维电位，称为插入电活动，当针停止移动后，电位通常持续不超过 300ms。插入电位延长定义为除终板电位外，在短暂针移动停止后，持续时间超过 300ms 的任何肌电活动。自发电位的定义为在静息状态下，持续超过 3s 的任何肌电活动。采集自发电位及插入电位延长有个很有效的方法，即在进针点分别向周围四个象限进针采样（见第 14 章）。用这种方法，电生理检查者首先向一个象限进针，由浅入深沿一条直线移动，然后把针拉回再向下一个象限采样，不需要把针拔移出肌肉。这样重复直到四个象限全部采样。

观察完插入电位和自发电位后，针电极留在原处，进行下一步 MUAP 分析。此时灵敏度应该调整为 200μV/div，扫描速度仍然保持 10ms/div。典型 MUAP 的波形远大于异常自发电位波形，所以需要调整灵敏度。分析 MUAP 时，电生理检查者让患者慢慢收缩被检肌肉，最好是均等用力。如果肌肉收缩用力不均等，尤其是那些伴有震颤的患者，MUAP 的分析将很困难。

针电极肌电图操作的临床经验是尽可能要求患者做等长收缩（等长收缩表示肌肉长度不变）。事实上，不适感通常是针电极周围的肌肉收缩而产生，尤其是用力较大时。等长收缩可以将不适感最小化。因此当患者用力增大时，电生理检查者只需要对抗其运动就可实现该肌肉的等长收缩。例如，当检查肱二头肌时，电生理检查者要一只手持针，另一只手稳定地握住患者前臂，以对抗患者屈曲前臂。当患者进一步用力收缩时，电生理检查者要更紧地握住前臂，以防止肘关节活动。由于电生理检查者的对抗阻止了实际上任何移动的发生，因此，尽管产生更大的力量，肌肉仍保持同等长度（即等长收缩）。

患者轻微收缩肌肉时，电生理检查者轻轻移动针电极直至 MUAP 变得“尖锐”，也就是声音变得更响亮、更清脆。当针移动到靠近 MUAP，两者之间组织少，电位就不会衰减和被过滤。因此，针电极和 MUAP 越接近，MUAP 的波幅就越高，主波上升时间就越短，只有这时才可以准确地分析 MUAP。分析 MUAP 的参数包括时限、波幅和相位数。此外，还应分析 MUAP 的数量及其与发放频率的关系、发放比率（募集和激活模式）（见第 15 章）。正常情况下，当患者慢慢增加用力，MUAP 的发放频率和数量都会增加。评估完一个位置的 MUAP 后，针在肌肉内轻轻移动到另一个位置，重复分析这一过程。理想情况下，需要检查 10～20 个不同的 MUAP。

分析完每块采样肌肉的插入电位和自发电位、MUAP 的大小、募集和激活模式之后，我们通常可以确认是否有病变。若存在病变，我们可以用这些数据确定其严重程度，病程长短。最重要的是，可以确定原发病是神经源性还是肌源性。根据 EMG 的异常发现在不同肌肉中的分布和模式，结合 NCS 及临床数据，我们可以做出最终的电生理诊断。

框 12-1 患者准备及经典针电极肌电图检查

1. 向患者解释针电极肌电图检查的过程以疏导患者的恐惧
2. 选择第一块检查的肌肉
3. 根据解剖标志定位肌肉
4. 向患者演示如何收缩肌肉
5. 肌肉收缩时触诊肌肉
6. 嘱患者放松肌肉
7. 将针插入放松的肌肉
8. 嘱患者轻轻收缩肌肉以确保针插入在恰当的位置
9. 嘱患者完全放松肌肉
10. 评估插入电位和自发电位（扫描速度：10ms/div；灵敏度：50μV/div）
11. 分别在针极周围四个象限共简短进针 5～10 次
12. 评估 MUAP（扫描速度：10ms/div；灵敏度：200μV/div）
    A. 嘱患者轻轻收缩肌肉并轻微移动针直到 MUAP 变“尖锐”
    B. 评估几个位点的 MUAP 时限、波幅、相位、募集和激活
    C. 尽可能做等长收缩
13. 检查下一块肌肉

MUAP. 运动单位动作电位

第 13 章　针电极肌电图解剖学*

Anatomy for Needle Electromyography

邱　峰　刘　卓　董　慧　译　　黄旭升　校

一、上肢

（一）正中神经

1. 拇短展肌（图 13-1）

(1) 神经支配

正中神经，臂丛内侧束，臂丛下干，C_8～T_1。

(2) 进针点

第一掌骨中点外侧，大鱼际外侧斜向进针。

(3) 激活动作

患者前臂和手旋后位，拇指外展。

(4) 临床关键点

- 拇短展肌是腕管远端检查正中神经的最佳肌肉。
- 腕管综合征，近端正中神经病，臂丛下干 / 内侧束神经丛病，胸廓出口综合征，C_8～T_1 神经根病及远端多发性神经病可出现异常。
- 前骨间神经综合征不累及该肌肉。
- 拇短展肌受检时痛感比其他手内肌更强。

(5) 横断面解剖关键点

- 如果进针太靠内侧，可能会进入拇短屈肌，拇短屈肌受正中神经和尺神经双重支配。
- 如果进针太深，可能会进入拇对掌肌，拇对掌肌也受正中神经支配。

2. 拇对掌肌（opponens pollicis，OP）（图 13-2）

(1) 神经支配

正中神经，臂丛内侧束，臂丛下干，C_8～T_1。

(2) 进针点

第一掌骨上方，大鱼际处，平行于手的方向进针。

(3) 激活动作

患者前臂和手旋后位，拇指和小指对掌。

(4) 临床关键点

- 腕管综合征，近端正中神经病，臂丛下干 / 内侧束神经丛病，胸廓出口综合征，C_8～T_1 神经根病及远端多发性神经病可出现异常。
- 前骨间神经综合征不累及该肌肉。

(5) 横断面解剖关键点

- 拇对掌肌位于拇短展肌下方，如果进针太靠内侧或太浅，会进入拇短展肌。

3. 拇短屈肌（flexor pollicis brevis，FPB）（图 13-3）

(1) 神经支配

正中神经和尺神经，臂丛内侧束，臂丛下干，C_8～T_1。

(2) 进针点

紧邻第一掌骨中点内侧，大鱼际处进针。

(3) 激活动作

患者屈拇指掌指关节。

(4) 临床关键点

- 拇短屈肌受检时比拇短展肌受检更痛。
- 浅头通常由正中神经支配，深头通常由尺神经支配。
- 正常人神经支配的变异很大，有些人深浅头都由正中神经支配，而另一些人深浅头都由尺神经支配。
- 由于存在正常的解剖变异，在试图区分正中神经与尺神经损伤时，应谨慎解释异常现象。

(5) 横断面解剖关键点

- 如果进针太偏外侧，可能会进入拇短展肌。

*. 本章图片脚注 a 均改编自 Eycleshymer AC, Schoemaker DM. *A Cross-Section Anatomy*. New York: D Appleton Century Company; 1911.

本章图片脚注 b 均改编自 *Gray's Anatomy of the Human Body*, 1918.

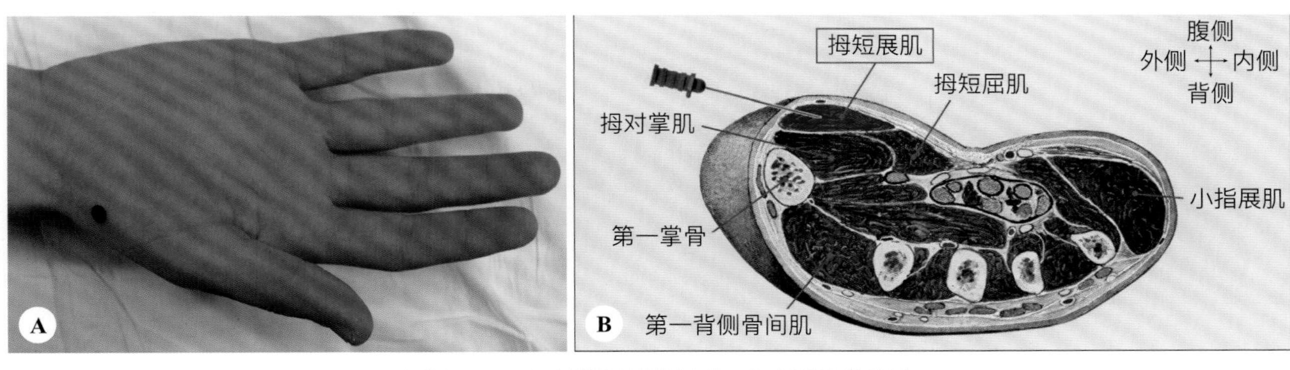

▲ 图 13–1　**A.** 拇短展肌进针点；**B.** 横断面解剖[a]

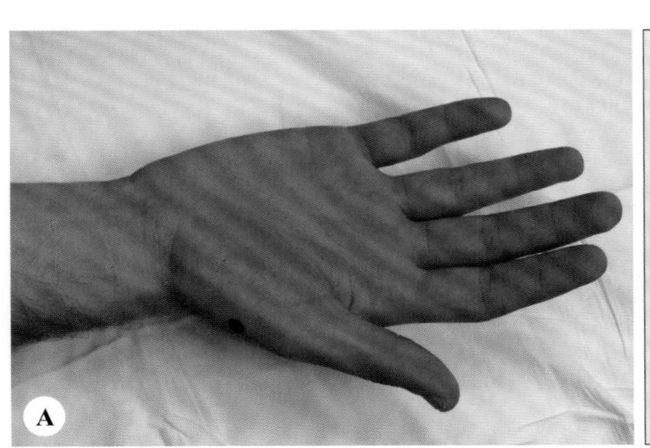

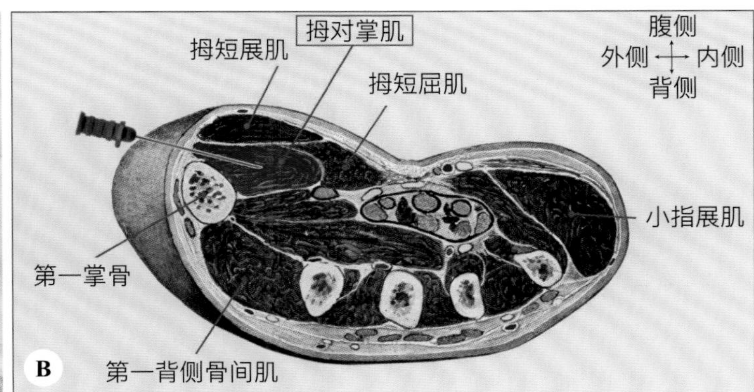

▲ 图 13–2　**A.** 拇对掌肌进针点；**B.** 横断面解剖[a]

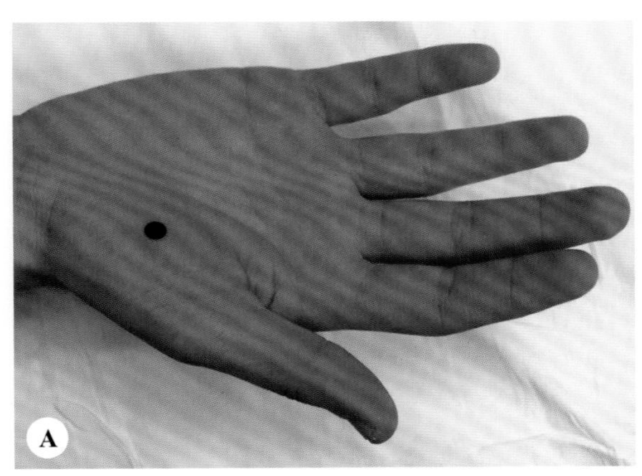

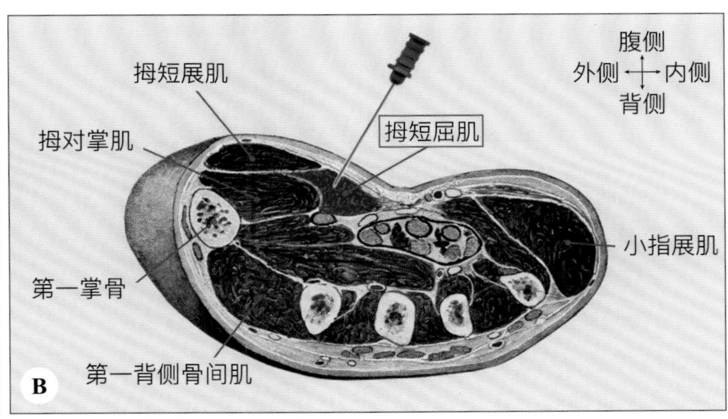

▲ 图 13–3　**A.** 拇短屈肌进针点；**B.** 横断面解剖[a]

4. 旋前方肌（pronator quadratus，PQ）（图 13–4）

(1) 神经支配

前骨间神经，正中神经，臂丛内侧束 – 外侧束，臂丛中 – 下干，$C_7 \sim C_8 \sim T_1$。

(2) 进针点

将患者手置于旋前和旋后位的中间位置，在前臂背侧、尺骨到桡骨茎突连线中点的近端 3 横指处进针，深度要穿过骨间膜。

(3) 激活动作

患者屈肘时手旋前。

(4) 临床关键点

- 前骨间神经综合征或近端正中神经病可出现异常。
- 旋前方肌是由正中神经 $–C_8$ 神经根支配的腕上远端肌。
- 腕管综合征不累及该肌肉。

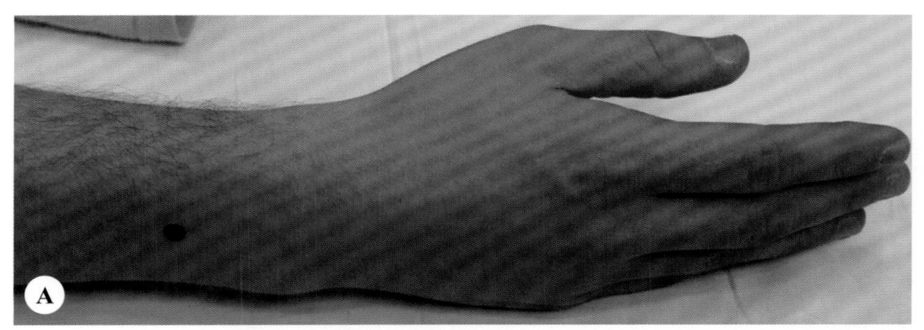

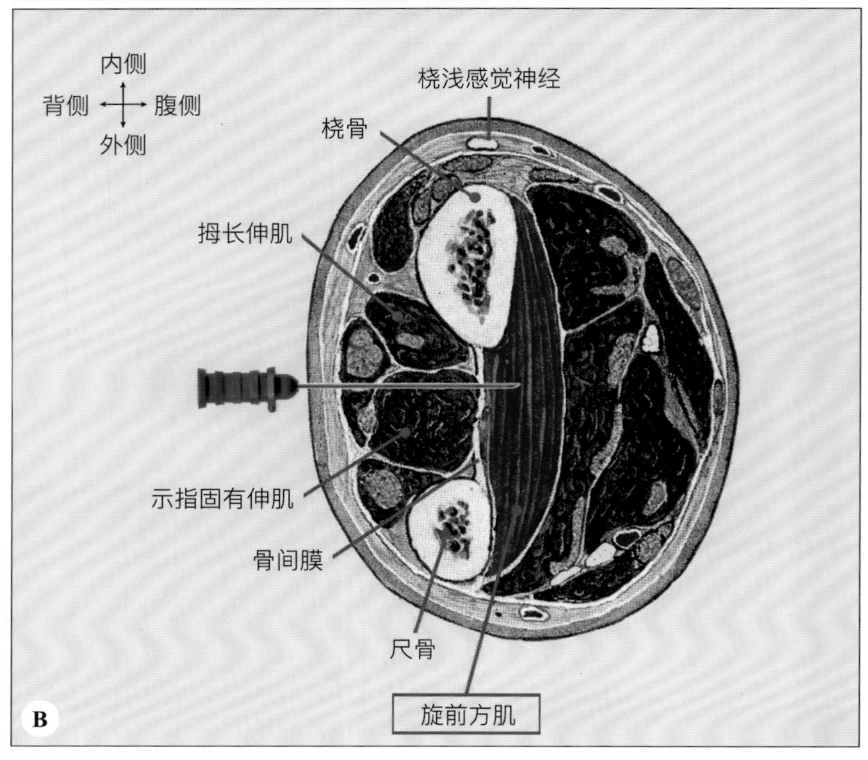

◀ 图 13-4 A. 旋前方肌进针点；B. 横断面解剖[a]

- 该肌肉位于手指和拇指伸肌及其肌腱的深处。

(5) 横断面解剖关键点

- 在到达肌肉前，针电极需穿过厚的骨间膜。

5. 拇长屈肌（flexor pollicis longus，FPL）（图 13-5）

(1) 神经支配

前骨间神经，正中神经，臂丛内侧束 – 外侧束，臂丛中 – 下干，C_7～C_8～T_1。

(2) 进针点

前臂旋后位，腕外侧至肘外侧连线下 1/3 处，桡骨上方垂直进针。

(3) 激活动作

患者屈拇指指间关节。

(4) 临床关键点

- 前骨间神经综合征或近端正中神经病通常异常。
- 拇长屈肌是正中神经 –C_8 神经根支配的腕上远端肌。
- 腕管综合征不累及该肌肉。

(5) 横断面解剖关键点

- 注意：桡动脉紧邻进针点外侧。
- 注意：桡浅感觉神经位于进针点外侧。
- 如果进针过于表浅，可能进入指浅屈肌。

6. 第 2、3 指深屈肌（图 13-6）

(1) 神经支配

前骨间神经，正中神经，臂丛内侧束，臂丛下干，C_7～C_8～T_1。

(2) 进针点

患者屈肘，手朝向头部，手背朝下，距尺骨鹰嘴远端 3～4 横指处进针。

(3) 激活动作

患者屈远端指间关节（第 2 指或第 3 指）。

(4) 临床关键点

- 正中神经（前骨间神经）支配的第 2、3 指深

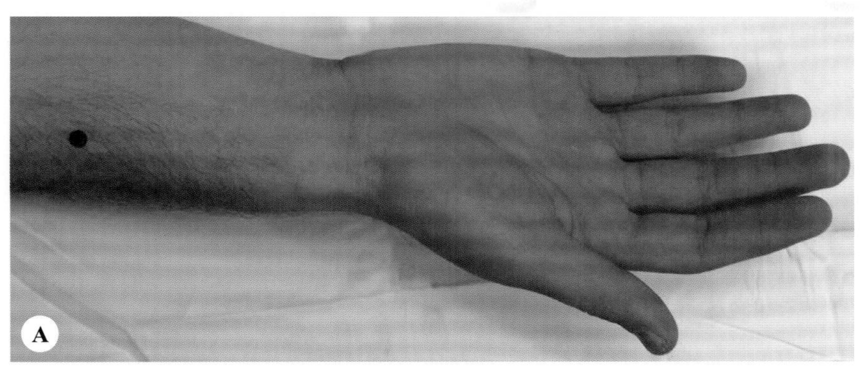

◀ 图 13-5　**A. 拇长屈肌进针点；B. 横断面解剖**[a]

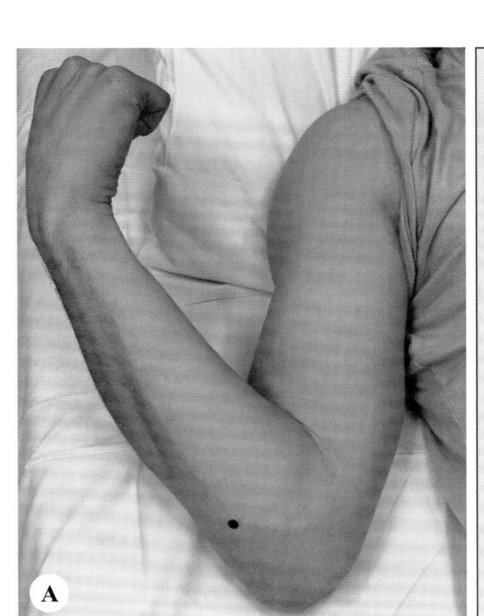

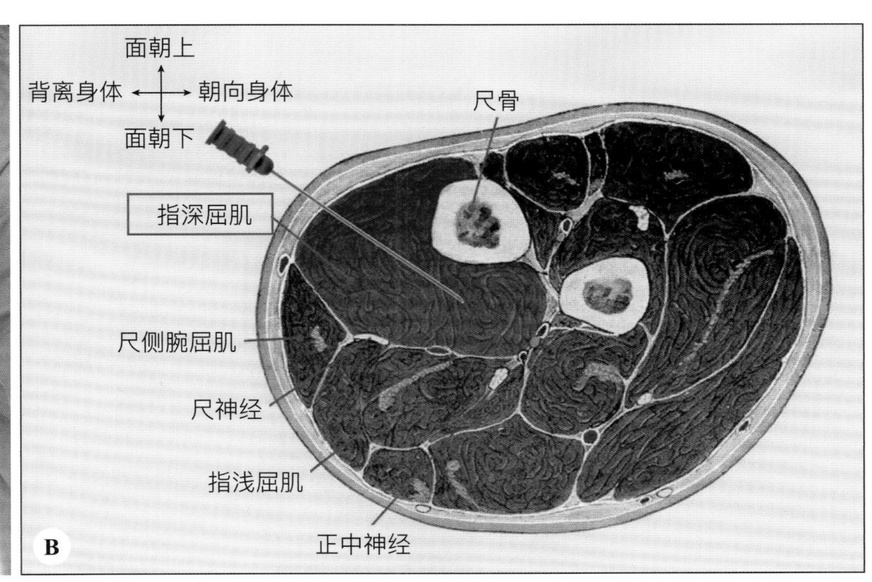

▲ 图 13-6　**A. 第 2、3 指深屈肌进针点；B. 横断面解剖**[a]

屈肌位于深层。

- 尺神经支配的第 4、5 指深屈肌位于浅层。
- 正中神经支配的深层肌肉检查有难度，检查单块深层肌肉时可通过让患者每次屈 1 个手指完成。
- 前骨间神经综合征或近端正中神经病时，正中神经支配的指深屈肌可出现异常。

(5) 横断面解剖关键点

- 注意：进针过深会碰到尺神经干，为避开尺神经，应朝向身体内侧斜行进针。实际上，若非诊断必须（如前骨间神经病），最好避免检查此肌肉。

7. 指浅屈肌（flexor digitorum sublimis，FDS）（图 13–7）

(1) 神经支配

正中神经，臂丛内、外侧束，臂丛中－下干，C_7～C_8。

(2) 进针点

前臂旋后位，紧邻肘前窝和腕正中连线的中点内侧处进针。

(3) 激活动作

患者屈近端指间关节。

(4) 临床关键点

- 近端正中神经病时可出现异常。
- 前骨间神经综合征不累及该肌肉。

(5) 横断面解剖关键点

- 指浅屈肌支配第 2～5 指，在初始位置略偏内侧或外侧进针，并让患者分别活动各手指，就可确定不同手指支配支的病变。
- 如果进针太深，会进入指深屈肌。
- 注意：如果在正中线进针且太深，可能会触及正中神经。
- 指浅屈肌比正中神经支配的其他近端肌肉更难定位［如桡侧腕屈肌（flexor carpi radialis，FCR）和旋前圆肌（pronator teres，PT）］。

8. 桡侧腕屈肌（图 13–8）

(1) 神经支配

正中神经，臂丛外侧束，臂丛上－中干，C_6～C_7。

(2) 进针点

前臂旋后位，肱二头肌肌腱与肱骨内上髁连线中点到腕部中心进行连线，其中点远端方向 4 横指处进针。

(3) 激活动作

患者向桡侧屈腕。

(4) 临床关键点

- C_6 或 C_7 神经根病通常异常。
- 包括旋前肌综合征在内的近端正中神经病通常异常。
- 前骨间神经综合征时不累及该肌肉。

(5) 横面解剖关键点

- 如果进针太偏内侧，可能进入指浅屈肌。
- 如果进针太偏外侧且太深，可能进入旋前圆肌。
- 注意：如果进针太深，可能会触及正中神经。

9. 旋前圆肌（图 13–9）

(1) 神经支配

正中神经，臂丛外侧束，臂丛中－上干，C_6～C_7。

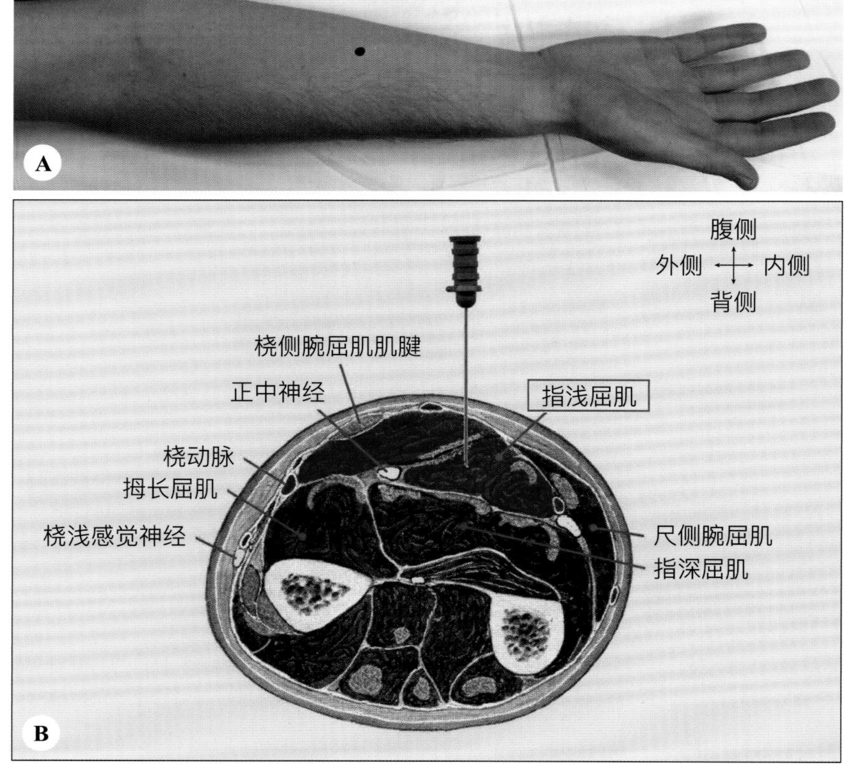

◀ 图 13–7 **A. 指浅屈肌进针点；B. 横断面解剖** [a]

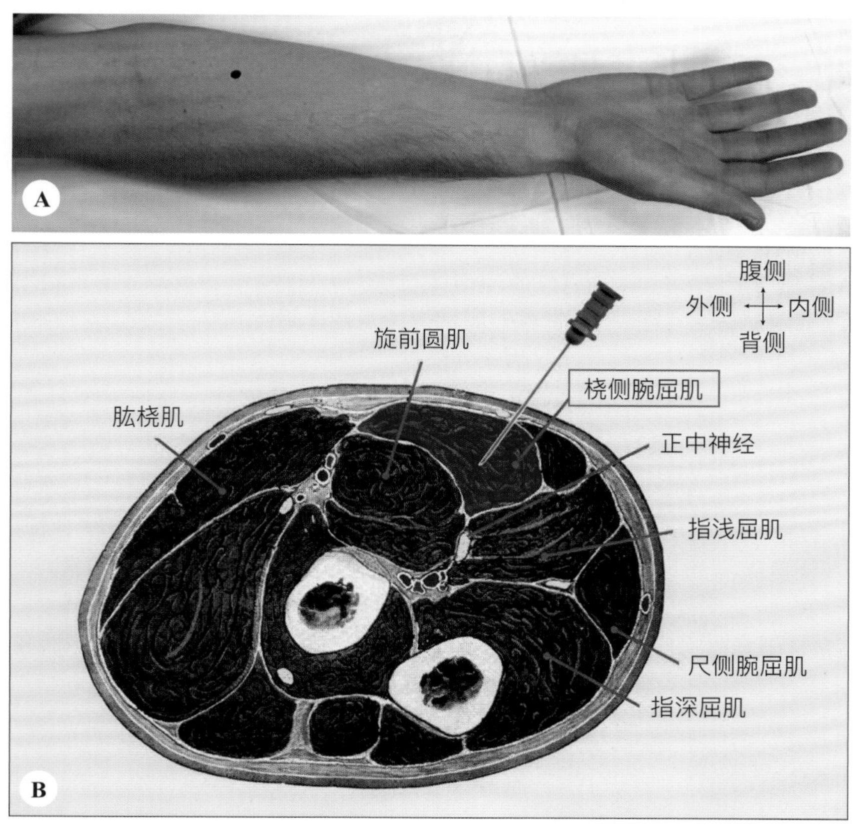

◀ **图 13-8　A.** 桡侧腕屈肌进针点；**B.** 横断面解剖 [a]

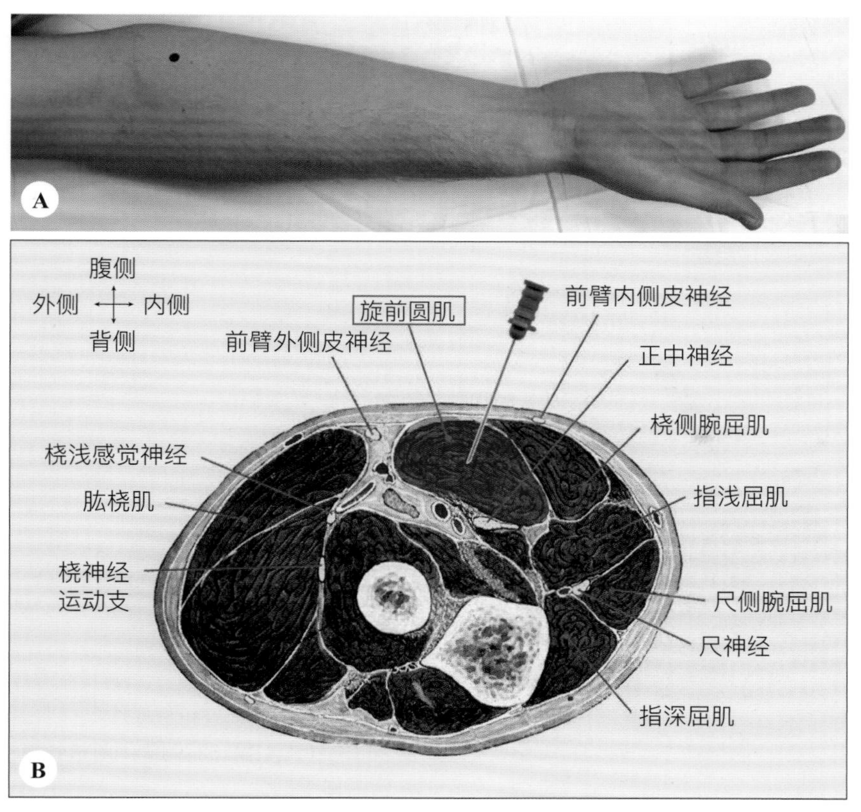

◀ **图 13-9　A.** 旋前圆肌进针点；**B.** 横断面解剖 [a]

(2) 进针点

前臂旋后位，肱二头肌肌腱与肱骨内上髁连线中点远端 2 横指处进针。

(3) 激活动作

患者完全伸直肘关节后手做旋前动作。

(4) 临床关键点

- C_6～C_7 神经根病时通常异常。
- 近端正中神经病时通常异常，但旋前肌综合征时可能不累及该肌肉。
- 前骨间神经综合征不累及该肌肉。
- 旋前圆肌很容易定位和激活。

(5) 横断面解剖关键点

- 旋前圆肌是肘窝内侧第一块肌肉。
- 如果进针太偏外侧，可能会进入桡侧腕屈肌或指浅屈肌。
- 注意：如果进针太深，很容易触及正中神经。

（二）尺神经

1. 第一背侧骨间肌（图 13–10）

(1) 神经支配

尺神经，臂丛内侧束，臂丛下干，C_8～T_1。

(2) 进针点

手背第一和第二掌指关节中点处进针。

(3) 激活动作

患者外展示指（张开手指）。

(4) 临床关键点

- 第一背侧骨间肌容易检查。
- 检查时痛感最轻的手内肌。
- 尺神经 Guyon 管处病变时通常异常。尺神经病，臂丛下干 / 内侧束神经丛病，胸廓出口综合征，C_8～T_1 神经根病及远端多发性神经病时可能异常。

(5) 横断面解剖关键点

- 如果进针过深，可能进入拇收肌，拇收肌也

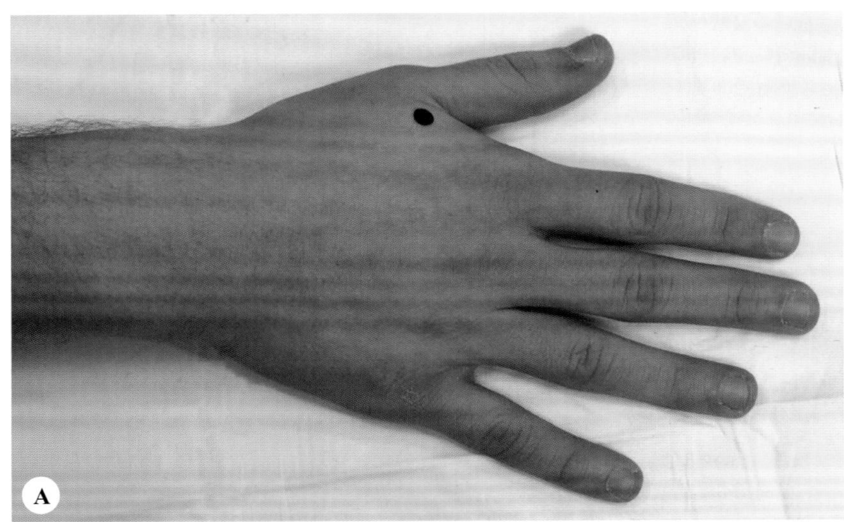

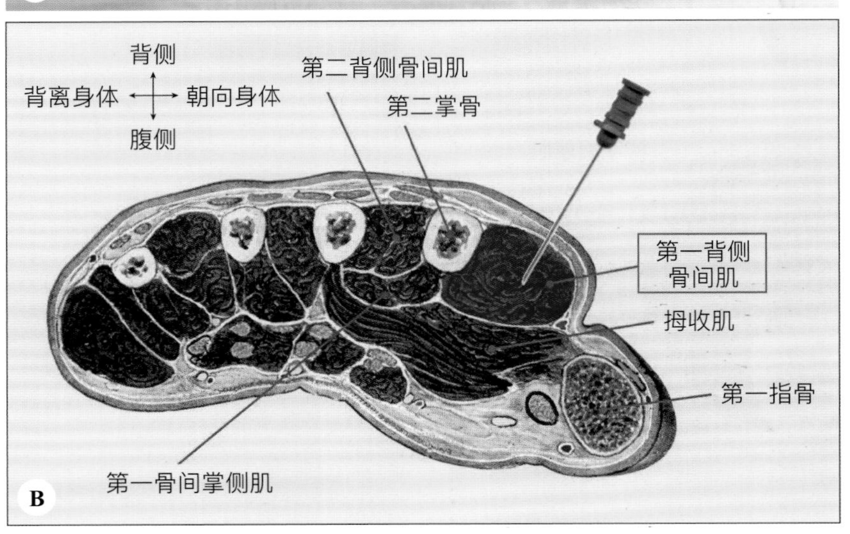

◀ 图 13–10 **A.** 第一背侧骨间肌进针点；**B.** 横断面解剖[a]

由尺神经支配。

2. 小指展肌（abductor digiti minimi，ADM）（图 13–11）

(1) 神经支配

尺神经，臂丛内侧束，臂丛下干，C_8～T_1。

(2) 进针点

手内侧第五掌骨中点处进针。

(3) 激活动作

患者外展小指（张开手指）。

(4) 临床关键点

• 尺神经 Guyon 管处病变时，小指展肌可能受累，也可能不受累。尺神经病，臂丛下干 / 内侧束神经丛病，胸廓出口综合征、C_8～T_1 神经根病和远端多发神经病可能出现异常。

• 受检时较检查第一背侧骨间肌更痛。

(5) 横断面解剖关键点

• 如果进针太深，将会进入小指屈肌或小指对掌肌，然而，这两块小鱼际的肌肉也由尺神经支配。

3. 第 4、5 指深屈肌（图 13–12）

(1) 神经支配

尺神经，臂丛内侧束，臂丛下干，C_7～C_8～T_1。

(2) 进针点

屈肘，手对着头的方向，手背朝下，尺骨鹰嘴远端 3～4 横指处进针。

(3) 激活动作

患者屈第 4、5 指远端指间关节。

(4) 临床关键点

• 浅层是尺神经支配的第 4、5 指深屈肌。

• 深层是正中神经（前骨间神经）支配的第 2、3 指深屈肌。

• 尺神经支配的肌肉（浅层）较易检查，可通过患者每次屈单个手指识别。

• 肘部尺神经病变时常累及第 4、5 指深屈肌。

(5) 横断面解剖关键点

• 注意：进针时有可能触及尺神经干，为避开尺神经，应对着身体方向朝内侧略斜行进针。

4. 尺侧腕屈肌（flexor carpi ulnaris，FCU）（图 13–13）

(1) 神经支配

尺神经，臂丛内侧束，臂丛下干，C_8～T_1。

(2) 进针点

前臂旋后位，在前臂内侧肘到腕中点处进针。

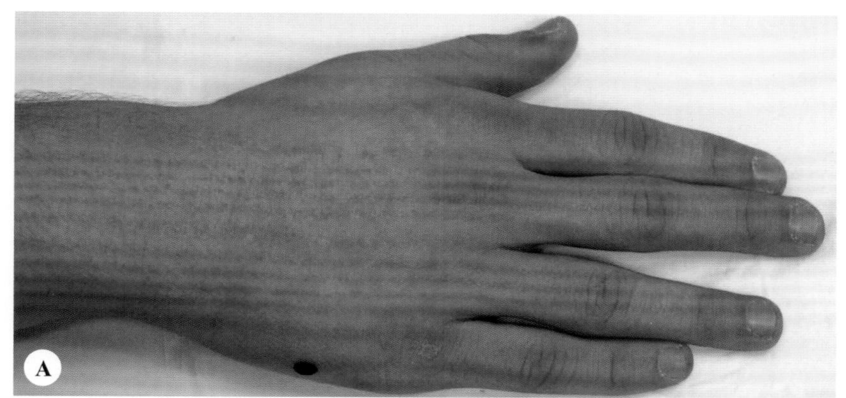

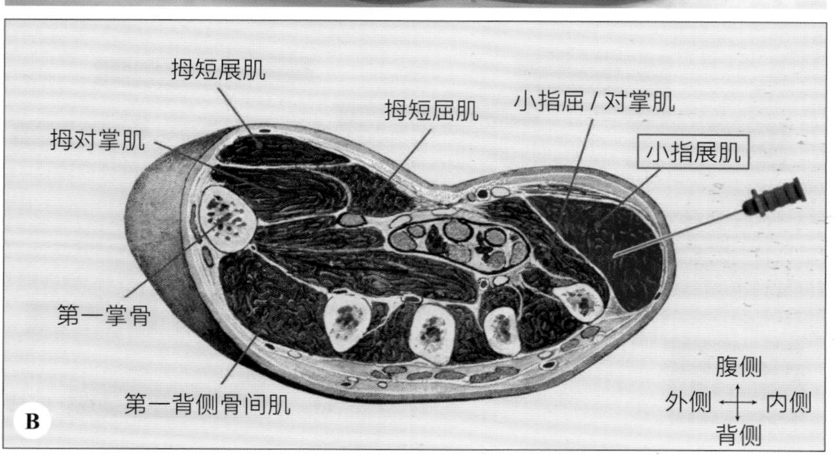

◀ **图 13–11　A.** 小指展肌进针点；**B.** 横断面解剖 [a]

(3) 激活动作

患者向尺侧屈腕，或第 5 指外展。

(4) 临床关键点

• 为确保进针位置准确，嘱患者分开手指。当小指外展时，尺侧腕屈肌同步收缩使豌豆骨固定，后者为小指展肌起点。尺侧腕屈肌是前臂中唯一会随着手指张开而收缩的肌肉。

• 尺侧腕屈肌位置非常浅且肌层很薄。

• 肘部尺神经病变常不累及该肌肉，尤其是病情较轻时。

(5) 横断面解剖关键点

• 如果进针过深，可能进入指深屈肌。

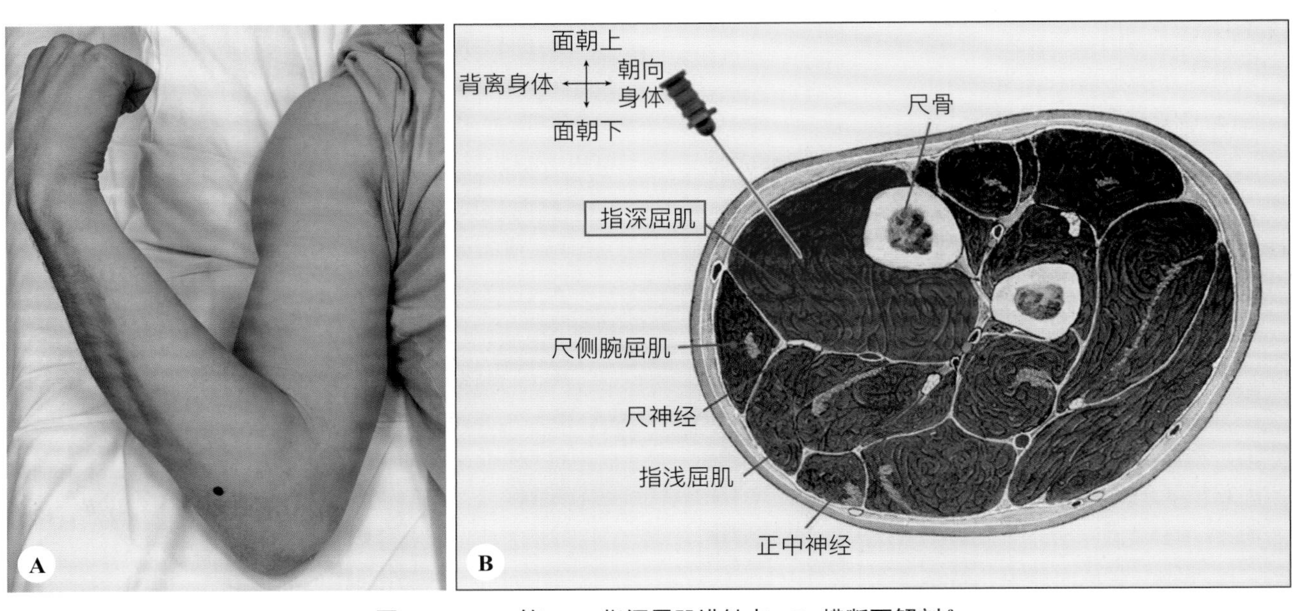

▲ 图 13–12　**A.** 第 4、5 指深屈肌进针点；**B.** 横断面解剖[a]

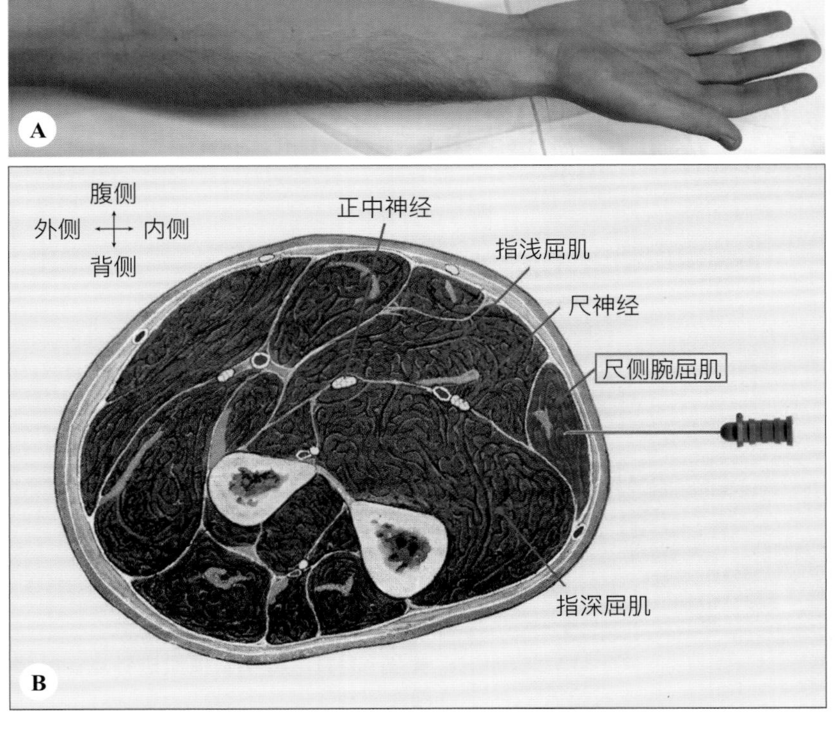

◀ 图 13–13　**A.** 尺侧腕屈肌进针点；**B.** 横断面解剖[a]

（三）桡神经

1. 示指固有伸肌（图 13–14）

(1) 神经支配

后骨间神经，桡神经，臂丛后束，臂丛中 – 下干，C_7～C_8。

(2) 进针点

手和前臂旋前位，尺骨茎突近端 2 横指略偏内侧处垂直进针。

(3) 激活动作

患者伸示指。

(4) 临床关键点

- 所有桡神经病变均可出现异常，包括后骨间神经麻痹。
- 示指固有伸肌是桡神经支配的最远端肌肉。
- 臂丛下干 / 后束神经丛病，胸廓出口综合征，C_8 神经根病及远端多发性神经病时可出现异常。

(5) 横断面解剖关键点

- 示指固有伸肌位置通常较深，如进针过浅，会进入尺侧腕伸肌或小指伸肌。
- 进针路径邻近几个浅层肌腱。

2. 尺侧腕伸肌（extensor carpi ulnaris，ECU）（图 13–15）

(1) 神经支配

后骨间神经，桡神经，臂丛后束，臂丛中 – 下干，C_7～C_8。

(2) 进针点

前臂旋前位，在尺骨中点头端进针。

(3) 激活动作

患者向尺侧伸腕。

(4) 临床关键点

- 所有桡神经病，包括后骨间神经麻痹，均可出现异常。
- 臂丛下干 / 后束神经丛经病，胸廓出口综合征，C_7～C_8 神经根病及远端多发性神经病时可出现异常。

(5) 横断面解剖关键点

- 如果进针太靠内侧，会进入小指伸肌和指总伸肌。

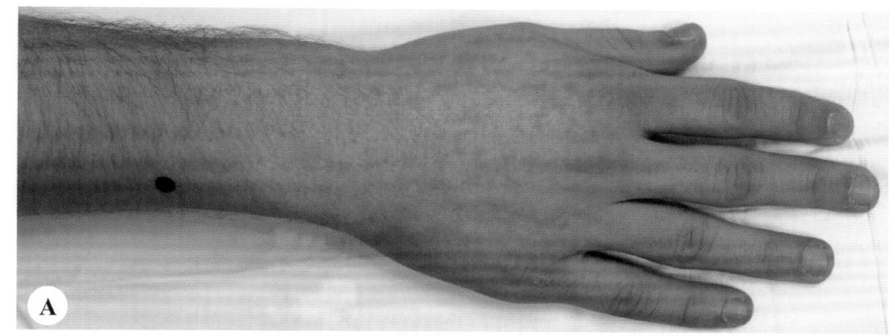

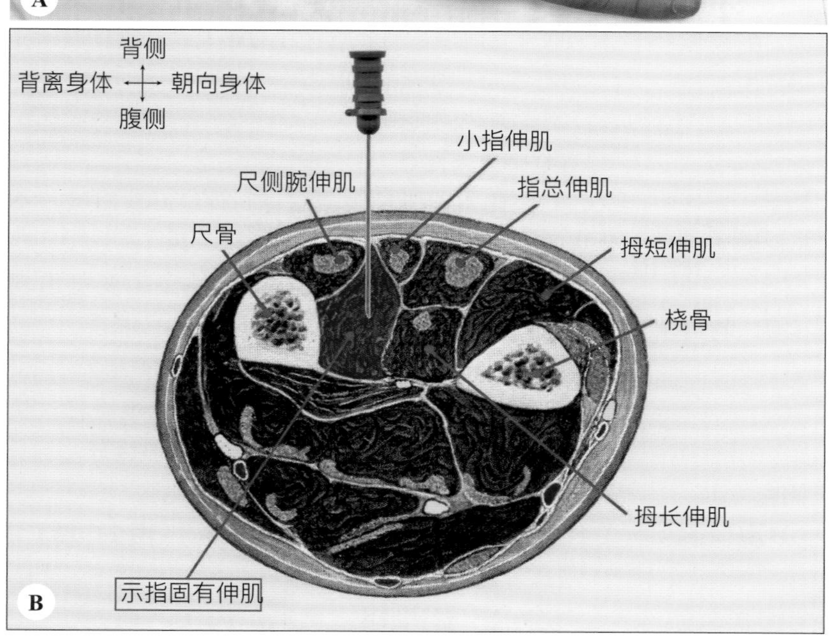

◀ 图 13–14　**A.** 示指固有伸肌进针点；**B.** 横断面解剖 [a]

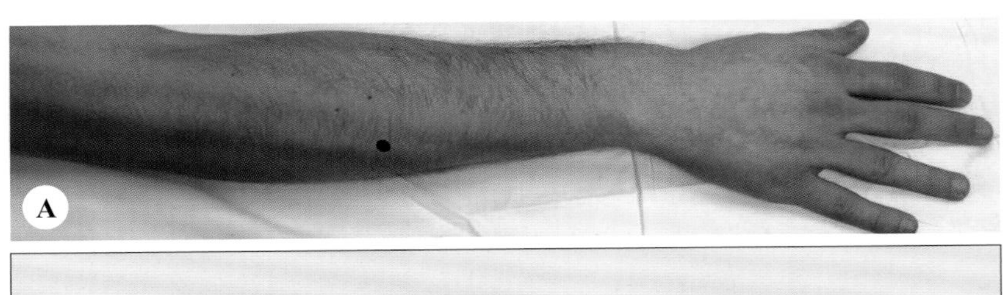

◀ 图 13-15 **A.** 尺侧腕伸肌进针点；**B.** 横断面解剖[a]

3. 指总伸肌（extensor digitorum communis，EDC）（图 13-16）

(1) 神经支配

后骨间神经，桡神经，臂丛后束，臂丛中 - 下干，C_7～C_8。

(2) 进针点

前臂旋前位，尺骨鹰嘴远端 3～4 横指、尺骨上方 3 横指处进针。

(3) 激活动作

患者伸中指。

(4) 临床关键点

• 指总伸肌是一块浅层肌肉，当患者收缩该肌肉时，很容易触及此肌。

• 所有桡神经病，包括后骨间神经麻痹，均可出现异常。

• 单纤维 EMG 检查常选择该肌肉。

(5) 横断面解剖关键点

• 如果进针太靠外侧，可能会进入尺侧腕伸肌。

• 如果进针太靠内侧，可能进入桡侧腕伸肌（extensor carpi radialis，ECR）。

• 注意：如果进针太深，可能会触及桡神经运动支。但因此肌较表浅，非常容易检查。

4. 桡侧腕伸肌长头（extensor carpi radialis-long head，ECR-LH）（图 13-17）

(1) 神经支配

桡神经，臂丛后束，臂丛上 - 中干，C_6～C_7。

(2) 进针点

前臂旋前位，紧邻肱骨外上髁上方处进针。

(3) 激活动作

患者向桡侧伸腕。

(4) 临床关键点

• 桡侧腕伸肌长头是后骨间神经麻痹时唯一不受累的前臂伸肌。

• 肱骨螺旋沟处或其近端桡神经病变可出现异常。

(5) 横断面解剖关键点

• 如果将针插入远端的伸肌群，则难以将这块肌肉与后骨间神经支配的伸腕肌和伸指肌区分。

• 如果针进太靠内侧，会进入肱桡肌。

5. 肱桡肌（brachioradialis，BR）（图 13-18）

(1) 神经支配

桡神经，臂丛后束，臂丛上干，C_5～C_6。

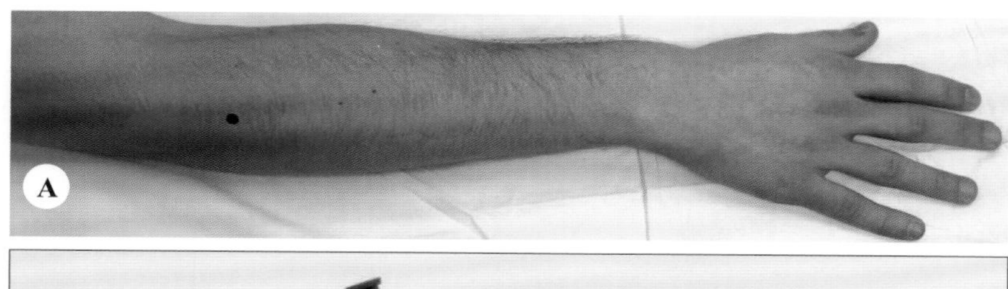

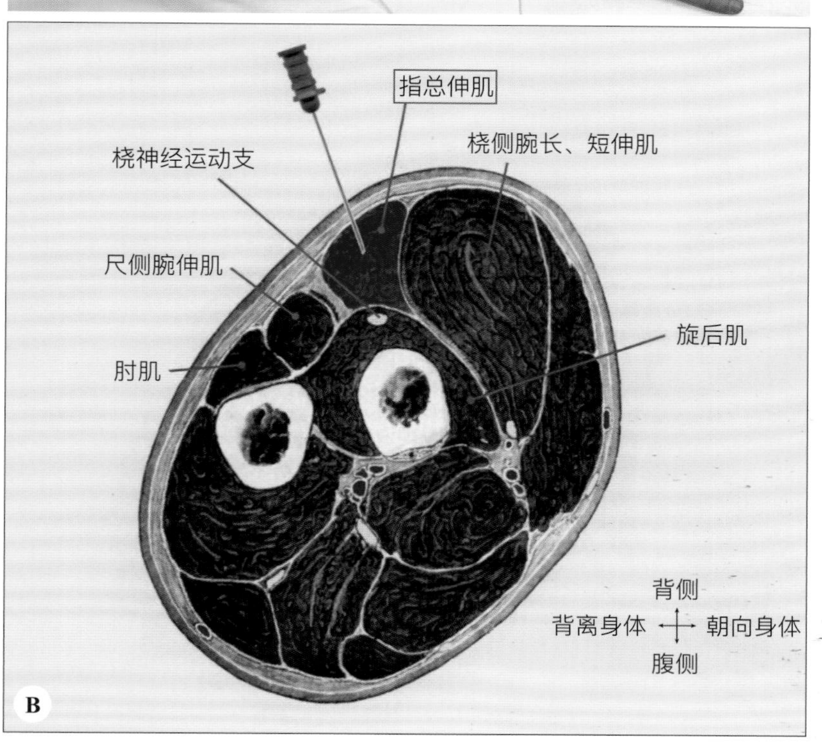

◀ 图 13-16 **A. 指总伸肌进针点；B. 横断面解剖** [a]

(2) 进针点

肱二头肌肌腱与肱骨外上髁连线中点远端 3～4 横指处进针。

(3) 激活动作

患者手腕处于旋前位和旋后位中间时屈肘。

(4) 临床关键点

• 桡神经在螺旋沟或其近端的病变时可能出现异常。

• 后骨间神经麻痹时该肌肉不受累。

• 臂丛上干神经丛病或 C_5、C_6 神经根病时可能出现异常。

(5) 横断面解剖关键点

• 肱桡肌是肘窝外侧的第一块肌肉。

• 如果进针太靠外且太深，则会进入桡侧腕伸肌。

6. 肘肌（anconeus，ANC）（图 13-19）

(1) 神经支配

桡神经，臂丛后束，臂丛上 – 中 – 下干，C_6～C_7～C_8。

(2) 进针点

前臂旋前位，尺骨鹰嘴远端 1～2 横指处，略靠尺骨上方进针。

(3) 激活动作

患者伸肘。

(4) 临床关键点

• 肘肌实际上是肱三头肌内侧头的延伸。

• 肘肌是桡神经支配的前臂肌群中唯一由桡神经在螺旋沟以上发出分支支配的肌肉。

• 桡神经螺旋沟处病变不累及该肌肉。

(5) 横断面解剖关键点

• 如果进针太靠前，会进入尺侧腕伸肌和指总伸肌。

7. 肱三头肌外侧头（triceps brachii-lateral head，TB）（图 13-20）

(1) 神经支配

桡神经，臂丛后束，臂丛上 – 中 – 下干，C_6～C_7～C_8。

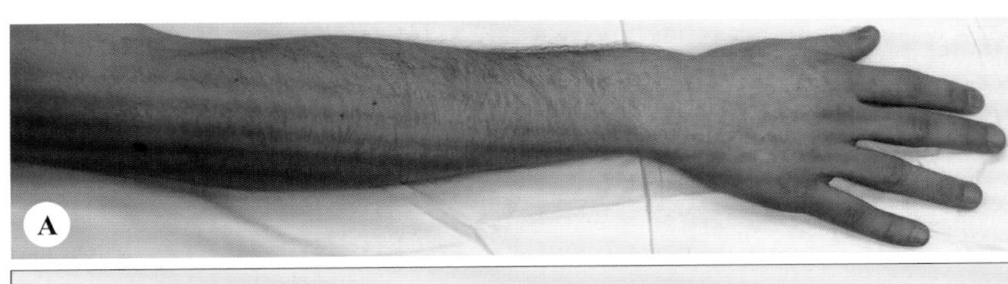

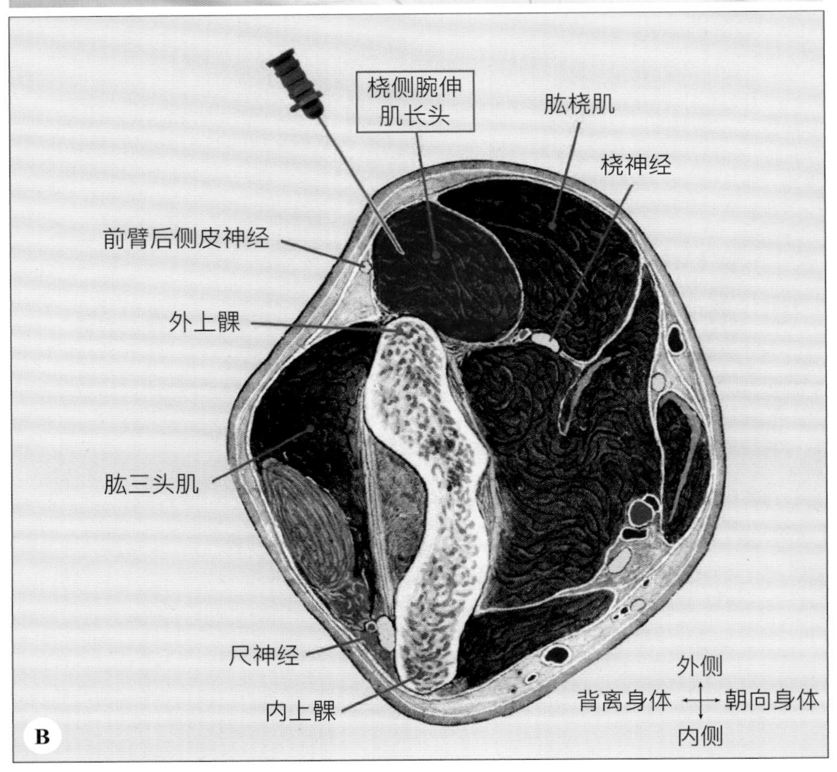

◀ 图 13-17 A. 桡侧腕伸肌长头进针点；B. 横断面解剖[a]

(2) 进针点

前臂旋前并屈肘，紧靠肱骨外上髁和肩连线中点下方处进针。

(3) 激活动作

患者伸肘。

(4) 临床关键点

- 肱三头肌中外侧头最容易检查。
- C_7 神经根病时常出现异常。
- 桡神经螺旋沟处病变不累及该肌肉。
- C_7 神经根病基本都会出现异常的肌肉。
- 如果进针过于靠远端（肘部附近），则肌腱过多且患者感知更痛。

(5) 横断面解剖关键点

- 尽可能从外侧进针检查这块肌肉，其附近没有其他的血管或主要神经。

（四）肌皮神经

肱二头肌（biceps brachii，BB）（图 13-21）

(1) 神经支配

肌皮神经，臂丛外侧束，臂丛上干，C_5～C_6。

(2) 进针点

前臂旋后位，肱二头肌肌腱和肩前部连线中点处进针。

(3) 激活动作

患者手旋后位屈肘。

(4) 临床关键点

- 肱二头肌是肌皮神经支配的最容易检查的肌肉。
- 臂丛上干 / 外侧束神经丛病和 C_5 或 C_6 神经根病时通常异常。

(5) 横断面解剖关键点

- 从前方进针检查此肌肉，其附近无重要的血管和神经。
- 如果从内侧进针（不推荐）检查这块肌肉，肱动脉、正中神经和其他大静脉容易受到损伤。

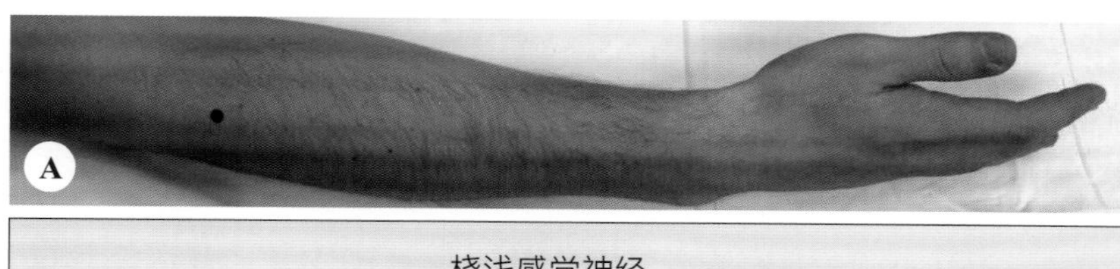

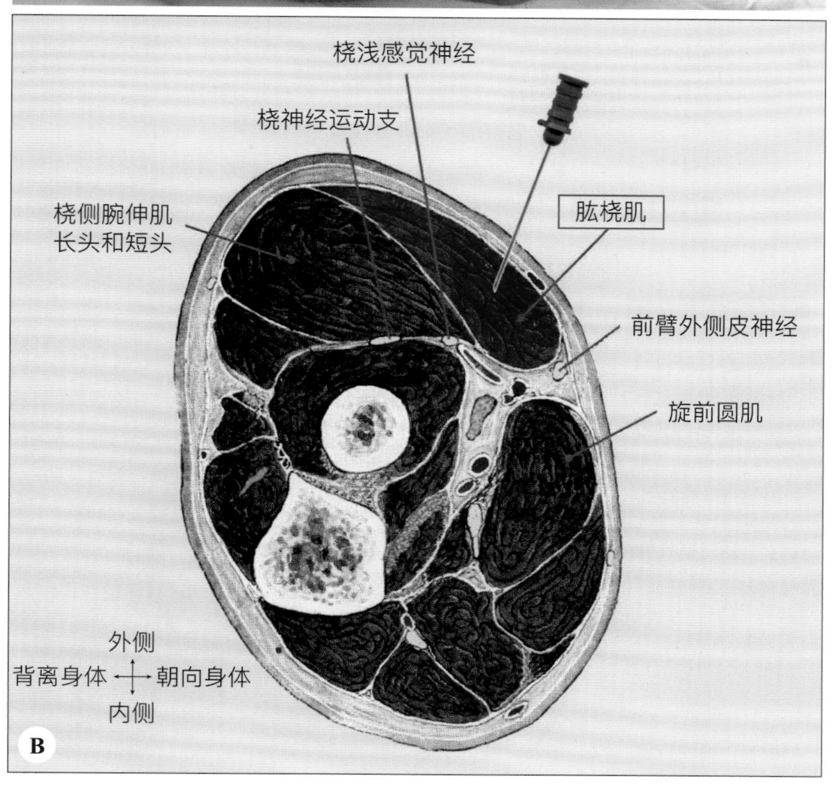

◀ 图 13-18　**A.** 肱桡肌进针点；**B.** 横断面解剖[a]

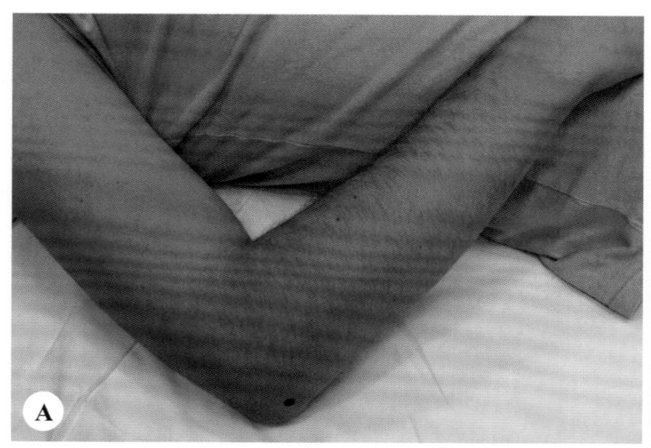

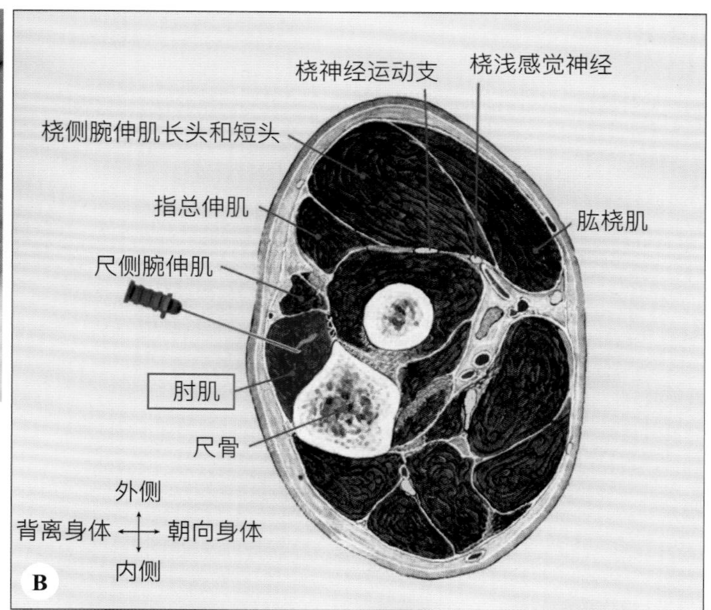

▲ 图 13-19　**A.** 肘肌进针点；**B.** 横断面解剖[a]

（五）胸神经

胸大肌（**pactoralis major，PM**）（图 13-22）

(1) 神经支配

胸内外侧神经，臂丛内－外侧束，臂丛上－中－下干，C_5～C_6～C_7～C_8～T_1。

(2) 进针点

腋前线肩前下方处进针。

(3) 激活动作

患者内收肩关节。

(4) 临床关键点

- 胸大肌上连锁骨，下连胸骨。
- 锁骨部分由胸外侧神经支配（臂丛外侧束，C_5～C_6～C_7）。
- 胸骨部分由胸内侧神经支配（臂丛内侧束，C_8～T_1）。

(5) 横断面解剖关键点

- 如果进针太靠外侧，会进入三角肌。
- 如果进针太靠外侧且太深，针可能接近喙肱肌、臂丛及进出上肢的大血管。

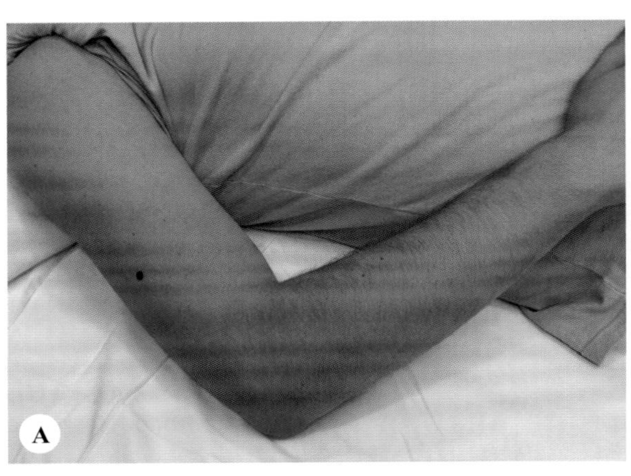

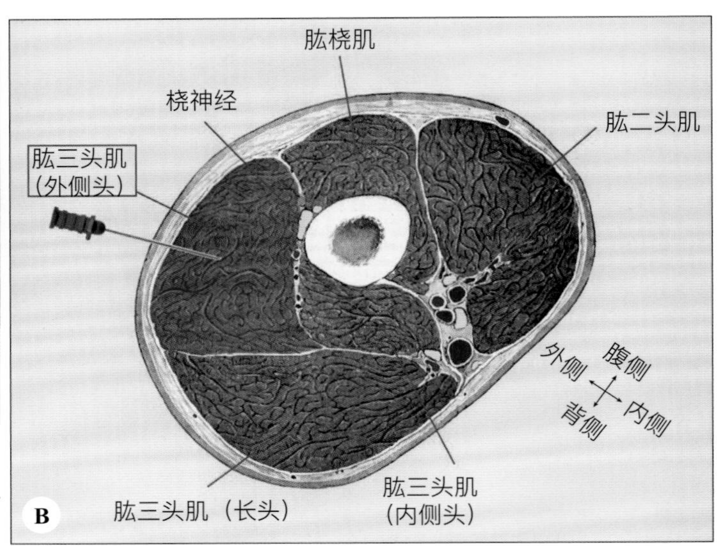

▲ 图 13-20 **A.** 肱三头肌（外侧头）进针点；**B.** 横断面解剖[a]

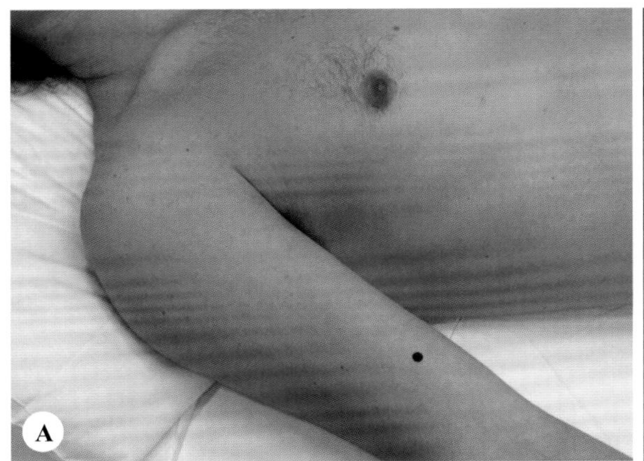

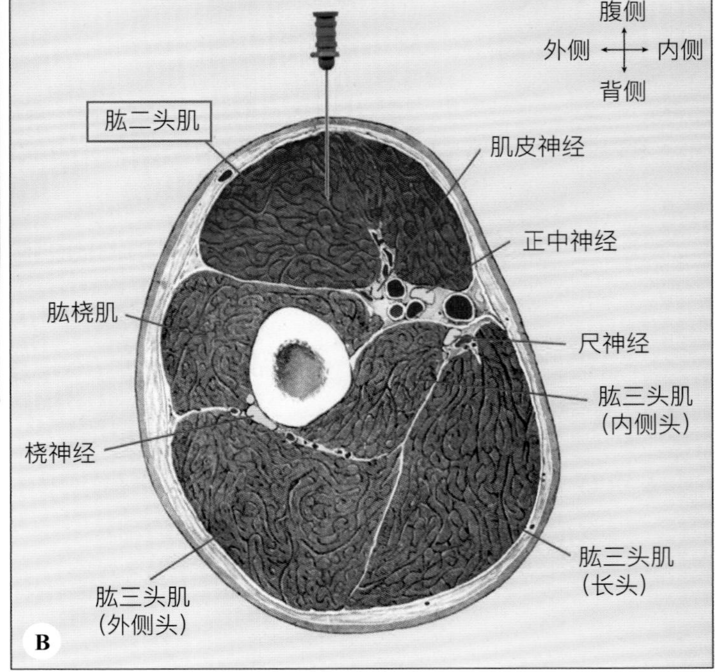

▲ 图 13-21 **A.** 肱二头肌进针点；**B.** 横断面解剖[a]

（六）腋神经

1. 三角肌中束（deltoid-medial head，MD）（图 13–23）

(1) 神经支配

腋神经，臂丛后束，臂丛上干，C_5～C_6。

(2) 进针点

肩部中间进针。

(3) 激活动作

患者肩外展。

(4) 临床关键点

• 三角肌中束是三角肌三个部分中最容易检查的部位。

• 正常人三角肌 MUAP 多相波百分比可增加。

• 为腋神经支配的肌肉中最佳的检查肌肉。

• 腋神经病、臂丛上干 / 后束神经丛病及 C_5 或 C_6 神经根病通常累及该肌肉。

• 注意，检查三角肌前束时可从肩前下方进针，进针点正好在胸大肌进针点外侧。检查时让患者肩部向前外展。疑诊腋神经前干损伤，尤其是肱骨颈骨折时，可检查三角肌前束。

(5) 横断面解剖关键点

• 由于是侧向进针，附近无血管和主要神经。

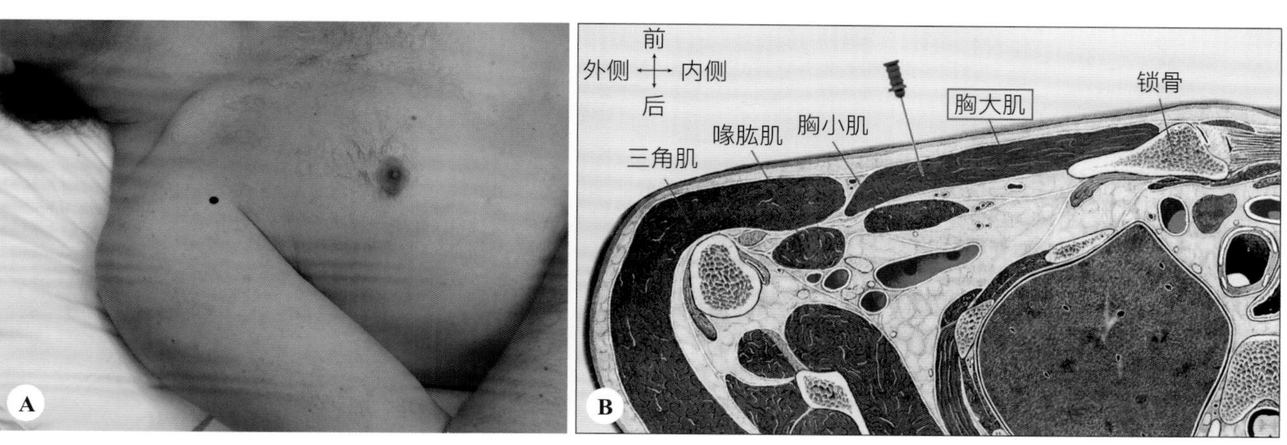

▲ 图 13–22 **A.** 胸大肌进针点；**B.** 横断面解剖 [a]

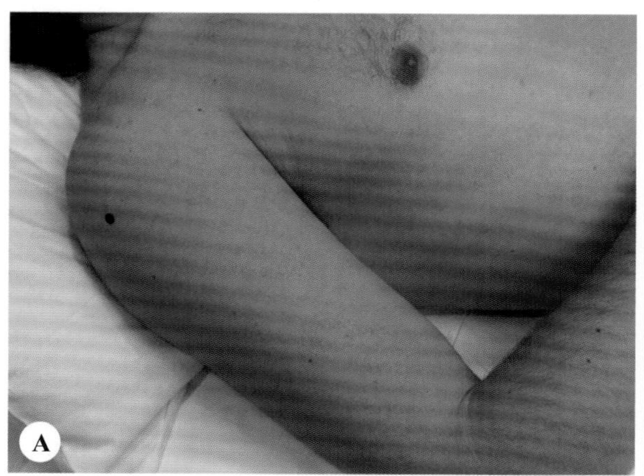

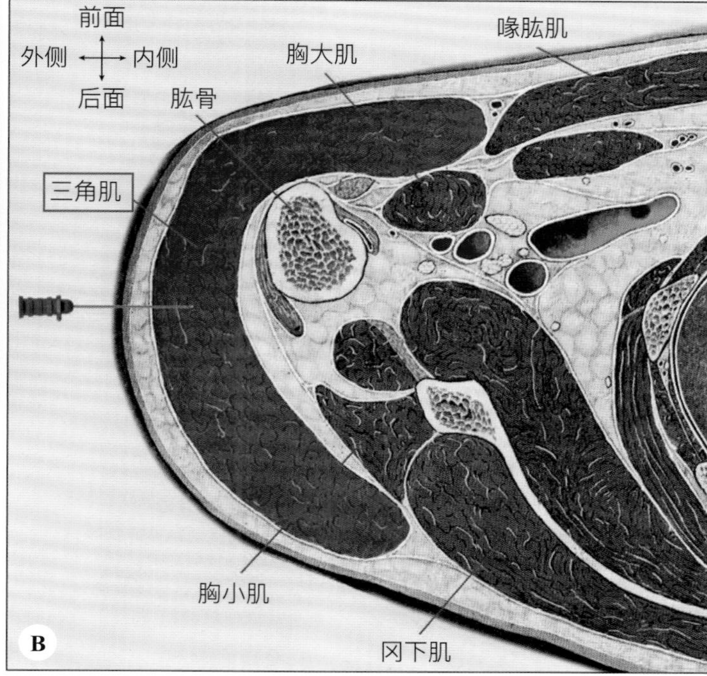

▲ 图 13–23 **A.** 三角肌中束进针点；**B.** 横断面解剖 [a]

2. 小圆肌（图 13–24）

(1) 神经支配

腋神经，臂丛后束，臂丛上干，C_5～C_6。

(2) 进针点

肩胛下角至肩峰连线的 2/3 处进针。

(3) 激活动作

患者上臂外旋。

(4) 临床关键点

- 定位难于三角肌，故筛查腋神经病变首选检查三角肌。
- 腋神经病、臂丛上干 / 后束神经丛病、C_5 或 C_6 神经根病常累及该肌肉。

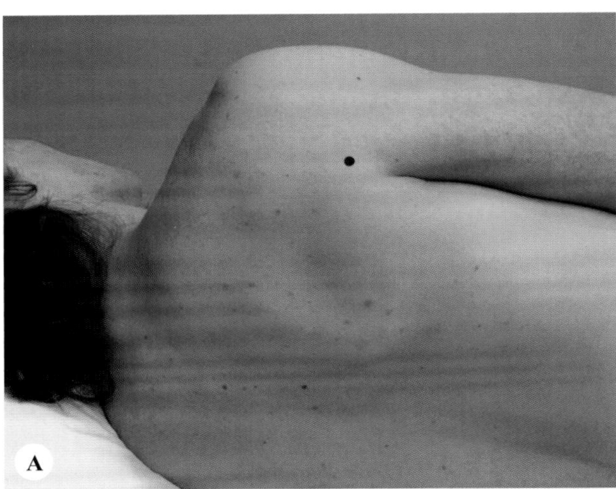

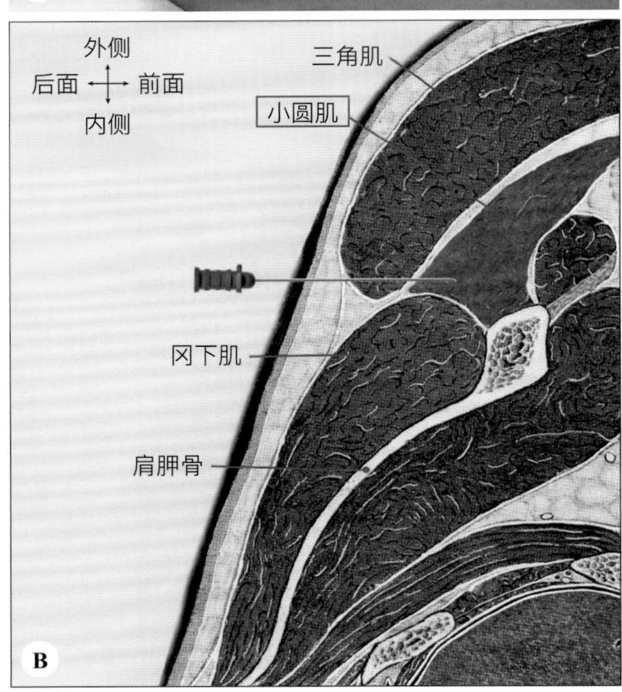

▲ 图 13–24　**A.** 小圆肌进针点；**B.** 横断面解剖[a]

(5) 横断面解剖关键点

- 如进针太靠内侧，会进入冈下肌。
- 如进针太浅和（或）太靠外侧，会进入三角肌后束。

（七）副神经脊髓根

1. 上斜方肌（图 13–25）

(1) 神经支配

副神经脊髓根，C_3～C_4。

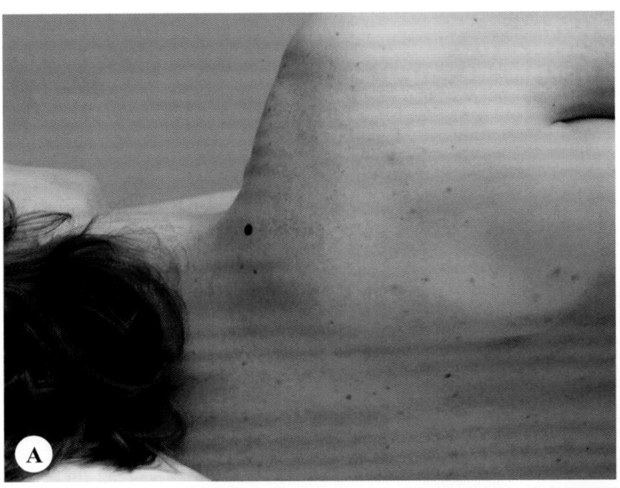

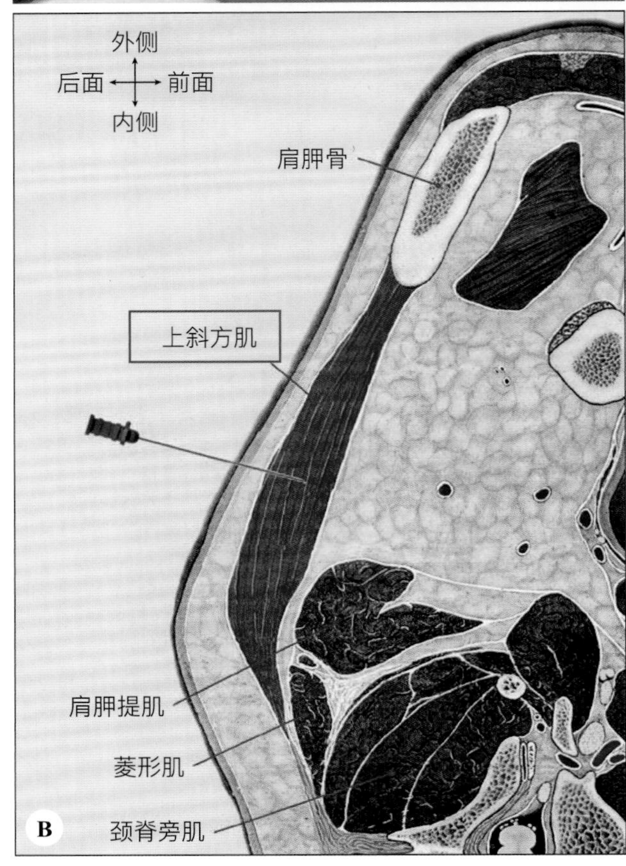

▲ 图 13–25　**A.** 上斜方肌进针点；**B.** 横断面解剖[a]

(2) 进针点

患者侧卧位，受检侧肩部向上，后肩与颈交界处进针。

(3) 激活动作

患者耸肩。

(4) 临床关键点

• 局部手术是引起副神经脊髓根损伤最常见的原因，但胸锁乳突肌（sternocleidomastoid，SCM）不受累。

(5) 横断面解剖关键点

• 该肌位置表浅。

• 如进针太靠内侧或太深，则会进入菱形肌、肩胛提肌和（或）脊旁肌（paraspinal muscle，PSP）。

2. 胸锁乳突肌（图 13–26）

(1) 神经支配

副神经脊髓根，上颈髓。

(2) 进针点

触及肌肉后用手指捏住肌肉，于肌肉中点附近进针。

(3) 激活动作

患者向对侧转头和转颈。

(4) 临床关键点

• 痉挛性斜颈常累及胸锁乳突肌。

(5) 横断面解剖关键点

• 注意：进针后需持续保持在表浅位，否则易损伤颈动脉或颈静脉。

（八）肩胛上神经

1. 冈上肌（supraspinatus，SS）（图 13–27）

(1) 神经支配

肩胛上神经，臂丛上干，C_5～C_6。

(2) 进针点

患者侧卧位，受检侧肩部朝上，肘置于身体侧面，紧靠肩胛冈中点的头端和内侧处进针。

(3) 激活动作

患者肩外展。

(4) 临床关键点

• 如果进针过浅，会进入斜方肌。

• 肩胛骨冈盂切迹处肩胛上神经病可不累及冈上肌。

• 冈上肌检查难于冈下肌。

• 臂丛上干神经丛病和 C_5～C_6 神经根病可异常。

(5) 横断面解剖关键点

• 进针太浅，会进入上斜方肌。

• 注意：已有因进针太靠头端和太深导致气胸的罕见病例报道。

2. 冈下肌（图 13–28）

(1) 神经支配

肩胛上神经，臂丛上干，C_5～C_6。

(2) 进针点

患者侧卧位，受检侧肩朝上，肘置于身体侧面，肩胛冈中点下方 1～2 横指处进针。

(3) 激活动作

患者肩外旋。

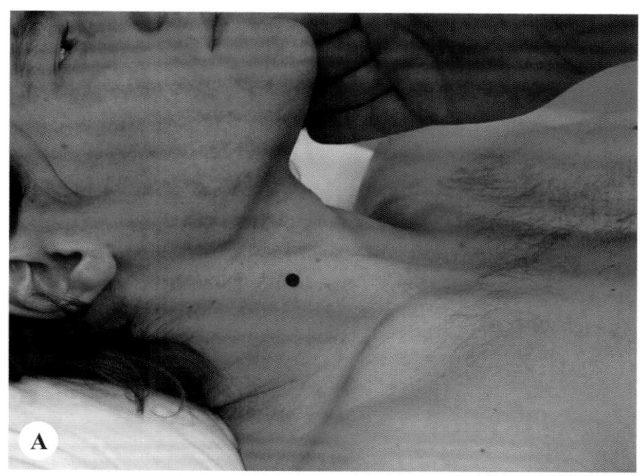

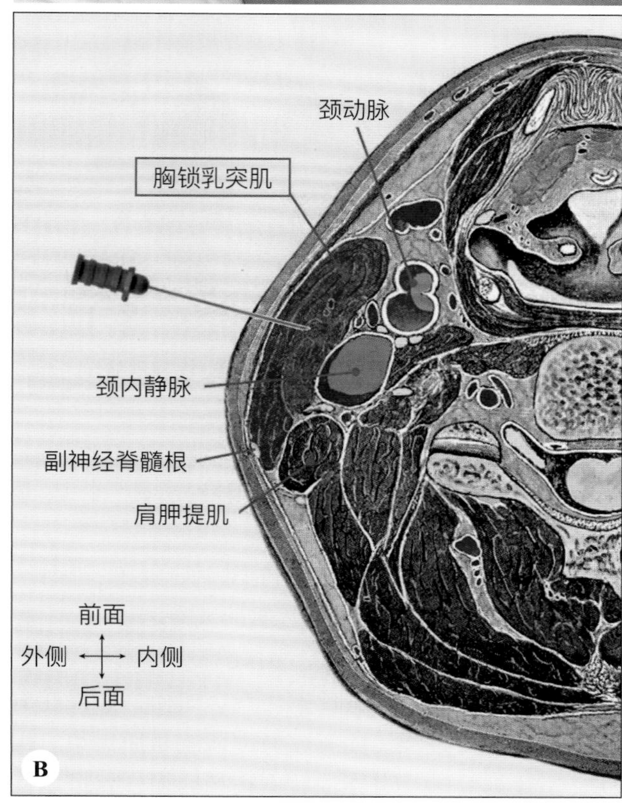

▲ 图 13–26　**A. 胸锁乳突肌进针点；B. 横断面解剖**[a]

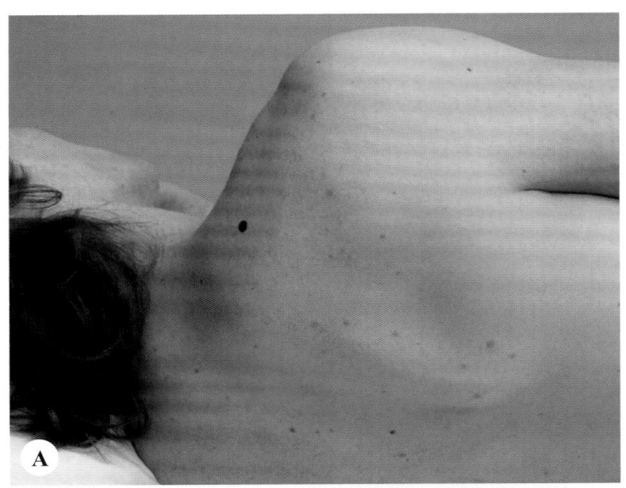

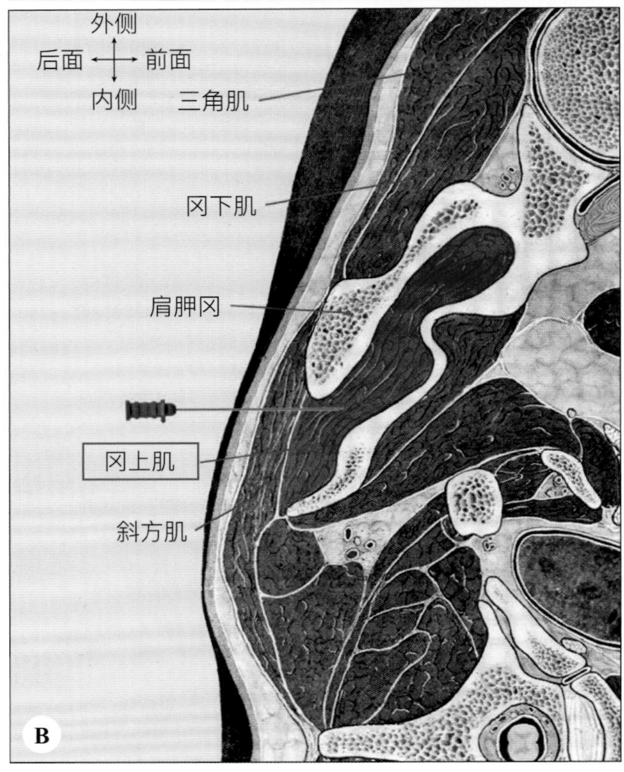

▲ 图 13-27　A. 冈上肌进针点；B. 横断面解剖 [a]

(4) 临床关键点

• 肩胛上神经病、臂丛上干神经丛病、C_5/C_6 神经根病时通常异常。

• 肩胛骨（肩胛下窝）在冈下肌深部，因此，如果进针位置正确，不会有气胸的风险。

(5) 横断面解剖关键点

• 冈下肌的大部分位置表浅，然而，如果在肩胛冈附近进针过浅，就有可能进入三角肌后束。因此，一般进针触及肩胛骨后再稍稍回撤，就可以确定针在冈下肌内。

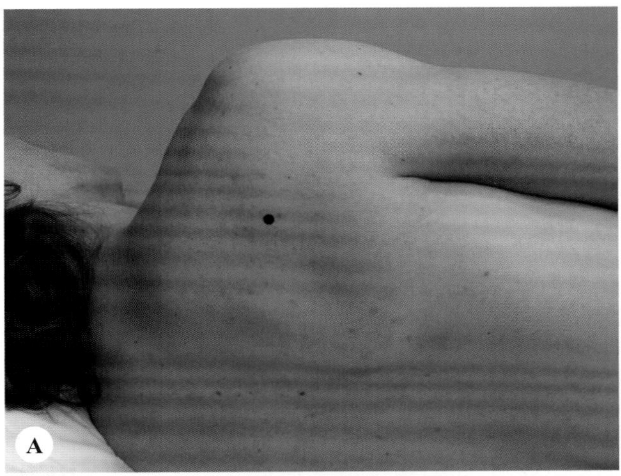

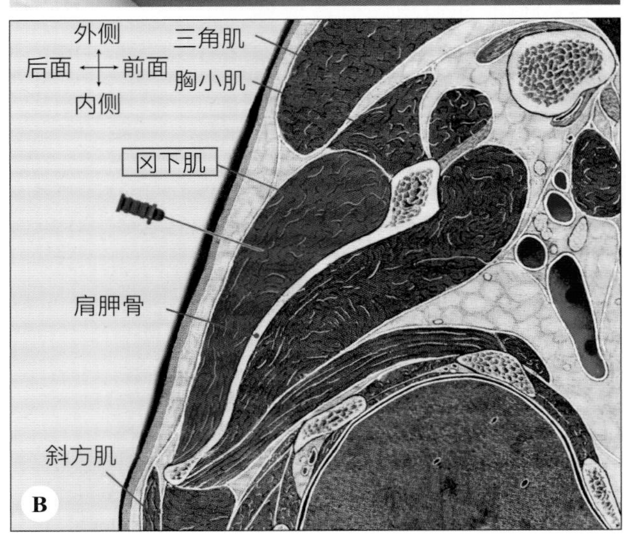

▲ 图 13-28　A. 冈下肌进针点；B. 横断面解剖 [a]

（九）肩胛背神经

菱形肌（图 13-29）

(1) 神经支配

肩胛背神经，$C_4 \sim C_5$。

(2) 进针点

患者侧卧位，受检侧肩朝上，臂内旋、屈肘，手背置于背中部，于肩胛骨内侧缘和背部正中的中点处进针。

(3) 激活动作

患者从背部抬手。

(4) 临床关键点

• C_5 神经根病可异常。

• 因肩胛背神经发自臂丛近端，故臂丛上干神经丛病时菱形肌不受累。

(5) 横断面解剖关键点

• 进针太浅，会进入斜方肌。

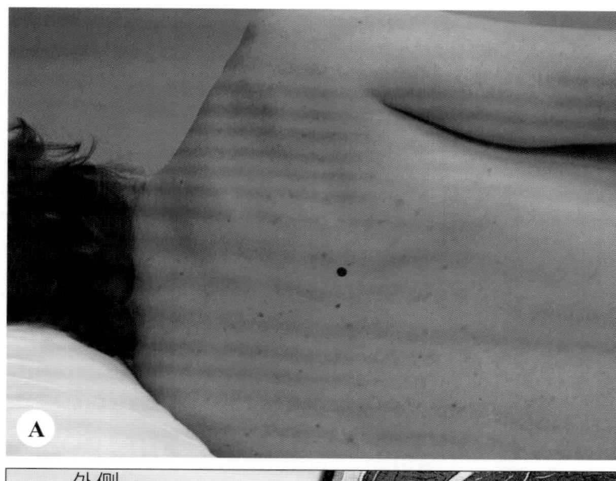

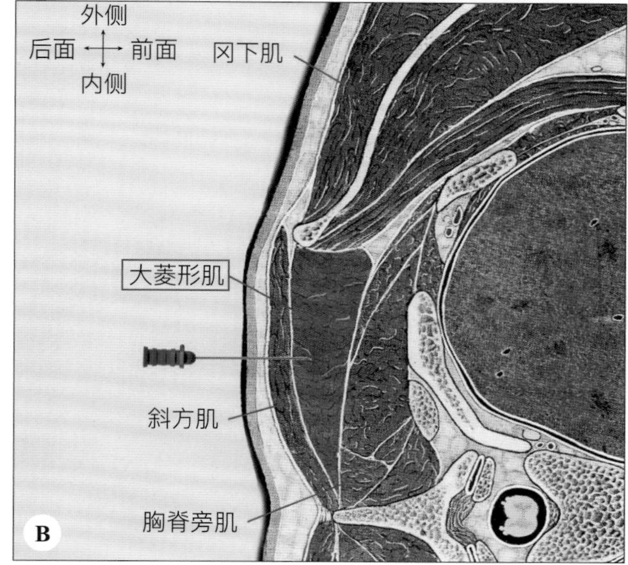

▲ 图 13–29 **A. 菱形肌进针点；B. 横断面解剖** [a]

• 进针太深，会进入脊旁肌。

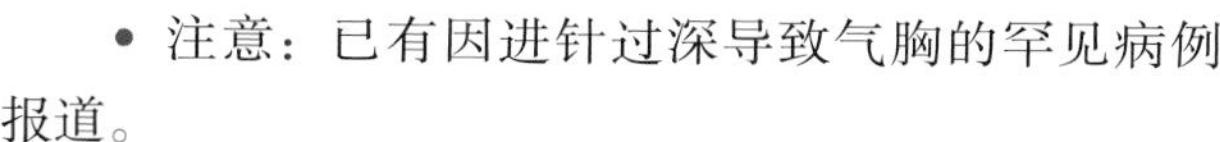

• 注意：已有因进针过深导致气胸的罕见病例报道。

（十）胸背神经

背阔肌（latissimus dorsi，LD）（图 13–30）

(1) 神经支配

胸背神经，臂丛后束，臂丛上 – 中 – 下干，C_6～C_7～C_8。

(2) 进针点

患者侧卧位，受检侧肩朝上，沿腋后线，在肩胛下角下、外侧进针。

(3) 激活动作

患者肩内旋内收，抬臂高于水平面，伸肩（即将手伸向足）。

(4) 临床关键点

• 尽管是由相同的神经根、干、束支配的肌肉，检查背阔肌较肱三头肌及其他桡神经支配的肌肉困难。

(5) 横断面解剖关键点

• 进针太深，会进入前锯肌（serratus anterior，SA）。

（十一）胸长神经

前锯肌（图 13–31）

(1) 神经支配

胸长神经，C_5～C_6～C_7。

(2) 进针点

患者侧卧，受检侧肩朝上，沿腋中线第六肋骨上缘处小心进针。

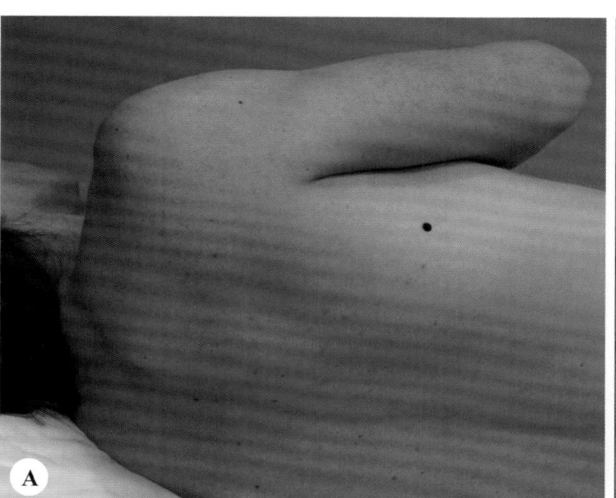

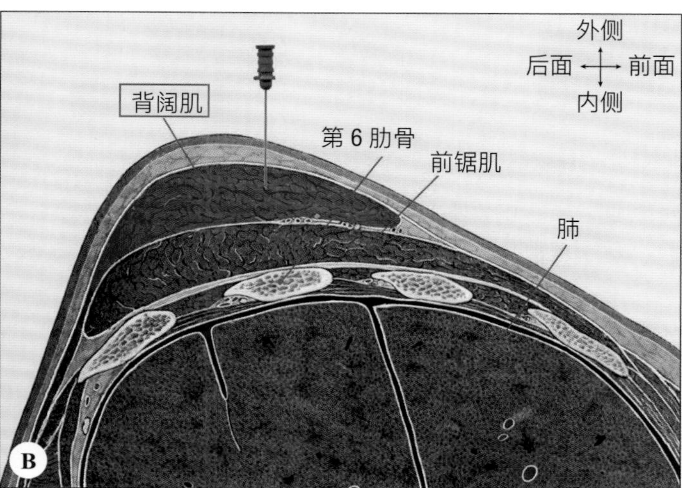

▲ 图 13–30 **A. 背阔肌进针点；B. 横断面解剖** [a]

(3) 激活动作

患者臂伸直，手向前推。

(4) 临床关键点

• 由于胸长神经发自臂丛近端，臂丛神经病时前锯肌不受累。

• “臂丛神经炎”（也称为臂丛肌萎缩，或更确切的称为神经痛性肌萎缩）时通常异常。

• 由于前锯肌大部分位于胸廓肋骨和肩胛骨之间，该肌肉较难检查。

(5) 横断面解剖关键点

• 进针需谨慎，如针进入肋间隙，有造成血管神经束损伤和气胸的风险。

二、下肢

（一）腓总神经

1. 趾短伸肌（图 13–32）

(1) 神经支配

腓深神经，腓总神经，坐骨神经，腰骶神经丛，L_4～L_5～S_1。

(2) 进针点

外踝以远 2～3 横指处足背斜向进针。患者所有趾背屈时可以很容易触及此肌肉。

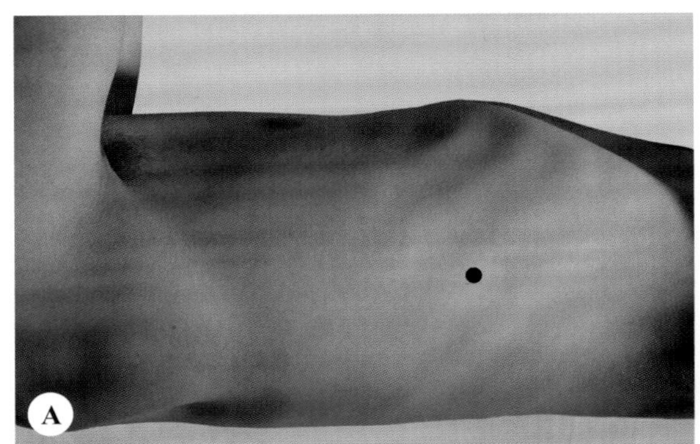

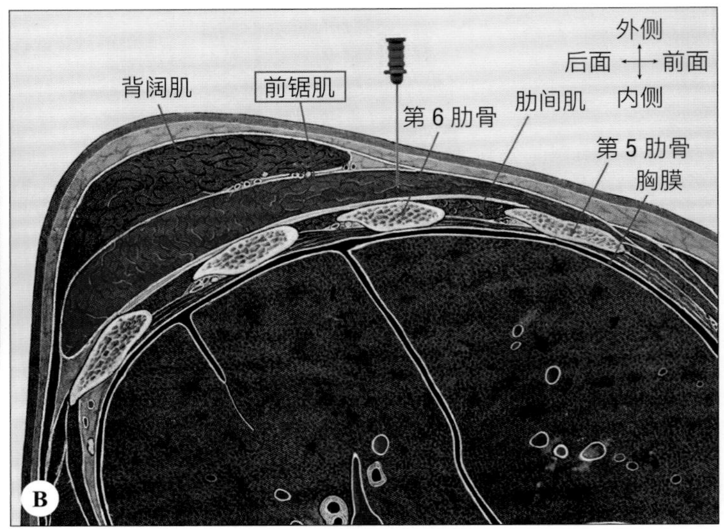

▲ 图 13–31 **A. 前锯肌进针点；B. 横断面解剖**[a]

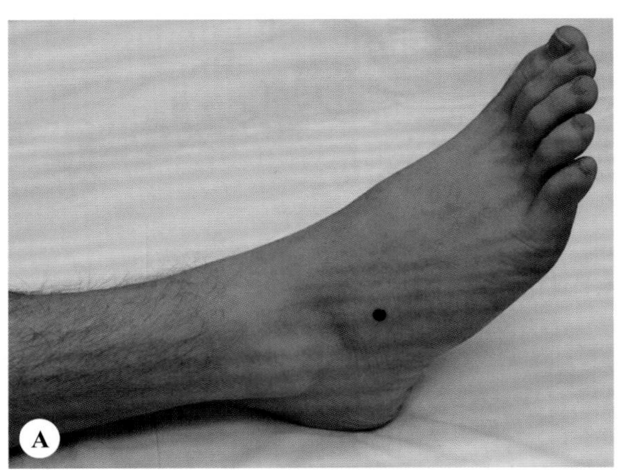

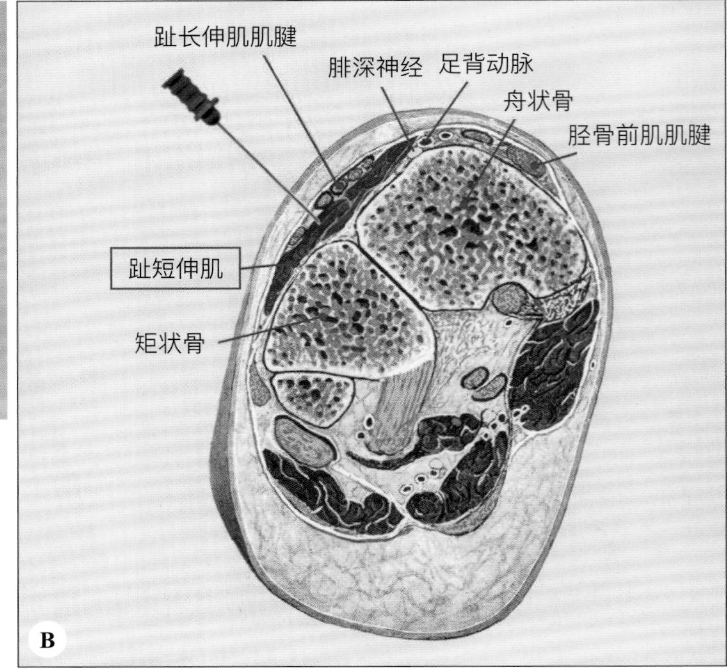

▲ 图 13–32 **A. 趾短伸肌进针点；B. 横断面解剖**[a]

(3) 激活动作

患者所有趾背屈。

(4) 临床关键点

• 前跗管综合征时可异常。

• 异常时应谨慎解释。部分无症状的正常被检者常见失神经和神经再支配，检查时需进行左右两侧对比。

(5) 横断面解剖关键点

• 趾短伸肌为极其表浅且非常薄的肌肉。

• 趾长伸肌（extensor digitorum longus, EDL）肌腱跨过此肌。

2. 踇长伸肌（extensor hallucis longus，EHL）（图 13–33）

(1) 神经支配

腓深神经，腓总神经，坐骨神经，腰骶神经丛，L_4～L_5～S_1。

(2) 进针点

踝上 4～5 横指，紧靠胫骨前肌肌腱外侧处进针[c]。

(3) 激活动作

患者踇趾背屈。

(4) 临床关键点

• 踇长伸肌为主要由 L_5 神经根支配的远端肌肉。

• 此肌靠近胫骨前肌肌腱，检查时有较强的疼痛感。

• 腓深神经或腓总神经病变时通常异常。

• 踇长伸肌为腿部最远端的肌肉之一，多发性神经病时通常异常。

(5) 横断面解剖关键点

• 注意踇长伸肌正好在胫骨前肌肌腱外侧。

• 如进针太深、太靠内侧，有可能会伤及腓深神经和附近血管。

• 进针时，如针进入或紧靠邻近的肌腱，被检者会有疼痛感。

3. 趾长伸肌（图 13–34）

(1) 神经支配

腓深神经，腓总神经，坐骨神经，腰骶神经丛，L_4～L_5。

(2) 进针点

胫骨嵴外侧 3～4 横指处，胫骨前肌与腓骨长肌之间进针。

(3) 激活动作

患者趾背屈。

(4) 临床关键点

• 趾长伸肌定位较胫骨前肌困难。

(5) 横断面解剖关键点

• 进针太靠内侧，会进入胫骨前肌。

• 进针太靠外侧，会进入腓骨长肌。

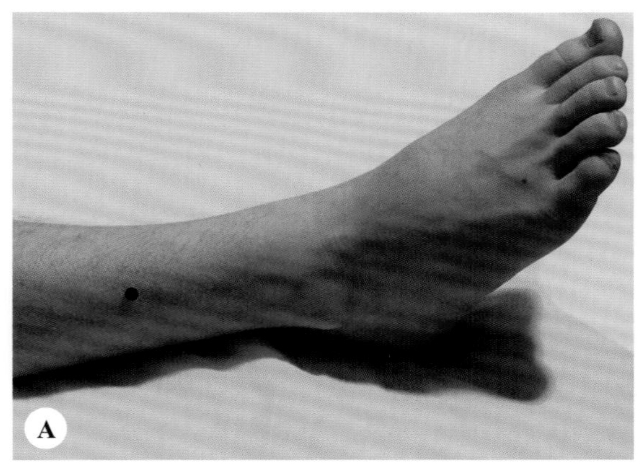

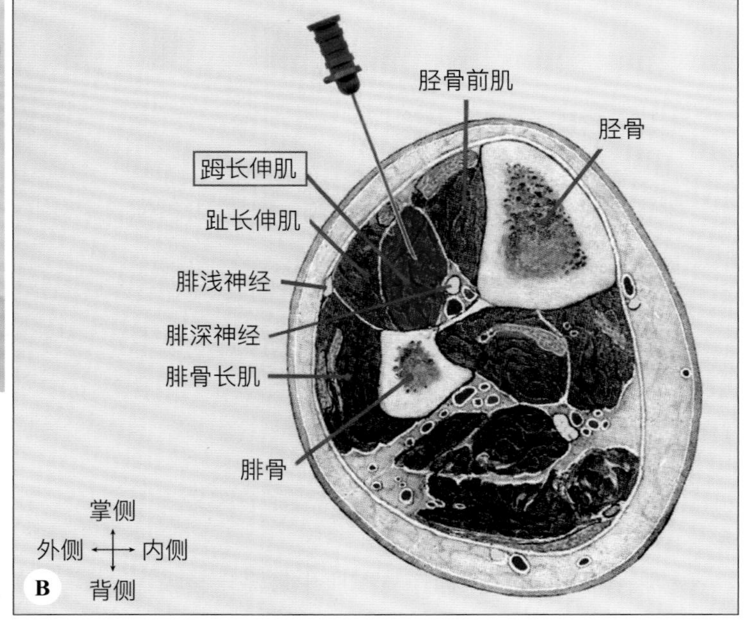

▲ 图 13–33 **A. 踇长伸肌进针点；B. 横断面解剖**[a]

c. 踇长伸肌超声结果显示小腿中下级，内外踝连线上 10.5cm 与胫骨嵴外侧 3.6cm 交汇处为踇长伸肌的中点，是最佳进针点（Kwak JM, Kim DH, Lee YG, Choi YH. Optimal needle placement for extensor hallucis longus muscle using ultrasound verification. *Muscle Nerve*. 2018）

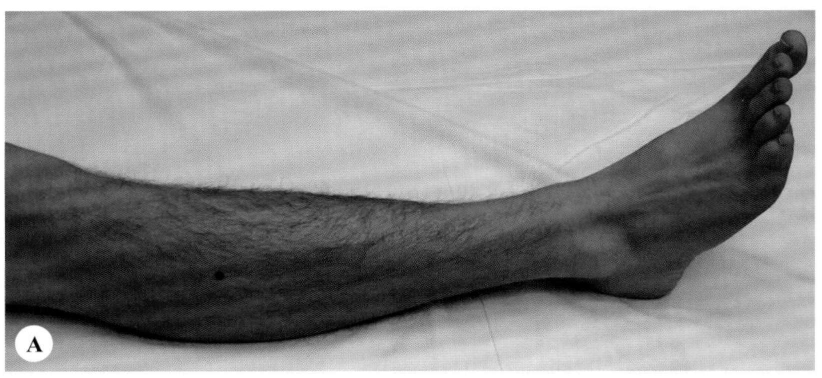

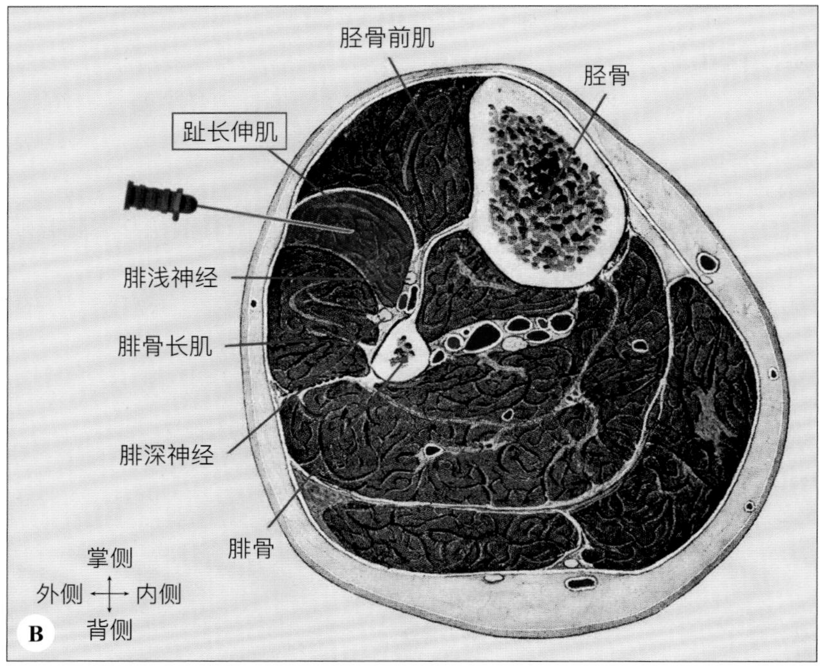

◀ 图 13-34 **A.** 趾长伸肌进针点；**B.** 横断面解剖[a]

4. 胫骨前肌（图 13-35）

(1) 神经支配

腓深神经，腓总神经，坐骨神经，腰骶神经丛，$L_4 \sim L_5$。

(2) 进针点

从踝至膝 2/3 处、胫骨嵴外侧进针。

(3) 激活动作

患者踝背屈。

(4) 临床关键点

- L_4 或 L_5 神经根病及腓深神经或腓总神经损害通常异常。
- 胫骨前肌是腓深神经支配肌中最易定位及激活的肌肉。
- 足下垂患者电生理检查的关键肌肉。

(5) 横断面解剖关键点

- 在肌肉的前外侧进针安全，附近无其他血管和重要神经。
- 胫骨前肌为胫骨嵴外侧的第一块肌肉。

5. 腓骨长肌（peroneus longus，PL）（图 13-36）

(1) 神经支配

腓浅神经，腓总神经，坐骨神经，腰骶神经丛，$L_5 \sim S_1$。

(2) 进针点

小腿外侧，腓骨小头下 3～4 横指处进针。

(3) 激活动作

患者踝外翻。

(4) 临床关键点

- 腓骨长肌是腓浅神经支配肌中最易进针的肌肉。
- 腓浅神经或腓总神经损伤时通常异常。

(5) 横断面解剖关键点

- 如进针太靠前，会进入踇长伸肌。
- 如进针太靠后，会进入比目鱼肌 / 腓肠肌外侧

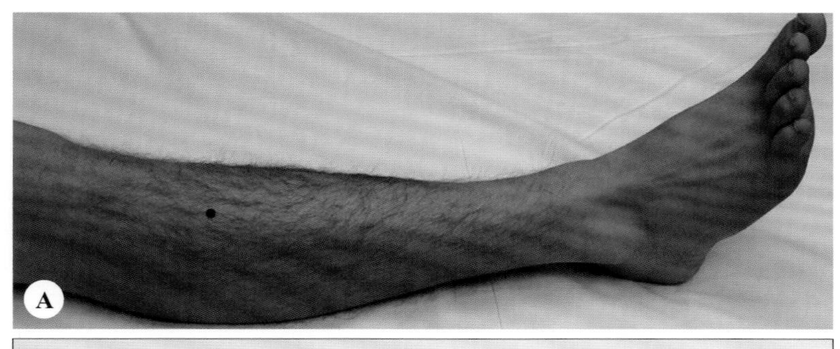

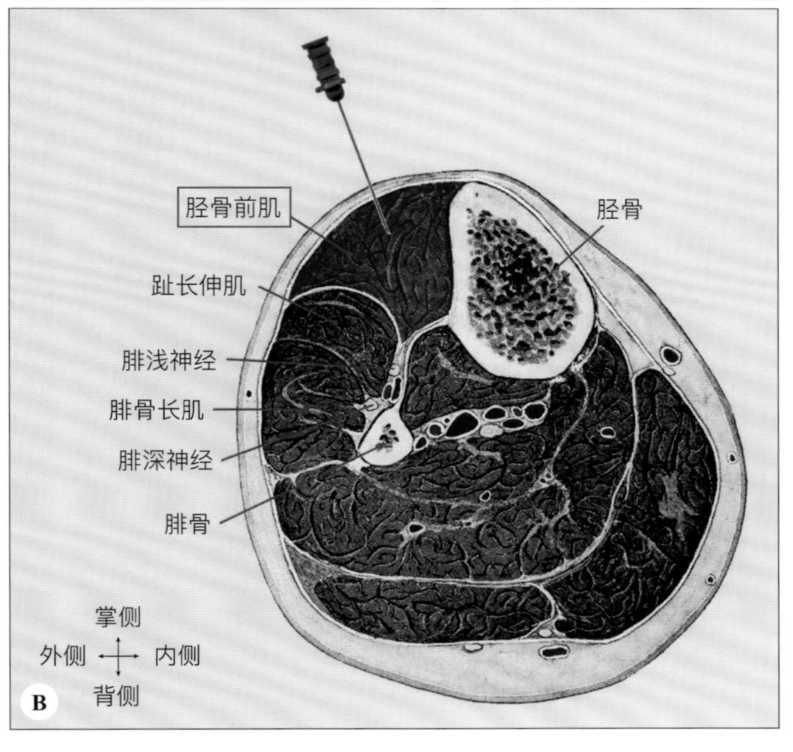

◀ 图 13-35　A. 胫骨前肌进针点；B. 横断面解剖[a]

头（是检查时最易出现的定位错误）。

- 注意：如进针太深易伤及腓深神经。

（二）胫神经

1. 踇短展肌（图 13-37）

(1) 神经支配

足底内侧神经，胫神经，坐骨神经，腰骶神经丛，$S_1 \sim S_2$。

(2) 进针点

足内侧，足跟和第一跖骨头连线中点斜向进针。

(3) 激活动作

患者趾张开。

(4) 临床关键点

- 踇展肌通常较难激活。
- 检查时患者往往疼痛感明显。
- 跗管综合征时可异常。
- 如果患者有周围血管功能不全，尤其是因糖尿病所致时，不推荐检查此肌肉，除非可能的获益大于风险。
- 其异常时应谨慎解释。某些无症状的正常被检者亦常见失神经和神经再支配，检查时需进行左右两侧对比。

(5) 横断面解剖关键点

- 该肌肉位置非常表浅。
- 进针过深会伤及足底内侧神经。

2. 踇短屈肌（flexor hallucis brevis，FHB）（图 13-38）

(1) 神经支配

足底内侧神经，胫神经，坐骨神经，腰骶神经丛，$S_1 \sim S_2$。

(2) 进针点

足底内侧，第一跖骨头下方，踇长伸肌肌腱内侧进针。

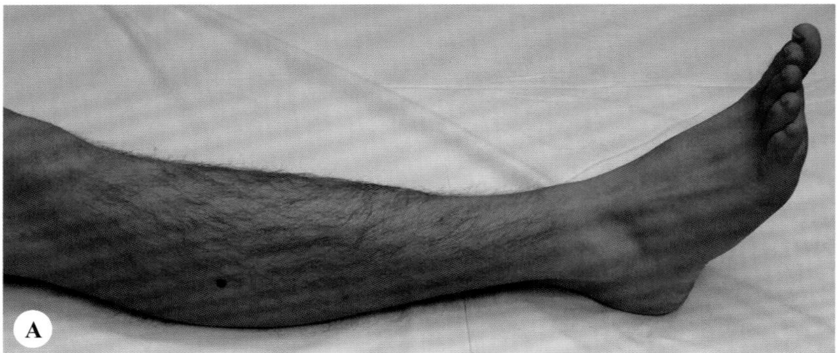

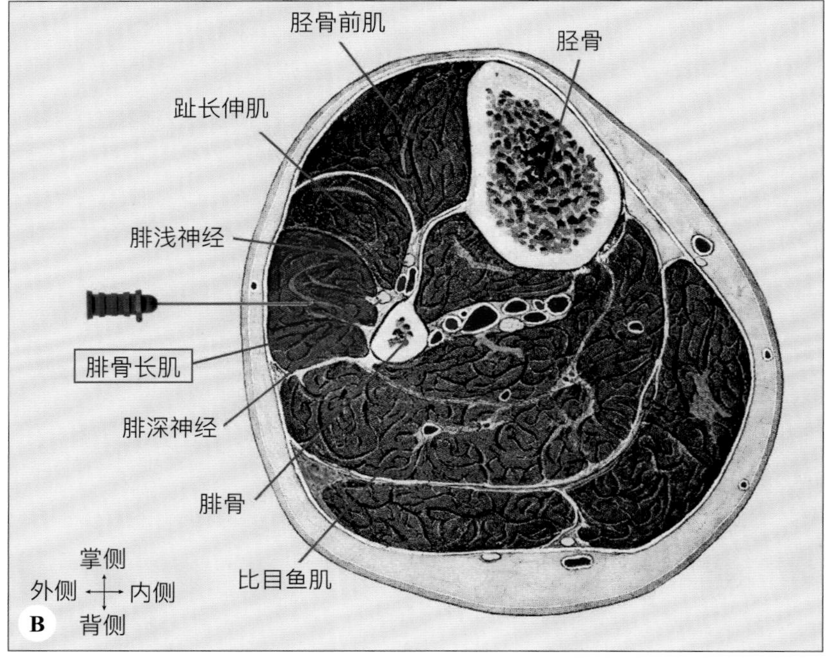

◀ 图 13-36　**A.** 腓骨长肌进针点；**B.** 横断面解剖[a]

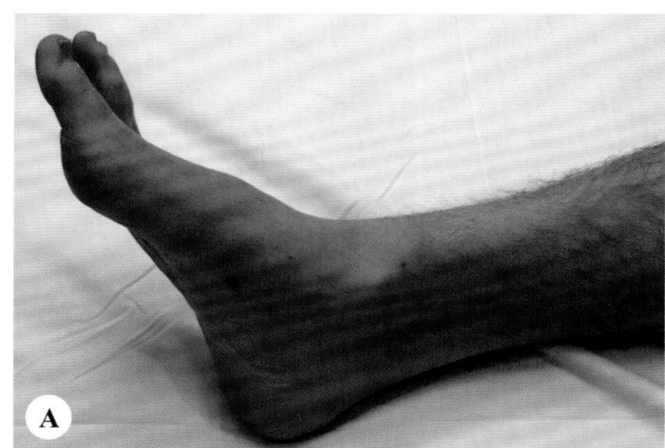

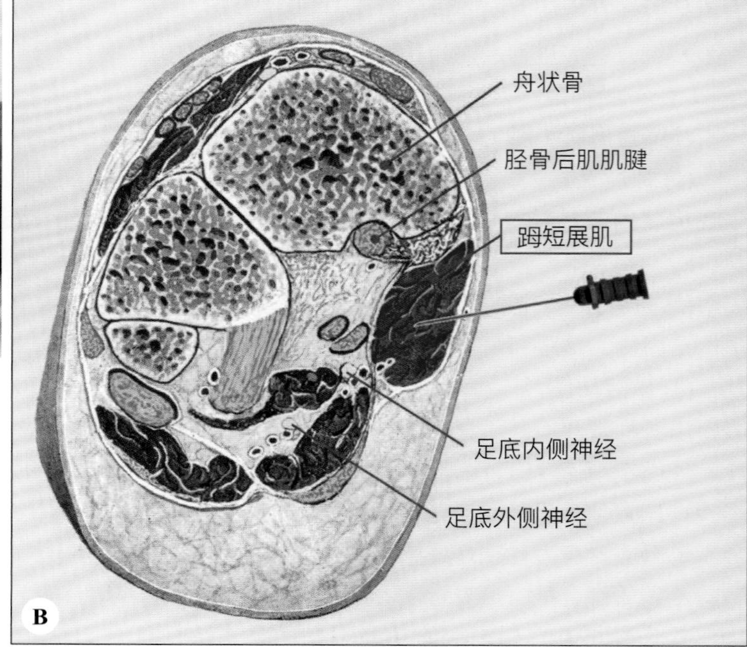

▲ 图 13-37　**A.** 踇短展肌进针点；**B.** 横断面解剖[a]

(3) 激活动作

患者踇趾跖屈。

(4) 临床关键点

- 踇短屈肌较难激活。
- 检查该肌时患者往往疼痛感明显。
- 跗管综合征时可异常。
- 如果患者有周围血管功能不全，尤其是因糖尿病所致时，不推荐检查此肌肉，除非可能的获益大于风险。
- 其异常时应谨慎解释。某些无症状的正常被检者中亦常见失神经和神经再支配，检查时需进行左右两侧对比。

(5) 横断面解剖关键点

- 如进针太靠内侧，会进入踇展肌。
- 需注意踇长屈肌肌腱跨过此肌肉。

3. 小趾展肌（图 13–39）

(1) 神经支配

足底外侧神经，胫神经，坐骨神经，腰骶神经丛，S_1～S_2。

(2) 进针点

足外侧第五跖趾关节近端 2～3 横指处斜向进针。

(3) 激活动作

患者趾张开。

(4) 临床关键点

- 小趾展肌较难激活。
- 检查该肌时患者往往疼痛感明显。
- 跗管综合征时可异常。
- 如果患者有周围血管功能不全，尤其是因糖尿病所致时，不推荐检查此肌肉，除非可能的获益大于风险。

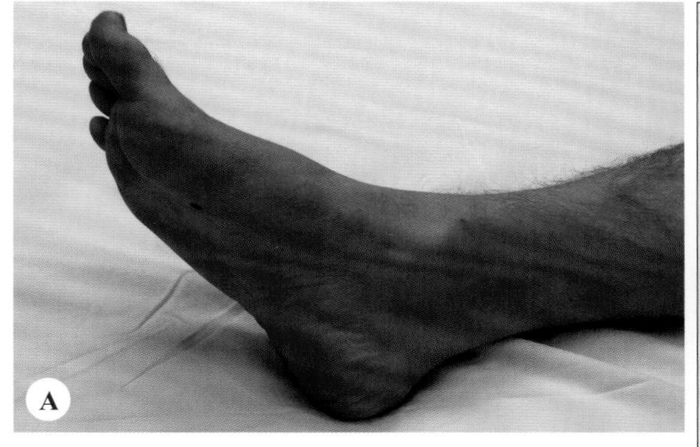

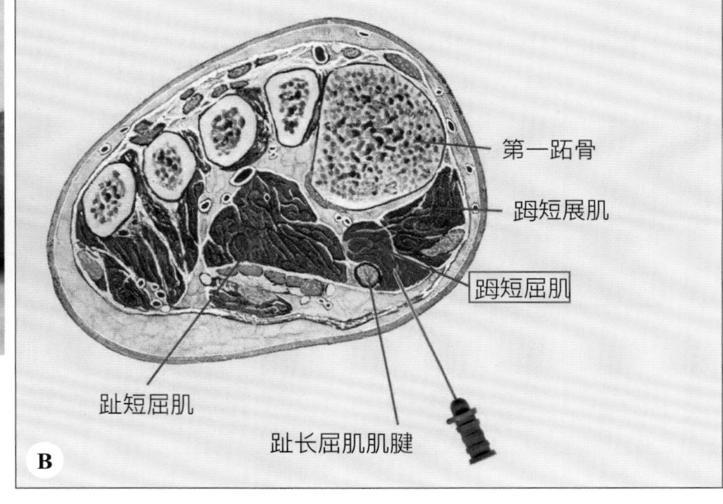

▲ 图 13–38　**A.** 踇短屈肌进针点；**B.** 横断面解剖[a]

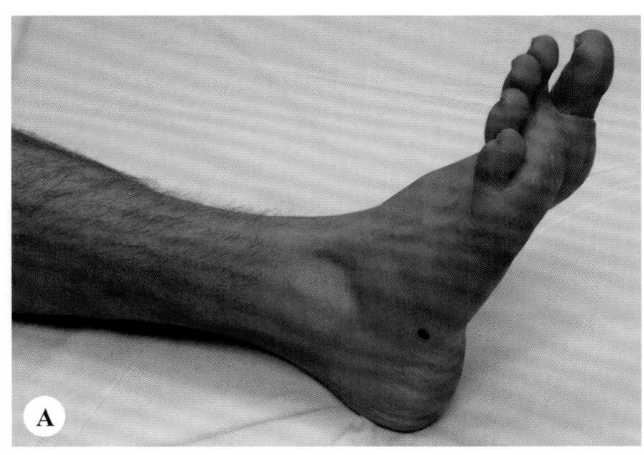

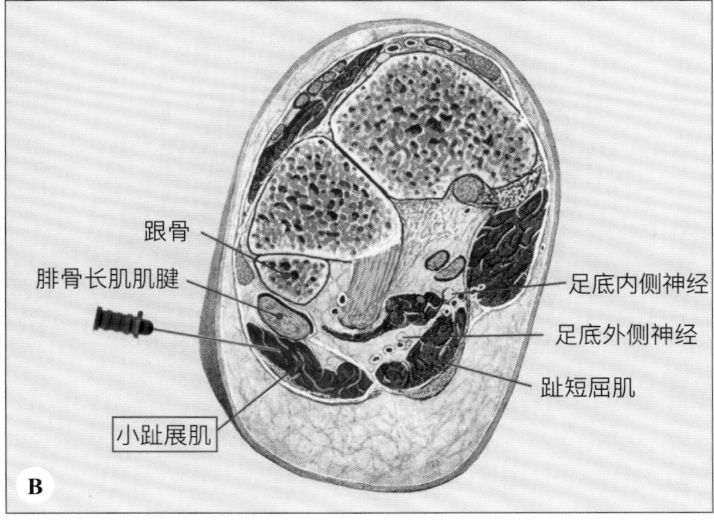

▲ 图 13–39　**A.** 小趾展肌进针点；**B.** 横断面解剖[a]

• 其异常时应谨慎解释。某些无症状的正常被检者中亦常见失神经和神经再支配，检查时需进行左右两侧对比。

(5) 横断面解剖关键点

• 该肌肉非常表浅。

• 注意腓骨长肌肌腱紧靠其前侧。

4. 腓肠肌内侧头（图 13–40）

(1) 神经支配

胫神经，坐骨神经，腰骶神经丛，S_1～S_2。

(2) 进针点

小腿后内侧，向头端进针。

(3) 激活动作

患者踝跖屈。

(4) 临床关键点

• 腓肠肌内侧头较难激活。某些患者可通过先屈膝，再跖屈踝而更易激活。

• 腓肠肌内侧头为 S_1 神经根支配的远端肌肉，S_1 神经根病时通常异常。

• 评估 S_1 神经根病时，选择不受 L_5 神经根支配的腓肠肌内侧头价值要高于部分受 L_5 神经根支配的腓肠肌外侧头。

(5) 横断面解剖关键点

• 如进针太深会进入比目鱼肌，而比目鱼肌与腓肠肌内侧头由相同的神经（胫神经）和相同的肌节（S_1～S_2）支配。

5. 比目鱼肌（soleus，SOL）（图 13–41）

(1) 神经支配

胫神经，坐骨神经，腰骶神经丛，S_1～S_2。

(2) 进针点

胫骨内侧，踝与膝连线中点略远端，腓肠肌肌腹下方进针。

(3) 激活动作

患者踝跖屈。

(4) 临床关键点

• 比目鱼肌较难激活。

• 比目鱼肌为 S_1 神经根支配的远端肌肉。

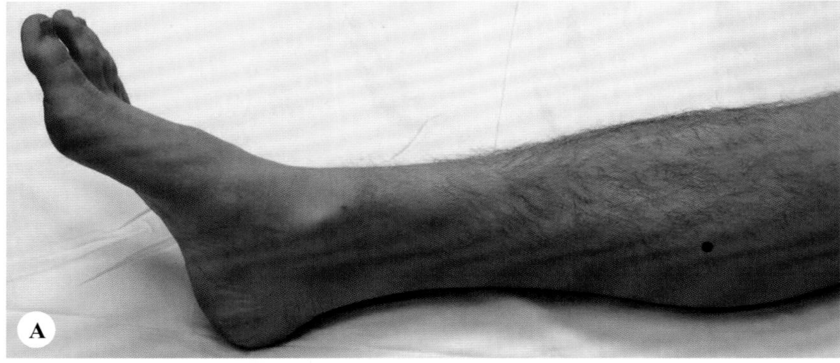

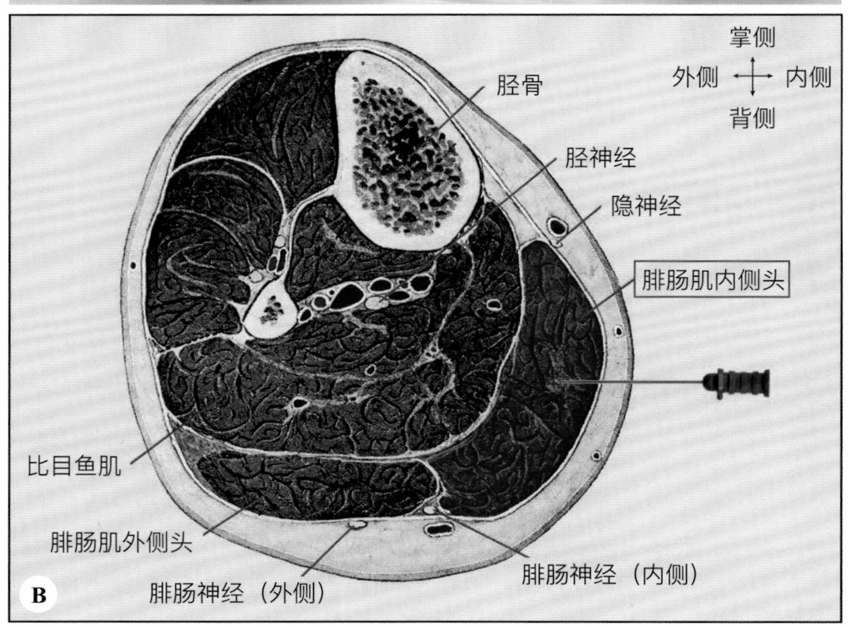

◀ 图 13–40 **A. 腓肠肌内侧头进针点；B. 横断面解剖**[a]

(5) 横断面解剖关键点

- 如进针向前太靠近胫骨，会进入趾长屈肌。

6. 胫骨后肌（tibialis posterior，TP）（图 13–42）

(1) 神经支配

胫神经，坐骨神经，腰骶神经丛，L_5～S_1。

(2) 进针点

胫骨内侧，膝与踝连线中点稍远端进针，位置深于趾长屈肌。

(3) 激活动作

患者踝内翻。

(4) 临床关键点

- 胫骨后肌是主要由 L_5 神经根支配的胫骨肌。
- 足下垂时，该肌肉对于腓神经病与坐骨神经病变、腰骶神经丛病或 L_5 神经根病的鉴别非常有用。
- 胫骨后肌为深部肌肉，检查时需选用 37mm 的长针。

(5) 横断面解剖关键点

- 如进针过于表浅，会进入趾长屈肌。
- 注意：如进针太靠后，易伤及胫神经及附近血管。

7. 趾长屈肌（flexor digitorum longus，FDL）（图 13–43）

(1) 神经支配

胫神经，坐骨神经，腰骶神经丛，L_5～S_1。

(2) 进针点

胫骨内侧，膝与踝连线中点稍远端进针，位置深于比目鱼肌。

(3) 激活动作

患者屈趾（跖屈）。

(4) 临床关键点

- 趾长屈肌是主要由 L_5 支配的胫骨肌。
- 足下垂时，该肌肉可用于腓神经病与坐骨神经病变、腰骶神经丛病或 L_5 神经根病鉴别。

(5) 横断面解剖关键点

- 注意：隐神经正好位于进针点前方。
- 注意：如进针位置正确但方向太靠后，易伤

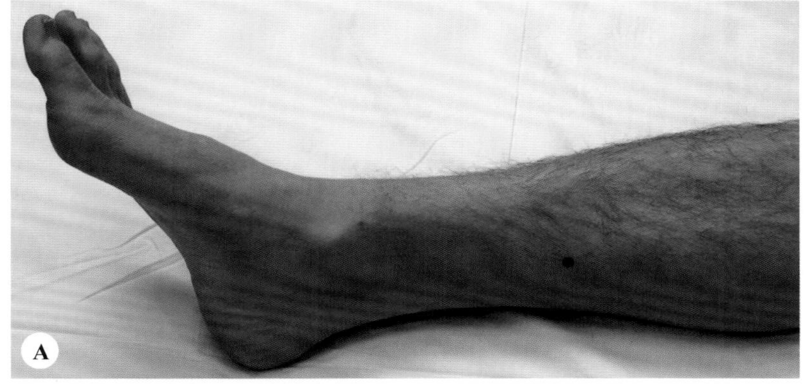

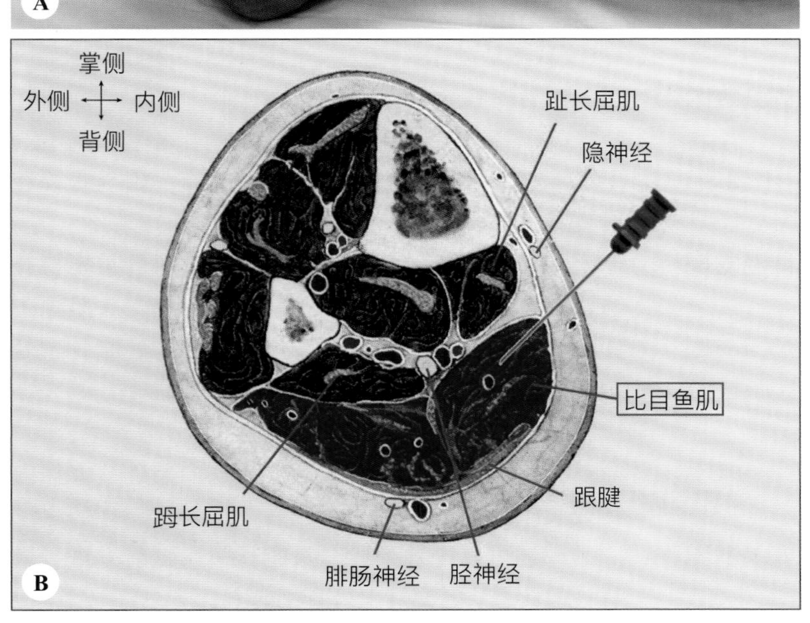

◀ **图 13–41 A. 比目鱼肌进针点；B. 横断面解剖** [a]

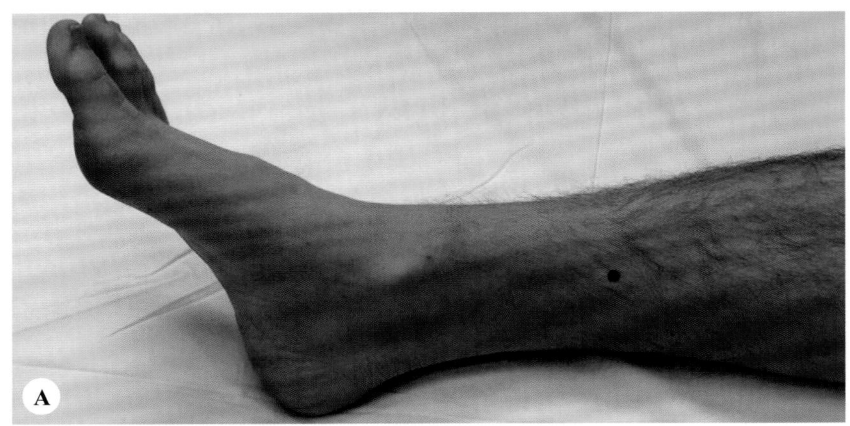

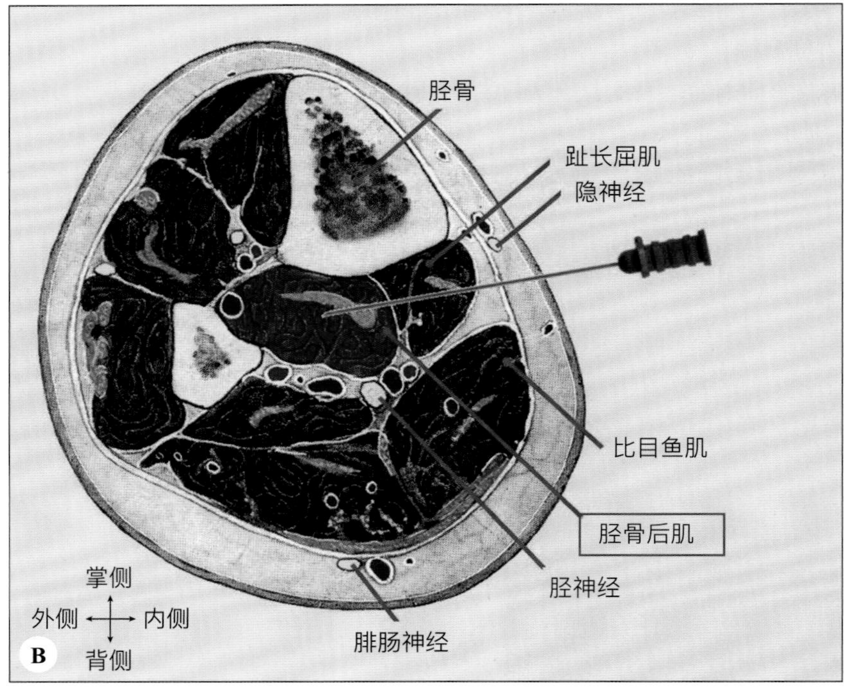

◀ 图 13-42 **A. 胫骨后肌进针点；B. 横断面解剖** [a]

及胫神经及附近血管。

• 如进针点太靠后或进针方向太靠后，会进入比目鱼肌。

• 如进针过深，会进入胫骨后肌，但不要紧，因为趾长屈肌和胫骨后肌的神经支配相同。

（三）坐骨神经（注意所有腓总和胫神经支配的肌肉也由坐骨神经支配）

1. 股二头肌短头（biceps femoris-short head，BF-SH）（图 13-44）

(1) 神经支配

坐骨神经（腓总神经分支），腰骶丛，L_5～S_1。

(2) 进针点

膝关节外侧向上 3～4 横指，股二头肌长头肌腱内侧进针。

(3) 激活动作

患者屈膝。

(4) 临床关键点

• 股二头肌短头是腓骨颈以上唯一由坐骨神经分支腓总神经支配的肌肉。

• 是疑诊腓总神经腓骨颈处损害时的重要检查方法。腓总神经损害位于腓骨颈时，股二头肌短头正常。坐骨神经病变或临床类似腓总神经腓骨颈处损害但位置更高时，股二头肌短头可异常。

(5) 横断面解剖关键点

• 注意：因该肌肉非常表浅，如果进针太靠内侧或太深，容易损伤坐骨神经。

• 还可以进针到股二头肌长头肌腱前方进行采样，但此方法需要针电极直接向下。

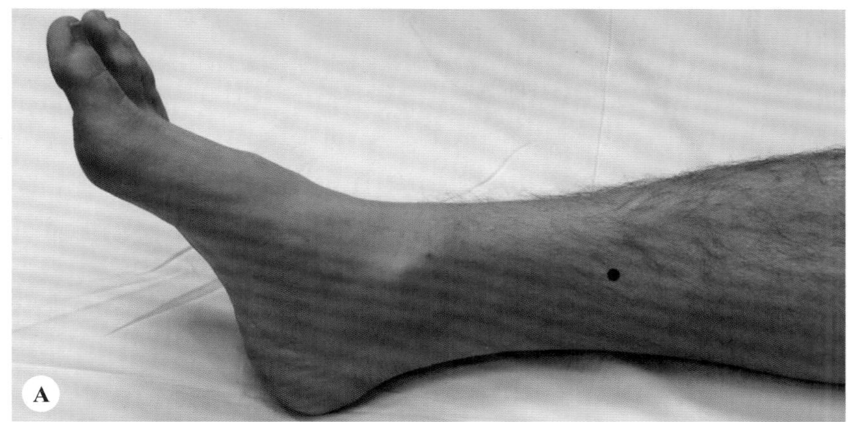

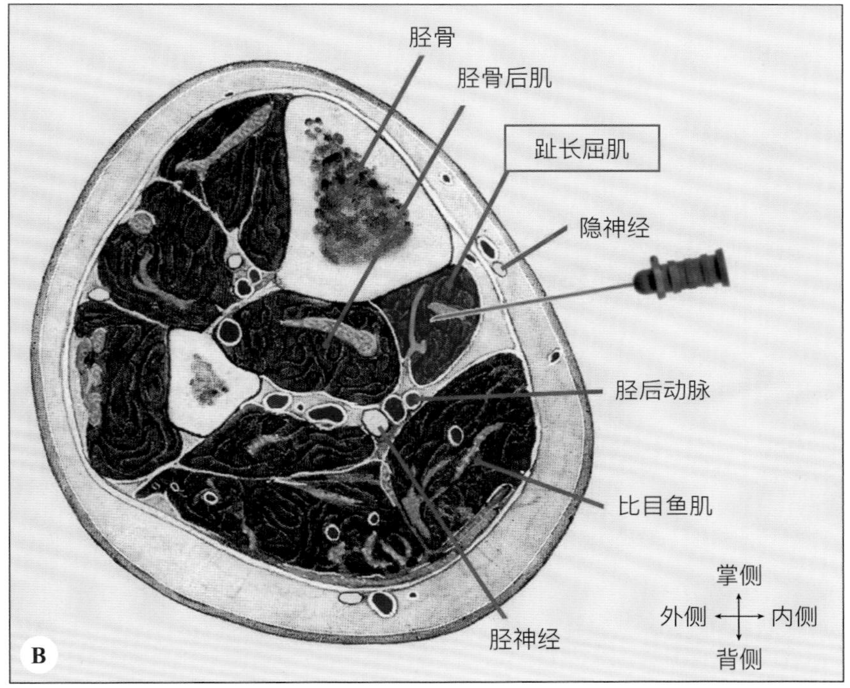

◀ 图 13-43　**A.** 趾长屈肌进针点；**B.** 横断面解剖 [a]

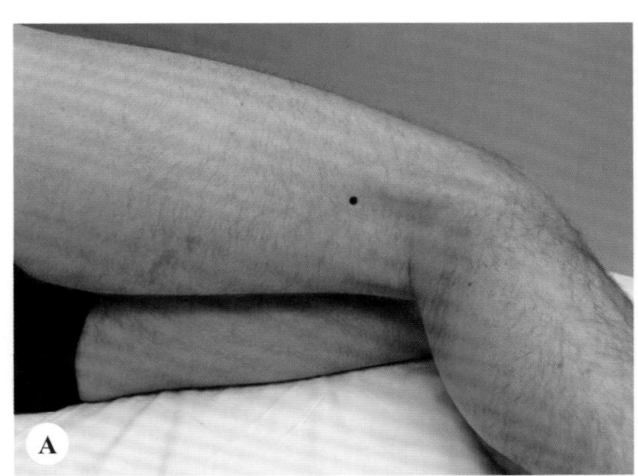

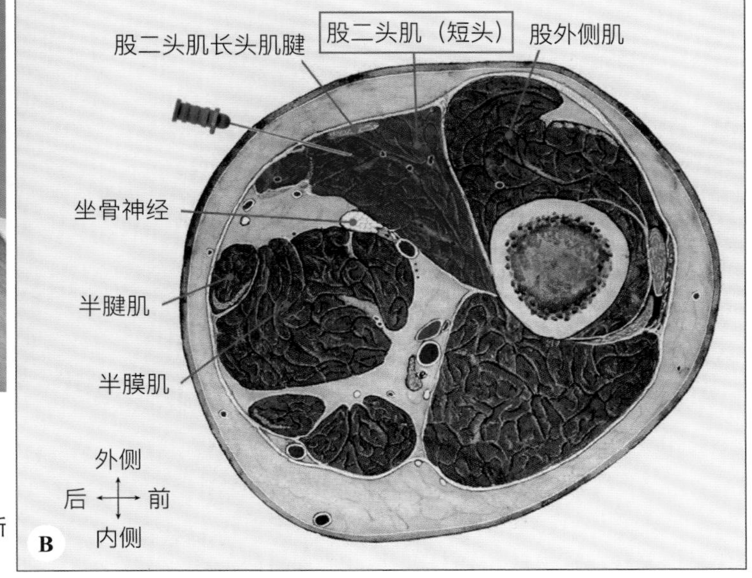

▲ 图 13-44　**A.** 股二头肌（短头）进针点；**B.** 横断面解剖 [a]

2. 股二头肌长头（biceps femoris-long head，BF-LH）（图 13–45）

(1) 神经支配

坐骨神经（胫神经分支），腰骶丛，L_5～S_1。

(2) 进针点

坐骨结节和膝关节外侧连线中点处进针。

(3) 激活动作

患者屈膝。

(4) 临床关键点

• 坐骨神经损害、腰骶神经丛病或 S_1 神经根病时股二头肌长头可能异常。总的来说，股后肌群（腘绳肌）外侧部主要由 S_1 神经根支配，内侧部由 L_5 神经根支配。

• 进行定位肌肉时，嘱患者略屈膝关节，即可清楚地看到肌腱，然后沿着肌腱向近端寻找到肌腹。

(5) 横断面解剖关键点

• 这个位置在股后外侧部的更近端，因此针电极肌电图只能记录到股二头肌长头（短头位于股的更远端）。

• 如果进针太靠后，可能进入半腱肌（semitendinosus，ST）。

3. 半膜肌（semimembranosus，SM）（图 13–46）

(1) 神经支配

坐骨神经（胫神经分支），腰骶丛，L_4～L_5～S_1。

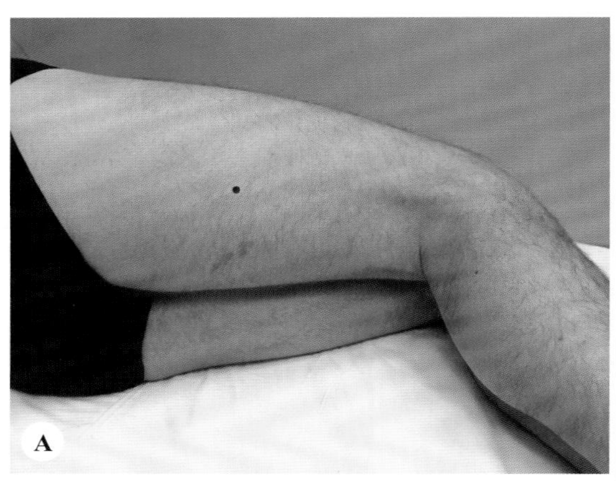

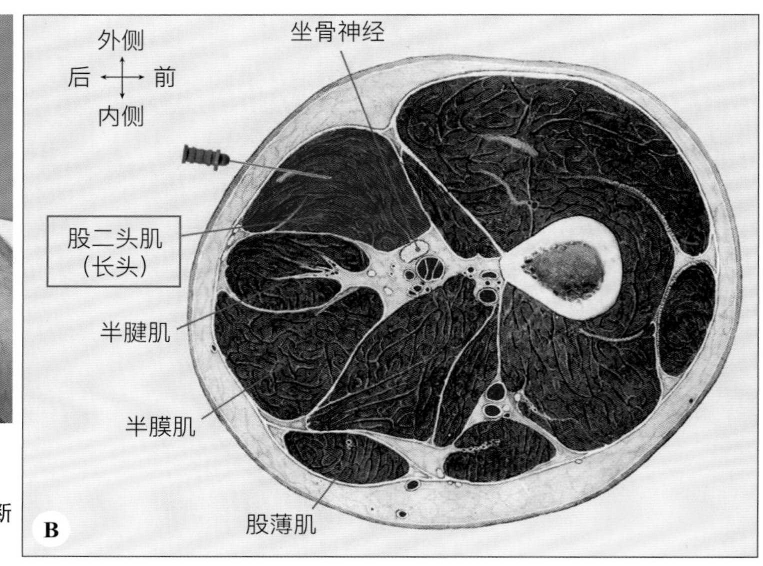

▲ 图 13–45 **A.** 股二头肌（长头）进针点；**B.** 横断面解剖[a]

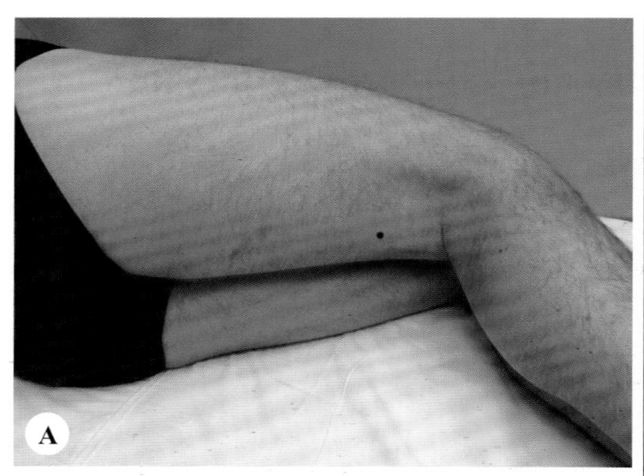

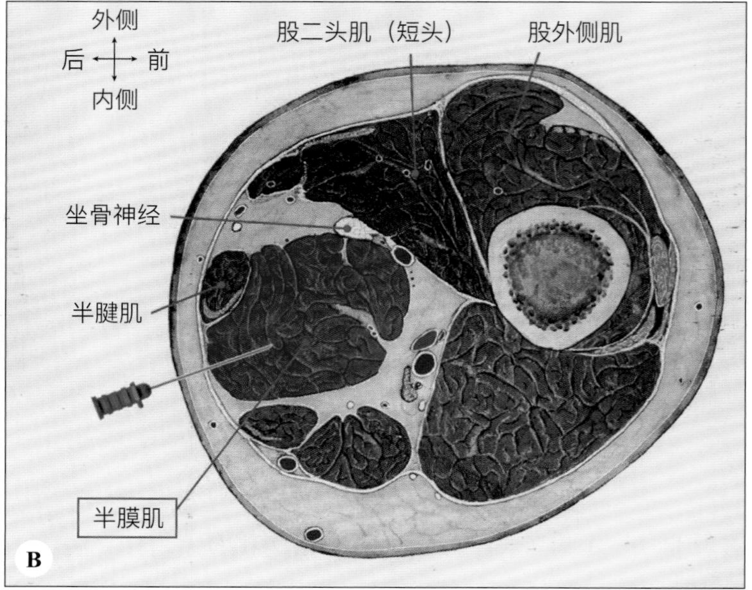

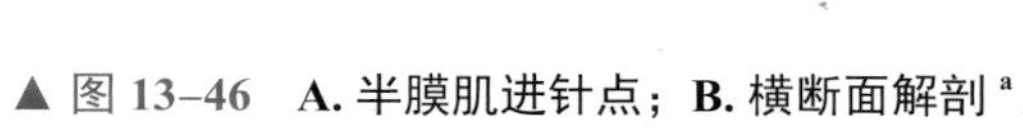

▲ 图 13–46 **A.** 半膜肌进针点；**B.** 横断面解剖[a]

(2) 进针点

膝关节内侧近端3～4横指，半腱肌肌腱外侧进针。

(3) 激活动作

患者屈膝。

(4) 临床关键点

• 坐骨神经损害、腰骶神经丛病或 L_5 神经根病时半膜肌可能异常。总的来说，股后肌群（腘绳肌）内侧部主要由 L_5 神经根支配，外侧部主要由 S_1 神经根支配。

(5) 横断面解剖关键点

• 虽然沿整个股内侧都可以找到半膜肌，但在股内侧远端半腱肌主要是肌腱部分，此部位只有半膜肌，故最好在股内侧腘绳肌远端检查半膜肌。

4. 半腱肌（图 13–47）

(1) 神经支配

坐骨神经（胫神经分支），腰骶丛，L_4～L_5～S_1。

(2) 进针点

股后膝关节内侧与坐骨结节连线中点处进针。

(3) 激活动作

患者屈膝。

(4) 临床关键点

• 坐骨神经损害、腰骶神经丛或 L_5 神经根病时 ST 可能异常。总的来说，股后肌群内侧部主要是由 L_5 神经根支配，外侧部主要是由 S_1 神经根支配。

(5) 横断面解剖关键点

• 如果进针太靠前，会进入股二头肌长头。

• 如果进针太靠后，会进入半膜肌。半膜肌和半腱肌由相同的神经（坐骨神经）和肌节（L_4～L_5～S_1）支配。

（四）闭孔神经

股内收肌（股薄肌、长收肌、大收肌）（图 13–48）

(1) 神经支配

闭孔神经，腰丛，L_2～L_3～L_4。

(2) 进针点

患者屈髋、屈膝同时大腿外旋，于股内侧耻骨远端 3～4 横指处进针。此体位可以使大腿内收肌群显示更清晰而且更容易进针。

(3) 激活动作

患者股内收。患者在屈髋和屈膝且髋关节外旋体位时，内旋髋关节。

(4) 临床关键点

• 有助于股神经病与腰丛或腰神经根损害的鉴别。

• 大腿内收肌群包括长收肌、短收肌、股薄肌和大收肌，可以当成一个功能单位。大多数情况下，股内侧的脂肪组织使这些肌肉进行解剖区分的难度增加。然而，这些肌肉由相同的神经（闭孔神经）支配，位于相同的肌节（L_2～L_3～L_4），因此区分具体是哪一块肌肉并不重要。长收肌比较表浅，通常用上述方法可以检查到这块肌肉。虽然大收肌的最外侧部分由坐骨神经支配，但这部分肌肉位置非常深，不会检查错。

• 往往需要用较长的针（37～50mm）进行检查。

(5) 横断面解剖关键点

• 于股内侧区域进针，附近无其他血管结构或重要神经。

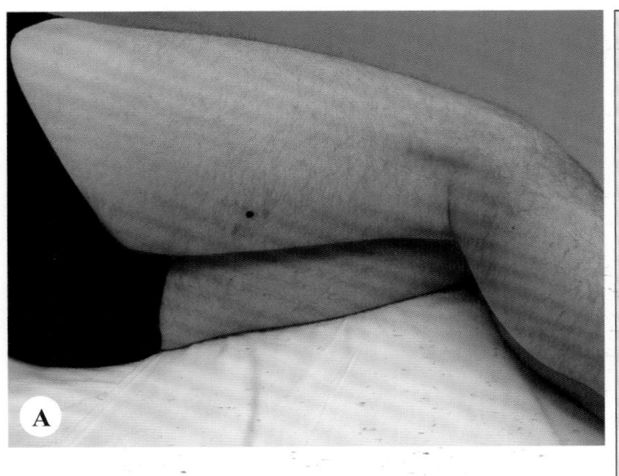

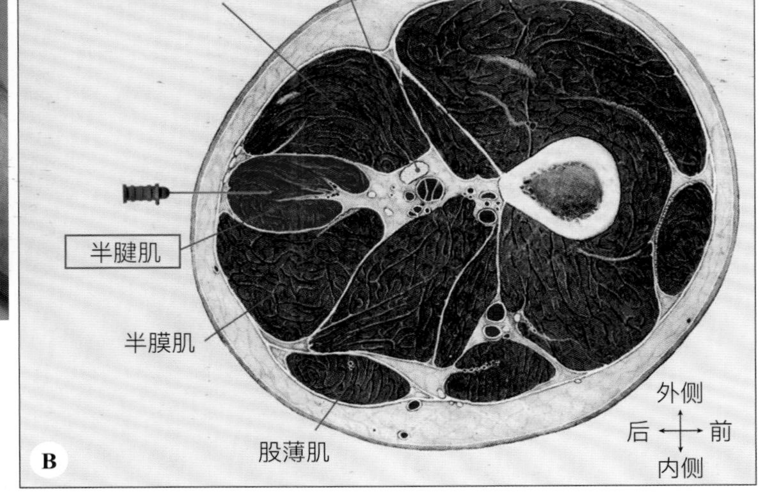

▲ 图 13–47 **A.** 半腱肌进针点；**B.** 横断面解剖 [a]

（五）股神经

1. 股外侧肌（vastus lateralis，VL）（图 13–49）

(1) 神经支配

股神经，腰丛，L_2～L_3～L_4。

(2) 进针点

股外侧，膝关节外侧近端 4～5 横指处进针。

(3) 激活动作

患者伸膝同时足跟抬离床面。

(4) 临床关键点

- 股神经、腰丛或腰神经根损害时通常异常。
- 股外侧肌的 MUAP 大于股四头肌的其他组成肌肉，因此判断其运动单位动作电位轻度异常时需慎重。

(5) 横断面解剖关键点

- 于股外侧区域进针，附近无其他血管结构和重要神经。

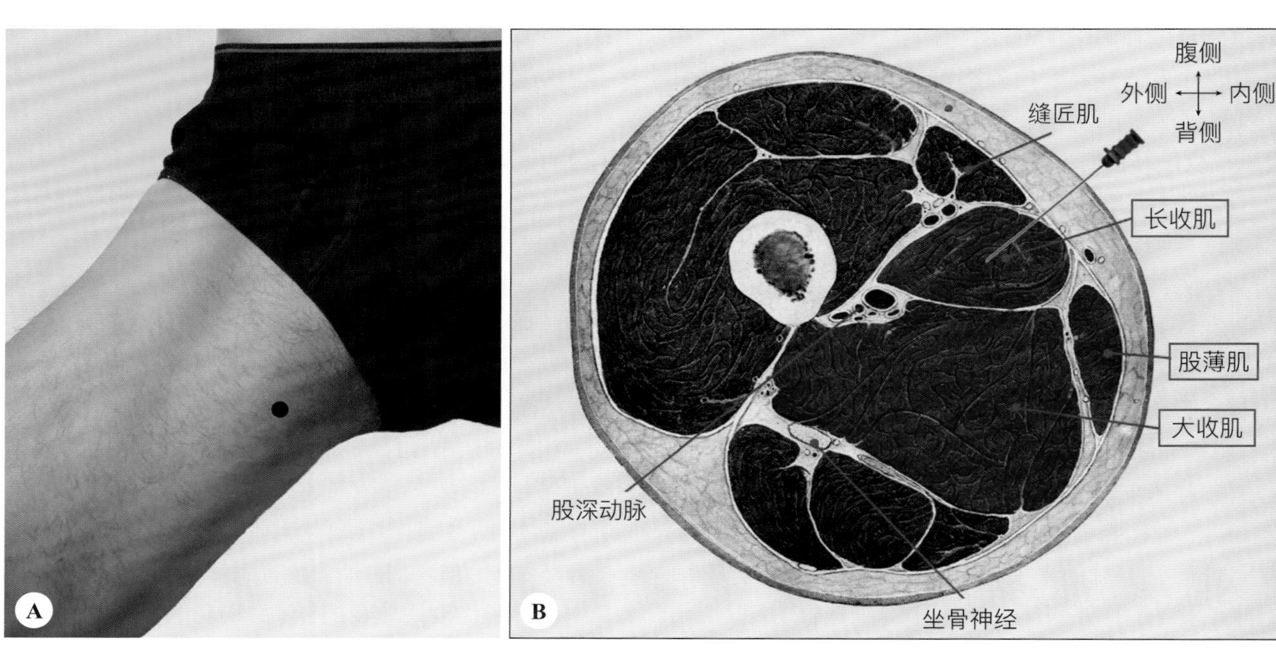

▲ 图 13–48 **A.** 股内收肌进针点；**B.** 横断面解剖 [a]

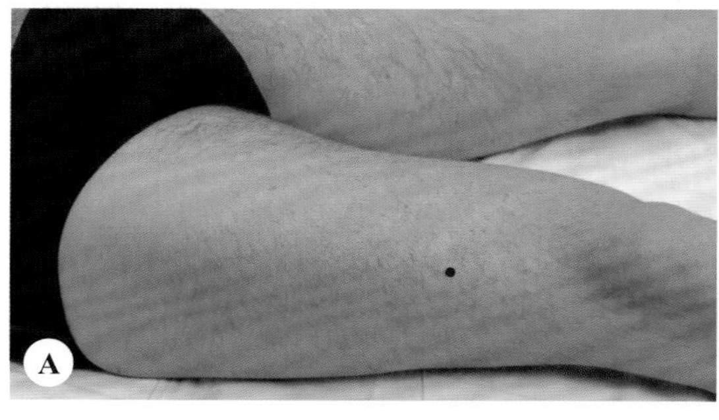

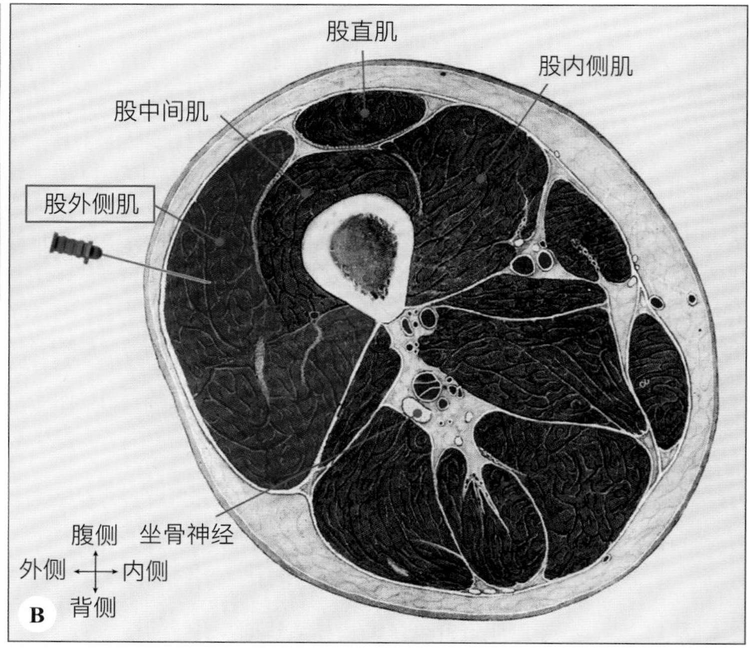

▲ 图 13–49 **A.** 股外侧肌进针点；**B.** 横断面解剖 [a]

• 如果进针太深，会进入股中间肌。不过，股中间肌和股外侧肌由相同的神经（股神经）和肌节（L_2～L_3～L_4）支配。

2. 股内侧肌（vastus medialis，VM）（图 13–50）

(1) 神经支配

股神经，腰丛，L_2～L_3～L_4。

(2) 进针点

股内侧，膝关节内侧近端 3～4 横指处进针。

(3) 激活动作

患者伸膝同时足跟抬离床面。

(4) 临床关键点

• 股神经、腰丛或腰神经根损害时通常异常。

(5) 横断面解剖关键点

• 于股内侧区域进针，附近无其他血管结构和重要神经。

3. 股直肌（rectus femoris，RF）（图 13–51）

(1) 神经支配

股神经，腰丛，L_2～L_3～L_4。

(2) 进针点

股前面，髋关节和膝关节连线中点处。

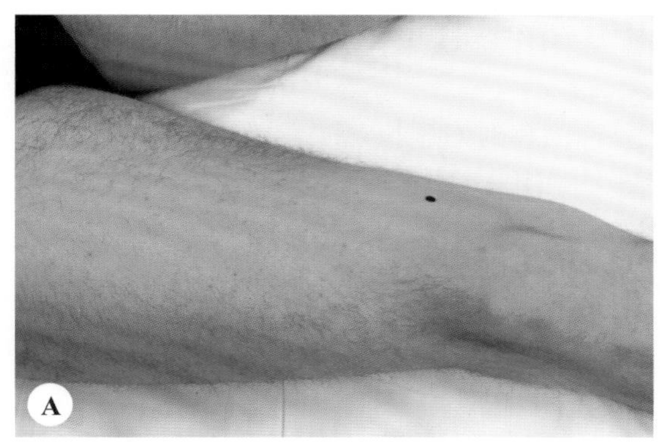

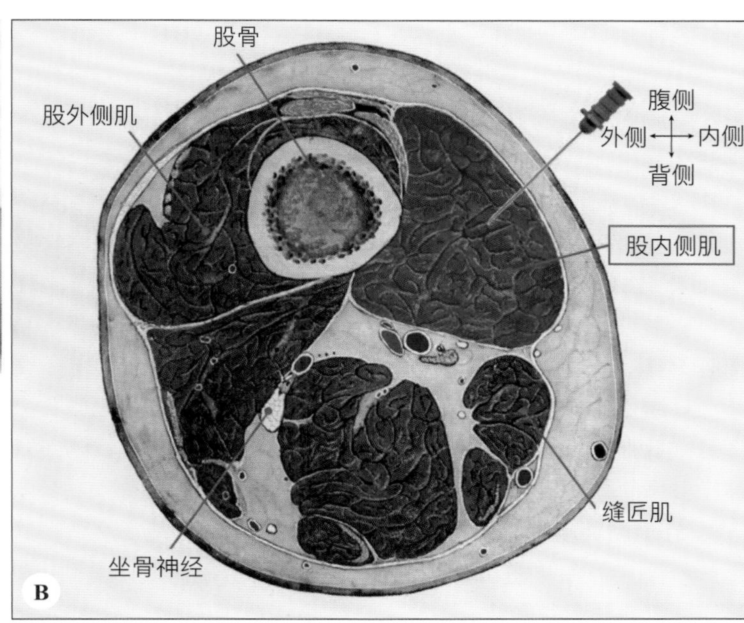

▲ 图 13–50　**A.** 股内侧肌进针点；**B.** 横断面解剖[a]

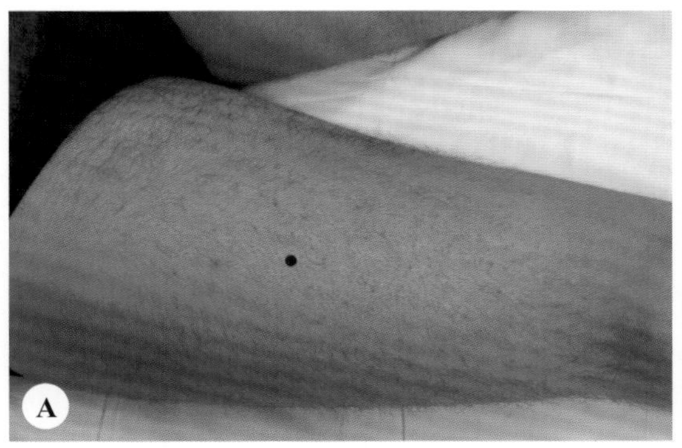

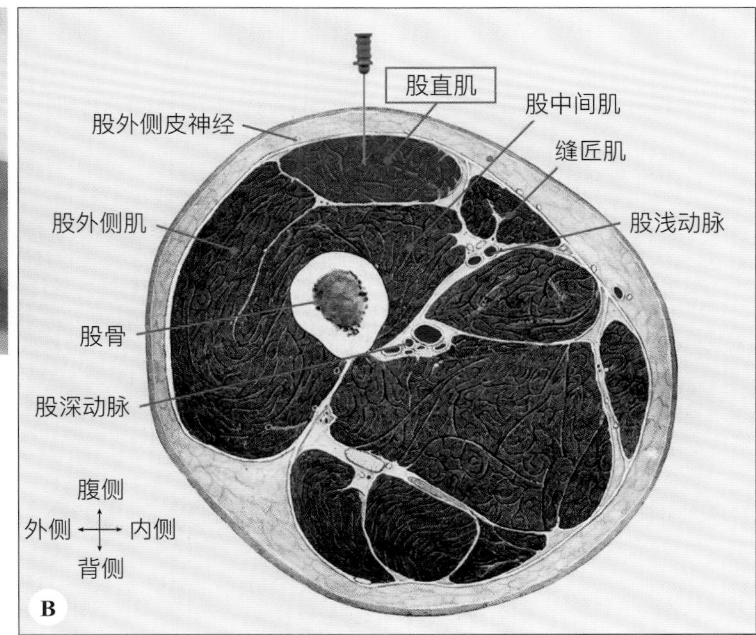

▲ 图 13–51　**A.** 股直肌进针点；**B.** 横断面解剖[a]

(3) 激活动作

患者伸膝同时足跟抬离床面。

(4) 临床关键点

- RF 功能是屈髋关节和伸膝关节。
- 股神经、腰丛或腰神经根损害时通常异常。

(5) 横断面解剖关键点

- 于股前面区域进针，附近无其他血管结构和重要神经。
- 如果进针太深，会进入股中间肌。

4. 髂肌（图 13–52）

(1) 神经支配

股神经，腰丛，L_2～L_3～L_4。

(2) 进针点

腹股沟韧带下方，股动脉搏动外侧 2～3 横指处进针。

(3) 激活动作

患者屈髋。

(4) 临床关键点

- 髂肌和腰大肌组成一个屈髋的功能单位（髂腰肌）。然而，在此位置，仅可检查到髂肌。
- 腹股沟韧带处股神经卡压时，髂肌不受累。
- 此肌肉属于近端肌肉，有助于肌病和高位腰神经根病的诊断。

(5) 横断面解剖关键点

- 注意：如果进针位置太靠内侧，容易损伤股神经、股动脉和股静脉。
- 如果进针太表浅和略靠外，可能会进入缝匠肌。
- 注意：股外侧皮神经就在进针点外侧。

（六）臀上神经

1. 臀中肌（gluteus medius，GMED）（图 13–53）

(1) 神经支配

臀上神经，腰骶丛，L_4～L_5～S_1。

(2) 进针点

患者侧卧位，检查侧向上，股外侧髂嵴远端 2～3 横指处。

(3) 激活动作

患者股外展。

(4) 临床关键点

- GMED 是主要由 L_5 神经根支配的近端肌肉。
- 常常用于坐骨神经病变与腰骶丛或 L_5～S_1 神经根病变的鉴别。

(5) 横断面解剖关键点

- 于股外侧区域进针，附近无其他血管结构和重要神经。

2. 阔筋膜张肌（tensor fasciae latae，TFL）（图 13–54）

(1) 神经支配

臀上神经，腰骶丛，L_4～L_5～S_1。

(2) 进针点

患者侧卧位，检查侧向上，髂前上棘下、股骨大转子前进针。

(3) 激活动作

患者股内旋（同时膝关节内旋，同侧外踝抬向天花板）。

(4) 临床关键点

- 阔筋膜张肌是主要由 L_5 神经根支配的近端肌肉。

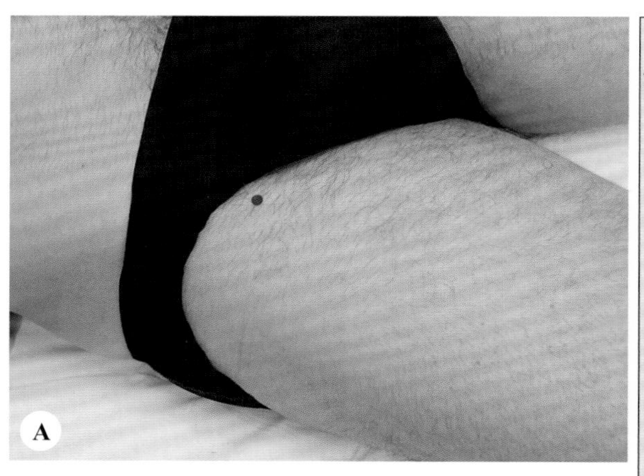

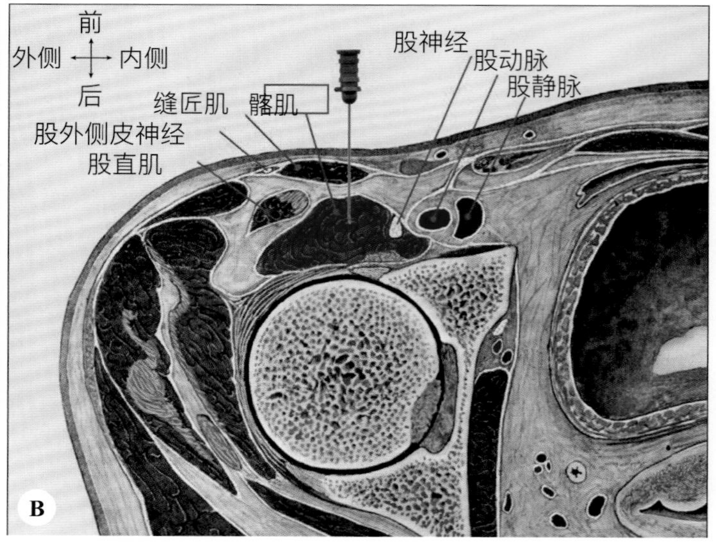

▲ 图 13–52　**A.** 髂肌进针点；**B.** 横断面解剖[a]

- 常常用于坐骨神经病变与腰骶丛或 L_5～S_1 神经根病变的鉴别。
- 虽然阔筋膜张肌也是髋关节外展肌，但其主要作用是使髋关节内旋。
- 虽然阔筋膜张肌和臀中肌有相同的神经支配（臀上神经，腰骶丛，L_4～L_5～S_1），L_5 神经根病时阔筋膜张肌通常异常，但臀中肌正常或可疑异常。因此，对于这两块肌肉建议选择阔筋膜张肌。

(5) 横断面解剖关键点

- 阔筋膜张肌非常表浅。
- 如果进针太深，会进入股外侧肌或股中间肌。
- 股外侧皮神经在进针点内侧。

（七）臀下神经

臀大肌（gluteus maximus，GMAX）（图 13–55）

(1) 神经支配

臀下神经，腰骶丛，L_5～S_1～S_2。

(2) 进针点

方法 1：患者侧卧，臀部外上 1/4 象限。

方法 2：患者侧卧，臀部内下 1/4 象限。

方法 3：患者俯卧，臀部外上 1/4 象限。

(3) 激活动作

患者伸髋同时伸膝（选择方法 1 时），或患者收紧两侧臀部（选择方法 2 时），或患者保持腿伸直同时伸髋（选择方法 3 时）。

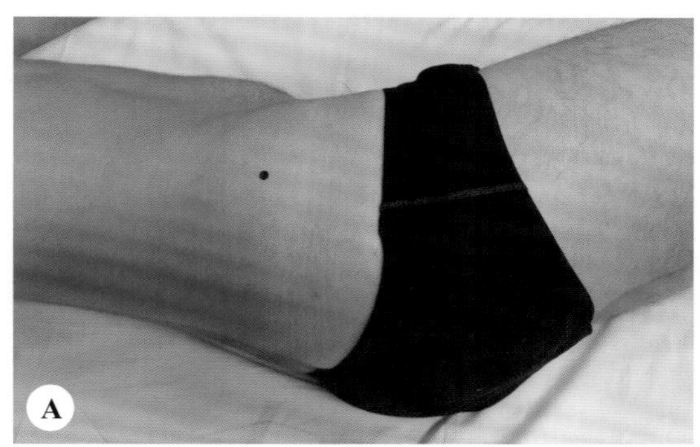

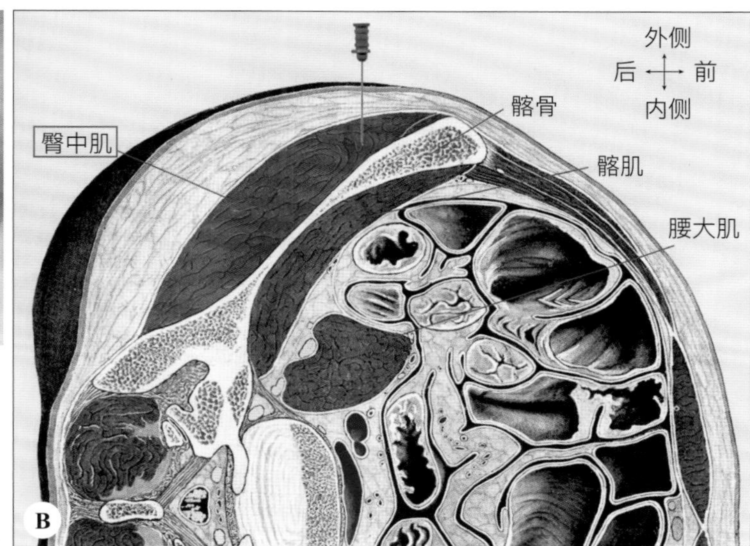

▲ 图 13–53 **A. 臀中肌进针点；B. 横断面解剖** [a]

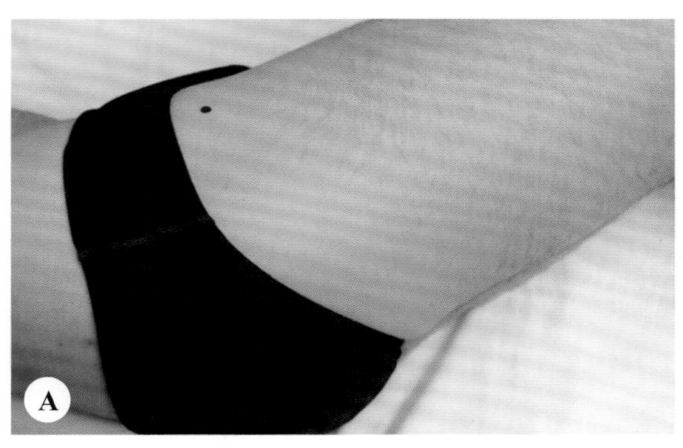

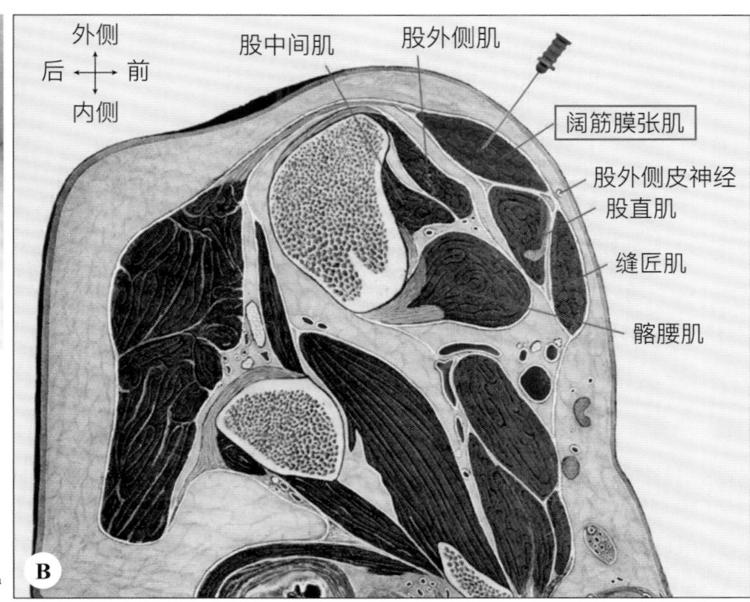

▲ 图 13–54 **A. 阔筋膜张肌进针点；B. 横断面解剖** [a]

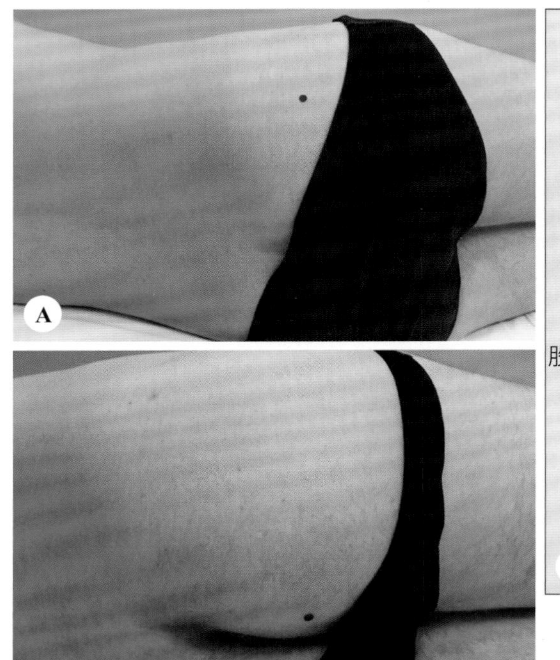

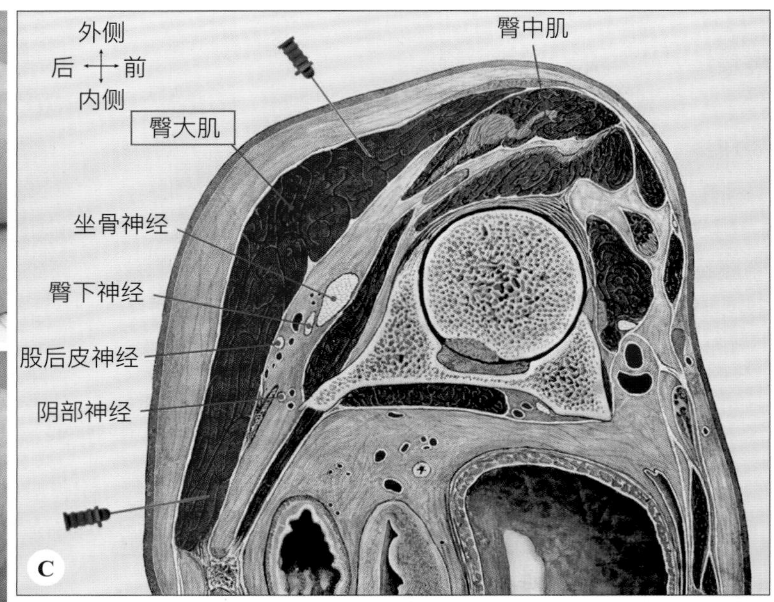

▲ 图 13-55 **A. 臀大肌进针点，选择 1：臀部外上 1/4 象限。B. 臀大肌进针点，选择 2：臀部内下 1/4 象限。C. 横断面解剖**[a]

(4) 临床关键点

• 臀大肌是判断 S_1 神经根病最佳的近端肌肉。

• 常常用于坐骨神经损害和腰骶丛或 L_5～S_1 神经根损害的鉴别。

(5) 横断面解剖关键点

• 注意：如果在臀部中央或外下 1/4 象限进针，并且进针太深，会损伤坐骨神经。

（八）脊神经后支

脊旁肌（**paraspinal muscle，PSP**）（图 **13-56** 至图 **13-58**）

(1) 神经支配

后支，脊神经，神经根。

(2) 进针点

患者侧卧位，检查侧向上，脊柱中线旁开 2 横指处进针，角度稍偏向内侧。为确保针进入较深的肌肉层，当针刚触及椎板后轻轻回撤。

(3) 激活动作

颈部：患者伸颈。

胸部：患者伸背，或深呼吸。

腰骶部：患者伸髋同时保持腿部伸直。

(4) 临床关键点

• 脊旁肌是最近端的肌肉。

• 神经根病和肌病检查脊旁肌有益。

• 怀疑周围神经损害时，脊旁肌异常提示病灶在神经根或者神经根近端。但是神经根病时，考虑到邻近肌节的重叠支配，尤其是浅层肌肉，应首选通过肢体肌肉确定特定的神经根水平。

• 一些患者很难放松脊旁肌。为更好的评价插入 / 自发电位，患者应该选择胎儿体位，颈部、髋和膝屈曲。

• 相反，一些患者的 PSP 很难激活。

(5) 横断面解剖关键点

• 注意：检查下颈段，尤其是胸段 PSP 时，因进针位置太靠外而引发气胸的罕见病例报道。

• 下颈段脊旁肌检查时，如果进针太表浅，可能进入的是上斜方肌。

• 上胸段脊旁肌检查时，如果进针太表浅，可能进入的是斜方肌或菱形肌。

• 下胸段脊旁肌检查时，如果进针太表浅，可能进入的是斜方肌和背阔肌。

（九）颅延髓肌肉

1. 颏舌肌（舌肌）（图 13-59）

(1) 神经支配

舌下神经（第Ⅻ对脑神经），延髓。

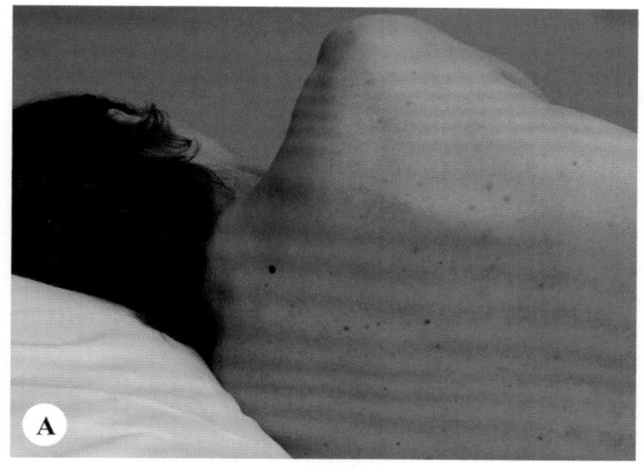

▲ 图 13-56　**A.** 下颈段脊旁肌进针点；**B.** 横断面解剖[a]

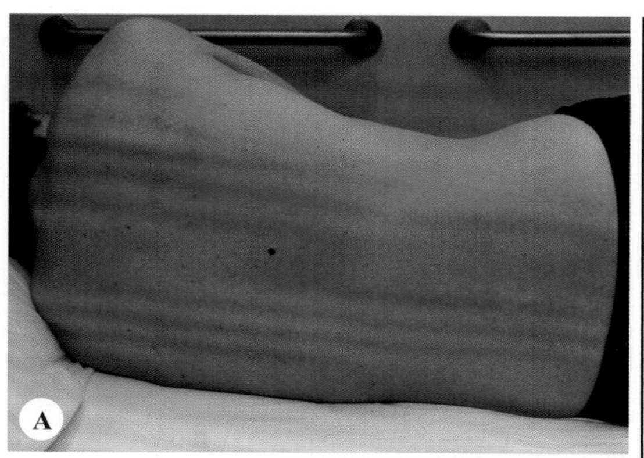

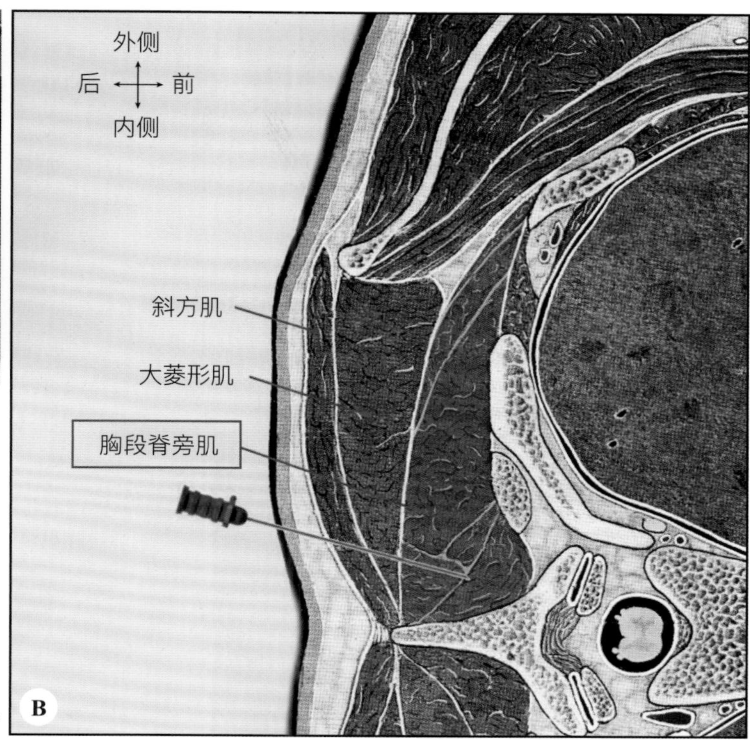

▲ 图 13-57　**A.** 胸段脊旁肌进针点；**B.** 横断面解剖[a]

(2) 进针点

方法 1：口腔内检查。患者伸舌，检查者用纱布垫固定舌尖，舌底外侧面进针（图 13-59A）。

方法 2：经皮检查。下颌骨底面前部、紧贴中线外侧向头部进针（图 13-59B 和 C）。

(3) 激活动作

患者伸舌。

(4) 临床关键点

- 舌肌不容易放松，因此评价自发电位较困难。
- 疑诊运动神经元病时检查舌肌非常有意义。
- 包括舌肌在内的颅延髓肌肉 MUAP 时限通常较肢体肌肉短。

(5) 横断面解剖关键点（方法 2）

- 沿正中线进针，再往外侧是下颌底部走行的面动脉主要分支颏下动脉。
- 如果进针过于表浅，会进入由 C_1 神经根支配的颏舌骨肌。

2. 咬肌（图 13–60）

(1) 神经支配

下颌神经，三叉神经运动支（V_3），脑桥。

(2) 进针点

患者咬紧下颌可触摸到咬肌，于下颌角前 2 横指，向头侧 1～2 横指，沿上、下牙之间形成的连线上进针。

(3) 激活动作

患者咬紧下颌。

(4) 临床关键点

- 咬肌容易激活。
- 疑诊运动神经元病时可检查该肌肉。
- 包括咬肌在内的颅延髓肌肉 MUAP 时限通常较肢体肌肉短。

(5) 横断面解剖关键点

- 注意：针的位置应在肌肉前部，避免损伤腮腺。

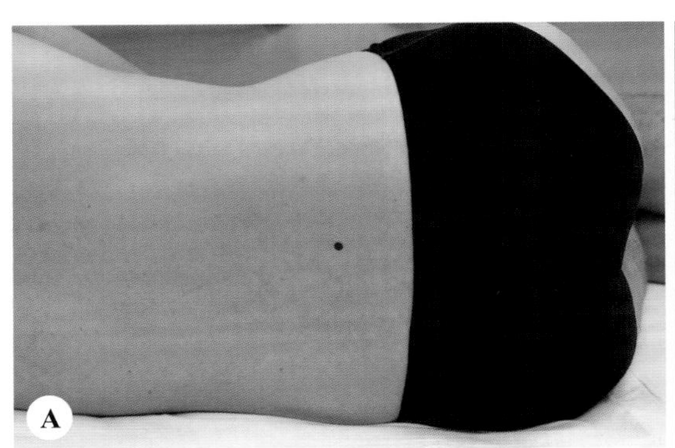
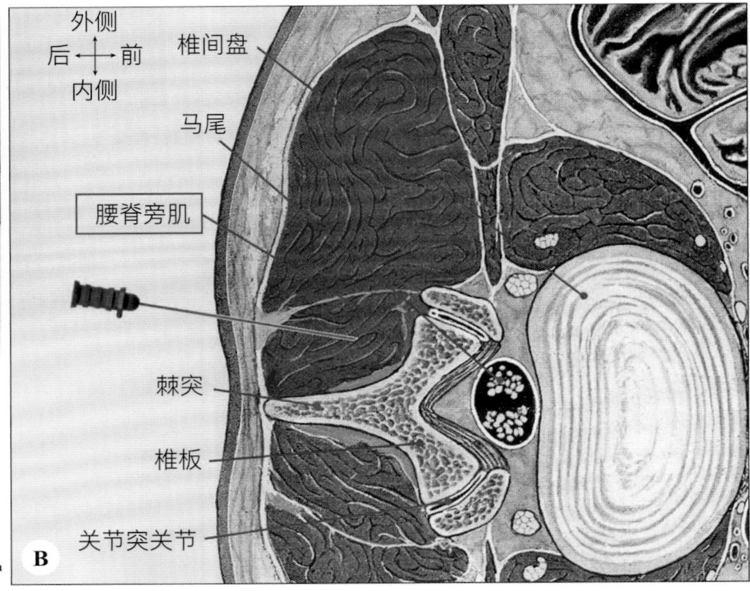

▲ 图 13–58 **A.** 腰段脊旁肌进针点；**B.** 横断面解剖[a]

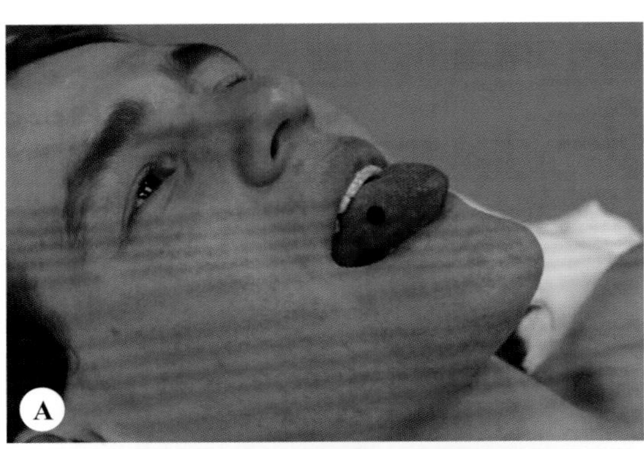
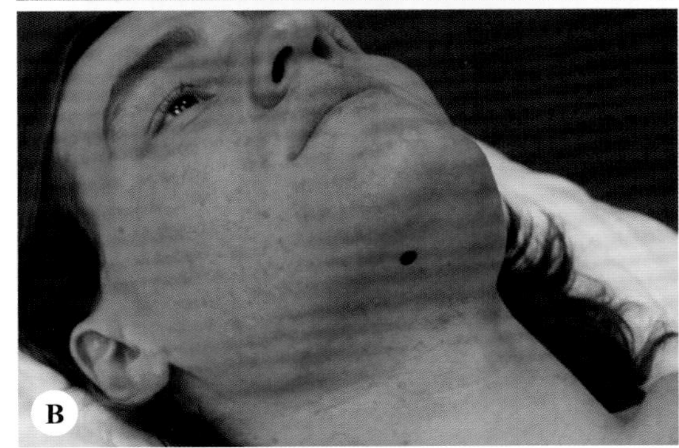
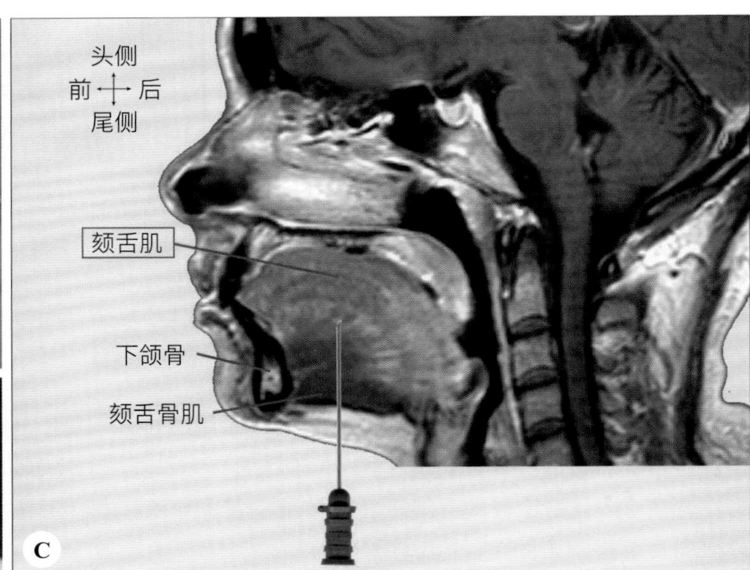

▲ 图 13–59 **A.** 颏舌肌进针点（口腔内方法）；**B.** 颏舌肌进针点（下颌底方法）；**C.** 矢状截面解剖[a]

- 注意：针的位置不应太靠近头部，避开腮腺主导管。

3. 额肌（图 13–61）

(1) 神经支配

面神经额支（第Ⅶ对脑神经），桥延交界区。

(2) 进针点

眉毛中点向上 1～2 横指处斜向进针。

(3) 激活动作

患者向上看（抬眉毛）。

(4) 临床关键点

- 此肌肉常用于单纤维 EMG 检查。
- 额肌可用于评估贝尔麻痹。
- 疑诊运动神经元病时可检查额肌。
- 包括额肌在内的颅延髓肌肉 MUAP 时限通常

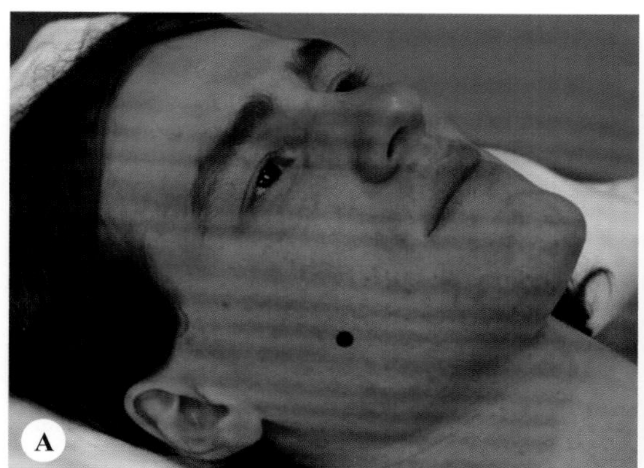

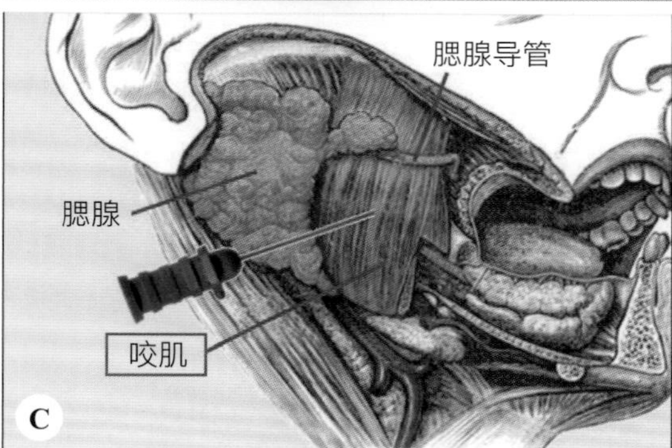

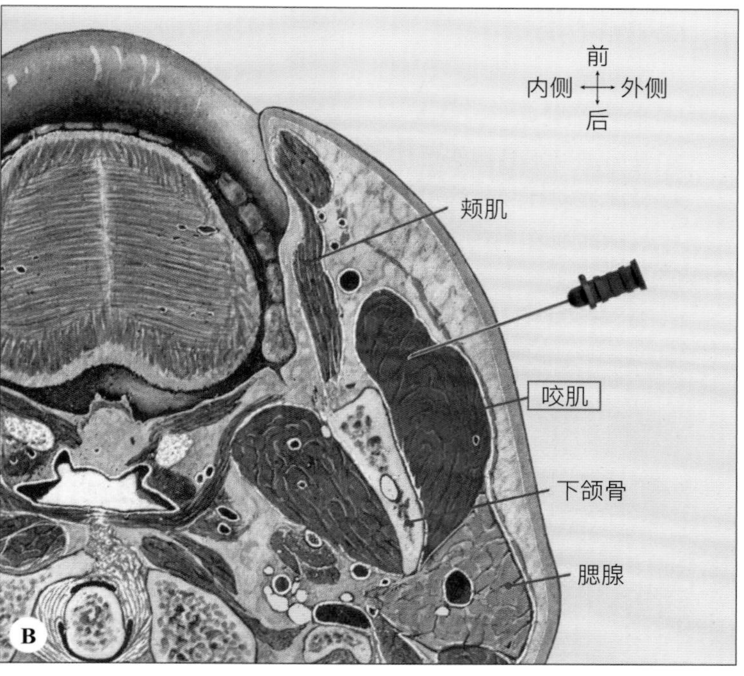

▲ 图 13–60　**A.** 咬肌进针点；**B.** 横断面解剖 [a]；**C.** 咬肌和腮腺 / 导管的解剖关系 [b]

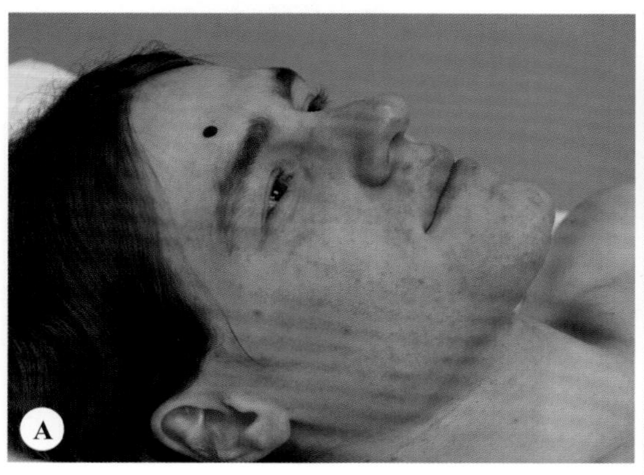

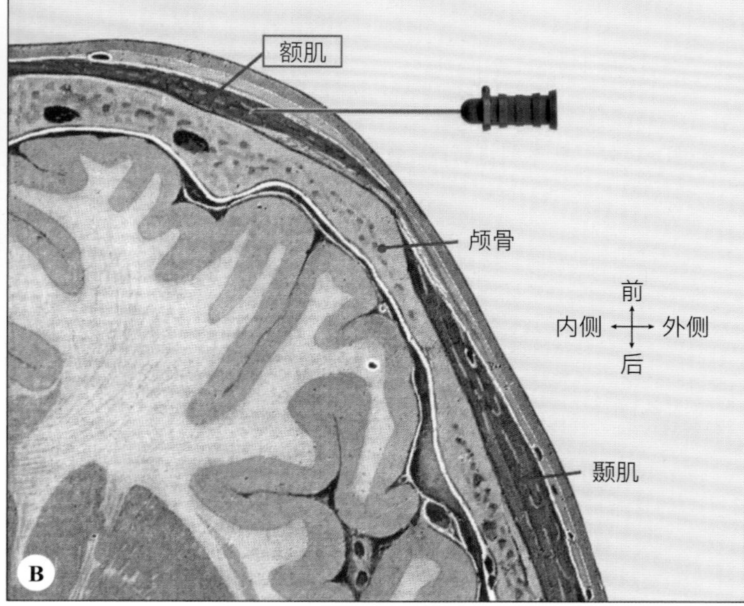

▲ 图 13–61　**A.** 额肌进针点；**B.** 横断面解剖 [a]

较肢体肌肉短。

(5) 横断面解剖关键点

• 额肌非常薄，必须斜向进针。

4. 颏肌（图 13-62）

(1) 神经支配

面神经下颌支（第Ⅶ对脑神经），桥延交界区。

(2) 进针点

下颏处的表浅位置斜向进针。

(3) 激活动作

患者噘嘴。

(4) 临床关键点

• 可用于贝尔麻痹的评估。

• 疑诊运动神经元病可检查颏肌。

• 包括面肌在内的颅延髓肌肉 MUAP 时限通常较肢体肌肉短。

(5) 横断面解剖关键点

• 颏肌非常薄，附着于下颌表面，必须斜向进针。

5. 眼轮匝肌（图 13-63）

(1) 神经支配

面神经颞支（第Ⅶ对脑神经），桥延交界区。

(2) 进针点

眼窝下部外侧斜向进针，进针方向远离眼睛。

(3) 激活动作

患者用力闭眼。

(4) 临床关键点

• 有助于评估贝尔麻痹。

• 包括面肌在内的颅延髓肌肉 MUAP 时限通常较肢体肌肉短。

(5) 横断面解剖关键点

• 眼轮匝肌非常薄，必须斜向进针。

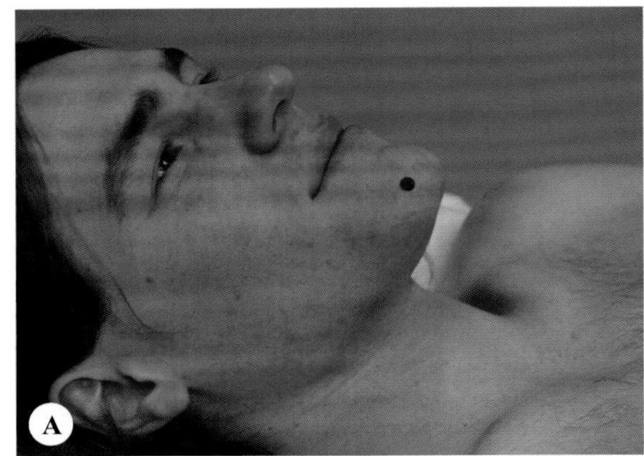

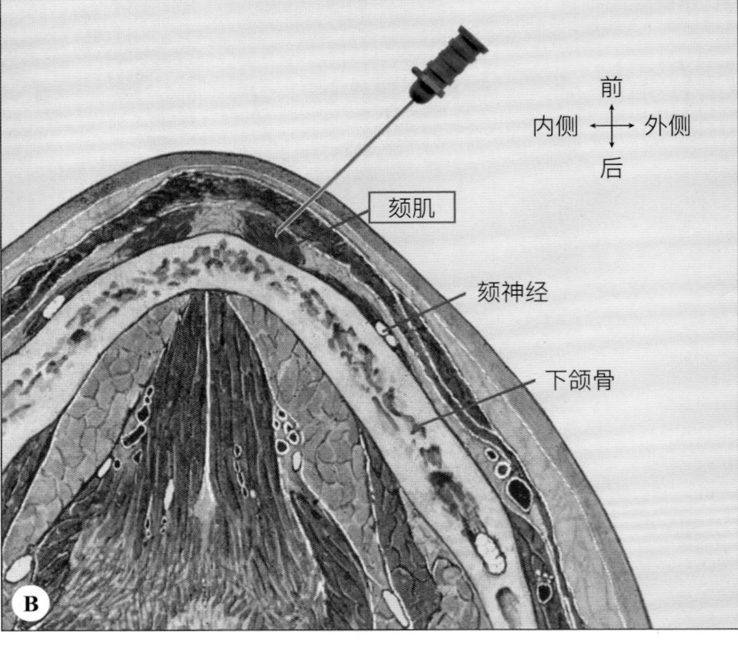

▲ 图 13-62　**A.** 颏肌进针点；**B.** 横断面解剖[a]

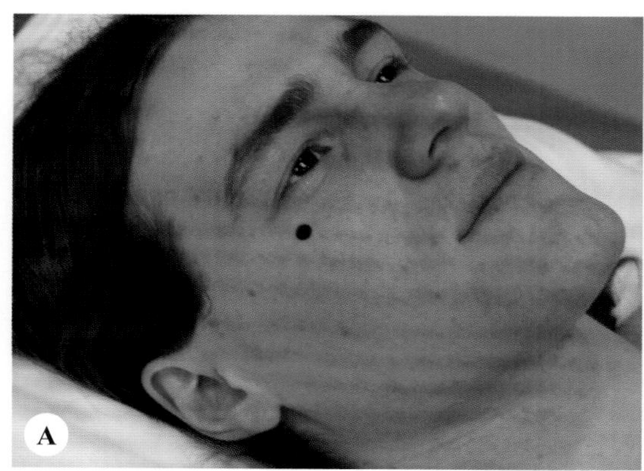

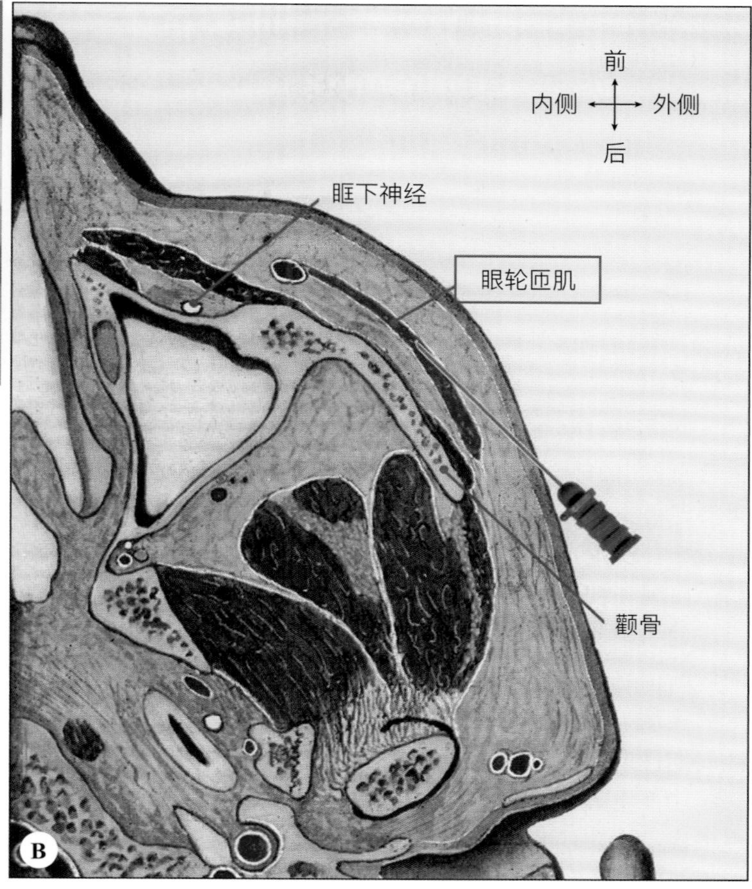

▲ 图 13-63　**A.** 眼轮匝肌进针点；**B.** 横断面解剖 [a]

第 14 章　肌电图基础：自发电位分析

Basic Electromyography: Analysis of Spontaneous Activity

董继宏　译　　黄旭升　校

针电极肌电图检查的第一步是对每块受检肌肉进行自发电位分析。EMG 上发现异常自发电位至关重要，可提供多个重要信息。首先，异常自发电位的分布往往提示病变的神经解剖定位，如单神经根病，出现失神经电位的肌群分布仅限于该神经根所对应的肌节。其次，自发电位的类型可提供特异性的诊断信息，一些特定类型的自发电位可仅指向特定的疾病，如肌强直放电，仅见于少数肌病和高钾性周期性麻痹。再次，自发电位的程度或数量有助于疾病严重程度的判断。最后，异常自发电位的出现可提供疾病的病程信息，如神经根病，发病数周后相应神经根支配的肢体肌肉才会出现纤颤电位。

一、自发电位分析

任何自发电位的辨认都可以通过模式识别或波形分析获得。经验丰富的检查者很容易甄别每种波的形态和声音特征，但对于初学者，或是见到不常见的波形时，一定要根据以下几个特征对波形进行系统分析：①形态；②稳定性；③发放特征（图 14–1）。通过这些信息的整合，几乎能够正确识别每种自发电位。

（一）形态学

自发电位的起源可以通过分析它的形态学特征，尤其是电位的大小、形状（波幅、时限、相位数）和起始偏转方向获得。自发电位的起源确定后，鉴别诊断范围可显著缩小。自发电位起源必须进行的鉴别诊断如下（图 14–2 和图 14–3，表 14–1）。

- 神经肌肉接头。
- 单个肌纤维。
- 轴突末梢。

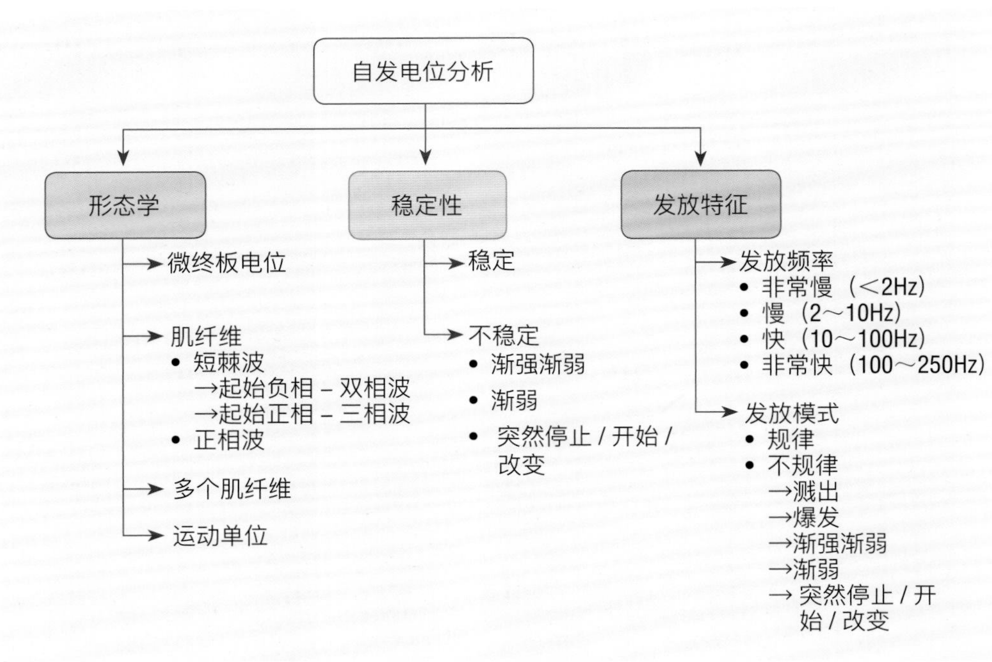

◀ 图 14–1　自发电位分析流程

- 运动神经元 / 轴突。
- 相邻多个肌纤维串联。

神经肌肉接头（即终板区）处有自发的微终板电位（miniature endplate potentials，MEPP）发放，它是乙酰胆碱经过细胞外吐的方式自发、量子式释放入神经肌肉接头后，产生的非扩散性阈下终板电位。当 EMG 针靠近终板时，就可以记录到 MEPP，其形态特征非常容易识别，为波幅低小的单相负波（图 14–2A），属于正常的自发电位，称为终板噪声。当肌纤维去极化达到阈值后，产生一个肌纤维动作电位（muscle fiber action potential，MFAP）。MFAP 有两种基本形态：短棘波或正相波。典型的短棘波为时限 1～5ms 的二相或三相波，波幅低（常为 10～100μV）。短棘波形态的 MFAP 可以由单个肌纤维自发性去极化产生（如失神经支配时），但也可因轴突末梢去极化并经过 NMJ 传递而形成，分析波形的起始偏向和短棘波相位数（二相还是三相）有助于这两种起因的鉴别（图 14–4）。如果去极化始于记录针电极的正下方，产生的是起始负相偏转的双相波（即负峰后接连一个小的正相波）（图 14–2B）。这种波形称为终板棘波，代表针电极正在终板区这个去极化起始点，并且刺激终板区附近神经轴突末梢产生动作电位，再进一步引出 MFAP，属于正常电生理现象见终板棘波节。至于其初始为负相偏转的原因则类似于运动 NCS 中当记录电极正好位于运动终板区时，所得到 CMAP 起始即是负相。不同的是，单个肌纤维自发性去极化产生的短棘波通常表现为起始为正相的三相波。当与针电极有一定距离的肌纤维发生去极化并向针电极方向传播时，产生的动作电位起始为正相，到达针电极下方时转为负相，离开针电极后，再次转成正相（图 14–2C 和图 14–4B）。

除了上述的短棘波，MFAP 也可表现为正相波，其形态特点是短的正相波起始，而后跟着长的负相波（图 14–2D）。正相波和起始为正相的三相短棘波都是最常见的失神经电位，分别称为正锐波和纤颤电位。但是，不要对同样来源于肌纤维的肌强直放电为何会具有和失神经电位一样的形态（正相波或短棘波）感到奇怪，这恰恰强调了一个重要概念，就是不能只靠动作电位的形态特征来识别它。虽然动作电位的形态通常被用来识别它的起源，但是其他附加信息，如稳定性和发放特征，对于充分描绘和识

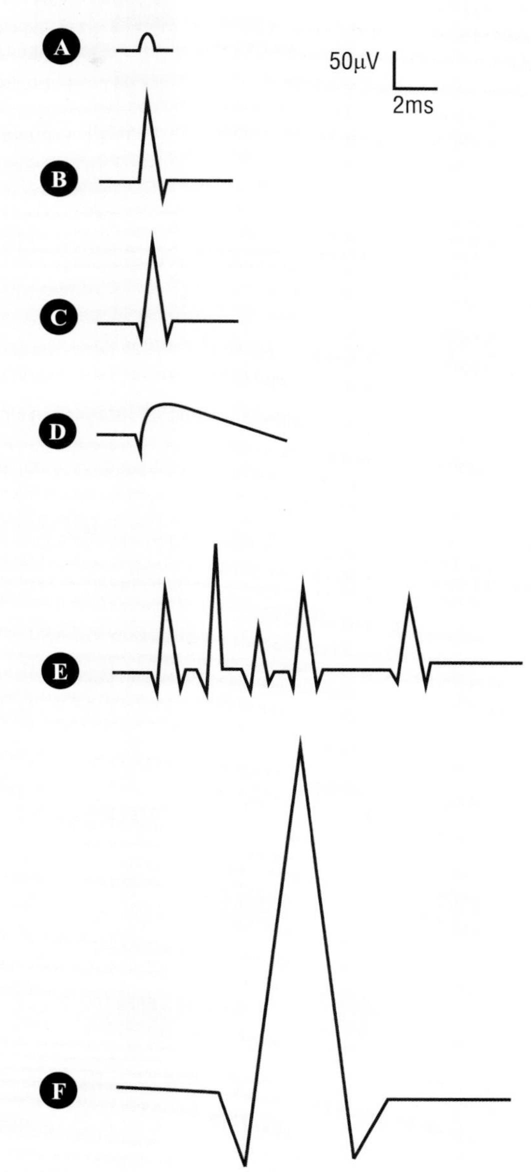

▲ **图 14–2　自发电位形态**

A. 微终板电位（单相负波）；B. 肌纤维动作电位，短棘波，是针电极刺激运动神经末梢导致的去极化波（起始负相，双相波）；C. 肌纤维动作电位，短棘波（起始正相，三相波）；D. 肌纤维动作电位，正相波（起始正相，缓慢负相）；E. 多个不同肌纤维动作电位串联；F. 运动单位动作电位，与上面图显示的肌纤维动作电位比较，其时限更长和波幅更高

别一个动作电位也十分重要。

另一类重要的自发电位起源于运动神经元或其轴突。任何因运动神经元或其轴突（末端分支之前）本身自发性去极化而产生的电位都会产生具有运动单位形态的动作电位（图 14–2F），称为运动单位动

作电位。运动神经元或其轴突产生的自发电位包括束颤电位、二联、三联和多联电位、肌颤搐放电、神经性肌强直放电和痉挛电位，它们均属于异常自发性 MUAP 谱系，但相互间可以通过各自不同的稳定性特征和发放特征进行鉴别。正常运动单位产生的 MUAP 形态正常：相位数一般为二相到四相、时限 5～15ms，波幅的高低则取决于针电极位置。如果运动单位发生病变，则 MUAP 相位数、时限和波幅都会发生异常。MUAP 和 MFAP 的鉴别方法简单，只要直接分析它们的时限和波幅即可。

最后一种必须认识的独特波形就是数个肌纤维有锁时关联的放电，如复合性重复放电（complex repetitive discharge，CRD）（图 14–2E）。也许有人会问这个放电如何与同样是多个肌纤维共同放电的 MUAP 鉴别？区别在于一个运动单位的肌纤维放电多少具有同步性，并且几乎在任何情况下都能整合成一个时限达到 5～15ms 的大的动作电位。相反，参与 CRD 的那些肌纤维放电是每个肌纤维按时间顺序连续发放，每个棘波都能被识别出。

（二）稳定性

对波形稳定性的分析可获得丰富的信息。几乎所有自发电位都有相对稳定的形态特征，一旦形态发生改变，就一定要注意分析这些自发电位是渐强渐弱（波幅有升有降）、减弱（波幅下降）或波形突然改变。出现 MFAP 波幅渐强渐弱的改变是肌强直放电的特征，出现 MUAP 波幅显著衰减见于神经性肌强直放电，而 CRD 的典型特点是波形的稳定性近乎完美，但是如果另有环路落入或脱出检查范围的话，其形态将会突然改变，并且完全不同于原先的特征。

（三）发放特征

分析完动作电位的形态和稳定性后，EMG 检查者还应观察其发放特征，包括发放模式和发放频率。要注意其模式是规律发放还是不规律发放。如果是规律发放，那么是不是绝对规律？纤颤电位和正锐波的发放或多或少有点规律（偶尔它们可以逐步减慢或加快），但 CRD 却几乎是完全规律地发放。如果是不规律发放，那么它是呈热油飞溅样（如终板棘波）、渐强渐弱（如肌强直放电的加快和减慢发放）或渐弱地发放（如神经性肌强直放电的渐弱发放）？是否呈爆发式发放（群发放之间相对电静息）？这种模式见于肌强直时的二联或三联发放电位，以及肌颤搐放电。还要注意放电频率，是非常

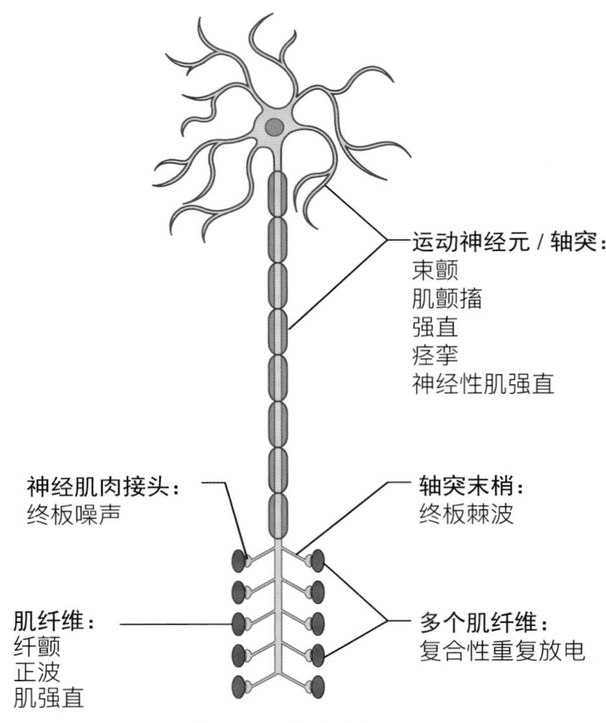

▲ 图 14–3　自发电位的起源

自发电位存在多种起源，不同来源的自发电位各自具备独特的形态特征

慢（＜2Hz）、慢（2～10Hz）、快（10～100Hz）或非常快（＞100Hz）。如果发放非常慢，如低于 4～5Hz，就表明这种放电不可能受主观支配，这是非常重要的提示，因为随意运动时运动单位的放电频率至少为 4～5Hz，因此所有放电频率低于 4～5Hz 的电位都不可能受主观支配，所以一定是自发性的。相反，过高频的放电是神经性肌强直放电的特征，频率可高达到 150～250Hz。

表 14–1 总结了针电极肌电图中常见的各种自发电位的形态、稳定性和发放特征。

二、插入电位

对每块受检肌肉进行针电极肌电图检查时都首先要观察插入电位。当针电极快速插入肌肉时，周围数个肌纤维发生去极化，形成持续几百毫秒的短阵放电，称为插入电位，这是正常电生理现象（图 14–5）。对于 EMG 检查者而言，出现插入电位的重要性在于可以确认针电极已经进入肌肉内而非在脂肪或皮下组织内。对每块肌肉插入电位的评估都必须在针电极周围四个象限内至少进行 4～6 次针电极快速微移。针极移动产生的任何超过 300ms 的电位

表 14-1　自发电位

电　位	起源 / 形态	扬声器的声音	稳定性	发放频率	发放模式
终板噪声	微终板电位（单相负波）	海螺靠近耳边听到的声音	—	20～40Hz	不规则（嘶嘶声）
终板棘波	被轴突终末支兴奋的肌纤维（短棘波，起始负向的双相波）	煎锅里的热油喷溅出的声音	稳定	5～50Hz	不规则（溅出声）
纤颤电位	肌纤维（短棘波，起始正相的双相或三相波）	雨滴落在铁皮屋顶的声音，或如时钟滴答声	稳定	0.5～10Hz（偶尔高达 30Hz）	规则
正锐波	肌纤维（起始正相，后续缓慢负相的双相波	闷钝的砰响声，或如雨滴落在屋顶上的声音	稳定	0.5～10Hz（偶尔高达 30Hz）	规则
肌强直放电	肌纤维（短棘波，起始正相，或仅正相波）	引擎发动声	波幅递增 / 递减	20～150Hz	递增 / 递减
复合性重复放电	锁时串联的多个肌纤维	引擎声	一般稳定，也可因不连续的跳跃而改变形态	5～100Hz	非常规则（除非被过度驱动）
束颤电位	运动单位（运动神经元 / 轴突）	爆米花声	稳定	低（0.1～10Hz）	不规则
二联，三联，多联电位	运动单位（运动神经元 / 轴突）	小跑时的马蹄声	一般稳定，可在联律数量上有改变	变化（1～50Hz）	2 个、3 个或多个电位暴发式发放
肌颤搐放电	运动单位（运动神经元 / 轴突）	阅兵步伐声	一般稳定，可在暴发过程中发生电位数量改变	1～5Hz（暴发间期） 5～60Hz（暴发时）	同一个运动单位动作电位成串发放
痉挛电位	运动单位（运动神经元 / 轴突）		通常稳定	高（20～150Hz）	干扰相，或为 1 个 / 多个运动单位动作电位
神经性肌强直放电	运动单位（运动神经元 / 轴突）	砰砰声	波幅递减	非常高（150～250Hz）	递减
静止性震颤	运动单位（运动神经元 / 轴突）	阅兵步伐声	波幅可升可降	1～5Hz（两次暴发间）	诸多不同运动单位动作电位同步发放

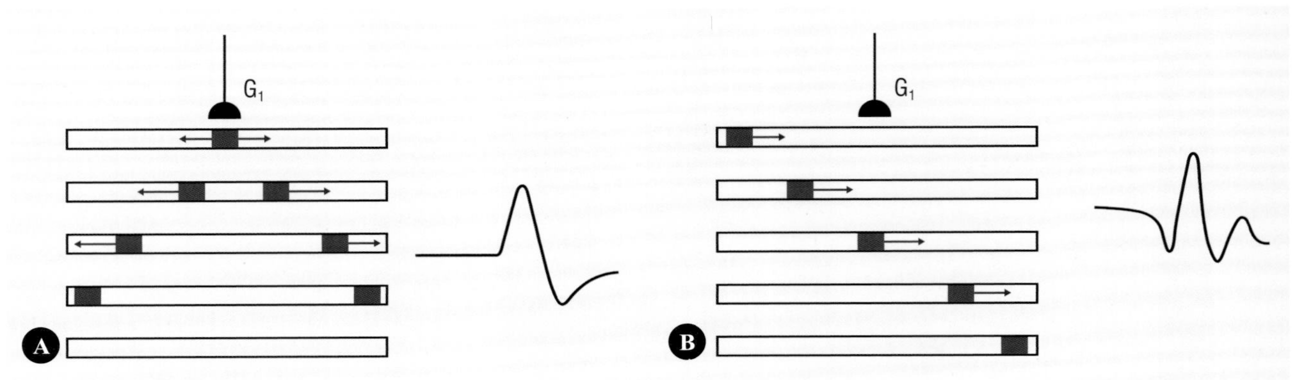

▲ 图 14–4 动作电位波形与其去极化时的位置关系

A. 动作电位开始于针电极记录位置正下方时，起始去极化产生负相波，随着去极化在肌膜上的播散而背离针电极时转为正相波，因此产生先负后正的双相波。终板棘波的波形机制即如此；B. 如果动作电位开始于记录针电极的一定距离处，则随着其向针电极方向播散，出现先正相偏转，而后到达针电极正下方时转折形成负相波，当它再次背离针电极后出现最后一个正相波。纤颤电位的波形即如此产生。终板棘波和纤颤电位的鉴别即在于前者不存在一个正相偏转，原理就是它发生去极化的位置在终板

在排除终板电位后即可认为是插入电位延长，常见于神经源性和肌源性损害。少见情况下，当肌肉组织为脂肪或纤维结缔组织所取代时，插入电位可减少。

三、自发电位：正常

除终板区（即 NMJ）的肌纤维放电外，所有自发电位都是异常的。肌肉终板区通常靠近肌腹中央，常规 EMG 检查中常被针电极触及。当针电极置于终板区时，患者常有一种深部的烧灼样、不适感。终板区有两种类型正常的自发电位：终板噪声和终板棘波。正确识别它们至关重要，可避免将其误判为病理性自发电位。

（一）终板噪声

终板噪声是一种低波幅的单相负波，呈不规律发放，频率 20～40Hz，在 EMG 扬声器上呈特征性海螺音（图 14–6），生理意义代表微终板电位。可通过上述的特征性形态和声音特征，以及常伴随终板棘波共同出现识别。

（二）终板棘波（“神经电位”）

终板棘波是种发放不规律、频率高达 50Hz 的 MFAP（图 14–7），常伴终板噪声一起出现。形态上呈双相波，起始为负波，表明针电极正位于动作电位的始发点上。EMG 上的声音包括噼啪声、蜂鸣声或热油飞溅的声音。与同样呈短棘波的纤颤电位的鉴别在于终板棘波的波形特征以负相偏转起始、其发放极度不规律。

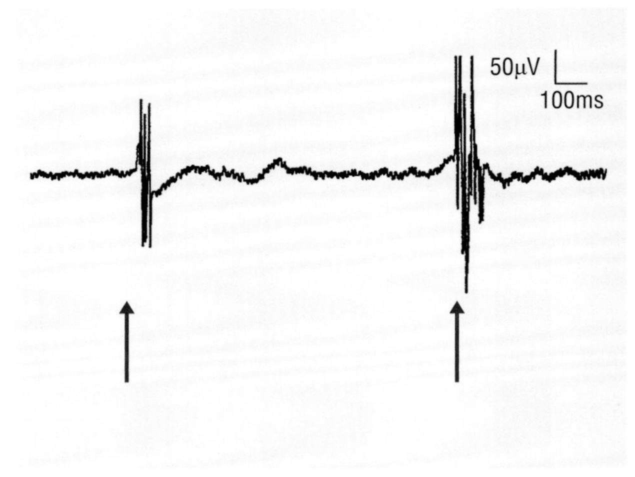

▲ 图 14–5 正常插入电位

箭所指为针电极移动。每次随针电极的移动，正常插入电位短促发生，持续时间通常不超过 300ms。插入电位延长可见于神经源性和肌源性疾病。注意图标所示的慢扫描速度

终板棘波是运动轴突末梢受针电极刺激而兴奋后诱发出的 MFAP（图 14–8），针电极刺激是其出现的重要条件。相反，MEPP 则是自发的，并不需要有刺激因素存在。总之，终板棘波仅在针电极插入肌肉并靠近终板区，足以对神经末梢产生机械性刺激后产生。

四、自发电位：异常肌纤维电位

正常情况下，终板区外的肌纤维呈电静息。终

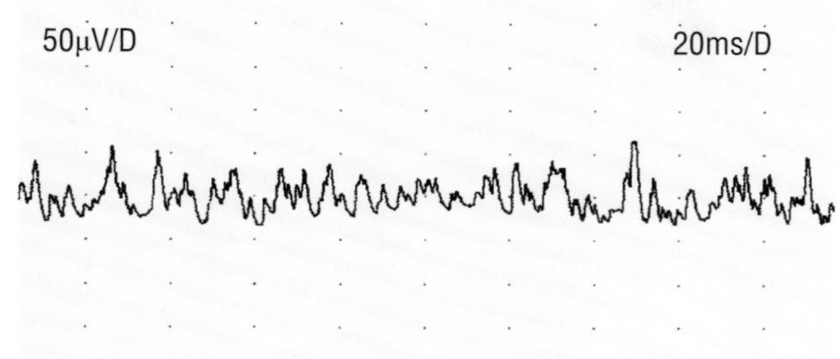

▲ 图 14-6　终板噪声

单相负波为主的小电位，呈高频发放，通过其特征性形态和 EMG 上特殊的海螺音可以识别

板区外的任何持续的，超过 3s 的自发电位通常界定为异常自发电位。自发电位可见于针电极置于肌肉内不动时自行发放，也可因针电极移动、肌肉主动收缩、叩击肌腹或电刺激诱发产生。

（一）纤颤电位

在单个肌纤维的细胞外记录可得到纤颤电位（图 14-9 和图 14-10）。这种肌纤维的自发性去极化是活动性失神经支配的电生理标志（即神经与其支配的肌纤维之间出现结构或功能失联系）。虽然它们主要与神经源性疾病（即周围神经病、神经根病、运动神经元病）有关，但也可见于一些肌肉疾病（尤其是炎性肌病和肌营养不良），罕见情况下还可见于严重的 NMJ 疾病（特别是肉毒素中毒）。纤颤电位因其来自肌纤维而具备了单个 MFAP 的形态特征：起始呈正相偏转的短棘波、时限 1～5ms，波幅低（典型为 10～100μV）。其发放模式非常规律，频率常在 0.5～10Hz，偶尔高达 30Hz。如果病程很长（6～12 个月），纤颤电位可变得极其微小（波幅＜10μV）（图 14-11）。EMG 上纤颤电位的声音类似“雨滴落在屋顶上”。虽然纤颤电位发放规律，但可在数秒内发放逐渐减慢到完全停止。

（二）正锐波

正锐波的意义和纤颤电位相同，都是单个肌纤维的自发性去极化（图 14-12），都代表活动性失神经支配。正锐波的起始为短暂的正相偏转，其后转为长时限负相，并且由于这个缓慢的长时限负相，导致了扬声器里的声音呈闷钝的砰响声。正锐波的波幅变化较大（通常在 10～100μV 之间，偶可高达 3mV）。与纤颤电位一样，正锐波发放规律，频率 0.5～10Hz，偶可达 30Hz。这种发放模式非常关键，因为主动收缩产生的运动单位动作电位如果发生在

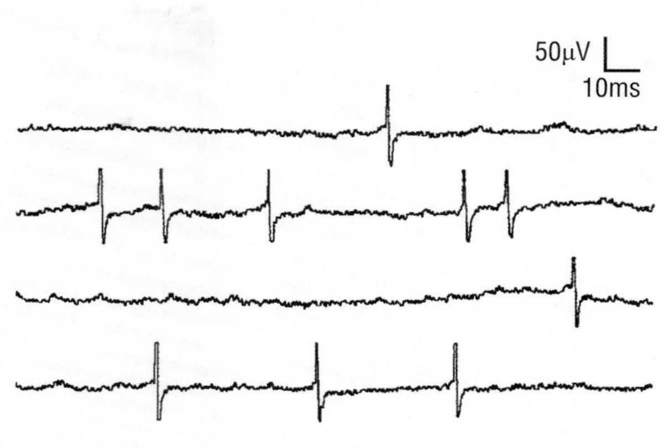

▲ 图 14-7　终板棘波

针电极插入终板区造成神经纤维末梢受刺激产生的动作电位，注意其负相偏转起始、短时限和双相特征，以及如热油溅出样不规则发放，这些是与纤颤电位的鉴别特征

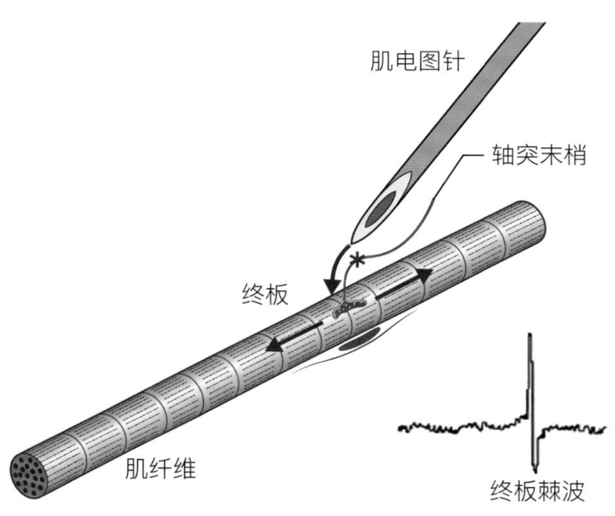

▲ 图 14-8　终板棘波的产生

终板棘波是针电极刺激神经末梢，产生沿该神经末梢播散的动作电位，继而引起肌纤维动作电位。其形态为起始负相的双相波，表明针电极恰位于 MFAP 的始发点

针电极一定距离外的话，也可呈正锐波形态，但和正锐波的区别就在于发放无规律（见第 15 章）。正锐波常和纤颤电位一起出现，但也可以单独出现，并且有时见于失神经早期。

至于单个 MFAP 为何呈现纤颤电位（即短棘波），或正锐波的机制尚无一致意见。当针电极移动时，纤颤电位偶可转变成正锐波，反之亦然（图 14-13）。有人认为正锐波的出现是针电极机械性地改变了肌纤维形态，使得此处的细胞膜处于不应期而产生。当肌纤维上距离针电极较远的位点发生自发性去极

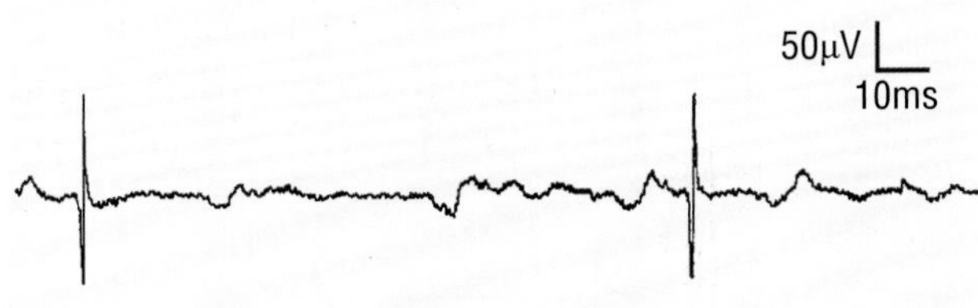

▲ 图 14-9　纤颤电位

代表单个肌纤维的自发性去极化。注意其起始为正，短时限和三相波的波形特点

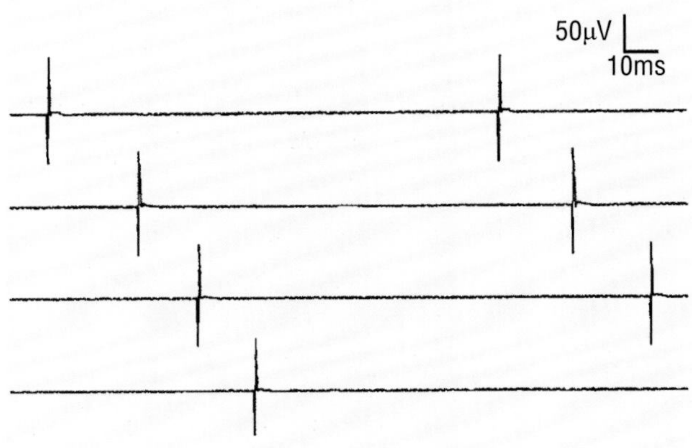

▲ 图 14-10　纤颤电位（连续扫描波形）

注意其规律发放的特征，有助于鉴别诊断

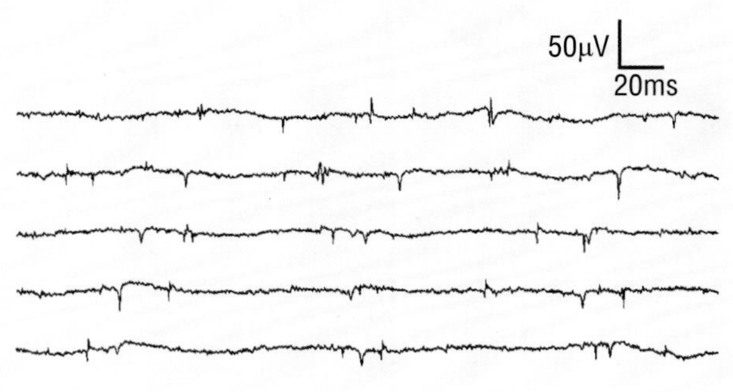

▲ 图 14-11　“微小”纤颤电位

病程很长时（病程通常 6～12 个月），纤颤电位会非常小（波幅＜10μV）。本描记图像来自于一位病程持续 2 年的腰骶神经根病患者。可见数个小的纤颤电位和正锐波

化时，动作电位可以向着针电极传播（产生起始正相偏转），当它到达针电极下时，理论上波形应该转成负相，但因此处肌纤维发生机械性变形，动作电位无法继续通过而导致消散（图 14-13，右图）。这种说法被认为是最能解释正锐波起源的学说，也解释了正锐波早于纤颤电位出现的原因：针电极的存在

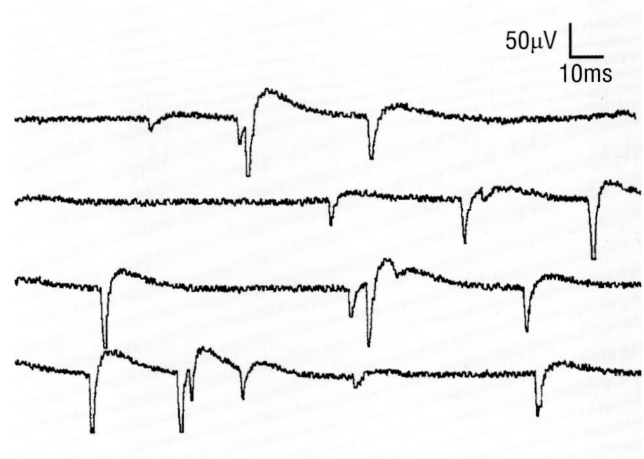

▲ 图 14-12　正锐波（连续扫描波形）

正锐波的意义同纤颤电位，代表肌纤维的自发性去极化。注意其起始正相偏转和其后的缓慢上升的负相

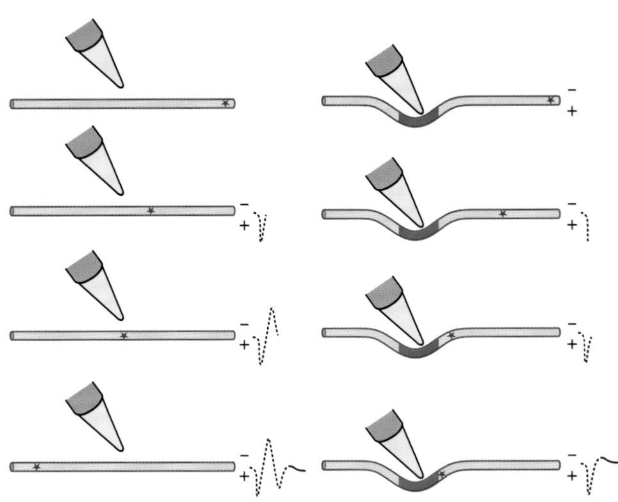

▲ 图 14-13　纤颤电位与正锐波发生机制的比对

左侧，当针电极接近失神经支配的肌纤维时，该纤维的自发放电随着向针电极的播散、抵达和远离，出现典型的短棘波三相电位（正 - 负 - 正相）。右侧，正锐波形成过程，针电极直接机械性改变肌纤维形态，造成该处肌膜处于不应期（蓝色区域），当去极化波传播到此处时，产生正相起始，但因在针电极下无法继续传播，不能产生陡直的负相，波形回到基线（经许可转载，改编自 Dimitru D. Volume conduction: theory and application. In: Dimitru D, ed. *Clinical Electrophysiology: Physical Medicine and Rehabilitation State of the Art Reviews*. Philadelphia: Hanley Belfus; 1989.）

有助于正锐波的产生。

然而，Dumitru 和同事提出正锐波的另一种发生机制，他们推测针电极位置出现的正锐波是去极化的起始而非前文所述的终结。在一个有说服力的系列实验中，沿单个肌纤维分别放置两根记录针电极，

移动一根针电极改变肌膜形态后即可引出自发电位，并被这根邻近的针电极首先记录到，随着该电位在肌纤维的传播，再被第二个针电极捕获到。如果是正常肌纤维，先出现正常的插入电位，形态为正锐波或双相短棘波（负－正）。随着它们沿肌纤维的传播，被第二个针电极记录到，所有电位均呈三相短棘波（正－负－正），与纤颤电位完全一样。但如果是失神经支配的肌纤维，当针电极改变肌膜形态后，该针电极即可记录到正锐波，远处的第二个针电极记录到一个有锁时关系的纤颤电位（图 14–14）。再进一步，如果第一个针电极不改变肌膜形态，两根针电极记录到的都是纤颤电位。由此，肌纤维产生的究竟是纤颤电位还是正锐波取决于针电极是否改变了肌纤维的形态。被针电极改变形态的肌纤维能形成一个"挤压区"，此处的肌膜无法传播动作电位，但仍与两侧的正常肌膜相连接。因而在邻近挤压区的地方，细胞外记录到的肌纤维自发去极化和其细

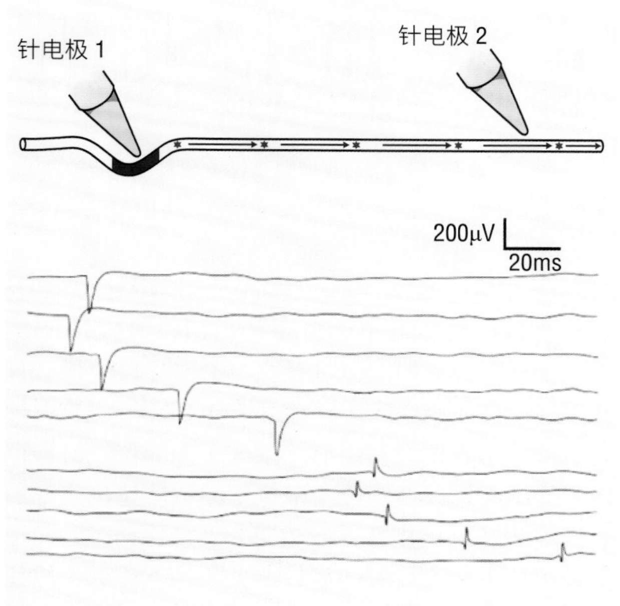

▲ **图 14–14　正锐波的其他发生机制解释**

上图，两个针电极在同一个失神经支配的肌纤维上分开放置。针电极 1 改变肌纤维膜的形态，形成"挤压区"效应。下图，前五条扫描线：所有被针电极 1 记录的自发电位均为正锐波形态。下图，后五条扫描线：与针电极 1 邻近的针电极 2 记录到的则都是纤颤电位形态，并与针电极 1 产生的正锐波存在锁时关系（经许可转载，改编自 Dumitru D, Martinez CTJ. Propagated insertional activity: a model of positive sharp wave generation. *Muscle Nerve*. 2006;34:457–462.）

胞内动作电位形态是一致的（即一个正向去极化）。

无论正锐波在针电极下是产生还是终止，需牢记的重点是正锐波和纤颤电位均为单个肌纤维因失神经支配导致了肌膜不稳定而产生的自发电位，两者唯一的不同在于正锐波是针电极引发肌膜变形而产生。

（三）纤颤电位和正锐波：分级和时程

如前所述，纤颤电位和正锐波都是活动性失神经支配的标志（即神经纤维与其支配的肌纤维间的结构或功能失联），对其进行定量描述有助于确定病变的严重程度（自发电位越多、失神经支配越多、病变程度越严重），以及疾病类型（例如，活动性多发性神经病时，肢体远端肌肉自发电位最多，随着向近端检查，自发电位逐渐减少）。

没有必要对纤颤电位和正锐波分别分级，它们实则是在 EMG 针电极下形态不同的相同自发电位。依照惯例，将它们分成 0～4 五个等级。

0 级：无自发电位。

+1：至少 2 个区域内出现持续（超过 2～3s）的单个成串电位。

+2：≥3 个但并非所有检查区域出现中等量自发电位。

+3：所有检查区域内均出现许多自发电位。

+4：自发电活动呈现完全干扰相。

假如所见的自发电位持续时间不到 2～3s，应称其为插入电位延长。所有自发电位中以纤颤电位和正锐波最常见，它们见于诸多常见疾病（如神经根病、卡压性神经病）。有经验的检查者看到它们，尤其再听到"雨滴落在屋顶上"的特征性声音后，会很容易识别出它们。但例外情况是碰到 +4 纤颤电位时，自发电位充满整个屏幕，根本无法识别单个电位（图 14–15）。常发生的错误是首先认为患者没有放松，所见电位为主动收缩的运动单位动作电位。然而，一旦 EMG 检查者确认患者是放松状态，再仔细听扬声器的声音，还是会发现那种"雨滴落在屋顶上"的声音特征，只不过是如同倾盆大雨！这种情况相当少见，仅见于所有或近乎所有肌纤维都失神经支配的罕见情况下，其中以外伤（如神经撕裂伤）和梗死（如血管炎）最多见。

对纤颤电位和正锐波进行注释的另一个要点是确定损害或疾病发生后首次出现的时间，它们一般不会立刻出现，往往要几周后才出现。更准确地说，

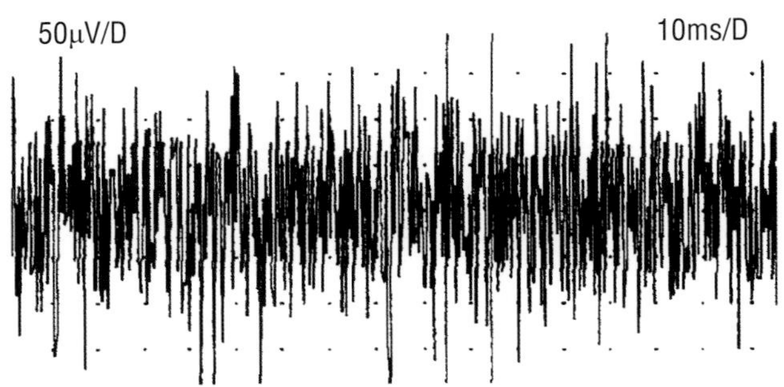

▲ 图 14-15 4 级纤颤电位

过于大量的纤颤电位充满整个屏幕，出现完全干扰相的表现。这种类型相当少见，仅见于所有或近乎所有肌纤维都失神经支配的罕见情况，其中以外伤（如神经撕裂伤）和梗死（如血管炎）最多见

它们首次出现的时间有赖于被检肌肉与神经病损部位间的距离。以下提供神经长度的两个极端例子供参考。

- L_5～S_1 神经根（即人体最长的神经）病变时纤颤电位和正锐波首次出现时间如下。
  - 脊旁肌 10～14 天。
  - 大腿近端肌 2～3 周。
  - 小腿近端肌 3～4 周。
  - 小腿远端和足肌 5～6 周。
- 周围神经远端或近 NMJ 部位的病变（即病变和被检肌之间可能的最短距离，如肉毒素中毒）：几天内即可出现纤颤电位和正锐波。

我们用以上例子提供的数据进行推断，就可以预估其他不同位置神经轴突损伤后发生纤颤电位和正锐波所需的时间。

（四）复合性重复放电

复合性重复放电为 EMG 检查中所见到的最独特的波形之一，它起自单个肌纤维去极化，进而在邻近失神经支配的肌纤维间进行假突触传递（即动作电位自肌膜到肌膜的直接传播）。如果去极化的传播形成环路，起始的肌纤维再次被激活，就形成重复放电（图 14-16）。CRD 的形态特征是参与发放的每个肌纤维的动作电位，即可被辨别出的单个棘波，呈连续发放而形成，每个棘波间存在锁时关联（图 14-17）。在 EMG 上，CRD 可通过其多锯齿状形态、高频率（典型为 5～100Hz）重复发放和突发突止的发放特征识别。这些发放常呈自发性（如当纤颤电位为启动电位时）或在针电极移动时出现。少数情况下可由刺激或主动收缩产生的 MUAP 诱发。

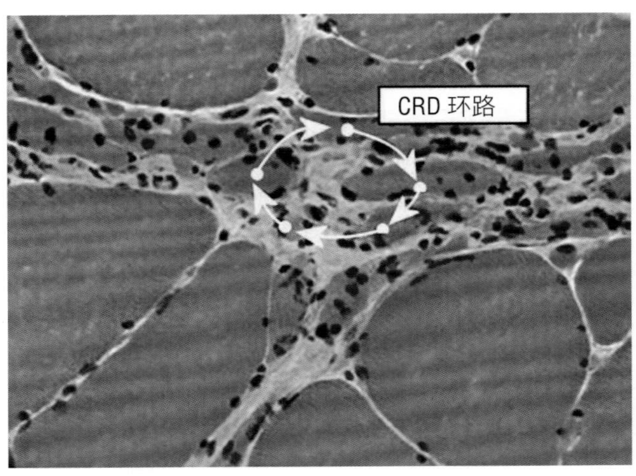

▲ 图 14-16 复合性重复放电的病理生理

起源于一个失神经支配肌纤维的自发性去极化，通过假突触传递方式，依次兴奋邻近肌纤维而形成。只要启动的肌纤维再次被兴奋，即可形成一个无须突触介导的传播环路。在神经病变中，相关病理表现为群组化肌萎缩，失神经支配的肌纤维相互紧邻

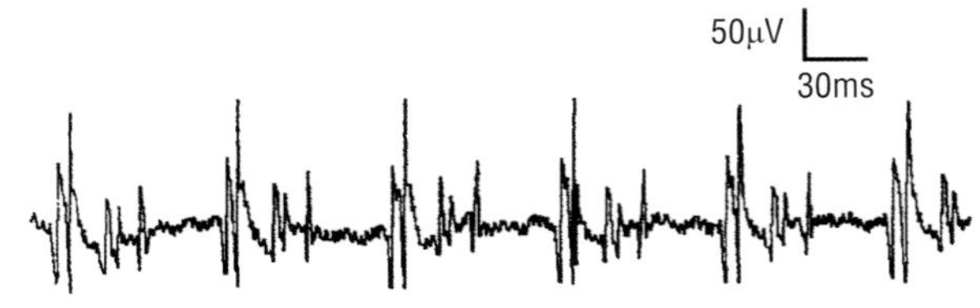

▲ 图 14-17 典型复合性重复放电

注意多棘波的形态特征（其中每个棘波分别代表不同的单个肌纤维）和完美重复的发放特征

CRD 中每个电位的形态都相同，因而在 EMG 上产生一种特有的类似机器声（图 14-18）。慢性神经源性疾病或肌肉疾病时都可出现 CRD，只要失神经肌纤维与其他失神经肌纤维处于相邻位置时即可产生。正常肌肉组织内，来自不同运动单位支配的肌纤维相互交错排列，当病变处于急性期时，同一运动单位失神经支配的肌纤维并不相互毗邻，因此很少出现 CRD。要形成一个失神经支配的肌纤维相互毗邻的环境，以神经病变为例，就必须经过一个失神经支配后的再支配过程（即纤维类型群组）和后续的二次失神经支配过程（即群组化萎缩）。当然这种情况也见于伴有失神经支配的肌肉疾病（即有坏死或炎症的肌病）或见于肌纤维分裂时。

少数情况下，当个别相位或附加环路落入或脱出检查范围时都可导致 CRD 频率和声音发生突然改变（图 14-19）。罕见情况下，当启动该 CRD 的肌纤

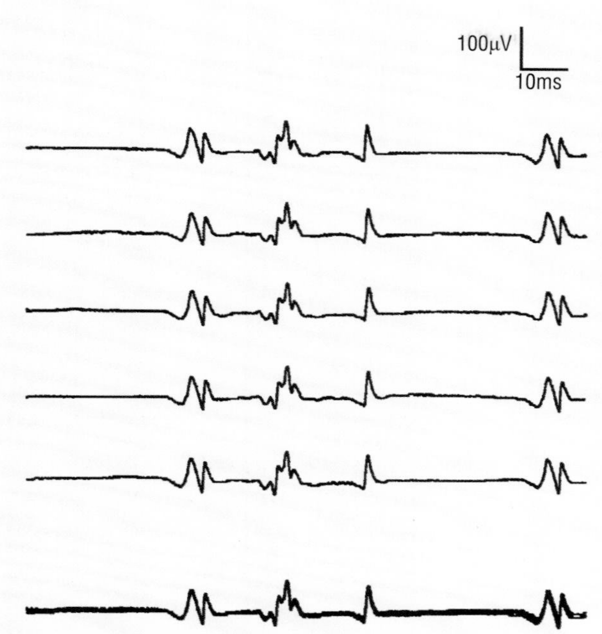

▲ **图 14-18 延迟扫描记录的复合性重复放电（CRD）（上 5 条扫描线）。重叠后波形（底部扫描线），要注意 CRD 完美的重复性特征。重叠后，连续发放的电位间几乎不存在颤抖现象**

维被其他肌纤维的放电过度驱动后，CRD 会变得不规律。但一旦这个过度驱动的频率落回 CRD 的固有频率内，CRD 立刻重新达到完美的规律发放。

由于 CRD 来源于肌纤维，因此 NMJ 阻滞药对其无作用。单纤维 EMG 上可呈现其典型特点：颤抖值极低。这是因为 CRD 中动作电位的传播是靠肌纤维间的假突触进行，不需要有突触参与，因此正常情况下突触对颤抖值的影响在此并不存在。

（五）肌强直放电

肌强直放电同样是单个肌纤维的自发放电（类似于纤颤电位和正锐波），区别在于其波幅和频率都具有渐强渐弱的典型特征（图 14-20 和图 14-21）。发放频率通常为 20～150Hz。肌强直放电中单个电位的形态既可以是正相波也可以是短棘波（证明其起源为单个肌纤维）。肌强直放电是强直性肌营养不良，先天性肌强直和先天性副肌强直的特征性表现，但也可见于其他肌病（酸性麦芽糖酶缺乏症，多肌炎，肌管性肌病）、高钾型周期性瘫痪，以及罕见情况下的任何原因的失神经支配。记住最后这点非常重要：任何失神经支配的疾病都可出现单个短促的肌强直放电，但它绝不是主要波形。

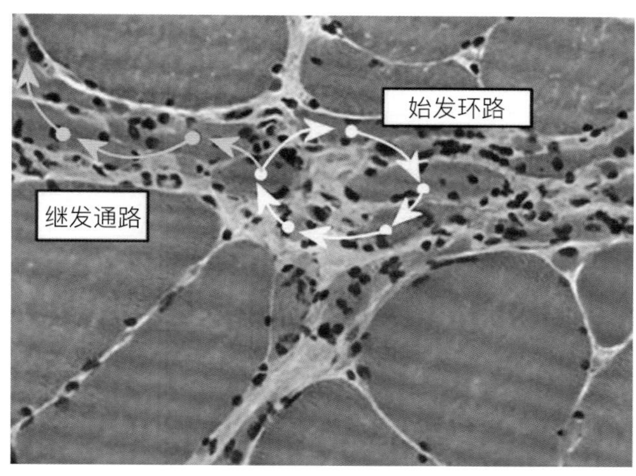

▲ **图 14-19 复合性重复放电（CRD）**

当另外的通路或环路落入或脱出后，CRD 可突然出现频率或电位数的变化（注意继发环路，可与图 14-16 相比）

肌强直放电因其渐强渐弱的波幅和频率而在 EMG 上发出典型的“引擎发动”声音。在解读 EMG 时最常见的错误是把肌强直放电当作急性失神经电位（即纤颤电位和正锐波）。产生这种失误的原因是因为两者基本形态相同、均由肌纤维产生、并且在临床实践中以失神经电位常见，而肌强直放电少见。不过，一旦听出肌强直放电特征性的渐强渐弱声音，识别就变得很容易。由于 EMG 检查者把肌强直放电误读成广泛失神经电位，已有不止一例先天性肌强直或强直性肌营养不良的患者被误诊为运动神经元病。

五、自发电位：异常运动单位动作电位

（一）束颤电位

束颤电位是由单个运动单位非自主发放的单个自发电位（图 14-22）。不同于自主发放的运动单位动作电位，束颤电位发放十分缓慢和不规律，频率常小于 1～2Hz。相反，自主发放的运动单位动作电位发放频率在患者开始按要求进行轻微收缩肌肉时即为 4～5Hz，并且频率无法再低。因此 MUAP 如果发放频率低于 4～5Hz，就一定不受肌肉主动收缩所控制。束颤电位起源于运动神经元或其轴突，并且为发出分支之前的轴突。EMG 上，束颤电位可呈单个 MUAP 的形态，但也可表现为复杂和偏大波形，代表病理性（即再支配）运动单位。束颤电位与前角细胞疾病的关系可谓“臭名昭著”，但实际上大多数束颤电位起源于运动轴突远端。

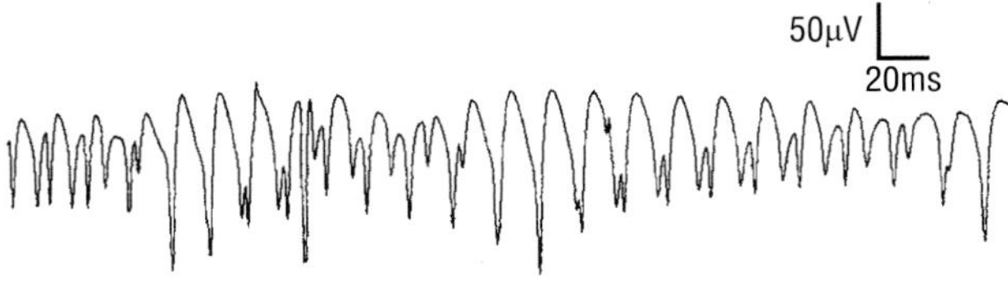

▲ 图 14–20　肌强直放电（自发放电）

注意其波幅和频率渐强渐弱的特征

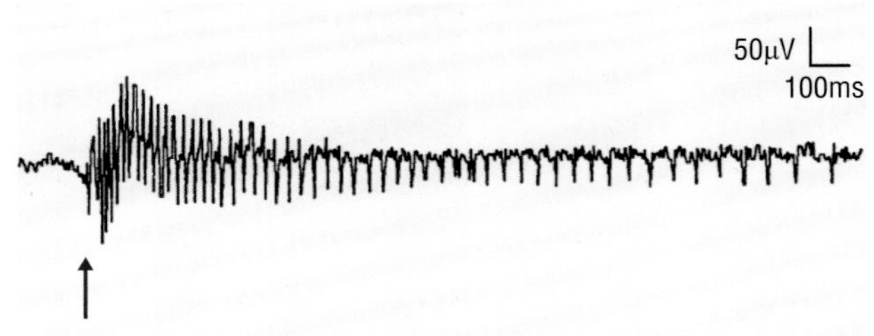

▲ 图 14–21　肌强直放电（针电极诱发）

箭所示为针电极移动触发的放电。肌强直放电可自发或由针电极移动、主动收缩或叩击肌肉而触发

肌束颤动临床表现为个别、短暂的肌肉颤动，很少造成相应关节的运动。肌束颤动见于很多累及下运动神经元的疾病。运动神经元病，如肌萎缩侧索硬化，就是众所周知的，但肌束颤动也见于神经根病、多发性神经病，以及卡压性神经病。此外，绝大多数正常人也可以有肌束颤动，称为良性束颤。

单靠临床来鉴别“良性”和“恶性”肌束颤动几乎不可能，但是，良性束颤不伴有肌无力、肌萎缩或任何反射异常。一般而言，良性束颤发放更快，并且在同一部位反复出现（如眼睑抽动）；相反，在运动神经元病等情况下的病理性肌束颤动发放更为随机。

EMG 上，束颤电位的声音如同微波炉里的“爆米花”音：闷钝、不规则的砰砰音。由于束颤电位发放十分缓慢，因此如果 EMG 检查者不把针电极静止在放松的肌肉内并等待足够时间的话，就很容易漏检。发现束颤电位的最佳办法是，置针于肌肉后放手等待。

（二）二联、三联和多联电位

当 MUAP 呈两个一组的自发发放时称为二联电位（图 14–23），如果是三个或多个一组的话，则分别称为三联电位和多联电位。这些电位的意义和束颤电位相同：代表一个运动神经元或其轴突自发性去极化。它们出现时常伴有束颤电位，这种情况下

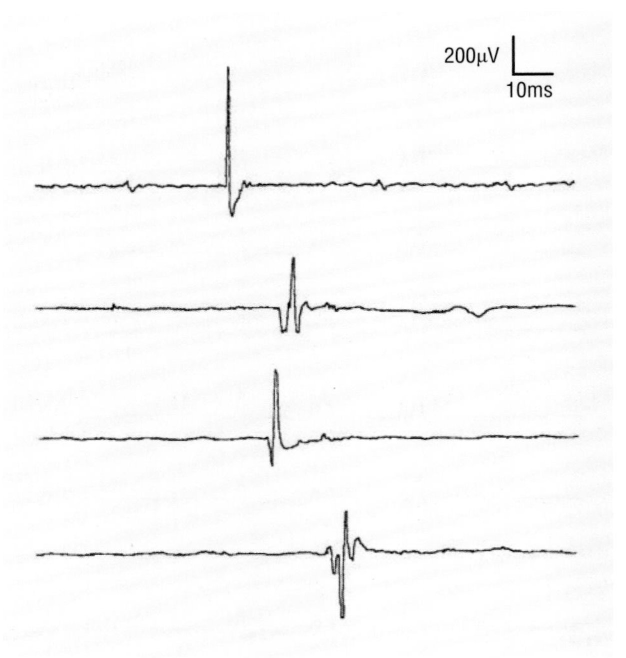

▲ 图 14–22　束颤电位（连续扫描波形）

每个电位的形态都是一个运动单位动作电位。束颤电位要根据其形态特征和不规则且缓慢的发放模式来识别

的束颤电位被认为是束颤单体发放。二联、三联和多联发放可见于能产生束颤电位的任何情况（即神经源性损害时），但也是低钙搐搦时的典型电生理表现（图 14–24）。手足搐搦是低钙相关的肌肉不自主收缩，主要影响肢体远端肌肉，出现双手和双足的不自主痉挛（腕足痉挛）。手部形成特征性姿势：拇指和其余手指内收，指间关节伸展，掌指关节和腕关节均屈曲。

（三）肌颤搐放电

肌颤搐放电的电生理特征是来自同一个运动单位的节律性、成组、自发性重复放电（即群放的束颤）（图 14–25）。每次爆发期内的典型发放频率为 5～60Hz，但电位数在每次爆发时各不相同（图 14–26）。两次爆发的间隔非常慢（频率一般＜2Hz），并由此造成 EMG 上发出类似阅兵步伐的声音。减慢扫描速度能更容易看到肌颤搐放电的这些爆发特征，而在冻结屏幕后则更容易发现每次爆发都是同一个运动单位动作电位重复发放的结果。肌颤搐放电的起源可能与神经自发性去极化有关，或是沿神经脱髓鞘的节段内发生假突触传递而形成。

临床上，肌颤搐表现为受累肌肉连续不自主地颤抖、波纹样运动或皮下肌蠕动。EMG 上出现肌颤

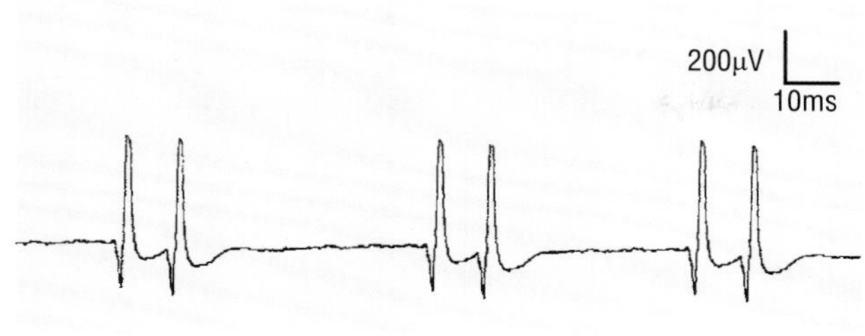

▲ 图 14-23　二联电位

MUAP 以两个一组的模式自发放电称为二联电位，通常与束颤电位或三个一组（三联电位），甚至是多个一组（多联电位）的发放模式伴发。这些电位从根本上与束颤电位意义相同，见于神经源性疾病，但也见于低钙搐搦

搐放电对限定鉴别诊断的范围非常有用（框 14-1）。诸多情况都可出现肢体肌颤搐，但最特征性见于放射性神经损伤。最典型的例子为患者在先前肿瘤放疗基础上逐步出现进行性神经丛病。此时鉴别诊断可仅考虑肿瘤复发浸润神经丛和迟发性放射性神经丛病。针电极肌电图出现肌颤搐放电高度提示放射性神经丛炎，而非肿瘤复发浸润的诊断。肢体肌颤搐也偶见于神经根病、卡压性神经病、脱髓鞘性脊髓病、吉兰 - 巴雷综合征和慢性炎性脱髓鞘性多发性神经病。

面肌颤搐特征性地见于累及脑干的多发性硬化、脑桥胶质瘤和脑干血管病，当然也见于放疗后。掌握了脑干和面神经（CNⅦ）核团及其纤维的解剖后就容易理解为何脑干病变会导致面肌颤搐（图 14-27）。面神经核位于脑桥尾端，其神经纤维离开核团后，在脑干内穿行，由腹侧离开脑干［面神经纤维先环绕过展神经（CNⅥ）核团后再向腹侧穿行］，虽然仍走行在脑干内，但相对其核团而言它属于“周围神经”，当面神经纤维在穿出脑干前由脱髓鞘、肿瘤或其他病变累及，即可产生面肌颤搐。此外，面肌颤搐也可见于 15% 的吉兰 - 巴雷综合征患者，常在疾病早期出现，可随着患者临床症状的改善而消失。

由周围神经病变引起的肌颤搐可因过度通气后血清钙离子浓度下降而诱发或加重，血清钙离子浓度下降也见于血浆置换过程中使用枸橼酸葡萄糖抗凝时。补钙能暂时减少肌颤搐放电。

（四）痉挛电位

临床上，痛性肌痉挛表现为肌肉的不自主收缩并伴疼痛，尤其是在肌肉缩短的情况下进行主动收缩而产生。令人惊讶的是，痉挛电位实际上是

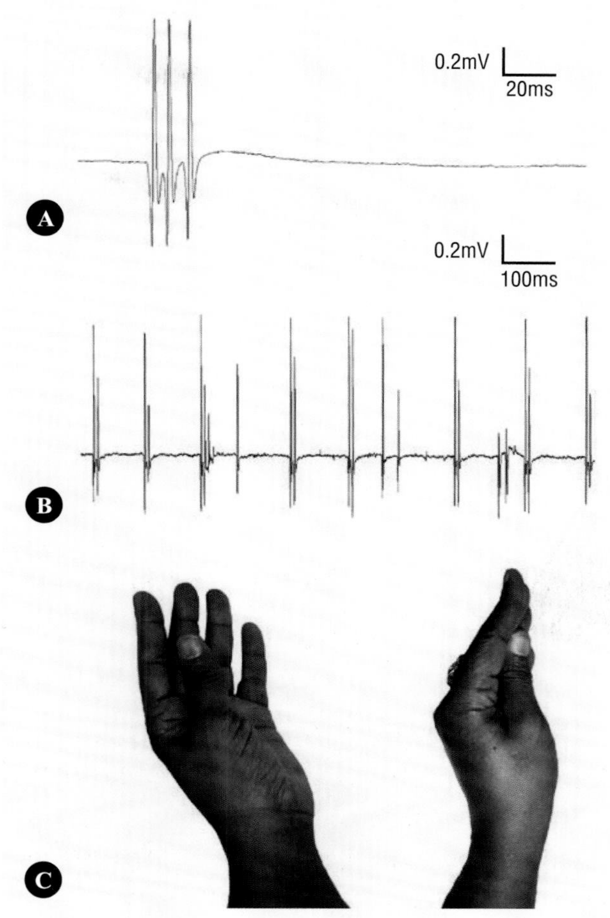

▲ 图 14-24　手足搐搦和强直

对一位全甲状腺切除后甲状旁腺功能减退而出现低钙搐搦的患者进行 EMG 描记和拍摄。患者主诉间歇性手指、足趾和口周感觉异常，伴双手不自主痉挛。常规神经传导和针电极肌电图检查正常。当针电极插入手部肌肉，并在近端用血压计袖带加压到超过其收缩压，1min 内患者即出现手指感觉异常、2min 后 EMG 上显示偶发的二联和三联电位。A. 孤立三联电位，后面跟随诸多单个电位、二联和三联电位。B. 扫描速度增加到 100ms/div 时，出现不规则发放的二联、三联电位，和偶尔发放的单个电位。此时手开始不自主强直。C. 当血压计袖带加压到超过收缩压时，出现手足搐搦与强直的特征姿势（Trousseau 征）：拇指和其余手指内收，指间关节伸展，掌指关节屈曲。血压计放气后，所有自发电位在几秒内消失。Trousseau 征是经过血压计袖带加压引起肢体缺血而出现的体征，有助于临床诊断和 EMG 检查中显示搐搦相关的电位

运动神经轴突的高频放电而不是原发于肌肉的放电。EMG 上的特征性表现为数个正常形态的运动单位重复发放，有时呈高频不规则发放（频率通常 40～75Hz）（图 14-28）。痛性肌痉挛可以是良性的（例如，夜间小腿后群肌疼痛痉挛，或运动后肌肉痛

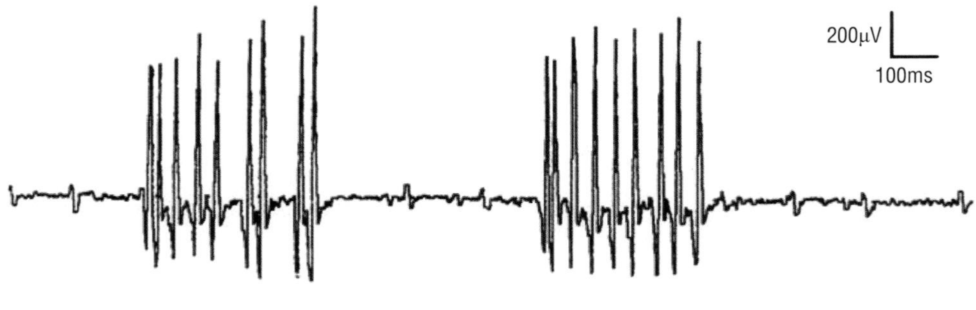

◀ 图 14-25 肌颤搐放电

同一运动单位动作电位非自主性成组重复放电。注意每次爆发内的高频发放模式和两次爆发间的低频模式。肌颤搐在 EMG 上的声音如同阅兵步伐声

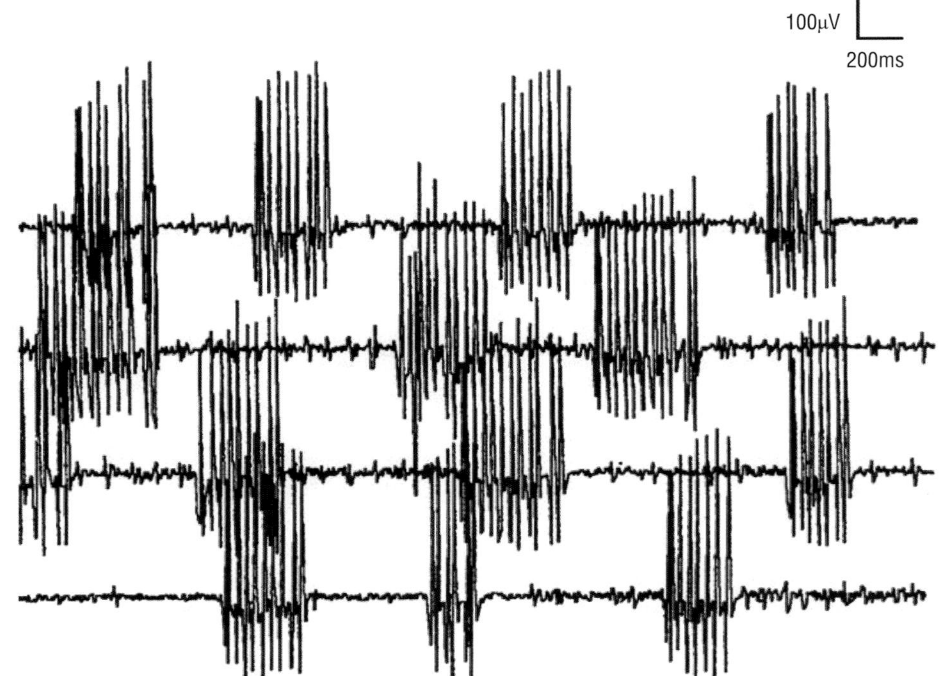

◀ 图 14-26 肌颤搐放电（连续扫描，慢速度扫描）

注意不同爆发内出现的动作电位数量可以不同

框 14-1 出现肌颤搐放电的常见疾病

- 放射性损伤（通常为臂丛神经病）
- 吉兰 – 巴雷综合征（面肌）
- 多发性硬化（面肌）
- 脑桥肿瘤（面肌）
- 低钙血症
- 响尾蛇毒素中毒
- 偶见于以下情况
  - 吉兰 – 巴雷综合征（肢体肌）
  - 慢性炎性脱髓鞘性多发性神经病
  - 卡压性神经病
  - 神经根病

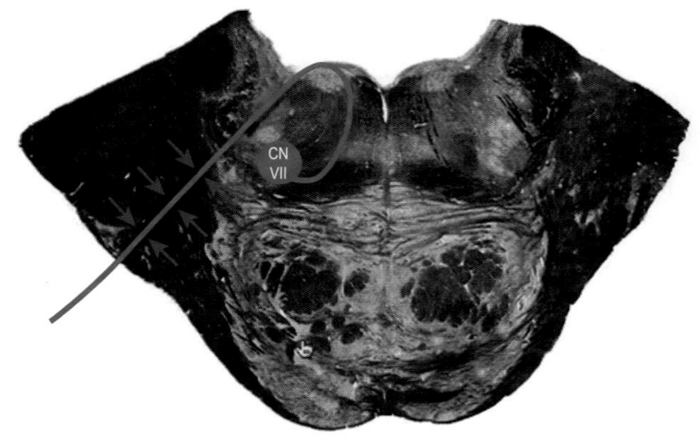

▲ 图 14-27 面肌颤搐的解剖

第Ⅶ对脑神经核团（CNⅦ）位于脑桥尾端，其神经纤维离开核团后在脑干内穿行，由腹侧离开脑干。脑干内的这些纤维（红箭）相对其核团而言属于“周围神经”。当这些纤维受到脱髓鞘、肿瘤或其他病变影响时，即可产生面肌颤搐

性痉挛），也可因诸多神经源性、内分泌性或代谢性异常所导致。痛性肌痉挛的临床表现类似一些代谢性肌病的肌挛缩。然而，针电极肌电图上，代谢性肌病的肌挛缩时 EMG 呈完全性电静息（见第 38 章），这点和痛性肌痉挛时 EMG 上所见的痉挛电位完全不同。

（五）神经性肌强直放电

神经性肌强直放电是一种源于单个运动单位的高频（150～250Hz）重复放电，呈逐步衰减态势，EMG 上的声音有特征性的"砰"响声（图 14–29）。其发放频率是所有自发电位中最高的。神经性肌强直放电十分少见，代表运动神经起源的异常自发电位谱的终端（图 14–30）。

神经性肌强直患者临床表现为广泛肌僵硬、多汗和肌肉收缩后放松延迟。神经性肌强直的这种放松延迟和重复运动后改善的特征使其在临床上和肌源性肌强直很难鉴别。肌源性肌强直可由直接叩击肌肉诱发，而神经性肌强直不会出现这种体征。电生理检查容易鉴别两者。肌强直综合征为肌纤维自发放电（正相波或短棘波形态），神经性肌强直则为运动神经元或其轴突的不自主自发放电（MUAP 形态）。神经性肌强直性疾病可同时出现包括束颤电位和肌颤搐放电在内的来自运动神经的其他类型的自发放电，这种情形并不少见。

多个证据表明神经性肌强直放电的起源为周围运动神经轴突。这些电位在睡眠、腰麻或全麻下仍存在，但可被箭毒抑制。进行性远端神经阻滞可降低这些自发电位的发放强度。苯妥英钠和卡马西平常可减轻症状。

神经性肌强直综合征的命名复杂，曾被称为 Isaacs 综合征、神经性肌强直、假性肌强直、神经强直、正常血钙手足搐搦和连续性肌纤维活动。虽然神经性肌强直综合征罕见，但神经性肌强直放电绝大多数情况下主要见于获得性神经肌强直综合征。目前大量研究表明这是一种自身免疫性离子通道病，周围神经的电压门控钾离子通道是靶抗原。本病与重症肌无力、胸腺瘤、多种恶性肿瘤、炎性脱髓鞘性多发性神经病和其他疾病的相关性均有报道，部分病例免疫抑制治疗有效。神经性肌强直放电也可见于极慢性的神经源性疾病（尤其是陈旧性的脊髓灰质炎和成人型脊髓性肌萎缩）。家族性神经性肌强直虽然罕见但也有报道，起病年龄从婴儿到 80 岁。最后，放疗后的患者也可出现神经性肌强直放电，并常与肌颤搐放电和束颤电位同时出现，但非常罕见。应该注意的是，僵人综合征患者不应出现神经性肌强直放电，因为僵人综合征是一种累及脊髓中间神经元的中枢神经系统疾病，EMG 上是正常形态的 MUAP 的不自主发放，苯二氮䓬类有效。

（六）静止性震颤

震颤一般发生在主动收缩时，如在静止期出现，

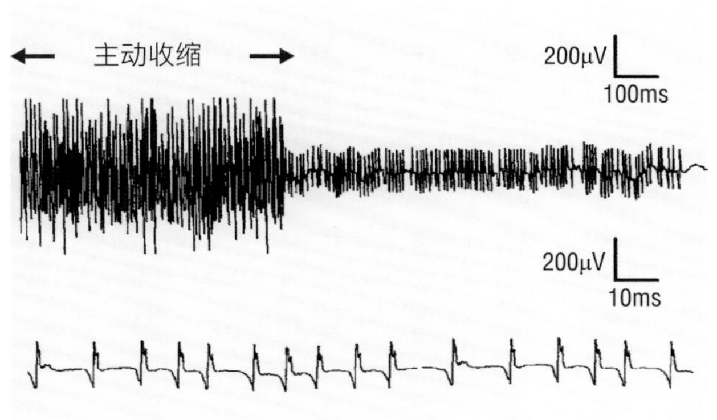

▲ 图 14–28　痉挛电位

图中，受试者主动收缩肌肉，然后放松。痉挛电位见于收缩后放松期（上方扫描线）。下方扫描线上为放大的痉挛电位。注意其组成是同一个运动单位动作电位快速和轻度不规则发放。临床上，痛性肌痉挛表现为肌肉不自主收缩并伴疼痛，特别是在肌肉缩短的情况下进行主动收缩而产生。痛性肌痉挛是运动神经轴突的高频放电，EMG 显示出正常 MUAP 的形态、重复发放、有时高频不规则发放的特征

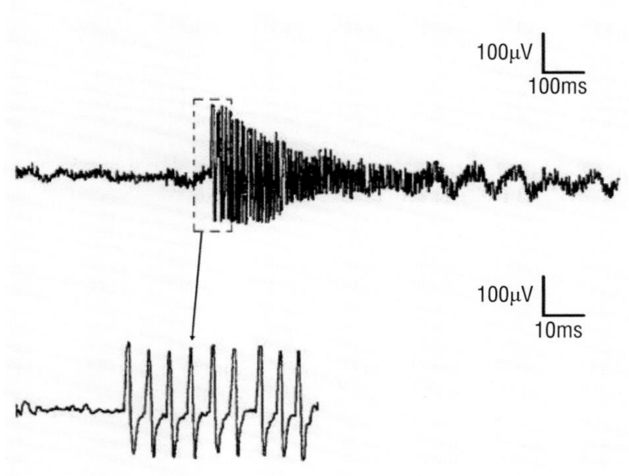

▲ 图 14–29　神经肌强直放电

单个运动单位动作电位以极高频率自发放电（150～250Hz）。注意其衰减态势。插图，扫描速度改变后可见每个电位都是同一个运动单位动作电位

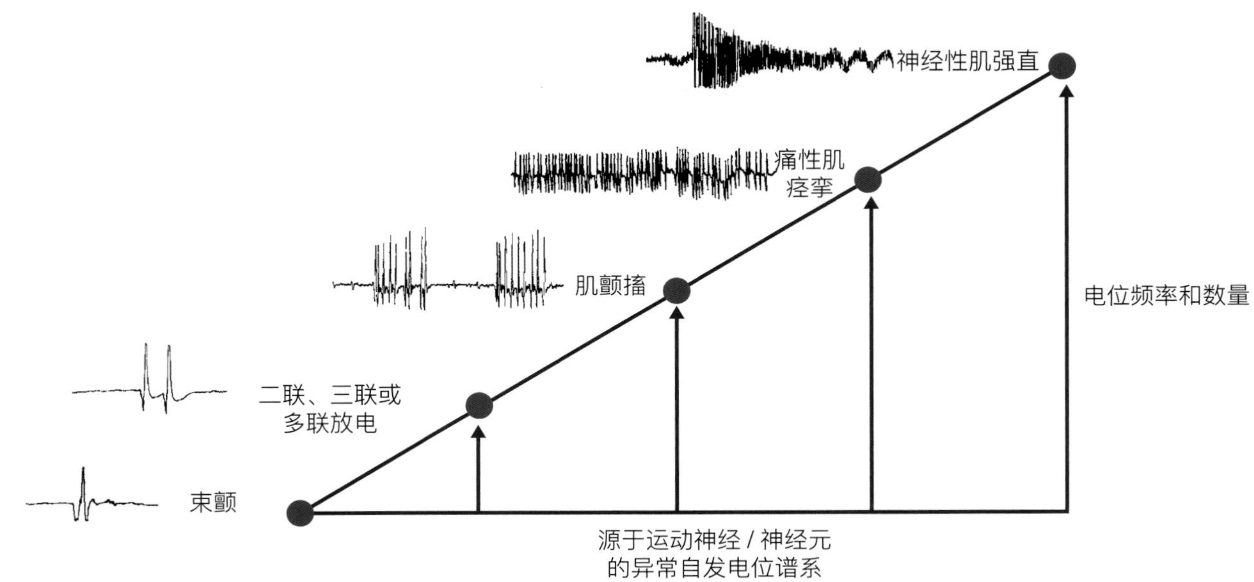

▲ 图 14-30 源于运动神经 / 神经元的异常自发电位谱系

应将源于运动神经 / 神经元的各种异常自发电位组成谱系。它们具备共同的形态特征：运动单位动作电位特征。相互间的不同在于稳定性和发放特征。通常，这些电位相伴发生，如痉挛电位和束颤电位常同时出现

就会干扰我们对 EMG 上自发电位的分析。震颤表现为 MUAP 的同步发放，两次发放间有一段相对静息期（图 14-31）。当多个 MUAP 同时发放时，单个 MUAP 的形态就难以观察到，也因此表现为多相波的增加。静止性震颤（如帕金森病）的自发性爆发发放容易被误读为肌颤搐放电。虽然两者都表现出多个 MUAP 的爆发放电模式，但在肌颤搐放电中，一次爆发内的 MUAP 只是同一个 MUAP 的重复发放，而震颤的一次爆发由多个不同的 MUAP 组成（图 14-32）。同样，冻结屏幕后细致分析这些发放特征的话，还可以发现震颤时每个动作电位的波幅高低不等，但肌颤搐时动作电位波幅完全一致。

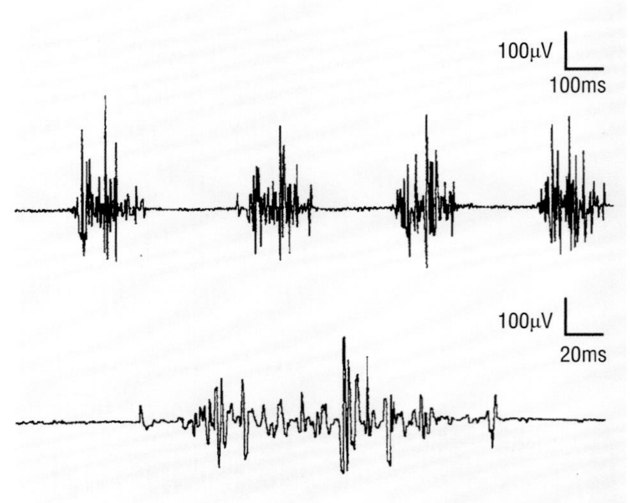

▲ 图 14-31 静止性震颤是数个 MUAP 发放，两次发放间隔一段静息期（上图）。因多个不同 MUAP 互相重叠，多相电位增加，单个 MUAP 形态难以辨认（下图）

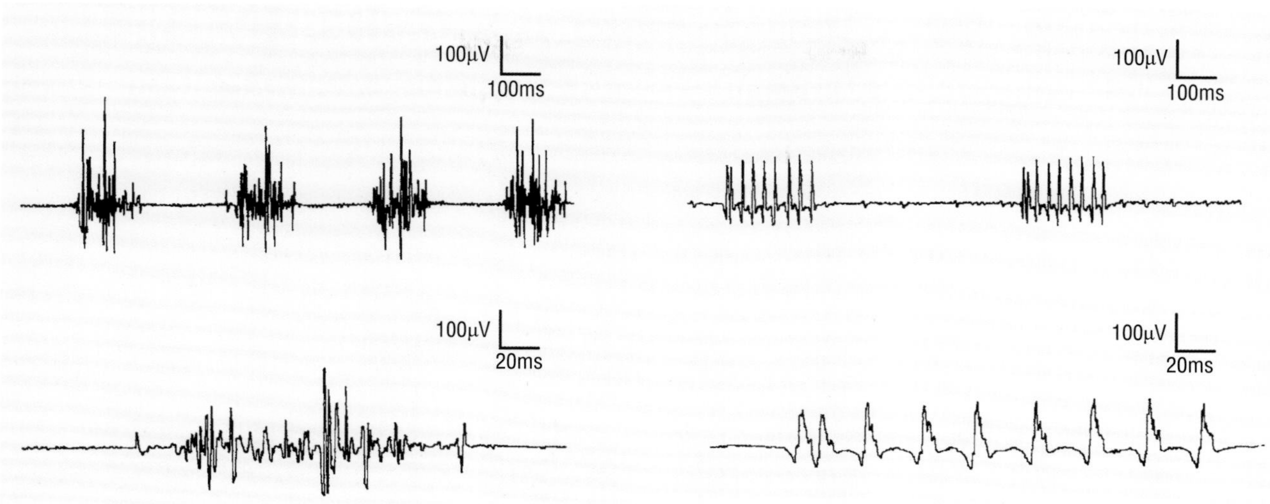

▲ 图 14-32　震颤电位与肌颤搐放电的对比

静止性震颤（左侧扫描波），可能被误认为肌颤搐放电。肌颤搐放电（右侧扫描线）也呈现爆发特征。肌颤搐放电与震颤的鉴别在于注意其爆发时相同的运动单位动作电位重复发放，而震颤是许多不同的 MUAP 发放

第 15 章 肌电图基础：运动单位动作电位分析
Basic Electromyography: Analysis of Motor Unit Action Potentials

邵 蓓 译 黄旭升 校

针电极肌电图（electromyography，EMG）检查在评估完插入电位和自发电位后，进行运动单位动作电位（motor unit action potential，MUAP）的评估。与自发电位分析的过程相似，MUAP 的评估也包括形态（时限、波幅、相位）、稳定性和发放特征。通过这部分检查所发现的 MUAP 异常类型通常可确定是神经源性疾病还是肌肉疾病，有助于确定病程（急性或慢性）和病变的严重程度。进行 MUAP 的评估对 EMG 检查者要求较高，但可随着 EMG 检查者经验的日益丰富而水平不断提高。由于不同年龄段的被检者及不同的被检肌肉其正常 MUAP 也存在较大的差别，这使得 MUAP 的评估变得更加困难。

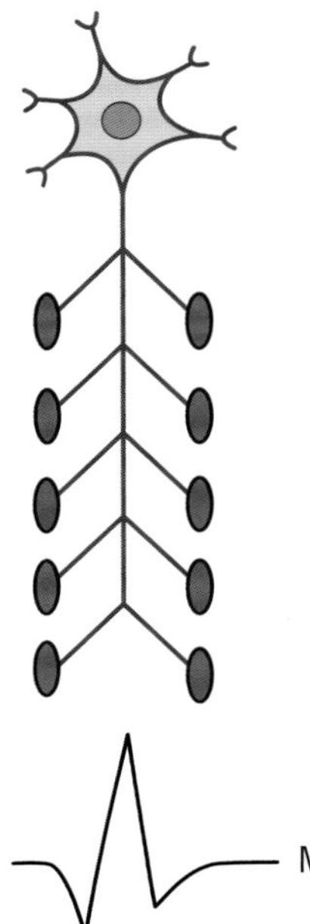

◀ 图 15–1 运动单位

运动单位是周围神经系统的基本组成部分，定义为一个运动神经元、其轴突及相应的神经肌肉接头和肌纤维。运动单位动作电位（MUAP）是细胞外针电极肌电图记录的运动单位动作电位

一、生理学

运动单位是周围神经系统的基本组成部分，包括一个运动神经元、其轴突及神经肌肉接头和肌纤维。针电极肌电图在细胞外记录到的一个运动单位动作电位称为 MUAP（图 15–1）。每个运动单位的肌纤维数目差别很大，从喉部肌肉的 5～10 个到比目鱼肌的几千个。随着年龄的增长，运动单位的横截面不断增大，从出生到成年将增加 1 倍，主要是因为肌纤维会随年龄的增长逐渐变粗。成年人一个运动单位的横截面范围通常是 5～10mm。很多运动单位分布范围交互重叠，使得同一运动单位的两个肌纤维罕有相互毗邻（图 15–2）。事实上，通常 5～6 个运动单位的肌纤维相互穿插排列，形成所谓的“马赛克模式”。这种神经支配模式使收缩过程中产生的力量分布更均匀。

当一个运动神经元去极化达到阈值，就会产生神经动作电位并沿轴突传播。正常情况下，该神经动作电位导致该运动单位的所有肌纤维几乎同时被激活和去极化。由于轴突末梢的长度和 NMJ 传递时间的不同，肌纤维之间去极化时间可以出现差异。

“大小原则”决定运动单位的许多属性（图 15–3）。与运动神经元的大小直接相关的方面包括：①轴突直径；②髓鞘厚度；③轴突传导速度；④去极化阈值；⑤所支配肌纤维的代谢类型。大的运动神经元其轴突粗大，髓鞘最厚（因此传导速度最快），去极化阈值最高，支配快收缩的Ⅱ型肌纤维。相反，小的运动神经元其轴突小，髓鞘较薄，传导速度较慢，去极化阈值较低，通常支配慢收缩的Ⅰ型肌纤维。因此，主动收缩时，阈值最低的小运动单位首先发放。随着收缩力量的增加，较大的运动单位逐步开始发放。最大用力收缩时，最大的Ⅱ型运动单位发放。常规针电极肌电图检查中所分析的大部分 MUAP 都来自较小的运动单位所支配的Ⅰ型肌纤维的发放。

针电极肌电图检查记录到的每个 MUAP 代表一个运动单位肌纤维细胞外的复合电位，离针电极最近的肌纤维权重最大。肌膜外记录到的 MUAP 波幅只有实

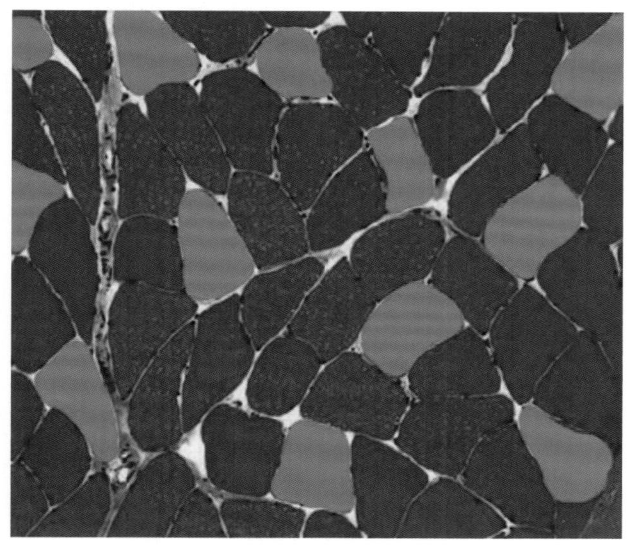

▲ 图 15–2　肌纤维的运动单位支配

活检肌肉的横断面，HE 染色。标记为绿色的肌纤维均由同一个运动单位支配。来自许多不同运动单位的肌纤维交互重叠，组成一个平稳的收缩单元。形态上呈“马赛克模式”，使得同一个运动单位发出的肌纤维极少相互毗邻

际跨膜电位波幅的 1/10～1/100，并随着针电极和肌膜之间距离的增加而迅速降低。不能仅凭 MUAP 的单一表现判断是正常、神经源性还是肌源性损害。正如自发电位分析，必须经过 MUAP 形态（时限、多相位、波幅）、稳定性和发放特征的分析才能得出结论。

二、形态

同一肌肉内及不同肌肉间 MUAP 的形态特征差别很大。即使在同一肌肉内，正常运动单位的形态也存在相当大的变异，MUAP 的大小呈正态分布曲线（图 15–4）。由于这种正常的变异性，MUAP 形态的正常值需要取许多不同 MUAP 的平均值。MUAP 的形态分析可采用定性或定量方法。定量分析 MUAP 时，必须在每块受检肌肉选取 20 个不同的 MUAP，分别测量各自的时限、波幅和相位数。由此计算出平均时限、波幅和相位数，然后与该肌肉对应年龄段的正常值进行比较。MUAP 的形态，尤其是 MUAP 时限（表 15–1），取决于被检肌肉和患者年龄。一般来说，近端肌 MUAP 的时限往往较远端肌的短。成人 MUAP 大于儿童，这主要是因为肌纤维在发育过程中增大。此外，老年人的 MUAP 通常较大，可能和正常老化导致的运动单位丢失后发生“正常的”代偿性神经再支配有关。据估计，从 20 岁开始，每年约丢失 1% 的运动单位，而 60 岁后丢失速度明显加快。

必须将每块被检肌肉 MUAP 形态的平均值与相应年龄段该肌肉的正常值比较，才能判断其形态是否确实异常。以往的 MUAP 定量分析繁琐且费时，而现代 EMG 仪器自带的程序在很大程度上能进行自动化分析。受过良好培训且经验丰富的 EMG 检查者常可通过 MUAP 定性分析，就能得出与定量分析一致的结果。其分析过程基本相同。针电极在肌肉内进行多点位移来采集约 20 个不同 MUAP 进行定性分析并与相应年龄段该肌肉的正常值进行比较。

（一）时限

MUAP 时限是反映一个运动单位中肌纤维数量的最佳参数（图 15–5）。MUAP 时限通常为 5～15ms。时限定义为 MUAP 从初始偏离基线到其最终回到基线的时间，主要由运动单位内肌纤维数量及其去极化离散程度决定。肌纤维去极化的离散程度则取决于纵向和横向散布的终板及其与轴突末梢的距离和传导速度的差异。时限延长提示运动单位肌纤维数量和范围增加，与年龄直接相关（年龄增加，时限延长），与温度负相关（温度降低，时限延长），不同肌肉之间也有明显差异。肢体近端肌和延髓肌、面肌的 MUAP 时限通常较短。行针电极肌电图检查时，听电位的声音往往比看电位的形态更有价值，尤其在评估 MUAP 时限时，因为时限与音调相关。长时限 MUAP（低频）听起来闷钝，而短时限 MUAP（高频）听起来像清脆的静电音。经验丰富的 EMG 检查者能够根据声音辨别长时限和短时限 MUAP。

（二）多相波，锯齿波和卫星电位

多相波用来衡量同步化特征，即一个运动单位肌纤维同时发放的程度，是一个非特异性参数，肌源性和神经源性疾病均可异常。相位数的计算方便，通过基线的次数加一即为该 MUAP 的相位数（图 15–5），通常为 2～4 相。正常肌肉多相波占 5%～10%，但三角肌例外，正常情况下多相波可占 25%。当大多数肌肉的多相波超过 10%、三角肌多相波超过 25% 则为异常。通过扬声器发出的高频“滴答”声可识别多相 MUAP。

锯齿波（又称转折电位）定义为电位的偏转不超过基线。多相波增加和锯齿波增加的意义相似，都表示运动单位内肌纤维放电同步化差。通常随着针电极的移动，锯齿波可越过基线变为 MUAP 的一个新增位相。

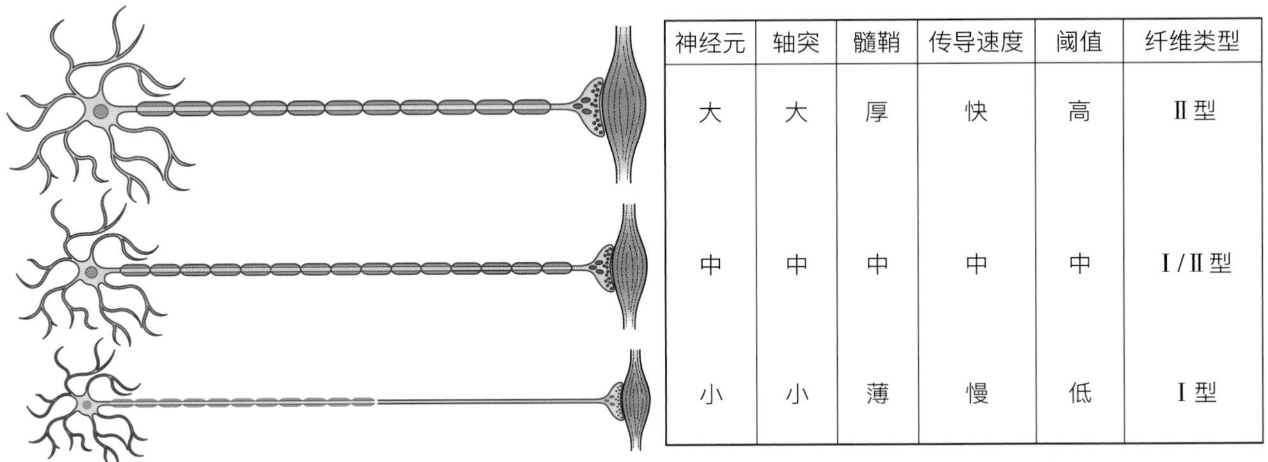

神经元	轴突	髓鞘	传导速度	阈值	纤维类型
大	大	厚	快	高	Ⅱ型
中	中	中	中	中	Ⅰ/Ⅱ型
小	小	薄	慢	低	Ⅰ型

▲ 图 15-3　大小原则和运动单位特性

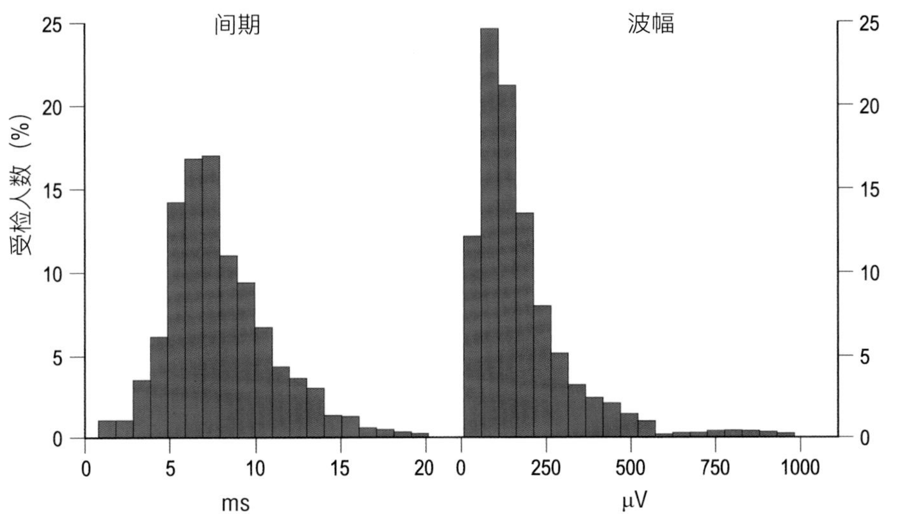

◀ **图 15-4　正常运动单位动作电位时限和波幅的范围**

正常人肱二头肌 MUAP 时限和波幅的直方图。注意，由于支配同一肌肉的运动单位有大有小，因此正常肌肉 MUAP 的时限和波幅变化很大。不能仅根据一个或两个 MUAP 确定 MUAP 时限或波幅异常，而需要计算许多运动单位的平均值（经许可转载，引自 Buchthal F, Guld C, Rosenfalck P. Action potential parameters in normal human muscle and their dependence on physical variables. *Acta Physiol Scand*. 1954;32:200.）

卫星电位（也称为关联电位或寄生电位）是神经再支配早期有趣的电生理现象。失神经后，肌纤维通常由相邻健存的运动单位发出侧芽获得再支配。新生的芽枝通常很小，无髓鞘或薄髓鞘，因此传导速度非常慢。由于传导时间延长和传导距离增加，被再支配的肌纤维产生的电位为 MUAP 主波后有锁时关系的电位（图 15-6 和图 15-7）。这些卫星电位极不稳定，发放频率可能略有变化，或阻滞，甚至不发放（图 15-8）。随时间推移，侧芽成熟，其髓鞘增厚和传导速度增加，卫星电位逐渐接近主波，最终成为主波复合电位中的锯齿电位，甚或增成一个新位相。卫星电位及其与 MUAP 主电位间的锁时关系通常需要将扫描速度减慢进行观察。

（三）波幅

正常人 MUAP 波幅差别很大。大多数 MUAP 波幅大于 100μV，小于 2mV。波幅通常测量 MUAP 峰-峰值（图 15-5）。波幅本质上是一种高频反应。针电极与肌纤维之间的组织有效地起到了高频滤波器的作用。因此，与时限不同，运动单位中大多数肌纤维对 MUAP 波幅起的作用很小。MUAP 波幅由最靠近针电极的少数肌纤维（仅 2～12 个肌纤维）决定。因此，在评估运动单位大小时，波幅不如时限有价值。与波幅增高有关的因素包括：①针电极接近运动单位（图 15-9）；②运动单位肌纤维数量增加；③肌纤维直径增大（即肌纤维肥大）；④肌纤维发放更同步。听扬声器声音时 MUAP 波幅与音频无关，而与音量有关。

（四）主棘波

主棘波是 MUAP 中最大的正-负向部分，通常在第一个正向波之后（图 15-5）。主棘波是 MUAP

表 15-1　不同年龄和肌肉运动单位动作电位平均时限

受试者年龄	上肢肌肉					下肢肌肉					
	三角肌	肱二头肌	肱三头肌	鱼际肌	小指展肌	股四 / 股二头肌	腓肠肌	胫骨前肌	腓骨长肌	趾短伸肌	面　肌
0～4	7.9～10.1	6.4～8.2	7.2～9.3	7.1～9.1	8.3～10.6	7.2～9.2	6.4～8.2	8.0～10.2	6.8～7.4	6.3～8.1	3.7～4.7
5～9	8.0～10.8	6.5～8.8	7.3～9.9	7.2～9.8	8.4～11.4	7.3～9.9	6.5～8.8	8.1～11.0	5.9～7.9	6.4～8.7	3.8～5.1
10～14	8.1～11.2	6.6～9.1	7.5～10.3	7.3～10.1	8.5～11.7	7.4～10.2	6.6～9.1	8.2～11.3	5.9～8.2	6.5～9.0	3.9～5.3
15～19	8.6～12.2	7.0～9.9	7.9～11.2	7.8～11.0	9.0～12.8	7.8～11.1	7.0～9.9	8.7～12.3	6.3～8.9	6.9～9.8	4.1～5.7
20～29	9.5～13.2	7.7～10.7	8.7～12.1	8.5～11.9	9.9～13.8	8.6～12.0	7.7～10.7	9.6～13.3	6.9～9.6	7.6～10.6	4.4～6.2
30～39	11.1～14.9	9.0～12.1	10.2～13.7	10.0～13.4	11.6～15.6	10.1～13.5	9.0～12.1	11.2～15.1	8.1～10.9	8.9～12.0	5.2～7.1
40～49	11.8～15.7	9.6～12.8	10.9～14.5	10.7～14.2	12.4～16.5	10.7～14.3	9.6～12.8	11.9～15.9	8.6～11.5	9.5～12.7	5.6～7.4
50～59	12.8～16.7	10.4～13.6	11.8～15.4	11.5～15.1	13.4～17.5	11.6～15.2	10.4～13.6	12.9～16.9	9.4～12.2	10.3～13.5	6.0～7.9
60～69	13.3～17.3	10.8～14.1	12.2～15.9	12.0～15.7	13.9～18.2	12.1～15.8	10.8～14.1	13.4～17.5	9.7～12.7	10.7～14.0	6.3～8.2
70～79	13.7～17.7	11.1～14.4	12.5～16.3	12.3～16.0	14.3～18.6	12.4～16.1	11.1～14.4	13.8～17.9	10.0～13.0	11.0～14.3	6.5～8.3

经许可转载，引自 Buchthal, F., Rosenfalck, P. Action potential parameters in different human muscles. *Acta Psychiatr Neurol Scand*. 1955;30(1–2): 125–131. Munsgaard International Publishers Ltd, Copenhagen, Denmark.

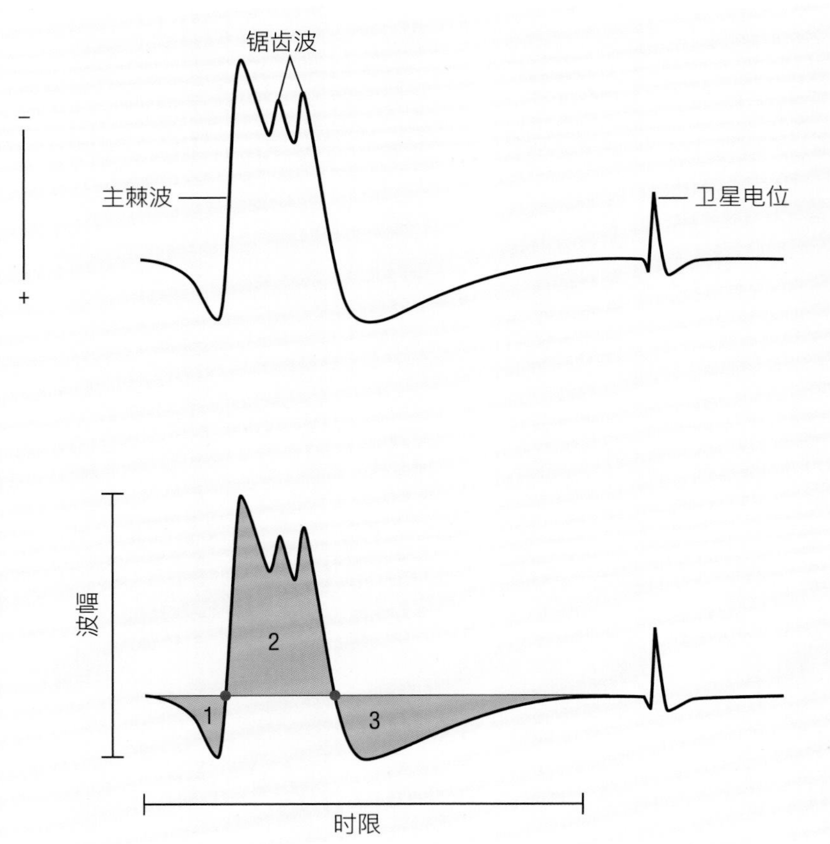

◀ **图 15-5 MUAP 测量**

时限是指 MUAP 最初偏离基线到最终回到基线的时间，是反映运动单位肌纤维数量的最佳参数。波幅仅反映非常靠近针电极的肌纤维，测量其峰 - 峰值。相位数（阴影区域）为电位越过基线的次数（红圈）再加一。本例有两次越过基线，因此为三相。MUAP 通常为三相。锯齿波（也称为转折电位）是方向偏转但不越过基线的电位。主棘波是最大的正相到负相的偏转，通常出现在第一个正相波之后。卫星电位或称关联电位，跟随在主电位之后，通常代表肌纤维早期神经再支配

的最高频部分。由于组织起着高频滤波器的作用，随针电极向 MUAP 靠近，主棘波的波幅增高，上升时间缩短，表明针电极接近运动单位。因此，MUAP 参数必须在针电极非常靠近运动单位时测量（图 15-10）。当针电极靠近运动单位时，MUAP 的声音就会变得“尖锐”。这种尖锐的声音代表主棘波电位的高频部分，在主棘波电位上升时间小于 500μs 时产生，提示针电极的位置合适。

三、稳定性

每个 MUAP 的形态通常稳定。这种稳定性是由于运动神经每次产生的动作电位通过 NMJ 正常有效的传递，引起运动单位内所有肌纤维发放。如果 NMJ 传递异常，可出现不稳定的 MUAP（图 15-11）。当某些肌纤维的去极化被阻滞或以不同时间被延迟时，每次出现的 MUAP 形态就会有所改变，从而出现不稳定的 MUAP。这种不稳定既可以表现为波幅变化，也可以是相位数改变（或形成锯齿波），亦或两者均有。虽然不稳定的 MUAP 通常提示 NMJ 不稳定，但它除了见于原发性 NMJ 疾病（如重症肌无力、Lambert-Eaton 肌无力综合征）外，也常见于神经源性疾病和肌肉疾病引起的继发性 NMJ 功能障碍。任何有失神经的疾病都可能出现不稳定 MUAP。在神经再支配早期，新生的不成熟 NMJ 往往存在传递障碍，表现为运动单位内某些肌纤维终板传递时间多变或出现间歇性传递阻滞（图 15-8）。

四、发放模式（激活、募集、干扰相）

对于 EMG 检查者来说，最重要且最困难的任务之一就是评估 MUAP 发放模式及其与 MUAP 数量的关系。正常情况下，MUAP 呈半节律模式发放，即同一个 MUAP 连续发放时，时间间隔略有变化（图 15-12）。这种独特的发放模式有助于识别自主收缩时的 MUAP 及非自主控制的具有独特发放模式的各种自发电位，如纤颤电位和正锐波规律发放、复合性重复放电完全规律发放或突然改变、肌强直放电波幅呈渐强 / 渐弱、束颤电位缓慢和不规则发放。

肌肉收缩时，只有两种方法可以增加肌力：增加运动单位发放的数量，或增加已发放的运动单位的发放频率。通过增加运动单位发放数量来增加肌

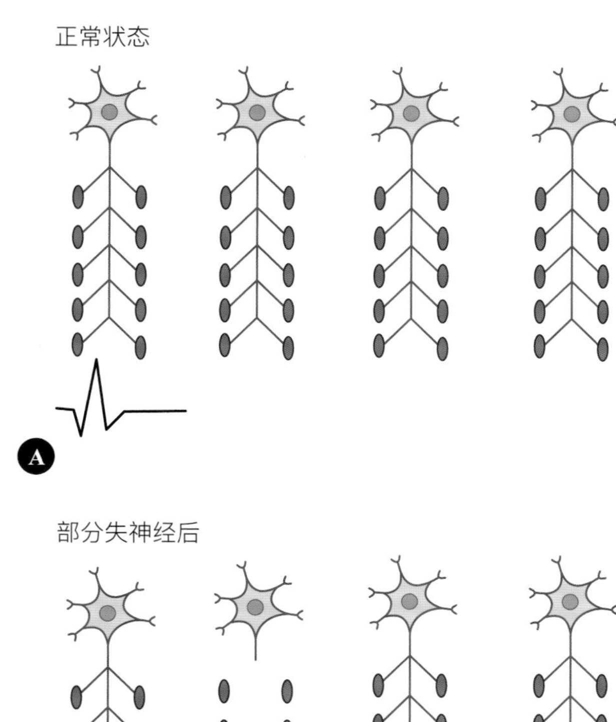

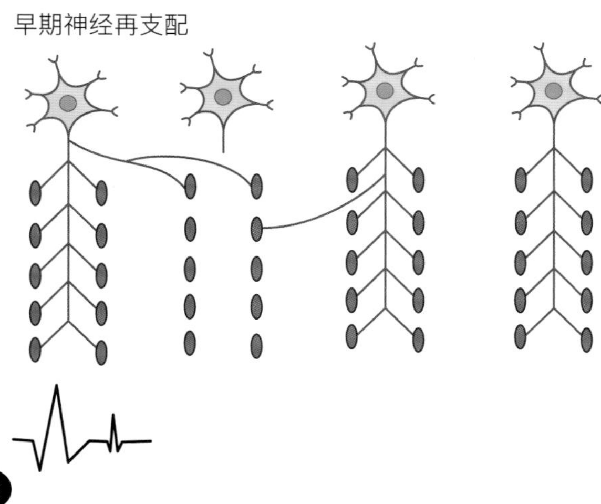

▲ 图 15-6　侧支芽生和卫星电位

A. 正常状态。B. 部分失神经后，受损的轴突发生沃勒变性。C. 神经再支配通常来自相邻健存轴突发出的侧芽。神经再支配早期侧芽细小且髓鞘薄，传导慢。由于侧芽传导慢及距离长，这些受到再支配的肌纤维最初发放的电位呈尾随在运动单位动作电位主波之后的锁时电位（卫星电位）。当侧芽成熟并传导加快时，这些锁时电位最终汇入 MUAP 主波，产生一个高波幅、长时限和相位数增加的 MUAP

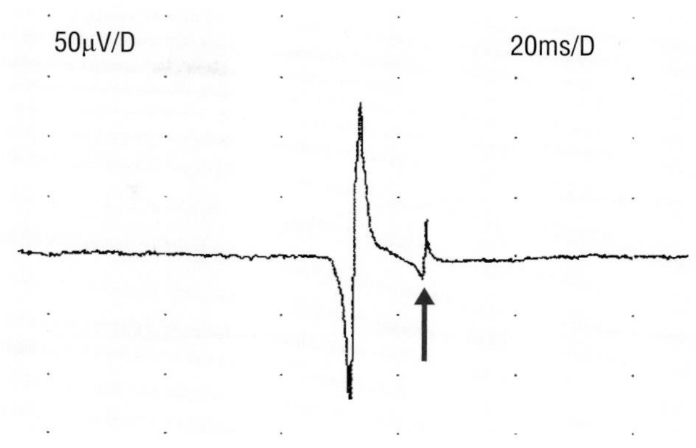

▲ 图 15-7　卫星电位

注意扫描线上的小电位，它和 MUAP 主波时间锁定。这是一个卫星电位，是早期神经再支配的标志。失神经支配后，肌纤维通常会由相邻健存运动单位发出的侧芽再支配。新生的侧芽通常很小，无髓或薄髓，因而传导速度非常慢。因为传导慢及距离长，所以被再支配的肌纤维发放一个尾随在 MUAP 主波之后的锁时电位

力很容易让人理解。假设一个运动单位发放可以产生 1g 肌力，10 个类似的运动单位一起就可以产生 10g 肌力。怎样理解增加运动单位发放频率来提高肌力呢？肌肉的基本生理学知识可以解释这一现象。运动单位的每次发放，都可引起肌原纤维内肌动蛋白（细肌丝）和肌球蛋白（粗肌丝）相向滑动而相互重叠，形成分子横桥并产生力量和运动。但这种运动非常短暂，原因为横桥的快速失耦联，使得肌原纤维内肌动蛋白和肌球蛋白很快回复到静息位。然而，如果在肌动蛋白和肌球蛋白完全松解或分离前肌纤维发生第二次去极化，它们之间的重叠会增多，横桥数量就会增加而产生更大的肌力（图 15-13）。于是，增加发放频率可使肌动蛋白和肌球蛋白重叠更多而产生更大的肌力（图 15-14）。但是，频率的增加终将达到肌动蛋白和肌球蛋白之间重叠的“最大限度”点，达到这个限度的收缩频率被称为强直融合频率。大多数肌肉这个频率在 30～50Hz 之间，即使超过这个频率也不能再增加肌力。

正常人增加肌力是通过上述两种方法的结合使运动单位有序地募集。正常情况下，当肌肉用最小力量收缩时，单个 MUAP 开始以 4～5Hz 半节律性发放。任何低于 4～5Hz 发放的电位，都不可能是自主控制的 MUAP，而是自发电位。随着肌肉收缩用力的增加，第一个 MUAP 发放频率增加，然后第二个 MUAP 开始发放，依此类推。随着用力增加，这

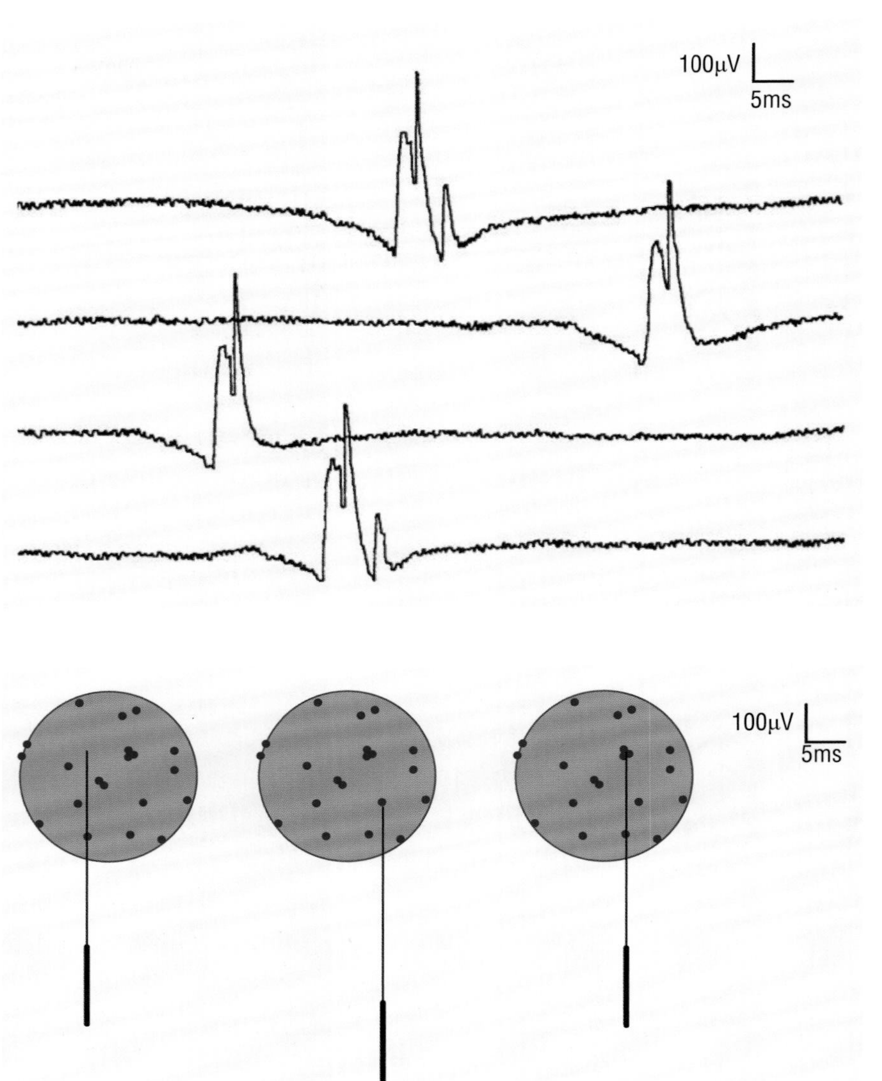

◀ 图 15-8 不稳定的卫星电位

注意第 1 个和第 4 个 MUAP 发放后出现卫星电位，但第 2 个和第 3 个 MUAP 发放后没有出现卫星电位。神经再支配早期，侧芽支配其附近的失神经肌纤维而产生卫星电位。然而，新形成的 NMJ 并不成熟，不能每次都达到肌纤维兴奋的阈值，导致卫星电位间歇性发放。最终，卫星电位并入 MUAP 主波。这是神经再支配后产生不稳定的 MUAP 的原理

◀ 图 15-9 针电极位置与 MUAP 波幅的关系

MUAP 所有参数中，波幅最依赖于针电极的位置。只有非常靠近针电极的肌纤维才影响波幅，与之相反，大部分肌纤维对时限都有影响。注意针电极在同一运动单位内不同位置移动后波幅的改变

一过程持续地增加发放频率并募集更多 MUAP。正常情况下，发放频率与参与发放的不同 MUAP 数目之比大约是 5∶1。因此，当第一个 MUAP 发放频率达到 10Hz 时，应该出现第二个 MUAP 发放；15Hz 时出现第三个 MUAP 发放，以此类推。正常情况下，当收缩力量达到最大时，多个 MUAP 相互重叠而无法区分出单个 MUAP，称为干扰相（图 15-15A）。绝大多数肌肉的最高发放频率为 30～50Hz。例外的情况见于以最大用力快速收缩时，发放频率可瞬间达到 100Hz，主要由慢收缩肌肉（如比目鱼肌）产生，虽然其最大发放频率约为 15Hz。

评估 MUAP 时关键问题之一为：参与发放的 MUAP 数目与发放频率是否对应？即发放频率与 MUAP 数目的比大约是 5∶1 吗？要回答这个问题，我们必须知道增加肌力取决于两个过程：激活和募集。激活是指提高发放频率的能力，这是一个中枢过程。激活不良可见于中枢神经系统疾病或是疼痛、不配合及功能性疾病的表现。募集是指随着发放频率的增加能够追加更多 MUAP 的能力。募集减少主要见于神经源性疾病，也罕见于严重的终末期肌病。

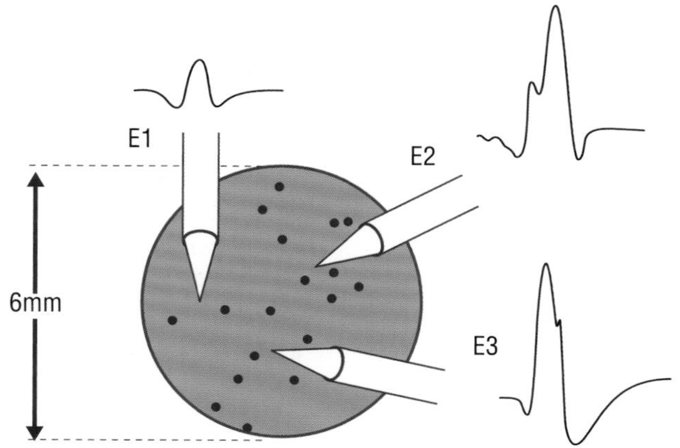

▲ 图 15–10　MUAP 形态和 EMG 针电极的位置

EMG 针电极的位置会影响记录到的 MUAP 的形态。为正确评估 MUAP 参数，主棘波必须尽可能陡直，表明针电极接近运动单位。注意针电极在 E3 位置时主棘波上升时间最短，这是评估 MUAP 的最佳位置。还要注意，虽然 MUAP 波幅随针电极位置不同而（比较位置 E1 和 E3）变化较大，但时限相对不受影响（经 Wiley 许可转载，引自 Dimitru D, DeLisa JA. AAEM minimonograph #10: volume conduction. *Muscle Nerve*. 1991; 14:605.）

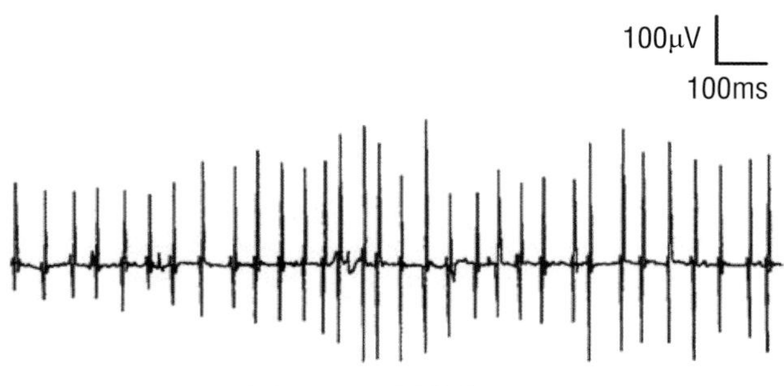

▲ 图 15–11　不稳定 MUAP

波幅或相位数随每次发放均有变化的 MUAP 称为不稳定 MUAP。不稳定 MUAP 见于原发性 MNJ 疾病和伴有新生或不成熟 NMJ（常发生在神经再支配早期）的疾病。注意电位间波幅的改变

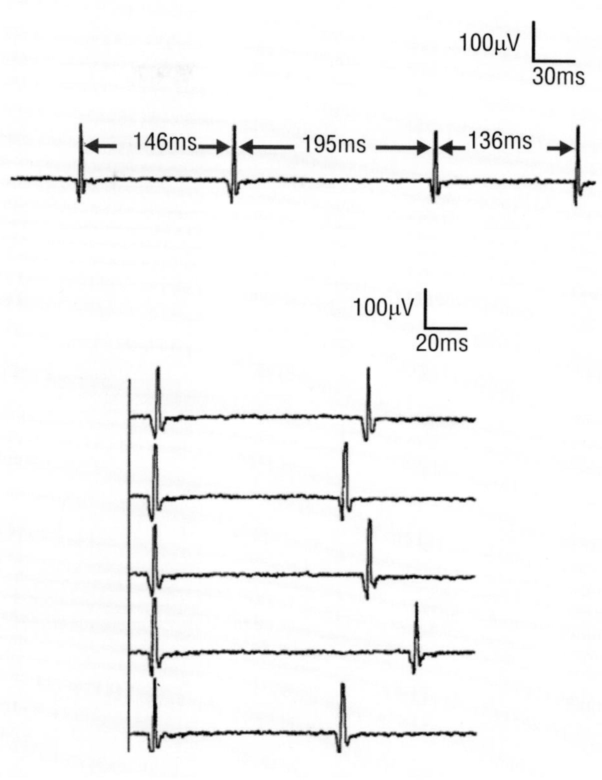

▲ 图 15–12　MUAP 发放模式

正常情况下 MUAP 以半节律性模式发放，电位间的时间间隔有轻微变化。上图，单个自主 MUAP 发放，频率约 6Hz。注意电位间隔的变化。下图，采用延迟线触发和连续扫描单个自主 MUAP 波形。每个扫描中的第一个电位触发扫描。注意其与下一个 MUAP 发放时间间隔的差异。其模式不完全规律（即为半节律性）。此种发放模式仅见于主动激活的 MUAP

不完全干扰相模式可见于激活不良（减少）或募集不良（减少）。有两种不完全干扰相模式见图 15–16。在这两种情况下，都嘱患者最大用力收缩被检肌肉。第一种情况（图 15–16，上图），显示同一个 MUAP 以 30Hz 快速发放。尽管发放频率已达最大，但仅见 1 个 MUAP 以 30Hz（30∶1 的比率）发放。正常肌肉发放频率达到 30Hz 时，应可见 5 个或 6 个不同 MUAP 发放（比率约为 5∶1）。因此，这种类型的不完全干扰相是由于募集减少，而激活过程（发放频率）正常。募集减少见于 MUAP 丢失时，原因通常是轴突丢失或传导阻滞。少数终末期肌病，如果一个 MUAP 的所有肌纤维都丢失，则 MUAP 的数量也会显著减少，从而导致募集减少。

与之相比的第二个患者的模式（图 15–16，下图），虽然也只看到单个 MUAP 发放，然而该 MUAP 发放频率为 5Hz。因此，尽管 MUAP 发放的数量（募集）相对于发放频率（比率约为 5∶1）正常，但该发放频率（激活）显然未达最大值。在此情况下，不完全干扰相主要是由于激活减少，而募集（即不同 MUAP 的数目）与发放频率相匹配。患者的肌无力是因为 MUAP 的激活减少，即未达到最大频率持续发放而产生。这种模式见于患者因疼痛，或为 CNS 病变（如脑卒中、多发性硬化）而不能充分合作，导致激活减少。

当然，同一块肌肉可同时出现激活减少（即上运动神经元疾病）和募集减少（即下运动神经元疾病）。

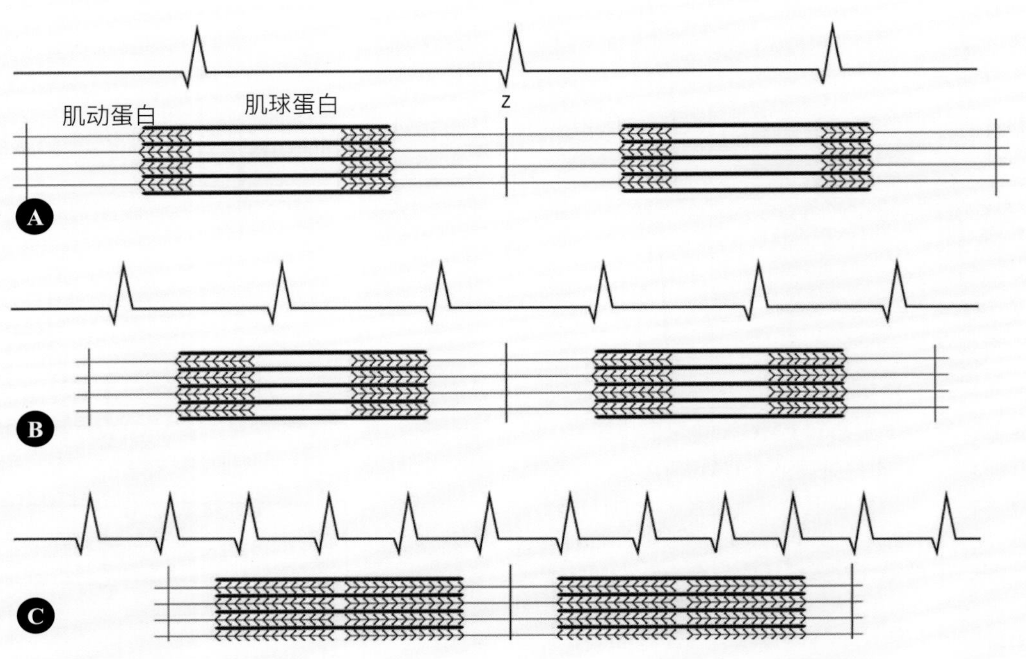

▲ 图 15-13　低频（A）、中频（B）和高频（C）发放时肌动蛋白和肌球蛋白的重叠和横桥数目

单个肌纤维可通过更快的发放来增加力量。每次运动单位发放时，肌动蛋白和肌球蛋白移动并相互重叠，形成分子横桥而产生力量和运动。如果肌纤维在肌动蛋白和肌球蛋白因前一次去极化形成重叠后回复到原始状态前又发生第二次去极化，肌动蛋白和肌球蛋白就会出现更多的重叠，更多的横桥和产生更大的收缩力

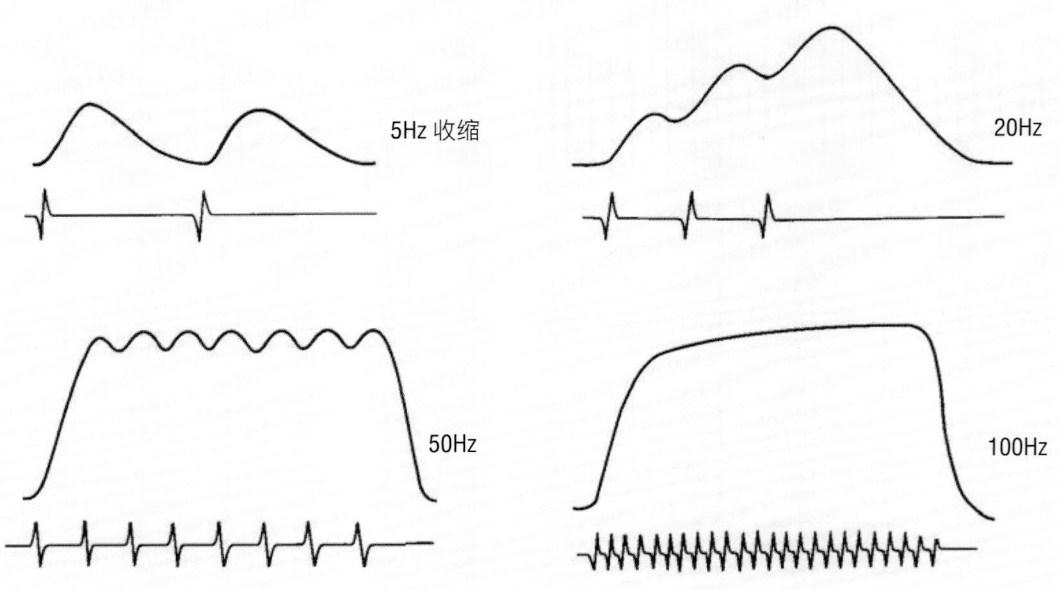

▲ 图 15-14　肌力与发放频率的关系

每对图形的上方显示的是收缩力；下方显示的是不同发放频率的 MUAP。注意收缩力随 MUAP 发放频率增加而增大。为增加肌肉收缩力，需要增加运动单位发放频率或者增加运动单位数目。虽然 MUAP 电位仅持续 5～15ms，但机械收缩可持续超过 100ms。随 MUAP 发放频率增加，收缩力聚积，直到接近 50Hz（强直融合频率）。发放频率接近 50Hz 时肌肉的肌球蛋白丝和肌动蛋白丝之间发生最大程度重叠。高于该频率可能导致更多的发放，但产生的力量不会有明显改变（经许可转载，改编自 Kandel ER, Schwartz JH, Jessell TM, eds. *Principles of Neural Science*. 3rd ed. Norwalk, CT: Appleton & Lange; 1991.）

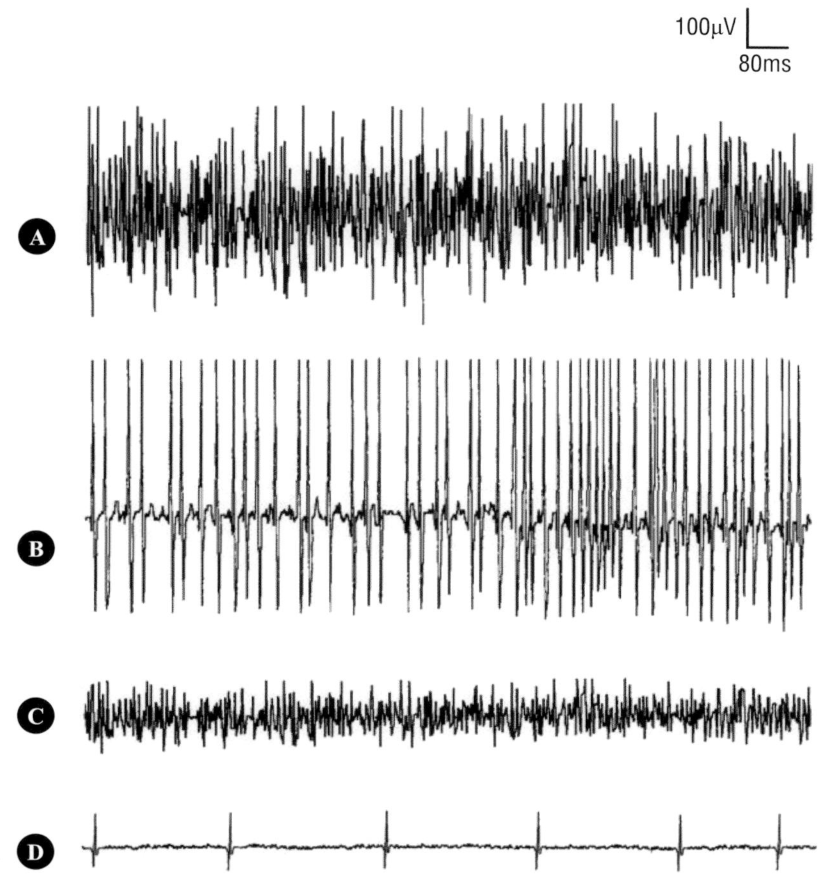

◀ 图 15-15　干扰相

A. 正常；B. 神经源性；C. 肌病性；D. 中枢性。每次均要求患者做最大力收缩肌肉。正常人最大力收缩时，有很多运动单位动作电位发放，因此很难区分单个 MUAP。神经源性损害的募集表现为 MUAP 高频发放，但数量减少，产生不完全干扰相（仅有一个 MUAP 发放时，则常被称为“栅栏”相）。肌病性损害的募集表现为虽然 MUAP 发放数量正常，但干扰相是由短时限，低波幅 MUAP 组成，这些 MUAP 发放产生的力量较小。中枢性疾病时，主要问题是不能快速发放（即激活减弱）；尽管募集的 MUAP 的数量少，但与发放频率相匹配

例如，最大用力收缩时一个运动单位的发放频率为 18Hz，但最大发放频率为 18Hz 代表激活减少。然而，发放频率达到 18Hz 时至少要有三个不同运动单位发放，那么这个 18∶1 的比例又表示募集减少。这种情况以同时累及上、下运动神经元的肌萎缩侧索硬化最为经典，但更常见于神经源性疾病的患者由于疼痛导致肢体活动困难（如痛性 L_5 神经根病外展髋关节时）。此种情况下，由于 L_5 神经根纤维丢失导致的募集减少及由于疼痛导致的激活减少同时存在。

最后还要理解“早募集”的概念。一个运动单位内部分肌纤维丢失的疾病（如肌病或伴有阻滞的 NMJ 疾病），因运动单位变小而致肌力减小。因为每个运动单位产生的力量均减小，因此，即使产生较小的肌力也需要很多运动单位发放。这称为“早募集”，是指多个 MUAP 发放却只产生较小的肌力，两者不匹配。在显示屏上，小力收缩就会出现大量 MUAP 几乎同时发放。通常，只有在操作的 EMG 检查者能评估早募集，它需要检查者了解患者用了多少力量。事实上“早募集”的说法并不恰当。因为在

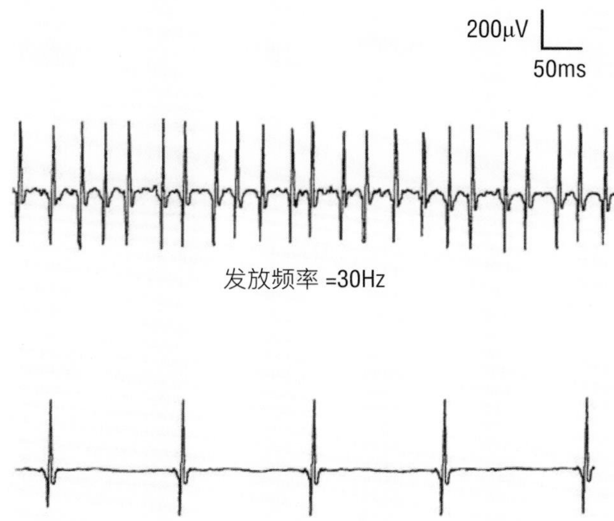

▲ 图 15-16　不完全干扰相

两幅图中，均嘱患者用最大力收缩插入针电极的肌肉。上图显示由于募集减少致不完全干扰相。下图显示由于激活减弱产生的不完全干扰相

这种情况下，MUAP 的实际发放数量（即募集）与激活水平是匹配的。不正常的是多个 MUAP 发放却产生较小的肌力。重申一下，早募集指的是与产生的肌力不相符的 MUAP 发放数量（即数量增加），而不是指与激活水平或发放频率相对应的 MUAP 发放数量。早募集常见于肌肉疾病和某些 NMJ 疾病。

许多 EMG 检查者只在最大收缩时通过观察干扰相来评估募集。然而，中度用力收缩时更容易评估募集并未受到认可。要记住，需要回答的关键问题一样：参与发放的不同 MUAP 的数目是否与激活水平（发放频率）相匹配？如果仅见到一个 MUAP 以 15～20Hz（中等水平激活）发放，就是募集减少，与是否为干扰相无关。不必让患者做最大用力收缩提高发放频率来得出结论。肌肉最大用力收缩时肌肉里的针电极常会增加被检查者的疼痛，最好避免采用或者至少尽可能小用力。事实上，最大用力收缩时评估 MUAP 发放数量和发放频率之间的关系实际上难度更大。

五、运动单位的异常模式

通过 MUAP 的形态和发放模式通常可以鉴别各种累及运动单位的疾病，但仅凭 MUAP 的单个参数不能辨别肌源性、神经源性或 NMJ 疾病。MUAP 形态和发放频率的特定异常模式可反映疾病的以下信息：①急性、慢性或终末期；②神经源性、肌源性或伴有 NMJ 传递障碍；③如果是神经源性，可区分原发的病理生理为轴突丢失还是脱髓鞘（表 15–2）。

（一）神经源性病变

1. 急性轴突丢失

急性神经轴突损伤后的 3～5 天，运动神经纤维发生沃勒变性，随后受累运动单位的远端肌纤维发生失神经支配。正常情况下，邻近健存的轴突形成侧芽生长并逐步对失神经的肌纤维进行再支配。此后，这些有神经再支配的 MUAP 肌纤维数量大于正常，导致 MUAP 时限延长、波幅增高和相位数增加（图 15–17）。然而，此过程通常需要数周至数月。急性期 MUAP 形态仍正常。急性神经源性病变时 EMG

表 15–2　运动单位动作电位的模式和病理生理

	运动单位动作电位形态			运动单位动作电位发放模式	
	时　限	波　幅	位　相	激　活	募　集
急性神经源性 – 轴突性	NL	NL	NL	NL	↓
慢性神经源性 – 轴突性	↑	↑	↑	NL	↓
神经源性 – 脱髓鞘（仅传导速度减慢）	NL	NL	NL	NL	NL
神经源性 – 脱髓鞘（传导阻滞）	NL	NL	NL	NL	↓
严重失神经后神经再支配早期（新生单位）	↓	↓	↑	NL	↓↓
急性肌病性	↓	↓	↑	NL	NL/ 提早
慢性肌病性	↓ / ↑	↓ / ↑	↑	NL	NL/ 提早
肌病性 – 终末期	↓ / ↑	↓ / ↑	↑	NL	↓↓
NMJ 疾病 – 颤抖增加	NL	NL	NL	NL	NL
NMJ 疾病 – 间歇性阻滞	NL/ ↓ [a]	NL/ ↓ [a]	NL/ ↓ [a]	NL	NL/ 提早
NMJ 疾病 – 严重阻滞	↓	↓	↑	NL	↓↓
CNS 疾病	NL	NL	NL	↓↓	NL

↑. 增加；↓. 减少；↓ / ↑. 可能减少和（或）增加；↓↓. 通常明显减少；CNS. 中枢神经系统；MUAP. 运动单位动作电位；NL. 正常；NMJ. 神经肌肉接头

a. 每个电位可能都不同（不稳定 MUAP）

发现的唯一异常是由最初运动单位丢失导致无力肌肉的募集减少。因此，急性轴突丢失病变的针电极肌电图模式是 MUAP 募集减少，而形态正常。缓慢进展性或慢性疾病（如大多数多发性神经病）时不会出现上述模式。慢性病变患者出现症状时 MUAP 形态已经发生变化。这种急性轴突丢失性神经源性病变的 EMG 模式是神经创伤、压迫或梗死后最初几周的特征性表现。其他与该模式类似的情况仅见于伴传导阻滞的单纯脱髓鞘病变。

2. 慢性轴突丢失

轴突丢失和失神经后，神经再支配可通过两种机制实现。如果是完全性失神经，神经再支配唯一可能的机制是损伤部位轴突再生长。这个再生长过程非常缓慢（每天不超过 1mm），时间取决于神经的长度，可能需要数月到数年。然而，能够发生轴突再生长的前提是前角细胞必须保持完好无损。例如，神经断伤后原有的神经纤维可以再生长；但脊髓灰质炎造成的前角细胞死亡就不能。

相比之下，如果是部分性或渐进性失神经，神经再支配通常是通过毗邻健存的运动单位发出侧芽来实现（图 15–6）。随着每个运动单位肌纤维数量增加，MUAP 时限延长，波幅增高和相位增多。这些 MUAP 的形态改变结合募集减少，是神经再支配 MUAP 的特征，并且几乎均提示慢性神经源性疾病（即前角细胞、神经根或周围神经疾病）。和其他神经源性疾病类似，由于 MUAP 募集减少，最大用力收缩时呈不完全干扰相（图 15–15B）。急性病变不会出现长时限、高波幅、多相位 MUAP。一旦出现，就表明病程至少已达数周，而更常见的是数月或数年。

3. 脱髓鞘

轴突丢失导致失神经和随后的神经再支配，导致 MUAP 形态改变。然而，如果病理上是单纯脱髓鞘或脱髓鞘为主，而相应的轴突保持完整，则不会发生失神经及随后的神经再支配。单纯脱髓鞘病变时 MUAP 形态保持正常。如果脱髓鞘仅使传导速度减慢，即使再慢，神经动作电位仍然可传导到肌肉，具有功能的运动单位数目仍然正常。因此，针电极肌电图检查既无 MUAP 形态异常也无募集模式改变。然而，如果脱髓鞘导致传导阻滞，可动用的 MUAP 数量就会减少。虽然 MUAP 形态仍正常，但发放模式为募集减少。这种募集减少而 MUAP 形态正常的模式，仅见于伴传导阻滞的脱髓鞘病变（如某些吉兰 – 巴雷综合征、腕管综合征病例），或见于急性轴突丢失后还没有发生神经再支配时。

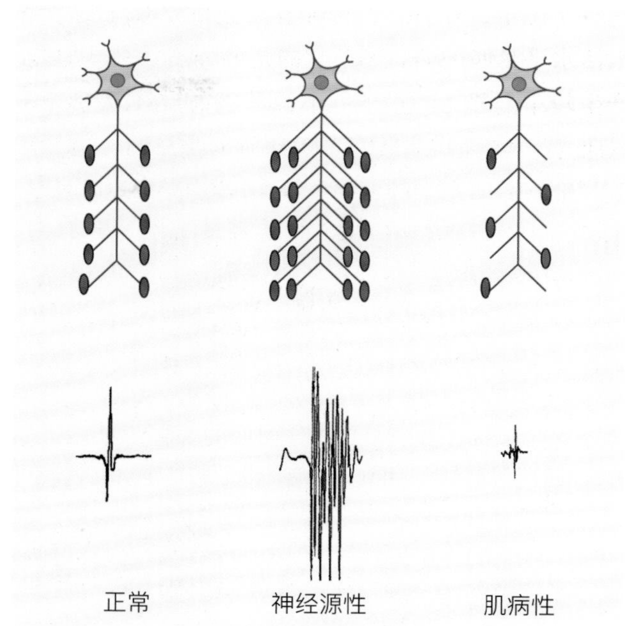

▲ **图 15–17　MUAP 形态**

正常 MUAP 呈 2～4 相。慢性神经源性损害后发生神经再支配时，每个运动单位的肌纤维数量增多，使得 MUAP 表现为长时限、高波幅和多相位的形态。肌肉疾病或神经肌肉接头疾病伴有阻滞时，运动单位内有功能的肌纤维数量减少，导致短时限，低波幅和多相位的 MUAP

（二）肌病性

1. 急性

肌病时运动单位中有功能的肌纤维数量减少。由于每个运动单位肌纤维减少，因此 MUAP 呈短时限和低波幅（图 15–17）。此外，由于残存肌纤维的功能障碍，MUAP 发放同步性差，因而产生多相位的 MUAP。然而，有功能的运动单位的实际数量（即前角细胞和轴突的数量）仍然正常，因此，在激活水平募集模式仍正常。然而，由于每个运动单位的肌纤维减少，产生的肌力不如正常运动单位。作为代偿，需要比正常情况更多的 MUAP 发放以达到一定程度的力量，从而导致早募集。患者轻收缩就容易出现干扰相（图 15–15C）。因此，急性肌病的模式是短时限、低波幅和多相位的 MUAP，伴正常募集或早募集。

2. 慢性

慢性肌病，尤其是有坏死或炎症特征时（如多肌炎、肌营养不良），常或多或少同时存在失神经和随后的神经再支配。因此，能够形成长时限、高波幅和多相位的 MUAP，尽管这样的 MUAP 最常见于慢性神经源性疾病。许多慢性肌病常见两种类型的 MUAP：长时限、高波幅、多相位 MUAP 和短时限、低波幅、多相位 MUAP，两者常见于同一块肌肉。罕见情况下仅出现长时限、高波幅、多相位 MUAP。慢性肌病性 MUAP 和慢性神经源性 MUAP 鉴别的关键是评估募集模式。慢性肌病时募集通常正常或早募集。如果未发现早募集或正常募集，至少其募集模式应比见到慢性 MUAP 时预期的要好。某些进展非常缓慢的肌病（尤其是包涵体肌炎），EMG 表现可类似于活动性运动神经元病（纤颤电位，长时限、高波幅、多相位 MUAP），但其募集模式在有明显神经再支配的情况下似乎表现“太好”。

3. 终末期

某些肌营养不良、周期性麻痹及罕见的缓慢进展的局灶性肌病（如包涵体肌炎）的极晚期可见肌肉的终末期改变。在终末期，如果某些运动单位内的所有肌纤维完全死亡或功能障碍，会导致运动单位的实际数量显著减少，表现为短时限、低波幅和多相位 MUAP，或短时限、低波幅和多相位 MUAP 和长时限、高波幅、多相位 MUAP 同时出现，但募集减少的特殊模式。虽然募集减少几乎都提示为神经源性疾病，但也可罕见于肌肉病的终末期。

（三）严重或完全性失神经后早期神经再支配

神经再支配最常见的方式是由毗邻健存的运动单位发出侧芽产生。如果是严重或完全失神经而毗邻无健存的轴突，则神经再支配唯一可能的机制是损伤部位的轴突再生长。在某个时间点上再生长的轴突会再支配原先的部分但不是全部肌纤维。此时的 MUAP 类似于急性肌病性，为短时限、低波幅和多相位（图 15–18）。严重失神经后，早期神经再支配的 MUAP 称为新生运动单位。鉴别新生和肌病性 MUAP 的关键是募集模式。新生 MUAP 总是在显著募集减少的背景下出现，而肌病性 MUAP 的背景是募集正常或早募集。虽然新生运动单位不常见，但它强调了并非所有短时限、低波幅和多相位的 MUAP 都是肌病性。

（四）神经肌肉接头疾病

NMJ 疾病 MUAP 的形态和发放模式取决于疾病的严重程度。如 NMJ 疾病较轻，运动单位内肌纤维发放仅有轻微变化，MUAP 的形态和募集均正常。如疾病较重，导致运动单位内某些肌纤维间断性阻滞，则 MUAP 将变得不稳定。各 MUAP 的形态（波幅、相位数或者两者兼而有之）会有差别。随着阻滞更严重和持久，运动单位内会发生肌纤维丢失。因此，MUAP 变为短时限、低波幅和多相位，类似肌病性 MUAP。募集仍然正常，或由于每个运动单

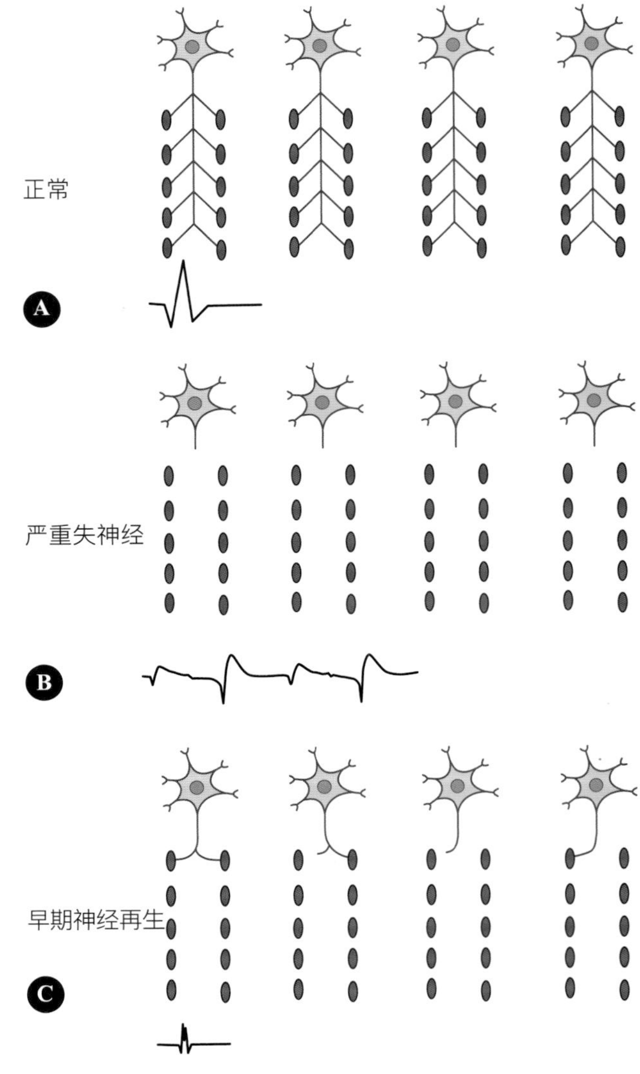

▲ **图 15–18　新生运动单位**

轴突严重损伤后，损伤远端发生沃勒变性，导致失神经（B）。如果病变附近无存活的轴突，神经再支配仅能通过轴突残端再生长后产生。神经再支配过程早期的某个时间，仅一部分而非全部肌纤维获得神经再支配（C）。此时，MUAP 为短时限、低波幅和多相位，类似于肌源性损害的 MUAP。C 与 A 是新生 MUAP 和正常 MUAP 的比较。新生 MUAP 与肌源性损害 MUAP 的区别是前者募集减少而后者募集正常或早募集

位产生的力量变少，募集可能提早。必须重申的是，肌病和严重的 NMJ 疾病都可导致短时限、低波幅和多相位 MUAP，募集正常或早募集。最后，在 NMJ 严重阻滞的情况下，如肉毒中毒，某些运动单位中所有纤维都可能被阻滞而从功能上导致运动单位丢失。在这些情况下，残余的 MUAP 呈短时限、低波幅和多相位，但募集减少，后者反映可起作用的运动单位数量减少。这种特殊模式也可见于肌病终末期和新生运动单位。

（五）中枢神经系统疾病

CNS 疾病通常无前角细胞丢失，因此，无失神经及神经再支配。MUAP 的形态和募集正常。针电极肌电图检查时无力肌肉表现为 MUAP 不能快速发放（即激活减弱）。因此，尽管由于 MUAP 发放数量减少而导致干扰相不完全，但 MUAP 的实际数量(即募集）与降低的激活水平相匹配（图 15–15D）。

CNS 疾病偶可表现为其他模式。脊髓病变时，由于损伤平面的前角细胞呈节段性丢失，使得该肌节无运动单位。例如，C_6 脊髓损伤时，C_6 支配的肌肉可以出现失神经、神经再支配和募集减少的 MUAP。然而，在无力的下肢肌肉，仅能发现 MUAP 激活减弱，但无募集减少。而部分由 C_6 支配的肌肉（如由 C_6～C_7 支配的旋前圆肌），MUAP 可能既有募集减少又有激活减弱。

CNS 疾病时罕见其他异常 EMG。有报道某些多发性硬化患者可见失神经和神经再支配的现象，这可能是由于运动纤维从离开脊髓前角细胞到离开脊髓成为运动神经根前的这部分受累。其他中枢神经系统疾病，尤其是脑卒中，是否有 EMG 异常还存在异议。脑卒中患者由于运动功能障碍容易出现周围神经卡压和压迫性麻痹，这更能解释脑卒中患者的 EMG 异常。

某些 CNS 疾病可出现震颤，使得对自发电位（见第 14 章）和 MUAP 形态的分析变得复杂。震颤是 MUAP 突发发放与相对静息相互交替的模式。静止性震颤时（如帕金森病），自发性突发放电可能被误认为是肌颤搐放电。虽然震颤和肌颤搐都是 MUAP 突发的发放模式，它们主要的区别在于肌颤搐的每次爆发都是同一 MUAP 重复发放，而震颤的每次爆发是由许多不同的 MUAP 组成。此外，大多数震颤患者可以通过肢体位置变动或动作来主动改变静止性震颤，而肌颤搐不受患者自主控制。大多数震颤在进行动作时加重。由于震颤是多个 MUAP 同时放电，因此，很难评估单个 MUAP 的形态，多相波也会显得增多。一般来说，如果患者活动肌肉时出现震颤，则很难准确地判别 MUAP 的形态、稳定性，或募集。

最后，肌张力障碍、僵人综合征和破伤风等中枢疾病做针电极肌电图检查时可以出现肌肉持续性不自主收缩。所有这些疾病 MUAP 的形态正常，EMG 模式呈现 MUAP 的不自主持续性发放，以放松延迟及主动肌和拮抗肌同时发放为特征。正常人很容易放松自己的肌肉和停止收缩，但这些中枢神经系统疾病患者往往难以做到。此外，还可能发生主动肌和拮抗肌同步收缩。正常情况下，主动肌收缩时拮抗肌放松（如屈肘时肱二头肌收缩而肱三头肌放松）。嘱肌张力障碍患者收缩主动肌时，实际上常常是拮抗肌的 MUAP 发放增加（例如，当患者跖屈踝关节时，可见胫骨前肌发放增加）（图 15–19）。

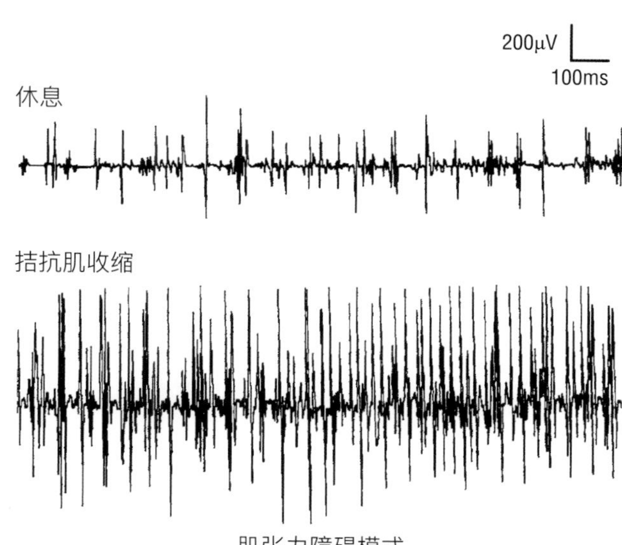

▲ **图 15–19　肌张力障碍发放模式**

肌张力障碍患者胫骨前肌记录。上图，注意静息时 MUAP 持续发放。下图，嘱患者踝关节跖屈（即兴奋拮抗肌）。注意胫骨前肌发放明显增多。这种主动肌和拮抗肌同时收缩的模式见于肌张力障碍和其他中枢神经系统疾病

第六篇

临床 – 电生理相关性

Clinical-Electrophysiologic Correlations

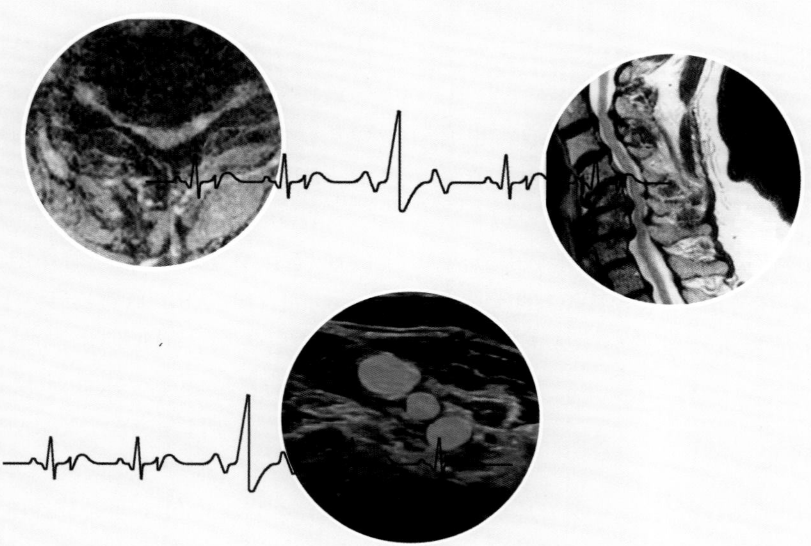

第16章 临床与电生理相关性的概述及常见模式

Clinical-Electrophysiologic Correlations: Overview and Common Patterns

杨建仲 译　　黄旭升 校

从电生理检查所获的信息价值有赖于正确的数据收集，更取决于对数据的准确解读。掌握常规神经传导检测和肌电图检查操作的技能通常只需要几个月到1年。然而，如果未根据特定的临床表现选择合适的检查项目，或者不能正确地解读检查数据，那么即使是精准的数据也可能没有什么价值。应根据临床资料和鉴别诊断的需要采用个体化原则进行每项检查。同样重要的是，还应该根据检查过程中所获得的新信息做检查方案的相应调整。不能过分强调每项检查结果与临床信息完全符合，不同的临床背景下，相同的神经传导和肌电图（electromyography，EMG）数据可有截然不同的含义。

电生理诊断的第一步是对神经传导检测（nerve conduction study，NCS）中［运动、感觉、晚成分、重复神经刺激的异常模式和针电极肌电图（自发电位、运动单位动作电位形态、募集及激活）］的异常模式进行联合分析。这些异常模式通常可提示潜在的病理基础，即神经源性、肌病性或继发于神经肌肉接头（neuromuscular junction，NMJ）疾病。对于神经源性病变，通常可确定神经的原发病理生理：轴突丢失或脱髓鞘。另外，这些异常模式通常也有可能判断疾病的病程（超急性、急性、亚急性或慢性）和严重程度。通过这些异常发现的分布可以将病变定位。在解读每项检查结果时，不可能仅依据单项结果做出诊断。只有在分析了NCS-EMG的所有异常模式，并根据临床信息进行解读后，才能做出最终的电生理诊断。

一、神经源性病变

神经源性病变由周围神经纤维和（或）其初级神经元丢失或功能异常引起。因此，多发性神经病、神经丛病、神经根病及单神经病，以及主要累及运动神经元或背根神经节的疾病均为神经源性病变。周围神经病变可主要累及轴突而导致轴突丢失，或主要累及髓鞘而导致脱髓鞘。尽管轴突丢失和脱髓鞘在NCS和EMG上表现不同，但两者均为神经源性病变。

（一）轴突丢失性病变

解释神经源性损害至关重要的是要了解其模式随时间发生变化（时间相关性变化）。轴突丢失时，NCS和EMG随病程延长依次有序地出现不同的异常模式（表16-1）。轴突丢失后（如神经部分离断），临床即刻就会出现无力和麻木感，但是，运动纤维和感觉纤维沃勒变性分别在损伤3～5天和6～10天后才出现（图16-1）。沃勒变性发生前，远端NCS仍正常。也就是说，即使神经已经离断，在病灶远端刺激并记录，仍可获得正常的反应。沃勒变性发生后，NCS才会出现与轴突丢失相应的异常表现：动作电位波幅降低而传导速度（conduction velocity，CV）和远端潜伏期（distal latency，DL）相对正常。CMAP波幅降低发生稍早于SNAP波幅降低，这可能是由于NMJ首先出现功能障碍。如果最粗大和传导最快的纤维轴突丢失，就可以出现CV减慢和DL延长，但不会达到脱髓鞘的范围（CV＜75%正常下限，DL＞130%正常上限）。

针电极肌电图上，轴突损害发生后即可在无力的肌肉上发现运动单位动作电位（motor unit action potential，MUAP）募集减少。由于部分轴突及其运动单位已丢失，增加肌力的唯一方法是增加剩余运动单位的发放频率，从而导致募集减少的模式。病损初期无异常自发电位，MUAP形态也不发生改变，因为这些变化需要一定时间后才会出现。

异常自发电位（即失神经电位，表现为纤颤电位和正锐波）在轴突丢失几周后出现。如第14章所述，已公认的是失神经电位出现的时间取决于神经病变的

表 16-1 轴突丢失的时间相关性改变

		超急性期	急性期	亚急性期	亚急性 – 慢性期	慢性期
			＞1 周	＞3～6 周	＞2～3 个月	
	即刻	＜3 天	＜3～6 周	＜2～3 个月	＜数月 / 数年	＞数月 / 数年
临床表现	异常	异常	异常	异常	异常	正常 / 异常
神经传导	正常	正常	正常	异常	异常	正常 / 异常
MUAP 募集	减少	减少	减少	减少	减少	减少
自发电位	正常	正常	正常	异常	异常	正常
MUAP 形态	正常	正常	正常	正常	神经再支配	神经再支配

MUAP. 运动单位动作电位

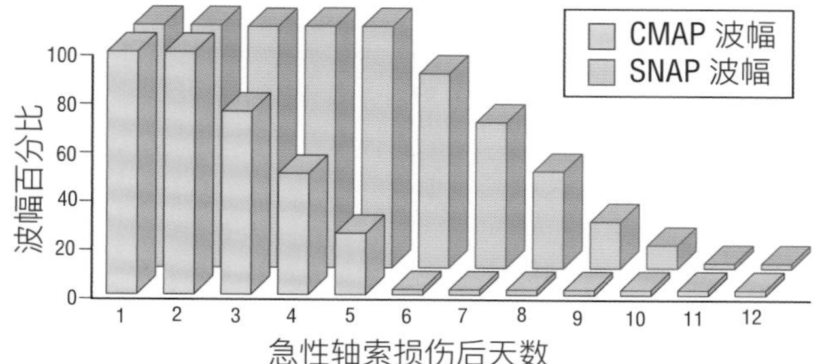

▲ **图 16-1 沃勒变性对 CMAP 和 SNAP 波幅的影响**

轴突丢失病变发生后的几天里，远端神经开始变性，伴随着 CMAP 和 SNAP 波幅降低。如果在轴突丢失损害后立即进行 NCS，在病变远端刺激和记录的反应正常。注意图中显示 CMAP 波幅降低较 SNAP 波幅降低早，这可能是由于 NMJ 功能障碍首先出现（引自 Katirji B. *Electromyography in Clinical Practice: A Case Study Approach*. St. Louis: Mosby; 1998.）

部位与受检肌肉间的距离。L_5～S_1 神经根病变（即病变部位与受检肌肉间距离最长）纤颤电位和正锐波出现的时间分别为：脊旁肌 10～14 天，大腿近端肌肉 2～3 周，小腿肌肉 3～4 周，小腿远端及足部肌肉 5～6 周。通过以上这些数值，我们可以推断出其他不同长度周围神经轴突丢失后失神经电位出现的时间。

最后，在轴突丢失病变的慢性期，失神经支配后的神经再支配通常需要几个月。神经再支配导致 MUAP 形态改变。MUAP 表现为时限延长、波幅增高和多相波增加，反映了每个运动单位的肌纤维数目增加。如果神经再支配成功，数月至数年后，针电极肌电图上自发电位消失，仅表现为神经再支配的 MUAP 和募集减少。另外，此时的 NCS 可见 CMAP 和 SNAP 波幅改善，尤以前者更明显。

因此，综合 NCS（正常或异常）、自发电位（有或无）、MUAP 形态（正常或神经再支配）和募集（正常或减少）的结果，可以评估各种轴突丢失性神经源性病变的病程。

（二）脱髓鞘病变

单纯脱髓鞘病变（图 16-2）异常模式与轴突丢失病变不同，并且取决于脱髓鞘的程度。神经传导速度由髓鞘完整性决定。因此，脱髓鞘首先会导致 CV 明显减慢、DL 延长及晚成分延迟。严重脱髓鞘可直接导致传导阻滞，感觉和运动纤维的阻滞临床上分别导致感觉缺失和肌无力。如果只有传导速度减慢而没有传导阻滞，尽管传导比正常慢得多，神经动作电位仍能到达轴突末梢。因此，单纯传导速度减慢不会导致恒定的肌无力。感觉神经方面，仅传导速度减慢可能会导致腱反射减弱或消失和感觉异常，但无恒定的麻木。

出现传导阻滞对脱髓鞘病患者有特殊的重要意义。首先，它提示临床功能缺损（无力、麻木）是源于脱髓鞘，因此可随着髓鞘再生而恢复。其次，出现在卡压性神经病（如桡神经沟处桡神经病、腕管处正中神经病）的传导阻滞可用于病灶定位。最后，对于脱髓鞘性多发性神经病患者，非卡压部位出现的传导阻滞具有额外的特殊诊断意义，可用于鉴别获得性和遗传性病因。获得性脱髓鞘性神经病的特征为非卡压部位出现传导阻滞，如吉兰 – 巴雷综合征或慢性炎性脱髓鞘性多发性神经病，但不会出现在各种遗传性脱髓鞘性神经病（如 CMT1 型）中，后者脱髓鞘导致神经传导速度均匀性减慢（其实CMT1型罕见情况下可以出现传导阻滞！）。

一旦脱髓鞘病变导致传导阻滞，临床即会出现麻木和无力。尽管传导阻滞阻断了神经近、远端之间动作电位的传播，但远端神经仍能继续正常传导。因此，与急性轴突丢失病变一样，远端NCS正常。然而，与轴突丢失病变不同的是传导阻滞时周围神经轴突仍保持完整，当然也不会发生沃勒变性，因此，远端NCS正常。如果在病变近端刺激，则可见局灶性脱髓鞘的电生理证据（即CV明显减慢、传导阻滞，或两者同时存在）。

传导阻滞几乎总是表示脱髓鞘，只在一种少见情况下，传导阻滞可以见于轴突丢失病变。神经离断的最初几天，沃勒变性尚未发生时，在离断的近端和远端刺激，NCS会出现传导阻滞样表现（图16-3）。然而，1周后再重查时，由于神经远端已发

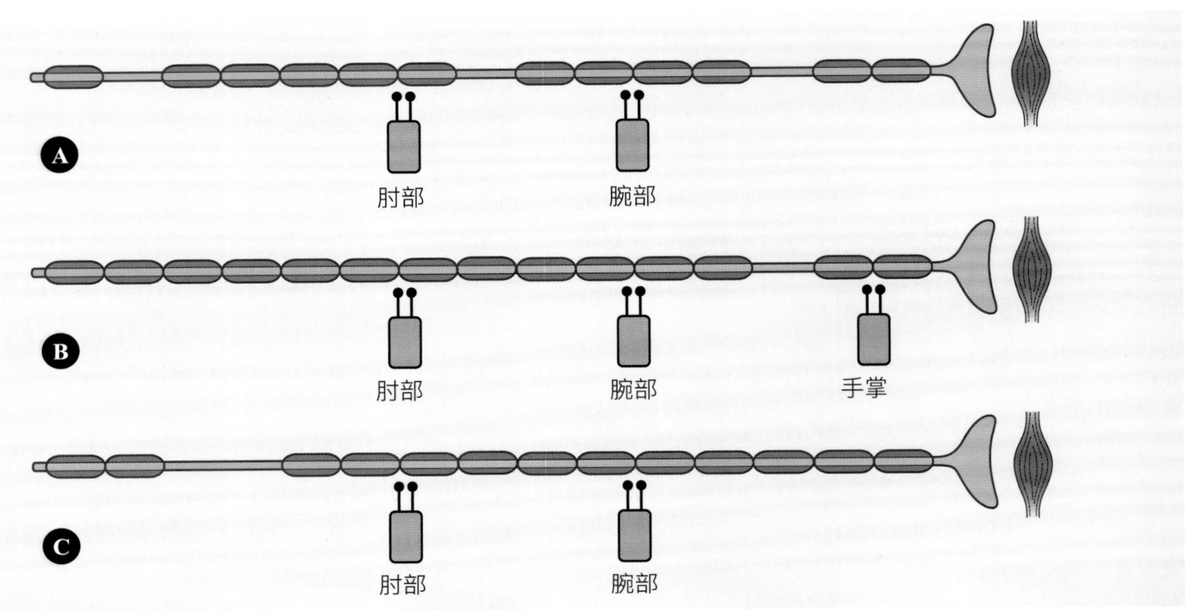

▲ 图16-2　脱髓鞘与NCS

脱髓鞘导致神经传导速度显著减慢，严重时会出现传导阻滞，由于轴突完整而不会发生沃勒变性。神经传导参数的变化因脱髓鞘的部位而异。A.脱髓鞘累及神经近端段、中段和远端段。这种脱髓鞘分布导致传导速度减慢、DL延长、晚成分延迟、远端电位波幅降低，以及远、近端刺激点间传导阻滞。B.脱髓鞘仅累及神经远端。腕部和肘部刺激时，DL延长和远端电位波幅降低。由于晚成分同样要通过神经远端段故而也延迟出现。但是，这两个刺激点间的传导速度正常，也无传导阻滞。假如可以在更远端（如手掌）刺激，则在更远端刺激点（手掌）和常规远端刺激点（腕）间可见传导阻滞。C.脱髓鞘仅累及神经近端。这种模式时DL、波幅和传导速度均正常。常规NCS中唯一的异常表现可能是晚成分延迟。如果能在更近端刺激的话，则在这个更近端刺激点和常规近端刺激点（肘）间可见传导阻滞

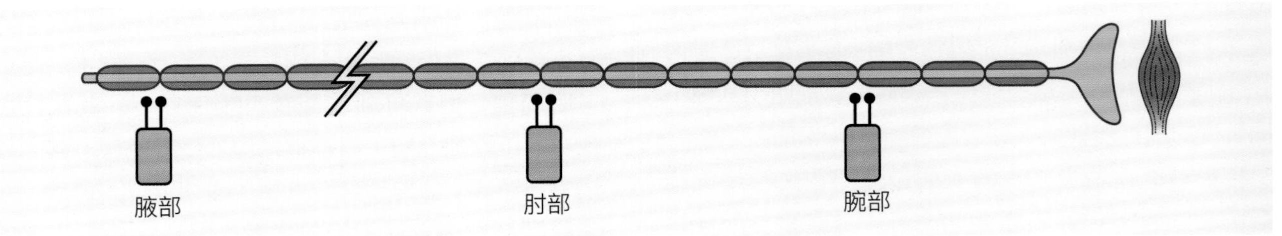

▲ 图16-3　超急性轴突丢失与"传导阻滞"

轴突丢失损伤（如神经横断伤）后3～5天，运动纤维发生沃勒变性。在此之前，尽管神经远近端失去连接，离断神经的远端仍可被刺激兴奋和记录到动作电位。但如果在离断的近端刺激神经，则会出现常见于脱髓鞘的传导阻滞。1周之后复查，远端神经已经变性，所有电位波幅都降低，之前的"传导阻滞"不再出现。如图所示，神经近端轴突丢失病变后即刻，在肘部和腕部刺激的CMAP波幅、传导速度和潜伏期均正常。如果在腋部刺激，则会出现明显的传导阻滞

生变性，先前明显的阻滞不再存在。这种情况称为假性传导阻滞。

针电极肌电图检查时，存在传导阻滞的脱髓鞘病变使能下传兴奋的运动单位数目减少，表现为募集减少的模式。但是，由于轴突完整，未发生沃勒变性，因此不发生失神经及其后的神经再支配。单纯脱髓鞘伴传导阻滞时针电极肌电图唯一的异常表现是募集减少。当脱髓鞘只有传导速度减慢而无传导阻滞时，临床肌力、相应肌肉的针电极肌电图和募集均正常。因此，仅传导速度减慢而无传导阻滞或者轴突丢失时，针电极肌电图正常。

单纯脱髓鞘病变少见。大多数脱髓鞘病变，无论是遗传性还是获得性、无论是伴传导阻滞还是仅有传导速度减慢，都存在一定的继发性轴突丢失。因此，NCS 和针电极肌电图表现为轴突丢失和脱髓鞘改变并存。尽管如此，通常情况下仍可确定原发的病理生理基础是脱髓鞘还是轴突丢失。

二、重要的神经源性损害模式

每位 EMG 检查者都应该能识别几种重要的神经源性损害的模式。这些模式根据以下情况变化：①病程；②原发病理基础是轴突丢失还是脱髓鞘；③如果是脱髓鞘，那么是伴有传导阻滞还是仅为单纯传导速度减慢。这些模式是电诊断的基石，将检查发现异常的分布以及临床信息一起分析，就可获得最终诊断。

（一）轴突丢失：超急性期

神经传导检测		针电极肌电图			
运动	感觉	自发电位	激活	募集	运动单位动作电位形态
正常	正常	正常	正常	减少	正常

超急性轴突丢失模式在轴突丢失 3 天内出现、早于沃勒变性，形成临床有肌无力和感觉缺失但病变远端运动和感觉传导正常的不寻常组合。除非神经近端完全离断，晚成分通常情况下同样正常。此期间，如果在病变近端刺激，就会出现近端波幅显著降低，类似于脱髓鞘的传导阻滞。针电极肌电图检查的唯一异常为无力肌肉的 MUAP 募集减少。由于发病时间过短，尚未产生自发电位和MUAP形态变化。

轴突丢失的超急性模式并不多见，常见于神经外伤或梗死后。它与伴传导阻滞的急性脱髓鞘病变的电生理表现非常相似，两者难以区别。往往需要 1 周后复检。如果病理基础是轴突丢失，约 1 周后会发生沃勒变性，远端 NCS 异常而近端的“传导阻滞”消失。进行这样的鉴别对于确定病因和明确预后非常重要（轴突丢失的预后远差于脱髓鞘）。

（二）轴突丢失：急性期

神经传导检测		针电极肌电图			
运　动	感　觉	自发电位	激　活	募　集	运动单位动作电位形态
• 波幅：降低 • 传导速度：正常 / 减慢 • 远端潜伏期：正常 / 延长	• 波幅：降低 • 传导速度：正常 / 减慢 • 远端潜伏期：正常 / 延长	正常	正常	减少	正常

急性轴突丢失模式见于发病后数天，但不超过数周，这段时间足以发生沃勒变性。因此，NCS 的异常表现符合轴突丧失，为波幅降低而 CV 和 DL 相对正常。如直径最大和传导最快的轴突丢失，就会有一定程度的 CV 减慢和潜伏期延长。针电极肌电图检查的唯一异常为募集减少，因为产生失神经电位的时间仍然没到（通常需要 2～6 周，取决于神经病变部位和受检肌肉间的长度）。轴突丢失的急性模式同样也不常见，多见于神经外伤或梗死。

（三）轴突丢失：亚急性期

神经传导检测		针电极肌电图			
运　动	感　觉	自发电位	激　活	募　集	运动单位动作电位形态
• 波幅：降低 • 传导速度：正常 / 减慢 • 远端潜伏期：正常 / 延长	• 波幅：降低 • 传导速度：正常 / 减慢 • 远端潜伏期：正常 / 延长	• 纤颤电位 • 正锐波	正常	减少	正常

亚急性轴突丢失病变模式见于发病后数周，但不超过数月。与超急性和急性模式相比，该模式有足够的时间产生针电极肌电图可见的自发性失神经电位。由于神经再支配尚未发生，MUAP 形态仍正常。与急性和超急性轴突丢失模式类似，它同样不常见，多见于神经外伤或梗死后。

（四）轴突丢失：亚急性 – 慢性期

神经传导检测		针电极肌电图			
运　动	感　觉	自发电位	激　活	募　集	运动单位动作电位形态
• 波幅：降低 • 传导速度：正常 / 减慢 • 远端潜伏期：正常 / 延长	• 波幅：降低 • 传导速度：正常 / 减慢 • 远端潜伏期：正常 / 延长	• 纤颤电位 • 正锐波	正常	减少	• 长时限 • 高波幅 • 多相波

亚急性 – 慢性轴突丢失病变模式在病变数月后出现，有足够的时间发生沃勒变性（NCS 异常）和出现异常自发电位（纤颤电位 / 正锐波）。此外，由于同时也在发生神经再支配，导致 MUAP 形态改变。MUAP 为长时限、高波幅和（或）多相位，伴募集减少。与之前介绍的类型不同，这种类型相当常见，见于大多数多发性神经病。

（五）轴突丢失：慢性期

神经传导检测		针电极肌电图			
运　动	感　觉	自发电位	激　活	募　集	运动单位动作电位形态
• 波幅：正常 / 降低 • 传导速度：正常 / 减慢 • 远端潜伏期：正常 / 延长	• 波幅：正常 / 降低 • 传导速度：正常 / 减慢 • 远端潜伏期：正常 / 延长	正常	正常	减少	• 长时限 • 高波幅 • 多相波

慢性轴突丢失病变模式在数月至数年后出现，此时病变处于非活动性，神经再支配全部完成，活动性失神经电位消失。成功的神经再支配往往会使 NCS 中 SNAP 和 CMAP 波幅改善甚至恢复正常，尤其是后者。针电极肌电图上 MUAP 异常则持续存在，为以往损害的非活动性标志（如陈旧性神经根病）。

（六）脱髓鞘（传导速度减慢和传导阻滞）：孤立近端病变

神经传导检测		针电极肌电图			
运　动	感　觉	自发电位	激　活	募　集	运动单位动作电位形态
• 波幅：正常 • 传导速度：正常 • 远端潜伏期：正常 • 病变处传导阻滞和传导速度减慢 • 晚成分：中度延长	正常	正常	正常	减少	正常

伴局部传导速度减慢和传导阻滞的孤立近端脱髓鞘病变是一种重要的类型，如没有识别出来常会误诊。由于轴突完整而未发生沃勒变性。因此，虽然临床有肌无力或麻木表现，远端运动和感觉传导仍正常。晚成分（即 F 波和 H 反射）可能异常，提示近端阻滞和传导速度减慢。如果跨过病变在近端进行运动神经传导检测，则会出现传导阻滞和局部传导速度减慢的脱髓鞘电生理征象。尽管感觉神经传导检测通常不在近端进行，但也可显示类似结果。针电极肌电图的唯一异常为无力肌肉募集减少，表明被阻滞的运动单位不能产生力量。由于无轴突丢失，因此不会发生失神经和神经再支配。这种类型的病变常为神经长时间受压或外伤后的结果（如桡神经沟处的桡神经病）。注意，如果这一模式出现在临床病史提示发病 4 天内，则很难与轴突丢失病变的超急性模式区别，两者都会在病变部位出现“传导阻滞”。需要在 1 周后复查以鉴别两者。单纯脱髓鞘病变 1 周后远端波幅不会降低，而轴突丢失病变 1 周后远端和近端波幅都降低。

（七）脱髓鞘（仅传导速度减慢）：孤立近端病变

神经传导检测		针电极肌电图			
运　动	感　觉	自发电位	激　活	募　集	运动单位动作电位形态
• 波幅：正常 • 病变处传导速度：中度减慢 • 远端潜伏期：正常 • 晚成分：中度延长	正常	正常	正常	正常	正常

当孤立近端脱髓鞘病变仅导致传导速度减慢而无传导阻滞时，其异常模式不会特别明显。远端 NCS 正常。仅晚成分和跨病变近端检查才会出现异常。在这种情况下，跨病变刺激仅有 CV 减慢，但因其既无传导阻滞，也无运动单位丢失，针电极肌电图始终正常。这一类型因其电生理异常的证据很少，所以很难识别。偶见于肘部尺神经病。

（八）脱髓鞘（传导速度减慢和传导阻滞）：孤立远端病变

神经传导检测		针电极肌电图			
运 动	感 觉	自发电位	激 活	募 集	运动单位动作电位形态
• 波幅：降低 • 传导速度：正常 • 远端潜伏期：中度延长 • 病变处传导阻滞和传导速度减慢 • 晚成分：中度延长	• 波幅：降低 • 传导速度：中度减慢 • 远端潜伏期：中度延长 • 病变处传导阻滞和传导速度减慢	正常	正常	减少	正常

如果在神经远端的刺激部位和记录电极之间发生传导阻滞和传导速度减慢（如正中神经腕部），则会出现一个与前述不同的模式。CMAP 和 SNAP 波幅均降低，DL 明显延长。感觉 CV（通常计算远端段）明显减慢。运动 CV 则保持正常。这是因为运动神经传导速度通常在刺激远近两个位点后才能计算得出，延长的 DL 在计算时被减去。晚成分也通过远端段，因此也延长。如果能在病变远端（如手掌）刺激，则运动和感觉纤维均可见传导阻滞。针电极肌电图检查的唯一异常为无力肌肉募集减少。这种远端脱髓鞘的类型相当多见，常见于远端卡压性神经病，尤其是腕管综合征。

（九）脱髓鞘（仅传导速度减慢）：孤立远端病变

神经传导检测		针电极肌电图			
运 动	感 觉	自发电位	激 活	募 集	运动单位动作电位形态
• 波幅：正常 • 传导速度：正常 • 远端潜伏期：中度延长 • 晚成分：中度延长	• 波幅：降低 • 传导速度：中度减慢 • 远端潜伏期：中度延长	正常	正常	正常	正常

远端脱髓鞘病变中仅有传导速度减慢的类型与合并存在传导阻滞的类型不同，其 DL 延长、晚成分也异常，但 CMAP 波幅通常正常。相反，SNAP 波幅则常常降低，这种降低并非由传导阻滞而是由于波形离散和相位抵消所致。感觉纤维比运动纤维更容易出现脱髓鞘导致的波形离散及随后的相位抵消，因而感觉 CV 明显减慢。由于无传导阻滞，针电极肌电图，包括 MUAP 募集，完全正常。这种模式也很常见，见于许多远端卡压性神经病。

（十）严重脱髓鞘后早期神经再支配

神经传导检测		针电极肌电图			
运 动	感 觉	自发电位	激 活	募 集	运动单位动作电位形态
• 波幅：显著降低 • 传导速度：正常 / 减慢 • 远端潜伏期：正常 / 延长	• 波幅：显著降低 • 传导速度：正常 / 减慢 • 远端潜伏期：正常 / 延长	• 纤颤电位 • 正锐波	正常	显著减少	• 短时限 • 低波幅 • 多相波

严重或完全失神经后，由于附近已无存活的轴突，神经再支配的唯一机制是损伤部位的轴突再生长。随轴突的再生长，失神经支配的肌纤维中仅一部分而非全部再次获得神经支配。此时，NCS 所见与严重轴突丢失一致：CMAP 波幅很低、传导速度正常或轻度减慢、潜伏期正常或轻度延长。MUAP 呈短时限、低波幅、多相电位，反映了每个运动单位的肌纤维数目减少。这些 MUAP 的形态与急性肌病性 MUAP 相似，被称为新生单位（见第 15 章）。鉴别新生电位和肌病性电位的关键是募集模式。新生单位见于严重失神经支配之后，因此募集明显减少；而肌病性 MUAP 募集正常或“早”募集。新生电位不常见，但它强调了并非所有低波幅、短时限、多相 MUAP 都是肌病性。

三、肌肉病变

肌肉病变由肌纤维丢失或功能障碍引起。肌病的电生理诊断通常是结合针电极肌电图特征性异常表现和正常的 NCS 而确定。感觉 NCS 总是正常。运动神经 NCS 通常也正常，是因为肌病最常累及近端肌肉而常规运动神经 NCS 在远端肌肉记录。那些主要累及远端肌肉的少见肌病（如强直性肌营养不良），CMAP 波幅可能降低，但潜伏期和 CV 正常。

针电极肌电图方面，通常根据 MUAP 形态和募集改变诊断肌病。大多数肌病都会有肌纤维丢失或功能障碍而使运动单位变小，但运动单位数目（即前角细胞及其轴突数）没有改变。然而，也有极个别例外，严重肌病时一个运动单位的所有肌纤维都丢失，从而实际上导致运动单位数目减少。肌病时 MUAP 时限变短，波幅变低及多相电位增多。这些改变是由于部分肌纤维丢失，而遗留的肌纤维同步发放减弱。由于运动单位数仍正常，MUAP 募集通常正常。但是，每个运动单位包含的肌纤维数量少于正常，因此产生的力量减弱。为了产生同样的力量，必须募集更多运动单位参与发放，从而导致早募集模式（即产生较小的力量却需要明显增多的运动单位参与发放）。

评估肌源性损害模式时，除 MUAP 形态和募集外，自发电位的分析也很重要。某些肌病可出现异常自发电位，包括失神经电位（纤颤电位 / 正锐波）、肌强直放电或 CRD。异常自发电位的出现有助于缩小鉴别诊断的范围。只有少部分肌病会出现纤颤电位；其他一些肌病可伴有肌强直放电（见第 38 章）。有失神经电位的肌病，慢性期可出现复杂的 EMG 表现，往往呈现肌病性合并神经源性损害的特征。

（一）肌病：一般特征

神经传导检测		针电极肌电图			
运 动	感 觉	自发电位	激 活	募 集	运动单位动作电位形态
波幅：正常或降低	波幅：正常	正常或纤颤电位 / 正锐波，或肌强直放电	正常	正常 / 早募集	• 短时限 • 低波幅 • 多相波

肌病的典型模式为针电极肌电图见短时限，低波幅，多相位 MUAP，正常募集或早募集，NCS 正常。如果肌病累及远端肌（罕见），CMAP 波幅可能降低。异常自发电位可能出现，也可能不出现。有炎症或坏死特征的肌病（如多肌炎、中毒性肌病、肌营养不良）可能会出现纤颤电位和正锐波。其他肌病可能伴有肌强直放电（如强直性肌营养不良、先天性肌强直）。

（二）肌病：伴失神经的慢性期特征

神经传导检测		针电极肌电图			
运　动	感　觉	自发电位	激　活	募　集	运动单位动作电位形态
波幅：正常或降低	正常	正常或纤颤电位 / 正锐波 /CRD	正常	正常，早募集或轻度募集减少	• 短时限 • 低波幅 • 多相波和（或）长时限 • 高波幅 • 多相波

慢性肌病，尤其是伴失神经特征的慢性肌病（如多肌炎，包涵体肌炎），常出现复杂的 EMG 模式。如同其他肌病，NCS 一般正常，除非远端肌肉受累而导致 CMAP 波幅降低。针电极肌电图可出现异常自发电位，可以表现为活动性失神经电位（即纤颤电位、正锐波）或慢性失神经电位（即 CRD）。肌肉主动收缩时，典型的肌病性 MUAP（短时限、低波幅、多相位）通常与长时限、高波幅、多相 MUAP 同时出现。慢性肌病出现这些常见于慢性神经源性疾病的大 MUAP 是因为有失神经损害的肌肉会发生一些神经再支配，从而导致出现长时限、高波幅多相 MUAP。许多慢性肌病同一肌肉可以出现神经源性和肌病性 MUAP，个别情况下可能仅出现高波幅、长时限、多相 MUAP。

区别慢性神经源性和慢性肌病性 MUAP 的关键是评价募集。肌病的募集通常正常或早募集。如果肌病很严重，导致单个运动单位的所有肌纤维丢失，则运动单位数减少进而募集减少。某些严重慢性肌病（尤其是包涵体肌炎），针电极肌电图模式可以很类似活动性运动神经元病（纤颤电位、长时限、高波幅、多相位 MUAP、募集减少）。这种情况下唯一提示其本质上为肌病模式的线索可能就是 MUAP 改变太过异常（长时限、高波幅、多相位）而募集仅轻微减少。

四、神经肌肉接头病变

NMJ 疾病的临床表现通常类似肌病，表现为近端肌无力。实际上，如果没有进行 RNS，单靠 EMG 的表现容易误诊为肌病。根据 NMJ 疾病的病理生理发生在突触前膜还是突触后膜，电生理表现模式不同。所有 NMJ 疾病感觉神经传导检测正常。运动神经传导检测 DL、CV 和晚成分正常。

神经肌肉接头病变

神经传导检测		针电极肌电图			
运　动	感　觉	自发电位	激　活	募　集	运动单位动作电位形态
• 传导速度：正常 • 远端潜伏期：正常 • 突触后膜 – 波幅：正常 – 3Hz RNS：递减 • 突触前膜 – 波幅：降低 – 3Hz RNS：递减 – 50Hz RNS：递增	正常	正常或纤颤电位 / 正锐波	中度	正常 / 早募集	• 正常或不稳定或短时限 • 低波幅 • 多相波

突触后膜疾病（如重症肌无力），静息状态 CMAP 波幅通常正常。3Hz RNS 波幅递减＞10%，如持续运动后过几分钟再做 RNS，波幅递减会更明显。突触前膜疾病（如 Lambert-Eaton 肌无力综合征、肉毒中毒）则明显不同。这类疾病静息状态下 CMAP 波幅通常降低。虽然 3Hz RNS 时 CMAP 波幅也递减，但其特征性表现为 50Hz RNS 或相应肌肉短暂最大用力收缩后波幅显著增加（通常＞100% 基线值）。

除肉毒中毒外，NMJ 疾病针电极肌电图通常无异常自发电位。肉毒中毒时，NMJ 传递严重阻滞，肌纤维发生失神经支配而产生纤颤电位和正锐波。

NMJ 疾病的 MUAP 形态和募集通常正常。但仔细观察可见 MUAP 不稳定，各电位的构形不一致。如果疾病严重到发生阻滞，会导致肌纤维脱离支配，单个运动单位的肌纤维数减少。针电极肌电图会出现常见于肌病的表现：短时限、低波幅、多相 MUAP 和早募集。

五、中枢神经系统病变

中枢神经系统病变（即脑或脊髓病变）患者可表现为无力和麻木。此外，这类患者通常有腱反射增高，肌张力异常和其他提示中枢病变的体征。但急性期腱反射和肌张力可能降低（即脑或脊髓休克），使之与周围病变难以区分。例如，冠状动脉搭桥手术的患者常发生这种情况，术后即刻新发上肢无力和麻木。鉴别诊断包括术中牵拉引起臂丛神经损伤及心源性栓子导致的脑卒中。这两种情况在急性期都表现位腱反射减弱和肌张力降低，伴麻木和无力。这种情况下，EMG 检查很容易鉴别两者。

上肢运动神经病变

神经传导检测		针电极肌电图			
运　动	感　觉	自发电位	激　活	募　集	运动单位动作电位形态
正常	正常	正常	中度降低	正常	正常

CNS 疾病神经传导正常。针电极肌电图检查无失神经或神经再支配表现，MUAP 形态也正常。但是，肌肉主动收缩时为不完全干扰相，MUAP 发放不恒定或可间断。中枢病变的最根本问题在于可用的 MUAP 数量（即募集）正常但激活减弱（即发放频率降低）。因此，中枢疾病时虽然运动单位发放数量减少，但数量（即募集）与激活降低的程度相配适。

中枢病变中容易混淆诊断的是节段性脊髓病变。受损节段以下支配的肌肉会出现典型 CNS 病变的电生理模式（即激活降低）。受损节段水平前角细胞可能受累，导致相应节段支配的肌肉出现神经源性损害模式。例如，脊髓 C_5～C_6 节段完全坏死性病变导致四肢瘫痪时。下肢肌肉的 EMG 仅显示激活降低，而 C_5～C_6 支配的肌肉（如三角肌、肱二头肌）EMG 会出现与病程对应的募集减少，以及其他神经源性损害改变。部分由这些节段支配的肌肉（如旋前圆肌，C_6～C_7）会出现激活降低和募集减少及其他神经源性异常。C_8～T_1 节段支配的肌肉与下肢肌肉一样只有激活降低。

应该牢记，激活降低提示中枢病变。虽然中枢病变可能是大脑或脊髓的结构性病变，但激活降低也可以是因为疼痛、配合差、精神疾病或诈病。

六、临床综合征

认识了神经源性、肌病性、中枢性或继发于 NMJ 疾病的 NCS-EMG 的异常模式后，下一步就要认识这些异常的分布（即哪些神经和肌肉受累，哪些没有受累）。将这些异常发现结合就能识别独特的临床类型。

（一）单神经病：非局灶性

神经传导检测		针电极肌电图	分　布
运　动	感　觉		
轴突丢失	轴突丢失	神经源性损害	局限于单根神经

非局灶性单神经病是肌电图室常见的类型。其NCS和针电极肌电图异常仅限于病变神经分布区。感觉和运动神经传导检测是否异常，取决于受累神经是感觉神经，运动神经还是混合神经。非局灶性病变NCS异常仅限于轴突丢失的表现（动作电位波幅降低，潜伏期正常或轻度延长，以及CV正常或轻度减慢）。针电极肌电图神经源性异常也仅限于病变神经支配的肌肉。

感觉神经传导检测异常可以提示周围神经的病灶是在背根神经节还是其远端。除此之外，单神经病变的定位只能靠针电极肌电图提示的最近端的异常肌肉或最靠近此肌肉的其他肌肉而决定。因为NCS上并无脱髓鞘表现（即局灶传导速度减慢或传导阻滞），无法靠它来进行病灶定位。在肌电图室，这种情况常见于尺神经病。非局灶性尺神经病时，尽管大多数患者病灶最可能在肘部，尺神经传导检测只有轴突丢失的证据，而没有肘部传导速度减慢或传导阻滞，故无法确定病灶的部位。

（二）单神经病：局灶性

神经传导检测		针电极肌电图	分　布
运　动	感　觉		
• 跨病灶区传导速度显著减慢，传导阻滞，或两者兼有 • 不同程度轴突丢失	• 跨病灶区传导速度显著减慢，传导阻滞，或两者兼有 • 不同程度轴突丢失	神经源性损害表现	局限于单根神经

局灶性单神经病NCS和针电极肌电图异常局限于单根神经，呈现单神经病模式。可根据病损部位的脱髓鞘电生理证据来定位病灶，可以是局部传导速度减慢，传导阻滞，或者两者兼有，轴突丢失的表现可有可无。这是一种常见类型，多见于病理生理是脱髓鞘的卡压性神经病（如腕管综合征、桡神经沟处桡神经病、腓骨颈处腓总神经病）。

（三）多发性神经病：袜子－手套样对称性

神经传导检测		针电极肌电图	分　布
运　动	感　觉		
轴突丢失，脱髓鞘，或两者兼有	轴突丢失，脱髓鞘，或两者兼有	神经源性损害	• 远端重于近端 • 下肢重于上肢 • 双侧对称性 • 长度依赖性

多发性神经病电生理表现为NCS广泛异常和针电极肌电图神经源性损害。根据多发性神经病的类型，神经传导异常可提示脱髓鞘，或轴突丢失或两者兼有。最常见的类型之一为袜子－手套样多发性神经病，具有长度依赖性特征，即较长的神经易受累。因此，NCS和针电极肌电图异常表现在远端更明显，下肢重于上肢，远端重于近端。大部分多发性神经病，尤其中毒性、代谢性或遗传性，NCS和针电极肌电图所见都呈对称性。因此，双侧对比很重要。任何明显不对称的发现就要质疑袜子－手套样对称性多发性神经病的诊断。

（四）多发性神经病：不对称、轴突性

神经传导检测		针电极肌电图	分　布
运　动	感　觉		
轴突丢失	轴突丢失	神经源性损害	• 不对称 • 非长度依赖性 • 多发性单神经病

轴突性多发性神经病出现任何明显不对称的表现时有重要的诊断意义。有些病例，在典型对称性多发性神经病基础上叠加卡压性单神经病或神经根病时可出现不对称性或非长度依赖性表现。更重要的是，非对称性模式可能提示多发性单神经病。多发性单神经病（常称为多发性单神经炎）表现为单根神经逐一受累的独特模式，最常见于血管炎性神经病。如果疾病初期未能被发现，那么随着受累神经逐渐增多，异常的电生理表现不断累加而难以与典型的远端对称性多发性神经病鉴别。在这种情况下，NCS 或针电极肌电图上任何不对称性表现都可能是其潜在的多发性单神经炎模式的线索。

（五）慢性脱髓鞘性多发性神经病继发轴突丢失：均匀性减慢

神经传导检测		针电极肌电图	分　布
运　动	感　觉		
• 波幅：正常或降低 • 传导速度：中度减慢 • 远端潜伏期：中度延长 • 晚成分：中度延长	• 波幅：降低 • 传导速度：中度减慢 • 远端潜伏期：中度延长	神经源性损害	• 远端重于近端 • 下肢重于上肢 • 双侧对称性

慢性脱髓鞘性多发性神经病继发轴突丢失是我们必须认识的重要类型。虽然轴突丢失见于所有慢性多发性神经病，但很少见于原发性脱髓鞘性周围神经病。根据脱髓鞘导致的是传导速度均匀减慢还是非卡压部位传导阻滞可进一步缩小鉴别诊断范围。均匀一致脱髓鞘的神经所有节段均匀受累，因而 CV 显著减慢（<75% 正常下限），DL 和晚成分延长（>130% 正常上限），但无传导阻滞。这种脱髓鞘类型，即传导速度均匀减慢且非卡压部位无传导阻滞，见于遗传性脱髓鞘性多发性神经病（如 Charcot-Marie-Tooth 病）。遗传性脱髓鞘性神经病的基本特征是双侧对称，传导速度均匀减慢，无传导阻滞。非卡压部位无传导阻滞是其不同于获得性脱髓鞘性多发性神经病的关键特征。

（六）慢性脱髓鞘性多发性神经病继发轴突丢失：非均匀性减慢和传导阻滞

神经传导检测		针电极肌电图	分　布
运　动	感　觉		
• 波幅：正常或轻度降低 • 传导速度：中度减慢 • 远端潜伏期：中度延长 • 晚成分：中度延长 • 传导阻滞 • 波形离散	• 波幅：降低 • 传导速度：中度减慢 • 远端潜伏期：中度延长	神经源性损害	• 远端重于近端 • 下肢重于上肢 • 不对称

NCS 出现不对称性非卡压部位传导阻滞是鉴别获得性和遗传性脱髓鞘性神经病继发轴突丢失的特征。获得性（如 CIDP），即使其临床表现对称，NCS 异常也常可不对称。另外，非卡压部位出现传导阻滞和波形离散通常提示为获得性多发性神经病，这些电生理特征不会出现在遗传性脱髓鞘神经病中。这一鉴别对进一步的病情评估、预后判断及潜在的治疗都有重要意义。

（七）神经丛病

神经传导检测		针电极肌电图	分　布
运　动	感　觉		
轴突丢失	轴突丢失	神经源性损害	属于一个神经丛的多根神经

神经丛病的神经源性损害累及一根以上神经，但都属于同一神经丛的分支。要识别这一类型，需要两侧对比进行 NCS 和针电极肌电图检查。

（八）神经根病

神经传导检测		针电极肌电图	分　布
运　动	感　觉		
正常或轴突丢失	正常	神经源性损害	局限于一个肌节，包括脊旁肌

神经根病是肌电图室最为常见的一类疾病。由于病变在背根神经节近端，神经根病的感觉传导检查正常。运动传导检查也正常，除非所记录的肌肉由受累神经根支配，而且病变非常严重，这时 CMAP 波幅可能降低。这种情况见于 C_8～T_1 神经根病时检查正中神经和尺神经运动传导，以及 L_5～S_1 神经根病时检查腓总神经和胫神经运动传导。这些运动神经传导检测可能出现与轴突丢失一致的改变。

每个神经根先发出脊旁肌分支支配相应节段的脊旁肌，然后通过不同的周围神经支配对应的肢体肌，因而针电极肌电图上神经源性损害出现在同一神经根支配的不同肌肉上是诊断相应神经根病的依据（即肌节模式）。针电极肌电图异常的近端和远端肌肉分属不同的周围神经支配，但都受同一神经根支配。此外，脊旁肌针电极肌电图异常是识别神经根病的关键。例如，C_7 神经根病、桡侧腕屈肌（正中神经 C_7 支配的肌肉）和肱三头肌（桡神经 C_7 支配的肌肉）及颈脊旁肌均可能见到异常 EMG 表现。需要记住的是，和其他轴突丢失病变一样，神经根病在不同病程阶段有不同的特征性神经源性异常。

（九）多发性神经根病

神经传导检测		针电极肌电图	分　布
运　动	感　觉		
正常或轴突丢失	正常	神经源性损害	多个肌节，包括脊旁肌

多发性神经根病为多个神经根受累的表现，可见于糖尿病、颈 – 腰骶椎管狭窄或多个神经根感染（如巨细胞病毒感染）或浸润（如肿瘤或肉芽肿组织）。如同单神经根病，感觉神经传导检测正常。如果在病变神经根支配的肌肉记录，运动神经传导检测可出现与轴突丢失一致的改变。针电极肌电图上，受累肌节的脊旁肌和肢体肌呈神经源性损害。必须注意，多发性神经根病和运动神经元病的 NCS-EMG 表现并无差异，但是，临床上两者的鉴别不难，因为运动神经元病患者无感觉障碍主诉或体征且常伴有上运动神经元损害的体征。

（十）运动神经元病

神经传导检测		针电极肌电图	分　布
运　动	感　觉		
正常或轴突丢失	正常	神经源性损害	• ± 多个肌节 • ± 胸脊旁肌 • ± 延髓肌

运动神经元病感觉系统不受累，所以感觉神经传导检测正常。运动神经传导检测可以正常，但通常会出现轴突丢失的表现。运动 NCS 无脱髓鞘改变，这点至关重要，可鉴别与下运动神经元病临床相似的某些脱髓鞘性运动神经病。后者 NCS 有传导阻滞及其他脱髓鞘表现。运动神经元病针电极肌电图所见与多发性神经根病相似：脊旁肌和多个神经根支配的肌肉出现神经源性损害表现，还可累及延髓肌和胸段脊旁肌。延髓肌和胸段脊旁肌出现异常有重要的诊断意义，因为与运动神经元病时常混淆的颈－腰椎病（即颈－腰多发性神经根病）它们通常不会受累。

（十一）神经肌肉接头：突触后膜疾病

神经传导检测		针电极肌电图	分　布
运　动	感　觉		
• 基础波幅正常 • 3Hz RNS：递减 • 运动后递减增加	正常	正常，不稳定或“肌病性”表现	• 近端重于远端 • 延髓肌 • 眼外肌

NMJ 突触后膜疾病（如重症肌无力）常规运动和感觉 NCS 正常。低频 RNS（3Hz）出现特征性的 CMAP 波幅递减超过 10%。如果运动 1min 后过几分钟再做 RNS，则递减更明显。由于无力和疲劳主要累及眼外肌，延髓肌及肢体近端肌，所以刺激近端神经更容易出现 CMAP 波幅递减。针电极肌电图检查时轻症患者 MUAP 通常正常。随疾病的加重，MUAP 不稳定，每次发放的 MUAP 形态不同。如果病变非常严重，发生了持久的突触传递阻滞，会出现与肌病类似的 MUAP，即短时限、低波幅及多相电位、募集正常或早募集。

（十二）神经肌肉接头：突触前膜疾病

神经传导检测		针电极肌电图	分　布
运　动	感　觉		
• 波幅：静息状态降低 • 3Hz RNS：递减 • 50Hz RNS：递增 • 运动后递增	正常	正常，不稳定或“肌病性”表现	近端和远端

NMJ 突触前膜和后膜疾病时 3Hz RNS 的 CMAP 波幅均递减，针电极肌电图所见也相似。但两者有两个重要的不同点：第一，突触前膜疾病的基线 CMAP 波幅通常较低，而突触后膜疾病通常正常。第二，突触前膜疾病在短暂最大用力收缩，或 50Hz RNS 后 CMAP 波幅明显增加（通常＞基线的 100%）。

（十三）肌病：近端

神经传导检测		针电极肌电图	分　布
运　动	感　觉		
正常	正常	肌病性 MUAP	• 近端重于远端 • 脊旁肌异常

近端肌病感觉神经传导检测正常，运动神经传导检测通常也正常。针电极肌电图为肌病性表现，最近端肌（尤其是脊旁肌）更明显。

（十四）肌病：远端

神经传导检测		针电极肌电图	分　布
运　动	感　觉		
波幅：正常或降低	正常	肌病性 MUAP	远端重于近端

远端肌肉受累为主的肌病（如强直性肌营养不良、包涵体肌炎、遗传性远端肌病），远端肌肉的肌源性损害 EMG 更明显。此外，由于运动神经传导检测通常在远端肌肉记录，CMAP 波幅可能会降低。

（十五）肌病伴失神经特征

神经传导检测		针电极肌电图	分　布
运　动	感　觉		
波幅：正常或降低	正常	• 肌病性 MUAP • 纤颤 / 正锐波 /CRD	可变

针电极肌电图肌病性 MUAP 基础上出现失神经电位（纤颤电位和正锐波、CRD）代表一个重要的肌病模式。失神经电位最常见于伴有炎症或坏死的肌病，偶见于某些中毒性肌病。

（十六）肌病伴失神经特征：慢性

神经传导检测		针电极肌电图	分　布
运　动	感　觉		
波幅：正常或降低	正常	• 纤颤电位 / 正锐波 /CRD • 肌病性 / 神经源性损害或同时存在 • 募集相对不受影响	可变

有失神经特征的慢性肌病是最难识别的类型之一。临床上，这种类型最常见于包涵体肌炎，它是目前 50 岁以上人群最常见的炎性肌病。失神经之后，通常会发生一定的神经再支配。随着疾病进入慢性期，针电极肌电图会出现同一块肌肉上肌病性和神经源性 MUAP 并存的复杂模式。然而，神经源性 MUAP 常常很明显（长时限、高波幅、多相位）而募集减少很轻，这提示可能是慢性肌病的重要线索。

（十七）肌病伴肌强直放电

神经传导检测		针电极肌电图	分　布
运　动	感　觉		
波幅：正常或降低	正常	肌强直放电 ± 肌病性 MUAP	近端，远端或同时存在

针电极肌电图出现伴肌强直放电的肌病性 MUAP 有重要诊断意义。强直性肌营养不良Ⅰ型的特征为肌强直放电伴远端肌为主的肌病性 MUAP，而强直性肌营养不良Ⅱ型的特征则为肌强直放电伴近端肌为主的肌病性 MUAP。酸性麦芽糖酶缺乏性肌病的肌强直放电特征性地见于脊旁肌和很近端肌肉。多肌炎表现为肢体近端肌失神经电位和肌病性 MUAP，脊旁肌少许肌强直放电。广泛肌强直放电而 MUAP 正常是先天性肌强直、先天性副肌强直和其他几种遗传性肌病的特征。

七、其他重要的定位模式

（一）感觉缺失但感觉神经动作电位正常

进行感觉 NCS 时，EMG 检查者偶可遇到很矛盾的现象：患者感觉神经支配区有明确的感觉缺失，但该感觉神经 SNAP 正常。这种情况下，重要的是要记住仅有的三种可能性（图 16-4）。

1. 病灶在背根神经节近端

这类情况包括神经根、脊髓或脑的结构性或者浸润性病变，以及精神疾病和诈病。由于背根神经节及其周围神经结构完整，感觉神经传导检测正常。

2. 近端脱髓鞘病灶

单纯脱髓鞘病变时轴突完整，不发生沃勒变性。因此，虽然与神经的近端传导中断，但神经远端部分仍可继续正常传导。如果刺激和记录部位都在脱髓鞘病灶远端，就出现这一模式。

3. 轴突丢失病变的超急性期

轴突丢失病变后几天内，沃勒变性尚未发生，远端神经仍可正常传导，NCS 仍正常。这种情况强调了肌电图检查者在解释电生理结果前必须要了解病史，尤其是病程。

（二）神经传导检测的纯运动损害

常规检查时通常先进行运动神经传导检测，再进行感觉神经传导检测。如果出现 CMAP 波幅广泛降低，但潜伏期，CV 和晚成分均正常，检查者通常会首先考虑轴突丢失和多发性神经病。如果随后的感觉神经传导检测正常，则发生了单纯运动神经传导异常的少见的模式。这种情况下，由于感觉神经

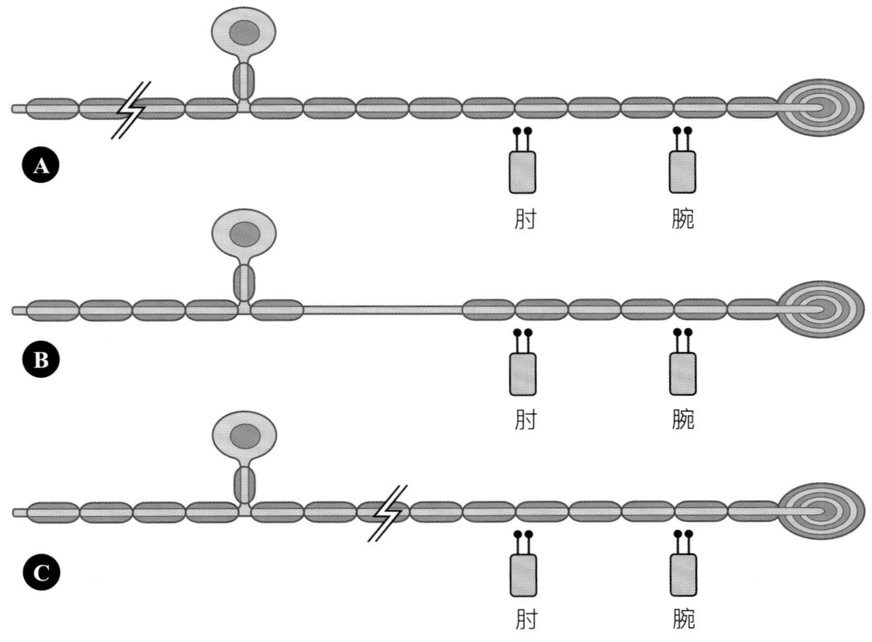

◀ **图 16-4　感觉缺失但感觉神经动作电位正常**

患者有感觉缺失但在其感觉缺失分布区 SNAP 正常时仅有三种可能的解释。A. 病灶在背根神经节近端。因为 DRG 及其周围神经完整，SNAP 正常。这种情况见于脑（结构性或精神性）、脊髓及神经根病变。神经根病沃勒变性向中枢方向发展到脊髓，向周围方向到 DRG 水平，但 DRG 保持完整。B. 近端脱髓鞘。脱髓鞘不累及轴突而不发生沃勒变性。如果脱髓鞘节段在刺激和记录点近端，则 SNAP 正常。C. 轴突丢失超急性期。沃勒变性后所有周围性轴突丢失导致 SNAP 异常。如果在病变发生后 6～10 天内，沃勒变性尚未发生，在病变部位远端进行感觉神经传导检测，SNAP 也正常

动作电位正常，轴突性多发性神经病的可能性很小。这种模式可见于以下情况。

- 运动神经元病。
- 神经根病 / 多发性神经根病。
- NMJ 疾病（尤其是突触前膜疾病）。
- 肌病。

此时针电极肌电图即可用于鉴别神经源性疾病（运动神经元病、多发性神经根病）和肌肉疾病（NMJ 疾病和肌病）。临床上区分运动神经元病和多发性神经根病较容易，通常根据是否存在感觉症状或疼痛，是否存在见于肌萎缩侧索硬化（上、下运动神经元同时受累）的反射活跃或其他上运动神经元损害体征来区分。MNJ 疾病和肌病的鉴别需要依靠 RNS，并且根据临床表现，酌情进行单纤维 EMG 检查。

（三）通过针电极肌电图定位单神经病：问题和局限性

NCS 和针电极肌电图检查对包括单神经病在内的病灶定位都很重要。如果 NCS 发现的异常仅限于某根神经，而邻近神经正常，则可确认为单神经病。此外，如果有脱髓鞘证据［即传导阻滞和（或）局部传导速度减慢］，则可在该神经上准确定位到责任节段。同样，如果针电极肌电图异常所见［失神经和（或）神经再支配］仅限于某根神经支配的肌肉，而邻近其他神经支配的肌肉正常，则可以确定为单神经病。除少数情况外，针电极肌电图通常不能确定单神经病损害的具体部位。见以下病例。

病例 1：神经完全离断（图 16–5）。到一定病程时，离断水平以下神经支配的肌肉会出现满屏活动性失神经电位（纤颤电位和正锐波），并且无 MUAP（肌肉 C 至 G），而离断水平以上神经支配的肌肉则完全正常（A 和 B）。在这种情况下，可以很肯定地将病灶定位在神经支配肌肉 B 和 C 之间。

病例 2：神经轴突严重损害（图 16–6，左图）。到一定病程时，损害以下神经支配的肌肉（肌肉 C 至 G）会出现明显的活动性失神经电位（纤颤电位和正锐波），无或仅少量 MUAP，而损害部位以上的肌肉完全正常（A 和 B）。在这种情况下，通常会认为病灶在神经支配的肌肉 B 和 C 之间。这通常是对的（但并不总是），因为针电极肌电图所见的正常和异常间有明显分界。但即使在这种情况，针电极肌电图对该神经病灶的最佳定位应该“在支配最近端的异常肌肉的神经分支发出部位或该部位以上”（本例中，

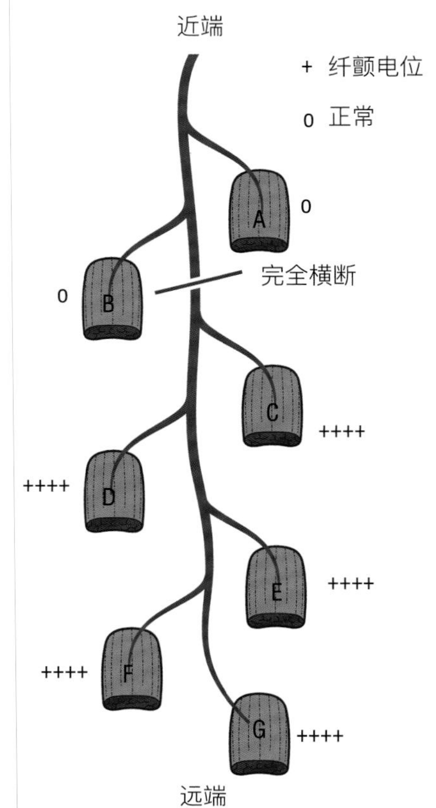

▲ **图 16–5　针电极肌电图表现：神经完全离断**

经许可转载，改编自 Wilbourn AJ. Nerve conduction studies. Types, components, abnormalities, and value in localization. *Neurol Clin*. 2002;20(2):305–338.

支配肌肉 C 的神经分支发出部位或其近端）。

病例 3：神经轴突严重损害（图 16–6，右图）。发病后数月，神经开始再生，如同失神经，神经再生最早出现在最靠近病灶的肌肉。因此，最靠近神经损害部位的肌肉已经完全恢复，而远端的肌肉仍处于失神经支配状态。在这种情况下，如果把病灶定位在最近端的异常肌肉和更近端的正常肌肉之间就不恰当。本例中，有人会错误地把病灶定在支配肌肉 D 和 E 的神经分支之间，而病灶实际上是在支配肌肉 B 和 C 的神经分支之间。因此，当这种情况发生时，针电极肌电图最恰当的定位“在支配最近端的异常肌肉的神经分支发出的部位或近端”（本例中，神经分出支配肌肉 E 处或其近端）。

病例 4：神经内神经束病变（图 16–7）。通常认为神经和电线相似，但实际上神经更似一捆包含数百根电线的电缆。神经纤维在神经干内呈束状排列（神经束）。图 16–7（右上图）假设一根包含 7 个神

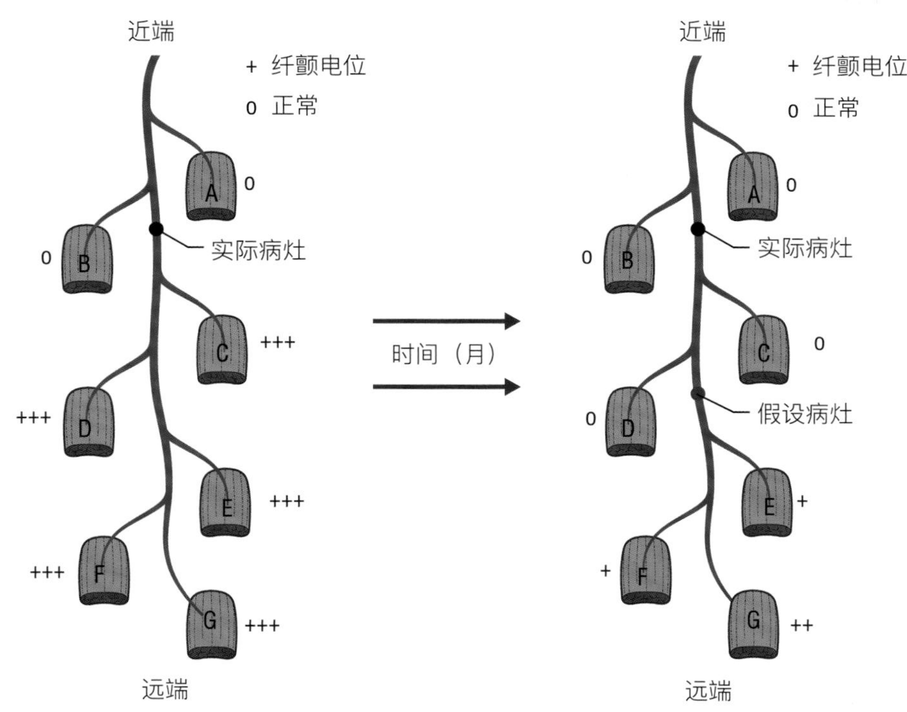

◀ **图 16–6　针电极肌电图所见：神经轴突严重损害（左图：急性；右图：亚急性 – 慢性）**

经许可转载，改编自 Wilbourn AJ. Nerve conduction studies. Types, components, abnormalities, and value in localization. *Neurol Clin*. 2002; 20(2):305–338.

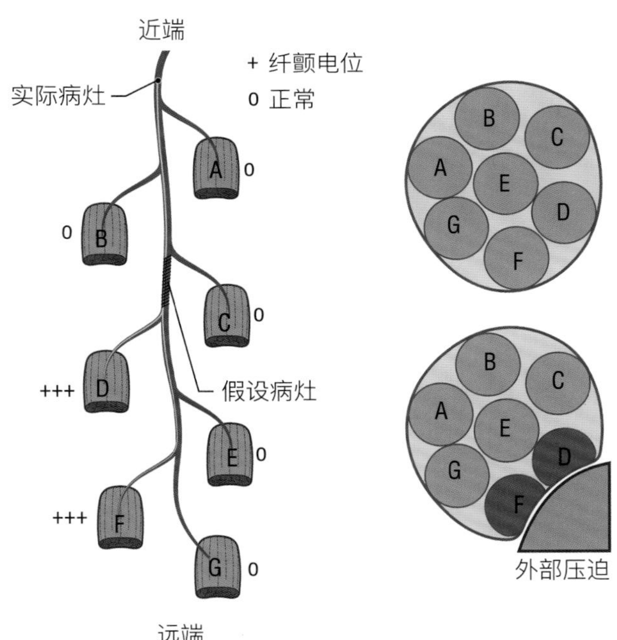

▲ **图 16–7　针电极肌电图所见：神经内神经束病变**

经许可转载，改编自 Wilbourn AJ. Nerve conduction studies. Types, components, abnormalities, and value in localization. *Neurol Clin*. 2002;20(2):305–338.

经束的神经，每个神经束分别支配一块肌肉（A 至 G）。可以看到神经受到外部压迫时（图 16–7，右下图），只有邻近压迫部位的神经束受累（本例中神经束 D 和 F）。其他神经束因为不靠近压迫部位（A 至 G）而保持完整。这种情况下，只有分别由神经束 D 和 F 支配的肌肉 D 和 F 才会出现活动性失神经电位（图 16–7，左图）。有人可能会再次推测（错误地）病灶部位是在肌肉 C 和 D 之间，导致更远端的肌肉有失神经电位。但从图中我们可以看到为什么出错，因为实际的病灶在肌肉 A 之上。在这种情况下，针电极肌电图对病灶部位的最佳定位是“在支配最近端的异常肌肉的神经分支处或该部位以上”（本例是在肌肉 D 分支处或其近端）。这种某些神经束受累而某些神经束没有受累的情形临床很常见。事实上，这种情况见于许多常见的卡压性神经病、神经根病也见于其他神经源性病变。

以上例子表明：针电极肌电图所见不能确定病灶的具体部位。能做到的最好解决办法是将病灶定位于支配最近端异常肌肉的神经分支处或其近端。只有在由某根神经按分支顺序支配的两块肌肉之间有相当明显的差别时（即典型的神经离断），才能几乎完全确定神经病变是在这两块肌肉之间。

第七篇

神经肌肉超声基础

Fundamentals of Neuromuscular Ultrasound

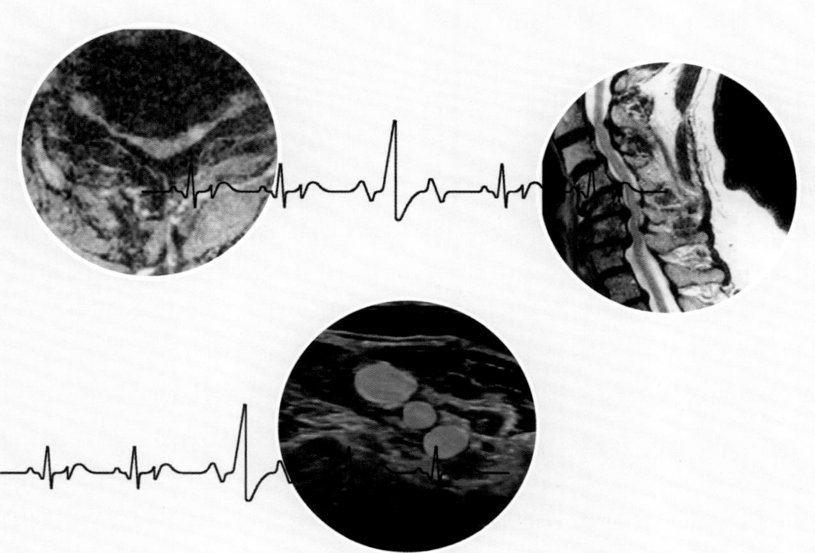

第 17 章　神经肌肉超声基础
Fundamentals of Neuromuscular Ultrasound

杜宝新　李书剑　译　　刘明生　校

在本书的前几版中，没有涉及神经肌肉超声检查的相关内容。然而，自上一版以来，神经肌肉超声领域的研究快速进展，明确证实了神经肌肉超声在各种神经肌肉疾病患者评估的价值。神经肌肉超声作为一个重要的检查工具，是对电诊断的有力补充，其应用范围越来越广。正如电生理检查最好由神经肌肉专业医生来完成一样，神经肌肉超声检测也最好由神经肌肉领域的医生来完成，因为作为同一领域的医生，同时熟练掌握了神经肌肉解剖和相关的临床疾病。当医生了解患者的临床病史、体检结果和电生理检查检测结果时，神经肌肉超声才能发挥出最大的作用。

一、神经肌肉超声的历史

医学超声的出现要追溯到 20 世纪 40 年代，当时设备最早被用于颅内肿瘤的评估，以及通过腹部成像来评估胆结石。多年来，超声已广泛应用于产科及腹部结构（肝脏、肾脏和胆囊等）的评估。随着经胸超声心动图和经食管超声心动图的使用，超声在心脏病学中的应用也越来越普遍。近年来，麻醉科医师越来越多地在局部麻醉时使用超声来对神经进行定位，指导麻醉药的注射。超声现在也常用于急诊科，尤其是创伤科。在肌骨病变，如肩关节和肩袖病变，超声可用于评估肌腱、韧带、关节和骨骼。虽然在肌骨病变和神经肌肉超声上看到的结构有相当多的重叠，但它们关注的内容明显不同。神经肌肉超声更主要的是关注周围神经、肌肉及其周围结构。

1980 年，Heckmatt、Dubowitz 和 Leeman 首次使用超声观察了迪谢内肌营养不良症患儿的肌肉表现。他们发现，患者肌肉超声的表现与正常对照明显不同（图 17–1）。按照目前的标准，当年早期图像的技术水平和分辨率都比较低。在随后的几年中，神经肌肉疾病医生偶尔会使用超声来帮助选择肌肉活检的最佳部位。然而，在过去的 10～15 年里，神经肌肉超声的应用范围已经明显扩大，成为一种有价值的重要诊断工具。近年来，超声探头和软件技术的发展，进一步推动了神经肌肉超声的广泛应用。更高频率超声探头的应用，可以获得更高的分辨率，使得超声图像更加清晰。超声设备的体积也大幅度减小，移动更加轻便（图 17–2），一台超声设备可以在几个实验室共用，也可以用于住院患者的床旁检查。近年来，超声设备的价格也大幅度降低，几乎与目前大多数肌电图设备相当。也有一些厂家正在研制将肌电图和超声融合的一体化设备。

此外，神经肌肉超声还有许多其他明显的优点，如无痛、安全、无不良反应；可以动态观察结构的变化，如肢体主动或被动移动时，可以将神经、肌肉和肌腱的动态变化展示出来，以帮助判断所检测神经和肌肉及其周围结构之间的关系。神经肌肉超声的研究进展迅速，每年有数千篇相关论文发表。多个专业组织和大学均定期举办神经肌肉超声的培训。现在已经有多本神经肌肉超声的专业书籍可供参考。本书多个章节均涉及神经肌肉超声的内容，但并不能替代神经肌肉超声的专业书籍，此处主要介绍神经肌肉超声的基础知识及其对电生理的补充价值，在之后临床章节中，会有临床、电生理和超声结合的具体介绍。本章最后推荐了几本关于超声和神经肌肉疾病的优秀书籍，可供参考。

需要注意的是，神经肌肉超声现在不会、将来也不会取代电生理检查，而是对其有益的补充。电生理检查可以提供神经和肌肉的生理学信息，而超声无法做到这一点，电生理检查通常能够定位出病变所在区域。超声作为一种成像方法，也可以定位

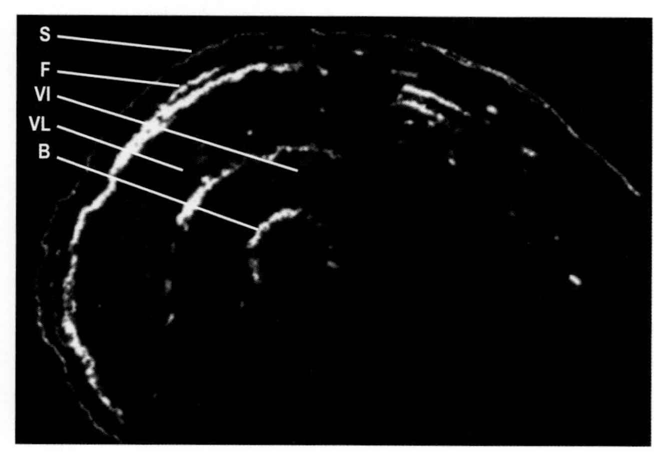

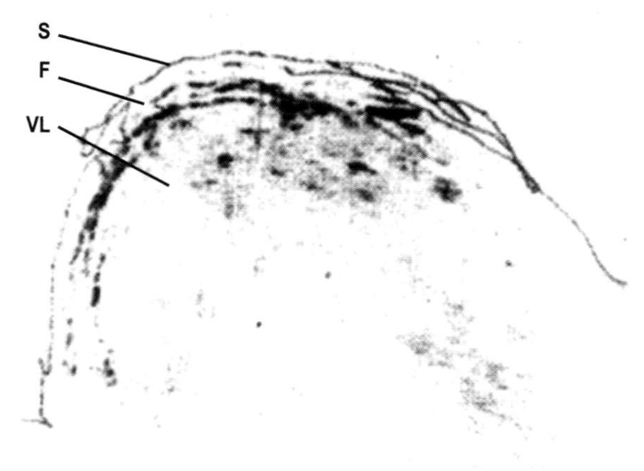

▲ 图 17-1　肌肉超声的历史

左图，一名健康 8 岁男孩大腿的横切面声像图。右图，一名患有 Duchenne 营养不良症的 8 岁男孩的大腿横切面声像图。B. 骨骼；F. 筋膜；S. 皮肤；VI. 股中间肌；VL. 股外侧肌

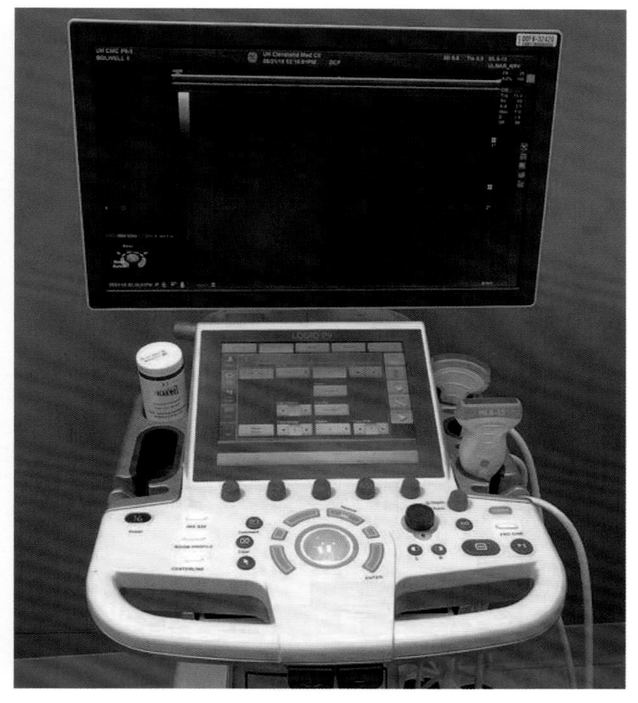

▲ 图 17-2　超声设备

基于数字技术的进步，现代超声设备均小巧、轻便，并能够轻松切换探头。图示为 GE 公司的 Logiq P9 超声仪

病变所在区域，并能提供电生理检查检测无法获得的一些特定诊断信息。例如，如果病史中患者叙述手指麻木疼痛，夜间麻醒，会提示腕管综合征（carpal tunnel syndrome，CTS）。在肌电图室，通过神经传导检测，通常可以很容易地证明正中神经腕部病变，并获得该部位脱髓鞘或轴突丢失的病理生理学信息。然而，尽管临床医生可以根据临床信息诊断 CTS，并通过 EDX 检测证实腕部正中神经病变，但并不能说明导致正中神经病变的具体病因：仅仅是腕横韧带的损伤和增厚，还是由于腱鞘炎、囊肿、神经鞘瘤或腕管附近异常组织沉积（如淀粉样蛋白或滑膜增生）？多种可能的结构性病因需要进一步鉴别，此时超声检查可以提供 EDX 无法获取的信息。由此可见，神经肌肉专业医生是能够将 EDX 和超声进行联合应用的最佳人选，在获得 EDX 信息之后，能够同时使用超声检查来获得周围神经的形态学信息及其动态变化的特点。

二、超声成像的物理基础

超声的字面意思是“超越声音”。每个人都熟悉声音。声音被定义为在介质中通过纵向压力波传播的机械能。声波的测量单位为赫兹（Hz）。1Hz 是每秒一个周期。大多数人都能听到频率在 10～20 000Hz 的声音。人类听不到 20 000Hz 以上的声音，但狗能听到高达 40 000Hz 的声音；在超声波中，其频率远远高于 40 000Hz，其频率是以百万 Hz 计。每秒 100 万个周期为兆赫（MHz）。大多数神经肌肉超声探头的频率在 2MHz 和 20MHz 之间，一些超高频超声设备工作频率甚至可达 50～70MHz。

超声设备工作主要依赖于压电特性。超声波探头中包含有压电材料，在施加电压时压电材料会产生声波，将电能转化为机械（声音）能。同时，压电材料也可以将声能反向转化，当声能被压电材料吸收时，可以将机械能转化为电能。因此，在医用

超声波设备中，电流被施加到探头中的压电元件上，从而产生可以通过身体组织的声波。声波可以在不同的介质中以不同的速度传播。在空气中，声音以大约 330m/s 的速度传播。当人们知道声波在空气中传播的速度时，可以使用简单的公式"速度 × 时间 = 距离"来计算声源发生位置与声音检测位置之间的距离。例如，当你看到一道闪电，5s 后听到雷声，你可以用这个简单的公式计算闪电离你有多远。如果知道雷声传到你耳边需要 5s，声音在空气中以 330m/s 的速度传播，那么可以计算出你与闪电发生点之间的距离为 330m/s × 5s=1650m，约为 1 英里（1 英里 =1609m）。

在身体大部分组织中，声音传播速度约为 1540m/s。当超声波穿过组织时，可以有多种现象发生（图 17–3）。在某些情况下，它可以继续穿过组织，最终被吸收为热量。用于治疗（不同于诊断）的超声设备就是利用超声在组织深处转化为热能，而发挥治疗作用。每个组织都有"声阻抗"。当声波穿过声阻抗不同的组织时，在两者交界处就会产生回波。这些回波反向传输到探头中的压电元件，可以转换为电能。两种组织之间声阻抗的差异越大，回波的强度也越强。如果两个组织之间的阻抗差异非常明显，就会出现非常强的回波。反之，如果两个相邻组织之间的声阻抗差异不大，回波就非常微弱，甚至没有回波。如果回波直接返回到探头，就可以被记录到，这些回波就可以在超声设备的屏幕上展现为线条和图像。已知声波在组织中的传播速度（1540m/s），再测量出超声探头发出脉冲至接收到回波的时间，就可以计算出探头与产生回波的组织之间的距离（即深度）。根据产生回波的组织位置（深度）和回波的强度（亮度），就可以重建出超声图像。因为探头发射的声波必须传播到组织界面，产生回波再返回到探头，因此声波传播的路程应为探头和组织界面之间距离的 2 倍，明确这一点很重要，因为超声波图像是根据声波传播的距离和回波强度重建的。

然而，如果组织界面与声波传播的方向存在一定角度，在界面处产生的回波将反射到另一个方向，甚至可能无法到达探头。如果产生回波的边界不规则，回波可能会向许多不同的方向散射。这种散射的回波在超声图像上呈现为"斑点"样，从而对感兴趣区的回波产生干扰。

在超声图像上，明亮的区域称为高回声，深色区域称为低回声，完全无回波时，则屏幕上呈现为黑色，称为无回声。

超声设备有多种不同的检测模式。如果超声波探头只有一个压电元件，则会产生一行超声波信息，称为振幅模式（A 模式）超声，即 A 超（图 17–4）。在振幅模式中，每个峰值对应一个回波。尖峰的高度对应于回波的强度，尖峰的时间与产生回波的组织的深度相关。为了产生图像，超声探头包含成百上千的压电元件，这些元件排列成一排，从而可以同时记录数百行不同的超声信息，这些信息可以通过数模转化，创建灰阶图像，称为亮度模式（B 模式）超声，即 B 超，是最常用的超声成像方法（见本章图 17–8 之后的所有超声图像）。除压电元件组外，超声波探头还包含有更多层的其他材料（图 17–5），用于耦合和聚焦超声束，并抑制其过度振动。压电元件同时具有发射器和接收器的作用，在连续发射声波之后，又快速转化为接收器，等待接收回波。

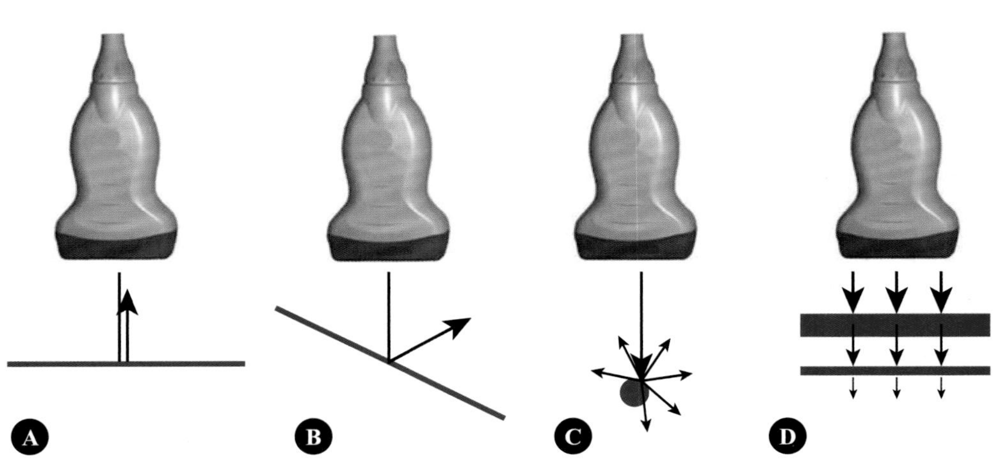

◀ **图 17–3　回波和衰减**

当超声波穿过组织时，其能量可转化为几种形式。A. 产生回波，如果遇到垂直于超声波的两个组织之间的边界，回波就会反射回来；B. 如果组织与声波不垂直，则产生以一定角度反射的回波；C. 如果到达不规则的组织界面，则向多个不同方向散射；D. 继续传播并转化成热能

事实上，超声检测的过程中，压电元件大部分时间都是处于接收器模式。

超声检查的另一种模式，即运动模式（M 模式），则是 A 模式和 B 模式的融合。在 M 模式超声检测时，是在标准 B 模式成像的同时，可以用一条线对感兴趣区域进行标记（标记线）（图 17–6，上图，绿箭）。在显示 B 模式图像的同时，M 模式图像可以动态连续记录处于标记线不同点的超声信息（图 17–6，下图）。医生可以调整此标线的位置。M 模式在观察组织运动（如心脏功能或膈肌运动）时最有用。在图 17–6 中，B 模式图像（图 17–6，上图，红箭）中肝脏后面的亮线是与标线重叠的膈肌产生的回声。在 M 模式追踪图（图 17–6，下图）中，它实际上是从标线（振幅和深度）记录的随时间变化的 A 模式信息。下图中的亮线是膈肌产生的回声，在这种情况下，可以显示膈肌随时间的移动（图 17–6，下图，红箭）。神经肌肉超声评估肌肉持续运动最有用的模式是 M 模式。例如，测量膈肌功能时，可以是使用 M 模式神经肌肉超声，测量吸气和呼气时膈肌移动幅度的动态变化。

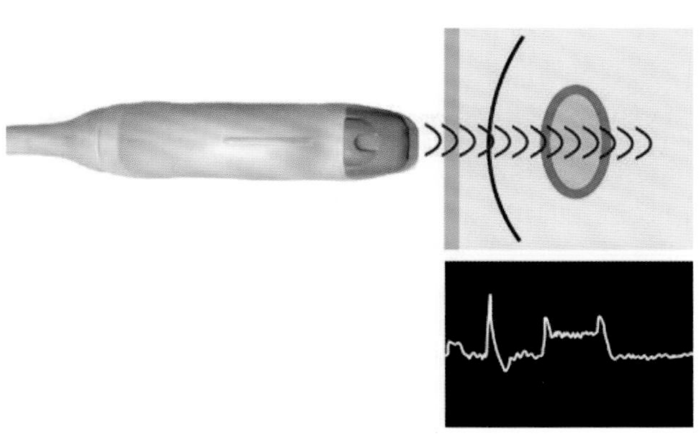

▲ 图 17–4　振幅模式超声波

上图，超声波通过一个包含几个不同组织的假拟结构传输单个脉冲。下图，当超声波脉冲遇到两个不同组织之间的边界时，从回波中记录信号。超声波的基本组成部分是一个传送和记录信息的压电元件。这导致在示波器上显示一行超声信息，称为振幅模式（A 模式）超声。下图中的每个尖峰对应一个回波。尖峰的高度对应于回波的强度，尖峰的时间与产生回波的组织的深度相关。在这幅图中，第一个大尖峰对应于上图中弯曲的黑线所代表的组织所产生的回波；第二和第三个尖峰代表绿色边界；中间的回波代表中间的组织

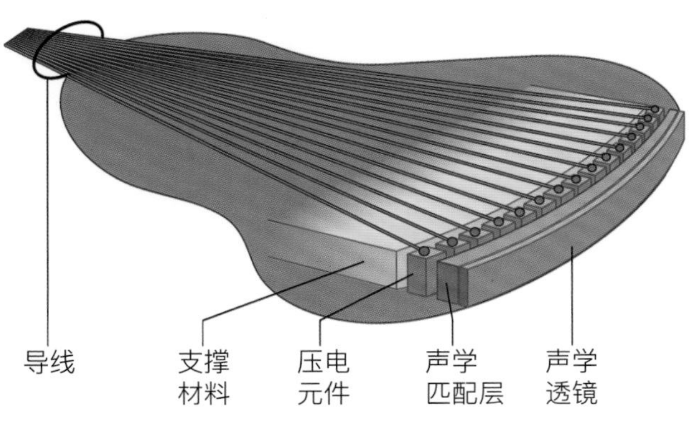

▲ 图 17–5　超声波探头

为了产生图像，超声波探头包含数百个排列成一行的压电元件（蓝色元件）。每个元件记录一行超声信息，这些信息以数字方式连接在一起，形成灰度图像。探头包含多层材料，以完成耦合（橙色层）和聚焦（绿色层）超声波束，抑制过度振动（黄色层）。连接超声波探头的导线非常粗，因为许多压电元件都需要单独的线路传输

三、探头

超声探头有几种类型（图 17–7）。最常见的包括线阵探头、高频“曲棍球棒”探头和凸阵探头。线

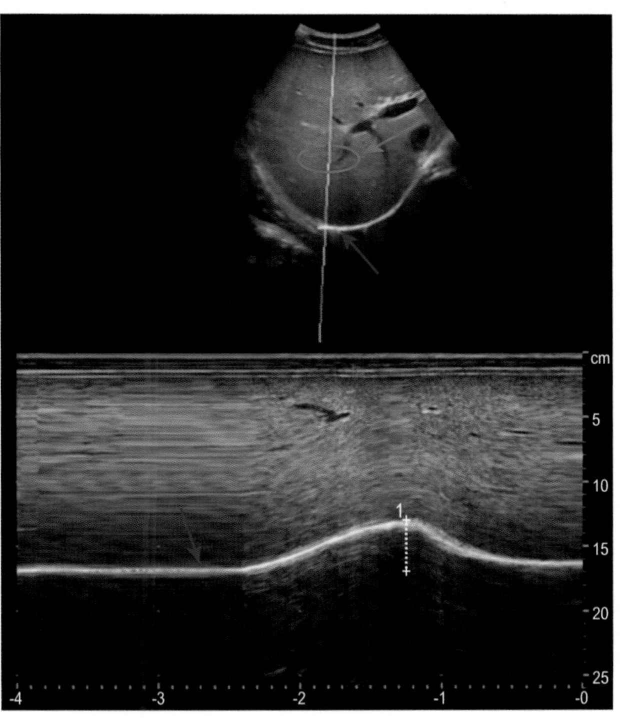

▲ 图 17–6　M 模式超声

M 模式结合了 A 模式和 B 模式。顶部的图像是肝脏的标准 B 模式图像。测定时可选择一条特定的超声标记线（由绿箭指定的线）。A 模式所显示的标记线，可以进行连续动态记录。医生可以对标记线的位置进行调整。M 模式可用于对运动组织进行检查。肝脏后面的亮线是膈肌产生的回声（红箭）。在 M 模式记录中，可见所记录到标记线的位置随时间在不断变化，这代表的是呼吸时膈肌的连续运动

阵探头是神经肌肉超声检查时最常用的探头。线阵探头的频率最高可达 12～16MHz，探头成像视野为矩形（图 17-8A）。曲棍球棒探头体积较小，也常用于神经肌肉和肌骨超声检测，其探头体积较小，频率通常较高，可达 18～20MHz。该探头可用于观察位置较为表浅的细小组织结构，由于它的体积小，在局部组织凹凸不平或有骨质突起的部位进行检测时有一定优势。凸阵探头（图 17-8B）所成图像为扇形（像一块饼），而非矩形，其频率较低，通常为 2～5MHz。凸阵探头主要用于检测非常深的结构，如臀纹处的坐骨神经、肝脏后方的膈肌。

需要注意的是，不同探头的频率差异较大。通常，随着频率的增加，分辨率也会增加。因此，高频探头能够识别更小的组织结构。然而，频率的增高也有其不足。当超声波通过组织时，频率越高，图像信号的衰减越大。因此，高频探头主要适用于接近体表的结构，通常深度不超过 3～4cm，在这个范围内，图像衰减较小。当检测组织位置较深时，医生需要降低所用探头的频率，或使用频率较低的探头，如凸阵探头。因此，腹部超声检查时通常选择频率较低的凸阵探头，因为此时要检测的组织位置较深。

四、图像优化

在进行超声检查时，为了获得最佳的图像效果，需要注意几个方面（框 17-1）。首先，需要选择合适的探头。对于大多数神经肌肉超声检测，应使用频率至少为 12MHz 的标准线阵探头。探头和皮肤之间必须使用超声耦合剂。耦合剂应足量以保证探头和皮肤之间紧密接触，避免两者之间存在空气，因为空气具有极高的声阻抗，超声波无法通过它传播。检查时应将探头轻压在皮肤上，太大的压力会将探头下面的耦合剂挤到外面。

要获得超声图像，第一步是设置深度。如果深度设置得太深，在感兴趣区域下方超声波束明显衰减，图像的大部分将被黑色区域占据（图 17-9，上图）。如果深度设置得太浅，可能会导致感兴趣区域及其下方邻近结构显示不全（图 17-9，下图）。第二步是调整超声焦点（图 17-10）。与相机类似，超声机可以将声波聚焦在一个特定的深度，称为焦距深度，以便在该深度上可以呈现出最佳图像。所有超声仪器上的焦距都是可调的。检查过程中，还可以设置多个焦点。然而，设置更多焦点的缺点是会降低帧频（图像自身刷新的速率）。当探头移动时，较慢的帧频会导致图像模糊。第三个需要调整的是亮度（图 17-11），主要是调整增益或灵敏度。亮度设置不会改变发出的超声波的功率，但或多或少会放大返回的回波。调整亮度设置时，应保证图像既不太亮，也不太暗，以避免无法看到重要的细节。第四个可以调整的是频率。选择最高的频率可获得最佳分辨率，然而，频率越高，超声波在深部的衰减

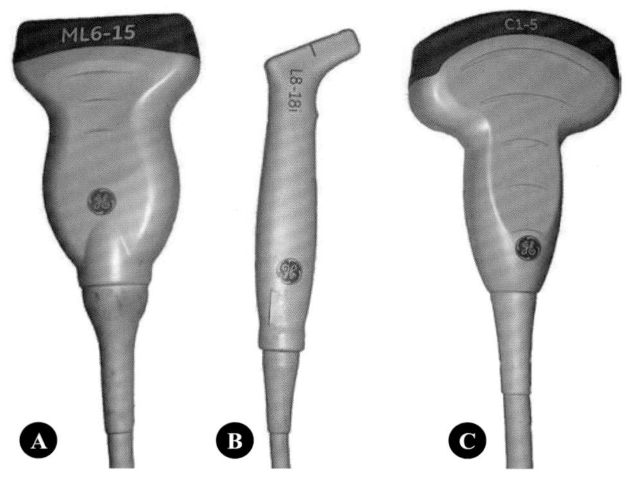

▲ 图 17-7 超声探头

A. 线阵探头。B. 高频“曲棍球棒”探头。C. 凸阵探头

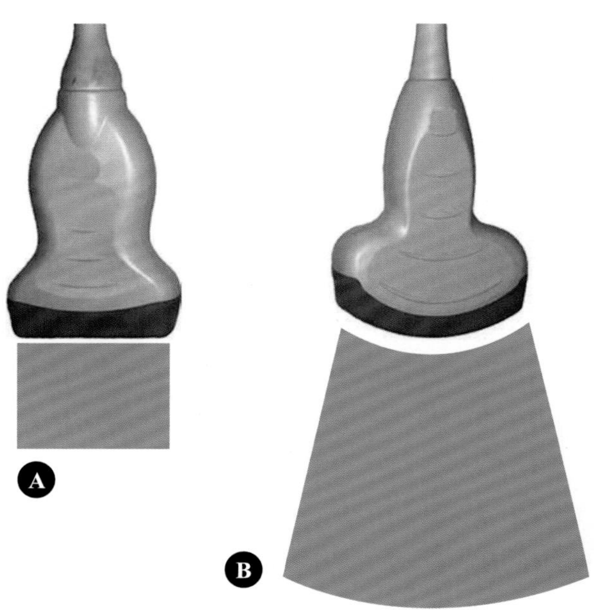

▲ 图 17-8 探头类型和图像模式

左侧为线阵探头，所成图像为矩形。右侧为凸阵，所成图像为扇形。线阵探头分辨率更高，但衰减更大，可用于显示浅表的结构。相比之下，凸阵探头的分辨率较低，但能够探测到较深的组织

越大，如果不能很好地显示较深的结构，应更换较低频率的探头，或降低所用探头的频率，以保证清晰显示感兴趣的较深结构。目前，上市的医用超声机都自带各种预设的参数，这些参数已经根据所需要检测的结构（如手腕、脚踝等）进行了优化。在临床工作中，可以选择这些预设参数作为基础，进行轻微的调整，甚至无须调整，即可完成相关检测。

框 17-1　超声图像的优化

- 选择正确的探头
- 使用足量的耦合剂
- 轻压探头
- 调整深度
- 调整焦距
- 调整亮度
- 根据需要调整探头频率，以显示更深的结构
- 确保探头垂直于成像结构
- 为了评估血管、炎症和血流情况，可使用彩色多普勒和（或）能量多普勒模式
- 在对长轴进行检测时，确保图像左侧朝向头部
- 在进行横断面检测时，始终保持统一的方案（图像左侧始终朝向患者右侧，或者反之）

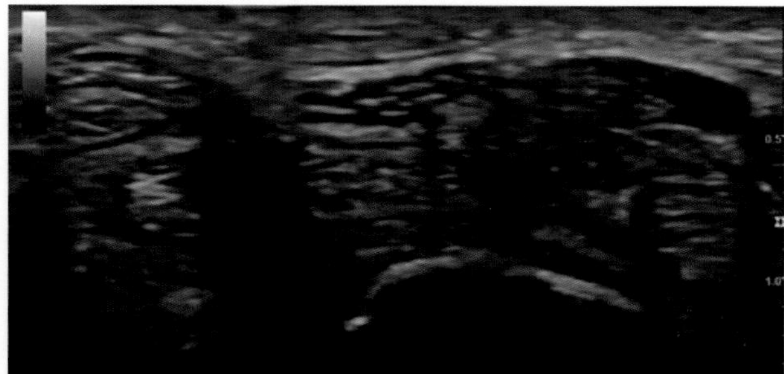

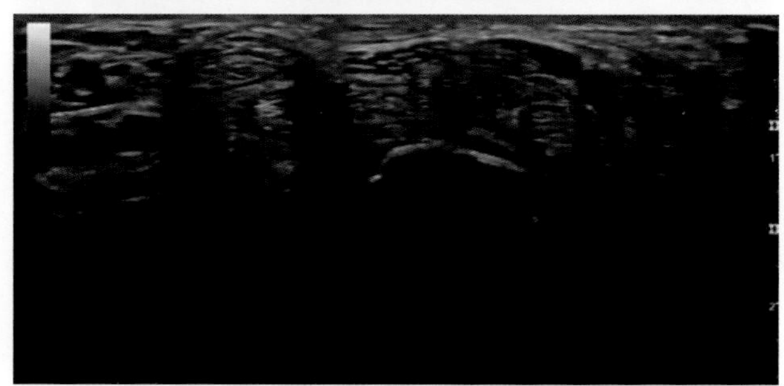

▲ 图 17-9　深度设置

这两张图像都是腕部 B 超横切面声像图。上图，深度设置正确。下图，深度设置太深。下图中感兴趣区域的下方大部分被黑色区域占据，黑色区域超声波已完全衰减

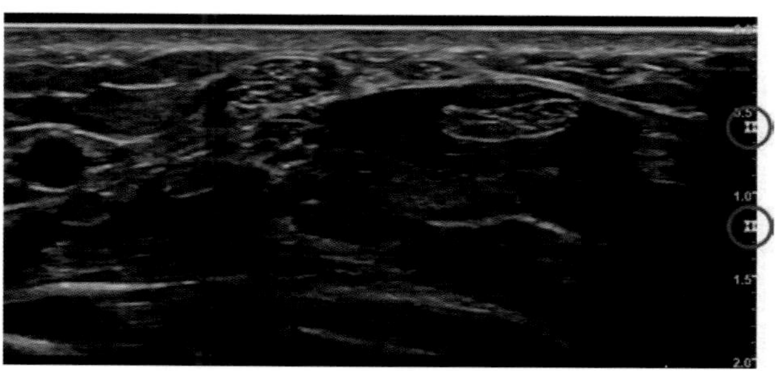

▲ 图 17-10　焦点

超声波可以聚焦在特定的深度（焦点），以便在该深度上最好地看到图像。焦距可上下调节。可以设多个焦点。在这张图中，红色圈注的即为焦点

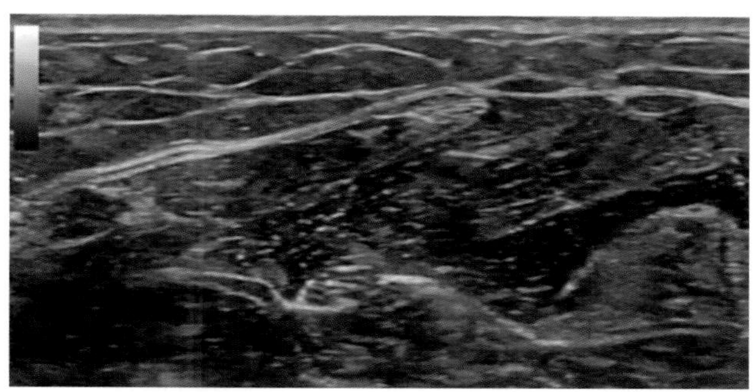

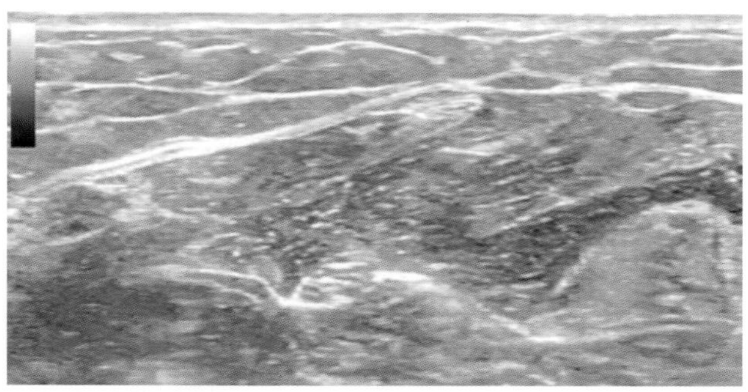

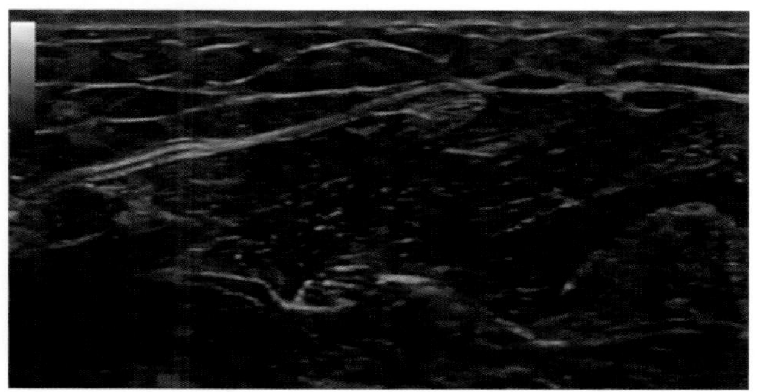

▲ 图 17-11　亮度调整

亮度基本上是增益或灵敏度的调整。它不会改变发出的超声波的功率，但或多或少会放大折返的回波。应调整亮度设置，使图像既不太亮（中图），也不太暗（下图），避免丢失重要细节。当调整到合适的亮度时，所有重要的细节都能清晰地显示出来（上图）

接下来需要调整的是彩色多普勒选项（图 17-12）。根据物理基础知识，众所周知，当产生声波的声源向接收器移动时，会产生多普勒效应，导致声波被压缩，频率上升。相反，当产生声波的声源远离接收器时，频率下降。超声可以利用多普勒效应对运动组织进行评估。当存在多普勒信号时，红色表示声源向探头移动，蓝色表示声源离开探头。彩色多普勒对观察血流特别有用。通常在多普勒模式下能很好地观察动脉中的血流，而静脉血流通常看不到，除非静脉血流量很大。为了保证多普勒超声检测的效果，探头必须至少部分倾斜，与血液流动的方向成一定角度。如果探头与流动方向成 90°，则不会产生多普勒效应，因此在检测时，探头与血管之间必需保持一定的角度，才能看到血流。然而，值得注意的是彩色多普勒的这种缺点是可以通过使用能量多普勒来避免（图 17-13）。能量多普勒对红细胞的运动非常敏感，而不受探头方向或角度的影响。它特别适用于观察小动脉和流速较低的血管。能量多普勒在成像上显示出特征性的深橙色。

另外还需注意的是，必须保持图像的正确方向。每个超声波探头的一侧都有某种类型的脊线、按钮或符号，对应于显示屏的左上角。按照惯例，进行纵向长轴检测时，屏幕左侧应始终对应于头部方向。当获得轴向横切面图像时，按照通常的惯例，屏幕的左侧对应于患者的右侧，类似于 MRI 和 CT（即解剖位置）的惯例。使用这种方法，所成图像与实际解剖位置左右侧为镜像关系（图 17-14，上图）。当然，检测时也可以选择让屏幕的左侧始终代表患者的同侧。使用此方法时，图像中的左侧和右侧与解剖位置保持一致（图 17-14，下图）。

超声波的主要优点之一是它能够观察许多不同平面上的结构。经典的检测平面包括轴位、矢状位和冠状位三种平面，这些在超声上都很容易检测（图 17-15）。临床工作中，在对某一个结构进行超声检查时，最好在两个不同的平面上进行观察。这类似于 MRI 扫描或标准后前位和侧位胸部 X 线，都是从不同角度进行成像。当在不止一个平面上观察到结构异常时，可以进一步确认测定结果（例如，在胸部后前为 X 线上可见一个肺的结节，但在侧胸部 X 线上没有显示，而实际上这个“肺结节”只是皮肤上的乳头阴影）。

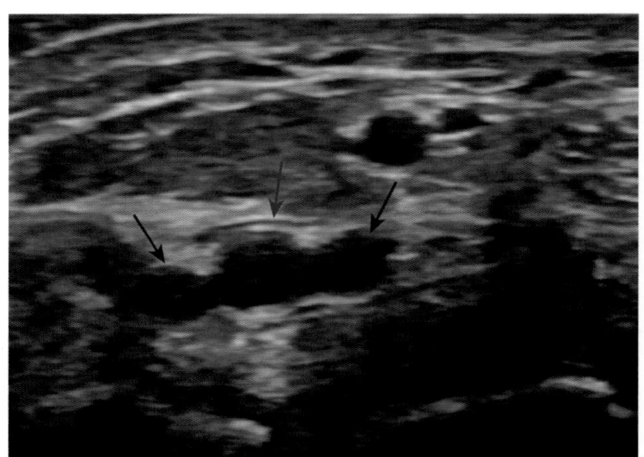

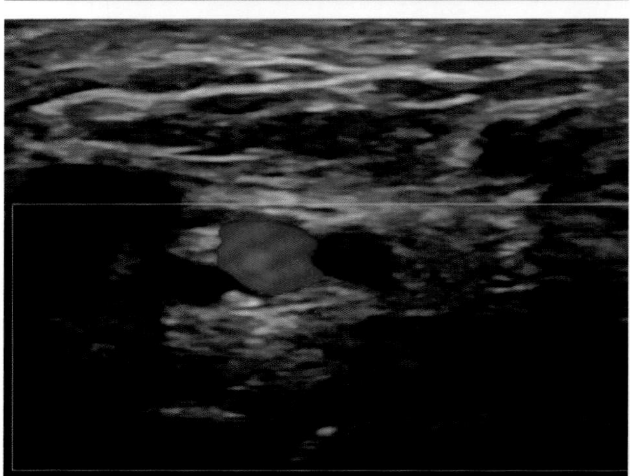

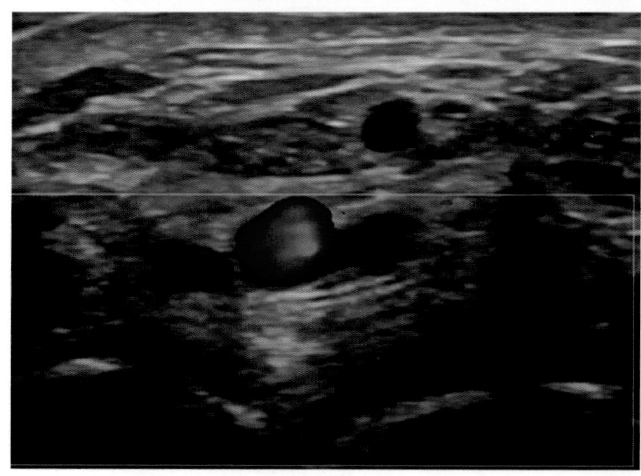

▲ **图 17-12　彩色多普勒**

手腕外侧、桡动脉和静脉的短轴声像图。上图，标准 B 模式图像显示三个相邻的圆形低回声结构。桡动脉位于中间（红箭），并伴有两条静脉（蓝箭）。中图，彩色多普勒探头略向近端倾斜。血液流向探头，在动脉中产生红色信号。下图，彩色多普勒探头稍微向远端倾斜。动脉中的相同血流显示蓝色，表明血流远离探头方向。由于血流的数量和速度太低，大多数静脉在彩色多普勒检测时不显像

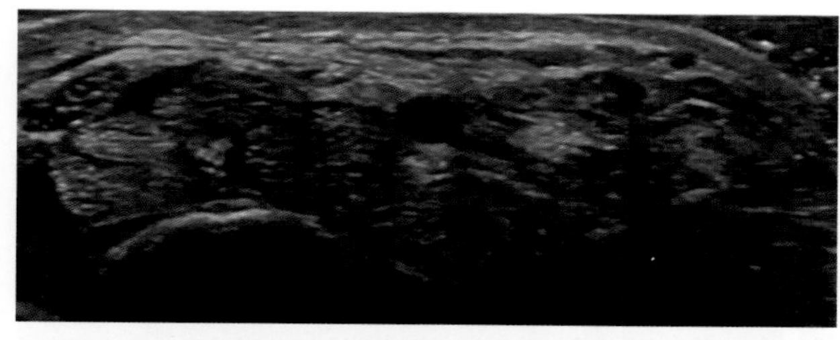

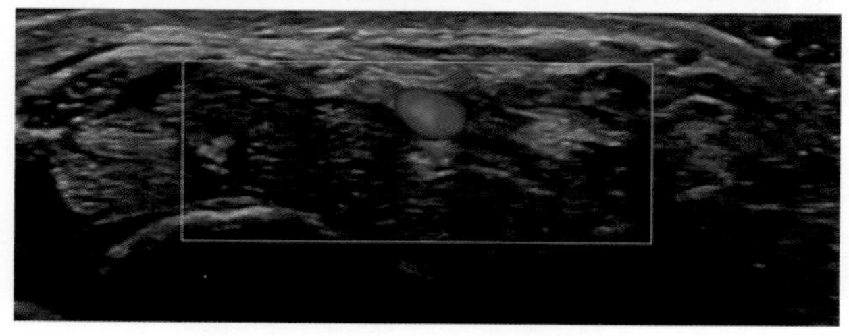

▲ 图 17–13　能量多普勒

这两张图像都是腕部尺侧的 B 模式轴位声像图。上图，原始图像。注意靠近中间较大的圆形低回声结构。下图，当应用能量多普勒时，该区域变成橙色，表示血液流动。所显示的为尺动脉。能量多普勒对红细胞的运动非常敏感。它不受方向或角度影响，最适用于小血管和流速较低的血管。能量多普勒在成像上显示出特征性的深橙色

在显示图像时需要说明所显示的结构为长轴还是短轴成像（图 17–16）。短轴也称为横切面，而长轴也可称为纵切面，介于两者之间的是斜断面。当获取超声图像时，记录的图像方位类型是非常重要的。在超声检查的过程中，可能会保存许多图像，特别是不同层面下记录的异常图像。此外，保存简短的动态影像（电影片段）也很有用。当我们看到超声影像的静态图像时，有时很难确定图像所示的结构。例如，当我们对某一神经进行检查时，为了测量一些参数，需要将屏幕图像冻结，进行截图，此时如果检查者的视线短暂离开屏幕，然后立刻再回来看时，之前动态扫描时看到神经图像，当时很有把握，但在屏幕截图中似乎不太敢确认了，在超声检查过程中经常会有这种体会。的确，不断移动超声探头可以使很多结构变得更加清晰。许多超声检查者在检查过程中会不断移动探头，也是出于这种原因。

五、常见组织的超声特点

神经肌肉超声检查时，首先需要能够识别出几种正常的组织。每一种组织都有其特定的形态、亮度、模式及其他的一些特征。

（一）周围神经

为了掌握周围神经的超声特征，首先需要了解一些周围神经的显微解剖学知识。周围神经含有三层结缔组织：神经外膜、神经束膜和神经内膜（图 2–8）。每根轴索均由神经内膜包绕，将其与其他轴索隔开。多根轴索集合成神经束，由神经束膜所包绕。多个神经束组成周围神经，由神经外膜所包绕。超声检查时，周围神经在横切面上，呈现出特征性的“蜂巢样”结构（图 17–17，上图）。真正的神经纤维灰度较暗（低回声），被神经束膜的结缔组织所包绕。结缔组织，包括神经束膜和神经外膜，在超声上较明亮（高回声）。当超声探头方向调整为纵向扫描，可以看到神经边缘呈现为高回声的神经外膜（在神经上方和下方），内部有许多高回声的平行线，为神经束膜（图 17–17，下图）。在彩色多普勒模式下，只能看到很微弱的血流信号甚至是无任何血流信号，因为供应周围神经的血管是小血管，彩色多普勒超声难以识别这些细小血管内的血流信号。

（二）肌肉

肌肉内结缔组织的图像特点与神经类似，每根肌纤维细胞均被肌内膜包绕，互相分开，众多肌细胞组成肌束，被肌束膜包绕。每一块肌肉又由多个肌束组成，被肌外膜所包绕（图 2–9）。有些肌肉的肌外膜与筋膜混合在一起。筋膜是很厚的结缔组织，把肌肉从皮下组织和其他肌肉以及内部的器官分离开来。在轴位图像上，肌肉具有“星空”样的特征性表现（图 17–18，左图）。真正的肌肉纤维图像较暗，而肌束膜和肌外膜的结缔组织图像较明亮。在纵切图像上，可以看到一组线性的高回声结构，每一条线均代表相应部位的结缔组织。如果肌束与腱膜或者中央腱以某个角度相连接，即可看到“翼状”或者“羽状”分布的特点（图 17–18，右图）。如果所有的纤维都在肌腱或者腱膜的一侧，则形成“单羽状”的分布特点（图 17–19A）。有内部肌腱的肌肉，其肌纤维插入于中心腱的两侧，形成“双羽状”分布特点（图 17–19B）。有些肌肉拥有不止一个中心腱，形成“多羽状”分布特点（图 17–19C）。此外，肌纤维还可以排列呈其他多种形式，包括纺锤形、会聚形或者平行的（图 17–19D 至 F）。

（三）肌腱

肌腱连接肌肉与骨骼，每一个肌腱都有一个起点和止点。起点位于近端，与骨骼相连，这意味着当肌肉收缩时，其位置更加稳定。止点位于远端，附着于骨骼，随肌肉收缩而运动。例如，肱二头肌

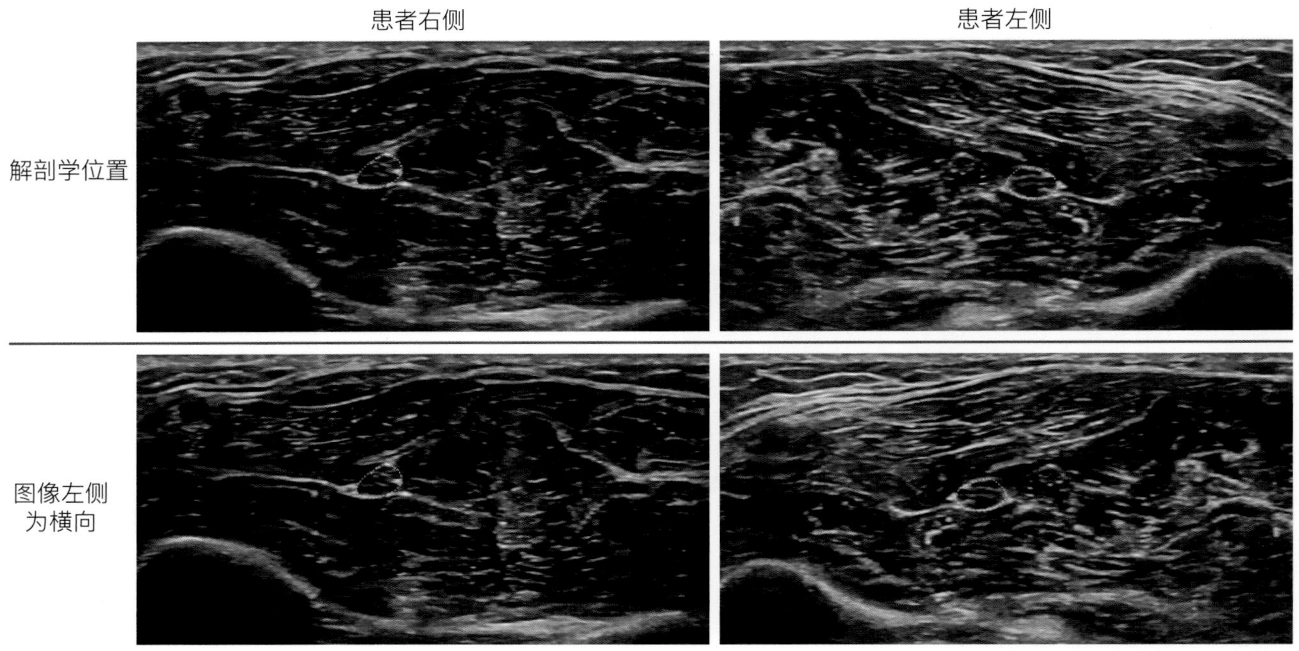

▲ 图 17-14　轴向扫描常规

上图，当进行轴向横切面成像时，一般设定屏幕的左侧与患者的右侧相对应。这类似于 CT 和 MRI 图像：所呈现的图像为从床脚注视患者的解剖位置图像。使用这种传统的方法，所成图像两侧比较时为镜像关系。下图，另一种方法是让屏幕的左侧始终代表检查的同侧。使用此方法时，将一侧与另一侧进行比较时，两幅图像显示出来的方向相同

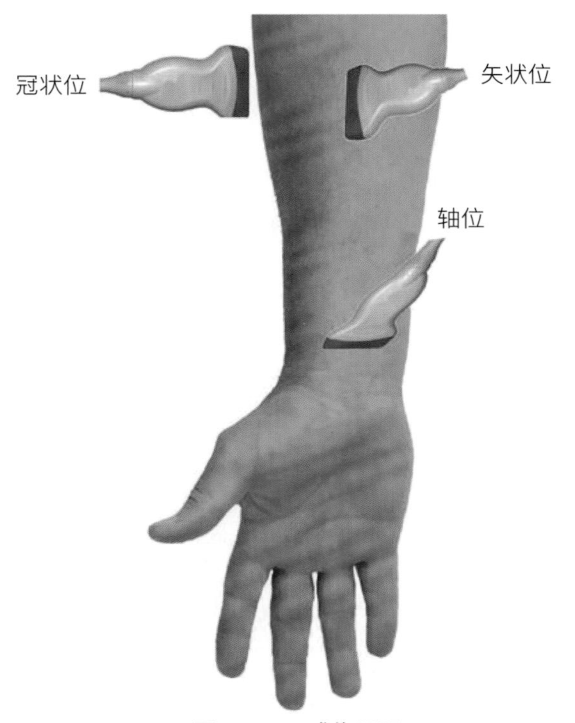

▲ 图 17-15　成像平面

超声波的主要优点之一是它能够对同一个结构从多个不同平面的角度进行观察。常用的检测平面包括轴位、矢状位和冠状位

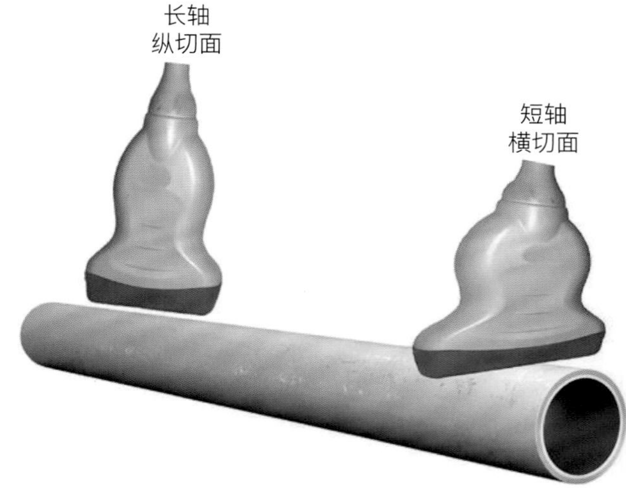

▲ 图 17-16　短轴和长轴

在显示图像时需要说明所显示的结构为长轴还是短轴。短轴也称为横切面，而长轴也称为纵切面

的起点是肩胛（短头在喙突，长头在盂上结节），止点在桡骨的桡骨粗隆。当肱二头肌收缩时，桡骨运动（肌腱止点的位置），而此时肩胛很少有运动或者基本不动。肌腱是由胶原纤维组成，这些纤维坚实的组合在一起，在超声上表现为高度致密的纤维组

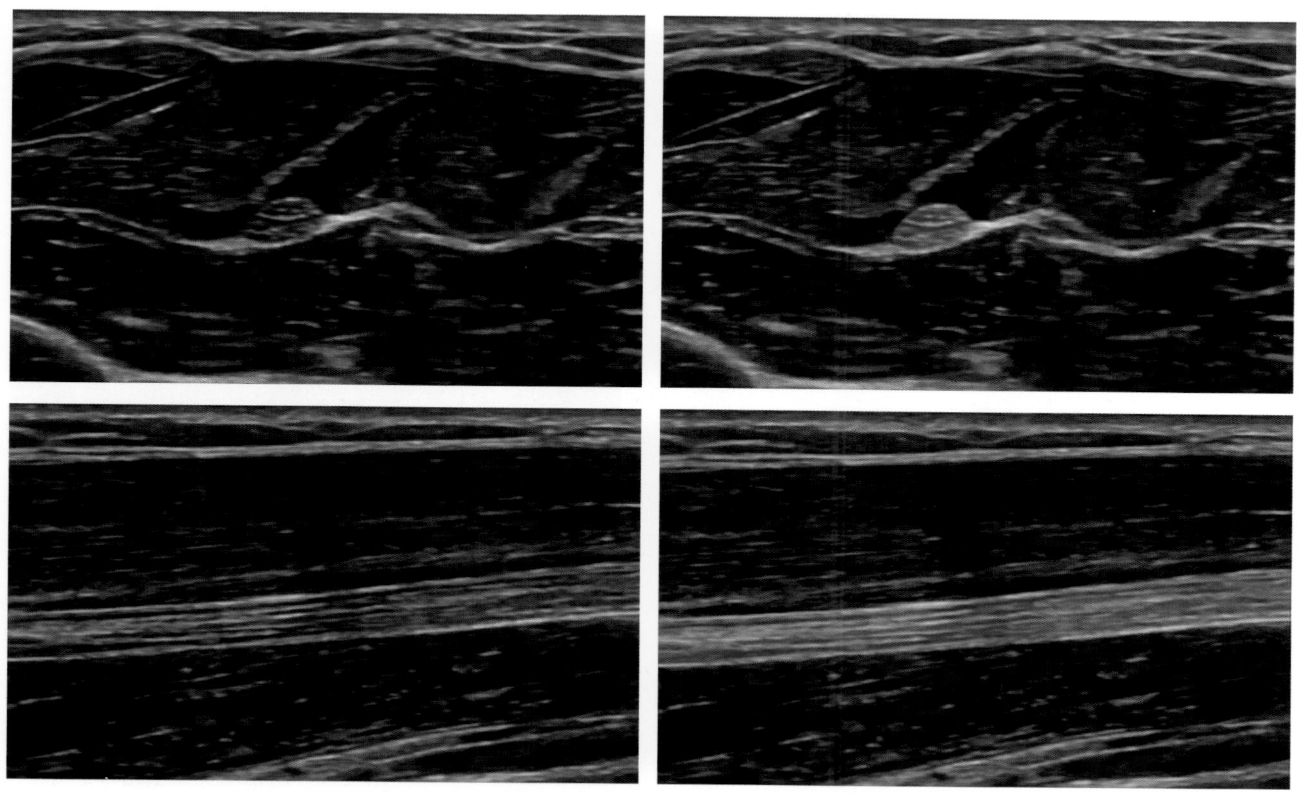

▲ 图 17-17 周围神经超声图像：图中为正中神经前臂的声像图

上图为短轴声像图。下图为长轴声像图。右图黄色标记部分显示的就是神经。在短轴声像图中，神经呈现为特征性的"蜂巢"样结构，神经束在图中较暗（低回声），神经束膜和神经外膜较明亮（高回声）。当探头沿长轴扫描时，高回声的神经外膜形成神经的上缘和下缘，同时可见神经内许多高回声的平行线，代表着神经束膜的各层

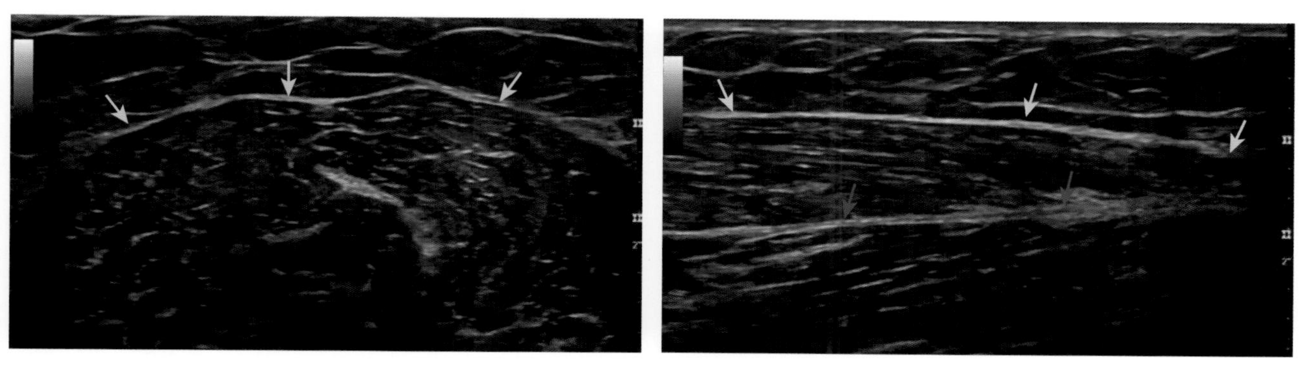

▲ 图 17-18 肌肉超声

图示为桡侧腕屈肌，左图为短轴声像图，右图为长轴声像图。在短轴声像图中，肌肉呈现出特征性的"星空"样特征。真正的肌纤维为低回声（图像较暗），而肌束膜和肌外膜的结缔组织呈高回声（图像明亮）。在纵向的图像中，可以看到一系列的线性高回声，为平行走行的结缔组织。如果肌束在某个角度附着在腱膜或者中心腱上（红箭），就可以看到"翼状"或者"羽状"表现，肌外膜常常和肌束混合在一起（黄箭）

织信号。在轴位扫描时，有时容易将肌腱与神经混淆（图 17-20），但肌腱缺乏蜂巢样表现，信号也比神经更加致密，可借此与神经相鉴别。此外，肌腱具有显著的各向异性，这也是与神经相鉴别的关键特点。

（四）动脉和静脉

超声检查时血管是最常见的结构之一。静脉和动脉看上去很相似，都是圆形的，在多普勒超声上

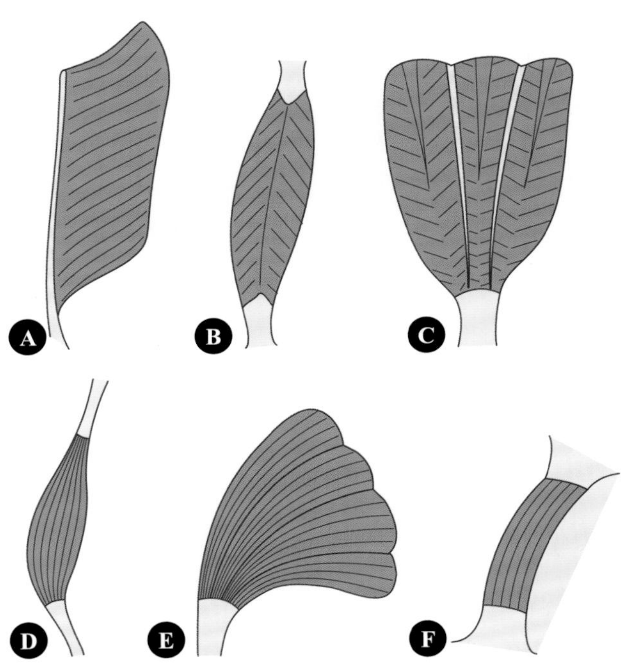

▲ 图 17-19 肌肉模式和形状

如果肌肉组成的肌束在某个角度附着在腱膜或者中心腱上，就可以看到"翼状"或者"羽状"表现。这取决于腱膜或者中心腱的数目，包括单羽状（A）、双羽状（B）、多羽状（C）。肌纤维也可以形成纺锤状（D）、聚合状（E）或平行状（F）

可记录到血流信号。动脉将血液运输到组织，而静脉负责将血液从组织运走（图 17-12）。在许多静脉中，尤其是肢体的静脉，为单向瓣。当应用高频探头检查时，可观察到静脉内的静脉瓣结构。每一个静脉瓣都有两个小叶，当血液向心脏流动时，静脉瓣开放就像一对单向的双开式弹簧门。当血液流向相反的方向时（如因为重力原因），静脉瓣关闭，阻止反流。在超声上，静脉瓣表现为一个非常纤细的结构，通常位于静脉轻度泡样膨胀处（图 17-21）。

在多数情况下，静脉比动脉要粗，在近端静脉尤其明显。当然也可能会见到动脉比静脉粗的情况，这可能是由于静脉轻度受压，也有可能是有两个静脉与一个动脉伴行。在多普勒检查时，由于血流速度太慢，往往难以探测到中小静脉的血流。但是，如果静脉远端的肌肉收缩，静脉回流一过性增加，导致血流速度加快，在多普勒模式下，也有可能检测到静脉血流信号。因此，在超声检查时，为了准确判断一个圆形的结构究竟是静脉、神经、动脉或者其他结构，最好的方法是在超声探头施加一定压力，看这个结构是否会被压扁或者彻底消失。多数

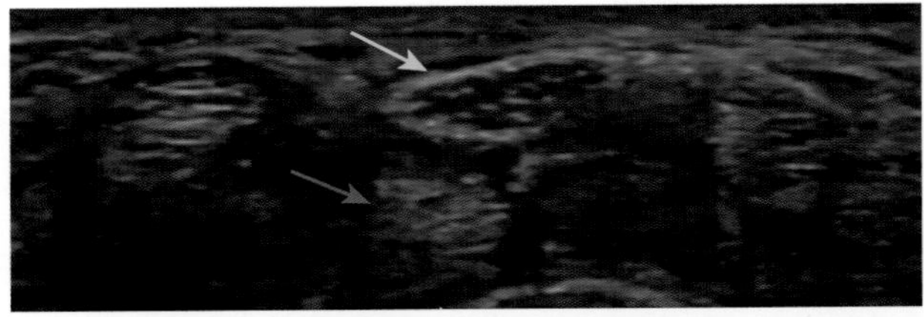

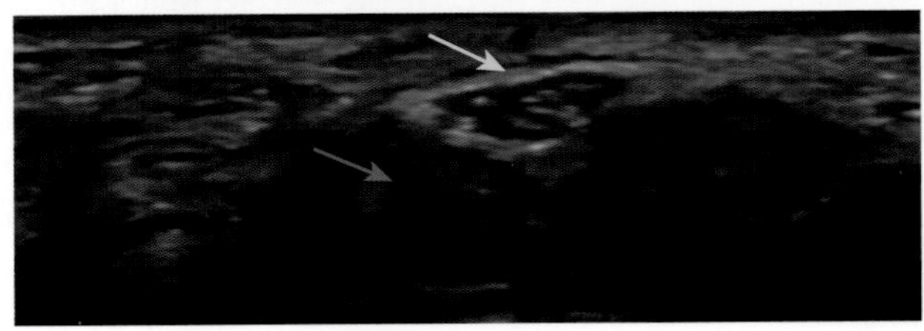

▲ 图 17-20 肌腱

图示为正中神经在腕部的轴位扫描（黄箭），肌腱表现为高度紧密的纤维束（上图，绿箭）。轴位扫描时，肌腱易被误判为神经。但是，和神经不同的是，肌腱没有蜂巢样结构，比神经更为致密。此外，相较神经而言，肌腱具有更明显的各向异性。当超声探头轻微倾斜一定角度时，由于各向异性，肌腱将变成低回声（下图，绿箭）

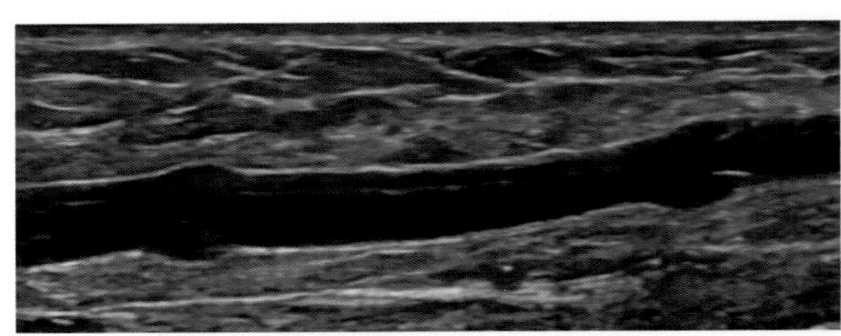

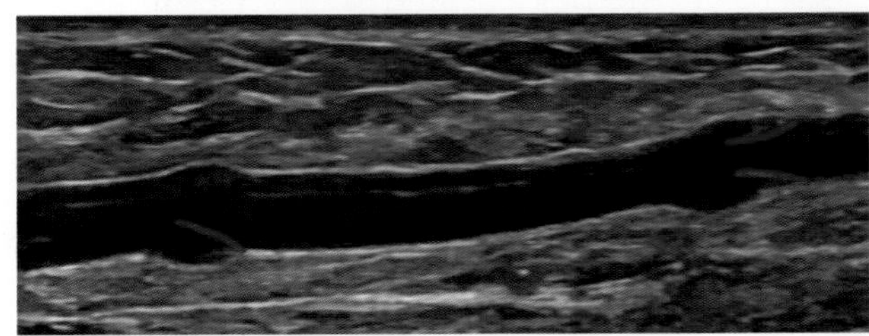

▲ 图 17-21 静脉瓣

图中所示为胫后静脉的长轴图像，上图为原始图像，下图为红色标识的瓣膜小叶。可见在静脉瓣附着处，静脉轻度气泡样增粗。图中，血液从右侧向左侧流动。这种单向的流动有利于促进血液向心脏回流，抑制由于重力作用所致的反流

静脉在受压后会变扁平（图 17-22）。超声检查时，以探头挤压静脉，然后再放松，将会看到静脉一合一张的现象，这是一种非常具有特征性的表现，称之为静脉"眨眼征"。因此，在超声检查时，手持探头不宜用力太大，避免过度压迫下方组织。过度的压迫，会导致静脉变扁，甚至完全看不到。当存在

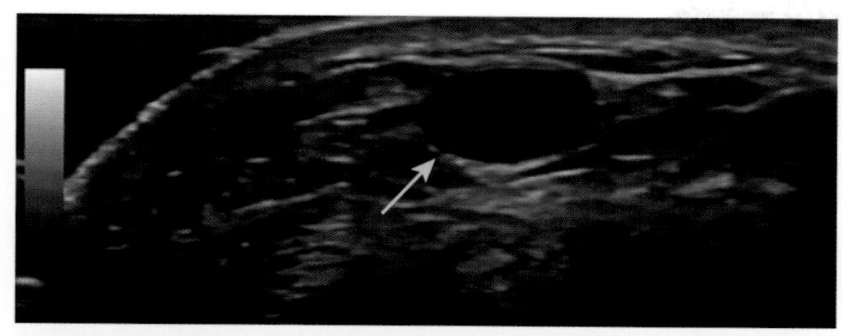

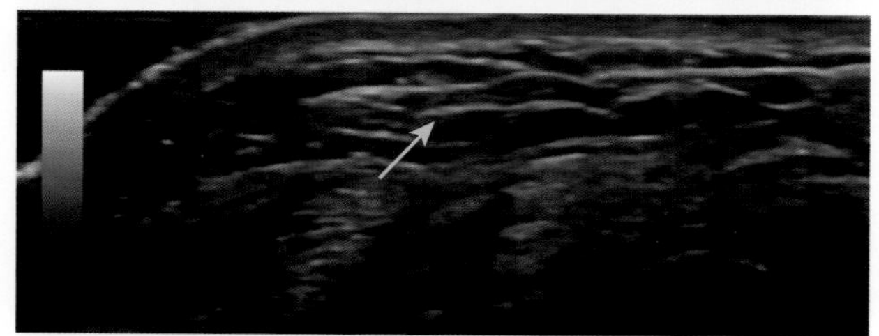

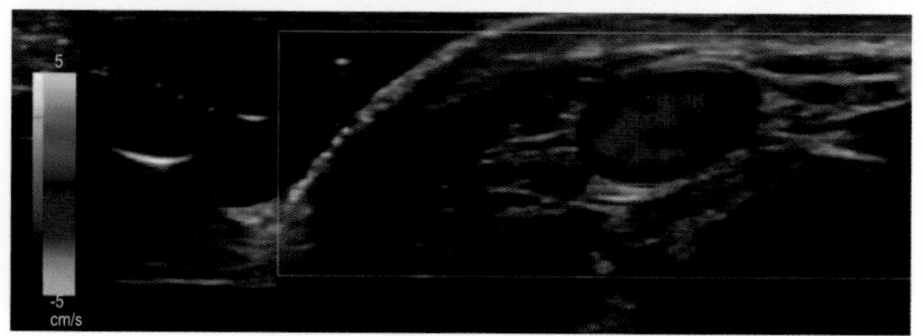

▲ 图 17–22 静脉

图示为腕部头静脉，短轴图像（上图，黄箭）。超声图像上，静脉显示为圆形的或者椭圆形的结构，无回声。确定一个结构是否为静脉，最好的方法之一就是通过超声探头对其施加一定压力观察其是否变扁。多数静脉很容易被压扁（中图，黄箭）。在多普勒检查时，很难探测到中小静脉内的血流，因为血流速度太慢。但是，如果静脉远端肌肉收缩，挤压静脉时，静脉回流暂时性增加，会导致血流速度加快，此时多普勒模式下有可能观察到静脉血流信号（下图）

深静脉血栓时，由于静脉里面充满血凝块，此时用力压迫静脉时，静脉不会变形。由于静脉、动脉和神经通常相互伴行，正确的区分各类血管结构和神经，对超声诊断至关重要。一个动脉的侧面有两个静脉相伴（伴行静脉）非常常见，经验不足时容易判断错误。总之，动脉在受到探头的挤压时不容易被压扁，在多普勒模式检查时，在一定压力下，动脉血流比静脉的血流速度更快，更容易被探测到。当探头朝向动脉血流方向时，血流信号在多普勒上是红色的，反之则呈现为蓝色（图 17–12）。

（五）皮肤和皮下组织

在超声图像中，皮肤位于最浅层，呈薄的线条状，稍高回声（较明亮）。紧贴着皮肤之下的就是皮下组织（图 17–23）。多数皮下组织是脂肪组织，呈低回声（较暗），可以明显看到结缔组织隔膜贯穿脂肪组织。当初学者刚接触超声时，皮下组织和肌肉很容易混淆。然而，当我们仔细观察皮下组织与肌肉时，两者之间还是有差异的。与皮下组织相比，肌肉具有经典的“星空”样的特征性表现，而结缔组织隔膜很薄，常常起伏不平。肥胖患者的皮下组织明显增厚，在特别肥胖的患者，脂肪组织增厚会导致想要探测的组织位置更深，使得超声检测难度增大，有时甚至无法探测到感兴趣的结构。

（六）软骨

超声检查中所见到的软骨可分为两类：纤维软骨和透明软骨。纤维软骨，就像其名称一样，是由大量的纤维组织（胶原）组成的，比较致密，呈高回声。纤维软骨非常坚韧，存在于不少关节（如尺腕关节的放射状三角纤维软骨复合体）及其他含有纤维软骨的结构中（如椎间盘的纤维环、耻骨联合）。另一种类型的软骨是透明软骨（图 17–24），在神经肌肉超声中更常见。透明软骨很光滑，呈半透明状，通常出现在多数关节之间，超声上呈低回声。常出现在两个高亮的骨回声之间，看上去呈波浪形。

（七）骨骼

骨骼非常坚硬且粗壮，在超声上很容易识别。骨骼能够完全地把超声波反射回来，超声检查时表现为非常明亮的（高回声）线状结构，（图 17–25）。由于超声不能够穿透骨骼，可在骨骼下方看到一个黑色的空回声。

六、常见超声“伪像”

就像电生理诊断一样，超声检查也经常能见到“伪像”。但是，和电生理诊断不同之处是，超声检查中遇到的伪像通常有助于鉴别正常组织和各类病变组织。

（一）各向异性

各向异性是最常见、最重要的伪像。在声波传播过程中，当其以 90° 角遇到声波屏障时，声波将以回波的方式原路反射回来。如果声波不垂直于声波屏障，回声则会以一定的角度反射，此时只有部分回声能够到达探头。如果角度足够大，将没有回声回到探头（图 17–3B）。当超声束倾斜到一定程度，仅有部分回声或者没有回声反射回到探头时，正常情况下的高回声就会变成低回声。超声探头与组织角度发生变化时，由于回声反射程度不同而导致回声信号明显变化的特点，即为各向异性。轻微来回倾斜探头，就可以看到组织各向异性的表现（图 17–26）。

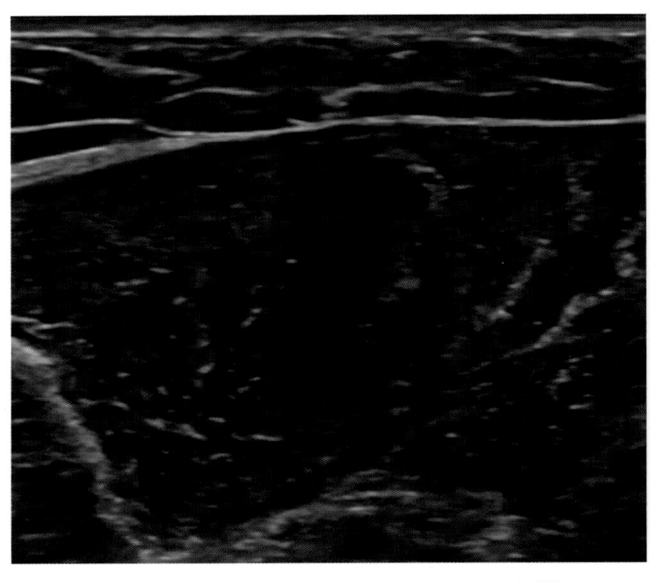

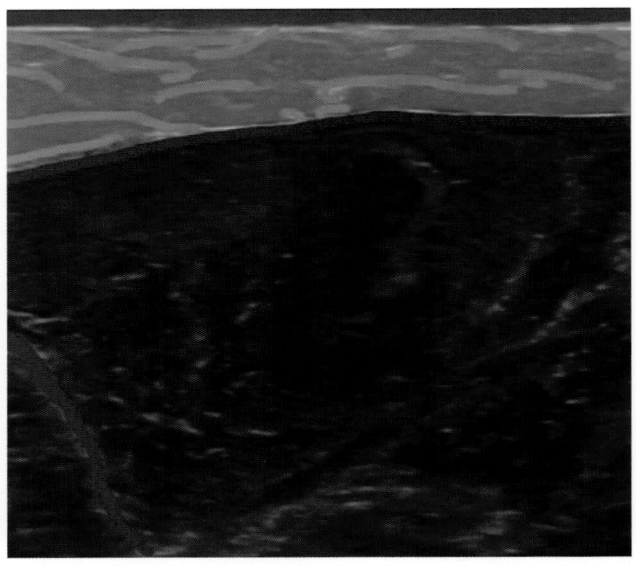

▲ 图 17-23　常见组织图形

图示为上臂轴位声像图。左图，原始图像。右图，同一图像，对不同组织用彩色进行了标注。皮肤呈薄的线条状，稍高回声，紧邻图像的表面（紫色）。紧贴着皮肤之下的就是皮下组织（黄色）。多数皮下组织是脂肪组织，呈低回声。可以看到明显的结缔组织隔膜贯穿脂肪组织（亮绿色）。在脂肪组织之下为肌肉（红色），在肌肉内部及脂肪与肌肉之间的是筋膜（蓝色），肌肉具有经典的"星空"样特征性表现

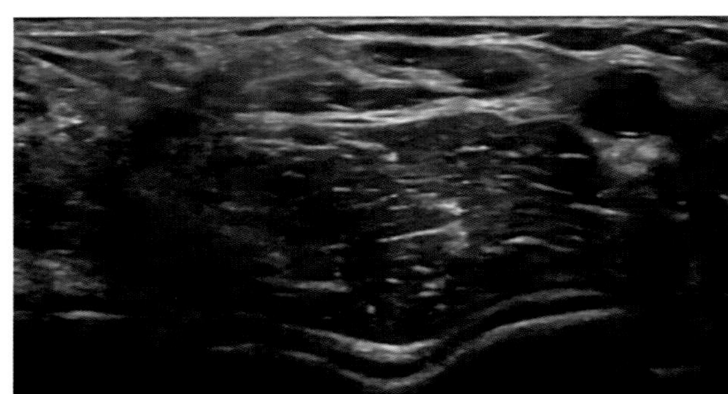

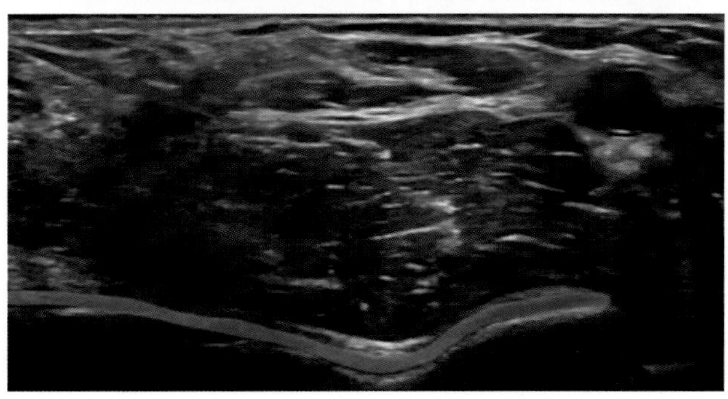

▲ 图 17-24　软骨

图示为肘关节的轴位声像图。上图，原始图像。下图，用绿色标记的软骨图像。很多关节之间都有透明软骨，常出现在两个高亮的骨回声之间，呈波浪形

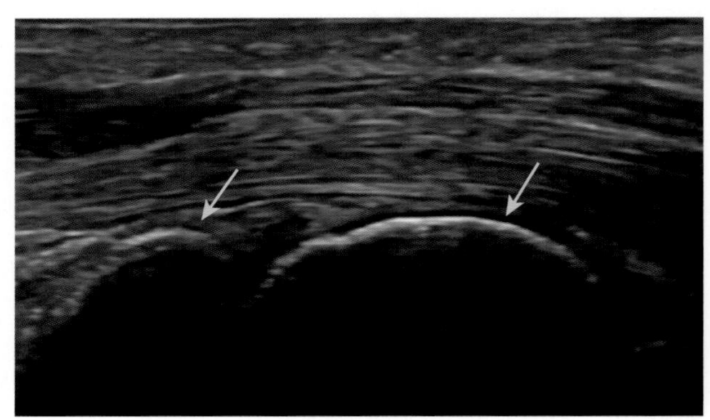

▲ 图 17-25　骨骼

图示为桡腕关节的纵向扫描声像图。骨骼能够把超声波全部反射回来，超声上呈现为一个非常明亮的、高回声线样结构（黄箭）。由于超声波不能够穿透骨骼，在骨骼后方可见黑色的无回声区

当探头倾斜时，图像结构变暗的程度，取决于组织各向异性的程度。不同的组织，各向异性的程度不同。各向异性强的组织，当探头从垂直于组织的角度偏离时，正常的高回声会逐渐变暗（低回声）。相反，各向异性弱的组织，即使探头倾斜，图像中回声亮度也不会有明显改变。利用各向异性的特点可以有助于识别肌腱，因为肌腱具有较强的各向异性特征。利用这一特点，可以有效鉴别肌腱和神经（肌

腱的各向异性强，而周围神经的各向异性弱）。可以通过以下两种方法来的检测组织的各向异性：在轴位进行横切面检查时，沿着长轴轻微地来回摆动探头，就可以观察不同组织的各向异性特点（图 17–27）；在沿着长轴进行纵切面扫描时，可以沿着短轴方向轻微摆动探头（图 17–28）。神经肌肉超声操作者必须非常熟练这两种超声探头的检查手法，以观察不同组织的各向异性特点用于不同组织的辨别，或最大限度消除各向异性，以减少对检查结果的影响。当倾斜或摆动探头，使得探头垂直于组织时，回声信号最亮，各向异性最小。例如，当测量横截面积（cross-sectional area，CSA）来评估周围神经时，探头必须与神经呈 90°。为了保证这个角度，各向异性的程度必须最小（应当轻微向前向后倾斜探头，直到回声达到最亮）。如果探头与神经不垂直，测定的横截面积会偏大（图 18–6）。

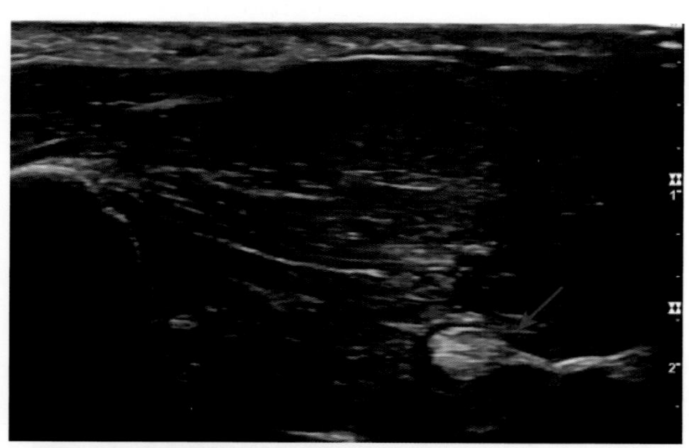

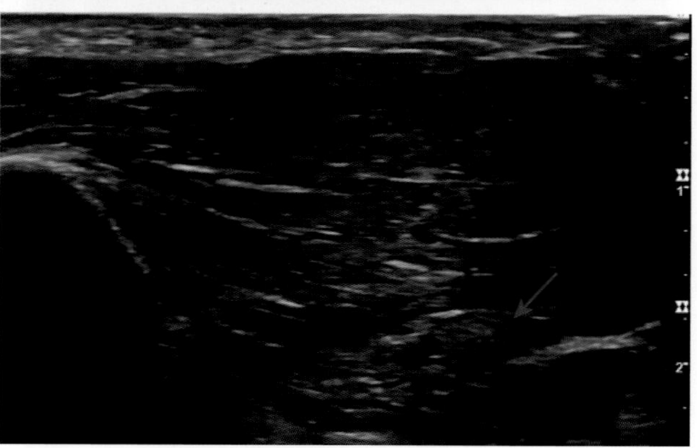

▲ 图 17–26　各向异性

图示为大鱼际的轴位声像图。红箭指向拇长屈肌的肌腱。上图，超声探头垂直于肌腱，当探头处于该方向时，肌腱呈现为明亮的高度致密图像。下图，当探头轻微倾斜时，由于各向异性，肌腱的回声变得非常暗。尽管各向异性是“伪影”，但可以帮助我们鉴别不同的组织，包括高各向异性的肌腱

（二）后方声影

前文曾提到，人体内有些结构特别致密，超声无法穿透。这些结构会产生非常明亮的回声，超声能量不能通过这种组织继续向前传播。当发生这种现象时，该结构下方会出现黑色的无信号区。这就是所谓的后方声影（图 17–29）。这最常见于骨骼超声检查中，也可见于一些钙化病灶（如肌腱钙化）、

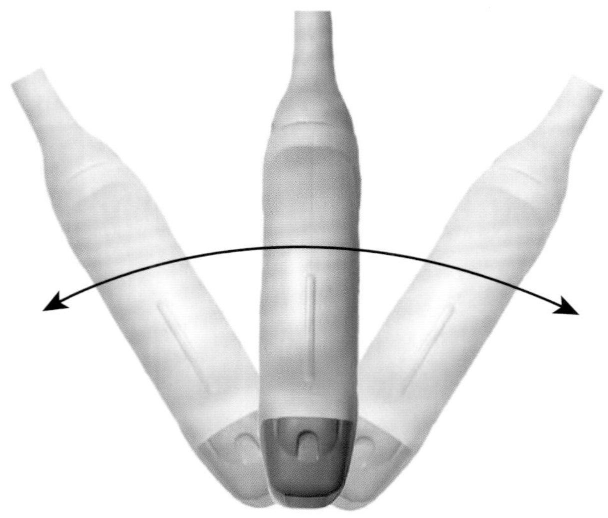

▲ 图 17–27　“摇摆”探头的手法

“摇摆”的具体含义是：轻微地从一侧向另一侧倾斜探头（围绕着长轴倾斜探头）。在短轴成像时，这种操作手法可以产生或者纠正各向异性

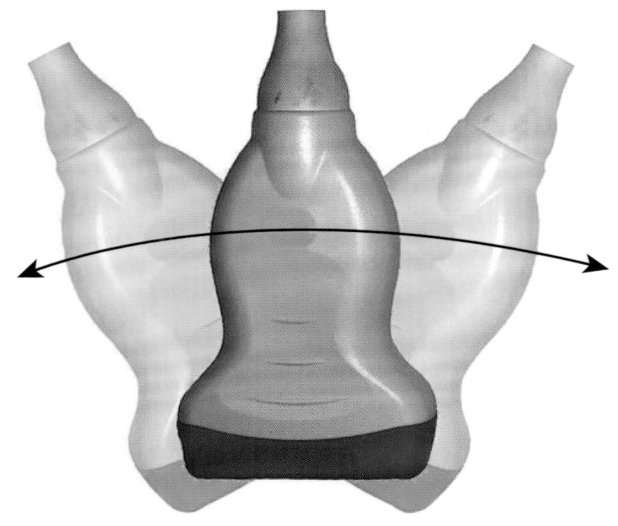

▲ 图 17–28　“足跟到足趾”移动探头的手法

“前后摆动”移动的具体含义是：轻微的从前到后倾斜探头（围绕着短轴倾斜探头）。在长轴成像时，这种操作手法可用于产生或者纠正各向异性

外科器械和异物等，后方声影有助于超声检查者对这类病灶或者物体进行鉴别。

（三）后方回声增强

与后方声影截然相反的就是后方回声增强（图17-30）。后方回声增强是指，某一结构在超声上表现为典型的低回声或者无回声，但在其下方出现高亮回声。出现后方回声增强现象的原因是：超声设备可以根据回声的深度，对回声的放大强度进行调节。正常的个体中，当超声波在穿越组织时，随着深度的增加，强度会衰减；软件需要由近及远地逐渐提高回声的亮度，以抵消深度对成像的影响，从而在屏幕上获得均一的图像。如果不进行这种调节，随着探测深度的增加，正常的超声图像将会越来越暗（例如，同一个肌腱的信号，在深部会叫表浅处更

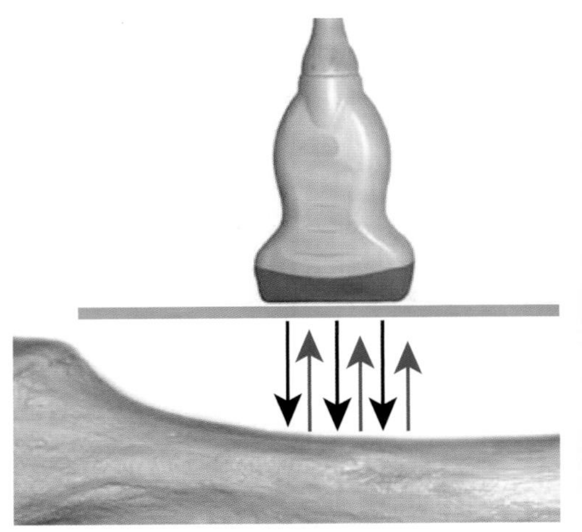

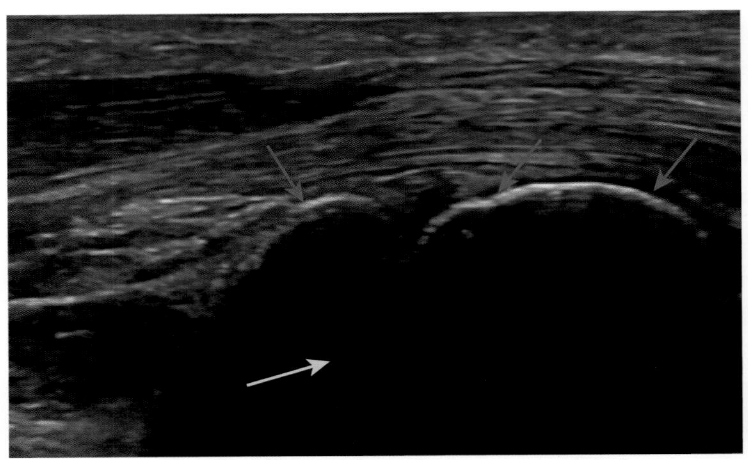

▲ 图 17-29　后方声影

图示为桡腕关节的纵长轴声像图。当超声波遇到非常致密的组织时，可以产生非常明亮的回声（绿箭）。此时，超声能量无法穿过这一组织继续传播。当发生这种状况时，在这个结构下方将出现黑色的无回声区（黄箭）。这种情况最常见于骨骼，但也可见于一些钙化病灶（如肌腱钙化、外科器械及异物）

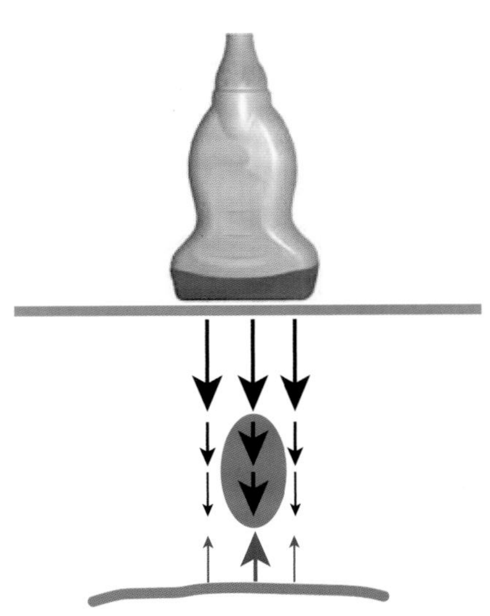

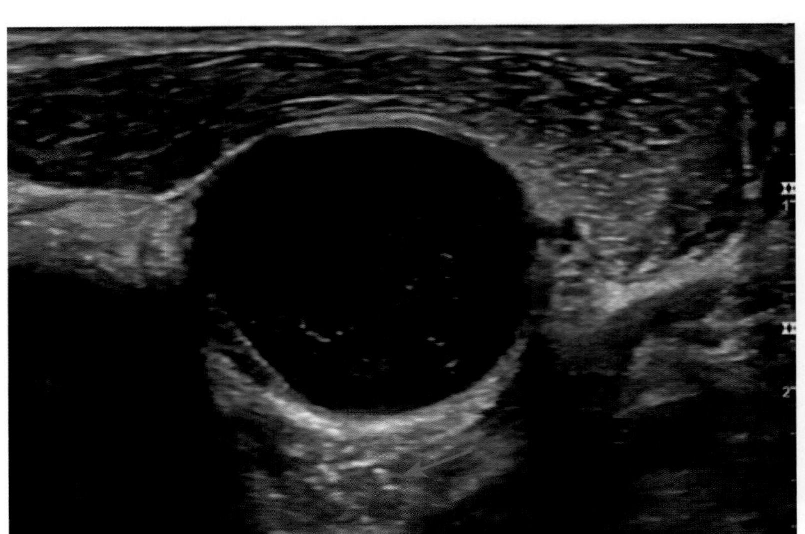

▲ 图 17-30　后方回声增强

图示为腱鞘囊肿短轴成像图。后方回声增强是某一结构在超声上表现为典型的低回声或者无回声，但在其下方出现高亮回声（绿箭）。正常情况下，超声设备会根据回声的深度，调节回声的放大强度（结构越深，越需要更高的放大强度来抵消声波衰减对成像的影响）。然而，当超声波穿过某种特定的组织（多数情况下为液体）时，如果未发生明显衰减，则可出现后方回声增强，因为该结构下方的信号比预想的更强。这种情况最常见于囊性病变。也可见于充满液体的组织，如动脉和静脉，或者神经鞘瘤和其他类型的肿瘤

暗）。然而，如果超声波穿过组织时，强度并没有像预期中那样衰减（如穿越液体时），前述的自动调节就会导致后方回声增强，表现为返回的回声信号比预期更亮。上述情况最常发生在囊性病变中，因为超声波很容易穿越液体，不出现衰减。因此，判断该病灶是否为充满液体的囊性病变，最重要的方法之一就是评估是否存在后方回声增强。当然，后方回声增强也可见于一些正常的充满液体的组织，如动脉和静脉。令人惊奇的是，神经鞘瘤和其他类型的肿瘤也可出现后方回声增强现象。由此可见，通过这些肿瘤组织的超声束可能不会像通过正常组织那样明显衰减。

（四）混响伪影

混响伪影也是一种比较常见的伪影（图 17–31）。如果超声波遇到两个很强的反射体时，回声会在两个反射体之间以一个固定时间间隔来回折返。这就导致平行线样图形重复出现。一般来说，当超声波到达较深处时，回声强度会减弱。有时，超声探头本身就可以成为其中的一个反射体。最经典的混响伪影见于表面光滑质地均一的物体，如穿刺针，也可以见于一些正常的组织，如骨骼，但最具特征性的是金属物质，包括外科手术用的金属盘及螺钉。

如果反射体比较小，也可以出现另一个类似的伪影，特征性的表现为“彗星尾”征（图 17–32）。这常见于气泡、结晶沉积物、吻合钉、缝线及外科小夹钳。混响伪影导致在反射体之下的组织看起来比较模糊。但是，在探头和反射体之间的组织不受影响。在图 17–31 和图 17–32 中，第一个最亮的回声，其解剖学位置是真实的；该回声下方则是伪影。

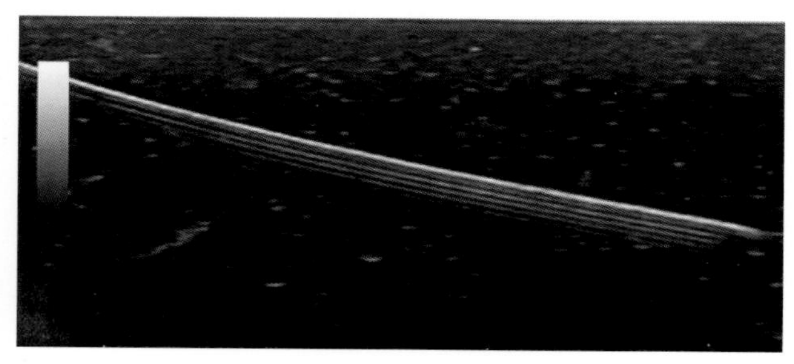

▲ 图 17–31　混响伪影

图示为一个针的长轴。当超声波在同一个径路上遇到两个反射体时，回声会在两个反射体之间来回反射，这就导致平行线样图形以固定的时间间隔重复出现。当超声波到达较深处时，回声的强度减弱。当采用穿刺针进行操作时，这种现象最为常见。当然，也可见于一些正常的组织，如骨骼；外科手术用的金属盘及螺钉等金属物质也有这种特点

七、超声的局限性

神经肌肉超声有助于多种疾病的诊断，能够为电生理诊断提供重要的补充信息。超声有很多优势，并且无痛、安全。但是，它也有其固有的局限性和不足（框 17–2）。首先，有一些结构超声无法穿透，如骨骼和金属。因此，超声不能看到锁骨下臂丛神经的部分，也不能看到椎间孔里面的神经根。同理，超声也看不到外科金属耗材后面的组织。

此外，超声波穿透组织的时候，信号会衰减。对于高频、高分辨率的探头来说，这是一个大问题。高分辨率的探头可以提供丰富的细节信息，但是频率越高，超声波穿过组织时的衰减也就越明显。因此，高频探头主要用来探测浅表的结构（深度一般不超过 3～4cm），以减少回声衰减的影响。因此，当我们试图评估深部组织的时候，由于分辨率降低，超声的作用明显受限。肥胖的患者中，脂肪组织会显著的增加皮肤表面到神经和肌肉的距离，对于这类患者，超声的诊断价值也明显降低。

另外，超声检查操作者必须具备详尽的神经肌肉解剖知识。许多肌电图操作者是具备这些知识的，然而，进行超声检查时，还需要更加详尽的断层解剖知识，这不仅包括神经肌肉的解剖知识，还包括邻近的骨骼、动脉、静脉、肌腱、韧带及软骨的解剖知识。此外，像神经传导和针电极肌电图一样，我们还需要知道很多解剖学的变异。例如，大部分人的腕管只有一根正中神经，但是少数情况下，有些正常人正中神经出现分叉（两束），甚至是三束！有些人肌肉的解剖学变异在经典的解剖学教材中都没有介绍过。同样，由于之前做过外科手术，有些患者的解剖结构也会发生变化。例如，尺神经可能会因为曾经做过移位手术而不在尺神经沟内，瘢痕中的致密纤维组织也可能干扰深部神经或者肌肉的超声检测。所有的这些情况都给超声检查带来一定困难。

另一个问题就是超声技术的培训和临床经验的积累。神经肌肉超声和电生理检查具有共同的特点：结果的准确性与操作者的个人技术密切相关，几乎

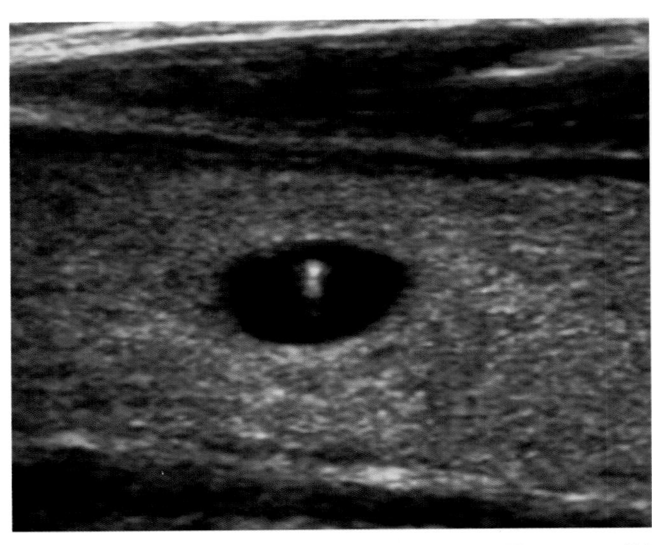
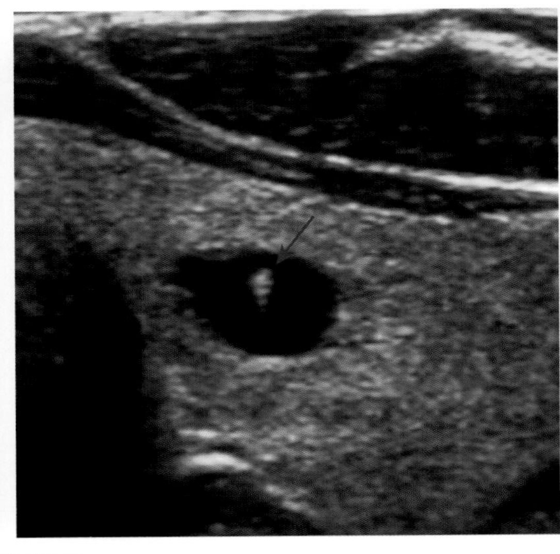

▲ 图 17–32 彗星尾伪影

图示为非常小的反射体导致的混响伪影（如结晶沉积物、吻合钉、缝线及外科小夹钳）。左图为长轴声像图。右图为短轴声像图。图像显示，在甲状腺囊肿内有一个颗粒物质，导致彗星尾伪影（红箭）（引自 Dr Matt A.Morgan, Radiopaedia.org, rID: 52418.）

框 17–2 神经肌肉超声的局限性

- 无法探测到骨骼下方的结构
- 不能探测到外科金属材料下方的结构
- 不能探测到椎管内的神经根
- 超声在通过组织时，强度会逐渐衰减，因此深部组织的分辨率会下降，甚至无法探测到
- 对于肥胖患者，当测定组织位置较深时，有一定难度
- 曾经手术过的患者，手术部位的组织瘢痕或结构的改变，会影响成像效果
- 超声检查的结果与检查者本身的经验密切相关，超声医生必需熟练掌握：
  - 神经肌肉横断面的详细解剖知识
  - 骨骼、动脉、静脉、肌腱、韧带和软骨的横断面的详细解剖知识
  - 正常解剖变异，如神经分叉、肌肉或血管的变异等
  - 由于神经肌肉超声的知识在不断扩展和变化，应及时掌握这一领域的新进展
- 有些结构的检测需要花费较多的时间去练习才能掌握，特别是臂丛神经

完全取决于操作者的知识和经验。初学者只需要一个下午的时间，就可以掌握超声机器是怎么工作的，包括如何开机、调节参数、创建注解及保存图像；但是，要掌握基本的神经肌肉超声检查技术与相关知识（正中神经在腕部，尺神经在肘部，腓神经在膝部，以及其他肌肉大致的部位），则需要长达数月的时间。对于少见神经的专业知识的掌握，特别是臂丛神经，可能需要更长的时间，甚至长达1～2 年。

最后一个问题是需要不断地学习，掌握神经肌肉超声文献最新进展。每个月该领域都有新技术、新应用与新发现发表。所有的这些问题都使得神经肌肉超声技术充满了挑战，同时，也使得这一领域在不断进步和创新，充满希望，也必将为神经肌肉疾病患者的诊治发挥更大的作用。

第 18 章　单神经病的神经肌肉超声
Neuromuscular Ultrasound of Mononeuropathies

张宏文　袁宝玉　译　　刘明生　校

单神经病是神经肌肉超声最常见和最有价值的应用领域之一。虽然单神经病通常是由某一神经在其特定的解剖纤维骨性管道内受卡压所致，但也还有多种其他病因，其中很多结构性改变在超声下可以很容易地被检测到。通常，结合临床查体和电诊断可以确定患者的病情是由某一根神经病变所致。如果可以证实存在节段性脱髓鞘，病变就可以定位于特定的神经节段。然而，即使定位到特定的神经节段，仍不清楚是什么原因导致了该位置的问题。多种结构性病变均可导致神经卡压，如解剖管道狭窄、纤维韧带和腱膜、腱鞘囊肿和滑膜囊肿、肌腱和腱鞘异常、脓肿、骨刺和骨痂或组织瘢痕增生、动脉瘤、静脉曲张、肿瘤（良性和恶性）、浸润（如淀粉样蛋白沉积）等。

电生理检查可以协助确定某一条神经是否发生了病变，但很多情况下，并不能确定病变究竟处于该神经上具体哪一个部位，这在电生理表现为轴突损伤时最为明显。如果某一神经的感觉神经动作电位异常，则表示其背根神经节处或远侧的周围神经病变。另外，当肌肉针电极肌电图异常时，可以提示病变位于或靠近该肌肉的近端（见第 16 章）。例如，对于一个拇指、示指和中指麻木，同时拇指外展无力的患者，临床可以推断正中神经可能有问题。如果正中神经感觉和运动传导检查提示为轴索损害（波幅降低、远端潜伏期正常或稍微延长、传导速度正常或稍微降低），并且其他邻近神经完全正常，则可以确认为正中神经病变。如果针电极肌电图在拇短展肌、拇长屈肌和桡侧腕屈肌发现自发电位等失神经支配表现，但在旋前圆肌及尺神经和桡神经支配的肌肉正常，则可以定位在正中神经发出的桡侧屈肌分支处或其近端。正如第 16 章所述，人们通常会将病变定位于正中神经支配桡侧腕屈肌和旋前圆肌分支之间的节段。然而，在许多由外部卡压引起的神经病变中，这种推测往往会出现错误，因为整根神经中，可能只有一部分神经束受到卡压损伤，而另一些神经束可能完全正常。在这种特殊情况下，超声检查可显示出其独特的价值。超声能够显示上肢的各个主要神经，可以从下臂丛连续扫描至在上肢。在下肢，超声可以显示坐骨神经从臀纹至腘窝段，以及之后分出的腓总神经和胫神经。在前方，超声可以很容易地显示股神经在大腿中的走行，膝部以下可显示腓总神经、胫神经、腓肠神经和腓浅神经。

有人提出，对于所有单神经病，在进行电生理检查时，应同时进行超声检查，因为超声可以提供电生理检查无法获得的形态学信息。有人可能会认为超声检查对最常见的卡压性神经病变腕管综合征帮助很小，事实上，超声在腕管综合征的诊断中往往会提供非常有价值的信息，它不仅可以进一步确认正中神经病变和具体病变部位，在某些病例，还可以发现正中神经损害是由何种结构性病变所致，如腱鞘炎、滑膜肥大、神经鞘肿瘤、纤维脂肪瘤性错构瘤或异常肌肉组织。特别是当非优势手的症状更为突出时，提示可能存在不寻常的结构损伤，此时对正中神经进行超声检查尤为重要。

此外，对于不常见的单神经病，超声检查可能更有帮助。因为这些疾病很罕见，而且常常是难以诊断的综合征，所以超声检查对于诊断可能会提供更多辅助信息。这些综合征包括跗骨管处的胫神经损伤（如跖管综合征）、旋后肌腱弓处的骨间后神经损伤（如桡管综合征）、骨间前神经损伤、腕部尺神经损伤和肘部正中神经损伤（如旋前圆肌综合征）。

另外，超声检查也有助于外伤相关的单神经病的评估。超声检查可用于判断神经组织是否连续，在病变发生后经过一定的时间检查时，还可以辨别神经断伤处是否存在残端神经瘤。此外，对于外伤手术后存在的神经损伤，超声检查有助于进一步明确潜在的病因。例如，在某些患者，其神经损伤可能由于外伤本身所致；在另一些患者，神经损伤可能是由术后相关的外部卡压所致，如石膏固定，或者外科金属钉等。

一、周围神经超声的正常表现

周围神经超声在横切面（短轴）上具有特征性表现，表现为“蜂窝状”结构（图18-1）。神经束为低回声（暗）结构，而结缔组织为高回声（高亮）结构。神经束膜围绕神经束，神经外膜围绕整个神经，两者都是高回声。在纵切面成像中，神经的外缘为高回声的神经外膜，内部有平行线，代表神经束膜（图18-2）。因此，周围神经在超声上呈现为混合回声，神经束为低回声，结缔组织为高回声。当用彩色多普勒或能量多普勒超声检查神经时，通常看不到血流。因为滋养周围神经的血管通常很小，超出了多普勒的分辨率。在大多数神经中，可以辨认出正常的神经束结构，不同束的大小可能略有不同。

在很多部位，当邻近结缔组织被动和主动收缩时，通过超声可以观察到周围神经相对移动的现象。例如，当患者交替地弯曲和伸展手指时，在腕部即可观察到正中神经在指屈肌肌腱之间滑动的表现。

周围神经通常和神经血管束伴行（图18-3）。这种解剖学特点有助于对神经的识别，但有时也会产生干扰。在彩色多普勒模式下，可以很容易识别出血管结构，而周围神经通常与血管伴行。一个经典的神经血管束，通常包含一条动脉、一条静脉和一条神经，但也可见到一条动脉、两条静脉和一条神经的情况。当测量神经的横截面积时，需要注意避免将血管误作为神经的一部分进行测量。在探头轻微加压，可使静脉壁塌陷，借此很容易识别出静脉血管。一般而言，通过使用彩色多普勒或能量多普勒可以容易识别出动脉。但是，如果动脉很细小，或探头垂直于血流方向时，彩色多普勒可能会检测不到血流信号。

二、周围神经扫描

在对周围神经进行超声检查时，选择一个标准的起始部位有助于提高检测效率。通过使用标准起

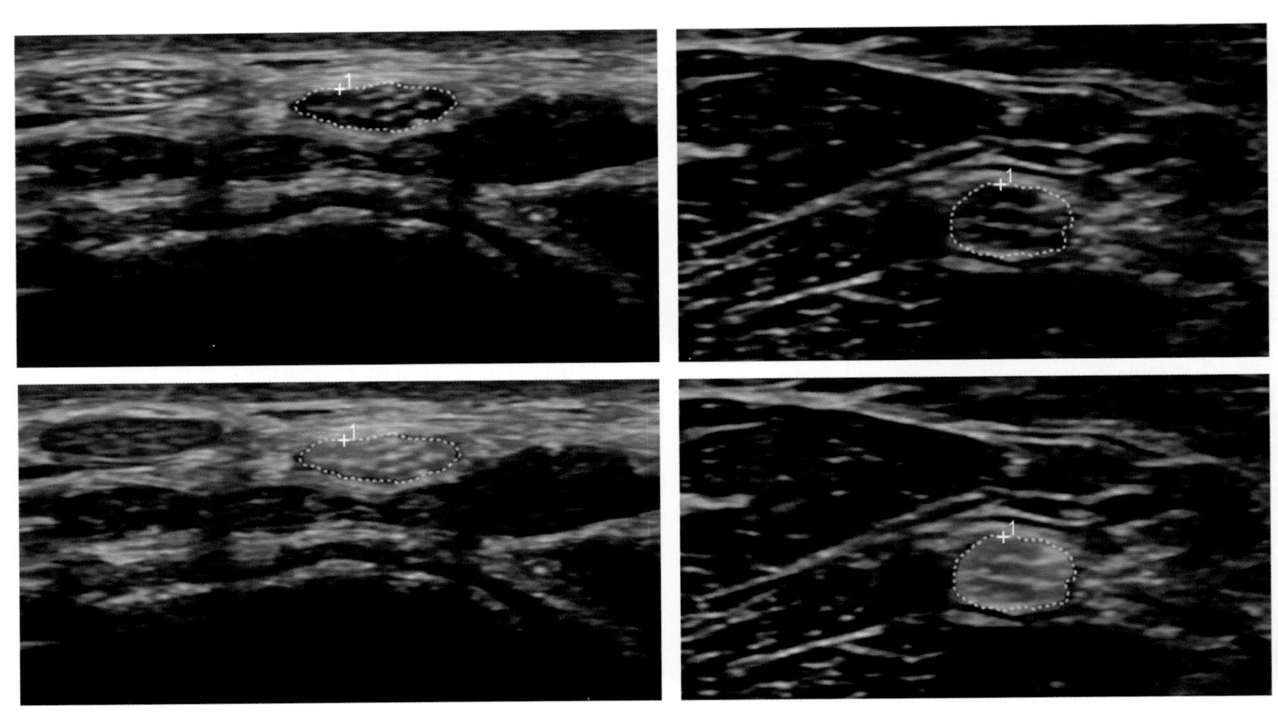

▲ 图18-1 正常周围神经的短轴声像图

左上图，正中神经腕部。右上图，正中神经前臂。下图，黄色为正中神经，蓝色为桡侧腕屈肌肌腱。周围神经在短轴上呈“蜂窝状”外观。神经束表现为低回声（较暗），而结缔组织（神经束膜和神经外膜）是高回声（明亮）。肌腱有时会被误认为是神经，与神经相比肌腱的结构更为致密

始检查部位，可以比较容易地识别拟检查的神经结构及其邻近的肌腱、肌肉、血管和骨骼。例如，正中神经的标准起点是手腕远端横纹处的短轴声像图，正中神经的桡侧是桡侧腕屈肌腱；该肌腱的桡侧是桡动脉和桡静脉；神经后方是指浅屈肌和指深深屈肌肌腱；尺侧是尺动脉（图 18–4）。其他常见神经的最佳起始位置包括：①尺神经：腕部尺侧的掌侧面远端横纹；②桡神经：肘部肱桡肌和肱肌之间；③坐骨神经：腘窝外侧顶点，在该处坐骨神经分为胫神经和腓总神经；④腓肠神经：腓肠肌内侧头和外侧头之间的沟中；⑤腓浅神经感觉支：趾长伸肌和腓骨长肌之间的沟中。

一旦找到目标神经，就可以沿着神经向近端和（或）远端连续扫描。沿着神经走行路径以一定速度移动探头，可有助于更好地显示神经，如果探头移动得太慢，很容易将神经回声与其他多种周围组织的回声混淆在一起，以致难以识别。在单神经病诊断过程中，周围神经超声的优势就在于，可以沿着神经走行路径，对整根神经进行连续扫描成像。

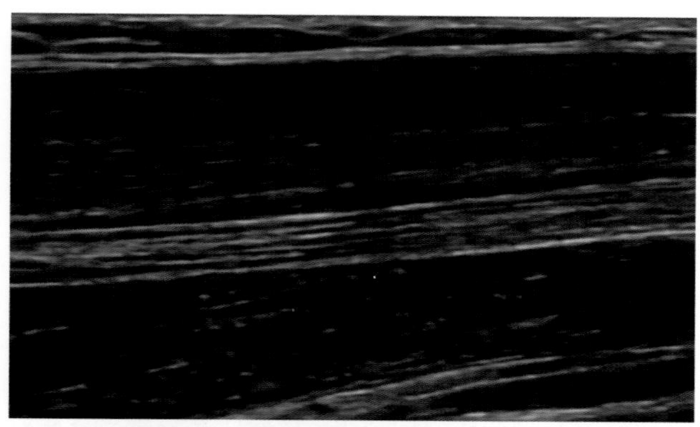

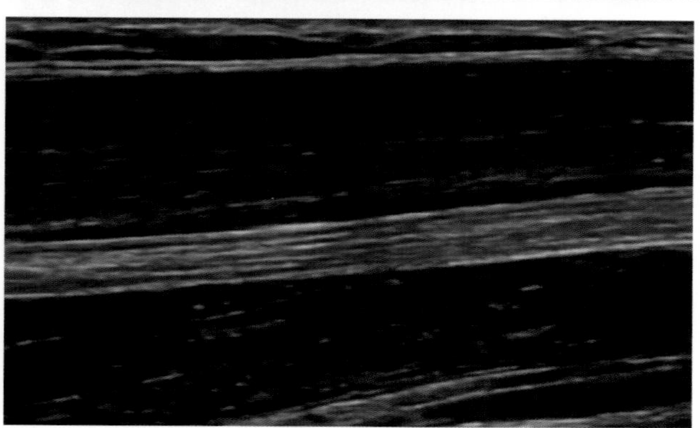

▲ 图 18–2 正常周围神经的长轴声像图

上图，正中神经前臂。下图，黄色为正中神经的相同图片。在纵切面成像中，明亮的神经外膜为神经的边界，内部的平行线代表神经束膜

测量

在周围神经超声检查中，对超声图像可选择多种方法进行测量和分析（表 18–1）。最重要的测量是神经的大小，特别是在横切面（短轴）成像时测量 CSA。一般来说，当神经受卡压时，通常在靠近卡压部位的近端出现肿胀，导致神经增粗（图 18–5）。大部分常见神经 CSA 的正常值范围均已经发表（表 18–2）。需要注意的是，在第 9 章关于统计和测试结果的解释中曾提到，所有的诊断界值都会存在一定程度的假阳性和假阴性。尽管如此，在很多情况下，我们可以很肯定的判断某一特定神经的 CSA 正常或异常。例如，如果尺神经腕部的 CSA 为 6mm^2，可以很明确的判定处于正常范围；如果尺神经腕部的 CSA 为 25mm^2，则可明确判断为神经增粗。然而，临床实际工作中，也会有许多数据处于边缘状态。例如，如果尺神经腕部的 CSA 上限为 10mm^2，当 CSA 检测值为 11mm^2 但并没有发现其他异常表现时，往往很难去判断该值是否为异常，因为从现实的角度来看，9mm^2、10mm^2 和 11mm^2 之间的差异几乎可以忽略。正如在神经传导研究中使用的正常值一样，作者建议在对神经大小是否异常进行判断时，不宜多度依赖某个特定的诊断界值。

测量 CSA 时，必须注意几个要点。首先，超声探头必须垂直于神经（图 18–6）。否则，超声束与神经之间会产生一个角度，这会人为地增加神经的横截面积。避免这种错误的方法是首先识别神经，然后沿着探头的长轴轻轻地前后倾斜探头（摇动探头），选择神经看起来面积最小的角度进行测定，在此位置可以肯定超声波束垂直于神经。同时还可以通过评估各向异性（见第 17 章），以确保超声束垂直于神经。既可以评估神经本身的各向异性，也可以评估邻近的平行走行的肌腱的各向异性。当存在明显的各向异性时，图像将更暗，表明探头不垂直于神经。当各向异性最小时，图像将更亮，表明超声束垂直于神经。下一步是进行实际测量。有两种方法可以测量 CSA，一种是采用自动化椭圆形拟合的测定方法，另一种是手动描记神经轮廓的方法。一般认为，手动描记神经轮廓的方法更为精确。随着对神经肌肉超声检测经验的增加，可以发现神经会有各种形状，此时手动描记的方法会更准确。但采用手动描记技术时，最关键的是要在神经外膜的高回声边界内缘进行标记（图 18–7），以确保测定结果的可靠性，

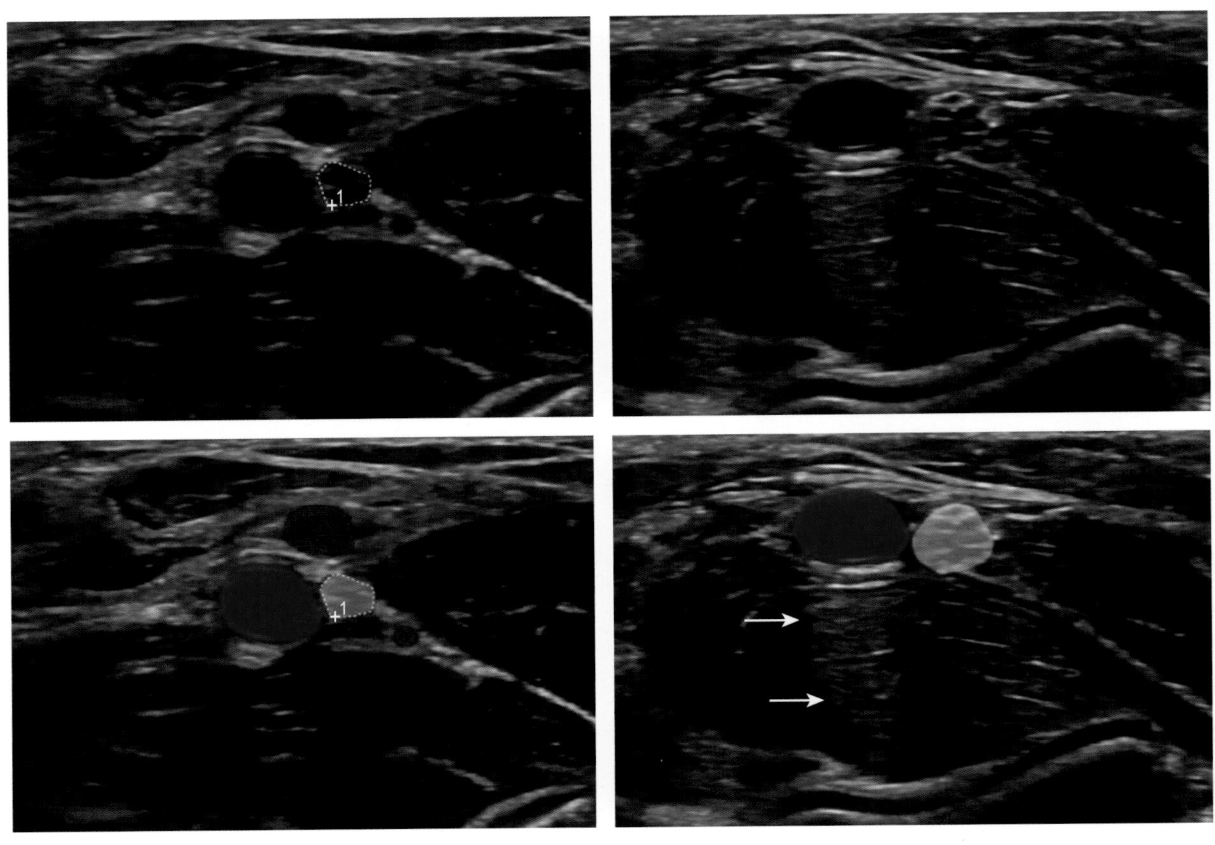

▲ 图 18-3　神经血管束

周围神经通常在包含动脉和静脉的神经血管束内走行。上图，两个不同患者的前肘窝处短轴声像图。下图，相同的图像，黄色为正中神经，红色为肱动脉，蓝色为肱静脉。注意在第二种情况下（下图），肱动脉下方有明显的后方回声增强（箭），这是结构内部有液体填充的正常表现

并与推荐阅读正常值的测定方法保持一致。

除了 CSA，还可以测量其他参数。在短轴成像时，可以测量神经的前后径（anterior-posterior，AP），当神经特别细小时，很难进行 CSA 的精确测定，前后径的测量更有价值。例如，骨间后神经走行在旋后肌的深头和浅头之间处，通常非常小（图 18-8）。在这种情况下，使用简单的电子卡尺进行前后径测量比 CSA 测量更容易。另一个测定参数是“扁平率”，即短轴成像中神经宽度与高度的比值（图 18-9），在腕部正中神经病变时尤其有用。为了计算扁平率，需要标记出两条线，测量最大宽度和最大高度。例如，腕部正中神经的正常扁平率不超过 3∶1。另一个对某些单神经病非常有用的测量方法是“肿胀率”，它是测量同一周围神经上一个位置与另一位置的 CSA 比值。该测量类似于神经传导测定时，将神经某一段的传导速度与该神经近端或远端另一段的传导速度进行比较。由于肿胀通常发生在卡压部位的近端，因此可以将卡压部位近端神经的 CSA 与同一神经的近端或远端其他部位的 CSA 进行比较。这种方法在正中神经使用最多，通常采用腕－前臂比值（wrist-to-forearm ratio，WFR），即腕部正中神经的 CSA 与前臂的 CSA 比较，比值大于 1.4 为异常。同样，对于尺神经，采用肘部最大 CSA 与前臂最大 CSA 比较，或与上臂中段最大 CSA 进行比较，比值大于 1.5 为异常。

另一个重要参数是评估神经回声的强度（图 18-10）。当神经在卡压部位旁边出现肿胀时，呈现为低回声。发生这些变化的原因尚不清楚，可能与神经间质水肿或轴浆运输受损有关。在卡压部位附近的神经增粗，通常呈现为低回声改变。虽然回声强度的评估是主观的，但这是一项判断神经是否有病变的很重要的参数，随着临床经验的增加，可以熟练掌握。在观察回声强度的同时，还可以对神经束结构进行评估（图 18-10）。这也是一个主观的评

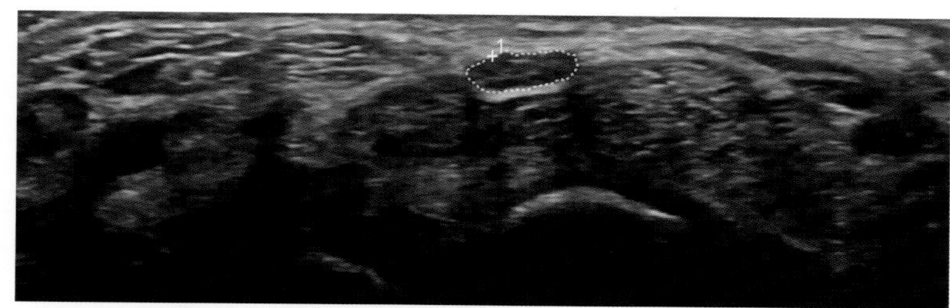
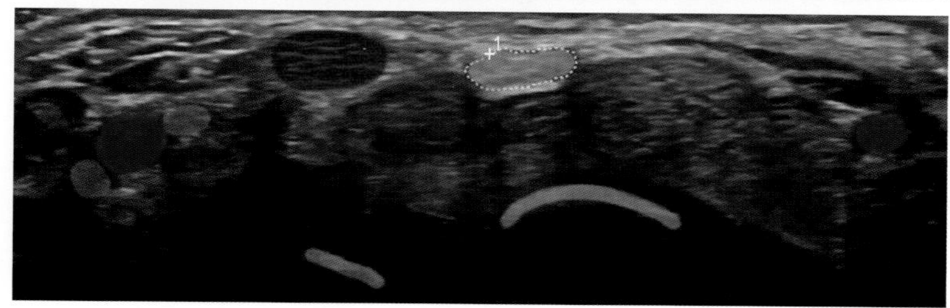

◀ 图 18-4　神经超声检测起始部位

当对周围神经进行超声检查时，建议从标准起始点开始检测，操作者应该熟悉此处附近的肌腱、动脉和骨骼结构分布特点。上图，腕横纹远端手掌侧的短轴视图，正中神经轮廓。下图，相同的图像，黄色为正中神经；蓝色为桡侧腕屈肌肌腱；左边红色和浅蓝色分别为桡动脉和桡静脉；中间，紫色为指浅屈肌和指深屈肌肌腱；右侧红色为尺动脉；下面的绿色为腕骨

表 18-1　周围神经的超声测量内容

- 大小
  - 横截面积
  - 前后径（细小神经）
- 扁平率（正中神经）
- 同一神经不同节段比值
  - 腕 – 前臂比值（正中神经）
  - 肿胀率（尺神经和桡神经）
- 回声强度
- 神经束结构
- 血供情况
- 可移动性（腕部正中神经和肘部尺神经）
- 神经连续性

估指标，同样也非常重要，随着临床实践增多，也可以熟练掌握。通常，当神经被卡压时，也会失去正常的神经束结构（图 18-10）。所有神经束增粗、回声减弱，此时，通过难以将不同的神经束区分开来。有时，神经内的某个神经束可以明显增大（图 18-11），能够识别这种异常表现非常重要，因为这种改变是某些疾病的特征性改变，在神经痛性肌萎缩时即可见到（见第 33 章）。

血供情况和可移动性也是周围神经超声检测的内容之一。如前所述，大多数神经在多普勒超声上看不到血流信号。神经内血供增加通常与炎症、感染或肿瘤有关。例如，在患有罕见的恶性神经鞘瘤时，血供可能会增加。如果神经附近或周围组织感染，血供也会增加。有报道称在卡压性神经病可见

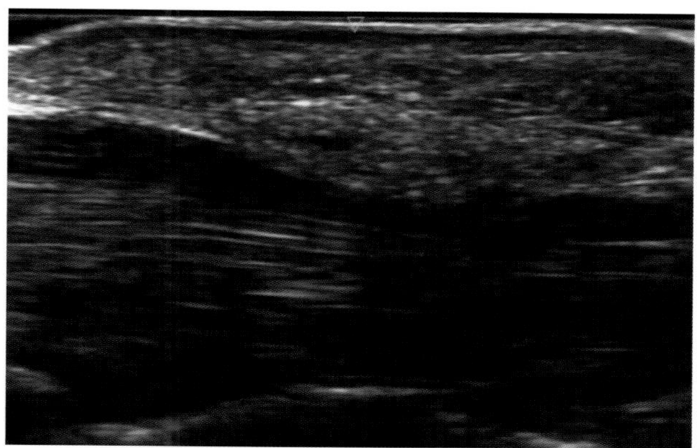
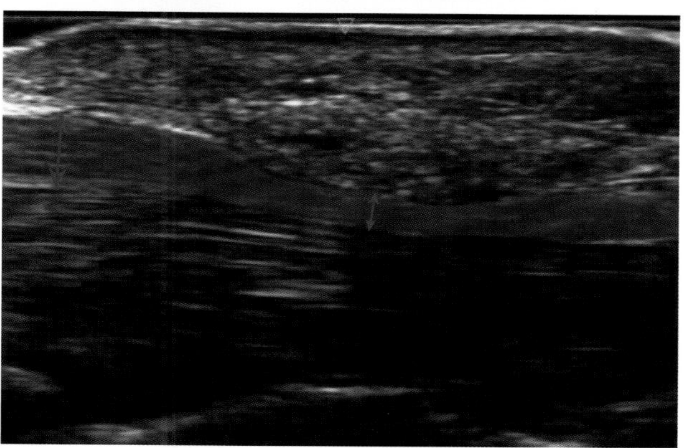

▲ 图 18-5　肿胀的周围神经

当神经被压迫时，通常在被压迫部位附近出现肿胀。腕管综合征患者正中神经腕部的长轴声像图。下面，黄色为正中神经，注意狭窄区域为神经受压的位置，其附近的神经可见肿胀。左边的红箭标注的是神经肿胀处的神经宽度，右边的红箭则表示神经受压处的宽度

血流增加，然而根据作者的经验这种改变非常少见。在一些神经病变中神经的可移动性也是一个重要的参数，特别是腕部的正中神经和肘部的尺神经。神

表 18-2 神经横截面积参考值范围

神 经	位 置	正常值上限（mm^2）	两侧比较差值上限（mm^2）
正中神经	腕部	13.0	3.4
	前臂	10.7	2.6
	旋前圆肌	11.0	2.8
	肘前窝	13.2	4.3
	上臂中段	13.1	3.0
	腋窝	9.7	3.5
尺神经	腕部	8.1	2.6
	前臂	8.3	2.0
	肘部远端	8.6	2.0
	肘部	8.8	2.2
	肘部近端	9.3	1.8
	上臂中段	8.3	1.6
	腋部	8.6	1.8
桡神经	肘前窝	14.1	5.0
	桡神经沟	13.3	4.5
肌皮神经	腋部	11.9	4.2
迷走神经	颈动脉分叉	9.0	3.1
臂丛神经	神经干	11.1	4.5
坐骨神经	大腿远端	80.6	18.9
腓神经	腘窝	20.9	9.5
	腓骨小头	17.8	4.9
胫神经	腘窝	55.9	15.7
	小腿近端	39.9	10.8
	内踝	22.3	5.7
腓肠神经	小腿远端	8.9	2.6

注意：正常值范围为均数 +2 标准差。神经横截面积随体重指数增加而增加

引自 Cartwright MS, Shin HW, Passmore LV, Walker FO. Ultrasonographic reference values for assessing the normal median nerve in adults. *J Neuroimaging*. 2008;19(1):47–51. (2) Cartwright MS, Shin HW, Passmore LV, Walker FO. Ultrasonographic findings of the normal ulnar nerve in adults. *Arch Phys Med Rehabil*. 2007;88(3):394–396. (3) Cartwright MS, Passmore LV, Yoon JS, Brown ME, Caress JB, Walker FO. Cross-sectional area reference values for nerve ultrasonography. *Muscle Nerve*. 2008;37(5):566–571.

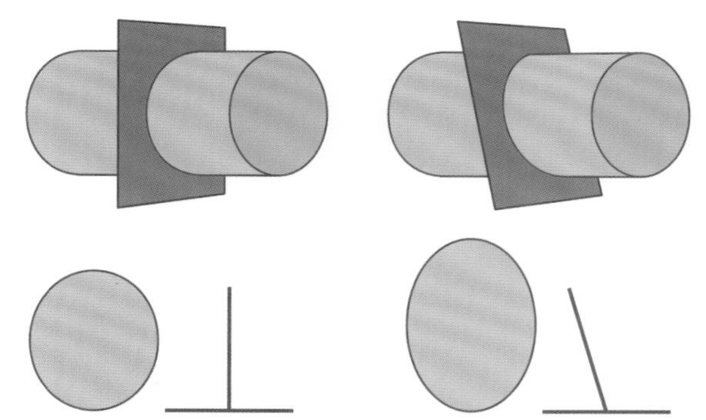

▲ 图 18-6　横截面积测定

CSA 是反应周围神经病变的一个敏感指标。注意，当测量 CSA 时，超声波探头必须垂直于神经（左图）。否则，如果超声波与神经之间倾斜一定角度，在相应图像上进行测量时，将人为地增加神经横截面积（右图）

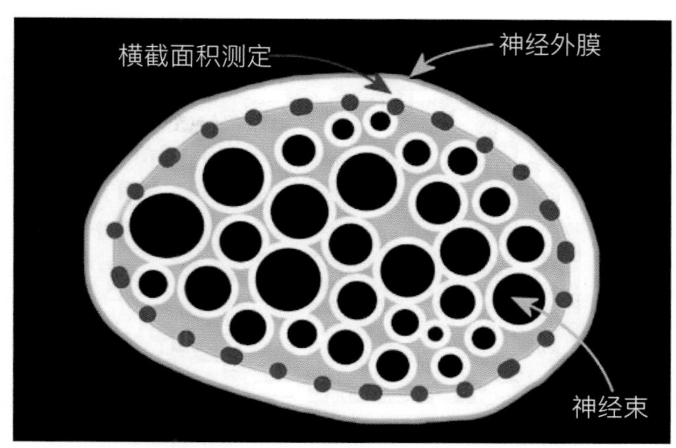

▲ 图 18-7　手动描记测量横截面积

周围神经短轴成像动态演示。厚的白色边界是神经外膜。黑色圆圈是神经束。神经束周围的较薄的白色边界是神经束膜。当手动描记神经边缘以确定其横截面积时，应选择在神经外膜的高回声边界内缘进行描记（红虚线）

经肌肉超声的一个显著优点就在于能够在运动过程中检查结构变化。在腕部正中神经病变的患者中，神经的可移动性通常在手指的反复弯曲和伸展时减弱，这与没有腕管综合征的正中神经移动幅度明显不同。显然，这种评估会受到患者的配合程度和手指伸屈能力的影响。肘部尺神经病变时，尺神经的移动度异常有时也有助于诊断。在某些患者，由于肘关节半脱位或错位，肘部屈曲时，超声可以很容易检测到尺神经偏离尺神经沟的表现（见第 22 章）。

在外伤病例中，评估神经的连续性非常重要。如果是急性神经横断损伤，通常可以看到神经不连续且神经的两个断端回缩。如果是慢性神经断伤，神经断面会伴有出血和纤维组织形成，神经不太可能再生连接到一起。在这种情况下，神经通常最终会形成一个低回声的神经纤维缠结球，称为残端神经瘤（图 18-12）

总之，对于每一根周围神经，超声检查时，都应该评估其大小、形态、回声强度、神经束结构和血供情况。对于某些神经，还应评估其可移动性。

三、需要识别的重要结构异常

在单神经病的诊断中，除了能够评估神经大小、形状、回声强度、神经束结构和血供程度之外，神经肌肉超声的主要优点之一是它能够发现潜在的异常结构。超声检查者必须能够识别这些常见的结构异常（表 18-3）。

（一）腱鞘囊肿

囊肿包括腱鞘囊肿和滑膜囊肿。腱鞘囊肿的壁很薄，滑膜囊肿附着在滑膜组织上。从超声角度来看，两者很难区分。然而，从临床角度来看，囊肿究竟是腱鞘囊肿还是滑膜囊肿临床意义差别不大。

腱鞘囊肿相当常见（图 18-13）。它们通常来自附近的关节或腱鞘，并充满滑液。腱鞘囊肿最常见的部位是手腕部背面、膝关节内侧半膜肌和腓肠肌内侧之间，后者被称为腘窝囊肿。这些特定位置的囊肿通常不会影响周围神经。然而，当腱鞘囊肿发生在其他关节和肌腱附近时，也有可能会压迫周围神经。

腱鞘囊肿通常是椭圆形或圆形的单一囊肿，多普勒模式无血流信号，可呈现为无回声结构，常具有显著的后方回声增强。如果仔细观察，常可以看到囊肿与附近关节或腱鞘之间有微小连接。探头加压时囊肿形态一般没有变化。内部的液体通常为无回声，但有时液体内可能有点状的明亮回声。如果囊肿足够大并且邻近神经，则可以压迫神经。部分腱鞘囊肿可以为多叶结构。在这种情况下，它们仍然是无回声或低回声，可伴有后方回声增强。需要注意的是如果囊肿紧邻骨骼，则很难有后方回声增强，因为此时只能看到来自骨骼的强回声。

（二）神经内腱鞘囊肿

过量的滑液有时会渗入神经形成神经内腱鞘，最常见于腓骨颈处的腓神经病变，此时通常无明确的其他临床病因（局部压迫史、减肥史、交叉腿史、持续下蹲史、手术史等）。在这些病例中，通常认为

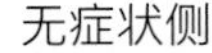

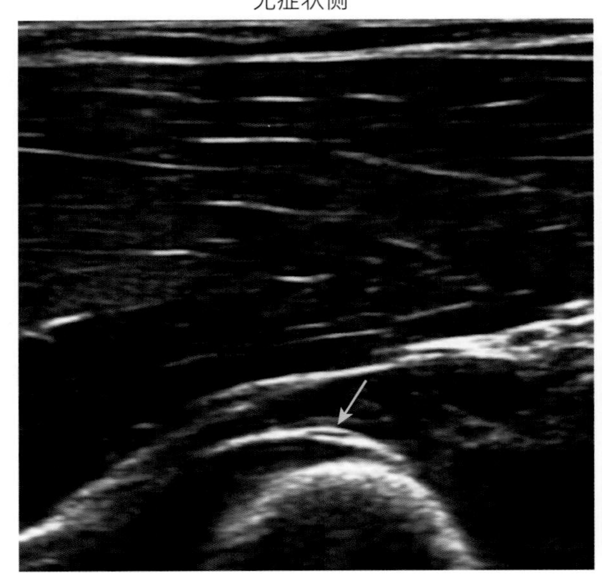

▲ 图 18-8　**前后径测量**

图像为轴视声像图，黄箭所指示的为走行于旋后肌两个头之间的后骨间神经。左侧，正常侧。右侧为异常侧，可见神经增粗。对于一些细小的神经，测量 CSA 往往很困难，甚至无法测量 CSA，此时可以测量前后径。在本图中，正常侧骨间后神经的 CSA 很难测量；测定前后径更合适

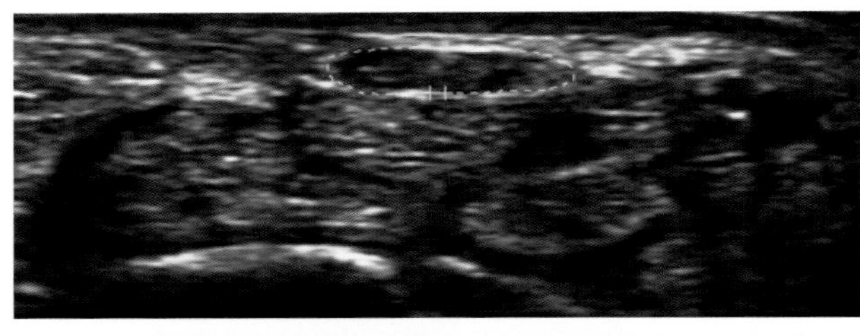

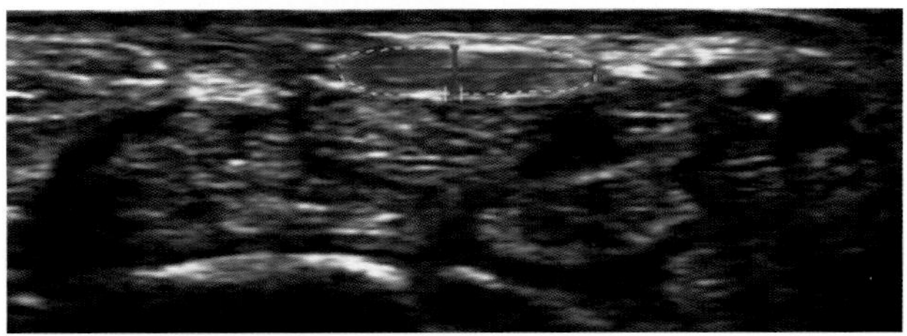

▲ 图 18-9　**扁平率**

“扁平率”是通过比较短轴成像上神经的宽度和高度来计算的。上图为腕管综合征患者的正中神经短轴成像。下图为同一张图像，黄色表示神经，红色表示宽度和高度。正常的扁平率中位数小于 3∶1。在本图中，为 5∶1

是由于支配胫腓关节近端的腓总神经关节支撕裂，导致滑液进入关节支，并沿关节支逆行进入腓深神经和腓总神经（图 18-14）。滑液可能会继续上行到达坐骨神经，有时还可能再回流到胫神经。在神经内腱鞘囊肿，超声检查可见神经回声减弱，神经显著增粗（图 18-15）。神经内腱鞘囊肿通常呈球状，表面呈扇形。在横切面成像时，仔细检查，有时可以看到神经内的正常神经纤维被推到神经的一侧。识别神经内腱鞘囊肿非常重要，因为它们可以通过外科手术减压而完全恢复正常。

（三）骨碎片和骨痂

当外伤导致骨折时，从骨折残端突出尖锐的骨片并不罕见。如果这些骨片压迫神经附近的组织甚至刺入神经干内，则会导致单神经病变（图 18-16）。这些小骨片通常在普通 X 线上看得很清楚。然而，它不能辨别骨片是否压迫神经。此时超声就能发挥其优势。当探头沿着神经移行时，可以很明确地发现异常强回声且伴声影的骨碎片（图 18-16）。如果发现骨碎片使神经移位，就可以解释神经功能障碍。

同样，如果骨折后很长时间仍存在修复现象，可能会导致骨痂过度生长（图 18-17）。骨痂的密度和骨皮质相差不大，超声上表现为高回声，但骨痂形状不规则，并且隆起于骨表面。如果骨痂距离神经较近，特别是在正常情况下神经即在骨表面滑动的部位，如果存在骨痂，则神经更容易受压。在肘部走行的尺神经就是典型的例子。迟发性尺神经麻痹最常见的原因就是尺神经在肘部受压。通常患者在儿童时期发生肘部骨折，多年后出现进行性尺神经病变，这种情况很可能与骨痂相关。需要注意的是，

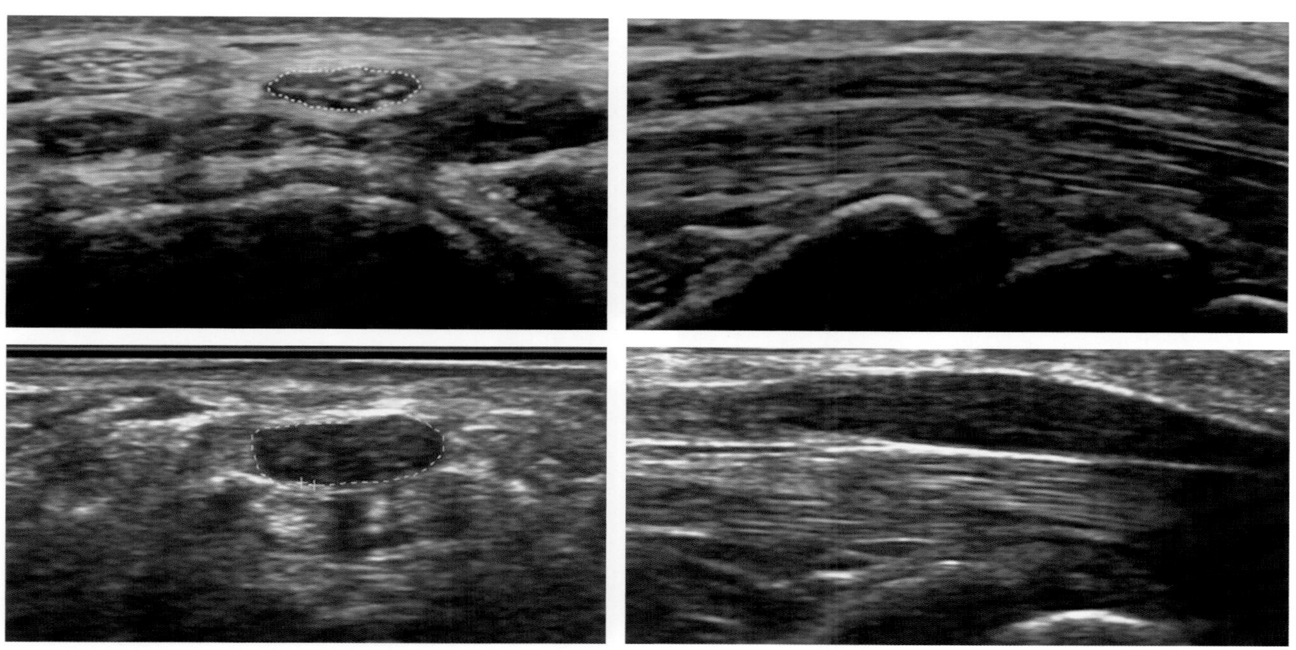

▲ 图 18-10　回声强度、横截面积和神经束结构

左图，正中神经腕部短轴声像图。右图，正中神经腕部长轴声像图。上图，正常人。下图，腕管综合征患者。可见下图中的神经增粗，呈低回声（较暗），神经束结构消失

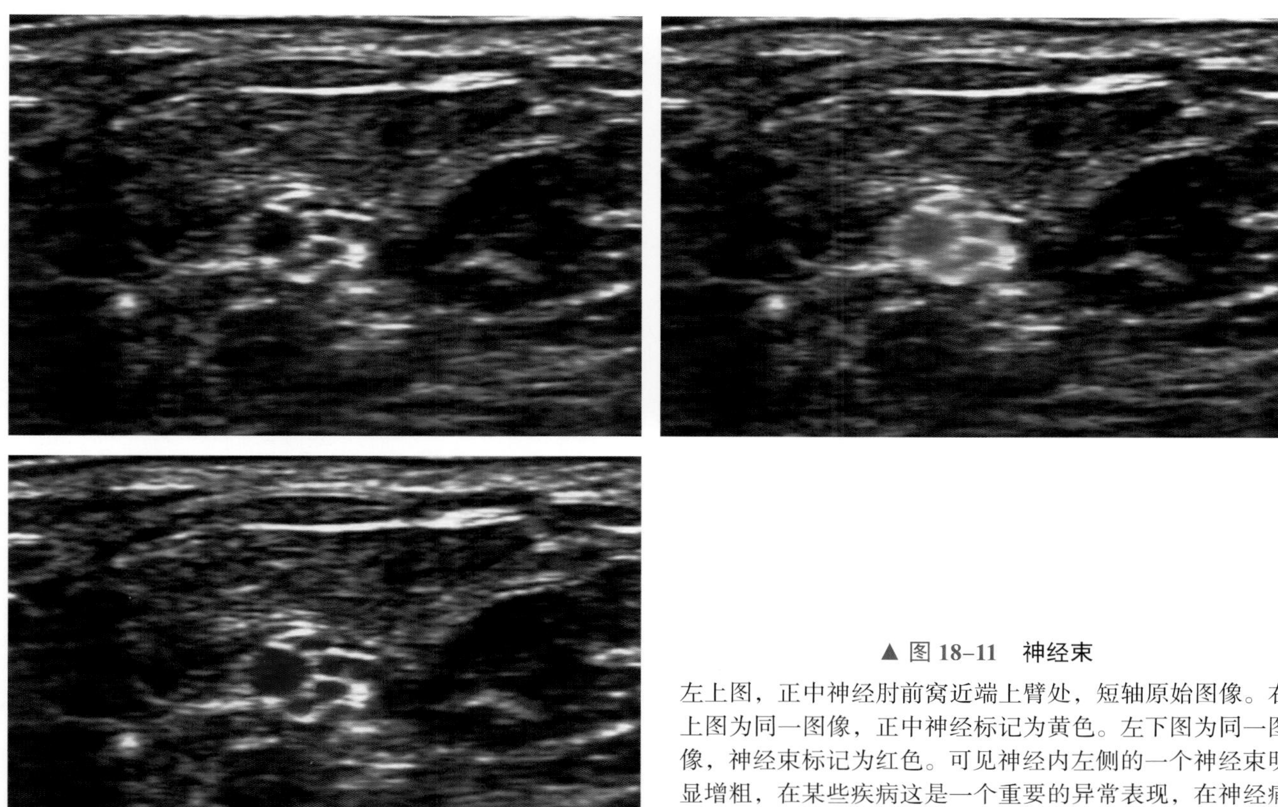

▲ 图 18-11　神经束

左上图，正中神经肘前窝近端上臂处，短轴原始图像。右上图为同一图像，正中神经标记为黄色。左下图为同一图像，神经束标记为红色。可见神经内左侧的一个神经束明显增粗，在某些疾病这是一个重要的异常表现，在神经痛性肌萎缩即可出现这种改变

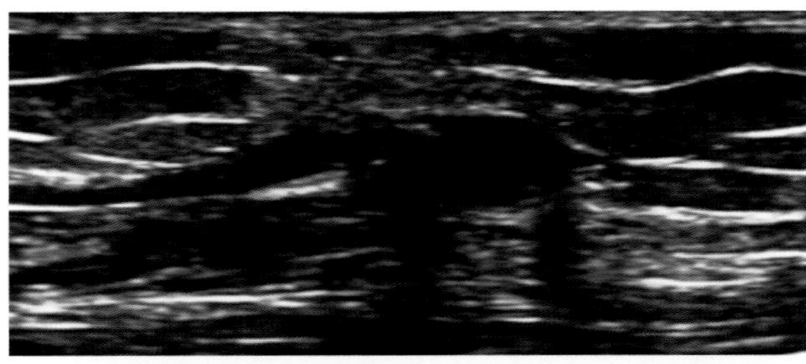

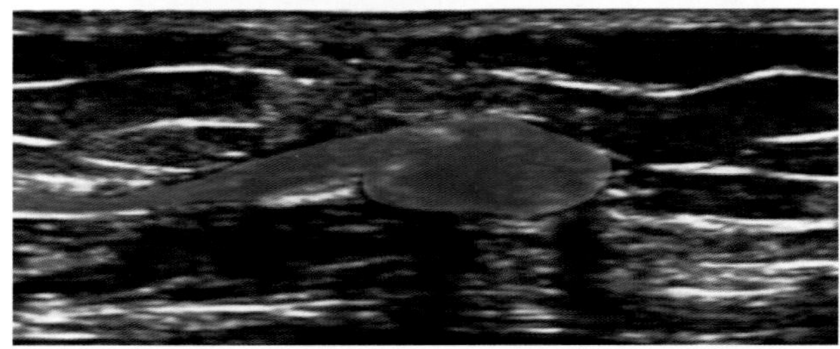

▲ 图 18-12 残端神经瘤

上图，前臂外侧撕裂伤患者桡浅神经长轴声像图。下图，同一图像，神经标记为黄色。当神经横断损伤时，神经断端通常表现为低回声球形结构，称为残端神经瘤。这是因为在神经再生的过程中，神经会生长成一个杂乱无章的神经纤维球，即残端神经瘤

表 18-3 超声能发现的重要神经结构性病变

- 神经瘤（残端神经瘤和连续性神经瘤）
- 囊肿
  - 神经外（腱鞘囊肿和滑膜囊肿）
  - 神经内腱鞘囊肿（尤其是腓神经）

骨碎片和骨痂

腱鞘炎

滑膜肥大

- 肿瘤
  - 外源性：良性（如脂肪瘤）、恶性
  - 内源性：良性（如神经纤维瘤、神经鞘瘤）、恶性（如淋巴瘤、恶性神经鞘瘤、神经纤维肉瘤）

瘢痕 / 纤维组织

出血和血肿

动脉瘤和假性动脉瘤

静脉曲张

- 解剖变异
  - 肌肉（如反向掌长肌，小指副展肌）
  - 动脉（如永存正中动脉）
  - 神经（如正中神经分叉）

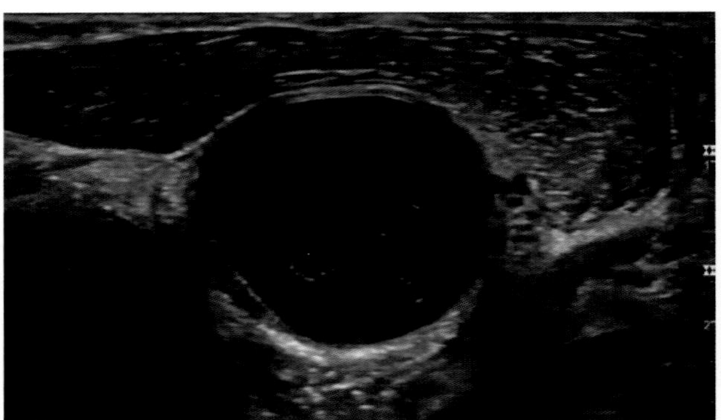

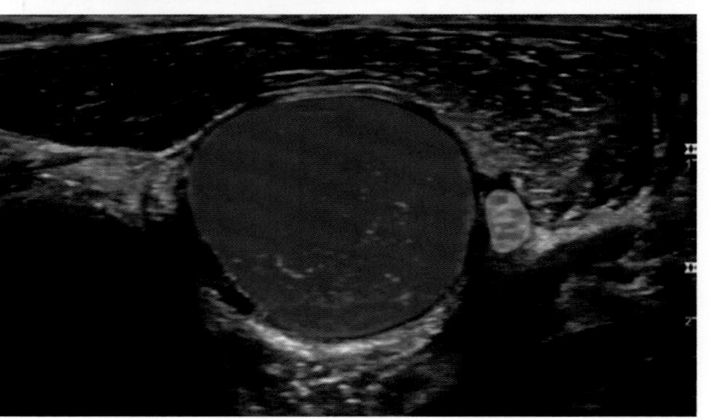

▲ 图 18-13 腱鞘囊肿

上图，肘关节附近的桡神经短轴声像图，神经旁边有一个大的腱鞘囊肿。下图，同一图像，桡神经标记为黄色，绿色为一个大的腱鞘囊肿。腱鞘囊肿在超声上表现为低回声或无回声的椭圆形或圆形结构，有时为单个，有时为多叶状，可伴有显著的后方回声增强。如果仔细观察，会发现在囊肿和附近的关节或肌腱鞘之间通常有一个小的连接

超声不能穿透骨骼，因此不能发现骨背面的病变。

（四）腱鞘炎和滑膜炎

大多数肌腱都被腱鞘包围，腱鞘内覆盖着可以产生滑液的滑膜。滑液可以减少摩擦有利于肌腱的平顺滑动。如果肌腱受伤或出现退化，腱鞘就会产生炎症，俗称腱鞘炎。腱鞘炎会导致局部疼痛、肿胀和僵硬。罕见情况下，腱鞘也可能发生感染。腱鞘炎可导致腱鞘内液体增加（低回声），腱鞘增厚，偶尔在多普勒上会出现血流增加（图 18-18）。腱鞘炎可导致附近神经压力增加。腕管综合征的原因往往是这种情况。正确识别腱鞘炎很重要，因为可以早期治疗，并提示患者可能存在潜在病因，如风湿病、退行性或感染性疾病。

滑膜组织也覆盖在大多数的关节和腱鞘表面。由于正常的滑膜薄而细腻，通常在超声上看不到。然而，在退行性和炎症性疾病中，滑膜可能变肥大（图 18-19）。如果肥大严重，可能会使关节囊变形，

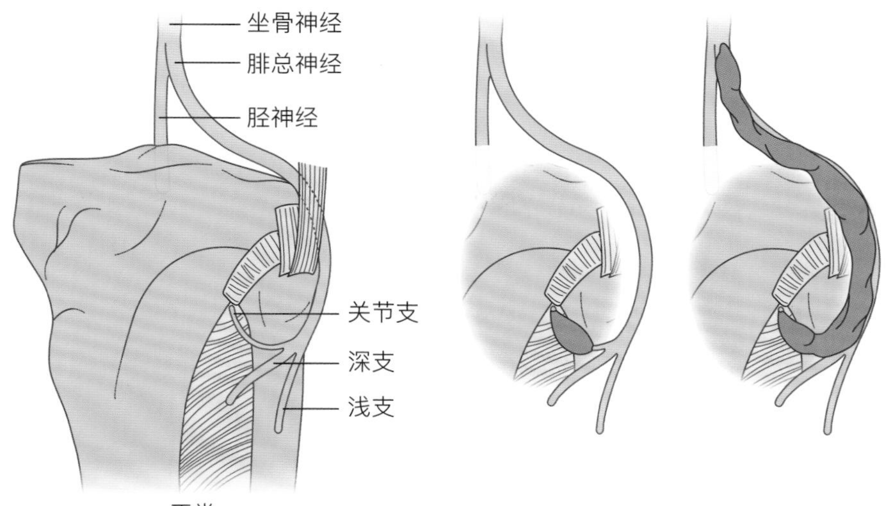

◀ **图 18-14 腓神经的神经内腱鞘囊肿**

左图，腓总神经分为腓浅支、腓深支和关节支，关节支支配胫腓关节近端部分。中图，如果关节支出现撕裂，滑液可以进入该分支，并在分支中逆行进入腓深神经和腓总神经（右图）[经许可转载，改编自 Spinner RJ, Amrami KK. What's new in the management of benign peripheral nerve lesions? *Neurosurg Clin North Am*. 2008;19(4):517–531.]

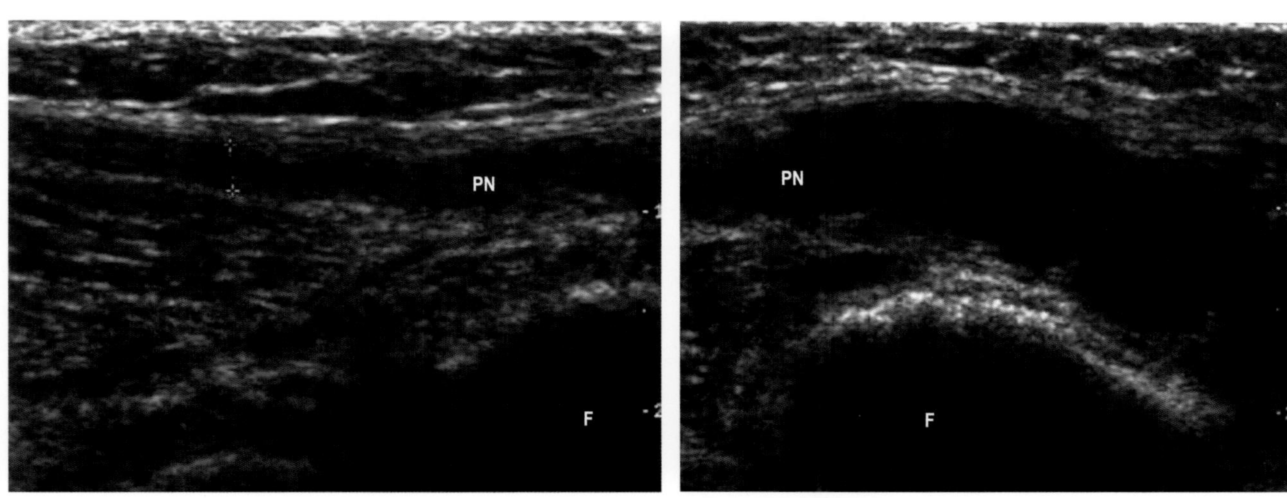

▲ **图 18-15 腓总神经（PN）神经内囊肿超声成像**

神经长轴成像显示在膝关节腓骨小头处的腓总神经结构（F）。左侧为正常腓总神经，右侧为包含神经内腱鞘囊肿的腓总神经。可见神经增粗，低回声，呈半球形（经许可转载自 Visser LH. High-resolution sonography of the common peroneal nerve: detection of intraneural ganglia. *Neurology*. 2006;67:1473–1475.）

并从关节处向外膨出。肥厚的滑膜在超声上呈低回声或混合回声。如果伴有活动性炎症，彩色多普勒显示血流信号增加（图 18–20）。如果肥大的程度严重，同样会压迫附近的神经（图 18–21）。

（五）肿瘤

很多肿瘤都可累及周围神经。无论什么性质的外源性包块（包括肿瘤）都可能侵犯神经。肿瘤可以是良性的，也可能是恶性的。在良性肿瘤中，脂肪瘤最常见。脂肪瘤的超声表现与皮下组织中的正常脂肪非常相似（图 18–22）。正常情况下，脂肪通常呈低回声，内部有薄而起伏的结缔组织隔膜。事实上，有时脂肪瘤的外观与脂肪非常相似，因此很难在超声上将脂肪瘤与周围的正常脂肪组织分开。脂肪瘤可能比周围的脂肪回声略高，仅仅少数情况下会有薄薄的囊壁。然而，如果脂肪瘤足够大，可以通过其附近结构受压或变形来识别脂肪瘤，其中压迫筋膜最容易识别。在多普勒上，一般无血流信号或仅有很少血流信号。有几种类型的脂肪瘤，包括血管脂肪瘤，其中可能有额外的小血管。超声上通常表现为略高回声的特征性斑点（图 18–23）。

非神经组织来源的恶性肿瘤同样可以压迫周围神经。恶性肿瘤可以是不规则的，也可以类似于囊

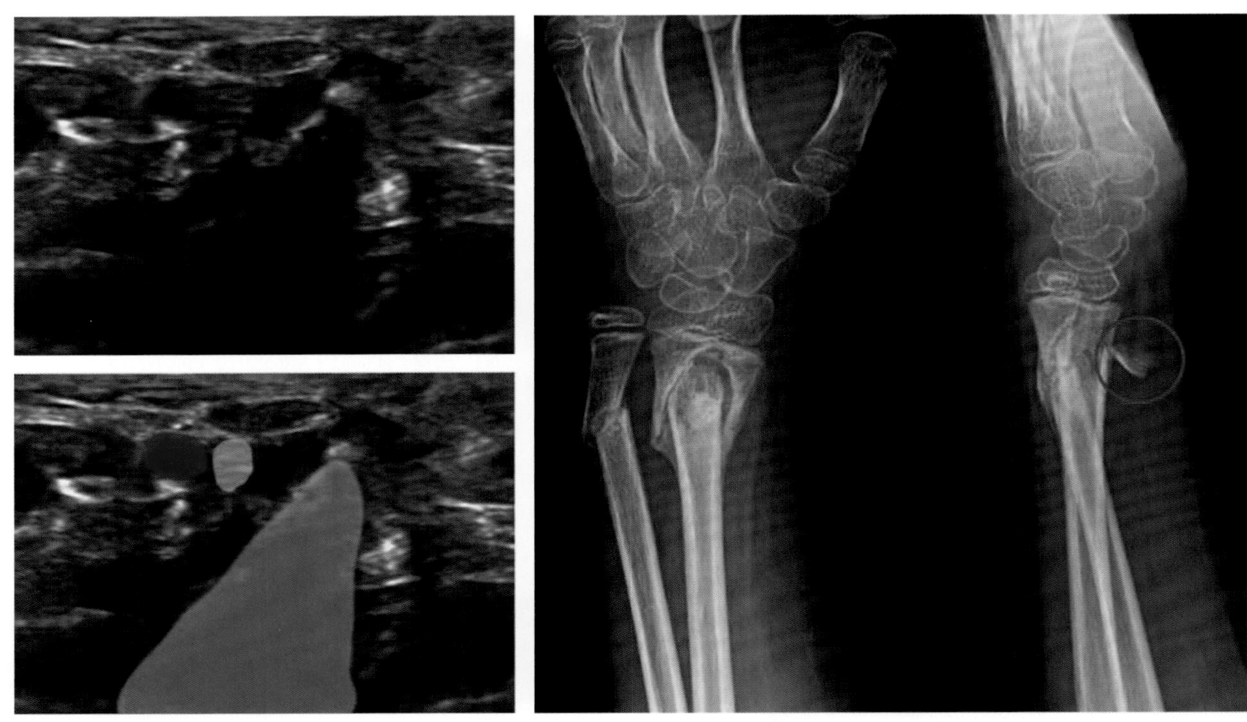

▲ 图 18-16　尖锐的骨片

右图，前臂远端 X 线显示桡骨和尺骨远端骨折。在侧位片中，可以看到骨表面突起的尖锐骨片（红圈）。左上图前臂远端尺骨短轴声像图。左下图，同一图像，红色是尺动脉，黄色是尺神经，绿色是骨片。超声的优点是能够证实骨碎片与神经的毗邻关系。对该病例来说，当超声探头从尺神经远端移行到近端时，可以很明显地看到骨片使尺神经和尺动脉向一侧移位

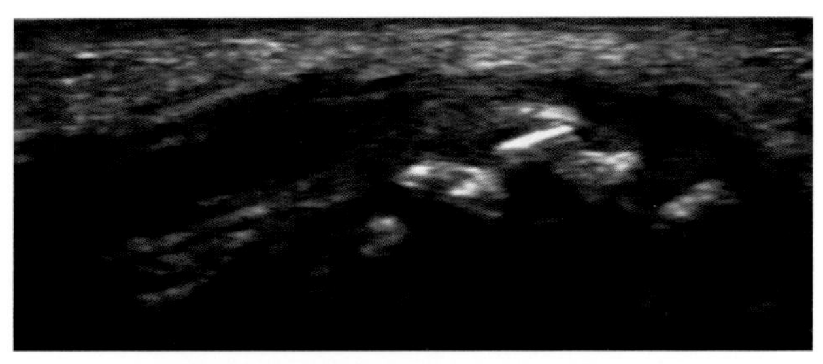

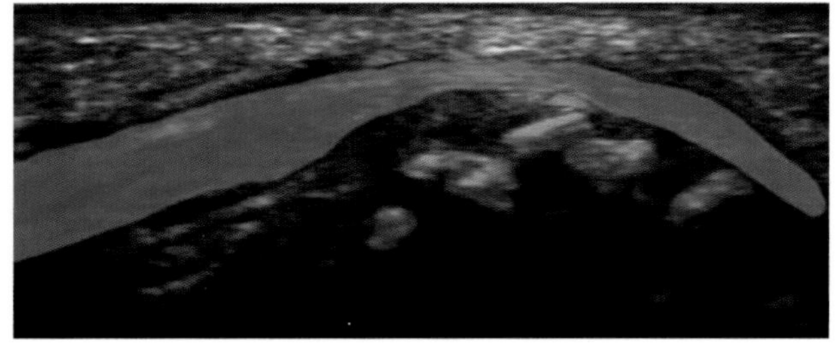

▲ 图 18-17　骨痂和神经病变

上图，尺神经沟处的尺神经长轴声像图。下图，同一图像。黄色为尺神经，红色为骨痂。过多的骨痂可见于骨折后的迟发表现。如果骨痂距离神经较近，则容易压迫神经，尤其是活动时在骨表面滑动的神经更易受累。在肘部走行的尺神经就是典型的例子。注意尺神经在近端和在尺神经沟的直径大小不同

肿，在超声下通常表现为低回声，最为重要的是，在多普勒上通常可以发现异常血流信号。需要警惕的是，不能仅仅根据影像学将任何特定的肿块描述为良性与恶性。这类似于不能仅仅根据 X 线、CT 或 MRI 确定良性和恶性肿瘤一样。超声检查发现的任何异常肿块都需要进行活检和（或）切除做病理才能证实其性质。

当然肿瘤也可能来源于神经组织。这些肿瘤往往是良性的，主要有神经纤维瘤和神经鞘瘤。神经纤维瘤是神经本身的肿瘤，而神经鞘瘤来源于形成髓鞘的施万细胞（图 18-24）。由于这两种肿瘤通常是良性的，多普勒上血流信号不会增加或很少增加。神经纤维瘤多表现为梭形，神经常常穿过肿块的中心。相反，神经鞘瘤可能稍微偏离神经的长轴（图 18-25）。神经纤维瘤和神经鞘瘤均为边界清楚的圆形或椭圆形低回声肿块。两者都可以显示部分后方回声增强。在超声波上，它们很难相互区分。只有当肿块明显偏离神经时，才更有可能诊断为神经鞘瘤。

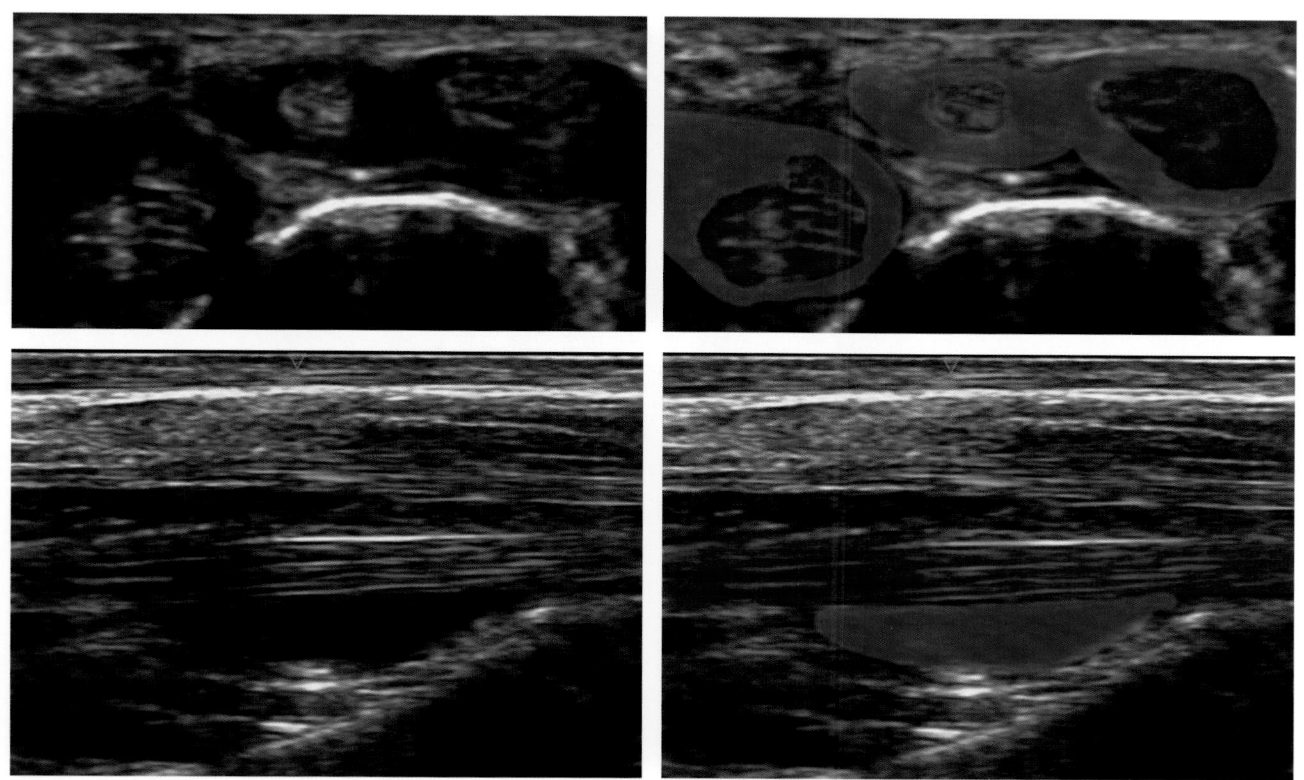

▲ 图 18-18　腱鞘炎

上图，腕部屈肌腱的短轴声像图。下图，腕部屈肌腱的长轴声像图。左图，原始图像。右图，同一图像，蓝色是肌腱，绿色是过多的滑液。随着肌腱的损伤和退化，腱鞘会出现炎症。腱鞘炎的特征是腱鞘内液体增多（低回声）、腱鞘增厚，有些病例多普勒会显示血流增多。神经附近的腱鞘炎可导致神经压力增加。正确识别腱鞘炎很重要，因为可以早期治疗，并提示患者可能存在潜在病因如风湿病、退行性或感染性疾病

神经鞘瘤和神经纤维瘤都可以为孤立的单一表现，也可以与遗传有关，包括神经纤维瘤病。神经纤维瘤病也可表现为丛状肿瘤，其中周围神经弥漫性增大，常呈缠结状。

最后，恶性肿瘤可以直接浸润神经内部，但这种情况非常少见。在直接浸润神经的恶性肿瘤中，以淋巴瘤最为常见，称之为神经淋巴瘤病。往往从一条特定神经开始浸润，其中坐骨神经最常见。超声同样表现为神经本身的增粗，当多普勒上发现血流信号时，提示恶性病变的可能性增加。

（六）瘢痕组织

创伤或手术后过多纤维组织增生可导致瘢痕形成。瘢痕组织在超声下大多是高回声的。神经内偶尔也会出现瘢痕组织（图 18-26）。尽管多数情况下，过度增生的瘢痕组织包围周围神经（图 18-27），但偶有瘢痕组织压迫远端周围神经。

（七）血肿和血管异常

异常血肿可压迫周围神经。由于血液凝固、液化和机化的程度不同，血肿在超声上的表现因其时间进程而异（图 18-28）。在凝块形成之前的超急性期，血肿（或更准确地说是出血）是边界清楚、均匀、低回声的肿块。

在急性期，血肿在超声下表现边界清楚的异质性肿块。看上去类似实体结构，通常具有多层螺纹外观。血肿内部开始出现液化时，超声上可表现为囊性的无回声区域。慢性期，随着液化的增加，出现更明显的包膜和不同数量的内部分隔和液化。如果连续随访，血肿的大小会慢慢减小。液化可能导致病灶后方回声增强。如果血肿钙化，可能会看到一些后方声影。血肿机化后，在超声上很容易被误认为是肿瘤。如果没有明确的外伤史或既往出血 / 挫伤史，通常需要活检来鉴别。

偶尔，异常的血管可直接压迫周围神经。单个大静脉的充血扩张或静脉曲张很少会影响周围神经，但偶有例外，如踝管内的静脉曲张可压迫胫神经远端。动脉异常，如动脉瘤或假性动脉瘤可压迫外周

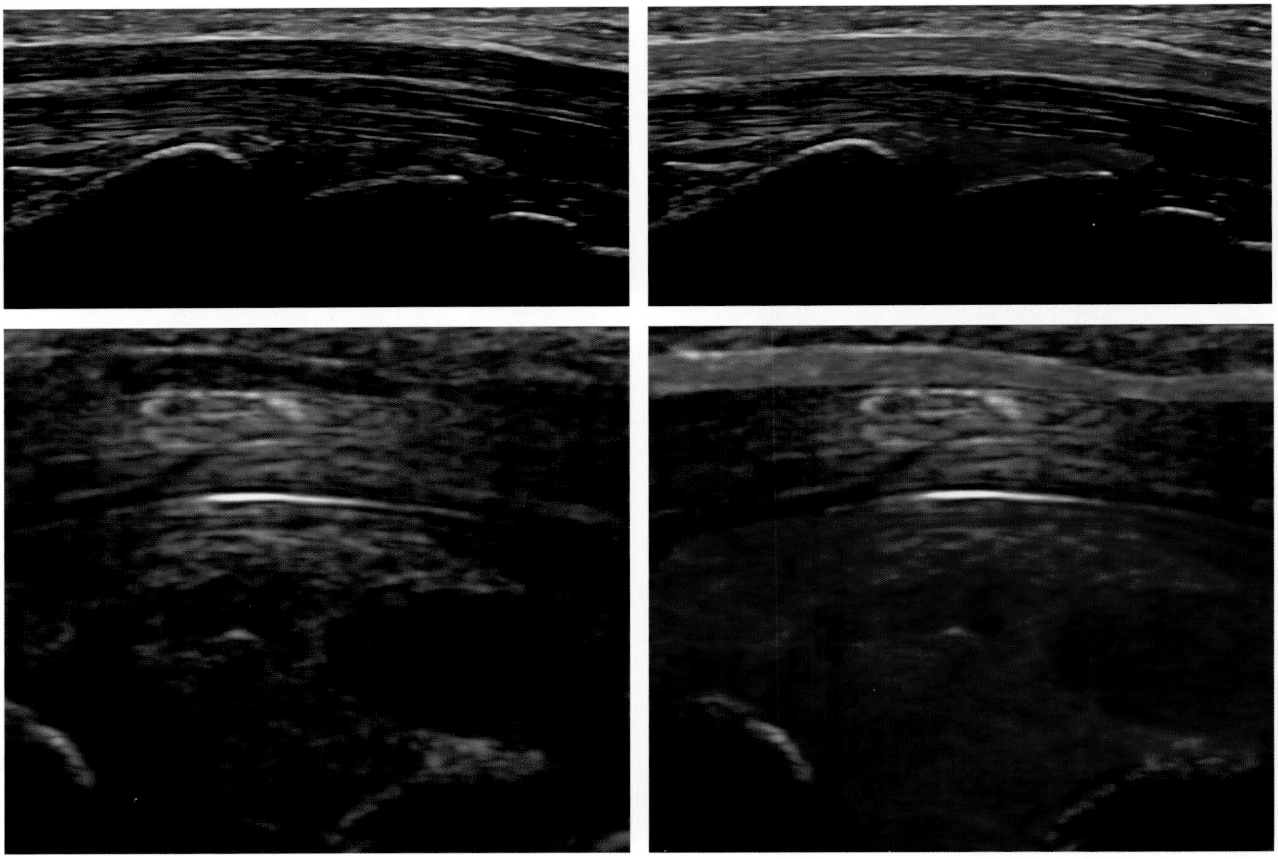

▲ 图 18–19 正常和异常的关节间隙和滑膜

上图，正常桡腕关节的长轴声像图。下图，伴发严重滑膜肥大的桡腕关节的长轴声像图。左图，原始图像。右图，黄色为正中神经，红色为带滑膜的关节间隙。关节通常有一个结缔组织囊，里面有薄而细腻的滑膜，可以产生滑液。该图是将正常关节与伴发大量滑膜增生的退化关节进行对比

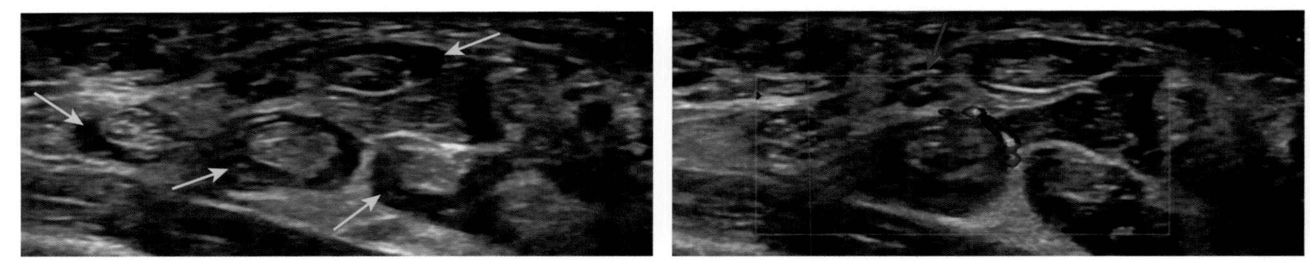

▲ 图 18–20 腱鞘周围的滑膜肥大

左图，腕管近端屈肌腱的短轴声像图。可以注意到肥大的滑膜（黄箭）包绕着腱鞘。右图，彩色多普勒声像图，红箭指向正中神经。可以注意到其中一个腱鞘周围的血流信号增加。该病例肌腱周围的组织是肥大的滑膜。多普勒发现血流信号增加提示疾病在活动期

神经。当血管的内膜、中膜和外膜全层均外凸隆起时，形成真正的动脉瘤。而假性动脉瘤，则多见于血管损伤后，血管壁仅有中层和外层外凸隆起（图 18–29）。在超声上，两者都表现为附着于动脉上的低回声搏动性肿块，在多普勒上可见血流信号，伴有涡流。然而，如果动脉瘤或假性动脉瘤内形成血栓，则可能看不到血流。如果动脉瘤足够大且靠近神经，就会压迫周围神经。

最后，在某些患者可出现“额外”的血管，压迫神经。有些血管在胎儿发育过程中存在，随着胎儿的发育，在出生前或出生后一段时间自然消失或闭锁。然而，有些患者这些血管退化不全或持续存在。

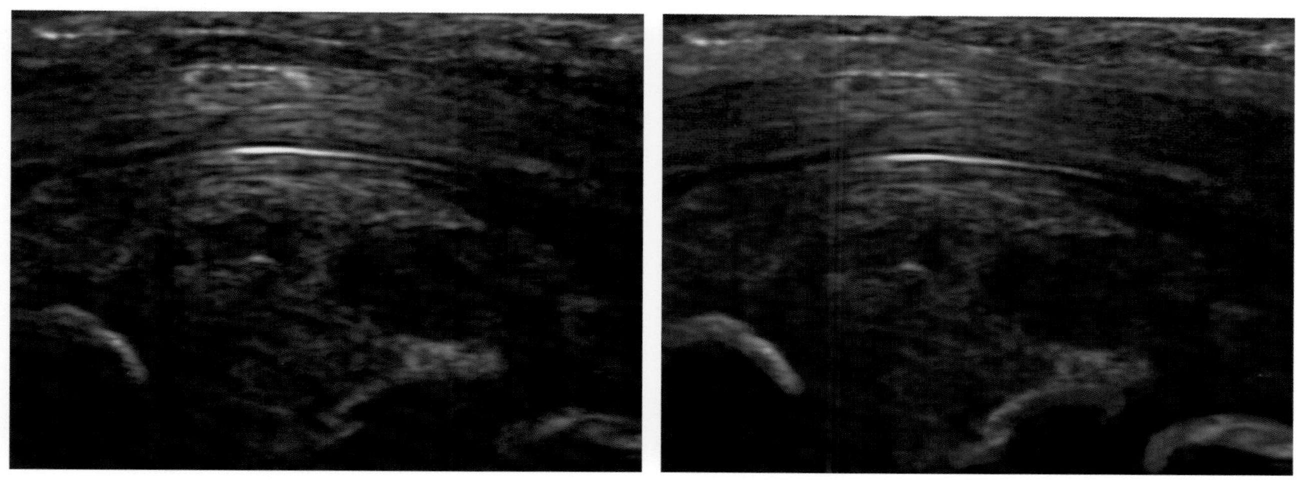

▲ 图 18-21　**滑膜肥大**

与图 18-19 下面相同的图像。左图，桡腕关节处正中神经的长轴声像图。右图，同一图像，黄色为正中神经，蓝色为屈肌腱，红色为严重肥大的滑膜，绿色为桡腕关节和腕骨中关节的骨骼轮廓。存在关节退行性和炎症性疾病的患者，滑膜可能肥大。如果肥大足够严重，可能会使关节囊变形，从而从关节向外凸出，对附近的神经施加向上的压力。可以注意到桡腕关节处的肿块压迫正中神经并导致正中神经附近组织肿胀。手术切除该肿块，送病理后显示为肥大的滑膜

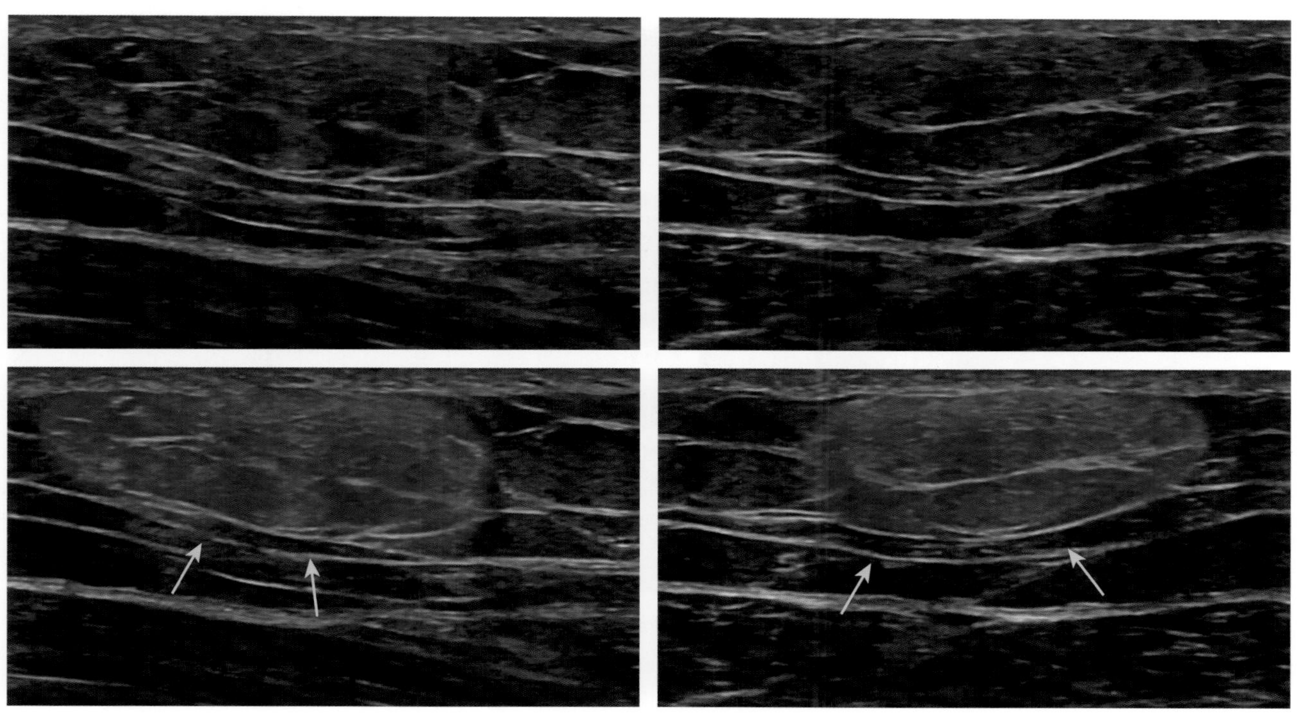

▲ 图 18-22　**脂肪瘤**

左上图，大腿近端的长轴声像图。右上图，大腿近端的短轴声像图。下图，同一图像，绿色为脂肪瘤。该患者发现大腿近端皮下有一个肿块。在良性肿瘤中，脂肪瘤最为常见。脂肪瘤的超声表现与皮下组织中的正常脂肪非常相似。事实上，通常很难将脂肪瘤与周围的正常脂肪组织分开。注意下层结缔组织的弯曲（黄箭），这有助于确定本例中的病变

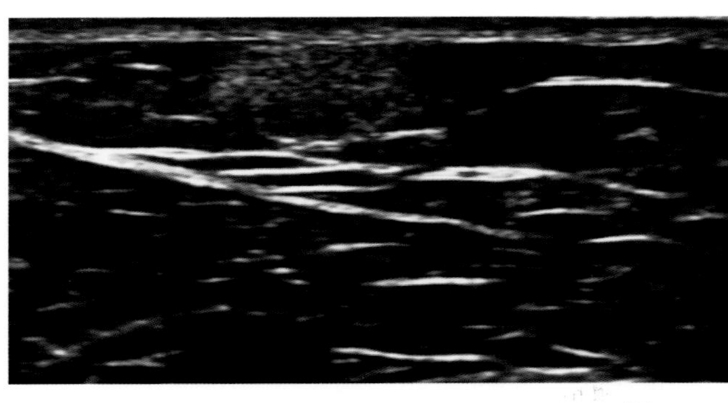
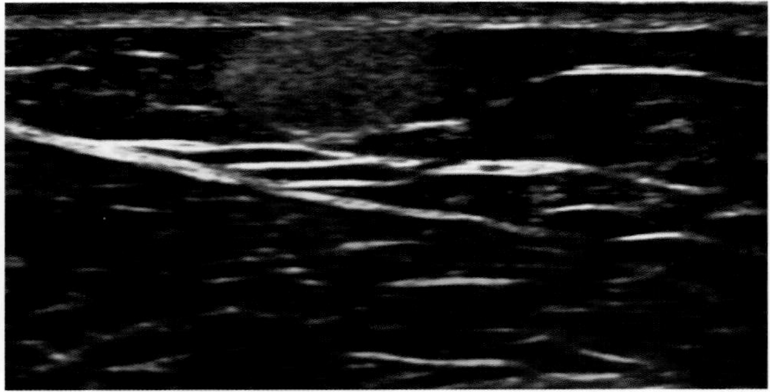

▲ 图 18-23　血管脂肪瘤

脂肪瘤有多种类型，上图显示的是含有许多额外小血管的血管脂肪瘤。超声上通常表现为略高回声的特征性斑点。左侧，前臂掌侧的短轴声像图，探头位置在隆起于皮肤表面的肿块上方。右侧，同一图像，紫色为血管脂肪瘤，红色为下层肌肉

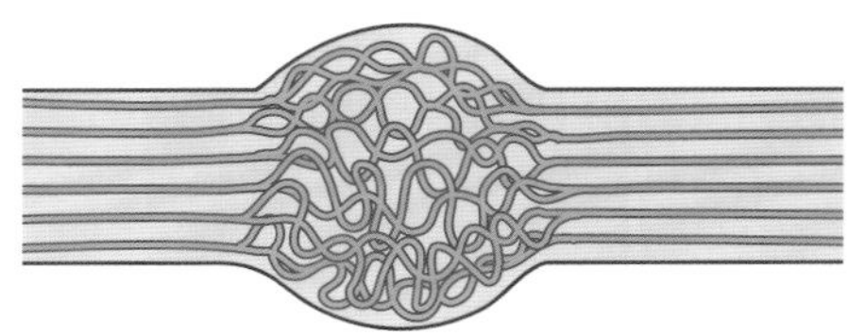
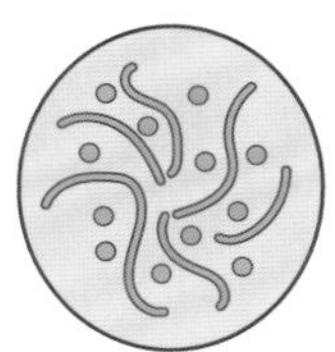
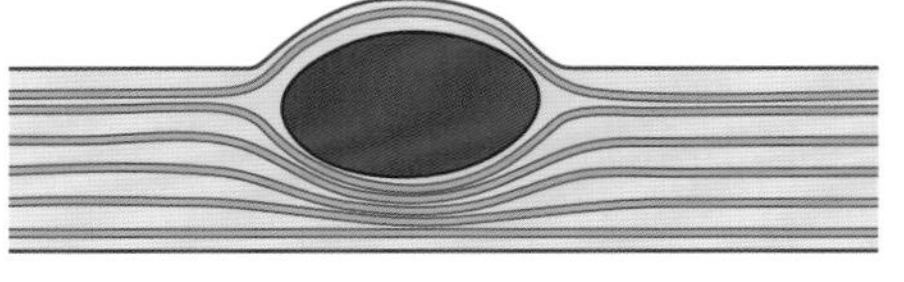
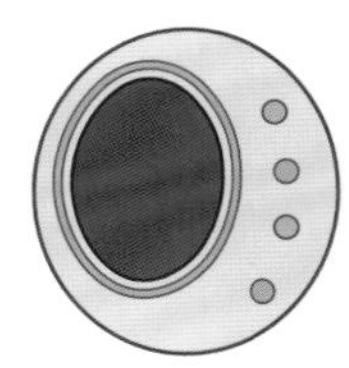

▲ 图 18-24　神经纤维瘤（左）和神经鞘瘤（右）的纵切和横切模式图

神经纤维瘤位于神经的中央，主要由神经纤维组成；与神经纤维瘤不同，神经鞘瘤在神经内偏于一侧，神经纤维被挤压移位

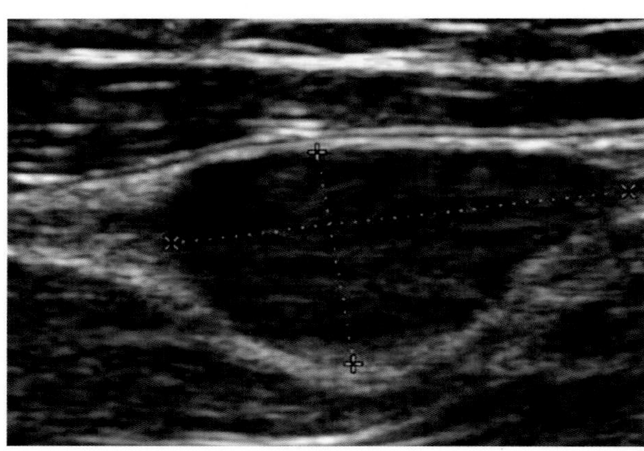
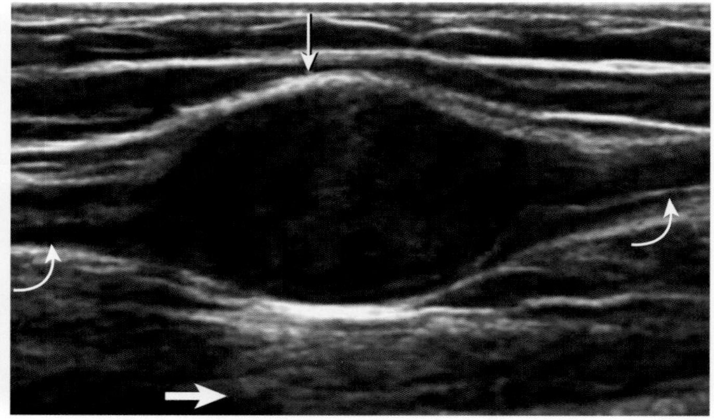

▲ 图 18-25　神经纤维瘤与神经鞘瘤

左侧，神经鞘瘤的短轴声像图。肿瘤呈偏心性生长，则倾向于神经鞘瘤。右侧，神经纤维瘤的短轴声像图。可见神经纤维瘤位于神经中心（弯箭）。神经纤维瘤和其他肿瘤也可能显示后方回声增强（粗箭），因此，后方回声增强也可发生在囊性病变以外的情况（经许可转载，改编自 Griffith JF. *Diagnostic Ultrasound: Musculoskeletal*. Elsevier Health Sciences; 2015:II5–10; and Visser LH. High-resolution sonography of the superficial radial nerve with two case reports. *Muscle Nerve*. 2009;39:392–395.）

永存正中动脉是最好也是最常见的例子。该动脉与正中神经一起穿过腕管，并将正中神经分成两束（图 18-30）。如果动脉扩张或内部形成血栓，则会导致腕管内压力增加并压迫正中神经。

（八）肌肉异常和其他解剖异常

副肌变异存在于许多个体中，如该肌肉肥大可导致卡压性神经病变。例如，小指副外展肌有时会导致腕部尺神经病变。同样，掌长肌异常也与腕部正中神经病变有关。这种异常表现为肌腹靠近腕部，肌腱则延伸至内上髁，与正常人的结构相反，称之为“反向掌长肌”（图 18-31）。在大多数情况下，肌肉在超声上可以很容易识别，其在横切成像上表现为正常低回声背景上的“星空征”。

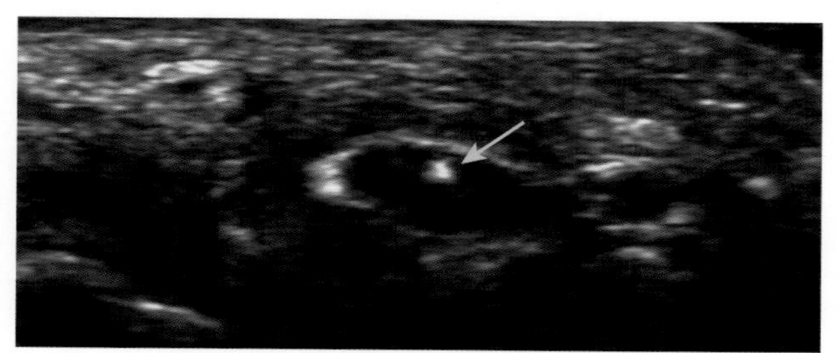

▲ 图 18-26　神经内瘢痕

腕管松解术后患者的正中神经短轴声像图。注意神经内的高回声点（黄箭）提示神经内瘢痕

肌肉失神经支配的超声表现将在第 19 章中讨论，肌肉失神经支配后，会出现各种变化。典型表现为肌纤维萎缩。正常肌纤维呈低回声，但当肌肉萎缩或完全消失时，结缔组织逐渐取代肌肉，在超声上也逐渐变为高回声。随着慢性失神经支配逐渐加重，肌肉在超声上会出现“虫蚀样”外观。这种失神经肌肉萎缩的模式在超声上很容易看到。观察失神经支配肌肉的模式也有助于识别周围神经病变。如果失神经支配萎缩的模式与一条周围神经支配的肌肉分布相吻合，那么超声可以支持单神经病变的诊断。

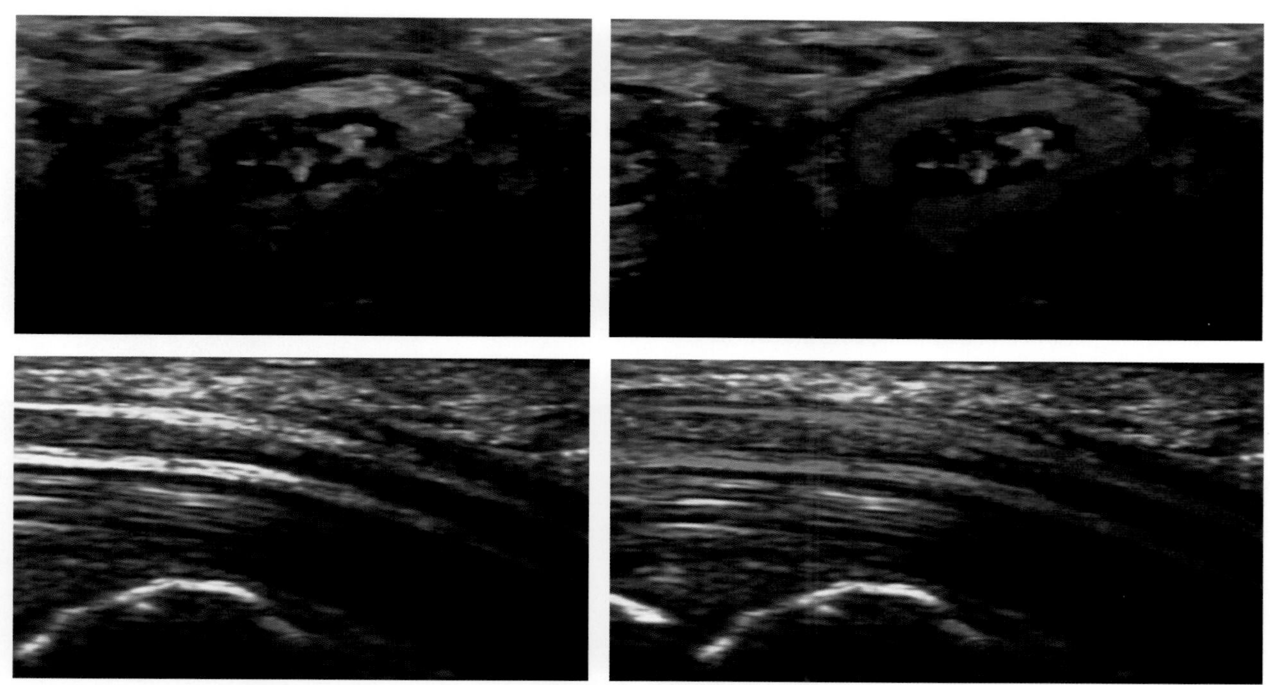

▲ 图 18-27　神经外瘢痕

上图，腕管松解术后患者的正中神经短轴声像图。下图，同一患者正中神经的长轴声像图。注意神经周围瘢痕组织的高回声信号。左图，原始图像。右图，同一图像，蓝色显示神经外瘢痕组织

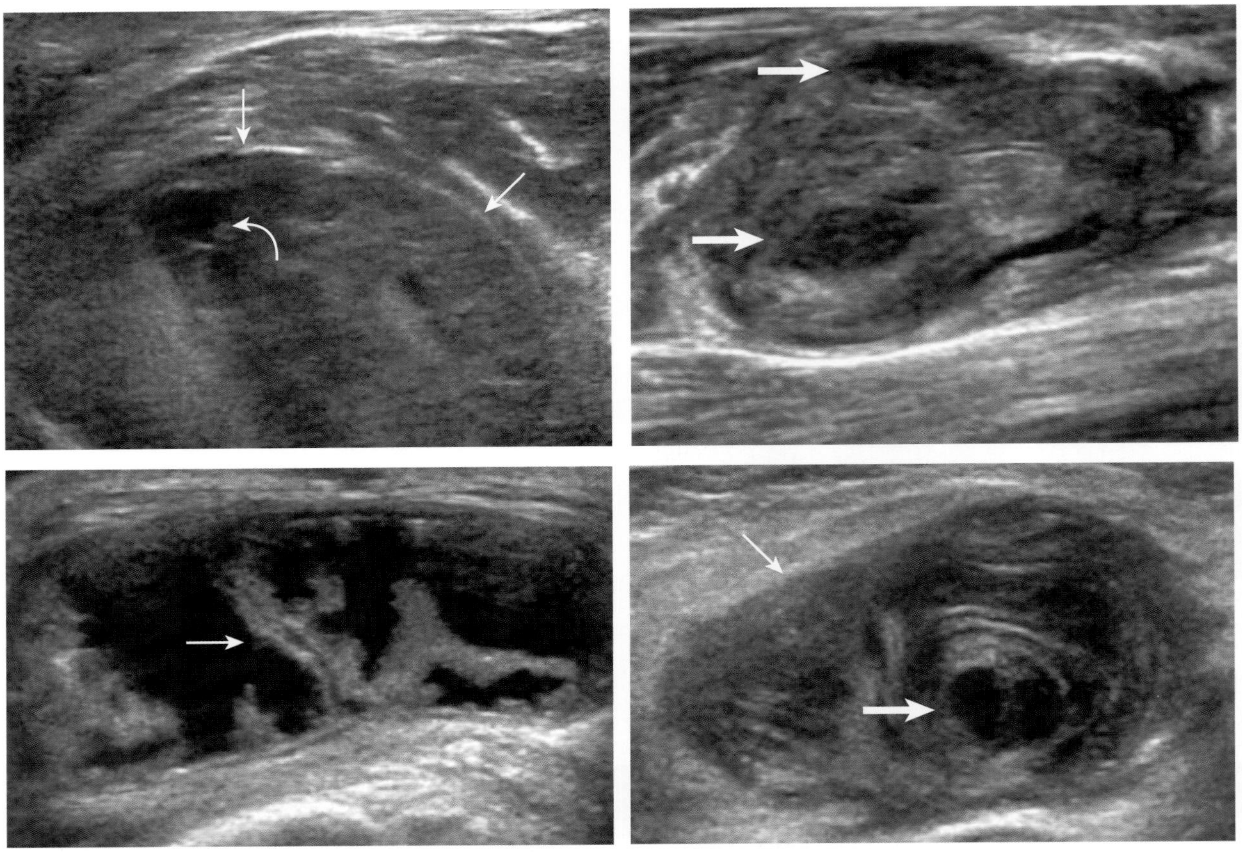

▲ 图 18-28　**血肿的各种超声表现**

左上图，一个大的、边界清楚的血肿的横切声像图（直箭）。由于液化，血肿内还存在一个小的无回声囊性区域（弯箭）。右上图，大血肿的纵切声像图显示一个大的、边界清楚的椭圆形肿块，具有多层轮状外观。血肿内可见小液化区域（大箭）。左下图，横切声像图显示血肿液化，液化囊变大、出现隔膜（箭）和纤维蛋白凝块。这些表现都符合液化性血肿的特征。右下图，巨大血肿的横切声像图显示一个大的、边界清楚的椭圆形血肿（小箭），该血肿已出现 2 天。血肿呈典型出多层螺旋状外观，中央有无回声液性成分（大箭）（改编自 Griffith JF. *Diagnostic Ultrasound: Musculoskeletal*. Elsevier: Philadelphia; 2015:II3-21–II3-28.）

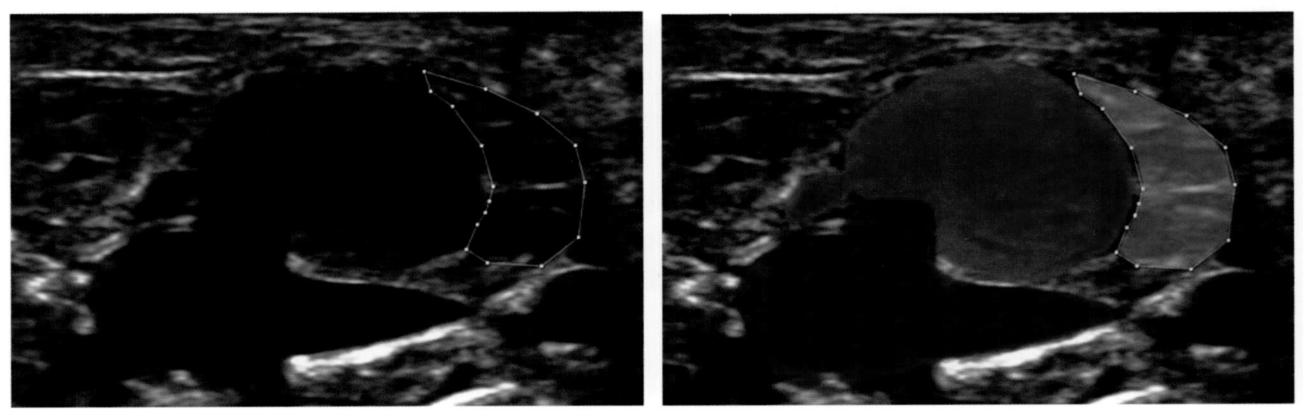

▲ 图 18-29　**假性动脉瘤**

左图，肘前窝正中神经的长轴声像图，该患者在尝试将透析导管置入肘前窝后出现急性高位正中神经病变。右图，同一图像，黄色为增粗的正中神经，紫色为假性动脉瘤，红色为肱动脉。假性动脉瘤通常发生在血管损伤后。当血液进入中膜和外膜之间的潜在空间时，血管壁就会隆起，从而压迫附近的神经。该患者在手术时就发现假性动脉瘤内有血栓形成。注意该患者正中神经明显增粗、回声降低和筛状结构的消失

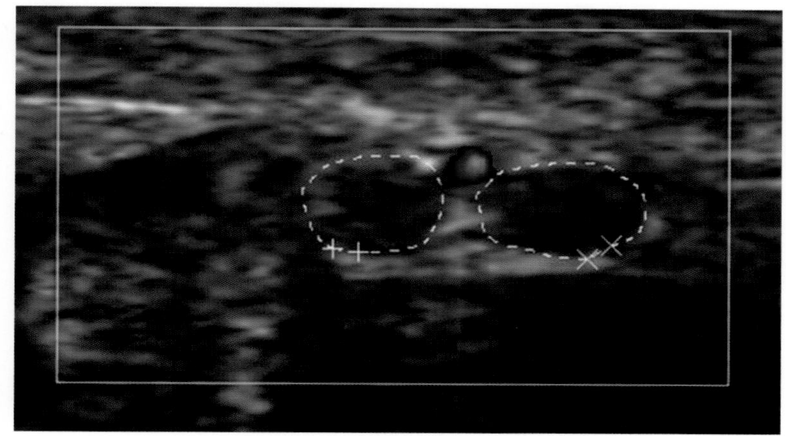

◀ 图 18-30　永存正中动脉

正中神经腕部能量多普勒短轴声像图。永存正中动脉常导致正中神经的异常，在该例患者，永存正中动脉走在中间，将正中神经分为两束

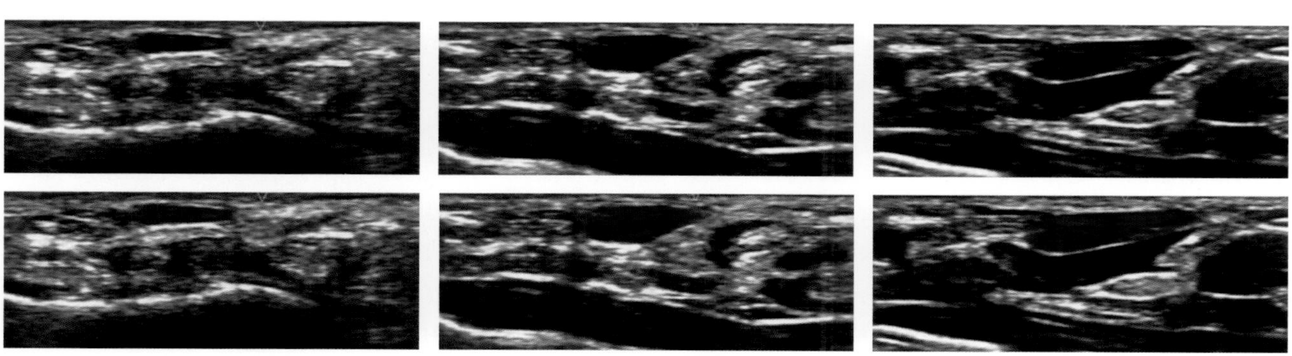

▲ 图 18-31　异常肌肉

上图，手腕正中神经由远及近的短轴声像图。下图，相同的图像，黄色的正中神经和红色的“反向掌长肌”。有时异常肌肉会变得肥大并引起卡压性神经病。反向掌长肌导致的腕部正中神经病变并不少见。所谓反向掌长肌是指本该位于近端的肌腹变异到远端

第 19 章　多发性周围神经病、运动神经元病和肌病的神经肌肉超声改变

Neuromuscular Ultrasound of Polyneuropathy, Motor Neuron Disease, and Myopathy

陈　海　刘明生　译　　刘明生　校

虽然神经肌肉超声主要用于单神经病变的诊断，但对某些多发性周围神经病、运动神经元疾病和肌病的诊断也有一定帮助。在本章中，我们总结了针对这些疾病的主要的超声评估方法，在接下来的不同临床章节中再对不同疾病的具体表现深入介绍。与在单神经病变诊断中的价值相似，神经肌肉超声可以作为临床病史、神经肌肉体格检查和电生理检查的补充。

一、多发性周围神经病

有关神经肌肉超声在各种多发性周围神经病的研究已经很多。通过对周围神经大小、形状、神经束类型、血流情况及病变沿神经分布特点的评估，有助于确定多发性周围神经病的病因。周围神经是否增粗及病变在神经上分布的特点可有助于不同疾病的鉴别诊断（图 19–1）。此外，周围神经病变常常导致其支配的肌肉发生失神经改变，长期失神经支配的肌肉在超声上也有明显的变化。因此，受影响的肌肉改变特点也可用于评估周围神经病变的类型（例如，远端神经病变与全身性神经病变；对称 vs. 非对称）。

二、脱髓鞘性多发性周围神经病

神经传导检测对于检测脱髓鞘性多发性周围神经病的神经传导速度减慢非常敏感，因为髓鞘对神经传导速度至关重要。然而，在某些多发性周围神经病患者，神经传导检测并不能肯定多发性神经病变是源于脱髓鞘还是轴索丢失，导致这种现象的原因有多种。在某些患者中，多发性周围神经病变非常严重，大多数或所有的神经均无法引出波形，此时无法判断传导速度是否异常。在某些患者，虽然传导速度有所减慢，但并不在肯定的脱髓鞘界值范围内，此时，传导速度下降也可能是由于严重的轴索丢失，因为快纤维和中等速度纤维的丢失，也可以导致传导速度下降。再者，在一些获得性脱髓鞘性周围神经病中，脱髓鞘病变可能局限于非常近端的神经干、神经丛或神经根，这些部位的脱髓鞘病变很难通过神经传导进行检测。在上述情况时，神经肌肉超声对于检测多发性周围神经病的脱髓鞘病变有其优势，因为神经超声可检测到周围神经增粗的表现，而在多发性周围神经，神经的增粗在大部分情况下为髓鞘病变所致。

在慢性脱髓鞘性多发性神经病中，脱髓鞘和髓鞘修复的循环往复，会导致神经结构改变，这种变化可以很容易地通过超声检测到。在组织学上所见到的“洋葱球”样结构，是轴索周围施万细胞同心圆样增生的结果。这种增生会导致周围神经增粗和肥大性神经病变（图 19–2）。在炎性脱髓鞘性多发性神经病变中，神经内膜水肿和炎性细胞浸润也可导致神经肥大。另外，在臂丛和上、下肢近端神经，神经传导检测较为困难，当神经增粗局限于这些部位时，神经超声可提供帮助。

（一）腓骨肌萎缩症

腓骨肌萎缩症（Charcot-Marie-Tooth，CMT）包含一大组遗传性多发性周围神经病，已经有多个不同的基因突变被报道，遗传模式包括常染色体显性遗传、常染色体隐性遗传或 X 连锁遗传。根据病理改变可分为髓鞘型和轴索型两大类。其中，CMT 中

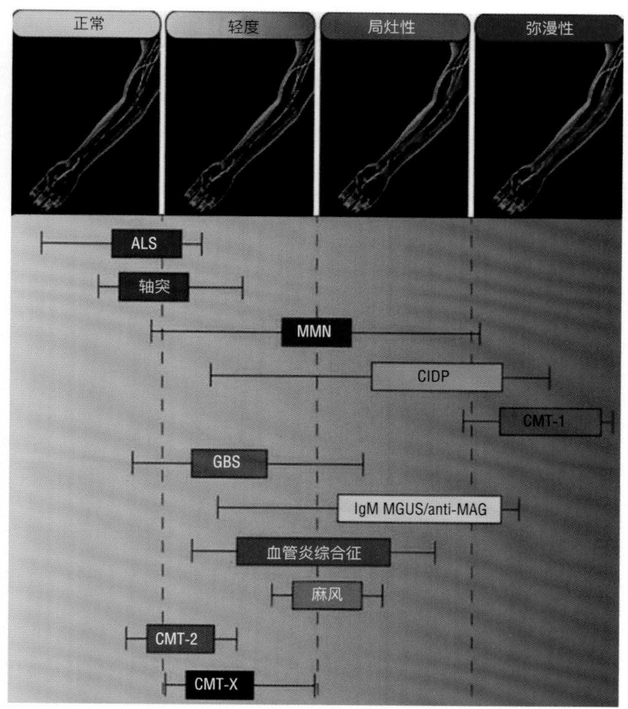

▲ **图 19–1 各种多发性周围神经病和肌萎缩侧索硬化（ALS）患者的神经大小**

神经增粗的程度和分布在不同的多发性神经病中有所不同。轻度神经增粗指的是神经增粗不超过正常平均值的 2 倍。局灶性神经增粗是指神经的某一部分出现增粗，而其他部分正常。弥漫性神经增粗是指神经的近端和远端都有增粗。CMT1A 的周围神经超声表现为普遍的明显增粗，而在炎性多发性周围神经病［慢性炎性脱髓鞘性多发性神经病（CIDP）和多灶性运动神经病（MMN）］中，神经增粗通常表现为局灶性增粗。肌萎缩侧索硬化和轴索性周围神经病患者的神经大小往往正常，或者增粗的程度很小。CMT. 腓骨肌萎缩症；GBS. 吉兰 – 巴雷综合征；IgM MGUS/anti-MAG. IgM MGUS/ 抗 MAG 抗体相关周围神经病［经许可转载，改编自 Telleman JA, Grimm A, Goedee S, Visser LH, Zaidman CM. Nerve ultrasound in polyneuropathies. *Muscle Nerve*. 2018;57(5):716–728.］

最常见的类型是 CMT1A，这是一种髓鞘性多发性神经病，由 *PMP22* 基因的重复扩增引起。在 CMT1A 中，采用横截面积检测时，可见周围神经弥漫性增粗（图 19–2）。作为遗传性疾病，所有周围神经髓鞘均受累，因此整根神经普遍均匀增粗，并且双侧对称。因此，CMT1A 患者的神经超声检查可见神经呈弥漫性增粗且双侧对称。在同一家系中，如果有一个患者通过基因检测证实为 CMT1A，对其他家庭成员可首选神经超声进行筛查，因其具有无痛、耐受好和相对便宜的优点。

（二）慢性获得性脱髓鞘性多发性神经病

在慢性炎性脱髓鞘性多发性神经病（chronic inflammatory demyelinating polyneuropathy，CIDP）及其相关疾病，神经肌肉超声检查已经成为重要的辅助诊断工具（图 19–3）。周围神经 MRI 和尸检研究已经证实，CIDP 患者的周围神经常有明显增粗。极少数情况下，CIDP 中神经根增粗非常明显，以致椎管狭窄、脊髓或马尾受压。

CIDP 是一种自身免疫性炎性周围神经病，与 CMT1A 等遗传性髓鞘性神经病不同，其周围神经病理改变通常为斑片状、不对称分布。此外，CIDP 近端神经节段（近端神经干、丛和根）病变的严重程度，往往较远端神经更为明显。而这些近端区域的神经病变，很难用常规的神经传导方法进行检测。在一项针对 CIDP 的较大样本的神经超声研究中，Padua 等发现，CIDP 周围神经形态学异常非常常见，患者通常至少有一个神经节段存在异常。他们描述了 CIDP 患者周围神经超声病变的三种常见模式（图 19–4）：第一种，局灶性或弥漫性神经肿胀，神经束呈低回声；第二种，局灶性或弥漫性神经肿胀，神经束低回声和高回声混杂存在；第三种，周围神经无肿胀，神经束呈等回声或高回声，相邻神经束间边界模糊。

此外，如果存在以下情况，CIDP 患者超声更有可能检测到神经增粗表现。

- 病程呈逐渐进展者，较复发缓解者更容易发现神经增粗。
- 患病的时间很长者。
- 有较高的 INCAT（炎症性神经病变原因和治疗）残疾评分者，该量表主要用于评估炎性、多发性周围神经病的严重程度。

之后，Goedee 等报道了周围神经超声在 CIDP 和其他未治疗的慢性获得性脱髓鞘性多发性神经病中的诊断价值，后者主要包括多灶性运动神经病（multifocal motor neuropathy，MMN）和 Lewis Sumner 综合征（Lewis Sumner Syndrome，LSS）。CIDP、伴传导阻滞的多灶性运动神经病（multifocal motor neuropathy with conduction block，MMNCB）和 LSS 均为可治性疾病，早期诊断至关重要。在 MMN 中，脱髓鞘仅限于运动纤维。MMN 临床表现与进行性肌萎缩有相似之处，后者为肌萎缩侧索硬化中下运动神经元受累为主的类型。LSS 是一种获得性、多灶性、脱髓鞘性多发性神经病，临床表现需要与血

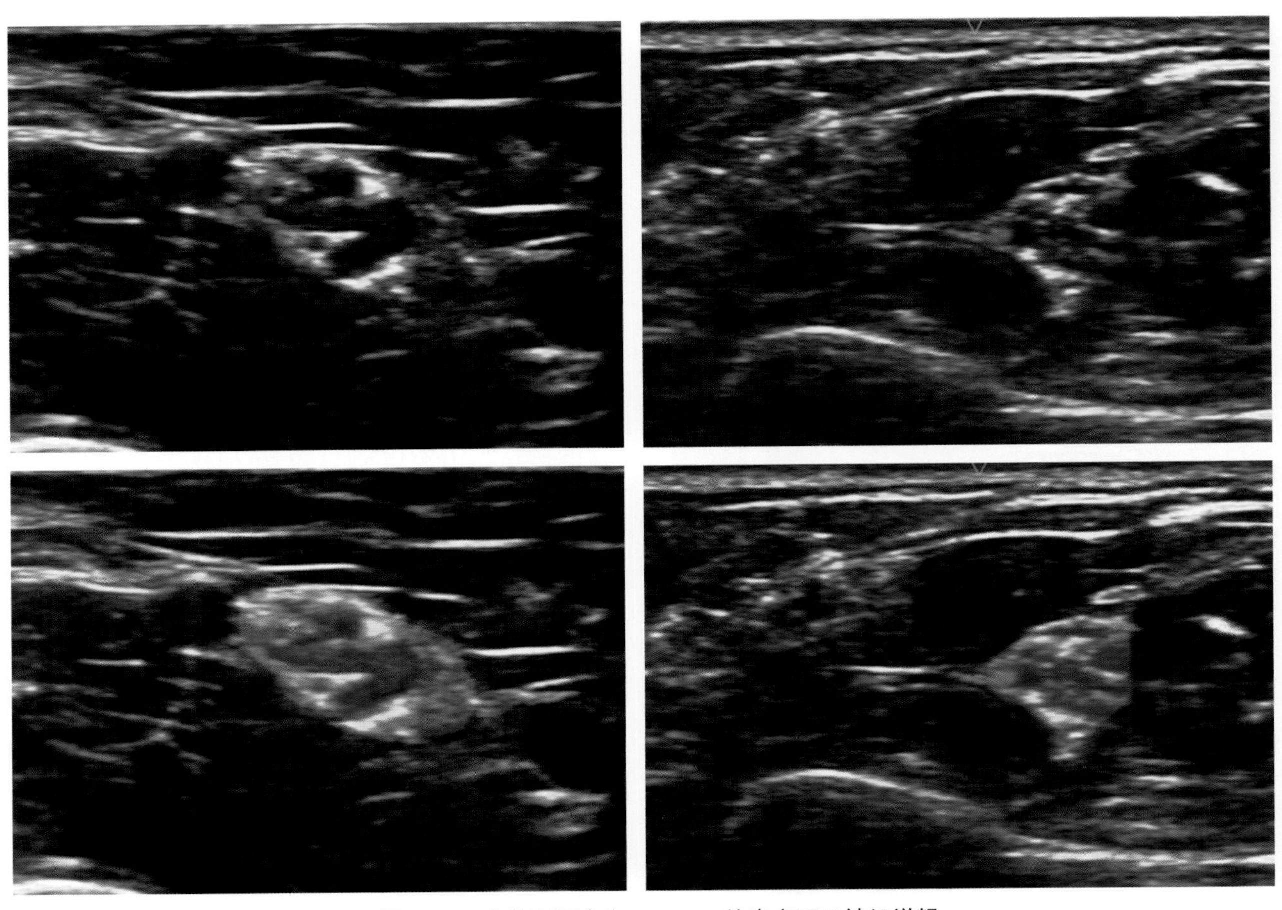

▲ 图 19-2 **在基因证实为 CMT1A 的患者可见神经增粗**

左上图：尺神经上臂段横切面声像图，神经纤维束增粗，横截面积为 65mm²。右上图：正中神经上臂段横切面声像图，CSA 为 30mm²。下图为同一图像，其中神经被标记为黄色

管炎相关多发单神经病鉴别。Goedee 等共收集了 75 例慢性获得性脱髓鞘性周围神经病患者和 70 例对照，前者主要包括 CIDP、MMN 和 LSS，后者主要包括轴索型周围神经病和肌萎缩侧索硬化（amyotrophic lateral sclerosis，ALS）。在超声上，CIDP、LSS 和 MMN 均可见神经增粗表现，在某些神经节段尤为明显。通过对多个神经节段的横截面积（cross-sectional area，CSA）分析，发现正中神经前臂段、正中神经上臂段和臂丛神经干的 CSA，有助于慢性获得性脱髓鞘神经病与轴索性神经病和 ALS 鉴别。而有些神经对两者鉴别几乎没有帮助，如正中神经腕部、尺神经肘部、腓神经腓骨小头处、胫神经和腓肠神经。

因此，双侧正中神经前臂和上臂段及双侧臂丛神经干的横截面积联合测定，可用于周围神经慢性脱髓鞘病变神经增粗的筛查（图 19-5）。当两个或两个以上的神经节段显示神经增粗时，鉴别 CIDP 与轴索性神经病的敏感性为 83%，特异性为 100%；区分 MMN 与 ALS 的敏感性为 68%，特异性为 100%。因此，对双侧正中神经前臂和上臂段、双侧臂丛的神经干进行超声测定，有助于炎性脱髓鞘性神经病变的诊断。值得注意的是，臂丛神经干的增粗只见于 CIDP、LSS 和 MMNCB。因此，对所有特发性的多发性周围神经病，建议采用周围神经超声进行筛查。如果发现了周围神经增粗的改变，并且临床特征不提示遗传性周围神经病，则可以支持慢性获得性炎性脱髓鞘性多发性神经病诊断。同样，对所有进行性发展的下运动神经元综合征患者，也有必要进行周围神经超声筛查。由于 MMN 为可治性疾病，通常有很好的治疗效果，而 PMA 是一种进行性发展的致命性神经变性病，缺乏有效治疗，因此有必要尽最大可能积极地筛查 MMN。

（三）急性起病的慢性炎性脱髓鞘性多发性神经病

另外，超声还有助于鉴别急性起病的 CIDP 和

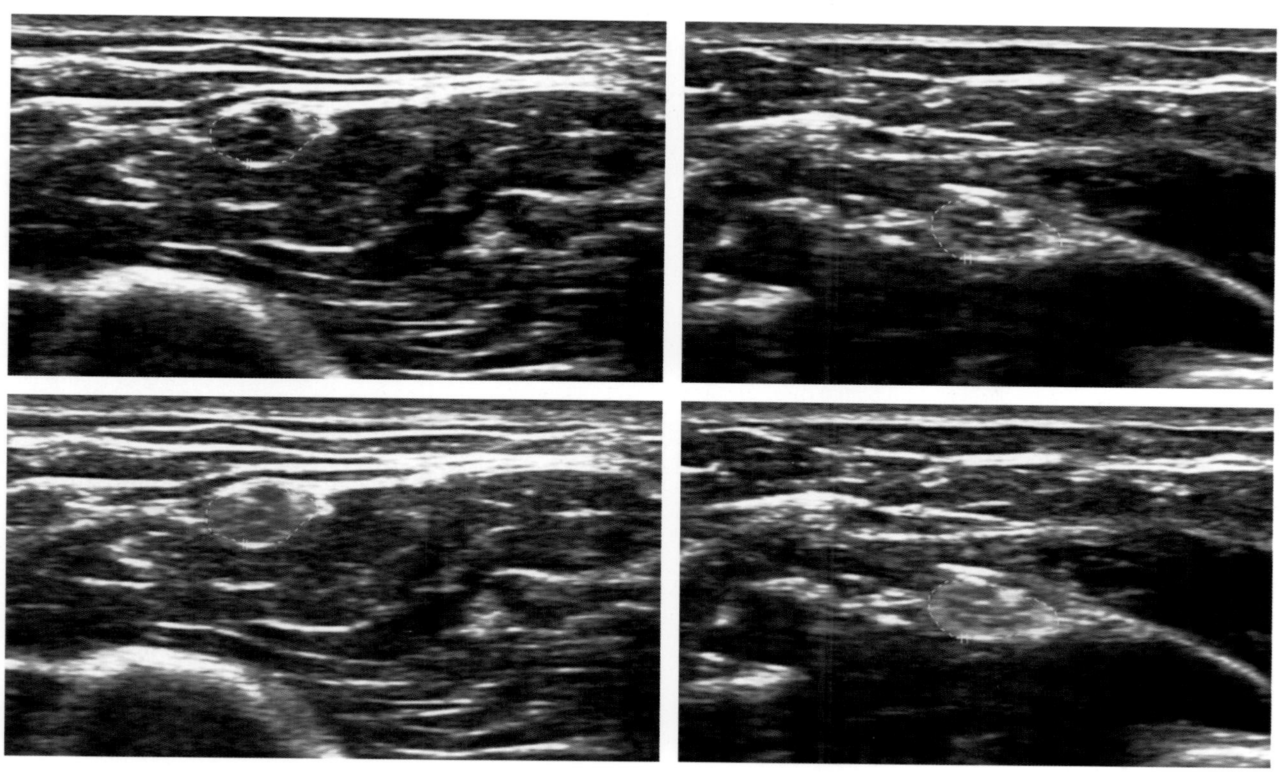

▲ 图 19-3 慢性炎性脱髓鞘性多发性神经病患者神经增粗

左上图，尺神经上臂横切面声像图，横截面积为 16mm²。右上图，正中神经前臂近端横切面声像图，横截面积为 19mm²。下面为同一图像，神经被标记为黄色

病程持续时间偏长的急性炎性脱髓鞘性多发性神经病（acute inflammatory demyelinating polyneuropathy，AIDP），AIDP 是吉兰 – 巴雷综合征常见的脱髓鞘类型。绝大多数 AIDP 患者在 4 周后停止进展，而典型 CIDP 要求病情持续进展至少 8 周后才能诊断。然而，个别 AIDP 患者在 4 周后病情仍进展或复发加重，需要进一步的血浆交换或静脉免疫球蛋白（intravenous immunoglobulin，IVIG）再治疗。对于持续时间较长的 AIDP 和早期的 CIDP，诊断会存在一定难度，由于两者治疗方法有所不同，早期鉴别非常必要。此时，神经肌肉超声可以有所帮助。如果超声检查发现神经肥大表现，则更支持 CIDP 的诊断。

Kerasnoudis 等对 20 例急性起病的 CIDP 和 15 例 AIDP 进行了神经超声检查，提出 Bochum 超声评分（Bochum ultrasound score，BUS）可有助于两者的鉴别。该研究对双侧尺神经 Guyon 管处、尺神经上臂段、桡神经沟处的桡神经、腓肠肌外侧头和内侧头之间的腓肠神经进行检测，观察上述神经的肥大程度。上述四个部位，如果某一神经存在一侧或两侧的神经增粗，即可记为 1 分，合计最高分为 4 分。90% 的 CIDP 患者 Bochum 超声评分值为≥2，而 AIDP 患者该评分≥2 者只有 20%。之后，他们又收集了 10 名患者进行前瞻性研究，发现该评分诊断 CIDP 的敏感性为 83.3%，特异性为 100%。将回顾性和前瞻性纳入的患者合并分析，鉴别急性起病 CIDP 和 AIDP 的敏感性为 88.4%，特异性为 84.2%，阳性似然比为 5.6。当一个患者诊断急性起病的 CIDP 和持续时间长的 AIDP 的可能性均为 50% 时，如果神经超声检查 Bochum 超声评分值≥2，则诊断为 CIDP 的验后概率约为 90%，即该患者为 CIDP 的可能性为 90%，这一结论无疑将对患者之后的评估和治疗发挥重要作用。此外，尽管在部分 AIDP 患者中也可以看到神经增粗，但其增粗的程度通常很轻微。

（四）慢性炎性脱髓鞘性多发性神经病：药物治疗与超声的变化

CIDP 为可治性疾病，可采用糖皮质激素、IVIG 和其他免疫调节药物进行治疗，早期诊断有助于改善预后。如前所述，大部分 CIDP 患者超声检查可见神经肥大。Zaidman 和 Pestronk 对 CIDP 治疗效果和超声神经增粗之间的关系进行了研究。在对治疗后

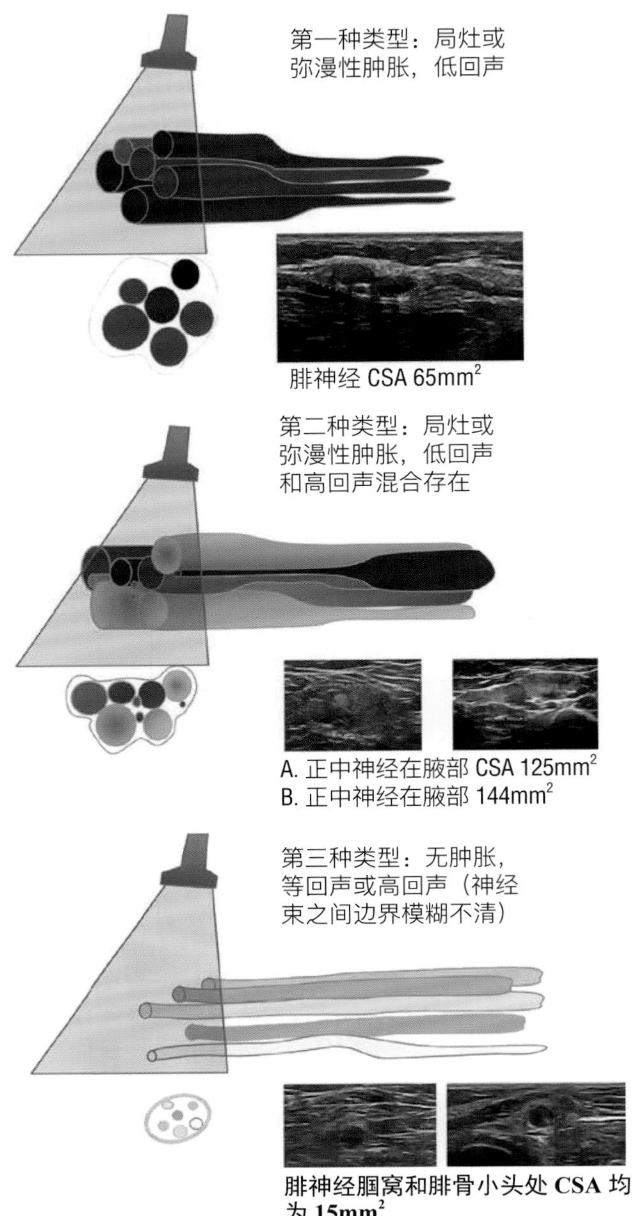

▲ 图 19-4　慢性炎性脱髓鞘性多发性神经病的超声表现

改编自 Padua L, Granata G, Sabatelli M, et al. Heterogeneity of root and nerve ultrasound pattern in CIDP patients. *Clin Neurophysiol*. 2014;125(1):160-5.

CSA. 横截面积

临床好转的患者中，神经 CSA 可以恢复到正常范围，或较治疗前明显减小。相反，那些免疫抑制药减量即加重或难治性的患者，其神经往往进行性增粗或未见缩小。

三、糖尿病多发性周围神经病

在北美，糖尿病可能是导致周围神经病的最常见的原因。在糖尿病周围神经病进行超声检测时，与正常对照组相比，在常见的嵌压部位，可见神经 CSA 增大，甚至在无症状的患者也有类似表现，因为糖尿病本身就是嵌压性周围神经病的易感因素之一。在非嵌压部位，糖尿病周围神经病的神经也可以较正常对照轻微增粗。尽管糖尿病患者神经增粗的程度与对照组相比存在统计学差异，但两者之间相差的绝对数值非常小，并无临床鉴别意义。在非嵌压部位，糖尿病周围神经病患者的神经 CSA 通常仍处于正常范围之内。

四、其他周围神经病的神经超声改变

另外，也有少量报道显示，多种其他周围神经病的神经超声检测也可见异常（表 19-1）。例如，在血管炎相关周围神经病可检测到神经增粗，由于血管炎神经病是一种炎性自身免疫性疾病，出现神经增粗也不难理解。

在肢端肥大症相关周围神经病，周围神经超声检测也可见神经增粗。尽管肢端肥大症较为少见，但其导致的周围神经病常常伴有神经增粗，其中以正中神经和尺神经尤为常见。

在麻风病患者，神经超声改变也非常有特点。尽管麻风在北美已较为少见，但其仍是世界范围内分布较广的多发性周围神经病之一。麻风杆菌倾向于分布在皮肤温度较低处，如尺神经肘部。神经超声检测时，在尺神经肘部，可见神经增粗，高回声神经束和低回声神经束混杂分布，正常的神经束结构消失。在活动性麻风患者，受累神经增粗同时伴有血流信号增加。在麻风的流行区，当周围神经超声检测发现类似特点的时候，特别是在尺神经肘部有类似表现时，应该考虑到麻风相关周围神经病的诊断。

五、运动神经元病

神经肌肉超声对运动神经元病的诊断和鉴别也具有一定的作用，特别是对于慢性进展的下运动神经元综合征尤具价值。尽管大部分下运动神经元综合征的患者为进行性肌萎缩，但从其中筛查出具有可治性的伴有传导阻滞的多灶性运动神经病至关重要。不少曾经被诊断为下运动神经元受累为主的 ALS 最终被证实为多灶性运动神经病。如前所述，神经肌肉超声对于鉴别多灶性运动神经病和 ALS，

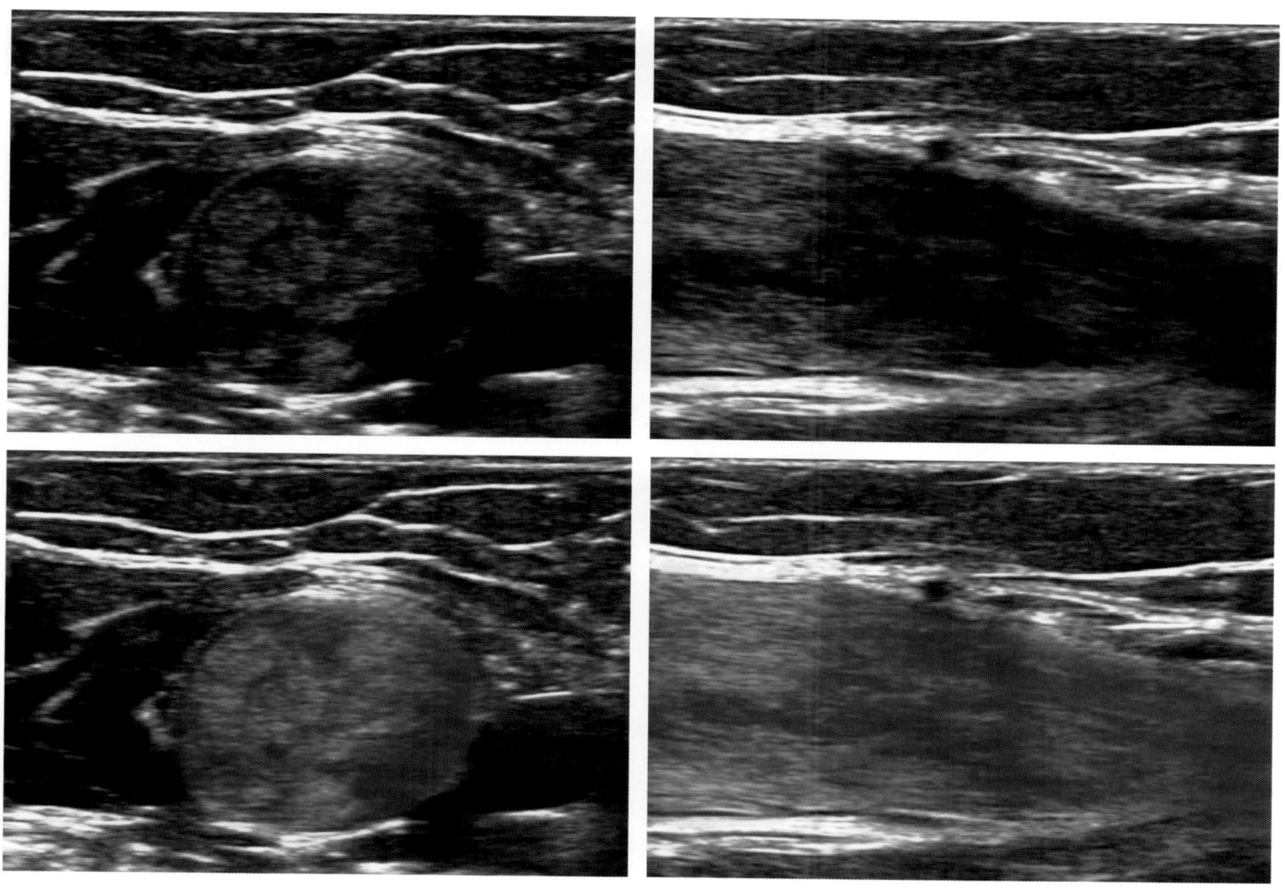

▲ 图 19-5　慢性炎性脱髓鞘性多发性神经病患者神经明显增粗

左上图，正中神经上臂段横切面声像图，显示神经束高回声和低回声混合存在，神经横截面积为 267mm^2。右上图，正中神经上臂段纵切面声像图。下图为同一图片，神经被标记为黄色。正中神经上臂段是炎性神经病变中评估神经增粗的最佳位置之一

具有较高的敏感性和特异性。传统上，多灶性运动神经病的诊断主要依据运动神经传导测定，但是，当传导阻滞处于神经近端或臂丛时，常规神经传导测定对这些部位传导阻滞的判断，在技术上存在一定难度。而采用神经超声对这些部位进行扫描，则非常简单，常可发现神经增粗等特异性的表现，相关内容在前面章节已有介绍。

在疑诊 ALS 的患者，神经肌肉超声的另一个重要作用是评估束颤。在临床上，束颤是一种肌肉短促的不自主收缩，并不引起关节的运动，这是由于单个运动单位的自发性去极化兴奋所致。ALS 的诊断需要在至少三个肢体区域（延髓、颈段、胸段、腰骶段）存在上下运动神经元受累的证据。对于下运动神经元受累的判断，实验室检查主要依据针电极检测到再生的运动单位动作电位、募集减少，同时伴有失神经支配的表现［即正锐波和（或）纤颤电位］。在 2008 年修订的 ALS 诊断标准（Awaji 标准）中，首次建议将束颤也作为异常自发电位一种，与纤颤电位或正锐波具有同等价值，可以作为活动性失神经的表现，这一观点目前已经被广为接受。因此束颤在 ALS 的诊断中的价值明显提高，促进了 ALS 患者的早期诊断，从而可以使患者更早期的进入临床试验。在临床体格检查时，如果束颤位置比较表浅，很容易就可以看到，但对于深部肌肉的束颤，则往往难以识别。而肌肉超声可以非常容易的检测到不同部位的束颤，在对舌肌（延髓肌群）和肢体肌肉检查时，均较临床查体和针电极肌电图更为敏感。在疑诊 ALS 的患者，如果超声发现大量的束颤，则可高度支持 ALS 的诊断。

另外，肌肉超声还可用于评估和监测 ALS 及其他运动神经元疾病患者的肌肉组织结构。失神经支配会导致肌肉萎缩以及组织结构的变化。当肌纤维

表 19-1　多发性周围神经病的超声表现

疾　病	主要超声表现
腓骨肌萎缩症	脱髓鞘型：正中神经和尺神经 CSA 是健康对照的 2～4 倍 轴索型：正中神经和尺神经 CSA 是健康对照的 1.5～2 倍。在儿童只有腓肠神经可见增粗
伴传导阻滞的多灶性运动神经病	CSA 增粗呈斑片状分布，包括臂丛神经在内，同一神经和不同神经之间 CSA 差异较大。当神经超声发现周围神经局灶性增粗时，有助于 MMN 与 ALS 鉴别。神经增粗与传导阻滞并非完全相关
吉兰 - 巴雷综合征	在电生理检测出现异常之前，超声就有可能出现周围神经增粗。随着病情的好转，超声所见神经增粗也可以恢复[a]
慢性炎性脱髓鞘性多发性周围神经病	神经增粗呈斑片状分布。在局灶性的增粗的部位，传导速度减慢并不一定与神经增粗程度相关
糖尿病多发性周围神经病	周围神经超声可有轻微改变，对诊断价值有限
血管炎性周围神经病	周围神经 CSA 可有轻微的增大。有助于指导选择神经活检的部位
淀粉样变性周围神经病	目前研究较少，缺乏肯定的结论
肢端肥大症	可见多处神经 CSA 增大
麻风	尺神经 CSA 增大，神经外膜增厚，血流信号增加

a. 有关 GBS 和 CIDP 的比较参见正文

CSA. 横截面积；MMN. 多灶性运动神经病；ALS. 肌萎缩侧索硬化

改编自 Shen J, Cartwright MS. Neuromuscular ultrasound in the assessment of polyneuropathies and motor neuron disease. *J Clin Neurophysiol*. 2016;33(2):86–93.

失神经支配后，会出现萎缩，肌肉内结缔组织比例会明显增加，在超声上可以表现为高回声。在疾病不同阶段，不同运动单位失神经支配程度不同，有些部位可能病变非常严重，而有些部位尚未受累，从而在肌肉超声上呈现为"虫噬样"表现，这种现象可见于多种神经源性损害疾病，包括运动神经元病。当肌肉萎缩后，皮下组织含量和肌肉组织的厚度比值通常增大（图 19-6）。

六、肌病

在第 17 章中，介绍了神经肌肉超声最早用于 DMD 患儿的检测，之后许多研究检测了正常人和不同疾病的肌肉超声改变特点。超声可以简单快速地对多组肌群进行检查。正常肌肉在横切面上表现为低回声背景上的"星空"样表现，肌纤维本身表现为低回声，而肌纤维周围肌束膜和肌内膜的结缔组织则表现为高回声，从而呈现为"星空"样特点。一般而言，在儿童，年纪越小，肌肉信号越低。随着年龄增长，肌纤维之间的肌束膜变得更加明显，在 5 岁时，肌肉的结构已经与成人几乎相同，这种状态一直持续到 50 岁，之后肌肉开始逐渐萎缩，肌肉回声信号开始增强，这种现象在男性较女性改变更为明显，在肱二头肌和股四头肌改变较其他肌肉明显。

根据肌肉病理变化，肌肉超声表现可以分为三种模式（图 19-7）。

- 肌肉回声普遍一致的增强，可见超声衰减。
- 肌肉回声普遍一致的增强，无超声衰减。
- 肌肉回声斑片状增强，可见"虫噬"样表现。

总之，从这三种模式可以看出，随着肌纤维大小和数量的减少，脂肪和结缔组织的增加，超声回声增强越来越明显。

在肌营养不良，肌肉超声通常表现为第一种模式，弥散一致的高回声伴超声衰减。这种模式的肌肉超声改变常称为磨玻璃样表现（图 19-8）。

在第二种模式时，超声无明显的衰减，而回声普遍一致的增强，肌肉同样表现为磨玻璃样，但仍

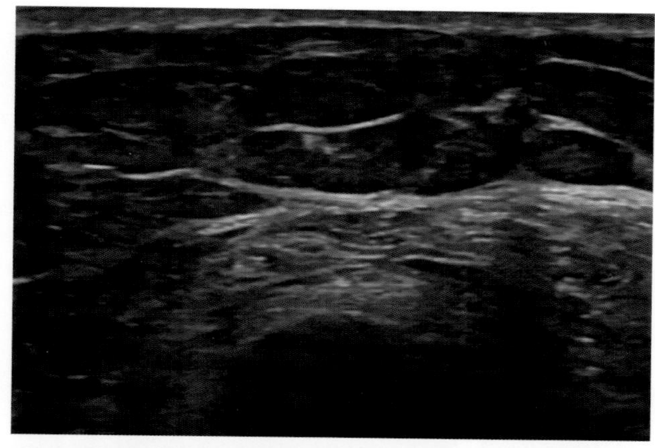

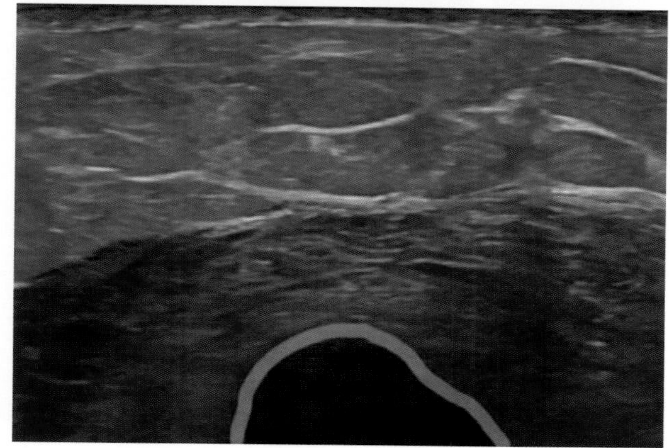

▲ 图 19-6　**运动神经元病皮下组织厚度与肌肉厚度比值增加**

图中为一例脊髓性肌萎缩患者上臂中段掌面横切面声像图。上图为原始图像，下图为同一图像，皮下组织标记为黄色，肱二头肌标记为红色，肱骨外缘标记为绿色。图中可见肌肉组织呈高回声伴虫噬样表现。从肱骨上方进行测量，可见皮下组织厚度超过肌肉组织。肌肉与皮下组织厚度的比值大于 2∶1 为正常，如果该比值低于 1∶1，可提示严重的肌肉萎缩

可见到明显的骨声影。在免疫性肌病（如肌炎）肌肉超声通常表现为这种特点，这是由于在疾病早期，存在明显的水肿和炎症，在炎性肌病，不会出现肌营养不良，以及慢性肌炎晚期所表现的结缔组织或脂肪增加的改变，因此这种模式更多支持炎性肌病而非肌营养不良。

在第三种模式，可见于运动神经元病的肌肉超声改变，这种斑片状高回声伴有虫噬样的超声改变，在任何神经源性疾病导致失神经时，均可出现。

显然，在进行肌肉超声检测时，对肌肉组织回声的评估至关重要。通常，这种评估均为基于检查者经验的主观判断。常采用 Heckmatt 评分方法（表 19-2）对肌肉超声信号异常的严重程度进行评估。在这个评分方法中，将肌肉的回声信号与邻近的骨骼声影进行比较，以获得客观的分级。该方法将肌肉的回声分为 1～4 级，1 级为正常回声，2 级肌肉回声信号增强，但骨骼回声清晰可见，3 级肌肉回声增强，骨骼回声略显模糊，4 级肌肉回声明显增强，骨骼回声完全消失（图 19-9）。因此，这个方法是利用骨骼回声作为参照，评价超声束在穿过病变肌肉组织时衰减的程度。如果出现前述三种模式的典型改变，肌肉超声所见对于疾病的诊断具有重要价值。然而，在一些轻症患者，肌肉超声往往很难区分神经源性损害和肌源性损害。Heckmatt 评分的 2 级特异性也较差，可见于废用、多种周围神经神经病变和肌病。目前也有开展针对肌肉超声的定量评估，通过计算机系统捕获图像的亮度、聚焦位置、动态范围及其他超声参数，将其输入软件程序，对灰度频谱进行分析，进而获得回声增强的分布和严重程度。这种技术尽管已有报道，但目前尚难以标准化应用。

当肌肉超声发现异常之后，下一步就是观察肌肉受累分布的特点，哪些肌肉受累，那些仍正常。越来越多的研究显示，在某些疾病，存在某些肌群更容易受累的现象。例如，在包涵体肌炎，指深屈肌较邻近的其他肌肉病变更加明显。因此，当肌肉超声检查发现，在指深屈肌存在明显的肌病表现，而邻近的指浅屈肌和尺侧腕屈肌正常，则高度提示包涵体肌炎。

通过对肌肉进行扫描，超声还可以帮助选择肌肉活检的最佳部位。进行肌肉活检时，应该选择存在一定病变但尚未达到终末期的部位。在超声显示正常的肌肉组织进行活检，病理上发现异常的机会较小。在肌肉超声显示为终末期的肌肉进行活检，由于所取组织大部分为脂肪和结缔组织，而残留肌纤维较少，将无法获得有价值的诊断信息。

超声也可以用来测定肌肉组织的大小和（或）厚度。肌肉可以表现为正常、萎缩、肥大或假性肥大。在测量肌肉大小时，肌肉组织应该保持放松状态，肌肉收缩将导致肌肉增厚。另外，还需要注意，在测定时应尽量减少探头对肌肉组织的压迫，以防肌肉受压变形，从而导致肌肉大小和厚度的改变。肌肉萎缩可以见于废用、神经源性疾病或肌病。在某些肌营养不良或代谢性肌病，以及个别炎性肌病，

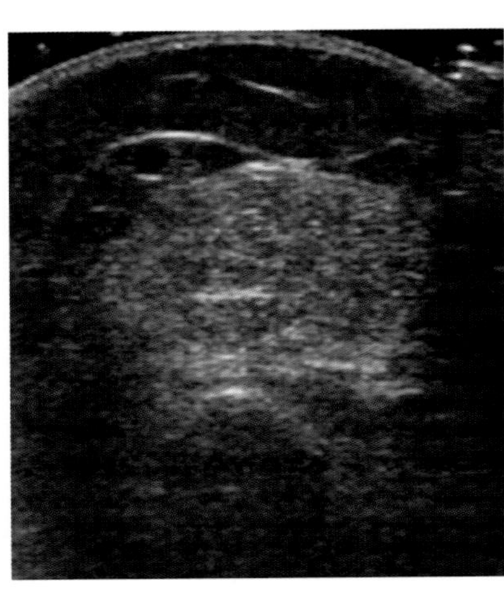
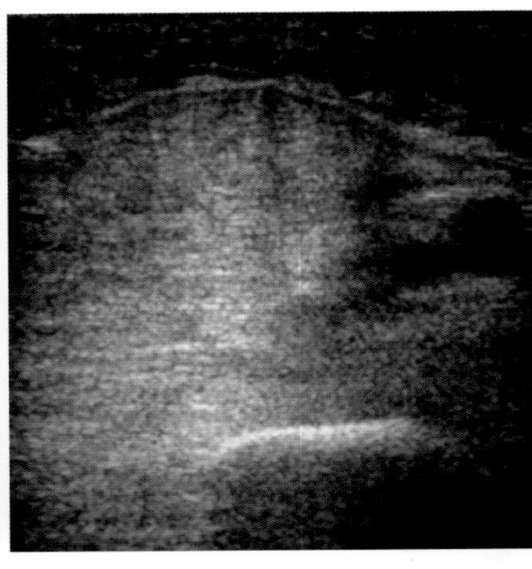
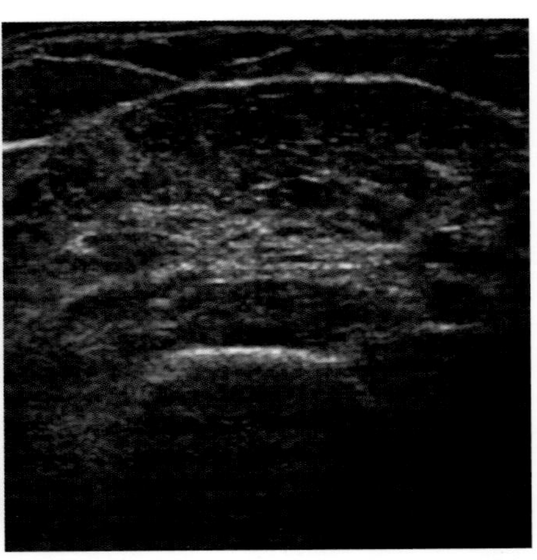

▲ 图 19-7 肌源性和神经源性疾病的超声图像

图像均为肌肉的横切面声像图，左侧为 DMD，中间图像为免疫性肌炎，右侧为 ALS 失神经支配肌肉萎缩。在肌营养不良和肌炎患者，肌肉回声信号均匀一致的增强，但在肌炎患者骨声影仍清晰可见（红箭）。在 ALS 失神经肌萎缩可见虫噬样表现（引自 Zaidman CM, vanAlfen N. Ultrasound in the assessment of myopathic disorders. *J Clin Neurophysiol*. 2016;33: 103–111.）

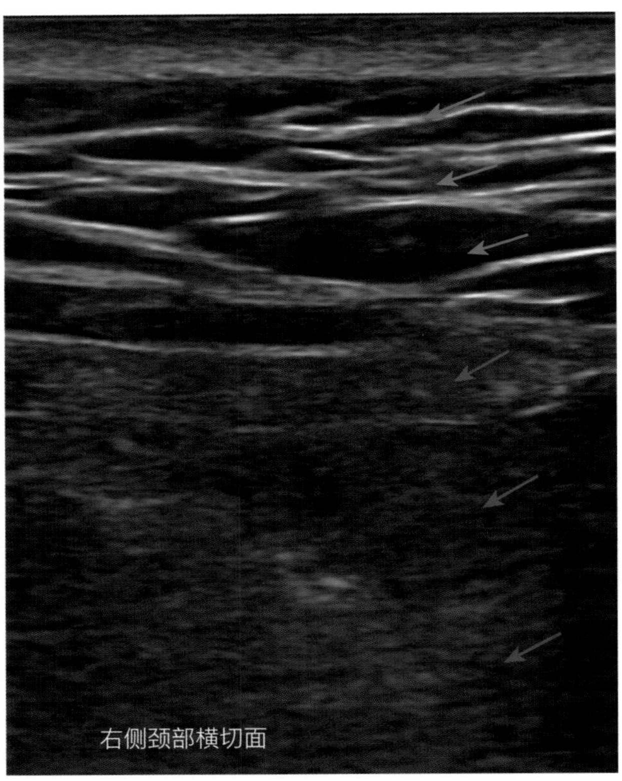

▲ 图 19-8 颈伸肌无力的肌病患者颈段脊旁肌横切面声像图

可见皮下组织明显增厚（绿箭），其下方肌肉回声弥散性略增强，成磨玻璃样（红箭）

肌肉大小增加，这并非是由于肌纤维的大小变化，而是由于水肿或脂肪、结缔组织、淀粉样物质或肉芽肿组织浸润导致的假性肥大。

总之，神经肌肉超声在肌病的评估中有一定的作用，可以作为肌病的筛查工具，观察肌纤维本身和间质病变的类型和严重程度，对于帮助选择肌活检部位也有一定的价值，但肌肉超声敏感性较低，难以识别细微的肌肉病变。在各种遗传性肌病或肌营养不良，如果临床受累轻微，肌肉超声的异常程度也非常轻微，难以和正常的老化鉴别。因此，在许多病变，神经肌肉超声可以作为电生理检查的有力补充，但并不能替代电生理检查。

表 19-2 Heckmatt 肌肉超声病变严重程度评分表

Ⅰ级	正常	肌肉呈明显的低回声，骨骼回声清晰
Ⅱ级	轻微异常	肌肉回声略有增强，骨骼回声基本正常
Ⅲ级	中度异常	肌肉回声中等程度增强，骨骼回声减弱
Ⅳ级	明显异常	肌肉回声明显增强，骨骼回声完全消失

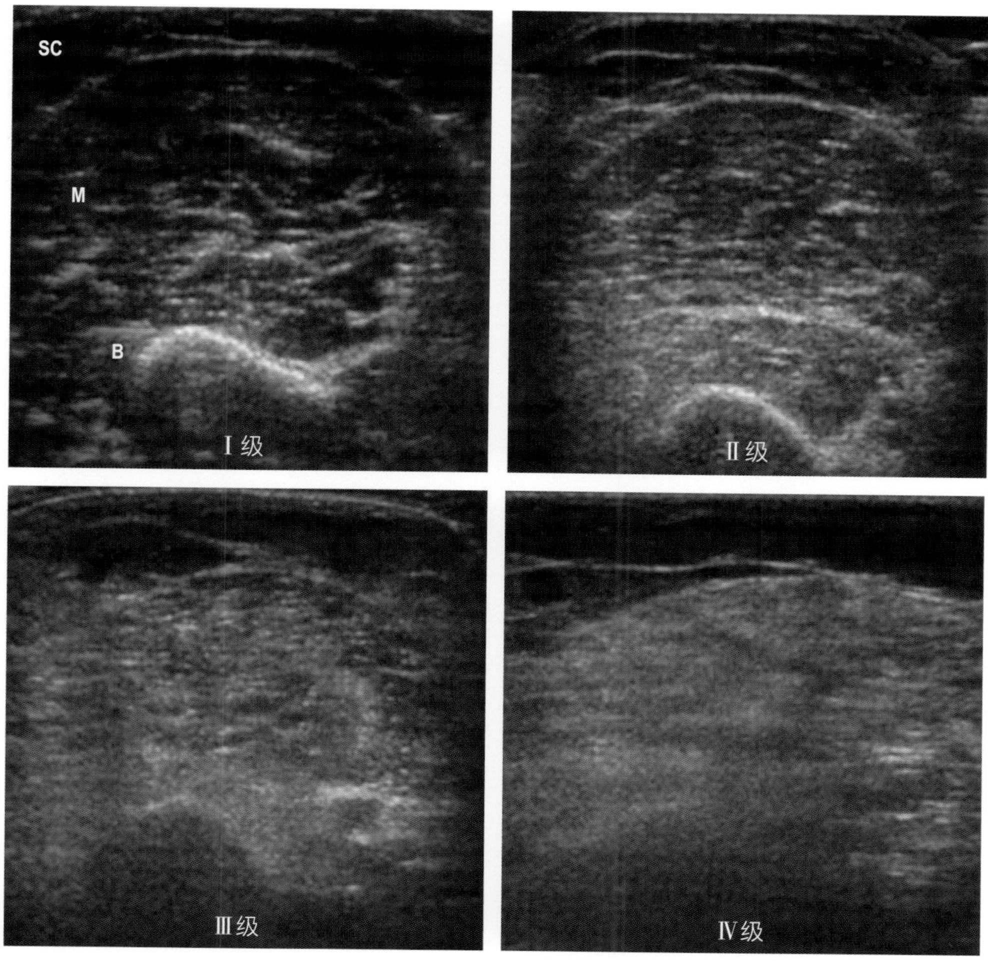

▲ 图 19-9　采用 **Heckmatt** 肌肉超声分级对肌病进行评估

肱二头肌和肱肌肌肉组织正常超声表现（Ⅰ级），可见肌肉（M）呈明显的低回声，其上缘为皮下脂肪（SC），骨回声清晰可见（B）。Ⅱ级可见肱二头肌和肱肌内肌肉回声略有增强，骨骼回声基本正常。Ⅲ级表现为肌肉回声中等程度增强，骨骼回声减弱。Ⅳ级表现为肌肉回声明显增强，骨骼回声完全消失［引自 Zaidman CM, Malkus EC, Siener C, Florence J, Pestronk A, Al-Lozi M. Qualitative and quantitative skeletal muscle ultrasound in late-onset acid maltase deficiency. Muscle Nerve. 2011 Sep;44(3):418–423.］

第八篇

临床疾病

Clinical Disorders

第一部分　常见的单神经病
Common Mononeuropathies

第 20 章　腕部正中神经病变
Median Neuropathy at the Wrist

贾志荣　刘　雁　译　　张哲成　校

腕部正中神经卡压是最常见的卡压性神经病，也是建议进行电诊断最常见原因之一。几乎所有的患者正中神经卡压部位发生在腕管内，导致一系列的症状和体征，称为腕管综合征（carpal tunnel syndrome，CTS）。C_6～C_7 神经根，或更少见的臂丛和正中神经近端的病变，特别是早期或轻度病例，可能在临床上易与腕部正中神经病相混淆。

对于肌电图检查者来说，熟悉与 CTS 相关的各种神经传导和肌电图特点是非常重要的。长期以来，人们一直认为，CTS 患者临床症状或体征的严重程度及发生频率与神经传导检测的异常可能并不相关。例如，有时会遇见这样的患者，临床症状轻微或者没有被注意到，但是查体会发现明显的体征（如感觉缺失、大鱼际肌萎缩），神经传导和针电极肌电图检查也提示有严重轴索损伤。另一方面，有些患者，临床病史明显地提示为 CTS，但在神经系统查体或正中神经常规运动感觉 NCS 中却很少或没有异常。对于早期或者电生理检测轻度异常的 CTS 患者，需要进行另外更敏感的神经传导，以证实正中神经腕部传导减慢。合理地运用各种电生理检查技术进行正中神经检查，通常可以明确诊断，并可以排除神经根、正中神经近端或臂丛的病变。此外，神经肌肉超声是神经传导在 CTS 诊断中特别有用的辅助手段，本章稍后将对此进行讨论。

一、解剖

从临床和电生理方面来讲，掌握正中神经的解剖结构，是鉴别正中神经腕部卡压与正中神经近端、臂丛和颈神经根病变的第一步。正中神经由臂丛的内侧束和外侧束汇合而成（图 20–1 和表 20–1）。外

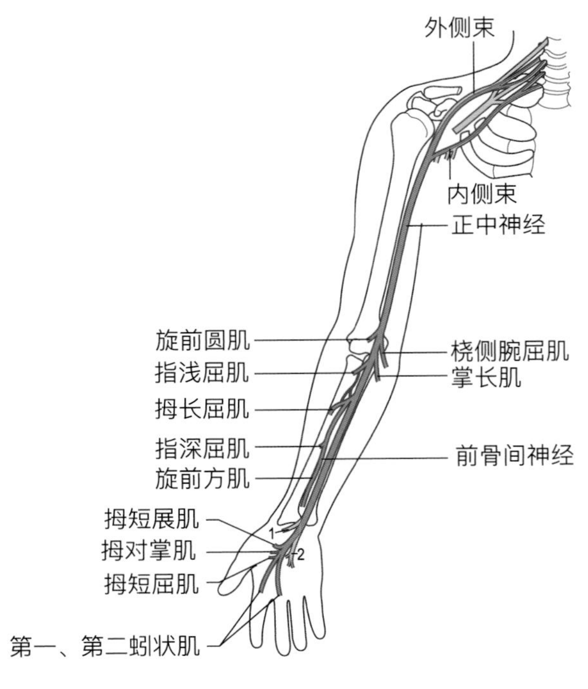

▲ **图 20–1　正中神经解剖**

正中神经起源于臂丛内侧束和外侧束。运动神经支配前臂肌及大鱼际肌。感觉神经分别由支配大鱼际的掌皮支（1），支配桡侧三个半手指的多个指神经感觉支（2）组成（经许可转载，改编自 Haymaker W, Woodhall B. *Peripheral Nerve Injuries*. Philadelphia: WB Saunders; 1953.）

侧束由 C_6～C_7 神经纤维组成，发出的正中感觉纤维负责支配大鱼际、拇指、示指、中指的感觉，运动纤维支配前臂近端正中神经支配肌的运动。内侧束由 C_8～T_1 神经纤维组成，负责支配前臂远端、手部的正中神经支配肌的运动及第 4 指桡侧半的感觉。

正中神经在上臂段下行时不发出任何肌支。在肘窝水平，正中神经在肱动脉内侧与其伴行。当正中神经进入前臂时，于旋前圆肌的两个头之间，然后发出肌支支配旋前圆肌、桡侧腕屈肌、指浅屈肌，个别情况下，还支配掌长肌。正中神经在前臂近端发出前骨间神经，支配拇长屈肌、指深屈肌（flexor digitorum profundus，FDP）外侧头至示指和中指，并支配旋前方肌。临床上，前骨间神经不包括任何皮肤感觉纤维，被认为是纯运动神经。然而，前骨间神经包括深感觉纤维，支配腕关节和骨间膜。

正中神经在紧邻腕部与腕管的近端，发出正中神经掌皮支，其循行于皮下，支配大鱼际的感觉。随后正中神经穿腕管进入腕部。腕骨构成了腕管的底部和侧面，厚腕横韧带构成顶部（图 20–2）。除正中神经外，另有 9 条屈肌腱也穿行腕管（指深屈肌：4 条肌腱；指浅屈肌：4 条肌腱；拇长屈肌：1 条肌腱）。正中神经在掌部分为运动支和感觉支。运动支自其远端进入掌部，支配第一、第二蚓状肌（1L）、（2L）。除此之外，另发出一根鱼际运动返支。该支折返后（故称返支）支配大部分大鱼际肌，包括拇对掌肌、拇短展肌、拇短屈肌浅头。正中神经的感觉纤维穿过腕管，支配拇指内侧、示指、中指、第 4 指桡侧半的皮肤。示指和中指分别由两根正中神经的指神经分支（位于外侧和内侧）支配，而拇指和第 4 指各仅由一根正中神经的指神经分支支配（图 20–3）。

二、临床表现

CTS 患者的临床症状与体征表现多样（表 20–2），女性更易受累。尽管临床和电生理检查腕管综合征

表 20–1　正中神经支配

	正中神经分支	束	干	根
肌肉				
旋前圆肌	（正中神经主干）	外侧束	上干 / 中干	C_6～C_7
桡侧腕屈肌	（正中神经主干）	外侧束	上干 / 中干	C_6～C_7
指浅屈肌	（正中神经主干）	外侧束 / 内侧束	中干 / 下干	C_7～C_8
指深屈肌（2、3）	前骨间神经	外侧束 / 内侧束	中干 / 下干	C_7～C_8
拇长屈肌	前骨间神经	外侧束 / 内侧束	中干 / 下干	C_7～C_8～T_1
旋前方肌	前骨间神经	外侧束 / 内侧束	中干 / 下干	C_7～C_8～T_1
拇短展肌	鱼际返支	内侧束	下干	C_8～T_1
拇对掌肌	鱼际返支	内侧束	下干	C_8～T_1
拇短屈肌（浅头）	鱼际返支	内侧束	下干	C_8～T_1
感觉分布				
大鱼际	掌皮支	外侧束	上干	C_6
拇指内侧	指神经分支	外侧束	上干	C_6
示指	指神经分支	外侧束	上干 / 中干	C_6～C_7
中指	指神经分支	外侧束	中干	C_7
第 4 指桡侧半	指神经分支	外侧束 / 内侧束	中干 / 下干	C_7～C_8

多见于双侧，但优势手受累更严重，尤其是在特发性病例中。患者主诉腕及手臂疼痛，伴随手部感觉异常。疼痛可能局限于腕部，也可能放射到前臂、上臂，偶尔放射至肩部，但颈部不会受累。部分患者描述为累及整个上肢的弥漫的、难以定位的疼痛。感觉异常常见于正中神经支配区（拇指内侧、示指、中指和第 4 指桡侧）。尽管许多患者会描述整个手均感觉迟钝，但当直接问及第 5 指是否受累时，大多数患者随后会予以否认。

CTS 的症状通常会因屈腕或伸腕动作诱发，常发生在日常活动中，如开车或持物（电话、书籍、报纸）时。夜间出现感觉异常尤其常见。睡眠时，持续

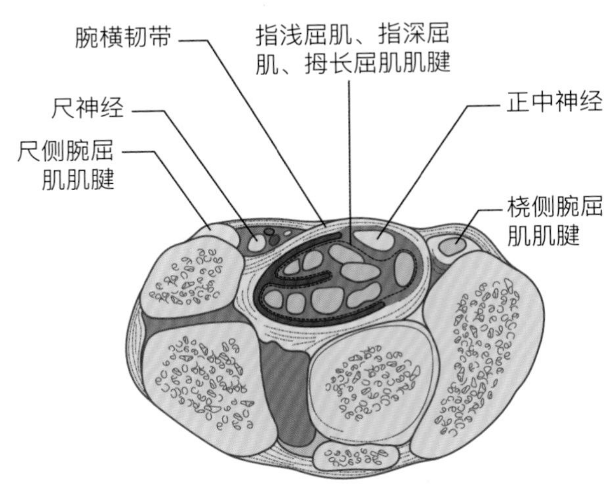

▲ 图 20-2　腕管正中神经解剖

在腕部正中神经连同 9 根屈肌肌腱一起穿行于腕管。腕骨构成了腕管的底部和侧面，厚的腕横腕韧带构成顶部（经许可转载，引自 Pecina MM, Krmpotic-Nemanic J, Markiewitz AD. *Tunnel Syndromes*. Boca Raton, FL: CRC Press; 1991.）

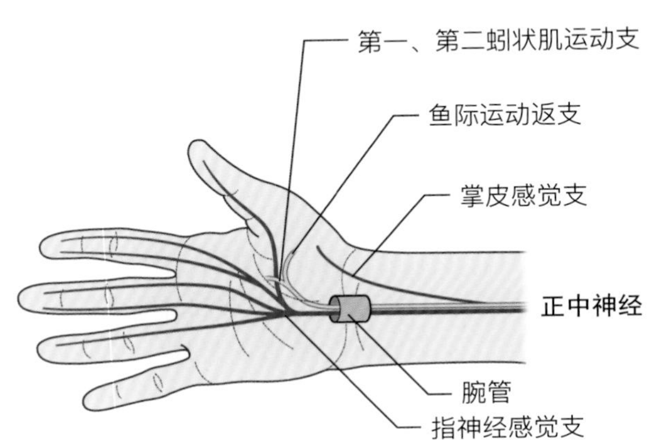

▲ 图 20-3　正中神经的远端运动感觉分支

在腕管近端，正中神经分出掌皮支支配大鱼际的皮肤感觉。在腕管远端，正中神经分出感觉支和运动支。指神经感觉支支配示指、中指，以及部分拇指、第 4 指的感觉。运动纤维支配第一蚓状肌、第二蚓状肌，而鱼际运动返支支配大鱼际的大部分肌肉

表 20-2　临床症状与体征

高度提示腕管综合征	可能的腕管综合征	不符合腕管综合征
夜间因感觉异常而觉醒	手、腕、前臂、上臂和（或）肩部疼痛	颈部疼痛
甩手或者用力拧手		
疼痛 / 感觉异常与开车或静止持物（电话、书本、报纸）有关	自觉五指均有感觉异常	感觉异常自颈肩部向手臂放射
拇指、示指、中指和第 4 指感觉障碍，第 4 指感觉分离	感觉障碍部位不固定，或拇指、示指、中指和（或）第 4 指感觉障碍	鱼际隆起处明显麻木
大鱼际肌力弱或者萎缩	手的灵活度减退	小鱼际肌，拇指屈曲（指间关节），前臂旋前，和（或）屈肘、伸肘无力，肌肉萎缩
Phalen 试验出现症状	正中神经腕部 Tinel 征	肱二头肌 / 肱三头肌腱反射减弱

的腕部屈曲或者背伸会导致腕管内压力增高，神经缺血，继而出现感觉异常。患者常常会从睡眠中惊醒，并甩手、用力拧手或用流动的温水冲手以缓解症状。

大多数患者的感觉纤维首先受累。因此，他们常因疼痛和感觉异常就诊。运动纤维的受累往往见于更严重的患者，表现为拇外展和拇对掌力弱，之后会出现大鱼际肌肉萎缩。有些患者系衬衫扣子、打开罐子、转动门的把手会出现困难。然而，因正中神经运动受累出现明显手功能障碍非常少见。

感觉检查可发现正中神经支配区的感觉减退，故对比第 4 指的桡侧半（正中神经支配）与尺侧半（尺神经支配）感觉是有意义的。CTS 患者大鱼际区的感觉常不受累，因为该区域是由正中神经掌皮支支配，而它在腕管近端分出（图 20–4）。Tinel 征阳性，即叩击腕部的正中神经会出现其支配区手指感觉异常（图 20–5）。Phalen 试验，使腕关节保持被动屈曲位，也会诱发出症状（图 20–6，上图）。Tinel 征和 Phalen 试验的敏感性和特异性在各文献报道中结果不同。半数以上的 CTS 患者 Tinel 征阳性，然而，在健康人群中，Tinel 征也常会出现假阳性。在 CTS 患者中行 Phalen 试验，可在 30s～2min 内诱发出感觉异常。因此，Phalen 试验的敏感性比 Tinel 征高，而且假阳性率低。Phalen 试验更常引起中指和示指的感觉异常。然而，值得注意的是，进行 Phalen 试验时通常伴随肘部弯曲（肘管尺神经病变的诱发试验），因此，这个姿势偶尔也会诱发尺神经支配区感觉异常。

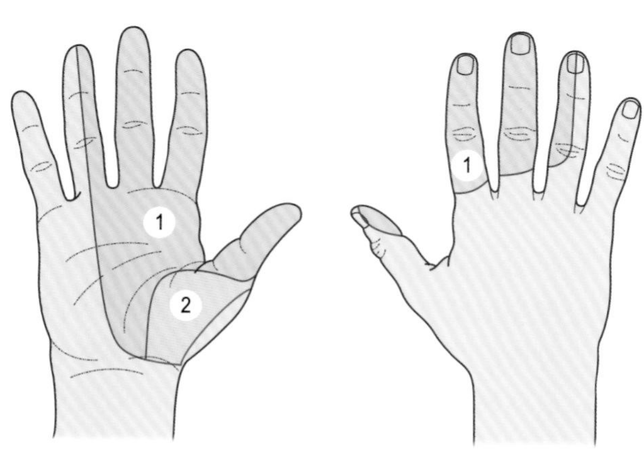

▲ 图 20–4　**典型的正中神经感觉支配区**

正中神经的感觉由掌指感觉支（1）及掌皮感觉支（2）支配。在大多数人中，第 4 指是由正中神经、尺神经共同支配；第 4 指由正中神经或尺神经单独支配的情况极为罕见。因仅有指神经感觉支穿过腕管，导致 CTS 患者出现感觉缺失模式（1）。相反，CTS 患者大鱼际区皮肤感觉正常（2）

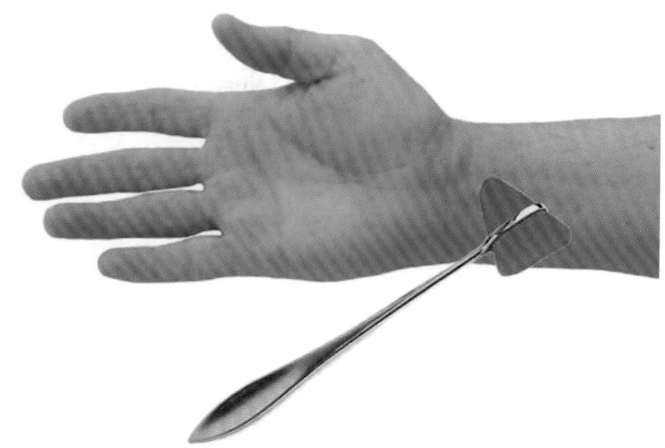

▲ 图 20–5　**腕管综合征的诱发试验：Tinel 征**

Tinel 征是通过叩击腕部正中神经所诱发的。患者报告感觉异常放射至一个或多个正中神经支配手指

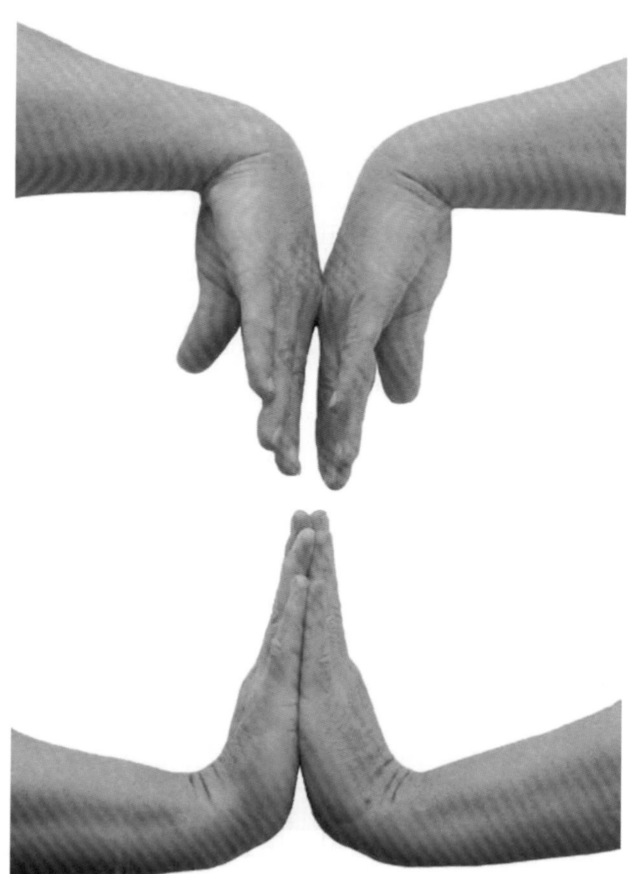

▲ 图 20–6　**腕管综合征诱发试验：Phalen 动作**

Phalen 动作是将手腕置于屈曲姿势（上图）。这个姿势会使腕管内压力增加，诱发 CTS 患者出现感觉异常，并向正中神经支配手指（尤其是中指）放射。如果将手腕置于背伸的姿势（下图），腕管内的压力同样会升高，出现正中神经支配区的感觉异常，有时称其为“反向 Phalen 动作”

运动查体要看看是否出现了鱼际肌萎缩（严重病例）及拇指外展和对掌的肌力（图20–7）。孤立地评价拇短展肌与拇对掌肌（腕管远端正中神经支配肌肉）可能比较困难，因为，拇指外展同时也由拇长展肌（桡神经支配）参与，拇指对掌另由拇短屈肌深头（尺神经支配）与拇长屈肌（前骨间神经支配）联合参与。

必须强调的是，CTS是一个临床诊断。它是正中神经在腕部受压，以及神经传导减慢引发的一系列症状和体征。然而也有患者在NCS时，发现正中神经在腕部传导速度减慢，却无相应的临床症状和体征。这些患者本身不是CTS，也无须直接治疗。此情况多见于有潜在多发性周围神经病的患者，在常见的卡压部位，经常见到神经传导减慢。潜在多发性周围神经病患者，常被发现有多个易卡压部位的神经传导速度减慢，包括腕部的正中神经，肘部的尺神经，腓骨颈部的腓总神经。例如，因轻度酒精中毒或糖尿病引起的多发性周围神经病患者，出现双足麻木、刺痛症状，而NCS却发现正中神经跨腕部有传导速度减慢，但无双手疼痛、感觉异常及无力的症状。根据神经电生理检查结果，此患者可能为潜在的多发性周围神经病叠加腕部正中神经病变，而非腕管综合征。这个区别非常重要，因为对此患者进行夹板固定、封闭或者手术治疗腕管综合征显然是不适宜的。需要再次强调，只有在详细了解临床病史及体格检查的基础上，才能准确合理地解释神经传导和肌电图检查结果。

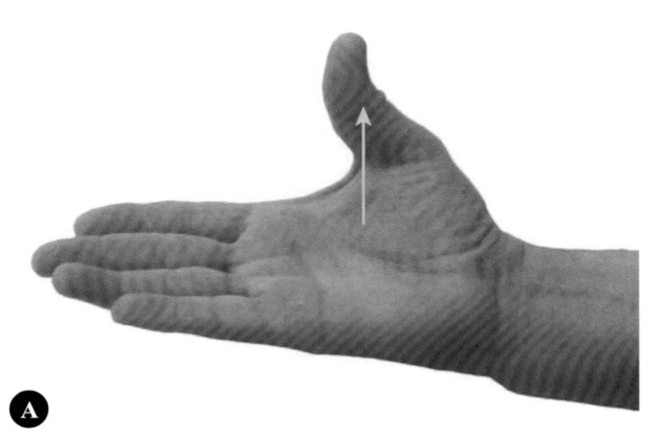

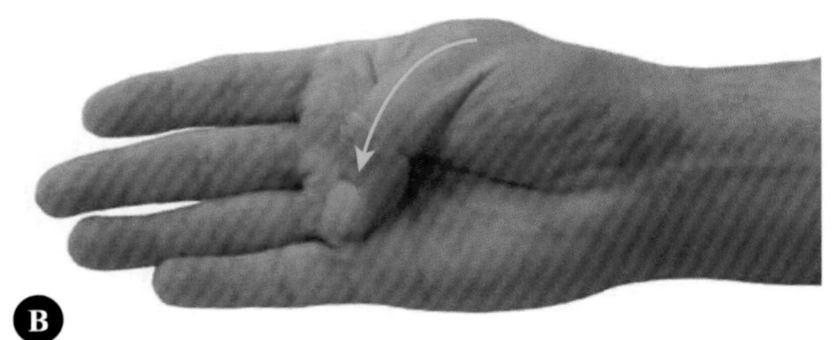

▲ 图 20–7　腕管综合征肌肉测试

较严重的CTS患者可能会出现拇指外展（A）和对掌（B）力弱

三、病因学

已报道的CTS病因有多种（框20–1）。尽管列表很详尽，但大多数病例仍是特发性的。实际上，特发性病例表现出的体征和症状与框20–1中所列其他疾病引起的腕管综合征相同。特发性病例的病因，长期以来被认为是腕横韧带的腱鞘炎，但病理检查通常很少发现炎症的证据。在大多数病例可见到水肿、血管硬化及纤维化，这些发现与结缔组织反复受压相一致。压迫可导致神经缺血和脱髓鞘，严重时，还会导致沃勒变性及轴索丢失，从而引起临床症状。

反复用手部动作的职业或活动，明显地增加了罹患腕管综合征的风险（如打字员、数据录入员、技工和木匠）。除特发性CTS外，框20–1详尽列出最易诱发腕管综合征的疾病：糖尿病、甲状腺功能减退、类风湿关节炎、淀粉样变性和妊娠。提示腕管综合征有基础病存在，而非特发性的一个重要线索是累及非优势手。在特发性CTS病例中，优势手几乎总是受累侧；如果症状累及双侧的，那么优势手比对侧手受累更严重。如果症状在非优势手受累更重，应警惕它不是特发性的腕管综合征，而是有其他潜在病因的CTS。这种情况符合神经肌肉超声的适应证。

四、鉴别诊断

有些周围神经系统或中枢神经系统的病变，均可以导致类似腕管综合征的症状。周围神经病变的鉴别，包括正中神经于肘部、臂丛及颈神经根病变。其中，最容易与CTS混淆的是颈神经根病，特别是C_6或C_7神经根病变，它可以导致手臂疼痛及与腕管综合征相似的感觉异常。颈部疼痛，自颈部向肩部及手臂放射，活动颈部可诱发疼痛，是提示神经根病而非腕管综合征的重要临床线索。体格检查，提示颈神经根病变的要点是C_6～C_7反射异常（肱二头肌、肱桡肌、肱三头肌），近端肌肉肌力减退（尤其

框 20–1　腕管综合征相关的疾病

特发性疾病
- 反复受压
- 职业性

内分泌疾病
- 甲状腺功能减退
- 肢端肥大症
- 糖尿病

结缔组织病
- 类风湿关节炎

肿瘤
- 腱鞘囊肿
- 脂肪瘤
- 纤维脂肪瘤
- 神经鞘瘤
- 神经纤维瘤
- 血管瘤

先天性疾病
- 遗存正中动脉
- 先天性腕管窄小
- 肌肉变异（掌长肌、指浅屈肌）

感染 / 炎症
- 结节病
- 组织细胞浆菌病
- 脓毒症关节炎
- 莱姆病
- 结核
- 腱鞘炎

创伤
- 骨折（特别是 Colles 骨折）
- 出血（包括抗凝）

其他
- 痉挛（持续腕关节屈曲）
- 血液透析
- 淀粉样变性（家族性和获得性）
- 妊娠
- 任何增加水肿或体液总量的情况

屈肘、伸肘、前臂旋前），手掌或前臂感觉异常范围超出了腕管综合征感觉缺失范围。

肘部或臂丛神经病导致的正中神经病变非常少见，尤其是与腕管综合征的发病率相比。然而一旦出现，极易造成临床误诊。提示正中神经近端损伤的重要体征，是大鱼际区感觉障碍和腕管近端正中神经支配肌肉无力，尤其是拇指远端屈曲（拇深屈肌）、前臂旋前（旋前圆肌、旋前方肌）和屈腕（桡侧腕屈肌）。体格检查中，臂丛病变与颈神经根病的异常体征相似，尽管反射异常、力弱、感觉缺失的分布可能更广，常超出一个脊髓节段范围。

至于中枢神经系统疾病，短暂的感觉异常，可能出现在局灶性癫痫发作、偏头痛和短暂性脑缺血发作的患者中，有时会被误诊为 CTS 的症状。

特殊情况下，因怀疑患有 CTS 而转诊到肌电图实验室检查的患者，被发现有丘脑外侧核和内囊小的腔隙性脑梗死，导致手部笨拙和正中神经支配手指的感觉障碍。除了肢体痉挛、腱反射活跃等一些中枢神经系统功能障碍的证据外，主要的鉴别要点是没有疼痛。如果患者没有疼痛症状，而被诊断为腕管综合征，则应该被质疑。

五、电生理评估

疑似 CTS 患者的电生理评估需针对以下几个方面。

1. 证实正中神经跨腕管段存在局部传导减慢或者传导阻滞。

2. 排除正中神经肘部病变。

3. 排除主要累及正中神经纤维的臂丛病变。

4. 排除颈神经根病变，尤其是 C_6 和 C_7 节段。

5. 如果合并多发性周围神经病，确保正中神经腕部传导速度减慢超过单纯由多发性周围神经病引起的程度。

（一）NCS

框 20–2 列出了疑似 CTS 患者的 NCS 方法。CTS 的典型病理生理改变是脱髓鞘，严重者可能继发轴索丢失。在中 – 重度的病例中，电生理诊断通常是非常明确的。常规电生理检查中，腕管处的正中神经脱髓鞘，会导致运动和感觉远端潜伏期的延长。如果脱髓鞘伴传导阻滞或轴索丢失，当刺激腕部正中神经时，远端复合肌肉动作电位和感觉神经动作电位的波幅也会降低。

典型腕管综合征患者，正中神经运动与感觉的远端潜伏期及 F 波最短潜伏期，均会有中度至重度延长。然而，有些存在典型 CTS 临床症状和体征的患者，常规电生理检查却是正常的（10%～25% 的 CTS 患者）。对这些患者，如果不选用更敏感的 NCS 方法，腕管综合征的电生理诊断将会被漏诊。通常将同一只手的正中神经与其他神经进行比较。尺神经是最常用于比较的神经，不常使用桡神经。

常用的正中－尺神经对比检查如下：①正中－尺神经的掌部－腕段混合神经潜伏期对比；②正中－尺神经的腕－第4指感觉潜伏期对比；③正中神经（第二蚓状肌）尺神经（骨间肌）远端运动潜伏期对比。在每一项对比检查中，正中神经和尺神经刺激电极与记录电极之间距离都要相同。这些技术提供了一个良好的内部控制条件，可以使一些已知影响传导时间的变量保持不变，包括距离、温度、年龄和神经直径等。理想情况下，这些对比检查中唯一不同的因素是正中神经穿过腕管而尺神经没有。因此，任何正中神经相对于尺神经的传导减慢，均可

框 20-2　推荐的腕管综合征 NCS 方案

常规检查

1. 正中神经运动传导检查，刺激腕部和肘窝，于拇短展肌记录
2. 尺神经运动传导检查，刺激腕部、肘下和肘上，于小指展肌记录
3. 正中神经和尺神经 F 波
4. 正中神经感觉传导检查，刺激腕部，于示指或中指记录
5. 尺神经感觉传导检查，刺激腕部，于第5指记录
6. 桡神经感觉传导检查，刺激桡骨侧缘，于鼻咽窝记录

如果出现以下情况，高度提示孤立的 CTS

正中神经传导异常，显示跨腕区有明显神经传导减慢（运动和感觉远端潜伏期延长），以及 F 波最短潜伏期延长。如果出现继发轴索丢失或者脱髓鞘导致了腕部出现传导阻滞，正中神经 CMAP 和 SNAP 波幅可能会降低

尺神经运动、感觉传导及 F 波检查正常，并且桡神经感觉传导检查正常（排除臂丛病变或多发性周围神经病），则不需要再行其他神经传导，可进行肌电图检查

若正中神经传导完全正常或可疑，建议进行正中神经－尺神经对比检查，正中神经－桡神经对比检查，或正中神经节段性感觉检查

正中神经－尺神经对比检查

1. 比较正中神经和尺神经掌－腕段混合神经的峰潜伏期；分别在距离腕部正中和尺神经记录电极均为 8cm 的掌部刺激正中和尺神经
2. 比较正中神经－蚓状肌与尺神经－骨间肌运动传导远端潜伏期，刺激腕部正中神经和尺神经，间隔相同距离（8～10cm），记录电极相同，均为第二蚓状肌 / 骨间肌
3. 比较正中神经－尺神经第4指感觉潜伏期，刺激腕部正中神经、尺神经，间隔相同距离（11～13cm），第4指记录

正中神经－桡神经对比检查

1. 比较正中神经－桡神经的拇指感觉潜伏期，分别在腕部刺激正中神经、前臂刺激桡浅神经，间隔相同距离（10～12cm），拇指记录

正中神经节段性感觉检查

1. 分别在腕部及掌部刺激正中神经（掌部－指的距离为腕－指距离的一半），中指记录。计算腕－掌部的传导速度，并与掌部－指的传导速度进行比较

如果上述检查中有两项或两项以上的结果异常，那么有极大的可能性是腕管综合征，接着行肌电图检查。如果上述结果正常，考虑变更诊断，特别是颈神经根病（注意：极少数的 CTS 患者神经传导正常）

其他重要考虑事项

1. 如果合并多发性周围神经病，病例诊断将更富挑战性。问题是：正中神经传导减慢是否与多发性周围神经病的减慢不成比例。多发性周围神经病本身可使运动、感觉神经潜伏期延长。另外，感觉和混合神经电位不能引出的情况并非罕见。此时，掌部混合、第4指和拇指对比检查将无法进行。在这种情况下蚓状肌－骨间肌对比是有效的内部对比检查，因为在多发性周围神经病，这些运动电位将持续存在
2. 罕见情况下，患者合并腕部尺神经病，所有的正中神经－尺神经自身对比检查可能意义不大，因为正中神经、尺神经潜伏期均会有延长。在这种情况下，正中神经－桡神经自身对比检查、正中神经节段性感觉检查将最有价值
3. 若合并肘部尺神经病变（并非罕见），尺神经混合或者感觉反应可能消失，掌部混合神经和第4指检查可能无法进行。在这种情况下，正中神经－桡神经自身对比检查、正中神经节段性感觉检查或者蚓状肌－骨间肌对比检查将最有价值
4. 如果正中神经运动或感觉传导远端诱发电位波幅降低，这将提示轴索丢失或远端传导阻滞。唯一鉴别这两种情况的方法是掌部刺激正中神经与腕部刺激获得电位的波幅进行对比。不论感觉传导掌部－腕比值>1.6，还是运动传导波幅比值大于 1.2 均提示传导阻滞

归因于正中神经通过腕管时的传导减慢。与常规的运动与感觉传导检查相比，使用这些更敏感的诊断技术，诊断率可从 75% 提高到 95%。

对于这些敏感的正中 – 尺神经对比检查，如果正中神经与尺神经潜伏期出现微小差异（通常 0.4～0.5ms），即为异常。因此，必须严格注意所有技术因素，尤其是距离测量、刺激伪迹、超强刺激和电极位置，以获得可靠和可重复性的数据。另外，必须避免超强刺激，以防无意地将刺激扩展到相邻神经。在章节后续部分阐述的三项检查中，超强刺激无意间将电流扩展到相邻神经，产生了看起来完全正常的波形，却掩盖了正中神经与尺神经电位的真正潜伏期差异。

1. 正中 – 尺神经对比检查

(1) 正中 – 尺神经掌部至腕混合神经检查：这项技术主要采用了对混合神经电位的测量。混合神经电位包括了运动与感觉纤维。而混合神经中的感觉纤维又包括两部分，分别为可通过常规感觉检查的皮肤感觉纤维以及不能通过常规感觉检查的肌肉感觉纤维。这一点非常重要，因为肌肉感觉纤维包括来自肌梭的Ⅰα类传入纤维，它是直径最大且传导最快的纤维，所以髓鞘数量最多。这些纤维极易脱髓鞘，而脱髓鞘是腕管综合征的主要病理改变。同时，混合 NCS 主要采用了 8cm 这样很短距离进行测量分析。因为在如此短的距离内，多数的传导时间是涵盖在病变区域内的。即使仅有很短的一段正常神经被包括在内，也可能会稀释跨域腕管处的传导减慢。

这项检查主要是通过对比在掌部刺激正中神经，于腕部正中神经记录，和在掌部刺激尺神经，于腕部尺神经记录所获得的电位（图 20–8）。每条神经均在距离各自记录电极 8cm 的掌部进行超强刺激。正中神经掌部刺激点，位于腕部中间正中神经与示指中指指蹼的连线上，尺神经掌部刺激点位于腕部内侧（尺侧腕屈肌肌腱外侧）尺神经与第 4 指、第 5 指指蹼的连线上。获得每条神经的超强反应，即可以计算出起始潜伏期或峰潜伏期的差值。

(2) 正中神经 – 尺神经第 4 指感觉潜伏期：正中神经 – 尺神经第 4 指的感觉潜伏期的对比是基于大多数人第 4 指的感觉由两种神经支配，外侧由正中神经支配，内侧由尺神经支配（图 20–9）。因此，若采用相同的距离，各神经的潜伏期则能直接进行比较。逆向检查法是在腕部刺激正中神经与尺神经，环状记录电极放置在第 4 指（G_1 放置在掌指关节处，G_2 放置在远节指间关节处），两个神经必须使用相同的距离（11～13cm）。获得超强反应后，记录正中神经与尺神经起始或峰潜伏期差值。此检查亦可采用顺

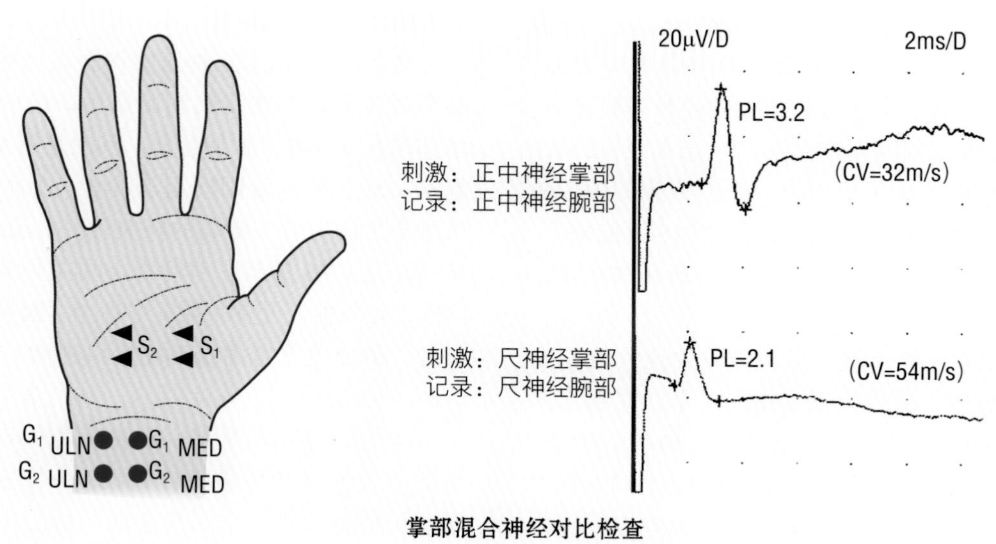

▲ **图 20–8　掌部混合神经对比检查**

在保证刺激点与记录点两者间距相同检查情况下，比较跨掌部的正中混合神经潜伏期和相邻的尺混合神经潜伏期。左图，G_1. 活动记录电极；G_2. 参考记录电极；S_1. 正中神经刺激点；S_2. 尺神经刺激点。在正常人，两者潜伏期无显著差异。右图，腕管综合征中，正中神经掌部峰潜伏期（PL）的绝对值（＞2.2ms）和与尺神经掌部峰潜伏期的相对差值（差值≥0.4ms）均延长。CV. 传导速度

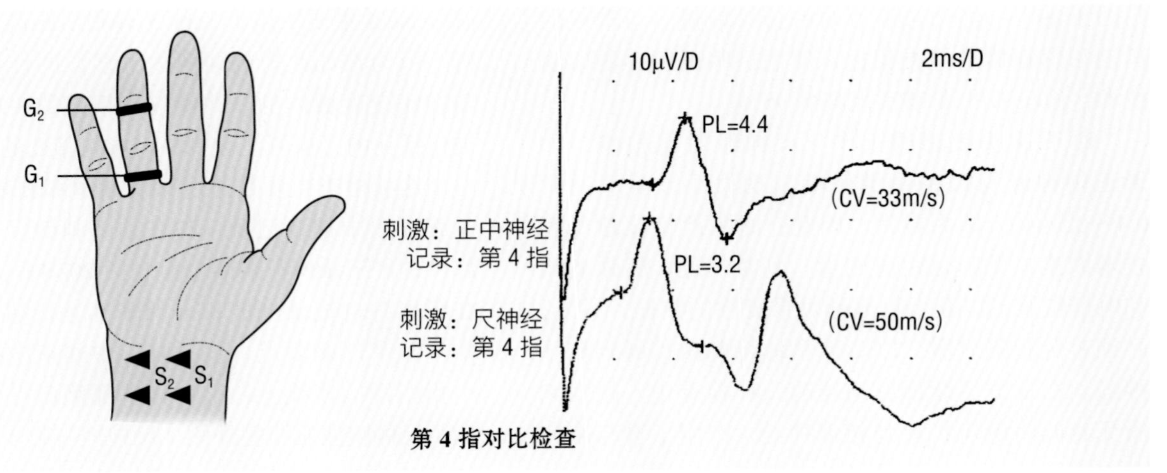

▲ 图 20–9　第 4 指对比检查

这项检查中，第 4 指记录的正中神经与尺神经感觉潜伏期进行比较，刺激部位与记录部位之间采用相同的距离。左图，G_1. 活动记录电极；G_2. 参考记录电极；S_1. 正中神经刺激点；S_2. 尺神经刺激点。在解剖中，大多数人第 4 指的感觉是分开支配的，一侧为正中神经，另一侧为尺神经。在正常人中，两者潜伏期无明显差异。右图，CTS 中，正中神经感觉峰潜伏期（PL）在绝对意义上（＞3.5ms）及与尺神经感觉峰潜伏期相比（差值≥0.5ms）均延长

向法，在第 4 指的环状电极处（位置同上）进行刺激，分别于腕部的正中神经与尺神经相同距离处进行记录。我们不推荐后者，因为第 4 指顺向法无法避免正中神经和尺神经被共同刺激，邻近神经扩散过来的电位可能会影响在腕部记录的 SNAP。

(3) 正中神经第二蚓状肌 – 尺神经骨间肌远端运动潜伏期：比较第二蚓状肌（2L）与骨间肌远端运动潜伏期的检查，主要依据以下两点：①运动纤维容易被记录，并且对卡压的耐受较感觉神经更强；②正中神经第二蚓状肌正好位于尺神经骨间肌之上。在一些广泛多发性周围神经病伴 CTS 患者中，SNAP 和混合神经电位可能无法引出。在严重病例中，在拇短展肌记录的常规正中神经传导 CMAP 可能缺失，但支配第二蚓状肌及尺骨骨间肌的运动纤维 CMAP 仍存在。

将作用电极（G_1）置于第三掌骨中点外侧稍远处，参考电极置于示指的近端指间关节，在腕部分别刺激正中神经与尺神经，可轻松记录到正中神经 – 第二蚓状肌和尺神经 – 骨间肌的 CMAP（图 20–10）。当活动作用电极被置于第二蚓状肌的运动点时，在腕部刺激正中神经可引出上升速度最快且首次偏转为负向的波形。由于第二蚓状肌不能被看到或触诊的，为确保电极放置在最佳位置，需轻微移动作用电极。在一些病例中（尤其是年轻患者），若提高记录电位的灵敏度，第二蚓状肌 CMAP 前可见一个小的混合神经电位，这是正常现象。当这个小的混合神经电位出现时，应在第二蚓状肌的 CMAP 起始处测量潜伏期，而不是在混合神经电位的起始处。保持记录电极位置不动，在腕部相同距离处对尺神经进行超强刺激，易引出位于下方的尺神经 – 骨间肌的 CMAP。尺神经的 CMAP 通常较正中神经的 CMAP 大。要比较远端潜伏期之间的差异，则必须采用相同的距离（8～10cm）。

表 20–3 列出了三种正中神经 – 尺神经对比检查结果的正常值。在我们实验室中，最敏感的检查是掌部混合神经峰潜伏期差值，其次是第 4 指感觉检查和第二蚓状肌 – 骨间肌运动检查。然而，这三项检查结果之间有着非常高的相关性。一项对比研究中，所有轻度 CTS 患者三项检查中两项异常的比例约为 97%。如果患者仅有一项正中神经 – 尺神经对比检查异常，就要慎重考虑是否能给出确诊 CTS 的电生理诊断（见第 9 章）。

(4) 腕 – 掌部与掌部 – 指的感觉传导速度比较（跨腕的节段性感觉传导检查）：另一项极其敏感的自身比较检查为腕 – 掌部与掌部 – 指的感觉传导速度对比（跨腕的节段性感觉传导检查）。此检查在技术上比之前列出的检查更具有挑战性，但诊断 CTS 的灵敏度更高。该检查比较了正中神经在两个相同距离的节段中的感觉传导速度：腕至掌部节段以及掌部至指节段。首选较长的中指进行记录，记录电极

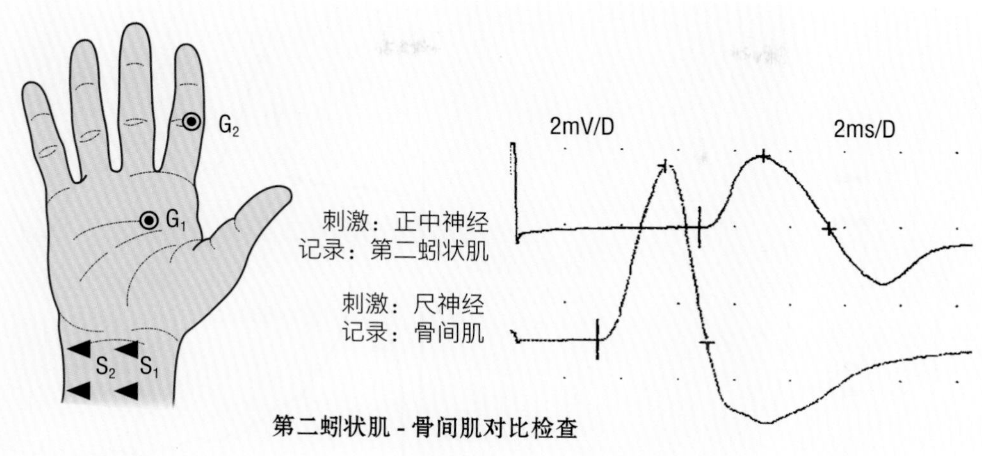

▲ 图 20–10 第二蚓状肌 – 骨间肌对比检查

此检查中，第二蚓状肌记录的正中神经运动潜伏期与骨间肌记录到的尺神经运动潜伏期进行了比较，两者刺激点和记录点间距离相同。左图，G_1. 活动记录电极；G_2. 参考记录电极；S_1. 正中神经刺激点；S_2. 尺神经刺激点。在解剖中，第二蚓状肌（正中神经支配）位于骨间肌（尺神经支配）之上。在正常人中，两者潜伏期无明显差异。右图，在 CTS 患者，正中神经运动潜伏期较尺神经运动潜伏期延长。此时潜伏期差值大约为 2ms。只要差值≥0.5ms 即为异常。不论是患者组还是健康对照组，蚓状肌的 CMAP 与骨间肌的 CMAP 相比，通常形态不同且波幅更低

表 20–3 正中神经 – 尺神经对比检查

检 查	神 经	刺 激	刺 激	距离 /cm	显著差值 /ms
掌部混合神经	正中神经	正中神经掌部	正中神经腕部	8	≥0.4
	尺神经	尺神经掌部	正中神经掌部	8	
第 4 指感觉神经	正中神经	正中神经腕部	第 4 指	11～13[a]	≥0.5
	尺神经	尺神经腕部	第 4 指	11～13	
蚓状肌 – 骨间肌	正中神经	正中神经腕部	第三掌骨中点外侧（第二蚓状肌和骨间肌之上）	8～10[a]	≥0.5
	尺神经	尺神经腕部	第三掌骨中点外侧（第二蚓状肌和骨间肌之上）	8～10	

a. 正中神经与尺神经的刺激距离必须相同

（G_1、G_2）分别放置在近端和远端指间关节处。G_1 放置于近端指间关节而非掌指关节，可增加其与刺激点之间的距离（刺激伪迹更小）。在腕部刺激正中神经，刺激点与 G_1 距离固定。在腕 – 指距离的中点（位于掌部）刺激正中神经，环状记录电极位置不变（图 20–11）。如果肌电图机可自动计算腕 – 掌部和掌部 – 指传导速度，则距离可不固定。如果不能，使掌部 – 指的距离为腕 – 指的一半（如 7cm 和 14cm）可极度简化计算的数学公式。此时腕 – 掌部的传导速度可通过计算掌部 – 指的传导速度乘以腕 – 指的传导速度，然后除以掌部 – 指传导速度的 2 倍再减去腕 – 指的传导速度得出（图 20–12）。在正常人中，腕 – 掌部节段传导速度（即跨腕管节段）大于或等于远端段（掌部 – 指）。因为近端神经直径更大，温度更高，故其传导速度快于远端。而 CTS 患者近端传导速度较远端更慢。一般来说，速度减慢超过 10m/s 则为异常。

2. 其他有用的检查

(1) 跨腕段寸步法与掌部刺激：Kimura 及后人描述了另一项可以确诊腕管综合征的检查，即正中神

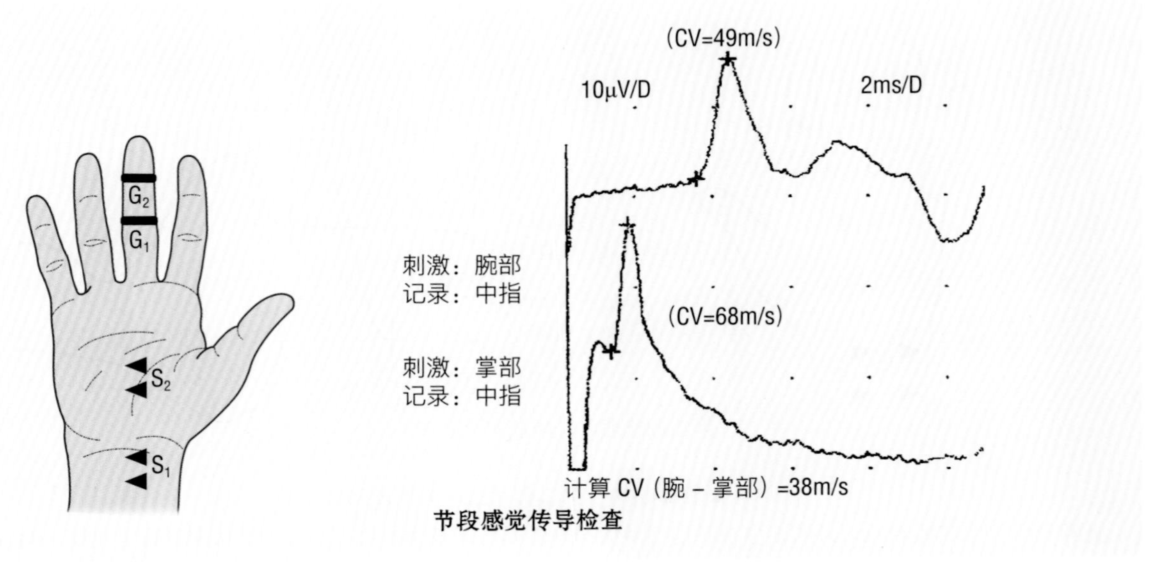

▲ 图 20–11　跨腕的节段性感觉传导检查

此检查可得腕 – 指和掌部 – 指部分的感觉传导速度（CV），便可算出腕 – 掌部的感觉传导速度（图 20–12）。左图，在固定距离处刺激腕部正中神经，并在其一半距离处的掌部再次刺激正中神经，使用环状电极在中指记感觉神经动作电位 SNAP。G_1. 活动记录电极；G_2. 参考记录电极；S_1. 正中神经腕部刺激点；S_2. 正中神经掌部刺激点。将记录电极置于中指稍远端，以减少掌部的刺激伪迹。右图，在 CTS 患者中，计算出的腕 – 掌部段传导速度（38m/s）比掌部 – 指段传导速度（68m/s）慢。减速超过 10m/s 则为异常

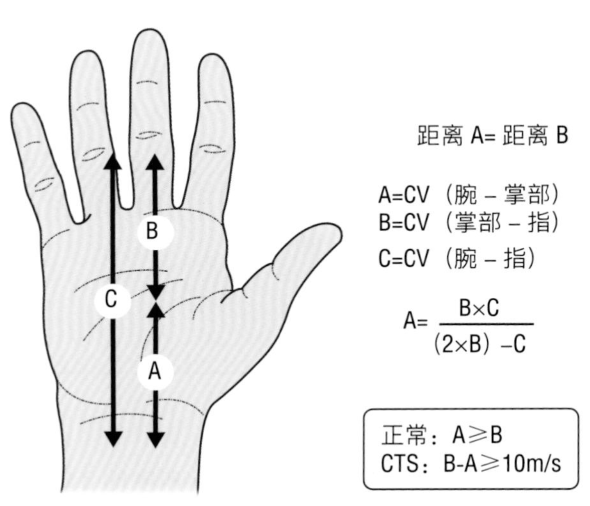

▲ 图 20–12　节段性感觉检查腕 – 掌部传导速度的计算

对于正中神经的皮肤感觉纤维，无法直接在腕部刺激并在掌部记录相应电位。但腕 – 指及掌部 – 指的传导速度可直接测量，并可计算出腕 – 掌部传导速度（CV）。如果掌部 – 指的距离是腕部 – 指的一半，计算就会简化。在正常神经中，近端段神经直径更大，温度更高，故近端段传导速度大于或等于远端段传导速度（见第 8 章），在 CTS 患者中，腕 – 掌段传导速度（跨腕管）比掌部 – 指段传导速度更慢。速度减慢≥10m/s 视为异常

CTS. 腕管综合征

经跨腕管段的节段性刺激（“寸步法”）（图 20–13）。正中神经的 CMAP 可在拇短展肌记录，其感觉神经动作电位（sensory nerve action potential，SNAP）可在中指或示指记录，目标是寻找超过正常值的潜伏期突变或波幅突增。

Kimura 的方法是自腕横纹近端 4cm 处开始刺激，直到腕横纹远端 6cm，每 1 厘米刺激一次。距离每增加 1cm，潜伏期通常延长 0.2～0.3ms。任何潜伏期的突然变化均高度提示局灶性脱髓鞘病变。虽然寸步法的优势在于可以提示具体病变部位，但由于在腕横纹远端位置刺激神经较难，故其效用有限。该技术难以记录正中神经 CMAP，因为以 1cm 为间距沿着正中神经鱼际返支刺激运动纤维是相当困难的。此外，在刺激掌部时，通常需要旋转阳极，以避免刺激伪迹过大（图 20–14）。

刺激腕部以及掌部正中神经，比较 CMAP 和 SNAP 的波幅要比测量潜伏期的变化在技术上更简单，并能获得更多的潜在病理生理信息（图 20–15）。腕部和掌部刺激既可行正中神经运动传导检查，又可行感觉传导检查。该方法仅需要单次刺激掌部和腕部，而寸步法则需要以 1cm 为间距进行多点刺激。以下几个技术因素必须考虑到。第一，如前所述，

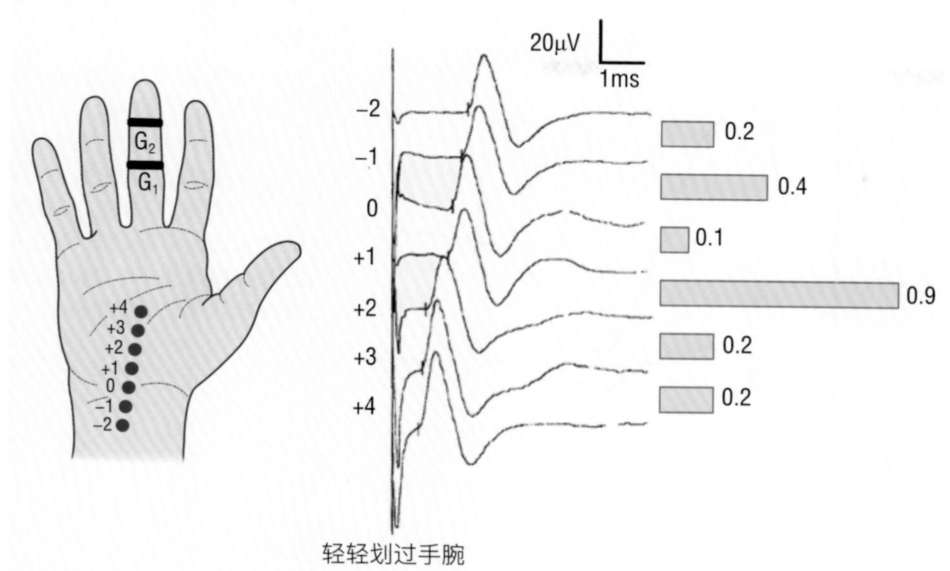

◀ 图 20-13 跨腕部寸步法

左图，自腕横纹近端 2cm 开始直至腕横纹远端 4cm，每隔 1cm 刺激一次正中神经，于中指记录 SNAP。右图，标绘了各刺激点之间的实际波形及潜伏期的相对变化。注意在腕横纹以远的 +1cm 和 +2cm 两点之间，SNAP 潜伏期的突然变化，提示为局部减慢的区域

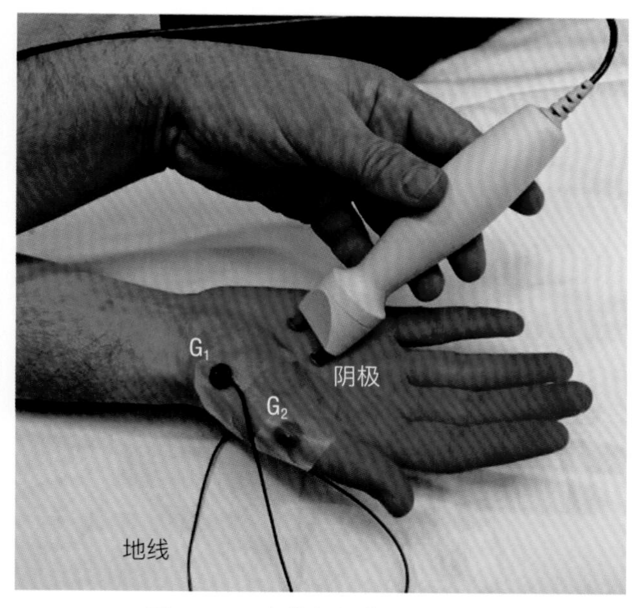

▲ 图 20-14 在掌部刺激鱼际运动返支

在掌部刺激正中神经技术上比较困难。在许多情况下，必须旋转刺激器的阳极以减少刺激伪迹

在运动检查中，由于正中神经鱼际返支解剖位置的影响，为了在掌部刺激其运动支，刺激电极必须放在大鱼际的远侧，并将阳极旋转到远端以防止刺激伪迹过大。第二，在对比腕管近端和远端波幅时，检查者必须知道其正常值范围。近端波幅总会比远端低一些，这是因为近端刺激的时间离散度更大，并且相位抵消更明显。正常的时间离散和位相抵消，对感觉纤维的影响较运动纤维更大。正常的正中神经，远端与近端刺激的 CMAP 比值不超过 1.2，而远端与近端刺激的 SNAP 的比值不超过 1.6。超过该比值则提示可能存在传导阻滞（图 20-16）。该假设要求达到超强刺激，并且不对相邻神经造成共同刺激，同时基线不能被过大的伪迹或噪声干扰而影响对波幅的准确测量。

CTS 病例中，如果腕部刺激得到的 CMAP 或 SNAP 波幅较低，有两种可能的解释：①跨腕管段正中神经脱髓鞘继发传导阻滞，而轴索完好；②有继发的轴索丢失（图 20-17）。比较腕部与掌部刺激得到的波幅，可以容易地分辨这两种可能。举例如下。

	病例 A	病例 B
CMAP（刺激腕部，记录 APB）	2mV	2mV
CMAP（刺激掌部，记录 APB）	6 mV	2mV

两个病例中，在腕部刺激正中神经时，记录的 CMAP 波幅降低（正常值>4.0mV）。但当病例 A 行掌部刺激时，CMAP 的波幅增加 200%，远 – 近端波幅比值是 3.0，提示传导阻滞。而病例 B 的波幅未变，提示波幅减低是轴索丢失引起。

(2) 正中神经 – 桡神经的拇指感觉潜伏期：正中神经 – 桡神经的拇指感觉潜伏期对比检查是基于大多数人拇指的感觉由正中神经与桡神经共同支配的

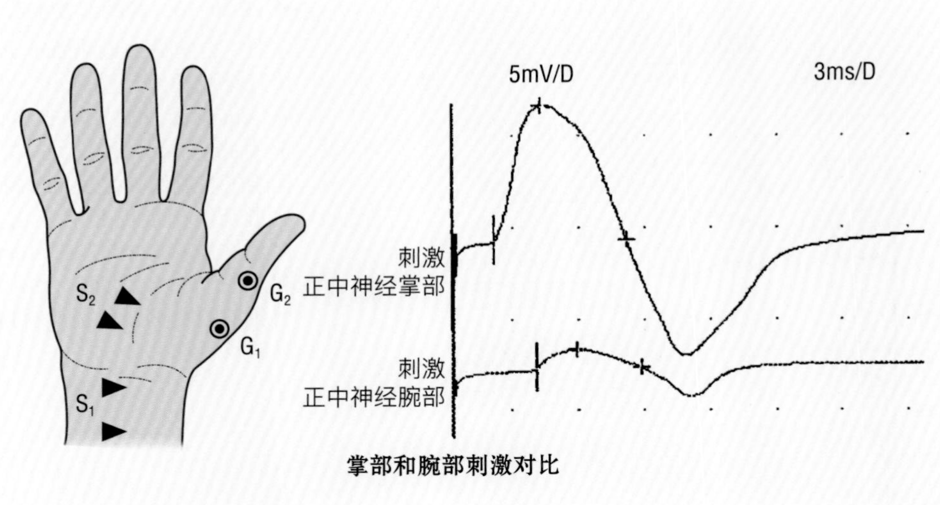

◀ **图 20-15　掌部和腕部刺激对比**

刺激腕部和掌部正中神经，在拇短展肌记录。左图，G_1. 活动记录电极；G_2. 参考记录电极；S_1. 腕部刺激；S_2. 掌部刺激。右图，与腕部刺激相比，掌部刺激所记录的波幅明显更高，提示跨腕段传导阻滞（如脱髓鞘）

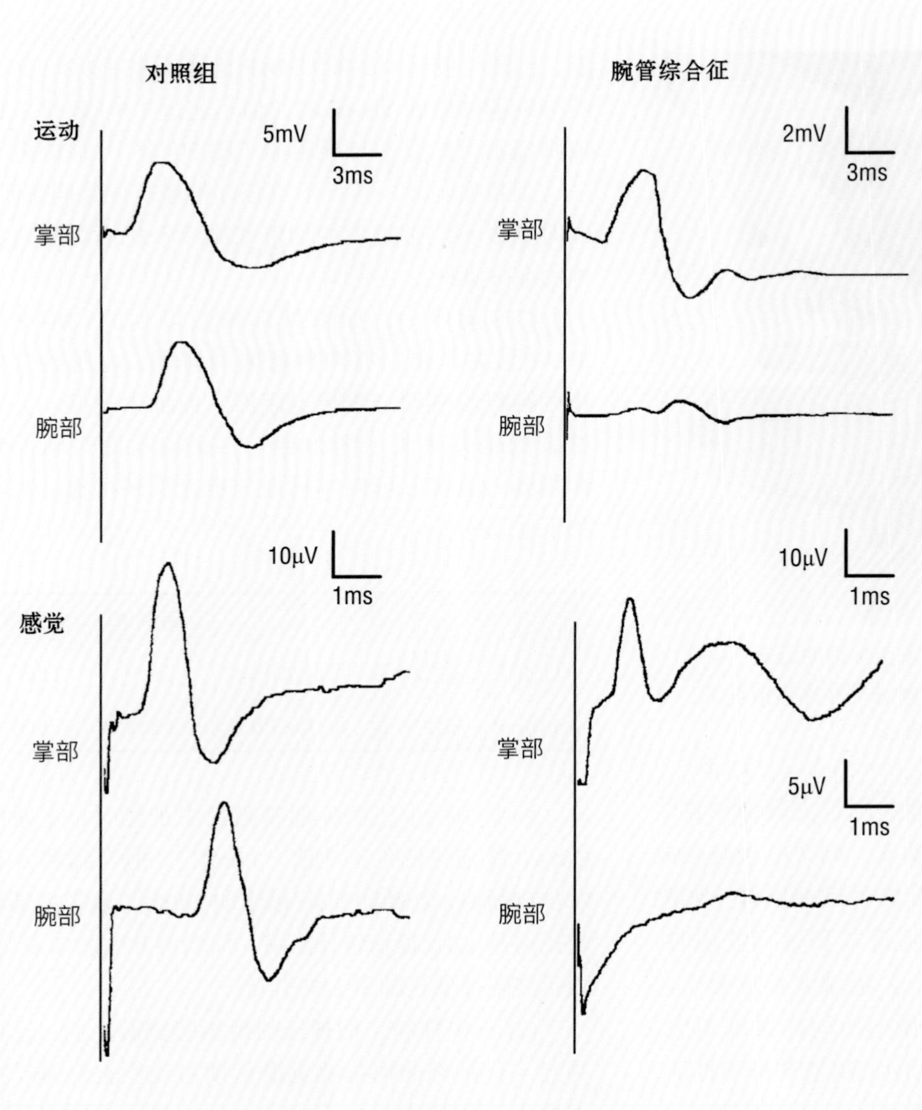

◀ **图 20-16　跨腕管段 CMAP 和 SNAP 波幅的变化**

为了评估跨腕管段可能存在的传导阻滞，可在腕部和掌部刺激正中神经，并记录 CMAP 和 SNAP。在正常人群中，腕部和掌部刺激点之间的波幅仅轻微增高。而 CTS 患者中，腕部和掌部刺激点间的波幅有明显差异，提示传导阻滞。在运动检查中，掌部与腕部波幅正常比值≤1.2，在感觉检查中则≤1.6（经许可转载，改编自 Lesser EA, Venkatesh S, Preston DC, et al. Stimulation distal to the lesion in patients with carpal tunnel syndrome. *Muscle Nerve*. 1995;18:503.）

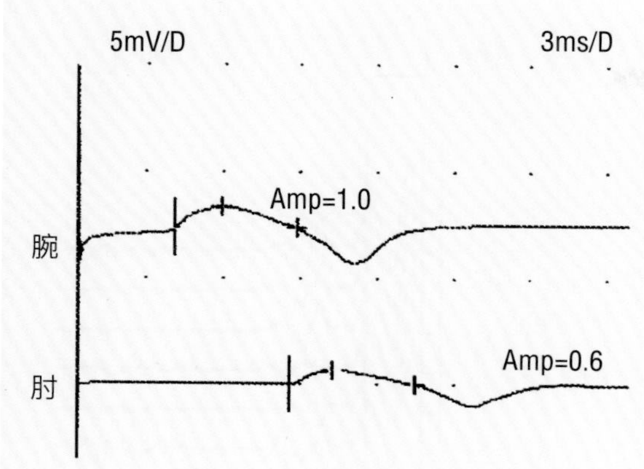

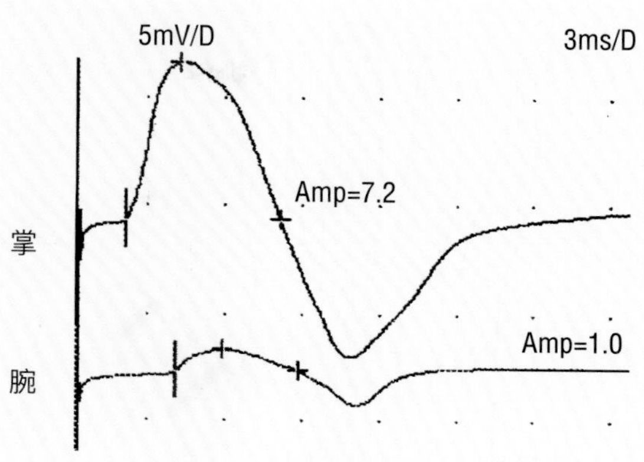

▲ 图 20-17　形似轴索丢失的远端传导阻滞

远端波幅下降往往归因于轴索丢失。但若传导阻滞位于常规远端刺激点以远，会出现类似轴索丢失的表现。这种现象常见于 CTS，其病变部位常位于常规远端刺激点以远。左图，正中神经运动检查，刺激腕部和肘窝。这看起来很像是典型的轴索丢失表现。右图，正中神经运动检查，刺激掌部和腕部。在这个 CTS 患者中，掌部刺激可引出波幅明显更高的 CMAP，提示传导阻滞。鉴别出传导阻滞，不仅可对病变进行定位，也提示了其预后情况较轴索丢失更好。CTS 患者存在传导阻滞的临床线索是拇指外展无力，而拇短展肌的肌容积相对正常（即无肌萎缩），以及正中神经腕部刺激的 CMAP 波幅降低

（图 20-18）。此检查的基本原理与正中神经 - 尺神经指第 4 指感觉检查相同，即在腕部刺激正中神经与桡神经，使用相同的距离，将环状电极置于拇指（G_1 位于掌指关节，G_2 位于指间关节）进行记录。在腕部桡骨外侧缘刺激桡神经，使用相同的距离，在腕部常规位置刺激正中神经。各个刺激部位引出超强反应后，比较两者起始或峰潜伏期。尽管一些实验室常用这项检查，但由于正中神经与其拇指分支成一定角度，距离的测量会存在误差。因此，很难在相同的距离上刺激两个神经，正中神经与桡神经潜伏期差值≥0.5ms 即为异常。

(3) 正中神经 - 尺神经 F 波最短潜伏期：这项检查比较了腕部刺激时正中神经（拇短展肌记录）和尺神经（小指展肌记录）的 F 波最短潜伏期。在正常人中，正中神经的 F 波最短潜伏期比尺神经短 1～2ms。如果相反则考虑为异常（图 20-19）。但这项检查没有特异性，因为 F 波测量的是神经全长的传导，即从记录电极到脊髓。尽管该检查可以确定正中神经存在问题，但不能将病变定位至腕部。因此它通常作为 CTS 的验证性证据，还须结合其他更敏感的检查的异常结果才能做出诊断。

（二）肌电图检查

腕管综合征患者进行肌电图检查，推荐的方法见框 20-3。制定肌电图检查方案的目的是与其他临床诊断进行鉴别（如近端正中神经病、臂丛神经病、C_6～C_7 神经根病）。肌电图检查的关键肌肉是拇短展肌。在轻度或早期 CTS 病例中，拇短展肌往往是正常的。在晚期或严重的 CTS 病例中，肌电图可以呈现继发的轴索丢失，表现为失神经支配和神经再支配。通常，手部肌肉的检查可以使用较小的针电极。因为对患者而言，拇短展肌肌电图检查是疼痛难忍的，所以最好从 C_8～T_1 神经其他支配肌开始检查，如第一背侧骨间肌，然后再检查拇短展肌。一些肌电图医生偏好最后检查拇短展肌，但这样也存在一些潜在问题：患者可能在检查这块关键肌肉之前就已退出检查，特别是那些不能耐受肌电图检查的患者。

如果拇短展肌肌电图检查异常，那么必须再检查近端正中神经支配肌肉，以及至少两块非正中神经支配的 C_8～T_1/ 臂丛下干支配的肌肉。此外，也应检查 C_6～C_7 神经根支配的肌肉以排除颈神经根病。旋前圆肌和桡侧腕屈肌是很好的选择，因为其既是近端正中神经支配肌，又是 C_6～C_7 神经根支配肌。有些肌电图检查者可能不理解，既然远端正中神经支配的手部肌肉均来自 C_8～T_1 神经根，那为什么要检查 C_6～C_7 神经根支配的肌肉？我们须谨记，CTS 的感觉减退（非无力）区域与 C_6～C_7 神经根病非常相似。当然，每个病例是不同的，因此肌电图检查

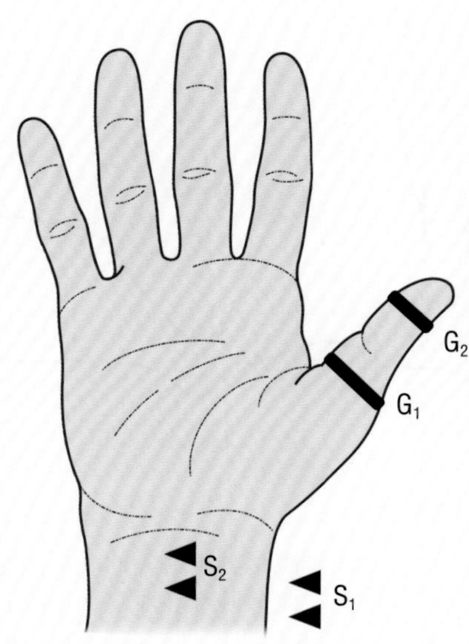

▲ 图 20-18　正中神经 – 桡神经感觉对比检查

大多数人拇指的感觉由桡浅神经和正中神经感觉共同支配。对于疑似 CTS 的患者，可以比较在相同距离下正中神经和桡神经至拇指的感觉潜伏期，观察正中神经的感觉纤维是否传导更慢。只要正中神经与桡神经的潜伏期差值≥0.5ms 即为异常。G_1. 活动记录电极；G_2. 参考记录电极；S_1. 桡神经刺激点；S_2. 正中神经刺激点

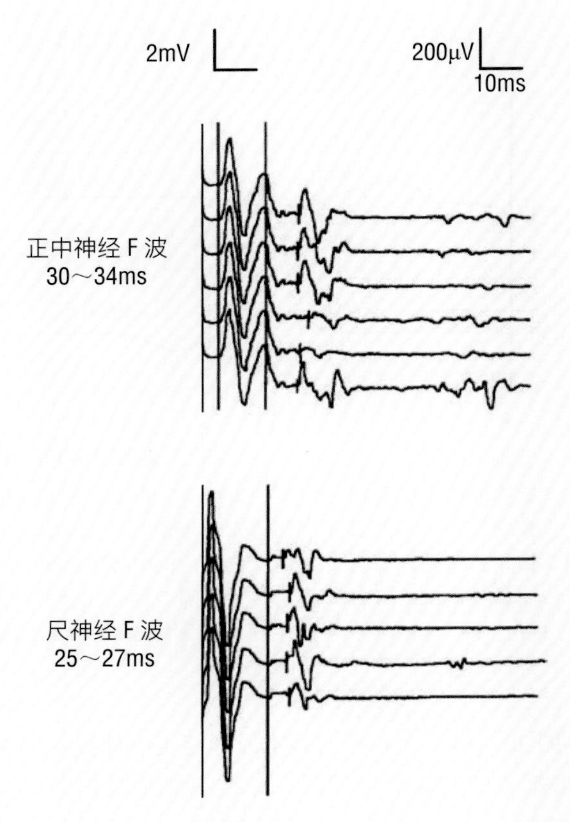

▲ 图 20-19　腕管综合征的反常 F 波

在正常人中，正中神经 F 波的最短潜伏期较尺神经短 1～2ms。而在 CTS 中，正中神经的 F 波潜伏期较尺神经延长，这提供了一个确认正中神经病的有效测量方法

者在整个检查过程中，随着检查的进展，需要根据检查中发现的异常，调整检查项目。

（三）特殊情况：腕管松解术后的电生理检查

腕管松解术后患者进行电生理检查是很常见的。患者可能是近期做完手术，但临床症状没有改善，或者腕管成功解压很长一段时间后症状复发。在一些病例中，患者可能术前未进行电生理检查，以证实腕管综合征的诊断，这将使问题复杂化。因此，每一个肌电图医师都应该了解成功的腕管松解术后神经传导的异常变化包括哪些。通常来说，正中神经的远端感觉和运动潜伏期及波幅都会有所改善，但这可能需要数周到数月的时间。有些检查在手术后 1 年情况仍有持续改善，但也有一些传导减慢会长期存在。根据作者的经验，得出以下结论。

1. 正中神经远端运动潜伏期改善，通常会恢复到“正常”范围。腕管松解术成功后，远端潜伏期不会长期维持在脱髓鞘范围（>正常值上限的 130%）。

2. 正中神经感觉潜伏期改善，通常恢复到“正常”范围。腕管松解术成功后，传导速度不会长期维持在脱髓鞘范围（<正常值下限的 75%）。

3. 正中神经运动波幅改善并恢复到正常范围。

4. 不确定正中神经感觉波幅是否改善。多数会保持在轻度降低或者临界正常值的范围。

5. 敏感的自身对比检查（即掌部混合神经检查，第 4 指检查，拇指检查，蚓状肌 – 骨间肌检查，以及节段性感觉检查）会持续异常，表现为正中神经跨腕段传导速度减慢。

虽然这些发现在腕管松解术后很常见，但其他神经卡压也会有类似的表现。这就引出一个问题：为什么腕管松解术成功后，正中神经传导不能完全恢复到正常？答案涉及正常髓鞘形成、脱髓鞘和髓鞘再生的相关知识（图 20-20）。如第 2 章所述，髓鞘形成过程在子宫内开始，周围神经完全髓鞘化要到 3 岁左右才完成。因此，在 3 岁时，所有髓鞘和结间区均已形成（图 20-20A）。然而，从幼年期到成年期，随着肢体生长变长，会导致结间区长度也变长，而结间区的数量不会改变（图 20-20B）。在

框 20-3　推荐的腕管综合征肌电图检查方案

1. 拇短展肌
2. 至少两块 C_6～C_7 支配肌（如旋前圆肌、桡侧腕屈肌、肱三头肌、伸指总肌）以排除颈段神经根病

如果拇短展肌异常，需要额外检查以下肌肉：

① 至少一块近端正中神经支配肌肉（如桡侧腕屈肌、旋前圆肌、拇长屈肌）以排除近端正中神经病变（注意：旋前圆肌在旋前圆肌综合征中不被影响）

② 至少两块非正中神经支配的臂丛下干/C_8～T_1 支配肌肉（如第一骨间肌、示指固有伸肌）以除排臂丛下干病变、多发性周围神经病，或者 C_8～T_1 神经根病

注意：如果腕管综合征合并了另一种疾病（如多发性周围神经病、神经丛病、神经根病），那么需要更详细的肌电图检查

拇短展肌的检查对于一些患者通常是痛苦和难以忍受的。最好不要首先检查这块肌肉，但也不要留在最后检查，防止患者因为无法忍受整个检查而中途退出

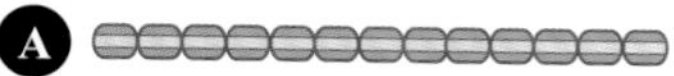
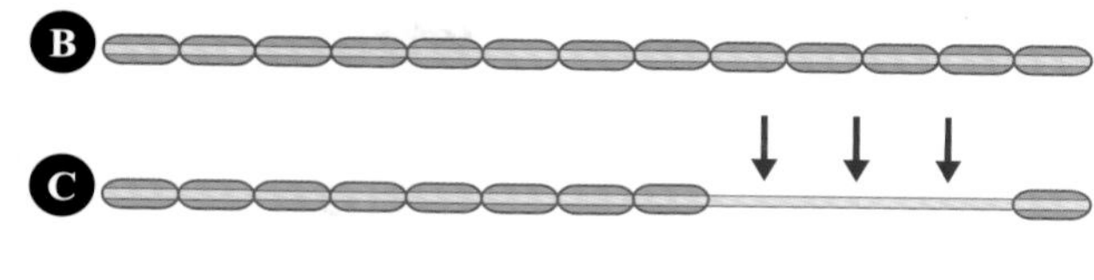

▲ 图 20-20　**脱髓鞘和髓鞘再生后持续"速度减慢"**

A. 髓鞘形成的过程大约在 3 岁时完成；B. 从幼年期到成年期，肢体在变长，但结间区的数量不会改变；C. 脱髓鞘发生在卡压部位（蓝箭）；D. 卡压成功松解后，髓鞘出现再生。但新生成的结间区短，它们之间的距离与幼年期最初形成时保持一致。因此，卡压部位髓鞘再生的过程中产生更多的郎飞结。郎飞结的数目增多，去极化的次数随之增多，去极化总时间也就越长。由于郎飞结数目增加，跨过再次髓鞘化的卡压区域时，传导速度将比正常慢

如 CTS 等卡压性神经病中，在卡压部位发生脱髓鞘，并且该部位的结间区中断（图 20-20C）。当卡压成功解除后，会出现髓鞘再生。但新的结间区较短，而结间区之间的距离与幼年期最初形成时保持一致（图 20-20D）。因此，在卡压部位，髓鞘再生需要更多的郎飞结。当髓鞘再生完成时，神经冲动可以沿神经上传或下行。但请记住，传导时间（及传导速度）完全取决于郎飞结的去极化时间。郎飞结数目越多，去极化的次数就越多，最终去极化总时间延长。因此，由于郎飞结数目的增加，神经冲动跨过再次髓鞘化的卡压区域时，传导速度会低于正常。只要神经出现过脱髓鞘后髓鞘再生，敏感的检查总显示在这个髓鞘再生区传导速度轻度减慢。因此，对于腕管松解术后患者，我们必须谨慎地解释 NCS 中出现的任何轻度"减慢"。

六、超声检查

对所有神经肌肉疾病而言，超声检查在腕部正中神经病变中的应用最为广泛。临床病例已证实，单独使用超声检查不仅能够精准诊断腕部正中神经病，而且能够补充结构信息，这有助于对部分患者做出准确的病因学诊断。

超声能够显示正中神经的短轴，其通常始于腕横纹远端及腕管近端（图 20-21）。在此位点，正中神经可在显示屏中央附近清楚呈现，其下方是指浅屈肌、指深屈肌和拇长屈肌下层肌腱，其约 7 点钟方向是拇长屈肌肌腱，这可通过让患者反复弯曲拇指的简单方式来实现检测。正中神经桡侧是粗大的桡侧腕屈肌肌腱，其与正中神经的形状和大小相近，因此常被误认为正中神经（图 20-22）。然而，神经具有筛网样外观，而肌腱则为高度致密的纤维形态，当移动探头时，显著的非均质性（低回声信号）有助于识别肌腱。正中神经的正上方是腕横韧带（又名屈肌支持带），其在正常状态下极薄，并与肌腱同属于结缔组织，也具有显著的非均质性。屈肌支持带有时呈现为覆盖腕管的非常薄的低回声线（图 20-23）。掌长肌的小肌腱汇入正中神经正上方的屈肌支持带中，它通常可以被探察到，并且向近端追溯时，可在前臂近端看到它的肌腹。

根据表 20-4 的指标评估正中神经，其中最重要且最有效的评估指标是横轴面积。如第 18 章所述，在高回声神经外膜内应用追踪法测量横轴面积。正常的腕部神经横轴面积通常高达 $10mm^2$，11～$12mm^2$ 被视为临界值，大多数实验室认为 $13mm^2$ 或以上为显著异常。

此外，回声强度也是一个重要的评估指标。对于神经卡压性病变，神经通常会增粗，并在邻近压迫点附近呈低回声，主观上将回声强度分为正常回声，轻度、中度及重度低回声。随着神经束的增粗，回声的减弱，正常的束状结构发生改变，所以典型腕部正中神经病变的超声影像在压迫点附近呈现为增

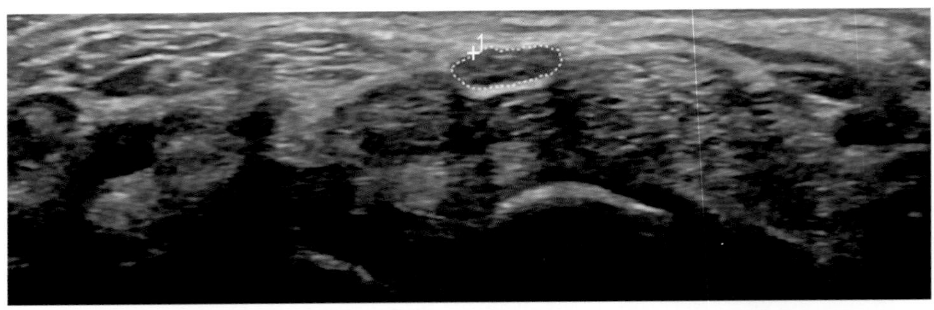

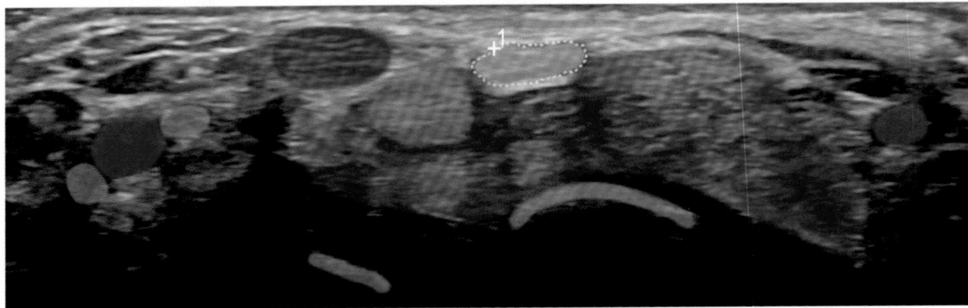

◀ **图 20-21 腕纹远端的正中神经，短轴**

上图，原始图像；下图，彩色关键结构。正中神经位居视野中央（黄色），下面是指浅屈肌和指深屈肌肌腱（紫色），约 7 点钟方向是拇长屈肌肌腱（橘色），正中神经桡侧是桡侧腕屈肌大肌腱（蓝色），在正中神经的正上方，掌长肌的小肌腱汇入屈肌支持带结缔组织中（松绿石色），桡动脉（红色）及其两条伴行静脉（浅蓝）在腕管外侧，尺动脉（红色）在腕管内侧，腕管骨影在肌腱下方（绿色）

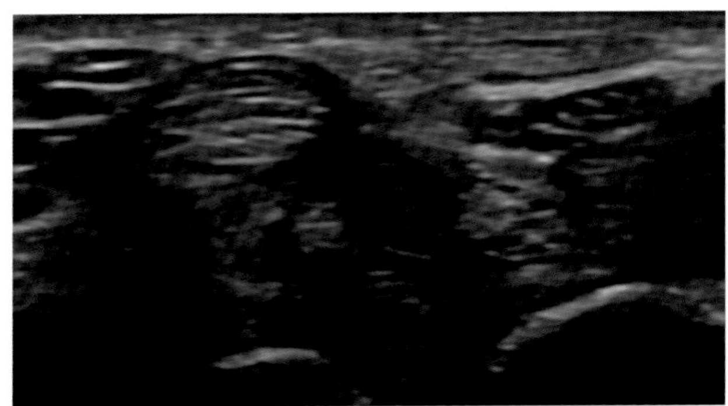

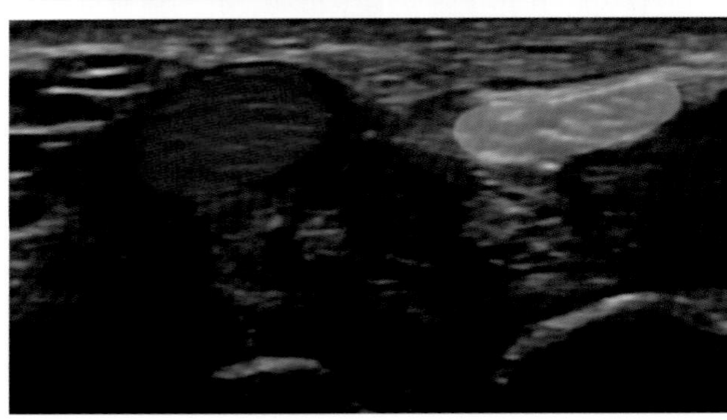

▲ **图 20-22 正中神经和桡侧屈腕肌肌腱，腕部短轴成像**

上图，原始图像；下图，相同图像。肌腱呈蓝色，神经呈黄色，可见正中神经和桡侧屈腕肌肌腱形状及大小相似。然而，神经具有筛网状外观，而肌腱具有高度致密的纤维状外观

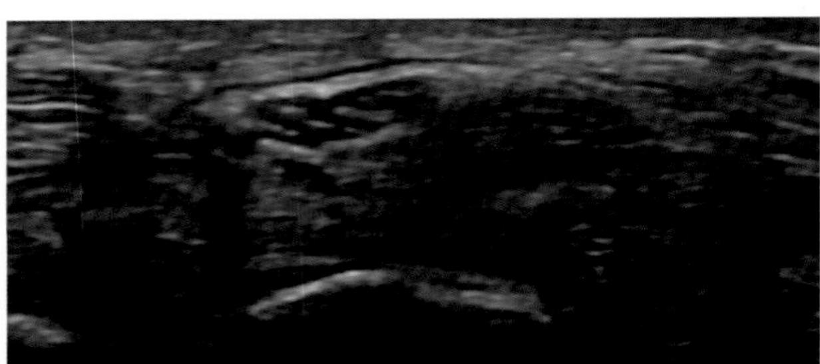

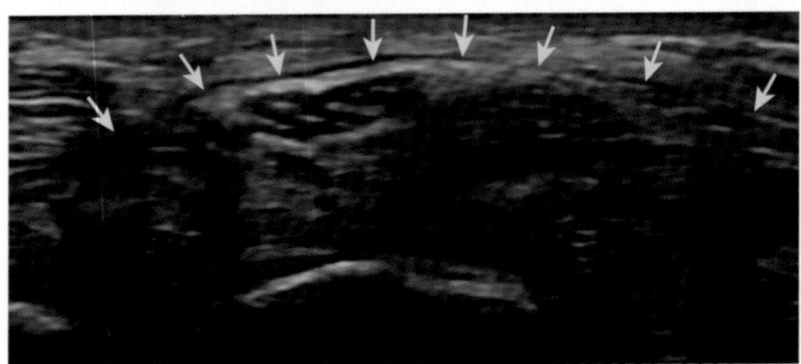

▲ **图 20-23 屈肌支持带。腕部正中神经，短轴成像**

上图，原始图像；下图，黄箭指向屈肌支持带，可见非常纤薄、色暗的低回声线状影像，覆盖腕管。其中，低回声是由其非均质性导致

粗的低回声影像，正常的束状结构丧失（图 20-24）。腕管位于掌部稍远端，由屈肌支持带所附着的 4 块腕骨（大多角骨、外侧的钩骨、舟状骨和外侧的豌豆骨）构成，腕管下壁由近端的月骨及小多角骨和外侧的头状骨构成。虽然超声异常通常出现在近端，但实际的卡压部位发生在腕管内。

当在腕横纹远端识别到正中神经后，检查者应将超声探头向掌部远端移动以跟随神经走向。对于部分患者而言，卡压发生在更远端，而神经增粗的最明显处位于卡压部位的远端。

在短轴成像中，还有一些有效的超声指标能够评估正中神经。其中，最重要的是腕 – 前臂比值，

表 20-4　正中神经超声检查

- 横轴面积
  - 腕横纹远端（腕管近端）
  - 掌部（腕管远端）
  - 前臂
- 腕 - 前臂比
- 回声强度
- 活动度
- 血管分布
- 长轴“切迹征”
- 扁平率
- 屈肌支持带的凸起（凹陷）
- 肌肉嵌入
  - 伸指时指浅屈肌
  - 屈指时蚓状肌
- 变异
  - 正中神经分叉
  - 永存正中动脉
  - 反转掌长肌
- 结构病变
  - 腱鞘囊肿
  - 腱鞘炎
  - 桡腕关节畸形
    - ❑ 积液
    - ❑ 骨刺
    - ❑ 滑膜增生
- 神经瘤
- 神经内、外瘢痕
- 肿瘤
  - 神经鞘瘤
  - 神经纤维瘤
  - 纤维脂肪瘤

其计算方法是将腕部正中神经横轴面积与距远端腕横纹以近 12cm 的前臂正中神经横轴面积相比较。如果将探头从腕部探向前臂，正中神经走行略偏向桡侧，然后深入指浅屈肌和指深屈肌之间的筋膜（图 20-25）。腕 - 前臂比率是腕部正中神经病的非常敏感的指标，其正常值为 1.4，1.4～2.0 为临界值。鉴于腕 - 前臂比率是一个非常敏感的指标，如果检查结果为阴性（正常），那么腕部正中神经病变的可能性极小。反之，轻度阳性结果不足以证明患者存在腕部正中神经病变。但是，此检查尤其适用于确诊多发性神经病继发的神经弥漫性增粗或边缘性增粗

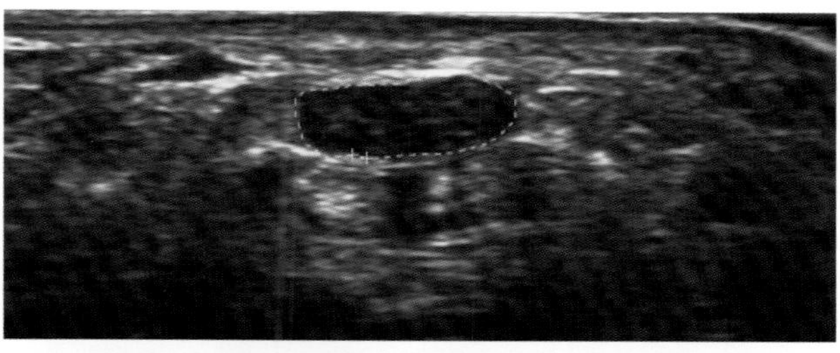

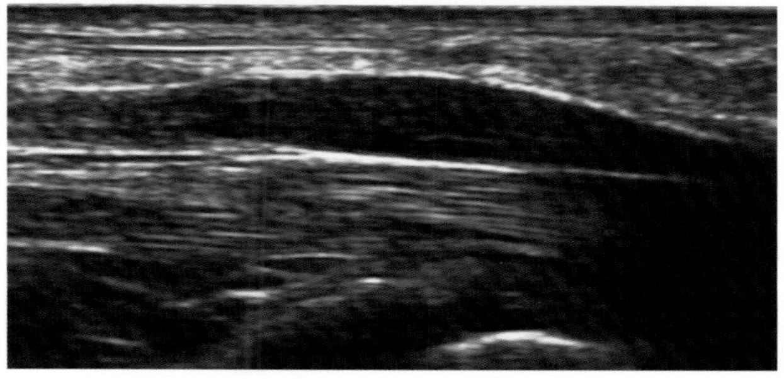

▲ **图 20-24　腕部正中神经病**

上图，短轴；下图，长轴。腕部正中神经病变的典型超声图像，神经呈现增粗的低回声，并丧失了正常分支结构

患者是否伴腕部正中神经病变。这项检查与前文提及的用于确诊多发性神经病患者腕部正中神经病敏感的自体比较电生理检测在诸多方面相似。这类患者如需确诊腕部正中神经病，则必须证明腕部正中神经传导速度减慢与多发性神经病所致不成比例。

评估正中神经病变的另一个次要指标是扁平率（见第 18 章），即在短轴成像上，神经的最大宽度除以最大高度（AP 直径）（图 20-26）。正中神经通常会随着慢性卡压而变细长。扁平率的正常值不超过 3∶1，高于此值则为异常。

对神经的活动度进行评估。保持腕关节不动，让患者反复伸屈其手指，同时观察正中神经，通常正中神经可在屈肌腱之间轻松滑动。对于 CTS 患者，其活动度明显受限。当评估活动度时，指关节做最大幅度伸屈动作时应特别留意，个别患者在指关节伸展时指浅屈肌会“侵入”腕管内（图 20-27）。虽然这现象是正常的，但其易诱发 CTS。相反，在指关节屈曲时，有时蚓状肌会侵入腕管内，该现象需注明为肌肉侵入并记录到超声报告中，因为腕管内多余“组织”，也可诱发 CTS。对此，我们必须记住，在评估活动度和肌肉侵入时，患者必须配合伸屈手指，如果因疼痛等原因不能配合，这些评估结果将毫无价值。

利用彩色多普勒评估血管分布。彩色多普勒不

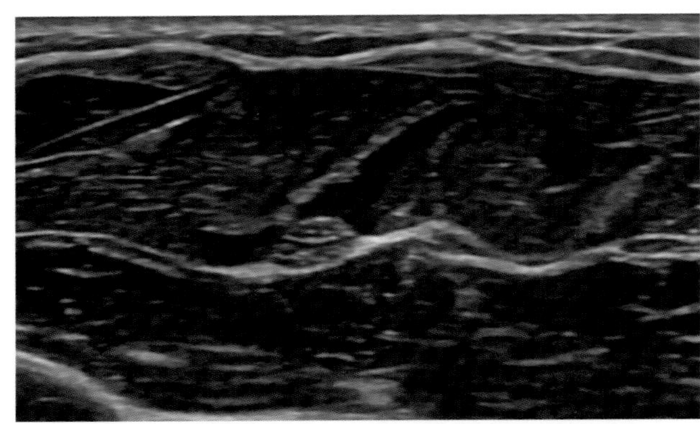

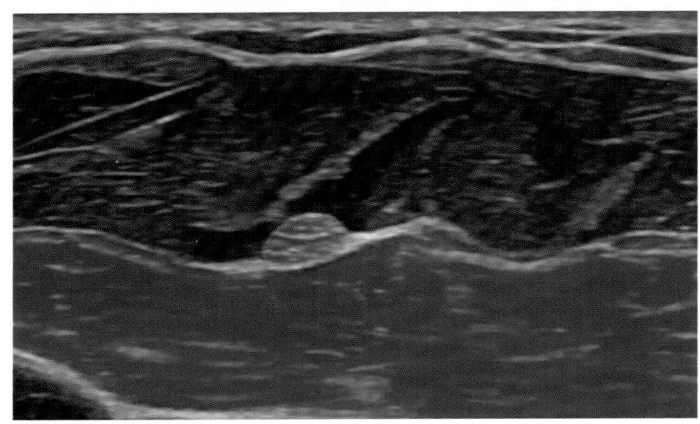

▲ 图 20–25　前臂的正中神经

上图，原始图像；下图，相同图像。正中神经呈黄色，指浅屈肌呈暗红色，指深屈肌呈亮红色，正中神经位于前臂深处，穿行于指深屈肌和指浅屈肌之间的筋膜层，检测前臂正中神经横轴面积用来计算腕 – 前臂比，该比值是判定腕部正中神经病的敏感参数

仅能显示动脉成像，并且能够检测正中神经内部或周围的血供增加情况。尽管作者有异议，但有报道称腕部正中神经病患者存在血供增多的特征。当伴腱鞘炎时，多普勒检测显示血供增加可证实此处存在炎症。

最后，在短轴上应注意屈肌支持带上的“凸起”或“凹陷”。当腕管被压迫时，屈肌支持带有时候呈现凸形（图 20–28），有文献描述了如何通过识别骨骼标志并画出标志之间的连线，然后绘制和测量其与屈肌支持带的垂直线来测量弯曲量。但是，此操作在实践中应用较为困难，此超声参数评估腕部正中神经病变缺少确切的标准，笔者倾向主观描述。此外需要指出的是，在腕管松解术后，患者的屈肌支持带常见隆起，腕管内的所有内容物都可能沿掌侧方向移位。

除了对正中神经短轴的评估以外，沿正中神经长轴的评估也极具意义和价值，此操作较为简单，

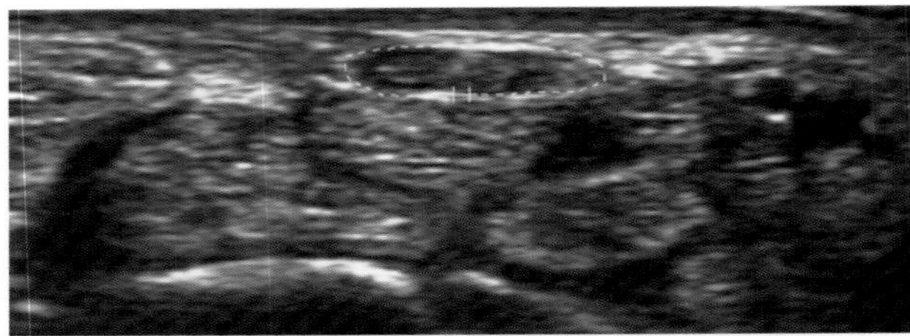

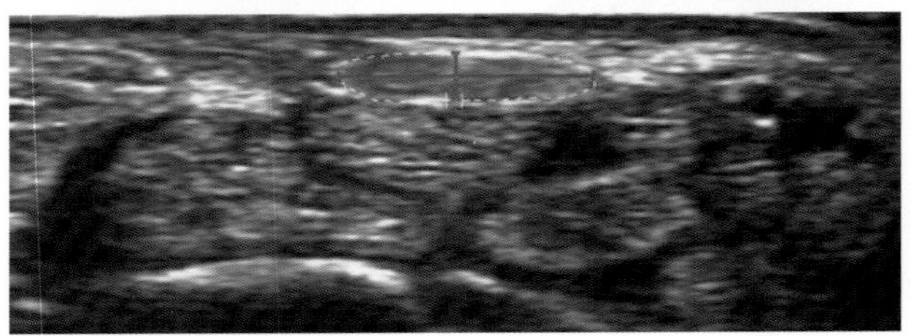

▲ 图 20–26　扁平率

“扁平率”是在短轴成像上，神经的最大宽度除以最大高度。上图，一名腕管综合征患者的正中神经短轴成像。下图，同图，神经呈黄色，用红线分别标示神经宽度和高度

但仍需要练习才能将探头准确地置于神经上。超声波束的宽度堪比信用卡。实践证明，将探头直接对准神经，能够观察到具有高回声边界的神经外膜和在神经内呈平行排列的高回声神经束膜。当探头向手掌远端移动时，神经位置变深，而且外形凹陷，这会导致纵向观察难度加大。自上而下的方法可以减少非均质性，更好地观察正中神经。在腕部正中神经病患者中，神经呈低回声且变粗，而随着它进入腕管时，神经会逐渐变细。当沿纵轴观察正中神经时，腕部正中神经病最重要的征象之一是“切迹征”（图 20–29），其表现为呈低回声且增粗的正中神经在进入腕管时逐渐变细，然后在通过卡压点后又增粗。典型的切迹征是神经被持续卡压的特征。

沿长轴的评估，还可以更好地观察桡腕关节，以确定骨赘、关节积液及滑膜肥厚。

基于上述讨论，学者们已经对神经肌肉超声和腕部正中神经病变进行了广泛的研究。其中，美国神经肌肉和电生理医学协会（American Association of Neuromuscular and Electrodiagnostic Medicine，AANEM）发布了在 CTS 中使用神经肌肉超声的循证医学指南，包括两点重要结论。

结论 1：基于一致的Ⅰ级及Ⅱ级证据，腕部正中神经横轴面积的神经肌肉超声测量是确诊 CTS 的准确依据。

推荐：如果条件许可，腕部正中神经横轴面积

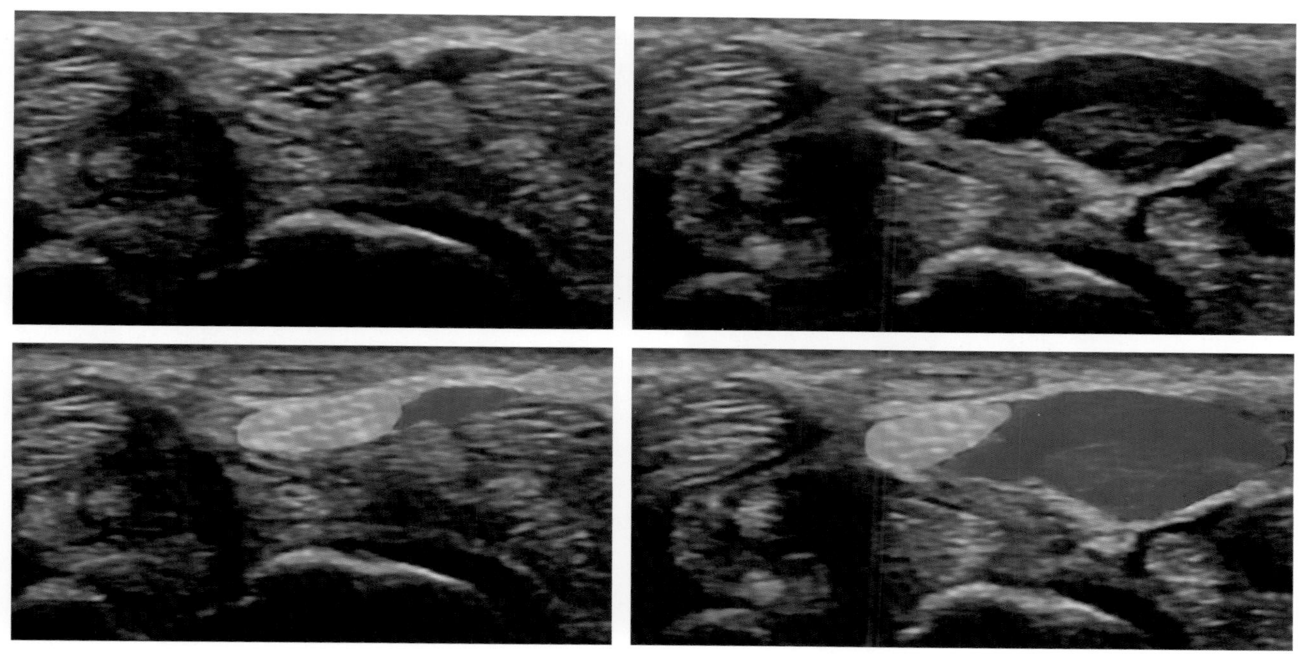

▲ 图 20–27　肌肉侵入，腕部正中神经，短轴成像

上图，原始图像；下图，相同图像。正中神经呈黄色，指浅屈肌肌肉组织呈红色。左侧：患者处于放松状态；右侧：患者伸展他 / 她的手指，此患者指浅屈肌肌肉在指关节伸展时“侵入”腕管。虽然这现象是正常的，但仍为部分 CTS 患者的诱因。请注意，当肌肉贴近正中神经时，会导致其轻微变形

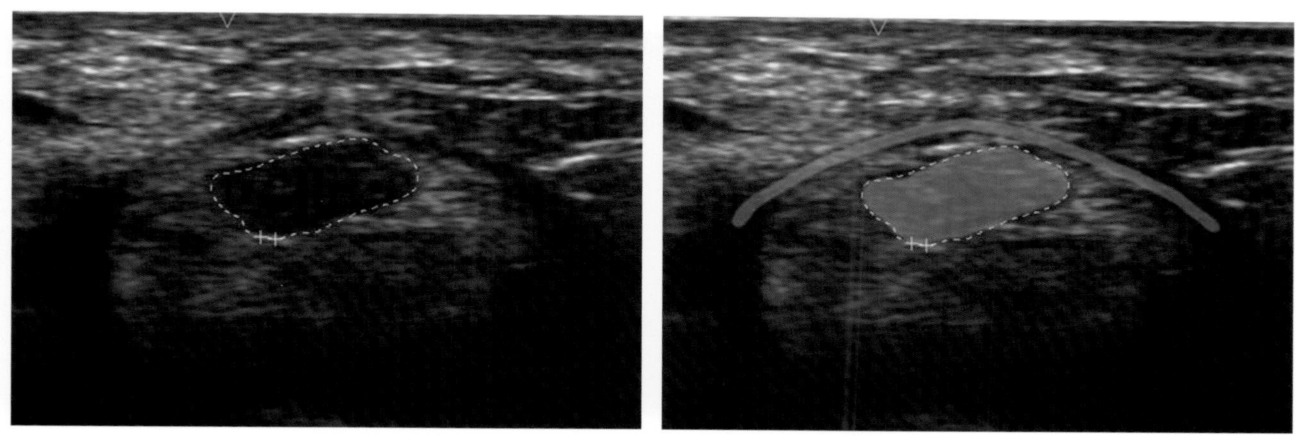

▲ 图 20–28　屈肌支持带凸起，腕部正中神经短轴成像

左图，原始图像；右图，相同图像。正中神经呈黄色，屈肌支持带呈绿色，注意神经增粗，呈低回声，正常分支结构消失。同时已经增厚的屈肌支持带凸起（凸面增加）

的神经肌肉超声测量可作为确诊 CTS 的检测（A）

结论 2：基于Ⅱ级证据，在诊断 CTS 时，由于腕部神经肌肉超声能直接探明结构上的异常，可能有助于电生理诊断。

推荐：如果条件许可，应考虑对 CTS 患者采用神经肌肉超声检查其腕部结构的异常（B）。

因此，目前有大量的循证医学证据支持在 CTS 中应用神经肌肉超声，既可作为诊断测试手段，也可作为检测结构异常的辅助手段。

特殊情况

在一些临床及电生理诊断中，神经肌肉超声在评估腕部潜在的正中神经病变方面极具价值。其中包括以下几种情况。

1. 非局灶性正中神经病

电生理研究对单神经病的神经节段性定位依靠局灶性脱髓鞘表现，即局灶性传导减慢或传导阻滞。

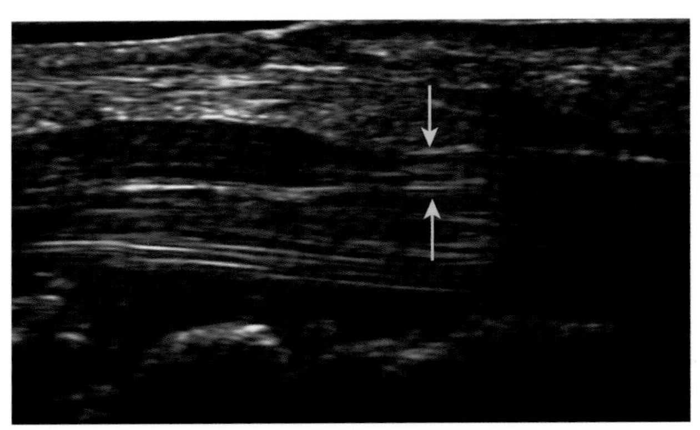

▲ **图 20-29 "切迹征"，腕横纹远端正中神经，长轴**

注意呈低回声且增粗的正中神经突然变细（黄箭），然后在通过卡压点后又增粗。切迹征是长时间卡压的特征性表现

然而，许多单神经病变的潜在病理改变表现为神经轴索丢失。虽然病变可能局限于一根特定神经，但具体的神经病变部位尚未确定。若 SNAP 波幅降低，则提示病变位于背根神经节或其远端（即周围神经），若针电极肌电图发现异常，则判定病变位于肌电图上最近端的异常肌肉或其更近侧的肌肉。在此情况下，神经肌肉超声有助于快速筛查掌部到腋窝处的正中神经。在轴索丢失病变中，神经通常在卡压部位增粗并呈现低回声。

2. 电生理检查中不能引出反应的严重正中神经病

这种情况基本上认定为已在前文讨论的非局灶性正中神经病的变异。然而，在重度正中神经病变中，其运动和感觉传导反应缺失，从而无法进行定位。此时，超声检查通常能在病变部位检测出明显异常，而病变部位常位于腕部。

3. 临床疑诊 CTS 但电生理检查正常

在此情况下，患者电生理检查正常，但临床病史高度提示 CTS。例如，患者诉睡眠中被痛醒，手指麻木、刺痛及需摆手等经典症状，白天拿着电话或驾驶也出现类似症状。一般临床可以确诊患者患有 CTS，然而他们的电生理检查结果（包括较敏感的自身对比结果）均正常，这种情况发生概率占 5%。在这些病例中，间歇性卡压导致神经缺血，进而出现疼痛及感觉障碍，但电生理检查未出现脱髓鞘及神经轴索丢失表现。

在一项募集了 14 名临床高度怀疑 CTS 患者的实验中，其中 22 只腕部电生理检查无异常（正中神经运动、正中神经感觉、掌部混合性或节段性感觉传导检查），92.3% 的患者腕部正中神经横轴面积增粗，82.4% 的患者正中神经回声减弱，并且腕 – 前臂比率均增大，这些数据说明神经肌肉超声检查在确诊此类患者腕部正中神经病方面具有潜在优势，此检查提高了腕部正中神经病变的识别率。

4. 非优势手的 CTS

大多数 CTS 病例是特发性的，这意味着它们是过度使用和"长期耗损"所导致，由重复性活动（如打字）和（或）腕部固定姿势引起，几乎所有的 CTS 都发生在优势手。如果是双侧受累的情况，优势手通常较非优势手受累更重。CTS 在非优势手明显受累的情况非常少见，这些患者强烈提示有特定潜在原因而非特发性，在此情况下，定期进行神经肌肉超声检查是非常必要的。

5. 腕管松解术后症状持续或反复

不少已接受腕管松解术的患者还需要到肌电图室评估 CTS。有部分患者在术前做过电生理。在这里观察到两类患者，其一，术后完全无改善的患者；其二，术后缓解，但不久症状又复发的患者。第一组患者可能是术前诊断不正确，在术中神经没有完全松解，或出现术中损伤。第二组患者可能是由于早期的手术瘢痕或新的病变导致 CTS 复发。

本章前面已经指出，尽管腕管松解术已成功，患者的 NCS 通常仍然异常。正中神经运动和感觉的潜伏期较术前而言有所改善，并通常恢复到正常范围的上限。然而，敏感的自身比较检查结果却仍为异常。同样的情况也见于腕管松解术后的神经肌肉超声检查，正中神经增粗得以改善但可能不会恢复到正常。因此，若患者术前没有做过神经电生理检查，便不能很好解释为何术后超声发现正中神经增粗。一般而言，神经越粗大，回声越低，术后神经仍然表现为异常的可能性越大。不过，到目前为止并没有明确的确诊数值。然而，研究已报道神经卡压最特异的超声表现是切迹征，若在长轴显现出切迹征，则强烈提示神经卡压的存在（图 20-30）。

七、常见变异表现

在行正中神经超声检查时，检查者需要熟悉局部神经、血管和肌肉的常见变异表现。这些变异有可能是腕部正中神经病的病因，但统计数据表明，在症状性腕部正中神经病患者中更常见。正中神经最常见的变异是正中神经双束变异（图 20-31），在多数个体中，正中神经呈圆或椭圆形，内含很多分

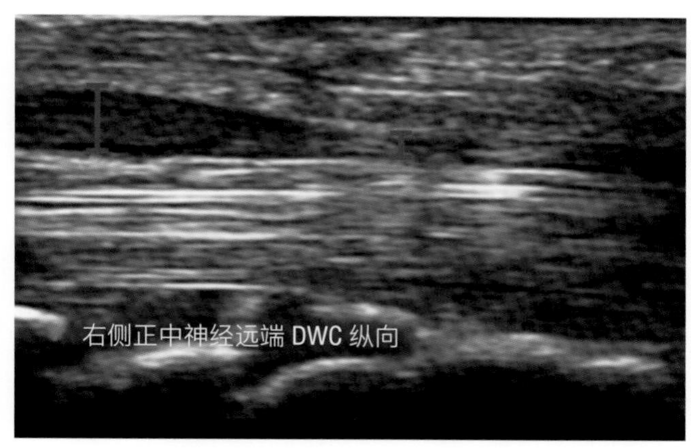

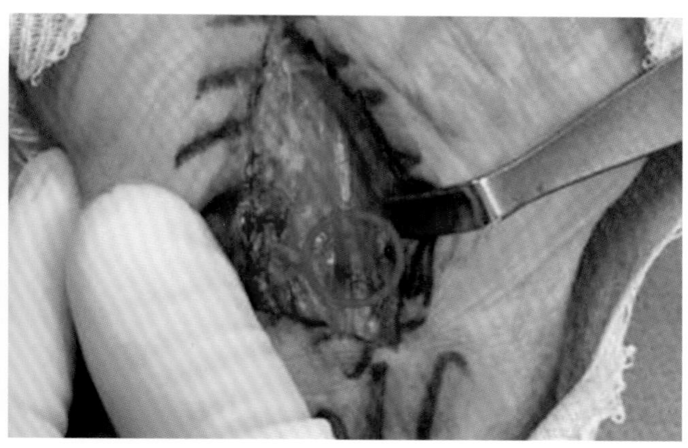

▲ 图 20-30 腕管松解术后的正中神经病变

在腕管松解术后的患者持续存在症状，其早期诊断可能有误，或神经可能未能在手术中完全松解，或神经在术中损伤。在超声检查时，沿长轴发现"切迹征"是存在神经卡压的特征表现。左图，正中神经长轴成像，显示了一名腕管松解术后持续存在症状患者明显的切迹征。DWC. 腕横纹远端。右图，术中正中神经受压的照片，该患者腕管未能完全松解（图片由 Dr. Stephen Lacey, MD, Department of Orthopedic Surgery, University Hospitals Cleveland Medical Center 提供）

叉结构，然而在 8%～15% 的人群中，正中神经在腕部呈现双束结构（即两条独立的神经束），在少数患者中，还呈现三束结构（图 20-32），所以测量神经横轴面积时，两条神经束的横轴面积应相加。有时，在手术中也可以看到超声显示的正中神经双束，但这种情况并不常见（图 20-33），推测是由于两者包裹在同一神经外膜中，正中神经分叉变异常伴随血管异常，即永存正中动脉（图 20-34）。此动脉通常位于双束之间，在胎儿发育期，胚胎期存在的几条动脉后来逐渐闭锁并消失，但也有一些个体保留该动脉。虽然永存正中动脉并非导致 CTS 的直接原因，但其属于额外组织，占用了密闭的腕管中有限的空间。此外，少数患者永存正中动脉中生成了血栓，导致患者缺血或由此引致腕管内肿胀，从而发生 CTS。对永存正中动脉的血流进行检测通常非常困难，但这并不能说明正中动脉生成了血栓。在 CTS 的非典型病例中应考虑血栓形成，这些病例通常是突发的，从前臂到腕部都可见的永存正中动脉中的血流在远端突然消失。虽然永存正中动脉常位于正中神经双束之间，但是其也可见于正中神经旁，常位于其尺侧（图 20-35）。

最常见的肌肉变异在前文已有讨论：手指伸屈时，指浅屈肌和蚓状肌会侵入腕管内。在较为罕见的情况下，正中神经会被变异肌肉卡压，通常为反转掌长肌。掌长肌的结构变异很常见，某些个体干脆缺失。正常情况下，该肌肉起源于内上髁，前臂近端的肌腹较小，肌肉远端的长肌腱终止于屈肌支持带的中部，反转掌长肌中的一条长腱源自内上髁，肌腹 / 肌腱终止于腕部正中神经旁。此时如果该肌肉肥大，则可能会压迫腕管中的正中神经（图 20-36）。

重要的结构异常

结构异常通常会直接或者间接地导致腕管综合征，其可通过超声的方式来进行检查，最常见例子列举如下。

1. 腱鞘囊肿

腕部腱鞘囊肿很常见，通常位于腕背，很少影响正中神经。在少数情况下，腱鞘囊肿也存在于腕掌侧，产生于桡腕关节或某个腕 - 腕关节。这些部位均可以对正中神经造成挤压，腕部的腱鞘囊肿常发生在腕桡侧，很少在掌部远端出现。腱鞘囊肿在超声中呈现后方回声明显增强的低回声或无回声结构，可表现为单个或分叶状。

2. 腱鞘炎

大多数腕管综合征曾经被错误地归因于腱鞘炎。但实际上，腱鞘炎很罕见，可发生在退行性变、炎症及感染之后。腱鞘炎导致腱鞘内液体增多，腱鞘增厚，在多普勒检查中，部分患者会呈现血管增生。短轴成像上，腱鞘炎表现为环绕着肌腱但低于腱鞘的液体（图 20-37），在长轴上，典型的特征是液体通常是在肌腱下方流动，偶尔位于其上方，受重力影响，积液呈"船型"位于肌腱的下方并贴近肌腱下表面形成平面（图 20-38）。应记住，当检查者沿肌

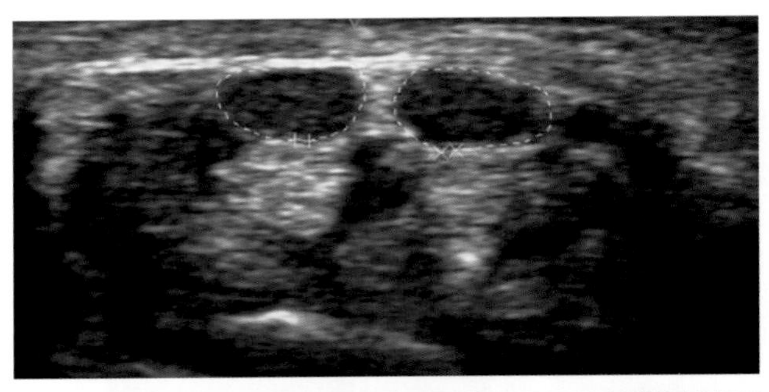

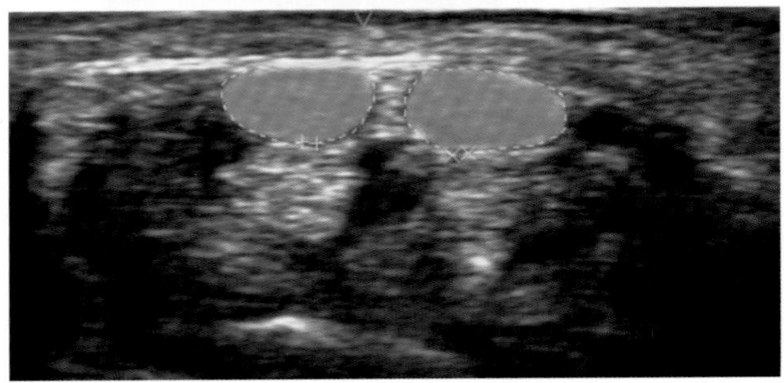

▲ 图 20-31　正中神经双束变异

腕横纹远端的正中神经，短轴。上图，原始图像；下图，相同图像。正中神经双束变异呈黄色，正中神经最常见异常是双束变异，发生率为 8%～15%

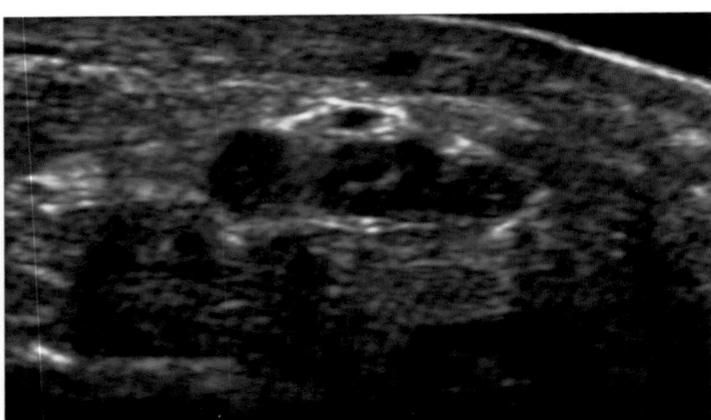

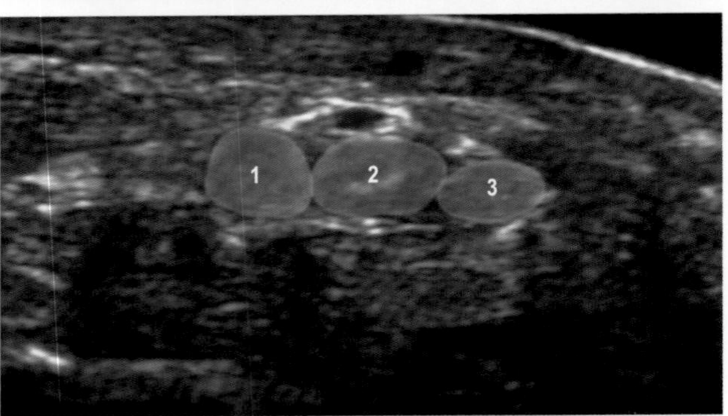

▲ 图 20-32　正中神经三束变异

腕横纹远端的正中神经。上图，原始图像；下图，相同图像。正中神经三束变异呈黄色，注意永存正中动脉呈红色。正常情况下，正中神经可在掌部远端分成三束；而在罕见病例中，分叉点提前至腕管前，故正中神经在腕部就分成了三束

腱向近端追溯时，肌肉组织逐渐显现在肌腱旁。检查者必须分清正常肌肉组织及腱鞘炎所导致的积液，而沿着肌腱向近端追溯是分辨它们的最好办法。随着肌肉更好的显现，其“星空样”更加突出。

3. 连续性神经瘤

当神经被完全横断后，神经再生成功的概率趋近于零。试图再生的神经会生长成一个无序的神经纤维球，被称为残端神经瘤。若神经只是部分损伤，外膜保持完好，只是内在束状结构和神经束膜被破坏。此情况在腕管附近或内部发生时，常由于钝挫伤、部分撕裂、切割、牵拉或神经内出血引起，损伤后神经内纤维组织生长。在此情况下，神经通常无法再生，试图重新生长的神经纤维形成了一个被神经外膜包裹的结构混乱的神经纤维缠结（图 29-39），生成连续性神经瘤。神经瘤处出现肿胀，超声显示为神经内增大的低回声区域。连续性神经瘤与卡压近端水肿较难鉴别。许多人倾向于认为卡压近段水肿为“假性神经瘤”，作者不推荐此术语。既往创伤史和神经肿胀附近未见卡压物支持连续性神经瘤，而不是卡压部位近端神经肿胀的诊断。在临床上，神经瘤表现为触痛、豌豆大小结节，轻叩时产生明显的 Tinel 征。

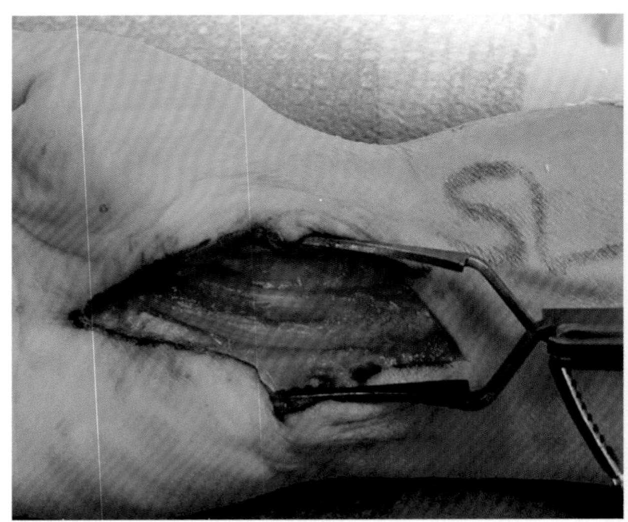

▲ 图 20-33　正中神经双束变异的手术照片

有时在超声检查中所见的正中神经双束变异在手术中仍然可见，如此例患者。但另一些患者正中神经双束变异只在超声可见，推测此部分患者双束正中神经被包裹在同一神经外膜内（图片由 Dr. Stephen Lacey, MD, Department of Orthopedic Surgery, University Hospitals Cleveland Medical Center 提供）

4. 桡腕关节处滑膜增生

腕关节被滑膜组织包绕。在炎症、退行性病变后，滑膜可能会增生。这种现象有时会戏剧性的发生在桡腕关节。当滑膜明显增生时，关节囊会变形导致关节向外凸出（图 20–40），也会使紧贴关节囊上方的屈肌腱受压，从而间接导致上方的正中神经受压。

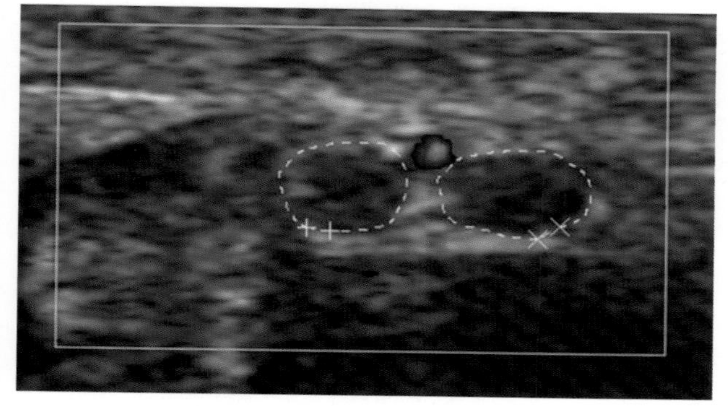

▲ 图 20–34　永存正中动脉

腕部正中神经，短轴，彩色多普勒。正中神经双束变异和位于两束之间的永存正中动脉，此乃常见的血管异常。当出现正中神经双束变异，永存正中动脉通常位于两束之间

5. 肿瘤

通常神经肿瘤不会累及腕部正中神经。然而，无论患者是否患有神经纤维瘤病，任何神经都可能受到神经鞘瘤或神经纤维瘤的影响（图 20–41）。尽管其他神经也会受到其影响，但腕部正中神经最常受累。这种良性肿瘤由神经鞘周围和神经内的纤维和脂肪组织生长而成。患者会注意到手腕正中部位“充实感”。除此之外，约 2/3 患者可见巨指畸形。在超声检查中，该肿瘤的特征表现是由低回声束及其之间掺杂的其他组织构成的粗大神经（通常明显增大）。

6. 神经外膜增厚及神经内瘢痕

外伤及手术后会有瘢痕形成。瘢痕组织通常呈高回声，或围绕神经或在神经内形成。当它围绕神经时，神经外膜呈高回声且增厚（图 20–42），位于神经内的瘢痕常显示为神经内的一个异常的点状高回声区，或小的线性高回声区（图 20–43），神经内外松解术能够去除神经内外的纤维瘢痕组织。

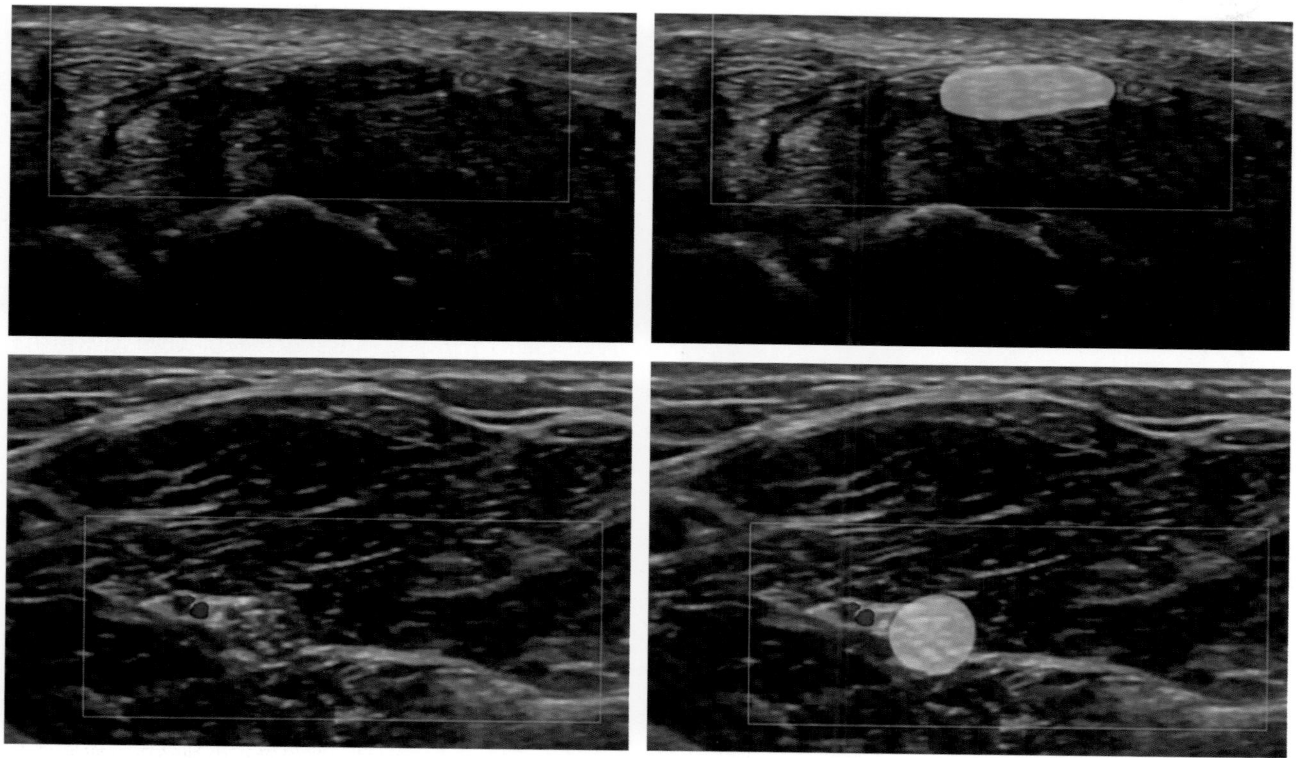

▲ 图 20–35　永存正中动脉

上图，腕部正中神经，短轴，彩色多普勒；下图，前臂正中神经，短轴，彩色多普勒。左图，原始图像。右图，相同图像。正中神经呈黄色。注意腕部低回声且增粗的正中神经。彩色多普勒显示正中神经尺侧的永存正中动脉，这是此血管变异的另一个较常见位置。在前臂，正中神经外侧可见永存正中动脉和静脉

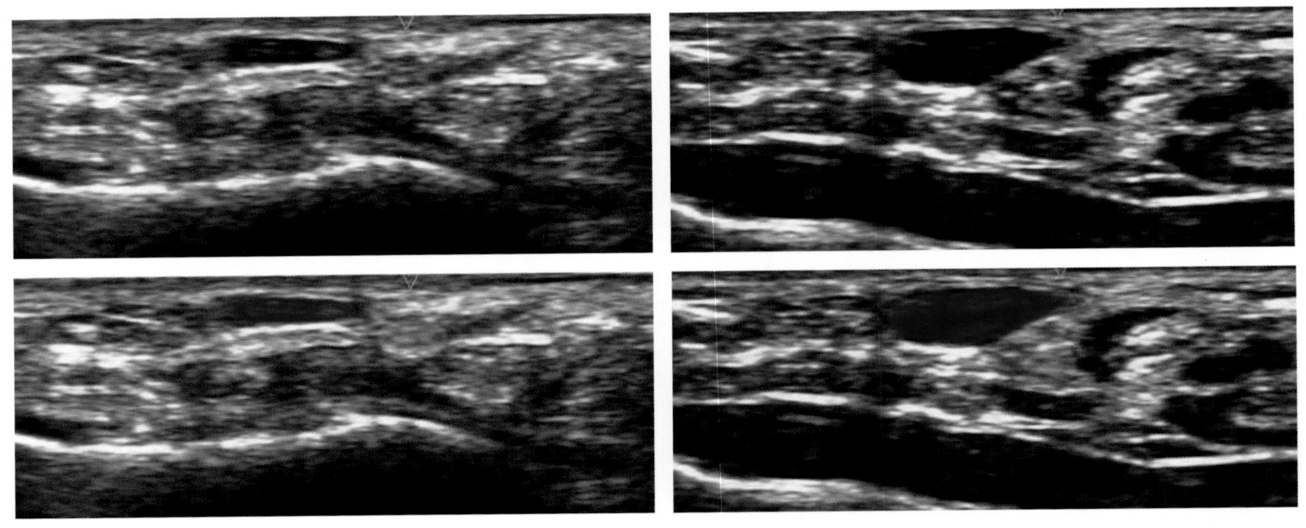

▲ 图 20-36 反转掌长肌

上图，短轴，由腕部正中神经向近端移动。下图，相同图像，正中神经呈黄色，"反转掌长肌" 呈红色，变异的肌肉有时导致神经卡压。在反转掌长肌，肌腹位于远端，而不是近端。请注意在右图中，肌肉毗邻正中神经，并且位于腕管近端

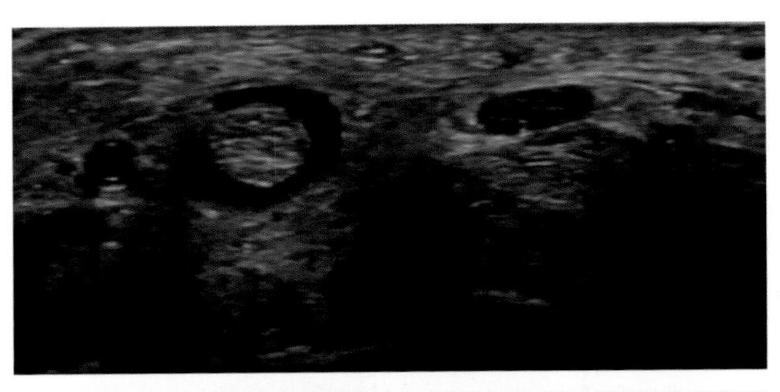

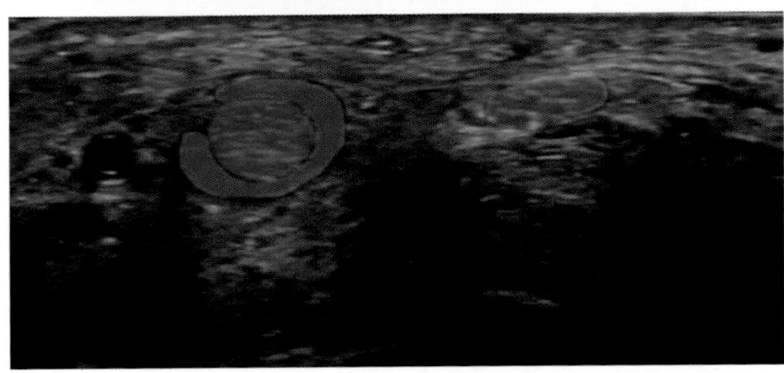

▲ 图 20-37 腕部正中神经病和桡侧腕屈肌肌腱腱鞘炎，腕部短轴成像

上图，原始图像；下图，同一图像。桡侧腕屈肌肌腱呈紫色，滑膜液呈绿色，正中神经呈黄色，注意正中神经增粗并呈低回声，桡侧腕屈肌肌腱更加粗大并由无回声液体包裹

八、病例分析

（一）病例 20-1

【病史和查体】

女性，67 岁，主诉双手笨拙，麻刺感和疼痛数月。症状在夜间最为显著，常常使她从睡梦中醒来：在使用双手时（如驾车）症状也非常明显。体检见大鱼际轻度萎缩。反射正常。双侧拇指外展肌力减弱。拇指、示指、中指、第 4 指指腹的感觉功能略有减退。双侧腕部 Tinel 征未引出。Phalen 试验 30s 后双侧中指出现麻刺感。

【病例小结】

双手的疼痛和异样感觉，可在驾驶时被诱发，并在夜间恶化的病史，符合腕管综合征的特点。此外，体检也提示正中神经病变。拇指外展肌力减弱提示远端正中神经支配的拇短展肌功能障碍。正中神经支配的手指感觉减退。虽然腕部 Tinel 征未引出，但 Phalen 试验引发了中指的异样感觉。Phalen 试验被认为是重现了晚上发生的情况：当患者睡着之后手腕通常保持屈曲的姿势。注意，体检和病史不支持神经根病（即没有颈部疼痛或 C_6/C_7 支配肌无力，反射正常）。因此我们推测发生双侧腕管综合征的可能性很大，即使尚未进行神经传导和肌电图检查。

NCS 和肌电图检查结果均显示异常。右侧正中神经运动检查显示 CMAP 波幅下降，潜伏期显著延长，前臂段传导速度缓慢，F 波不能引出。左侧正中神经也异常，但较右侧轻：CMAP 波幅正常，远端运动潜伏期中度延长，前臂段传导速度临界性减慢，F 波潜伏期延长。尺神经运动检查是完全正常的，这是一个重要的发现，表明正中神经运动检查的异常

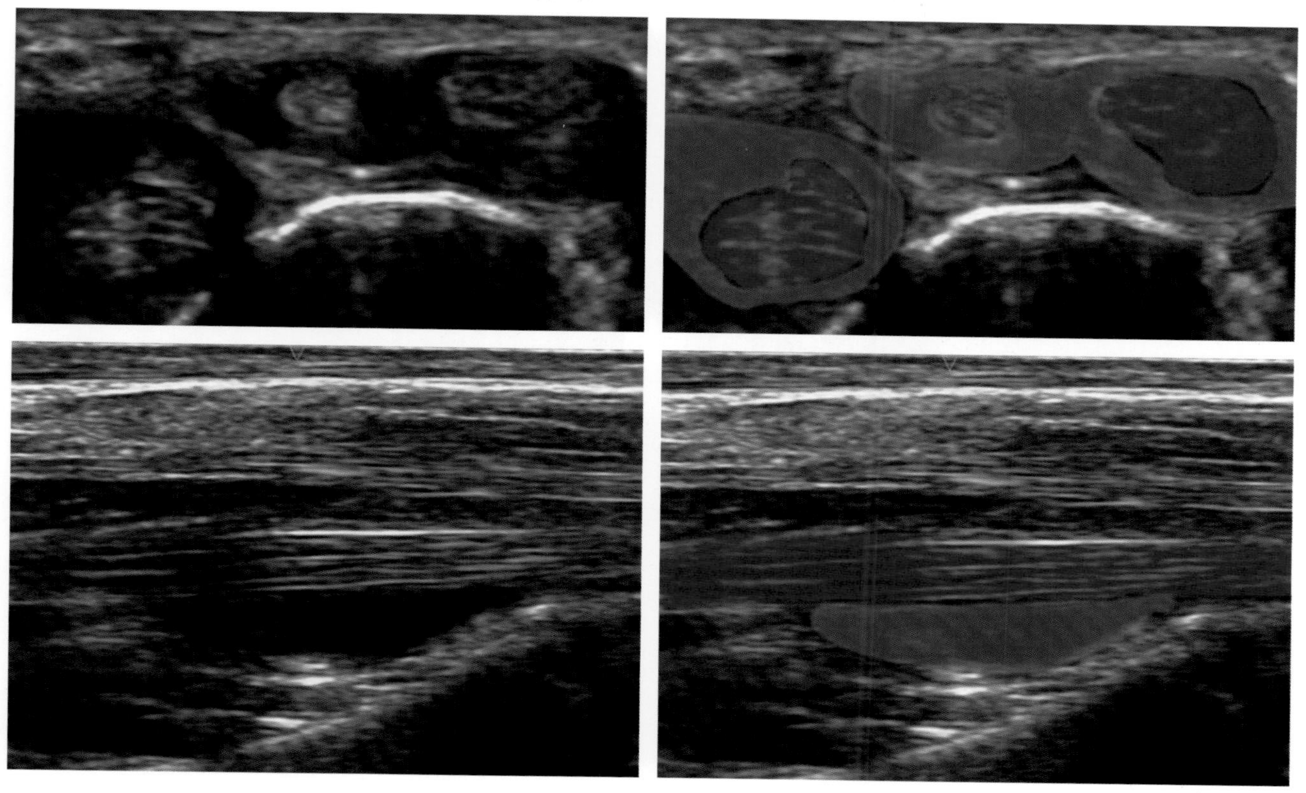

▲ 图 20-38　腱鞘炎

上图，腕部屈肌腱短轴成像；下图，腕部屈肌腱长轴成像。左侧：原始图像；右侧：相同图像。肌腱呈蓝色，增多的滑膜液呈绿色，滑膜炎导致腱鞘内液体增多，腱鞘增粗，同时多普勒可见血管增多。在短轴上，腱鞘炎可表现为包裹着肌腱，但低于腱鞘的液体。在纵向成像上，腱鞘炎典型表现为液体常位于肌腱下，也有时位于其上。由此，积液形成了一个平行于上方肌腱水平边缘，并且在下方形成“船状”液体积聚的平面

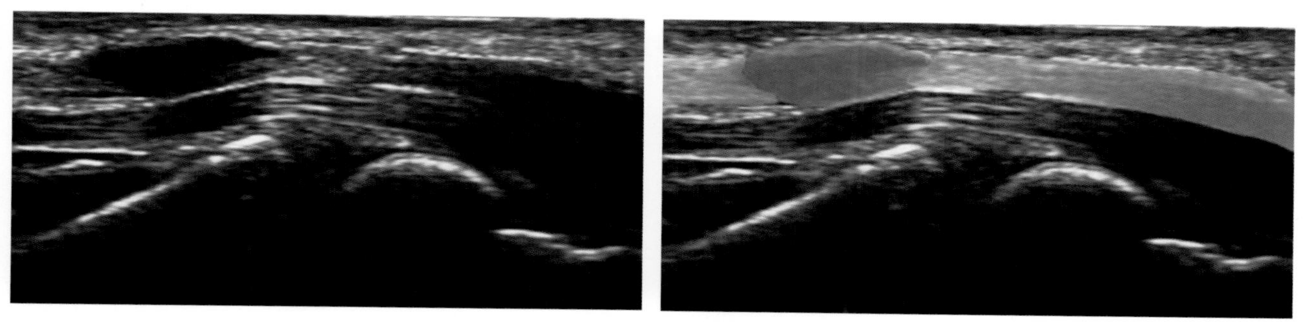

▲ 图 20-39　连续性神经瘤

桡腕关节处的正中神经，长轴。左图，原始图像；右图，同一图像。正中神经呈黄色，神经瘤呈绿色。此患者因推拉玻璃门挤压手腕而受伤，患者示指、中指和第 4 指持续性感觉迟钝，图示低回声、增粗并呈球形扩张的正中神经，连续性神经瘤是由于损伤的神经纤维试图在完整的神经外膜内再生，导致神经内无序的神经纤维缠结

不是继发于更为广泛的多发性神经病变。感觉检查结果相类似。右侧正中神经的示指感觉电位未能引出，而左侧可以引出，不过波幅偏低，峰潜伏期延长，相应的传导速度也明显减慢。尺神经感觉检查完全正常。由于右侧正中神经的混合神经电位未引出，故未行尺神经的混合 NCS，因为没有数据可以与之进行比较。左侧正中神经的混合 NCS 显示峰潜伏期显著延长。此外，左侧正中神经混合电位峰潜伏期不仅是绝对意义上的显著延长（3.8ms），其相对于尺神经（1.7ms，为正常）也是不成比例的明显延长。

NCS 后可以非常确定双侧腕部正中神经病变的诊断，累及运动和感觉纤维。病变定位于腕部而非

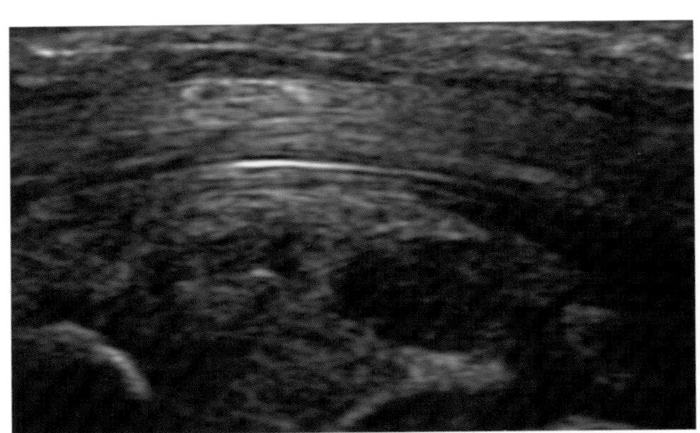

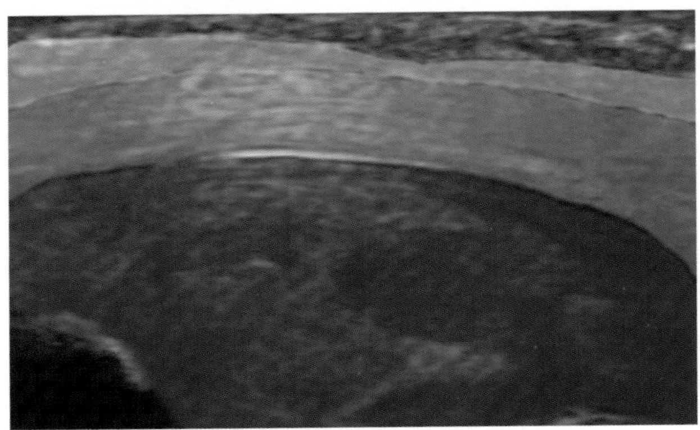

▲ 图 20-40　滑膜肥厚

上图，桡腕关节处正中神经长轴成像；下图，同一图像。正中神经呈黄色，屈肌腱呈绿色，巨大的滑膜肥厚呈红色，滑膜肥厚可由关节退行性变或炎症导致。如果肥厚严重，可引起关节囊变形，从而导致关节向外凸出，对邻近的神经施加向上的压力。注意正中神经受压及周围水肿

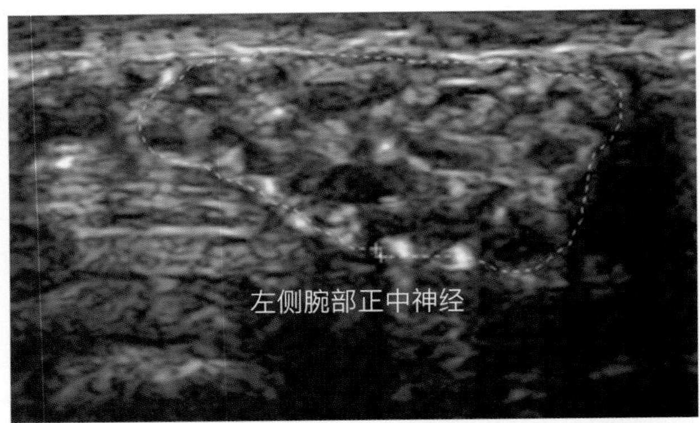

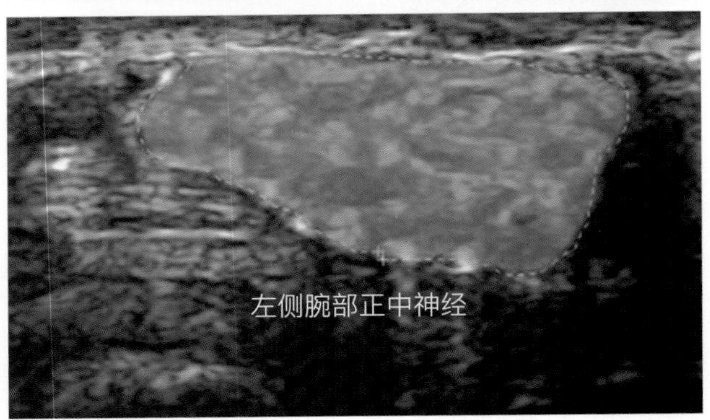

▲ 图 20-41　正中神经纤维脂肪瘤

腕部正中神经，短轴。上图，原始图像；下图，同一图像。纤维脂肪瘤呈绿色，这种良性肿瘤是由于神经鞘周围或神经内纤维增生或脂肪组织增生。此外，约 2/3 患者存在巨指畸形。超声检查特征性表现为增粗的神经（急剧增粗），神经内有其他组织掺杂在低回声的小束中（图片由 Dr. Eric Logigian, MD, Department of Neurology, Strong Memorial Hospital, University of Rochester 提供）

更近端，是由腕部刺激时潜伏期显著延长所决定的。这些明显延长的潜伏期提示跨腕段的脱髓鞘病变。由于尺神经运动、感觉和 F 波检查完全正常，因此不考虑合并了多发性周围神经疾病。肌电图检查显示右侧拇短展肌有插入电位增加、纤颤电位、宽大、多相的 MUAP 伴募集减少。由于右侧拇短展肌异常，因此对第一背侧骨间肌和 C_8 椎旁肌进行检查以排除合并 C_8～T_1 神经根病的可能性。请注意，如果临床检查或病史高度提示存在合并 C_8～T_1 神经根病的可能性（如其他手内肌无力或疼痛从颈部向前臂内侧放射）则需要进一步检查其他 C_8～T_1 神经支配的肌肉。此外，由于拇短展肌异常，必须对近端正中神经的支配肌（旋前圆肌、桡侧腕屈肌）进行检查，以确认拇短展肌的异常不是继发于高位的正中神经病变。仅对旋前圆肌进行检查可能不够，因为在旋前肌综合征中该肌可以不受累，这是由于正中神经的前臂段卡压发生在分出旋前圆肌支之后（见第 21 章）。如果临床上高度怀疑近端正中神经病，还应检查正中神经支配的近端肌肉。

检查旋前圆肌和桡侧腕屈肌具有双重目的，因为它们既受近端正中神经支配肌，也接受 C_6～C_7 神经支配肌。这两块肌肉的检查结果为正常，则可以排除 C_6～C_7 神经根病或臂丛病的诊断。在这种情况下，肱三头肌常常有用，因为它主要由 C_7 支配，并且通常在 C_7 神经根病中出现异常。再次强调，如果临床检查或病史提示合并有 C_6～C_7 神经根病变（例如，伸肘或伸腕无力，肱二头肌或肱三头肌反射消失），那么在该节段支配肌中选取更多的肌肉进行检查是必要的。最后，因为症状是双侧的，NCS 也显示双侧异常，所以需要检查左侧拇短展肌以评估该侧正中神经损伤的严重程度。由于左侧的拇短展肌正常，临床上也未怀疑合并有近端正中神经病、神经丛病或神经根病，因此不需要进一步的针电极检

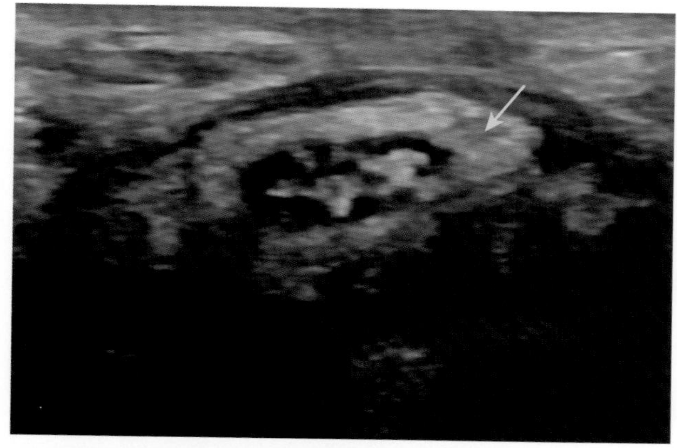

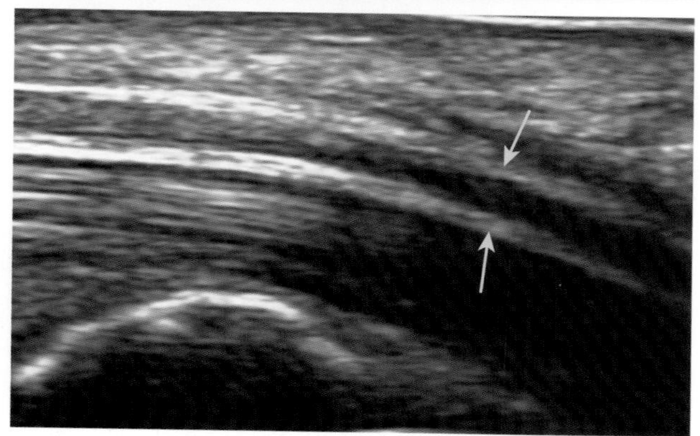

▲ 图 20-42　神经外瘢痕

上图，患者腕管松解术后短轴成像；下图，同一患者长轴成像。瘢痕组织常呈高回声。当神经被其环绕，神经外膜通常呈高回声并增厚。黄箭显示神经外膜明显增厚

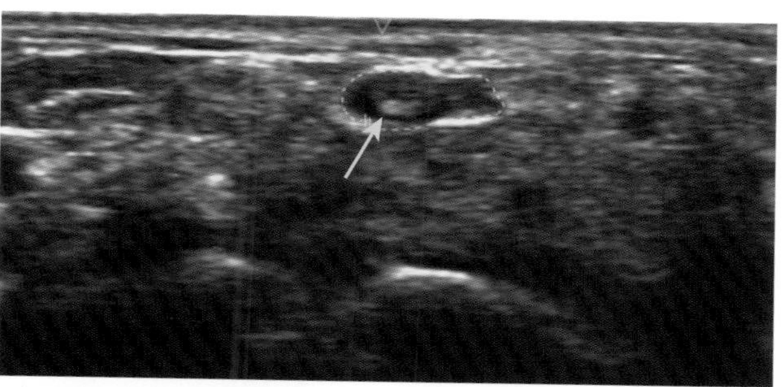

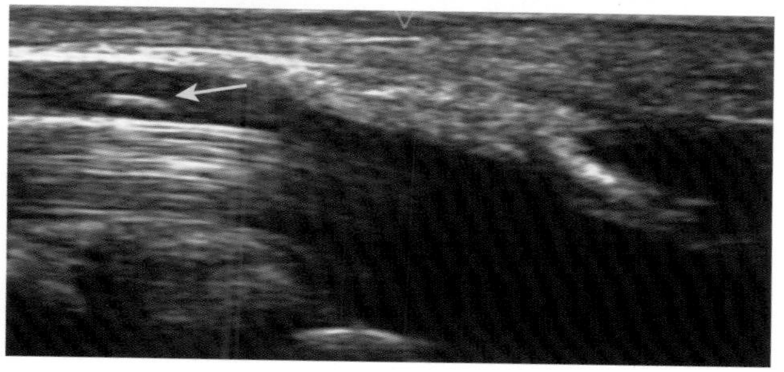

▲ 图 20-43　神经内瘢痕

上图，正中神经短轴成像，患者在腕管松解术后；下图，长轴成像。神经内瘢痕呈神经内的一个异常的高回声点状区域，或小的高回声线性斑块。注意神经内高回声区（黄箭）为神经内瘢痕

查。在此基础上，可给出电生理印象。

【电生理诊断】

电生理证据符合双侧正中神经腕部中重度病变，右侧重于左侧。

【病例分析与讨论】

有以下几个问题值得思考。

(1) 临床 – 肌电图的相关性是否有意义？

在这个病例中答案显然是肯定的。患者的病史和体检高度提示腕管综合征。没有任何信息提示并发有神经根病、神经丛病或多发性神经病。NCS 和肌电图都证实了临床印象。所有的电生理异常都局限于正中神经。此外，显著延长的运动和感觉潜伏期符合跨腕管段正中神经的脱髓鞘病变。右侧所有的发现都比左侧更严重。这是特发性腕管综合征的常见情况：优势手受累程度更加严重。任何腕管综合征中非优势手受累更严重的情况都应该引起注意，提示可能存在特殊的病因，如肿块。在这种情况下，必须回到临床病史和体检，寻找不常见的特征（如检查时可触及的肿块）。对某些患者，应该强烈推荐超声影像学检查。

(2) 病变是脱髓鞘还是轴索丢失？

在此病例中，同时存在脱髓鞘和轴索丢失的表现。两侧的远端运动潜伏期均显著延长。右侧运动潜伏期（10.9ms）约为正常上限的 250%，左侧（6.4ms）约为 145%。任何远端潜伏期超过正常上限约 130% 的情况不能单独归因于轴索丢失或选择性的快纤维丢失。这些显著延长的远端潜伏期表示记录和刺激部位之间的脱髓鞘（即在腕部到拇短展肌之间）。另外，虽然右侧感觉电位未能引出，但左侧存在脱髓鞘导致的传导速度减慢。32m/s 的速度低于正常下限的 75%，这不能用快纤维的丢失来解释。病变肯定是脱髓鞘，但是同时也有轴索的改变。请注意，右侧的 CMAP 幅度稍低（3.4mV）；这可能是远端传导阻滞或轴索丢失的结果。在肌电图上，右侧拇短展肌有纤颤电位，以及时限增宽、波幅增高、多相增多的 MUAP 出现。这些都是失神经和神经再支配的电生理表现，提示活动性和慢性的轴索丢失。因此，可以肯定地说，右侧同时存在脱髓鞘和轴索丢失。而左侧肌电图是正常的，因此，在该侧没有明确的轴索丢失的证据。

病例 20–1　神经传导检测

刺激神经	刺激点	记录点	波幅 运动（mV）；感觉（μV）			潜伏期（ms）			传导速度（m/s）			F 波潜伏期（ms）		
			RT	LT	NL	RT	LT	NL	RT	LT	NL	RT	LT	NL
正中神经（m）	腕	APB	3.4	8.6	≥4	10.9	6.4	≤4.4				NR	33	≤31
	肘窝	APB	3.0	8.4		15.8	10.6		41	49	≥49			
尺神经（m）	腕	ADM	11.2		≥6	3.0		≤3.3				25		≤32
	肘下	ADM	11.2			6.3			60		≥49			
	肘上	ADM	11.1			8.0			61		≥49			
正中神经（s）	腕	示指	NR	8	≥20	NR	4.9	≤3.5	NR	32	≥50			
尺神经（s）	腕	第 5 指	24		≥17	2.9		≤3.1	62		≥50			
正中神经（混检）	掌	腕部	NR	8	≥50	NR	3.8	≤2.2	NR	27	≥50			
尺神经（混检）	掌	腕部		16	≥15		1.7	≤2.2		61	≥50			
混合差值							1.1	≤0.3						

注意：所有感觉和混合神经潜伏期都是峰潜伏期，所有感觉和混合神经传导速度都是以起始潜伏期计算，报告的 F 波潜伏期代表 F 波最短潜伏期

ADM. 小指展肌；APB. 拇短展肌；m. 运动检查；s. 感觉检查；RT. 右侧；LT. 左侧；NL. 正常；NR. 无反应

病例 20–1　肌电图

肌　肉	插入电位	自发电位		运动单位动作电位				
		纤颤电位	束颤电位	激　活	募　集	形　态		
						时　限	波　幅	多相电位
右侧拇短展肌	↑	+1	0	NL	↓↓	+2	+2	+2
右侧第一背侧骨间肌	NL	0	0	NL	NL	NL	NL	NL
右侧旋前圆肌	NL	0	0	NL	NL	NL	NL	NL
右侧肱三头肌	NL	0	0	NL	NL	NL	NL	NL
右侧桡侧腕屈肌	NL	0	0	NL	NL	NL	NL	NL
右侧 C_8 椎旁肌	NL	0	0	NL	NL	NL	NL	NL
左侧拇短展肌	NL	0	0	NL	NL	NL	NL	NL

↑. 增加；↓↓. 中度降低；NL. 正常

失神经和神经再支配的肌电图异常表示更重的病变。右侧存在持续的轴索丢失，因此，如果仅仅采用简单的保守治疗措施，如腕部夹板或激素注射，可能效果不佳，这位患者应该需要手术减压。

(3) 如果病变位于腕管，为什么前臂段正中神经传导速度减慢？

右侧前臂段正中神经运动传导速度减慢(41m/s)。因为该数值表示肘 – 腕（即近端至腕管）之间前臂段正中神经运动纤维的速度，所以可能被认为正中神经在前臂段也存在问题。然而，前臂段传导速度减慢的现象在腕管综合征中是相当普遍的，特别是在严重的病例中。这可能有两个原因。第一，在伴有继发性轴索丢失和沃勒变性的严重腕管综合征的情况下，沃勒变性可以向近端发展。如果一些快纤维丢失，那么这些纤维将不再被计算于传导速度中。第二，前臂段速度减慢可能仅仅是运动传导速度计算方法的原因（图 20–44）。在严重的腕管综合征中，脱髓鞘可能导致最快纤维和最大纤维的传导阻滞，这些纤维最容易受压。尽管这些神经纤维依然存在，其轴索也完好无损，但是腕管处的脱髓鞘可能导致完全阻滞。由于完全阻滞的纤维不能向远端传导冲动，所以它们无法参与构成正中神经的 CMAP。因此，这些被阻滞的神经纤维的传导速度不被包括在所计算的传导速度中。最终计算出的传导速度会减慢，其代表的是仍然保留的、较慢的正常纤维中相对最快的纤维。从理论上讲，假设前臂段正中神经运动纤维可以选择性地在肘窝处进行刺激，并在腕部记录（即在腕管传导阻滞点之前），那么其传导速度将是正常的。因此，重度腕管综合征患者前臂段正中神经运动传导速度减慢并不罕见，也并不提示有额外的近端病变。

(4) 如果病变位于腕管，为什么 F 波会缺失或延迟？

在这个病例中，双侧正中神经 F 波均异常（右侧缺失，左侧延迟），尤其是与尺神经 F 波（通常比正中神经长 1～2ms）相比。人们通常认为 F 波是一种检查近端神经的方法，F 波延迟或缺失是近端病变的标志。然而，F 波贯穿了整个轴索的全长。在进行 F 波检查时，神经冲动最初沿着神经逆向传导到前角细胞，然后沿着运动神经下行到达刺激点，随后经过刺激点传向远端神经，跨过神经肌肉接头并进入肌肉（图 20–45）。F 波实际上是一个小的运动波，代表了约 5% 的运动纤维。因此，沿着 F 波传导路径中任何一处传导减慢都将导致 F 波延迟或者消失。在腕管综合征中，刺激腕部正中神经以诱发 F 波，神经冲动会逆向传到脊髓，然后回到腕部，穿过腕管到达肌肉，在腕管处发生传导减慢或阻滞。F 波延迟或者消失并不少见，也符合严重腕管综合征的预期。

（二）病例 20–2

【病史和查体】

女性，44 岁，6 个月前诊断为风湿性关节炎，因右手及腕部的疼痛、异样感觉，以及颈部 MRI 异常而寻求会诊意见，前来检查。症状在近 2 个月逐渐发展，并且伴有右臂的弥漫性疼痛。患者陈述，她夜间睡觉时会有一次或两次因手部疼痛和麻刺感而醒来。她会起床甩右手几分钟或用流水冲手。在白天，驾驶，以及拿书、报纸或电话会使症状明显加重。症状逐渐恶化持续了 2 个多月，直到几乎所有的活动都会引起疼痛、异样感觉和非常的不适。

患者最初因考虑为腕管综合征而被转诊到外院接受肌电图和 NCS。双侧正中神经、尺神经的运动、感觉和 F 波检查均正常。双侧拇短展肌的针肌电图也正常。印象是检查均正常，没有腕管综合征的证据。

鉴于持续的症状及正常的神经传导和肌电图检查结果，颈神经根病的诊断也需纳入考虑。颈椎 MRI 扫描显示颈部脊髓中央的 T_2 信号增强，与空洞相符。针对空洞和上肢症状，患者进行了进一步的检查和管理。

体检精神状态和脑神经正常。运动检查见肌容积及肌力均正常。反射正常且对称。感觉检查显示右示指，中指的指腹部位有轻触觉减退。腕部 Tinel 征未引出，Phalen 实验在腕部屈曲 60s 后引起右侧中指指腹的异样感觉。

【病例小结】

在许多方面，病例 20–2 的临床病史与病例 20–1 相似。病史中疼痛和异样感觉，使患者从睡眠中醒来，并因驾驶或持书而症状加重，是非常典型的腕管综合征表现。另外，患者有类风湿关节炎的病史，该病况通常与腕管综合征有关。类风湿关节炎还与其他几种周围神经疾病有关，包括远端对称多发性感觉运动神经病、血管炎导致多发性单神经炎和神经根病。但在这个病例中，没有症状或体征支持任何这些诊断。

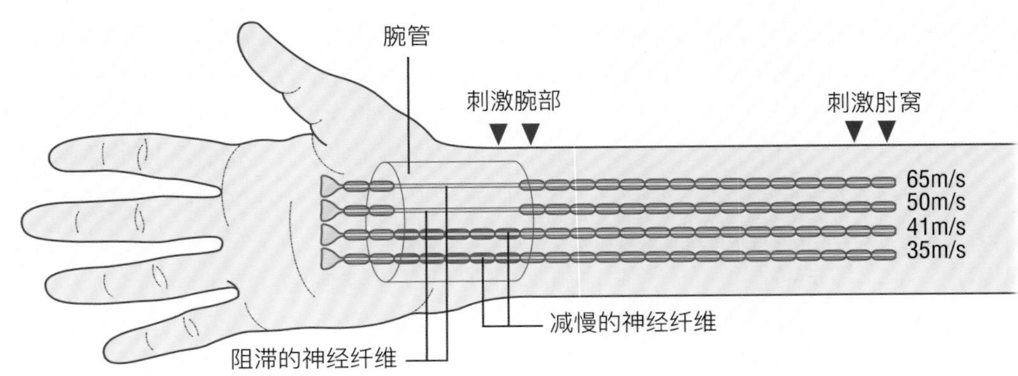

▲ 图 20-44 腕管综合征中前臂段传导速度减慢

正常的正中神经存在快速、中速及慢速传导的有髓纤维。通常，远端潜伏期和传导速度仅代表传导最快的纤维。在严重的腕管综合征中，如果快速纤维在腕部被阻滞或者发生沃勒变性，那么它们就不能在手部记录的正中神经 CMAP 中被测量到；只有正常的，传导速度更慢的有髓纤维可以被测量，导致了虚假的前臂段传导速度减慢

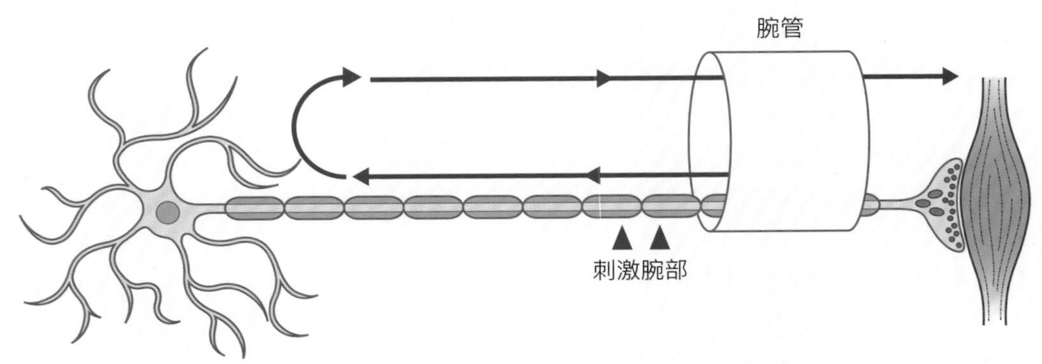

▲ 图 20-45 腕管综合征中 F 波减慢

F 波逆向传导至前角细胞，然后折返回到刺激点，并继续向远端穿过腕管到达肌肉。在腕管中，F 波可能被减缓或者阻滞。F 波延迟或消失在腕管综合征中并不少见

体检同样提示了腕管综合征的可能性。示指和中指（正中神经支配的手指）的轻触觉减退。虽然腕部 Tinel 征未引出，但是对腕部正中神经病敏感性和特异性更高的 Phalen 试验，确实引起了正中神经支配手指的异样感觉。

根据病史和体检，应着重考虑诊断腕管综合征。接下来我们面临的是以前的检查结果：正中和尺神经的运动、感觉传导，F 波，以及针电极肌电图检查均正常。这一信息最初被用来排除腕管综合征的存在，但不幸的是导致了诊断的困惑。进一步的检查包括颈部 MRI，结果显示颈髓中央的 T_2 信号增强。有了这个新的信息，患者的症状和体征就被归因于脊髓空洞。

此时，下一个合乎逻辑的步骤是什么？当临床病史，体检和电生理发现相互矛盾时，都应随时回顾患者的病史和体检。病史和体检明显地提示腕管综合征。除开 MRI 检查结果，病史和体检也并不支持空洞。颈部的脊髓空洞通常伴有节段性，分离性感觉障存（肩部温痛觉丧失），这是由于在脊髓中邻近中央管的脊髓丘脑束交叉纤维在早期受到累及。此外，根据受累的脊髓节段，通常存在上肢不对称的、选择性的肌肉萎缩与无力伴反射改变。因此，应如何看待之前的神经传导与肌电图检查结果呢？尽管之前的检查结果正常，但也不应放弃腕管综合征的诊断。当然确实有一些病史及体检高度提示腕管综合征的患者，其常规的正中神经运动和感觉传

病例 20-2 神经传导检测

刺激神经	刺激点	记录点	波幅 运动（mV）；感觉（μV）			潜伏期（ms）			传导速度（m/s）			F 波潜伏期（ms）		
			RT	LT	NL	RT	LT	NL	RT	LT	NL	RT	LT	NL
正中神经（m）	腕	APB	6.2		≥4	4.2		≤4.4				29		≤31
	肘窝	APB	6.0			7.9			54		≥49			
尺神经（m）	腕	ADM	9.0		≥6	2.9		≤3.3				28		≤32
	肘下	ADM	8.9			6.4			57		≥49			
正中神经（s）	腕	示指	24		≥20	3.4		≤3.5	56		≥50			
尺神经（s）	腕	第 5 指	22		≥17	2.9		≤3.1	62		≥50			
正中神经（混检）	掌部	腕部	30		≥50	2.4		≤2.2	40		≥50			
尺神经（混检）	掌部	腕部	15		≥12	1.8		≤2.2	62		≥50			
混合差值						0.6		≤0.3						
正中神经（m）	腕	2L	1.4		≥1.0	3.7								
尺神经（m）	腕	INT	4.5		≥2.5	2.9								
Lum-INT						0.8		≤0.4						
正中神经（s）	腕	第 4 指	21		≥10	3.4			40		≥50			
尺神经（s）	腕	第 4 指	23		≥10	2.8			50		≥50			
第 4 指差值						0.6		≤0.4						

注意：所有感觉神经潜伏期是峰潜伏期，所有感觉神经传导速度是以起始潜伏期计算，报告的 F 波潜伏期代表 F 波最短潜伏期

ADM. 小指展肌；APB. 拇短展肌；2L. 第二蚓状肌；INT. 骨间肌；m. 运动检查；s. 感觉检查；RT. 右侧；LT. 左侧；NL. 正常

病例 20–2 肌电图								
肌 肉	插入电位	自发电位		运动单位动作电位				
		纤颤电位	束颤电位	激 活	募 集	形 态		
						时 限	波 幅	多相电位
右侧拇短展肌	NL	0	0	NL	NL	NL	NL	NL
右侧第一背侧骨间肌	NL	0	0	NL	NL	NL	NL	NL
右侧肱三头肌	NL	0	0	NL	NL	NL	NL	NL
右侧桡侧腕屈肌	NL	0	0	NL	NL	NL	NL	NL
右侧旋前圆肌	NL	0	0	NL	NL	NL	NL	NL

NL. 正常

导检查均正常。而这些患者通常需要敏感性更高的正中 – 尺神经对比检查以做出腕部正中神经病的电生理。

再次进行了神经传导，与之前的结果相同，正中和尺神经的运动及感觉传导均正常。虽然右侧正中神经 F 波比尺神经延长了 1ms，但该 F 波在绝对意义上仍是正常的。然而，在进行了正中 – 尺神经的三项对比检查之后，发现均为异常：①正中 – 尺神经的掌 – 腕潜伏期差值为 0.6ms，明显高于正常上限的范围；②在相同距离行正中神经第二蚓状肌 – 尺神经骨间肌的潜伏期对比检查，潜伏期差值为 0.8ms，同样明显高于正常值；③在相同距离记录第 4 指的正中与尺神经逆向感觉电位，显示峰潜伏期差值 0.6ms，再次高于正常的上限。右上肢的肌电图检查显示，在拇短展肌、第一背侧骨间肌，以及更近端的正中神经或 C_7 支配肌中，没有活动性失神经支配或神经再支配的表现。

此时，可以给出电生理印象。

【电生理诊断】

电生理证据符合右正中神经腕部轻度病变。

【病例分析与讨论】

如何看待 MRI 显示脊髓空洞这一异常呢？在这个病例中，复查 MRI 并没有发现空洞，先前 MRI 检查中的异常被解释为来自磁线圈的伪影。

应该考虑几个问题。

(1) 临床 – 肌电图的相关性是否有意义？

在这个病例中，对于该患者的第二次检查而言，答案显然是肯定的。患者的临床病史和体检高度提示腕管综合征，并且有明确的诱发因素，即类风湿关节炎。这里重要的一点是，虽然常规正中神经运动和感觉传导检查是正常的，但是敏感性更高的正中、尺神经对比检查都为异常，显示跨腕段正中神经相对尺神经传导减慢。在轻度腕管综合征病例中，这三项对比检查的异常通常彼此紧密相关。根据单一的异常而做出诊断应慎重。很容易设想，如果某个距离或潜伏期测量出现轻度误差，那么仅根据该单一的异常数据就可能做出错误的诊断。而在该病例中，所有的三项正中 – 尺神经对比检查都是异常的。电生理结果与临床证据相符，是我们希望得到的。

先前的临床 – 肌电图没有相关性：患者由于睡眠或驾驶引起间歇性示、中指的异样感觉，没有由脊髓空洞引起的其他神经系统体征，并且电生理检查结果也正常。该病例强化了腕管综合征是临床诊断这一概念。极少情况下，可能会出现临床的腕管综合征患者，其所有的电生理检查、甚至更敏感的对比检查均正常（即假阴性）。在这些患者中，没有脱髓鞘或轴索丢失；据推测，症状是由间歇性压迫导致的暂时性缺血引起的。在这种情况下，神经肌肉超声可能有助于识别腕部的正中神经，该病例同样强调了这一点：对于没有临床或电生理相关性、偶然或错误的检查结果，不应纳入临床诊断的考虑。在本病例中，即指先前 MRI 检查中在颈部脊髓所见到、被误以为的“空洞”。

(2) 如果这个患者患有腕管综合征，为什么正中神经运动和感觉的远端潜伏期是正常的？

这种情况并不罕见。患者的检查结果通常与人群正常值进行比较。例如，在这名患者中，正中神经远端运动潜伏期为 4.2ms，在正常范围内。但需强调的是，正常值是一个很广的范围。举例来说，1 年前，即类风湿关节炎和腕管综合征发病之前，患者是正常的，其正中神经远端运动潜伏期为 3.5ms。当她的远端运动潜伏期从 3.5ms 增加到 4.2ms 时，与其自身的基线正常值相比，就显著延长了。但是，这个数值仍然在“人群正常范围”之内。正是在这种情况下，正中 – 尺神经的对比检查才具有最大价值，因为它们依靠患者自身的神经而不是人群正常值作为对照。温度、神经长度与大小、年龄，以及同时存在多发性神经病等变量均受到控制。

当腕管综合征患者的正中神经运动和感觉潜伏期为正常时，其数值通常接近正常范围的上限。数值接近正常范围的上限应该是一个可能存在潜在异常的线索。在本例中，4.2ms 的远端运动潜伏期与正常上限（4.4ms）非常接近，3.4ms 的正中神经感觉潜伏期非常接近正常上限（3.5ms）。

(3) 肌电图和 NCS 可以用来排除腕管综合征吗？

答案是否定的。肌电图和 NCS 的价值在于确认临床印象，评估神经病变的严重程度，以及寻找可能共存的病况。如前所述，病变较轻的患者，其常规的正中神经运动和感觉检查可能是正常的，有少数患者甚至所有检查均是正常的，包括更敏感的正中 – 尺神经对比检查。没有哪项实验室检查具有 100% 的敏感性和特异性。腕管综合征仍然只是一个临床诊断。再次强调，电生理检查的结果只有在了解临床病史和体检的情况下才能被正确解读。

（三）病例 20–3

【病史和查体】

72 岁男性，右利手，诉左手刺麻感和疼痛 4 周，症状夜间最明显，常使其从梦中惊醒，明显的示指和中指感觉异常，查体显示左侧大鱼际轻度萎缩。反射正常。左侧拇外展肌无力。左侧拇指、示指、中指和第 4 指指腹感觉减退。

【病例小结】

本例患者与病例 20–1 非常相似，病史中左手疼痛、麻木及夜间加重的特点高度提示 CTS。除此之外，查体也提示正中神经病。在进行神经电生理检查之前，患者高度疑似左手 CTS，唯一不支持的是患者病变在左侧（非利手）。

神经传导速度及肌电图均为异常，左侧正中神经显示 CMAP 波幅低，远端潜伏期延长，前臂的传导速度正常，但 F 波消失，左侧示指正中神经感觉反应消失，但尺神经运动感觉均正常。因为只有一项异常（正中神经远端运动潜伏期延长），包括蚓状肌 – 骨间肌均纳入检查，发现正中神经支配的第二蚓状肌潜伏期较尺神经支配的骨间肌潜伏期明显延长。

当神经传导速度测定后，几乎可以诊断为严重左侧腕部正中神经病。损伤部位确定是明显的正中神经远端运动潜伏期延长，以及明显的蚓状肌 – 骨间肌潜伏期差异，显著的潜伏期延长显示患者跨腕段的神经脱髓鞘改变。

肌电图检查显示左拇短展肌插入电位增多，明显的纤颤电位，以及外形正常的运动单位动作电位募集减少。其余肌肉，包括近端正中神经及 C_6～C_7 肌节支配的肌肉均正常。

此时，可以给出电生理印象。

【电生理诊断】

电生理结果提示左侧腕部严重亚急性正中神经病。

【病例分析与讨论】

应该考虑几个问题。

(1) 临床和肌电图是否符合？

答案是肯定的，病史及体检均提示 CTS。没有证据提示桡神经、臂丛及多神经病变。神经传导及肌电图均符合临床推断。所有的肌电图异常均局限于正中神经。除此之外，正中神经远端运动潜伏期明显的延长在脱髓鞘病变范围。肌电图仅远端正中神经支配的肌肉表现异常。

(2) 为什么说损伤是亚急性的？

在此病例中，既存在脱髓鞘又有轴索损伤的特征。如正中神经感觉反应缺失，以及运动电位波幅降低，这些都是轴索损伤的表现。时间长后可发生沃勒变性（运动神经检查 4～6 天，感觉神经检查 6～11 天）。针电极肌电图中，出现了纤颤电位，虽然纤颤电位是与损伤神经与支配肌肉间距离有关，需要数周才出现。但运动单位动作电位形态学上基本正常。失神经支配后神经再支配需要数周及数月。因此，综合神经电生理检查结果，病变属于亚急性，多于数周但少于数月，与临床现病史 4 周相符。

(3) 为什么 CTS 发生在非利手？

如前所述，几乎所有 CTS 都具有特发性，即

病例 20-3　神经传导检测

刺激神经	刺激点	记录点	波幅 运动（mV）；感觉（μV）			潜伏期（ms）			传导速度（m/s）			F 波潜伏期（ms）		
			RT	LT	NL	RT	LT	NL	RT	LT	NL	RT	LT	NL
正中神经（m）	腕	APB		3.6	≥4		9.4	≤4.4					NR	≤31
	肘窝	APB		3.4			13.6			50	≥49			
尺神经（m）	腕	ADM		8.2	≥6			≤3.3					29	≤32
	肘下	ADM		8.1						55	≥49			
	肘上	ADM		8.1						56	≥49			
正中神经（s）	腕	示指		NR	≥20			≤3.5			≥50			
尺神经（s）	腕	第 5 指		25	≥17		2.9	≤3.1		53	≥50			
正中神经（s）	腕	第二蚓状肌		1.2	≥1.0		8.8							
尺神经（m）	腕	骨间肌		5.2	≥2.5		2.7							
Lum-int							6.1	≤0.4						

注意：所有感觉神经潜伏期是峰潜伏期，所有感觉神经传导速度是以起始潜伏期计算，报告的 F 波潜伏期代表 F 波最短潜伏期

ADM. 小指展肌；APB. 拇短展肌；Lum-int. 蚓状肌 – 骨间肌差值；m. 运动检查；s. 感觉检查；RT. 右侧；LT. 左侧；NL. 正常；NR. 无反应

病例 20-3　肌电图								
肌　肉	插入电位	自发电位		运动单位动作电位				
		纤颤电位	束颤电位	激　活	募　集	形　态		
						时　限	波　幅	多相电位
左侧拇短展肌	↑	2	0	NL	↓↓	NL	NL	NL
左侧旋前圆肌	NL	0	0	NL	NL	NL	NL	NL
左肱三头肌	NL	0	0	NL	NL	NL	NL	NL
左桡侧腕屈肌	NL	0	0	NL	NL	NL	NL	NL
左 C_8 脊旁肌	NL	0	0	NL	NL	NL	NL	NL
右侧拇短展肌	NL	0	0	NL	NL	NL	NL	NL

↑. 增加；↓↓. 中度降低；NL. 正常

其常由腕横韧带的过度使用或应力损伤造成，故几乎所有 CTS 患者都发生在优势手。即便出现双侧发病，优势手的病情也会更重。而像此例发生在非优势手的 CTS 是很罕见的，病情如此严重更是不同寻常。此情况下，采用神经肌肉超声来查找结构性病变更佳。

患者随后进行神经肌肉超声检查（图 20-46，左上图），如预计一样，超声检查发现腕部正中神经增粗且呈低回声，证实了 CTS 诊断。在长轴上发现了不寻常的影像（图 20-46，右上图和下图），即在桡骨远端长出一个很大骨赘，导致紧贴上方的屈肌腱受压及磨损，在该点附近，肌腱内可见积液，符合腱鞘炎改变。由骨赘和腱鞘炎合并形成向上的压力通过屈肌腱作用于上方的正中神经。此例患者证明神经肌肉超声检查通常可提供的重要信息，可对 EMG 获得的信息进行补充。

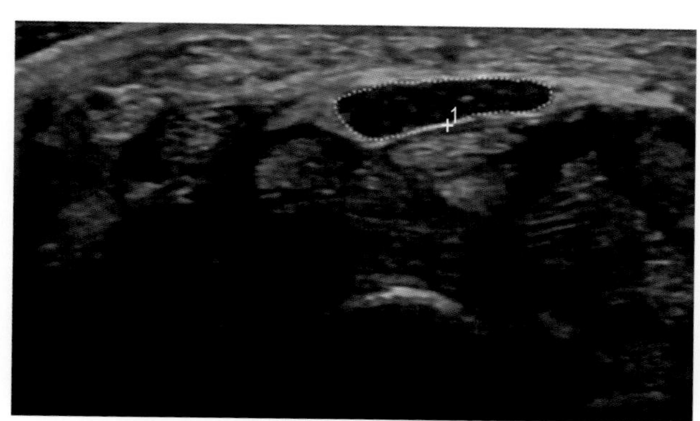
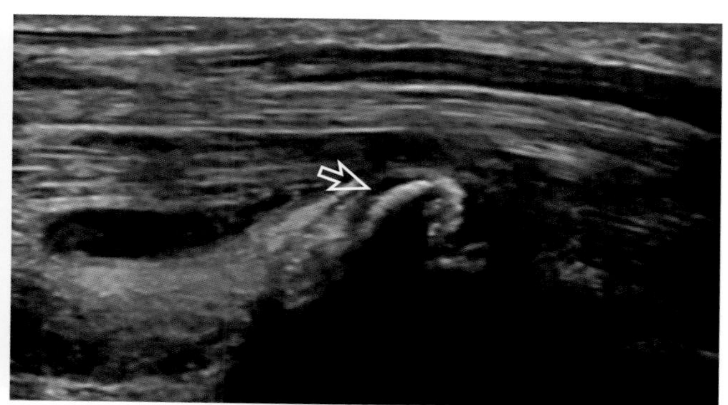
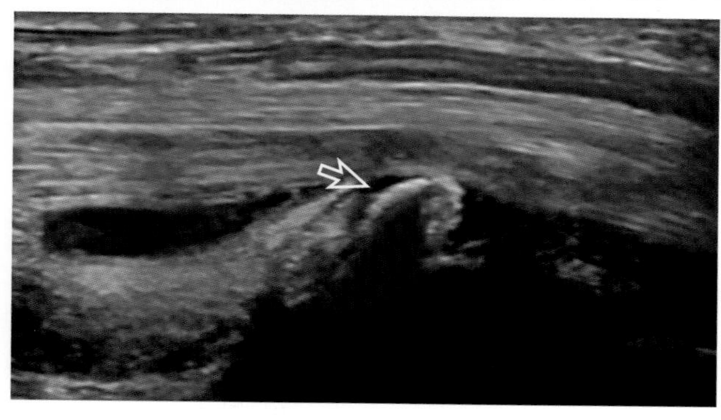

▲ 图 20-46　随访超声检查

左上图，腕部正中神经，提示神经增粗及回声降低。右上图，长轴，原始图像。下图，长轴，正中神经呈黄色，屈肌肌腱呈浅蓝色，桡骨长出的大骨刺呈绿色（白箭），屈肌肌腱旁积液呈红色，符合腱鞘炎改变。向上生长的骨刺与腱鞘炎一起对屈肌腱上方的正中神经产生挤压

第21章　近端正中神经病变
Proximal Median Neuropathy

许　虹　译　　张哲成　校

近端正中神经病变相对于正中神经在腕管的卡压是特别少见的，鉴别正中神经病是在腕部还是近端受到卡压，仅依靠临床证据很困难，特别是在轻度病变的情况下。在对这种少见病变的定位诊断方面，电诊断检查起着关键作用，尤其是病变由于外伤或压迫引起。此外，神经肌肉超声在疑似近端正中神经病变的病例中，是电诊断检查的理想辅助检查。

一、肘前窝的详细解剖

进入上臂后，正中神经沿肱骨内侧前面下行至肱骨内上髁前方。在极少数个体中，在位于内侧肱骨朝向内上髁近端5～7cm处，有一源自肱骨干中部的骨突。在其中一些人中，一条名为"Struthers韧带"的纤维带在骨突和肱骨内上髁间延伸，正中神经在肘前窝内与肱动脉伴行（图21-1）。进入前臂时，它首先行于腱膜（一条从肱二头肌腱内侧到近端前臂屈肌的厚纤维带）下。在大部分个体中，正中神经随后在旋前圆肌两个头间穿行并支配此肌肉（一头源于肱骨远端，一头源于尺骨）。许多个体旋前圆肌的两个头之间有纤维带相连接。正中神经在穿过旋前圆肌的两个头之后，在肱骨内上髁远侧5～8cm处向后发出"前骨间神经"。主干向远侧走行在指浅屈肌深部和它的近端腱膜缘，称作"浅桥"。在内上髁远端，肱动脉分为桡侧动脉和尺侧动脉。正中神经在旋前圆肌两个头中间走行过程中，尺动脉通常在旋前圆肌尺侧深部伴行。在旋前圆肌后，尺动脉和正中神经在前臂近端毗邻。尺动脉和正中神经在远端分离，并与尺神经在前臂正中相连。

二、病因

肘前窝区域的正中神经病一直被认为是神经受到外部压迫所致，压迫来自石膏固定、外伤、静脉穿刺和包括肿瘤或血肿的肿物压迫性病变。较罕见的病例是肱动脉穿刺后血肿形成，导致筋膜间隔综合征从而继发近端正中神经的损伤。肘前窝穿刺造成的正中神经损伤虽然少见，但却是文献报道第二种常见的由于采血造成的神经损伤。

此外，文献有报道几个近端正中神经易卡压的位置（图21-1）。不过它们都不常见而且存在争议。四个主要的可能卡压位置如下。

- 正中神经卡压可能出现在上臂远端Struthers韧带处，正中神经和肱动脉在该韧带和肱骨之间通过。
- 在肘前窝更远端，正中神经可能在肥厚的腱膜下受卡压。
- 在更远处，正中神经可能在旋前圆肌内受卡压，特别是在那些肌肉内有额外的纤维带的个体中更易受卡压。
- 在更远处，正中神经可能在指浅屈肌浅桥下受卡压。

三、临床表现

近端正中神经病的临床综合征取决于基础的病因和病变位置。

四、外伤性病变

外伤性病变患者通常有明显的急性的正中神经的运动、感觉功能障碍。近端正中神经病的感觉障碍出现在整个正中神经支配区域，包括鱼际、拇指、示指、中指和环指外侧。这个特点将近端正中神经病和腕管综合征（腕管综合征鱼际的感觉保持正常）清楚地区分开来。支配鱼际的感觉的掌皮支在正中神经未进入腕管前发出，该支病变引起鱼际感觉缺失。根据病变的位置，部分或全部近端正中神经支

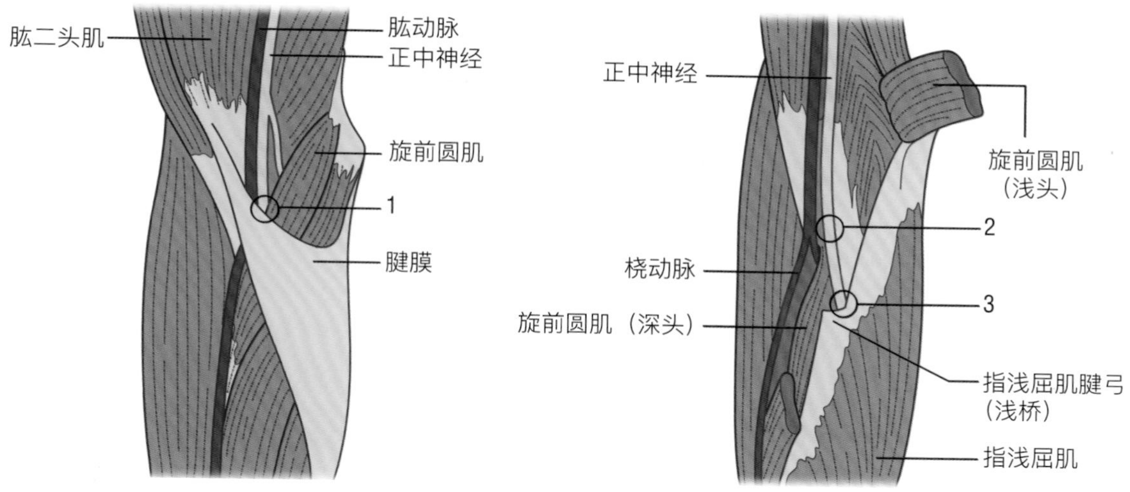

▲ 图 21–1 肘前窝附近的正中神经解剖和可能的卡压位置

左侧，正中神经在肘前窝内与肱动脉伴行，在进入前臂时，它首先行于腱膜（一条从肱二头肌腱内侧到近端前臂屈肌的厚纤维带）下，然后在旋前圆肌的两个头之间穿行（大多数个体）。右侧，切开旋前圆肌的浅头后显示其下的正中神经。正中神经向远侧走行在指浅屈肌深部和称为浅桥的近端腱膜缘。肘前窝区域内几个与旋前圆肌综合征相关的卡压位置：1. 腱膜；2. 旋前圆肌内部（两头之间）；3. 浅桥［经许可转载，改编自 Dang AC, Rodner CM. Unusual compression neuropathies of the forearm, part II: median nerve. *J Hand Surgery (AM)*. 2009;34(10):1915–1920.］

配的前臂肌肉会出现肌无力，包括旋前圆肌、指浅屈肌，第 2、3 指深屈肌，桡侧腕屈肌、拇长屈肌和旋前方肌，远端正中神经支配的肌肉，包括拇短展肌、拇对掌肌，以及第 1 和第 2 蚓状肌。第 2、3 指深屈肌，指浅屈肌和拇长屈肌的无力往往导致高位正中神经病的特征性姿势；拇指、示指和中指不能屈曲（图 21–2）。

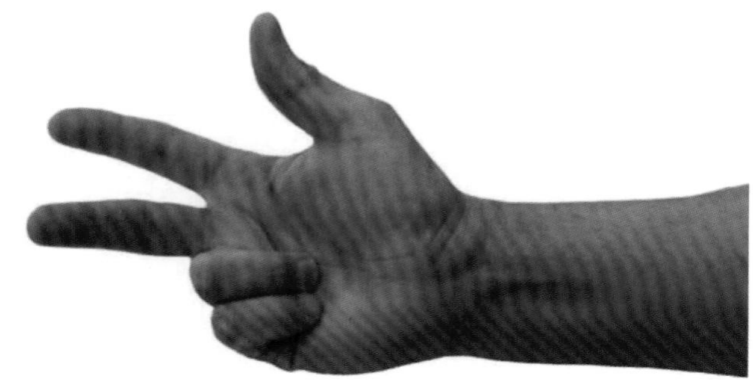

▲ 图 21–2 高位正中神经病的手位姿势

完全性高位正中神经所致的经典手部姿势：患者试图握拳时无法屈曲拇指、示指和中指

五、卡压综合征

近端正中神经卡压综合征往往没有特异性的症状和体征。典型的会有卡压部位的疼痛或不适。与腕管综合征不同，它的症状不会在夜间加重。两个主要综合征包括：①近端的神经在 Struthers 韧带处卡压；②更远端的神经卡压：腱膜下、旋前圆肌内或浅桥下（图 21–1）。后三个位置的卡压通常被称为“旋前圆肌综合征”，严格来说，这个名称应该只留给旋前圆肌内的卡压，不过这三个位置的卡压通常都产生类似的临床综合征。

（一）Struthers 韧带卡压

在 Struthers 韧带处卡压是一种非常罕见的综合征，Struthers 韧带从内上髁连接到远端肱骨内侧的骨突，正中神经在此处受卡压（图 21–3）。肱骨髁上骨突在人群中的出现率是 1%～2%。该综合征的特征是前臂掌侧疼痛和正中神经支配手指异样感觉，前臂旋后和伸肘时加重。因为肱动脉也行经 Struthers 韧带下方，所以这些动作也会导致肱动脉搏动减弱。骨突在肱骨远端可能触及。旋前圆肌和其他正中神经支配的肌肉可能会出现无力，包括鱼际在内的正中神经感觉支配区域可出现轻度的感觉缺失。

（二）旋前圆肌综合征

旋前圆肌综合征虽然比较少见，但还是比 Struthers 韧带卡压多见。旋前圆肌纤维肥大或变紧，在卡压位置出现 Tinel 征。疼痛可向近端放射，上臂

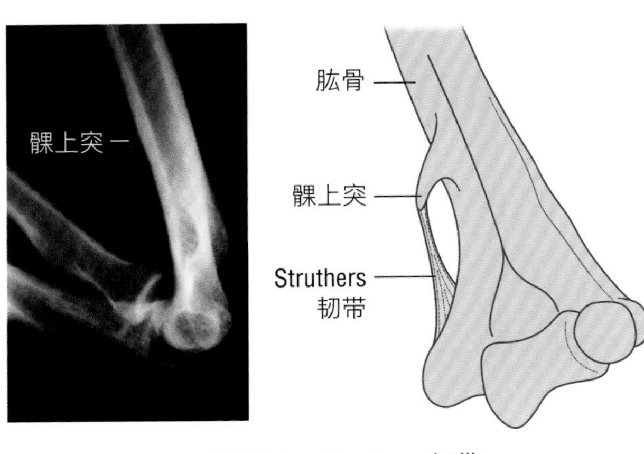

▲ 图 21-3 **Struthers 韧带**

罕见个体的肱骨有髁上突，上有韧带（Struthers 韧带）连接肱骨内上髁，正中神经及肱动脉在韧带下方经过，此髁上突可在骨 X 线上显现（改编自 Struthers J. On some points in the abnormal anatomy of the arm. *Br Foreign Med Ch Rev.* 1854;13:523–533.）

活动时加重，尤其是反复旋前 / 旋后。基于不同的卡压位置，特定动作会诱发前臂疼痛和正中神经支配手指的异样感觉（图 21-4）：伸肘时前臂抗阻力旋前（旋前圆肌），中指的近端指间关节抗阻力屈曲（浅桥），前臂旋后时抗阻力屈肘（腱膜）。这些动作仅导致单独的疼痛加重并不是可靠的征象，除非伴有正中神经支配区域异样感觉。正中神经支配的肌肉罕见有显著的无力或萎缩，但拇长屈肌和拇短展肌的轻度乏力的情况并不少见，偶尔也会累及第 2、3 指深屈肌和拇对掌肌。旋前圆肌通常不会受累。偶尔会有异样感觉放射至正中神经支配的手指，并伴有包括鱼际在内的正中神经支配区域感觉轻度减退。

六、前骨间神经综合征

前骨间神经是正中神经的最大分支，在正中神经主干旋前圆肌远端处发出，支配三块肌肉：拇长屈肌，第 2、第 3 指深屈肌，旋前方肌。它含有支配腕关节和前臂骨筋膜的深感觉纤维，但不含皮肤感觉纤维。临床上患者表现为拇指、示指和中指远端指节不能屈曲和前臂旋前肌力减弱。应该在屈肘时检查旋前方肌的无力，以避免旋前圆肌参与旋前动作，因为旋前圆肌在前骨间神经综合征中不受累。屈肘体位下，旋前方肌是主要的旋前肌肉；伸肘体位下，旋前圆肌是主要的旋前肌肉。没有感觉缺失。当患者尝试做一个"OK"的手势时会出现一个特征性的代偿姿势：拇指和示指远端指节不能屈

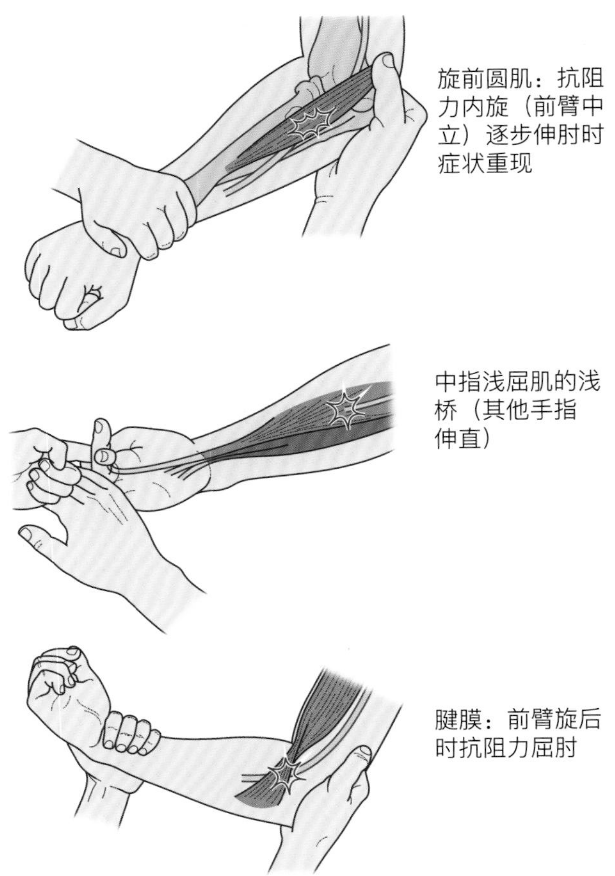

▲ 图 21-4 **旋前圆肌综合征的激惹动作**

基于卡压位置，不同的激惹动作可使与旋前圆肌相关的症状重现：旋前圆肌、浅桥（指浅屈肌弓）和腱膜。注意：很多人认为这些动作不可靠且无特异性，做这些动作时仅有疼痛加重，特别不可靠，除非有正中神经支配区域异样感觉（引自 Omer GE, Spinner *M. Management of Peripheral Nerve Problems*. Philadelphia: WB Saunders; 1980.）

曲，示指远端指间关节和拇指指间关节代偿性过伸（图 21-5）。据报道前骨间神经（anterior interosseous neuropathy，AIN）病多发生于骨折和挤压伤后。此外，它很少见于卡压性神经病，而更常见于变异型的神经痛性肌萎缩（即 Parsonage Turner 综合征、臂丛神经炎），关于它的完整讨论包括电生理评估，参见第 33 章。

前骨间神经病偶尔也可能会难以识别。一些患者的第三指指深屈肌由尺神经支配，所以尽管罹患此病，中指屈曲功能也未受累。更复杂的情况是，前骨间神经病合并在存在马丁 - 格鲁伯吻合（Martin-Gruber anastomosis，MGA）的时候。在 MGA 中，正中神经与尺神经之间有一条异常的交通支。偶尔，正中神经纤维交通支而非正中神经主干进入前骨间神

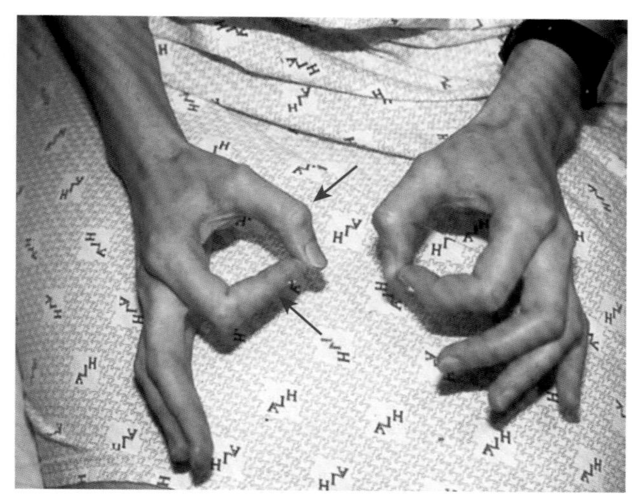

▲ 图 21-5 前骨间神经病

前骨间神经病导致拇长展肌，第 2、第 3 指深屈肌和旋前方肌无力。患者特征性地不能做“OK”手势（即拇指和示指形成一个圆形），拇指和示指分别不能屈曲指间关节和远端指间关节（箭）

经。如果 Martin-Gruber 吻合支存在并且交通支纤维进入前骨间神经，那么这个患者罹患前骨间神经病时，其一些由尺神经支配的手内在肌也会出现力弱。

七、鉴别诊断

在急性外伤或受伤的情况下，临床鉴别诊断的范围有限而且诊断通常直接。不过，肘前窝区域卡压综合征的鉴别诊断范围广泛，因为它的症状往往比较模糊。例如，局部的骨科问题也可能会出现类似临床表现。腕部正中神经病也可混淆诊断。腕管综合征患者可以出现前臂定位模糊的疼痛及沉重感，伴正中神经区域皮肤异样感觉，这种表现与近端正中神经卡压综合征的表现相似。此外，颈神经根病患者也可能出现手部放射痛伴异样感觉。不过颈神经根病通常有颈部疼痛放射到手臂的病史。颈神经根病体检可能出现正中神经支配范围之外的无力，同时也会出现肱二头肌、肱桡肌或肱三头肌反射减弱。

八、电生理评估

对疑似近端正中神经病进行神经传导和肌电图检查的目的是：①证明正中神经在腕部至近端有异常；②排除更高位臂丛或颈神经根病变。然而，电诊断的评估可能会因为以下事实而变得复杂：无论在理论上如何期待，真实的近端正中神经卡压病例的电生理表现往往是正常或缺乏特异性的。

（一）神经传导检测

神经传导检测包括在腕和肘前窝刺激、拇短展肌记录的常规正中神经运动检查（框 21-1）。如果是在 Struthers 韧带卡压，还需要在近端腋部刺激。也需做常规的尺神经运动和感觉检查用于排除并存的多发性神经病。总是需要做正中神经支配手指的感觉传导检查（在症状最明显的手指上记录），特别是已经在临床体查发现有木感或异样感觉的手指。如果检查值临界或仅仅轻度超过正常上限，则应与对侧进行比较。最后，所有的疑似正中神经病都应进行至少一项跨腕部的正中神经 - 尺神经对比检查以排除腕部正中神经病。如果检查值临界或仅仅轻微超过正常上限，则应进行第二项正中神经 - 尺神经对比检查以寻找腕部正中神经病。

框 21-1 近端正中神经病神经传导检测推荐

常规检测

1. 正中神经运动检测：拇短展肌记录，腕、肘前窝、腋刺激
2. 尺神经运动检测：小指展肌记录，腕（尺神经）、沟下、沟上刺激
3. 正中神经和尺神经 F 波
4. 正中神经感觉反应：第 2 指或第 3 指记录，腕刺激（建议双侧检查）
5. 尺神经感觉反应：第 5 指记录，腕刺激
6. 正中神经和尺神经掌 - 腕混合神经检查，距离均为 8cm

下面的模式提示近端正中神经病可能

1. 正中神经 CMAP 和（或）SNAP 波幅降低伴远端潜伏期正常或仅轻度延长（不在脱髓鞘范围内），并且正中神经掌 - 腕潜伏期和尺神经比较无明显延长
2. 正中神经运动检查传导阻滞 / 时程离散，或腕 - 肘前窝段 / 肘前窝 - 腋段传导速度明显减慢伴正常或仅轻度延长的远端潜伏期
3. 正中神经 F 波延长，尽管远端 CMAP 潜伏期及波幅均相对正常

正中神经病变所致的沃勒变性，无论病变在何处，都会导致病变远端的复合肌肉动作电位（compound muscle action potential，CMAP）和感觉神经动作电位（sensory nerve action potential，SNAP）波幅降低。由于快纤维轴突的丢失，通常远端潜伏期轻度延长，传导速度也轻度减慢。然而，尽管这

些发现是异常的并提示正中神经病变，但却不能定位病变。如果在 Struthers 韧带处存在局灶性脱髓鞘，则在肘窝 – 腋段可能会看到局灶性减慢或波幅降低（即传导阻滞或波形离散）。如果肘窝有局灶性病变，则腕 – 肘窝段可能出现传导阻滞。虽然在理论上可以期待这样的结果，但在实际上却很少发生。

（二）肌电图检查方法

在对疑似近端正中神经病患者的检查中，肌电图往往比神经传导检测更有意义（框 21–2）。应总是检查远端的拇短展肌。但检查的关键部分却是仔细地检查几块腕管近端正中神经支配的肌肉。它们包括旋前圆肌，桡侧腕屈肌，指浅屈肌，第 2、第 3 指指深屈肌，拇长屈肌和旋前方肌。如果这些肌肉中任何一块有异常（失神经支配或神经再支配的证据），说明问题出在腕部近端。如果病变是在 Struthers 韧带水平，肌电图异常可以出现于所有正中神经支配的肌肉，包括旋前圆肌。旋前圆肌综合征的肌电图异常最常被报告在拇长屈肌和第 2、第 3 指指深屈肌，较少在指浅屈肌和拇短展肌，只有极少数在旋前圆肌，因为压迫部位最常发生在神经支配的远端。如果任何一块正中神经支配的近端肌肉异常，那么必须检查与它相同的肌节但不同支配神经的其他肌肉，以此排除更近端的臂丛和颈神经根的病变。至少必须检查一块非正中神经支配的 C_6～C_7 支配肌肉（如肱三头肌）和一块非正中神经支配的 C_8～T_1 支配肌肉（如第一背侧骨间肌）。

要记住一些重要的技术要点。近端正中神经支配的肌肉中，最好获取和最容易检查的是旋前圆肌、拇长屈肌和桡侧腕屈肌；所有疑似近端正中神经病，都应检查旋前圆肌和以上其他肌肉中的至少一块。第 2、第 3 指指深屈肌和旋前方肌是两块比较难于检查的近端肌肉。指深屈肌有两片：正中神经支配的第 2、第 3 指指深屈肌和尺神经支配的第 4、第 5 指指深屈肌。后者位置表浅很容易被检查，前者则因在深面而定位要困难得多。同样，旋前方肌在拇指和示指伸肌之下，使得检查在技术上比较困难。检查旋前方肌的推荐方法是在前臂中远端伸肌一侧。检测针需深入拇指的伸肌，然后从示指的背腕侧刺入骨间膜，随后进入旋前方肌。

九、超声相关检查

在疑似近端正中神经病变的病例电诊断中，神经肌肉超声是一个理想的补充检查。首先，这些综合征较少见而且存在争议，所以任何额外的支持信息都是有帮助的。其次，电诊断检查通常是正常的或不能确定的。再次，当近端正中神经病变发生时，通常是由不常见的结构导致的。最后，神经肌肉超声在正中神经穿过肘前窝时很容易成像。

框 21–2　近端正中神经病的肌电图检查推荐方案

针电极检查

1. 腕管远端的正中神经肌肉（拇短展肌）
2. 至少两块腕管近端正中神经肌肉，包括旋前圆肌和以下之一：拇长屈肌、桡侧腕屈肌、指浅屈肌

如果拇短展肌异常

3. 检查至少两块下干 /C_8～T_1 支配但非正中神经支配的肌肉（如第一背侧骨间、示指固有伸肌、第 4 和 5 指深屈肌）以排除下干臂丛病、多发性神经病或 C_8～T_1 神经根病

如果近端正中神经支配肌肉异常

4. 检查至少一块由 C_6～C_7 和 C_7～C_8 支配但非正中神经支配的肌肉（如肱三头肌、指总伸肌、示指固有伸肌）以排除更近端的臂丛病或颈神经根病

注意：如果神经传导检测提示未定位的正中神经病，则肌电图只能将病变定位在异常肌肉肌支起始部位或该部位的更近端。例如，桡侧腕屈肌异常与旋前圆肌正常并不能定位病变在这两块肌肉之间，而仅能定位在桡侧腕屈肌肌支起始部位或该部位的更近端。尽管这样看起来像是违反直觉的，但要记住：在近端神经病变中，病灶远端的肌肉并非全部同时受累，一些肌肉在其他肌肉受累时保持正常

（一）近端正中神经

复习一下前臂中部，正中神经在指浅屈肌和指深屈肌筋膜平面穿行时很容易被超声成像。当探测器向近端移动时，正中神经由尺动脉连接，然后从近端穿过指浅屈肌，从“浅桥”的腱弓穿出。在此处神经位置最深且难以被观察到。它穿行于旋前圆肌的两个头之间，肱骨大头在上方，尺骨小头在下方（图 21–6）。在浅表部位它在纤维肌腱膜下与外侧的肱动脉伴行。在大多数个体中，正中神经与肱动脉彼此毗邻。在另外一些人中，正中神经是更居中的，位于旋前圆肌近端边缘。在评估近端正中神经病变时，在扫描过腕部正中神经后，超声探头应从前中臂扫描到中臂。像其他神经疾病一样，应评估近端正中

神经的大小、回声和束状结构。此外，超声的一个重要优点是它能够显示结构性病变。包括神经节囊肿、瘢痕、动脉瘤、血管异常 / 损伤和肿瘤（图 21–7）。

在评估血管结构时，功率型彩色多普勒需要被应用。在罕见情况下，肱骨上髁骨突导致的 Struthers 韧带损伤，要寻找肱骨远端内侧的骨突。骨突可以通过其明显的高回声反射和显著的后声阴影来识别。最后，在慢性病变中，不同肌肉的失神经萎缩表现模式可以为神经损伤部位提供信息。

以下是神经肌肉超声诊断的影响近端正中神经几种不同结构损伤的例子。

病例 1：髁上骨折。一名 6 岁的男孩跌倒导致肱骨远端髁上骨折。他接受了闭合复位和经皮针固定。他患有持续性拇指屈曲无力、拇指外展无力、第 2 指和第 3 指屈曲无力。在整个正中神经支配区域均有感觉丧失。正中神经运动和感觉传导检测消失及拇长屈肌和旋前圆肌活动性失神经支配的肌电图证据，与近端正中神经病变一致。神经肌肉超声显示肘前窝近端的正中神经增大且低回声，正中神经周围有额外的低回声组织，表现为水肿或急性血肿（图 21–8）。

病例 2：创伤性假性动脉瘤。一位 33 岁患有终末期肾病的女性正在接受透析治疗时曾尝试在肘前窝近端插入瘘管。在手术过程中，她前臂下至正中神经支配的手指出现剧烈疼痛。之后，由正中神经支配的所有肌肉几乎完全瘫痪。肌电图显示旋前圆肌肌肉起始处或起始附近有严重的正中神经病变。几周后的神经肌肉超声显示肱动脉假性动脉瘤位于肘前窝近端，压迫了正中神经（图 21–9）。值得注意的是，正中神经明显增大，低回声，束状结构缺失。假性动脉瘤常发生在血管损伤之后。当血液进入中膜和外膜之间的潜在空间时，就会发生外渗。在这个病例中，手术时发现假性动脉瘤血栓形成。

病例 3：肱二头肌腱膜嵌压。一位 66 岁女性接受了选择性冠状动脉搭桥手术。静脉（intravenous，IV）通路困难，需要多次尝试在她的肘前窝放置静脉导管。手术后她诉第 2、第 3、第 4 指疼痛和麻木。

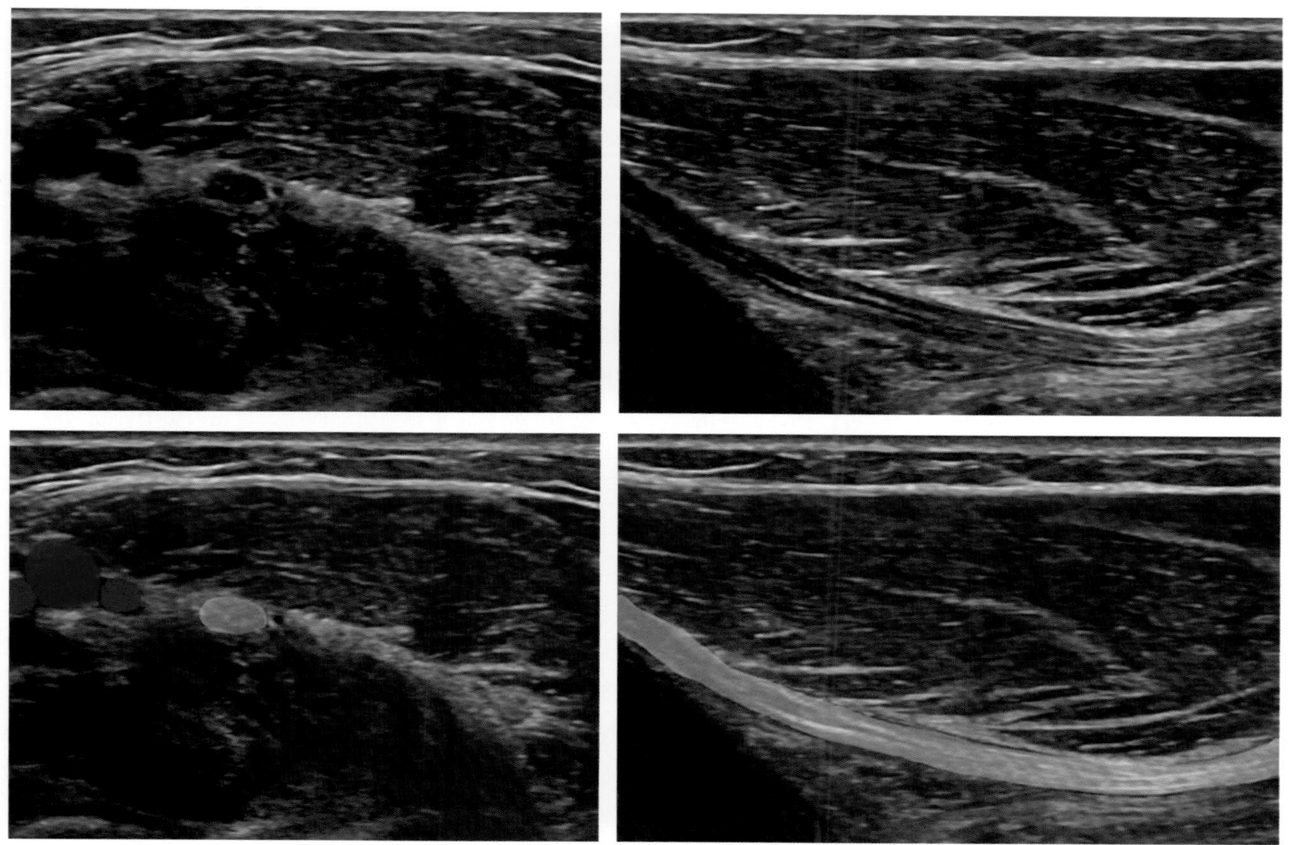

▲ 图 21–6　**正常近端正中神经超声**

上图，原始图像。下图，相同图像。正中神经以黄色标注，肱动脉以鲜红色标注，肱静脉以蓝色标注，旋前圆肌以深红色标注。左图，肘前窝远端短轴影像。右图，旋前圆肌两头之间正中神经的长轴影像

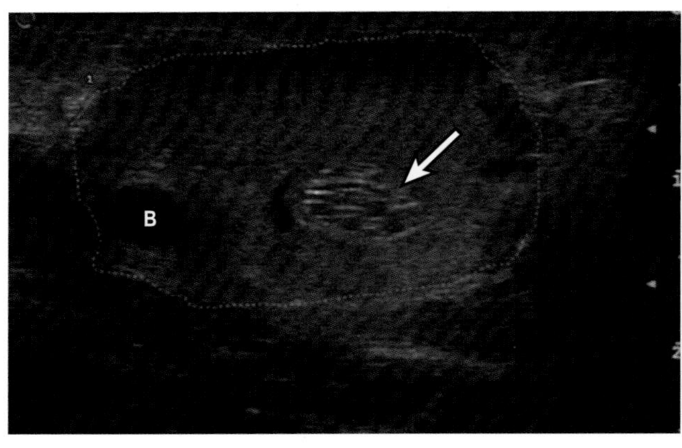

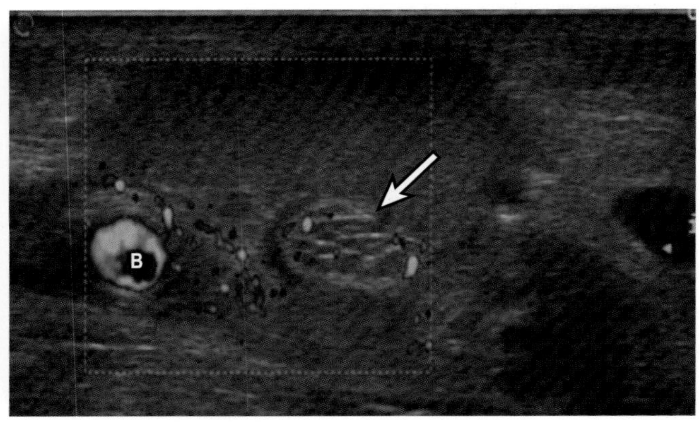

▲ 图 21–7 肿瘤引起的近端正中神经病变

左图，肘前窝短轴视图显示嵌在肿瘤中的肱动脉（B）和正中神经（白箭），可以看到一边界清楚地均质肿块围绕正中神经及肱动脉。右图，彩色多普勒显示肱动脉（B）和部分肿瘤的血流情况。这个肿块的活检提示血管内乳头状瘤内皮增生（IPEH），也被称为 Masson 肿瘤。IPEH 不是恶性肿瘤，内皮细胞增殖过程与血管肉瘤类似［经许可转载，引自 Kushlaf HA, Massey EW, Hobson-Webb L. Proximal median neuropathy caused by surgical manipulation of Masson tumor. *Muscle Nerve*. 2014;50(4):617–618.］

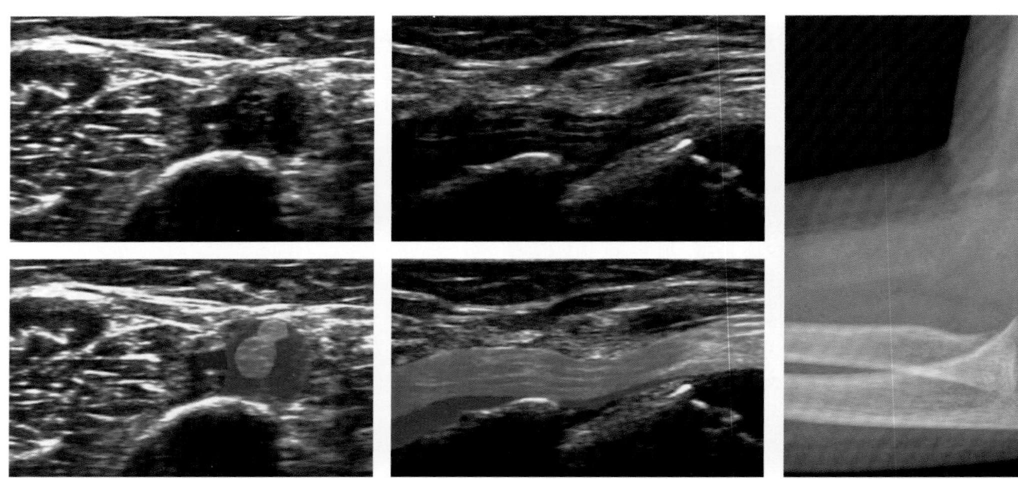

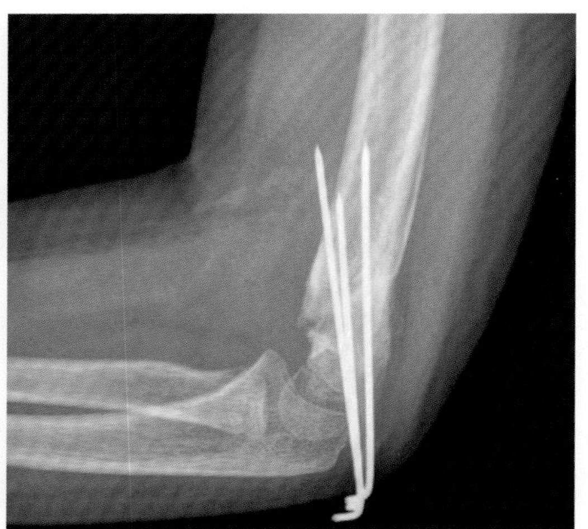

▲ 图 21–8 髁上骨折引起的近端正中神经病变

左上图，肘前窝近端短轴切面视图。左下图，同样的图像。红色为肱动脉，黄色为正中神经，紫色为正中神经周围的低回声组织。中上图，长轴切面视图，在肘前窝近端。中下图，同一张图，黄色为正中神经，紫色为正中神经周围的低回声组织。值得注意的是，正中神经增大呈低回声。正中神经周围额外的低回声组织是水肿或急性血肿。肘部右侧 X 线显示骨折和经皮固定针

3 个月后，其症状没有缓解，进行了神经肌肉超声检查（图 21–10）。尽管正中神经大小正常，但回声低，失去了正常的束系结构。此外，最引人注目的是在围绕神经血管束的肱二头肌腱膜上结缔组织的数量。在本病例中，考虑为多次尝试静脉注射导致周围组织的损伤和瘀伤，以及随后的纤维组织形成，压迫了正中神经。

病例 4：旋前圆肌综合征。一名 45 岁男性前臂掌侧出现不适，伴整个正中神经支配区域麻木。神经肌肉超声显示在旋前圆肌下方正中神经明显增大，伴两个大束呈轻度低回声，其他部位失去正常束状结构（图 21–11）。未发现其他结构异常。过去，患者在颈椎手术后在腓骨颈处出现双侧腓神经病变。因此，强烈认为可能诊断为遗传性神经病变伴压迫性麻痹。但患者拒绝接受基因检测。

病例 5：浅桥处嵌压。一名 64 岁男性患者 2 个月前出现了射击样感觉异常，从左前臂近端掌侧向下放射到手第 3 指和第 4 指。某些动作会引起射击

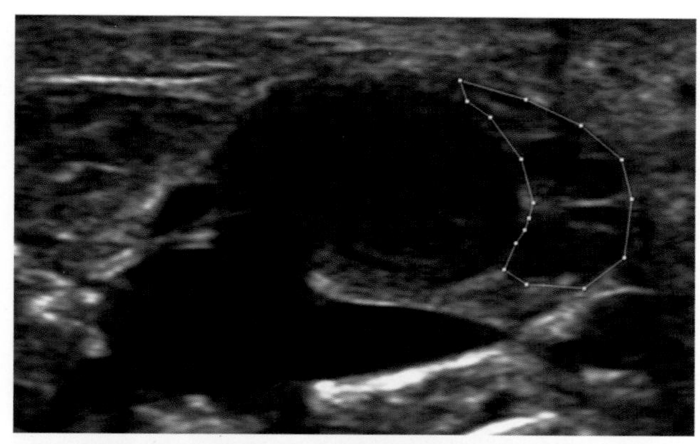

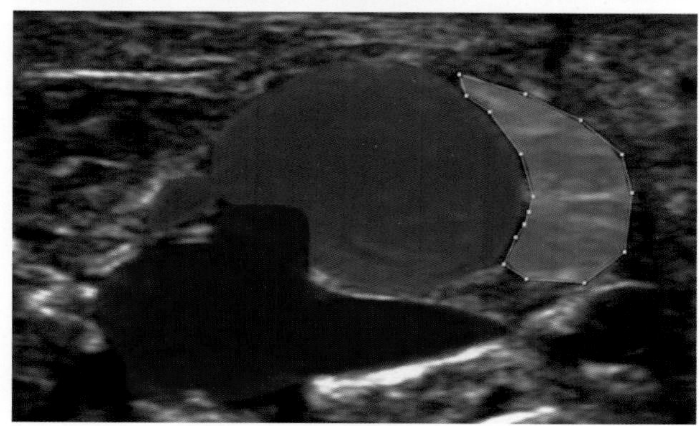

▲ **图 21-9　创伤性假性动脉瘤引起的近端正中神经病变**

上图，肘前窝短轴视图，原始图像。下图，同样的图像。黄色为增大的正中神经，紫色为假性动脉瘤，红色为肱动脉。值得注意的是，正中神经明显增大，低回声，束状结构缺失。假性动脉瘤通常发生在血管损伤之后。当血液进入中膜和外膜之间的潜在空间时，就会发生外溢。在这个病例中，手术时发现假性动脉瘤血栓形成

样的感觉不适，如伸手捡起地板上的物体或系鞋带。肘部的快速伸展也引发了这些症状。他没有肢体无力。他的电诊断检查是无异常的。在神经肌肉超声检查中，正中神经明显增大，在浅桥嵌压处测量为 32mm^2（图 21-12）。但回声正常。在长轴上，正中神经呈梭形增大，并有较大的神经束。多普勒是阴性的。这可能代表正中神经在浅桥嵌压处的卡压，浅桥是正中神经在穿过旋前圆肌的两个头后进入指浅屈肌和指深屈肌之间的腱拱。

（二）前骨间神经

前骨间神经是正中神经最大的分支。它起源于肘前窝远端的正中神经主干，供应拇长屈肌、指深屈肌（至第 2 指和第 3 指）和旋前方肌。大多数前骨间神经病的临床病例被视为神经痛性肌萎缩的一部分（见第 33 章）。在神经痛性肌萎缩中，病变通常不在前骨间神经本身，而是在上臂的正中神经主干的神经束中，这些神经束将成为前骨间神经（见第 33 章）。超声显示前臂前骨间神经具有挑战性。然而，凭借解剖学的经验和知识，它经常可以被看到。它直接从掌侧延伸至桡骨和尺骨之间的骨间膜，并直接位于指深屈肌下方（图 21-13）。由于神经走行于神经血管束内，如能看到前骨间动脉和（或）静脉，前骨间神经通常是相邻的，并被认为是具有少量纤维束的小神经。

十、病例分析

（一）病例 21-1

【病史和查体】

男性，24 岁，发现右手拇指、示指和中指木感。患者因外伤做了腕关节融合术，术后石膏固定 6 周。去除外固定后出现手指木感。

体检发现鱼际萎缩，拇指外展中度无力。屈腕功能因手术影响难以评估。拇指、示指和中指及鱼际感觉减退。

【病例小结】

临床病史和体检都提示正中神经病变。考虑到腕部的外伤和随后的手术，腕部正中神经病看起来是个很可能的诊断。然而，鱼际感觉减退应警惕更近端病变，因为此处感觉在正中神经腕管病变时不受累。

后续的神经传导检测中，右侧正中神经运动传导显著异常：波幅明显降低伴末端运动潜伏期中度延长和传导速度中度减慢；6.1ms 的末端潜伏期高度提示腕部和记录点间脱髓鞘的可能性。事实上，6.1ms 的远端潜伏期接近明确的脱髓鞘范围。虽然这种减慢程度可以代表真正的脱髓鞘，但它同时也可以代表继发于严重轴突丢失导致的中等和最快传导纤维显著丢失。如果是严重的轴突丢失，可以预期远端 CMAP 的波幅很低和显著异常的针电极肌电图。在本病例中，两者都真实存在。远端正中神经 CMAP 波幅低至 0.4mV，提示严重的轴突丢失。拇短展肌的肌电图显示轴突丢失征象（活动性失神经支配和神经再支配伴 MUAP 募集减少）也证实了这一点。

右侧正中 F 波消失。从理论上讲，这个发现应该代表正中神经近端病变。不过，远端 CMAP 波幅如此之低常会导致 F 波消失，而不是因为近端病变。因为正常的 F 波波幅只有远端 CMAP 波幅的

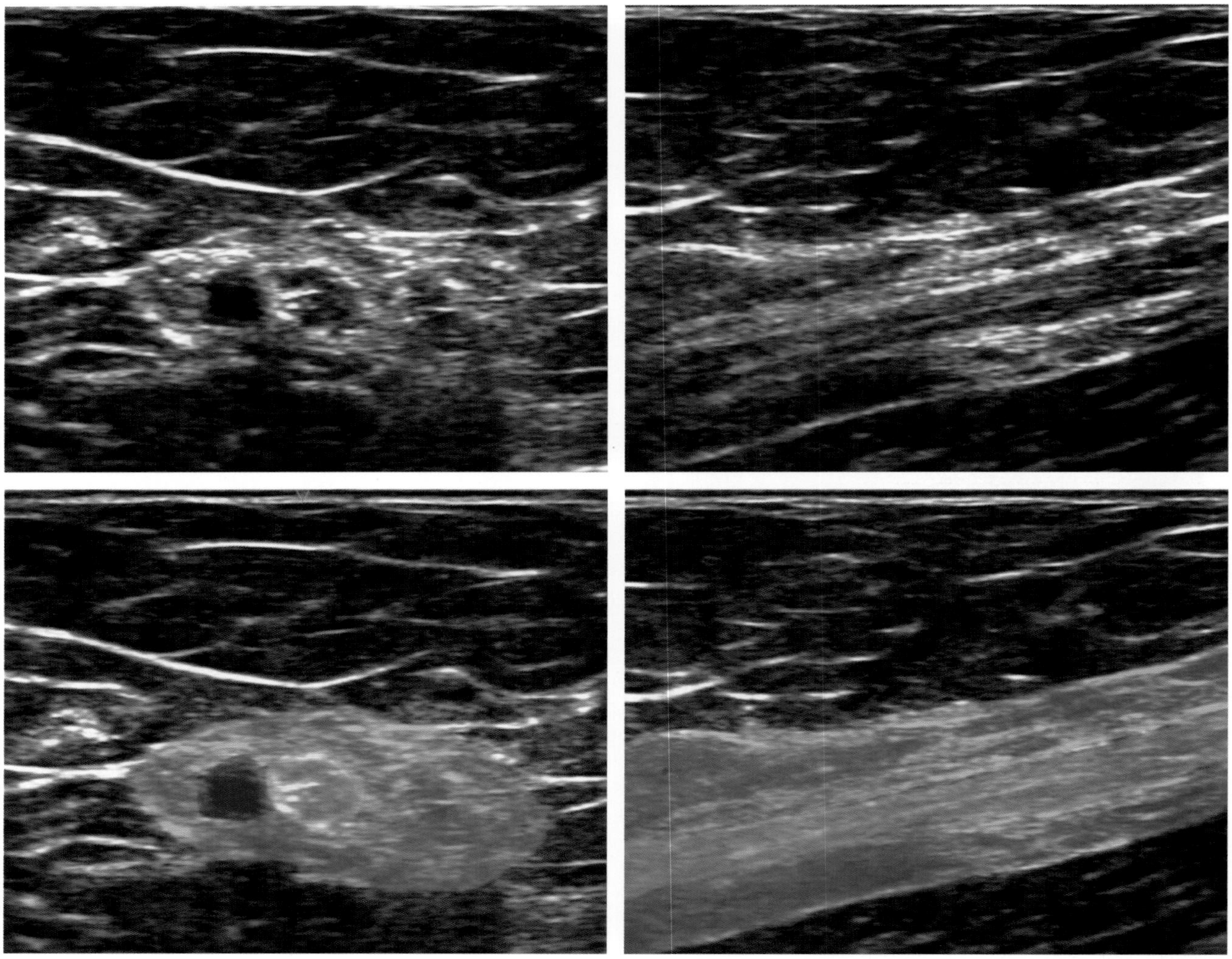

▲ 图 21-10 **肱二头肌腱膜嵌压导致近端正中神经病变**

上图，原始图像。下图，红色为肱动脉，黄色为正中神经，绿色为纤维裂口结缔组织。左图，前臂近端短轴视图。右图，前臂近端长轴视图。值得注意的是，尽管正中神经大小正常，但回声低，失去了正常的束状结构。此外，最引人注目的是神经血管束周围结缔组织的数量。在本病例中，考虑为多次尝试静脉注射导致周围组织的损伤和瘀伤，以及随后的纤维组织形成，压迫了正中神经

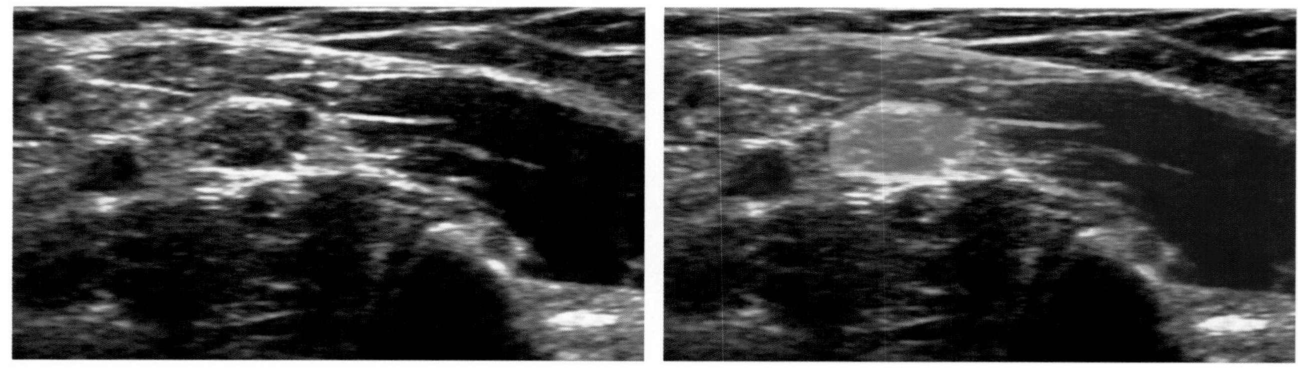

▲ 图 21-11 **旋前圆肌综合征引起的近端正中神经病变**

左图，肘前窝短轴视图，原始图像。右图，同样的图像。深红色的是肱动脉，黄色的是正中神经，鲜红色的是旋前圆肌。正中神经明显增大，轻度低回声，右侧有两个大的纤维束（绿色），其他地方失去了正常的纤维束结构。该神经位于旋前圆肌的正下方。未见其他结构异常

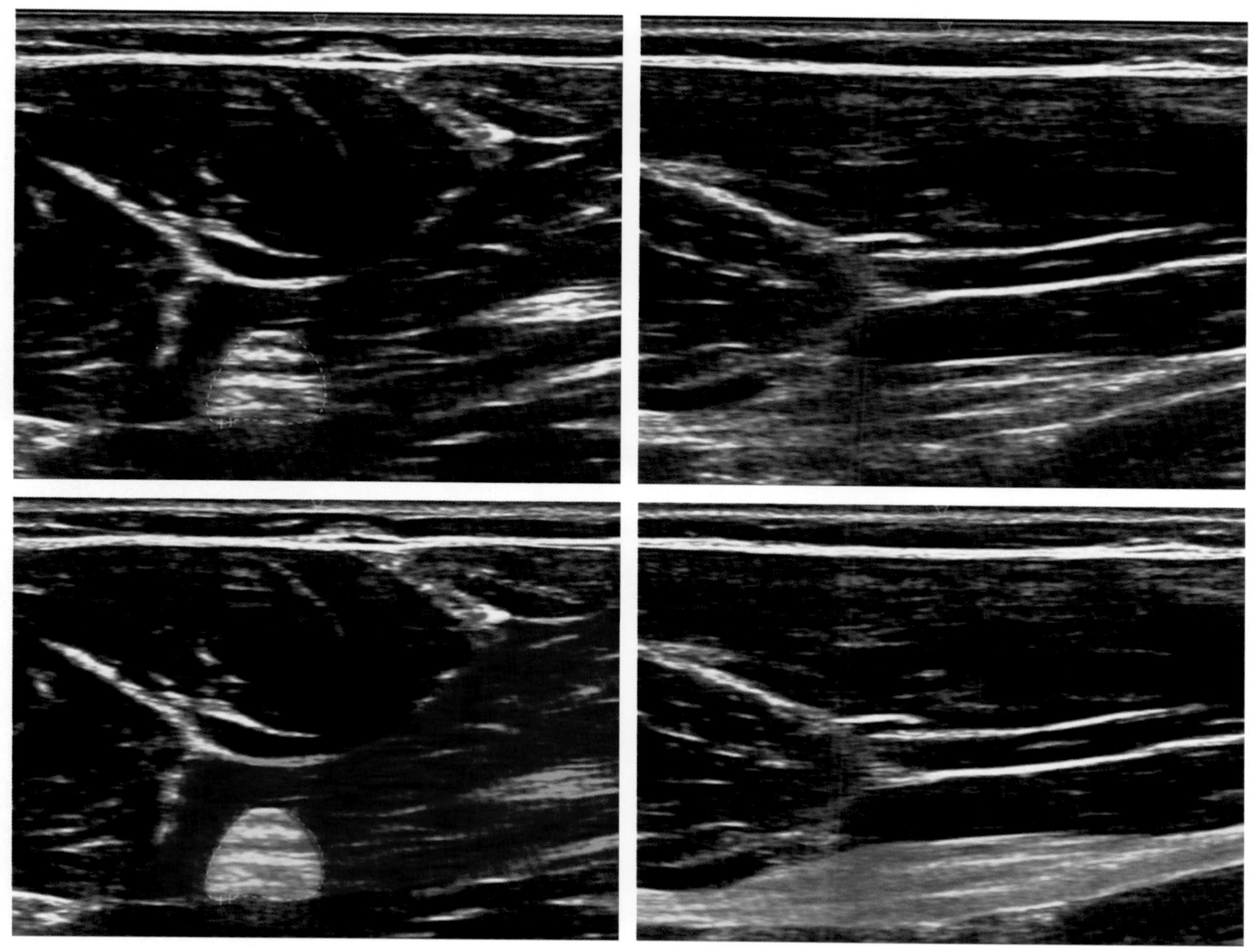

▲ 图 21-12 在浅桥处卡压引起的近端正中神经病变

上图，原始图像。下图，相同图像，黄色为正中神经，红色为指浅屈肌。左图，短轴在浅桥的水平。右图，长轴在升华桥的水平。正中神经明显增大，测量值为 32mm²。然而，回声正常。在长轴上，正中神经呈梭形增大，并有较大的神经束。多普勒是阴性的。这可能代表正中神经在浅桥处的卡压，浅桥是正中神经在穿过旋前圆肌的两个头后进入指浅屈肌和指深屈肌之间的腱拱

1%～5%，F 波在远端 CMAP 波幅如此低的情况下通常不存在或难以获得。

尺神经运动检测和尺神经、桡神经感觉反应完全正常，提示问题局限于正中神经。正中神经感觉检查和掌 – 腕混合神经检查显示正常潜伏期伴波幅降低。正中神经和尺神经掌 – 腕的混合潜伏期比较无明显差异。这些检查结果都高度提示正中神经的病变不在腕部。

概括来说，神经传导检测显示严重正中神经病，运动和感觉神经纤维均受累。神经病不定位于腕部，基于以下原因：尽管正中神经感觉和混合神经波幅降低，但其潜伏期没有延长。至拇短展肌的远端运动潜伏期中度延长，但这有可能是由严重的轴突丢失引起，不能因此定位于腕部。

针电极肌电图检查发现右侧拇短展肌大量纤颤电位、募集中度减少。MUAP 长时限、多相位。这从肌电图方面确定拇短展肌有严重的轴突丢失。因拇短展肌的异常，随后检查了第一背侧骨间肌以排除 C_8～T_1 神经根病或更重要的广泛的臂丛病，根据正中神经感觉和混合电位的异常，右侧示指固有伸肌也因同样原因受检。第一背侧骨间肌和示指固有伸肌正常而拇短展肌异常高度否定臂丛下干或 C_8～T_1 神经根病变，这进一步确定病变仅限于正中神经。

更近端的正中神经肌肉，包括桡侧腕屈肌和指浅屈肌失神经支配。旋前圆肌和桡侧腕屈肌还显示神经再支配的证据。由于近端正中神经支配肌肉的异常改变，检查肱二头肌和肱三头肌以排除 C_6 或 C_7 神经根病或臂丛病。

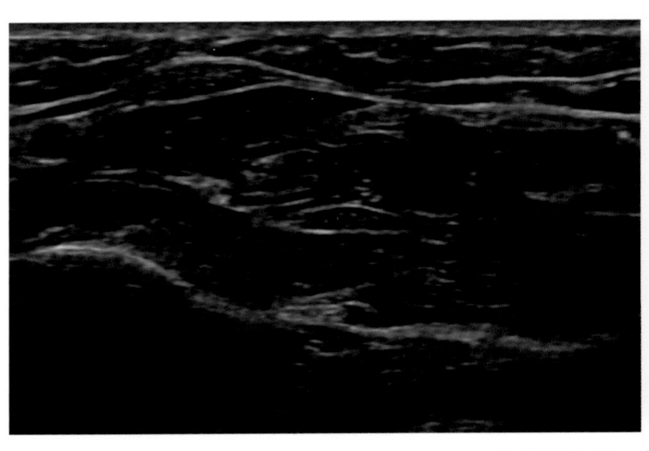
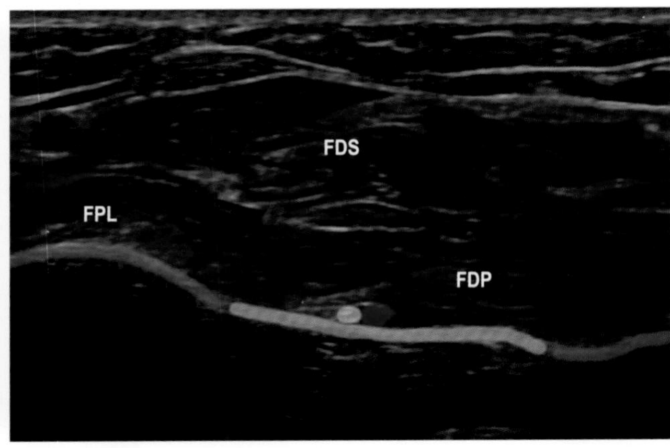

▲ 图 21-13 前臂前骨间神经

左图，原始图像。右图，黄色为前骨间神经，鲜红色为前骨间动脉，浅蓝色为骨间膜，绿色为桡骨（左侧）和尺骨（右侧）的骨骼轮廓，暗红色为肌肉。前骨间神经可以在超声上观察到，因为它直接在桡骨和尺骨之间的骨间膜的掌侧走行，并直接位于指深屈肌下方。一旦血管被识别，神经通常就在附近。前臂掌侧短轴。FDP. 指深屈肌；FDS. 指浅屈肌；FPL. 拇长屈肌

因为这些肌肉都是正常的，而所有异常肌电图改变均限于正中神经支配的跨越几个肌节（C_6～T_1）的肌肉，所以可以得出电生理印象。

【电生理诊断】

电生理证据符合严重的右侧正中神经病，定位于旋前圆肌支起始处或其近端。

【病例分析与讨论】

本例高位正中神经病最有可能的病因是外固定。对于患者来说它太紧了，导致在肘窝处对正中神经的慢性压迫。尽管患者腕部遭受了严重的外伤，还进行了腕关节融合术，但没有正中神经在腕管局灶性减慢的确切电生理证据。如果只检查正中神经的运动、感觉和F波，肌电图也只限于检查拇短展肌和第一背侧骨间肌，就会很容易得出正中神经在腕管病变的错误诊断，还有可能导致不恰当的腕部正中神经减压术。

要求扩大检查范围的临床线索包括：①大鱼际木感，这不应该出现在腕管综合征中；②实际上，木感不是发生在最初的外伤之后，而是在去除因腕关节融合术而放置的外固定之后才有木感。

此病例受益于神经肌肉超声来评估结构损伤，尤其是瘢痕或任何连续性神经瘤的证据对近端正中神经的压迫。

（二）病例 21-2

【病史和查体】

男性，25岁。2个月以前被枪击中左手臂。子弹从后臂进入，向前从肱二头肌中间穿出。患者主诉拇指、示指和中指持续木感并手活动欠灵巧。体检见鱼际明显萎缩。拇指外展和对掌明显无力。拇指、示指和中指远端和近端指间关节屈曲中度无力。前臂前旋轻度无力，其余肌运动及反射检查均正常。左手拇指、示指和中指及鱼际感觉缺失。

【病例小结】

病史和体检与正中神经近端病变一致。在通常情况下神经传导及肌电图检查明确定位方面是最有价值的，但在本病例中，病变部位已经是明显而没有疑问的（即子弹孔）。神经传导及肌电图检查对于确定病变的严重程度及有严重外伤的这些病例的预后起重要作用。

刺激左侧正中神经拇短展肌无反应，左侧正中神经感觉反应也消失。而左侧尺神经运动检测和右侧正中神经运动和感觉神经传导检测完全正常。这些发现高度提示单独的左侧正中神经病变。包括左侧尺神经、桡神经和前臂外侧皮神经的感觉传导均正常。这些也倾向于排除更近端神经丛病变。正中神经运动和感觉完全缺失使正中神经病的诊断毫无疑问；然而，神经传导结果对病变定位没有价值。

在肌电图检查中，拇短展肌见大量纤颤电位，无MUAP激活。正中神经运动反应缺失的神经传导发现和拇短展肌大量纤颤电位及无MUAP的肌电图发现都高度提示到远端正中神经支配肌的神经轴突连续性丧失。检查更近端的正中神经支配肌肉，包

病例 21-1 神经传导检测

刺激神经	刺激点	记录点	波幅 运动（mV）；感觉（μV）			潜伏期（ms）			传导速度（m/s）			F 波潜伏期（ms）		
			右 侧	左 侧	正常值	右 侧	左 侧	正常值	右 侧	左 侧	正常值	右 侧	左 侧	正常值
正中神经（m）	腕	拇短展肌	0.4	8.6	≥4	6.1	3.8	≤4.4				NR	28	≤31
	肘窝	拇短展肌	0.3	8.4		10.6	7.6		44	52	≥49			
尺神经（m）	腕	小指展肌	11.2		≥6	3.0		≤3.3				27		≤32
	肘下	小指展肌	11.2			6.3			60		≥49			
	肘上	小指展肌	11.1			9.6			61		≥49			
正中神经（s）	腕	示指	4	22	≥20	3.1	3.0	≤3.5	54	56	≥50			
尺神经（s）	腕	小指	24		≥17	2.9		≤3.1	62		≥50			
正中神经（混合检测）	掌	腕	9		≥50	1.6		≤2.2	62		≥50			
尺神经（混合检测）	掌	腕	23		≥15	1.6		≤2.2	62		≥50			
混合差值						0.0		≤0.3						

m. 运动检测；s. 感觉检测；NR. 无反应

注意：所有感觉和混合神经潜伏期都是峰潜伏期，所有感觉和混合神经传导速度都是以起始潜伏期计算，报告中的 F 波潜伏期代表 F 波最短潜伏期

病例 21–1 肌电图

肌 肉	插入电位	自发电位		运动单位动作电位				
		纤颤电位	束颤电位	激 活	募 集	时 限	波 幅	多相电位
右侧拇短展肌	↑	+3	0	NL	↓↓	+1	+1	+3
右侧第一背侧骨间肌	NL	0	0	NL	NL	NL	NL	NL
右侧示指固有伸肌	NL	0	0	NL	NL	NL	NL	NL
右侧旋前圆肌	NL	0	0	NL	↓	+1	+1	+1
右侧肱三头肌	NL	0	0	NL	NL	NL	NL	NL
右侧桡侧腕屈肌	↑	+1	0	Fair	↓	+1	+1	+1
右侧指浅屈肌	↑	+1	0	NL	NL	NL	NL	NL
右侧肱二头肌	NL	0	0	NL	NL	NL	NL	NL

↑. 增加；↓. 轻度减少；↓↓. 中度减少；NL. 正常

括旋前圆肌、桡侧腕屈肌和拇长屈肌都见到纤颤电位。更重要的是 MUAP 都存在。在旋前圆肌和桡侧腕屈肌可见短时限和长时限的 MUAP，伴中度至明显的募集减少。

检查肱二头肌和肱三头肌以排除同时存在 C_6 或 C_7 神经根病或上 / 中干臂丛病，这些病变可以解释近端正中神经支配肌肉的异常。第一背侧骨间肌检查可以排除同时存在有 C_8～T_1 神经根病。这些肌肉都全部正常。

现在可以形成电生理印象了。

【电生理诊断】

电生理证据符合严重的左侧正中神经病，定位于旋前圆肌支起始处或其近端。无轴突延续到拇短展肌。建议 2～3 个月后复查，以进一步评估轴突的连续性。

【病例分析与讨论】

在此病例中，病变的定位显而易见，由清晰地穿过上臂正中神经区域的子弹处来定位。严重的病损导致大多数正中神经支配的肌肉明显失神经支配。值得注意的是，两块近端正中神经支配的肌肉同时存在短时限和长时限的多相位 MUAP。短时限多相位 MUAP 可能会导致一个问题：是否有共同存在的肌病？答案显然是否定的。这些 MUAP 代表早期神经再支配，或称新生运动单位。鉴别新生运动单位动作电位和肌病性运动单位动作电位的关键在于神经性病损情况下募集减少，而肌病性病损募集正常或早募集。

在此病例中，外科医生考虑通过肌腱转位来恢复左手拇指功能。连续的肌电图复查在决定是否行肌腱转位术前是否有帮助？虽然肌电图是非常有用的诊断工具，但在一般情况下，它对随访患者改善不会有什么作用。例外的情况是在需要证明神经轴突连续性时，在这种情况下，正中神经有严重的创伤性病变，拇短展肌完全失神经支配，在最初的肌电图检查中没有轴突延续到拇短展肌的证据。在考虑肌腱转移术前，数周或数月后复查肌电图，对寻找拇短展肌早期神经再支配证据会有用。外伤和沃勒变性后，轴突大约每天再生 1mm。因此，一个在上臂病变的神经可能几个月到 1 年都无法支配拇短展肌。本病例中，如果拇短展肌获得再支配，肌电图的首先变化可能是出现新生运动单位，募集差，有纤颤电位。新生运动单位动作电位的出现将是明确的延迟手术的指征，要进一步观察希望轴突继续再生从而避免手术。

神经肌肉超声有助于评估这个病例损伤部位神经的完整性，并进一步明确损伤的性质。高速投射物（如子弹）可以完全或不完全地直接横切神经，可以在震荡冲击波中损伤神经，也可以导致出血、血肿和瘢痕，随后压迫神经。

病例 21-2　神经传导检测

刺激神经	刺激点	记录点	波幅 运动（mV）；感觉（μV）			潜伏期（ms）			传导速度（m/s）			F 波潜伏期（ms）		
			右　侧	左　侧	正常值	右　侧	左侧	正常值	右　侧	左　侧	正常值	右　侧	左　侧	正常值
正中神经（m）	腕	拇短展肌	6.2	NR	≥4	4.2	NR	≤4.4				29	NR	≤31
	肘窝	拇短展肌	6.0			7.9			54		≥49			
尺神经（m）	腕	小指展肌		9.0	≥6		2.9	≤3.3					28	≤32
	肘下	小指展肌		8.9			6.4			57	≥49			
	肘上	小指展肌		8.7			8.1			59	≥49			
正中神经（s）	腕	示指	24	NR	≥20	3.4	NR	≤3.5	56	NR	≥50			
尺神经（S）	腕	小指	22	23	≥17	2.9	3.0	≤3.1	62	64	≥50			
桡神经（s）	前臂	虎口		35	≥15		2.4	≤2.9		65	≥50			
前臂外侧皮神经（s）	肘	前臂		19	≥10		2.9	≤3.0		62	≥55			

m. 运动检测；s. 感觉检测；NR. 无反应

注意：所有感觉和混合神经潜伏期都是峰潜伏期，所有感觉和混合神经传导速度都是以起始潜伏期计算，报告中的 F 波潜伏期代表 F 波最短潜伏期

病例 21-2　肌电图

肌　肉	插入电位	自发电位		自主运动单位动作电位				
		纤颤电位	束颤电位	激　活	募　集	时　限	波　幅	多相电位
左侧拇短展肌	↑	+3	0	无				
左侧拇长屈肌	↑	+2	0	NL	↓↓↓	+3	+1	+1
左侧旋前圆肌	↑	+3	0	NL	↓↓	−1/+1	NL	+1
左侧桡侧腕屈肌	↑	+3	0	NL	↓↓	−1/+1	NL	+1
左侧第一背侧骨间肌	NL	0	0	NL	NL	NL	NL	NL
左侧肱二头肌	NL	0	0	NL	NL	NL	NL	NL
左侧肱三头肌	NL	0	0	NL	NL	NL	NL	NL

↑. 增加；↓↓. 中度减少；↓↓↓. 显著减少；NL. 正常

第22章 肘部尺神经病变

Ulnar Neuropathy at the Elbow

周海燕 邴 琪 译 张哲成 校

肘部尺神经病变是仅次于正中神经腕部卡压（如腕管综合征）的最常见的上肢卡压性神经病。相对于腕管综合征，尺神经病的电诊断定位常常更为困难。事实上，不能定位的尺神经病变并非罕见。肘部为尺神经卡压最常见的部位，但其他部位，尤其是腕部，也可能受到卡压。此外，臂丛下干或 C_8～T_1 神经根病变也会出现类似肘部尺神经病变的症状。肌电图医生的职责是确定尺神经的病变部位，尽可能地准确定位，并排除与之临床表现相似的疾病。神经肌肉超声能显像尺神经在上肢的全程走行，对辅助肘部尺神经病变的电诊断特别有价值。

一、解剖

尺神经主要来源于 C_8～T_1 神经根（图 22-1），少部分来自 C_7 神经根。因此，尺神经几乎所有纤维主要来源于臂丛下干，而后延续进入内侧束，继续走行最后形成尺神经。臂内侧皮神经、前臂内侧皮神经与正中神经的大部分纤维也从内侧束延续而来。尺神经在臂内侧走行的过程中不发出任何肌支。它穿过内侧肌间隔，跨过由深筋膜、肱三头肌内侧头肌纤维和臂内侧韧带组成的 Struthers 弓，继续在内侧向远端走行至肘部。

在肘部，尺神经进入由肱骨内上髁和尺骨鹰嘴形成的尺神经沟，在前臂尺神经沟稍远端穿行，经过由尺侧腕屈肌的两个头组成的腱弓（肱尺腱膜，亦称肘管）。支配尺侧腕屈肌及指深屈肌内侧半（第 4、第 5 指）的肌支由此发出。

尺神经继续走行在前臂内侧达到腕部之前不再发出其他肌支，在腕横纹近端 5～8cm 处发出手背尺侧皮神经支，分布于手背尺侧半和第 5 指、第 4 指尺侧半的背侧皮肤。在尺骨茎突水平，尺神经发出掌侧皮支分布于近端手掌尺侧皮肤。

然后，尺神经通过 Guyon 管走行于腕部内侧，发出皮支分布于第 5 指及第 4 指尺侧半的掌侧皮肤，发出肌支支配小鱼际肌、掌侧及背侧骨间肌、第 3 及第 4 蚓状肌和鱼际隆起处的两块肌肉，即拇收肌和拇短屈肌深头。

二、肘部解剖详解

尺神经在进入尺神经沟处解剖位置非常表浅（图 22-2），通常走行于肱骨内上髁和尺骨鹰嘴形成的尺神经沟内。但某些个体在完全屈肘时会发生尺神经半脱位，从尺神经沟滑出到达内上髁上。另有少部分个体，在肱骨内上髁和尺骨鹰嘴之间存在一条致密的纤维肌腱带和（或）滑车上肘肌，肘管即在尺神经沟的远端。

尸体解剖研究显示，内上髁至肘管远端的距离 3～20mm，而手术标本显示该值在 0～20mm 之间。这一解剖变异强调了常规尺神经运动传导检查时肘下刺激点必须在肘部远端 3cm 以上，以保证刺激点在肘管远端。在肘管中，尺神经继续走行于尺侧腕屈肌深面，在尺侧腕屈肌与指深屈肌的深筋膜处穿出肘管。尸体解剖研究显示，尺神经从肘管穿出处距离尺神经沟 3～7cm 不等。93%～95% 的尸体解剖中发现尺神经在肘管远端发出肌支支配尺侧腕屈肌，并且该分支常与尺神经主干伴行。

三、病因学

肘部尺神经病变通常由于尺神经在尺神经沟或肘管处受到慢性机械性卡压或牵拉。虽然在极少数病例中，尺神经沟尺神经病是由于腱鞘囊肿、肿瘤、纤维束或副肌造成，但大部分病例是由外界卡压和反复创伤导致的。早期肘部骨折及其继发肘关节关节炎，可能导致迟发性尺神经麻痹。慢性创伤和压

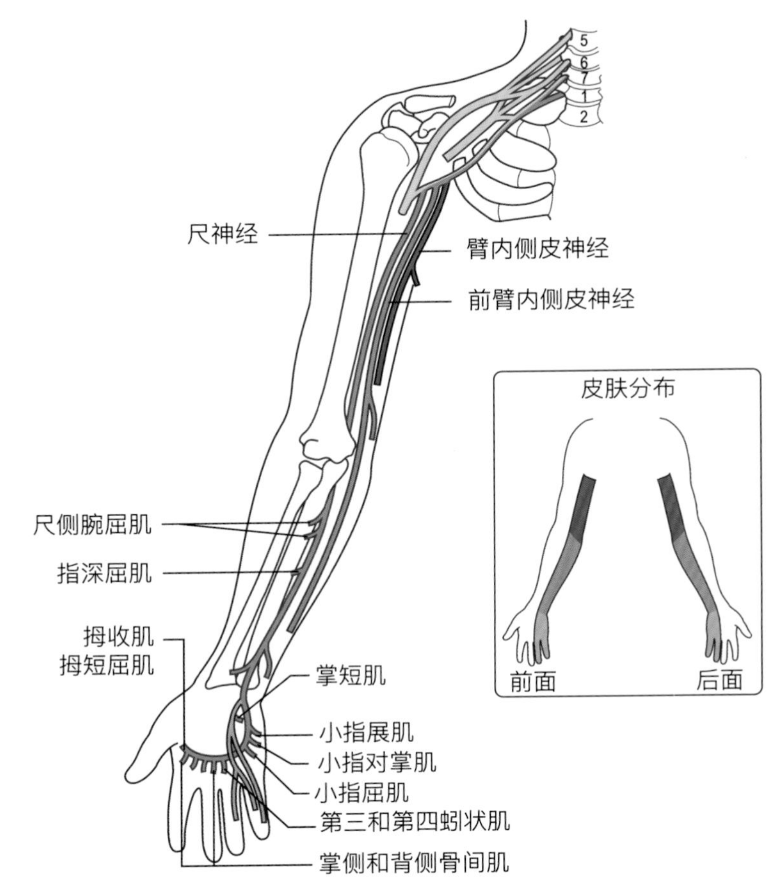

◀ 图 22-1　尺神经解剖

尺神经和臂内侧皮神经、前臂内侧皮神经一起从臂丛内侧束发出。插图，尺神经、臂内侧皮神经、前臂内侧皮神经的皮肤感觉分布（经许可转载，引自 Haymaker W, Woodhall B. *Peripheral Nerve Injuries*. Philadelphia, PA: WB Saunders; 1953.）

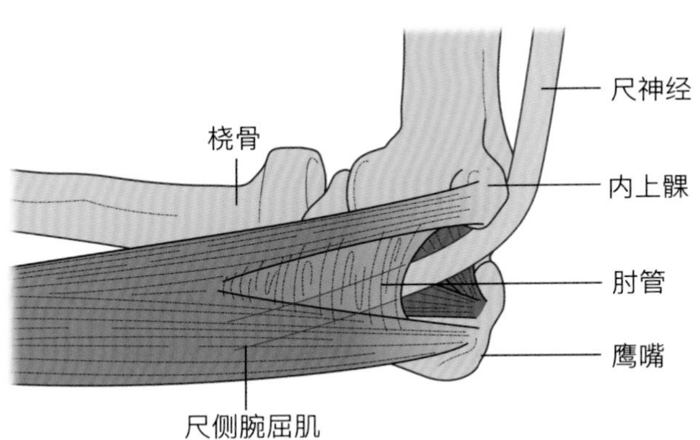

▲ 图 22-2　肘部尺神经解剖

尺神经卡压可发生在尺神经沟（内上髁和鹰嘴之间）和（或）肘管远端（经许可转载，引自 Kincaid JC. AAEE minimonograph no. 31: the electrodiagnosis of ulnar neuropathy at the elbow. *Muscle Nerve*. 1988;11:1005.）

迫（包括肘部支撑）可加重或导致尺神经沟尺神经病。此外，因手术导致的肘关节制动或麻醉、昏迷导致肘部持续压迫的患者中，尺神经沟尺神经病也很常见。而屈肘时尺神经在尺神经沟处反复半脱位是尺神经病颇具争议的病因。

尺神经沟远端即为肘管，该处是尺神经在肘部另一个易受压之处。虽然有人将“肘管综合征”泛指所有肘部的尺神经病，但将它特指为尺神经在肱尺腱膜下的压迫更为恰当。有些个体肘管先天性致密，更容易导致尺神经压迫。反复持续屈肘使尺神经受到牵拉并增加肘管内压力，继而导致尺神经病。

四、临床表现

无论卡压部位在尺神经沟还是肘管，肘部尺神经病的临床表现都很相似。与腕管综合征以感觉症状为主不同，尺神经病尤其在慢性患者中常常以运动症状为主。由于慢性机械性压迫导致的病变，可以表现为不伴感觉症状的隐匿性运动功能丧失。由于绝大多数手内肌由尺神经支配，手内肌肌力下降会导致手指灵活性丧失及握力、捏力下降，这是患者就诊的常见原因。临床上还可见大鱼际肌和小鱼际肌同时萎缩，因为大鱼际中的拇收肌和拇短屈肌深头是尺神经支配的，但正中神经和桡神经支配的拇外展肌不受累。

在中度或重度病例中，常可见尺神经支配肌无力的典型手势，其中最为熟知的是爪形手（祈祷手）（图 22-3）。环指和小指呈爪形，掌指关节过伸，近端和远端指间关节屈曲（由于第 3、4 蚓状肌无力），同时各指轻度外展（由于骨间肌和拇收肌无力）。Wartenberg 征是由于掌侧第 3 骨间肌肌力下降导致的小指被动外展（图 22-4）。临床上患者的主诉常为手插口袋时小指被卡住。Froment 征常出现在患者试图拿捏物体或纸张的时候（图 22-5），为了代偿尺神经支配的手内肌的无力，会使用拇指及示指的长屈肌（正中神经支配），造成拇指和示指屈曲的手势。

体检中嘱患者握拳常可发现异常，尺神经支配的指深屈肌无力会导致环指和小指关节屈曲困难（图 22-6）。肘部尺神经病变的患者在握拳时不能完全屈曲第 4、第 5 指的远端关节，而受正中神经支配的第 2、3 指远端关节则不受累。

在肘部尺神经病患者中，感觉障碍常见于第 5 指、第 4 指尺侧半及手内侧的掌侧和背侧的皮肤区域（图 22-7）。感觉障碍范围在近端不会超过腕部，若其范围达到了前臂内侧，则提示病灶位于臂丛或神经根（它属于前臂内侧皮神经的支配区域，直接来源

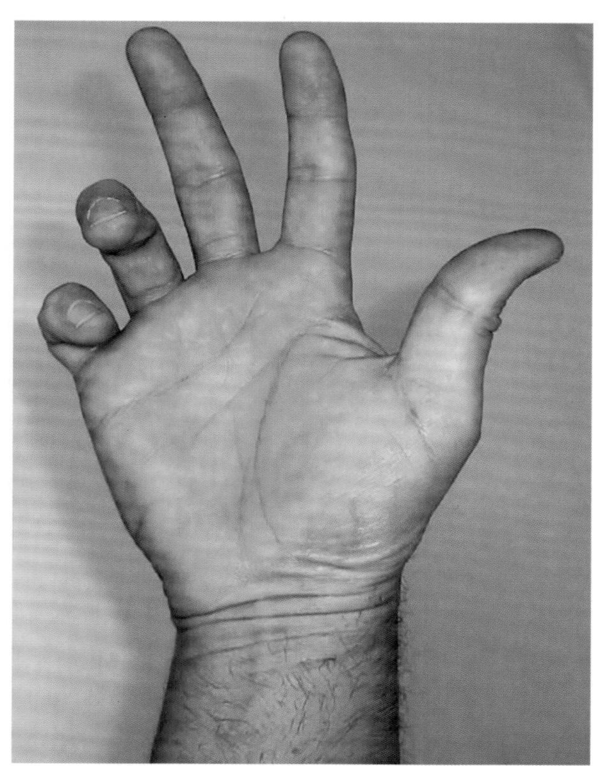

▲ 图 22-3 祈祷手

由手指内收无力（骨间肌）及第 4、第 5 指屈曲（由于第 3、第 4 蚓状肌无力导致的掌指关节伸展和指间关节屈曲）造成

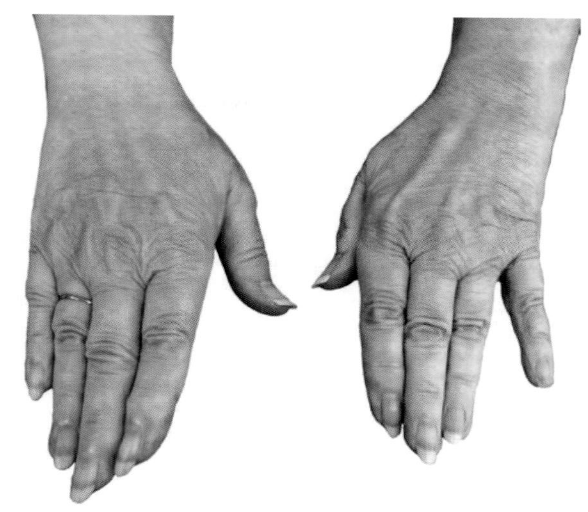

▲ 图 22-4 **Wartenberg 征**

由于第 3 掌侧骨间肌无力导致的小指内收受限。图中患者被嘱将双手各指并拢，但患者左侧小指处在外展位

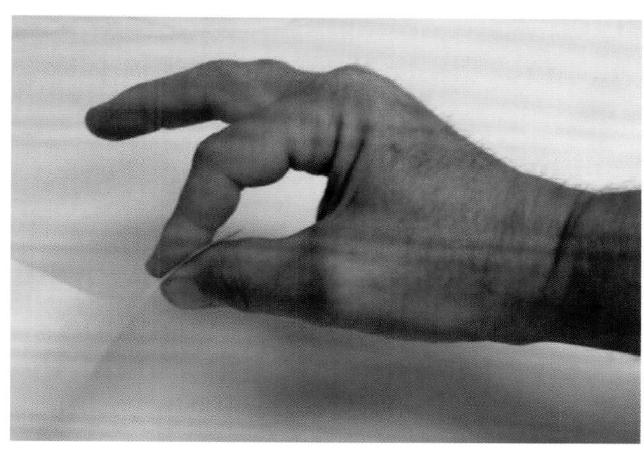

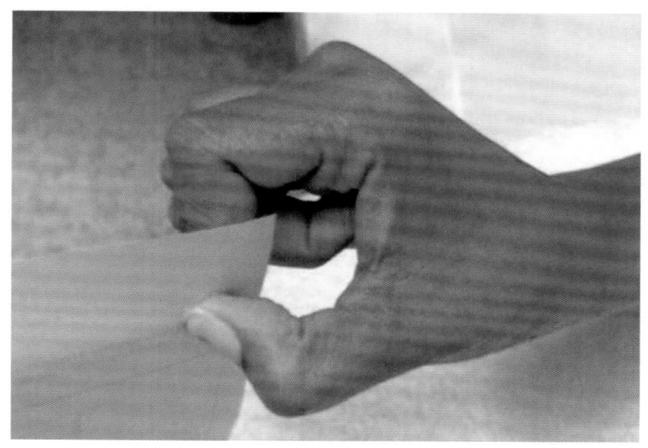

▲ 图 22-5 **Froment 征**

上图，正常情况下，捏纸张时拇指和示指做对掌动作，该动作由尺神经支配的拇内收肌和第一背侧骨间肌共同完成。下图，在尺神经病中，这两块肌肉的无力导致特征性手势，称为 Froment 征。作为代偿，正中神经支配的拇长屈肌和示指指深屈肌收缩，导致拇指和示指的指间关节显著屈曲

于臂丛内侧束）。另一个重要的需要检测的皮肤支配区是手背内侧皮肤。此区域的感觉异常对诊断肘部尺神经病有很重要的意义，可以帮助排除腕部尺神经病。这是因为手背尺侧皮神经发出点在腕部以上，腕部及以下病变不会累及该神经。

疼痛症状可出现在肘部或放射至前臂内侧和腕部，检查时屈肘或压迫内上髁后方的尺神经沟可能诱发感觉异常。触诊可发现尺神经增粗或触痛，也可发现神经紧绷、活动度下降，这在肘部尺神经病患者当中尤其明显。

五、鉴别诊断

肘部尺神经病患者的鉴别诊断（表22–1）主要包括C_8～T_1神经根病、臂丛下干或内侧束病变、腕部尺神经病等。极少数病例可见上肢近端或前臂的尺神经卡压。

C_8～T_1节段的神经根型颈椎病，尽管较C_6、C_7节段的神经根型颈椎病少见（后者常见于颈椎退行性疾病），但在临床上与尺神经病的鉴别较为困难。颈部疼痛放射至手臂，感觉障碍延伸到前臂，正中神经和桡侧C_8～T_1支配肌同时受累是鉴别的主要特征。但神经根病的肌无力通常较轻，感觉障碍较模糊，因此鉴别较轻的C_8～T_1神经根病与尺神经病在临床上较为困难。

臂丛下干或内侧束病变不常见。纤维带或肌肉肥厚造成的下干卡压可以导致神经源性胸廓出口综合征（见第33章）。肿瘤浸润、放射损伤或自身免疫性疾病（如痛性肌萎缩）也可以导致臂丛下干病变。和C_8～T_1神经根病类似，臂丛下干病变可以表现为C_8～T_1非尺神经支配的肌无力和延伸至前臂内侧的感觉障碍。

尺神经在肘部以外，如上臂或前臂的卡压较为少见。有报道在上臂Struthers弓处发生卡压，在前臂肘管出口处的卡压也有少数报道，是由于尺侧腕屈肌和指深屈肌之间的深筋膜卡压了神经。也有报道，由于尺侧腕屈肌过于肥大，其供应血管的纤维血管带卡压造成的前臂远端的罕见尺神经病例。上述少见的尺神经卡压与典型肘部尺神经病在临床鉴别诊断上较为困难，应用神经肌肉超声可以提供帮助。在神经肌肉超声出现之前，发现这些情况通常需要进行仔细的电生理检查、手术探查或肘部尺神经手术失败后的二次手术探查。

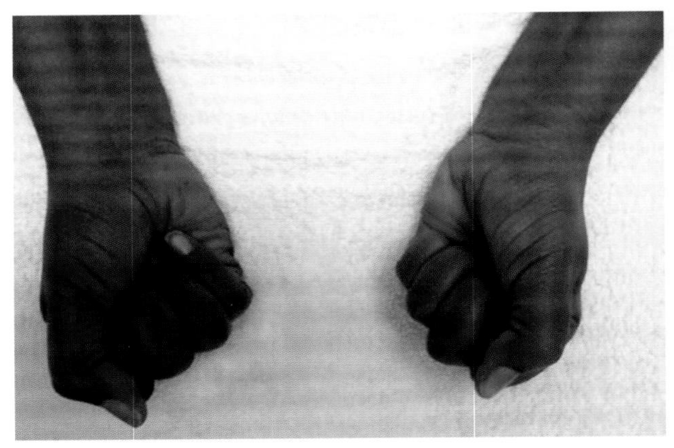

▲ 图 22–6 尺侧指深屈肌无力

肘部尺神经病中，握拳动作可出现第4、第5指的远端指骨不能完全屈曲，这是由于第4指和第5指的指深屈肌无力。正中神经支配的第2指和第3指的指深屈肌不受累(图片左侧显示患者右手受累）

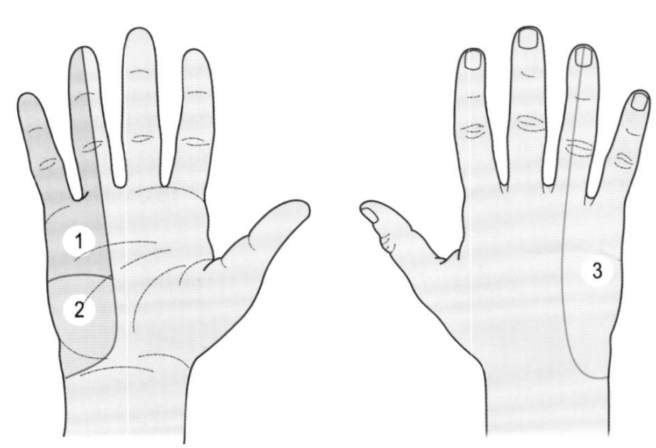

▲ 图 22–7 尺神经病的感觉缺失

尺神经包含三条感觉支：①尺指感觉支，分布于小指及环指尺侧的掌侧皮肤；②掌侧皮支，在腕横纹以上1～2cm处发出，分布于尺侧的近端掌侧皮肤；③尺背侧皮支，在腕横纹以上5～7cm处发出，分布于尺侧的手背侧皮肤、第4指尺侧和第5指的背侧皮肤。肘部病变可导致以上三支神经受损，但腕部病变绝不会累及尺神经支配的背侧皮肤（③）或尺侧的近端掌侧皮肤（②）

六、电生理评估

与其他单神经病类似，神经传导和肌电图检查的目的在于明确异常是否局限于单根神经，如尺神经。临床表现相似的病例中，虽然大多数病例病变部位在肘部，但仍应与腕部卡压、臂丛内侧束或下干或C_8～T_1神经根病仔细鉴别，神经传导和肌电图的异常模式常可帮助鉴别（表22–2）。如果尺神经病灶是脱髓鞘性，神经传导检测可显示病变部位的传

表 22-1 尺神经病变的临床鉴别要点

	腕部尺神经病[a]	肘部尺神经病	内侧束	下 干	$C_8 \sim T_1$
骨间肌无力	×	×	×	×	×
小鱼际肌无力	×	×	×	×	×
第三和第四蚓状肌无力	×	×	×	×	×
环指、小指远端屈指无力		×	×	×	×
拇指外展无力			×	×	×
拇指屈曲无力			×	×	×
示指伸展无力				×	×
尺侧手掌、小指掌侧及尺侧环指掌侧皮肤感觉减退	×	×	×	×	×
尺侧手背、小指背侧及尺侧环指背侧皮肤感觉减退		×	×	×	×
前臂内侧感觉减退			×	×	×
肘部 Tinel 征		×			
颈痛					×

×. 可能出现的症状

a. 假设运动和感觉支同时受累；有些腕部尺神经病的患者小鱼际和（或）感觉支不受累（见第 23 章）

导速度减慢或传导阻滞，或两者皆有。但许多肘部尺神经病的病理生理改变为轴突丢失，神经传导检测仅显示为无法定位的尺神经病。如果针电极肌电图发现异常，只能定位至支配最近端受累肌肉的肌支的发出点或其近端。由于尺神经在肘以上不发出肌支，如果尺侧腕屈肌（尺神经支配的最近端肌肉）肌电图异常，则可定位病变部位在该肌支发出点或更近端。

（一）神经传导检测

肘部尺神经病患者神经传导检测的目的是发现肘段的局灶性脱髓鞘（框 22-1）。局部的脱髓鞘病灶可表现为病变近端、远端刺激点之间的神经传导速度减慢或传导阻滞（图 22-8）。医生需要考虑减慢多少才可明确为传导减慢。总体来说，近端神经节段的传导速度比远端更快或相同，这是以下各因素的综合结果：①近端纤维直径更大且分支更少（因此上肢传导速度大于下肢）；②近端肢体的温度较远端更高。而在尺神经运动传导检查时需要严格控制肘关节体位上述因素才起作用。

1. 差异性传导减慢：屈肘位和伸肘位的神经传导检测技术

肘关节体位是影响尺神经传导检测结果最重要因素。许多研究证实，肘关节体位在尺神经传导检测中对传导速度的计算影响很大。伸肘位进行尺神经传导检测常常会出现人为减慢，其误差是由于低估伸肘位尺神经长度导致计算得到的跨肘段的传导速度偏低（图 22-9）。因为伸肘位时尺神经处于松弛状态，并且可能有弯曲缩叠。正常个体中，伸肘位传导检查中会发现计算得到的跨肘段传导速度低于上臂或前臂的传导速度。解剖研究也证实了屈肘位测量肘部尺神经长度更为准确。

在几项针对正常个体的研究中，屈肘位（90°～135°）时跨肘段的传导速度与前臂传导速度之差平均为 0m/s，差异的正常上限为 10～11m/s；相反，伸肘位时，前者比后者平均减慢 10～11m/s，差异的正常上限为 25～30m/s（再次强调，这是在正常个体中的研究！）。然而还有些肌电图室没有对伸肘位会造成肘段人为传导速度减慢这一问题引起足够重视。有

表 22-2　定位尺神经病变部位的异常肌电图和神经传导检测

	腕部尺神经病	肘部尺神经病	内侧束	下干	C_8 ～ T_1
肌电图检查					
第一背侧骨间肌	×	×	×	×	×
小指展肌	×	×	×	×	×
指深屈肌（第 4、第 5 指）		×	×	×	×
尺侧腕屈肌		×	×	×	×
拇短展肌			×	×	
拇长屈肌			×	×	×
示指伸肌				×	×
颈脊旁肌					×
神经传导检测					
尺神经第 5 指 SNAP 异常（轴索变性）	×	×	×	×	
手背尺侧皮神经 SNAP 异常（轴索变性）		×	×	×	
前臂内侧皮神经 SNAP 异常（轴索变性）			×	×	
尺神经 CMAP 波幅减低（轴索变性）	×	×	×	×	×
正中神经 CMAP 波幅减低（轴索变性）			×	×	×
尺神经肘段传导阻滞或减慢（脱髓鞘性）		×			

注意：这个表格指示的是经典的模式，其他模式也可以见到
×. 可能的异常

些肌电图室会武断地因伸肘位时肘段差分减慢 10m/s 便将尺神经病变定位在肘部。但如果考虑到该值在上述正常个体研究中变异较大，应当警惕将正常个体误诊为肘部尺神经病。如果武断地以伸肘位时肘段与前臂差减慢 10m/s 作为肘部尺神经病的临界值，就会造成许多肘部尺神经病的假阳性诊断。如果简单地以伸肘位时肘段传导速度比前臂段减慢 10m/s 就推荐实际上是由于 C_8 神经根病而出现小指感觉缺失的患者进行尺神经手术，显然这样的治疗并不能获得满意的疗效（因为在伸肘位这个数值是正常的）。

类似的情况也出现在正常个体跨肘段传导速度绝对值的研究中。正常个体在伸肘位时肘部传导速度的下限为 38m/s，而在屈肘位这一速度不会低于 49m/s。有学者认为，相较于肘部差异性传导速度减慢，肘部传导速度绝对值是检测尺神经病更好的指标。尽管肘段的传导速度绝对值对诊断尺神经病更为敏感，但并不能提供病变的定位信息。在严重轴索缺失或大传导纤维丢失的病例中，各个节段神经的传导速度都会降低。如果前臂尺神经的传导速度也降低到 40m/s，那么肘部 40m/s 的传导速度就没有定位价值。

与伸肘位相比，屈肘位神经传导检测对于肘部尺神经病的定位诊断更有价值。两者的差异在于伸肘位绝对的和差异性传导速度的正常变化范围较大，从而诊断阈值相对较低。

因此，采取屈肘位进行肘部尺神经传导检测更为合适。但是屈肘位时，肘部尺神经解剖长度测量对技术要求较高。此外，屈肘位神经检查可能对尺神经半脱位的肘部尺神经病患者的病情估计偏轻，因为常规方法测得的神经长度常常大于真实的神经长度。屈肘位检查可能会低估合并有尺神经半脱位

框 22-1 肘部尺神经病神经传导检测推荐

常规检查

1. 小指展肌记录尺神经运动传导（屈肘位，刺激腕部、肘下、肘上，肘下刺激点为内上髁远端 3cm）
2. 正中神经运动传导（拇短展肌记录，刺激腕部和肘窝）
3. 正中神经和尺神经 F 波
4. 尺神经感觉传导（小指记录，腕部刺激）
5. 正中神经感觉传导（示指或中指记录，腕部刺激）
6. 桡神经感觉传导（虎口处记录，刺激前臂外侧）

产生以下几种模式

兼具脱髓鞘和轴索损害特征的肘部尺神经病

- 尺神经 SNAP 波幅降低
- 尺神经 CMAP 波幅正常或降低，远端潜伏期正常或轻度延长
- 明确的肘部脱髓鞘证据（屈肘位，肘段传导阻滞和（或）传导速度较前臂段减慢 10～11m/s）

单纯脱髓鞘特征的肘部尺神经病

- 远端尺神经 SNAP、CMAP 波幅和潜伏期正常
- 明确的肘部脱髓鞘证据（屈肘位，肘段传导阻滞和（或）传导速度较前臂段减慢 10～11m/s）

不能定位的尺神经病（单纯轴索损害特征）

- 尺神经 SNAP 波幅降低
- 尺神经 CMAP 波幅正常或降低，远端潜伏期正常或轻度延长
- 肘段无传导减慢或传导阻滞

不能定位的尺神经病，需要考虑以下检测

- 第一背侧骨间肌记录尺神经运动传导
- 跨肘部寸移
- 跨肘部尺神经感觉神经传导或混合神经传导
- 双侧手背尺侧皮神经 SNAP（记住在某些肘部尺神经病患者可以正常）
- 双侧前臂内侧皮神经 SNAP（如果查体感觉减退超过腕部或临床提示下臂丛神经损害）

CMAP. 复合肌肉动作电位；SNAP. 感觉神经动作电位

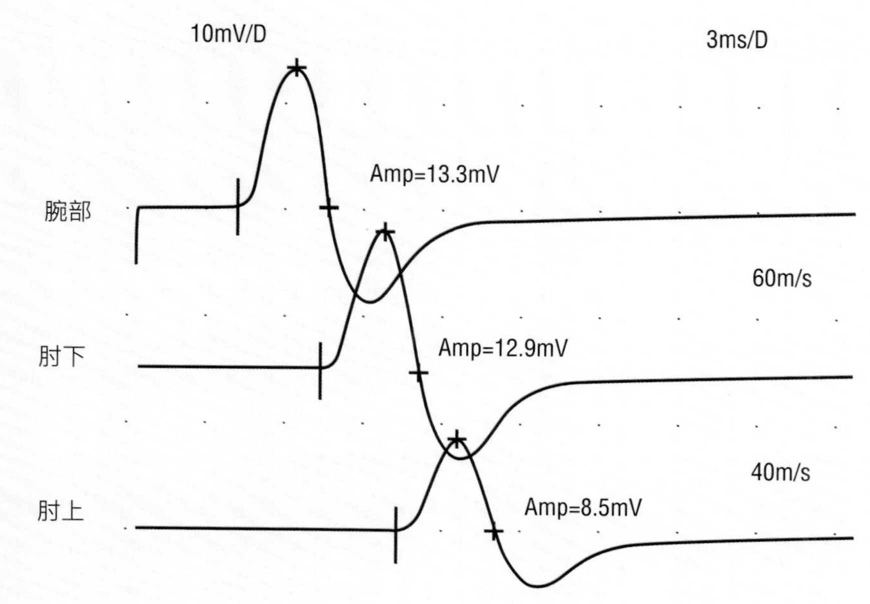

◀ **图 22-8 肘部的局灶性传导减慢和传导阻滞**

尺神经 CMAP 波幅在腕部和肘下是正常的。肘上刺激导致波幅显著下降，肘上和肘下之间相比于前臂节段（60m/s），出现局灶性传导减慢（40m/s）。这些是局灶性脱髓鞘的电生理标志物，可作为肘部尺神经病定位诊断

的肘部尺神经病变患者的严重程度，但也比伸肘位检查时用错误的诊断阈值将正常人误诊为肘部尺神经病要好，毕竟半脱位的患者并不常见。

2. 传导阻滞

除局部传导减慢以外，传导阻滞是脱髓鞘的另一个电生理标志物（图 22-8）。远端与近端相比，波幅或面积下降多少可明确为传导阻滞，至今仍有争议（见第 3 章）。在正常人群的尺神经运动传导检查中，肘上复合肌肉动作电位波幅相比肘下最多下降 10%，肘上 CMAP 波幅相比腕部最多下降 20%～25%。因此，如果肘上比肘下波幅下降超过 10%，尤其当电极移动距离很小时，或有传导速度突

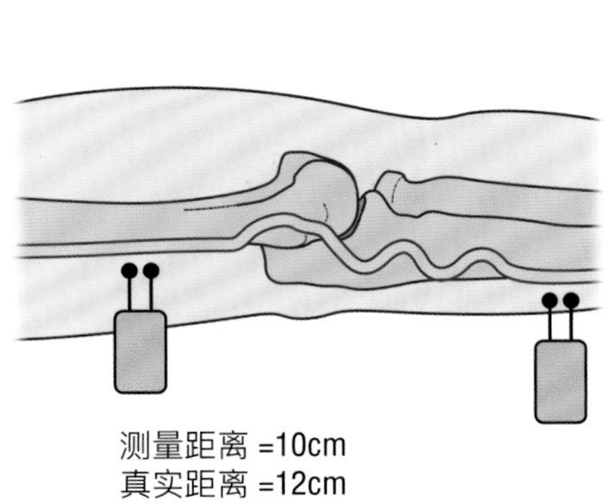

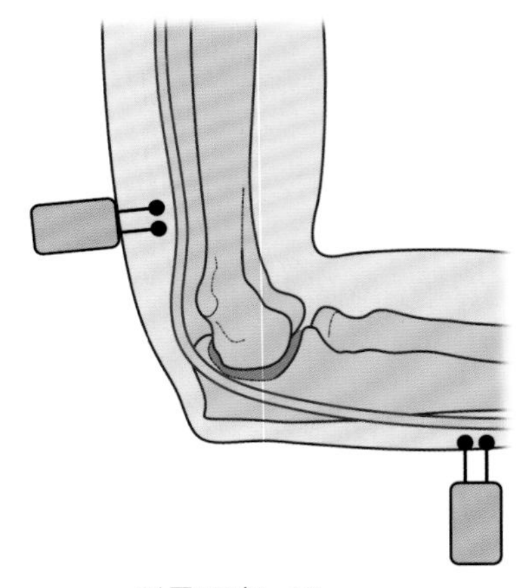

◀ **图 22-9 伸肘与屈肘检测技术的对比及测量误差**

左图，伸肘位的尺神经传导检测常常因为低估实际神经长度导致跨肘部的传导速度人为减慢。伸肘位，尺神经是松弛状态的，有些冗余。右图，屈肘位，尺神经真实的长度测量更为准确，因此计算的传导速度也更为合理。为了防止这种错误，对尺神经进行神经传导检测时，屈肘位是更恰当的体位

然下降时，很有可能是真正的脱髓鞘，而该结果具有定位意义。

正确解读传导阻滞的另一注意事项是，不要将其与 MGA 相混淆。在常规尺神经传导检测中，MGA 常常表现为肘下 CMAP 波幅和面积比腕部显著下降（即与前臂传导阻滞相似）。常见的 Martin-Gruber 部位为内上髁远端 3～10cm 处，该位置对肘部尺神经病的电生理诊断并无干扰。但有个别报道显示，有些非常近端的 MGA 在跨肘段，此时肘下与肘上刺激点之间出现 CMAP 波幅或面积下降。因此对于所有肘部有传导阻滞的病例，都应谨慎检查有无 MGA（可通过在腕部和肘部刺激正中神经，并在尺神经支配肌记录 CMAP）。

3. 短距离递增检查（寸移法）

与检测腕管综合征相似，短距离递增检查（short segment incremental study, SSIS）（也称为寸移法检查）可以有效地对跨肘段尺神经进行检测，寻找潜伏期或波幅骤变的部位。该技术具体步骤如下。

(1) 记录部位在小指展肌或第一背侧骨间肌。首先在内上髁和鹰嘴连线中点标记出尺神经沟的位置，继而描绘尺神经的位置。这一步骤与确保刺激直接在神经上的步骤基本相同（见第 3 章）。用低强度电流（超强刺激的 10%～25%）在跨肘部位置神经的可能位置由内侧往外侧连续刺激，从肘下到肘上进行不同位点的依次检测，得到最大 CMAP 波幅的部位被认为是最靠近神经的位置，用记号笔标记。跨肘标记点的连线即为神经行走的体表位置。

(2) 将内上髁和鹰嘴连线与神经走行线交点标记为“0”点，该点也是靠近内上髁处的刺激点。接着在“0”点以下 4cm 至以上 4～6cm 这一段每隔 1cm 做一标记。

(3) 从内上髁下到内上髁上，以 1cm 间隔依次对每个尺神经的标记点进行超强刺激（图 22-10）。

在连续刺激过程中，潜伏期的突然延长或波幅的突然下降都提示局灶性脱髓鞘改变。正常个体中，间隔 1cm 的相邻两点的潜伏期差值一般在 0.1～0.3ms，很少达到 0.4ms（图 22-11）。更大的潜伏期变化（即≥0.5ms）提示局灶性传导速度减慢和脱髓鞘改变（图 22-12）。寸移技术对脱髓鞘改变非常敏感，但技术要求较高。因为两个相邻的刺激点之间的距离很小，测量上很细小的误差都会被放大。该技术的优点在于可以直接定位尺神经沟或肘管处的病变。这一点不仅仅具有学术意义，对确定最佳手术方案也有帮助（例如，对于肘管处的病变，可能简单的松解术优于移位处理）。

4. 第一背侧骨间肌记录

在尺神经卡压病中，支配某些特定肌肉的神经纤维容易受影响，而另一些神经纤维则不容易受累。在神经内部，支配不同肌肉的神经纤维被结缔组织分隔，走行于不同的神经纤维束中。外部卡压通常最先累及距离卡压部位最近的神经纤维束，其支配的肌肉也最先受累（图 22-13）。因此，在不同肌肉上记录有时有助于更好地发现局部传导减慢或传导阻滞。有研究表明，诊断肘部尺神经病，第一背侧骨间肌上的记录比小指展肌更敏感。在第一背侧骨间肌上记录时，应将记录电极置于肌腹处，参考电

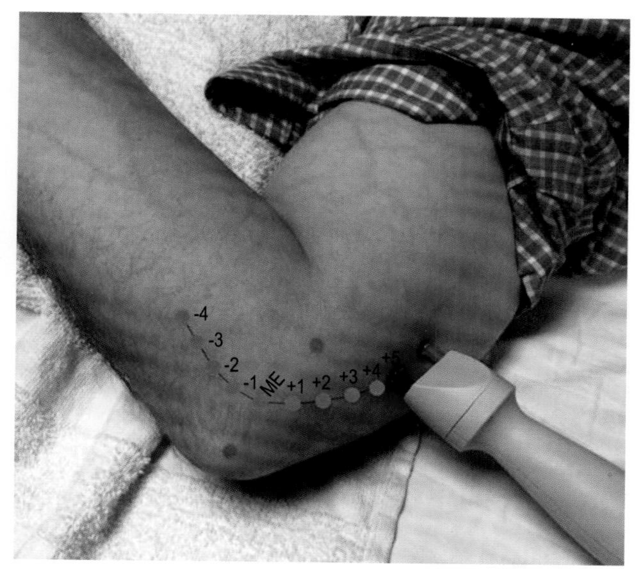

▲ 图 22-10　短距离递增检查（寸移法检查）

取内上髁与鹰嘴之间连线中点标记尺神经沟（红色圆圈放置于内上髁和鹰嘴上）。用低强电流在拟定的尺神经位置上由内侧和由外侧向其进行刺激，由肘下向肘上逐点进行，最靠近尺神经处的刺激点获得的 CMAP 波幅最高。从肘下到肘上测试几个点来准确定位尺神经走行。接着，从肘下 4cm 至肘上 6cm 每隔 1cm 仔细做标记，然后用超强刺激由下至上在每个点依次刺激，观察相邻两点之间是否有潜伏期的突然改变或波幅的突然下降

极置于拇指的掌指关节（图 22-14）。如果将参考电极置于示指的掌指关节，则常常会记录到初始为正波的波形，这会使潜伏期的测量变复杂（图 22-15）。

5. 混合神经和感觉神经传导检测

肘部混合神经和感觉神经传导检测可以提高发现肘部尺神经病患者局部传导减慢或传导阻滞的概率。感觉神经传导可以在第 5 指采用逆向法或顺向法检测，腕部、肘下、肘上分别进行刺激或记录。同样，混合神经电位可以在腕部刺激，在肘上和肘下记录。

虽然这些检查可以提高肘部尺神经病检测的敏感性，但技术上存在明显的困难。在更长的距离记录时，感觉神经和混合神经电位会有较大幅度的衰减，这是时间离散和相位抵消的正常现象（图 22-16）。例如，在腕部刺激的逆向法所得的尺神经感觉神经动作电位约为 20μV，但在肘下刺激时波幅下降为 5μV，在肘上则下降至 2μV。在尺神经病患者中，如果有轴索缺失，那么这些波幅通常也会变低，这时肘下和肘上刺激所得波幅就可能很小或记录不

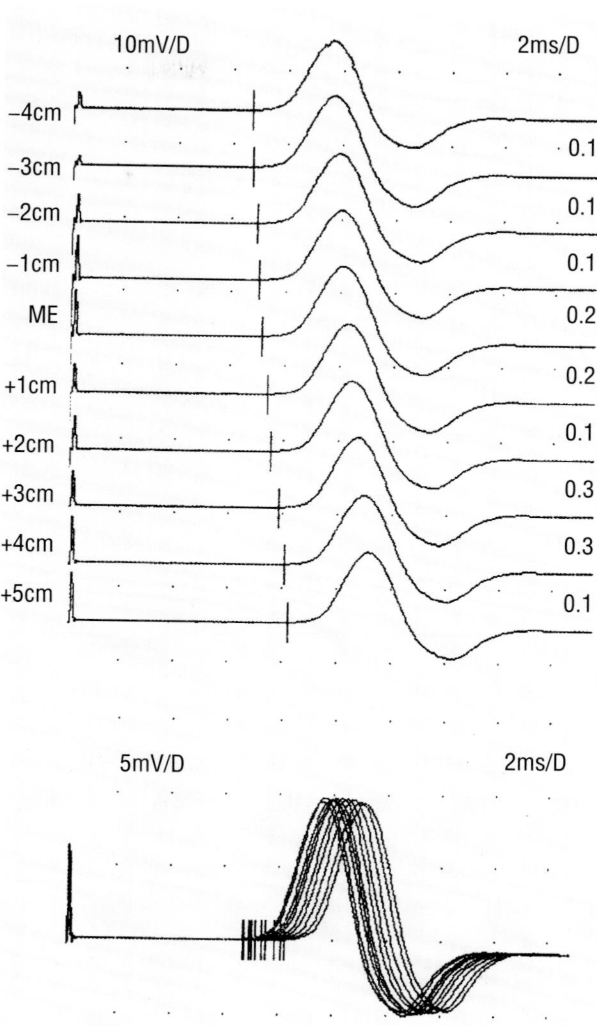

▲ 图 22-11　肘部的寸移法检查——正常状况

上图为在内上髁下方 4cm 至上方 5cm 处每隔 1cm 进行刺激，逐次进行 10 个部位刺激所得的波形。下图为波形的叠加。右侧数值为相邻两波形之间潜伏期的差异（ms）。注意：在正常个体中，各波波幅保持不变，相邻两波形的潜伏期相差 0.1～0.3ms

到。因此感觉神经记录通常需要多次叠加，而识别这些波幅非常低的电位的潜伏期常常很困难。这些技术可能更适用于轻度肘部尺神经病，因为它们的远端感觉神经和混合神经电位的波幅相对正常。需要强调的是，这些检查是为了发现跨肘段局部的传导减慢，而不是传导阻滞。因为感觉神经和混合神经电位的波幅正常值随距离增加而下降，这使得区分传导阻滞与正常的时间离散和相位抵消变得很困难（除非相邻刺激点之间的距离很近，如在腕管部进行的间隔 1cm 的寸移法检查）。

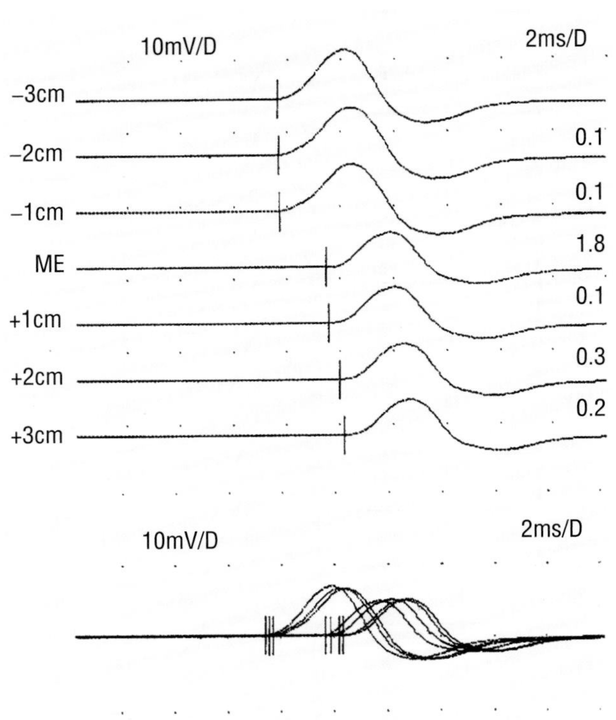

▲ 图 22-12　肘部寸移检查——肘管综合征

上图为内上髁下方 3cm 处至上方 3cm 处每隔 1cm 进行刺激，逐点进行 7 个部位刺激所得的波形。下图为 7 个波形的叠加。右侧数字为相邻两波形之间潜伏期的差异（ms）。注意：在肘下 1cm 至内上髁这两处刺激点之间，有一潜伏期的突然变化（1.8ms）及波幅的突然下降。在这个病例中，寸移检查不仅确诊了肘部尺神经病，还将病变部位准确地定位于肘管处

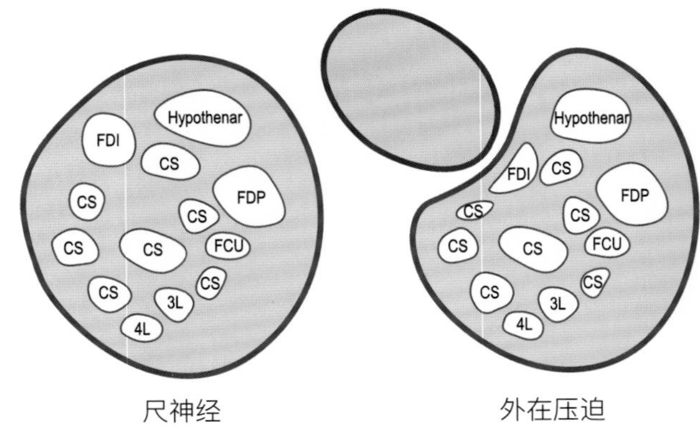

▲ 图 22-13　卡压性神经病中神经束的受累与否

在一根神经中，支配不同肌肉的神经纤维分别走行于不同的纤维束中，纤维束之间以结缔组织分开。外部压迫可能优先累及最靠近压迫部位的神经，其所支配的肌肉也最先受累。因此有时在不同肌肉记录可以提高局部传导减慢或传导阻滞的检出率。如图所示，支配第一背侧骨间肌（FDI）的神经束距离压迫部位最近，因此在第一背侧骨间肌上进行记录可以提高异常检出率。CS. 感觉皮神经；FDP. 指深屈肌；FCU. 尺侧腕屈肌；4L. 第四蚓状肌；3L. 第三蚓状肌

Hypothenar. 小鱼际肌

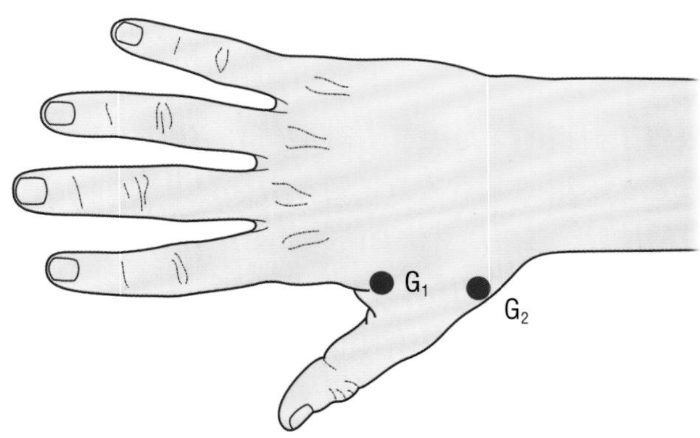

▲ 图 22-14　第一背侧骨间肌的记录

刺激电极（G_1）置于肌腹，参考电极（G_2）置于拇指的掌指关节。第一背侧骨间肌的记录有利于腕部和肘部的尺神经病的诊断

6. 手背尺侧皮神经感觉传导检查

对于怀疑有尺神经病的患者，手背尺侧皮神经感觉传导检查是一项有用的检查。手背尺侧皮神经在腕近端 5～8cm 处发出，分布于手背尺侧、第 5 指和第 4 指尺侧的背部皮肤。检测手背尺侧皮神经 SNAP 时，手在旋前位，记录部位在第 4 和 5 指的背侧指蹼处，刺激点在记录点近端 8～10cm 处，即尺骨茎突近端（图 22-17）。通常，用小的刺激电流就可记录到电位（5～15mA）。逆向法记录得到的波幅大于 8μV，但与其他非常规检测的感觉神经传导一样，与无症状的对侧作对比常常是有用的。如果波幅比对侧无症状侧下降 50% 以上，则可认为是异常[a]。

了解了常规的第 5 指尺神经 SNAP 及手背尺侧皮神经 SNAP 的解剖知识，我们可以预估肘部和腕部尺神经病变可能出现的异常模式（图 22-18）。在肘部尺神经病中，如果两个 SNAP 均为异常，则表示可能存在轴索缺失；如果病变为单纯的脱髓鞘，则这两个远端感觉检测为正常。相反，如果手背尺

a. 需要记住，少数情况下会出现神经的异位支配情况：浅感觉神经会支配整个手背，包括通常由手背尺侧皮神经支配的区域。因此，慎重起见，对于手背尺侧皮神经反应缺失的病例，在保持记录电极位置不变的情况下，刺激位于侧的浅神经，以确切排除这种非常罕见的异位神经支配的可能。

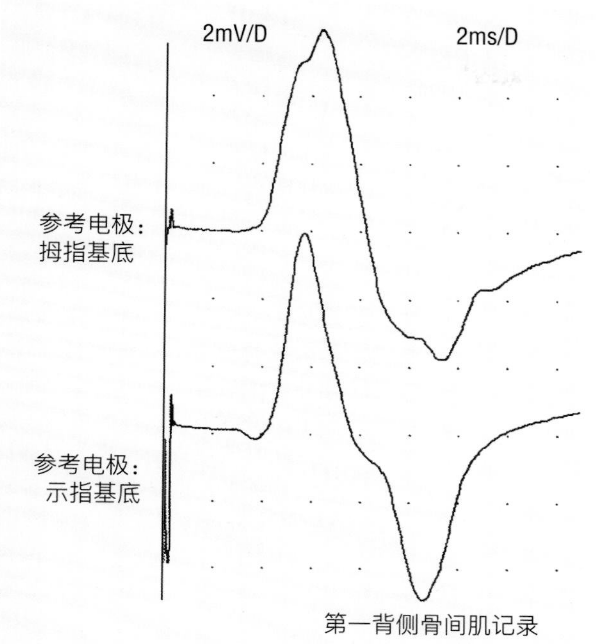

▲ 图 22-15　**第一背侧骨间肌——复合肌肉动作电位形态和参考电极的放置**

在第一背侧骨间肌进行记录时，最好将刺激电极放置于肌腹，将参考电极放置于拇指的第一掌指关节。如果将参考电极置于示指的掌指关节，则常常会出现初始正波，使潜伏期的测量复杂化

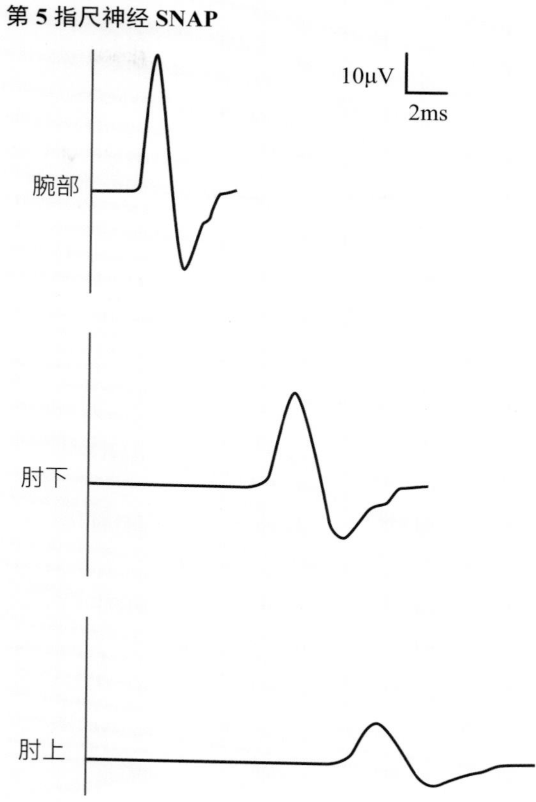

▲ 图 22-16　**尺神经感觉传导检查：正常波形**

逆向法尺神经感觉神经动作电位 SNAP 可以在第 5 指记录，在腕部、肘下和肘上分别进行刺激。正常情况下，随着刺激点向近端靠近，波幅和面积均会出现明显下降，而时限明显增加，这是由于正常的时程离散和位相抵消。因此确定感觉神经的近端脱髓鞘部位，只能依据传导速度减慢，而不能依据波幅或面积下降

侧皮神经 SNAP 正常而第 5 指感觉检测异常，则提示病变在腕部（因为手背尺侧皮神经在腕部近端发出），但这种结果并不能完全排除肘部尺神经病。在一些确诊为轴索缺失的肘部尺神经病患者中，手背尺侧皮神经 SNAP 并不受累，这可能是由于在肘部的手背尺侧皮神经的纤维束并未受卡压。微观解剖学研究发现，手背尺侧皮神经的纤维束常常在肘上即与尺神经主干分开，在前臂与尺神经伴行但保持独立。因此需对第 5 指 SNAP 异常而手背尺侧皮神经 SNAP 正常这一检查结果进行谨慎解读。这一模式作为诊断依据是有局限性的，它不能作为单独的指标将病灶定位在腕部。手背尺侧皮神经 SNAP 的电生理检测是有意义的，但只限于那些检测异常的病例上，它的异常可以提示病灶在腕部近端。综上所述，手背尺侧皮神经 SNAP 异常提示病变部位在腕部以上，但反之则不尽然。

7. 神经传导检测误区

在进行常规尺神经传导检测时，检查者需注意以下几项重要的技术要点。

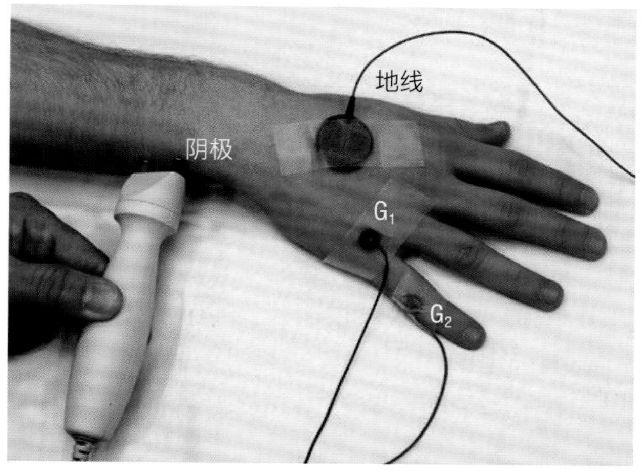

▲ 图 22-17　**手背尺侧皮神经感觉传导检查**

掌心向下，记录电极放置于第 4 和 5 指背侧指蹼。刺激点位于尺骨茎突下方，即记录点近端 8～10cm 处

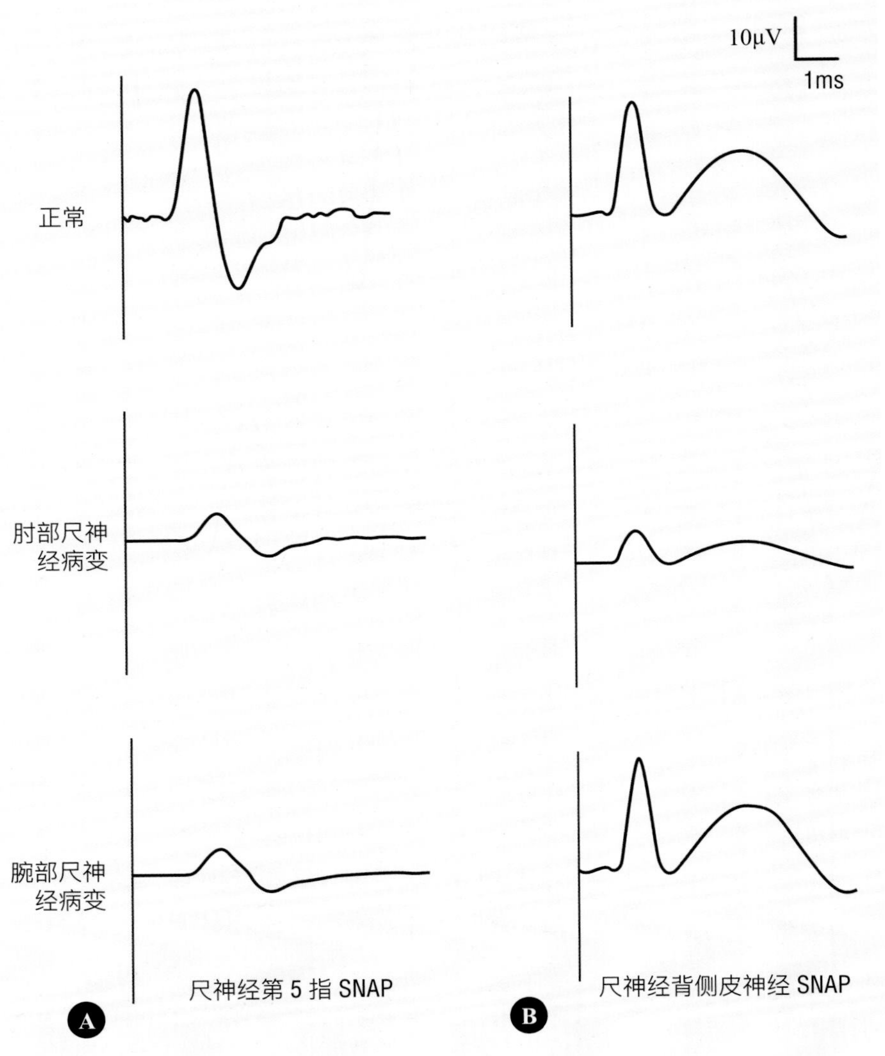

◀ **图 22-18 尺神经感觉传导**

肘部和腕部尺神经病的典型波形：在第 5 指记录的常规检查波形（A）和手背尺侧皮神经感觉神经动作电位波形（B）。均假设病变为轴索缺失且无手背尺侧皮神经的异常支配。但是这些典型波形也有例外：①若肘部尺神经病仅有脱髓鞘；②若腕部尺神经病不累及感觉支。在上述两种情况中，两个尺神经 SNAP 均可能正常。此外，在轴索缺失的肘部尺神经病中，手背尺侧皮神经可能不受累，此时该检查的结果与腕部尺神经病类似，即手背尺侧皮神经 SNAP 正常

(1) 在肘下刺激时，刺激器需放置于尺神经沟远端 3cm 以外，以确保刺激点在肘管远端。

(2) 在肘下刺激时，注意刺激点不能过远。如果刺激点过远，被检查者又恰好有高位 MGA（见第 7 章），则有可能被误诊为肘部尺神经病。这种情况下，可以看到肘下与肘上刺激点间明显的波幅下降。因此，最理想的肘下刺激位点应该恰好在内上髁远端 3cm 处。另外，由于神经走行于尺侧腕屈肌深面，在肘下刺激时需要更强的电流，才能达到超强刺激。

(3) 肘上和肘下刺激点之间的理想距离应为 10cm。如果距离过短，细小的测量误差也会造成神经传导速度计算的较大差异。如果距离过长，则较长的正常神经可能会稀释肘部局部神经传导的减慢，得出假阴性结果。

(4) 检查者应警惕腕部与肘下之间明显的传导阻滞（图 22-19）。前臂的尺神经病非常少见（如肘管出口处、前臂的血管纤维带卡压），因此这一结果常常提示存在 MGA，而该变异是正常表现。这种情况下，需要在腕部及肘窝处刺激正中神经，在尺神经支配肌（如小指展肌或第一背侧骨间肌）上记录波形，以确定该解剖变异的存在。

(5) 如前所述，MGA 在尺神经运动传导检查中通常表现为腕部与肘下刺激点间波幅及面积的显著下降，但也有少数报道显示近端的 MGA 可表现为在肘上和肘下刺激点之间波幅和面积的显著下降（如跨肘部位），这与肘部神经传导阻滞相似。肘下刺激点的最佳位置在内上髁远端 3cm 处，应大于 2cm 从而使刺激点在肘管远端，但应小于 4cm 以避免神经行走于肌肉深面较难被刺激。虽然几乎所有 MGA 都发生在前臂，不会干扰对肘段传导阻滞的电生理诊断，

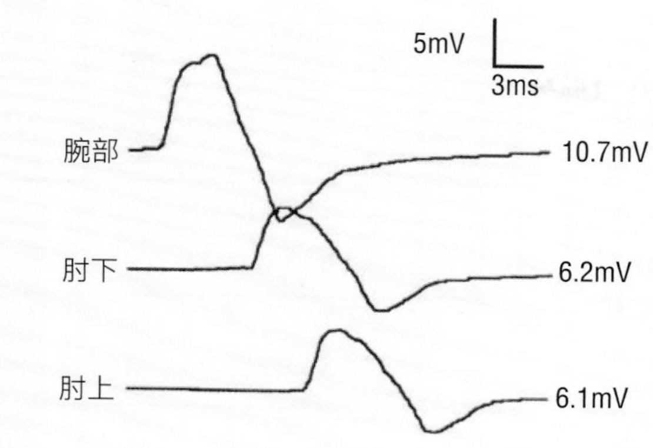

▲ 图 22-19　**MGA 与前臂尺神经传导阻滞类似**

在常规尺神经传导检测中，腕部和肘下之间的波幅下降最常见的原因并不是真正的传导阻滞，而是 MGA。应当在腕部和肘窝进行正中神经刺激，仔细排除 MGA 后方可诊断前臂尺神经传导阻滞

但也有报道显示 MGA 可发生在内上髁远端 3cm 处（图 22-20），这会导致将 MGA 的正常电生理表现误判为肘部传导阻滞。这也强调了尺神经肘下刺激点应在内上髁远端 3cm 处。所有怀疑存在肘部尺神经传导阻滞的病例，都需慎重排除 MGA 的可能性（在腕部和肘部刺激正中神经，在尺神经支配肌上记录波形）。

(6) 另一少见情况是，在屈肘时，尺神经脱出尺神经沟至内上髁内侧。反复的尺神经脱位被认为是尺神经反复创伤和肘部尺神经病的原因之一。因此，在肘部尺神经病伴有屈肘位尺神经脱位的患者中，尺神经沟处的神经测量长度实际上被高估，导致测得的肘部传导速度比实际上快（图 22-21）。在对肘部尺神经半脱位的正常人的研究中发现，测得的距离比实际神经走行距离平均高出 1.6cm（0.6～2.5cm），相当于测得的神经传导速度比实际值高出 7.9m/s（3.0～13.0m/s）。如果肘部传导速度被高估，并且测定结果高于肘部尺神经病诊断标准，就会在一个确实有肘部尺神经病的患者中造成假阴性结果。需要强调的是，肘部尺神经半脱位对于肘部传导速度检查有很大干扰，但对肘部传导阻滞无影响。这些情况强调了短距离递增检查（寸移法检查）对疑似肘部尺神经病的诊断价值，该技术可以描绘出尺神经的准确位置，能检测到传导速度减慢的精确部位。

（二）肌电图检查

肘部尺神经病的肌电图检查目的在于明确失神经或神经再支配仅发生于手部和前臂的尺神经支配肌（框 22-2）。对尺神经检查有诊断意义的肌肉包括第一背侧骨间肌、指深屈肌（第 4 指或第 5 指）和尺侧腕屈肌。在尺神经支配的手内肌中，第一背侧骨间肌的检查最易被患者接受，而小指展肌的检测则痛苦程度较高，与拇短展肌相当。还应筛查正中神经和桡神经支配的肌肉，以排除 C_8 神经根病或臂丛下干病变。拇短展肌、拇长屈肌、示指伸肌也是有价值的检测肌肉。如果根据病史需要考虑颈段神经根病变，那么脊旁肌的检查也是有必要的。

有意思的是，在许多手术确诊为肘部尺神经病的患者中，尺侧腕屈肌的肌电图检查通常是正常的或仅有轻微病变。但总的来说，尺侧腕屈肌的受累程度与尺神经的临床及电生理损伤严重程度有相关性。相比肘管病变，尺侧腕屈肌在尺神经沟处病变中受累更常见些。过去认为，尺侧腕屈肌较少受累是因为该肌支在尺神经沟上方发出，但尸解发现并非如此。尺侧腕屈肌受累较少的原因可能是“神经束敏感性差异”（例如，不同神经束受累程度不同，可能是由于它们在神经干中的解剖部位与压迫部位之间的关系不同）或神经病变的“逆行性坏死”（如最远端的肌肉受累最重，而近端肌肉相对保留）。第一背侧骨间肌及第 4、第 5 指指深屈肌受累而尺侧腕屈肌不受累的肌电图模式对于肘部尺神经病的诊断很重要。

遗憾的是，肘上没有尺神经支配肌。如果全部尺神经支配肌（包括尺侧腕屈肌）都异常，而神经传导检测没有发现肘部局部传导速度的减慢或传导阻滞，那么电生理诊断提示是尺侧腕屈肌的肌支发出处或近端部位的尺神经病。虽然大多数有此电生理表现的患者的确是肘部尺神经病，但是电生理检查不能排除上臂的尺神经病变或仅选择性累及尺神经纤维的臂丛下干病。这种情况下，神经肌肉超声尤其有价值。前臂内侧皮神经由臂丛内侧束直接发出，该神经的电生理检查可帮助确定臂丛下干的病变。

七、超声相关性

在评估肘部尺神经病变时，神经肌肉超声是对电诊断检查非常有用的补充，尤其对那些电诊断无法定位尺神经病变部位的情况。超声能够显像尺神经从手腕到腋窝的整个上肢的行程。神经在上述位置相当表浅，很容易用高频探头成像。当尺神经病变发生在肘部时，超声不仅可以定位病变的部位，还可以精确区分是髁后沟还是肘管的问题。由于超

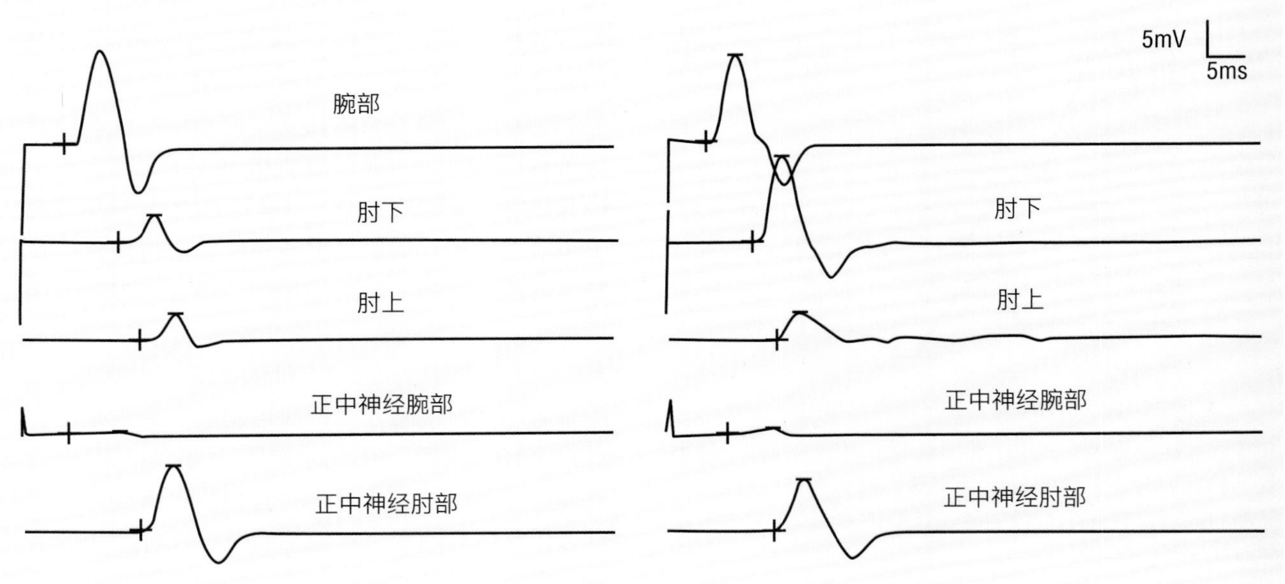

▲ 图 22-20　**MGA：前臂和肘部“传导阻滞”模式**

左图，在第一背侧骨间肌记录，可见在腕部和肘下刺激点之间的波幅有一显著下降，提示前臂存在传导阻滞。然而在腕部和肘窝刺激正中神经并于第一背侧骨间肌记录时，可以发现肘部刺激时波幅显著高于腕部，这可以确认为 MGA。这是 MGA 在第一背侧骨间肌进行常规尺神经传导检测时的常见表现。右图，在第一背侧骨间肌记录，在肘上和肘下刺激点间波幅有一显著下降，这可被解释为肘部有传导阻滞（如肘部尺神经病）。然而，在腕部和肘窝刺激正中神经，在第一背侧骨间肌记录时，可以发现 MGA 存在。在短距离寸移检查中，可以发现 MGA 的位置在髁后沟远端 3cm 处。这种与肘部尺神经病类似的 MGA 非常罕见（经许可转载，引自 Leis AA, Stetkarova I, Wells KJ. Martin-Gruber anastomosis with anomalous superficial radial innervation to ulnar dorsum of hand: a pitfall when common variants coexist. *Muscle Nerve*. 2010;41:313–317.）

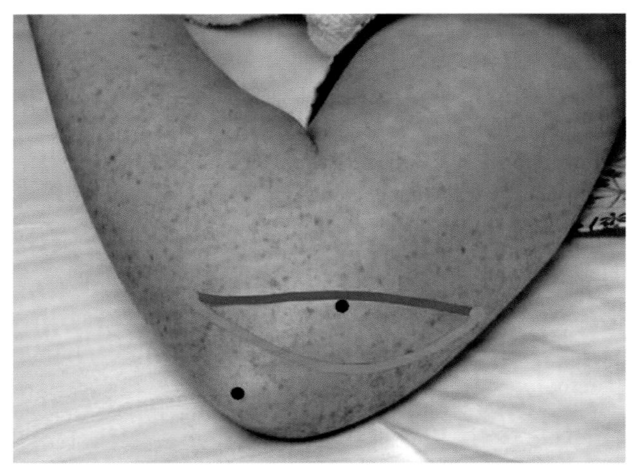

▲ 图 22-21　**肘部的尺神经位置**

在绝大多数个体中，尺神经以曲线模式（绿线）穿过内上髁（上面的黑点）和鹰嘴（下面的黑点）之间的尺神经沟。然而，在某些个体中，当肘部弯曲时，尺神经在尺神经沟中向内侧半脱位至内上髁上（红线）。在这些情况下，测量的距离（绿线）会高估真实的距离（红线），从而高估跨肘段的尺神经传导速度（即传导速度被虚假地增快），可能导致假阴性结果

声可以显示尺神经的整个过程，因此它的价值还在于能够排除类似肘部尺神经病变的其他尺神经病。

与其他卡压性神经病一样，超声可以提供关于尺神经受累的神经卡压和结构性病变的关键诊断信息（表 22-3）。超声还具有独特的优势，它能够动态检测尺神经，寻找半脱位或从尺神经沟中脱位的神经。在某些病例中，不仅尺神经会半脱出髁后沟，部分肱三头肌也会出现这种情况（图 22-22），患者可能会注意到在某些动作中尺神经从髁后沟中脱出来时的弹响，而在尺神经和肱三头肌都脱位的情况下，会出现双弹响。

当检查尺神经时，患者仰卧在检查台上，手臂最初为伸展位。探头首先放置在正中神经标准起始位置，远端腕横纹的正中神经上方的短轴上。一旦很好地识别出正中神经，探头就会慢慢地向手腕的尺侧移动，寻找明显的低回声结构，即尺动脉。这可以通过彩色或能量多普勒来确定。一旦确定了尺动脉，探头就会缓慢地向远端移动，随后豌豆骨将

框 22-2　肘部尺神经肌电图检查方案

常规检查肌肉

1. 腕部远端尺神经支配肌（第一背侧骨间肌或小指展肌）
2. 前臂尺神经支配肌（第 5 指指深屈肌和尺侧腕屈肌）

如果上述任何一块肌肉有异常，则增加检查以下肌肉

1. 至少两块臂丛下干的非尺神经支配的肌肉 /C_8～T_1 支配肌（如拇短展肌、拇长屈肌、示指伸肌），以排除臂丛下干损伤、多发性神经病或 C_8～T_1 神经根病
2. C_8～T_1 脊旁肌

特殊注意点

- 如果尺神经病合并其他病况（如多发性神经病、臂丛病变、神经根病），则需要更为细致的肌电图检查
- 小指展肌检查通常很痛，对某些患者而言，第一背侧骨间肌检查更易耐受
- 在肘部尺神经病中，即使第 5 指指深屈肌有异常，尺侧腕屈肌也可能不受累
- 如果神经传导检测不提示尺神经病，则肌电图检查应当结合临床，着重评估臂丛下干病或 C_8～T_1 神经根病

出现在手腕的尺侧，其清晰的骨影很容易识别。尺动脉和豌豆骨之间是尺神经（图 22-23）。这时在手腕处测量尺神经横截面积，同时检查附近的结构性病变。探头在前臂上沿着尺神经缓慢地向近端移动。尺神经和尺动脉相伴而行，它们在肌腱下走向尺侧腕屈肌，进入肌肉发达处。在大约前臂中部水平，神经和动脉分离。尺动脉向外侧走行，最终加入前臂的正中神经。此时，测量尺神经横截面积。探头继续向近端移动，同时跟随尺神经首先穿过肘管，然后穿过髁后沟。我们更倾向观察伸肘位、手臂旋后时的髁后沟中的神经。当探头放置在内上髁和鹰嘴的连线上时，需要大量的凝胶。在这个位置上可以看到两个骨性阴影，一侧大的内上髁和另一侧的鹰嘴（图 22-24）。尺神经行走于两者之间，通常非常靠近内上髁的后缘。在这个位置上，正常的尺神经通常是低回声的，形状可以是卵圆形或圆形，有时是两瓣结构。在髁后沟处测量横截面积，测量时需要确保探头垂直于神经。在这个位置上，保持非常温和的探头压力，并保障神经始终在视野内，被动地弯曲肘部，观察尺神经是否会半脱位至内上髁上。在某些情况下，尺神经可能会直接脱臼到内上髁的另一侧。极少数情况下，尺神经后面的部分肱三头肌也可能脱位。可以多次重复此操作，以确定尺神经是否会半脱位至内上髁上。反复的半脱位和脱位被认为是肘部尺神经病变的病因。据推测，在内上髁上的反复摩擦会损伤尺神经。

表 22-3　尺神经的超声评估

- 横截面积
  - 靠近豌豆骨的腕部远端（Guyon 管）
  - 前臂中部（尺神经和尺动脉分开的部位）
  - 肘管
  - 髁后沟
  - 上臂中部
- 肿胀率
  - 肘部（肘管或尺神经沟）/ 前臂中部
  - 肘部（肘管或尺神经沟）/ 上臂中部
- 回声
- 活动性
  - 屈肘位时尺神经沟处半脱位或脱位
  - 尺神经 ± 肱三头肌
- 血管
- 异常现象
  - 尺神经沟处的滑车上肘肌
  - 腕部的副小指展肌（见第 23 章）
- 结构性病变
  - 肘部的腱鞘囊肿
  - 肘部骨刺
  - 神经瘤
  - 神经内和神经外瘢痕
  - 肿瘤
    - ❑ 神经鞘瘤
    - ❑ 神经纤维瘤
    - ❑ 纤维脂肪瘤

在肘部，还可检查其他结构性病变，特别是腱鞘囊肿和异常肌肉。在评估肘部尺神经时，需要特别注意几种结构异常。在髁后沟处，我们应该寻找一个异常的肌肉称为滑车上肘肌，它从肱骨内上髁延伸到尺骨鹰嘴，可以直接压迫尺神经（图 22-25）。其次，应该检查肘关节是否有骨痂。在之前发生过尺骨骨折的患者可伴发迟发性尺神经麻痹，髁后沟处有明显骨痂增生（图 22-26）。这些可以很容易在超声下见到。同时应寻找腱鞘囊肿或滑膜囊肿，这

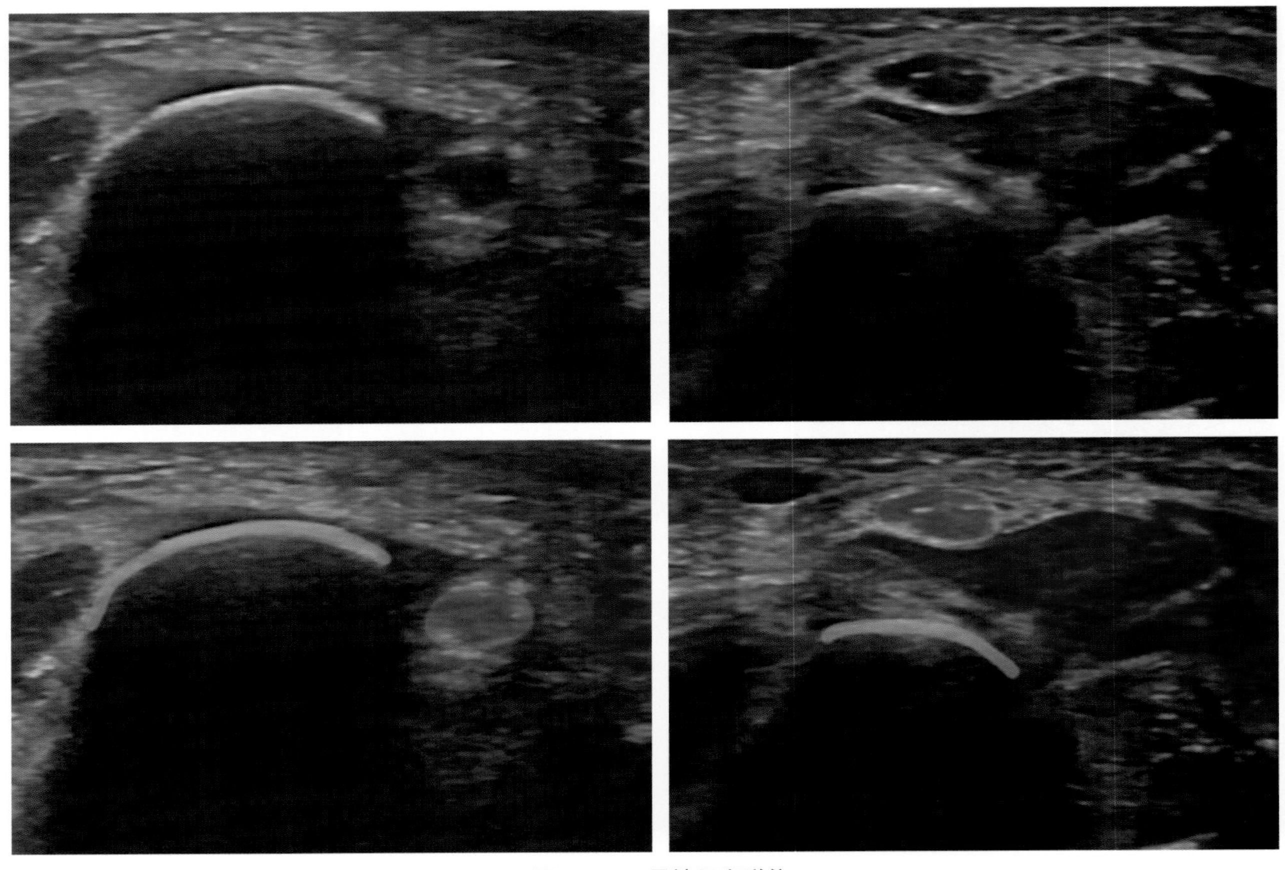

▲ 图 22-22 尺神经半脱位

上图，原始图像；下图，同样的图像。黄色为尺神经，红色为肱三头肌，绿色为肱骨内上髁骨影。肱骨髁后沟处尺神经的短轴视图。左图，手肘伸直位；右图，手肘弯曲位；注意肘部处于弯曲位置，尺神经和肱三头肌半脱出肱骨内上髁的凹槽

些囊肿来自于附近的肘关节，如果它们足够大，就会压迫尺神经。

对于任何可疑的病变，建议用彩色多普勒检查是否有因炎症、感染或肿瘤导致的血管增生。此外，尺侧返动脉后支常与尺神经伴行在肱骨内上髁后部，不要把这条动脉误认为尺神经的一部分。

探头应从髁后沟沿着尺神经移动到上臂，在此处，尺神经非常表浅，在皮肤和皮下组织和肱三头肌之间（图 22-27）。CSA 标准是在臂中部位置测量尺神经，在神经传导研究中，尺神经在肘上容易被低电量电流刺激的原因是尺神经在此处位置表浅。探头回到肘部以评估肘管处的尺神经。肘管的最佳评估方法是肘关节弯曲并向外旋转使患者的手背在头部侧面。在这个位置，探头置于近端前臂内侧，直接穿过尺侧腕屈肌（图 22-28）。尺侧腕屈肌由其椭圆形状来识别，尺神经通常位于其大约 6 点钟方向，然后将探头轻轻地移向肘部。尺侧腕屈肌的肌腹在这一点分成两个头，一个深入肱骨处，另一个深入尺骨。这就是真正的肘管，CSA 标准测量的位置。类似于髁后沟，应在肘管或其附近寻找结构性病变，尤指肘关节产生的腱鞘囊肿和肌肉形态的异常（图 22-29）。如果尺神经在任何位置增粗，特别是在肘管或髁后沟，还应进行长轴影像的检查。

在肘部尺神经病中，超声通常能够精确定位病变部位，无论是髁后沟还是肘管（图 22-30 和图 22-31）。尺神经的测量和评估与其他卡压性神经病相同，CSA、回声和束状结构是最重要的。然而，正常情况下，尺神经通常在髁后沟处有低回声。此外，评估活动能力对寻找半脱位和脱位很重要。尽管在尺神经走行的不同位置有不同的 CSA 正常值，但任何位置的 CSA 大于 10mm^2 是绝对异常的。对任何临界值进行严格的解读是有必要的，特别是当测量的 CSA 刚好高于正常值的上限时。在做诊断时需要根据所有的数据资料，这是电生理检查和超声检查的

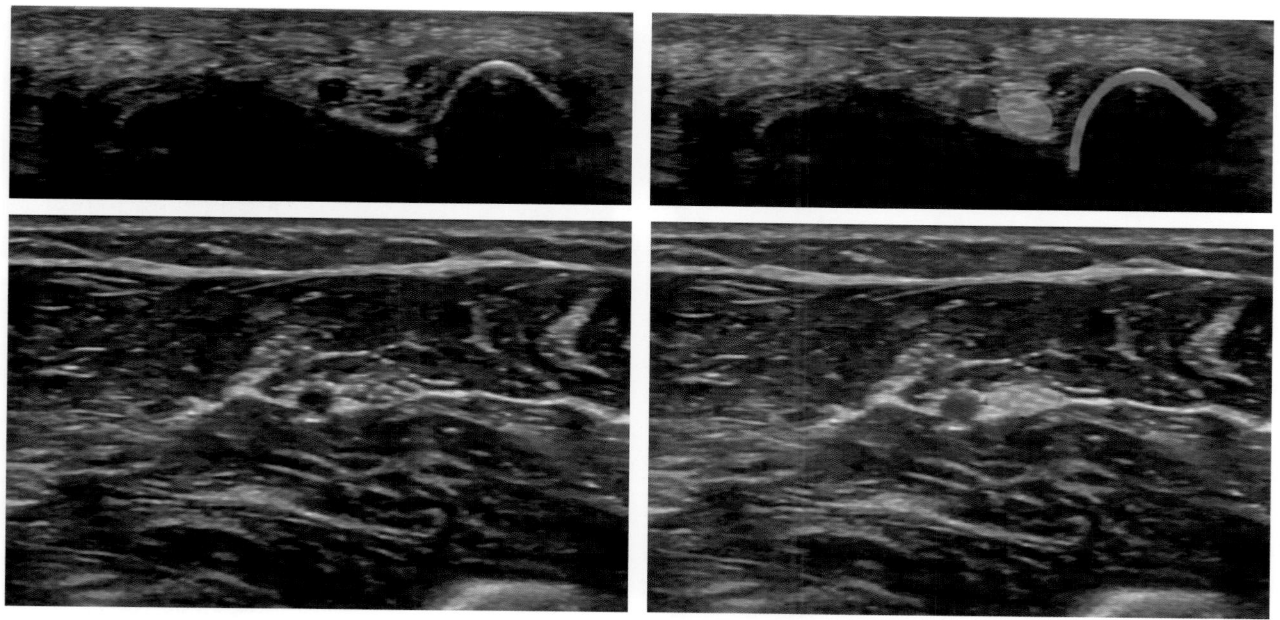

▲ 图 22-23　腕和前臂中部的尺神经

左图，原始图像；右图，同样的图像。黄色为尺神经，红色为尺动脉，绿色为豌豆骨。上图，短轴，腕部的尺骨神经。下图，短轴，前臂中部的尺骨神经。在腕部，尺神经位于尺动脉和豌豆骨之间。在前臂，尺动脉和尺神经走行在一起，先在肌腱下面，然后在尺侧腕屈肌下面

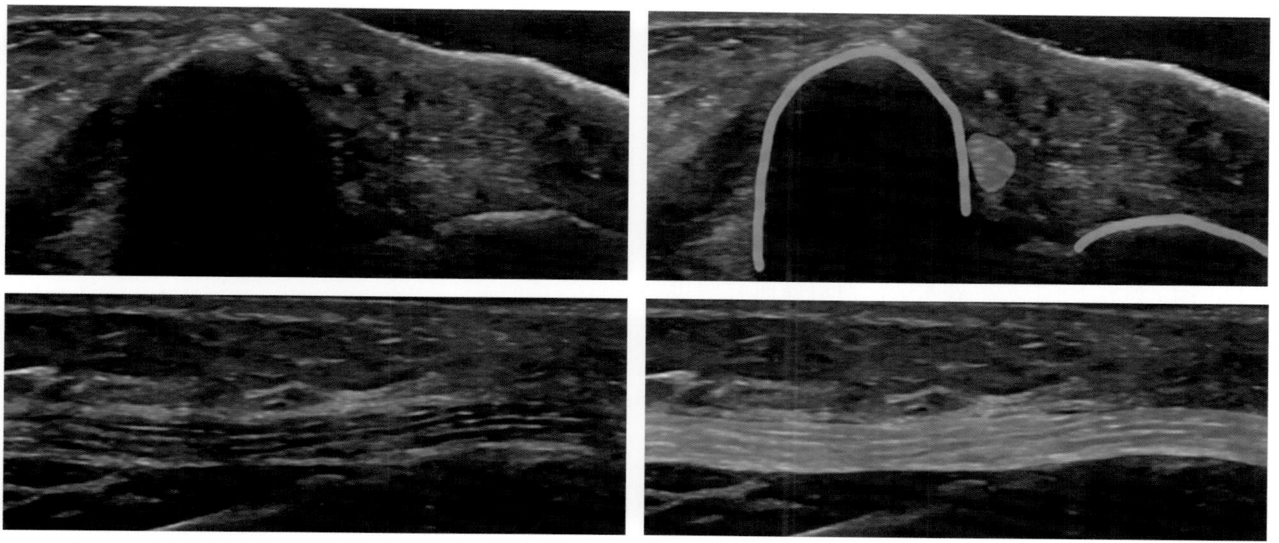

▲ 图 22-24　髁后沟处尺神经

左图，原始图像；右图，同样的图像。黄色为尺神经，肱骨内上髁和尺骨鹰嘴为绿色。上图，短轴，髁后沟处的尺神经。下图，长轴，髁后沟处的尺神经。在髁后沟中，尺神经非常靠近肱骨内上髁后缘，在这个位置，正常尺神经常呈低回声，形状为椭圆形 / 圆形，或分成两瓣

一个重要原则。

评估肘部尺神经病最有价值的指标之一是"膨胀率"。这个比率是计算肘部最大的 CSA（在肘管或髁后沟）与前臂中部及上臂中部的 CSA 的比值。这个比率类似利用超声评估腕部正中神经病中腕 - 前臂比值和电生理的比较研究。肘 - 前臂中部膨胀率及肘 - 上臂中部膨胀率不能超过 1.5。因此，肘部的尺神经比前臂中部或上臂中部的尺神经增粗 50% 以上是不正常的。膨胀率对于神经增粗的患者是非常有用的。

与其他神经病相似，我们也可以通过超声观察

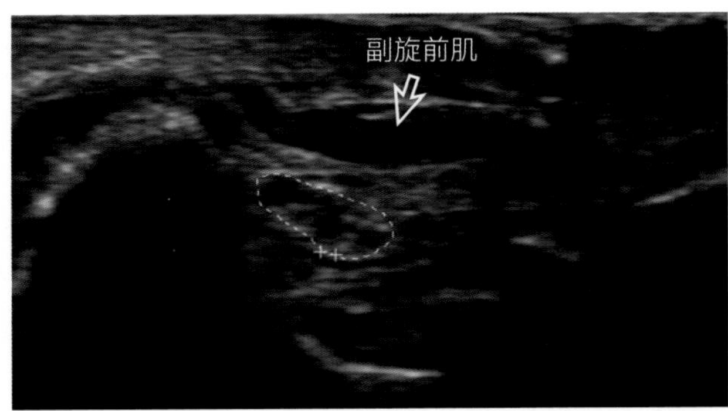

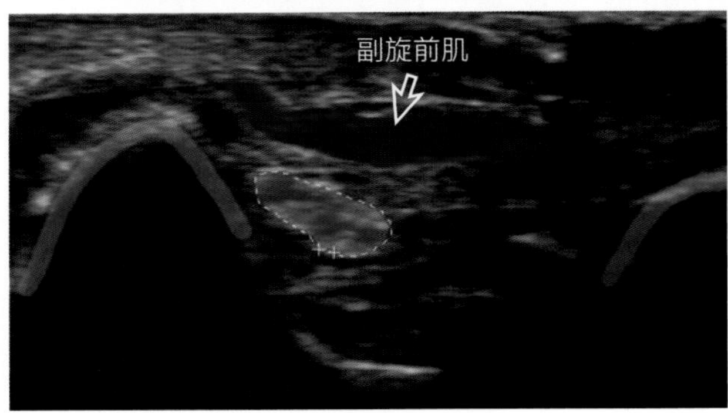

▲ 图 22-25　副旋前肌

上图，短轴，髁后沟处尺神经；原始图像。下图，同样的图像。尺神经为黄色，肱骨内上髁和尺骨鹰嘴为绿色，副旋前肌为红色。这是一条异常肌肉从肱骨内上髁延伸到尺骨鹰嘴，在某些情况下可能会直接压迫尺神经

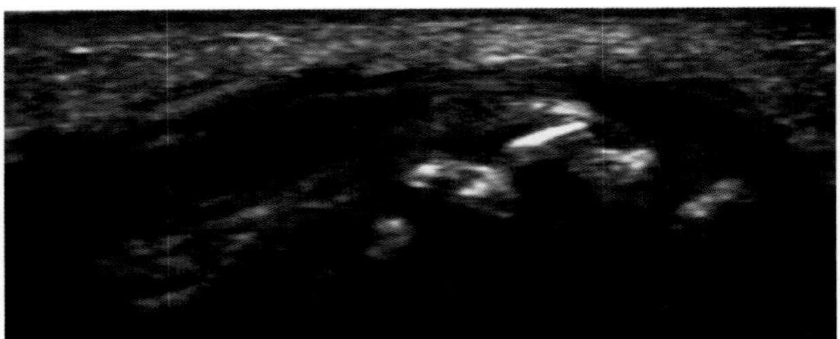

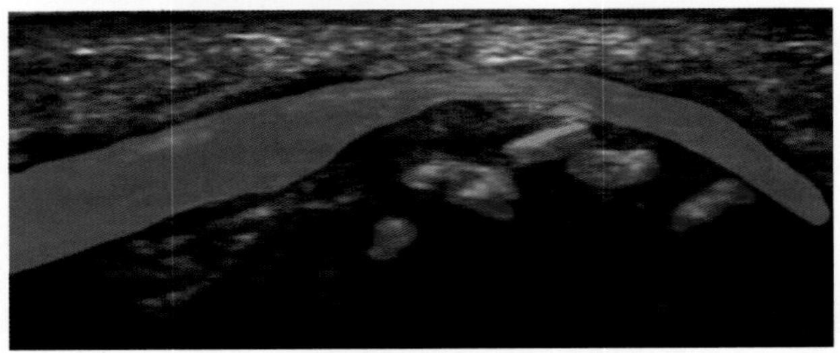

▲ 图 22-26　骨痂引起的迟发性尺神经麻痹

上图，尺神经在髁后沟处的长轴视图，原始图像。下图，同样的图像。尺神经为黄色，骨痂为红色。骨痂过度增生有时会作为肘关节骨折的延迟效应发生。如果骨痂靠近尺神经就行会造成压迫，特别是神经位于正常情况下在骨骼上滑动的位置。图中显示尺神经在肱骨近端增粗

受支配的肌肉来帮助定位。尺神经支配的小指展肌、第一骨间肌、尺侧腕屈肌和指深屈肌的深头在超声上很容易显示。观察大鱼际隆起处的拇短屈肌尤为重要（图 22-32）。在大多数人中，拇短屈肌有两个头，浅头由正中神经支配，深头由尺神经支配，这块肌肉与第一掌骨的骨影相邻。拇短展肌是表浅的，拇长屈肌腱在两个头之间，这个肌腱非常突出且易于观察，而且有明显特异性。在尺神经失神经病变时，踇趾短屈浅头正常，而深头则显示高回声，这是典型的尺神经病变。

神经肌肉超声在电生理检查评估无法定位的尺神经病变患者中最有价值。如前所述，电生理检查发现不可定位的尺神经病变并不罕见，当尺神经 SNAP 异常时，病变位于外周（即背根神经节或远端）。如果以下区域没有传导阻滞或局灶性速度减慢，则尺神经病变只能依赖针电极肌电图发现近端肌肉异常来定位。在 Alrajeh 和 Preston 研究中，电生理检查不能定位的尺神经病变患者进行神经肌肉超声是非常有效的。在该研究的 55 例疑似肘部尺神经病患者队列中，12 例患者被电生理检查确定为不可定位的尺神经病变。在所有病例中，超声都能明确定位并确定病因。在 10 名患者中，超声定位病变在肘管，髁后沟或两者并存。在另外两个病例中，一个在前臂远端出现囊性病变，另一个在上臂出现神经瘤。从这项研究中，我们得到的重要信息是，在电生理检查中所有无法定位的尺神经病变患者都应使用神经肌肉超声定位。

八、病例分析

（一）病例 22-1

【病史和查体】

男性，44 岁，主诉右上肢和右手麻木疼痛数月。患者几个月前出现右手第 4、5 指麻木，伴右肘部、肩部及颈部疼痛。查体，右侧尺神经分布区感觉减退，所有右手固有肌肌力轻度下降。双侧腱反射正常，尺神经沟处无压痛。

【病例小结】

病史及查体提示右侧尺神经分布区功能异常。第 4、第 5 指及大部分手固有肌均受尺神经支配，病史提示上述肌群肌力轻度下降，病史及体检并未提供更进一步的定位信息。患者确有肘部及颈肩部疼痛，但尺神经沟处无压痛，症状较为复杂，鉴别诊

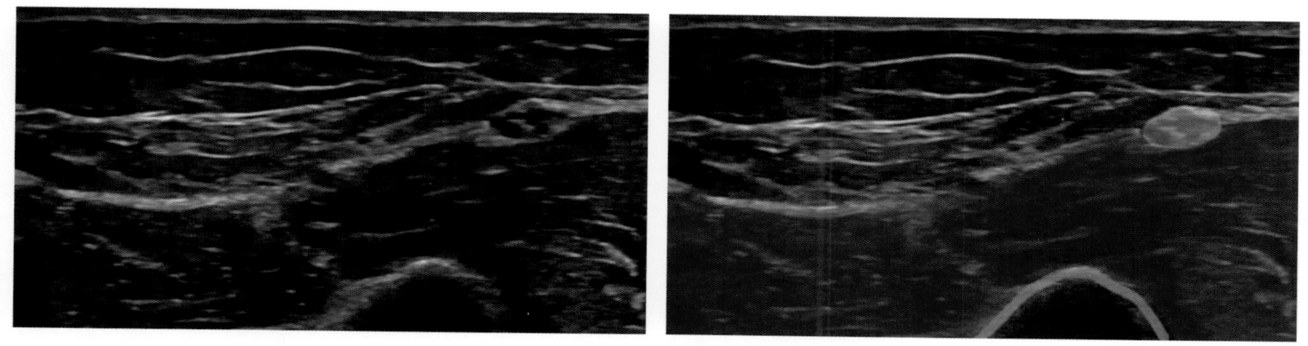

▲ 图 22–27　上臂中部的尺神经

左图，短轴，原始图像；右图，同样的图像。黄色为尺神经，红色为肱三头肌，绿色为肱骨。在这个位置，尺神经非常表浅，就在皮肤和皮下组织之下，肱三头肌之上

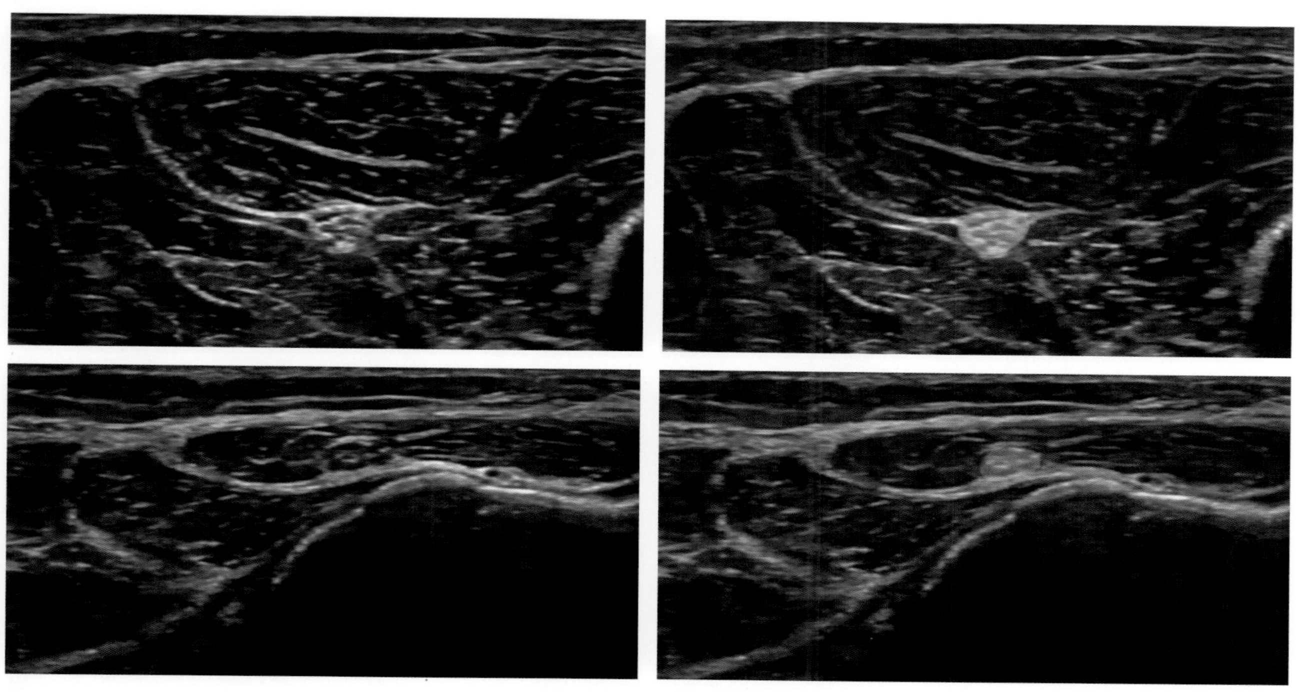

▲ 图 22–28　肘管处尺神经

左图，原始图像；右图，同样的图像。黄色为尺神经，红色为尺侧腕屈肌。上图，短轴，前臂近端的尺神经。下图，短轴，肘管近端尺神经

断包括腕部尺神经病、肘部尺神经病、下干臂丛神经病、C_8～T_1 神经根病等。肘部尺神经病患者偶有放射至手臂及肩部的放射痛，但不涉及颈部，颈部疼痛伴上肢远端麻木无力更有可能提示颈神经根病。

患者首先接受了常规正中神经运动传导检查（拇短展肌记录），检查显示 CMAP 波幅及传导速度均正常，但远端运动传导潜伏期轻度延长。该延长可能是由于腕部正中神经病变，也有可能提示 C_8～T_1 脊髓前角运动神经元发出的快传导纤维有轴索缺失，需要进一步检查进行鉴别诊断。患者继续接受常规尺神经运动传导检查（小指展肌记录）显示明显的波幅下降但潜伏期正常，前臂神经传导速度正常，但肘部传导速度显著降低（34m/s）。正中神经、尺神经的 F 波也相应延长。该尺神经检查明确提示肘部尺神经病：尺神经肘部节段有明显的脱髓鞘。前臂节段传导速度与跨肘部节段相比有明显的差异性传导减慢（24m/s），屈肘位传导速度降低 10～11m/s 以上即提示局部传导速度减慢。尺神经 F 波延长的原因与腕管综合征中正中神经 F 波延长的原因相似。F 波由刺激点经过肘部病变部位沿尺神经轴突逆向传导，

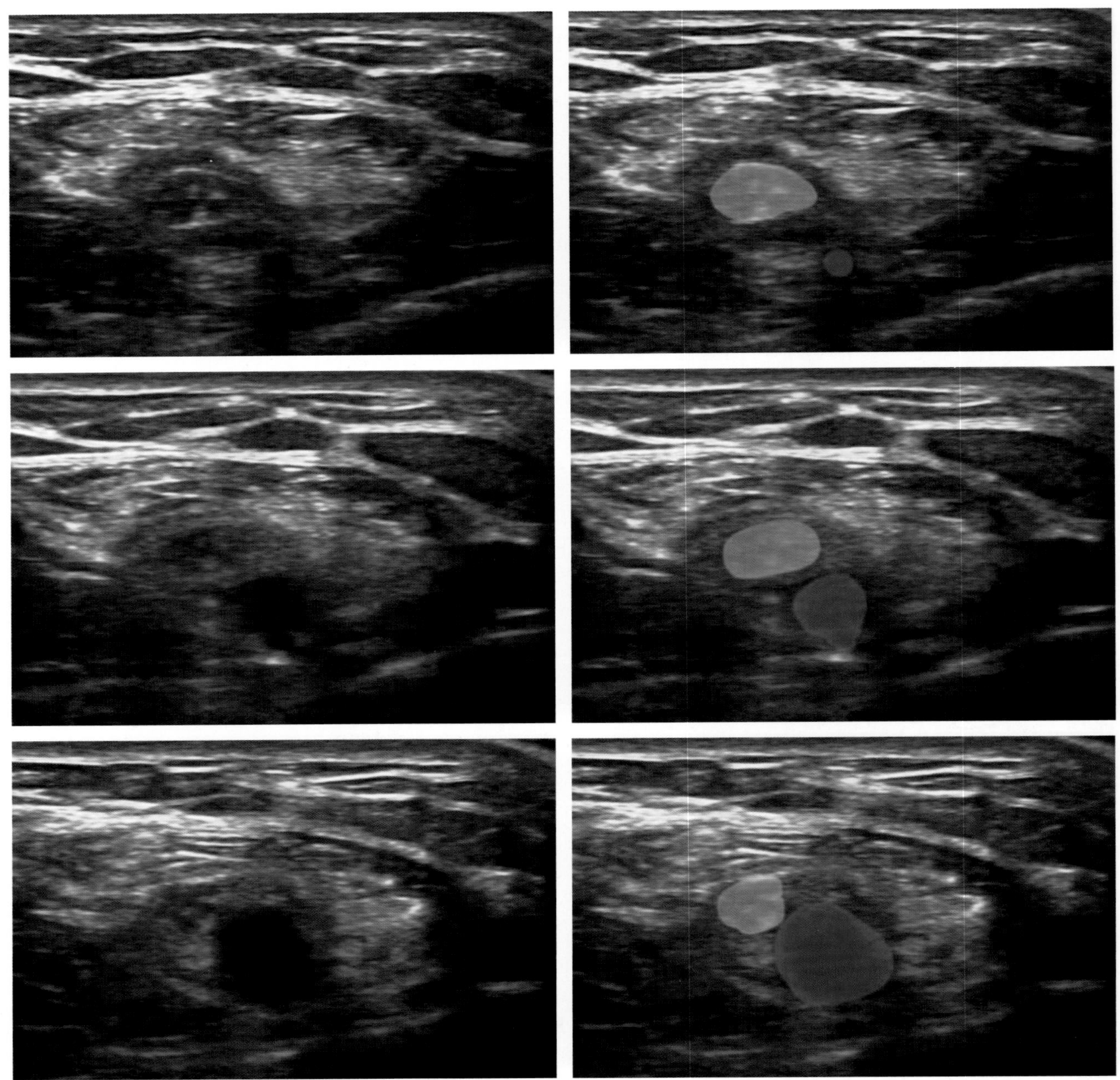

▲ 图 22-29 **肘管处尺神经病变，因附近腱鞘囊肿压迫所致**

左图，肘管尺神经相邻短轴图像，原始图像。右图，同样的图像。尺神经为黄色，腱鞘囊肿为绿色。本例中尺神经增粗，回声低，神经束结构异常。有一个大的无回声圆形病变结构紧邻并使尺神经移位，这是来源于肘关节的腱鞘囊肿

至脊髓前角细胞后折返，再次经过病变部位，最终传导至小指展肌并被记录。因为F波两次经过脱髓鞘的病变部位，肘部尺神经病中常可见F波的延长，离散或消失。

患者接受了正中神经感觉传导检查，检查结果正常，其中远端潜伏期为3.2ms。因此，这并不能佐证前述远端运动传导潜伏期延长是由于腕部正中神经的假设，因为正中神经感觉传导正常而运动传导异常常在腕管综合征中是非常罕见的。常规尺神经传导检测显示右侧（受累侧）SNAP波幅减低，而对侧（健侧）正常。尺神经SNAP的异常可以用肘部尺神经病解释，尺神经运动传导检查已显示肘部尺神经病的存在，而感觉波幅降低则是尺神经传导纤维继发性的轴索缺失所致，并且运动纤维亦有受

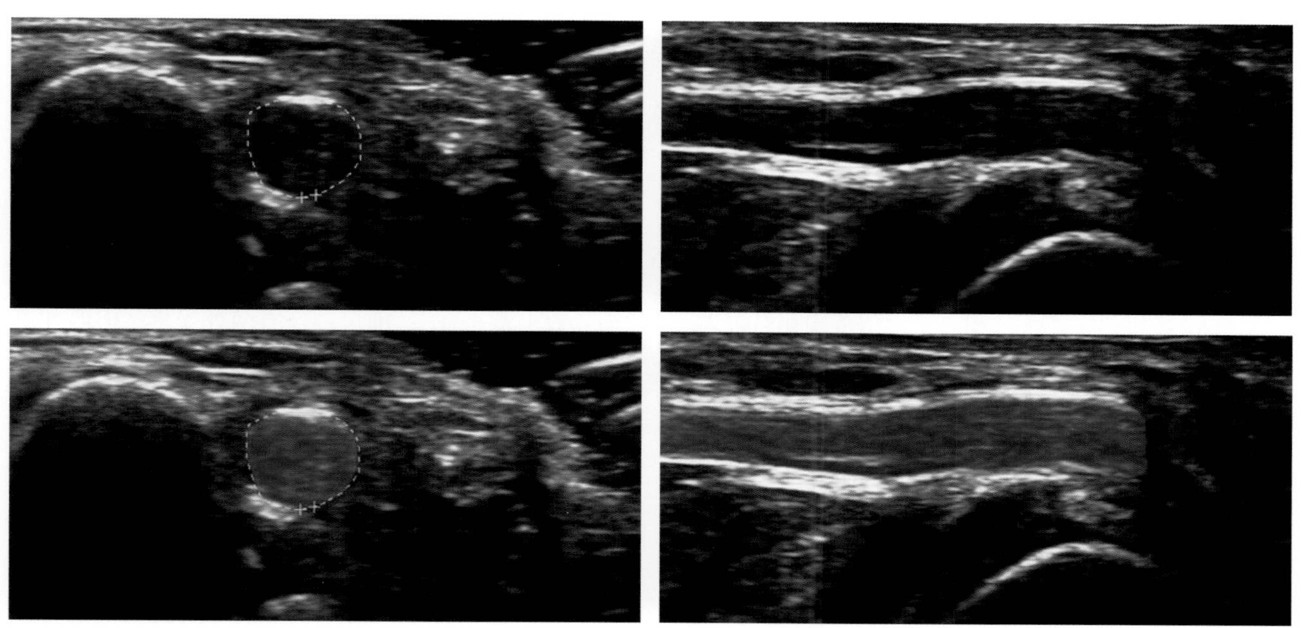

▲ 图 22-30　髁后沟处尺神经病变

上图，原始图像。下图，尺神经是黄色的。左图，短轴，髁后沟的尺神经。右图，长轴，尺骨神经在髁后沟。显示尺神经粗大和低回声

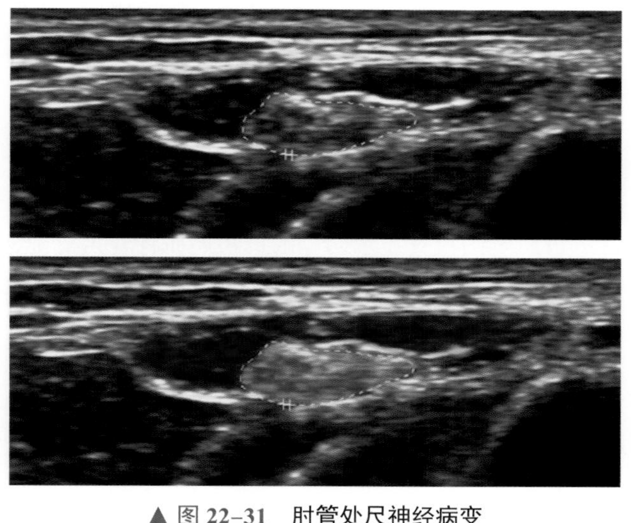

▲ 图 22-31　肘管处尺神经病变

上图，短轴，肘管中尺神经，原始图像；下图，同一幅图像。尺神经为黄色，尺腕屈肌为红色。显示尺神经粗大，回声低，神经束结构异常

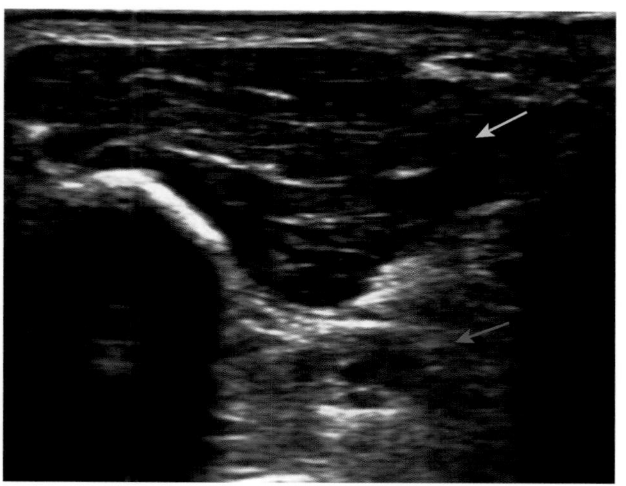

▲ 图 22-32　尺神经病变中的拇短屈肌

短轴横跨鱼际隆起。拇短展肌是表浅的，拇短屈肌与第一掌骨的骨影相邻，有两个头。在大多数人中，浅头（黄箭）由正中神经支配，深头（绿箭）由尺神经支配。在尺神经失神经病变中，拇短屈肌浅头正常（黄箭），深头高回声（绿箭）

累。此外，患者桡神经感觉传导检查结果正常，说明不存在多发性神经病或臂丛神经病。最后，患者接受了正中神经和尺神经掌至腕部的混合神经检查，结果显示潜伏期延长分别为 2.2ms 和 2.3ms，尺神经 CMAP 波幅减低。虽然尺神经潜伏期与正常值相比有轻度延长，但双侧对比并无显著差异，并且电生理检查无腕部正中神经病变的证据。虽然正中神经运动传导检查（拇短展肌记录）当中的潜伏期轻度延长目前无法解释，但正中神经感觉传导及掌至腕部混合神经传导检测均正常，可基本排除腕部正中神经病。

患者还接受了肌电图检查，其中第一背侧骨间肌检查发现显著的失神经及神经再生表现，并有募集减少，这与之前的肘部尺神经病的诊断相符；虽

然拇短展肌检查未显示失神经支配，但也有募集减少及神经再支配的运动单位电位。这一检查结果与正中神经运动神经传导检测发现的潜伏期延长相符，提示快传导纤维可能有部分轴索缺失。为何正中神经 CMAP 波幅正常而肌电图却显示轴索缺失？CMAP 波幅在正常范围内可能有如下原因：第一，如果神经再支配充分，则 CMAP 波幅可能正常；第二,CMAP 波幅仍在正常范围。正常值范围相对较大。在本例中，患者起初可能 CMAP 波幅较高，而后降低，但仍然处于“正常范围”。

拇短展肌神经再支配的原因不明，除肘部尺神经病外患者有可能合并其他神经病。此外，示指伸肌（C_8 支配肌）检查不仅显示插入电位增加，还显示募集和 MUAP 大小的明显改变。拇短展肌和示指伸肌的异常结果提示可能还存在远端病变（因为两者均为远端肌肉），如多发性神经病，或合并臂丛下干病变或 C_8 神经根病。但是，正中神经和桡神经的感觉传导检查正常，可排除多发性神经病，因此肌电图的异常提示患者可能合并臂丛下干病变或 C_8 神经根病。示指伸肌（桡神经、后束支配肌）检查显示异常，可以排除臂丛内侧束病变；因此合并的病变部位肯定位于臂丛下干或更近端。进一步肌电图检查显示尺侧腕屈肌和第五指指深屈肌均有募集减少和轻度的神经再支配，这与肘部尺神经病（神经传导检测表现）和可能合并的病变相符。肱二头肌和旋前圆肌的检查结果正常，显示 C_6～C_7 神经根或臂丛上干和中干无累及。肱三头肌检查显示轻微异常，但该肌为 C_6～C_7～C_8 支配肌，神经纤维走行于臂丛中干和下干。最后，脊旁肌肌电图检查提示了更多信息，显示 C_8 脊旁肌有明显的纤颤电位，这一结果明确显示合并病变在颈神经根或该水平以上。当然，该病变的肌节水平应由受累的肌节水平来确定。

最后，我们可以形成如下电生理学印象。

【电生理诊断】

神经电生理检查符合肘部尺神经病合并 C_8 神经根病。

需要思考的几个问题。

(1) 临床 – 肌电图关联有意义吗？

本例中最重要的发现是肘部传导异常明确了病变的部位，肌电图检查显示 C_8 节段支配肌异常，包括尺神经支配肌以外的其他肌肉及脊旁肌，提示神经源性改变。脊旁肌的异常表明病变位于或高于神经根水平（神经根或运动神经元）。结合电生理检查结果回顾病史及体检，患者的症状得到了更好的解释，即患者肩部和肘部的疼痛是由于肘部尺神经病引起，而颈部的疼痛可能是神经根病引起的。神经根病也解释了所有手固有肌肌力轻度降低，因为神经根病与肘部尺神经病同时存在，正中神经与尺神经支配的手内在肌均有受累。有人将这一表现描述为“双卡综合征”，即尺神经有两处受累。但两处病变之间是否有联系，目前仍存在争议。需要详细的神经传导和肌电图检查来显示的确有两个合并重叠的病变。如果神经传导检测仅局限于尺神经，而肌电图检查仅限于尺神经支配肌及拇短展肌，那么颈神经根病就很容易被漏诊，该患者会被诊断有尺神经病，可能合并有腕部正中神经病。但是如前所述，正中神经感觉传导检查及正中神经掌至腕部混合神经检查的正常结果，可以排除腕部正中神经病的可能性。

(2) 若无腕管综合征，为何正中神经传导的潜伏期会延长？

正中神经远端运动潜伏期的轻度延长与快传导纤维的丢失一致。完成电生理检查可以为此提供合理的解释。由于 C_8 神经根病的存在，部分支配拇短展肌的快传导纤维丢失，远端潜伏期的轻度延长并不提示确定的脱髓鞘，而只是在轴索缺失的范围内。针电极肌电图检查显示明显的拇短展肌神经再支配，提示存在轴索缺失。

（二）病例 22–2

【病史和查体】

男性，53 岁，右利手。主诉右手第 4、第 5 指麻木感。无肘部创伤病史。随后出现握力减弱及精细动作受限。

体检示右肘部 Tinel 征阳性，右手尺神经支配内在肌轻度萎缩，小指远端屈指无力。第 5 指及第 4 指尺侧皮肤痛觉缺失，范围延伸到远端腕横纹附近。

【病例小结】

该患者的病史及体检与病例 22–1 相似，尺神经分布区也有显著异常。患者有第 4、第 5 指麻木感，该区域为尺神经分布区，握力下降及精细动作障碍也可以用尺神经支配的手内肌无力解释。右侧肘部 Tinel 征阳性表明病变可能位于肘部。但对 Tinel 征的解释需慎重，因为正常人也可出现此体征阳性。感觉减退与尺神经病也十分吻合。

病例 22-1　神经传导检测

刺激神经	刺激点	记录点	波幅 运动（mV）；感觉（μV）			潜伏期 /ms			传导速度 /（m/s）			F 波潜伏期 /ms		
			右　侧	左　侧	正常值	右　侧	左　侧	正常值	右　侧	左　侧	正常值	右　侧	左　侧	正常值
正中神经（m）	腕部	APB	6.4		≥4	4.6		≤4.4				31		≤31
	肘窝	APB	6.0			8.3			55		≥49			
尺神经（m）	腕部	ADM	2.9		≥6	3.2		≤3.3				34		≤32
	肘下	ADM	2.7			6.5			58		≥49			
	肘上	ADM	2.4			9.4			34		≥49			
正中神经（s）	腕部	示指	27		≥20	3.2		≤3.5	58		≥50			
尺神经（s）	腕部	小指	7	22	≥17	3.1	3.0	≤3.1	49	53	≥50			
桡神经（s）	前臂	鼻烟窝	28		≥15	2.5		≤2.9	55		≥50			
正中神经（混合检查）	手掌	腕部	50		≥50	2.2		≤2.2	50		≥50			
尺神经（混合检查）	手掌	腕部	4		≥12	2.3		≤2.2	49		≥50			
传导差异						-0.1		≤0.3						

m. 运动检查；s. 感觉检查；APB. 拇短展肌；ADM. 小指展肌注意：所有感觉和混合神经潜伏期都是峰潜伏期，所有感觉和混合神经传导速度都是以起始潜伏期计算，报告中的 F 波潜伏期代表 F 波最短潜伏期

病例 22-1　肌电图检查

肌　肉	插入电位	自发电位		自主运动单位动作电位				
		纤颤电位	束颤电位	激　活	募　集	形　态		
						时　限	波　幅	多相电位
右侧第一背侧骨间肌	↑	+3	0	NL	↓↓	+2	+2	+2
右侧拇短展肌	NL	0	0	NL	↓	+1	+1	NL
右侧示指伸肌	↑	0	0	NL	↓↓	+1	+1	+1
右侧尺侧腕屈肌	NL	0	0	NL	↓	+1	+1	NL
右侧指深屈肌 5	NL	0	0	NL	↓	+1	+1	NL
右侧肱二头肌	NL	0	0	NL	NL	NL	NL	NL
右侧旋前圆肌	NL	0	0	NL	NL	NL	NL	NL
右侧肱三头肌	NL	0	0	NL	↓	NL	NL	NL/+1
右侧 C_7 脊旁肌	↑	0	0	NL	NL	NL	NL	NL
右侧 C_8 脊旁肌	↑	+2	0	NL	NL	NL	+1	+1
右侧 T_1 脊旁肌	NL	0	0	NL	NL	NL	NL	NL

NL. 正常；↑. 增加；↓. 轻度降低；↓↓. 中度降低

患者运动神经传导检测显示正中神经 CMAP 波幅、潜伏期、传导速度及 F 波均正常。右侧（患侧）尺神经 CMAP 波幅降低，对侧正常，患侧远端潜伏期位于正常上限。值得注意的是，尺神经肘部传导速度有轻度减慢，但与前臂相比差值未达到 10～11m/s，也未达到脱髓鞘的诊断标准（<35m/s），此外没有证据表明肘部存在传导阻滞。尺神经 F 波与正中神经相比有所延长。

患者感觉神经传导检测显示双侧正中神经 SNAP 波幅、潜伏期、传导速度正常，尺神经传导检测显示右侧波形未引出，左侧正常。至此，电生理检查显示尺神经运动和感觉纤维明确受累。但是电生理检查目前并未提供病变的定位信息。唯一的定位信息为感觉波幅的缺失，提示节后神经病，这一表现与颈神经根病不符。

为了寻找腕部尺神经病的证据，患者又接受了更详细的检查。右侧手背尺侧皮神经传导检测显示波幅不能引出，对侧正常。由于手背尺侧皮神经在腕部以上发出，这一结果可以排除腕部尺神经病；该患者的病变部位仍不明确，但可以肯定在腕部以上，需要肌电图检查进一步协助定位。

肌电图检查显示第一背侧骨间肌、小指展肌和第 4、第 5 指指深屈肌存在明确的失神经及神经再支配改变，C_8～T_1 节段非尺神经支配肌检查（拇短展肌、拇长屈肌、示指伸肌）均正常。这些肌肉无异常可初步排除 C_8～T_1 神经根病或下干臂丛神经病。下颈段脊旁肌检查均正常。

此时可形成如下肌电图印象。

【电生理诊断】

神经电生理检查显示指深屈肌肌支分支处或其近端的尺神经病。

【病例分析与讨论】

需要思考的几个问题。

(1) 尺神经病可否更为精确地定位？

如何用已有检查结果进行更进一步的定位诊断？例如，检查显示指深屈肌异常而尺侧腕屈肌正常，那么是否可以肯定病变位于两者之间？答案是否定的。不论对于何种神经病，远端肌肉总是最易累及。此外，尤其在卡压性病中，总是存在某些神经束易于受累而另一些相对不易受累。

病例 22-2 神经传导检测

刺激神经	刺激点	记录点	波幅 运动（mV）；感觉（μV）			潜伏期（ms）			传导速度（m/s）			F 波潜伏期（ms）		
			右 侧	左 侧	正常值	右 侧	左 侧	正常值	右 侧	左 侧	正常值	右 侧	左 侧	正常值
正中神经（m）	腕部	APB	5.8	8.2	≥4	3.3	3.3	≤4.4				25	26	≤31
	肘窝	APB	5.4	7.1		7.2	7.0		51	53	≥49			
尺神经（m）	腕部	ADM	3.2	8.2	≥6	3.3	3.1	≤3.3				31	28	≤32
	肘下	ADM	2.9	8.1		6.4	6.0		65	68	≥49			
	肘上	ADM	2.8	8.1		8.0	7.5		61	66	≥49			
正中神经（s）	腕部	示指	21	23	≥20	3.1	3.1	≤3.5	54	56	≥50			
尺神经（s）	腕部	小指	无	20	≥17	无	2.7	≤3.1	无	55	≥50			
尺背侧神经（s）	腕部	手背	无	10	≥8	无	3.0	≤2.8	无	57	≥50			
正中神经（混合检查）	手掌	腕部	52		≥50	2.0		≤2.2	53		≥50			
尺神经（混合检查）	手掌	腕部	无		≥12	无		≤2.2	无		≥50			

m. 运动检查；s. 感觉检查；APB. 拇短展肌；ADM. 小指展肌注意：所有感觉和混合神经潜伏期都是峰潜伏期，所有感觉和混合神经传导速度都是以起始潜伏期计算，报告中的 F 波潜伏期代表 F 波最短潜伏期

病例 22–2 肌电图检查								
肌 肉	插入电位	自发电位		自主运动单位动作电位				
		纤颤电位	束颤电位	激 活	募 集	形 态		
						时 限	波 幅	多相电位
右侧第一背侧骨间肌	↑	+2	0	NL	↓↓	+1	NL	NL
右侧小指展肌	NL	+1	0	NL	↓	+1	+1	+1
右侧拇短展肌	NL	0	0	NL	NL	NL	NL	NL
右侧示指伸肌	NL	0	0	NL	NL	NL	NL	NL
右侧尺侧腕屈肌	NL	0	0	NL	NL	NL	NL	NL
右侧指深屈肌（4、5）	↑	+1	0	NL	NL	+1	+1	+1
右侧肱二头肌	NL	0	0	NL	NL	NL	NL	NL
右侧拇长屈肌	NL	0	0	NL	NL	NL	NL	NL
右侧肱三头肌	NL	0	0	NL	NL	NL	NL	NL
右侧三角肌	NL	0	0	NL	NL	NL	NL	NL
右侧 C_7 脊旁肌	NL	0	0	NL	NL	NL	NL	NL
右侧 C_8 脊旁肌	NL	0	0	NL	NL	NL	NL	NL
右侧 T_1 脊旁肌	NL	0	0	NL	NL	NL	NL	NL

NL. 正常；↑. 增加；↓. 轻度降低；↓↓. 中度降低

对于肌电图医师来说，要在电生理检查不能明确定位于肘部的情况下诊断肘部尺神经病非常困难。在本例中，手背尺侧皮神经感觉波幅消失可以排除腕部病变，而指深屈肌异常可以除外前臂远端病变；因此，病变部位应位于或在该肌支以上。在肘部尺神经病中常可以发现尺侧腕屈肌不受累，神经沟或肘管处的尺神经病均可有此表现。

(2) 那些检查可更进一步协助定位?

肘部寸移法检查是否可以进一步提供定位信息？该检测技术要求较高，但的确可以增加电生理检查的敏感性。从肘上到肘下间隔 1cm 进行连续刺激以观察有无相邻两个刺激点之间波幅或潜伏期的突然变化，对肘部病变的定位非常有价值。

另一个可能提供定位信息的检查方法是在第一背侧骨间肌记录的尺神经运动传导检查。有些情况下在小指展肌记录得到的运动传导结果正常，但在第一背侧骨间肌记录则可发现局部传导减慢或传导阻滞。肘部感觉或混合神经传导检测是否有意义？尽管感觉及混合神经比运动传导检查更敏感，但在本例中，常规腕部 SNAP 不能引出，而 SNAP 本身越靠近近端越难记录，不能推测肘部 SNAP 或混合神经波幅也缺如，此检查并无意义。通常该检查对临床确认为尺神经病且远端 SNAP 相对完整的病例意义更大。

SNAP 的缺如提示病变位于背根神经节远端，指深屈肌肌电图检查异常提示病变位于或在该肌支以上。该病变位于两者之间，但现在检查不能提供更精准的定位信息。电生理检查不能完全排除一些不常见的病变部位，如上臂近端不常受累部位或臂丛下部、下干或内侧束。如果临床上怀疑下部臂丛神经病，可加做前臂内侧皮神经检查。

这正是神经肌肉超声非常有用的情况。尺神经可以很容易地在肘管和髁后沟处及必要时沿着上臂到腋窝处显像。在这个病例中，我们做了超声检查，腕、前臂和髁后沟处尺神经完全正常。然而，尺神经在肘管处明显增粗至 20mm²（正常上限 10mm²），轻度低回声，并且部分束状结构丢失（图 22-33），因此病变定位于肘管。

（三）病例 22-3

【病史和查体】

一位 33 岁女性出现了右小指严重的麻木，同时肘部疼痛和右手无力。10 年前她曾因尺神经病做过肘部手术，但没有具体的手术细节。然而，她描述现在症状与手术前的症状相似。

检查发现小指爪状，尺神经支配的手内在肌轻度萎缩。然而，骨间肌和第 4、第 5 指长屈肌有明显的无力。从手中部到第 5 指掌侧和背侧有轻度的感觉缺失。此外，还有一个"奇怪"的发现，她的右手所有的手指都比左手更长更宽（图 22-34），这是她出生后就出现的。

【病例小结】

病史和检查明确指向尺神经。肘部疼痛、麻木，小指爪型及骨间肌无力，明显表明尺神经有问题。然而，这个病例是特殊的，因为这个患者在年轻的时候做过尺神经手术。她现在的症状与她手术前描述的相似，我们推断她的神经周围有瘢痕和纤维组织，或者发生神经移位，目前又回到原来的位置。

神经传导检测显示正中神经 CMAP 波幅、潜伏期、传导速度和 F 波均正常。然而，当进行尺神经运动检查时，发现：小指展肌记录的尺侧远端 CMAP 波幅在肘下下降，在肘上进一步下降。虽然这种模式提示传导阻滞，因为所有的波幅都非常低，应该谨慎做出这种解释。由于波幅数值的一个小的下降会导致两个连续刺激点之间波幅百分比的大幅下降。事实上，肘部的传导速度严重减慢属于脱髓鞘。有了这些信息，人们可能会说病变肯定在肘部。然而，前臂的传导速度也明显减慢！在肘部没有局灶性速度减慢。尺神经远端运动潜伏期也延长，但在脱髓鞘范围内。因此，尺神经似乎在远端和近端都有脱髓鞘，分别在前臂和肘部。在第一背侧骨间肌记录的尺神经运动检查，在所有刺激点刺激波幅均明显减低。同样，前臂和肘部的传导速度明显减慢，均在脱髓鞘范围内。

接下来进行感觉神经检查，正中神经和桡神经感觉传导波幅、潜伏期和速度均正常。尺神经感觉

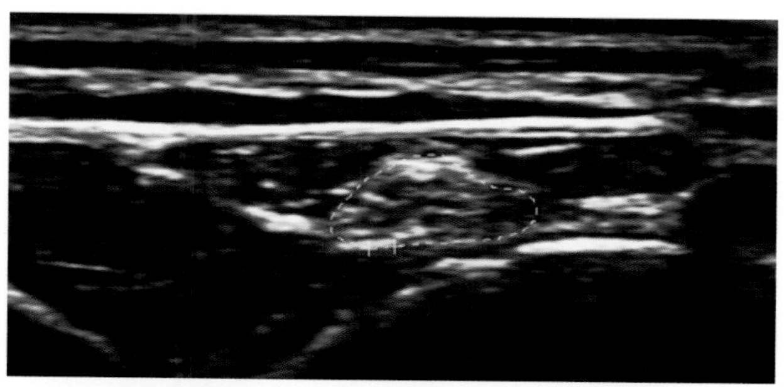

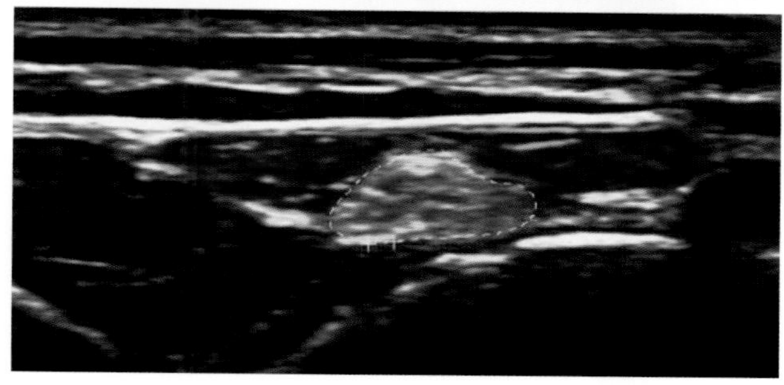

▲ 图 22-33　病例 22-2 的肘管处尺神经超声图

上图，短轴，尺神经在肘管，原始图像；下图，同样的图像。尺神经为黄色，尺侧腕屈肌为红色。显示尺神经明显粗大和低回声，有异常的束状结构。在这种情况下，超声波能够很容易地定位尺神经病变的部位

检查未引出波形。手背尺侧皮神经虽然存在但减低了。因此，本次检查提示的明确尺神经运动纤维和感觉纤维受累，脱髓鞘和轴索缺失病变。然而，电生理并没有明确的定位。唯一的定位信息来自感觉波幅的缺失，提示神经节后病变。这一表现与颈神经根病不一致。

肌电图显示第一背侧骨间肌、小指展肌和第 4、第 5 指深屈肌有明确的失神经和神经再支配改变，尺神经支配的手部肌肉的募集明显减低，第 4、第 5 指指深屈肌募集轻度减低。而 C_8～T_1 节段非尺神经支配肌正常；肱二头肌、肱三头肌和下颈段脊旁肌也正常。

因此，可形成如下电生理印象。

【电生理诊断】

电生理检查显示严重的尺神经病，在腕、前臂和肘关节有脱髓鞘证据，同时提示所有尺神经支配的手和前臂肌肉有轴索缺失。

【病例分析与讨论】

需要思考的几个问题。

(1) 我们应如何理解这个病例？

这是一个很罕见的病例。一方面，患者有明显的肘关节或以上尺神经病变的临床表现，电生理检

病例 22-3　神经传导检测

刺激神经	刺激点	记录点	波幅 运动（mV）；感觉（μV）			潜伏期（ms）			传导速度 /（m/s）			F 波潜伏期 /ms		
			右　侧	左　侧	正常值	右　侧	左　侧	正常值	右　侧	左　侧	正常值	右　侧	左　侧	正常值
正中神经（m）	腕部	APB	13.3		≥4	3.5		≤4.4				31		≤31
	肘窝	APB	11.8						50		≥49			
尺神经（m）	腕部	ADM	1.4		≥6	5.3		≤3.3				无		≤32
	肘下	ADM	0.6						26		≥49			
	肘上	ADM	0.2						22		≥49			
尺神经（m）	腕部	FDI	0.1			5.6		≤4.5						
	肘下	FDI	0.1						25		≥49			
	肘上	FDI	0.1						20		≥49			
正中神经（s）	腕部	示指	26		≥20	3.3		≤3.5	58		≥50			
尺神经（s）	腕部	小指	无											
尺背侧神经（s）	腕部	手背	6		≥8	2.6		≤2.8	50		≥50			
桡神经（s）	手掌	腕部	29		≥15	2.4		≤2.9	55		≥50			

m. 运动检查；s. 感觉检查；APB. 拇短展肌；ADM. 小指展肌注意：所有感觉和混合神经潜伏期都是峰潜伏期，所有感觉和混合神经传导速度都是以起始潜伏期计算，报告中的 F 波潜伏期代表 F 波最短潜伏期

病例 22-3　肌电图检查								
肌　肉	插入电位	自发电位		自主运动单位动作电位				
		纤颤电位	束颤电位	激　活	募　集	形　态		
						时　限	波　幅	多相电位
右侧第一背侧骨间肌	↑	+2	0	NL	↓↓↓	+1	+1	NL/+1
右侧小指展肌	NL	+1	0	NL	↓↓↓	+1	+1	+1
右侧拇短展肌	NL	0	0	NL	NL	NL	NL	NL
右侧示指伸肌	NL	0	0	NL	NL	NL	NL	NL
右侧指深屈肌 4、5	↑	+1	0	NL	↓↓	+3	NL	+3
右侧肱二头肌	NL	0	0	NL	NL	NL	NL	NL
右侧拇长屈肌	NL	0	0	NL	NL	NL	NL	NL
右侧三角肌	NL	0	0	NL	NL	NL	NL	NL
右侧 C_8 脊旁肌	NL	0	0	NL	NL	NL	NL	NL

NL. 正常；↑. 增加；↓. 轻度降低；↓↓. 中度降低

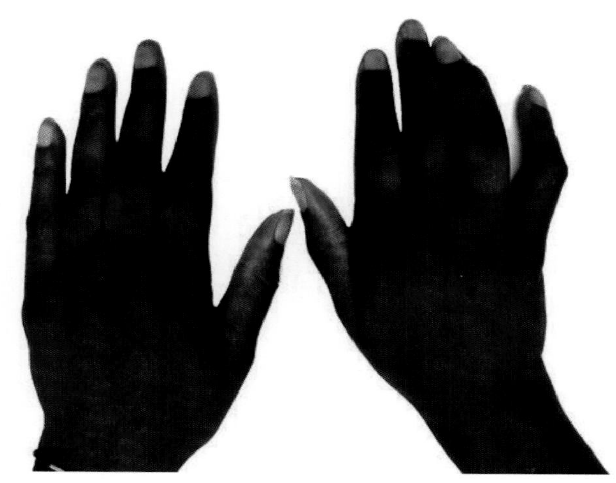

▲ **图 22-34　病例 22-3 的双手背面图**

显示右手第五指呈爪型，右手所有手指较左侧更长更宽

查明显异常与肘关节或以上尺神经病变一致。然而，另一方面，很难解释尺神经在前臂和肘部的脱髓鞘。慢性炎症脱髓鞘多神经病变会只影响一个神经？它不可能是遗传性脱髓鞘性多发性神经病，如 Charcot-Marie-Tooth 病，因为其他神经传导完全正常。

尽管电生理检查异常，尺神经病变仍无法定位。尽管在肘部传导速度减慢，但小指展肌记录时无局灶性减慢，在第一骨背侧间肌记录的运动传导检查无局灶性速度减慢或传导阻滞。当在小指展肌记录时，前臂和肘部都有传导阻滞的迹象。然而，波幅下降的绝对值仅为 0.8mV 和 0.4mV。基于这种波幅小幅度下降判断传导阻滞具有诊断风险。另外，因患者年轻时行尺神经手术，患侧手指异常粗大。

(2) 哪些检查可更进一步协助病变定位？

这是神经肌肉超声非常合适的病例。用超声可以看到从腕部到肘部和上臂的尺神经。从既往尺神经手术史来看，我们可能会发现一些瘢痕或尺神经移位。基于电生理检查提示明确的脱髓鞘，我们期望找到增粗的神经（见第 19 章）。

据此，进行神经肌肉超声检查。正中神经在手腕处成像其大小完全正常，回声和束状结构正常。随着正中神经被追踪至前臂、肘前窝和手臂中部，仍然完全正常。

然后进行尺神经检查，在腕部的尺神经增粗至 $15mm^2$。当探头向上移动到前臂时，神经增粗至 $20mm^2$（图 22-35）。在肘管处继续增粗至 $46mm^2$。在髁后沟处增粗至 $135mm^2$。此后，在手臂中部的神经开始缩小，但仍然明显增粗。图 22-35 所示神经束虽然突出但显示良好，神经束结构上没有明显破坏。然而，最不正常的是束间的大量高回声组织。

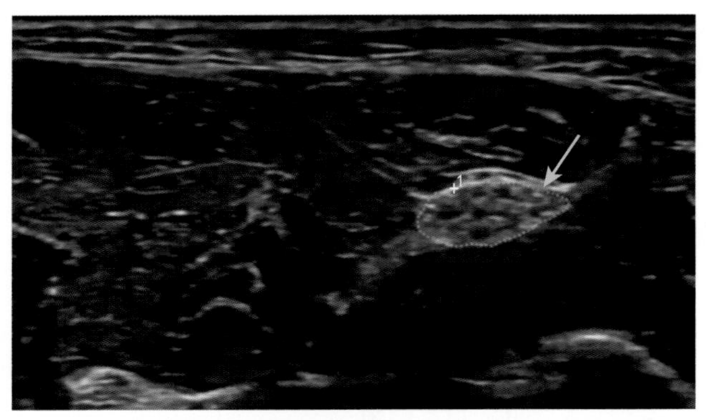

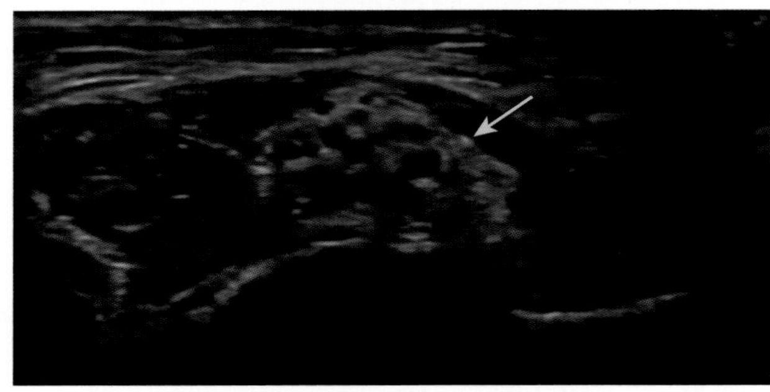

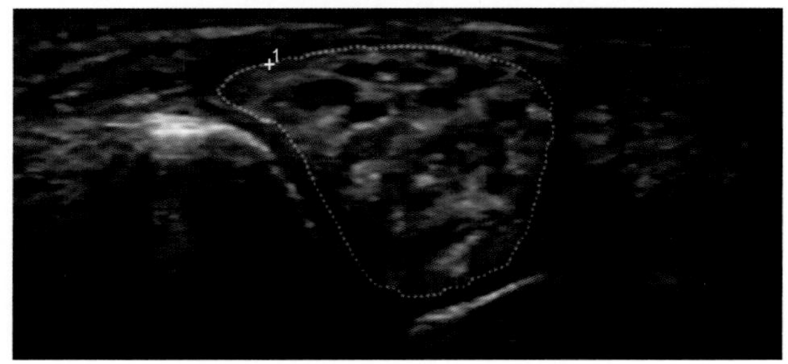

▲ 图 22-35 **病例 22-3 右侧尺神经超声图**

短轴，尺神经。上图，前臂中部。中图，肘管。下图，髁后沟。黄箭处位置有巨大的肿块，特别是在髁后沟。最重要的是，神经束仍清晰可见，但是神经外膜下和束间有大量高回声组织

(3) 现在可以确定诊断吗?

幸运的是，答案是肯定的！神经束间和束内的异常组织是神经纤维脂肪瘤，也被称为纤维脂肪瘤错构瘤。虽然它最常发生在手腕的正中神经，但它也会影响其他神经，包括尺神经。这种神经肿瘤是良性的，是神经鞘周围和神经内部的纤维和脂肪组织生长的结果。约 2/3 的患者像此患者一样都有巨指。在超声上，它具有明显的神经增粗（通常是显著的增粗）的外观，并伴有低回声的神经束，神经束之间有额外的组织。在这种情况下，超声确实能提供电生理检查无法提供的额外关键诊断信息。

第 23 章　腕部尺神经病变
Ulnar Neuropathy at the Wrist

于会艳　译　　张哲成　校

腕部尺神经病变（ulnar neuropathy at the wrist，UNW）是一类少见的疾病，有时与肘部尺神经病变相混淆，更常与早期运动神经元病相混淆。了解腕部尺神经的详细解剖结构对于理解腕部尺神经病变的几种特殊的临床和电生理表现类型很重要（图 23–1）。UNW 主要由手腕外部压迫或手腕内结构性病变累及尺神经所致，因此，神经肌肉超声在诊断这类疾病中起着重要的辅助作用。与其他尺神经病类似，神经超声对于那些电生理检查无法定位而临床疑诊腕部尺神经病变的病例尤其有用。

一、解剖学

在腕部，尺神经从远端腕横纹水平的腕尺管（Guyon 管）通过。Guyon 管由近端的豌豆骨、远端的钩骨钩构成，底部则由较厚的腕横韧带及其相邻的钩骨和三角骨构成。Guyon 管顶部结构相对松散。在 Guyon 管出口处有一条从钩骨钩到豌豆骨的质厚韧带，形成豆钩裂孔。在 Guyon 管内，尺神经分为浅支和深支。在出豆钩裂孔前，尺神经深支（也称为掌深运动支）发出的运动纤维支配四块小鱼际肌中的三块肌肉，即小指展肌、小指屈肌和小指对掌肌。出裂孔后，尺神经浅支发出感觉纤维支配小指和环指尺侧半掌面的感觉，同时也发出运动纤维支配另一块小鱼际肌（掌短肌）。掌深运动支远端继续向前支配第三、第四蚓状肌，以及四块背侧骨间肌和三块掌侧骨间肌、拇收肌和拇短屈肌深头。

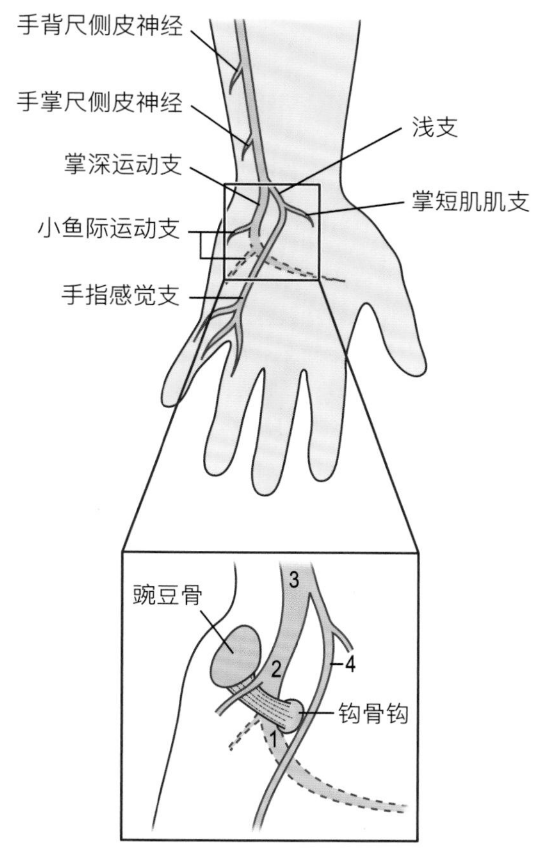

▲ **图 23–1　腕部尺神经的详细解剖结构**

腕部尺神经卡压可有几种类型：①纯运动型：仅累及掌深运动支的远端，即发出小鱼际运动支之后；②纯运动型：累及掌深运动支的近端，包括小鱼际肌运动支；③运动和感觉型（Guyon 管近端损伤）；④感觉型：较少见，累及第 4、5 手指掌面的感觉纤维的浅支。浅支还发出运动支支配掌短肌，尽管有报道提到该肌肉在掌深运动支病变中不受累或更为突显，称为"掌短肌征"（图 23–2），但这块肌肉很难通过临床或肌电图进行评估（引自 Olney RK, Hanson M. AAEE case report no. 15: ulnar neuropathy at or distal to the wrist. *Muscle Nerve*. 1988;11:828.）

二、临床特点

根据病变部位和累及神经纤维，腕部尺神经病变分为以下几种类型（表 23–1 和框 23–1）。

- 掌深运动支远端病变：累及除小鱼际肌以外所有由掌深运动支支配的肌肉，浅支（包括感觉纤维

表 23-1　腕部尺神经病不同类型的临床和电生理鉴别要点

	掌深运动支远端	掌深运动支近端	Guyon 管近端	浅　支[a]
无力——骨间肌和第三 / 第四蚓状肌	×	×	×	
无力——小鱼际肌（ADM、ODM、FDM）		×	×	
感觉缺失——手掌尺侧、小指和环指尺侧半掌面			×	×
FDI 的 CMAP 波幅降低	×	×	×	
ADM 的 CMAP 波幅降低		×	×	
FDI 潜伏期延长	×	×	×	
ADM 潜伏期延长		×	×	
小指 SNAP 波幅降低			×	×
INT 与 2nd LUM 相比潜伏期延长	×	×	×	
腕部传导阻滞	×	×	×	
腕部 CV 减慢	×	×	×	
FDI 的 EMG 异常	×	×	×	
ADM 的 EMG 异常		×	×	

a. 浅支通常被认为是感觉分支，但它也支配一块肌肉（掌短肌）

ADM. 小指展肌；FDI. 第一背侧骨间肌；CMAP. 复合肌肉动作电位；CV. 传导速度；EMG. 针电极肌电图；FDM. 小指屈肌；INT. 骨间肌；LUM. 蚓状肌；ODM. 小指对掌肌；SNAP. 感觉神经动作电位；×. 可能存在异常

和支配掌短肌的运动支）不受累。

• 掌深运动支近端病变：累及除掌短肌以外所有尺神经支配的手部肌肉，包括小鱼际肌。浅支（包括感觉纤维和支配掌短肌的运动支）不受累。

• Guyon 管近端病变：累及尺神经的所有分支，包括近端和远端的掌深运动支及浅支（包括感觉纤维和支配掌短肌的运动支）。

• 浅支病变：仅累及浅支，其主要为感觉纤维。注意虽然浅支支配的掌短肌也受累，但在临床表现上并不明显。

前两种类型是最常见，占所有 UNW 病例的 75% 以上。在这两种类型中，浅支均未受累，因此没有感觉症状或感觉缺失。患者表现为尺神经支配的手内肌无痛性无力和萎缩。由于尺神经支配的拇收肌和拇短屈肌深头位于大鱼际隆起，若病变位于掌深运动支近端，则大、小鱼际肌均可能萎缩。与腕部尺神经病变类似，腕部尺神经病变晚期也可出现祈祷手姿势、Froment 征和 Wartenberg 征。此外，在严重的掌深运动支的病变中可见到另一种相对不明显的体征，称为“掌短肌征”。如前所述，掌短肌是由尺神经浅支支配的唯一肌肉，在掌深运动支病变时不受累。当掌短肌收缩时，手掌近端尺侧边缘皮肤会出现皱褶。在腕部尺神经病变较为常见的掌深运动支病变中，由于其他手内肌萎缩，当小指用力外展时，可见掌短肌明显收缩（或者肥大），称为“掌短肌征”（图 23-2）。

在腕部尺神经更近端的病变中，浅支也会受到影响，表现为尺侧一个半手指掌面的感觉障碍。尺侧手背和尺侧手指背面感觉正常，其由发自腕上端几厘米处的尺神经背皮支支配。这是鉴别尺神经病变是在腕部还是更近端病变时一个重要的临床鉴别点。此外，近端掌面尺侧的感觉同样不受累，其由尺神经掌皮支支配，也发自手腕的近端。

三、病因学

尺神经在腕部卡压远不如在肘部常见，通常与创伤和腕部骨折有关，但更常见的是 Guyon 管内腱鞘囊肿压迫尺神经（图 23-3）。偶尔也有报道肌肉变异或其他占位性病变，包括尺动脉瘤、脂肪瘤和其他肿瘤。此外，某些特定职业或对尺侧腕部的产生压力

框 23–1　不符合腕部尺神经病的临床和电生理异常

临床

- 拇指外展无力（拇短展肌——正中神经支配）
- 第 4、5 指远端指屈肌无力（指深屈肌——前臂尺神经支配）
- 示指伸指无力（示指伸肌——桡神经支配）
- 尺侧手背 / 第 4、5 指背（尺神经背皮支的支配区）的感觉症状 / 体征
- 前臂内侧的感觉症状 / 体征（前臂内侧皮神经的支配区）

神经传导检测

- 正中神经运动传导检查异常（除非同时存在腕管综合征）
- 尺神经背皮支感觉传导检查异常
- 尺神经在肘部传导减慢或传导阻滞

针电极肌电图

- 尺神经支配的近端肌肉（尺侧腕屈肌和第 4、5 指的指深屈肌）异常
- C_8 来源的非尺神经支配的肌肉（拇短展肌、拇短屈肌、示指伸肌）异常

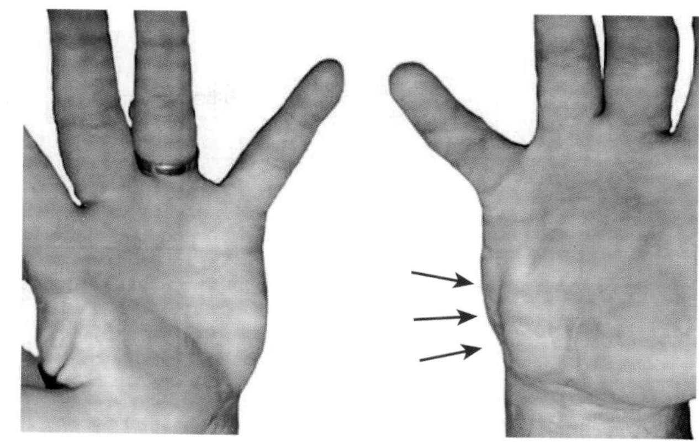

▲ **图 23–2　掌短肌征**

当掌短肌收缩时，手掌近端尺侧边缘的皮肤会出现皱褶。由于掌短肌是腕部尺神经浅支支配的唯一肌肉，在深支病变时掌短肌不会受累。因此，在更常见的腕部尺神经的掌深运动支病变中，当外展小指时，可以见到掌短肌的明显收缩。与正常的左手相比，注意右手掌短肌的明显收缩和出现的皮肤皱褶（箭）（经许可转载，改编自 Iyer VG. Palmaris brevis sign in ulnar neuropathy. *Muscle Nerve.* 1998;21:675–677.）

的重复活动，也容易使这个部位发生病变。尤其是自行车手或者反复使用同一种手持工具的劳动者（图 23–4）。这类患者的小鱼际区受压点可变硬生茧。

四、鉴别诊断

当含有感觉纤维的浅支不受累时，腕部尺神经病变易与早期运动元病相混淆。众所周知，运动神经元病常表现为远端肢体的无痛性萎缩和无力，与远端腕部尺神经病变基本相同。查体时两者关键鉴别点在于，腕部尺神经病变患者的拇短展肌（正中神经支配）肌力、肌容积正常。而运动神经元病患者 $C_8 \sim T_1$ 支配的所有肌肉（包括拇短展肌）均会受累。在腕部尺神经病变患者，则有一个明显的差异：来源于 $C_8 \sim T_1$ 的尺神经支配的肌肉出现无力和萎缩，来源于 $C_8 \sim T_1$ 的正中神经支配的肌肉不受累及。但是应注意这种差异也可见于一些非典型运动神经疾病，如伴有传导阻滞的多灶性运动神经病，这是一种少见的自身免疫介导的运动神经疾病，优先累及远端肌肉，呈非肌节型无力（见第 29 章）。

当腕部近端含有感觉纤维的浅支受累时，腕部尺神经病变的鉴别诊断与肘部尺神经病变相似。实际上，感觉受累的腕部尺神经病变鉴别最需要排除的就是肘部尺神经病变。手背尺侧和手指尺侧两指背面有明确感觉丧失和（或）环指和小指远端屈肌的无力提示尺神经病变在肘部而不是腕部。但是，在轻度或早期的肘部尺神经病变中，这些体征可能不会出现。除了肘部尺神经病变，还需注意 $C_8 \sim T_1$ 神经根病、臂丛下干或内侧束病变和少见的上臂或前臂尺神经卡压也可出现与腕部尺神经病变相似的症状和体征。

五、电生理学评价

（一）神经传导检测

腕部尺神经病变的神经传导检测发现取决于：①浅支感觉神经是否受累；②如果累及掌深运动支，受累部位是在发出小鱼际肌运动支近端还是远端。若病变位于远端，仅累及掌深运动支在分出小鱼际运动支之后的部分，则常规小指记录的尺神经感觉传导和在小指展肌记录的尺神经运动传导均正常。此时，若疑诊 UNW，需要进行额外的神经传导检测，以发现常规尺神经传导检测未检出的异常（框 23–2）。

除了常规的尺神经运动检查（小指展肌记录）和感觉神经传导检测（小指记录）以外，以下检查往往是有用的。

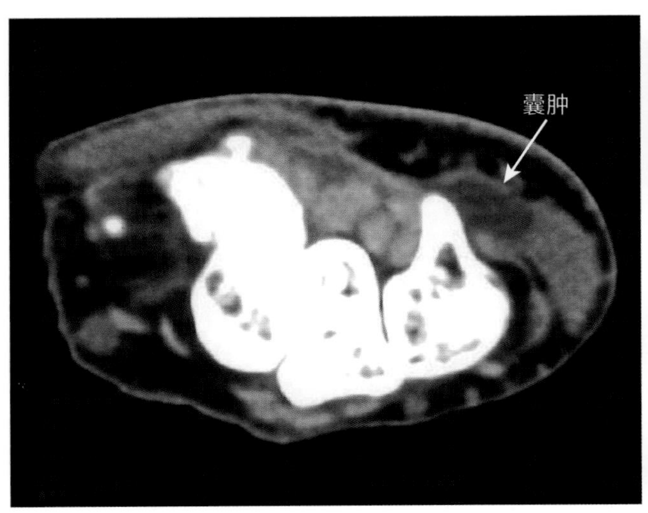

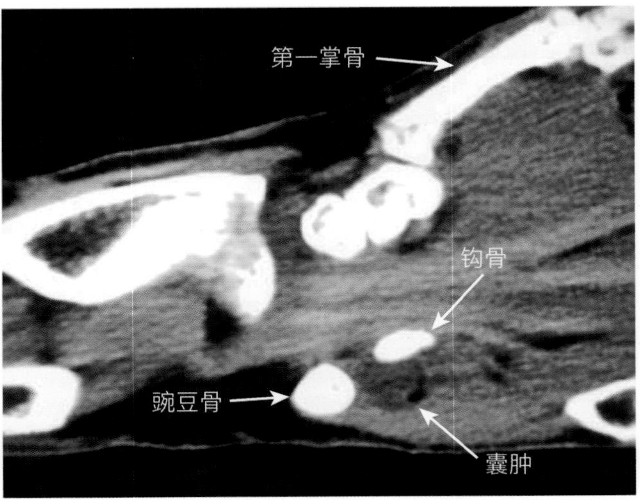

▲ 图 23-3　**Guyon 管内的腱鞘囊肿**

腕部尺神经病更常见的病因之一是腱鞘囊肿压迫尺神经。腕部 CT 扫描：左图，轴位扫描，手掌面向上。注意囊肿在钩骨钩的内侧；右图，冠状位扫描，手外侧面朝上。注意囊肿位于豌豆骨和钩骨之间（引自 Preston DC, Shapiro BE, Schecht HM. Ganglion cyst at Guyon's canal: electrophysiology and pathology. *J Clin Neuromusc Dis*. 2001;3:89–91.）

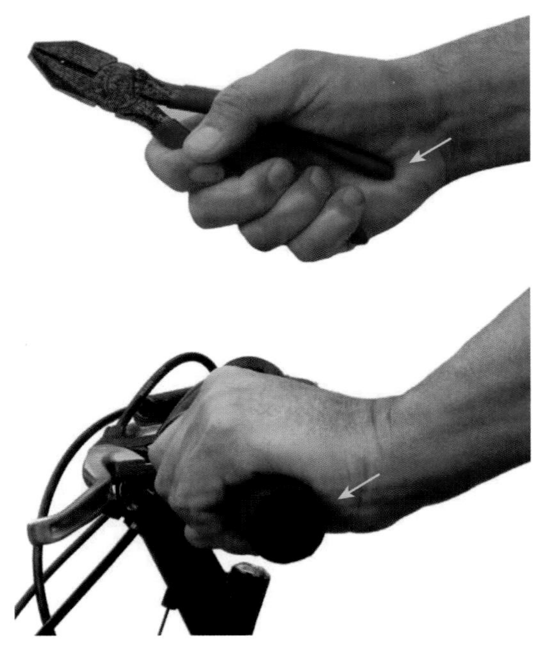

▲ 图 23-4　**腕部尺神经病相关的职业和活动危险因素**

需要反复使用手持工具的工作可造成小鱼际受压（上箭）。此外，某些活动，特别是长时间骑行，同样会导致腕部尺神经病（下箭）

1. 第一背侧骨间肌记录的尺神经运动传导

所有疑似腕部尺神经病变的病例需行在第一背侧骨间肌记录的尺神经运动传导检查。如果病变位于掌深运动支的远端，在 FDI 记录可出现（distal motor latency，DML）延长，复合 CMAP 波幅降低。与健侧进行对比也很有帮助。如果病变位于更近端，累及小鱼际肌运动支时，则在小指展肌记录也可出现远端运动 DML 延长，CMAP 波幅降低。因此，比较两者的 DML 通常有用。

正常参考值	
FDI 记录的 DML	≤4.5ms
FDI 和 ADM 记录的 DML 差值	差异≤0.2ms
患侧与对侧 FDI 记录的 DML 差值	差异≤1.3ms

ADM. 拇短展肌；DML. 远端运动潜伏期；FDI. 第一背侧骨间肌

2. 尺神经背皮支感觉传导检查

在常规小指感觉传导发现异常的疑似腕部尺神经病变的病例中，尺神经背皮支感觉传导检查尤为重要。由于尺神经背皮支于手腕近端 5～8cm 处分出，所有腕部尺神经病变患者该神经都应该是正常的。该神经逆向法正常值波幅大于 8μV。与其他非常规感觉神经传导一样，患侧与健侧对比是非常有帮助的。若患侧波幅低于健侧 50%，即使波幅绝对值大于 8μV 也提示异常。

虽然尺神经背皮支感觉传导有助于确定病变部位，但肌电图医师应了解其有一些明显的局限性。如前所述，当小指尺神经感觉传导检测异常而

框 23-2　推荐的腕部尺神经病神经传导检测方案

常规检查

1. 尺神经运动传导：小指展肌记录，屈肘位在腕部、肘下、肘上刺激
2. 尺神经运动传导：第一背侧骨间肌记录，屈肘位在腕部、肘下、肘上刺激
3. 尺神经运动传导：第一背侧骨间肌记录，在腕部（远端腕横纹以上 3cm）和手掌（远端腕横纹以下 4cm）刺激
4. 正中神经传导：拇短展肌记录，在腕部、肘窝刺激
5. 正中神经和尺神经 F 波
6. 尺神经感觉传导：小指记录，在腕部刺激（双侧检查）
7. 正中神经感觉传导：第 2 指或第 3 指记录，在腕部刺激
8. 尺神经背皮支感觉传导（双侧对比）

可考虑加做的其他检查

9. 尺神经运动传导：对侧第一背侧骨间肌记录，在腕部刺激（对比两侧远端潜伏期和波幅）
10. 蚓状肌 – 骨间肌远端潜伏期对比检查
11. 尺神经运动传导：第一背侧骨间肌记录，寸移法跨手腕每间隔 1cm 连续刺激

以下表现类型符合腕部尺神经病

- 第一背侧骨间肌远端潜伏期：＞4.5ms（若 CMAP 振幅没有显著降低）
- 第一背侧骨间肌与拇短展肌的远端潜伏期差值＞2.0ms
- 患侧与对侧对比，第一背侧骨间肌的远端潜伏期差值＞1.3ms
- 尺侧骨间肌与第二蚓状肌远端潜伏期差值＞0.4ms

以下表现类型提示明确的腕部尺神经病

- 第一背侧骨间肌记录的远端潜伏期在脱髓鞘范围内：＞正常上限的 130%（如任何第一背侧骨间肌的远端潜伏期＞6.0ms）
- 寸移检查，发现跨腕部局部传导减慢：每寸移 1cm，潜伏期差值≥0.5ms，第一背侧骨间肌记录
- 传导阻滞，比较掌部、腕部的刺激点，第一背侧骨间肌记录
- 跨腕部传导速度减慢，第一背侧骨间肌记录

特殊注意事项

- 若浅支感觉分支受累，SNAP 波幅将会减低或缺失，而尺神经背皮支 SNAP 正常（在解释这一表现类型时必须谨慎，因为在肘部尺神经病变患者上也可能出现）
- 当采用第一背侧骨间肌与拇短展肌的远端潜伏期测定或对比检查、蚓状肌 – 骨间肌对比检查时，远端潜伏期偶尔会出现假阳性结果，尤其在伴有轴突丢失的中重度肘部尺神经病变患者中，此时应行腕部和掌部的刺激对比检查或跨手腕的寸移检查，以明确腕部尺神经病变
- 若尺神经背皮支感觉传导未测出，谨慎的做法是沿着桡骨外侧刺激桡浅神经，记录电极仍然放在尺神经背皮支检查的记录位置记录，以排除异位神经支配（罕见桡浅感觉神经支配整个手背，包括尺神经背皮支通常的感觉分布区）

尺神经背皮支感觉传导正常时通常提示腕部尺神经病变，但实际并非总是如此。这种情况并不能完全排除肘部尺神经病变（见第 22 章）。在一些较轻微的、明确有轴突病变的肘部尺神经病变患者中，尺神经背皮支感觉电位并未出现异常。这可能和肘部尺神经病变选择性豁免手背尺侧皮肤感觉纤维有关。因此，尺神经背皮支如果 SNAP 正常同时小指尺神经感觉传导异常时，尤其是当肘部并没有发现传导阻滞或局部传导速度减慢时，解释这些发现必须很谨慎。此时需结合尺神经运动传导和针电极肌电图检测的结果来综合分析。只有当尺神经背皮支感觉传导异常时，才能确定病变位于手腕以上水平，而反之并不一定正确。

3. 正中神经第二蚓状肌和尺神经骨间肌的远端运动潜伏期比较

蚓状肌 – 骨间肌运动潜伏期对比常作为正中神

经通过腕管时传导减慢的一个敏感的指标（见第 20 章，图 20–10）。该方法对于诊断腕部尺神经病变同样有帮助（图 23–5），其表现为跨腕段的尺神经相对于正中神经的传导速度明显减慢。由于骨间肌是由尺神经的掌深运动支远端支配，而第二蚓状肌是由正中神经支配，故这一对比检查法对证实尺神经在腕部存在传导减慢非常有用。在刺激距离相同情况下，骨间肌（尺神经）比第二蚓状肌（正中神经）的远端潜伏期相比，差值大于 0.4ms，则提示尺神经跨腕段局部传导减慢。

此检查结果可靠，易于操作。但应注意有两个局限性：首先，如果是中、重度轴突丢失的尺神经病变，无论病变位于腕部还是更近端，预期都会出现单纯由快传导纤维丢失而引起的跨腕段传导速度轻度减慢；其次，如果腕部尺神经病变患者腕部同时存在正中神经病变，则不适用蚓状肌 – 骨间肌对比检查法。此方法评估腕部正中神经病变通常没有问题，因为腕部尺神经病变非常罕见。但对于腕部尺神经病变患者，同时合并腕部正中神经病变的情况并不罕见。

4. 短距离递进刺激检查

与检查肘部尺神经损伤方法相似，短距离递进刺激检查或寸移法也能有效应用于腕部，在 FDI 记录，寻找潜伏期或波幅的突然改变（图 23–6）。具体方法是自远端腕横纹上方 2～4cm 至其下方 4～5cm 范围内，每隔 1cm 标记。从腕下至腕上沿着标记位置每隔 1cm 寸移超强刺激尺神经。在连续的两个刺激点之间潜伏期突然增加或波幅突然下降意味着此处有局灶性脱髓鞘。在正常个体中，两个相邻 1cm 的刺激点之间的潜伏期差通常为 0.1～0.3ms，很少超过 0.4ms，潜伏期差≥0.5ms 表明局部传导减慢。

5. 腕部和掌部刺激

对比腕部和掌部刺激的 CMAP 波幅，在技术上比跨腕段寸移方法更容易，可获得相似的信息（图 23–7）。具体方法为分别在腕上 3cm 处和腕横纹远端 4cm 手掌处刺激尺神经，记录部位在 FDI。相较于寸移技术需要每间隔 1cm 的多次刺激，而此方法只需要在掌部和腕部各刺激一次，如果发现在腕部和掌部刺激部位之间存在传导阻滞或跨腕段传导速度减慢，即可确定为腕部尺神经病变。与常规的运动传导检查相似，对同一神经在两个部位进行刺激，就可计算出传导速度。在腕部尺神经病变中，传导速度小于 37m/s 为异常且具有定位价值。局部传导阻滞或传导速度减慢的表现对腕部尺神经病变的准确定位最为重要。此外，还可帮助判断预后，脱髓鞘病变的预后远好于轴突丢失的病变。

6. 腕部尺神经病各种电生理检查方法的比较

由于腕部尺神经病变相对少见，因此鲜有研究比较前述的各种检查方法。多数研究为个例或少数病例的报道。一项对 20 例临床诊断为腕部尺神经病

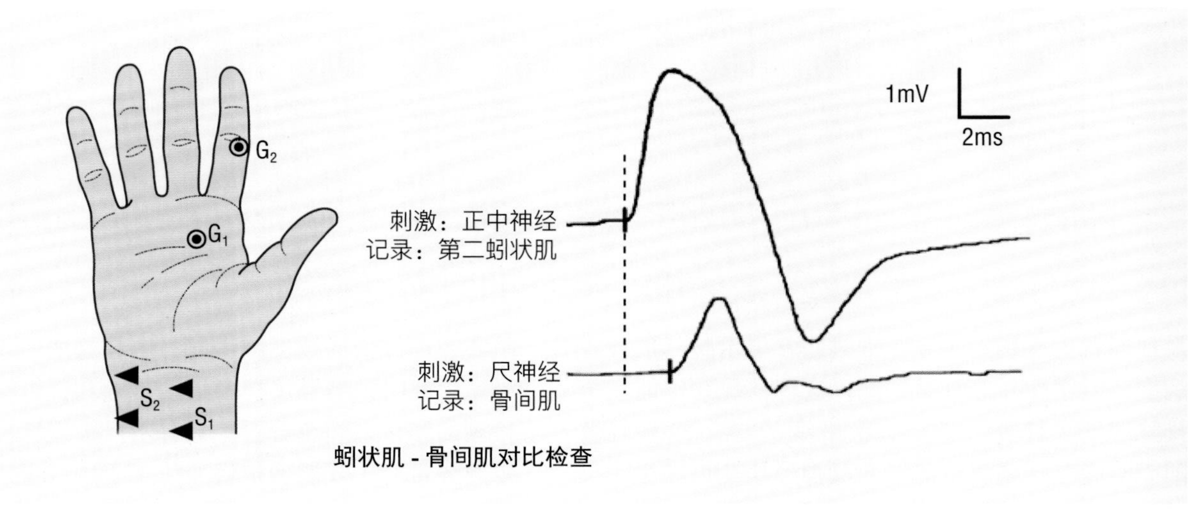

▲ **图 23–5　蚓状肌 – 骨间肌对比检查**

该检查最常用于腕管综合征的诊断，但对腕部尺神经病的诊断同样有帮助。在腕部刺激正中神经（S_1），第二蚓状肌记录（右上波形）；使用相同的距离在腕部刺激尺神经（S_2），骨间肌记录（右下波形）。在正常对照中，两者的潜伏期是接近的。在腕部尺神经病的患者中，骨间肌的潜伏期较第二蚓状肌延长

变患者的前瞻性研究，比较了以下检查方法：①腕部和掌部刺激检查，在 FDI 记录，观察是否存在跨腕段的传导阻滞；②腕部和手掌刺激检查，在 FDI 记录，观察是否存在跨腕段的传导速度减慢；③蚓状肌 – 骨间肌检查，比较尺神经与正中神经的远端潜伏期；④常规尺神经运动传导检查，分别在 FDI 和 ADM 记录，比较各自的远端潜伏期。该研究中有 5 名患者进行了跨腕段的寸移技术检查。重要的是，还在 30 例无症状正常对照者和 20 例连续入组的确诊为肘部尺神经病患者中进行了这些检查的对比。

定位腕部尺神经病最敏感、最特异的检查方法是跨腕段的传导阻滞和 FDI 记录的腕 – 掌的传导速度减慢。通过腕 – 掌刺激方法，70% 的腕部尺神经病变患者发现有传导阻滞，80% 的腕部尺神经病变患者有腕 – 掌传导速度减慢（图 23–8）。总体来说，95% 的腕部尺神经病变患者有传导阻滞或传导速度减慢，这些检查发现均有 100% 的特异性。在肘部尺神经病变对照组患者中，没有发现跨腕段的传导阻滞和传导速度减慢。5 例行 Inching 检查的患者中均存在局部传导减慢和传导阻滞。

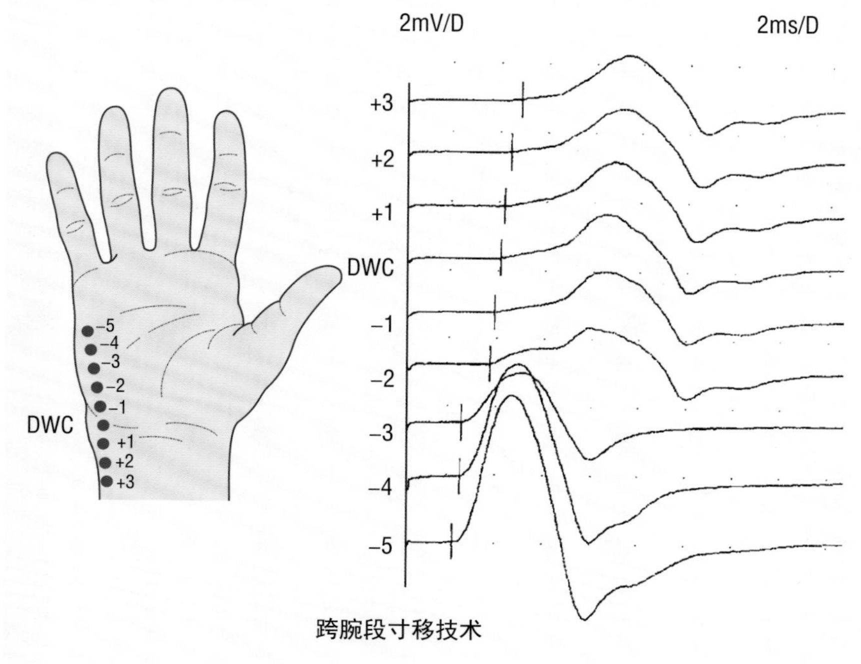

◀ **图 23–6　跨腕段尺神经短距离递进刺激检查**

左图，第 1 背侧骨间肌记录，延手腕连续每隔 1cm 刺激尺神经。右图，注意在远端腕横纹远端 2～3cm 处复合肌肉动作电位波幅突然增高、潜伏期的改变和波形的变化。Inching 技术可准确对病变进行定位。DWC. 腕部远端腕横纹（引自 Preston DC, Shapiro BE, Schecht HM. Ganglion cyst at Guyon's canal: electrophysiology and pathology. *J Clin Neuromusc Dis*. 2001;3:89–91.）

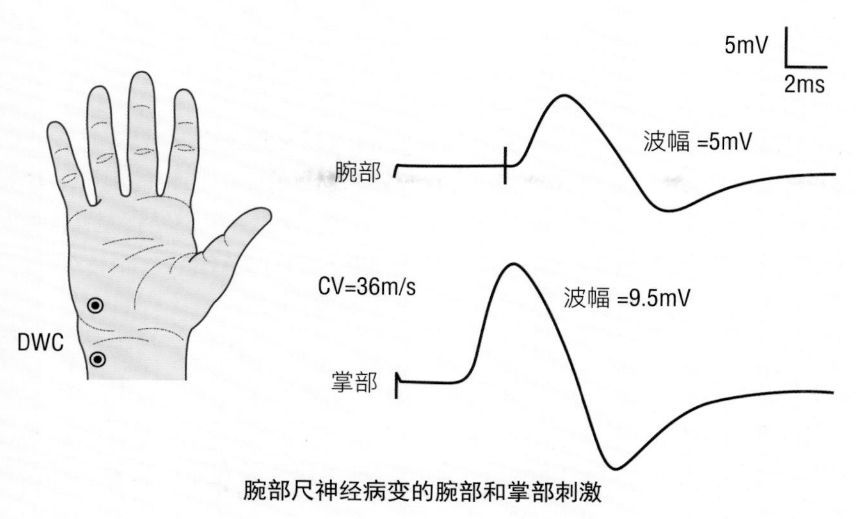

◀ **图 23–7　腕部尺神经病的腕部和掌部刺激**

作为 Inching 技术的替代方法，可分别在腕部和掌部刺激，在第一背侧骨间肌记录复合肌肉动作电位，以寻找跨腕段尺神经的传导阻滞和（或）传导速度减慢。注意本图所示腕部尺神经病患者，腕部刺激的波幅较掌部刺激明显下降，表明有传导阻滞，并且传导速度也减慢。这两种现象均表明尺神经病变在腕部。CV. 传导速度；DWC. 腕部远端腕横纹

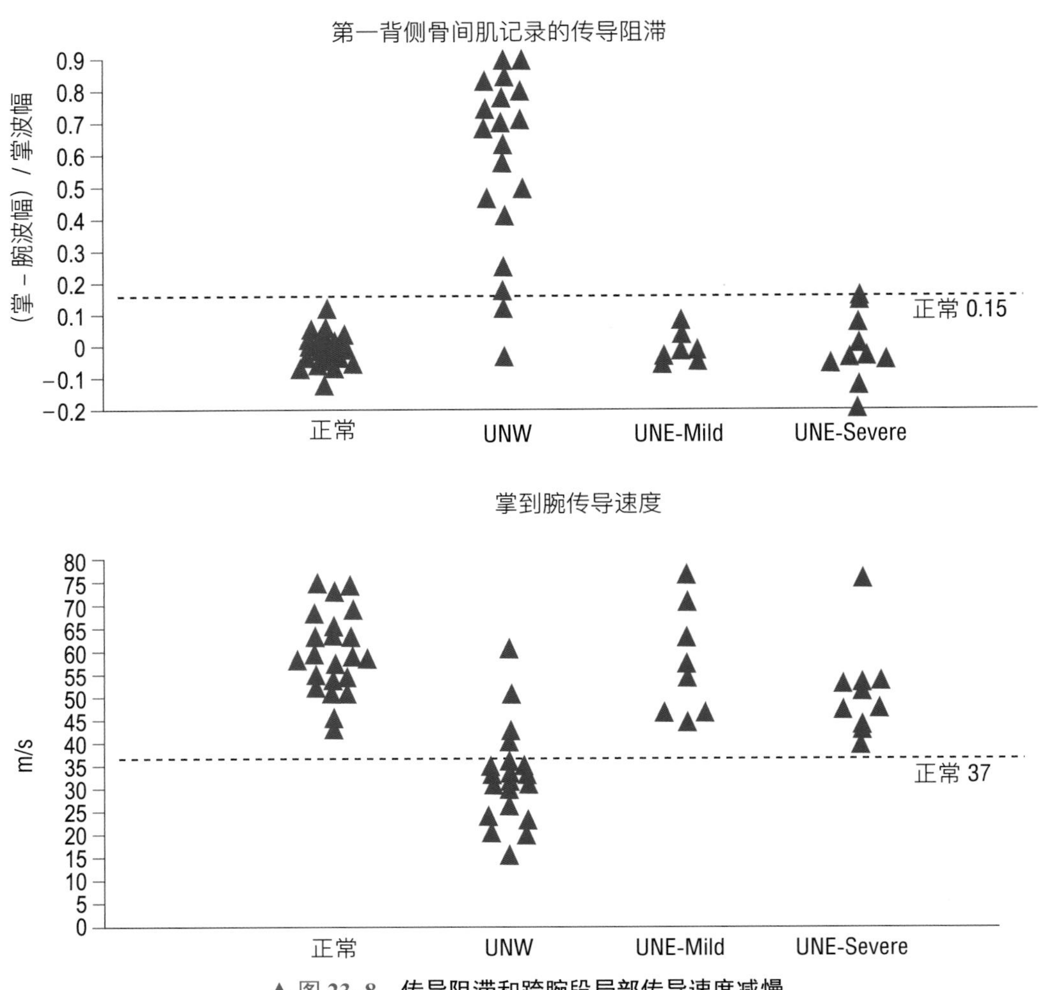

▲ 图 23-8 **传导阻滞和跨腕段局部传导速度减慢**

上图，正常人、腕部尺神经病变患者和肘部尺神经病变患者（轻度、重度），在腕部上、下刺激尺神经，第一背侧骨间肌记录的复合肌肉动作电位波幅的变化。传导阻滞计算如下：（掌部 CMAP 波幅—腕部 CMAP 振幅）/ 掌部 CMAP 波幅。下图，在 FDI 记录的正常人、UNW 患者和 UNE 患者（轻度和重度）跨腕段的尺神经传导速度。正常值界限用虚线表示（引自 Cowdery SR, Preston DC, Herrmann DN, et al. Electrodiagnosis of ulnar neuropathy at the wrist: conduction block versus traditional tests. *Neurology*. 2002;59:420–427.）

UNW：腕部尺神经病 .UNE-mild. 肘部尺神经病－轻度；UNE-severe. 肘部尺神经病－重度

蚓状肌－骨间肌对比检查的敏感性为 60%（图 23–9），但 1 例严重肘部尺神经病变患者也发现异常（潜伏期差为 0.6ms）。该方法的敏感性低于预期的原因之一是 25% 的患者同时存在腕部正中神经病变。

FDI 或 ADM 记录的 DML 延长的敏感性更低，为 55%～60%（图 23–9），更重要的是，这些肌肉 DML 延长的特异性也不如前述的检查方法。在 1 例轻度和 40% 的重度肘部尺神经病变患者中发现了 FDI 记录的 DML 延长。同样，在 40% 的重度肘部尺神经病变患者中也发现有 ADM 记录的 DML 延长。肘部尺神经病变患者的 DML 延长可能是由轴突丢失和部分快传导纤维丢失所致。

对腕部尺神经病变最不敏感的检查方法是 FDI 和 ADM 记录的 DML 比较，只有 15% 的腕部尺神经病变患者出现异常，1 例轻度肘部尺神经病变患者也发现 FDI 记录的 DML 相较 ADM 记录的 DML 相对延长。

从该研究中获得的要点如下。

(1) 在 FDI 记录时，通过追加掌部刺激，跨腕段的传导阻滞或局部传导速度减慢可见于 95% 的临床确诊的腕部尺神经病变患者，这个发现的特异性为 100%。在肘部尺神经病变的对照组患者中都没有发现。

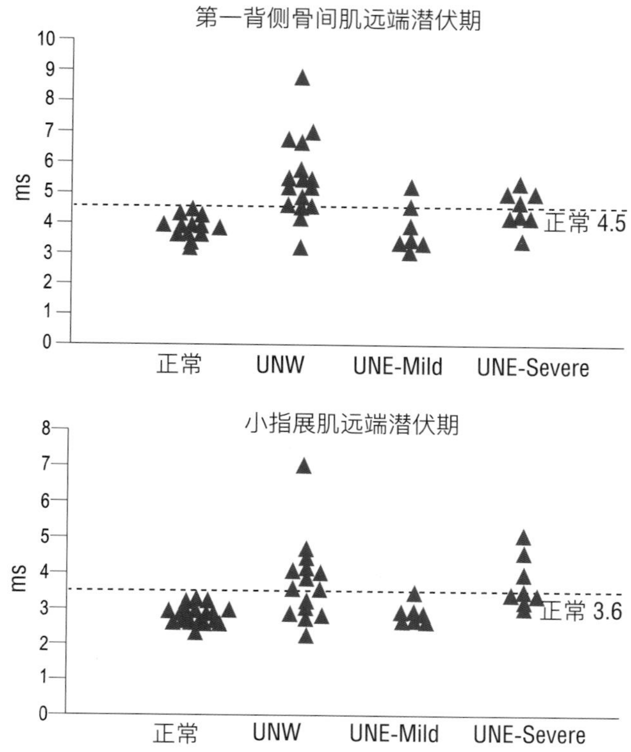

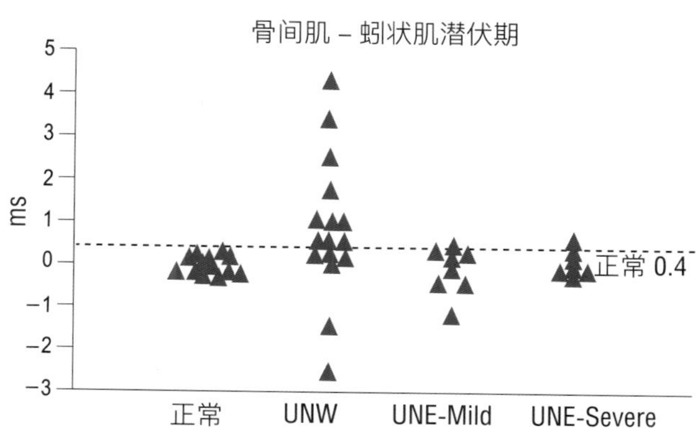

▲ **图 23-9　腕部尺侧神经病的远端运动潜伏期检查**

绘制正常人、UNW 和 UNE 患者（轻度和重度）的第一背侧骨间肌记录的远端运动潜伏期（左上图）、骨间肌和蚓状肌记录的远端运动潜伏期差异（右上图）和小指展肌记录的远端运动潜伏期（左下图）。正常值界限用虚线表示。注意某些 UNE 病例中出现了假阳性结果（引自 Cowdery SR, Preston DC, Herrmann DN, et al. Electrodiagnosis of ulnar neuropathy at the wrist: conduction block versus traditional tests. *Neurology*. 2002;59:420–427.）

UNW. 腕部尺神经病；UNE-mild. 肘部尺神经病－轻度；UNE-severe. 肘部尺神经病－重度

(2) 跨腕段的寸移方法敏感性和特异性也非常高，但是，相较于追加掌部刺激点的方法更耗费时，并且技术要求更高。

(3) 蚓状肌－骨间肌检查是一项敏感且有用的方法，但有一个重要的例外。如果患者同时存在腕部正中神经病变，则其有效性就会大大降低。罕见情况下，如果患者患有严重的肘部尺神经病变，可能会出现假阳性结果。若将临界值增加到 0.7ms 或以上可能会消除此问题。

(4) FDI 或 ADM 记录的 DML 延长的敏感性远低于在 FDI 记录的传导阻滞或跨腕段传导速度减慢。此外，它的特异性不高，也会出现在某些肘部尺神经病变患者中。

(5) FDI 和 ADM 记录的 DML 对比检查法很少用，其对腕部尺神经病变相当不敏感。

（二）针电极肌电图

对于疑似腕部尺神经病变患者，针电极肌电图检查是一项直接的方法（框 23-3）。首先需检查 FDI 和 ADM，以了解掌深运动支远端和近端的受累情况，其次必须检查第五指深屈肌和尺侧腕屈肌，以排除腕部近端尺神经病。最后，必须检查 C_8 来源的受正中和桡神经支配的肌肉（如拇短展肌、拇长屈肌、示指伸肌）和下部颈椎旁肌，以排除颈神经根或运动神经元病变。

与肘部尺神经病变一样，腕部尺神经的病变可以是纯轴索病变，表现为 ADM 和 FDI 记录的神经传导的 CMAP 波幅减低，远端潜伏期正常或仅轻度延长。这种情况时，掌深运动支的病变很难与背根神经节（颈神经根或运动神经元）的近端病变区分，此时针电极肌电图会提供很大帮助。肌电图医生可以通过检查近端尺神经支配肌和 C_8～T_1 来源的非尺神经支配肌来证实这些异常仅限于腕部远端尺神经支配的肌肉。然而，早期运动神经元疾病很难完全排除，对于这些病例，临床表现和连续随访仍然很重要。

六、超声检查

如前所述，腕部尺神经病变是少见疾病，病因主要源自手腕外部因素或腕内各种结构性病变对尺神经的压迫。因此，神经肌肉超声对于评估这类患者起着重要的作用。与其他尺神经病变类似，神经肌肉超声对于那些电生理检查无法定位的尺神经病变，以及需与腕部尺神经病变相鉴别的病例尤其有用。

为了观察腕部的尺神经，探头放置在腕横纹远端标准的短轴位检查正中神经的位置。识别出正中神经以后，探头慢慢地向腕部的尺侧移动，寻找

框 23-3　推荐的腕部尺神经病变针电极肌电图检查方案

常规检查

1. 掌深运动支远端的尺神经支配肌肉（第一背侧骨间肌）
2. 掌深运动支近端小鱼际肌支的尺神经支配肌肉（小指展肌）
3. 前臂尺神经支配肌肉（尺侧腕屈肌和第 5 指深屈肌）

如果任何尺神经支配肌肉异常，需额外检查以下肌肉

4. 至少有两块下干 /C_8 神经来源的非尺神经支配的肌肉（如拇短展肌、拇长屈肌、示指伸肌），以排除臂丛下干病变、多发性神经病、C_8～T_1 神经根病或运动神经元病
5. C_8 和 T_1 椎旁肌

特别注意：如果腕部病变为纯轴突损害，并且没有感觉纤维受累，那么很难完全排除背根神经节近端（如神经根或运动神经元）的病变

到一个明显的低回声结构，即尺动脉，其可通过彩色或功率多普勒来证实。发现尺动脉后，再缓慢地向手腕远端移动探头，在手腕的尺侧很容易识别出有界限清楚骨影的豌豆骨。在此处（Guyon 管的入口）可以看到位于尺动脉和豌豆骨之间的尺神经（图 23-10）。若发现附近的任何结构损伤，应测量其横截面积。Guyon 管底部为腕横韧带，顶部由表浅的腕掌侧韧带形成（图 23-11）。探头轻微向远端手掌移动，可见尺神经分为浅支和深支，然后深支向内侧走行，而浅支仍保持在外侧，靠近钩骨钩。尺动脉也沿着神经的两个分支而分开。

手腕外部压迫，如重复使用手持工具或骑手，可导致尺神经受压增粗（图 23-12）。当考虑腕部尺神经病变时，有一些结构异常需要特别注意。最常见的是腱鞘或滑膜囊肿（图 23-13）。这些囊肿最常起源于附近的豆三角关节，也有起源于腕部其他关节和腱鞘的报道。通常在 Guyon 管内形成一个“哑铃”形，压迫尺神经。

由于尺神经与尺动脉相邻，偶有发生尺动脉血栓或动脉瘤直接压迫或因缺血累及腕部的尺神经。

与正中神经病中的返掌长肌变异相似，腕部的尺神经也可受到异常肌肉的影响。最常见的是副小指展肌（图 23-14），其可起源于前臂上不同的结构，最常起源于前臂浅筋膜和掌长肌的远端肌腱，在 Guyon 管内的尺神经和尺动脉前方穿过，附着在靠近小指展肌起点的豌豆骨上。在某些情况下，副小指

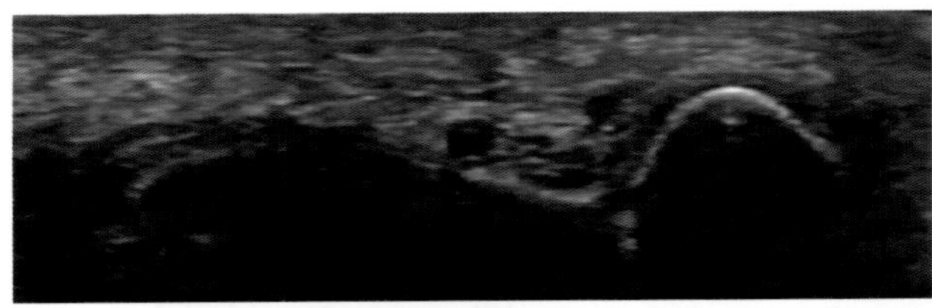

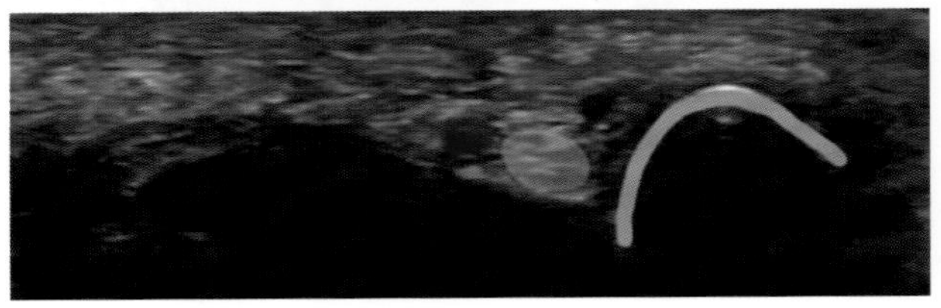

▲ **图 23-10　腕部尺神经**

上图，短轴，腕部尺神经，原始图像。下图，原图像加标识。尺神经为黄色，尺动脉为红色，豌豆骨为绿色。在腕部，尺神经位于尺动脉和豌豆骨之间

展肌可继续作为手掌中的一块肌肉附着到近端第 5 指骨的基部。注意，超声偶可发现这种异常肌肉的存在，当异常肌肉很粗大时，才能导致手腕处的尺神经受压。

关节炎和骨异常也可累及腕部的尺神经，但较少见。例如，豆三角关节炎、钩骨钩的断裂等骨折形成的骨痂或近期骨折形成的骨碎片可损伤腕部附近的尺神经（图 23-15）。骨在超声上很容易通过其高回声和后声阴影来识别。

七、病例分析

病例 23-1

【病史和查体】

男性，36 岁，右利手，主诉右手第 4、5 指麻木、感觉异常及右臂疼痛 6 个月。感觉障碍在近几周内逐渐加重并隐约感觉右肘部疼痛。患者在图书馆从事书籍整理工作，否认外伤史。

体格检查：手内肌轻度萎缩。右手小指展肌和骨间肌轻度无力。第 4、5 指深屈肌肌力正常，肘部 Tinel 征阴性，针刺觉和轻触觉正常。

【病例小结】

病史及体格检查均提示尺神经病变。虽然感觉检查正常，但患者主诉有尺神经支配的第 4、5 指的感觉异常和麻木，并且运动检查显示右手小指展肌和骨间肌萎缩和无力。因此，患者有明显的尺神经感觉和运动功能障碍的症状。右肘部疼痛提示应考虑到肘部尺神经病变的可能。但没有发现其他能够

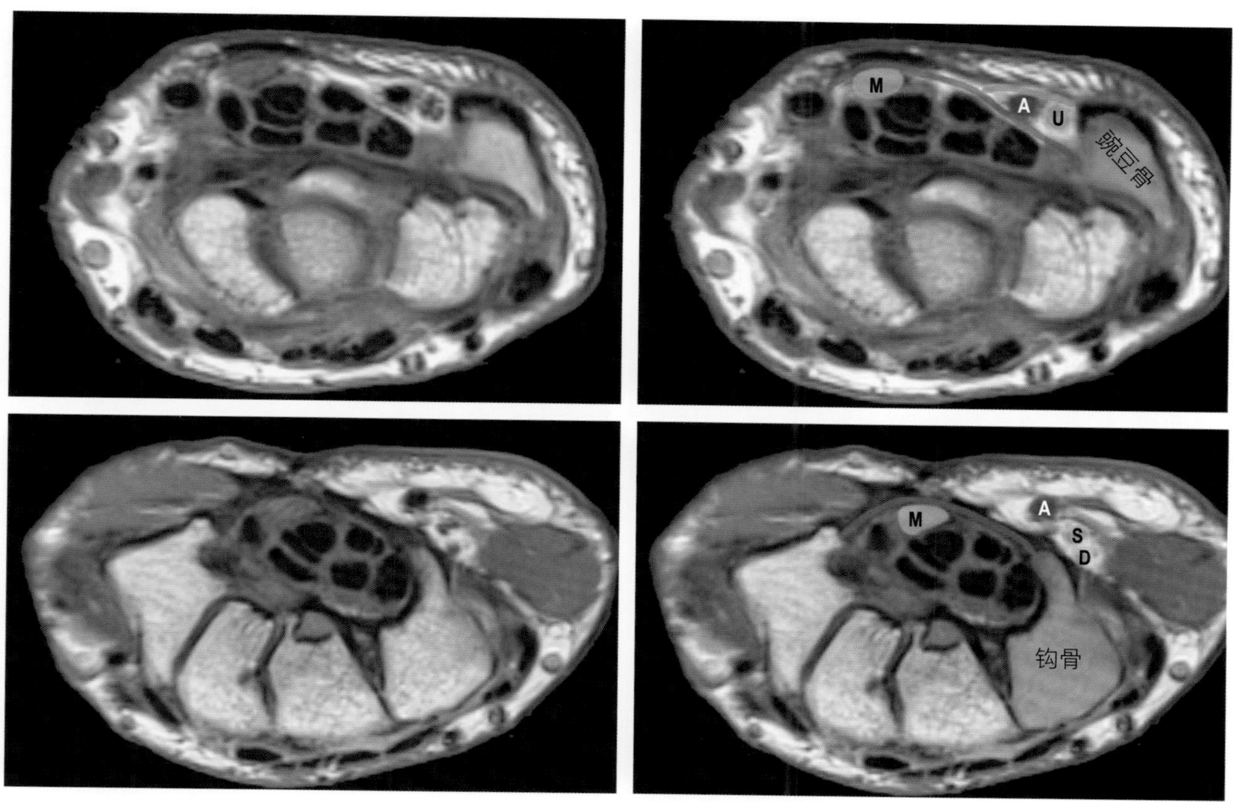

▲ 图 23-11　腕部正常横断面解剖图

轴位 MRI：上图，Guyon 管的入口水平。下图，Guyon 管出口水平。左图，原始图像。右图，原始图像加标识，黄色 U 为尺神经，黄色 S 为尺神经浅支，黄色 D 为尺神经深支，黄色 M 为正中神经，红色为尺动脉，紫色为腕横韧带，浅蓝色为掌骨浅韧带，绿色为豌豆骨和钩骨

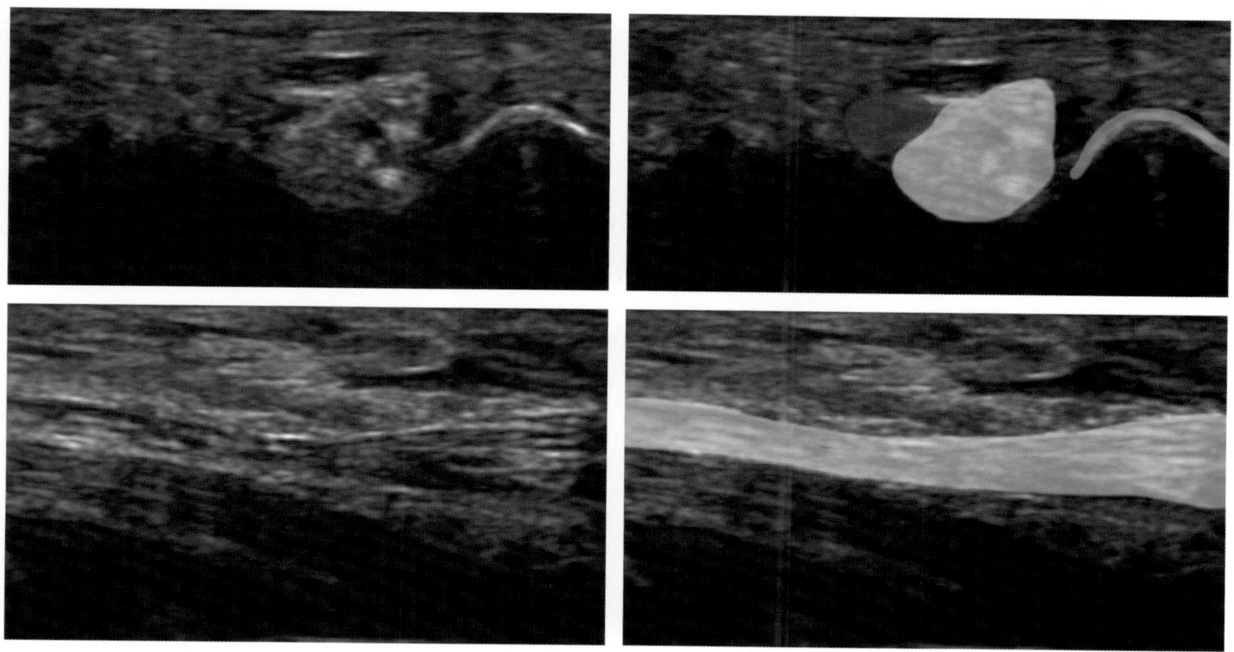

▲ 图 23-12　外部压迫引起的腕部尺神经病

左图，原始图像。右图，原始图像加标识，黄色为尺神经，红色为尺动脉，绿色为豌豆骨。上图，短轴位，尺腕关节处。下图，长轴位。注意尺神经明显增粗

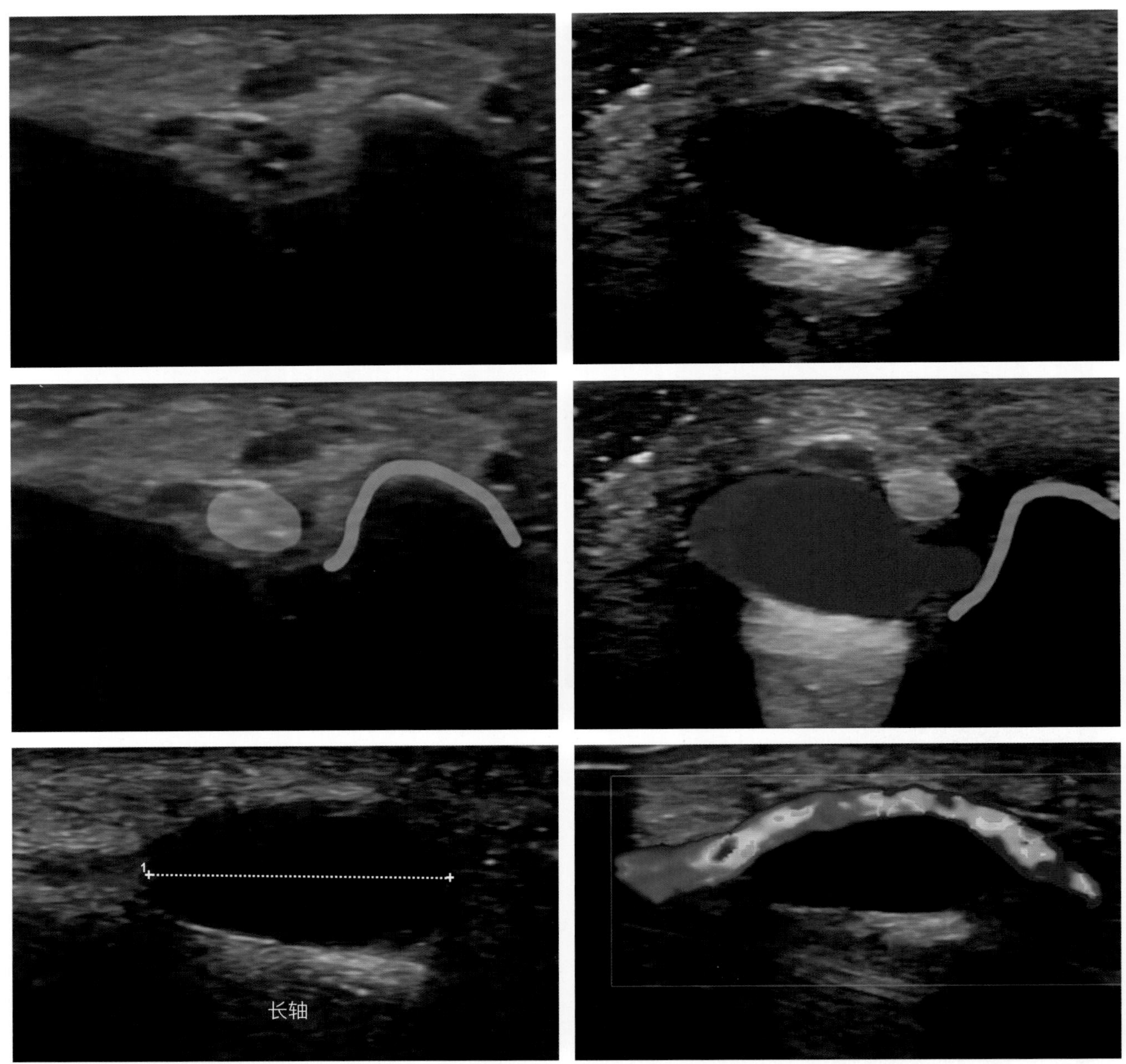

▲ 图 23-13　腱鞘囊肿压迫所致的腕部尺神经病

左上图，尺腕处的短轴位的原始图像。右上图，短轴位略远于尺腕处的原图像。中间图，原始图像加标识，尺神经为黄色，尺动脉为红色，腱鞘囊肿为紫色，豌豆骨边缘为绿色，后部声学阴影为浅蓝色。注意，手腕的图像正常，稍远端可见一较大的无回声椭圆形包块，挤压尺神经和尺动脉致移位。后部声学增强是一种常见的超声特征，有助于识别囊性病变。左下图，长轴位略远于尺腕处原始图像。右下图，彩色流动多普勒图显示的原始图像，注意大的无回声椭圆形包块伴后部声学增强，挤压上方的尺动脉致移位

定位在肘部的体征。第 4、第 5 指深屈肌（尺神经支配的指伸屈肌部分）是正常的，这表明尺神经病变要么在近端很轻微，尚未累及近端肌肉，要么在更远端。

本病例的临床诊断思路与其他尺神经功能障碍的病例相似。鉴别诊断包括腕部尺神经病变、肘部尺神经病变、臂丛下干 / 内侧束病变，或 C_8～T_1 神经根病。

神经传导检测如下：首先，在拇短展肌记录的正中神经运动传导正常。但在小指展肌记录的尺神经运动传导可见 CMAP 波幅轻度降低，远端潜伏期中度延长，而前臂段和跨肘段传导速度正常。

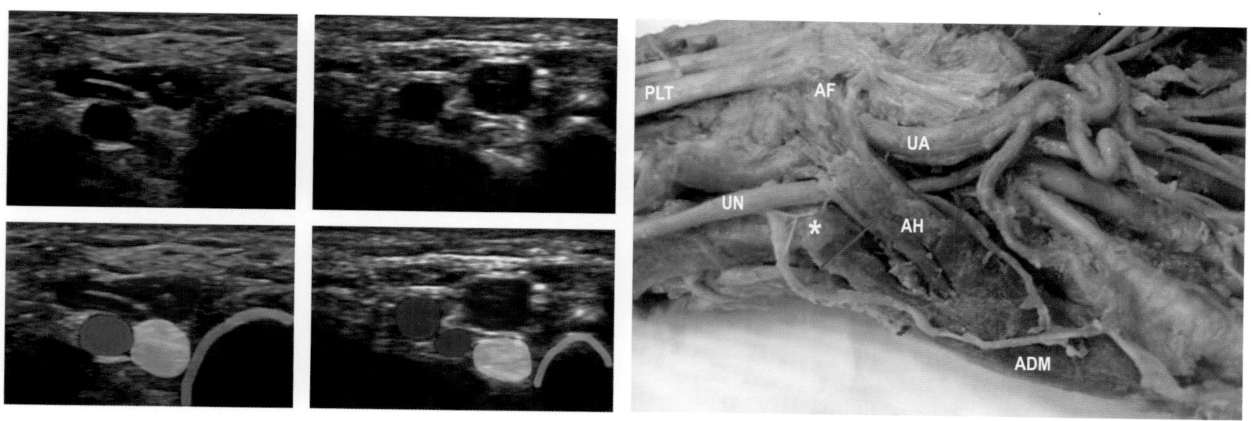

▲ 图 23-14　尺神经和副小指展肌

存在副小指展肌的两例患者。上左图和上中图，尺腕部的短轴位原始图像。下左图和下中图，原始图像加标记，尺神经为黄色，尺动脉为鲜红色，尺静脉为蓝色，豌豆骨为绿色，副小指展肌为暗红色。右图，手的解剖图。*. 豌豆骨；ADM. 小指展肌；AF. 前臂筋膜；AH 和红箭 . 小指展肌副头；PLT. 掌长肌肌腱；UA. 尺动脉；UN. 尺神经（经许可转载，改编自 Ballesteros LE, Ramirez LM. Possible implications of an accessory abductor digiti minimi muscle: a case report. *J Brach Plex Periph Nerve Inj*. 2007;2:22. https://doi.org/10.1186/1749-7221-2-22.）

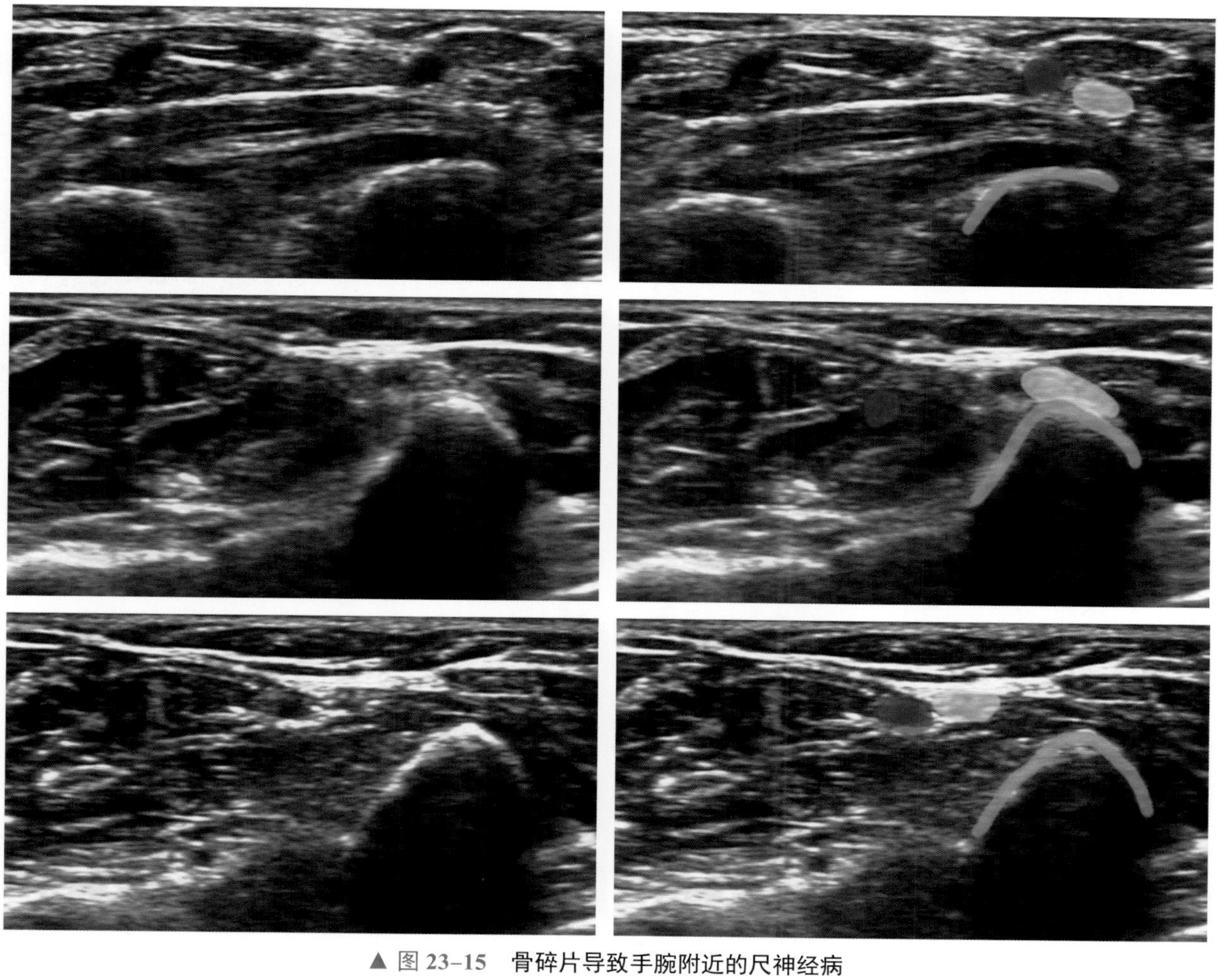

▲ 图 23-15　骨碎片导致手腕附近的尺神经病

左图，短轴原始图像，探头延尺侧腕部近端，从远端（上）到近端（下）移动的连续图像。右图，原始图像加标记，尺神经为黄色，尺动脉为红色，骨为绿色。注意一块骨碎片向上突出（中间图像）挤压致尺神经变形。尺骨远端或腕骨本身的骨碎片可致腕关节附近的尺神经损伤

病例 23–1　神经传导检测

刺激神经	刺激点	记录点	波幅：运动（mV）；感觉（μV）			潜伏期（ms）			传导速度（m/s）			F 波潜伏期（ms）		
			右侧	左侧	正常值	右侧	左侧	正常值	右侧	左侧	正常值	右侧	左侧	正常值
正中神经（m）	腕部	APB	12.5		≥4	4.2		≤4.4				28		≤31
	肘窝	APB	12.2			8.3			50		≥49			
尺神经（m）	腕部	ADM	4.2		≥6	4.1		≤3.3				31		≤32
	肘下	ADM	4.1			7.4			60		≥49			
	肘上	ADM	4.1			9.2			57		≥49			
正中神经（s）	腕部	示指	48		≥20	3.2		≤3.5	58		≥50			
尺神经（s）	腕部	小指	10	23	≥17	3.4	3.2	≤3.1	42	52	≥50			

注意：所有的感觉和混合神经潜伏期都是峰值潜伏期；所有感觉和混合神经传导速度均使用起始潜伏期计算；报告使用的 F 波潜伏期是最短潜伏期

ADM. 小指展肌；APB. 拇短展肌；m. 运动传导；s. 感觉传导

病例 23–1　追加的神经传导检测

刺激神经	刺激点	记录点	波幅 运动（mV）；感觉（μV）			潜伏期（ms）			传导速度（m/s）			F 波潜伏期（ms）		
			右　侧	左　侧	正常值	右　侧	左　侧	正常值	右　侧	左　侧	正常值	右　侧	左　侧	正常值
尺神经背皮支（s）	腕部外侧	手背尺侧	24	26	≥8	2.1	2.2	≤2.8	50	51	≥50			
正中神经（m）	腕部	第二蚓状肌	4.1	3.8	≥1.0	4.4	4.4							
尺神经（m）	腕部	骨间肌	5.5	6.2	≥2.5	5.5	4.4							
蚓状肌 – 骨间肌差值						1.1	0.0	≤0.4						
尺神经（m）	腕部	FDI	3.6	11	≥7	5.2	4.4	≤4.5						
	肘下	FDI	3.4			7.6			55		≥50			
	肘上	FDI	3.4			8.9			57		≥50			
	掌部	FDI	8.0			3.2			35		≥50			

FDI. 第一背侧骨间肌；m. 运动传导；s. 感觉传导

病例 23-1　针电极肌电图

肌　肉	插入电位	自发电位		自主收缩运动单位动作电位				
		纤颤电位	束颤电位	激　活	募　集	形态		
						时　限	波　幅	多相波
右 FDI	↑	+1	0	NL	↓	+1	+1	+1
右 ADM	↑	+1	0	NL	↓	+1	+1	+1
右 APB	NL	0	0	NL	NL	NL	NL	NL
右 EIP	NL	0	0	NL	NL	NL	NL	NL
右 FCU	NL	0	0	NL	NL	NL	NL	NL
右 FDP5	NL	0	0	NL	NL	NL	NL	NL

↑. 增加；↓. 轻度减少；ADM. 小指展肌；APB. 拇短展肌；EIP. 示指固有伸肌；FCU. 尺侧腕屈肌；FDI. 第一背侧骨间肌；FDP. 指深屈肌

尺神经在跨肘段无传导阻滞和明显的传导减慢（与前臂段传导速度差值超过 10～11m/s），故不能证实肘部尺神经病变的可能。进行正中神经和尺神经常规感觉传导检查。正中神经检查完全正常，但尺神经检查显示右侧波幅下降而左侧正常。检查进行到此时发现尺神经运动和感觉检查都异常，因此可以肯定患者存在尺神经病变。正中神经的运动和感觉传导检查都正常则排除了更广泛的病变，如多发性神经病。虽然臂丛下干病变仍需考虑，但通常这种情况时正中神经 CMAP 波幅也会降低。因为没有发现局部传导减慢或传导阻滞来支持肘部尺神经病变，此时，我们就面临的一个常见问题，即无法定位的尺神经病变。

那么需要解决几个问题。

(1) 尺神经 DML 延长的意义是什么？

唯一的异常发现是小指展肌记录的远端潜伏期中度延长（4.1ms）。该值超过正常值上限的 125%，提示腕部尺神经可能存在脱髓鞘病变。回顾病史，患者反复用手整理书籍，这可能是腕部尺神经被卡压的一个危险因素，需要对腕部尺神经做进一步检查。

(2) 还有哪些其他检查可以帮助定位？

由于常规的尺神经传导在腕部尺神经病变病例中通常是正常或可疑，因此需要额外的神经传导检测来帮助定位（框 23-2）。腕部尺神经病变尺神经背皮支的感觉电位正常，而小指的感觉电位可能异常。当检查此患者尺神经背皮支并与对侧进行比较时，发现其感觉电位正常且双侧对称。尺神经背皮支感觉电位正常而小指感觉电位异常符合腕部尺神经病变，但是，这种情况偶尔可见于轻度的肘部尺神经病变病例中。

在相同的距离上进行蚓状肌 – 骨间肌对比检查。在左侧（无症状）发现蚓状肌和骨间肌的远端潜伏期相同，均为 4.4ms。然而，在右侧（患侧）发现明显的不对称，尺神经潜伏期比正中神经潜伏期延长 1.1ms，差值超过 0.4ms，表明跨腕段的尺神经局部传导减慢。

最后，记录电极 FDI，再次行尺神经运动传导检查。在跨肘段未见局部传导减慢或传导阻滞，但右侧 FDI 的远端潜伏期中度延长（5.2ms），对侧正常为 4.4ms，并且右侧的 CMAP 波幅较左侧减低。FDI 与 ADM 的远端潜伏期比较，差值为 1.1ms，在正常范围内（≤2.0ms）。当追加掌部刺激并于 FDI 记录时，波幅显著增加到 8.0mV，表明掌部和腕部之间存在传导阻滞。此外，跨腕段的传导速度也在脱髓鞘病变的范围内，即小于 37m/s。

在进行针电极肌电图检查时，应特别注意腕部以上尺神经支配肌肉的情况，其在腕部尺神经病变中应该是正常的。此患者肌电图显示 FDI（由尺神经掌深运动支的远端支配）有活动性失神经电位和神经再支配的表现。右侧 ADM 也是如此，表明支配小鱼际肌的分支也受累。右拇短展肌、示指伸肌正常，

这两块 C_8 来源的非尺神经支配的肌肉正常进一步说明病变可能仅限于尺神经。最后，尺侧腕屈肌和第 5 指深屈肌这两块近端尺神经支配肌检查均正常。

至此，根据肌电图和神经传导检测结果，我们已经可以得出电生理检查印象。

【电生理诊断】

神经电生理检查符合右侧腕部尺神经病变。

【病例分析与讨论】

从神经传导异常的模式和肌电图结果，我们可以推断患者存在腕部尺神经病变，累及浅支感觉支和近端掌深运动支，这是腕部尺神经病变的类型之一。患者的病史、体格检查和电生理结果都相互符合。手内肌萎缩和无力与神经传导检测中发现的尺神经 CMAP 波幅降低，以及针电极肌电图显示的失神经、神经再支配及运动单位募集减少相一致。综上所述，手腕远端尺神经支配肌肉的肌电图异常和尺神经背皮支感觉电位正常，以及蚓状肌 – 骨间肌检查中尺神经潜伏期延长，提示病变位于腕部尺神经。然而，能明确地将尺神经病变定位于腕部的检查是掌部和腕部刺激对比法（FDI 记录）。跨腕段的局灶性脱髓鞘表现［传导阻滞和（或）传导速度减慢］才是关键发现。

通过以上病例我们可以看到，如果没有追加检查（即尺神经背皮支感觉传导检查，FDI 记录掌部刺激运动传导检查，以及蚓状肌 – 骨间肌远端潜伏期对比检查），仅依靠神经传导检测中至 ADM 的远端潜伏期相对延长且 CMAP 振幅轻度降低，可能会误诊为无法定位的尺神经病变。

在本例中，感觉症状和神经传导的异常提示有尺神经病变。但是应该注意，某些腕部尺神经病变可以仅累及掌深部运动支，故只有运动纤维受累，感觉纤维不受累。在这种情况下，排除背根神经节近端（神经根或前角细胞）的病变可能是非常困难的。如果病变仅为轴索损伤，并且跨腕段的尺神经运动纤维没有局部传导减慢或传导阻滞，那么将无法进行鉴别。解读肌电图报告时需要考虑到这种特殊情况，尽管肌电图异常可能仅限于受尺神经支配的肌肉，但不能完全排除是神经根或前角细胞病变最先累及了这些肌肉。确实有一些局灶性运动神经元病的病例，在疾病早期先累及尺神经掌深运动支，与 UNW 非常相似，那么对于这些病例，需要结合临床病史和随访电生理检查的变化来进行鉴别。

第24章 桡神经病

Radial Neuropathy

张永庆 译　张哲成 校

在肌电图检查中，相比于正中神经和尺神经，对于桡神经的检测较少，同时桡神经相关的疾病不如上述两种神经的常见。但是，桡神经卡压确实存在，主要累及上臂段或腋部的桡神经主干，也有病例单纯累及前臂末端分支、后骨间神经或桡浅感觉神经。尽管桡神经运动传导检查有一定技术难度，但电生理检查对于桡神经损伤的定位、病理生理学特点的评估及损伤的严重性和预后的评估有重要意义。另外，类似其他卡压性神经病，神经肌肉超声对于桡神经病的定位和定性分析能够提供非常有用且特异性的解剖学证据。

一、解剖

桡神经接受来自臂丛三个神经干的神经纤维，相应的纤维来自于 C_5～T_1 的每个神经根（图 24-1 和图 24-2）。每一个神经干可分为前股和后股，三个神经干的后股汇合形成臂丛后束。臂丛后束向下延伸形成桡神经之前，依次发出腋神经、胸背神经和肩胛下神经。在上臂段，桡神经首先发出臂后侧皮神经、臂外侧下皮神经和前臂后侧皮神经（图 24-3），然后发出肌支到达肱三头肌的三个头（内侧头、长头和外侧头）和肘肌。在部分患者中，有证据表明肱三头肌的长头可能由腋神经或臂丛后束直接支配。肘肌是位于前臂近端的一块小肌肉，是肱三头肌内侧头的延伸。在发出这些肌支后，桡神经绕过肱骨后侧在桡神经沟中下行，前臂后侧皮神经伴随桡神经穿过桡神经沟，在外上髁近端 6～7cm 进入皮下前在臂后侧部走行。桡神经下降至肘部时，桡神经主干穿过外侧肌间隔走行在肱肌和肱桡肌之间，发出肌支支配肱桡肌和桡侧腕伸肌长头后进入桡管，桡管是由肱骨远端和肱桡关节、肱肌内侧、肱肌前部和桡侧腕短伸肌外侧共同形成的空间。桡管长约 5cm，起于桡神经穿过外侧肌间隔处至深运动支进入旋后肌近端边缘。在外上髁远端 3～4cm 处，桡神经分为两支：一条浅支，一条深支。浅支被称为桡浅感觉神经，向下延伸至前臂肱桡肌的下方，并最终走行至桡骨上方皮下，支配手背外侧、部分拇指及示指、中指和环指背侧近端的皮肤感觉（图 24-4）。在远端，桡神经十分表浅，穿过肌腱到达拇长伸肌，在此处，易于被直接触及（图 24-5）。

深支，又被称为桡神经运动深支，在进入旋后肌腱弓下的旋后肌之前，发出肌支支配桡侧腕短伸肌和旋后肌（图 24-6）。旋后肌腱弓是旋后肌近端的

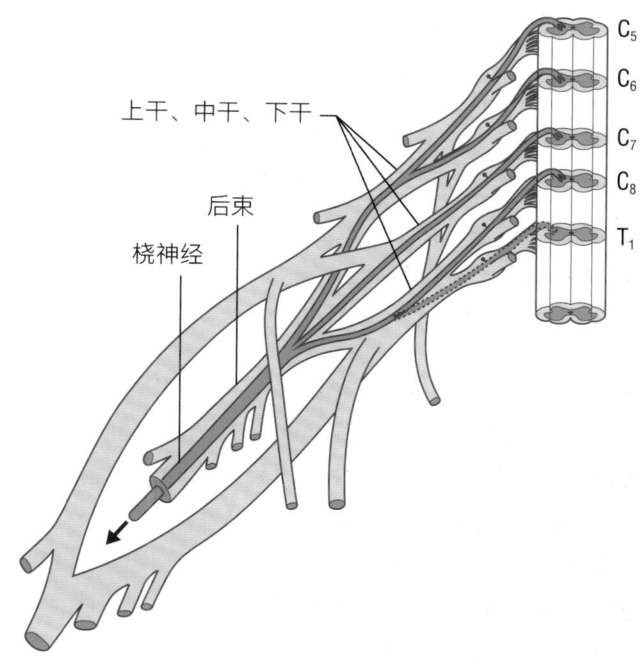

▲ **图 24-1　桡神经的解剖**

桡神经由臂丛的三个干支配，相应的神经纤维来自 C_5～T_1 神经根（经许可转载，改编自 Haymaker W, Woodhall B. *Peripheral Nerve Injuries*. Philadelphia, PA: WB Saunders; 1953）

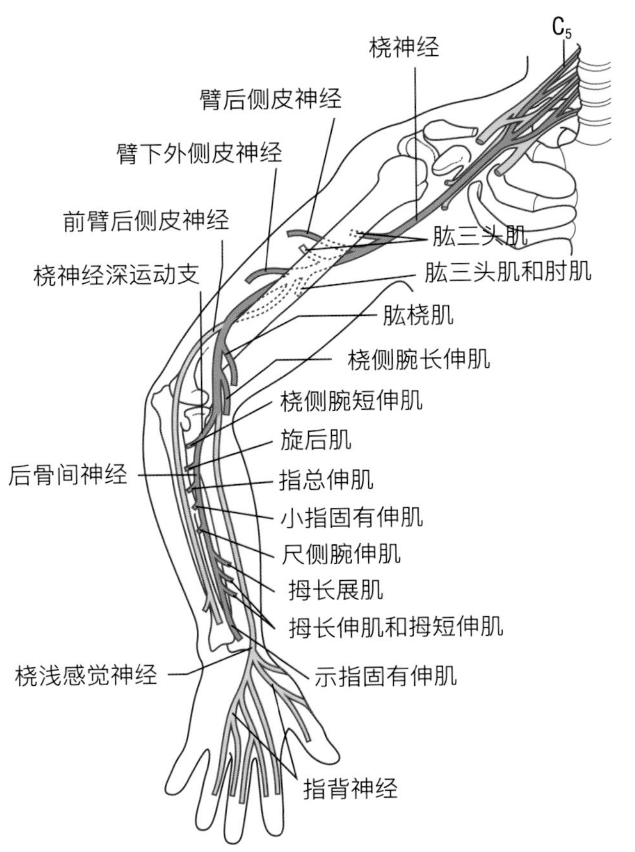

▲ 图 24-2 **桡神经解剖**

桡神经起源于臂丛的后束。在上臂中，桡神经首先发出臂后皮神经、臂下外侧皮神经和前臂后侧皮神经，然后发出肱三头肌和肘肌的肌支。随后桡神经绕肱骨，向下延伸到肘部区域发出肌支支配肱桡肌和桡侧腕长伸肌长头。随后神经分叉成桡神经的桡浅感觉分支和深运动分支。深运动支支配桡侧腕短伸肌（在大多数情况下）和旋后肌，然后延续为后骨间神经继续下行。后骨间神经支配其余腕伸肌和指伸肌，以及拇长展肌（经许可转载，改编自 Haymaker W, Woodhall B. *Peripheral Nerve Injuries*. Philadelphia, PA: WB Saunders; 1953.）

边缘，在一些个体中是腱性的结构。桡神经进入旋后肌后，被称后骨间神经，支配剩余的腕伸肌、拇指伸肌和指伸肌（指总伸肌、尺侧腕伸肌、拇长展肌、示指固有伸肌、拇长伸肌、拇短伸肌）。虽然后骨间神经被认为是一支纯运动神经（不支配皮肤感觉），但其确实含有支配前臂骨间膜和桡、尺骨之间关节深感觉的感觉纤维。

近肘部桡神经分支的命名

桡神经解剖学中比较有争议的一个方面是，在各种解剖教材和临床报告中，肘部附近桡神经分支的命名不一致（图 24-7）。当描述该部分桡神经病变时，以下几点对于电生理检查有所帮助。

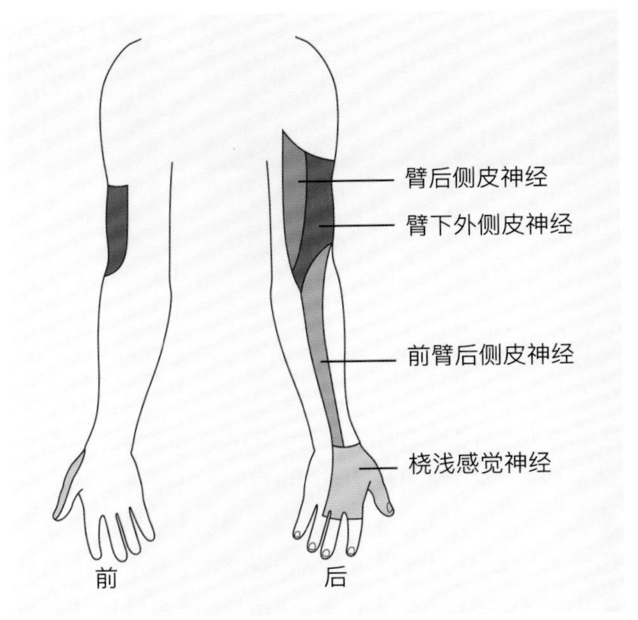

▲ 图 24-3 **桡神经的感觉支配区**

经许可转载，改编自 Haymaker W, Woodhall B. *Peripheral Nerve Injuries*. Philadelphia, PA: WB Saunders; 1953.

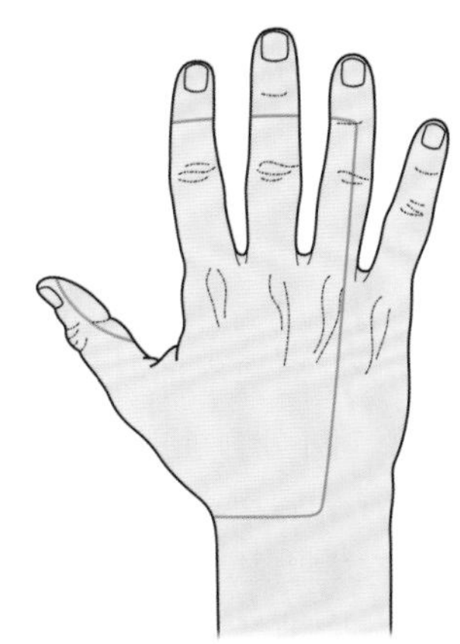

▲ 图 24-4 **桡浅神经的感觉支配区**

桡浅感觉神经支配手背外侧，以及部分拇指和示指、中指和环指的近端指关节表面的皮肤感觉

1. 肘部桡神经沟以下分叉以上的桡神经

- 在桡神经沟以下、肘部之上，桡神经的主干通常支配两块肌肉：肱桡肌和桡侧腕长伸肌（也称为桡侧腕伸肌的长头）。
- 在部分个体中，桡神经主干还支配第三块肌肉，即桡侧腕短伸肌。

2. 肘部桡神经分叉

- 桡神经主干通常在肘部以远分为浅支和深支。

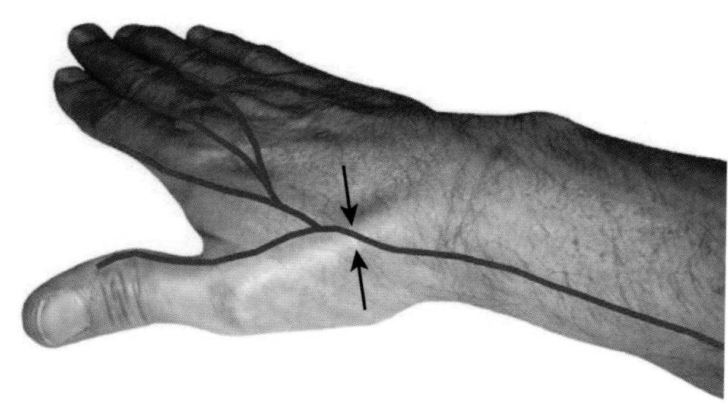

▲ 图 24-5　桡浅感觉神经

桡浅感觉神经在前臂远端的跨桡骨走行，支配包括手背外侧，以及部分拇指、示指、环指近端指骨背侧的皮肤感觉。它跨过拇长伸肌肌腱（箭），十分容易被扪及

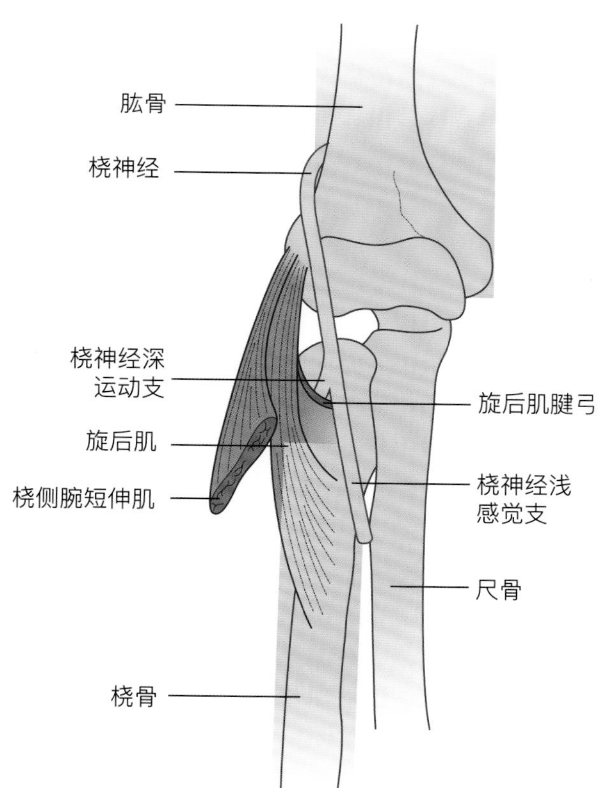

▲ 图 24-6　肘部桡神经的解剖

在肘部远端，桡神经分为桡神经感觉浅支和桡神经运动深支。桡神经深支进入旋后肌腱弓下的旋后肌，延伸为后骨间神经，支配其余腕伸肌和指伸肌（经许可转载，改编自 Wilbourn AJ. Electrodiagnosis with entrapment neuropathies. AAEM plenary session I: entrapment neuropathies. Charleston, South Carolina; 1992.）

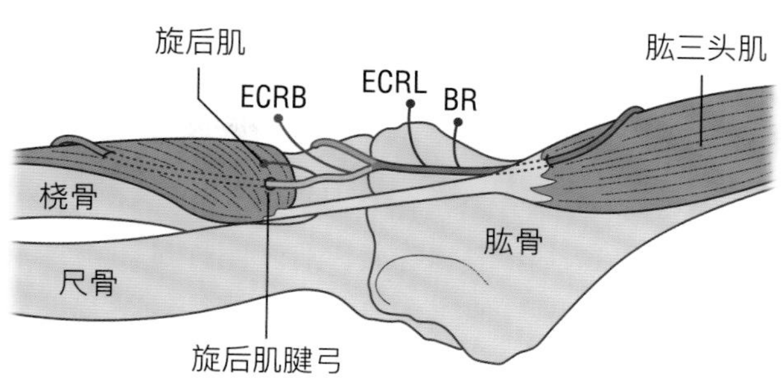

▲ 图 24-7　近肘部桡神经的解剖和命名

当桡神经主干进入肘部区域时（紫色），支配肱桡肌和桡侧腕长伸肌。分叉为桡神经感觉浅支（绿色）和桡神经运动深支（黄色）。桡神经运动深支通常在进入旋后肌腱弓下的旋后肌之前支配桡侧腕短伸肌和旋后肌。经过旋后肌腱弓后，桡神经运动深支的延续称为后骨间神经（蓝色）。然而，请注意，一些解剖教材将后骨间神经定义为起源于桡神经主干的分支，因此将桡神经运动深支和后骨间神经这两个术语交替使用。如果使用这个定义，那么 ECRB 和旋后肌都由后骨间神经支配［经许可转载，改编自 Thomas SJ, Yakin DE, Parry BR, et al. The anatomical relationship between the posterior interosseous nerve and the supinator muscle. *J Hand Surg Am* 25. 2000(5):936–941.］

ECRB. 桡侧腕短伸肌；ECRL. 桡侧腕长伸肌；BR. 肱桡肌

3. 浅支

- 浅支延续为一个纯感觉支（桡神经感觉浅支）。
- 然而，在少数个体中，存在一种解剖学变异，桡浅神经在其起始部发出肌支支配桡侧腕短伸肌。

4. 深支

- 在部分人群，桡神经运动深支首先支配桡侧腕短伸肌。
- 然后在其进入旋后肌之前，发出一个或多个肌支支配旋后肌。
- 桡神经运动深支随后走行在旋后肌腱弓下（旋后肌的近端边缘），穿过旋后肌。
- 离开旋后肌后，桡神经深支发出分支支配拇指伸肌、指伸肌及拇长展肌和尺侧腕伸肌。这些分支命名的不一致性涉及后骨间神经的起始位置以及后骨间神经和桡神经运动深支是否为同一神经。
    - 在一些教科书和许多临床报告中，整个桡神经运动深支被称为后骨间神经，这两个名称可以互换使用。因此，使用这个解剖学定义，一个完整的后骨间神经病变（posterior interosseous neuropathy, PIN）包括旋后肌、桡侧腕短伸肌，以及拇指伸肌、指伸肌、拇长展肌和尺侧腕伸肌。
    - 然而，在大多数的解剖教材中，只有位于

桡神经主干分叉到该神经进入旋后肌腱弓的旋后肌之间的深支节段被称为桡神经运动深支。后骨间神经则是桡神经运动深支在进入旋后肌之后的延伸。在本文的其他部分，我们将使用后一种解剖定义。因此，根据这个解剖学定义，后骨间神经病不累及旋后肌和桡侧腕短伸肌。由于后骨间神经最常见的卡压部位是旋后肌腱弓，因此这种解剖学习惯也最适合常见的临床症状。

二、临床

桡神经病可分为桡神经沟处损伤、腋部损伤、单纯后骨间神经损伤和桡浅感觉神经损伤。这些病变通常可以通过临床表现加以鉴别。

（一）桡神经沟处桡神经病

桡神经沟处病变是最常见的桡神经病，此处，神经走行紧贴肱骨，易受卡压，尤其在长期制动时（图24–8）。最典型的情况之一是卡压发生于患者醉酒或深睡中手臂搭在椅背上垂下的时候（“周六夜麻痹”）。随后长时间不动导致桡神经的卡压和脱髓鞘病变。其他情况可能发生于肌肉剧烈运动、肱骨骨折或血管炎造成缺血之后。临床典型症状为明显的垂腕和垂指（由于示指固有伸肌、指总伸肌、尺侧腕伸肌、桡侧腕伸肌长头无力造成），以及旋后、屈肘肌力轻度下降（旋后肌、肱桡肌无力造成），而伸肘肌力正常（肱三头肌不受累）。桡神经浅支分布区域的皮肤感觉障碍，表现为手背外侧、部分拇指及示指、中指、环指背侧近端部分皮肤的感觉异常。

在桡神经沟处的孤立桡神经病中，正中神经和尺神经支配的肌肉均正常。但是查体发现垂腕和垂指、手指外展无力等临床表现，可能被误认为是尺神经受损的表现。为了避免这种错误，医生需在手指、手腕被动背伸展到中立位时检查手指外展肌力（尺神经支配），也可将手放于平面完成检查。

（二）腋部桡神经病

长期卡压会造成腋部的桡神经病。例如，长期不适当使用腋杖的患者，腋部长期受到压迫。桡神经在腋部损伤的临床表现与桡神经沟处的桡神经病临床表现相似，但前者还会出现额外的伸肘无力（肱三头肌）及累及前臂、上臂后侧皮肤感觉损害（前臂和臂后侧皮神经）。腋部的桡神经病不伴有三角肌（腋神经支配）和背阔肌（胸背神经支配）受累，这一点可以与臂从后束病变等更为近端的神经病变相鉴别。

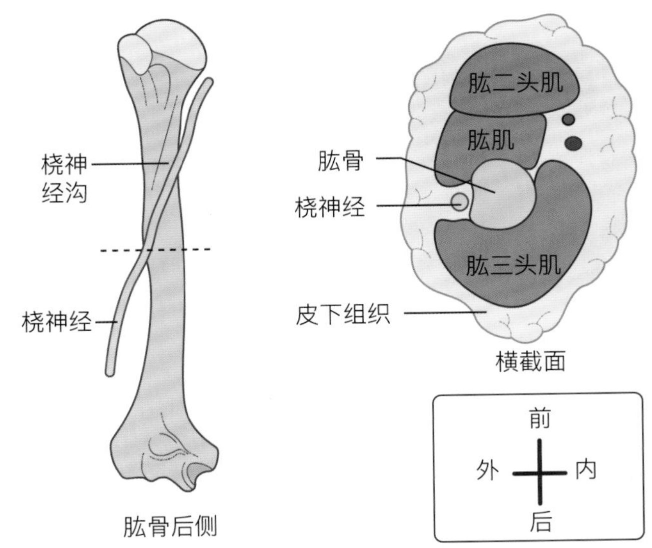

▲ 图 24–8　桡神经与桡神经沟

最常见的桡神经病变发生在肱骨后侧的桡神经沟处。在这里，桡神经的走行紧贴骨面，易受外界压迫

（三）后骨间神经病

后骨间神经病与桡神经沟处卡压的临床表现非常相似，两者都会出现垂腕及垂指，但伸肘肌力正常。但是仔细检查就会发现两者之间有许多较易鉴别的不同之处。在后骨间神经病中，在后骨间神经发出点以上的桡神经支配的肌肉均不受累（如肱桡肌、桡侧腕伸肌长头和短头、肱三头肌），因此后骨间神经病患者可以伸腕，但肌力较弱，并且向桡侧偏斜，这是由于由后骨间神经近端发出肌支支配的桡侧腕长伸肌和桡侧腕短伸肌的肌力相对保留，但尺侧腕伸肌肌力下降的原因。另外两者的感觉受累表现也不相同。在后骨间神经病中无皮肤感觉缺失，但是后骨间神经的深感觉纤维分布于骨间膜和关节囊，其损害可能导致前臂疼痛。

目前已经报道了五个潜在的桡神经深运动支/后骨间神经卡压的潜在位置，包括：①桡侧短腕伸肌的内侧近端边缘；②肱肌与肱桡肌之间肱桡关节前的纤维组织；③“亨利带”（旋后肌近端的深运动支上方呈扇形的桡侧回返血管；④旋后肌腱弓；⑤旋后肌远端边缘。后骨间神经病常常是由于旋后肌腱弓处的卡压造成的，也可由腱鞘囊肿或肿瘤等其他占位病变引起。

桡管综合征

这是一种比较有争议的神经卡压综合征。在桡管综合征中，患者常出现前臂伸肌孤立性的疼痛和压痛，类似慢性的网球肘，通常被认为是由于后骨间神经起始部位卡压所致。然而，与真正的后骨间神经病不同，该类患者没有客观的神经系统体征，并且电生理检查通常是正常的。患者主诉在涉及桡侧腕伸肌或旋后肌收缩的动作时疼痛加剧（如在抵抗外力的情况下做伸直中指或旋后动作）。然而，在绝大多数患者中没有证据证明这种慢性疼痛综合征是由于神经卡压。但是这种综合征仍需获得重视，因为这些患者常会被转诊到肌电图检查室以评估"桡管综合征"。在这些患者中，神经电生理检查目的是寻找后骨间神经损伤的客观证据，桡管综合征患者常无任何无力或其他神经科体征，并且电生理检查常常正常。对桡神经深运动支 / 后骨间神经进行后续超声检查有助于明确该神经是否存在结构异常。

（四）桡浅感觉神经病

桡浅感觉神经在肘部从桡神经主干分支，在前臂远端 1/3 处于皮下沿桡骨走行。由于走行表浅且接近桡骨，桡浅神经易受卡压性损伤，称为"手部异样感觉"（Cheiraleia Paresthelica），译自希腊语，意为手部的疼痛。过紧的绑带、手表、手链均会导致桡浅神经压迫，手铐，尤其是过紧的手铐，也会导致桡浅神经病。由于桡浅感觉神经是纯感觉神经，所以不会出现无力症状。患者通常会出现手背外侧、部分拇指和示指、中指和环指的背侧近端皮肤的感觉障碍。

三、鉴别诊断

垂腕的鉴别诊断除了桡神经的桡神经沟处、腋部损伤和后骨间神经病以外，还包括不典型的 C_7 神经根病、臂丛损伤和中枢神经系统疾病（框 24–1）。由于腕、指伸肌多数为 C_7 神经根发出的纤维支配，C_7 神经根病很少单纯表现为垂腕和垂指，而非桡神经支配的 C_7 支配肌不受累。临床上有一些特征可以帮助鉴别 C_7 神经根病与桡神经病、后骨间神经病、臂丛损伤或中枢损伤（表 24–1）。桡神经的桡神经沟处及腋部病变会导致肱桡肌无力，该肌为 C_5～C_6 支配肌，在 C_7 神经根病中不受累。另外，桡神经沟处的桡神经病与后骨间神经病不累及肱三头肌，但在 C_7 神经根病中该肌常常受累。如果 C_7 神经根病较为严重，已经引起了肌无力，那么非桡神经支配的 C_7 支配肌（如旋前圆肌、桡侧腕屈肌）也应当有无力症状，从而导致手臂旋前和手腕弯曲无力。但是在罕见情况下，非桡神经支配的 C_7 神经根支配肌也有可能不受累，此时根据临床症状进行鉴别诊断较为困难。

框 24–1　垂腕：可能的解剖定位

- 后骨间神经
- 桡神经沟处桡神经
- 腋部桡神经
- 臂丛后束
- C_7 神经根
- 中枢神经系统

虽然臂丛后束的病变会导致桡神经支配的肌肉无力，但三角肌（腋神经）和背阔肌（胸背神经）也应该无力。中枢神经系统病变可导致垂腕和垂指。典型的上运动神经元损害的姿势为手腕和手指屈曲，在急性期或病变轻微时，表面上可能类似桡神经病变。中枢神经系统病变可表现为肌张力增高和腱反射亢进（除非在急性期）、运动缓慢，伴随下面部和下肢的运动障碍，感觉异常区域超出桡神经分布范围。

四、电生理检查

在对垂腕的评估中，神经传导检测和肌电图检查的目的在于发现桡神经病、定位及严重程度评估，并根据病理生理对预后进行评估（表 24–2）。

（一）神经传导检测

对于垂腕的神经传导检测中最有意义为桡神经运动传导检查（框 24–2）。桡神经复合肌肉动作电位可于示指固有伸肌记录，记录电极在尺骨茎突以上两横指，参考电极位于尺骨茎突（图 24–9）；刺激点位于前臂、肘部（肱二头肌与肱桡肌的肌间沟处）及桡神经沟上下。在示指固有伸肌记录的桡神经 CMAP 正常值为 2～5mV，CMAP 波幅与无症状的对侧比较非常重要。轴索丢失发生 3～5 天后，当运动纤维发生沃勒变性，即可发现远端 CMAP 波幅的降低。实际上，评估轴索丢失严重程度的最佳方法是受累侧与对侧 CMAP 波幅对比。

桡神经运动传导检查在技术上有以下要点需要注意：首先，在示指固有伸肌上记录 CMAP 通常会得到初始正向波，这是由于容积传导导致记录到了

表 24-1　垂腕的临床鉴别因素

	后骨间神经病	桡神经沟处桡神经病	腋部桡神经病	臂丛后束	C_7 神经根
垂腕或垂指	×	×	×	×	×
伸腕时向桡侧偏斜	×				
旋后无力（轻度）		×	×	×	
屈肘无力（轻度）		×	×	×	
肱桡肌腱反射消失		×	×	×	
伸肘无力			×	×	×
肱三头肌腱反射消失			×	×	×
肩外展无力				×	
手背外侧感觉障碍		×	×	×	×（意义不明）
臂后侧或前臂后侧感觉障碍			×	×	×（意义不明）
屈腕无力					×

×. 可能存在

其他桡神经支配肌的动作电位（如拇短伸肌和拇长伸肌），造成示指固有伸肌记录的 CMAP 受干扰。其次，体表进行桡神经长度测量较为困难，因为桡神经绕肱骨走行并在前臂有一定程度的迂回，所以体表神经长度的测量通常是不准确的。用产科卡尺测量可以在一定程度上减少误差，特别是在测量肘部和上臂之间的距离时。但是测量困难及初始正波两个方面造成了 CMAP 潜伏期测量的较大误差，对神经传导速度的测量造成的很大影响。桡神经运动传导速度的计算结果常常偏快（＞75m/s）。桡神经运动传导检查的意义不在于传导速度绝对值的测量，而在于发现远端和近端之间的局部传导阻滞以及比较 CMAP 波的相对大小以明确有无轴索丢失（图 24-10）。

在桡神经沟的桡神经病中，如果仅有脱髓鞘病，则在前臂、肘部及桡神经沟下刺激得到的 CMAP 可以完全正常，但是在桡神经沟以上的刺激可以发现传导阻滞的电生理证据，即显著的波幅或面积降低。远端 CMAP 波幅相较近端降低可能提示部分神经纤维存在传导阻滞。

在少数后骨间神经病中也可见前臂与肘部之间的传导阻滞。但是多数后骨间神经病病例为单纯的轴索丢失（与肘部尺神经病类似），电生理检查无传导阻滞表现。在这些病例中，桡神经远端 CMAP 波幅下降的比例与轴索丢失的比例相符。

与桡神经运动传导检测不同，桡神经的感觉传导检测更容易刺激和记录（图 24-11 和图 24-12）。记录电极置于拇长伸肌肌腱，参考电极置于远端 3～4cm 处，刺激点位于记录点近端 10cm 处的桡骨表面。如果有继发性的轴索丢失，则波幅有可能引不出来。与运动传导检测类似，与无症状对侧的对比检查是有意义的。如果是单纯的或主要为近端脱髓鞘病，电生理检查有可能会发现一个有趣现象：尽管患者主诉桡浅感觉神经分布区域有明显麻木感，但即便是与对侧比较，桡神经浅支的 SNAP 也是正常的。这一结果（桡神经浅支分布区域皮肤木感但 SNAP 正常）仅出现于以下三种情况：①超急性轴索丢失（沃勒变性发生之前）；②病变在背根神经节近端；③病变由近端脱髓鞘引起。因此，在桡神经沟或腋部的桡神经病中，单纯的脱髓鞘病变可以出现桡浅神经的感觉电位正常，尽管临床查体有感觉障碍。在后骨间神经病中，桡神经浅支感觉检查也是正常的，因为后骨间神经不含皮肤感觉纤维。如果患者有垂腕，并且桡神经浅支 SNAP 正常，则需鉴别的疾病较少（框 24-3）。

需要注意的是，如果临床检查显示患者无力的

表 24-2 垂腕的肌电图和神经传导检测的异常定位损伤部位

	后骨间神经病	桡神经沟处桡神经病	腋部桡神经病	臂丛后束	C_7 神经根
肌电图表现					
示指固有伸肌	×	×	×	×	×
指总伸肌	×	×	×	×	×
尺侧腕伸肌	×	×	×	×	×
桡侧腕长伸肌		×	×	×	×
肱桡肌		×	×	×	
旋后肌		×	×	×	
肘肌			×	×	×
肱三头肌			×	×	×
三角肌				×	
背阔肌				×	×
桡侧腕屈肌，旋前圆肌					×
颈部棘旁肌					×
神经传导检测					
桡神经 SNAP 异常（轴突损伤）		×	×	×	
桡神经 CMAP 下降（轴突损伤）	×	×	×	×	×
桡神经沟处传导阻滞（脱髓鞘损伤）		×			
前臂和肘部传导阻滞（脱髓鞘损伤）	×				

×. 可能异常；CMAP. 复合肌肉动作电位；SNAP. 感觉神经动作电位

范围超过桡神经支配的范围，则可能存在更广泛的神经病变，因此需要对其他神经进行运动传导检查，有可能发现有传导阻滞的多灶性运动神经病（见第 29 章）。

（二）肌电图检查

肌电图检查是诊断桡神经病最为直接的方法（框 24-4）。对于有垂腕及垂指症状的患者，肌电图检查需鉴别后骨间神经病、桡神经沟处及腋部桡神经病、臂丛后束病变、C_7 神经根病和中枢神经系统病变等疾病。后骨间神经病的患者肌电图检查的异常仅局限于后骨间神经支配的肌肉（包括示指固有伸肌、指总伸肌及尺侧腕伸肌），而肱桡肌、桡侧腕伸肌长头及肱三头肌不受累。桡神经沟处的桡神经病肌电图的异常可见于后骨间神经支配肌肉及肱桡肌、桡侧腕伸肌长头和旋后肌，而肱三头肌不受累；在腋部桡神经病中，上述所有肌肉（包括肱三头肌和肘肌）均异常。臂从后束近端的病变除了上述肌肉的异常以外，还有三角肌（腋神经支配）和背阔肌（胸背神经支配）的异常。C_7 神经根病可见颈部及棘旁肌异常及 C_7 节段桡神经支配肌（如肱三头肌、指总伸肌）、C_7 节段非桡神经支配肌（如旋前圆肌、桡侧腕屈肌）异常。在中枢病变中，在肌力减弱的肌肉中，MUAP 的形态及募集都正常，但可见 MUAP 的激活减弱。

桡神经支配肌针电极肌电图检查的解剖学要点

桡神经病的肌电图检查非常有序，因为桡神经支配的肌肉较多且分布有序，常见卡压部位上下均有不同肌支发出。但是某些肌肉具有一些特殊特征和局限性。

框 24-2 桡神经病变神经传导检测推荐方案

常规检测

1. 桡神经运动传导：在示指固有伸肌上记录，刺激前臂、肘部、桡神经沟下、桡神经沟上，双侧对比
2. 尺神经运动传导：在小指展肌上记录，屈曲肘关节，刺激腕部、沟下和沟上
3. 正中神经运动传导：在拇短展肌上记录，刺激腕部和肘部
4. 正中神经和尺神经的 F 波测定
5. 桡浅神经感觉传导：在拇指伸肌肌腱表面记录，刺激前臂；双侧对比
6. 尺神经感觉传导：在第 5 指记录，刺激腕部
7. 正中神经感觉传导：在第 2 指或第 3 指记录，刺激腕部

可能导致以下模式

- 后骨间神经病（轴索丢失损伤）：桡浅神经 SNAP 正常，桡神经远端记录的 CMAP 低波幅
- 后骨间神经病（脱髓鞘病变）：桡浅神经 SNAP 正常，桡神经远端记录的 CMAP 正常，前臂和肘之间可见运动传导阻滞
- 后骨间神经病（混合轴索丢失和脱髓鞘病变）：桡浅神经 SNAP 正常，桡神经远端记录的 CMAP 低波幅伴前臂和肘之间的运动传导阻滞
- 桡神经沟处的桡神经病变（轴索丢失损伤）：桡浅神经 SNAP 下降，桡神经远端记录的 CMAP 低波幅，桡神经沟处无传导阻滞
- 桡神经沟处的桡神经病变（脱髓鞘病变）：桡浅神经 SNAP 正常，桡神经远端记录的 CMAP 正常，桡神经沟处可见传导阻滞
- 桡神经沟处的桡神经病变（混合轴突损失和脱髓鞘病变）：桡浅神经 SNAP 下降，桡神经远端记录的 CMAP 低波幅伴桡神经沟处的传导阻滞
- 腋部桡神经病变（轴索丢失损伤）：桡浅神经 SNAP 下降，桡神经远端记录的 CMAP 低波幅
- 腋部桡神经病变（脱髓鞘病变）：桡浅神经 SNAP 正常，桡神经远端记录的 CMAP 正常，桡神经沟上运动传导正常
- 桡浅神经病变：桡浅神经 SNAP 下降，桡神经运动传导正常

CMAP. 复合肌肉单位电位；SNAP. 感觉神经动作电位

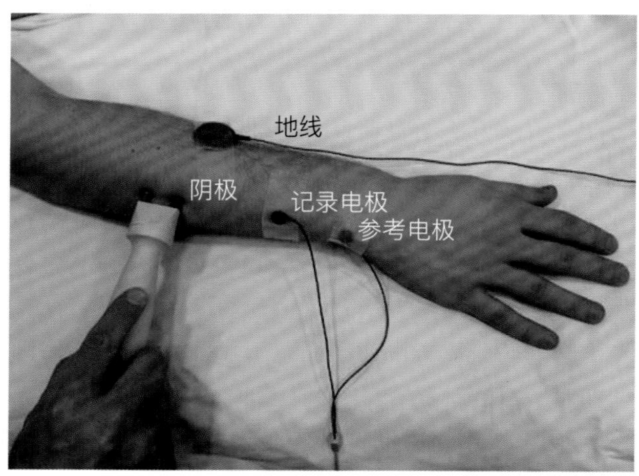

▲ 图 24-9 桡神经运动检测

记录电极置于示指固有伸肌上，尺骨茎突近端 2cm，参考电极置于尺骨茎突，刺激点位于前臂、肘部（肱二头肌与肱桡肌的肌间沟处）及桡神经沟上下

• 肘肌：肘肌是一块特殊肌肉，它是前臂肌肉中唯一一块由桡神经沟上方发出的肌支支配的肌肉。肘肌在本质上可视为肱三头肌内侧头的延伸。因此，如果桡神经沟处的桡神经受损非常严重，可见前臂桡神经支配肌（包括腕伸肌及指伸肌）及旋后肌和肱桡肌完全失神经支配，而肘肌不受累。

• 旋后肌：在桡神经沟与后骨间神经起始部（旋后肌腱弓）之间，桡神经发出分支支配四块肌肉，即肱桡肌、桡侧腕伸肌的长头与短头和旋后肌。这些肌肉的肌电图检查可提供定位信息，通过检查可明确病变位置在肘部后骨间神经水平还是在其以上。但是旋后肌有几个显著的局限性：①它解剖位置较深（横断面看在前臂中央），因此检查针很难准确插入；②旋后肌的旋后功能很容易被肱二头肌代偿（肱二头肌的主要功能是屈肘，其次就是前臂旋后），因此在桡神经病中，旋后肌无力很难被发现；③旋后

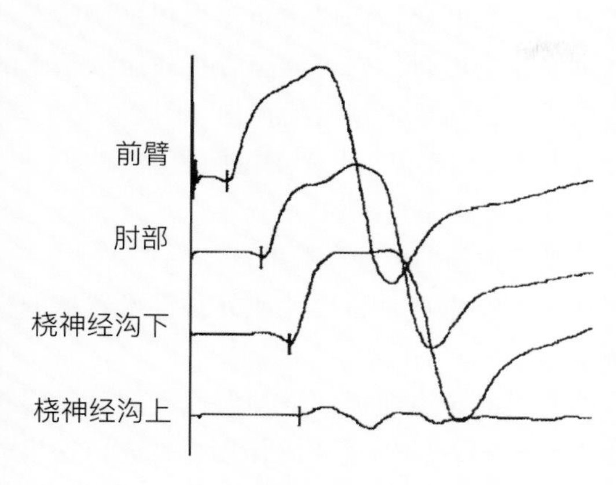

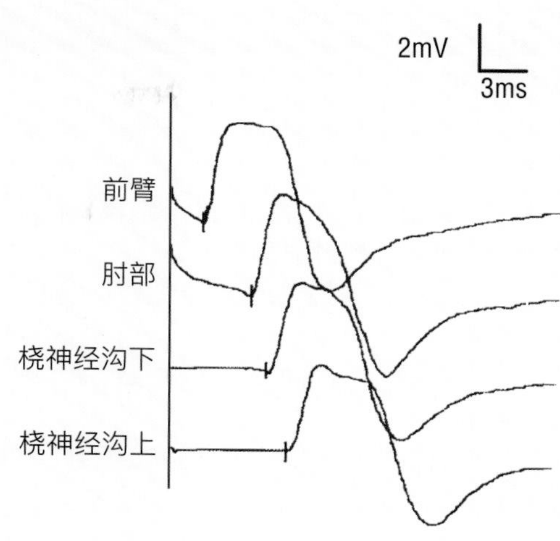

▲ 图 24-10 桡神经沟处桡神经病的运动传导检测

左图，症状侧上肢。右图，健侧上肢。记录点为示指固有伸肌，刺激点在前臂、肘部、桡神经沟下、桡神经沟上。左图显示患侧跨桡神经沟处有一明显的波幅下降（传导阻滞）。桡神经远端 CMAP 波幅正常且与健侧基本对称。以上结果提示病变主要为桡神经沟处的脱髓鞘改变

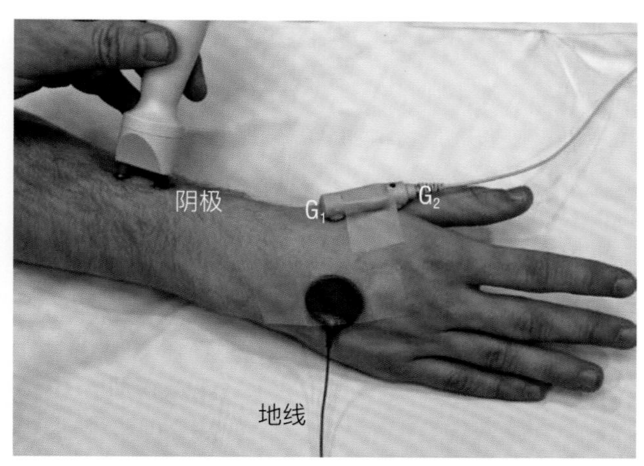

▲ 图 24-11 桡神经感觉检测

桡神经感觉浅支在拇长伸肌腱外侧走行表浅，易于扪及。记录电极置于神经表面，参考电极置于记录电极远端 3～4cm。桡神经浅支的刺激点位于距离 G_1 近端 10cm 处桡骨表面

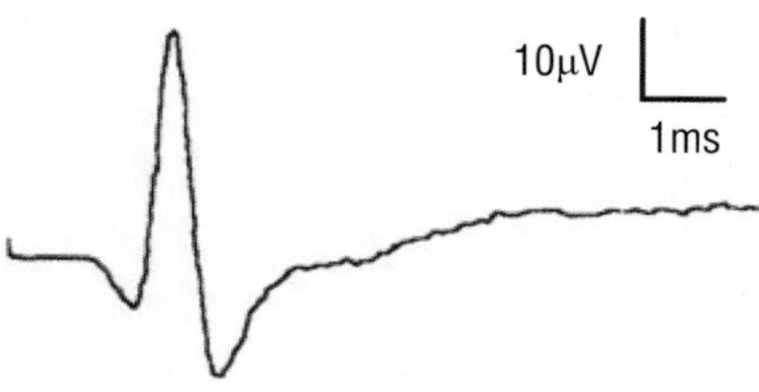

▲ 图 24-12 桡神经感觉神经动作电位

桡神经感觉神经动作电位易于记录且典型波形为三相波。在后骨间神经病及更高位置的单纯脱髓鞘性桡神经病中，该检查结果应为正常

肌和桡神经的关系与旋前圆肌和正中神经的关系类似，桡神经深穿支穿过旋后肌后成为后骨间神经，但是支配旋后肌的肌支是在进入旋后肌腱弓之前发出的。此部位的病变中旋后肌可能受累也可能不受累（与旋前圆肌综合征中旋前圆肌不一定受累类似）。由于这些局限性，肌电图检查最好避免检查该肌，因为其余受桡神经沟与后骨间神经之间发出的肌支支配的肌肉（尤其是肱桡肌、桡侧腕伸肌长头）相对更容易检查。

框 24-3 垂腕且桡神经感觉浅支传导正常的可能病因

- 后骨间神经病
- 桡神经沟处或腋部桡神经脱髓鞘病变
- C_7 神经根病
- 中枢神经病变
- 桡神经主干超急性轴索丢失（<4 天）

- 桡侧腕伸肌长头：如前所述，在桡神经沟与后骨间神经起始部（旋后肌腱弓）之间，桡神经发出分支支配肱桡肌和桡侧腕伸肌长头。因此，如果病变处于肘窝处桡神经主干的后骨间神经水平或其近端，这些肌肉的肌电图检查可提供有效的定位信息。但是桡侧腕伸肌长头的解剖位置与桡侧腕伸肌短头

框 24–4　桡神经病肌电图检查推荐方案

常规检查肌肉

1. 至少两块后骨间神经支配肌（如示指固有伸肌、尺侧腕伸肌、指总伸肌）
2. 至少一块分叉以上、桡神经沟以下肘段桡神经支配肌（如肱桡肌、桡侧腕伸肌长头）
3. 至少一块桡神经沟以上的桡神经支配肌（如肱三头肌、肘肌）
4. 至少一块非桡神经支配的臂丛后束支配肌（如三角肌、背阔肌）
5. 至少一块非桡神经支配的 C_7 神经根支配肌（如桡侧腕伸肌、旋前圆肌、指浅屈肌、颈棘旁肌）

特别注意点

- 在单纯脱髓鞘病变存在传导阻滞的情况下，肌电图检查的唯一发现可能为受累肌 MUAP 的轻度减弱
- 最好避免检查旋后肌，该肌位置较深且难以定位，并且在后骨间神经病中常常不受累

MUAP. 运动单位动作电位

相邻，因此肌电图检查针的插入位置需要非常准确。这一点非常重要，如果检查针误插入桡侧腕伸肌短头（也称为桡侧腕短伸肌）中，并得到异常结果，那么该结果可能被误判为病变位于肘部或以上的桡神经主干，但其实病变可能位于更远端的桡神经运动深支。这是由于桡侧腕伸肌短头有数种常见的解剖变异：它既可能被肘部桡神经主干发出的肌支支配，也可能被桡神经运动深支发出的肌支支配，极少数可被近端桡神经浅支发出的肌支支配。如果桡侧腕伸肌短头的肌支从桡神经深支发出，而不是从桡神经主干发出，那么可能让检查者误认为病变部位在主干。由于桡侧腕短伸肌的神经支配解剖变异的存在，该肌检查结果的异常不能区分病变位于肘部桡神经主干还是桡神经运动深支。

因此虽然桡侧腕长伸肌是常规需要检查的肌肉之一，但在桡神经沟以下，桡神经分叉的近端，肱桡肌是最容易检查的肌肉，并且潜在的问题最少。

五、相关超声检查

与其他卡压性神经病变类似，神经肌肉超声所提供的特殊解剖信息在协助诊断桡神经病变的位置和病因方面十分有用。尽管最常见的桡神经病变发生于桡神经沟处的外部压迫，但也有其他的内部结构损伤可导致桡神经不同部位的病变。此外，肱骨骨折及术后切开复位内固定也可以损伤桡神经。由于桡神经靠近肱骨，它可能因骨折或后续手术的并发症损伤，包括手术器械的损伤（图 24–13）。超声检查通常可以回答以下几个关键问题。

- 神经是否是连续的？
- 神经损伤的位置在哪里？
- 是否有来自骨折碎片或外科手术器械的持续卡压？

神经肌肉超声在评估桡神经深支和后骨间神经病变方面也起着特别重要的作用。首先，这里的卡压十分少见。其次，这些损伤通常是典型的轴突损伤。因此，电生理检查通常不能确定损伤的具体位置。第三，这些部位的神经损伤通常是由一些特殊结构损伤引起的，也可以是神经痛性肌萎缩的症状之一（见第 33 章）。最后，最有争议的，所谓的由后骨间神经卡压引起的“桡管综合征”，在电生理检查中通常是正常的。鉴于以上原因，超声通常是确定是否的确存在卡压的关键检查，如果确实存在卡压，超声可以协助确定是由什么原因引起的。

为了更清楚地看到桡神经，通常要求患者取仰卧位，肘部微弯曲，手内旋，超声探头置于短轴上，位置位于肱二头肌和肱桡肌之间的沟内。在这个位置很容易看到位于肱桡肌和肱肌之间筋膜内的桡神经。一旦确定了神经所在，探头可以沿着神经向近端移动（图 24–14）。神经首先在肌肉中走行，但当探头靠近上臂中部时，肱骨的影像就会出现。向近端稍偏外侧移动时，就可以看到肱骨表面相的桡神经的超声影像。随后，桡神经向后延伸，与桡神经沟相邻，然后向上臂的肱三头肌深层穿行。

当看到桡神经走行至桡神经沟后，将探头重新放置于肱桡肌和肱肌之间的起始位置，然后向远端移动。通常情况下，神经内会形成两个不同的神经束（形成“蛇眼”或“眼镜”状），随后又会分裂为深支和浅支（图 24–15）。这个分叉通常位于肘关节的近端。在某些情况下，桡神经可能在更远端的肘关节水平分叉（图 24–16）。在短轴面上，深支进入旋后肌的两个头（一个浅头一个深头）之间之前都可以被看到（图 24–17）。旋后肌环绕桡骨形成一个特征性的弓形结构。深支通常比较小，测量其横截面面积时比较具有挑战性。另一种方法是简单测量

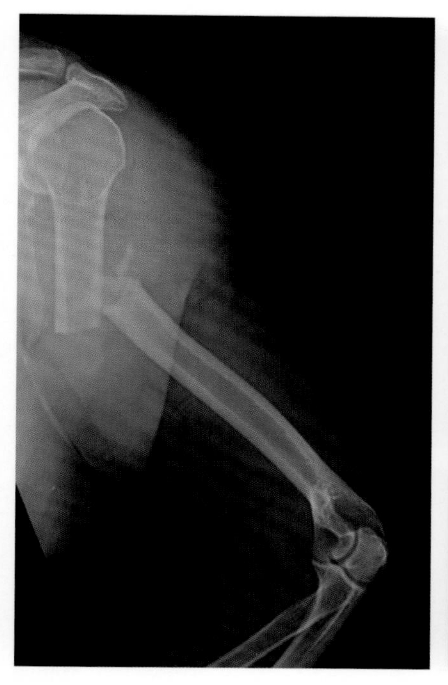
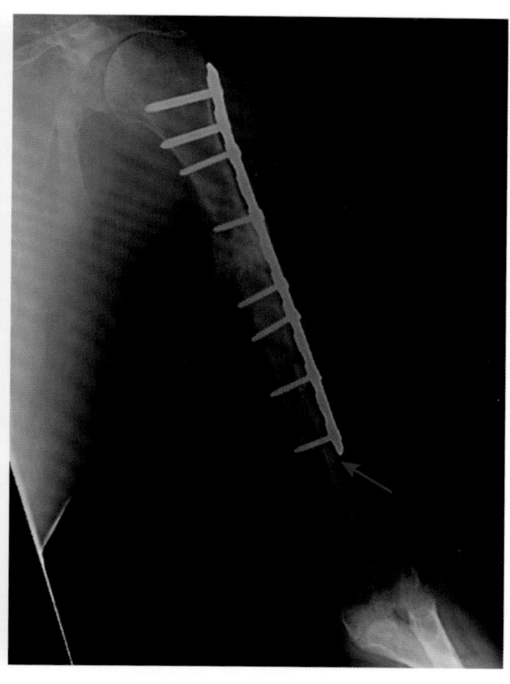

◀ **图 24-13 肱骨骨折**

X 线前后位。左图，肱骨骨折并完全错位。右图，切开复位内固定。由于桡神经紧贴肱骨，它通常会因骨折或后续手术的并发症而受伤，包括手术器械的损伤。肱骨与手术钢板边缘之间的空隙（红箭）是一个潜在的卡压部位

其前后径，正常的 AP 直径最大可达 1.5mm。当神经位于旋后肌的两个头之间时，它可能是圆形或椭圆形的，也可能是两个、三个或四个束排成一列（图 24-18）。

如果谨慎地将探头旋转 90°，可以看到神经的长轴。然而，当神经进入旋后肌时，其口径往往会发生变化：神经的直径略减小，而宽度略增加，这种现象是正常的而非病理性的。该位置的神经直径或 CSA 的微小变化，如果确实是病理性的，应伴有回声和（或）束结构的其他异常。在旋后肌远端，后骨间神经位于前臂伸肌的深层和表层之间。深层肌肉包括拇长展肌、拇长伸肌、拇短伸肌和示指固有伸肌。表层的肌肉包括指总伸肌、小指伸肌和尺侧腕伸肌。该神经通常很难看到，但其伴随后骨间动脉走行，这有助于定位神经（图 24-19）。

探头回到肘部，桡神经浅支通常沿着前臂向下延伸，走行在肱桡肌下方（图 24-20）。当接近腕部时，肱桡肌从肌肉延伸为肌腱，在这个部位，桡浅神经走行在肱桡肌腱上方、桡侧腕长伸肌下方之间更为表浅的位置。在稍远一点的位置，神经穿过筋膜进入皮下。此时，神经非常小，通常只有几个神经束。在腕部，它走行在第一背伸肌隔室（其中包含拇长展肌和拇短伸肌的肌腱）和头静脉起始处（图 24-21）。

如前所述，桡神经沟处的卡压是桡神经病变最常见的原因（图 24-22）。与其他神经类似，当桡神经受到卡压时，神经会肿胀，回声偏低且失去正常的束状结构（图 24-22）。除了上臂骨折伴或不伴手术修复以外，上臂桡神经其他部位的损伤较为少见。然而，深支 / 后骨间神经却不是这样。起源于肘关节附近的腱鞘囊肿可压迫桡神经深支，有时可同时压迫深支和浅支（图 24-23）。如前所述，桡神经运动深支 / 后骨间神经有五个可能受压部位，尽管有些部位比其他部位更常见。这五个部位从近端到远端包括：①桡侧短腕伸肌的内侧近端边缘；②肱肌与肱桡肌之间肱桡关节前的纤维组织；③“亨利带”；④旋后肌腱弓；⑤旋后肌远端边缘。

如果后骨间神经在进入称为旋后肌腱弓下的旋后肌时发生卡压（图 24-24），则在卡压近端神经会变粗且回声减低，此外，有几种类型的肿瘤可影响桡神经深部运动支和后骨间神经，包括脂肪瘤、神经纤维瘤和神经鞘瘤，其中以脂肪瘤最为常见（图 24-25 和图 24-26）。血管卡压神经的情况较为少见。在一些患者中，一组较为重要的桡侧回返血管被称为“亨利带”，会覆盖并压迫下面的桡神经深运动支。检查后骨间神经在旋后肌的浅头和深头之间走行的全长十分重要。神经进入旋后肌时最常见的卡压部位位于旋后肌腱弓处，但在某些情况下，神经离开旋后肌时也会在远端出现卡压（图 24-27）。

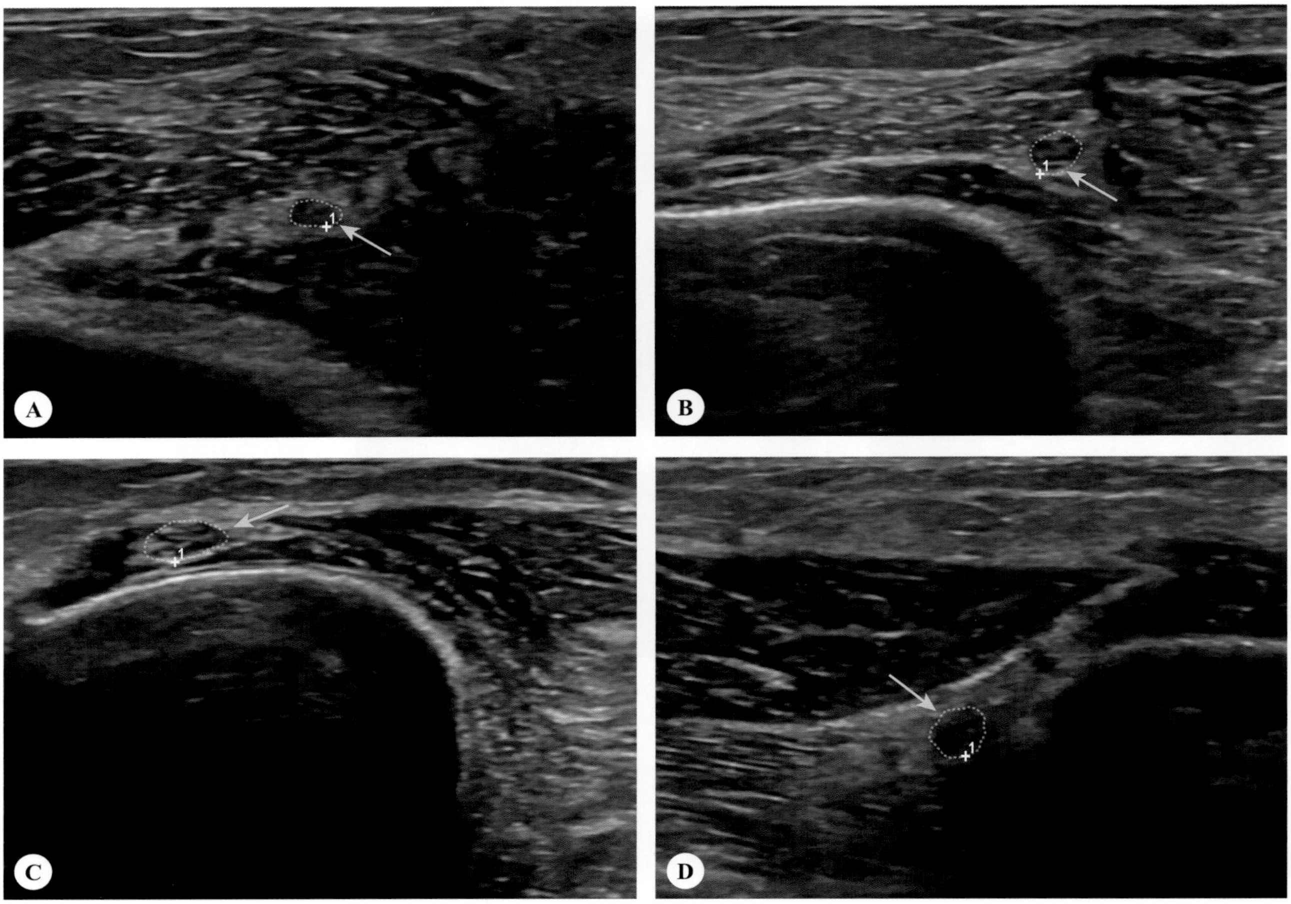

▲ 图 24-14 从肘部开始向近端移动所示桡神经的正常超声影像。短轴成像

A. 肘部；B. 上臂中部接近肱骨处；C. 桡神经沟处；D. 上臂后部经过桡神经沟后更深处（黄箭所指为各个位置的正常桡神经）

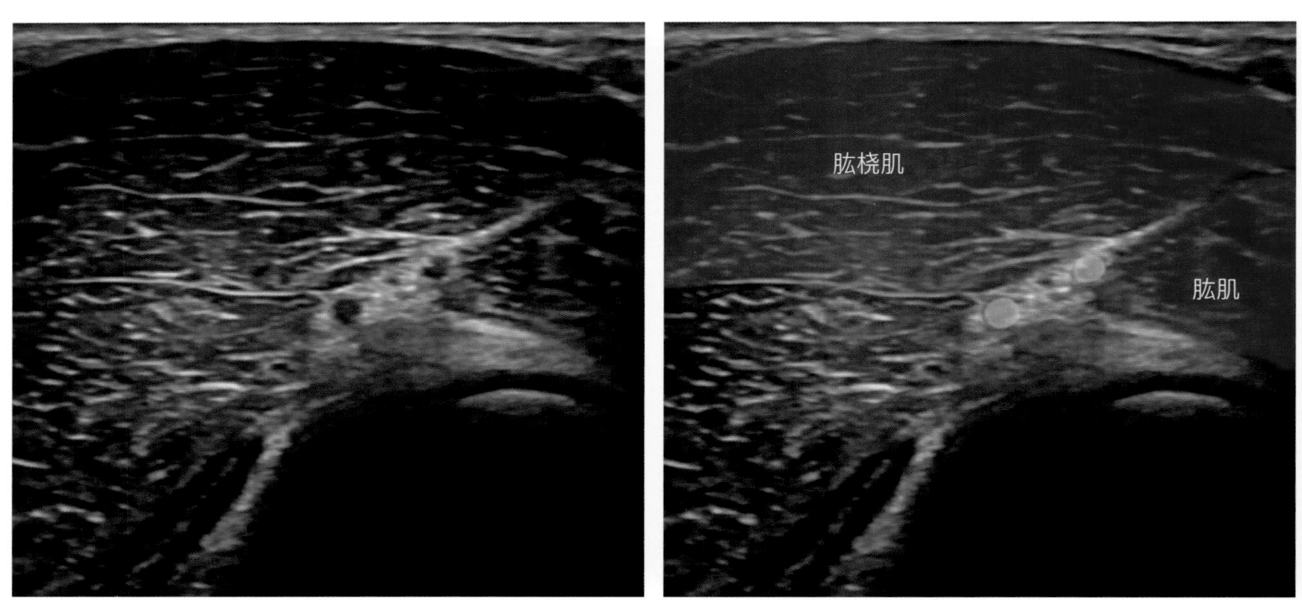

▲ 图 24-15 紧贴肘关节近端的桡神经的正常超声

左图，短轴，原始图像。右图，同一张图，桡神经标记为黄色。当桡神经即将分成浅支和深支时，它通常会在神经内形成两个不同的束，具有“蛇眼”或“眼镜”的外观。神经位于肱桡肌和肱肌之间

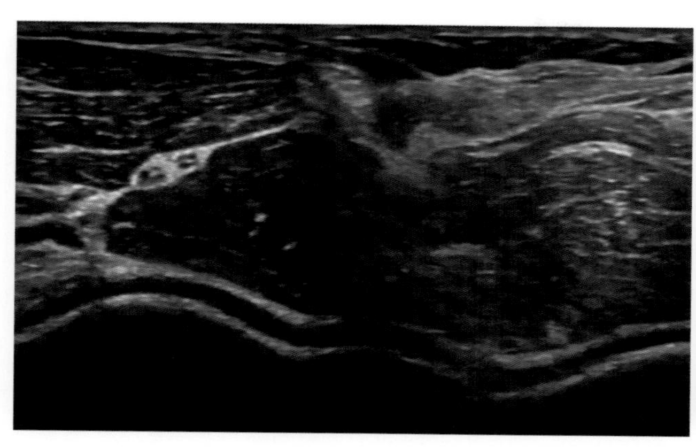

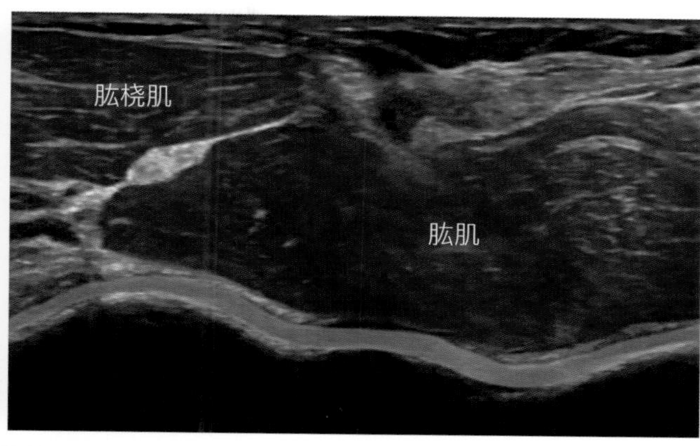

▲ 图 24-16　肘部桡神经的正常超声

左图，短轴，原始图像。右图，同一张图。桡神经标记为黄色。当桡神经即将分成浅支和深支时，它通常会在神经内形成两个不同的束，具有"蛇眼"或"眼镜"外观。神经位于肱桡肌和肱肌之间。然而，与图 24-15 相比，神经分叉在肘部稍远一些。肘关节透明软骨（浅蓝色）清晰可见

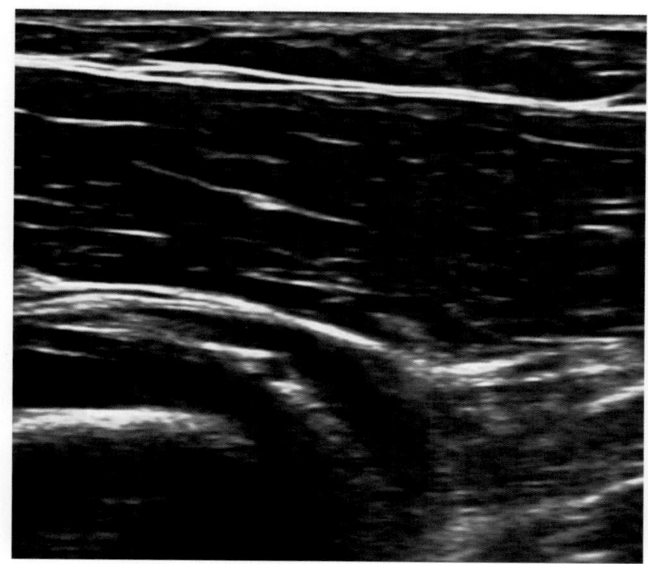

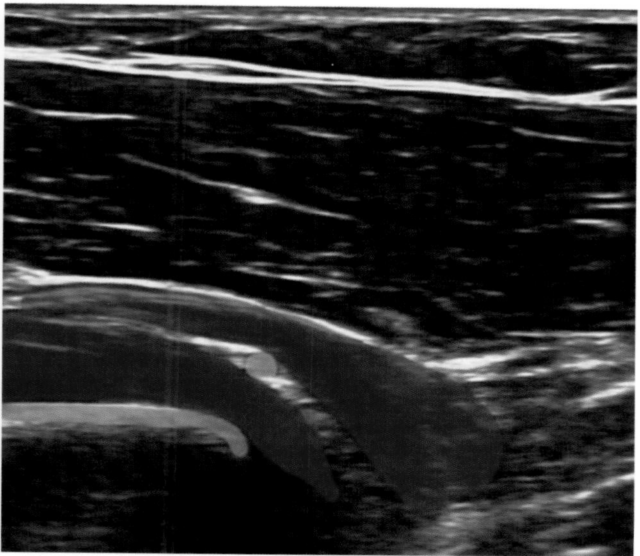

▲ 图 24-17　后骨间神经的正常超声

左图，自背侧查看时前臂近端的短轴，原始图像。右图，同一张图。桡骨标识为绿色，后骨间神经标识为黄色，旋后肌的两个头标识为红色。当桡神经走行于旋后肌两个头之间时，通常呈圆形或椭圆形

桡浅感觉神经在腕部背侧的近端皮下表浅的部位最容易受损。这通常是由手镯、表带或手铐太紧造成的外部压迫造成的。然而，桡骨远端撕裂伤和骨折也可能造成损伤（图 24-28）。一些手术也会损伤桡浅神经，包括静脉穿刺（头静脉与之毗邻）、腱鞘注射和该区域的其他操作。在治疗桡骨茎突狭窄性腱鞘炎时，第一背侧伸肌隔室的注射治疗可能会损伤桡浅神经，这个空间包含拇长展肌和拇短伸肌的肌腱，紧挨着桡浅神经。在超声检查中，可以看到桡浅感觉神经增粗、低回声和束状结构的消失，这与其他神经损伤的超声表现类似。

六、病例分析

（一）病例 24-1

【病史和查体】

男性，42 岁，主诉持续性左侧腕下垂。患者诉 3 周前某天醒来突发左侧近乎完全性垂腕和垂指，患者无疼痛，但有拇指和示指之间手背感觉异常。患者曾于当地急诊就诊，怀疑脑卒中，但诊断不明确。患者患病 3 周以来症状无明显改善。

查体发现患者一般状况良好，左侧明显垂腕及垂指，伸腕及伸指肌力 I 级；手指外展无力，但被

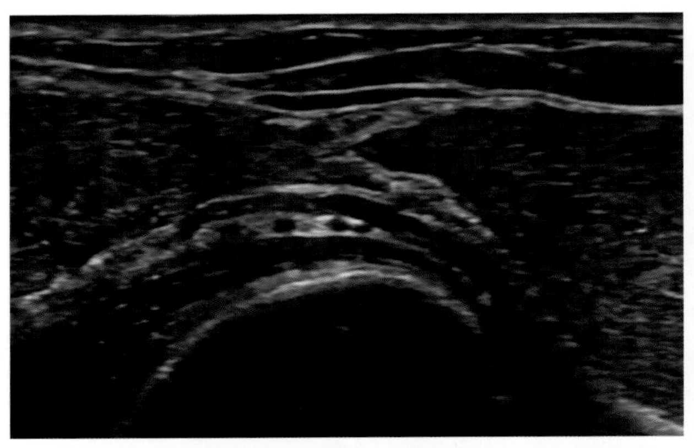

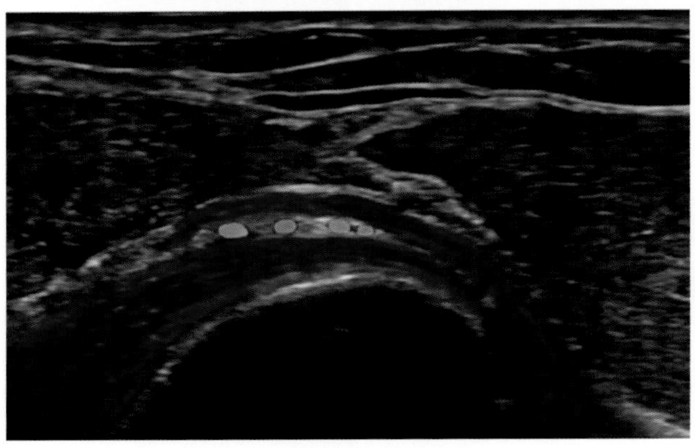

▲ **图 24-18　后骨间神经正常超声**

上图，自背侧查看时前臂近端的短轴，原始图像。下图，同一张图。后骨间神经分出数个分支标识为黄色，旋后肌的两个头标识为红色。除了单个圆形或椭圆形神经束外，后骨间神经也可分为两个、三个或四个神经束，在旋后肌的两个头之间排成一列

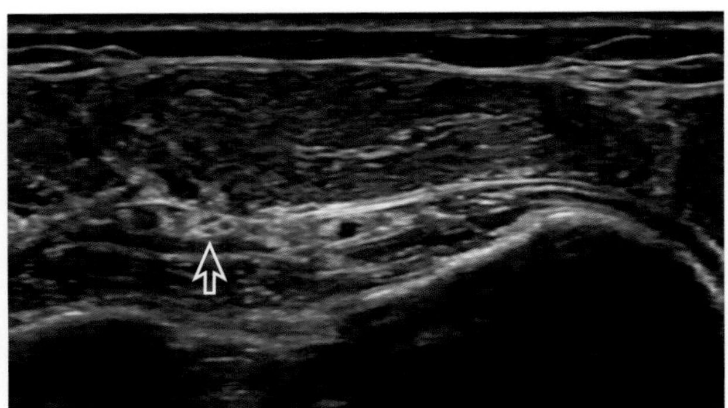

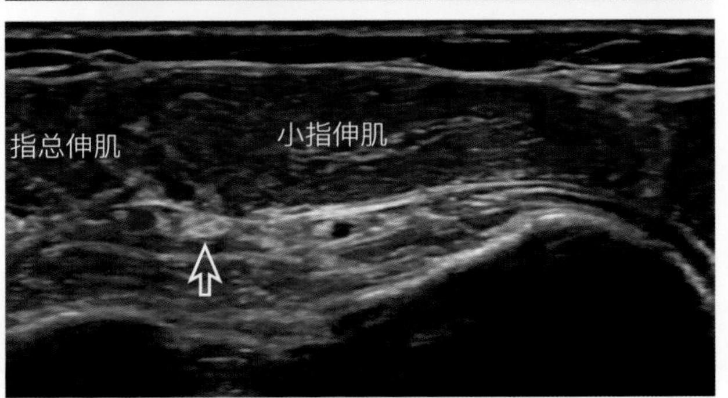

▲ **图 24-19　正常远端后骨间神经**

上图，短轴，前臂中侧背侧，原始图像。下图，同一张图。后骨间神经标识为黄色，后骨间动脉标识为鲜红色，浅层的伸肌标识为暗红色，深层的伸肌标识为浅蓝色。在旋后肌远端，后骨间神经（白箭）走行于前臂伸肌的深层和浅层之间。神经通常很难看到，但它伴着后骨间动脉，这有助于定位神经。

动伸展至中立位时肌力明显好转；腕及指屈曲肌力正常，伸肘及屈肘肌力正常，肩关节外展正常。感觉检查发现感觉木感区域在左手背外侧拇指示指之间至示指、中指、环指近端关节。双侧肱二头肌及肱三头肌反射正常且对称，左侧桡骨膜反射消失，右侧正常。下肢反射检查中，双侧膝反射正常，双侧踝反射难以引出。

【病例小结】

本例患者因急性垂腕垂指入院，鉴别诊断包括后骨间神经病、桡神经沟处或腋部桡神经病、臂丛后束疾病、不典型的 C_7 神经病及中枢神经病变等。从查体来看，肌力减弱的表现提示桡神经沟桡神经病可能性较大。根据患者的临床表现可初步排除后骨间神经病，因为：①存在桡神经浅支（桡浅感觉神经）分布区域异样感觉；②存在桡骨膜反射异常（提示肘部以上的桡神经病）。不能排除腋部桡神经病，但可能性不大，因为患者不存在前臂及臂后侧皮神经分布区域异样感觉，并且肱三头肌肌力及反射正常。上述原因也可基本排除臂丛后束的病变，并且患者没有三角肌和背阔肌肌力的减弱（如果病变部位在后束，则上述肌肉应有受累）。C_7 神经根病在临床表现上与桡神经病相似，但 C_7 神经根病应有肱三头肌肌力减弱、反射异常及 C_7 节段正中神经支配肌（例如旋前圆肌和桡侧腕屈肌）的受累。最后，中枢系统疾病的可能性较小，因为运动及感觉损伤范围与周围神经（即桡神经）分布相符，并且不存在反射增高、痉挛等上运动神经元损伤表现。

患者首先接受了桡神经运动传导检测。左侧前臂、肘部、桡神经沟下刺激时示指固有伸肌记录的桡神经 CMAP 正常，但桡神经沟上刺激点得到的 CMAP 波幅有明显下降（桡神经沟下为 4.6mV，桡神经沟上为 0.7mV）。该异常（传导阻滞）明确提示桡神经沟处的脱髓鞘病变；对侧桡神经传导检测正常，近端刺激点无波幅下降。患者受累侧与未受累

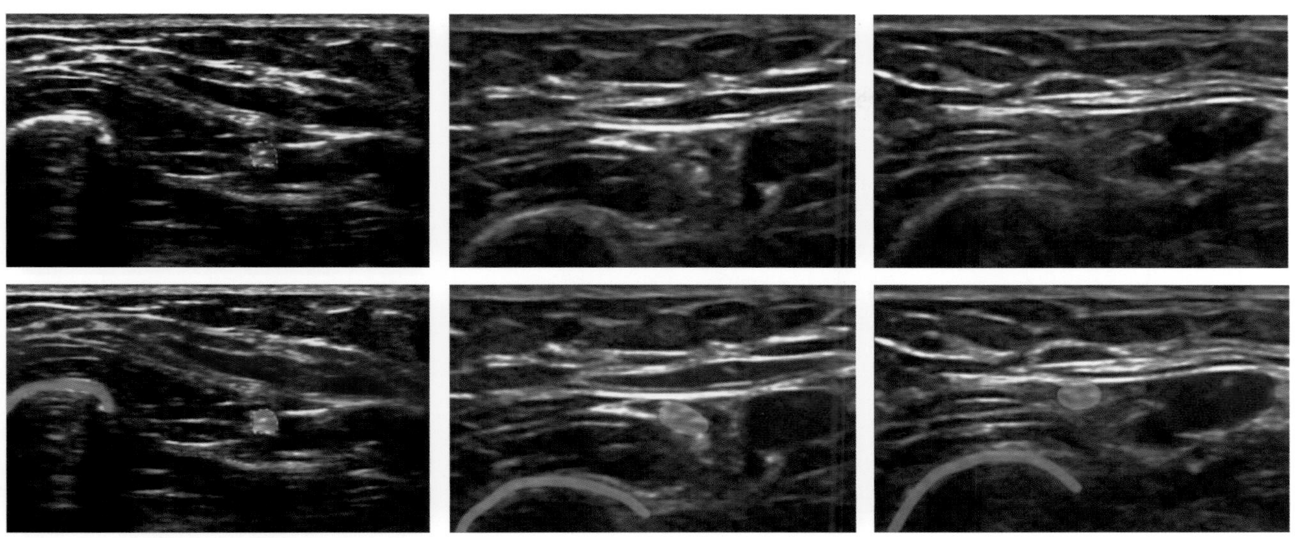

▲ 图 24–20　桡浅神经正常超声

上图，原始图像。下图，同一张图。黄色为桡浅神经，红色为肱桡肌，绿色为桡骨，蓝色为头静脉。前臂背侧的短轴。左图，前臂近端；中图，前臂中部；右图，前臂远端。桡浅神经非常小，在静态图像上很难识别。然而，当探头在前臂上下移动时，神经变得更加明显。它首先在肱桡肌下面走行，然后在肱桡肌腱下面变得更浅，最后在手腕附近的皮下走行。大的头静脉通常在手腕附近

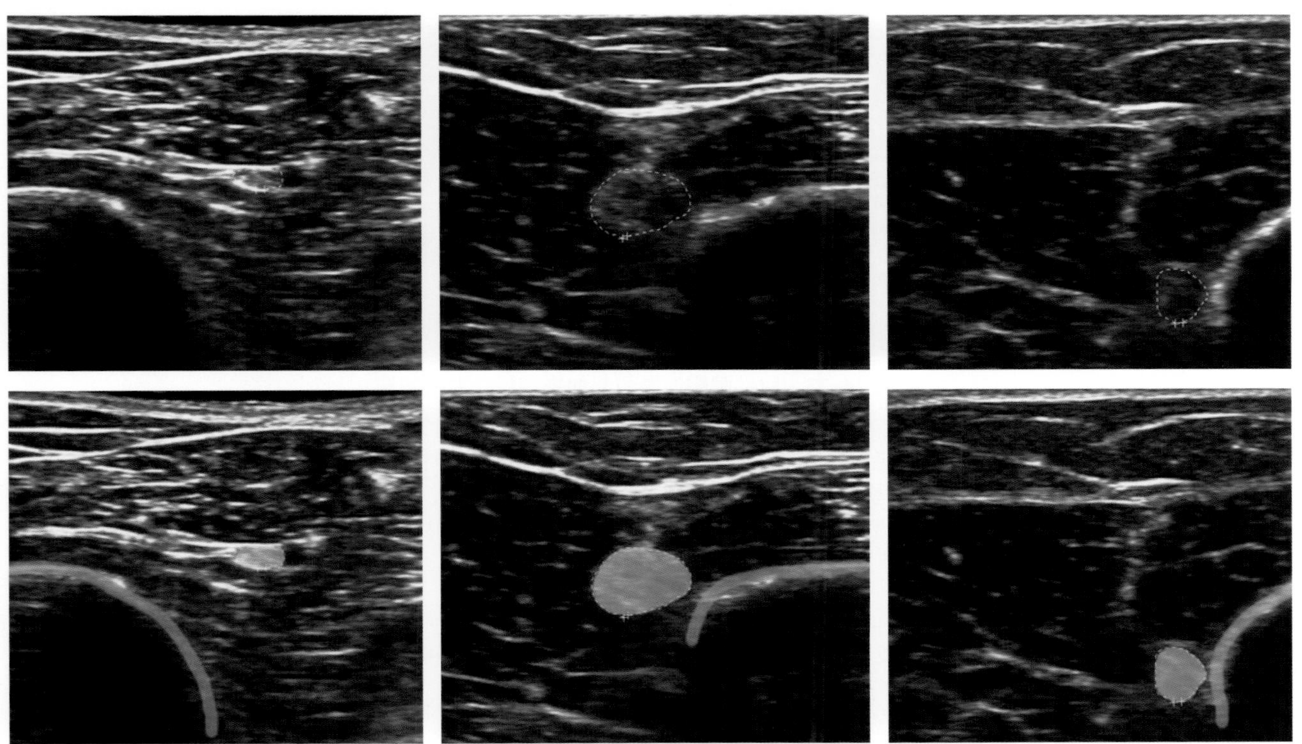

▲ 图 24–21　桡神经沟处桡神经病的超声

上图，原始图像。下图，同一张图。黄色是桡神经，绿色是肱骨。上臂外侧的短轴。左图，紧靠肘部近端。中图，桡神经沟处。右图，桡神经沟的远端。神经在桡神经沟处的正常束状结构的消失，增粗和低回声。桡神经在肘部以上直径为 7mm^2，在桡神经沟处直径为 28mm^2

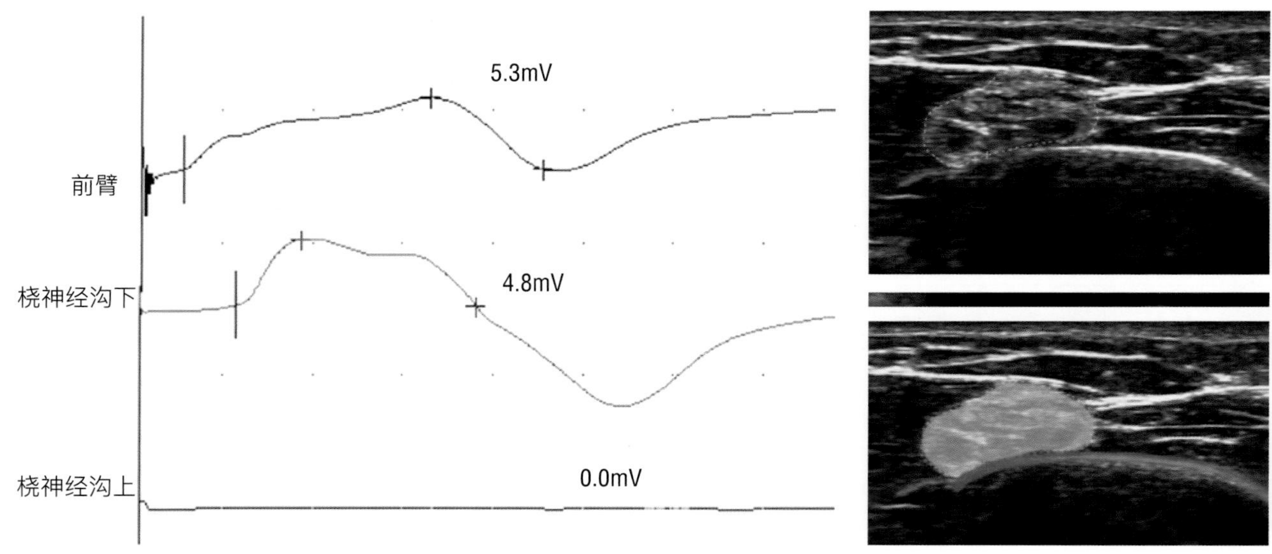

▲ 图 24-22　桡神经沟处桡神经病变

左图，记录了完全性垂腕患者示指固有伸肌的神经传导检测。在桡神经沟上下存在传导阻滞。右上图，桡神经沟处桡神经短轴超声，原始图像。右下图，同一张图。黄色是桡神经，绿色是肱骨。桡神经沟处的桡神经肿大，直径测得它的面积为 75mm^2

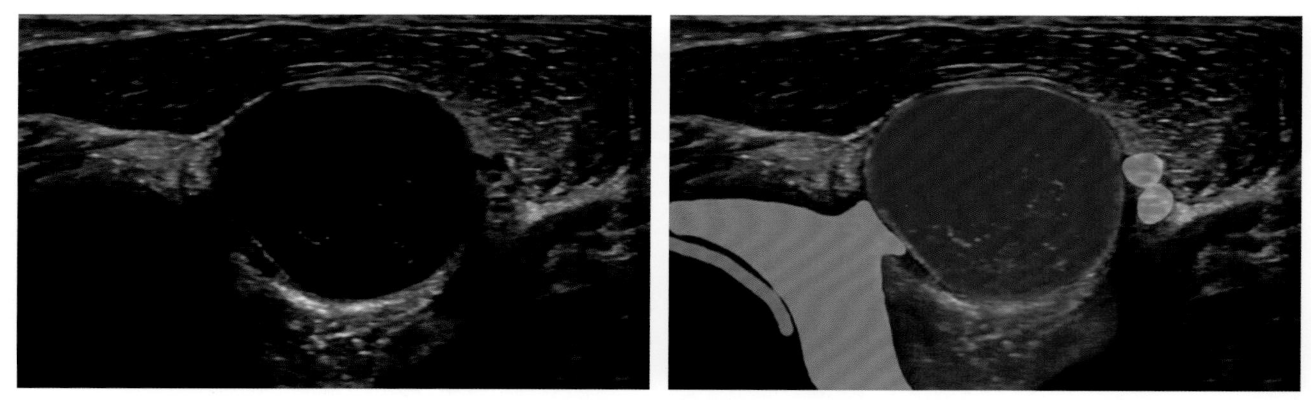

▲ 图 24-23　肘部腱鞘囊肿引起的桡神经病变的超声

左图，肘部桡神经短轴，原始图像。右图，同一张图。桡神经为黄色，大腱鞘囊肿为深绿色，肱骨为亮绿色，后部回声增强为紫色，肘关节连接为浅蓝色。由于该囊肿压迫桡神经，在桡神经即将分叉为浅支和深支时，同时压迫了两个分支，临床类似桡神经沟处的桡神经病变。腱鞘囊肿被认为是无回声的，其内部可能有点状颗粒，后部有明显的声增强。如果做超声时看到一个“尾巴”一直到关节囊或肌腱鞘中（图中浅蓝色），那么诊断腱鞘囊肿的可能性很大

侧远端 CMAP 无明显差别（患侧波幅较健侧稍高）。本例病程为 3 周，如有神经损伤，则运动纤维的沃勒变性已经发生（一般发生时间为损伤后 3～5 天），受累侧与未受累侧 CMAP 波幅对比是评估轴索丢失数量的有效手段。至此两项证据提示此例桡神经病的主要病生理改变主要为脱髓鞘：电生理检查显示桡神经沟处传导阻滞及远端 CMAP 波幅正常。患者接着接受了正中神经和桡神经检查以排除臂丛神经更为广泛的病变，此神经运动传导检查均正常。

患者接着接受了感觉神经传导检测。双侧正中神经的 SNAP 波幅降低且有轻度的峰潜伏期延长，但是受累侧与非受累侧相对对称；尺神经感觉传导检查也有相似发现。但桡神经感觉传导有明显的不对称，受累的左侧波幅比无症状的右侧波幅显著降低。

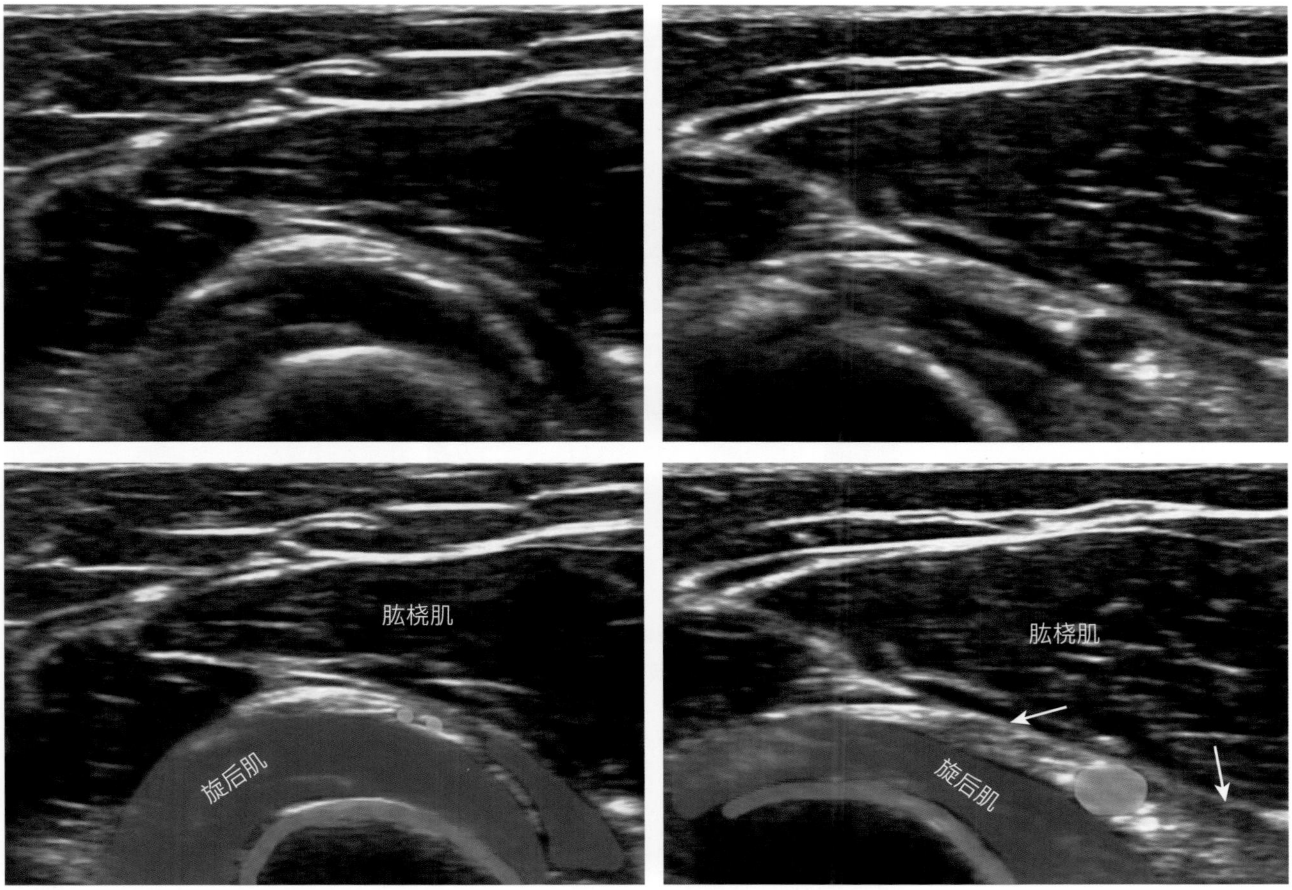

▲ 图 24-24　旋后肌腱弓后骨间神经病变超声影像

上图，从背侧查看前臂近端的短轴，原始图像。下图，同一张图。桡骨为绿色，后骨间神经为黄色，旋后肌为红色。左图，正常侧肢体。右图，症状侧肢体。在症状侧，注意当后骨间神经即将进入旋后肌时，后骨间神经明显增大增粗。近距离观察，症状侧旋后肌上方高回声组织更明显（箭）。这可能是旋后肌腱弓纤维化组织增多的表现

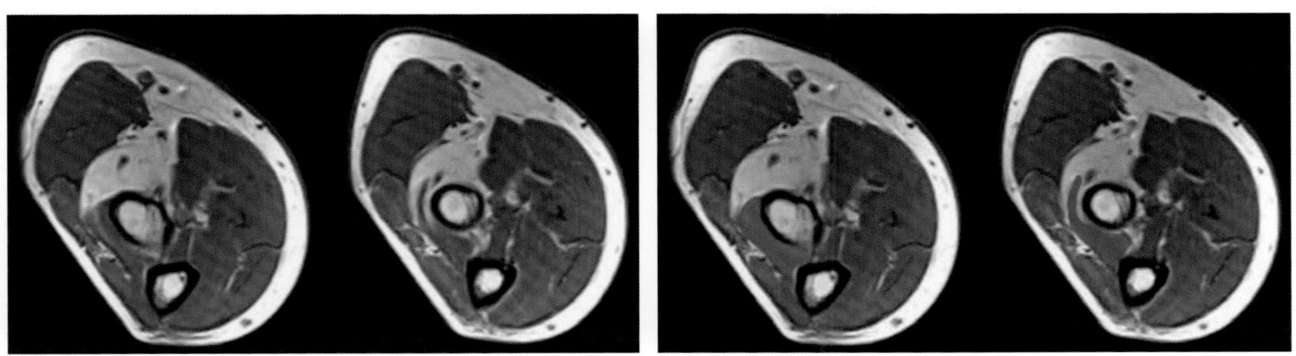

▲ 图 24-25　脂肪瘤致桡神经深支病变 MRI

左图，前臂近端相邻两个水平的短轴 MRI 图像，原始图像。右图，同一张图。红色是旋后肌，蓝色是桡神经深支，粉色是脂肪瘤。MRI 和手术切除后的病理显示肿块为脂肪瘤，包裹桡神经深支。该患者术后垂腕和垂指明显恢复

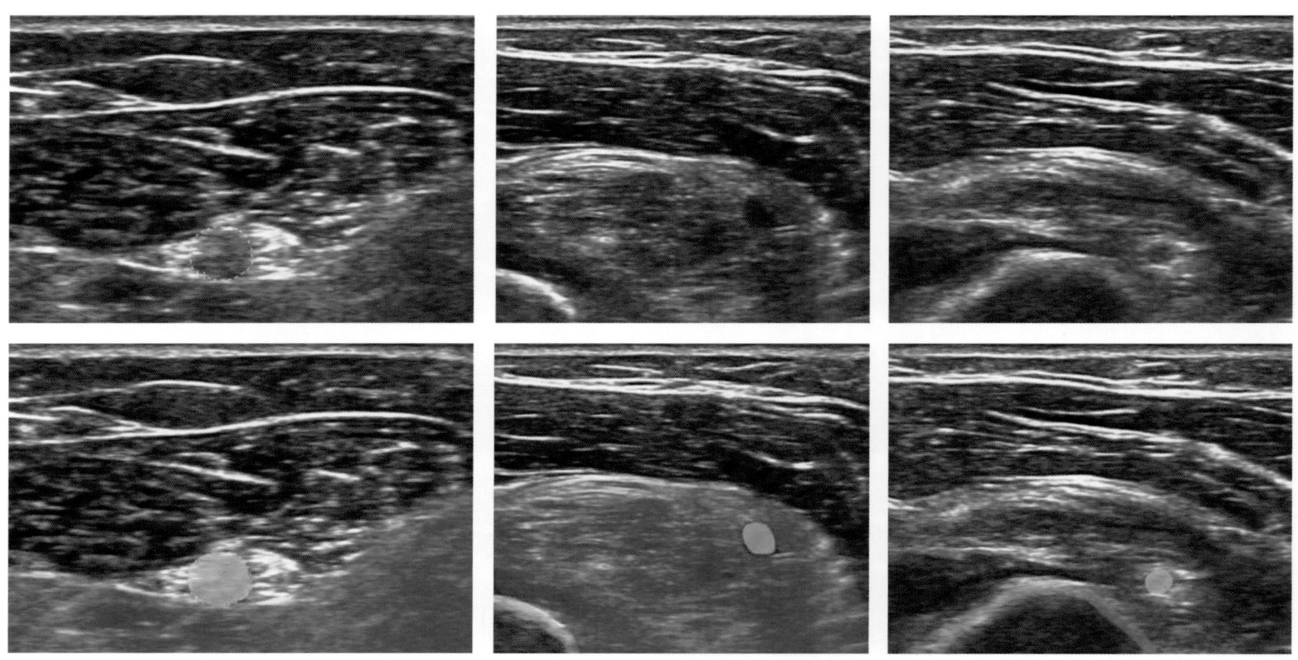

▲ 图 24-26 脂肪瘤致桡神经深支病变的超声

上图，原始图像；下图，同一张图。黄色为桡神经深支，绿色为桡骨，紫色为脂肪瘤肿块。短轴图像。左图，肘部远端的桡神经深支。中图，旋后肌中间的桡神经深支；右图，旋后肌两个头之间的桡神经深支。左图中桡神经深支肿胀增粗，然后它被包裹在一团混合回声中，当神经进入旋后肌腱弓时，大小几乎恢复正常。肿块的多普勒检查（未显示）为阴性。这个肿块的病因在超声检查中不清楚，但后来被确定为脂肪瘤，见图 24-26 中 MRI

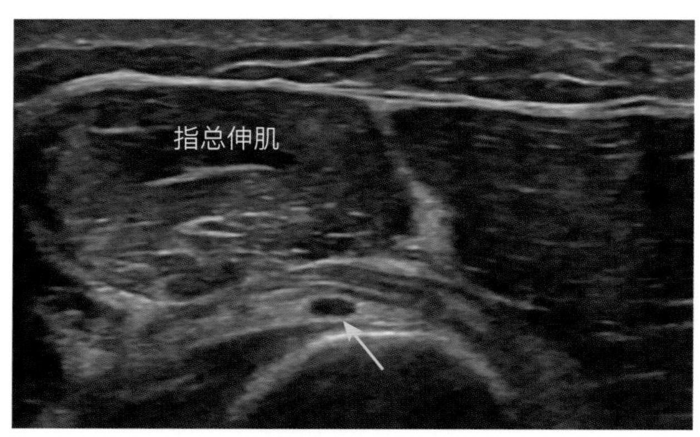

▲ 图 24-27 旋后肌远端后骨间神经病变超声图

从背侧查看前臂中部近端的短轴。后骨间神经即将离开旋后肌。大的低回声影为神经（黄箭）。这张影像来自一个患有“桡管”综合征的患者。症状仅限于前臂伸侧近端的疼痛，无任何无力或麻木，电生理检查正常

至此有足够证据表明，该患者有左侧桡神经沟处桡神经病，病变类型主要为脱髓鞘，桡神经浅支感觉波幅的降低表明患者也存在一定的轴索丢失。此外，患者还存在双侧的正中神经和尺神经感觉波幅降低，但单侧的臂丛神经病不能解释对侧正中神经、尺神经感觉传导相似的改变。这提示该患者有可能合并多发性神经病。为了排除该可能，患者进一步接受了腓肠神经感觉传导检查，同样发现了波幅降低。综上所述，感觉神经传导检测提示患者可能存在潜在的轻度多发性神经病。

该患者的肌电图检查首先对后骨间神经支配的三块肌肉（示指固有伸肌、指总伸肌、尺侧腕伸肌）进行检查，三者均出现了纤颤电位及显著的募集减少，而 MUAP 波形正常，表现出亚急性损伤的典型特征。本例患者病程时间已足够出现纤颤电位（一般在损伤后 2～3 周出现），但尚不足以出现神经再支配（一般在损伤后数月出现）。这是神经发生急性损伤、卡压或缺血后的典型表现。注意该表现常提示急性病变发生于数周之内，不会见于表现为慢性进展的典型多发性神经病。

后骨间神经起始点以上的肌肉肌电图检查发现，肱桡肌和桡侧腕伸肌长头存在与后骨间神经病支配肌相似的表现。桡侧腕伸肌长头的检查较为重要，因为支配该肌的肌支由桡神经在分叉点以上肘部附近发出，而支配桡侧腕伸肌短头的肌支由桡神经深支或肘部桡神经主干发出。肱三头肌和三角肌内侧束的肌电图检查均正常，该结果可初步排除桡神经

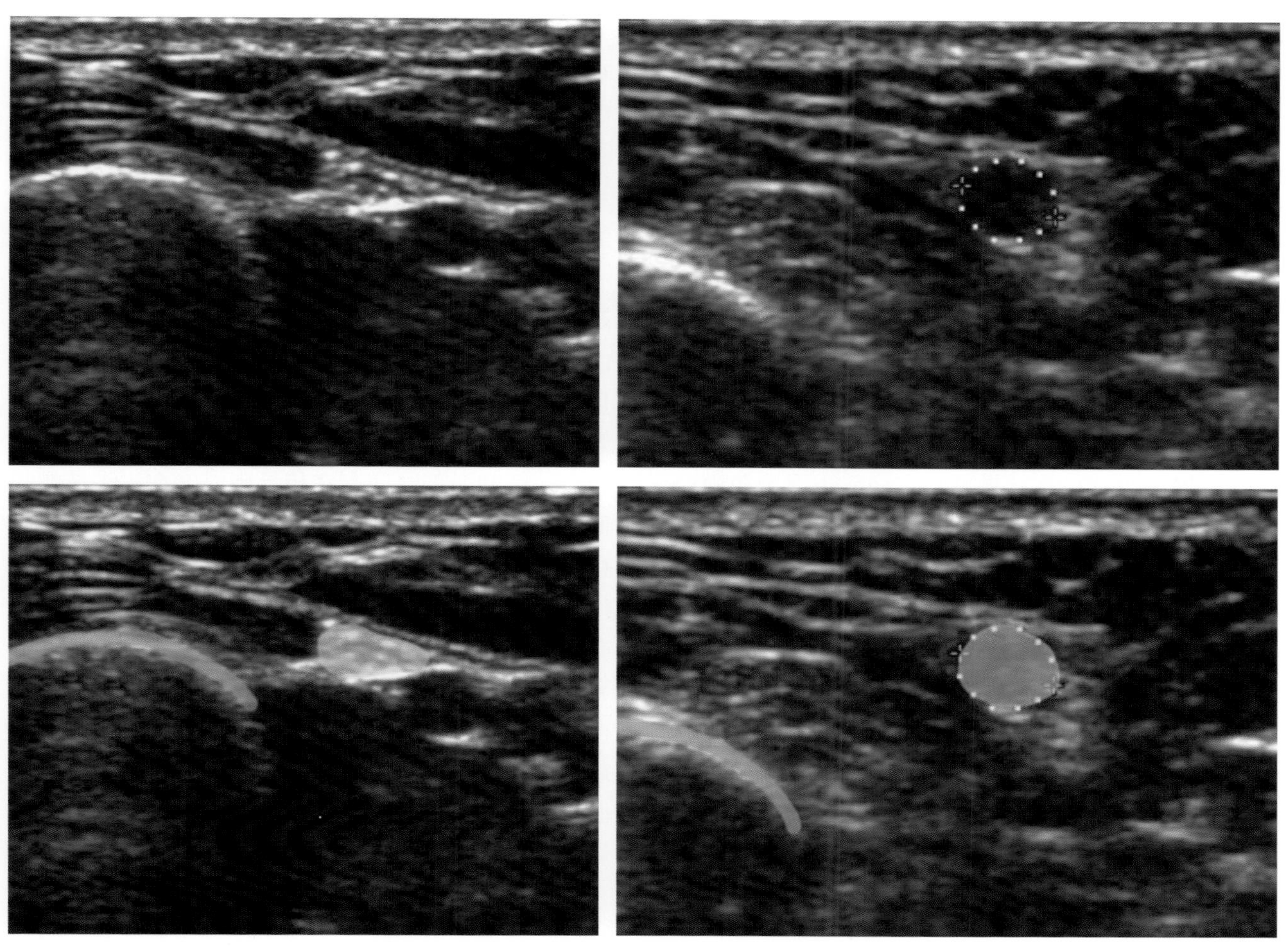

▲ 图 24-28 桡浅感觉神经病变

桡骨远端骨折后桡浅感觉神经损伤。桡骨远端和桡浅感觉神经的短轴。上图，原始图像。下图，同一张图，桡浅感觉神经为黄色，桡骨骨影为绿色。左图，正常对照，右图，患者。在症状侧，桡浅神经轻微增粗，直径 $6mm^2$，明显低回声［经许可转载，改编自 Visser LH. High-resolution sonography of the superficial radial nerve with two case reports. *Muscle Nerve*. 2009;39(3):392–395.］

沟以上的病变，如桡神经腋部病变、臂丛后束病变等。两块非桡神经支配的远端肌肉（即拇短展肌和第一背侧骨间肌）的肌电图检查显示宽度处于临界值的多相 MUAP，但无纤颤电位。上述结果的异常程度显著小于桡神经支配肌，并且上述肌肉为远端肌群，上述异常结果与神经传导的结果同样可能是由于多发性神经病引起的。最后，近端 C_6～C_7 节段非桡神经支配的肌肉（旋前圆肌、肱二头肌）检查均正常。

此时我们可形成如下电生理印象。

【电生理诊断】

电生理结果提示亚急性，主要表现为脱髓鞘性桡神经沟处桡神经病，合并轻度的轴突性感觉运动性多发性神经病。

【病例分析与讨论】

需要思考的几个问题。

(1) 桡神经病与感觉运动性多发性神经病可能有相同病因吗？

肌电图检查后，检查者向患者询问了饮酒史。患者自诉饮酒史 10 余年，垂腕发生前晚饮酒过量。该病史可解释潜在的多发性神经病（由酒精引起）及患者醒来发生急性卡压性桡神经沟处桡神经损伤的原因。醉酒后深睡导致的长时间制动是该类桡神经病最常见的原因。

(2) 本例中神经传导检测与肌电图检查结果相符吗？

神经传导检测与肌电图结果相符合。神经传导异常提示跨桡神经沟的脱髓鞘病变，而肌电图检查发现亚急性改变仅出现在桡神经沟下方桡神经的支配肌中，即神经传导检测和肌电图检查结果均将病变定位于相同位置。另外，电生理检查结果也可对病变严重程度进行评估并发现其潜在的病理生理改变类型。该患者的电生理检查表明病变较为严重：肌电图显示受累肌明显的 MUAP 募集减少，表明多数运动纤维受到了阻滞。此外，尽管病变较为严重，但远端桡神经 CMAP 波正常，病变主要为脱髓鞘病变，其预后相对较好。

(3) 如果病变主要为脱髓鞘改变，为何肌电图检查显示较多纤颤电位？

根据电生理检查结果可肯定病变主要为脱髓鞘病变，因为本例有明确的跨桡神经沟的传导阻滞，并且远端桡神经 CMAP 波正常。可能有人会问，但如果主要为脱髓鞘改变，为何肌电图显示较多纤颤电位？因为几乎所有脱髓鞘改变都合并继发性轴索丢失，因此会有纤颤电位。但是许多研究都发现，纤颤电位的多少与轴索丢失的数量并不相关，小部分轴索丢失也可见许多纤颤电位。CMAP 波幅的降低与轴索丢失的数量更加相关，急性病变（沃勒变性发生后）中尤其如此。因此，尽管本例电生理检查提示桡神经病同时伴有脱髓鞘改变及轴索丢失，前者仍然是主要病理改变。这一结论对明确预后很有帮助，因为脱髓鞘改变的预后通常较好。本例患者有希望在数周至数月后完全恢复。但是如果远端 CMAP 波幅很低或引不出，即存在严重的轴索丢失，那么其预后就相对较差。在本例中，神经以约 1mm/d 的速度从残端开始再生，轴索再生至整条手臂长度可能需要数月至数年，并且有可能再生不完全。

（二）病例 24-2

【病史和查体】

男性，18 岁，主诉右手无力 2 个月，不伴有感觉症状。查体示右侧伸指肌力明显下降，腕伸肌力也有下降，并且伸腕时向桡侧偏斜；屈腕及屈指肌力均正常，即手的固有功能正常；反射及感觉检查均正常。

【病例小结】

本例病史及查体示垂腕及垂指，鉴别诊断包括后骨间神经病、桡神经沟处或腋部的桡神经病变、臂丛后束的病变、C_7 神经根病及中枢神经系统病变等。查体中有一些重要线索可以帮助缩小鉴别诊断范围。首先，患者无感觉症状，因此本病更有可能为后骨间神经病，而非桡神经主干的病变。当然此时不能下定论，因为桡神经病的感觉缺失可能较模糊或范围不明确，并且中枢神经系统损害中感觉可能正常。患者主动伸腕时存在向桡侧的偏斜，提示与尺侧腕伸肌相比，桡侧腕伸肌长头的肌力相对保留。这一特征与单纯后骨间神经病相符合。

患者接受了桡神经运动传导检查。右侧前臂刺激、示指固有伸肌记录的 CMAP 波幅很低，而肘部以上刺激记录不到波形；左侧 CMAP 波幅正常，并且近端刺激未发现明显波幅下降。该结果表明，右侧桡神经运动纤维存在明显的轴索丢失。是否有可能在前臂和肘部之间存在传导阻滞？在远端波幅很低的情况下，近端波幅的降低并无显著意义。患者接受了正中神经和尺神经运动及感觉传导检查，以排除更为广泛的神经病变。上述检查均无异常发现。右侧桡神经浅支的感觉波幅正常且与对侧无显著差异。这表明该病变单或为纯运动神经病变，或为背根神经节以上水平的病变（即神经根或前角运动细胞病变）。桡神经主干病变几乎不可能仅累及运动纤维而不累及感觉纤维。本例检查结果还与骨间后神经病相符合，它主要为运动纤维，不传导皮肤感觉。

肌电图检查可发现示指固有伸肌较多纤颤电位，MUAP 募集显著减少，波形短小且呈多相。在指总伸肌和尺侧腕伸肌中也可见纤颤电位和募集减少。以上三块被检肌均为后骨间神经支配肌。另外，尺侧腕伸肌除纤颤电位以外还伴有肌纤维颤搐。后骨间神经起始点以上的桡神经支配肌（桡侧腕伸肌长头、肱桡肌、肱三头肌、肘肌）的肌电图检查均正常，C_5～T_1 水平非桡神经支配肌的检查结果同样无异常。

至此，我们可以形成如下电生理诊断。

【电生理诊断】

电生理结果提示严重的骨间后神经病，以轴索丢失为主。

【病例分析与讨论】

本例病史、查体及电生理检查均提示后骨间神经病。在后骨间神经病中，桡神经感觉传导检查无异常，因为桡神经浅支在前臂近端后骨间神经起始点以上分出，在本病中不受累。这可以解释为何患者无感觉症状以及为何桡神经感觉传导波幅正常且双侧对称。极少数情况下，在后骨间神经病中，桡神经运动传导检查可出现前臂至肘部之间的传导阻滞，但通常是轴索丢失性的。

肌电图是定位病变在后骨间神经的最重要的检查，显示异常仅限于该神经的支配肌。如果肌电图检查发现了后骨间神经支配肌异常，那么后续检查的重点在于骨间肌起始点以上的桡神经支配肌（即桡侧腕伸肌长头、肱桡肌、肘肌和肱三头肌）。

需要思考的几个问题。

(1) 肌纤维颤搐的临床意义是什么？

在本例电生理检查中有一些特别之处。首先是尺侧腕伸肌中出现肌纤维颤搐。肌纤维颤搐是由运动单位成组重复放电所构成的一类自发活动。肌纤维颤搐是由于运动神经异常，其病理生理机制为脱髓鞘。典型的肌纤维颤搐见于放射性神经损伤、吉兰 – 巴雷综合征、多发性硬化和脑干肿瘤等，但也可见于某些卡压性神经病。的确，腕管综合征患者很少见拇短展肌的肌纤维颤搐。但本例中，肌纤维颤搐见于后骨间神经支配肌之一，其病因可能为后骨间神经的卡压，有一定程度的脱髓鞘。

(2) MUAP 波形短小、多相的临床意义是什么？

示指固有伸肌中 MUAP 波形短小、多相表示单个运动单位包含的肌纤维数量少于正常。这种减少通常提示肌肉疾病或部分受累肌肉纤维被阻滞的严重的神经肌肉接头疾病。那么本例是否合并肌病或神经肌肉接头疾病呢？答案无疑是否定的。另一种会出现这种短小、多相 MUAP 情况为新生的运动单位。在严重的失神经改变后，肌纤维受到再支配的唯一途径为接受神经残端再生的轴突的重新支配，因为神经受损过于严重，失去神经支配的肌纤维附近没有其他运动单位以侧芽支配方式对其进行再支配。当神经再生发生时，神经再支配的初始阶段轴突仅与很少的肌纤维相连（即新生运动单位），这些运动单位在肌电图检查中会相应表现为 MUAP 形态的短小和多相。那么检查者如何区分新生运动单位和肌病的 MUAP 呢？在肌病中，MUAP 的发放数量相对于激活水平是正常的。因此募集正常甚至有轻度早募集。相反的情况出现在新生运动单位中，因为继发于严重的失神经改变，其募集总是中度至重度减少，并且常伴有明显的纤颤电位。回顾本例示指固有伸肌的肌电图检查可发现，许多证据可证明新生运动单位的存在。除了短小、多相的 MUAP，还有明显的纤颤电位，并且 MUAP 也募集显著减少。

电生理检查后，患者接受了后骨间神经的手术探查，确诊了旋后肌腱弓处的神经卡压并完成解压手术治疗。术后，患者的垂腕和垂指完全恢复，其康复时间约为 12 个月，这进一步表示了疾病的病理生理机制为轴索丢失。

病例 24-1　神经传导检测

神经刺激	刺激位置	记录位置	波幅 运动（mV）；感觉（μV）			时限（ms）			传导速度（m/s）			F 波潜伏期（ms）		
			RT	LT	NL	RT	LT	NL	RT	LT	NL	RT	LT	NL
桡神经（m）	前臂	EIP	5.0	5.7	≥2	3.1	3.1	≤3.3						
	肘部	EIP	5.0	4.6		6.6	6.7		57	55	≥49			
	桡神经沟下	EIP	4.5	4.6		9.4	9.3		60	63	≥49			
	桡神经沟上	EIP	4.3	0.7		11.0	11.7		65	45	≥49			
正中神经（m）	腕部	APB		8.0	≥4		4.3	≤4.4					31	≤31
	肘窝	APB		6.9			8.2			51	≥49			
尺神经（m）	腕部	ADM		7.1	≥6		2.9	≤3.3					31	≤32
	肘下	ADM		6.7			6.5			55	≥49			
	肘上	ADM		5.7			8.5			50	≥49			
桡神经（s）	前臂	鼻烟窝	21	10	≥15	2.2	2.6	≤2.9	63	55	≥50			
正中神经（s）	腕部	示指	12	11	≥20	3.6	3.7	≤3.5	48	46	≥50			
尺神经（s）	腕部	小指	11	12	≥17	2.9	3.2	≤3.1	44	46	≥50			
腓肠神经（s）	小腿	踝后部		2	≥6		4.3	≤4.4		45	≥40			

ADM. 小指展肌；APB. 拇短展肌；EIP. 示指固有伸肌；LT. 左侧；m. 运动神经测定；NL. 正常；RT. 右侧；s. 感觉神经测定

注意：所有感觉潜伏期均为峰潜伏期，所有的感觉传导速度都是用起始潜伏期来计算的，报告的 F 波潜伏期代表最小的 F 波潜伏期

病例 24-1 肌电图

肌 肉	插入电位	自发电位		自主运动单位动作电位				
		纤颤电位	束颤电位	激 活	募 集	形 态		
						时 限	波 幅	多相波
左侧示指固有伸肌	↑	+2	0	NL	↓↓↓	NL	NL	NL/+1
左侧指总伸肌	↑	+2	0	NL	↓↓↓	NL	NL	NL
左侧尺侧腕伸肌	↑	+1	0	NL	↓↓↓	NL	NL	NL
左侧桡侧腕伸肌长头	↑	+2	0	NL	↓↓↓	NL	NL	NL
左侧肱桡肌	↑	+1	0	NL	↓↓↓	NL	NL	NL
左侧肱三头肌	NL	0	0	NL	NL	NL	NL	NL
左侧背阔肌	NL	0	0	NL	NL	NL	NL	NL
左侧拇短展肌	NL	0	0	NL	NL	NL/+1	NL/+1	NL/+1
左侧第一骨间肌	NL	0	0	NL	NL	NL/+1	NL/+1	NL/+1
左侧旋前圆肌	NL	0	0	NL	NL	NL	NL	NL
左侧肱二头肌	NL	0	0	NL	NL	NL	NL	NL

↑. 增加；↓↓↓. 明显减少；NL. 正常

病例 24-2　神经传导检测

神经刺激	刺激位置	记录位置	波幅 运动（mV）；感觉（μV）			时限（ms）			传导速度（m/s）			F 波潜伏期（ms）		
			RT	LT	NL	RT	LT	NL	RT	LT	NL	RT	LT	NL
桡神经（m）	前臂	EIP	0.2	7.8	≥2	2.4	1.7	≤2.9						
	肘部	EIP	NR	7.7	≥2	NR	4.7			67	≥49			
	桡神经沟上	EIP	NR	7.7	≥2	NR	8.9			64	≥49			
正中神经（m）	腕部	APB	5.4		≥4	3.6		≤4.4				27		≤31
	肘窝	APB	5.3		≥4	7.0			59		≥49			
尺神经（m）	腕部	ADM	9.8		≥6	2.7		≤3.3				25		≤32
	肘下	ADM	9.6		≥6	6.0			61		≥49			
	肘上	ADM	9.0		≥6	7.6			63		≥49			
桡神经（s）	前臂	鼻烟窝	31	30	≥15	1.9	1.7	≤2.9	66	68	≥50			
正中神经（s）	腕部	示指	50		≥20	2.6		≤3.5	69		≥50			
尺神经（s）	腕部	小指	33		≥17	2.2		≤3.1	65		≥50			

注意：所有感觉潜伏期均为峰潜伏期，所有的感觉传导速度都是用起始潜伏期来计算的，报告的 F 波潜伏期代表最小的 F 波潜伏期

ADM. 小指展肌；APB. 拇短展肌；EIP. 示指固有伸肌；LT. 左侧；m. 运动神经测定；NL. 正常；NR. 无反应；RT. 右侧；s. 感觉神经测定

病例 24-2　肌电图

肌　肉	插入电位	自发电位		自主运动单位动作电位				
		纤颤电位	束颤电位	激　活	募　集	形　态		
						时　限	波　幅	多相波
右侧示指固有伸肌	↑	+3	0	NL	↓↓↓	NL/−1	NL/−1	+2
右侧指总伸肌	↑	+2	0	NL	↓↓↓	NL	NL	NL
右侧尺侧腕伸肌	MK	+1	0	NL	↓	+1	+1	+2
右侧桡侧腕伸肌长头	NL	0	0	NL	NL	NL	NL	NL
右侧肱桡肌	NL	0	0	NL	NL	NL	NL	NL
右侧肱三头肌	NL	0	0	NL	NL	NL	NL	NL
右侧肘肌	NL	0	0	NL	NL	NL	NL	NL
右侧第一骨间肌	NL	0	0	NL	NL	NL	NL	NL
右侧肱二头肌	NL	0	0	NL	NL	NL	NL	NL
右侧旋前圆肌	NL	0	0	NL	NL	NL	NL	NL
右侧三角肌内侧束	NL	0	0	NL	NL	NL	NL	NL

↑. 增加；↓. 轻度减少；↓↓↓. 明显减少；MK. 肌颤搐电位；NL. 正常

第25章 腓总神经病

Peroneal Neuropathy

胡雪艳 译 张哲成 校

腓总神经病是下肢最常见的单神经病之一。腓骨颈是腓总神经常见发病的部位，腓总神经在此处位置表浅易受损伤，患者通常表现为足下垂及小腿外侧和足背的感觉障碍。由于腓总神经纤维更易受累，坐骨神经病、腰骶丛病或 L_5 神经根病的患者可能出现类似的麻木和无力模式，通常需要肌电图来鉴别这些病变。此外，电生理检查通常可以定位腓总神经病变水平，确定其病理生理和预后。与其他神经卡压和单神经病类似，神经肌肉超声在腓总神经病的诊断中也有一些优势。

一、解剖

腓总神经（最近也被称为腓神经）主要源于 L_4～S_1 神经根，经过腰骶丛，最终加入坐骨神经，在坐骨神经内，最终形成腓总神经的纤维与在远端形成的胫神经的纤维分开独立走行（图 25–1）。在大腿后部，坐骨神经内的腓总神经分支支配股二头肌短头，这是在腓骨颈水平以上唯一由腓总神经纤维支配的肌肉（图 25–2）。更远端，坐骨神经在腘窝上方分叉为腓总神经和胫神经。在绕着腓骨颈并穿过腓骨长肌和腓骨之间的腓管之前，腓总神经先发出膝外侧皮神经，支配膝关节外侧感觉。腓总神经先发出膝外侧皮神经，该神经在绕过腓骨颈并穿过腓骨长肌和腓骨之间的腓管之前，支配膝关节外侧膝盖提供感觉。在腓骨颈处，腓总神经内部纤维束的解剖学排列是：最终形成腓深神经的纤维位于内侧（靠近腓骨），而最终形成腓浅神经的纤维更靠外侧（图 25–3）。腓总神经分为浅支和深支，另外还有一个支配上胫腓关节的关节支。腓深神经（图 25–4）支配第三腓骨肌、踝和足趾的背屈肌，包括胫骨前肌、趾长伸肌、蹞长伸肌和趾短伸肌，以及第 1、2 趾间隙背面的皮肤。腓浅神经（图 25–5）支配踝外翻肌群（腓骨长肌和腓骨短肌），以及小腿外侧中下部感觉。在踝关节近端，它分为足背中间皮神经和足背内侧皮神经，支配足背和中间第 3 或 4 趾背侧趾间关节水平皮肤感觉。在 15%～20% 的患者中，副腓神经离开腓浅神经的主支，走行到外踝后方，最终支配外侧趾短伸肌。这是常规神经传导检测中经常遇到的一个重要的正常变异。

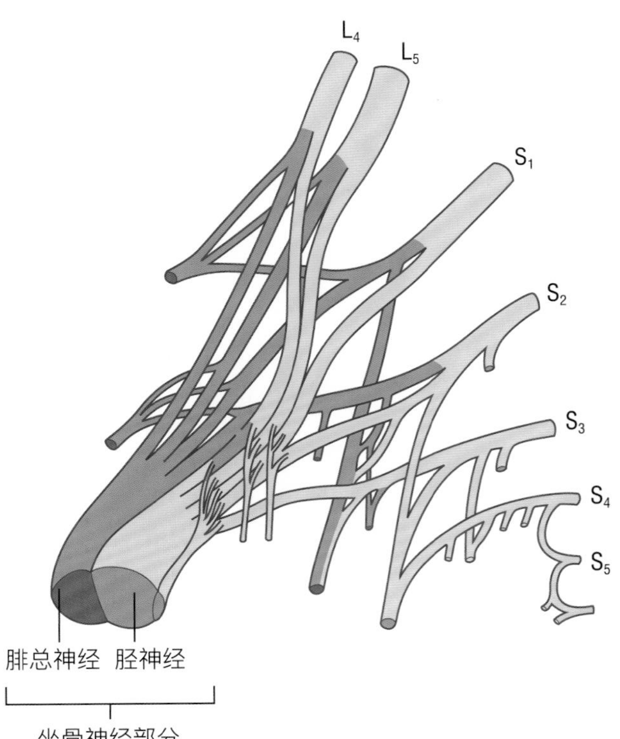

▲ **图 25–1 坐骨神经内的腓总神经和胫神经纤维**

在坐骨神经内，形成腓总神经的纤维和最终形成胫神经的纤维是分开走行的（经许可转载，改编自 *Anatomy for Surgeons, Volume 2: The Back and Limbs.* New York: Harper & Row; 1969.）

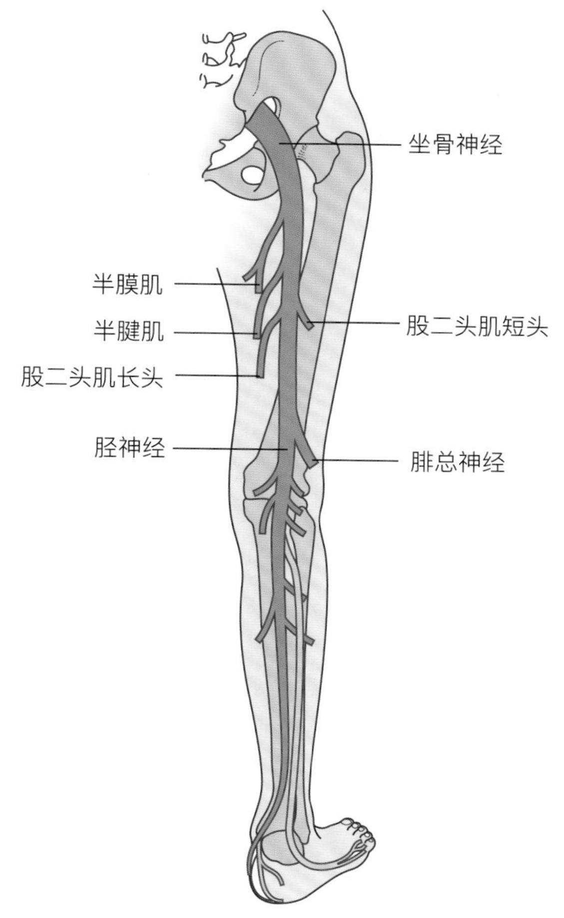

▲ 图 25-2　坐骨神经支配的大腿肌肉

股二头肌短头是唯一由位于腓骨颈上方的坐骨神经的腓总神经成分支配的肌肉。大腿后部其他所有受坐骨神经支配的肌肉都为坐骨神经的胫神经成分支配（半膜肌、半腱肌、股二头肌长头）（经许可转载，改编自 Haymaker W, Woodhall B. *Peripheral Nerve Injuries*. Philadelphia, PA: WB Saunders; 1953.）

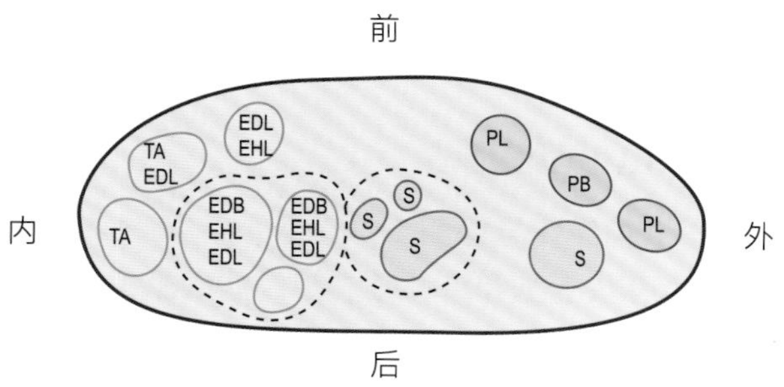

▲ 图 25-3　腓骨颈处腓总神经纤维束内部解剖

黄色 . 踝和足趾背屈肌；绿色 . 皮肤感觉纤维；紫色 . 踝外翻肌。EDB. 趾短伸肌；EDL. 趾长伸肌；EHL. 踇长伸肌；PB. 腓骨短肌；PL. 腓骨长肌；S. 感觉纤维；TA. 胫骨前肌（经许可转载，改编自 Sunderland S. *Nerves and Nerve Injuries*. 2nd ed. London: Churchill-Livingstone; 1973.）

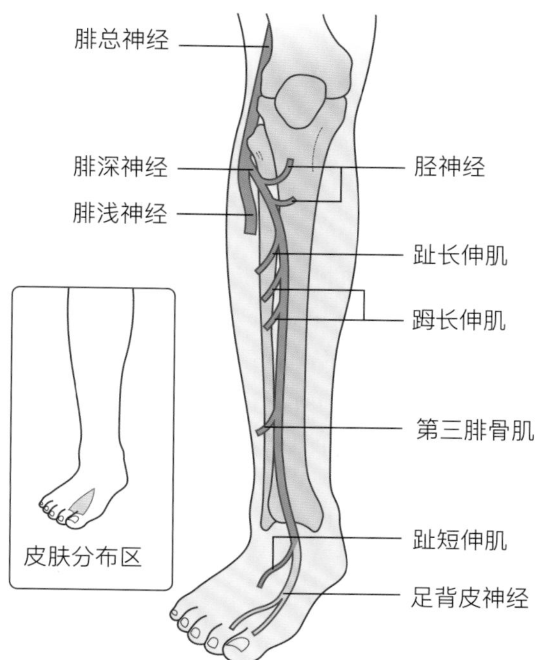

▲ 图 25-4　腓深神经解剖

经许可转载，引自 Haymaker W, Woodhall B. *Peripheral Nerve Injuries*. Philadelphia, PA: WB Saunders; 1953.

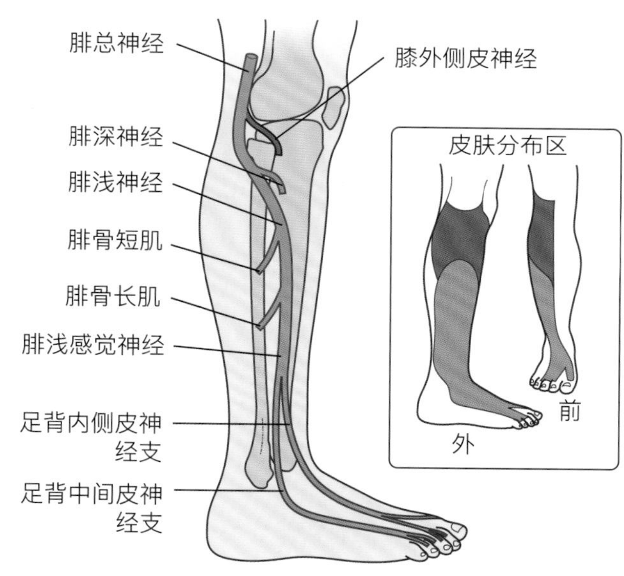

▲ 图 25-5　腓总神经和腓浅神经解剖

经许可转载，引自 Haymaker W, Woodhall B. *Peripheral Nerve Injuries*. Philadelphia, PA: WB Saunders; 1953.

二、临床

（一）在腓骨颈处的腓总神经病

在腓骨颈处的腓总神经病患者有典型的神经病学表现。最常见的是腓深神经和腓浅神经都受累。

腓深神经受累导致足趾和踝背屈无力，引起足和趾下垂。腓浅神经受累导致足外翻无力。在临床上，这些肌肉无力会导致一系列典型的症状模式。患者自己发现在行走踩地时有足拍地的特点。足外翻无力有导致绊倒的倾向，特别是在不平坦的人行道或路边，这增加了踝扭伤的风险。患者在行走时，为使下垂的足抬离地面而将膝盖抬得比平时更高，呈"跨阈步态"。小腿外侧中下部和足背有感觉障碍。腓骨颈外侧可出现局部疼痛和 Tinel 征。

在腓骨颈处的单独的腓总神经病中，坐骨神经、胫神经和腓肠神经的功能保持正常。最重要的是，由胫骨后肌（L_5，坐骨神经－胫神经支配）控制的踝内翻不受累。然而，如果在足下垂位置检查正常人，踝内翻可能也会出现力弱（类似于在腕下垂位置检查手指外展）。因此，在对足下垂患者进行踝内翻检查时，踝关节应被动背屈，以避免胫骨后肌无力的错误印象。由胫神经和坐骨神经支配的其余肌肉是正常的（踝和足趾屈肌，屈膝肌）。髋外展、内旋和伸展也是正常的，由臀上神经和臀下神经支配，它们由腰骶丛直接发出。足外侧（腓肠神经支配区）、足底（足底内侧神经和足底外侧神经支配区）、小腿和足内侧（隐神经支配区）的感觉正常。膝外侧感觉保留，因为该区域由膝外侧皮神经支配，该神经是由腓总神经在腓骨颈以上发出的。最后，在孤立的腓总神经病变中，包括踝反射在内的所有反射都正常。

如前所述，坐骨神经、腰骶丛和 L_5 神经根的病变可表现为足下垂和小腿外侧和足背麻木。事实上，这些病变，特别是早期病变，偶尔几乎完全类似于腓总神经麻痹，包括感觉异常（表 25-1）。电诊断对于这些病例非常有帮助。在临床检查中，足下垂患者出现以下任何异常应该提示腓总神经在腓骨颈更近端的病变。

- 踝内翻无力（胫骨后肌－胫神经支配）。
- 当两者相比，踇长伸肌（L_5～S_1）比胫骨前肌（L_4～L_5）更明显无力。在腓总神经病，这两块肌肉通常同等受累；在 L_5 神经根病，由于踇长伸肌主要受 L_5 神经支配，通常比胫骨前肌更无力。
- 膝外侧感觉缺失（膝外侧皮神经支配区）。
- 足底、足外侧或小腿内侧（分别为足底内外侧、腓肠、隐神经支配区）感觉缺失。
- 任何髋外展、内旋或伸展无力（臀中肌、阔筋膜张肌、臀大肌，由臀上、臀下神经支配）。因为这些肌肉非常强壮，临床查体难以发现轻度无力。
- 踝反射不对称。

（二）踝部腓深神经病

踝部腓深神经受压称为"前跗管综合征"。这是一种少见的卡压性神经病，其病因是踝关节的下伸肌支持带对下方腓深神经的压迫。患者表现为足部疼痛和足背第一、二足趾间隙背面的感觉异常。趾短伸肌可能出现萎缩和无力。第一、二足趾间隙背面区域感觉可能会减弱。足跖屈可导致症状加重，足背屈可缓解症状。轻叩踝关节前方可引出 Tinel 征。

三、病因

腓骨颈处的腓总神经病可见于许多不同的情况（框 25-1）。急性腓总神经病常发生于外伤、暴力牵拉伤或长时间固定压迫后。在医院里，腓骨颈处的腓总神经病最常发生于接受麻醉或深度镇静的术后患者。缓慢进展的病变常提示肿块病变，如腱鞘囊肿或神经鞘瘤。腓总神经在腓管处的卡压虽然很少见，但也可能以进展的方式表现。

还有其他几种情况可导致腓骨颈处腓总神经病。习惯性交叉腿可能反复损伤腓骨颈处非常表浅的腓总神经。同样，重复下蹲引起的牵拉，如园艺人员，与腓骨颈处腓总神经病有关。此外，体型较瘦或最近大幅度减肥的患者可能容易患腓总神经麻痹，这可能是由于腓骨颈处缺乏保护性的脂肪组织支持。单独的腓浅感觉神经病很少见。然而，腓浅神经可能会受到外部压迫，尤其是较紧的靴子，最常见的是滑雪靴（图 25-6）。

腓深神经在前跗管的受压，常见于外伤、过紧的鞋子（尤其是舞蹈者）、踝关节骨骼的异常、腱鞘囊肿和高弓足。

四、电生理学评估

（一）神经传导检测

对于有足下垂和可疑腓总神经病的患者，应首先进行腓总神经运动、F 波和腓浅神经感觉检查（框 25-2）。检查结果取决于病变的位置和严重程度，以及病理生理是脱髓鞘、轴索丢失，还是两者均有（图 25-7）。在脱髓鞘病变中，如果在绕过腓骨颈处可见腓总神经运动传导局部减慢或传导阻滞，可以据此定位病变。通常，传导速度减慢超过 10m/s 有意义。波幅或面积下降超过 20%，特别是在一段很短的节

表 25–1　足下垂的临床鉴别因素

	腓深神经	腓总神经	坐骨神经	腰骶丛	L_5
足背屈无力	×	×	×	×	×
足外翻无力		×	×	×	×
足内翻无力			×	×	×
屈膝无力			×	×	×
臀肌无力				×	×
踝反射减弱			×[a]	×[a]	×[a]
大踇趾趾蹼感觉消失	×	×	×	×	×
足背感觉消失		×	×	×	×
小腿外侧感觉消失		×	×	×	×
膝外侧感觉消失			×	×	×
足底感觉消失			×[a]	×[a]	×[a]
大腿后方感觉消失				×[a]	×[a]
腓骨颈处 Tinel 征	×	×			
髋和大腿痛			×	×	×
背痛					×
直腿抬高实验阳性					×

×. 可能出现
a. 如果病变累及 S_1 纤维时，可能异常

段内，提示局部传导阻滞（图 25–8）。通过比较腘窝外侧与腓骨头下方的复合肌肉动作电位（compound muscle action potential，CMAP）波幅，可大致定量传导阻滞。腓骨颈处的单纯脱髓鞘病变，远端腓浅神经感觉传导仍正常。

如果以轴索丢失为主，腓总神经 CMAP 波幅会在所有刺激部位（踝、腓骨头下方，腘窝外侧）降低。与其他轴索丢失病变一样，如果最快传导轴索丢失，传导速度和远端运动潜伏期可能正常或轻度减慢。同样，腓浅神经感觉神经动作电位（sensory nerve action potential，SNAP）波幅会减低或消失。如果病理生理是轴索全部变性，尽管神经传导检测显示为腓总神经病，但不能定位病变水平。可以通过比较受累侧与对侧无症状侧的远端 CMAP 波幅，大致定量轴索丢失的数量。经常可见在同一患者中同时出现轴索丢失和脱髓鞘。

腓总神经运动传导检查经常选择趾短伸肌作为记录部位。然而，伴有足下垂的患者是由于胫骨前肌无力造成的临床异常，因此，在进行腓总神经运动传导检查时，在胫骨前肌记录通常比在常规运动传导检查的趾短伸肌记录更有价值。的确，在某些腓骨颈腓总神经病病例中，在胫骨前肌记录常可显示传导阻滞，而不是在趾短伸肌记录（图 25–9）。在腓总神经运动传导检查中，如果由于在趾短伸肌记录没有显示局部减慢或传导阻滞而不能定位病变，应再次在胫骨前肌记录腓总神经运动传导，分别在腓骨头下方和腘窝外侧刺激。

除了检查腓总神经运动和感觉传导外，还必须检查胫神经运动、F 波和腓肠神经感觉传导。由于坐骨神经和腰骶丛的病变常常类似腓总神经病，所以有必要排除更广泛的病变。如果任何运动或感觉传导检查结果是临界值，与对侧无症状侧对比是有帮助的。

框 25-1　腓骨颈腓神经病病因学

- 外伤（包括骨折）
- 牵拉（暴力性踝内翻）
- 压迫
  - 石膏
  - 袜子
  - 麻醉、镇静后固定或醉酒
- 职业因素
  - 园林工作
  - 干农活（蹲、跪）
- 卡压（腓管）
- 肿物（腱鞘囊肿、肿瘤、腘窝囊肿）
- 其他（减肥、习惯性交叉腿）

框 25-2　腓神经病神经传导检测推荐

常规检查

1. 腓总神经运动检查，趾短伸肌记录，分别刺激踝部、腓骨头下方和腘窝外侧。如果腓骨颈处未见局灶性减慢或传导阻滞，腓总神经运动检查在胫骨前肌记录，刺激腓骨头下方和腘窝外侧
2. 胫神经运动检查，踇短展肌记录，刺激内踝和腘窝
3. 腓浅神经感觉检查，刺激小腿外侧，外踝记录
4. 腓肠感觉检查，刺激小腿，后踝记录
5. 胫神经和腓总神经 F 波

特别注意

如果检查结果是异常或临界值，特别是运动或感觉波幅，应与无症状侧做比较。这对腓浅神经感觉检查尤其重要，因为即使在一些正常人也很难检引出腓浅神经感觉波幅

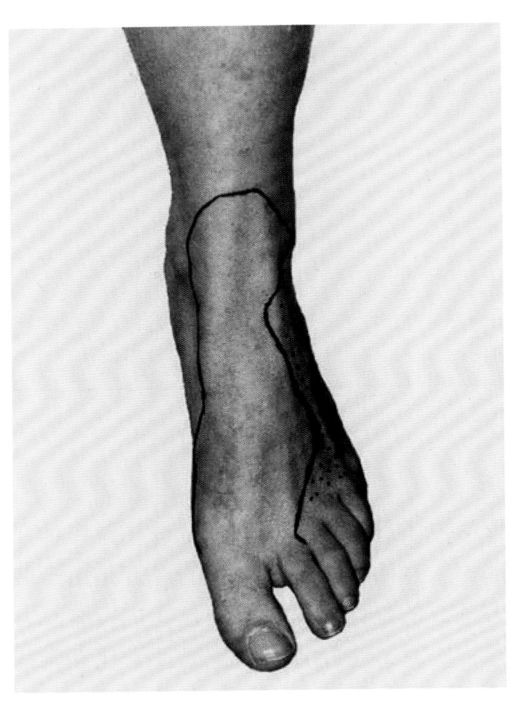

▲ 图 25-6　滑雪靴神经病

患者滑雪后左足麻木。黑线轮廓区完全麻木感，黑点标出的区域感觉减退。这些区域分别对应于腓浅神经的内侧和中间背侧皮神经支。少数情况下，过紧的鞋子或靴子会压迫腓浅神经的远端感觉支

大部分腓总神经病同时累及浅支和深支。但是，深支一般比浅支受累更重，偶尔可见只有腓深神经受累。大概是由于深支神经纤维束最接近腓骨而更容易受压（图 25-3）。在这些病例中，神经传导检测的结果的解释比较困难。感觉反应是由腓总神经浅支支配，所以是正常的。如果腓总神经运动传导检查仅显示轴索丢失，而没有绕腓骨颈的局部传导减慢或传导阻滞，则单独的腓深神经病的神经传导可能与严重轴索丢失的 L_5 神经根病的神经传导表现相同。

（二）肌电图方法

神经传导检测完成后，用肌电图（框 25-3）来确定定位和评估病变的严重程度，最重要的是排除坐骨神经病、腰骶丛病或神经根病，其中任何一种都类似腓神经病（表 25-2）。应该首先检查受腓深神经和腓浅神经支配的肌肉（胫骨前肌、踇长伸肌、腓骨长肌）。伴有轴索丢失的急性到亚急性病变会出现纤颤电位，以及正常形态的运动单位动作电位（motor unit action potential，MUAP）的募集减少。在慢性轴突病变中，可见长时程、高波幅、多相位 MUAP 募集减少。如果病变以脱髓鞘为主并伴有传导阻滞，则仅发生 MUAP 募集减少，MUAP 形态保持正常。

如果腓总神经支配肌异常，必须检查 L_5 神经根支配的非腓总神经支配肌肉，以排除坐骨神经病、腰骶丛病或神经根病。注意，即使神经传导检测定位为腓骨颈处腓总神经病（局部减慢或传导阻滞），仍应检查几个关键的 L_5 支配的非腓总神经支配肌肉，以确认病变局限在腓总神经和排除叠加的病变。检查胫神经支配肌，特别是胫骨后肌，由 L_5 支配，控制踝内翻。趾长屈肌也需要检查。如果这些肌肉发现任何异常，就排除了单独的腓总神经病。

下一步，应该检查腘绳肌。检查股二头肌的短头在诊断可疑的腓骨颈处腓总神经病中有重要作用。

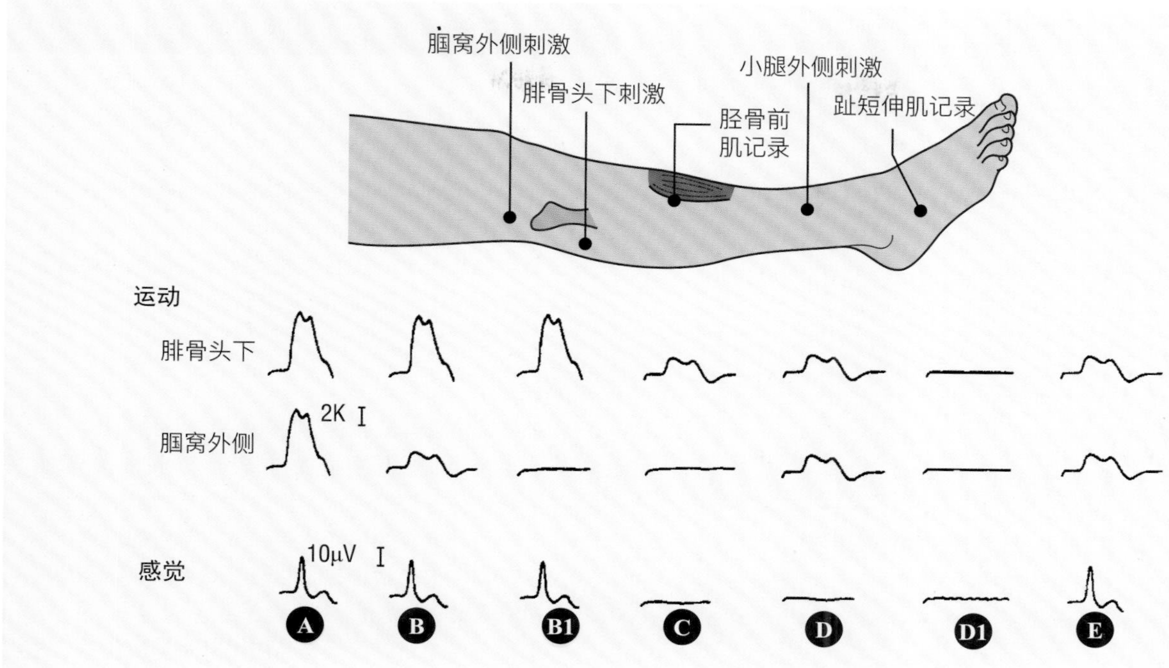

▲ 图 25-7　腓总神经病的神经传导模式

在每部分波形图片中，最上部的波形是腓总神经运动波形，腓骨头下方刺激，胫骨前肌记录；中间波形为腓总神经运动波形，腘窝外侧刺激，胫骨前肌记录；最下面的波形为腓浅神经感觉波形，小腿外侧刺激，外踝记录。A. 正常；B. 部分传导阻滞；B1. 完全传导阻滞；C. 完全传导阻滞伴轴索丢失；D. 部分性轴索丢失；D1. 完全性轴索丢失；E. 腓深神经部分轴索丢失病变（注意：最后一种情况也可见于 L_5 神经根病或前角细胞疾病）（改编自 Katirji MB, Wilbourn AJ.Common peroneal mononeuropathy：a clinical and electrophysiologic study of 116 lesions.*Neurology*.1988；38：1723.）

它是唯一在腓骨颈以上由坐骨神经的腓总神经成分支配的肌肉。这块肌肉或任何腘绳肌的异常都提示病变在腓总神经近端、坐骨神经或更高位置。在某些病例中，除了股二头肌短头发现异常外，坐骨神经病可能与腓总神经病的肌电图模式相似。在膝外侧上方四指宽处，股二头肌长头肌腱内侧，易于检查股二头肌短头。如果神经传导检测明确显示腓骨颈处腓总神经病，而且仅在腓总神经支配肌肉中发现肌电图异常，胫骨后肌、趾长屈肌和股二头肌短头均未受累，则不需要进一步的针电极肌电图检查。

如果在腘绳肌或远端胫神经支配肌肉中发现任何异常，应该更广泛进行针电极肌电图检查，包括检查臀肌、阔筋膜张肌和棘旁肌。同样，如果神经传导检测显示腓总神经非局灶性轴索丢失病变（腓总神经 CMAP 和 SNAP 波幅降低而无局部减慢或传导阻滞）或胫神经运动或腓肠神经感觉传导异常，则需进行更广泛的针电极肌电图检查，至少应检查到臀肌或阔筋膜张肌水平。如果发现异常，肌电图定位只能提示病变在最近端的异常肌肉的神经支配分支的发出处，或其更近端。

腓骨颈腓总神经病的经典电生理学表现是腓总神经运动波幅较对侧降低，典型的绕腓骨颈传导阻滞（局部减慢较少见）和腓浅神经 SNAP 波幅降低。症状侧腓总神经 F 波通常延长或消失，对侧腓总神经和胫神经 F 波正常。胫神经运动和腓肠神经感觉传导正常。针电极肌电图显示腓深神经和腓浅神经支配肌肉活动性失神经支配和（或）神经再支配。胫神经和坐骨神经支配肌肉不受影响，尤其是胫骨后肌、趾长屈肌和股二头肌短头。如果病变单纯是脱髓鞘，腓浅神经 SNAP 和腓总神经运动远端潜伏期和波幅正常，运动传导检查显示绕腓骨颈处传导阻滞和（或）局部减慢。针电极肌电图检查仅显示募集减少，没有活动性失神经支配或 MUAP 形态改变。如果病变主要是脱髓鞘，对预后有重要意义。由于基础的轴突仍然完好，如果卡压的病因不再存在，可在较短的时间内完全恢复。

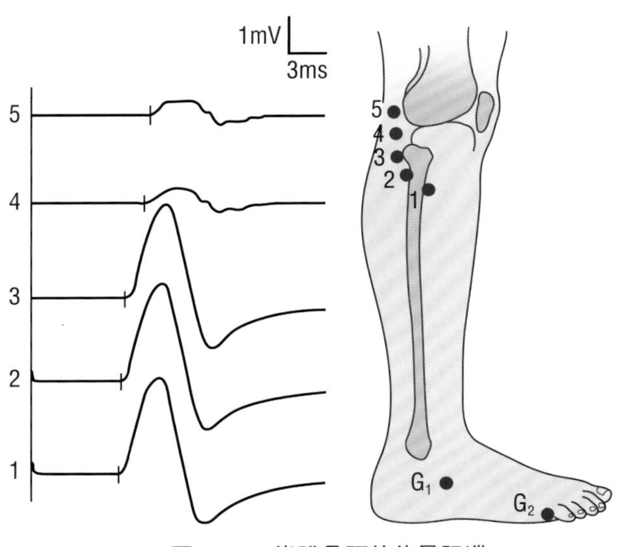

▲ 图 25-8　绕腓骨颈的传导阻滞

刺激腓总神经，趾短伸肌记录。从下到上：自腓骨颈下方向近端，每次移动 1cm 进行刺激

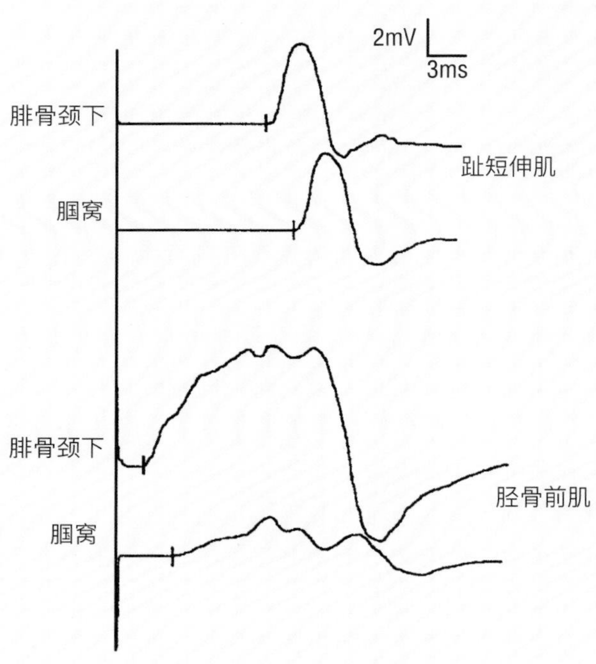

▲ 图 25-9　腓总神经病在胫骨前肌记录的益处

在进行腓总神经运动检查时，在胫骨前肌记录常常比常规在趾短伸肌记录提供更多的信息。在某些腓骨颈腓总神经病的病例中，在胫骨前肌记录可看到传导阻滞，但在趾短伸肌记录看不到。在上述图形中，在腓骨头下方和腘窝外侧刺激腓总神经，胫骨前肌和趾短伸肌同时记录。注意，这是在胫骨前肌记录到传导阻滞，而不是趾短伸肌。这些检查结果来自一位因职业性重复下蹲而导致腓骨颈腓总神经麻痹的患者

框 25-3　腓神经病肌电图检查方案推荐

常规肌肉

1. 至少两块由腓深神经支配的肌肉（如胫骨前肌、踇长伸肌）
2. 至少一块由腓浅神经支配的肌肉（如腓骨长肌、腓骨短肌）
3. 胫骨后肌和至少一块胫神经支配的其他肌（如腓肠肌内侧头、比目鱼肌、趾长屈肌）
4. 股二头肌短头

特别注意

- 如果某块肌肉显示临界值，必须与对侧对比
- 如果股二头肌短头或任何胫神经支配肌肉异常，或神经传导检测显示非局灶性腓总神经病，或胫神经运动或腓肠神经传导异常，需增加肌电图检查范围，检查坐骨神经和臀神经支配肌肉和棘旁肌以确定病变水平
- 如果考虑前跗管综合征，应选趾短伸肌检查。建议两侧对比。前跗管综合征是临床诊断；趾短伸肌肌电图异常是支持性的但非诊断性的证据。许多没有该综合征的正常个体可在趾短伸肌上显示有神经再支配（可能由于踝部前方鞋子的重复压迫）。这种情况很常见，因此不推荐常规选择趾短伸肌做针极肌电图，因为很难确定是否真的“异常”

在少见的前跗骨综合征，仅有的异常是局限于趾短伸肌的失神经支配和（或）神经再支配。然而，在评估趾短伸肌时必须注意，没有任何症状的“正常”个体在趾短伸肌中发生神经再支配是很常见的。因此不建议对趾短伸肌进行常规针电极肌电图检查。对于症状限于一侧的患者，建议与对侧趾短伸肌进行比较。注意：趾短伸肌针电极肌电图异常更常见于周围神经病、腓骨颈腓总神经病或 L_5 神经根病，而不是前跗骨综合征。

五、神经超声相关知识

神经肌肉超声在腓总神经病中的应用与在其他压迫性和单神经病中的应用具有相似的优势。然而，它更适用以下三种情况：①当 EDX 检查显示非局部性腓总神经病，约 1/3 的腓总神经病患者会出现这种情况；②无任何明显病因的腓神经病，用以专门诊断腓总神经内腱鞘囊肿，这是一种不常见但可完全治愈的疾病，易见于腓总神经；③外伤后腓总神经病（尤其是膝关节脱位）。

表 25-2　肌电图和神经传导异常对足下垂的病变定位

	腓深神经	腓总神经	坐骨神经	腰骶丛	L_5
肌电图发现					
胫骨前肌	×	×	×	×	×
踇长伸肌	×	×	×	×	×
腓骨长肌		×	×	×	×
胫骨后肌			×	×	×
趾长屈肌			×	×	×
股二头肌短头			×	×	×
臀中肌				×	×
阔筋膜张肌				×	×
棘旁肌					×
神经传导检测发现					
腓浅神经 SNAP 异常（轴突性）		×	×	×	
腓肠神经 SNAP 异常（轴突性）			×	×	
腓总神经 CMAP 减低（轴突性）	×	×	×	×	×
胫神经 CMAP 减低（轴突性）			×[a]	×[a]	×[a]
H 反射异常			×[a]	×[a]	×[a]
传导速度减慢 / 腓骨颈传导阻滞（脱髓鞘性）	×	×			

×. 可能出现；CMAP. 复合肌肉动作电位；SNAP. 感觉神经动作电位
a. 如果病变累及 S_1 纤维时，可能异常

腓总神经的超声检查一般采取俯卧位或侧卧位，两种检查各有优势。俯卧位是患者俯卧于床上，将小腿放于枕头上，这一体位易于进行超声检查，方便与健侧比较，但是对患者而言并不舒服，尤其残疾患者很难保持这一体位；侧卧位检查时，患者背对检查者，将患侧肢体放于上方，双膝和脚踝并拢，这一体位对患者来说比较舒服也容易保持，但是不能进行对侧比较，而且不能显示腘窝内的超声结构。

首先将超声探头放在腘窝的顶端。腘窝位于膝关节后方，呈菱形，近端边界为腘绳肌内、外侧头，远端边界为腓肠肌内、外侧头。坐骨神经从大腿上部臀沟中心附近下行至大腿后部，向下走行于股二头肌长头之前和大收肌之后（图 25-10）。在靠近腘窝顶端处，与腘静脉和腘动脉伴行。接下来，坐骨神经分为腓总神经和胫神经（图 25-11）。坐骨神经远端虽然非常粗大，但在腘窝进行短轴扫查时常常很难确定。然而，当它分成腓总神经和胫神经时，通常可以在超声上清楚地看到。为了探及腘窝处的腓总神经和胫神经，可将超声探头在腘窝处上下移动。通常腓总神经比胫神经细，所以腘窝处的腓总神经比胫神经粗是不正常的。在从坐骨神经发出后，腓总神经走向前外侧，沿股二头肌长头与短头肌腱向外下走行，股二头肌肌腱止于腓骨头。而胫神经直行进入腘窝远端后，与腘静脉和动脉伴行。在小腿近端，有时可以看到胫神经发出腓肠内侧皮神经。

当腓总神经经过膝关节时，在腓总神经的下方可见大的腓骨头的声影（图 25-12）。当经过腓骨颈时，神经前行在“腓管”（由腓骨长肌和起于腓骨头的腓骨长肌肌腱形成的管道）中绕腓骨颈。腓总神经前行分为浅支和深支。深支与骨间膜旁的胫前动

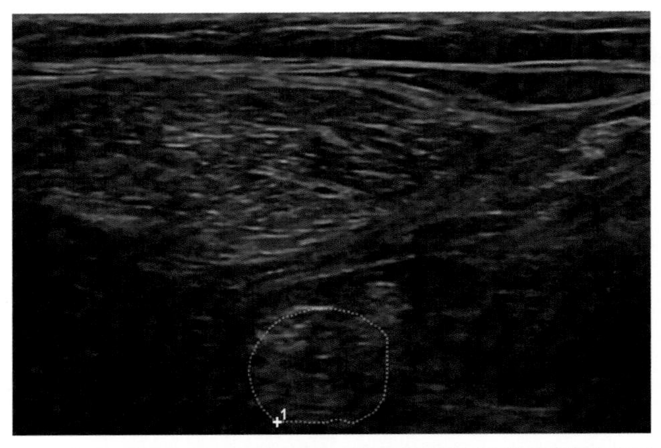
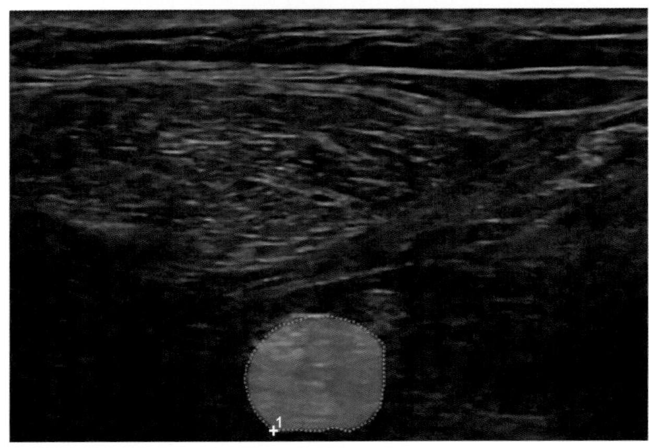

▲ 图 25-10　腘窝内的坐骨神经

腘窝顶部短轴声像图。上图，原始图像。下图，同一图像。黄色 . 坐骨神经。坐骨神经远端走行于股二头肌下方。虽然神经粗大，但其位置很深，短轴声像图显示不清

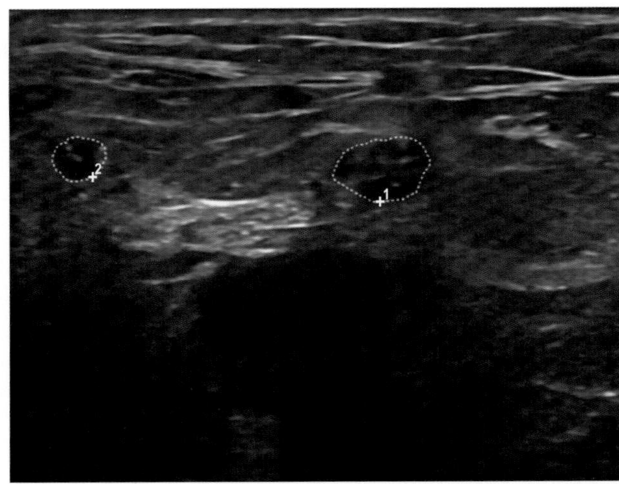
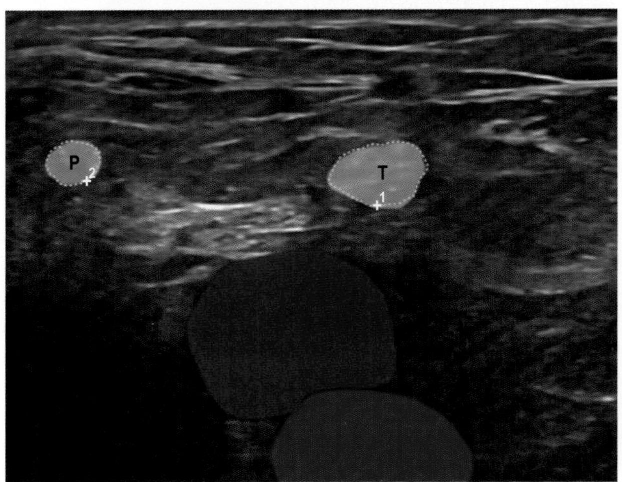

▲ 图 25-11　腘窝内的腓总神经和胫神经

上图，短轴声像图，原始图像。下图，同一图像。黄色 . 腓总神经（P）和胫神经（T）；蓝色 . 腘静脉；红色 . 腘动脉。腓总神经通常比胫神经细小，位置靠外

脉伴行，支配踝和趾背屈肌。超声很难在腓骨颈处观察到腓深神经。浅支于腓骨长肌下浅出远端皮下，在大腿前侧远端腓骨长肌 / 短肌和趾长伸肌之间下行（图 25-13）。腓总神经在腘窝中部发出腓肠外侧皮神经。腓肠内侧皮神经和腓肠外侧皮神经在腓肠肌内侧头和外侧头之间吻合成腓肠神经，并沿小腿下行，腓肠神经通常伴行小隐静脉。当探头置于腓肠肌外侧头和内侧头肌腹之间的中线时，通常可以探及该静脉，轻压探头防止压瘪静脉（图 25-14）。一旦探及该静脉，通常可以在附近观察到腓肠神经。

另一种方法患者取侧卧位，将探头放置到腓骨近端，显示腓骨长轴轮廓（图 25-15）。将探头从远端向近端慢慢移动，显示腓骨头和其正上方的腓骨长肌，将探头旋转 90° 到横轴面，可清晰显示腓骨头 / 颈，腓总神经位于腓骨长肌的后方，可上下移动探头查看该神经。

如前所述，腓总神经病最常见的原因是腓骨颈处的外部压迫。与其他卡压相似，腓总神经在嵌压部位近端失去正常神经束结构，超声显示神经增大，呈低回声。无论如何，回想一下腓总神经病可能的各种 EDX 表现（图 25-7），包括单纯脱髓鞘（即经过膝关节的传导阻滞，或更为少见的传导减慢，而远端 CMAP 波幅正常）。有趣的是，当对这组单纯脱髓鞘病变的患者用超声进行研究时，许多都是正常的！实际上，腓骨颈处腓总神经的异常超声声像，包括横断面积增大和神经束结构异常，更多地对应于轴索丢失病变，或脱髓鞘继发轴索丢失。因此，在临床上，腓总神经病患者正常的腓神经超声，可能是单独的脱髓鞘病变，提示预后很好。相反，EDX 上的非局部性腓总神经病通常是以轴索丢失为主的病变。在这些病例中，神经肌肉超声在病变定位方

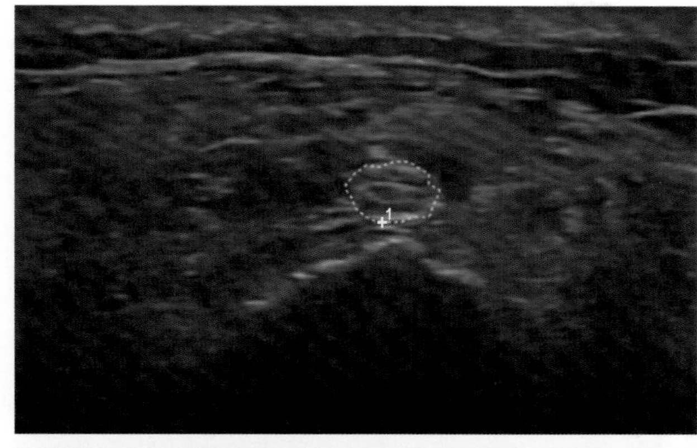

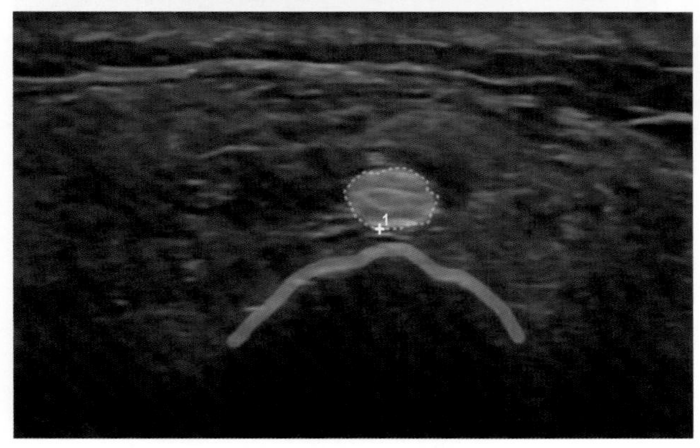

▲ 图 25-12 腓骨头处的腓总神经

上图，原始图像。下图，同一图像。黄色 . 腓总神经；绿色 . 腓骨头骨缘。短轴横切面，腓总神经紧贴腓骨头。经过膝关节，可见较大的腓骨头的声影，与腓总神经紧邻

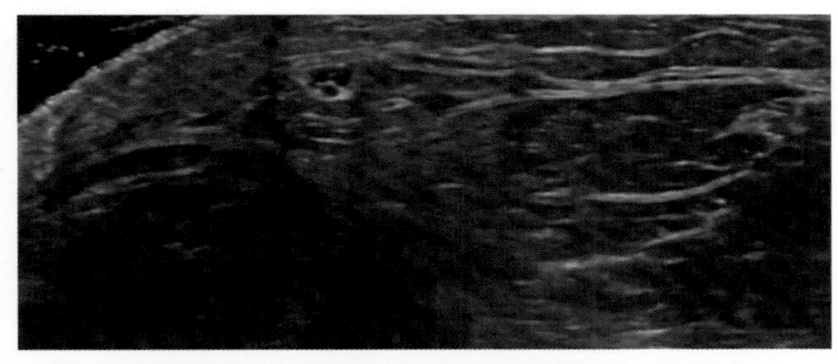

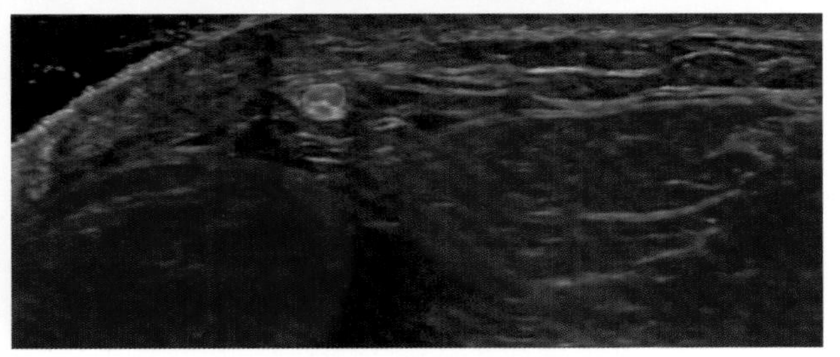

▲ 图 25-13 小腿处的腓浅神经

小腿中部短轴横切面声像图。上图，原始图像；下图，同一图像。黄色 . 腓浅神经；红色 . 趾长伸肌（左侧）和腓骨长 / 短肌（右侧）。腓浅神经走行于小腿远端皮下组织内，在趾长伸肌和腓长肌 / 短肌之间下行

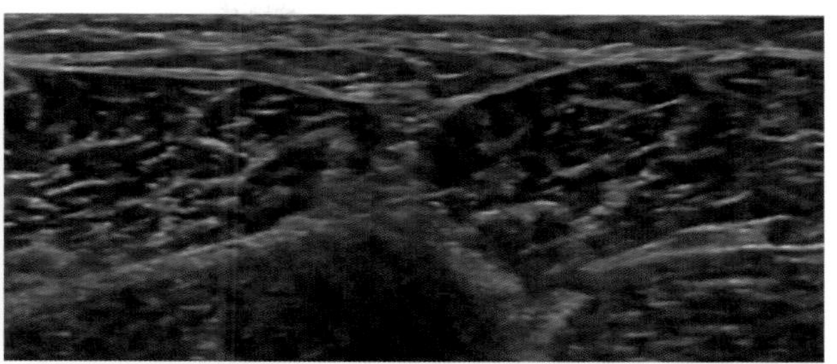

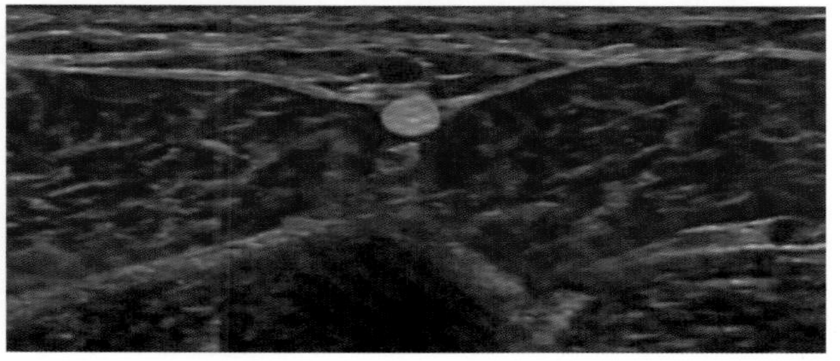

▲ 图 25-14 小腿处的腓肠神经

上图，小腿中后侧中间的短轴横切面，原始图像。下图，同一图像。黄色 . 腓肠神经；蓝色 . 小隐静脉；红色 . 腓肠肌内外侧头。将探头置于腓肠肌内侧头和外侧头肌腹之间的中线，可显示腓肠神经。它非常细小，仅包含几个神经束，常与周围的小隐静脉伴行

面非常有用。这强调了 EDX 和神经肌肉超声在腓总神经病中的互补性。将两者合用于定位病灶效果更好。虽然 EDX 在定位脱髓鞘病变方面作用很好，但神经肌肉超声在定位轴索丢失病变方面更有优势。

应从坐骨神经至腓骨颈远端来扫查腓总神经，以评估任何结构性病变，包括腱鞘囊肿、骨赘、肿瘤和动脉瘤，与其他神经类似，神经外腱鞘囊肿可起源于附近的关节和（或）腱鞘，并可侵犯腓总神经（图 25-16）。侵犯腓总神经的神经外腱鞘囊肿最常发生于上胫腓关节。然而，由于这个关节位置较深，腱鞘囊肿也可能位置较深，难以用超声显示整个腱鞘囊肿。

另一种常见的情况是神经内腱鞘囊肿影响腓总神经。在这种情况下，滑液从上胫腓关节囊进入神经，在神经外膜内形成腱鞘囊肿，这在腓总神经中最常见。实际上，在没有明显临床病因的腓总神经病患者（即没有外部压迫史、体重减轻、交叉腿、持续下蹲、近期手术等）中，18% 的患者发现了神经内腱鞘囊肿。其发病机制可能是以下原因：在标准的解剖学教科书中腓总神经分为两个分支，即腓深神经和腓浅神经，但更多的时候它实际上分为三个分支：腓深和腓浅及第三个支配上胫腓关节的关节支。在患有神经内腱鞘囊肿的患者中，被认为关节

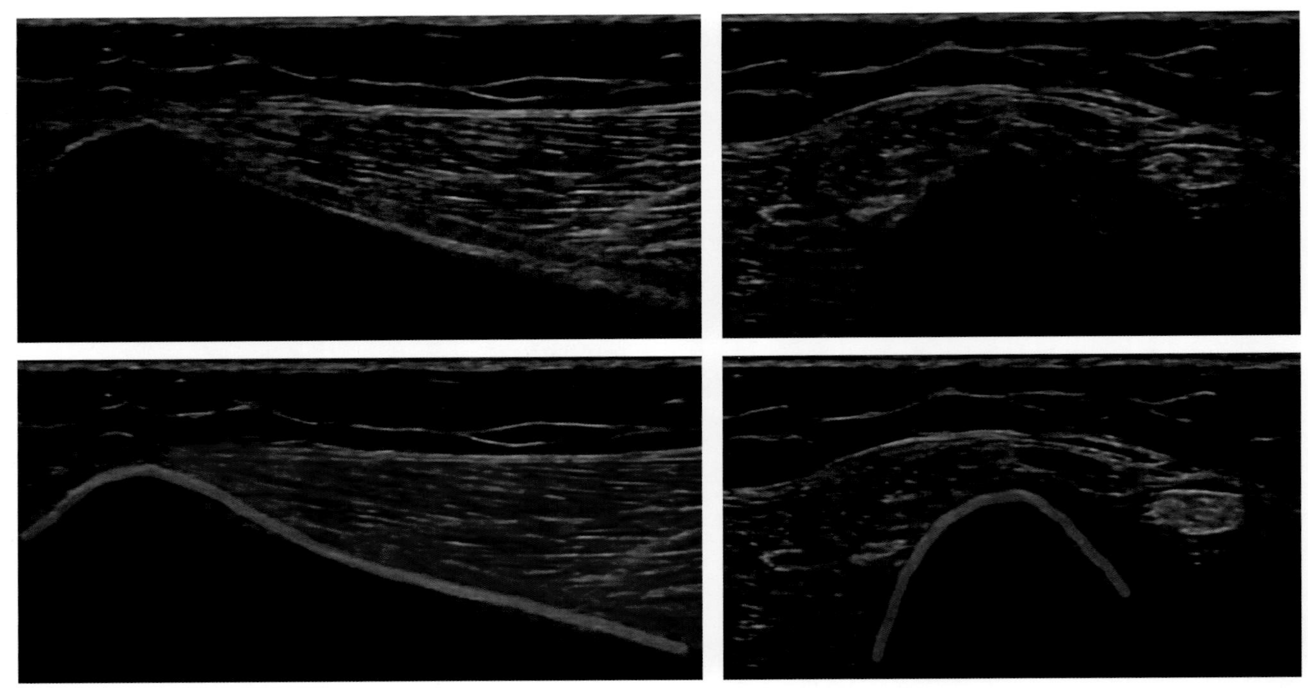

▲ 图 25–15　腓骨头和腓骨颈

上图，原始图像。下图，同一图像。绿色 . 腓骨头和腓骨颈的骨轮廓；黄色 . 腓总神经；红色 . 腓骨长肌。左，长轴纵切面。右，短轴横切面。在长轴纵切面易于看到腓骨的骨轮廓。在近端，腓骨长肌正上方，腓骨颈上端膨大为腓骨头。在这个位置，将探头旋转 90° 到短轴横切面时，更易于看到腓骨头 / 颈和其正后方的腓总神经

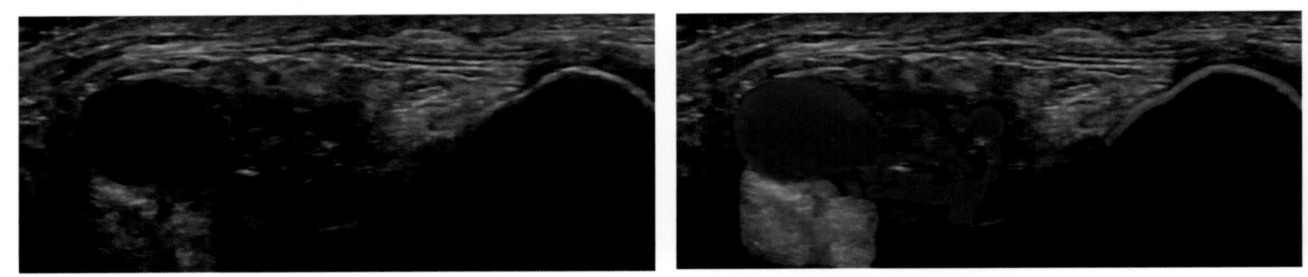

▲ 图 25–16　胫腓关节的神经外腱鞘囊肿

腓骨头附近短轴声像图。左图，原始图像。右图，同一图像。紫色 . 多分叶的腱鞘囊肿；黄色 . 囊肿后部回声增强；绿色 . 腓骨头骨轮廓。胫腓关节位置之上的囊肿可能会压迫周围的腓总神经。由于该关节位置较深，大部分的囊肿位置也可能较深，导致超声很难看到整个囊肿

囊撕裂，使滑膜液流入关节支，然后沿关节支逆行进入深部和腓总神经（图 25–17）。滑膜液可能会继续上行至坐骨神经，有时会回流至胫神经。发生神经内腱鞘囊肿时，超声显示神经呈低回声，体积显著增大。神经常呈球根状，扇形外观（图 25–18）。通过横轴面的细致检查，有时可以看到神经内的正常神经纤维被推挤到一侧。明确神经内腱鞘囊肿非常重要，因为它可通过手术减压治疗，预后很好。

膝外伤是很常见的，如摔伤、机动车事故、特别是运动损伤。当外伤导致腓总神经病时，超声尤其有助于评估神经损伤，特别是检查腓总神经是否保持连续性（图 25–19）。由于腓总神经位置相对固定，起于坐骨神经并走行于腓管内，因此损伤机制通常是牵拉伤。因此，牵拉伤最常发生在腘窝上部和腓骨颈之间。牵拉伤最常见的情况之一是膝关节脱位，其导致腓总神经病的发生率估计至少为 25%。超声常显示腘窝处腓总神经明显异常（即神经增粗、低回声和神经束结构消失）（图 25–20）。异常神经的长度可相当长，可延伸至坐骨神经远端。一般情况下，预后不良与神经肿大程度和异常神经的长度有关。

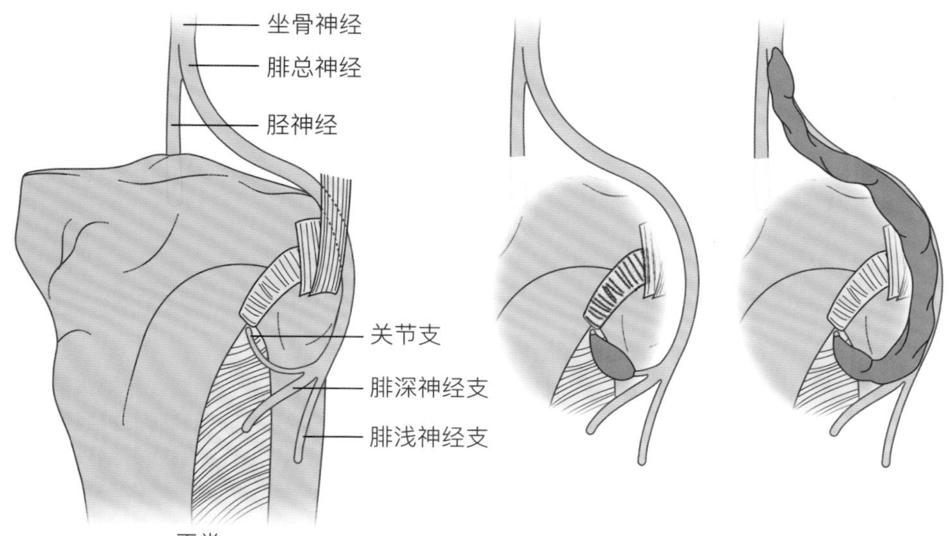

◀ **图 25–17　腓总神经内腱鞘囊肿**

左图，腓总神经分为腓浅神经支与腓深神经支，分出的关节支支配胫腓关节近端。中图，如果关节撕裂发生在关节支处，滑液（紫色）会进入该分支并在分支中逆行进入深部和腓总神经（右图）[经许可转载，改编自 Spinner RJ, Amrami KK. What's new in the management of benign peripheral nerve lesions? *Neurosurg Clin North Am*. 2008;19(4):517–531.]

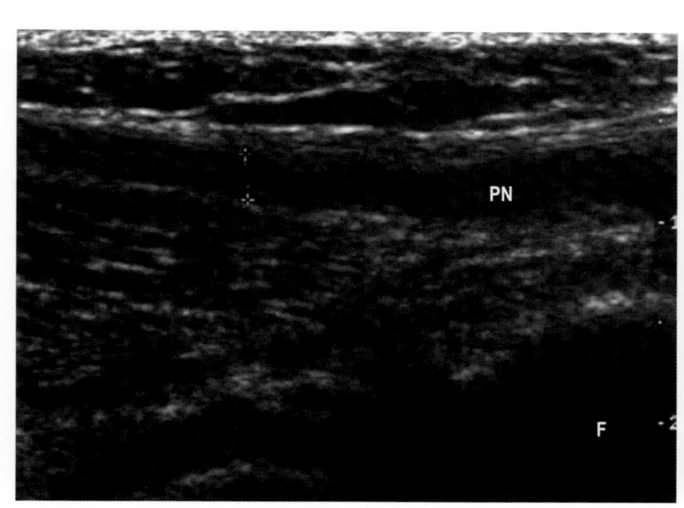

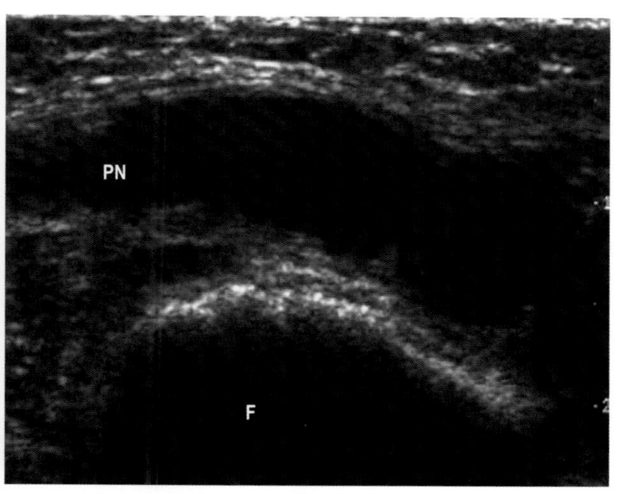

▲ **图 25–18　腓总神经内腱鞘囊肿超声**

膝关节处的腓总神经长轴声像图。左图，正常腓总神经（PN）。右图，腓总神经（PN）伴腱鞘囊肿。注意：神经增大，呈低回声，球根状，扇形外观。F. 腓骨头（经许可转载，引自 Visser LH. High-resolution sonography of the common peroneal nerve: detection of intraneural ganglia. *Neurology*. 2006;67:1473–1475.）

因此，无论是外伤还是外部挤压，虽然存在临床损害，超声显示腓总神经越正常，其预后越好。在正常情况下，腓总神经很细，有时很难看到。然而，在与轴索损害相关的严重牵拉、牵引和压迫损伤中，神经会变得明显的低回声和粗大，使其在超声上很容易看到。

神经肌肉超声检查腓总神经的最后部分是检查由腓总神经深支和浅支支配的肌肉，并将其与对侧腿的同一肌肉和同侧的非腓总神经支配的肌肉进行比较。与轴索损害相关的病变将导致肌肉的继发性改变，特别是肌萎缩和回声增强。与临床查体和针电极肌电图相似，超声上肌肉异常的模式为病灶的定位提供了进一步的信息（图 25–21 和图 25–22）。

六、病例分析

病例 25–1

【病史和查体】

一名 56 岁男性因冠状动脉搭桥手术后 3 周持续的足下垂就诊。麻醉苏醒后不久，患者发现右足和足趾背屈困难。此外，他的右足背有针刺样感觉。他发现在行走时每一步右足都会拍击地面。无疼痛，左腿正常。

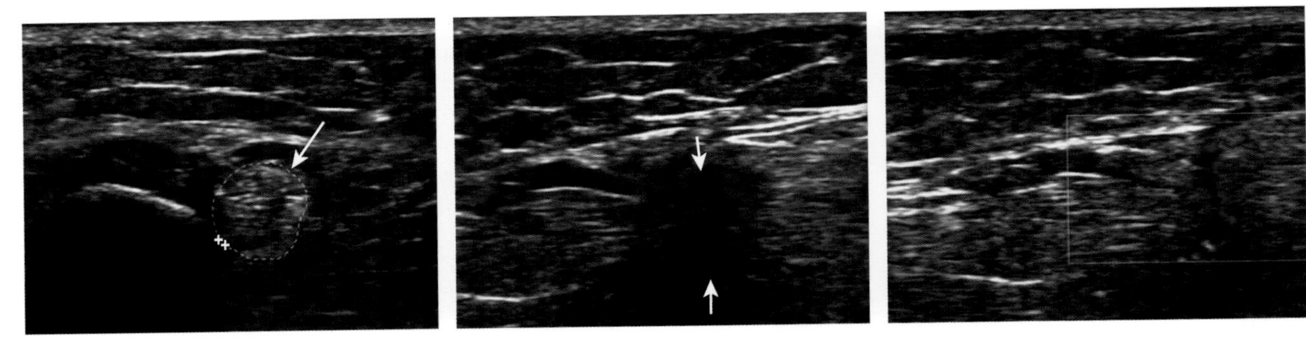

▲ **图 25-19　腓总神经撕裂**

超声有助于检查外伤导致的腓总神经病，特别是在评估神经损伤和腓总神经是否保持连续性方面。左图，短轴声像图，显示外伤后邻近腓骨颈的腓总神经（白箭）肿大。中图，长轴声像图，仅在图像的左侧近端探查到腓总神经影像，提示腓总神经不连续性（白箭）。低回声区可能为血液或水肿，里面没有神经纤维走行，在其左侧或右侧可看到神经纤维。右图，与中间彩色多普勒图像相同，显示撕裂处血管增多

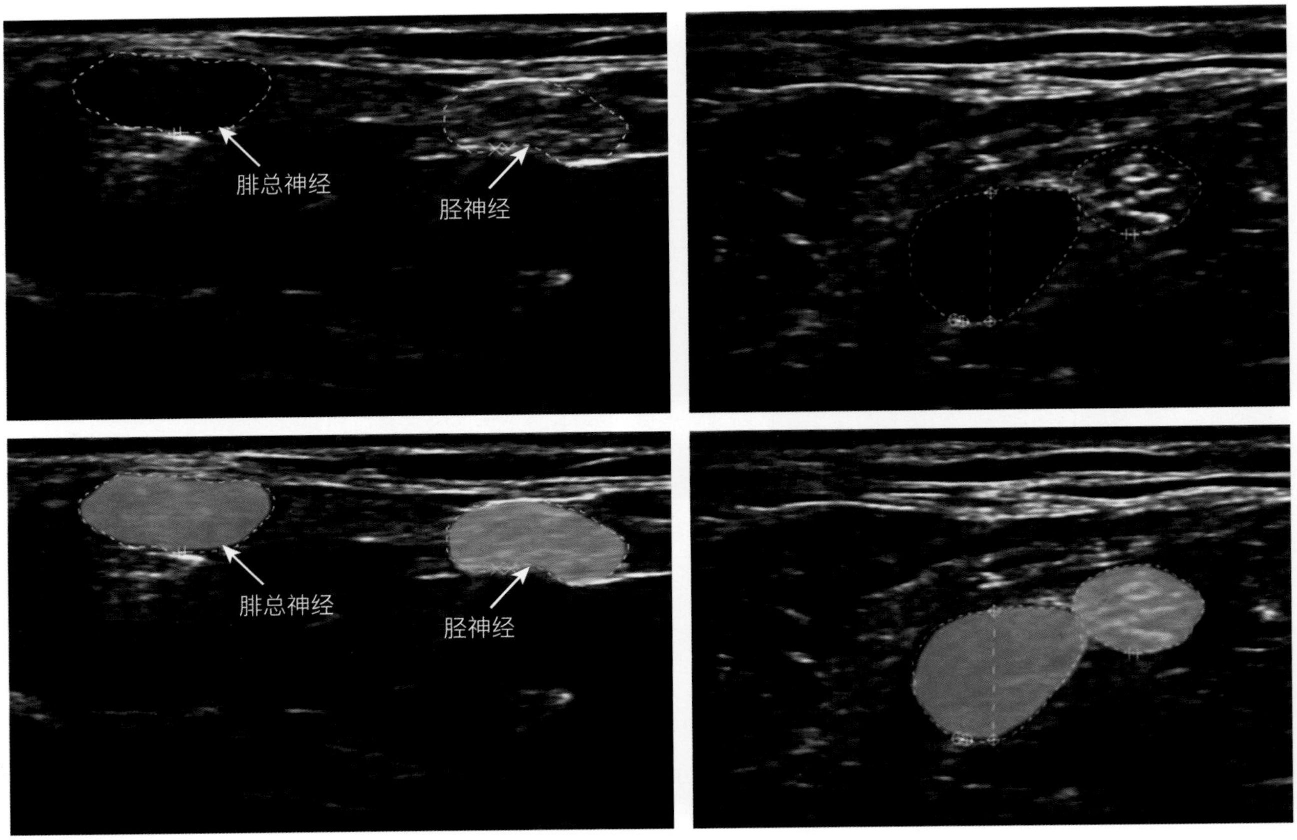

▲ **图 25-20　腓总神经病伴膝关节脱位**

上图，原始图像。两例膝关节前脱位后严重腓总神经病患者的腓总神经和胫神经短轴声像图。下图，同一图像。黄色 . 腓总神经；蓝色 . 胫神经。腓总神经通常比胫神经细。注意：两例患者腓总神经均增大，呈低回声，伴正常神经束结构丢失。因腓神经起源于坐骨神经，在腓管的位置相对固定，故这种损伤的机制是牵拉伤

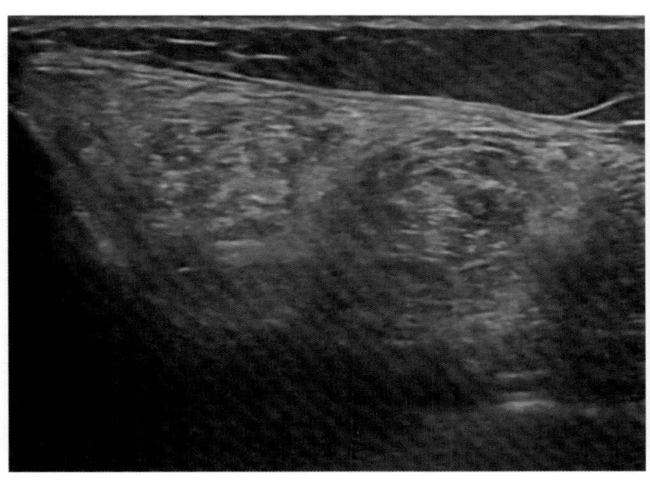
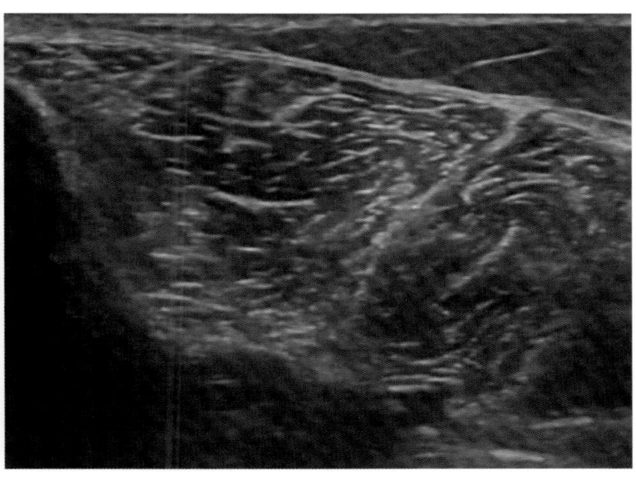

▲ 图 25-21 腓总神经病的肌肉超声

胫骨前肌和邻近胫骨的趾长伸肌短轴声像图。左图，患侧。右图，无症状侧。两侧肌肉比较有助于许多压迫性神经病包括腓总神经病的诊断。如患侧所示，当病变与轴索丢失相关时，该神经支配肌会出现继发性改变，特别是肌萎缩和回声增强

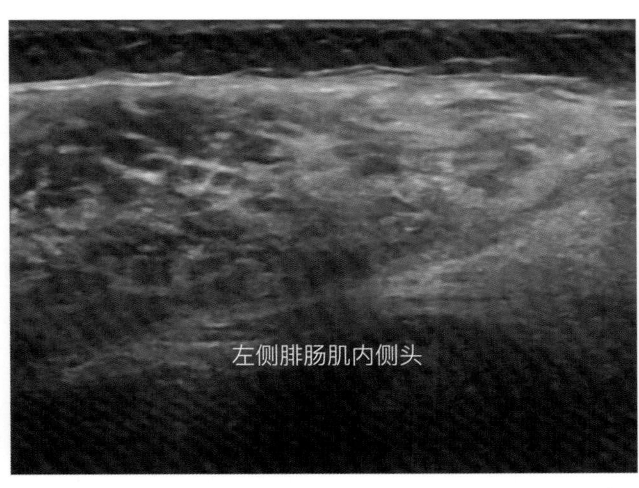

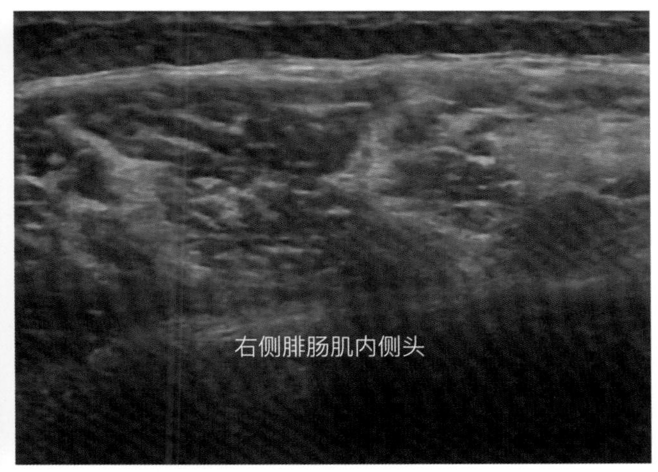

▲ 图 25-22 疑似腓总神经病的肌肉超声

腓肠肌内侧头短轴声像图。左图，患侧。右图，无症状侧。左右比较肌肉是有帮助的。在这个疑似腓总神经病的足下垂病例中，腓肠肌内侧头有明显的超声改变，排除腓总神经病。因此，肌肉超声可有助于定位受累神经

查体，患者个高很瘦。双下肢肌容积和肌张力正常对称。右踝和趾背屈（1/5）和踝关节外翻（2/5）明显无力。似有轻度的足内翻无力。踝和足趾跖屈、膝屈曲及髋所有运动均正常。腱反射正常对称，包括踝反射。感觉检查显示右足背延伸至小腿外侧的针刺觉和温度觉明显丧失。右外侧膝、外侧足、足底和小腿内侧的感觉正常。右侧腓骨颈处腓总神经无触痛，Tinel 征未引出。

【病例小结】

在本病例中，患者在手术清醒后发现足下垂，有 3 周的病史。由于腓总神经支配区的感觉异常和无力，病史初步提示为周围神经病。随后查体显示腓深神经和腓浅神经支配区明显力弱（分别为踝背屈和外翻）。然而，右足内翻力弱的迹象可能是一个非常重要的体征，因为其提示胫骨后肌无力，胫骨后肌是非腓总神经支配的肌肉。如果足内翻确实力弱，则应排除孤立的腓总神经病。其他胫神经支配肌是正常的，包括踝和足趾跖屈肌。此外，由胫神经和坐骨神经支配的踝反射正常对称。

足外侧、足底和小腿内侧感觉检查正常，分别代表腓肠神经、足底神经和隐神经支配区域。另外，右膝外侧感觉即膝外侧皮神经的支配区是正常的。

病例 25-1　神经传导检测

刺激神经	刺激部位	记录部位	波幅 运动（mV）；感觉（μV）			潜伏期（ms）			传导速度（m/s）			F 波潜伏期（ms）		
			右　侧	左　侧	正常值	右　侧	左　侧	正常值	右　侧	左　侧	正常值	右　侧	左　侧	正常值
腓总神经（m）	踝	趾短伸肌	6.3	7.1	≥2	5.8	56	≤6.5				NR	47	≤56
	腓骨头下	趾短伸肌	6.2	6.9		12.6	121		44	46	≥44			
	腘窝外侧	趾短伸肌	1.7	6.6		16.0	142		20	47	≥44			
胫神经（m）	踝	踇短展肌	12.2		≥4	4.8		≤5.8				48		≤56
	腘窝	踇短展肌	10.8		≥4	13.4			45		≥41			
腓总神经（s）	小腿外侧	踝	7	16	≥6	3.5	3.2	≤4.4	47	50	≥40			
腓肠神经（s）	小腿	后踝	14	12	≥6	3.5	3.4	≤4.4	47	48	≥40			

注意：所有感觉潜伏期均为峰值潜伏期，所有的感觉传导速度都是以起始潜伏期计算，报告的 F 波潜伏期代表最短 F 波潜伏期。
m. 运动传导；s. 感觉传导

病例 25-1 肌电图								
肌 肉	插入电位	自发电位		自主收缩运动单位动作电位				
		纤颤电位	束颤电位	激 活	募 集	形 态		
						时 限	波 幅	多相波
右胫骨前肌	↑	+2	0	NL	↓↓↓	NL	NL	NL
右踇长伸肌	↑	+1	0	NL	↓↓↓	NL	NL	NL
右腓骨长肌	↑	+1	0	NL	↓↓↓	NL	NL	NL
右胫骨后肌	NL	0	0	NL	NL	NL	NL	NL
右腓肠肌内侧头	NL	0	0	NL	NL	NL	NL	NL
右股二头肌短头	NL	0	0	NL	NL	NL	NL	NL
右股二头肌长头	NL	0	0	NL	NL	NL	NL	NL
右臀中肌	NL	0	0	NL	NL	NL	NL	NL
右 L_5 棘旁肌	NL	0	0	NL	NL	NL	NL	NL
右 S_1 棘旁肌	NL	0	0	NL	NL	NL	NL	NL

↑. 增多；↓↓↓. 明显减少；NL. 正常

在这些区域发现的异常表明病变在腓总神经近端。然而，上述区域感觉均正常。足背和小腿外侧针刺觉和温度觉缺失有明显的界限。界限明确的感觉缺失区域提示周围神经损伤；这在神经根病中不常见，因为皮节通常与邻近的皮节广泛重叠。

因此，在进行神经传导和肌电图检查之前，临床怀疑是腓总神经病，最可能在腓骨颈，但由于足内翻无力的问题，也必须考虑更近端的病变。

神经传导检测，右侧腓总神经运动检查显示在踝和腓骨颈以下刺激点的 CMAP 波幅正常。下肢远端运动潜伏期和传导速度也正常。然而，在外侧腘窝刺激腓骨颈以上显示波幅明显下降和传导速度减慢到脱髓鞘范围（20m/s）。症状对侧腓总神经 CMAP 波幅略高，腓骨颈处无传导阻滞或局部传导减慢。右侧 F 波消失，但对侧正常。对患侧进行胫神经运动传导检查，显示 CMAP 波幅、远端潜伏期和传导速度正常。胫神经 F 波也正常。

右侧的腓浅神经感觉传导波幅正常。波幅仅略高于正常值的下限。然而与对侧相比，明显不对称。左侧腓浅神经 SNAP 波幅明显高于右侧。因此，虽然右侧腓浅神经 SNAP 波幅绝对值可能是正常的，但与对侧相比显著异常。患侧的腓肠神经感觉传导正常，比腓浅神经 SNAP 波幅高。比较患侧和对侧，腓肠神经感觉传导没有明显的不对称。右侧腓肠神经的 SNAP 波幅实际上略高于左侧，但差异不明显。因此，完成神经传导检测后，排除技术问题，可以确定右侧腓骨颈处存在腓总神经病，即绕腓骨颈处同时有传导阻滞和局部传导减慢的脱髓鞘明显证据。同时，由于远端记录的腓浅神经 SNAP 波幅明显低于对侧，因此也一定存在轴索丢失。然而，对比左右腓总神经运动传导显示几乎没有不对称，表明轴索丢失可能很轻。

肌电图检查，首先检查腓深神经支配的肌肉（胫骨前肌、踇长伸肌）。两块肌肉均显示纤颤电位，正常形态的 MUAP 募集明显减少。腓骨长肌由腓浅神经支配，也有同样的表现。接下来检查胫骨后肌。需要特别注意这块肌肉的主要功能是足内翻，在查体中可能发现轻度力弱。胫骨后肌的任何异常都提示腓总神经范围以外的更广泛的病变。胫骨后肌肌电图检查完全正常。此外，胫神经支配的腓肠肌内侧头检查正常。接下来，股二头肌短头和长头检查均正常。更近端的非坐骨神经 L_5 支配肌，臀中肌下腰椎棘旁肌也是正常的。

然后，得出电生理诊断。

【电生理诊断】

电生理结果提示右侧腓骨颈处亚急性腓总神经病，主要是脱髓鞘，伴部分轴索丢失。

【病例分析与讨论】

应该考虑几个重要的问题。

(1) 腓总神经病最可能的病因是什么？

在本病例中，患者极有可能在手术期间因长时间体位固定而导致腓总神经病。体瘦也使他易患这种并发症。较瘦的患者，或更重要的是近期大量体重减轻的患者，有较高的患腓骨颈处腓总神经病的风险，可能是因为缺乏保护性脂肪组织的支持。

(2) 电生理学如何明确病变为亚急性？

神经传导和肌电图改变与亚急性 3 周病史一致。首先，腓总神经传导检测的远端波幅异常（即腓浅神经感觉传导波幅降低）表示已经发生沃勒变性，运动纤维通常需要 3～5 天，感觉纤维需要 6～10 天。其次，肌电图显示神经损伤后 MUAP 募集立即减少，反映了运动单位的缺失。募集减少可能发生于脱髓鞘和传导阻滞，或轴突连续性中断。然而，纤颤电位不会立即产生，其产生时间的长短取决于被检肌肉和损伤部位之间的神经长度。腓骨颈处腓总神经病伴轴索丢失，腓总神经支配的小腿肌肉仅在 2～3 周后就会出现纤颤电位。失神经后的神经再支配一般需要数周，通常数月。因此，神经传导检测显示远端感觉波幅降低，加上肌电图显示纤颤电位和正常形态 MUAP 募集减少（即还没有神经再支配），提示亚急性病变。

(3) 如果是单纯腓总神经病变，如何解释轻度足内翻力弱？

虽然最初病史和查体提示腓骨颈处腓总神经病，但可能存在的足内翻力弱使临床诊断受到质疑。腓骨颈处腓总神经病患者足内翻应不受累，因胫骨后肌肌力正常。然而，腓总神经病足下垂患者可能存在足内翻轻度力弱，有以下两个原因。首先，虽然胫骨后肌未受累，但足在处于下垂位置时，可能会出现足内翻力弱，由于单纯力学原因，足在这个体位很难内翻。这类似于在垂腕位检查手指外展。对足下垂患者检查足内翻之前，最好是将踝关节被动背屈至中立位。其次，虽然胫骨前肌主要负责踝关节背屈，但它也有次要的辅助足内翻作用，这一点容易被忽略。如果仔细观察踝关节，可以注意到胫骨前肌止于踝关节内侧，在内侧楔骨和第一跖骨间（图 25-23）。正是这个稍微偏内侧的止点导致胫骨前肌收缩致足内翻。应用肌电图检查也很容易证实这一功能，只需让患者在踝关节内翻时，在胫骨前肌中插入肌电图针，可以看到踝内翻时胫骨前肌 MUAP 发放。因此，腓骨颈处腓总神经病出现踝内翻轻度无力是常见的。但是，其显著无力表示胫骨后肌功能障碍，从而提示更近端的病变。

(4) 基础的病理生理是什么？

电生理检查已经定位了病变及准确的评估了病程。最后，可能也是最重要的，评估病理生理是轴

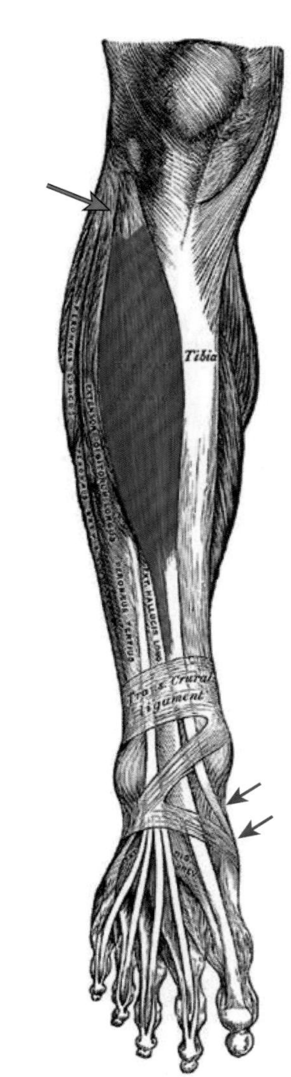

▲ 图 25-23　胫骨前肌解剖

注意，胫骨前肌起于胫骨外侧面的上 2/3 处（绿箭），止于足内侧楔骨和第一跖骨（红箭）。主要作用是足背屈，但也是足内翻的次要肌（引自 Gray H. *Gray's Anatomy of the Human Body*. Philadelphia, PA: Leah & Febiger; 1918.）

索丢失还是脱髓鞘。在这个病例中，主要的病理生理机制是脱髓鞘。首先，在腓骨颈处有明显的传导阻滞和传导减慢。阻滞纤维的数量可以通过比较病变上方和下方的 CMAP 波幅来近似计算，该病例 CMAP 波幅在腓骨颈以上为 1.7mV，腓骨颈以下为 6.3mV。因此，大约 75% 的腓总神经 CMAP 被脱髓鞘所阻滞，这是相当大的比例。

为了估计轴索丢失的纤维数量，将患侧远端 CMAP 波幅与对侧进行比较，假设对侧正常，将患侧与对侧进行比较（6.3mV vs.7.1mV），沃勒变性导致的轴索丢失量约 10%。除了 CMAP 波幅轻度降低，腓浅神经 SNAP 波幅降低和肌电图检查腓总神经支配肌肉显示的纤颤电位，证实有继发性轴索丢失。纤颤电位的数量与轴索丢失的程度不相关。事实上，少量的轴索丢失可以产生大量纤颤电位。量化轴索丢失的最佳方法是将患侧远端 CMAP 波幅与以下其中之一进行比较：患者自身基线值（如果已知）、正常对侧，或正常对照值。

基础的病理生理对评估预后非常重要。一般来说，脱髓鞘病变的预后比轴索丢失病变好得多。在脱髓鞘病变中，轴突保持完整，修复过程只包括髓鞘再生，通常为数周。而轴索丢失病变的恢复需要末端轴突的再生，或相邻未受影响的轴突的侧芽支配。这些过程通常都非常缓慢（轴突再生速度大约 1mm/d），而且恢复可能不完全。腓骨颈处腓总神经病严重轴索丢失的患者可能需要数月甚至超过 1 年才能恢复功能。相反，脱髓鞘型腓总神经病患者可能在 1～2 个月内完全恢复。当然，如此快速的恢复是假设腓总神经病的病因不再存在，就像这里讨论的病例一样，腓总神经病可能是由麻醉和手术期间在腓骨颈的长时间压迫所致。这个患者的预后很可能非常好。

第 26 章 股神经病

Femoral Neuropathy

李晓裔 译 张哲成 校

单独的股神经损害在肌电图检查室中并不常见，更常见的是腰丛或 L_2～L_4 神经根的病灶，其症状和体征与股神经病相似，尤其在轻症患者中区分这三种类型的病灶是很困难的。EMG 对疑似股神经病有两个主要的作用：首先是病灶的定位，常提示正确的诊断；其次是评估轴索丢失的严重程度，对预后和功能障碍的持续时间有直接影响。

一、解剖

股神经起源于腰丛，受 L_2、L_3 和 L_4 神经根支配（图 26–1）。在骨盆中，股神经从腰大肌后方出来，在外侧走行，深入到髂肌上方的髂筋膜中，在走行到腹股沟韧带下方前先发出肌支，支配腰肌，然后支配髂肌（两者在远端合并成为髂腰肌）。股神经在腹股沟韧带下方，股动脉外侧进入大腿，在腹股沟韧带下方约 4cm 处分为前支和后支，前支生成股内侧皮神经和股中间皮神经；肌支支配缝匠肌和耻骨肌；后支支配股四头肌，然后沿小腿内侧缘延伸成为隐神经（图 26–2）。大腿外侧不受股神经支配，而是受股外侧皮神经支配，它直接来自腰丛，接受 L_2～L_3 神经根的支配。

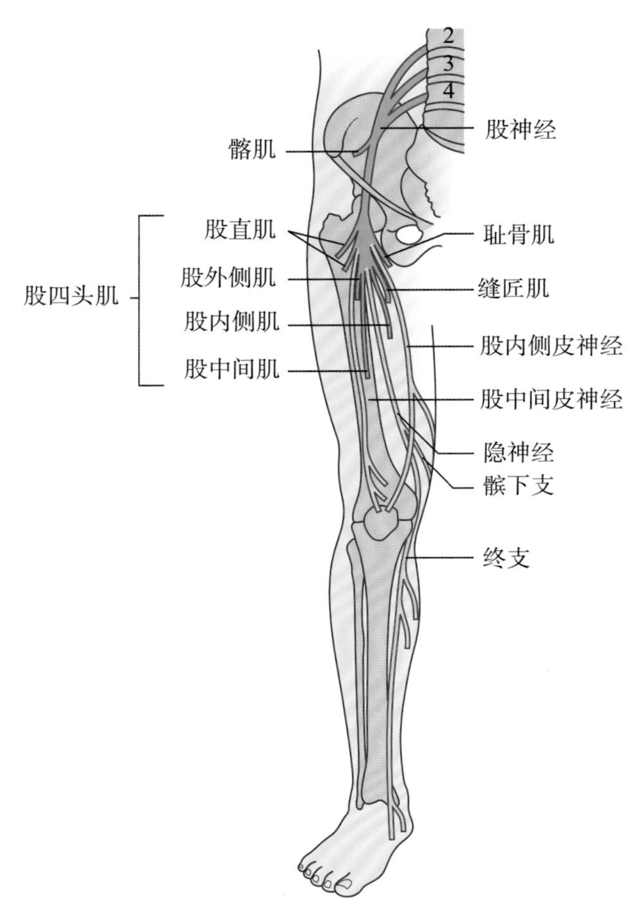

▲ 图 26–1 股神经解剖

经许可转载，引自 Haymaker W, Woodhall B. *Peripheral Nerve Injuries*. Philadelphia, PA: WB Saunders; 1953.

二、临床

股神经病患者可进展出现膝关节屈曲的现象（股四头肌无力引起），大腿上抬困难，腿拖拽（髂腰肌无力引起），大腿内侧和前方、小腿内侧有感觉障碍。检查时，因股四头肌无力患者膝关节伸展无力。因为股四头肌的四个头都肌肉发达，患者必须被置于力学劣势的位置才表现出轻度无力，可嘱患者从地上以跪姿站起来以检测。在病情更重的患者中股四头肌可出现萎缩。屈髋无力是一个重要的体征，说明髂腰肌受累，病灶位于腹股沟韧带的近端。

检查肌腱反射很重要，股神经病的股四头肌腱反射减弱或消失，其他反射应正常。感觉检查显示大腿内侧或前面感觉障碍，感觉障碍也可发生在小腿内侧，延伸到内踝的远端（隐感觉神经分布区）。大腿外侧（股外侧皮神经分布区）和大腿内侧近端（闭孔神经的感觉分布区）的感觉不受累，这些区域的异常提示腰丛或神经根有病灶。

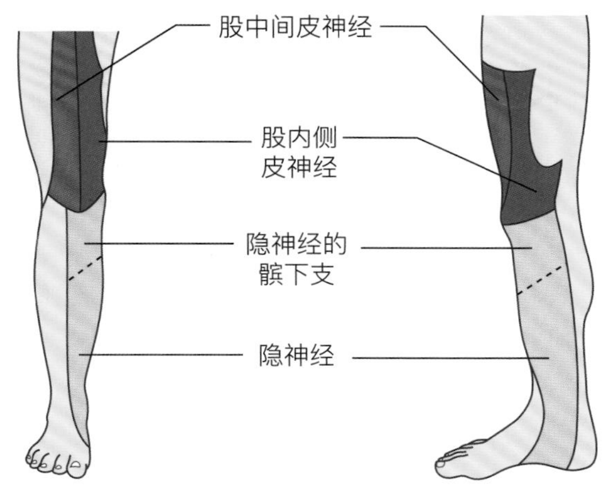

▲ 图 26-2 股神经感觉分支的皮肤分布区

经许可转载，改编自 Haymaker W, Woodhall B. *Peripheral Nerve Injuries*. Philadelphia: WB Saunders; 1953.

cut.N. 皮神经；Med. 中间

三、病因学

股神经病的病因报道较多，尽管大多数病例是由腹部或盆腔手术中体位或压迫所致（框 26-1）。最常涉及的是在许多骨盆和腹部手术中使用的自持试手术拉钩，将股神经压迫于骨盆上。此外，作为全髋关节置换术（total hip arthroplasty，THA）并发症的股神经病报道也越来越多，尤其是 THA 的修复术。在与 THA 相关的围术期神经病中坐骨神经病仍最为常见，目前股神经病紧随其后。THA 术中股神经损伤的机制尚不清楚，某些情况可能是由牵拉损伤所致，尤其是前或前外侧入路。其他情况可能是髋关节假体从后方压迫了股神经。此外，与报道过的坐骨神经损害相似，过度使用骨水泥固定假体可能损伤股神经。

股神经病的另一个常见原因是髋关节屈曲外旋时，股神经在腹股沟韧带处受压，这种情况最常见于患者在手术过程中长时间保持截石位，最多见于分娩、妇科和泌尿外科手术的过程中。

罕见报道的肾移植术后股神经病被认为是神经缺血所致，在肾移植过程中，移植肾动脉与髂内动脉、髂外动脉或髂总动脉吻合。因为股神经的中段和远端由髂内动脉或髂外动脉供血，存在明显局部盗血的可能性，分流了股神经滋养血管中的血流。

另外，单独的股神经病是不常见的。医源性股神经病可发生在腹股沟区，因股血管导管插入失误，

框 26-1 股骨神经病变的病因学

- 压迫
  - 髂腰肌、盆腔或腹膜后的血肿
  - 抗凝
  - 血友病
- 盆腔肿块（肿瘤、脓肿、囊肿）
- 主动脉瘤或髂动脉瘤
- 腹股沟淋巴结
- 过度伸展拉伤
  - 跳舞
  - 挂腿综合征
- 直接损伤
  - 战伤
  - 骨盆骨折
  - 医源性
    - ❑ 手术撕裂伤
    - ❑ 动脉造影
    - ❑ 注射部位不正确
- 放射性损伤
- 缺血
  - 糖尿病
  - 静脉药物滥用
  - 髂动脉闭塞
  - 术中低血压
  - 血管手术中主动脉夹闭
- 外科手术或程序
  - 经腹子宫切除术
  - 骨移植术
  - 髋关节置换术
  - 疝修补术
  - 髂骨活检
  - 腹腔镜检查
  - 经尿道内镜手术
  - 盆腔手术
  - 根治性前列腺切除术
  - 肾移植
  - 脊柱手术（经腹入路）
  - 输卵管成形术
  - 经阴道子宫切除术
- 阴道分娩

改编自Al Hakim M, Katirji MB. Femoral mononeuropathy induced by the lithotomy position: a report of 5 cases and a review of the literature. *Muscle Nerve.* 1993;16:891.

血肿形成所致。糖尿病患者也可发生股骨神经病，推测是神经梗死所致。但这通常出现在病变范围更广的多神经根神经丛病（即糖尿病性肌萎缩）。同样，常因过度抗凝导致的腹膜后出血可引起以股神经受累为主的腰神经丛病（见第 35 章）。罕见情况下肿瘤或其他肿块病灶也会影响到股神经。

四、鉴别诊断

股神经病的鉴别诊断包括腰神经丛病和 L_2～L_4 神经根病（表 26–1）。从表面上看这三种状态很相似，都可表现为股四头肌无力和股四头肌腱反射减弱或消失。但在孤立的股神经病中，非股神经支配的 L_2～L_4 的肌肉是正常的。具体说来，由闭孔神经支配的内收肌和由腓神经（L_4～L_5）支配的踝背屈肌（胫骨前肌）不受累。然而，相比之下，这些肌肉在腰神经丛或腰神经根病可表现无力。如果以疼痛为主，可能很难发现轻度内收肌无力，背部放射性痛或背部运动时疼痛加重提示神经根病。股神经变、腰神经丛病和 L_2～L_4 神经根病感觉异常的区域很相似，但孤立的股神经病不会出现大腿外侧（股外侧皮神经分布区）或大腿近端内侧（闭孔神经分布区）的感觉异常，这些表现都说明是神经丛或神经根的病灶。

五、电生理评估

（一）神经传导检测

神经传导用于评估可疑的股神经病有一定的局限性（框 26–2）。可将表面记录电极放在股四头肌（通常是股直肌），刺激腹股沟韧带下方的股神经（图 26–3）。比较双侧复合肌肉动作电位的波幅在评估轴索丢失的程度上很有用（图 26–4），如果 CMAP 波幅下降，常提示轴索丢失。当然，低波幅的 CMAP 也可出现在运动神经元病、与阻滞相关的神经肌肉接头病和肌病中。例如，一个伴股四头肌萎缩的包涵体肌炎患者可表现出股神经的 CMAP 波幅降低。腹股沟韧带处或其近端的单纯脱髓鞘病灶，在病灶远端刺激神经时，尽管临床表现为无力，但 CMAP 波幅仍正常。

在感觉方面，检测隐感觉神经对股神经病或腰神经丛病与 L_2～L_4 神经根病的鉴别是最有帮助的（图 26–5）。隐感觉神经是股神经延伸的终末端，在任何伴轴索丢失的节后病灶病变（如腰丛或股神经）都可能出现异常。隐神经刺激点在记录电极近端的 10～14cm，内侧腓肠肌与胫骨间的凹陷处，记录电极位于胫骨前肌腱和内踝的中间。与其他不常见的感觉检测操作相同，比较有症状侧和无症状侧的感觉神经动作电位波幅通常是有用的。即使在正常人中，隐神经感觉电位通常很小（5～10μV），并且在老年患者中很难引出。因此，除非双侧明显不对称，否则不应认为隐神经感觉检测是异常的。双侧隐神经 SNAP 引不出没有诊断意义，尤其是中老年人。

（二）肌电图方法

EMG 评估（框 26–3）的目的是鉴别股神经病、

表 26–1　股骨神经病临床鉴别要素

	股神经病（远端病灶）	股神经病（腹股沟韧带上方）	腰神经丛病	L_2～L_4 放射病
膝关节伸展无力	×	×	×	×
髋关节屈曲无力		×	×	×
髋关节内收无力			×	×
踝关节背屈无力			×	×
膝腱反射减弱	×	×	×	×
大腿前内侧感觉丧失	×	×	×	×
小腿内侧感觉丧失	×	×	×	×
大腿近端内侧感觉丧失			×	×
大腿外侧感觉丧失			×	×

×. 可能存在

框 26–2 推荐的股神经病神经传导检测方案

常规检测

1. 股神经运动检测，股直肌记录，腹股沟韧带下方刺激股神经；双侧检测
2. 隐神经感觉检测，踝关节内侧记录，小腿内侧刺激；双侧检测

排除更广泛的神经丛病或多神经病

1. 同侧胫神经运动检测，踇短展肌记录，踝关节内侧和腘窝刺激
2. 同侧腓神经运动检测，趾短伸肌记录，踝关节、腓骨颈下方和腘窝外侧刺激
3. 同侧胫、腓神经的 F 波
4. 同侧腓肠感觉检测，踝关节后方记录，小腿刺激

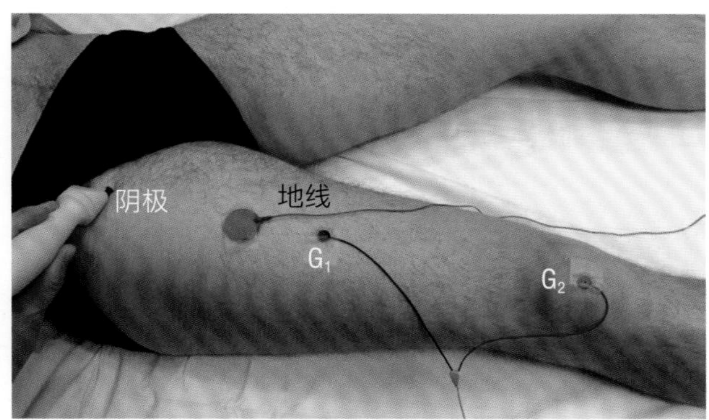

▲ 图 26–3 股神经运动检测

在腹股沟韧带下方刺激股神经，股直肌记录（G_1 位于肌腹上方，G_2 位于髌骨处股四头肌腱的上方）

腰丛病和 L_2～L_4 神经根病。先检测股四头肌，至少检测两个头对评估才有用，股外侧肌、股内侧肌和股直肌是最容易检查的肌肉（图 26–6）。通过伸膝和伸腿激活股外侧肌和股内侧肌，而屈髋伸腿更容易激活股直肌。这里发现的神经源性异常与股神经病、腰神经丛病或 L_2～L_4 神经根病一致。接下来检测髂肌，查找能提示腹股沟韧带近端病灶的相似表现。下一步该检测的肌肉是非股神经支配的，由 L_4 支配的肌肉大腿内收肌（L_2～L_4）和胫骨前肌（L_4～L_5）。单独的股神经病中，这两块肌肉的针电极肌电图检查应是正常的，而腰神经根或神经丛病灶可能是异常的。如果在股神经分布范围以外的 L_2～L_4 支配的肌肉发现异常，检测其他受腓胫神经和坐骨神经支配的肌肉就很重要，以确保异常不是继发于更广泛的神经病或多神经根病。最后，评估 L_2、L_3 和 L_4 节

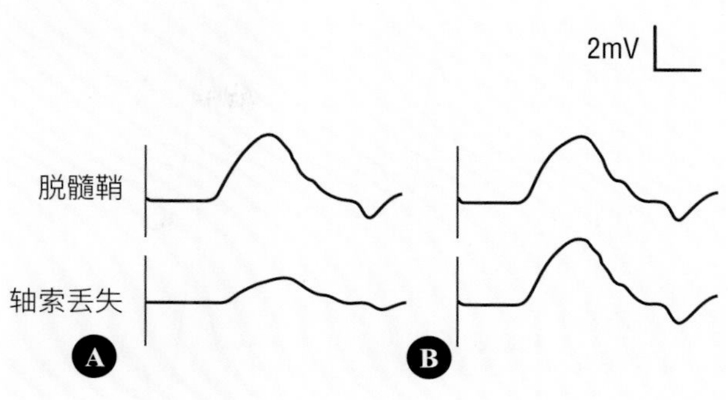

▲ 图 26–4 股神经运动检测

对于大于 1 周的病灶，有症状侧股神经复合肌肉动作电位的波幅（A）与对侧无症状侧比较（B）反映完好轴索的数量。在单纯脱髓鞘病灶中，在病灶的远端刺激股神经，则 CMAP 正常。在轴索丢失的病灶中，CMAP 波幅随轴索丢失的多少成比例地下降。预后和恢复的时间取决于轴索丢失的数量

段棘旁肌也很重要，因为这些部位的异常提示在神经根水平或更近端有病灶。

结合 NCS 异常和针电极肌电图检测结果就能区分单独的股神经病、腰丛神经病和 L_2–L_3–L_4 腰神经根病（表 26–2）。另外，可以通过检测股神经的运动和隐神经的感觉波幅来评估轴索丢失的程度，用针电极肌电图来判断是否存在失神经和神经再支配。

六、超声的相关信息

超声可以显示大腿近端的股神经，还可用来跟踪其最远端的感觉分支，穿过大腿进入小腿内侧的隐神经。与上、下肢其他神经相比，腿部的股神经超声检查对操作技能的要求更高，其实用性有限。此外，超声不能追踪股神经路经盆腔到腰丛的这一节段，定位需要 MRI 或 CT 成像。

为了显示股神经，患者仰卧在床上，双腿稍外展，在腹股沟韧带下方触及股动脉搏动后，将探头横向置于其上方，从外侧向内侧移动，记住首字母缩略词“NAVEL”，对应的是神经（nerve）、动脉（artery）、静脉（vein）、空腔（empty space）和淋巴管（lymphatics）（图 26–7）。动脉很容易识别：它有搏动，可被彩色多普勒识别。较大的股静脉紧贴其内侧，像其他静脉一样，它很容易被探头的压力部分或完全受压瘪。动脉外侧是股神经，股神经很大，但可能不像其他神经那样容易辨认。股神经的外侧是明显的髂肌，混有下面腰肌的一些纤维。再往外

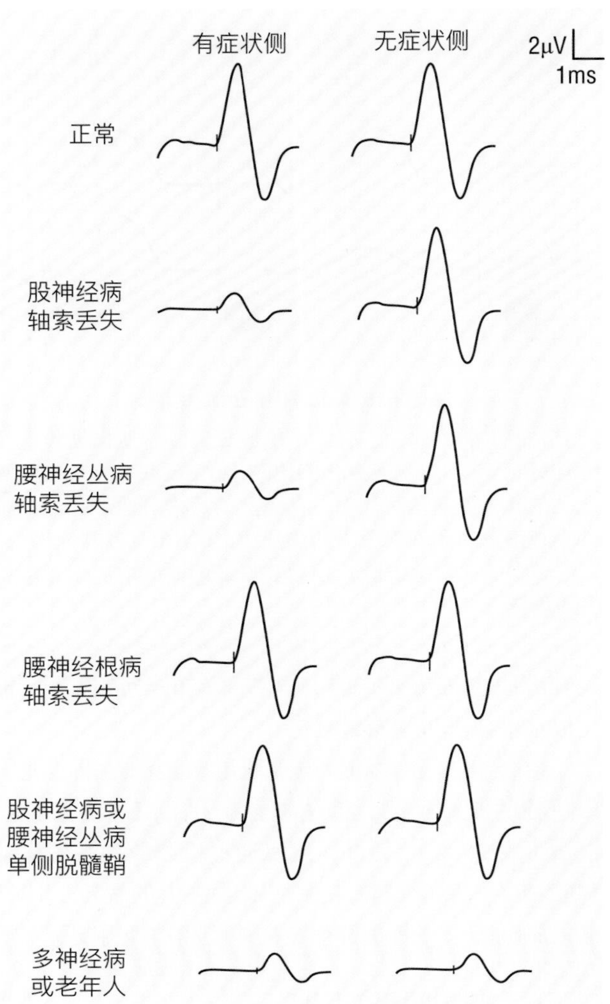

▲ 图 26–5 隐神经感觉检测：正常和病理性模式

将有症状侧与对侧无症状侧进行比较是必要的，尤其是老年人或患有轻度多神经病的患者，他们的隐神经感觉电位很难引出

侧是位置表浅且呈三角形的缝匠肌。

探头向下移动时，股神经很快分成更小的分支，支配股四头肌的肌支和到大腿内侧及前面的感觉支。股动脉也旋即分为股深动脉和股浅动脉（superficial femoral artery，SFA）。SFA 向下延伸至大腿，并逐渐向内侧的内收肌管（Hunter 管）移行，其边界是缝匠肌（上壁），内收长肌（内侧壁）和股内侧肌（外侧壁），SFA 随后成为腘动脉。Hunter 管内的 SFA 是神经肌肉超声的一个重要标志，因为隐感觉神经与动脉伴行并在该管内穿行。靠近膝关节内侧时就很难继续跟踪该神经了。但该神经常在小腿中部或近端，胫骨内侧的皮下组织中再次出现。与其他小皮神经相似，通常只能识别几个神经束。

框 26–3 推荐的股神经病肌电图检测方案

常规肌肉

1. 至少有股四头肌的两个头（股外侧肌、股内侧肌或股直肌）
2. 髂肌
3. 至少有一块闭孔神经支配的内收肌（内长收肌或短收肌）
4. 胫骨前肌
5. L_2、L_3 和 L_4 棘旁肌
6. 至少有两块非股神经和非 L_2～L_4 支配的肌肉，以排除更广泛的病变（如腓肠肌内侧头、胫骨后肌、股二头肌、臀大肌）

特殊注意事项

- 如果任何前面提到的肌肉不确定时，与对侧比较是有用的
- 如果病灶是单纯脱髓鞘，只有针电极肌电图是异常的，在无力的肌肉中正常形状的运动单位电位募集减少

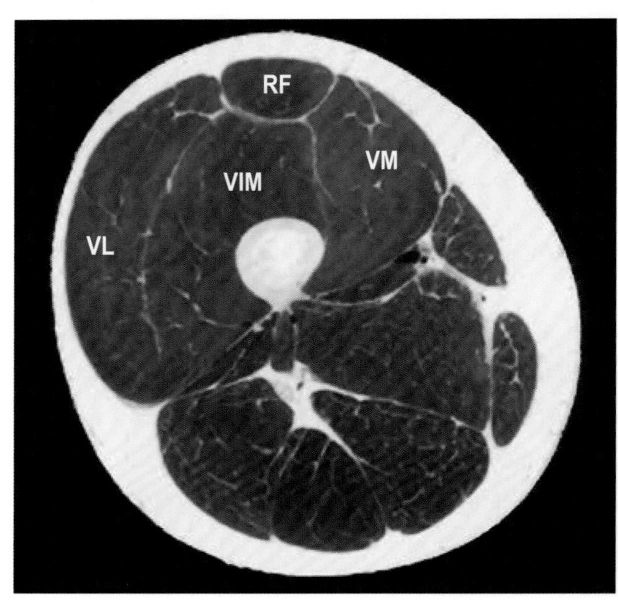

▲ 图 26–6 股四头肌

大腿中部股四头肌四个头的轴位横切面，股外侧肌（VL）、股内侧肌（VM）和最浅表的，也是针电极肌电图最容易选取的股直肌（RF），股中间肌（VIM）很深，并且不易触及

实际上，股神经神经肌肉超声指征有限，在腹股沟处，对寻找由于导管插入、线放置或其他操作引起的周围血肿或动脉瘤 / 假性动脉瘤是最有用的。同样，罕见的原因也可能是意外被针直接刺伤股神经。在小腿用来评估隐神经的神经瘤是主要的指征，

表 26-2　股神经病的肌电图和神经传导异常

	股神经病（远端病灶）	股神经病（腹股沟韧带上方）	腰神经丛病	$L_2 \sim L_4$ 神经根病
肌电图表现				
股内侧肌	×	×	×	×
股外侧肌	×	×	×	×
股直肌	×	×	×	×
髂肌		×	×	×
大腿内收肌			×	×
胫骨前肌			×	×
腰棘旁肌				×
神经传导检测表现				
隐神经 SNAP 异常（如果是轴索）[a]	×	×	×	
股神经低波幅 CMAP（如果是轴索）	×	×	×	×

×. 可能存在异常；CMAP. 复合肌肉动作电位；SNAP. 感觉神经动作电位
a. 年龄大于 40 岁的患者，隐神经电位很难引出；在这些患者中，隐神经的波不应考虑是异常的，除非它与另一侧对比不对称

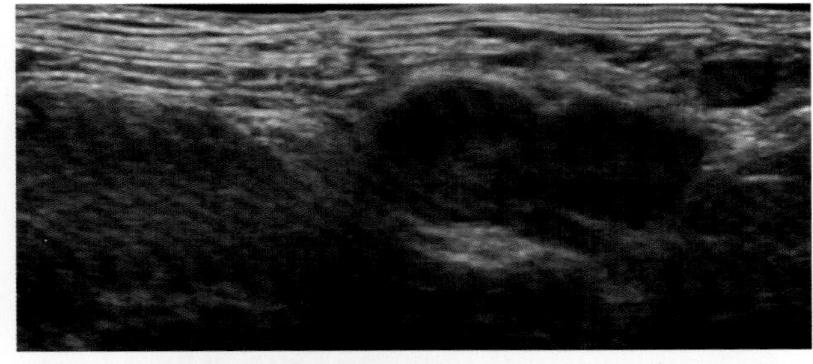

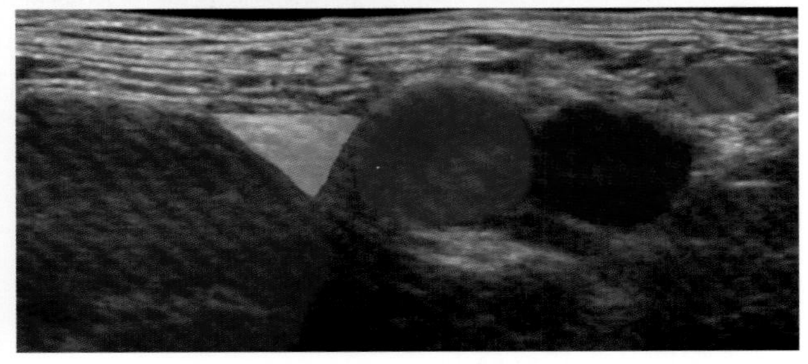

▲ **图 26-7　腹股沟处的股神经。腹股沟韧带下方的股神经短轴位图像**

上图，原始图像。下图，相同图像。股神经为黄色，股动脉为鲜红色，股静脉为蓝色，淋巴结为紫色，髂肌为暗红色（改编自 Gruber H, Peer S, Kovacs P, Marth R, Bodner G. The ultrasonographic appearance of the femoral nerve and cases of iatrogenic impairment. *J Ultrasound Med*. 2003;22:163-172.）

因为在进行旁路手术的隐静脉采集过程中或各种静脉剥离 / 消融手术中隐神经可能受伤（图 26-8）。

七、病例分析

病例 26-1

【病史和查体】

一名 38 岁的女性，选择性经阴道子宫切除术后持续行走困难 5 周。采用的是硬膜外麻醉，手术持续 2.5h，未出现并发症，术后 3 天出院。手术后不久，患者偶尔左腿屈曲，有几次差点摔倒。大腿前部针刺感，放射到小腿内侧，腿部无明显疼痛。背部放置硬膜外导管处有轻微不适感。右腿没有任何症状。经检查，肌肉体积和张力正常，左侧膝反射消失，右侧正常，其他所有反射均正常。

所有肌肉的床旁肌力测试均正常，包括屈髋、踝关节背屈和大腿内收。某个检查者考虑到了左侧膝关节伸展轻度无力的问题，便随后嘱患者从跪姿站起，她的左腿无法完成这个动作，而右腿却很容易做到。感觉检查显示大腿前部和小腿内侧感觉减退，大腿外侧、小腿外侧和足底感觉均正常。

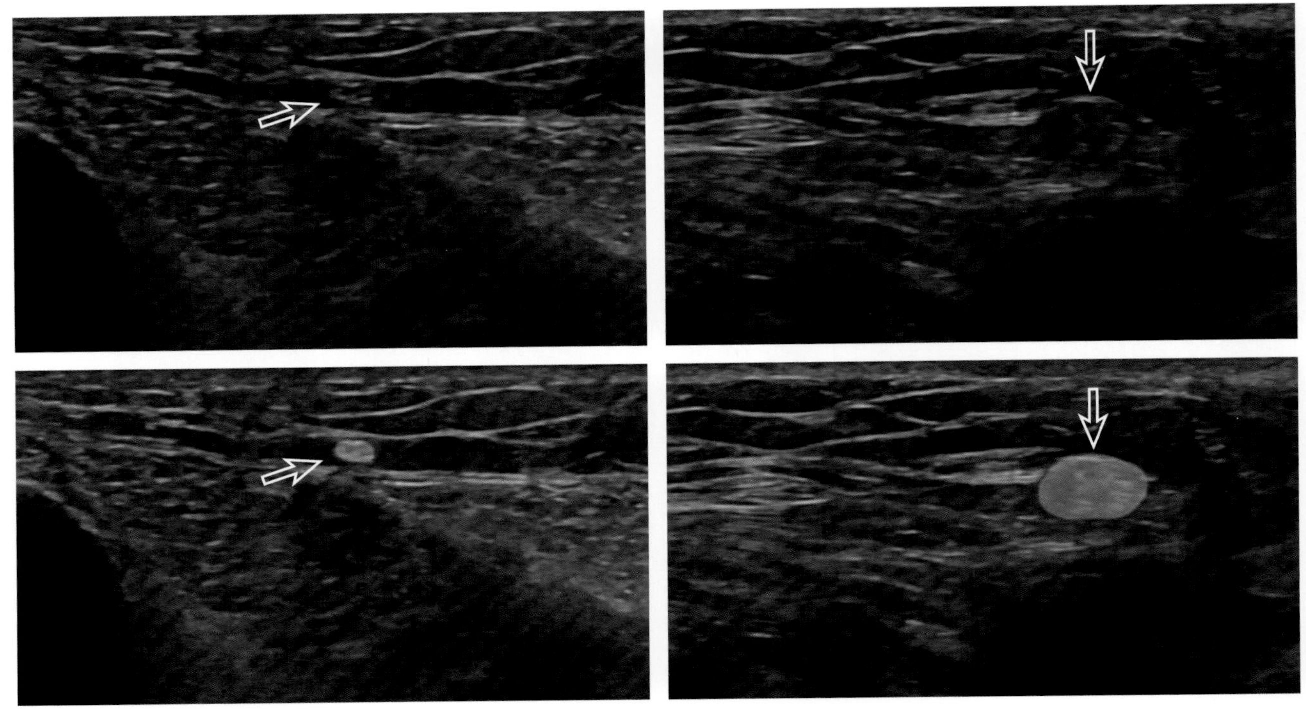

▲ 图 26-8 隐神经瘤

隐神经在小腿胫骨内侧的皮下走行。上图，原始图像。静脉采血后隐神经损伤患者的隐神经短轴位。下图，相同图像。隐神经为黄色。左图，靠近受伤部位。右图，隐神经肿大、低回声，相应神经损伤区域的神经束结构消失

【病例小结】

这位 38 岁的女性盆腔手术后出现左膝关节屈曲的现象，伴大腿前部和小腿内侧异常感觉。她的症状和体征表明股神经有问题。左膝反射消失，而右侧正常，说明病灶在股神经、腰丛或 L_2～L_4 神经根。需要指出的是，对通常情况下很强壮的肌肉进行床旁测试，往往很难辨别出轻度无力。正如这个病例，为显示出轻微的无力，必须将股四头肌放在力学劣势的位置。当嘱患者从跪姿站起时，她的左腿无法完成这个动作，提示左侧股四头肌无力。屈髋完好说明股神经更近端支配的髂腰肌没有受累。内收肌和踝关节背屈肌的正常检查很重要，提示非股神经 L_2～L_4 支配的肌肉可能是正常的。

神经传导检测显示，与右侧比较，左侧股神经运动电位稍减低，尽管从绝对意义上来说该电位仍在正常范围。这种自身对照的轻度不对称不太显著，但双侧隐神经感觉电位明显不对称。与右侧比较，左侧明显降低（>50% 波幅差）。这是一个关键的信息，因为这强烈提示病灶位于背根神经节或其远端，也可能位于腰丛或股神经。另外，还需进行左下肢常规神经传导检测，包括胫神经、腓神经的运动检测和腓肠神经的感觉检测，以排除并存多发性神经病或可能存在腰骶神经丛病。事实上，这些检测正常的话，不太可能诊断神经丛病或多发性神经病。

针电极肌电图检测显示股四头肌有纤颤电位（尤其是股外侧肌和股内侧肌），伴正常形态的运动单位电位募集减少。值得注意的是，髂肌是正常的。非股神经、腰神经支配的肌肉，尤其是大腿内收肌（L_2～L_4）和胫骨前肌（L_4～L_5）及 L_3 和 L_4 棘旁肌都是正常的。

此时我们就做好了所有电生理诊断的准备。

【电生理诊断】

电生理学证据提示，亚急性股神经病最可能发生在腹股沟韧带，主要是脱髓鞘，伴继发性部分轴索丢失。

【病例分析与讨论】

该病例提出了几个重要的问题。

(1) 如何确定病理主要是脱髓鞘?

病灶以脱髓鞘为主：因为双侧 CMAP 波幅很对称，但患者有明显的无力表现。因为已经过去 5 天多，任何将会发生的沿运动纤维的沃勒变性都已发生。因此，病灶远端的 CMAP 波幅相对正常，提示

病例 26-1　神经传导检测

刺激神经	刺激部位	记录部位	波幅 运动（mV）；感觉（μV）			潜伏期（ms）			传导速度（m/s）			F 波潜伏期（ms）		
			RT	LT	NL	RT	LT	NL	RT	LT	NL	RT	LT	NL
股神经（m）	腹股沟	股直肌	8.6	7.3	≥3	6.5	7.0							
隐神经（s）	小腿内侧	踝关节内侧	8	2	≥4	3.6	3.8	≤4.4	49	47	≥40			
胫神经（m）	踝关节	蹈短展肌		12.2	≥4		5.3	≤5.8					48	≤56
	腘窝	蹈短展肌		10.1						50	≥41			
腓神经（m）	踝关节	趾短伸肌		4.3	≥2		5.8	≤6.5					47	≤56
	腓骨下方	趾短伸肌		4.2			9.2			47	≥44			
	腘窝外侧	趾短伸肌		4.0			12.3			49	≥44			
腓肠神经（s）	小腿	踝关节后方		12	≥6		3.8	≤4.4		48	≥40			

注意：所有感觉潜伏期都是峰潜伏期，所有感觉传导速度都是用起始潜伏期计算的，报告的 F 波潜伏期表示最小 F 波潜伏期

LT. 左侧；m. 运动检测；NL. 正常；RT. 右侧；s. 感觉检测

病例 26-1　肌电图

肌　肉	插入活动	自发电位		自主运动单位动作电位				
		纤颤电位	束颤电位	激　活	募　集	形　态		
						时　限	波　幅	多相电位
左股外侧肌	↑	+1	0	NL	↓↓	NL	NL	NL
左髂肌	NL	0	0	NL	NL	NL	NL	NL
左股内侧肌	↑	+1	0	NL	↓↓	NL	NL	NL
左胫骨前肌	NL	0	0	NL	NL	NL	NL	NL
左大腿内收肌	NL	0	0	NL	NL	NL	NL	NL
左 L_3 棘旁肌	NL	0	0	NL	NL	NL	NL	NL
左 L_4 棘旁肌	NL	0	0	NL	NL	NL	NL	NL

↑. 增多；↓↓. 中度减少；NL. 正常

大部分股神经的轴索保持完好。无力的主要原因一定是腹股沟韧带处的股神经脱髓鞘。它位于刺激部位的近端（正好在腹股沟韧带下方）。在脱髓鞘的同时，轴索受到阻滞，继而出现无力。在针电极肌电图上最主要的表现是 MUAP 的募集中度减少，MUAP 形态正常，因为以下原因：①病灶以脱髓鞘为主；②没有足够的时间发生神经再支配。注意股外侧肌和股内侧肌有纤颤电位。大多数脱髓鞘病灶导致继发性部分轴索丢失。隐神经感觉电位波幅降低也提示有轴索丢失。但量化运动纤维轴索丢失最好的方法不是看纤颤电位的程度，而是看 CMAP 的波幅。该病例有症状侧的 CMAP 波幅约为无症状侧的 85%，说明轴突索丢失约 15%。但这只是一个估算，这种双侧不对称的程度完全可能在正常范围。

(2) EMG 有助于确定股神经病的病因和预后吗？

神经传导检测和 EMG 能清楚地明示股神经的节后病灶，最有可能在腹股沟韧带处。屈髋力量的保留与髂肌的 EMG 检查正常相符。该结果对于排除腹股沟韧带近端的病灶非常重要。通过提示病灶位于腹股沟韧带处，EMG 有助于确定最可能的病因是手术中患者在截石位时股神经受压。

EMG 对评估预后也很有帮助，因为 CMAP 波幅相对完好，可能的病理生理机制之一是脱髓鞘，预后较好。这种情况下髓鞘再生通常需要数周。因此，患者功能障碍的持续时间会很短。在接下来的几周到几个月里无疑将会出现髓鞘再生，随之，肌力完全恢复。

第27章　跗管综合征
Tarsal Tunnel Syndrome

李志军　译　　张哲成　校

足部麻木疼痛的患者常会被转诊到肌电图室以检查是否有跗管综合征（tarsal tunnel syndrome，TTS）。TTS是由内踝屈肌支持带下方的胫神经远端卡压所致。从表面上看，胫神经在踝部屈肌支持带下的卡压类似于正中神经在腕部屈肌支持带下的卡压（即腕管综合征）。但与常见的CTS不同，TTS非常少见。在那些罕见的真正为TTS病例中，尽管电生理检查可以证实跗管处存在局灶性传导减慢，但每一个肌电图检查者都应意识到，尤其是在老年患者中检查远端胫神经及其支配肌时，常常会遇到严重的技术困难。神经肌肉超声对跗管处可疑的胫神经病变非常有帮助，尤其是在创伤或异常结构损伤的情况下，这将在本章后面内容讨论。

一、解剖

胫神经远端下行至内踝时，走行于踝关节内侧屈肌支持带下方，穿过跗管（图27–1）。跗管是位于内踝下方的纤维骨性通道，具有骨性的底板和屈肌支持带形成的顶面。除了胫神经外，还有胫动脉、胫静脉，以及踇长屈肌（flexor hallucis longus，FHL）、趾长屈肌、胫骨后肌的肌腱也穿行于跗管之中。远端胫神经分为3支。其中一个分支为跟骨内侧感觉神经，是纯感觉神经，支配足底跟部的感觉（图27–2）。另两个分支为足底内侧神经和足底外侧神经，包含分别支配足底内侧和外侧的运动和感觉纤维。通常情况下，足底内侧神经支配内侧三个半足趾（包括大踇趾），足底外侧神经则支配小趾及第四足趾外侧。足底外侧神经的第一分支是跟骨下神经（又称Baxter神经）。足底的两条神经都支配足部的固有肌肉。针电极肌电图最常进行检查的肌肉有足底内侧神经支配的踇短展肌、踇短屈肌和趾短屈肌（flexor digitorum brevis，FDB），以及足底外侧神经的跟骨下神经分支支配的小趾展肌。

二、临床

TTS患者最常见的症状是踝周疼痛。踝关节和足底疼痛通常为烧灼痛，并且常在负重时或在夜间加重。足底感觉异常和感觉丧失可能是由于足底或跟骨神经受压所致（图27–3）。TTS几乎没有其他特异性临床体征。足内肌萎缩也非TTS特有的体征，因其同样可见于L_5～S_1神经根病、近端胫神经病或多发性神经病。足内肌的肌力很难评估，因为足趾与踝关节的大部分重要功能都是由位于小腿的长伸肌和长屈肌来完成，而它们是由近端的胫、腓神经支配。很多人认为跗管处的Tinel征提示TTS，但是和其他部位的Tinel征一样，这并非特异性体征，也可见于正常人。值得注意的是，TTS患者的踝反射正常，

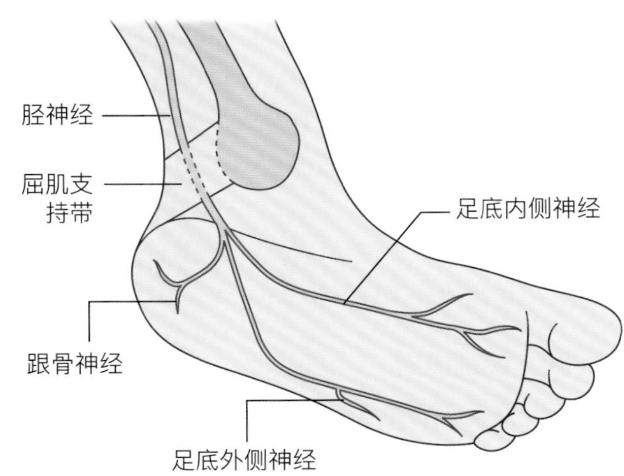

▲ 图27–1　胫神经远端在踝和足底的解剖

胫神经远端在内踝走行于内踝后方的屈肌支持带之下（即穿过跗管），然后分成足底内侧神经、足底外侧神经和跟骨神经。跟骨神经为纯感觉神经，支配足底后跟感觉。足底内侧支和足底外侧支都包含支配足部固有肌肉的运动纤维和支配足底内侧和外侧的感觉纤维

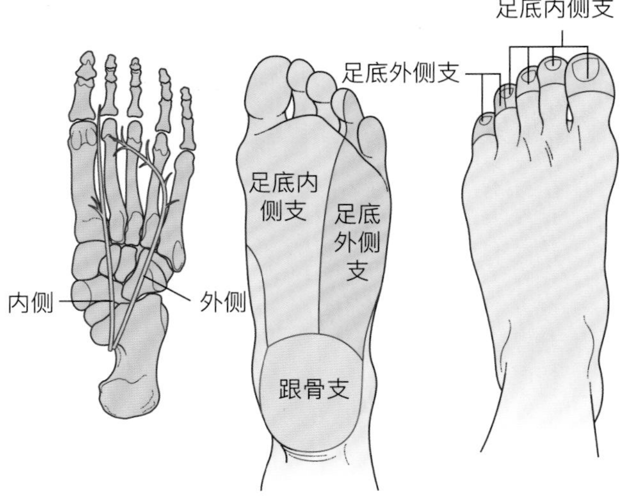

▲ 图 27-2　足部的胫神经感觉支配

远端胫神经通过足底内侧支、足底外侧支与跟骨感觉神经支配足底感觉（改编自 Omer GE, Spinner M. *Management of Peripheral Nerve Problems*. Philadelphia, PA; WB Saunders; 1980.）

是因为该反射是由位于跗管近端的胫神经介导，同理在 TTS 患者中足外侧感觉（腓肠神经）及足背感觉（腓浅神经）是正常的。

三、病因学

TTS 的发病率尚有争议。一些足科医生认为它很常见，而大多数神经科医生、物理治疗师和电生理学家认为它很少见。足底内侧和外侧神经损伤最常见的原因是外伤（包括扭伤和骨折），偶尔也见于骨质退行性变或结缔组织疾病。极少数 TTS 是由静脉曲张或其他少见的占位性病变（如脂肪瘤、腱鞘囊肿、囊肿、骨疣）引起的。但不同于 CTS，因反复活动导致屈肌支持带肥大而引起的 TTS 并不常见。三个神经分支（跟骨神经、足底内侧神经、足底外侧神经）可单独或多支同时受累。

四、鉴别诊断

TTS 的鉴别诊断包括足部的骨科疾病（尤其是肌腱炎和筋膜炎）、近端胫神经病，以及早期轻度的多发性神经病。S_1 神经根病或腰骶丛神经病可能会引起足底感觉丧失，但两者通常不会引起局部足部疼痛。多发性周围神经病患者误诊为 TTS 并不罕见。我们实验室接诊的疑似 TTS 患者中，多数的电生理检查结果为正常（可能存在局部骨科疾病），或发现存在轻度远端多发性周围神经病。

五、电生理评估

（一）神经传导检测

如果疑似 TTS 的患者一侧有症状而另一侧正常，可采用双侧对比检查法（框 27-1）。双侧胫神经的远端运动潜伏期是重要的神经传导检测，在内踝的跗管近端刺激胫神经，并分别在足底内侧神经支配的踇短展肌和足底外侧神经支配的小趾展肌记录（图 27-4）。比较两侧复合肌肉动作电位波幅和远端运动潜伏期。理论上如果穿过跗管段的神经发生脱髓鞘病变，患侧的远端运动潜伏期会显著延长。如果是轴突丢失的病变，CMAP 波幅会降低，而远端运动潜伏期将正常或仅轻度延长。

通过表面电极进行足底感觉和混合神经检查比较困难，即使在正常人中也如此，但它们可以提高 TTS 电生理诊断的敏感性。表面电极顺向感觉检查法是刺激大踇趾和小趾（分别对应足底内侧神经和足底外侧神经），并在跗管近端的胫神经记录。该电位波幅通常很低，需要采集多个电位进行平均处理。也可以采用表面电极逆向感觉检查法，但也存在同样的技术限制。逆向法表面电极记录足底混合神经稍为容易（图 27-5）。足底内、外侧混合神经均可在足底刺激，内踝（跗管近端）胫神经记录。测量这些微小的电位，同样需要采用平均技术，在老年人中可能引不出波形。即使在正常人中，足底内、外侧神经的感觉及混合神经电位也可能引不出。因此，电位波幅低或电位缺失不应考虑为异常，除非双侧对比存在明显差异，双侧刺激点与记录点间的距离相同。特别是在中老年人中，双侧足底混合或感觉神经电位均缺失并没有诊断意义。必须强调的是，足底混合与感觉神经是下肢最远端的神经，因此在正常情况下它们的传导速度会比其他更近端的神经慢一些，也更容易受到温度和低温的影响。

除了双侧足底运动、感觉及混合神经传导检测以外，还应常规进行神经传导检测，特别是用于排除多发性神经病。检查包括胫神经、腓总神经的常规运动传导及 F 波，以及腓肠神经感觉传导。如果腓肠神经感觉电位异常，则足底神经的异常都可能是继发于多发性神经病，或者相对较少见的坐骨神经或腰骶丛病变。在某些情况下，双侧 H 反射检查也能提供有用信息。H 反射在 TTS 患者中正常，但

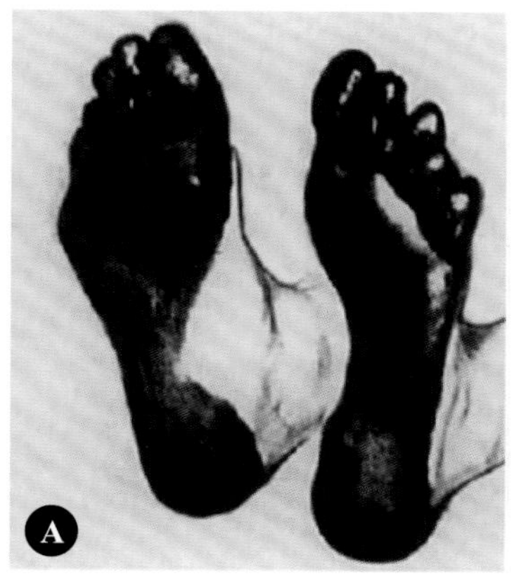
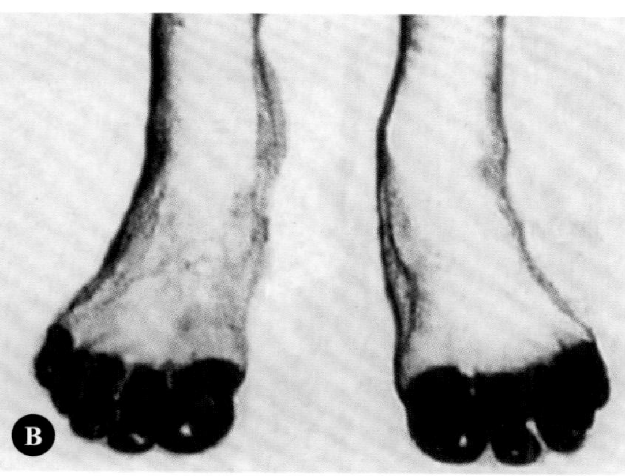

◀ 图 27–3　跗管综合征的感觉缺失部位

A. Captain Keck 报道了第一例跗管综合征，患者是一名新兵，表现为足部疼痛和远端胫神经支配区感觉缺失；B. 黑色区域表示首个报告病例的感觉缺失区域（引自 Keck C. The tarsal tunnel syndrome. *J Bone Joint Surg*. 1962;44:180.）

框 27–1　跗管综合征神经传导检测方案推荐

常规检查

1. 远端胫神经运动（足底内、外侧）传导检查，于内踝刺激胫神经，分别在䟴短展肌（足底内侧神经）及小趾展肌（足底外侧神经）记录。需与对侧对比
2. 常规胫神经运动传导检查，䟴短展肌记录，于内踝及腘窝刺激
3. 常规腓总神经运动传导检查，趾短伸肌记录，于踝部、腓骨小头下及腘窝外侧刺激
4. 足底内、外侧神经混合或感觉传导检查（足底混合及感觉电位通常需采集多个电位进行平均处理）。混合神经传导检测：刺激足底内侧，于内踝记录（足底内侧混合）；刺激足底外侧，于内踝记录（足底外侧混合）。感觉传导检查：刺激大䟴趾，于内踝记录（足底内侧感觉）；刺激小趾，于内踝记录（足底外侧感觉）。需双侧对比，刺激点与记录点的距离保持一致
5. 腓肠神经感觉传导检查：刺激小腿后侧，于踝后记录
6. 胫神经与腓神经 F 波
7. 双侧 H 反射（S_1 神经根病或多发性神经病可异常，但跗管综合征应正常）

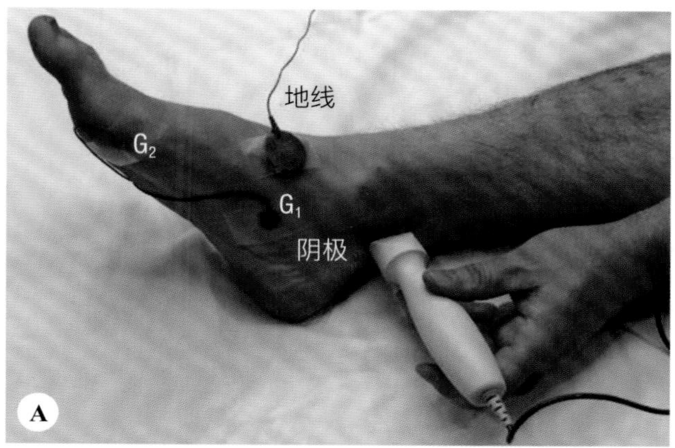

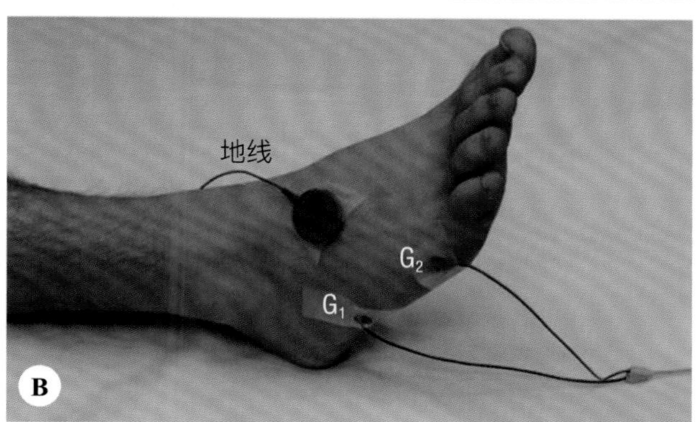

▲ 图 27–4　远端胫神经运动传导检查

内踝后方刺激胫神经，䟴短展肌（A）和小趾展肌（B）分别记录，测量足底内侧神经与足底外侧神经的远端运动潜伏期

在多发性神经病、近端胫神经病、坐骨神经病、腰骶丛病以及 S_1 神经根病的患者中可能异常，这些疾病在临床上都可能引起足底感觉异常。

（二）肌电图检查

在评估 TTS 时，足内肌的针电极肌电图检查常常会遇到一些问题（框 27–2）。首先，患者对检查的耐受能力有限。对于大多数患者来说，因为足底非常敏感，肌电图针插入足内肌都会很痛。其次，足内肌也很难激活，常常难以采集到足够的运动单位动作电位进行分析。再次，从理论上来讲，在下肢麻木和（或）血供障碍的患者刺穿足部皮肤是有危险的。这在糖尿病患者中最常见，他们需要精心的足部护理，以防止脚底受伤，这可能会导致严重的足部感染和潜在的截肢风险（见第 43 章）。最后，对于“正常”的解释同样存在困难。足内肌常可见插入电位增多，偶也可见纤颤电位和宽大 MUAP，这些是神经源性病变的表现。但这些现象在无症状的正常

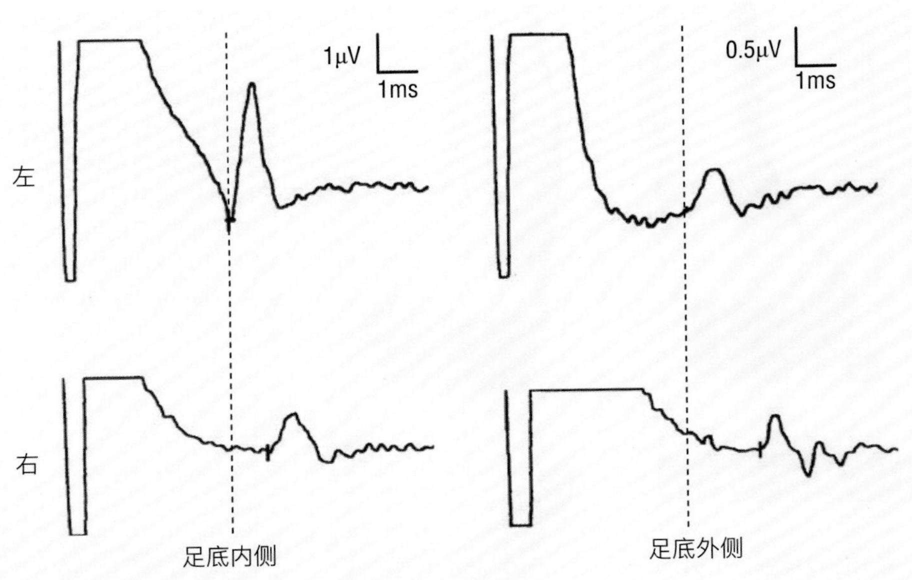

◀ 图 27-5 **足底内、外侧混合神经传导检测：症状侧与无症状侧（对侧）对比的价值**

在足底内侧及外侧刺激，内踝处胫神经记录。感觉及混合神经电位波幅很低，必须采用平均技术以从噪声中显示波形。尽管右侧足底内侧混合神经电位波幅较左侧降低了 2～3 倍，但绝对差值只有 2～3μV。另外右侧足底内侧及外侧混合神经电位潜伏期较左侧明显延迟，提示右侧异常

框 27-2　跗管综合征肌电图检查方案推荐

常规肌肉

1. 𧿹短展肌、小趾展肌（须与对侧比较）
2. 跗管近端至少两块胫神经支配的远端肌肉（如腓肠肌内侧、比目鱼肌、胫骨后肌、趾长屈肌）
3. 至少一块腓神经支配的远端小腿肌肉（胫骨前肌、𧿹长伸肌）

特殊注意事项

- 如果跗管近端的任何肌肉异常，还须检查额外的肌肉以明确是否为更近端的胫神经病、坐骨神经病、腰骶丛神经病、神经根病或多发性神经病
- 从实践的角度来看，在多发性神经病存在时，基本上不可能诊断跗管综合征
- 足内肌的检查很痛，也很难激活。无症状的正常人中也常见插入电位增多，偶见纤颤电位和宽大 MUAP。要确定足内肌的肌电图表现为异常，需要满足以下两点：①异常非常明显；②对侧无症状肌肉的肌电图表现明显不同于症状侧

人中也并不罕见，认为与双足的日常磨损有关。因此对这些异常的解释是有困难的。要明确足内肌的针电极肌电图为异常，需要满足以下两点：①异常非常明显；②对侧无症状肌肉的肌电图表现明显不同于症状侧。

除了足底神经支配的足内肌（𧿹短展肌、𧿹短屈肌、小趾展肌）外，还应检测胫神经和腓总神经支配的小腿肌肉，以排除更近端的病变或多发性神经病。如果这些肌肉发现异常，则还需继续扩大检查范围，以确定是否为近端胫神经病、坐骨神经病、腰骶神经丛病、神经根病或多发性神经病。

六、超声相关检查

神经肌肉超声对于诊断跗管中的可疑胫神经病变非常有用，原因如下：首先，如前所述，TTS 的电诊断有一定难度，因为在老年人中足底内侧和外侧感觉和混合神经传导波形难以获得或引不出；在无症状患者中经常看到足内肌针电极肌电图“异常”。此外，真正的 TTS 非常罕见，但当它发生时，通常是由创伤或少见的结构病变所致。在这些临床情况下，超声尤其有用。最后，超声可以帮助诊断其他引起足部疼痛的骨科原因，特别是足底筋膜炎，有时会被误诊为 TTS。

进行内踝处的胫神经超声检查时，患者仰卧双腿稍外旋以便于左右对比。探头的一端置于内踝上，另一端置于跟骨远端。胫骨后肌的大肌腱位于内踝上方，趾长屈肌的小肌腱位于其下方。两者通常表现出显著的各向异性。与这两根肌腱相邻的是神经血管束，通常由胫后动脉、两根静脉和胫神经组成（图 27-6）。功率型彩色多普勒可以很容易地区分动脉与静脉（图 27-7）。神经血管束下面是𧿹长屈肌 FHL 及其肌腱。由于 FHL 的位置很深，肌肉比肌腱更深，因此该肌肉更加难以看到。大足趾的被动或主动运动将有助于确定 FHL 的位置。胫神经呈高回

声在跗管处很容易看到。当神经向远端延伸至足底时，通常可以看到它分为足底内侧神经和足底外侧神经。胫神经分叉可发生于跗管，也可发生在跗管入口上方。同时检测神经长轴和短轴非常重要。通常沿着长轴检查比沿着短轴容易。同检查其他压迫性神经病变类似，检查胫神经需评估神经的横截面积、回声和束状结构。然而，寻找附近的结构异常尤其重要，包括神经节囊肿、骨刺和静脉扩张（静脉曲张）（图 27-8 和图 27-9）。最后，如果患者有足部疼痛，特别是足底有“灼烧”感，还应对足底筋膜进行评估。探头应沿长轴放置，一端在跟骨内侧，另一端在足底中部。可以很容易地看到足底筋膜附着于内侧跟骨（图 27-10）。测量足底筋膜厚度并评估回声。沿着足底长轴和短轴，贯穿整个足底直到跖骨头水平检测足底中央筋膜。足底筋膜厚度>4.6mm，特别是伴有低回声时，提示足底筋膜炎（图 27-11）。

七、病例分析

病例 27-1

【病史和查体】

女性，41 岁，因踝关节骨折后出现足部持续性疼痛前来就诊。4 个月前患者右踝部非移位性骨折，石膏固定 6 周。患者持续踝部疼痛，并于步行时加重。

查体：内踝有压痛，右侧足内肌轻度萎缩，足趾及踝的屈伸功能正常。右足外侧及足背感觉正常，右足底针刺觉和温度觉出现异样感觉。腱反射包括踝反射双侧对称引出。

【病例小结】

患者的病史中几乎没有神经损伤的征象。外伤和踝关节骨折后持续疼痛很可能源于局部骨科问题。但神经系统体检却显示存在轻度异常。右侧足内肌有轻度萎缩，也可能是石膏固定导致的失用性萎缩。感觉检查发现足外侧及足背感觉正常，但右足底的

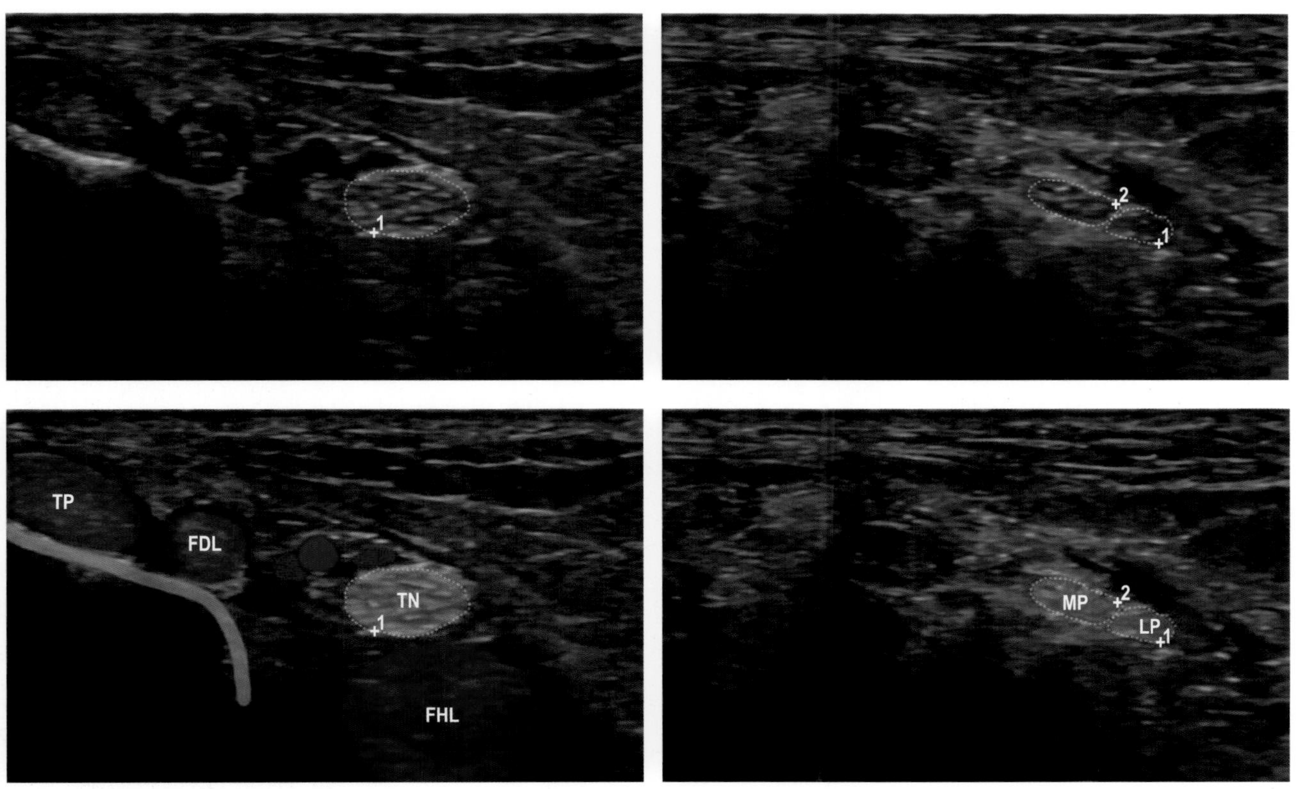

▲ **图 27-6　跗管内胫神经**

上图，原始图像。下图，彩色多普勒相同图像。神经为黄色，胫后动脉为亮红色，胫后静脉为蓝色，内踝轮廓为绿色，肌腱为紫色，FHL 为暗红色。左图，跗管近端。右图，跗管远端。注意与 FDL 相比，TP 肌腱更大；神经血管束由胫后动脉、两条静脉和胫神经组成；位于深部的轮廓不清的 FHL。在跗管远端，神经分为较大的足底内侧神经和较小的足底外侧神经。FDL. 趾长屈肌；FHL. 踇长屈肌；LP. 足底外侧；MP. 足底内侧；TN. 胫神经；TP. 胫骨后肌

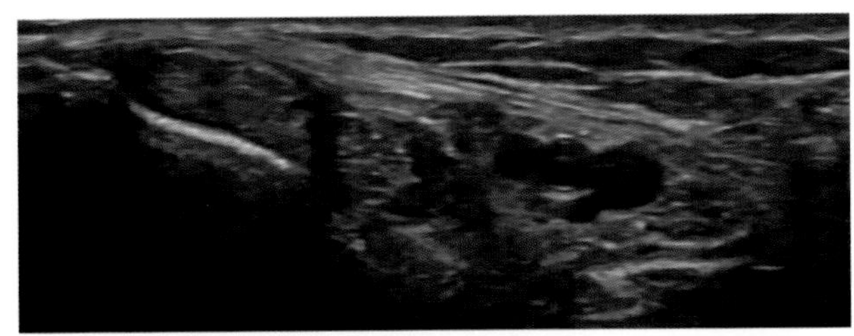

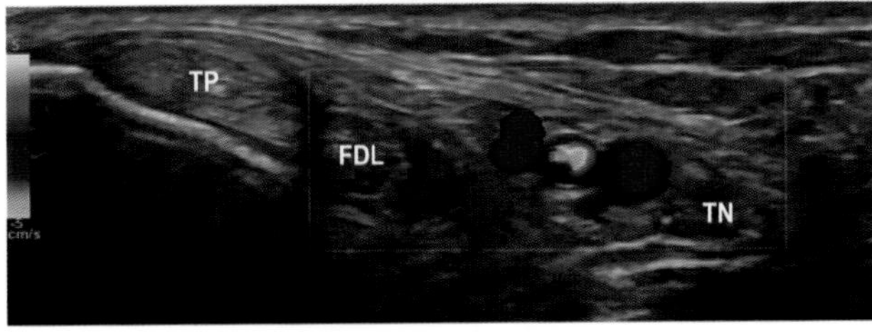

▲ 图 27-7 跗管内血管

上图，原始图像。下图，彩色多普勒相同图像。注意胫后动脉的两侧有两条静脉与胫神经相邻。FDL. 趾长屈肌；TN. 胫神经；TP. 胫骨后肌

针刺觉和温度觉减退。这种足底感觉异常而足外侧和足背感觉完全正常的情况对于典型的多发性神经病来说很少见，因其会出现远端纤维同等程度受累。这一体征提示了足底神经损伤的可能。足底麻木还可见于多发性神经病以外的疾病，包括近端胫神经病、坐骨神经病、腰骶神经丛病或 S_1～S_2 神经根病。双侧踝反射正常是有用的信息。例如，S_1 神经根、腰骶神经丛、坐骨神经或近端胫神经病均可导致症状侧踝反射异常。

应特别注意神经传导检测结果是否与临床查体一致。首先，胫神经运动传导（双侧踇短展肌记录）结果正常，但两侧轻度不对称：症状侧（右侧）波幅稍减低，远端潜伏期稍延长，但差异不显著。需要注意的是常规胫神经运动传导（踇短展肌记录）仅能评估足底内侧神经。双侧小趾展肌记录的胫神经运动传导评估足底外侧神经。虽然波幅和潜伏期均正常，但双侧仍不对称：右侧波幅略低于左侧，潜伏期稍延长。症状侧的腓神经运动传导正常。

随后进行感觉神经传导检测，包括右侧腓肠神经和腓浅神经，结果均完全正常。腓肠和腓浅神经传导正常分别与足外侧和足背的感觉正常相符。右侧的足底内、外侧混合神经传导电位波幅很低，单独来看并不能确定其为异常，因为足底混合与感觉电位在正常人中也经常很小或难以引出，但与对侧（无症状侧）对比时发现波幅有显著差异（双侧对比差异＞50%）。此外右侧潜伏期也相对左侧延长，但延长的程度未达到脱髓鞘的范围，这可能是轴突丢失和快传导纤维丢失的结果。

神经传导检测完成后，得到强证据提示远端胫神经病变并累及了足底内侧和足底外侧神经。鉴于腓肠神经和腓浅神经传导正常，足底混合神经传导双侧不对称，多发性神经病的可能性不大。然而，足底内侧及足底外侧混合神经波幅降低、潜伏期在一定范围内延长提示轴突丢失，因此仍存在小腿处近端胫神经病的可能。但在腘窝由胫神经和腓神经近端发出的腓肠神经传导正常不支持胫神经近端病变。针电极肌电图检查有助于确定病变的位置，尤其要关注位于跗管近端胫神经支配的小腿肌肉。

针电极肌电图检查，右侧踇短展肌可见纤颤电位，仅能记录到少量 MUAP，这在正常人中并不少见。这些少量的 MUAP 时限轻度增宽、波幅轻度增高，通常提示神经源性损害。但是，检查足内肌时需谨慎，因为无主诉的正常人也可能出现足内肌的轻度活动性失神经或神经再支配（或同时存在）。果然，对侧踇短展肌检查也见到少量纤颤电位以及宽大 MUAP。因此，尽管最初可能认为右侧踇短展肌是异常的，但在检查对侧后发现右侧的异常无明确临床意义。双侧小趾展肌也缺乏不对称现象；两侧都有轻微异常。检查两块跗管上方的胫神经支配肌（腓肠肌内侧头、胫骨后肌），结果正常。最后检查腓神经支配肌的胫骨前肌，也完全正常。

现在，我们要做电生理诊断了。

【电生理诊断】

电生理发现符合右侧远端胫神经病，累及足底内侧和足底外侧神经。

【病例分析与讨论】

此时，我们讨论一个重要问题。

如何定位足底神经的病变？

电生理异常仅限于远端胫神经，即足底内侧和外侧神经。足底内、外侧混合神经电位波幅均较对侧低，并伴峰潜伏期轻度延长。该异常可见于 TTS，但也可见于近端胫神经病、坐骨神经病或腰骶丛神经病。但足外侧与足背感觉正常的临床表现及腓肠和腓浅神经感觉电位正常均不支持多发性神经病、坐骨神经病或腰骶丛神经病。此外，针电极肌电图检查未发现跗管近端胫腓神经支配的肌肉有任何异

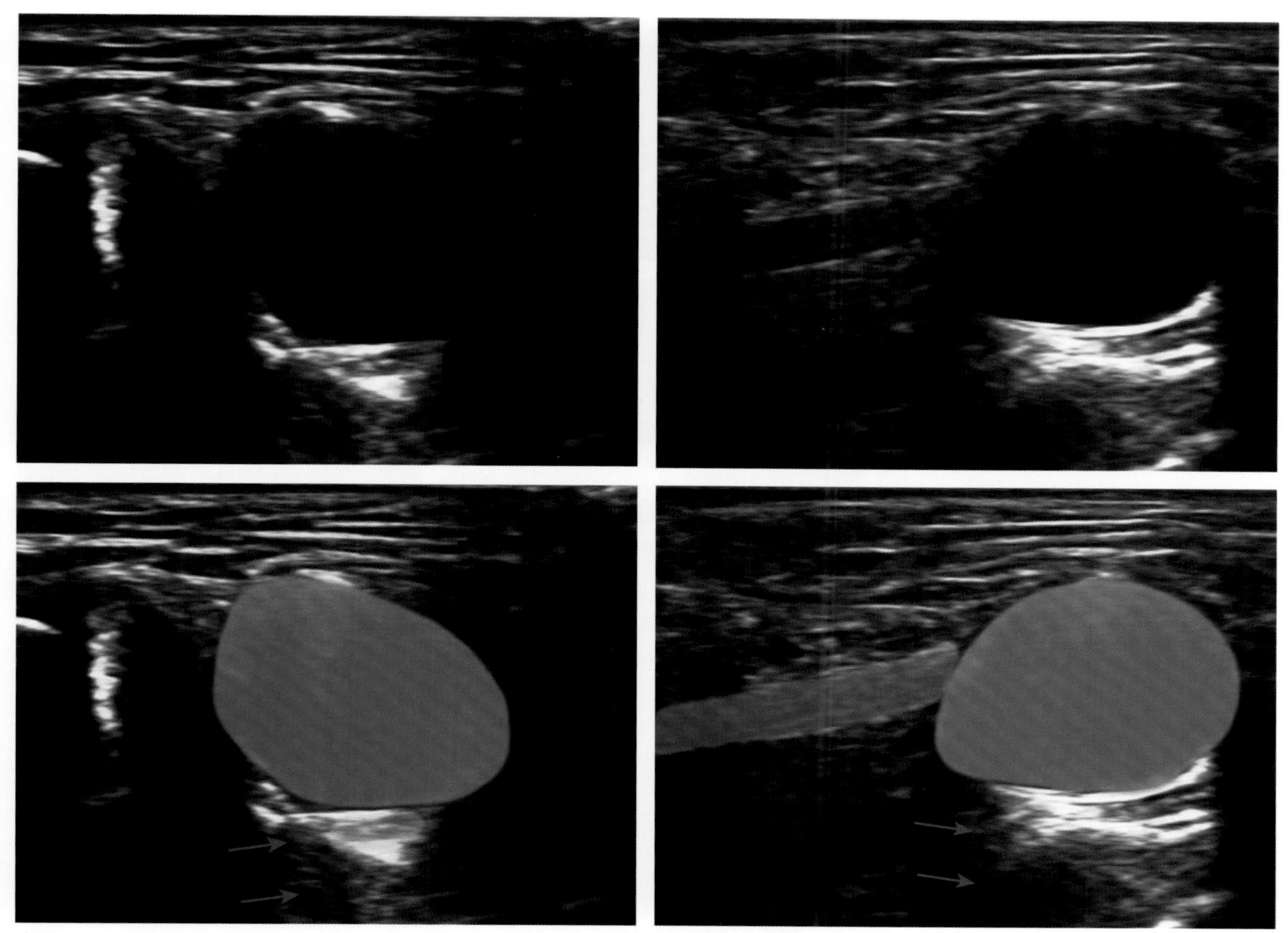

▲ 图 27-8 跗管内神经节囊肿

上图，原始图像。下图，彩色多普勒相同图像。黄色为胫神经，绿色为神经节囊肿，后方声增强由红箭表示。左图，短轴；右图，长轴。注意位于胫神经上方的无回声大神经节囊肿，可能使胫神经远端受压。超声有助于评估胫神经在跗管处受压的结构原因

常，故可进一步排除近端胫神经病、坐骨神经病及腰骶丛神经病。注意，在本例中混合神经传导的不对称异常不符合骶神经根病，因为感觉电位（混合神经电位的主要成分）在背根神经节近端的病变中是不受累的。因此，尽管电生理检查不能明确病变的定位，但有足够证据支持是位于踝部的远端胫神经病变（足底内侧与足底外侧神经），特别是考虑到符合创伤的位置与持续性疼痛的部位。

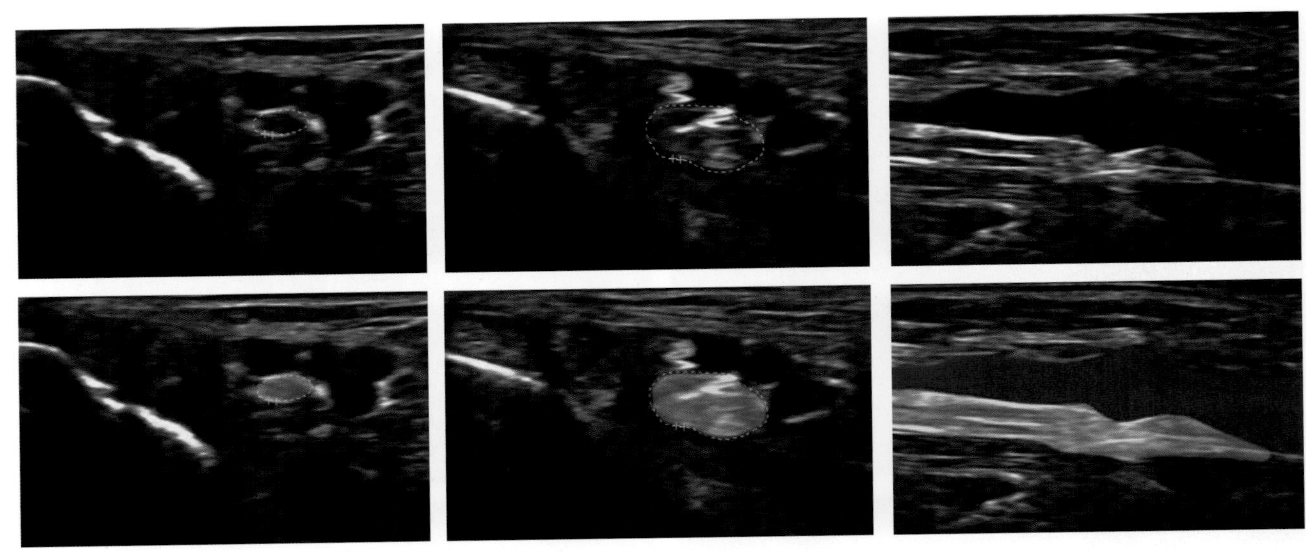

▲ 图 27-9 跗管内静脉曲张

上图，原始图像。下图，彩色多普勒相同图像，黄色的是胫神经，蓝色的是静脉曲张。左图，无症状侧胫神经的短轴视图。中图，症状侧胫神经的短轴视图。右图，症状侧胫神经的长轴视图。有症状侧胫神经明显增粗。在长轴上，增粗的胫神经紧邻一个扩大曲张的静脉结构。这种异常在长轴视图中较短轴视图（中图）明显。长轴视图最左边是正常静脉，静脉的其余部分扩大。单个静脉扩张称为静脉曲张，它很少会导致附近胫神经受压。最后还需注意静脉扩大的球形突起，这些是瓣膜位于静脉内的正常区域

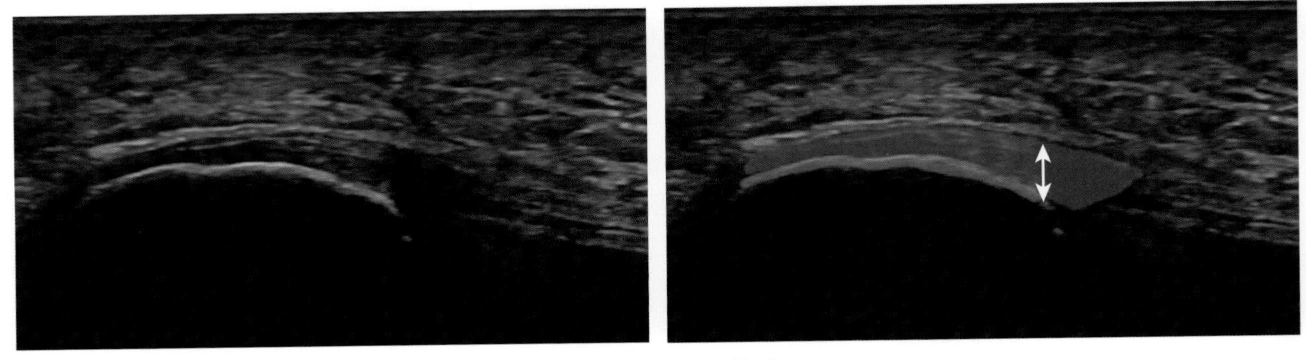

▲ 图 27-10 足底筋膜

左图，原始图像（长轴；左边朝向脚跟）。右图，彩色多普勒相同图像。紫色的是足底筋膜，绿色的是内侧跟骨。评估足底筋膜炎的最佳位置是它附着内侧跟骨的位置（白双箭）。本例足底筋膜正常，厚度为 2.8mm（正常＜4.6mm）

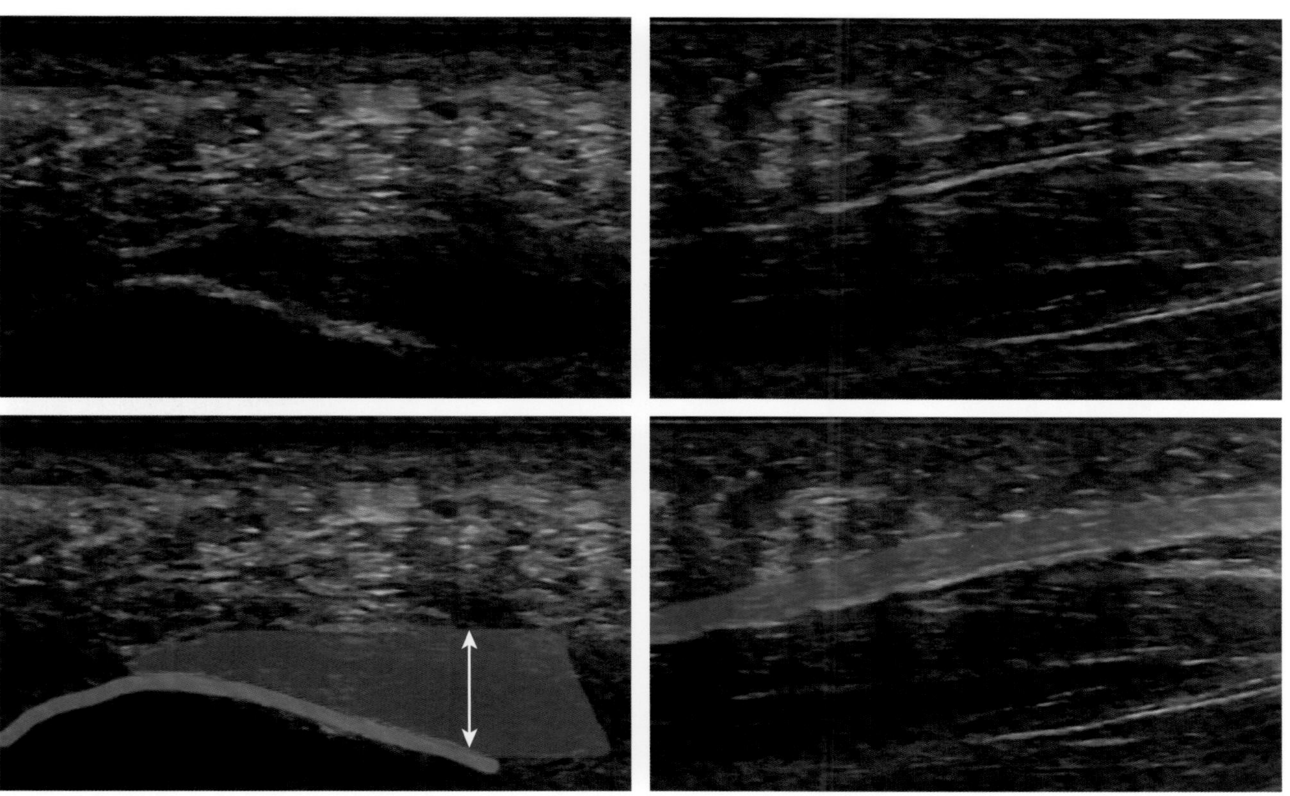

▲ 图 27-11　**足底筋膜炎**

上图，原始图像。下图，彩色多普勒相同图像。紫色的是足底筋膜，绿色的是内侧跟骨。左图，足底筋膜附着内侧跟骨长轴。可见足底筋膜增厚并呈低回声，厚度 5.1mm（白双箭）。这些发现与足底筋膜炎一致。右图，足底中部正常足底筋膜长轴（紫色），足内肌走行于筋膜深处

病例 27–1　神经传导检测

刺激神经	刺激点	记录点	波幅 运动（mV）；感觉（μV）			潜伏期（ms）			传导速度（m/s）			F 波潜伏期（ms）		
			RT	LT	NL	RT	LT	NL	RT	LT	NL	RT	LT	NL
胫神经（m）	踝	AHB	6.5	10.6	≥4	5.3	4.8	≤5.8				54	51	≤56
	腘窝	AHB	5.0	8.5		12.1	11.1		44	48	≥41			
胫神经（m）	踝	ADQP	4.2	5.3	≥3	5.8	5.2	≤6.3						
腓神经（m）	踝	EDB	4.1		≥2	4.7		≤6.5				55		≤56
	小头下	EDB	4.0			10.7			50		≥44			
	腘窝外侧	EDB	3.9			12.9			51		≥44			
腓肠神经（s）	小腿	外踝后方	17		≥6	3.0		≤4.4	52		≥40			
腓总神经（s）	小腿外侧	踝	27		≥6	3.2		≤4.4	50		≥40			
足底内侧神经（混合检测）	足底内侧	内踝	1	8	≥3	4.1	3.3	≤3.7						
足底外侧神经（混合检测）	足底外侧	内踝	0.5	4	≥3	4.4	3.5	≤3.7						

注：所有感觉和混合神经潜伏期都是峰潜伏期，所有感觉和混合神经传导速度都是以起始潜伏期计算，报告中的 F 波潜伏期代表 F 波最短潜伏期

AHB. 踇短展肌；ADQP. 小趾展肌；EDB. 趾短伸肌；LT. 左侧；m. 运动传导；NL. 正常；RT. 右侧；s. 感觉传导

病例 27-1　肌电图

肌　肉	插入电位	自发电位		运动单位动作电位				
		纤颤电位	束颤电位	激　活	募　集	形　态		
						时　限	波　幅	多相电位
右	↑	+1	0	Poor	NL	+1	+1	NL
右小趾展肌	↑	0	0	Poor	NL	NL/+1	NL	NL
左	↑	+1	0	Poor	NL	NL/+1	NL/+1	NL
左小趾展肌	NL	0	0	Poor	NL	NL/+1	NL	NL
右腓肠肌内侧头	NL	0	0	Fair	NL	NL	NL	NL
右胫骨后肌	NL	0	0	NL	NL	NL	NL	NL
右胫骨前肌	NL	0	0	NL	NL	NL	NL	NL

↑. 增加；NL. 正常

第28章　面神经和三叉神经病
Facial and Trigeminal Neuropathy

陈雪平　译　　张哲成　校

神经传导和肌电图检查最常用于评估周围神经和肌肉疾病，也可用于评估脑神经病变。出脑干后，除了第Ⅰ对脑神经（嗅神经）和第Ⅱ对脑神经（视神经），其他脑神经与周围神经基本相同，包含运动、感觉和自主神经纤维。

累及第Ⅶ对脑神经（面神经）和第Ⅴ对脑神经（三叉神经）的单神经病变，是最常使用肌电图检查的脑神经病变。面神经可使用常规神经传导技术直接刺激并记录。瞬目反射可用于评估面神经和三叉神经。面肌和咀嚼肌分别由面神经和三叉神经支配，可通过针电极肌电图进行检查和记录。与其他神经肌肉疾病一样，面神经和三叉神经疾病的电生理学检查可用于明确病变的位置，评估潜在的病理生理改变和病变的严重程度和判断预后。事实上，对于最常见的脑神经病变，如特发性面神经麻痹（即贝尔麻痹），严重程度的评估和预后往往是肌电图医生需处理的关键问题。

一、解剖

（一）面神经

面神经，即第Ⅶ对脑神经，是一种混合性神经，其包含着几种不同的纤维，分别如下。

- 支配所有面部表情肌及二腹肌后腹、镫骨肌和茎突舌骨肌的运动纤维。
- 支配软腭、唾液腺和泪腺的黏膜腺的副交感神经运动纤维。
- 支配舌前2/3的味觉纤维。
- 支配唾液腺和鼻咽黏膜内脏感觉的副交感神经纤维。
- 支配小部分外耳道和耳部皮肤的躯体感觉纤维。
- 来自面部肌肉的本体感觉传入纤维。

面神经是由面神经运动根和邻近的中间神经纤维连接而成。面神经运动根支配面部表情肌，起源于位于脑桥下部被盖腹外侧的面神经运动核。中间神经纤维包含味觉、感觉和副交感神经纤维，分别来自孤核/束（延髓）、三叉神经感觉核（延髓–脑桥）和上泌涎核（脑桥）。

面神经包括运动根和中间神经，从桥小脑三角发出，进入内听道，然后经膝状神经节，穿过面神经管。在面骨管内，面神经分出几个分支（图28–1）。首先，分出副交感神经纤维至岩大神经和岩小神经，连接到翼腭神经和耳神经节。接着发出一小的运动支，支配内耳的镫骨肌。鼓索随后上升，包含至舌前2/3的味觉纤维和至下颌下腺和舌下腺的副交感神经纤维。

面神经在穿过腮腺之前从茎乳孔出颅。出茎乳孔之后，面神经支配茎突舌骨肌和二腹肌后腹，然后发出一个耳后皮支，再分成五个主要的周围支，即颞支（又称额支）、颧支、颊支、下颌支和颈支，支配面部表情肌（图28–2）。

（二）三叉神经

三叉神经，即第Ⅴ对脑神经，含有支配面部的感觉纤维和咀嚼肌的运动纤维。三叉神经起源于脑干的几个不同的核团，包括一个运动核（脑桥中上部）和三个独立的感觉核。感觉核包括感觉主核（脑桥中上部），介导轻触觉；三叉神经脊束核（脑桥至上颈髓），介导痛温觉；三叉神经中脑核（中脑下部），介导来自面部肌肉的本体感觉。这条神经从外侧中部脑桥发出，分成三根主要的末梢神经，因而被称为三叉神经。其起源于三叉神经节（也称为半月神经节），位于脑干外侧的颅中窝岩骨上（图28–3）。硬脑膜褶皱形成的腔隙内含三叉神经节，并且被脑脊液包围，这一空腔被称为Meckel腔。三叉神经节

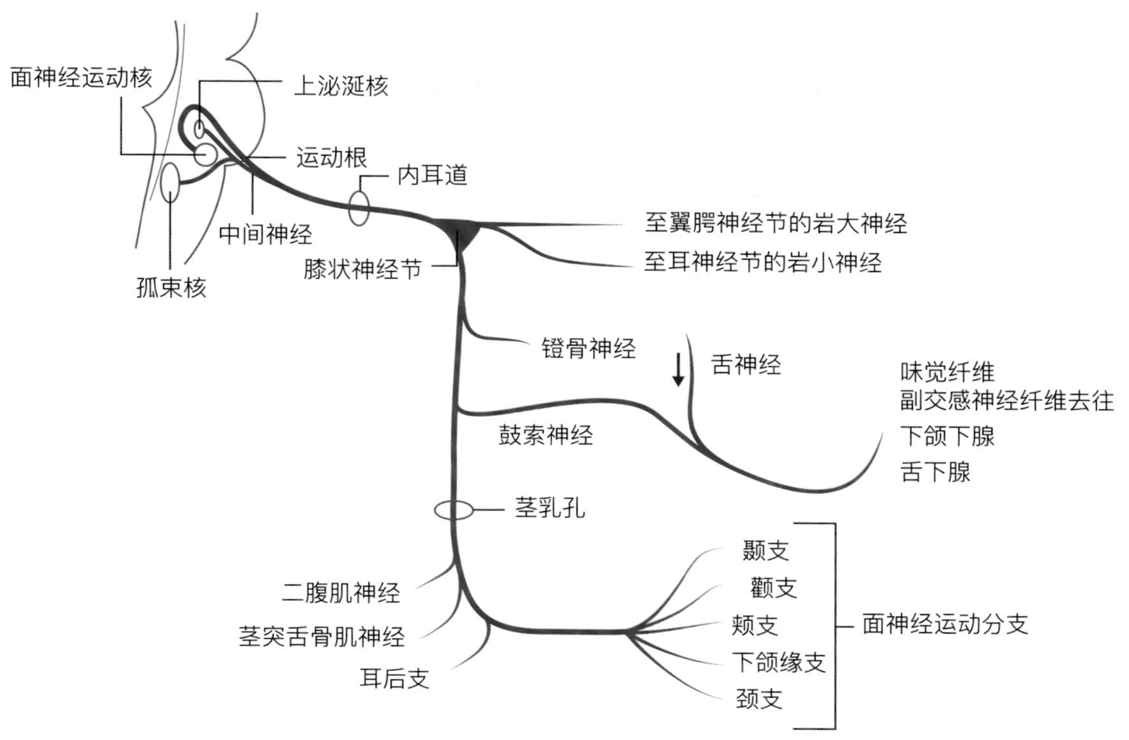

▲ **图 28–1　面神经的运动根和中间神经分支在面神经管中的走行**

面神经是由面神经运动根和邻近的中间神经合并而成。运动根支配面部表情肌。中间神经传导味觉、感觉和副交感神经纤维。在面骨管内，面神经分出几个分支。副交感神经纤维分出至岩大神经和岩小神经，连接翼腭神经和耳部神经节。接着发出一小的运动支，支配内耳的镫骨肌。鼓索随后上升，包含至舌前 2/3 的味觉纤维和至下颌下腺和舌下腺的副交感神经纤维。蓝箭表示舌神经（ V_3 的一个分支）纤维与鼓索纤维的连接位置

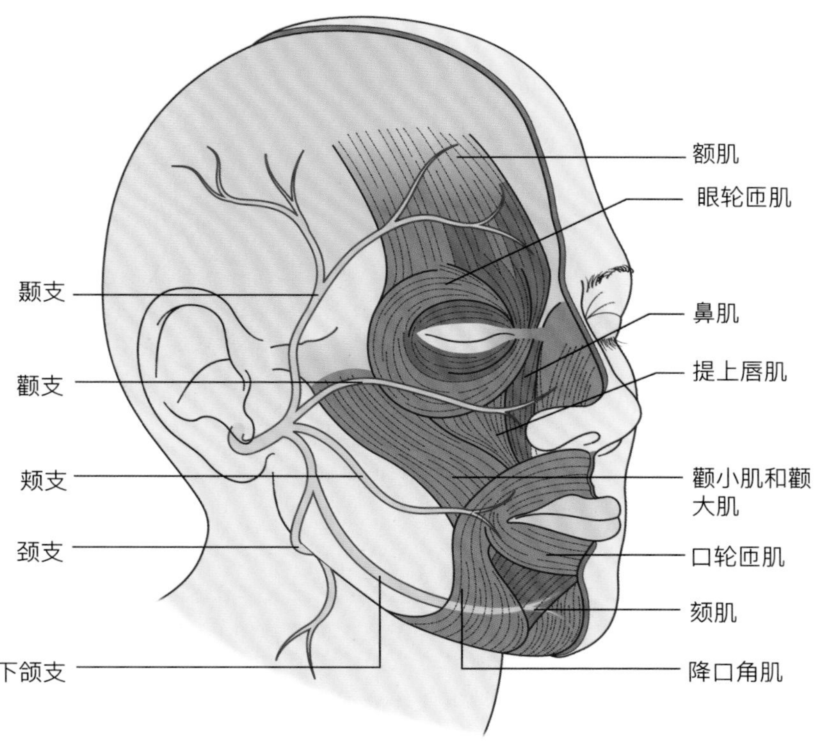

◀ **图 28–2　面神经主要周围支**

在出茎乳孔后，面神经分成五个主要的周围支，即颞支、颧支、颊支、下颌支和颈支，支配面部表情肌肉（经许可转载，引自 Oh SJ. *Clinical Electromyography: Nerve Conduction Studies*. 2nd ed. Baltimore, MD: Williams & Wilkins; 1993.）

包含来自感觉主核和三叉神经脊束核的感觉纤维胞体，三叉神经中脑核包含来自三叉神经运动纤维肌梭的本体感觉纤维胞体。

三叉神经的三个主要周围分支分别是眼神经（V_1）、上颌神经（V_2）和下颌神经（V_3）。每条神经都通过不同的开口出颅：①眼神经经眶上裂；②上颌神经经圆孔；③下颌神经经卵圆孔。三个分支都包含感觉纤维，仅下颌神经分支包含运动纤维，支配咀嚼肌（咬肌、颞肌、翼内肌和翼外肌）、二腹肌前腹、下颌舌骨肌、腭帆张肌和鼓膜张肌。三叉神经的分支介导轻触觉和痛温觉，支配面部皮肤、头皮的前半部分、绝大部分口腔和鼻黏膜、舌前2/3、颅前窝和颅中窝的硬脑膜（图28-4）。

二、临床

（一）面神经病

最常见的单脑神经病是面神经麻痹，通常表现为特发性贝尔麻痹。一些病例是感染后出现，但越来越多的证据表明很多病例中贝尔麻痹是由单纯疱疹病毒-1引发的一种脑神经炎。此外，高血压或糖尿病患者和孕妇（尤其在妊娠后期或产后早期）发生贝尔麻痹的风险增加。

单侧面神经功能障碍还与某些疾病相关，最常见的是糖尿病。此外，面瘫可发生于累及膝状神经节（Ramsay Hunt综合征）的带状疱疹、淋巴瘤、麻风病、脑桥小脑三角肿瘤（如听神经瘤）、多发性硬化、脑卒中及许多其他疾病（框28-1）。双侧面肌无力较少见，可见于吉兰-巴雷综合征、莱姆病、结节病、梅-罗综合征、结核性脑膜炎和脑膜淋巴瘤病/癌病。双侧面肌无力还可见于一些神经肌肉接头疾病和多种肌营养不良疾病。

面神经麻痹的临床表现取决于病变的位置、病理生理和严重程度。中枢性病变（面神经核近端）导致对侧下部面肌无力，而受双侧神经支配的眼轮匝肌和额肌相对保留。但是，中枢性面神经麻痹时在大笑或哭泣时仍会出现面部运动，因为介导情绪刺激反应的路径不同于介导面部随意运动的路径。周围性病变（面神经核或其远端）可引起同侧面瘫，影响上下面肌运动，导致无法蹙眉、闭眼或微笑。此外，还可出现舌前2/3功能障碍或味觉缺失，这取决于面神经穿过面神经管时哪些分支受累。

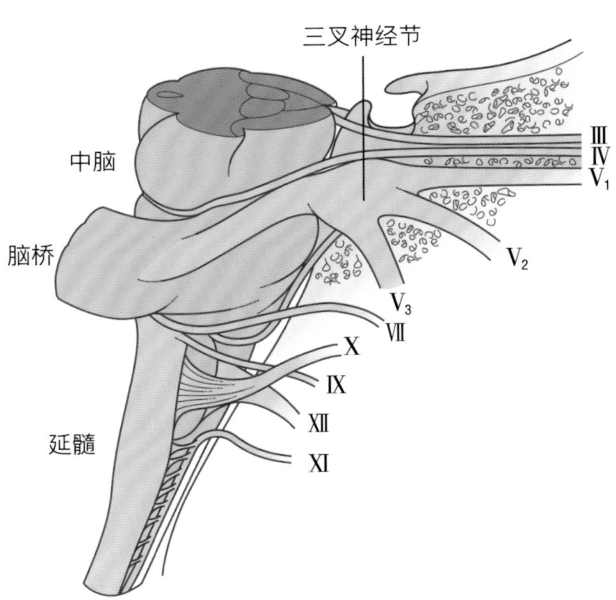

▲ 图28-3　三叉神经节及其三大分支的起源

三叉神经从脑桥中部外侧缘发出，分为三个主要的分支[眼神经（V_1）、上颌神经（V_2）和下颌神经（V_3）]，它们起源于三叉神经节，位于颅中窝的岩骨上的脑干外部（经许可转载，改编自Montgomery EB, Wall M, Henderson VW. *Principles of Neurologic Diagnosis*. Boston, MA: Little, Brown; 1986.）

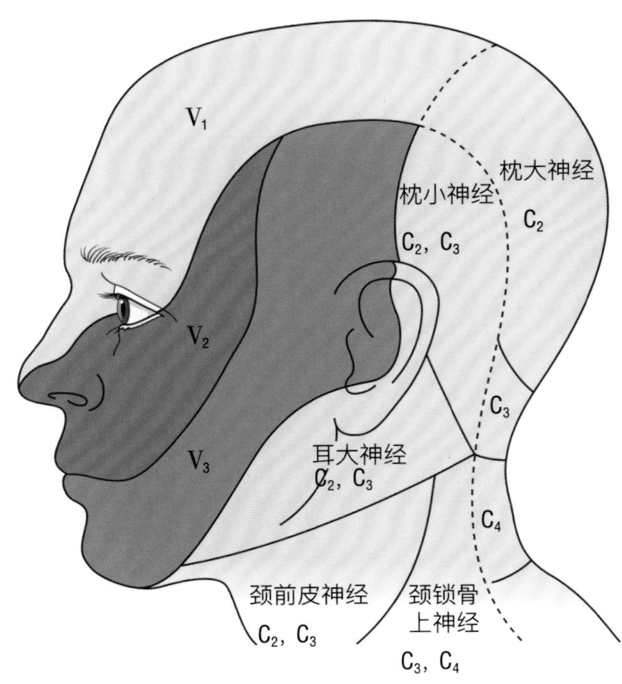

▲ 图28-4　三叉神经感觉分布

三叉神经的三个分支，即眼神经（V_1）、上颌神经（V_2）和下颌神经（V_3），支配面部和头皮前部提供感觉（经许可转载，改编自Haymaker W, Woodhall B. *Peripheral Nerve Injuries*. Philadelphia, PA: WB Saunders; 1953.）

框 28-1 面肌无力的鉴别诊断

- 特发性贝尔麻痹
- 与系统性疾病相关
  - 吉兰－巴雷综合征[a]
  - 莱姆病[a]
  - 糖尿病
  - 带状疱疹（拉姆齐·亨特综合征）
  - 血管炎
- 浸润性的病变
  - 淋巴瘤
  - 脑膜淋巴瘤病 / 脑膜癌病[a]
  - 结核性脑膜炎[a]
  - 麻风
  - 结节病[a]
  - 梅－罗综合征[a]
- 多发性硬化
- 与肿瘤相关的
  - 小脑脑桥角肿瘤
  - 鼻咽癌
- 与神经肌肉接头疾病相关
  - 重症肌无力[a]
  - Lambert-Eaton 肌无力综合征[a]
- 肌营养不良
  - 面肩肱型肌营养不良[a]
  - 眼咽型肌营养不良[a]
  - 强直性肌营养不良[a]
- 脑卒中

a. 通常累及双侧

特发性贝尔麻痹患者，一般在 24h 内出现患侧上下面部肌肉的完全性面瘫，通常伴有同侧耳后疼痛。其病因是面神经炎症，引起面神经在面神经管内发生肿胀和受压。

大多数患者预后良好，面神经功能通常在几周至几个月内完全恢复。然而，在某些严重的情况下，可出现显著的轴突丢失，导致持续性的面部无力或发生异常的神经再生。异常神经再生可能有两种形式：①先前支配某块肌肉的轴突生长到不同的肌束，支配与原来不同的肌肉；②单个轴突分支为两个或多个轴突，支配两个或多个不同的肌肉。任何一种异常的神经再生都可能导致面部的联带运动。例如，闭眼（眼轮匝肌）可能会伴随嘴唇的运动（口轮匝肌）。在临床上，这些神经异常再生可能非常轻微，也可能非常严重。在最严重的情况下，联带运动可能会导致一侧面部肌肉的大范围收缩。由于大多数人每隔几秒就会自发眨眼，累及眼轮匝肌和其他面部肌肉的联动，在临床上的表现与偏侧面肌痉挛非常相似，尽管病因截然不同。

在面神经的运动轴突和副交感神经轴突（即起源于面神经运动根的神经纤维和起源于中间神经的神经纤维）之间也可能发生异常的神经再生。因此，副交感神经轴突可能支配运动终板，而运动轴突可能支配副交感神经终板。当面部肌肉被激发时，这可能会导致流泪、流涎和（或）偏侧面部出汗。可以想象，在吃东西的时候，产生的是眼泪而不是唾液的尴尬情形。

（二）偏侧面肌痉挛

偏侧面肌痉挛是一种慢性进行性疾病，通常与面神经的慢性压迫或损伤有关。这种疾病的特征是面肌不自主的收缩，影响一侧面部的一块或多块肌肉。痉挛通常最初发生在眼周，然后扩散到同侧面部其他肌肉。收缩通常是不规则的，在睡眠中也持续存在。尽管有文献报道了几种少见的慢性刺激性因素，但最常见的病因是与面神经脑干出口区与其附近相邻的血管异常相关。这种痉挛被认为是由于面神经的一些轴突受到损伤而产生，并通过假突触传导至附近的其他轴突。通过微血管减压术，可以从面神经上解除血管压迫，通常能使患者完全康复。

如前所述，特发性面瘫后可能会发生大量的神经再生和随后的面肌联动，导致与偏侧面肌痉挛在临床上几乎相同的临床表现。然而，偏侧面肌痉挛的潜在病理生理学（面神经的损伤伴假突触传导）不同于面肌麻痹后综合征（自发性眨眼时发生大量联带运动，由特发性面肌麻痹后肌肉的异常神经再生导致）。

（三）三叉神经病

三叉神经病较面瘫少见，通常是单纯的感觉神经病变，与结缔组织疾病有关，最常见的是干燥综合征或系统性红斑狼疮。此外，三叉神经病可并发于中毒性神经病，有时也可单独存在。少数情况下，有原位或转移性肿瘤患者可单独累及 V_3 的颏分支(即“颏麻综合征”)。孤立的三叉神经运动支受累很少见，通常与肿瘤侵及或手术后损伤相关。

单纯三叉神经感觉支损害患者可表现为同侧面部麻木。麻木分布区取决于神经的受累范围和三叉神经的哪个分支受累。运动支的受累可导致咀嚼困难，张口时下颌向对侧偏斜。

（四）三叉神经痛

三叉神经痛，也被称为痛性痉挛，是一种三叉神经一个或多个分支分布区发作性的剧烈疼痛。最常发生于上颌支分布区，轻微的刺激，如轻触脸颊、吃饭或刷牙，都可能引发剧烈的疼痛。三叉神经分布区没有相关的感觉或运动障碍，常规神经传导和肌电图检查均正常。瞬目反射通常正常，偶见患侧 R_1 成分异常（发现于<5% 的患者）。

三、电生理学评估

（一）面神经病

面神经可通过直接面神经刺激、瞬目反射和针肌电图检查进行评估（框 28-2）。电生理评估旨在回答四个主要问题。

1. 病变是中枢性的还是周围性的？
2. 如果病变是周围性的，受累范围如何？也就是说，是所有的神经分支都受到了影响，还是选择性的受累？
3. 潜在的病理生理改变是什么：脱髓鞘，轴突丢失，还是两者兼有？
4. 病变的预后如何？

1. 神经传导检测

使用手持刺激器，可在耳下乳突前或耳屏刺激面神经（图 28-5）。患者应放松状态仰卧于检查台上。刺激阴极放置在阳极的前上方，尽管可能需要旋转阳极以减少刺激伪影或避免直接刺激咬肌。标准盘状电极作为记录电极放置在鼻肌皮肤上，参考电极置于对侧鼻肌。下眼轮匝肌也常用于记录，记录电极放置在瞳孔正外侧下方的皮肤上，参考电极放置在眼角外侧。以下肌肉都可用于记录：额肌、鼻肌、眼轮匝肌或口轮匝肌、颏肌或颈阔肌，但有些肌肉可能需要用针电极记录，参考电极可以放置于对侧面部的相同肌肉上。接地电极放置在额部或下颏。

在更远的位置还可选择性刺激面神经分支，包括额肌记录的颞支，鼻肌记录的颧支，口轮匝肌记录的颊支，颏肌记录的下颌支及颈阔肌记录的颈支。避免直接刺激咬肌非常重要，可以通过观察神经刺激时咬肌的收缩来明确。

与其他任何运动传导检查一样，远端复合肌肉动作电位波幅与完整的运动轴突数量成正比，而远端潜伏期则反映了面神经远端传导速度最快的纤维的传导时间。轴突丢失的程度直接影响预后和恢复所需时间。一般而言，波幅低于对侧 50%～75% 提示预后较差，恢复时间较长且容易出现神经再生异常。值得注意的是应在面瘫出现至少 6 天后行面神经 CMAP 检查，以有足够的时间观察到运动纤维沃勒变性。如果 3 天内进行检查，沃勒变性尚未开始。

框 28-2　面神经和三叉神经病变的电生理评估

面神经

1. 面神经检查

(1) 刺激面神经干，刺激乳突下前方或耳屏正前方，记录面部肌肉（通常是鼻肌或眼轮匝肌）；双侧检查

(2) 刺激面神经分支

① 额支。刺激眼外侧 3～4 指宽处，记录额肌；双侧检查

② 颧支。刺激耳前的颧骨，记录鼻肌；双侧检查

③ 下颌支。刺激下颌角，记录颏肌；双侧检查

2. 瞬目反射检查，刺激眶上神经，记录眼轮匝肌；双侧检查

3. 针电极肌电图检查，检查各主要分支的支配肌，包括额肌（颞支）、眼轮匝肌（颧支）、口轮匝肌（颊支）和颏肌（下颌支）

三叉神经

1. 瞬目反射检查，刺激眶上神经，记录眼轮匝肌；双侧检查
2. 针电极肌电图检查，检查咬肌和颞肌

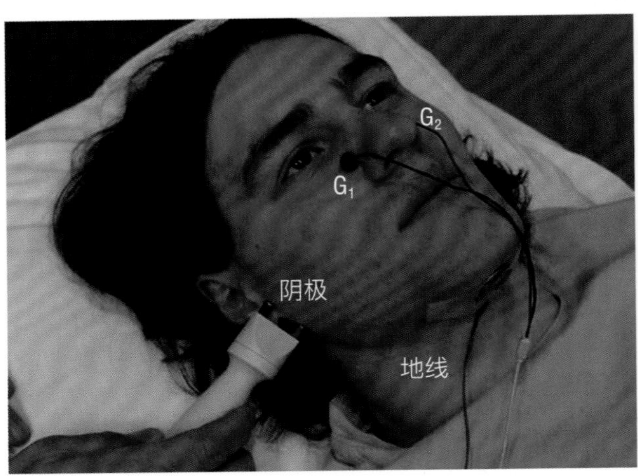

▲ 图 28-5　面神经刺激

使用手持双极叉状刺激器，在乳突前耳下或耳屏正前方刺激面神经。患者应仰卧在检查台上。标准盘状电极作为记录电极放置在鼻肌皮肤上，参考电极放置在对侧鼻肌。眼轮匝肌和其他面部肌肉也可以用来记录。额部或下颏放置接地电极

如果在 3～5 天进行检查，沃勒变性可能不完全，因此不能准确评估轴突丢失程度和预后。

2. 瞬目反射

直接面神经刺激只评估神经的远端部分。瞬目反射可检测三叉神经和面神经之间的整个反射弧，包括面神经近端部分（见第 5 章）。因此，为了评估面神经近端，瞬目反射检测与面神经直接刺激可联合使用。面神经病变导致同侧瞬目反射的 R_1 和 R_2 成分异常，而对侧 R_2 成分正常。当正常侧对侧受到刺激时，则看到相反的模式：同侧 R_1 和 R_2 反应正常，对侧 R_2 反应异常。

瞬目反射也可用于慢性面瘫，以寻找神经再生异常的电生理学证据。可以通过刺激眶上神经进行瞬目反射检测，同时记录眼轮匝肌和颏肌。如果同侧的 R_1 和 R_2 反应出现在这两块肌肉上，则可能存在异常的神经再支配，因为颏肌通常不参与瞬目反射。

3. 肌电图检查

采用细小的同心圆针对面神经主要分支支配的肌肉进行检测。易于检测的肌肉包括额肌（颞支）、眼轮匝肌（颧支）、口轮匝肌（颊支）和颏肌（下颌支）。受三叉神经支配的肌肉（咬肌、颞肌）也应同时检测，以寻找更广泛的脑神经病变的证据。面部肌肉的运动单位动作电位（MUAP）较肢体肌肉更窄小。此外，其起始发放频率也高于大多数肢体肌肉（8～10Hz 相对于 4～5Hz）。因此，检查者应熟练掌握面部肌肉的针电极肌电图检查，以免将正常小的 MUAP 误认为肌源性运动单位动作电位。

在针电极肌电图检查中，肌颤搐放电可见于多发性硬化、脑干肿瘤（特别是脑桥神经胶质瘤）或吉兰 – 巴雷综合征患者的面部肌肉，或接受过面部和颈部辐射照射的患者。

针电极肌电图也可用于寻找异常神经再生引起联带运动的证据。小的同心圆针电极可以同时放置在面神经不同分支支配的肌肉中，肌电图检测寻找有无肌肉共同收缩。例如，当患者被要求闭上眼睛时，如果 MUAP 在颏肌中被记录，则可能存在联带运动。但必须注意区分肌肉自主控制下的共同收缩与肌肉非自主共同收缩，后者表示联带运动。

（二）偏侧面肌痉挛

1. 神经传导检测与瞬目反射

偏侧面肌痉挛患者的直接面神经传导检测通常是正常的。但是，瞬目反射和其他特殊的神经传导检测寻找侧向扩散（假突触传递）现象有助于证实异常。选择性面神经传导检测可以通过刺激单个面神经分支，在不同分支支配的肌肉记录来完成。例如，在偏侧面肌痉挛患者中刺激颧支，同时记录眼轮匝肌（颧支）和颏肌（下颌支）。在眼轮匝肌发生反应后，在颏肌中寻找延迟的侧向扩散反应（推测为假突触传递）（图 28–6）。与其他神经传导检测一样，刺激面神经分支，去极化同时沿顺向和逆向传播。而在偏侧面肌痉挛患者，逆向传导的电位可能在通过神经损伤区域时，以假突触传递的方式扩散到邻近的纤维分支，导致邻近面神经分支支配的肌肉反应延迟。面神经减压成功后，侧向扩展反应消失。

同样，瞬目反射检查时刺激眶上神经，眼轮匝肌和颏肌同时记录，同侧 R_1 和 R_2 反应可同时见于这两块肌肉。与慢性面神经麻痹中的神经再生异常相似。偏侧面肌痉挛患者，颏肌记录到的反应通常是不持久的或潜伏期不固定，而在慢性面神经麻痹患者中，这种反应通常是一致的可重复的。注意，在眼睑痉挛或其他中枢性运动障碍患者未发现该现象。

2. 肌电图检查

偏侧面肌痉挛患者，针电极肌电图检查通常显示 MUAP 高频重复放电（如 80～150Hz），通常是不规则的爆发，MUAP 形态一般是正常的。在许多方面，该模式与肌纤维颤搐放电相似。这种放电模式将偏侧面肌痉挛与眼睑痉挛和其他中枢性运动障碍区分开来，后者肌电图显示正常的 MUAP，与自主收缩产生的放电模式难以区分。

（三）三叉神经病

三叉神经可联合使用瞬目反射和针电极肌电图检查进行评估（框 28–2）。

1. 瞬目反射

瞬目反射的传入支可评估眼神经（V_1）眶上支的感觉纤维、脑桥中部的三叉神经感觉主核、脑桥下部和延髓的三叉神经脊束核、脑桥下部和延髓外侧的中间神经元。三叉神经眶上支的病变可导致瞬目反射同侧 R_1 和 R_2 成分及对侧 R_2 成分的异常。

2. 肌电图检测

采用细小的同心圆针检测三叉神经第三支运动功能，最容易检测的部位是咬肌和颞肌。如前所述，面部肌肉的 MUAP 相对窄小，避免与肌源性运动单位动作电位混淆。

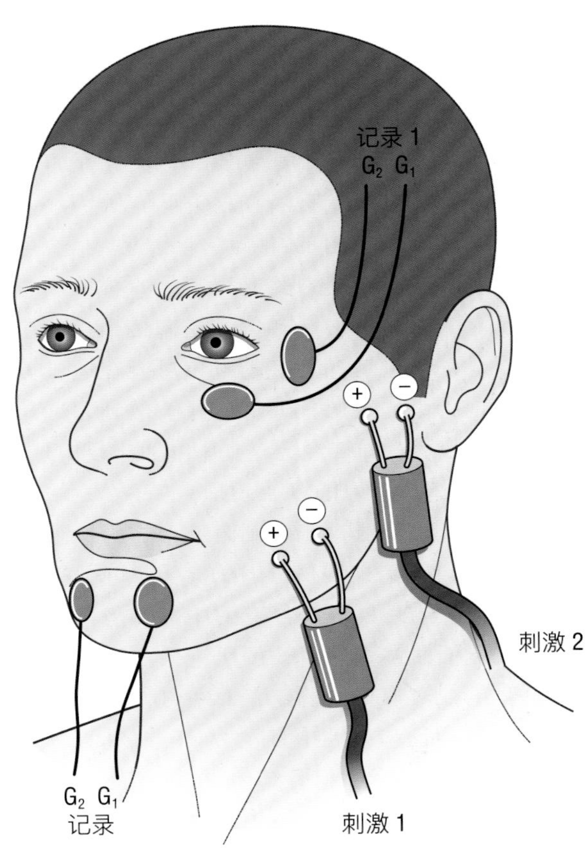

▲ 图 28-6 侧向扩展反应记录技术

使用两组记录电极，分别放置在不同面神经分支支配肌肉上，恰当放置参考电极。在本例中，记录电极放置在颧支支配的眼轮匝肌（记录 1），另一组记录电极放置在受下颌支支配的颏肌（记录 2）。分别刺激面神经分支（颧支或下颌支），这些肌肉同时记录。正常者只有被刺激分支支配的肌肉会产生电位。在偏侧面肌痉挛的患者中，在非直接刺激的神经分支支配肌肉也可记录到延迟反应，这可能是神经损伤或压迫部位的假突触传递所致（经 Wiley 许可转载，引自 Harper CM. AAEM case report no. 21: hemifacial spasm: preoperative diagnosis and intraoperative management. *Muscle Nerve*. 1991;14:213.）

四、病例分析

（一）病例 28-1

【病史和查体】

女性，50 岁，3 天前无明显诱因出现左耳后疼痛。2 天前出现左眼睑下垂，不能眨眼，不能把食物含在嘴里，特定单词发音障碍，左口角流涎，伴味觉减退。既往患高血压和糖尿病。

发病第 3 天患者出现左侧完全性面瘫，累及面部上下部分，左侧不能蹙额，不能眨眼，不能微笑。发音以 b 或 p 开头的单词有困难，无法识别放在舌左前部的糖。左侧直接、间接角膜反射均消失。听力和泪液分泌正常。否认听觉过敏。软腭上抬对称，伸舌居中。其余脑神经检查未见异常，包括面部和头皮的感觉和咬肌力量均正常。其余神经系统检查未见异常。外耳道未见疱疹。

在症状出现后 2 周和 6 个月进行电生理评估。

【病例小结】

50 岁女性，急性起病，主要表现为左侧面瘫，累及左侧上下面部肌肉，并伴有同侧耳后疼痛，符合特发性贝尔麻痹。完全性的左侧面瘫累及上下面部肌肉，提示周围性病变。味觉改变，听力和泪液分泌正常，提示面神经管远端病变。没有可提示为更广泛的脑神经病变的其他神经系统发现。

发病后 2 周行神经传导检测，直接面神经刺激，左侧眼轮匝肌记录，CMAP 波幅明显较低（为对侧波幅的 1/6），远端潜伏期正常。瞬目反射发现刺激左眶上神经，同侧 R_1 和 R_2 反应缺失，反映右侧面神经传出纤维的对侧 R_2 正常。相反，刺激右侧眶上神经产生同侧正常的 R_1 和 R_2，但反应左侧面神经的传出纤维功能的对侧 R_2 反应消失。此时，根据面神经传导和瞬目反射的结果，电生理学证据表明左侧面神经损伤。直接刺激面神经的 CMAP 波幅明显较低提示轴突丢失严重。

行肌电图检查以证实神经传导和瞬目反射的结果，并确定面神经哪些分支受累，寻找可能的附近神经广泛受累的证据。肌电图显示左侧额肌、眼轮匝肌、口轮匝肌和颏肌的插入电位延长，有纤颤电位，眼轮匝肌 MUAP 形态正常，募集明显减少。其他面神经支配肌肉无 MUAP 激活。受三叉神经支配的咬肌和颞肌正常。

有了以上信息，我们要做电生理诊断了。

【电生理诊断】

电生理表现符合累及左侧面神经的多个分支重度急性轴索病变。至眼轮匝肌的神经连续性存在。建议 3～6 个月后复查，以寻找神经再生的证据。

【病例分析与讨论】

直接面神经刺激、瞬目反射和针电极肌电图检查相结合，可以回答有关面神经麻痹的 4 个关键问题。

(1) 病变是中枢性还是周围性？

CMAP 波幅减低，瞬目反射中同侧（左）R_1 和

R_2 反应缺失，对侧 R_2 正常，有纤颤电位，MUAP 形态正常而募集减少，这些发现均与急性周围性第Ⅶ对脑神经损伤相符。在急性中枢性病变中，直接面神经刺激检查应正常。同样，中枢性病变的面肌针电极肌电图也应正常，尽管 MUAP 激活可能减少但 MUAP 的募集仍是正常的。

(2) 病变累及的范围？

直接面神经刺激、瞬目反射和针电极肌电图的异常均提示单独的左侧面神经病变。异常表现为直接刺激面神经，左侧眼轮匝肌 CMAP 波幅减低，瞬目反射左侧刺激时同侧 R_1、R_2 反应缺失，对侧 R_2 反应正常。针电极肌电图检查显示左侧面神经至少 4 个分支分布区异常，包括颞支、颧支、颊支和下颌支支配肌肉的活动性失神经。其中 3 个分支支配肌肉无 MUAP 激活。瞬目反射显示左侧刺激时对侧 R_2 反应正常，右侧刺激时同侧 R_1 和 R_2 反应正常，提示双侧第 V_1 对脑神经、第Ⅴ对脑神经感觉主核、第Ⅴ对脑神经脊束核及右侧第Ⅶ对脑神经均正常。左侧咬肌和颞肌的针电极肌电图检测正常，提示左侧第Ⅴ对脑神经（V_3）的运动成分正常。

(3) 潜在的病理生理是什么？

发病后 2 周出现 CMAP 波幅减低，远端潜伏期正常，多量的纤颤电位均提示急性轴索病变。此时已经有足够的时间发生沃勒变性，导致 CMAP 波幅减低。起病后 2 周出现纤颤电位，相对较早（少于 3 周），可能是因为面神经的长度较短所致。

(4) 预后如何？

预后是基于潜在的病理生理。最好的预后指标是由直接刺激面神经获得的 CMAP 波幅，它与完整的运动轴突的数量成正比。第 14 天，沃勒变性发生后，CMAP 波幅明显降低，远端潜伏期正常，提示轴突严重变性。其波幅（0.3mV）与对侧（1.8mV）的比例可用于估计完整的运动轴突数量。该病例中波幅是正常侧的 1/6。CMAP 波幅低于正常侧的一半提示预后不良，恢复缓慢且通常不完全。

在 6 个月时的随访检查中，针电极肌电图显示窄小、多相 MUAP，募集减少。这些被称为新生运动单位动作电位，是在严重去神经后新生的 MUAP。当轴突严重损伤后再生时，只有少数肌纤维被再支配。此时，窄小多相的 MUAP 与肌病所见相似。区别两者的主要是募集模式。在早期神经再生中，可以看到新生 MUAP 的募集中度到显著减少；在肌病中，MUAP 的募集是正常或早募集。虽然在 6 个月时随访发现面神经所有分支均有新生运动单位动作电位表明神经的连续性，但此时神经再生是不完全的。

6 个月时的瞬目反射检查显示，刺激左眶上神经同时记录眼轮匝肌和颏肌时存在同侧 R_1 和 R_2 反应。颏肌通常不参与瞬目反射。刺激眶上神经时颏肌的反应表明其可能继发于异常的面神经再支配。同样，针电极肌电图检查发现眼轮匝肌和口轮匝肌的 MUAP 在眼轮匝肌自主收缩时共同激活，提示有联带运动。这些发现与 6 个月时的临床发现相一致，左侧闭眼会导致左侧嘴角抽动。

（二）病例 28-2

【病史和查体】

女性，60 岁，主诉在过去 5 个月中出现右侧面部麻木并逐渐加重，无面部疼痛、无力、复视、吞咽言语困难及右侧面部以外区域的麻木。口干和眼干 1 年，既往史和系统回顾无明显异常。

神经系统检查：右侧三叉神经 V_1 和 V_2 分布区触觉和针刺觉减弱，右侧角膜反射减弱。无上睑下垂，球面部肌肉包括咬肌力量正常，张口时下颌无偏斜。双侧小腿中部以下振动觉中度减弱，双足肌肉轻度萎缩，双侧踝反射均消失，其余脑神经和神经系统检查均正常。

【病例小结】

该患者右侧面部麻木为亚急性起病，累及三叉神经的眼支（V_1）和上颌支（V_2）。既往有口干和眼干病史 1 年，否认其他神经系统疾病。神经系统检查证实 V_1 和 V_2 分布区感觉减退。此外，存在轻度周围神经病变的体征，包括存在下肢远端振动觉减退，足部肌肉轻度萎缩，以及双侧踝反射消失。

下肢神经传导检测显示腓肠神经电位未引出，胫神经和腓总神经 CMAP 波幅轻度减低，传导速度轻度减慢，胫神经和腓总神经 F 波潜伏期轻度延长，双侧 H 反射未引出。这些发现符合感觉运动性周围神经病。瞬目反射检查，刺激右眶上神经，R_1 及双侧 R_2 均未引出。刺激左眶上神经 R_1 及双侧 R_2 反应正常。由于右眶上神经刺激未引出同侧 R_1 及双侧 R_2 反应，而左眶上神经刺激产生正常的 R_1 和双侧 R_2 反应，因此存在右侧三叉神经 V_1 分支的感觉纤维病变。至此电生理检查证实为周围神经病变，合并右侧三叉神经病变。

病例 28-1　发病后 2 周神经传导检测

刺激神经	刺激点	记录点	波幅（mV）			潜伏期（ms）		
			RT	LT	NL	RT	LT	NL
面神经（运动检查）	乳突前	眼轮匝肌	1.8	0.3	≥1	2.0	2.5	≤3.1

LT. 左侧；NL. 正常；RT. 右侧

病例 28-1　发病后 2 周瞬目反射检查

刺激神经	刺激点	记录点	R_1 潜伏期（ms）			R_2 潜伏期（ms）		
			RT	LT	NL	RT	LT	NL
右眶上（V_1）	眶上裂	眼轮匝肌	9.0	—	≤13	34.1	NR	≤41（同侧） ≤44（对侧）
左眶上（V_1）	眶上裂	眼轮匝肌	—	NR	≤13	31.8	NR	≤41（同侧） ≤44（对侧）

LT. 左侧；NR. 无应答；RT. 右侧

病例 28-1　发病后 2 周肌电图

肌　肉	插入电位	自发电位		MUAP				
		纤颤电位	束颤电位	激　活	募　集	形　态		
						时　限	波　幅	多相电位
左额肌	↑	+2	0	无				
左眼轮匝肌	↑	+2	0	NL	↓↓↓	NL	NL	NL
左口轮匝肌	↑	+1	0	无				
左颏肌	↑	+1	0	无				
左颞肌	NL	0	0	NL	NL	NL	NL	NL
左咬肌	NL	0	0	NL	NL	NL	NL	NL

↑. 增加；↓↓↓. 明显降低；NL. 正常

病例 28-1　发病后 6 个月神经传导检测

刺激神经	刺激点	记录点	波幅（mV）			潜伏期（ms）		
			RT	LT	NL	RT	LT	NL
面神经（运动检查）	乳突前	眼轮匝肌	1.3	0.8	≥1	2.0	2.0	≤3.1

LT. 左侧；NL. 正常；RT. 右侧

严格地说，异常神经传导和无神经再生的失神经支配被认为是亚急性的。失神经支配的时间取决于损伤部位和肌肉之间的神经长度。由于贝尔麻痹患者面部肌肉非常接近受损区域，失神经支配发展得非常快

病例 28-1　发病后 6 个月瞬目反射检查								
刺激神经	刺激点	记录点	R_1 潜伏期（ms）			R_2 潜伏期（ms）		
			RT	LT	NL	RT	LT	NL
右眶上（V_1）	眶上裂	眼轮匝肌	9.0	—	≤13	33.4	35.6	≤41（同侧） ≤44（对侧）
		颏肌	NR	—		NR	NR	NR
左眶上（V_1）	眶上裂	眼轮匝肌	—	10.4	≤13	34.7	32.8	≤41（同侧） ≤44（对侧）
		颏肌		11.6			36.2	NR

LT. 左侧；NR. 无应答；RT. 右侧

病例 28-1　发病后 6 个月肌电图								
肌　肉	插入电位	自发电位		运动单位动作电位				
		纤颤电位	束颤电位	激　活	募　集	形　态		
						时　限	波　幅	多相电位
左前额	NL	0	0	NL	↓↓	−2	−2	+2
左眼轮匝肌	NL	0	0	NL	↓↓	−2	−2	+2
左口轮匝肌[a]	NL	0	0	NL	↓↓	−1/+1	−2	+2
左侧颏	NL	0	0	NL	↓↓	−1/+1	−1	+2

↓↓. 中度减少；NL. 正常

a. 当患者闭眼，该肌肉中也可见自主运动单位动作电位

肌电图显示双下肢远端的肌肉可见少量纤颤电位，稍宽大的 MUAP，轻度的募集减少。下肢近端肌肉（包括脊旁肌）正常。这些发现与神经传导检测结果一致，均提示为周围神经病。三叉神经 V_3 支配的右侧咬肌和颞肌针电极肌电图检查正常。因此，尽管瞬目反射提示异常，但没有三叉神经运动纤维受累的证据。

此时，我们就准备好给出电生理印象。

【电生理诊断】

电生理检查结果，符合轻度广泛性轴突性感觉运动性周围神经病。此外，电生理证据表明合并右侧三叉神经感觉纤维病变。

【病例分析与讨论】

进一步的实验室检查包括红细胞沉降率、抗核抗体、类风湿因子、抗 Ro 和抗 La 抗体、泪液分泌试验和唇腺活检均提示符合干燥综合征。该疾病的神经系统并发症包括三叉神经病变和广泛的感觉运动性周围神经病。

病例 28–2　神经传导检测

刺激神经	刺激点	记录点	波幅 运动（mV）；感觉（μV）			潜伏期（ms）			传导速度（m/s）			F 波潜伏期（ms）		
			RT	LT	NL	RT	LT	NL	RT	LT	NL	RT	LT	NL
胫神经（m）	踝	AHB	4.2	3.7	≥4	4.7	4.8	≤5.8				56	57	≤56
	腘窝	AHB	3.6	3.2		11.8	12.1		42	41	≥41			
腓总神经（m）	踝	EDB	1.8	2.2	≥2	5.2	5.4	≤6.5				57	58	≤56
	腓骨头下	EDB	1.7	2.1		12.1	12.2		43	44	≥44			
	腘窝外侧	EDB	1.6	2.1		14.5	14.7		42	40	≥44			
腓肠神经（s）	小腿	外踝后	NR	NR	≥6	NR	NR	≤4.4	NR	NR	≥40			
H 反射	腘窝	比目鱼肌	NR	NR		NR	NR	≤34						

注意：所有感觉潜伏期均为峰值潜伏期，所有感觉神经传导速度是以起始潜伏期计算，报告的 F 波潜伏期代表 F 波最短潜伏期

AHB. 踇短展肌；EDB. 趾短伸肌；LT. 左侧；m. 运动检测；NL. 正常；NR. 无反应；RT. 右侧；s. 感觉检测

病例 28–2　瞬目反射检查

刺激神经	刺激点	记录点	R_1 潜伏期（ms）			R_2 潜伏期（ms）		
			RT	LT	NL	RT	LT	NL
右眶上（V_1）	眶上裂	眼轮匝肌	NR	—	≤13	NR	NR	≤41（同侧） ≤44（对侧）
左眶上（V_1）	眶上裂	眼轮匝肌	—	9.6	≤13	33.8	32.6	≤41（同侧） ≤44（对侧）

LT. 左侧；NR. 无应答；RT. 右侧

病例 28-2 肌电图检查								
肌 肉	插入电位	自发电位		运动单位动作电位				
		纤颤电位	束颤电位	激 活	募 集	形 态		
						时 限	波 幅	多相电位
左胫骨前肌	NL	0	0	NL	↓	+1	+1	+1
左踇长伸肌	↑	+1	0	NL	↓	+1	NL	+1
左内侧腓肠肌	↑	+1	0	NL	NL	+1	NL	NL
左臀中肌	NL	0	0	NL	NL	NL	NL	NL
左股外侧肌	NL	0	0	NL	NL	NL	NL	NL
左 L_5 椎旁肌	NL	0	0	NL	NL	NL	NL	NL
右内侧腓肠肌	↑	+1	0	NL	↓	+1	+1	NL
右踇长伸肌	↑	+1	0	NL	↓	+1	+1	+1
右股外侧肌	NL	0	0	NL	NL	NL	NL	NL
右 L_5 椎旁肌	NL	0	0	NL	NL	NL	NL	NL
右咬肌	NL	0	0	NL	NL	NL	NL	NL
右颞肌	NL	0	0	NL	NL	NL	NL	NL

↑ . 增加；↓ . 轻度降低；NL. 正常

第二部分　多发性神经病
Polyneuropathy

第 29 章　多发性神经病
Polyneuropathy

李建萍　张哲成　译　　张哲成　校

神经传导检测和肌电图是拟诊多发性神经病患者的关键性检查手段。多发性神经病的潜在病因虽然多达数百种，但可以被分成几个大类（图 29–1）。评估多发性神经病的第一步是通过鉴别诊断把可能的病因尽量减少。完成这一步需要从病史、体检及电生理检测结果中获取关键信息。电生理检测可用于：①明确多发性神经病存在与否；②评估神经受累的严重程度和形式；③确定受累神经纤维是运动性、感觉性还是混合性；④判断潜在的病理生理改变是轴索丢失还是脱髓鞘。如果电生理检测发现这是一个脱髓鞘性多发性神经病，通常能够做到进一步区分病因是获得性还是遗传性。电生理检测的结果和临床重要信息相结合，可以显著缩小鉴别诊断的范围，据此能够选择更合适的后续实验室检测项目和完成最终诊断。此外，通过超声检查发现肌肉和神经的异常可以帮助鉴别诊断某些特定的周围神经病。

一、临床表现

多发性神经病是许多周围神经或所有周围神经的功能障碍或者疾病。因为周围神经受到损害后发生的病理反应形式很有限，所以许多不同病因导致的多发性神经病可以呈现相似的症状和体征。事实上，大多数多发性神经病患者初始的临床表现都是起于足部和小腿的感觉和运动症状及体征，随后依次向下肢近端扩展至大腿、手和手臂。尽管各种多发性神经病的临床征象存在许多相似点，但通过回答以下 7 个重要问题，我们通常可以缩小鉴别诊断范围。

重要问题 1：多发性神经病的病程以及进展模式如何（急性、亚急性、慢性，逐步进展、阶梯样进展、复发 / 缓解）？

虽然仅通过询问病史就可以获得疾病病程和进展的信息，但电生理检测通常能够予以印证。大多数多发性神经病是慢性起病，不易确定其发病时间。急性起病的多发性神经病明显少见（框 29–1）。其中吉兰 – 巴雷综合征（Guillain-Barré syndrome，GBS）（及其最常见亚型，急性炎性脱髓鞘性多发性神经病）最为独特，起病通常数天，最多数周。同样，大多数多发性神经病是慢性进展病程（图 29–2）。以阶梯形式进展的多发性神经病很少见，并且往往与多发性单神经病的病变形式有关。而复发 / 缓解模式的多发性神经病特别少见，这类神经病或者在病程中存在间断性暴露或中毒，或者是慢性炎性脱髓鞘性多发性神经病的变异型。

重要问题 2：哪种神经纤维类型受累（运动纤维、大感觉纤维、小感觉纤维、自主神经纤维）？

下一步是确定哪种类型的神经纤维受累。诊断信息主要通过病史获得，根据体检和电生理检测证实。神经纤维的分类是基于传导类型（运动、感觉、自主神经）或者纤维直径大小。所有的运动纤维都是大直径的有髓纤维，而所有自主神经都是小直径纤

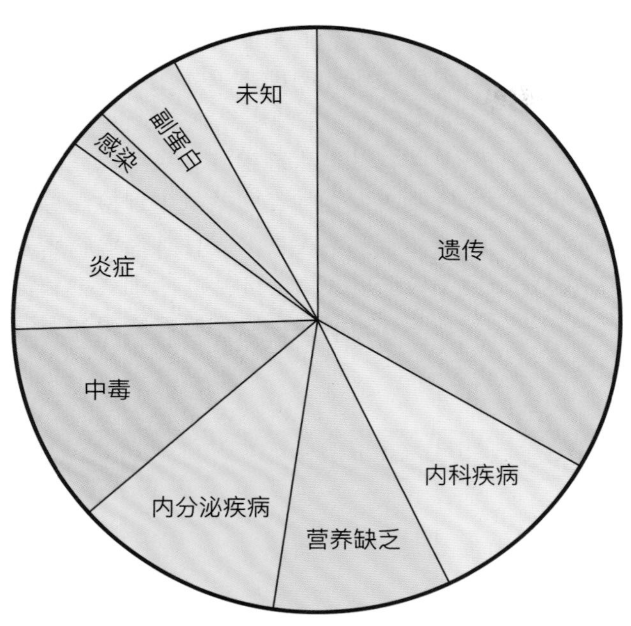

▲ 图 29-1　多发性神经病概况

多发性神经病的数百种病因可以被分为几大类。要注意即使经过全面的检查评估，仍然有相当部分的患者（约 20%）无法明确病因。此处声明：因为各种类型多发性神经病的流行病学数据不充分，所以各种病因在图中的尺寸大小不能被解读为权威描述，仅用于图示。但是图片也明确显示遗传性神经病非常常见，其他常见的还包括中毒性、营养缺乏性（如维生素缺乏）、内分泌疾病和其他内科疾病导致的多发性神经病。此外，副蛋白性神经病占比较小（5%～10%），特别可能在病因诊断困难的多发性神经病中见到

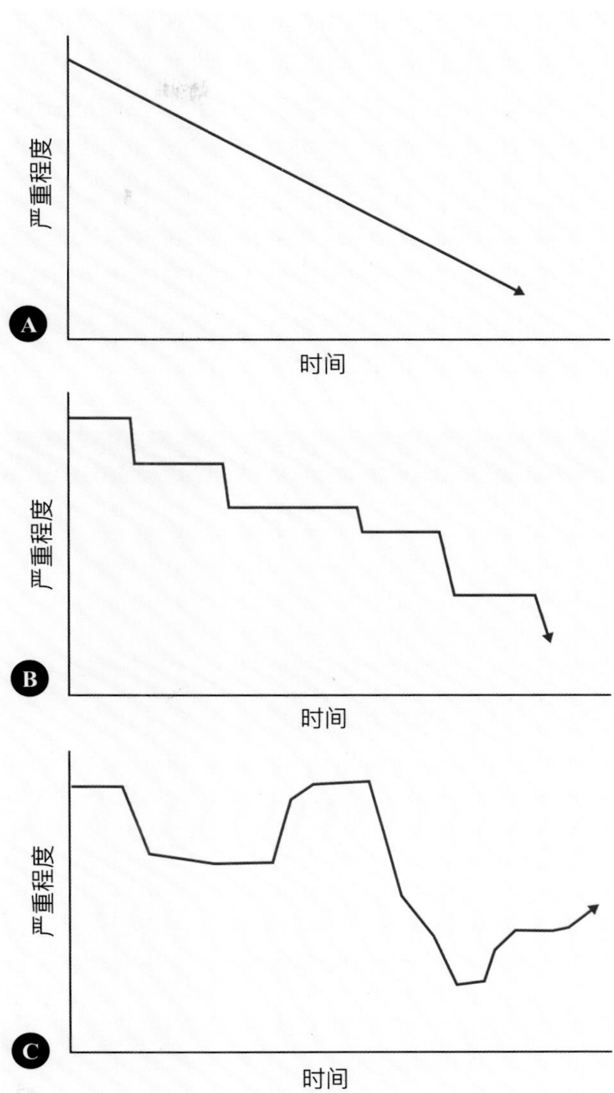

▲ 图 29-2　多发性神经病的病程进展

多发性神经病的病程进展模式对确定多发性神经病的病因是一个关键性病史要素（注意：病程线下行提示严重程度加重）。A. 慢性进展；B. 阶梯样进展；C. 复发 / 缓解

框 29-1　急性多发性神经病

- 吉兰 – 巴雷综合征
- 卟啉病
- 白喉
- 药物性（如氨苯砜、呋喃妥因、长春新碱）
- 中毒性（如砷、铊、磷酸三邻甲苯酯）
- 蜱麻痹
- 血管炎

维，其中大多数无髓鞘。感觉纤维有大直径也有小直径的。大感觉纤维传导振动觉、本体感觉和触觉，小感觉纤维传导痛觉和温度觉。

当神经病变时，只有有限的几种病理反应形式。因此，许多神经病变虽然病因不同但是呈现出相似的临床症状。神经功能障碍的症状和体征可以表现为功能缺失（阴性症状和体征）、功能异常或功能过度（阳性症状和体征）。如某人枕着手臂睡着后，可以先出现麻木或者感觉缺失（阴性症状），之后随着血液循环恢复出现强烈的针刺样感觉异常（阳性症状）。病变神经表现出的特征性阳性或阴性症状和体征可以帮助我们识别哪种神经纤维受累（表 29-1）。

确定受累神经纤维的类型有重要的诊断意义。尽管电生理检测发现大多数多发性神经病同时累及感觉和运动两种纤维，但是多数远端轴索性多发性神经病在临床上仅有感觉症状和体征，只有进展到足够严重时才会出现客观的肌无力。患有某些遗传

性多发性神经病（如 CMT 多发性神经病）、铅中毒、卟啉病和 GBS 的患者则以运动症状和体征为主要表现。感觉方面，纯感觉神经病不常见，往往提示背根神经节的原发损害。这类感觉神经元病相当罕见，典型的例子是急性或亚急性起病的副肿瘤综合征或者感染后损害，或是与干燥综合征或吡哆醇（维生素 B_6）中毒相关。慢性感觉神经元病可见于遗传性感觉神经病和某些遗传性神经退行性疾病（如弗里德赖希共济失调）。

表 29-1　周围神经病的阴性和阳性症状与体征

	阴　性	阳　性
运动	无力	束颤
	疲劳	肌痉挛
	腱反射减弱或消失	肌颤搐
	肌张力降低	不宁腿
	骨关节畸形（如高弓足、杵状趾）	“肌紧张”
感觉		
大纤维	振动觉减退	“刺麻”
	关节位置觉减退	“针刺感”
	腱反射减弱或消失	
	共济失调	
	肌张力降低	
小纤维	痛觉减退	“灼烧感”
	温度觉减退	“戳刺感”
		“刺痛感”
自主神经	低血压	高血压
	心律失常	心律失常
	少汗	多汗
	阳痿	
	尿潴留	

大多数多发性神经病同时累及大纤维和小纤维。只有少部分多发性神经病选择性累及小纤维（框 29-2）。临床表现包括自主神经功能障碍和远端感觉障碍，特别是针刺觉，通常表现为疼痛和烧灼样感觉异常。必须认识到常规 NCS 基本上只能检查大的有髓纤维。如果患者是单纯小纤维多发性神经病，大纤维完全不受累，其电生理检测结果可以完全正常。反之，大纤维多发性神经病的电生理检测总是显示异常。大纤维受累为主的多发性神经病临床表现为感觉障碍（特别是振动觉和触觉）、肌无力和腱反射消失，伴或不伴有轻微的自主神经障碍和痛温觉缺失。

框 29-2　小纤维多发性周围神经病

- 糖尿病
- 淀粉样变（遗传性或获得性）
- 中毒（特别是酒精性）
- 药物［如去羟肌苷（didanosine，ddL）、扎西他滨（zalcitabine，ddC）］
- 高甘油三酯血症
- 遗传性感觉神经病
- 丹吉尔病
- 法布里病
- 获得性免疫缺陷综合征
- 特发性（特别在老年群体）

重要问题 3：多发性神经病的分布模式：［远端神经逆向坏死（远端到近端的梯度损害）、近端短神经、多根单神经，对称、不对称］？

多发性神经病的总体分布模式主要通过临床体格检查来确定，电生理检测可予以补充和验证。大多数多发性神经病呈现一种从远端到近端梯度分布的临床症状和体征。这一现象在一定程度上说明轴索丢失是多发性神经病主要的潜在病理改变。这种见于大部分轴索性多发性神经病的远端到近端逆向坏死的临床形式，反映了神经损害的长度依赖性（图 29-3）。最长的神经最先受累，可产生袜套 - 手套样的症状分布。患者先是足趾和双脚的麻木或无力，随后症状缓慢向上进展到腿部。当抵达小腿上部时，手指尖也被波及，其原因是腰骶髓到小腿上部与颈髓到手指尖的距离长度相同。只有在罕见情况下，多发性神经病会选择性先累及更短更近端的神经，然后再波及远端神经（如卟啉病神经病、近端糖尿病神经病和一些炎性脱髓鞘性多发性神经病）。

在确定是否存在远端到近端的症状梯度后，接

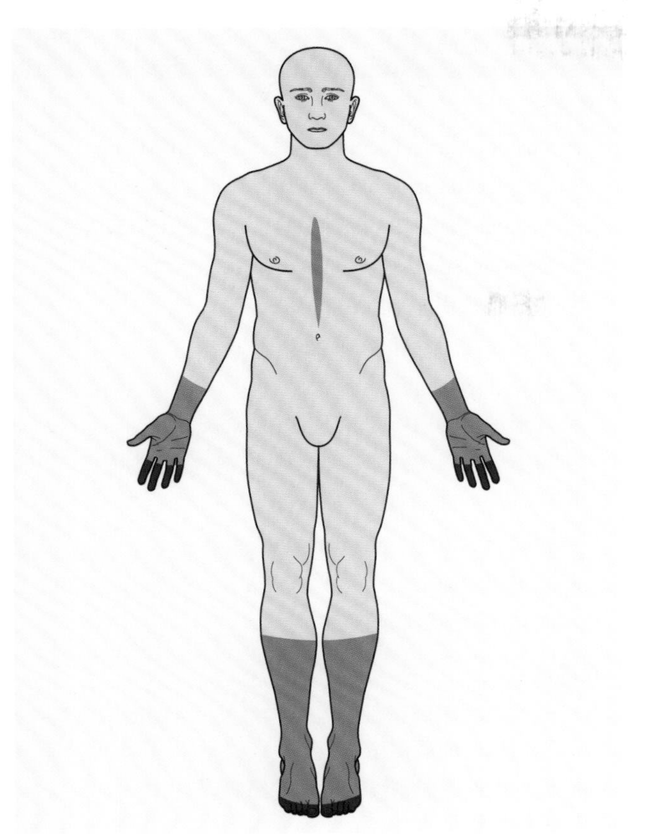

▲ 图 29-3　多发性神经病的袜套 – 手套样症状分布

大多数多发性神经病，尤其轴索性多发性神经病是长度依赖的，所以产生的症状和体征呈袜套 – 手套样分布。症状首先出现在足趾，然后向上进展到腿部。当抵达小腿上部时，手指尖也被波及。随着多发性神经病恶化，前胸腹部也可以出现症状，提示胸肋间神经远端变性（经许可转载，引自 Schaumburg HH, Spencer PS, Thomas PK. *Disorders of Peripheral Nerves*. Philadelphia, PA: FA Davis; 1983.）

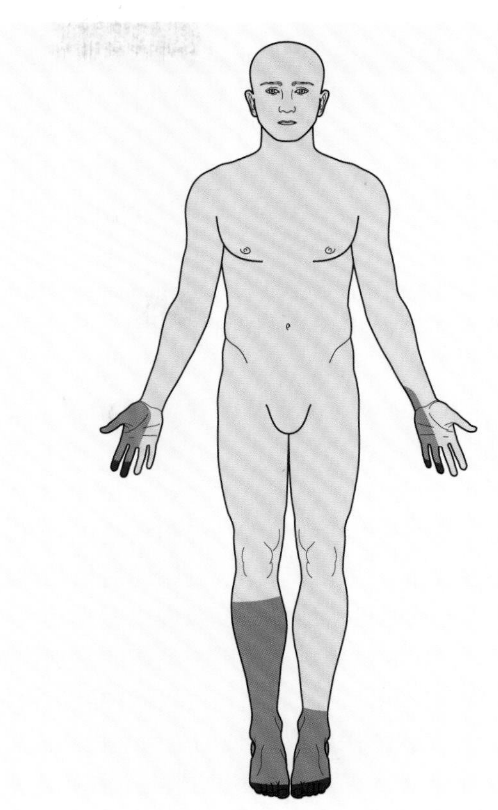

▲ 图 29-4　多发性神经病的多发性单神经病病变形式

多发性单神经病是一种独特的病损形式，表现为不对称分布、阶梯样进展的单脑神经病和（或）单周围神经病，通常累及对应的命名神经。随病情进展可以产生融合病损形式，往往难以与对称性多发性神经病相鉴别。多发性单神经病是血管炎性神经病的特征性表现。图中的不对称性多发性神经病累及左侧尺神经、右侧正中神经、左侧腓总神经远端、右侧隐神经和右侧腓总神经（经许可转载，改编自 Schaumburg HH, Spencer PS, Thomas PK. *Disorders of Peripheral Nerves*. Philadelphia, PA: FA Davis; 1983.）

下来就是评估多发性神经病的对称性。几乎所有的多发性神经病都是对称的。出现任何显著的不对称性就是一个重大发现，可以据此排除很大数量的中毒性、代谢性和遗传性疾病导致的对称性神经病。出现不对称有以下可能：①多发性单神经病；②叠加神经根病或卡压性神经病；③ CIDP 变异型。NCS 和 EMG 有助于区分这些可能情况。

多发性单神经病是区别于长度依赖、逆向坏死的轴索性多发性神经病最重要的模式之一。其特征性临床表现是不对称分布、阶梯样进展的单脑神经病和（或）单周围神经病（图 29-4）。随着病情进展，单神经病多发，产生的融合病损形式难以与对称性多发性神经病相鉴别。大多数单神经病主要累及对应的命名神经（即正中神经、尺神经、腓总神经等），而不是小神经分支。多发性单神经病的鉴别诊断不多（框 29-3），最常见的是血管炎性神经病。随着各个神经逐渐梗死，出现疼痛症状（通常很严重），数小时或者数天后出现相应神经支配区的肌无力和麻木。系统性血管炎虽然常常累及其他器官系统，但首发症状可以只有周围神经系统表现。事实上，现在已经明确认识到有些血管炎的病例可以始终局限于周围神经系统。

重要问题 4：潜在的神经病理是什么（轴索丢失、脱髓鞘或者混合性）？

神经损害主要是两种病理过程：轴索丢失或者脱髓鞘。绝大多数多发性神经病是原发性轴索丢失。

框 29–3 多发性单神经病的鉴别诊断

- 血管炎［如结节性多动脉炎、变应性肉芽肿性血管炎（Churg-Strauss 综合征）、韦格纳肉芽肿（Wegner 综合征）、超敏反应、冷球蛋白血症、系统性红斑狼疮、类风湿关节炎、干燥综合征、慢性活动性肝炎］
- 糖尿病
- 多灶性炎性脱髓鞘性神经病（Lewis-Sumner 变异型）
- 多发性卡压性神经病（遗传性或者获得性）
- 感染（如莱姆病、麻风、人类免疫缺陷病毒）
- 浸润［如肉芽肿病（结节病），肿瘤（淋巴瘤、白血病）］

脱髓鞘性多发性神经病的原发神经损伤是施万细胞和髓鞘层的破坏或功能障碍。脱髓鞘的后果是神经传导受损，导致明显的传导速度减慢或者直接发生传导阻滞。存在脱髓鞘对于周围神经病的鉴别诊断是一个关键性发现。证实脱髓鞘可以做神经活检进行病理检查，或者使用更为简便的电生理检测方法。如果 NCS 发现一个多发性神经病主要是脱髓鞘改变，其鉴别诊断的范围就可以轻松地缩小到很少的几个疾病（框 29–4）。

重要问题 5：是否有多发性神经病的家族史？

诊断任何多发性神经病都必须重点关注患者的家族史，尤其当诊断尚不明确时。遗传性多发神经病的数量很多。虽然大部分只能对症治疗，但正确诊断对遗传咨询和预后判断有重要意义，也能避免不必要和不合理的后续检查和治疗。当然，随着可获取的基因修饰治疗的增多，这种情况在将来可能发生变化。CMT 神经病是指一组表现为慢性运动和感觉性多发性神经病的遗传性疾病。CMT 是遗传性多发性神经病的主要组成部分，也是很多大队列研究中诊断困难多发性神经病的重要构成。CMT 根据遗传方式和神经生理特征可以分成 4 个类型：CMT1 是脱髓鞘性常染色显性遗传型，CMT2 是轴索性常染色体显性遗传型，CMT4 是多数为脱髓鞘的常染色体隐性遗传型，CMTX 是 X 连锁遗传脱髓鞘型。各个类型再根据特定的基因缺陷分成若干亚型。除 CMT 以外，还有一组数量较少，已知与代谢缺陷相关的遗传性多发性神经病。其中大部分极为罕见且伴有其他器官系统异常。

遗传性多发性神经病在某些病例的临床表现可以非常轻微或者终生进展非常缓慢，以至于这些患者从未因病就医。因此，对患者家族其他成员进行临床、NCS 和 EMG 检查往往有利于确定其多发性神经病的潜在病因是否是遗传性的。提示可能是遗传性多

框 29–4 脱髓鞘性多发性神经病

遗传性

- Charcot-Marie-Tooth 神经病，Ⅰ型（CMT1）
- Charcot-Marie-Tooth 神经病，Ⅳ型（CMT4）
- Charcot-Marie-Tooth 神经病，X 连锁（CMTX）
- Dejerine-Sottas 病[a]
- 植烷酸贮积症（Refsum 病）
- 遗传性压力易感性神经病
- 异染性脑白质营养不良
- 球形细胞脑白质营养不良（Krabbe 病）
- 肾上腺脑白质营养不良 / 肾上腺脊髓神经病
- Cockayne 综合征
- 鞘磷脂沉积病（Niemann-Pick 病）
- 脑腱黄瘤病
- 线粒体神经胃肠脑肌病

获得性

- 急性炎性脱髓鞘性多发性神经病（AIDP，吉兰 – 巴雷综合征最常见类型）
- 慢性炎性脱髓鞘性多发性神经病
  - 特发性
  - 人免疫缺陷病毒感染相关
  - 意义不明的单克隆丙种球蛋白血症相关（特别是 IgM）
  - 抗髓鞘相关糖蛋白抗体相关
  - 骨硬化性骨髓瘤相关
  - 华氏巨球蛋白血症相关
- 多灶性运动神经病伴传导阻滞（± GM1 抗体）
- 白喉
- 中毒（即胺碘酮、哌克昔林、砷、吸胶毒、沙棘灌木中毒）

a. Dejerine-Sottas 病是一个历史名称，用来命名一类儿童严重脱髓鞘性神经病。典型的疾病表型是婴儿肌张力低下，腱反射消失伴神经肥大。神经传导检测显示传导速度极度减慢，典型病例在 6m/s 左右。之前认为这是常染色体隐性遗传的一种独立疾病，基因分析则证实 Dejerine-Sottas 病可以是隐性遗传也可以是携带新生突变的常染色体显性遗传。隐性遗传型现在归入 CMT4。携带新生突变的常染色体显性遗传型的突变位点位于 CMT1 的责任基因（*MPZ*、*PMP22* 和 *EGR2*），但其遗传缺陷产生了一种严重许多的脱髓鞘性神经病变。

发性神经病的临床线索包括以下情况（图 29–5）。

• 足部畸形（弓形足、锤状趾、高足弓）。

• 病程很长的多发性神经病（数年，常为数十年）。

• 疾病进展非常缓慢。

• 几乎没有阳性感觉症状。

• 家族史中有实际可能是遗传性多发性神经病的“脊髓灰质炎”“风湿病”“关节炎”，或者其他疾病。

重要问题 6：是否有其他系统疾病的病史或者存在体征提示其他系统疾病与多发性神经病相关？

仔细的病史询问和全面的体格检查对评估多发性神经病是必需的。有些疾病与多发性神经病存在很强的关联。其中最显著的是糖尿病和其他一些内分泌疾病、肿瘤、结缔组织病、卟啉病、维生素和其他物质缺乏症及人类免疫缺陷病毒感染。

重要问题 7：是否有多发性神经病相关物质的职业接触或者毒物暴露史？

最后，始终需要重视询问职业接触和暴露史。药物中最需要关注的是肿瘤化疗药物，因其经常引起有临床症状或者电生理异常的多发性神经病。除此之外，还有大量的处方药和非处方药可以导致多发性神经病。详细回顾所有使用过的药物是很重要的。

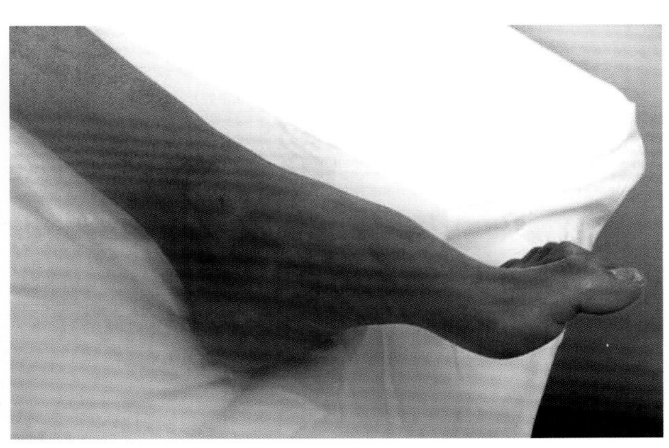

▲ 图 29–5　高弓足

高弓足是足部骨关节畸形，呈短足、高弓和锤状趾。高弓足可以在儿童期形成，是患者的足内肌无力而小腿长屈肌长伸肌相对保留的结果。因为大多数多发性神经病选择性累及远端肌群，所以在儿童发育期起病的患者通常会出现这样的畸形。由于儿童起病的绝大部分多发性神经病是遗传性的，所以一个周围神经病患者出现高弓足就提示疾病出现在儿童期且很可能是遗传性的

询问患者的职业和休闲活动有时可以发现导致神经病的毒物来源。应询问每个患者的饮酒史，因为酒精是中毒性多发性神经病最常见的原因之一。

二、轴索性多发性神经病

绝大多数多发性神经病的潜在病理改变是轴索退变，运动和感觉纤维一般都会受累。轴索性多发性神经病囊括了几乎所有糖尿病性、中毒性、代谢性、药源性、营养性、结缔组织病相关及内分泌疾病相关的多发性神经病。除此以外，有少数 CMT 神经病是轴索性的。常染色体显性遗传轴索型 CMT 被称为 CMT2。CMT2 根据特定的基因缺陷又进一步分成几个亚型，占 CMT 神经病的 10%～15%。

（一）临床表现

轴索性多发性神经病一般是袜套 – 手套样分布的临床症状和体征，主要是远端感觉缺失和肌无力。除非是非常严重的病例，通常情况下踝反射消失而膝反射和上肢反射保留。

严重病例的症状分布形式可能演化得更复杂。感觉症状和体征不仅出现在肢体，还可以出现在前胸和腹部［盾牌征（escutcheon 征），即盾牌形状］，提示胸肋间神经的远端变性，该神经起于背部，绕行在腹部和胸部。如果不认识这一病变形式，可能会产生存在脊髓平面的错误印象（注意：体检发现的脊髓感觉平面只会出现在胸腹部而不是背部）。在最严重的病例中，由于三叉神经和颈神经的远端变性，感觉缺失可以发展至头顶。

（二）电生理表现

如果轴索性多发性神经病的病程较长，足以使神经发生沃勒变性（即 3～9 天），神经传导就会出现特征性改变。一般来说，运动和感觉神经动作电位波幅降低，远端潜伏期、迟发反应和传导速度正常或仅有轻微减慢。这些改变一般在下肢更明显，因为下肢是病理改变最严重的部位。

轴索丢失的证据也见于针电极肌电图，同样是远端重于近端，下肢重于上肢。当然针电极肌电图改变取决于多发性神经病的病程长短。典型失神经改变需要数周，而神经再生改变则需要数周到数月。针电极肌电图改变还受到疾病发展速度的影响。如果病变相对活跃和进展，就会同时出现失神经和神经再生的运动单位电位伴募集减少，这同样是在远端肌肉更明显。如果是病程很长且进展非常缓慢的

多发性神经病，神经再生与失神经完全同步。在这类病例中，就只能见到远端肌肉神经再生的 MUAP 伴募集减少，没有或很少出现活动性失神经改变。

大多数轴索性多发性神经病患者接受电生理检测的时间点是在出现症状后数月或数年。因此，轴索性多发性神经病患者的首次 EMG 往往同时存在失神经和神经再生的表现。

1. 轴索性多发性神经病的特殊情况：腓肠神经 / 桡神经波幅比率在轻症多发性神经病中的应用

几乎所有轴索性多发性神经病都是远端受累的形式。因此下肢症状出现最早也最明显。与之相应的是，下肢腓肠神经感觉检测（正常或异常）对多数轴索性多发性神经病的电诊断具有重要意义。然而，腓肠神经波幅的正确解读却具有局限性，尤其在下列场景中。

- 年轻人的基线腓肠神经波幅明显高于老年人。如果一个青年的腓肠神经波幅为 30μV，此后患上轴索性多发性神经病导致波幅降低到 15μV，虽然较基线显著降低，但这一数值在多数电生理实验室仍可归在正常范围。
- 老年人的基线腓肠神经感觉电位很低或难以引出。因此，一位 80 岁患者出现足部麻木而腓肠神经波幅为 3μV，往往很难判断这一数值是提示存在神经病变，还是简单地与年龄相关。
- 在肥胖个体中，皮肤和下行神经之间存在的额外脂肪组织会造成感觉神经波幅衰减。因此，一位肥胖患者的腓肠神经波幅为 5μV，很难判断这一数值是否提示神经病变，或者仅仅是下肢增加的脂肪组织干扰导致的技术问题。

在这些情况下，使用腓肠神经 / 桡神经波幅比率（sural/radial amplitude ratio，SRAR）有助于解决问题。SRAR 对腓肠神经波幅处于正常临界值的患者尤其有帮助。使用 SRAR 的原理很简单：在远端逆向坏死的轴索性神经病中，腓肠神经与桡神经的波幅不应该是等比例受影响的。Rutkove 等首先对这一技术进行了描述，认为 SRAR＜0.40 对轴索性多发性神经病的诊断具有 90% 的特异性和 90% 的敏感性。此外，SRAR 相比腓肠神经波幅较少受年龄影响，也不受体重指数的影响。后续报道的一个正常人群大型队列研究提出 0.4 的阈值可能太高，0.21 可能更合适。阈值降至 0.21 可以将诊断特异性提高到 95%（即将假阳性率降低至 5% 以下）。

因此，SRAR 可以作为轴索性多发性神经病常规电生理检测的有效补充。当然，如同其他所有的神经传导数据一样，获得的数据必须可靠。注意一定要诱发出每根神经的最大波幅，并且记录电极放置在理想的神经记录点。此外，如果发生腓肠神经或桡神经单神经病叠加存在的罕见情况，SRAR 就不能用于轴索性多发性神经病的电生理诊断。

2. 轴索性多发性神经病的特殊情况：急性起病

急性或亚急性起病的轴索性多发性神经病非常少见。如果轴索性多发性神经病起病非常急（病程少于数周），尚未发生肌肉失神经支配，则针电极肌电图唯一能见到的异常是正常形态的 MUAP 伴募集减少。这样的针电极肌电图改变也可见于急性脱髓鞘性多发性神经病。如果轴索性多发性神经病是亚急性的（病程在数周到数月之间），活动性失神经支配将会发生，MUAP 仍然可以维持正常形态，但是募集减少。这两种针电极肌电图形式在肌电图室非常少见，因为很少有轴索性多发性神经病是急性或亚急性起病的，这样的起病形式多数可能是脱髓鞘而不是轴索丢失。急性起病的轴索性多发性神经病包括卟啉病或血管炎相关神经病及罕见的轴索型 GBS。

3. 轴索性多发性神经病的特殊情况：不对称表现

NCS 和针电极肌电图还可以用于评估轴索性多发性神经病的病损分布形式。几乎所有的轴索性多发性神经病都是对称分布且以远端为主。存在任何不对称表现都是很不寻常的，提示：①存在多发性单神经病；②叠加第二种病变，如卡压性神经病或者神经根病。当然，任何多发性神经病患者都更容易发生常见的卡压性神经病，尤其腕部的正中神经卡压和肘部的尺神经卡压。NCS 和针电极肌电图发现任何明显的不对称，如果不能用卡压性神经病或者叠加神经根病来解释，就应该慎重考虑可能存在一个以多发性单神经病为表现形式的潜在疾病，并且应该想到血管炎性多发性神经病的可能性。

4. 轴索性多发性神经病的特殊情况：非长度依赖性表现

如同不对称表现，临床症状近端重于远端也是轴索性多发性神经病的一个重要诊断信息。如果出现非长度依赖形式的近端改变（如脊旁肌、肩带肌或骨盆带肌），则提示可能是卟啉病，因为其临床特征是首先累及近端短神经；或者是一种同时累及周围神经和神经根的病变（即多发性神经根神经病）。糖尿病神经病变是最好的多发性神经根神经病的例子，表现为远端和近端的异常。

（三）糖尿病神经病

任何对轴索性神经病的讨论，都会特别关注糖尿病神经病。糖尿病导致的周围神经系统表现有多种不同类型。可以是孤立的单神经病，累及脑神经（如面神经麻痹）、肋间神经（已知的糖尿病性胸腹神经病）或者周围神经。也可以是几种不同类型的多发性神经病。其中最常见的是远端感觉运动多发性神经病，这是一个典型的轴索性多发性神经病，有大小两种感觉纤维受累，但是其针电极肌电图往往是多发性神经根神经病的表现。糖尿病患者还可以发生纯自主神经多发性神经病或者小纤维感觉多发性神经病，后者的临床症状是肢体远端的灼烧感和疼痛。如果大感觉纤维和运动纤维不受累，这类患者的电生理检测可以是完全正常的。其他一些糖尿病患者可以出现较为近端的神经症状群（神经根或神经丛水平），尤其易发生在下肢（即近端糖尿病神经病、糖尿病性肌萎缩等）。累及大纤维的糖尿病神经病一般在 NCS 中呈现轴索丢失的改变。包括糖尿病神经病在内的多数轴索性多发性神经病虽然会发生一些继发性脱髓鞘，但是其 NCS 变化不会达到原发性脱髓鞘的电生理诊断标准。只有某些尿毒症多发性神经病患者会出现神经传导速度的显著减慢，尤其是那些同时合并糖尿病多发性神经病的患者，可以接近或超过脱髓鞘性减慢的设定标准。

三、临界值病例：鉴别轴索性和脱髓鞘性传导减慢

神经传导速度减慢低于正常值下限的 75% 是诊断原发性脱髓鞘性多发性神经病的基本电生理标准之一。当轴索丢失严重导致复合肌肉动作电位波幅明显下降时，神经传导速度可能伴随着轴索中的最快传导纤维的丢失而发生减慢。在这种情况下，即远端 CMAP 波幅低而神经传导速度减慢接近 75% 正常值下限，鉴别多发性神经病是原发性脱髓鞘还是严重的轴索退变就会很困难。

解决这个问题的一个有效方法是比较在远端肌和近端肌记录到的同一根神经的两个传导速度。对腿部的腓总神经应用这一技术最有用。腓总神经运动检测是在腓骨颈下方和外侧腘窝进行刺激，在趾短伸肌和胫骨前肌同时进行远端肌和近端肌记录（图 29–6）。比较经过同一节段的两个腓总神经传导速度。

在脱髓鞘性多发性神经病中，两个记录点的神经传导速度都减慢，远端肌和近端肌记录到的传导速度没有差别（图 29–7）。在轴索性多发性神经病中，趾短伸肌记录到的传导速度会减慢，而胫骨前肌记录到的传导速度常正常或仅轻度减慢。轴索性多发性神经病的这种远端 – 近端梯度变化的神经传导速度减慢，非常有助于区分是原发性脱髓鞘性还是轴索性多发性神经病，尤其当远端神经传导速度减慢接近脱髓鞘性减慢的阈值时。

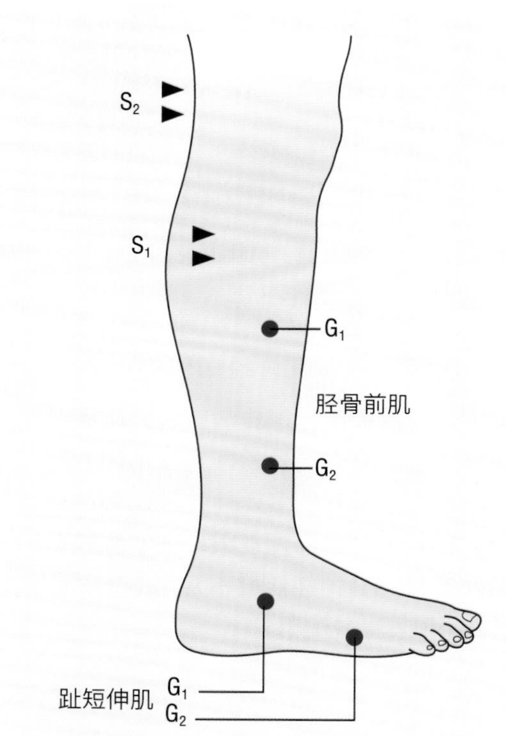

▲ 图 29–6 用以鉴别轴索性和脱髓鞘性传导减慢的近端肌和远端肌记录点

在近端肌和远端肌共同记录，随后比较行经同一神经节段的两个传导速度，该方法可以帮助鉴别临界值病例的神经传导减慢是轴索性还是脱髓鞘性。图中记录电极以标准的肌腹 – 肌腱方式放置在胫骨前肌和趾短伸肌上，腓总神经刺激点在腓骨颈下方和外侧腘窝，计算两个记录点获得的行经同一神经节段的传导速度（经许可转载，引自 Raynor EM, Ross MH, Shefner JM, et al. Differentiation between axonal and demyelinating neuropathies: identical segments recorded from proximal and distal muscles. *Muscle Nerve*. 1995;18:402.）

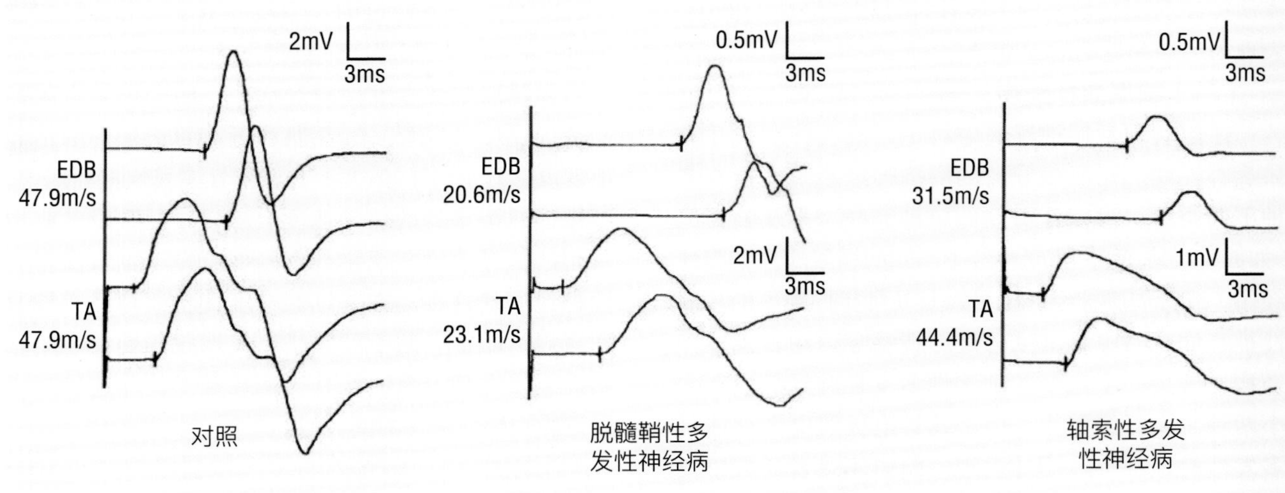

▲ 图 29–7 近端肌和远端肌记录可用于区分脱髓鞘性还是轴索性传导速度减慢

神经传导检测发现传导速度减慢低于正常值下限 75% 提示原发性脱髓鞘。但是严重的轴索性多发性神经病由于快纤维丢失，神经传导减慢可以接近该阈值，特别是在远端复合肌肉动作电位波幅非常低的情况下。当出现临界速度值时，通过比较近端肌和远端肌记录到的经过同一神经节段的两个传导速度，可以区分这是源于轴索性还是脱髓鞘性多发性神经病。正常对照：近端肌即胫骨前肌（TA）和远端肌即趾短伸肌（EDB）记录到的传导速度没有明显区别。脱髓鞘性多发性神经病：远端肌和近端肌记录到传导速度均显著减慢。严重的轴索性多发性神经病伴最快纤维丢失：腿部远端肌记录到的传导速度可以减慢达到脱髓鞘的阈值（＜30m/s 腿部），而近端肌记录到的传导速度通常更快或正常。这种远端 – 近端梯度变化的神经传导速度减慢及近端传导速度正常的现象是轴索性多发性神经病的特征表现（经许可转载，引自 Raynor EM, Ross MH, Shefner JM, et al. Differentiation between axonal and demyelinating neuropathies: identical segments recorded from proximal and distal muscles. *Muscle Nerve*. 1995;18:402.）

四、脱髓鞘性多发神经病

对任何一种多发性神经病而言，以脱髓鞘为原发性病理改变都具有特殊诊断意义。因为除了少数几种，其余几乎所有的多发性神经病都是原发性轴索丢失，脱髓鞘只是继发现象。证实脱髓鞘的方法最便利的是 NCS，神经活检不常用，下列临床线索也可以提示原发性脱髓鞘。

- 广泛的腱反射消失。
- 神经增粗。
- 中重度的肌无力但相对保留的肌容积。
- 运动症状体征相较感觉症状体征更突出。

在 NCS 中，原发性脱髓鞘的总体表现是远端潜伏期显著延长（超过正常值上限的 130%），传导速度显著减慢（一般低于正常值下限的 75%），以及迟发反应消失或者潜伏期显著延长（超过正常值上限的 130%）。

另外，NCS 经常用于鉴别获得性和遗传性脱髓鞘性多发性神经病。遗传病例的所有髓鞘受到同等波及，导致传导速度减慢较均匀一致。相应的 NCS 通常是两边对称表现。相反，获得性病例（如 GBS、CIDP）是斑片状、多灶性脱髓鞘。因此 NCS 表现为不对称（即使临床对称），同时伴有传导阻滞和时间离散现象。在非卡压部位出现传导阻滞和时间离散是区分遗传性和获得性脱髓鞘性多发性神经病的关键性发现（图 29–8）。

（一）吉兰 – 巴雷综合征

目前公认 GBS 是一组包含多个亚型的综合征，其中 AIDP 是北美最常见的亚型。GBS 是免疫介导、快速进展、以运动症状为主的多发性神经病，常常累及球部肌肉和导致呼吸困难。GBS 是所有神经肌肉疾病急症中最常见的一个。虽然超过 80% 的患者总体预后良好，但往往住院时间长，随后的疾病恢复时间也长。因此必须尽早识别 GBS 以便及时启动合理治疗和避免潜在并发症，NCS 和 EMG 在诊断过程中起着至关重要的作用。

虽然 GBS 最常见于年轻人，但任何年龄段都可以发病。约 60% 的患者有前驱事件，通常是上呼吸道感染或者胃肠道炎。常见诱因有感染，包括空肠弯曲菌、巨细胞病毒、EB 病毒、Zika 病毒和 HIV 病毒，以及疫苗接种、手术、外伤和肿瘤（特别是淋巴瘤）。最近，GBS 被认为是肿瘤患者使用免疫检查点抑制

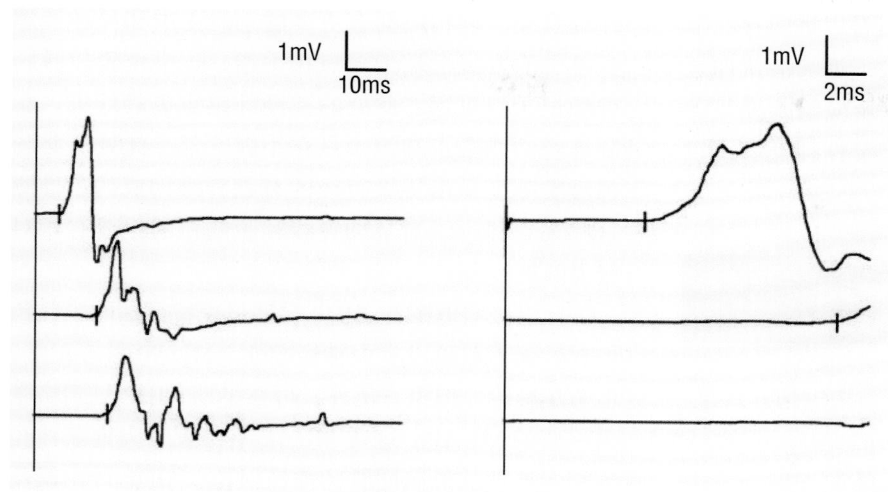

◀ **图 29-8 获得性脱髓鞘性多发性神经病的时间离散现象**

存在传导阻滞或时间离散提示脱髓鞘性多发性神经病是获得性而不是遗传性。在图示病例中（尺神经刺激点分别在腕、肘下和肘上，记录点在小指展肌），肘下和肘上刺激点诱发的动作电位有明显的时间离散。注意当扫描速度设定在每格 2ms（常规设置）时，近端刺激点诱发的波形消失在屏幕外

剂（immune checkpoint inhibitors，ICPI）治疗的一种罕见并发症。ICPI 是一类单克隆抗体药物，作用靶点包括胞质 CTLA-4、PD-1 或 PD-L1。这些药物可以抑制对抗自身免疫的正常生理性保护机制。虽然对某些类型的难治性肿瘤具有高效的免疫治疗作用，但 ICPI 也可以引发很多免疫相关不良反应（immune-related adverse effects，irAE），其中包括一些神经肌肉疾病，如 GBS、CIDP、重症肌无力和肌炎。GBS 是第二常见的 ICPI 相关性神经肌肉 irAE。这类 GBS 的临床病程和电生理特征类似其他 GBS 病例。主要的例外是有 56% 患者出现了脑脊液细胞数的升高。

1. 临床表现

GBS 的典型表现是快速进展的上升性瘫痪。除此之外还有许多变异型，包括近端肌无力、下降性肌无力和 Miller-Fisher 综合征（眼外肌麻痹、共济失调和腱反射消失）。早期主诉可以是不平衡感或者行走不协调。患者从急诊室出院时仅有轻微的姿势性共济失调体征，次日发生快速进展的肌无力再来就诊的情况不少见。患者常有感觉症状但无明显感觉减退的客观体征。典型 GBS 会同时出现手指和足趾远端感觉异常，这在其他多发性神经病中很少见到。神经系统体检不会发现感觉平面。腱反射在病程早期即减退或消失，能够在任何无力肢体引出腱反射都应该质疑 GBS 的诊断。50% 的患者出现双侧面肌无力，延髓肌无力导致的构音障碍和吞咽困难也比较常见。其他脑神经病变则相对少见。高达 25% 的患者有背痛和根痛，可能需要止痛治疗。GBS 还可以发生自主神经功能障碍。如心律固定的静息期心动过速就很常见。其他还有肠梗阻、短暂性膀胱功能障碍、心律失常、血压不稳、抗利尿剂激素分泌异常综合征及体温调节功能受损。

大部分患者持续进展数天到数周，随后进入平台期，之后开始恢复。1/3 的患者需要气管插管，通常发生在病程第 6～18 天。罕有 GBS 患者持续进展超过 4 周。

2. 电生理表现

GBS 病程最初几天的所有 NCS 可以正常。AIDP 最早的电生理改变往往是 F 波和 H 反射延迟出现，不出现或者出现率减低，提示近端神经脱髓鞘。确实就病理而言，AIDP 作为一个多发性神经根神经病，损害经常始于神经根水平。随后常规运动 NCS 出现远端潜伏期延长和其他节段性脱髓鞘的证据，尤其是非卡压位点的传导阻滞和时间离散。这些电生理异常在患者中的检出率在病程第 2 周是 50%，第 3 周是 85%。不过患者的疾病发展可以有很大变异。有些很早出现神经兴奋性降低，原因是继发性沃勒变性或者是推测的远端神经脱髓鞘。值得注意的是，有 10% 患者始终没有达到获得性脱髓鞘的电生理诊断标准，因为有时无法引出运动神经动作电位。虽然 AIDP 这样的脱髓鞘性多发性神经病是 GBS 的最常见形式，但也有少数具有类似临床表现的 GBS 病例 NCS 呈轴索丢失改变。如果是纯运动的轴索病变，称为急性运动轴索性神经病（acute motor axonal neuropathy，AMAN）。如果运动和感觉纤维都受累，称为急性运动感觉轴索性神经病（acute motor sensory axonal neuropathy，AMSAN）。对这些患者必须进行卟啉病筛查，尤其是 AMSAN，因为卟啉病是另一个会引起严重的急性轴索性感觉运动多发性神经病的原因。

运动 NCS 必须见到下列现象组合以证实存在节段性脱髓鞘：传导阻滞或时间离散，远端潜伏期显著延长，传导速度显著减慢，迟发反应潜伏期显著延长。该电生理诊断标准在急性多发性神经病可以放宽（框 29–5）。

框 29–5　急性脱髓鞘性多发性神经病的电生理诊断标准

运动神经检测至少出现 3 个下列情况

1. DL 延长（两条或两条以上神经，非卡压部位）
   DL＞115% ULN（CMAP 波幅正常）
   DL＞125% ULN（CMAP 波幅低于 LLN）
2. CV 减慢（两条或两条以上神经，不经过卡压部位）
   CV＜90% LLN（CMAP 波幅＞50% LLN）
   CV＜80% LLN（CMAP 波幅＜50% LLN）
   （注意：AIDP 早期的 CV 一般正常）
3. 迟发反应潜伏期延长：F 波或 H 反射（一条或一条以上神经）
   ＞125% ULN，或者 F 波消失
   （注意：如果远端 CMAP 波幅很低，F 波消失不提示异常）
4. 传导阻滞 / 时间离散（一条或一条以上神经）
   明确的传导阻滞：近端 / 远端 CMAP 面积比值＜0.50
   可能的传导阻滞：近端 / 远端 CMAP 波幅比值＜0.70
   时程离散：近端 / 远端 CMAP 时限比值＞1.15

CMAP. 复合肌肉动作电位；CV. 传导速度；DL. 远端潜伏期；LLN. 正常值下限；ULN. 正常值上限

经 John Wiley & Sons，Inc. 许可转载，改编自 Albers JW, Kelly JJ. Acquired inflammatory demyelinating polyneuropathies: clinical and electrodiagnostic features. *Muscle Nerve*. 1989;12:435.

虽然几乎 90% 的 GBS 患者在起病数周内有运动神经传导异常，但很少有患者出现感觉传导异常。早期的感觉传导检测一般是正常的。在病程第 1 周或第 2 周，感觉传导检测出现所谓的“腓肠神经保留”（即腓肠神经感觉电位正常，而正中和尺神经的感觉波幅降低或消失）。这种现象很少见于典型的逆向坏死的轴索性多发性神经病。因此很多人认为具有典型临床征象的患者出现腓肠神经保留实际已经达成 AIDP 诊断。发生腓肠神经保留的原因尚不完全清楚，可能与 AIDP 早期选择性累及直径较小的有髓纤维有关。虽然直观上不明显，但腓肠神经记录点的感觉纤维直径实际上要大于正中和尺神经记录点的感觉纤维直径，也相应拥有更多髓鞘。正中和尺神经感觉电位的常规远端记录点在手指，这个位置较腓肠神经记录点更远，此处的神经纤维也更趋纤细。腓肠神经的刺激点和记录点在小腿下部，此处的腓肠神经实际上是由更大直径的有髓纤维构成的。推测这些大直径纤维对早期炎症和脱髓鞘的侵袭有相对较强的抵抗力。

针电极肌电图在 AIDP 早期呈现特征性的脱髓鞘形式：无力肌群没有失神经改变，MUAP 形态正常，但募集减少。但也有例外，可在早期 AIDP 见到略微大一些的 MUAP。这些 MUAP 不代表肌肉重获神经支配，出现的机制同腓肠神经保留：AIDP 首先累及更小的有髓纤维。这些小直径有髓纤维支配的较小正常 MUAP 首先受阻消失，较大正常 MUAP 因未受阻成为保留下来的仅有 MUAP。在常规针电极肌电图检测中，一般看不到这些较大 MUAP 的单个动作电位。这是因为他们通常出现在最大力收缩，在最后被募集，正常情况下会淹没在干扰相中。当较小 MUAP 受阻消失，这些时限较长的 MUAP 因失去干扰而更易见。

AIDP 病程早期通常没有异常静息自发电位。唯一的例外是可能出现偶发的肌颤搐电位。即使没有临床的肌颤搐症状，肌颤搐电位也可见于肢体，尤其易出现在面部。

虽然 AIDP 的主要病理生理改变是脱髓鞘，但总会有一些继发性轴索丢失。反映在针电极肌电图上是出现纤颤电位，一般在病程第 2～5 周出现，第 6～10 周最明显。有趣的是，纤颤电位在远端肌和近端肌同样常见，这一发现可能是 AIDP 随机多灶的病理形式的体现。纤颤电位可以持续很多个月也不消失。失神经支配后，MUAP 可以更多相（一般在第 4 周），随后是波幅增加和时限延长。

虽然 NCS 和针电极肌电图主要用于诊断，他们也可帮助判断预后。最好的预后预测指标是远端 CMAP 波幅。远端 CMAP 波幅降低（在第 3～5 周低于正常值下限的 20%）是提示预后差或病程迁延的最佳单项指标。其他神经传导和针电极肌电图数据（包括纤颤电位的数量）与预后的实际关联很小。的确有些患者尽管临床症状改善，但神经传导检测结果显示恶化。这一现象可能归因于神经纤维的早期恢复，之前传导阻断，现在能够传导但速度非常慢。

（二）慢性脱髓鞘性多发性神经病

慢性多发性神经病患者的 NCS 一旦发现原发性脱

髓鞘的证据（框 29–6），其鉴别诊断的范围可显著缩小。需要考虑的鉴别诊断（框 29–4）往往存在周围神经系统以外的突出临床表现，其中有些累及中枢神经系统或者在儿童早期发病。从实践角度看，不伴中枢神经系统或其他系统异常表现的成人孤立慢性脱髓鞘性多发性神经病，其鉴别诊断可能也就限于遗传性多发性神经病（最常见 CMT1A 型）或者 CIDP 或者某种与 CIDP 相关的疾病。NCS 往往能够鉴别这些疾病。

框 29–6　慢性脱髓鞘性多发性神经病的电生理诊断标准

运动神经检测至少出现 3 个下列情况

1. DL 延长（两条或两条以上神经，非卡压部位）
   DL＞130% ULN
2. CV 减慢（两条或两条以上神经，不经过卡压部位）
   CV＜75% LLN
3. 迟发反应潜伏期延长：F 波或 H 反射（一条或一条以上神经）
   ＞130% ULN，或者 F 波消失
   （注意：如果远端 CMAP 波幅很低，F 波消失不提示异常）
4. 传导阻滞 / 时间离散（一条或一条以上神经）
   明确的传导阻滞：近端 / 远端 CMAP 面积比值＜0.50
   可能的传导阻滞：近端 / 远端 CMAP 波幅比值＜0.70
   时程离散：近端 / 远端 CMAP 时限比值＞1.15

注意：诊断标准在遗传性脱髓鞘性多发性神经病中作了调整，前三条中至少必须有两条。遗传性脱髓鞘性多发性神经病不会出现传导阻滞 / 时间离散，唯一的例外是婴儿和儿童早期起病的严重遗传性脱髓鞘性多发性神经病。这种疾病在文献中被称为 Dejerine-Sottas 综合征或者之前的 CMT3 型。患儿的神经病变导致传导速度严重减慢（典型病例＜10m/s），并且常有明显的时间离散和相位抵消，导致近端刺激引出的电位呈现离散、低波幅的波形，但这种波幅下降不会导致近端 / 远端动作电位面积比值低于 50%

CMAP. 复合肌肉动作电位；CV. 传导速度；DL. 远端潜伏期；LLN. 正常值下限；ULN. 正常值上限

经 John Wiley & Sons，Inc. 许可转载，改编自 Albers JW, Kelly JJ. Acquired inflammatory demyelinating polyneuropathies: clinical and electrodiagnostic features. *Muscle Nerve*. 1989;12(6):435–451.

（三）CMT 神经病

CMT 是一组遗传性神经病，包含几个主要类型，这些类型是基于遗传方式（显性、隐性、X 连锁）和原发病理改变部位（髓鞘还是轴索）进行区分。

- CMT1 是常染色体显性脱髓鞘型。
- CMT2 是常染色体显性轴索型。
- CMT4 是常染色体隐性脱髓鞘型。
- CMTX 是 X 连锁脱髓鞘型。

依据被发现的时间和特定的分子基因发现，每一个上述的 CMT 类型可以进一步分成 CMT 亚型[a]。CMT 亚型的命名是在 CMT 类型的后面加上命名字母（如 CMT1A、CMT1B 等）。已有超过 80 个与 CMT 相关的不同基因和位点被识别，并且该列表在持续延长中。CMT1 是最常见的类型，占所有 CMT 病例的 40%～50%。CMT1 由一组脱髓鞘神经病构成，是肌电图实验室最常见到的脱髓鞘神经病之一，也无疑是最常见的遗传性脱髓鞘神经病。在以往的文献中，CMT1 也被称为遗传性运动感觉神经病 1 型（hereditary motor sensory neuropathy type 1，HMSN-1）、腓骨肌萎缩症、儿童起病的肥厚性或洋葱球样神经病。CMTX 是一组 X 连锁的脱髓鞘神经病，占 CMT 病例的 10%～15%。罕见情况下，女性携带者可以发病，但通常症状较轻。最后，CMT4 是一组临床罕见的常染色体隐性遗传脱髓鞘神经病。

1. 临床表现

CMT 是一种进展缓慢，以远端为主，运动症状重于感觉症状的神经病，伴高弓足和杵状趾。有些患者有脊柱侧弯和其他的骨骼畸形。脱髓鞘的类型包括 CMT1、CMT4 和 CMTX，可以伴有神经肥大。感觉症状不常见，但仔细体检可以发现轻微的感觉体征。常见的 CMT1 和 CMTX 不累及脑神经。CMT 主要影响足内肌和小腿前肌群导致典型的下肢远端萎缩的外观。下肢远端无力造成足下垂和跨阈步态。病损随后蔓延到大腿远端和手内肌，可出现爪形手。踝反射通常引不出，典型病例的所有腱反射均消失。儿童早期起病常见，患者出现典型的足部畸形或者运动发育迟滞。其余患者则在前几十年出现症状。

a. 有人可能会问为什么没有 CMT3 型。之前的 CMT 命名表中有 CMT3 型，用来命名 Dejerine-Sottas 综合征。这是一种严重的脱髓鞘性神经病，通常婴儿期起病，表现为显著的肌张力降低和腱反射消失。NCS 的典型传导速度在 6m/s 左右，是使用标准表面电极能够记录到的人类最慢速度。后续之所以将 CMT3 从命名表中剔除，是因为发现大多数 Dejerine-Sottas 综合征患者在 *PMP22* 和 *MPZ* 基因存在不同的点突变，而这两个基因同样也是 CMT1A 和 CMT1B 的致病基因。

然而也有些患者因为症状过于轻微，以至于中年或中年以后才就诊。

2. 基因

脱髓鞘CMT的基因异质性很强。CMT1是常染色体显性遗传。目前有6个CMT1亚型（CMT1A、1B、1C、1D、1E、1F）。其中最常见的是CMT1A，占所有CMT1的70%～80%。CMT1A的基因缺陷是染色体17pll.2位点上1.5Mbp的DNA片段出现重复突变。这个片段包含*PMP22*基因。这与缺失突变导致的遗传性压力易感性神经病（hereditary neuropathy with liability to pressure palsy，HNPP）位点相同。没有家族史的孤立病例也具有相同的重复突变，说明部分患者的突变是自体新发而不是继承自上代。第二常见的CMT1亚型是CMT1B，占CMT1的10%左右。CMT1B的病因是位于1号染色体的*MPZ*基因发生点突变。其余CMT1亚型非常少见，每种占比不到CMT1的1%。虽然CMT1A和CMT1B家系间临床表型的差异很小，但在大样本研究中，CMT1B患者总体较CMT1A发病更早，症状更严重，神经传导速度也更慢。常见CMT1亚型的商业性基因检测已经普遍可及。

CMT4是常染色体隐性遗传脱髓鞘型，非常少见。X连锁脱髓鞘型CMTX相对更常见，在肌电图实验室偶尔可见。CMTX最常见的亚型CMTX1的基因缺陷是编码连接蛋白32的*GJB1*基因发生突变。连接蛋白32在结旁区髓鞘的缝隙连接形成中起着重要作用。

3. 病理和影像

半数以上的脱髓鞘型CMT患者出现脑脊液蛋白水平增高。周围神经病理表现为节段性脱髓鞘和施万细胞增生伴洋葱球样结构形成。无髓纤维不受累。腰椎影像可见腰骶神经根增粗，特殊情况下可导致椎管狭窄。

4. 预后

多数CMT病例的预后相对良好。尽管有极少数患者最终需要使用轮椅，大多数患者只有轻中度功能性肌力损害，可通过使用支具维持行走能力。

5. 电生理表现

脱髓鞘型CMT的NCS表现是神经传导速度显著减慢，一般低于75%正常值下限。所有神经均匀减慢，没有时间离散或传导阻滞。下肢的运动电位引不出或者波幅非常低。上肢几乎在所有病例检测到运动神经传导速度减慢（正中神经运动传导速度＜38m/s）。多数CMT1A患者的上肢传导速度在20～25m/s。CMT1B则更慢，一般在15m/s左右或更低。相较而言，CMTX男性患者的传导速度会快一些（如25～38m/s）。有些CMTX女性携带者可以出现周围神经病的临床症状，但是传导速度通常仅轻微减慢或者在正常范围内。

神经传导速度的减慢程度与临床症状的关联很小。传导速度下降的进展主要发生在病程最初3～5年，之后很少变化。患儿在6个月时就已经能够记录到传导减慢。远端潜伏期的延长则是在病程最初10年逐渐发展的。感觉神经检测一般显示异常，总体表现是广泛的动作电位波幅降低或引不出。如同大多数脱髓鞘性多发性神经的一贯情况，CMT也有继发性轴索丢失。而且继发性轴索丢失是导致临床肌无力和功能残疾的实际原因。针电极肌电图的典型表现是远端肌神经再支配的证据，通常很少有自发电活动。NCS对CMT早期诊断非常有帮助。设想一个患者的年龄是几个月或更大，没有CMT临床征象且NCS正常，那么基本可以排除脱髓鞘型CMT的诊断。

（四）遗传性压力易感性神经病

遗传性压力易感性神经病是一种非常有趣的遗传疾病，其致病突变与CMT1A的致病突变位于同一基因，后者是CMT最常见类型中的最常见亚型。*PMP22*基因发生重复突变导致CMT1A，发生片段缺失导致HNPP，发生点突变或者小片段缺失也可以引起HNPP，不过相对罕见。

顾名思义，HNPP通常表现为卡压性神经病。患者典型表现为一种常见的神经卡压综合征，如腕管综合征、肘部卡压的尺神经病、肱骨螺旋沟卡压的桡神经病，腓骨颈卡压的腓总神经病。多数情况下，卡压性神经病发作之前无明显诱因或者压迫神经的力量微小。我们有一位经基因检测证实的HNPP患者，因为睡觉时面部朝下压着枕头，导致鼻子上的皮肤麻木。几乎所有卡压发作都是无痛的，并且会在数周到数月内自发缓解。其他的神经也可以被累及，包括臂丛神经。要注意的是，一些患者发作间期可能长达数年到数十年。

HNPP的神经病理也非常有趣：一些髓鞘层构造异常，形似香肠。因此HNPP也被称为“香肠神经病”（tomaculous neuropathy）（在拉丁语中，tomaculi是一种香肠）。在单纤维标本中，一些有髓纤维的郎飞结间段增大，形成洋葱球样外观。推测正是髓鞘层的这种机械性变化导致神经易于受卡压损害。

在电生理检测中，HNPP 患者的表现是脱髓鞘性多发性神经病基础上的神经卡压特征。电生理异常可见于临床相对无症状的 HNPP 患者，还有一些 HNPP 则在临床和电生理两方面均类似 CMT1A。HNPP 最常见的电生理异常是肘部的尺神经传导减慢，以及腓总神经和正中神经的远端运动潜伏期延长。

（五）慢性炎性脱髓鞘性多发性神经病

1. 临床表现

CIDP 是一类获得性脱髓鞘性运动感觉神经病，一般认为是免疫介导的。所有年龄均可发病，但多数患者在 40—60 岁。临床表现对称，近端肌和远端肌都受累。CIDP 的病程长于 AIDP（>8 周），可以单相进展、阶梯样进展或者复发缓解。在病程早期，无法依据临床征象区分 AIDP 和 CIDP 前期。CIDP 总体进展缓慢（数周到数月），步态异常可以是主要的功能损害。腱反射通常会减弱或消失。大感觉纤维丢失症状（触觉、振动觉、位置觉）较小感觉纤维丢失症状（痛觉、温度觉）更多见。Romberg 征常常阳性，震颤多见于上肢。严重的延髓肌或呼吸肌无力不常见。

2. 病因

CIDP 可以是特发性，也可以与下列情况相关：HIV 感染、骨硬化性骨髓瘤、华氏巨球蛋白血症、淋巴瘤、意义未明的单克隆丙种球蛋白血症或者存在抗髓鞘相关糖蛋白抗体（myelin-associated glycoprotein，MAG）。因此，所有 CIDP 患者必须进行血液检查，项目应包括血清蛋白电泳、免疫固定电泳、MAG 抗体和 HIV 检测。患者需要行骨骼检查寻找骨硬化性骨髓瘤，一旦发现单克隆蛋白，就应该继续进行血液系统检查以找出可能存在的浆细胞病。另外，如前所述，CIDP 可以是 ICPI 的一个罕见并发症。

3. 病理

脑脊液检查通常发现蛋白增高而细胞数正常（HIV 相关 CIDP 除外，经常会出现脑脊液淋巴细胞增多）。病理检查显示神经纤维有节段性脱髓鞘伴单核细胞浸润，浸润可见于血管周边或者呈弥漫性，没有血管炎，然而还有许多神经活检仅有非特异性改变。

4. 预后

识别诊断 CIDP 的重要性在于 CIDP 可治，血浆置换、静脉输注免疫球蛋白或者免疫抑制治疗通常能够改善患者的症状体征。激素、硫唑嘌呤（Imuran）、吗替麦考酚酯（CellCept）、环磷酰胺（Cytoxan）、环胞霉素及血浆置换可能对特发性 CIDP 有效。利妥昔单抗（Rituxan）有助于治疗单克隆免疫球蛋白 M（IgM）抗体相关的 CIDP。针对浆细胞瘤进行手术或放射治疗，可以使骨硬化性骨髓瘤相关 CIDP 的神经病变得到改善。

5. 电生理表现

在 NCS 和针电极肌电图中，CIDP 呈现慢性脱髓鞘性多发性神经病伴继发性轴索丢失的特征。原发性脱髓鞘的证据表现为远端潜伏期明显延长（>130% 正常值上限），传导速度明显减慢（<75% 正常值下限），以及迟发反应潜伏期明显延长或消失（>130% 正常值上限）。因为 CIDP 病损往往是多灶性的，不同神经节段受到的影响不一致，所以尽管临床表现可以对称，但神经传导异常通常不对称。最重要的是存在传导阻滞和（或）时间离散，提示这是一个获得性多发性神经病。

一般会有继发性轴索改变的证据，NCS 是远端 CMAP 波幅和感觉神经动作电位的波幅降低，下肢更明显。针电极肌电图是在典型神经病改变的基础上出现慢性、进展性轴索丢失的征象：纤颤电位和长时限、巨大、多相位 MUAP 伴募集减少。因为 CIDP 实际上是一个多发性神经根神经病，所以电生理改变可以出现在包括脊旁肌在内的近端肌。

特发性 CIDP 和 CIDP 相关疾病具有类似的 NCS 和针电极肌电图表现。例外的情况包括多灶性运动神经病伴传导阻滞、多灶性炎性脱髓鞘性神经病和抗 MAG 抗体相关的多发性神经病。LSS 是 CIDP 的一种变异型，临床表现不对称，通常阶梯状进展。这样的临床征象类似继发于血管炎的多发性单神经病。但两者的电生理表现不同，LSS 是脱髓鞘，血管炎是轴索损害。相应的 LSS 电生理改变的不对称性往往非常突出，远甚于典型 CIDP。典型抗 MAG 抗体 CIDP 是一个进展非常缓慢的感觉性多发性神经病，多见于老年人群，尤其是男性。患者常有的临床表现是躯干共济失调和明显的大纤维性感觉障碍。某些患者有显著的动作性震颤。但在电生理上这是一个获得性脱髓鞘性运动感觉多发性神经病，最突出的表现是远端运动潜伏期明显延长（有时称之为远端髓鞘病）。因此，任何脱髓鞘性多发性神经病都应该把抗 MAG 抗体多发性神经病作为一个鉴别诊断，尤其在见到远端潜伏期显著延长，与其他电生理异常不成比例的时候。多数抗 MAG 抗体多发性神经病可以检出 IgM 单克隆蛋白。但是单克隆蛋白的数量往往很小，标准的血清蛋白电泳无法检出，需要使用血清免疫固定电泳进行检测。

（六）多灶性运动神经病伴传导阻滞

早在 20 世纪 90 年代初，一组纯运动神经病受到关注，这组神经病常伴有抗神经节苷脂抗体（尤其是抗 GM1 抗体）而没有单克隆蛋白。患者呈现纯下运动神经元综合征表现，临床上类似肌萎缩侧索硬化的变异型进行性肌萎缩。但是电生理检测却提示这是一个累及运动神经的获得性节段性脱髓鞘性神经病伴传导阻滞，类似 CIDP，区别在于 MMNCB 的感觉神经通常完全豁免或者仅轻微受累。当时还不清楚这是 CIDP 的变异型还是一类独立的疾病，目前基本确认这是一组独立疾病。识别 MMNCB 对治疗和预后的重要性在于这个疾病使用免疫治疗有效，如 IVIG 对大多数患者的治疗非常成功，而环磷酰胺和利妥昔单抗已经成功用于某些难治性病例。区分一个患者是致死性的 ALS 还是免疫调节治疗有效的 MMNCB，这个鉴别诊断工作常常落在肌电图医生身上。

1. 临床表现

MMNCB 患者的症状是进行性、不对称的肌无力和肌萎缩，往往最先影响上肢远端肌群。大多数患者不到 50 岁，较典型 ALS 患者年轻。男性较女性易受累。在一些病例中，可能见到肌无力分布在某些大运动神经支配区，而同一肌节中的其他神经支配肌肉不受累（多灶性运动神经病的临床特点）。这种现象不会出现在 ALS 或者 PMA 变异型，他们的特点是整个肌节的所有肌肉同时受累。MMNCB 患者偶尔出现不伴肌萎缩的明显肌无力，提示纯脱髓鞘损害。MMNCB 不会有明确的上运动神经元征，但是可以出现与肌无力和肌萎缩程度不相符的腱反射保留或腱反射活跃。延髓功能和感觉系统一般不受影响，但可以有轻微或短暂的感觉症状。

很多人认为 MMNCB 是 CIDP 的变异型。但是不同于 CIDP 常见表现的疾病特点提示这是一种独立的疾病，包括不对称性、上肢受累为主、相对没有感觉损害及对激素治疗反应差。支持该观点的证据还有 MMNCB 的免疫攻击位点在郎飞结和结旁区域。由此产生了一个概念，认为 MMNCB 和其他一些周围神经病实际上属于结病。就 MMNCB 而言，这个机制也解释了为什么有些患者在使用 IVIG 后出现极其迅速的症状改善，肌力恢复的速度远快于修复髓鞘恢复肌力所需要的时间。

2. 电生理表现

MMNCB 的运动 NCS 表现类似 CIDP。可以见到脱髓鞘性神经传导减慢的证据，包括明显的远端潜伏期延长，传导速度减慢和迟发反应潜伏期延长。但在此基础上还有特征性的运动神经传导阻滞和（或）时间离散。

传导阻滞的精确电生理定义存在争议（见第 3 章），而围绕定义的很多兴趣正是 MMNCB 引发的。明确的传导阻滞可以定义为使用电脑刺激模式引出的近端 CMAP 面积显著减少大于 50%，且无法仅用时间离散来解释。传导阻滞也可以定义为任何 CMAP 面积或波幅出现陡然下降，尤其是经过近端短神经节段的 CMAP。当然，某些已知卡压位点（如肘部的尺神经，腓骨颈处的腓总神经）发生的传导阻滞不能用于诊断 MMNCB 或者其他任何的获得性脱髓鞘性多发性神经病。

鉴于 MMNCB 可治而 ALS 通常致死，需要尽可能全面地仔细查找传导阻滞来鉴别。虽然有确定的诊断价值，但该项检查应该有针对性地应用于那些主要呈现下运动神经元症状体征的患者。MMNCB 患者没有明确的上运动神经元征（即肌痉挛、跖伸肌反应、病理性腱反射亢进）或延髓功能障碍。而 ALS 不会有脱髓鞘的电生理证据。即使没有传导阻滞（不符合传导阻滞的严格诊断标准），出现任何显著的传导速度减慢或者远端潜伏期延长（避开卡压位点和记录肌肉已严重萎缩的神经），或者有 F 波潜伏期明显延长，就应该严重质疑 ALS 的诊断。

寻找传导阻滞可以检查更近端的神经节段（如刺激腋神经、Erb 点、颈神经根）。某些特殊病例的传导阻滞仅见于近端节段。MMNCB 的传导阻滞偏远端，典型情况下出现在常规检查神经节段。始终要记得近端神经刺激操作会涉及更多的技术问题，特别是如何确保超强刺激。如果近端刺激没有达到超强刺激，就可能出现传导阻滞的假象。此外，正常的时间离散效应也会随着检测的神经距离延长而越发明显。对 ALS 患者进行近端神经检测时，可以发现动作电位波幅和面积有一定程度的下降，但绝不会出现面积下降大于 50% 的情况。最后一点，刺激神经近端节段可能会同时刺激到邻近的其他神经，这是一个难以避免的技术问题。尤其会出现在正中神经和尺神经，此时需要做对冲试验来去除近端刺激诱发的邻近神经激活产生的 CMAP 影响（见第 33 章）。

MMNCB 的感觉神经检测一般完全正常（虽然可能出现轻度异常）。即使运动神经有传导阻滞，同一神经节段的感觉神经检测也可以完全正常（图 29–9）。当然，出现任何感觉异常同样也质疑 ALS 诊断，除非 ALS 叠加了一个已知的继发性病损导致多发性神经病。

由于近端运动神经传导阻滞，针电极肌电图在无力肌群呈现特征性的 MUAP 募集减少。如同 CIDP，MMNCB 常有继发性轴索改变，大部分患者会同时出现失神经电位和神经再支配 MUAP。

五、多发性神经病的电生理评估

多发性神经病的电生理评估方法根据疾病严重程度不同而有所不同。NCS 和针电极肌电图总体遵循从远端神经到近端神经（从长的神经到短的神经）的检查原则。如果多发性神经病非常严重，以致下肢的所有远端神经反应都引不出，就必须依赖上肢的 NCS。检测应该从下肢到上肢，朝近端方向连续进行，直至出现正常或仅轻微受累的神经 / 肌肉。如前所述，电生理检测的目的是证实存在多发性神经病；评估其病损分布模式和严重程度；确定累及纤维是运动、感觉或混合性；最重要的是评估其潜在病理是原发性轴索丢失还是脱髓鞘。

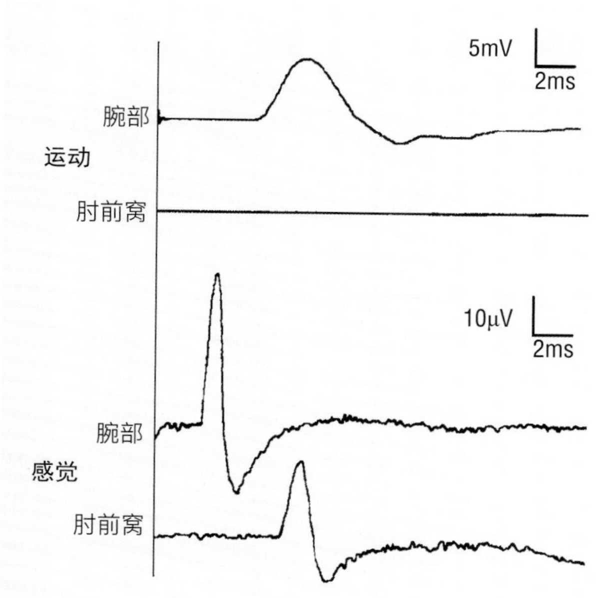

▲ 图 29–9　运动传导阻滞 – 多灶性运动神经病伴传导阻滞

运动纤维发生传导阻滞而同一神经节段的感觉纤维不受累是 MMNCB 的特征性表现。图中是一位 MMNCB 患者的正中神经传导检测，分别在腕部和肘前窝刺激，同步在拇短展肌（上）记录运动传导，示指（下）记录感觉传导。注意运动传导完全阻滞而感觉传导正常。近端感觉电位的波幅下降在正常时间离散和相位抵消效应的变化范围内

（一）神经传导检测

NCS 应该从一侧下肢的运动神经开始（框 29–7）。常规是检测腓总神经和胫神经及其 F 波。如果不能在常规的远端肌肉（即趾短伸肌、踇短展肌）记录到运动动作电位，腓总神经可以在更近端的胫骨前肌进行记录。使用与检测 H 反射相同的方法，胫神经运动电位同样可以在近端的比目鱼肌进行记录 [注意在这种情况下只有一个刺激点（即腘窝），所以只能获得波幅和远端潜伏期数据，不能测定传导速度]。完成下肢运动神经检测后，需要检测下肢感觉神经，常规是腓肠神经或腓浅神经，一般两条都做。因为诱发的感觉神经动作电位可以非常小，尤其在多发性神经病中，所以往往需要叠加数个感觉电位记录平均值。判断对称性则需要至少测定对侧下肢的 1 个运动 NCS 和 1 个感觉 NCS。总的来说，双侧神经波幅比较的差值超过 50% 归为异常（即低波幅侧较高波幅侧下降了 50%，或者高波幅侧较低波幅侧增加了 100%）。最后，下肢可以做比目鱼肌 H 反射。但是因为大多数多发性神经病的踝反射消失，H 反射也同样消失，所以通常不会增加多少诊断信息。H 反射对诊断非常早期的多发性神经病比较有帮助。H 反射潜伏期轻度延长可以是轻症或早期多发性神经病最早可见的异常之一。

检测完下肢后检测上肢。如果只做下肢检测，往往不能确定异常发现是指向腰骶神经丛病，还是多发性神经病。上肢检测首先做正中神经和尺神经的运动传导及其 F 波，然后做这两根神经的感觉传导。虽然轴索性多发性神经病会有正中神经和尺神经的感觉电位异常，但一般来说，上肢感觉神经相较下肢的腓肠神经和腓浅神经会有更好保留。当然必须确保这些感觉异常不是局部神经卡压引起的。检测桡神经感觉传导对此会有帮助，因为卡压性神经病很少累及桡神经。比较桡神经和腓肠神经的最大感觉电位波幅非常有用，腓肠神经 / 桡神经波幅比率小于 0.21 支持轴索性神经病诊断。如同下肢检测，

框 29–7　多发性神经病的神经传导检测流程推荐

常规运动传导检测

1. 腓总神经：趾短伸肌 EDB 记录，踝、腓骨颈下和外侧腘窝刺激
2. 胫神经：踇短展肌 AHB 记录，踝和腘窝刺激
3. 正中神经：拇短展肌 APB 记录，腕和肘前窝刺激
4. 尺神经：小指展肌 ADM 记录，腕、肘下和肘上刺激

常规感觉检测

1. 腓肠神经 SNAP：小腿刺激，后踝记录
2. 正中神经 SNAP：腕刺激，示指记录
3. 尺神经 SNAP：腕刺激，小指记录
4. 桡神经 SNAP：前臂刺激，鼻烟窝记录

迟发反应

1. F 波：正中神经、尺神经、腓总神经、胫神经
2. 比目鱼肌 H 反射

特殊注意事项

- 上述所有检测项目在单侧完成。另外检测每个肢体的对侧 1 根运动和 1 根感觉神经以评估对称性。如果临床表现不对称，则应该检测更多的对侧神经
- 检测更多的运动神经和运动节段可以增加传导阻滞以及其他脱髓鞘证据的检出率。可以对某些经过筛选的病例进行对侧肢体的常规运动神经检测或者近端刺激检测
- 出现临界值时，测定桡神经和腓肠神经的最大感觉波幅比值会有帮助。腓肠神经 / 桡神经波幅比率<0.21 支持轴索性神经病的电生理诊断

SNAP. 感觉神经动作电位

评估对称性需要比较双侧 1 条运动神经和 1 条感觉神经。如果存在明确的临床不对称表现，则需要进行更多神经的比较。

如果要寻找传导阻滞和其他脱髓鞘的电生理证据，就需要额外检测更多的神经。脱髓鞘性多发性神经病的诊断标准对各项异常发现有一定的数量要求（框 29–5 和框 29–6）。如果目前的电生理检测结果只能部分达到诊断标准，就需要进行更广泛的检测来确定诊断。

（二）肌电图检查

多发性神经病的针电极肌电图检测策略（框 29–8）同 NCS 类似。检测样本必须至少包括一个上肢和一个下肢的远端肌和近端肌。多发性神经病的神经病变呈现一种特征性的从远端到近端的梯度变化（受累程度下肢甚于上肢，小腿甚于大腿，手甚于手臂）。多发性神经病累及臀肌或者上臂肌和肩带肌非常少见。AIDP 和 CIDP 是需要重点关注的例外情况，这两个属于多发性神经根神经病，其他近端受累为主的神经病还包括卟啉病和某些糖尿病神经病。如同 NCS，评估对称性需要比较每个肢体的对侧肌肉。对临床征象提示不对称的病例，需要检测更多的肌肉，尤其应该在不对称区域进行采样。

框 29–8　多发性神经病的肌电图检测流程推荐

下肢常规被检肌肉

1. 踇长伸肌
2. 胫骨前肌
3. 比目鱼肌 / 腓肠肌内侧头
4. 股四头肌
5. 臀肌或阔筋膜张肌

上肢常规被检肌肉

1. 第一背侧骨间肌
2. 示指固有伸肌
3. 前臂肌群（旋前圆肌或桡侧腕屈肌）
4. 肱二头肌
5. 三角肌内侧头

特殊注意事项

- 完成单侧肢体上述所有肌肉的检测是最低标准。另外检测每个肢体的对侧 1 块肌肉以评估对称性。如果临床表现不对称，就应该检测更多的对侧肌肉
- 最好避免检测足内肌，因为正常个体经常也有足内肌的失神经和神经再支配表现
- 如果发现近端肌肉异常（如臀肌、肱二头肌），应该再做脊旁肌检测

尽管足内肌是最远端的肢体肌，但是多发性神经病的针电极肌电图检测最好避开这些肌肉。原因首先是多数患者不能忍受足内肌检测的疼痛。其次是刺激足内肌很难甚至不能引出动作电位（特别是胫神经支配的足内肌），导致测定 MUAP 很困难。最后也是最重要的一点，正常人群经常也会见到足内肌失神经和神经再支配的证据，尤其在趾短伸肌。推测的原因是双足远端神经受到穿鞋、行走和跑步导致的长时间反复外伤的损害。因此，对任何在足内肌检出的针电极肌电图异常都必须审慎解读，并且

进行双侧比较验证。总的来说，最佳的远端检测肌是小腿的远端肌群，特别是跗长伸肌和趾长屈肌。

评估多发性神经病的电生理检测中，针电极肌电图显然是更为敏感的方法。虽然典型的多发性神经病在针电极肌电图和 NCS 都出现远端异常，但是某些轻症患者可能仅有针电极肌电图异常。少量轴索丢失可以产生明显可见的针电极肌电图纤颤电位，但几乎见不到运动和感觉 NCS 异常。举个例子强调说明一下这种情况，轻症神经病丢失 10% 神经纤维，导致腓肠神经感觉电位波幅从 20μV 降到 18μV（正常>6μV），胫神经运动电位波幅从 10mV 降到 9mV（正常>4mV），但是该 NCS 仍在正常范围。然而跗长伸肌可能有 200 个运动单位（即 200 根轴索），每个运动单位可以包含 50 个肌纤维。丢失 10% 神经纤维（20 根轴索）就会有 20 × 50=1000 个肌纤维发生纤颤，因此很容易在针电极肌电图见到纤颤电位。

六、超声检测

神经肌肉超声在周围神经病的应用指征及其相关发现见第 19 章。肌肉和神经存在超声异常发现可以帮助鉴别诊断一些特定的周围神经病。周围神经病导致的肌肉慢性失神经改变在超声检测中清晰可见，据此可以确定周围神经病的病变形式（如远端为主还是全面累及，对称性还是非对称性，等等）。

但更为重要的超声应用是识别神经肥大和神经束异常，这是脱髓鞘性多发性神经病的经典所见。虽然 NCS 在区分神经损害是原发性脱髓鞘还是轴索丢失方面非常敏感，但是有些情况会限制 NCS 发挥作用。这些情况如下。

- 多发性神经病非常严重，导致大多数甚至所有的动作电位都引不出。这种情况下无法使用 NCS 确定潜在病理生理。
- 一些病例的神经传导速度虽然显著减慢，但尚未达到脱髓鞘性减慢的确定诊断范围（如正中神经传导速度 37m/s）。这样的传导减慢可以是脱髓鞘所致，也可以是具有最快和中间传导能力的轴索纤维显著丢失的结果。
- 一些病例仅在非常近端的神经、神经丛和神经根发生脱髓鞘，通常见于获得性脱髓鞘性多发性神经病，这种情况下难以使用 NCS 检测。
- 对那些有明确家族史的患者，即家族成员患有经基因检测证实的脱髓鞘性多发性神经病，通常会使用 NCS 查找可能存在的神经脱髓鞘。而超声检测是一个更为简便和无痛的替代手段。

神经肌肉超声在上述情况下对诊断特别有帮助。在脱髓鞘型 CMT 中，可以见到对称分布、广泛增粗的神经。非对称分布、多灶性神经增粗（即一些区域神经正常，其他区域神经增粗）可见于 CIDP、LSS 和 MMNCB。确实很少在 CIDP 和其他 CIDP 相关疾病中见到超声图像正常的神经。

如第 19 章中提到的，Goedee 及其同事的研究提出可使用神经超声诊断 CIDP、LSS 和 MMNCB。他们确定的最优方案是检测双侧前臂和上臂的正中神经及双侧臂丛神经干。在上述 2 个或 2 个以上区域发现神经增粗，诊断 CIDP 排除轴索性神经病的鉴别敏感性达 83%，特异性 100%。这一简单的超声方法，只需检测双侧前臂和上臂的正中神经及双侧臂丛，对识别炎性神经病极其有用。注意臂丛神经干增粗只出现在 CIDP、LSS 和 MMNCB。这个研究结果引发了在是否需要对所有特发性多神经病进行超声检测这个问题上的很大争议（图 29-10）。确实，发现一例临床征象不符合遗传性多发性神经病的肥大性神经病，能够强烈支持获得性炎性脱髓鞘性多发性神经病的诊断。

上述研究也观察了超声检测对鉴别运动神经元病和运动神经病的有效性。已知的 PMA，作为 ALS 的下运动神经元表现，是运动神经元退变所致（即一种运动神经元病）。反之，运动神经病是病变选择性累及运动神经的结果。运动神经病特别少见，典型病例是自身免疫性的，MMNCB 就是一个代表范本。Goedee 的研究发现，以 2 个或 2 个以上神经节段存在神经增粗来区分 MMNCB 和 ALS，敏感性是 68%，特异性可达 100%。那么是否应该据此对所有表现为进展性下运动神经元综合征的患者进行超声检测？围绕这个问题的争论更为激烈。不过可以确定的是必须尽一切可能查找 MMNCB 的线索，因为 MMNCB 可治且有很好的治疗反应，而 PMA 没有任何已知治疗手段，是一个通常可致死的进展性神经退变疾病。

如第 19 章所述，神经肌肉超声能够用来鉴别长病程的 AIDP 和急性起病的 CIDP。虽然神经肥大可以出现在一些 AIDP 及其变异型，包括 Miller Fisher 综合征，但明显更常见于 CIDP。使用超声检测随访 CIDP 的神经肥大程度还可以帮助评估治疗反应，治

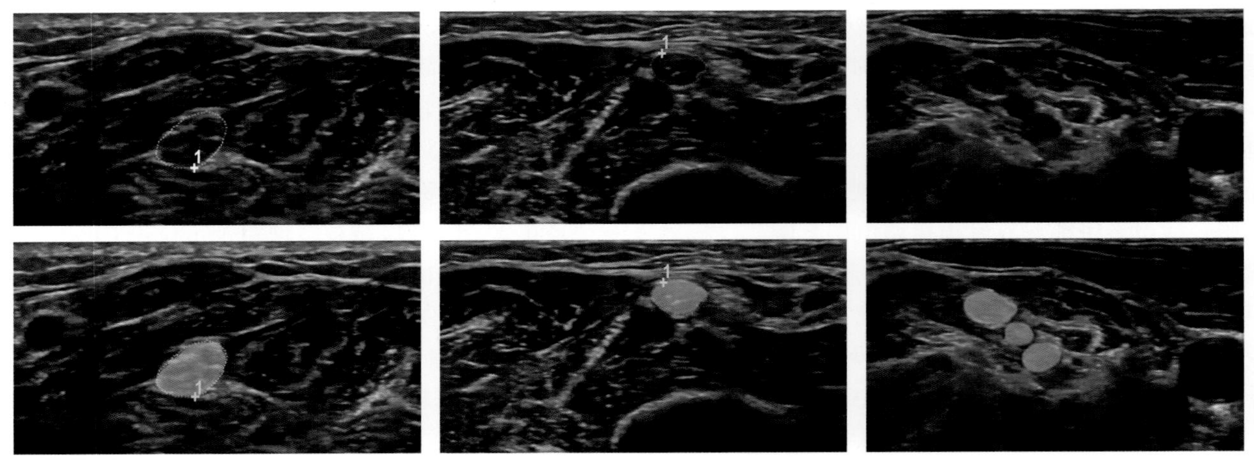

▲ 图 29–10 一例多发性神经病的超声图像

一位 60 岁男性糖尿病患者，10 年病史的中重度进展性多发性神经病。此前的电生理检测受限于患者不能耐受。推测多发性神经病继发于糖尿病。上列是轴向位的原始图像，下列是神经用黄色标注的相同图像。左图，前臂正中神经，横截面积 22mm²。中图，上臂正中神经，横截面积 14mm²。右图，臂丛神经干，横截面积 12mm²、7mm² 和 8mm²。前臂正中神经和臂丛上神经干明确增粗，上臂正中神经轻微增粗。上述发现及正中神经存在大神经束的情况，均不符合糖尿病神经病，提示更可能是一种获得性脱髓鞘性多发性神经病。该患者接受静脉丙种球蛋白治疗后显著改善

疗后神经尺寸会趋向正常。

综上所述，神经肌肉超声在检测周围神经病的肥大神经方面具有明确的重要作用。虽然几乎所有的肥大性神经病不是 CMT 就是 CIDP，或者是一个 CIDP 相关神经病，但仍然要记得有其他不常见的情况可以出现神经肥大，包括麻风、肢端肥大症及其他的罕见情况。同样重要的是记住糖尿病神经病、ALS 和轴索性神经病不会出现明显的神经肥大。

七、病例分析

通过对下面多发性神经病病例的病史询问、体格检查和神经电生理检测结果，分析并回答了列举的多发性神经病 7 个重要问题，进而大大缩小了疾病鉴别诊断范围，便于更有方向性和逻辑性地进行神经病学评价和治疗。

（一）病例 29–1

【病史和查体】

女性，45 岁，因腿部麻木刺痛就医。6 个月前开始双足趾麻木刺痛，近几个月来蔓延至脚踝以上，双足感觉像木头块一样。最近麻木延伸到小腿，随后指尖出现刺痛，打开罐头、系扣子和拧钥匙困难。

查体，发现双足固有肌轻度萎缩，特别是双侧趾短伸肌。四肢肌力正常，双膝反射减弱，踝反射消失，上肢腱反射对称正常。双踝部振动觉下降，双膝以下和双手轻触觉及针刺觉减退，Romberg 征阴性，步态和协调性正常，否认多发性神经病家族史和明显疾病史。

【病例小结】

该病例多发性神经病病史相当典型：起病隐匿，历经数月，进展缓慢。症状始于足部远端，然后逐渐向上累及小腿。当发展至小腿上部时手指尖出现症状，其符合长度依赖性神经病进展模式（即从颈髓到指尖的长度大致等于腰骶髓到小腿上部的距离）。

本病例主要症状是远端感觉障碍和针刺样感觉异常，体征也显示了手套袜套样振动觉和针刺觉减退。尽管症状以感觉为主，查体还是发现一些运动损害的迹象。双侧趾短伸肌萎缩，踝反射消失，而膝反射和上肢反射保留，这是远端多发性神经病常见体征。

根据病史和体格检查，患者可能主要是累及大的感觉纤维（轻触觉和振动觉减退）对称性多发性神经病，也有一些运动和小的感觉神经纤维（针刺觉减退）受损。

进行右侧上下肢神经传导检测，考虑到对称性，也做了部分对侧检查。结果下肢异常最常见。腓总神经显示运动波幅下降，但近端刺激波幅没有明显减低，远端潜伏期正常，轻度传导速度减慢。胫神经检测结果类似：低波幅，正常远端潜伏期及传导速度降低至临界值水平。胫神经 F 波潜伏期轻度延长。腓总神经 F 波缺如，但这一发现尚不知其意义。

病例 29-1 神经传导检测

刺激神经	刺激点	记录点	波幅 运动（mV）；感觉（μV）			潜伏期（ms）			传导速度（m/s）			F 波潜伏期（ms）		
			RT	LT	NL	RT	LT	NL	RT	LT	NL	RT	LT	NL
正中神经（m）	腕	拇短展肌	6.2	5.8	≥4	3.5	3.2	≤4.4				31	32	≤31
	肘窝	拇短展肌	6.1	5.8		7.3	7.2		52	50	≥49			
尺神经（m）	腕	小指展肌	7.3		≥6	3.1		≤3.3				32		≤32
	肘下	小指展肌	7.2			6.4			55		≥49			
	肘上	小指展肌	7.2			8.3			53		≥49			
正中神经（s）	腕	示指	13	12	≥20	3.4	3.3	≤3.5	50	51	≥50			
尺神经（s）	腕	小指	7		≥17	3.1		≤3.1	49		≥50			
胫神经（m）	踝	跗短展肌	3.2	2.8	≥4	5.7	5.6	≤5.8				57	56	≤56
	腘窝	跗短展肌	2.5	2.2		12.1	11.7		39	41	≥41			
腓总神经（m）	踝	趾短伸肌	1.1		≥2	6.2		≤6.5				NR		≤56
	腓骨头下	趾短伸肌	0.9			12.6			39		≥44			
	腘窝外侧	趾短伸肌	0.8			15.3			37		≥44			
腓肠神经（s）	小腿	外踝后	NR	NR	≥6			≤4.4			≥40			

注意：所有感觉神经潜伏期是峰潜伏期，所有感觉神经传导速度是以起始潜伏期计算，报告的 F 波潜伏期代表 F 波最短潜伏期

m. 运动检测；s. 感觉检测；RT. 右侧；LT. 左侧；NL. 正常；NR. 无反应

病例 29–1　肌电图

肌　肉	插入电位	自发电位		运动单位动作电位				
						形　态		
		纤颤电位	束颤电位	激　活	募　集	时　限	波　幅	多相电位
右踇长伸肌	↑	+3	0	NL	↓↓	+2	+2	+2
右胫骨前肌	↑	+2	0	NL	↓↓	+2	+1	+1
右腓肠肌内侧头	↑	+2	0	NL	↓↓	+2	+1	+1
右股外肌	NL	+1	0	NL	↓	+1	+1	NL
右臀中肌	NL	0	0	NL	NL	NL	NL	NL
右第一背侧骨间肌	↑	+2	0	NL	↓↓	+2	+1	+1
右示指固有伸肌	↑	+1	0	NL	↓	+1	+1	+1
右旋前圆肌	NL	0	0	NL	↓	+1	NL/+1	NL/+1
右肱二头肌	NL	0	0	NL	NL	NL	NL	NL
右三角肌内侧头	NL	0	0	NL	NL	NL	NL	NL
左胫骨前肌	↑	+2	0	NL	↓↓	+2	+2	+2
左肱二头肌	NL	0	0	NL	NL	NL	NL	NL

↑. 增加；↓. 轻度降低；↓↓. 中度降低；NL. 正常

因为在某些正常人，F 波也缺失或难以获得，腓肠神经感觉反应双侧消失。

下肢运动神经检测符合轴索损害：波幅减低，速度和潜伏期正常或轻度减慢，胫神经和腓肠反应双侧对称。上肢运动检测完全对称正常，而感觉检测显示波幅减低，潜伏期正常和传导速度减慢至临界值水平，这些异常均符合轴索损害。

在 NCS 上，存在着明显远端为主的异常，下肢重于上肢。此外，NCS 结果双侧相当对称。

右下肢远端针电极肌电图显示有纤颤电位，运动单位动作电位波幅增高，时限增宽，多相波增多和募集减少。相比远端，近端肌肉检测纤颤电位减少，MUAP 改变也不明显，而更为近端臀中肌检测结果是正常的。

上肢检测结果类似于远端至近端模式。第一背侧骨间肌和示指固有伸肌显示有纤颤电位，MUAP 增大和募集下降。旋前圆肌未发现纤颤电位，MUAP 只是增大至临界值水平。更近端的肱二头肌、三角肌 MUAP 正常，无自发电位。与对侧两块肌肉比较，胫骨前肌、肱二头肌检测结果是对称的。

现在我们要做电生理诊断了。

【电生理诊断】

电生理证据，显示为慢性活动性远端轴索性感觉运动性多发性神经病。

【病例分析与讨论】

针对这例多发性神经病，现在我们有充分信息来回答 7 个重要问题。

病例 29–1

神经病重要问题	回　答
病程	亚急性 / 慢性；缓慢进展
受累纤维	感觉（大小纤维）>运动
分布模式	对称；袜套手套样
病理	轴索，活动性和慢性
家族史	无
伴发疾病	无
中毒 / 职业暴露	无

鉴于得到的这些信息，可以做进一步病例分析，

并回答其他重要问题。

(1) 临床 – 电生理是否相关？

该病例在关键点上出现了临床、NCS 和针电极肌电图异常的相似模式，均显示长度依赖，远端为主的特点，并且查体、NCS 或针电极肌电图检测结果也基本对称。

多发性神经病累及运动和感觉纤维。病史和查体提示的感觉障碍与 NCS 所见的感觉异常反应相关。虽然该患者运动损伤的主诉和体征轻微，但 NCS 和针电极肌电图均提供了明确的运动功能损害证据。

(2) 潜在的神经病理是否有助于缩小鉴别诊断范围？

神经传导明确显示对称性运动和感觉纤维轴索受损。肌电图上，可见纤颤电位和高波幅、长时限的 MUAP，其分别代表急性与慢性轴索损害的电生理表现。未发现提示脱髓鞘损害特点，如传导阻滞、明显的潜伏期延长或传导速度减慢。

总的来说，该病例是一典型的亚急性 – 慢性多发性轴索性神经病。此种情况，也可见于其他多种不同疾病，所以应该仔细排查中毒、代谢、内分泌及药物所致的多种病因。由于电生理没有脱髓鞘表现，故脱髓鞘性多发性神经病可以从鉴别诊断中排除。因此，也不需要某些实验室检测。例如，几乎不需要进行骨扫描，去寻找骨硬化性骨髓瘤或做抗 MAG 抗体检测，因为这两种检查是针对慢性脱髓鞘性神经病的，但筛查糖尿病、甲状腺疾病和维生素 B_{12} 缺乏症肯定有实际意义。

(3) 病例随访

对患者进行了糖尿病、甲状腺疾病、维生素缺乏、结缔组织病及单克隆蛋白常规血液筛查，结果未见异常。再次追问病史，她承认自己酗酒多年，而之前不愿承认。随后给予对症治疗，建议戒酒和改善营养。

（二）病例 29–2

【病史和查体】

女性，68 岁，渐进性左手第 4、5 指麻木数周。1 个月后双大腿内侧也出现类似麻木感，随后扩散到大腿外侧，向下蔓延至小腿。随之下背部、腹部也出现类似症状，继而左手其余部分及右手也出现麻木。没有无力、二便障碍及视力改变。然而，步态变得非常不稳。既往有轻度类风湿关节炎史，每年吸烟 40 包。

查体，脑神经正常，眼球活动充分，无面肌无力，角膜反射和面部感觉正常。四肢肌力好，四肢振动觉明显减退，下肢关节位置觉差，痛温觉于四肢呈斑片状减退。上肢可见假性手足徐动。四肢腱反射消失，共济失调步态，Romberg 征阳性。

【病例小结】

根据病史和查体，该病例为多发性神经病，但与病例 29–1 描述的袜套样长度依赖性多发性神经病明显不同。本病例症状不对称，呈阶梯样进展，符合多发性单神经病特点。不同于中毒、代谢、内分泌、药物引发或遗传性等原因所致的远端对称性多发性神经病。

查体，主要是发现大的感觉纤维受损的症状，即四肢腱反射消失，明显的振动觉和关节位置觉减退。而痛温觉斑片状减退，表明一定存在着小纤维损害。

综合分析，该患者有严重感觉神经受损。假性手足徐动症，是更为显著的关节位置觉损害的重要体征。正常情况下，嘱患者闭眼平举双上肢时，几乎无移动。而严重感觉受损的患者，由于肢体失去了空间位置觉，会出现手指、手或腕部徐动动作。此外，由于严重的感觉丧失，患者常表现 Romberg 征阳性，呈现明显的感觉性共济失调步态。这强调了共济失调步态不一定是小脑问题，感觉通路上脊髓（如后索）或周围神经任何部位受损均可发生。值得注意，本患者运动系统完全正常，临床上非对称性感觉功能障碍为主的症状体征，还必须得到 NCS 和针电极肌电图的验证。

随后这种感觉不对称性，也被 NCS 证实，几乎所有感觉反应均异常。双侧正中神经感觉电位波幅低，潜伏期和传导速度正常。右尺神经感觉电位波幅很低，左侧未引出。双侧桡神经感觉电位波幅减低，腓肠神经右侧减低，左侧正常。感觉神经电位波幅减低，而潜伏期和传导速度正常至轻度减慢，这符合轴索损害的特点。腓肠感觉神经电位不对称性的重要发现，可排除典型的长度依赖性远端轴索性多发性神经病。

上下肢运动检测完全正常，这样在完成 NCS 检测后呈现了特殊情形：不对称性异常，似乎仅限于感觉系统。

针电极肌电图检测完全正常，上下肢和远近端均无失神经或神经再生表现，所有受试肌肉募集电位正常。NCS 结合针电极肌电图检测，排除了运动纤维受累。肌电图对探查轻微运动纤维损害最为敏感，少量的运动轴索损伤，肌电图上就呈现失神经电位，尽管此时运动传导未见明显异常。

此时，我们准备做出诊断了。

病例 29–2　神经传导检测

刺激神经	刺激点	记录点	波幅 运动（mV）；感觉（μV）			潜伏期（ms）			传导速度（m/s）			F 波潜伏期（ms）		
			RT	LT	NL	RT	LT	NL	RT	LT	NL	RT	LT	NL
正中神经（m）	腕	拇短展肌	6.5	7.2	≥4	3.4	3.2	≤4.4				25	27	≤31
	肘窝	拇短展肌	6.4	7.0		6.9	6.6		57	59	≥49			
尺神经（m）	腕	小指展肌	6.7		≥6	2.7		≤3.3				28		≤32
	肘下	小指展肌	6.2			5.7			60		≥49			
	肘上	小指展肌	6.0			7.5			55		≥49			
正中神经（s）	腕	示指	7	9	≥20	3.2	3.0	≤3.5	52	54	≥50			
尺神经（s）	腕	小指	3	NR	≥17	2		≤3.1	55		≥50			
桡神经（s）	前臂	虎口	5	7	≥15	2.8	2.8	≤2.9	54	54	≥50			
胫神经（m）	踝	踇短展肌	10	11	≥4	4.8	4.5	≤5.8				52	51	≤56
	腘窝	踇短展肌	8.2	7		9.4	9.0		54	55	≥41			
腓总神经（m）	踝	趾短伸肌	4.9		≥2	5.2		≤6.5				49		≤56
	腓骨头下	趾短伸肌	4.4			9.3			44		≥44			
	腘窝外侧	趾短伸肌	4.4			11.3			50		≥44			
腓肠神经（s）	小腿	外踝后	3	10	≥6	4.0	3.6	≤4.4	39	52	≥40			

注意：所有感觉神经潜伏期是峰潜伏期，所有感觉神经传导速度是以起始潜伏期计算，报告的 F 波潜伏期代表 F 波最短潜伏期

m. 运动检测；s. 感觉检测；RT. 右侧；LT. 左侧；NL. 正常；NR. 无反应

病例 29–2 肌电图								
肌 肉	插入电位	自发电位		运动单位动作电位				
		纤颤电位	束颤电位	激 活	募 集	形 态		
						时 限	波 幅	多相电位
右踇长伸肌	NL	0	0	NL	NL	NL	NL	NL
右胫骨前肌	NL	0	0	NL	NL	NL	NL	NL
右腓肠肌内侧头	NL	0	0	NL	NL	NL	NL	NL
右股外肌	NL	0	0	NL	NL	NL	NL	NL
右臀中肌	NL	0	0	NL	NL	NL/+1	NL	NL
右第一背侧骨间肌	NL	0	0	NL	NL	NL	NL	NL
右示指固有伸肌	NL	0	0	NL	NL	NL	NL	NL
右旋前圆肌	NL	0	0	NL	NL	NL	NL	NL
右肱二头肌	NL	0	0	NL	NL	NL	NL	NL
右三角肌内侧头	NL	0	0	NL	NL	NL	NL	NL
左胫骨前肌	NL	0	0	NL	NL	NL	NL	NL
左肱二头肌	NL	0	0	NL	NL	NL	NL	NL

NL. 正常

【电生理诊断】

电生理检测结果，符合非对称性感觉性神经病或感觉神经元病。

【病例分析与讨论】

现在我们得到了充分信息，可以回答有关这例多发性神经病的 7 个重要问题了。

病例 29–2	
神经病重要问题	回 答
病程	亚急性；阶梯样
受累纤维	局限于感觉（大纤维＞小纤维）
分布模式	不对称
病理	轴索，不对称，感觉
家族史	无
相关病史	类风湿关节炎
中毒 / 职业暴露	吸烟

依据这些信息，可以做进一步分析，并回答其他重要问题。

(1) 纯感觉病变能缩小鉴别诊断范围吗？

这个病例很特殊，病史、查体、NCS 和针电极肌电图均显示限于感觉系统疾病，而运动系统完全正常。大小感觉纤维都受损。大纤维损害造成导致振动觉和关节位置觉下降，腱反射消失，Romberg 征阳性，假性手足徐动及共济失调步态；小纤维损伤，导致轻度的针刺觉和温度觉减退。

除本特殊病例外，几乎所有多发性神经病在累及感觉的同时，均伴某种程度的运动损害，尤其是通过 NCS 和针电极肌电图检测。由于非对称性，以及上下肢同样受累的情况，提示主要为背根神经节感觉神经元病。感觉神经元病相当罕见，某些时候可能是许多神经变性疾病的一部分，如弗里德赖希共济失调，某些慢性脊髓小脑变性。急性或亚急性感觉神经元病，常与少数特殊疾病有关，如小细胞肺癌相关的副肿瘤性神经元病，部分病例发现抗 Hu 抗体。感觉神经元病，也可见于干燥综合征等结缔组织病。此外，感觉神经病可见于感染后，吡哆醇（维生素 B_6）中毒后遗症，或作为孤立的自身免疫过程出现。

该类风湿关节炎患者，长期吸烟，我们必须调查与类风湿关节炎相关的干燥综合征，以及源于尚未识别潜在肿瘤所致的副肿瘤性感觉神经元病的可能性。随后的检查与评估，应不同于病例 29-1 远端轴索性感觉运动多发性神经病。

(2) 病例随访

随后检查，未发现干燥综合征，也没有吡哆醇摄入史，但胸片见到了肺门肿块，活检证实为小细胞肺癌，血抗 Hu 抗体阳性。

（三）病例 29-3

【病史和查体】

男性，65 岁，发热，进行性体重下降、麻木无力数月。3 周前突发左大腿后部疼痛，继而足下垂，足背及小腿外侧麻木。1 周前右腿也发生了类似症状，1 天前左臂内侧出现疼痛，随后左手握拳无力，无名指和小指麻木。

检查发现患者呈恶病质状态，左下肢前外侧肌容积下降，双足明显下垂。第一背侧骨间肌、小指展肌和第 4、5 指指深屈肌明显无力，但左示指固有伸肌、拇短展肌和拇短屈肌肌力正常。除踝反射消失外，其他腱反射正常。左小鱼际区和第 4、5 指感觉减退，下肢呈袜套样所有感觉减退，双足背更明显。

【病例小结】

本病例以发热、体重下降起病，随后出现进行性多发性神经病，提示此为某种系统性疾病。多发性神经病也具有其特征：以突发疼痛起病，不对称，麻木和无力呈阶梯式进展。急性病程，首发症状仅 3 周。虽然，仅依靠病史不能精确定位，但 3 周前已经出现左腓总神经纤维受损（足下垂和麻木），1 周前右侧也出现类似症状。1 天前左尺神经纤维受累，表现为无名指和小指麻木、握拳无力。

查体，双足下垂，与患者 1～3 周前症状相符。左下肢也有些萎缩。左手尺神经支配区第一骨间背侧肌、小指展肌和指深屈肌无力，以及左侧小鱼际区和第 4、5 指感觉减退。而受其他神经支配的远端肌肉（如示指固有伸肌、拇短展肌、拇短屈肌）均正常。这种选择性累及某些远端肌，不发生于典型远端轴索性多发性神经病。相反，直到此时病史和查体提示为单神经病模式。下肢感觉检测，显示深浅感觉呈袜套样减退，足背更明显，因足背受腓浅神经感觉支配。

病史和查体表明，该患者可能是系统性疾病，呈现了不对称性神经损害，3 周前左腓总神经病，1 周前右腓总神经病，1 天前左尺神经病。

由于临床表现不对称，故 NCS 和针电极肌电图评价是否对称性变得非常重要。双侧腓总神经运动传导显示波幅显著减低，潜伏期正常，传导速度轻度减慢，此为经典轴索损害电生理表现。当进行胫神经运动传导检测时，发现右胫神经运动传导正常，左侧波幅减低，远端潜伏期正常，而传导速度减低到临界值水平，表明左侧胫神经也存在轴索损害。下肢感觉神经传导检测，双侧腓浅神经感觉反应缺失，这一结果与临床足背感觉丧失有很好的关联性。腓肠神经反应是不对称的：左侧异常，右侧完好。非对称性腓肠神经感觉和胫神经运动反应是重要的发现：这样将排除典型远端逆死性轴索性多发性神经病。此外，左侧胫神经和腓总神经异常所见的足下垂，可能是继发于更近端神经损害的结果。因此，下肢 NCS 检测后，有明确证据表明，存在着双侧腓总神经和左侧胫神经病变。

双侧正中神经和尺神经运动传导检测，结果均完全对称正常。此时出现了疑问，为什么左侧尺神经运动检测完全正常，而尺神经支配区患者却感无力呢？回想一下，左尺神经病变仅仅 1 天，尚没有足够的时间发生沃勒变性，故在这超急性期 NCS 仍为正常。同样，进行正中神经和尺神经感觉检测，它们的潜伏期和传导速度也是对称正常，再一次例证了临床的尺神经分布区麻木与尺神经感觉传导正常的矛盾现象。这一不寻常的结果（临床上麻木区感觉丧失，而感觉电位正常），只会发生在以下三种情况：①超急性期轴索病变；②近端脱髓鞘；③背根神经节近端病变。目前该病例，很可能是因为病损时间进程原因（无足够时间产生沃勒变性），才显示感觉神经传导正常。

先看看右下肢针电极肌电图检测结果。回想一下，临床上右腿 1 周前发病，NCS 仅显示右侧腓总神经运动和感觉传导波幅减低。右下肢未见失神经电位，所有 MUAP 均正常。然而，在两块腓总神经支配的长伸肌和胫骨前肌上，MUAP 募集明显减少。胫神经所支配的肌肉正常，更近端肌肉如股外侧肌和臀中肌也是正常的。将右下肢 NCS 和针电极肌电图检测结果结合起来，我们可以看到急性腓总神

病例 29-3　神经传导检测														
刺激神经	刺激点	记录点	波　幅 运动（mV）；感觉（μV）			潜伏期（ms）			传导速度（m/s）			F 波潜伏期（ms）		
			RT	LT	NL	RT	LT	NL	RT	LT	NL	RT	LT	NL
正中神经（m）	腕	拇短展肌	5.2	5.4	≥4	4.2	4.0	≤4.4				30	28	≤31
	肘窝	拇短展肌	5.0	5.1		7.4	7.0		56	59	≥49			
尺神经（m）	腕	小指展肌	11.2	12	≥6	3.1	3.2	≤3.3				28	28	≤32
	肘下	小指展肌	11.2	11.2		6.1	6.5		60	55	≥49			
	肘上	小指展肌	11.2	11		7.8	8.3		60	57	≥49			
正中神经（s）	腕	示指	34	32	≥20	3.3	3.2	≤3.5	55	55	≥50			
尺神经（s）	腕	小指	24	22	≥17	2.9	2.9	≤3.1	58	56	≥50			
胫神经（m）	踝	跗短展肌	4.2	2.1	≥4	5.7	6.0	≤5.8				56	56	≤56
	腘窝	跗短展肌	3.8	1.7		11.9	12.4		40	39	≥41			
腓总神经（m）	踝	趾短伸肌	0.2	0.3	≥2	6.2	6.4	≤6.5				NR	NR	≤56
	腓骨头下	趾短伸肌	0.2	0.2		11.0	11.5		41	39	≥44			
	腘窝外侧	趾短伸肌	0.2	0.2		13.5	14		40	40	≥44			
腓浅神经（s）	小腿外侧	外踝	NR	NR	≥6			≤4.4			≥40			
腓肠神经（s）	小腿	外踝后	12	3	≥6	4.1	4.2	≤4.4	45	46	≥40			

注意：所有感觉神经潜伏期是峰潜伏期，所有感觉神经传导速度是以起始潜伏期计算，报告的 F 波潜伏期代表 F 波最短潜伏期

m. 运动检测；s. 感觉检测；RT. 右侧；LT. 左侧；NL. 正常；NR. 无反应

病例 29–3 肌电图								
肌 肉	插入电位	自发电位		运动单位动作电位				
		纤颤电位	束颤电位	激 活	募 集	形 态		
						时 限	波 幅	多相电位
右踇长伸肌	形态	0	0	NL	↓↓↓	NL	NL	NL
右胫骨前肌	↑	0	0	NL	↓↓↓	NL	NL	NL
右腓肠肌内侧头	NL	0	0	NL	NL	NL	NL	NL
右胫骨后肌	NL	0	0	NL	NL	NL	NL	NL
右股外肌	NL	0	0	NL	NL	NL	NL	NL
右臀中肌	NL	0	0	NL	NL	NL	NL	NL
左胫骨前肌	↑	+2	0	NL	↓↓↓	NL	NL	NL
左腓肠肌内侧头	↑	+1	0	NL	↓↓	NL	NL	NL
左胫骨后肌	↑	+1	0	NL	↓↓	NL	NL	NL
左股外肌	NL	0	0	NL	NL	NL	NL	NL
左股二头肌短头	↑	+2	0	NL	↓↓↓	NL	NL	NL
右拇短展肌	NL	0	0	NL	NL	NL	NL	NL
右第一背侧骨间肌	NL	0	0	NL	NL	NL	NL	NL
右旋前圆肌	NL	0	0	NL	NL	NL	NL	NL
右肱二头肌	NL	0	0	NL	NL	NL	NL	NL
右三角肌	NL	0	0	NL	NL	NL	NL	NL
左拇短展肌	NL	0	0	NL	NL	NL	NL	NL
左第一背侧骨间肌	NL	0	0	NL	↓↓↓	NL	NL	NL
左指深屈肌（Ⅴ）	NL	0	0	NL	↓↓↓	NL	NL	NL
左肱二头肌	NL	0	0	NL	NL	NL	NL	NL

↑. 增加；↓↓. 中度降低；↓↓↓. 明显减少；NL. 正常；Ⅴ. 第 5 指

经病变模式。即经过沃勒变性足够时间后，会出现 NCS 波幅下降，但尚不足出现失神经和神经再生电位时间。这是经典急性轴索损害模式：针电极肌电图上仅为募集下降，而 MUAP 正常。

再看看左下肢针电极肌电图检测结果。受腓总神经和胫神经支配的肌肉，包括腘窝上方股二头肌短头，均可见明显的活动性失神经表现。股二头肌短头受累，加之腓总神经和胫神经运动传导异常，以及腓浅神经和腓肠神经感觉传导异常，提示病变在坐骨神经。同样见到 MUAP 形态正常，而募集下降。这是经典亚急性轴索损伤模式：经过足够时间产生沃勒变性，导致 NCS 异常；再经过足够时间，针电极肌电图检测可见到失神经电位，但尚不够出现神经再生电位时间。这一特殊模式要经历数周至数月。

临床上，未受累的右上肢所有肌肉检测正常。然而，查体发现存在左上肢尺神经运动和感觉障碍的患者，NCS 却也正常，只是尺神经支配的肌肉 MUAP 募集减少。值得注意的是，未见纤颤电位或再生的 MUAP。非尺神经 C_8 支配的其他肌肉（如拇短展肌）是正常的。将左上肢查体、NCS 和针电极肌电图结合起来看，显然存在着超急性轴索性尺神经病。没有足够时间（仅 1 天）发生沃勒变性、失神经和神经再生。

唯一异常，仅为无力的肌肉 MUAP 募集减少。

至此，我们要做出诊断了。

【电生理诊断】

电生理结果，符合多发性单神经病。超急性左尺神经病，急性右腓总神经病和亚急性左侧坐骨神经病。

【病例分析与讨论】

我们现在掌握了充足信息，可以回答本例多发性神经病 7 个重要问题了。

病例 29–3	
神经病重要问题	回　答
病程	亚急性，阶梯样进展
受累纤维	运动和感觉
分布模式	不对称，多神经
病理	轴索，不对称，多神经
家族史	无
相关病史	潜在发热，体重减轻
中毒 / 职业暴露	无

基于这些信息，我们可以进一步分析，并回答另一些重要问题。本病例展示了多发性单神经病主要临床和电生理所见。临床表现特征：各条单神经病，非对称阶梯式进展。如果在疾病早期进行 NCS 和针电极肌电图检测，通常会发现典型的不对称证据。不对称性的存在，可排除典型的中毒、代谢、内分泌、药物及遗传等原因造成的多发性神经病，因这些原因导致的是对称性、逆死样、手套袜或套样异常。

(1) 多发性神经病进程是否与电生理所见结果一致?

多发性单神经炎是为数不多的，可在短时间内急性发病的多发性神经病之一。了解多发性神经病的症状持续时间和发展速率，是正确解读 NCS 和针电极肌电图结果的必要条件。正如本病例，如果 NCS 和针电极肌电图是在急性发病 1 周内检测，除无力的肌肉显示 MUAP 募集下降外，其他完全正常（超急性轴索损害模式）。如果在 1 周至数周检测，NCS 出现异常，而针电极肌电图仍与先前相似（急性轴索损害模式）。如果是在数周后而不是数月检测，将见 NCS 异常伴随针电极肌电图上纤颤电位，MUAP 形态仍正常，但募集下降（亚急性轴索损害模式）。这些模式，不出现在经典缓慢进展的多发性神经病。当典型的多发性神经病患者到达肌电图室时，常常发现 NCS 异常，并在针电极肌电图上发现失神经电位和再生电位证据。

(2) 多发性单神经病的鉴别诊断是什么?

这一特殊病例，病史提示还存在着系统性疾病，很可能为系统性血管炎，尤其是结节性多动脉炎。结节性多动脉炎是神经病学急症，需要及时诊断和治疗，以防止其他神经或内脏器官（如肾脏、肠道、心脏）梗死。对于这样的患者，下一步应尽快进行神经和肌肉活检，以寻求血管炎证据。本病例最好选择 NCS 异常的左侧腓肠神经进行活检。需要注意，活检应避开针电极肌电图检测过的肌肉，因为针刺可能会产生炎症，混淆检测结果。

本病例为典型的非对称、纯轴索血管炎性多发单神经病，电生理上无脱髓鞘表现。尽管血管炎是多发性单神经病最常见的病因，但多发性单神经病也见于其他疾病（框 29–3），其中之一就是 CIDP 变异型，由于 NCS 上未见脱髓鞘现象，故予以排除。同样，多发性单神经病也可见于糖尿病、多发性卡压、感染及浸润性等病变。

(3) 病例随访

红细胞沉降率明显升高 110mm/h，肝功能轻度异常。左侧腓肠神经和腓肠肌外侧头活检，显示小、中等动脉血管壁炎性细胞浸润，血管周围纤维素性坏死。最终诊断为结节性多动脉炎，给予患者高剂量激素口服，并联合环磷酰胺治疗。

（四）病例 29–4

【病史和查体】

女性，32 岁，因进行性麻木无力入院。3 周前有数日腹泻、发热史。10 天前双手足出现针刺样感觉，之后走路笨拙，双上下肢进行性无力。

检查发现明显的双侧面肌无力和四肢轻瘫。上肢腱反射减弱，下肢腱反射消失。四肢远端针刺觉、轻触觉及振动觉减退。

【病例小结】

本病例为感染后数天，亚急性起病，快速进展的多发性神经病。病史和查体，提供了明确的运动和感觉障碍证据。然而，表现具有特征性：手足同时出现针刺样感觉异常，这与典型远端长度依赖性多发性神经病不同。后者症状始于足部，当扩展到

病例 29–4　神经传导检测

刺激神经	刺激点	记录点	波幅 运动（mV）；感觉（μV）			潜伏期（ms）			传导速度（m/s）			F 波潜伏期（ms）		
			RT	LT	NL	RT	LT	NL	RT	LT	NL	RT	LT	NL
正中神经（m）	腕	拇短展肌	5.4	6.0	≥4	4.1	3.8	≤4.4				NR	NR	≤31
	肘窝	拇短展肌	5.0	6.0		7.3	7.0		56	55	≥49			
尺神经（m）	腕	小指展肌	10.2		≥6	3.1		≤3.3				NR		≤32
	肘下	小指展肌	10.2			6.6			57		≥49			
	肘上	小指展肌	10.2			8.3			59		≥49			
正中神经（s）	腕	示指	3	4	≥20	3.5	3.4	≤3.5	54	53	≥50			
尺神经（s）	腕	小指	5		≥17	2.9		≤3.1	45		≥50			
胫神经（m）	踝	踇短展肌	5.7	4.2	≥4	5.8	5.6	≤5.8				NR	NR	≤56
	腘窝	踇短展肌	4.8	4.0		11.7	11.6		42	41	≥41			
腓总神经（m）	踝	趾短伸肌	5.2		≥2	5.6		≤6.5				NR		≤56
	腓骨头下	趾短伸肌	5.0			11.2			44		≥44			
	腘窝外侧	趾短伸肌	5.0			13.4			45		≥44			
腓肠神经（s）	小腿	外踝后	23	18	≥6	4.2	4.1	≤4.4	45	47	≥40			

注意：所有感觉神经潜伏期是峰潜伏期，所有感觉神经传导速度是以起始潜伏期计算，报告的 F 波潜伏期代表 F 波最短潜伏期

m. 运动检测；s. 感觉检测；RT. 右侧；LT. 左侧；NL. 正常；NR. 无反应

病例 29-4　肌电图								
肌　肉	插入电位	自发电位		运动单位动作电位				
		纤颤电位	束颤电位	激　活	募　集	形　态		
						时　限	波　幅	多相电位
右踇长伸肌	NL	0	0	NL	↓↓	NL	NL	NL
右胫骨前肌	NL	0	0	NL	↓↓	+1	+1	NL
右腓肠肌内侧头	NL	0	0	NL	↓↓	+1	+1	NL
右股外肌	NL	0	0	NL	↓↓	NL	NL	NL
右臀中肌	NL	0	0	NL	↓	NL	NL	NL
右第一背侧骨间肌	NL	0	0	NL	↓↓	NL	NL	NL
右示指固有肌	NL	0	0	NL	↓↓	NL	NL	NL
右旋前圆肌	NL	0	0	NL	↓↓	NL	NL	NL
右肱二头肌	NL	0	0	NL	↓↓	NL	NL	NL
右三角肌内侧头	NL	0	0	NL	↓↓	NL	NL	NL
左胫骨前肌	NL	0	0	NL	↓↓	+1	+1	NL
左肱二头肌	NL	0	0	NL	↓↓	NL	NL	NL

↓. 轻度降低；↓↓. 中度降低；NL. 正常

小腿中部后才会出现手部症状。而该病例查体见明显的腱反射消失，运动损害重于感觉，加上手足同时出现感觉异常，提示为脱髓鞘性多发性神经病。

上下肢运动 NCS 波幅、传导速度和远端运动潜伏期完全正常，也没有发现传导阻滞。然而，尽管远端波幅和传导速度正常，但全部 F 波明显缺失。这种远端运动传导速度正常，而延迟反应缺失的特殊现象，强烈提示存在着近端神经丛或神经根脱髓鞘病变。

感觉 NCS 检测结果也很特殊：双侧腓肠神经正常，但正中神经和尺神经波幅减低。这一模式，不见于经典的远端长度依赖性多发性神经病。在此临床情况下，腓肠神经保留这一现象，高度提示吉兰 – 巴雷综合征的诊断。

针电极肌电图检测，所有肌肉未见失神经电位，大多数肌肉仅为中度 MUAP 募集减少。大部分 MUAP 形态正常，但胫骨前肌和腓肠肌内侧头 MUAP 波幅和时限，似乎轻度增高和延长。

现在我们要做诊断了。

【电生理诊断】

电生理检测结果，符合急性脱髓鞘性运动感觉性多发性神经病。

【病例分析与讨论】

基于上述所有信息，现在我们要回答本例多发性神经病 7 个重要问题了。

病例 29-4	
神经病重要问题	回　答
病程	急性
受累纤维	运动和感觉
分布模式	非长度依赖，对称；双侧面神经
病理	脱髓鞘，腓肠神经保留
家族史	无
相关病史	10 天前胃肠道感染
中毒 / 职业暴露	无

有了以上信息，我们可以对此病例做进一步分析，并回答其他重要问题。该患者有许多经典的 GBS 临床和电生理表现，特别是最常见的急性炎性脱髓鞘性多发性神经病类型。AIDP 常于感染后发病，

快速进展的无力和腱反射消失。主观感觉异常很常见，但客观查体感觉减退或消失相对少见。

(1) F 波缺失的意义是什么？

NCS 检测，F 波的消失或出现率减低，常见于 AIDP 早期，提示近端脱髓鞘。典型 AIDP，是始于神经根水平脱髓鞘性多发性神经根病。F 波的缺失或减少，可能是发病数日内唯一异常所见。其他脱髓鞘证据（如远端潜伏期延长、传导速度减慢、传导阻滞），可能需要几周才会出现。

(2) 腓肠神经保留的意义是什么？

如同运动 NCS 检测结果一样，所有感觉电位在疾病的最初几天也是正常的。然而，大约第 1 周末时，一些患者会出现特殊的腓肠神经保留现象，即腓肠神经反应正常，而正中神经和尺神经感觉异常。这是由于 AIDP 早期更易累及小的有髓纤维，小腿下部记录的腓肠神经纤维，实际上比手指上记录的正中神经和尺神经感觉纤维要粗，髓鞘也厚。而正中和尺神经是在很远端记录的，在那里神经纤维直径变细，并且只有少量髓鞘包裹。

(3) 如果神经病变为急性，那么大的 MUAP 意义是什么？

AIDP 早期针电极肌电图表现很独特，除由于近端运动纤维传导阻滞所引起的 MUAP 募集减少外，其他结果正常。单纯脱髓鞘是不出现失神经或神经再生电位的，仅为无力的肌肉募集电位减少。当然，大多数 AIDP 最终因为继发轴索损害，针电极肌电图上会看到某种程度的失神经和神经再生电位。

某些 AIDP 病例，早期可见到轻微增大的 MUAP，正如本例患者胫骨前肌和腓肠肌内侧头记录所见。尽管人们会首先考虑，这种再生电位可能是源于先前存在的疾病，但实际上有时可见于 AIDP 早期，其机制类似于腓肠神经保留现象。每一块肌肉 MUAP 的大小都有正常值范围。当肌肉初始收缩时，小的低阈值Ⅰ型 MUAP 首先放电，随着用力 MUAP 发放更快更多，继续增加用力，较大的 MUAP 开始发放，当大力收缩时，最大 MUAP 发放。这些大的Ⅱ型 MUAP，是受粗大厚髓鞘轴索支配。通常情况下，在针电极肌电图检测时，不会单独看见这些最大的 MUAP。当募集这些 MUAP 时，已经出现的完整干扰相，这会掩盖对单个 MUAP 的识别。因此，在某些 AIDP 病例中，受小的有髓纤维支配小的 MUAP 先被阻滞，仅留下更容易看到大的未受阻滞的 MUAP。在此情况下，大的 MUAP 和正常的 MUAP 便凸显出来，故它们的存在并不一定意味着是神经再生。

(4) 病例随访

对患者进行了脑脊液检查，显示蛋白 110mg/dl，细胞数正常，遂给予IVIG 400mg/(kg·d)，连续5天。到第 3 次治疗时，出现肌力改善，在完成整个 IVIG 疗程后，出院去了康复机构，6 周后完全恢复。

（五）病例 29–5

【病史和查体】

男性，52 岁，进行性肢体麻木无力 6 个月。6 个月前，患者隐约双脚趾针刺样感觉异常，随后缓慢向上波及足和小腿。最近手指尖出现针刺感，继之动作不灵活，步行倾跌。

查体发现，明显的手套袜套样振动觉、针刺觉减退。广泛性腱反射减退，踝反射消失，肢体远端轻度无力和肌肉萎缩，Romberg 征阳性，中度共济失调步态。

【病例小结】

病史和查体，强烈提示本病例为典型的远端手套袜套样多发性神经病。临床上，很多方面相似于病例 29–1 手套袜套样轴索性多发性神经病。如同大多数多发性神经病一样，该病例缓慢进展，症状始于足趾，慢慢向近端进展。查体发现运动和感觉受累体征，感觉既损害了大纤维（振动觉），也损害了小纤维（针刺觉）。唯一不同的是，存在广泛的腱反射减低，而大多数套样多发性神经病，上肢腱反射是保留的。

NCS 发现特殊异常。胫神经运动传导检测，发现腘窝刺激点所得到的波幅明显减低，并且比通常预期的要低得很多。此外，胫神经末端潜伏期明显延长，超过了正常上限的200%，传导速度显著减慢，延迟反应消失。腓总神经运动传导检测，也呈现了类似结果。双侧腓肠神经感觉电位消失。

双侧正中神经运动传导远端波幅正常，右侧近端刺激时波幅明显减低，从 6.4mV 降至 1.2mV。远端潜伏期延长，传导速度明显减慢，双侧正中神经 F 波消失。从中看到，正中神经运动传导结果明显不对称，右侧存在着传导阻滞，而左侧没有。在腕与肘下部位之间，也见到尺神经运动传导波幅明显减低，潜伏期明显延长，传导速度很慢，F 波消失。双侧正中神经和尺神经感觉电位波幅减低，峰潜伏期延长，传导速度明显减慢。

病例 29-5 神经传导检测

刺激神经	刺激点	记录点	波幅 运动（mV）；感觉（μV）			潜伏期（ms）			传导速度（m/s）			F 波潜伏期（ms）		
			RT	LT	NL	RT	LT	NL	RT	LT	NL	RT	LT	NL
正中神经（m）	腕	拇短展肌	6.4	7.2	≥4	8.4	6.5	≤4.4				NR	NR	≤31
	肘窝	拇短展肌	1.2	5.8		15.9	13.4		24	26	≥49			
尺神经（m）	腕	小指展肌	4.6		≥6	6.7		≤3.3				NR		≤32
	肘下	小指展肌	2.2			14.9			22		≥49			
	肘上	小指展肌	2.2			20.1			19		≥49			
正中神经（s）	腕	示指	3	5	≥20	4.5	4.1	≤3.5	32	37	≥50			
尺神经（s）	腕	小指	5		≥17	3.7		≤3.1	34		≥50			
胫神经（m）	踝	姆短展肌	4.2	3.2	≥4	12.5	10.2	≤5.8				NR	NR	≤56
	腘窝	姆短展肌	0.5	0.2		24.4	23.3		21	19	≥41			
腓总神经（m）	踝	趾短伸肌	3.1		≥2	9.5		≤6.5				NR		≤56
	腓骨头下	趾短伸肌	1.0			20.6			18		≥44			
	腘窝外侧	趾短伸肌	0.5			25.9			19		≥44			
腓肠神经（s）	小腿	外踝后	NR	NR	≥6			≤4.4			≥40			

注意：所有感觉神经潜伏期是峰潜伏期，所有感觉神经传导速度是以起始潜伏期计算，报告的 F 波潜伏期代表 F 波最短潜伏期

m. 运动检测；s. 感觉检测；RT. 右侧；LT. 左侧；NL. 正常；NR. 无反应

病例 29–5　肌电图

肌　肉	插入电位	自发电位		运动单位动作电位				
		纤颤电位	束颤电位	激　活	募　集	形　态		
						时　限	波　幅	多相电位
右踇长伸肌	↑	+2	0	NL	↓↓	+2	+2	+1
右胫骨前肌	↑	+1	0	NL	↓↓	+1	+1	+1
右腓肠肌内侧头	↑	+1	0	NL	↓↓	+1	+1	+1
右股外肌	NL	0	0	NL	↓↓	+1	+1	+1
右臀中肌	NL	0	0	NL	↓	NL	NL	NL
右第一背侧骨间肌	↑	+1	0	NL	↓	+1	+2	+1
右示指固有伸肌	↑	0	0	NL	↓	NL/+1	+1	NL/+1
右旋前圆肌	NL	0	0	NL	↓	NL/+1	NL/+1	NL
右肱二头肌	NL	0	0	NL	NL	NL	NL	NL
右三角肌内侧头	NL	0	0	NL	NL	NL	NL	NL
左胫骨前肌	↑	+1	0	NL	↓↓	+2	+2	+1
左肱二头肌	NL	0	0	NL	NL	NL	NL	NL

↑. 增加；↓. 轻度降低；↓↓. 中度降低；NL. 正常

通过 NCS 检测，我们得到了明确脱髓鞘性运动感觉多发性神经病的证据。第一，末端运动潜伏期明显延长，其中许多超过了正常上限的130%。第二，传导速度明显减慢，几乎不足正常下限的 75%。第三，所有延迟反应均未引出。第四，可能也最为重要，是发现多条神经存在非对称（左右侧正中神经运动比较）明显的传导阻滞。后者的出现，符合获得性脱髓鞘性多发性神经病。

针电极肌电图检测，发现以下肢为著的上下肢远端失神经证据。同样，下肢出现了更为明显的高波幅、宽时限、多相波增多和低募集的 MUAP。针电极肌电图检测所有结果，清楚地显示异常有一远端至近端梯度变化。

至此，我们要做电生理诊断了。

【电生理诊断】

电生理结果，符合慢性脱髓鞘伴轴索损害的运动感觉性多发性神经病。此外，非对称性和传导阻滞的存在，强烈提示为获得性疾病。

【病例分析与讨论】

根据上面得到的所有信息，现在我们要回答本病例多发性神经病 7 个重要问题了。

病例 29–5

神经病重要问题	回　答
病程	亚急性－慢性进行性
受累纤维	运动和感觉
分布模式	对称；袜套手套样
病理	脱髓鞘伴传导阻滞以及不对称
家族史	无
相关病史	无
中毒 / 职业暴露	无

获取这些信息后，就可以对这个病例做进一步分析，并回答其他重要问题。

(1) 如何鉴别遗传性与获得性脱髓鞘性神经病?

病史和查体，尽管首先提示的是典型远端轴索性多发性神经病，但 NCS 检测后无疑证实为原发性脱髓鞘。原发性脱髓鞘的存在，大大缩小了鉴别诊断范围。轴索性多发性神经病的病因有几百种，但引起原发性脱髓鞘的病因则很少。此外，非对称性和传导阻滞的存在，强烈提示其为获得性疾病。非对称性和传导阻滞，不见于各种遗传性脱髓鞘性多发性神经病，如 CMT 多发性神经病。遗传性压力易感性神经病是这一规律的特例，其传导阻滞或脱髓鞘典型地见于卡压部位，也可不对称。

本病例发现了多条神经传导阻滞，人们可能会质疑，出现在腕至肘下的右尺神经运动传导阻滞的结果，因为这样的波幅下降，可能是 Martin-Gruber 变异的结果。记住，无论何时，一旦发现前臂尺神经运动传导阻滞，必须要排除 Martin-Gruber 变异的可能性。该病例因为有许多其他神经存在着传导阻滞，就没有必要考虑存在 Martin-Gruber 变异了。

(2) 获得性脱髓鞘电生理结果，是否有助于指导后续的评估？

NCS 和针电极肌电图检测结果，大大缩小了鉴别诊断范围。尽管这一结果也可见于 GBS，但该病例临床病史太长了，可能的诊断是 CIDP。据此，可以进行下一步针对性检查，包括血清蛋白、免疫蛋白电泳及抗髓鞘相关糖蛋白抗体检测；骨扫描，排查硬化性骨髓瘤；HIV 感染相关的神经病。由于电生理检测结果，显示为获得性脱髓鞘性多发性神经病，所以就不需要众多其他检查来排除中毒、代谢或内分泌等相关病因了，尽管胺碘酮和罕见的毒素也可以造成脱髓鞘性神经病。

(3) 病例随访

患者腰穿结果，CSF 蛋白显示高达 400mg/dl，细胞数正常。血 HIV、单克隆蛋白和抗 MAG 抗体检查结果均阴性，但骨扫描发现 L_3 椎体硬化病变，活检证实为骨硬化性骨髓瘤。随后，将患者转至肿瘤科进行放化疗治疗。

（六）病例 29-6

【病史和查体】

男性，35 岁，缓慢进行性足下垂 2 年。既往体健，喜爱运动。2 年前始注意到走路易绊倒，逐渐加重，累及双腿，没有感觉不适和疼痛史。

检查见下肢远端和足部肌肉萎缩，双足明显下垂，弓形足，所有腱反射消失，轻度袜套样振动觉和轻触觉减退，可触及粗大的神经。

【病例小结】

该病例为进行性双足下垂，尽管病史提供了一个纯运动症候，但查体发现了轻度的感觉减退以及其他不寻常问题。

(1) 弓形足。弓形足，是一种高足弓和锤状趾足前缩短的骨状畸形。这是由于在儿童时期，足固有肌无力，而小腿的长屈肌和伸肌肌力相对保留的结果。由于大多数多发性神经病优先累及远端肌肉，所以在儿童发育期间，多发性神经病常常导致这种畸形。因此，具有多发性神经病弓形足的患者，通常意味着多发性神经病起自儿童，很可能是遗传性的。人们不禁会问，如果弓形足提示多发性神经病长期存在，那为什么本病例病史报告只有 2 年。此种情况，在遗传性多发性神经病中并不少见，因为这些多发性神经病常常症状很轻，进展缓慢，直到中年或以后的时候患者才注意到症状，并寻求看病。因此，许多情况下遗传性多发性神经病患者，主诉病史仅仅几个月或几年，事实上已经长期存在。当然，较重的遗传性多发性神经病症状出现在婴幼儿期。也应注意，弓形足不总意味着多发性神经病，也可见于长期慢性疾病，如遗传性痉挛性截瘫，缓慢生长的脊髓肿瘤及骨科局部病变等。

(2) 腱反射消失。手套袜套样典型轴索性多发性神经病，通常仅为踝反射消失。所有腱反射消失，提示为脱髓鞘性多发性神经病。

(3) 触及粗大神经。神经受到浸润或感染（如麻风病）可以出现肥大，但最常见于慢性脱髓鞘的后遗症。神经肥大，是遗传性脱髓鞘性多发性神经病 CMT 特征。

NCS 检测证实了很多异常。下肢运动反应波幅减低、潜伏期显著延长和传导速度减慢。右胫神经 F 波时间明显延长。双侧腓肠神经电位缺失。值得注意的是，两侧对比基本对称。此外，在近端刺激，没有见到提示传导阻滞的波幅下降。正中神经和尺神经运动传导波幅正常，而末端潜伏期明显延长，传导速度明显减慢。此外，延迟反应明显延长，正中神经感觉电位波幅很低，潜伏期延长，传导速度减慢，尺神经感觉电位消失。

针电极肌电图检测，除了很远端拇长伸肌外，未见失神经电位。MUAP 呈现神经再生电位，募集减少，远端和下肢更明显。

此时，我们要做电生理诊断了。

【电生理诊断】

电生理检测结果，符合运动感觉脱髓鞘性多发性神经病，并继发轴索损害。对称性和无传导阻滞提示遗传性疾病。

病例 29-6　神经传导检测

刺激神经	刺激点	记录点	波幅 运动（mV）；感觉（μV）			潜伏期（ms）			传导速度（m/s）			F 波潜伏期（ms）		
			RT	LT	NL	RT	LT	NL	RT	LT	NL	RT	LT	NL
正中神经（m）	腕	拇短展肌	6.5	7.2	≥4	8.9	9.2	≤4.4				47	44	≤31
	肘窝	拇短展肌	6.2	7.0		17.5	18.2		21	20	≥49			
尺神经（m）	腕	小指展肌	7.2		≥6	7.2		≤3.3				44		≤32
	肘下	小指展肌	7.0			16.2			18		≥49			
	肘上	小指展肌	6.9			21.2			20		≥49			
正中神经（s）	腕	示指	2	3	≥20	5.2	5.4	≤3.5	22	21	≥50			
尺神经（s）	腕	小指	NR		≥17			≤3.1			≥50			
胫神经（m）	踝	踇短展肌	2.0	1.5	≥4	12.2	13.3	≤5.8				95		≤56
	腘窝	踇短展肌	1.6	1.1		27.8	29.9		16	15	≥41			
腓总神经（m）	踝	趾短伸肌	0.8		≥2	10.5		≤6.5				NR		≤56
	腓骨头下	趾短伸肌	0.7			22.3			17		≥44			
	腘窝外侧	趾短伸肌	0.5			28.9			15		≥44			
腓肠神经（s）	小腿	外踝后	NR	NR	≥6			≤4.4			≥40			

注意：所有感觉神经潜伏期是峰潜伏期，所有感觉神经传导速度是以起始潜伏期计算，报告的 F 波潜伏期代表 F 波最短潜伏期
m. 运动检测；s. 感觉检测；RT. 右侧；LT. 左侧；NL. 正常；NR. 无反应

病例 29–6　肌电图								
肌　肉	插入电位	自发电位		运动单位动作电位				
		纤颤电位	束颤电位	激　活	募　集	形　态		
						时　限	波　幅	多相电位
右踇长伸肌	NL	+1	0	NL	↓↓	+2	+2	+1
右胫骨前肌	NL	0	0	NL	↓↓	+2	+2	NL
右腓肠肌内侧头	NL	0	0	NL	↓↓	+2	+1	+1
右股外肌	NL	0	0	NL	↓	+1	+1	NL
右臀中肌	NL	0	0	NL	NL	NL/+1	NL	NL
右第一背侧骨间肌	NL	0	0	NL	↓↓	+1	+1	NL
右示指固有伸肌	NL	0	0	NL	↓	NL/+1	NL/+1	NL
右旋前圆肌	NL	0	0	NL	NL	NL	NL	NL
右肱二头肌	NL	0	0	NL	NL	NL	NL	NL
右三角肌内侧头	NL	0	0	NL	NL	NL	NL	NL
左胫骨前肌	NL	0	0	NL	↓↓	+2	+1	+1
左肱二头肌	NL	0	0	NL	NL	NL	NL	NL

↓. 轻度降低；↓↓. 中度降低；NL. 正常

【病例分析与讨论】

根据上面所有信息，我们现在要回答该例多发性神经病 7 个重要问题。

病例 29–6	
神经病重要问题	回　答
病程	慢性（弓形足提示可以追溯到儿童）
受累纤维	运动>>感觉
分布	远端，对称
病理	对称脱髓鞘，无传导阻滞
家族史	需要查询
相关病史	无
中毒 / 职业暴露	无

基于这些信息，可以做进一步分析，并回答其他重要问题。查体，发现弓形足，并触及肥大神经，提示遗传性脱髓鞘性多发性神经病，最为可能的是某型 CMT。NCS 提供了主要为脱髓鞘的明确证据：潜伏期明显延长，传导速度明显减慢，延迟反应明显延迟或缺失。

(1) 如何鉴别遗传性与获得性脱髓鞘性神经病？

遗传性神经病，所有髓鞘均等受损。因此，NCS 对称并均匀减慢，没有传导阻滞或波形离散。虽然，几种类型 CMT 多发性神经病主要是脱髓鞘，但也总会继发轴索损害。NCS 检测，可见运动和感觉电位波幅降低，nEMG 发现有失神经和神经再生电位证据。

典型的 CMT 多发性神经病病程非常缓慢，运动症状和体征较感觉更为突出。然而，仔细查体，总会发现感觉异常，NCS 也会证实。

(2) 该患者恰当的实验室检查是什么？

对于该患者，应采血进行针对性 DNA 检测，寻找与最常见脱髓鞘型 CMT 多发性神经病 CMT1A 相关的 17 号染色体复制错误。值得注意的是，本病例不需要对 CIDP 的多种抗体和其他常规检测，因为临床和电生理综合资料明确表明，这是一遗传性脱髓鞘性多发性神经病。

(3) 病例随访

对该患者进行了 CMT1A 的 DNA 检测，结果发现染色体 17p11.2 存在复制错误。随后给予患者安装了双踝足矫形器和物理治疗，并建议进一步做遗传学咨询。

第三部分　运动神经元病
Motor Neuron Disease

第 30 章　肌萎缩侧索硬化及其变异型
Amyotrophic Lateral Sclerosis and Its Variants

徐迎胜　译　　樊东升　校

电生理检测在肌萎缩侧索硬化（amyotrophic lateral sclerosis，ALS）患者的评估中起重要作用，而 ALS 是运动神经元病的最常见类型。尽管前人描述过这个疾病，法国神经病学家 Jean-Martin-Charcot 于 1869 年将该病命名为肌萎缩侧索硬化，并得到公认。这个名称源自希腊语，amyotrophic 意思是“对肌肉无营养”；lateral 指的是脊髓外侧区域，为皮质脊髓侧束定位区；sclerosis 描述的是运动神经元变性后脊髓中的瘢痕。在美国，ALS 通常被称为 Lou Gehrig 病，以 1941 年因该病去世的著名棒球运动员的名字命名。

ALS 通常被视为一种病因不明的散发性、进行性、退行性疾病。特征是上运动神经元（upper motor neuron，UMN）、下运动神经元（lower motor neuron，LMN）同时受累，而感觉和自主神经功能保留。少数 ALS 病例（约 10%）为家族性，将在第 31 章讨论。此外，ALS 有几种公认的变异型，包括进行性延髓麻痹、进行性肌萎缩及原发性侧索硬化（primary lateral sclerosis，PLS）。另外存在一些少见的运动神经元病，包括由基因突变、感染及免疫性疾病引起的不典型运动神经元损害的表现（见第 31 章）。与其他运动神经元病相比，ALS 预后整体较差，因此，正确诊断很重要。

肌电图和神经传导检测最常用于支持 ALS 的诊断，然而，更重要的是它们有助于排除临床表现类似 ALS 的潜在可治疗性疾病。

临床 – 电生理相关性在 ALS 比其他疾病更重要，只凭电生理检测本身不能做出 ALS 的诊断。确切地说，ALS 是由电生理结果支持的临床诊断。肌电图医生必须意识到其他疾病的电生理表现可能类似于 ALS（如颈腰神经根共病）。因此，结合临床和电生理结果才能做出最终诊断。另外，神经肌肉超声在运动神经元病的应用（见第 19 章）在某些情况下可能很有帮助。

一、临床

（一）经典型肌萎缩侧索硬化

ALS 是一种同时累及上、下运动神经元的进行性、退行性疾病。好发年龄为 55—60 岁，男性略多见，也可能累及较年轻的患者。下运动神经元受累的症状，体征包括肌萎缩、肌无力、肌束震颤（束颤）和痛性痉挛。上运动神经元受累表现为僵硬、动作缓慢、痉挛、肌无力、病理性反射亢进、巴宾斯基征阳性。ALS 的特征是同一肌节中上、下运动神经元同时受累。从起病到死亡的平均病程大约 3 年。然而，重要的是要记住，约 10% 的患者表现为较良性的病程，可存活多年。

ALS 的显著特点是选择性累及运动系统。尽管详尽的病理研究已发现感觉神经纤维轻度受累，但主诉和体格检查很少见到感觉异常。同样，视觉、听觉及自主神经系统也未受累。病程晚期，痉挛会影响膀胱，产生尿急、尿频症状。临床上，在某些患者中发现认知障碍与 ALS 存在相关性，特别是 ALS 与额颞叶痴呆（frontotemporal dementia，FTD）

之间的关联，这种相关性见于散发性和家族性 ALS 与 FTD。如果经典型 ALS 患者接受正规的神经心理测试，40%～50% 患者会出现轻度执行功能障碍，5%～15%ALS 患者合并 FTD，反之，10%～15%FTD 患者表现相关的运动神经元综合征。

ALS 通常是一种区域性疾病，常由躯体某一区域起病，向邻近肌节进展。多数病例起病隐匿，由上肢或下肢远端肌无力起病。上肢始发症状可类似尺神经病变，尤其在腕部。下肢常见始发症状是进行性足下垂，有时被误诊为腓总神经麻痹或 L_5 神经根病。随着病程进展，症状进展至同一肢体的相邻肌节，然后累及对侧肢体，继续进展至其他肢体，最终累及延髓和呼吸肌。死亡原因通常是呼吸衰竭或长期卧床导致的内科并发症（肺栓塞、败血症、肺炎等）。

以前，诊断 ALS 最常引用的是 El Escorial 标准。该标准是世界神经病联盟于 1994 年在西班牙埃斯科里亚召开的会议中制定的。标准将人体分为四个不同的区域：延髓、颈、胸、腰骶。确诊级别的 ALS 需要至少三个区域同时存在上、下运动神经元受累的表现；很可能的 ALS 要求两个区域同时存在上、下运动神经元受累的表现，并且某些上运动神经元体征须在下运动神经元体征上部；可能的 ALS 需要一个区域同时存在上、下运动神经元受累的表现或至少两个区域存在上运动神经元受累的表现。另外，绝对不能存在支持类似 ALS 的其他疾病的电生理、病理或影像学证据。2008 年提出了修订的 ALS 标准，即 Awaji 标准，目前已被广泛应用。Awaji 标准和 El Escorial 标准的主要不同点是活动性失神经损害可表现为纤颤、正锐波或束颤，因此，在 Awaji 标准中，束颤的存在发挥了更突出的作用，使得早期诊断成为可能，这使更多的患者能够参加临床试验。

在好发年龄组和临床背景下，具有典型 ALS 表现包括广泛肌萎缩、肌无力、束颤和痉挛的患者，诊断相对容易。然而，并非所有病例都是显而易见的，特别在疾病早期，患者的症状、体征（在解剖上）分布局限。此外经典 ALS 谱系中的几个变异型也存在诊断问题。

（二）进行性延髓麻痹

进行性延髓麻痹患者的首发症状仅限于延髓肌肉，通常有数月进行性构音障碍伴呛咳、窒息及体重下降的病史，发音功能异常可导致完全性构音障碍。这些患者常常被误诊，为了查找构音障碍或吞咽困难的病因，许多患者进行了详尽的耳鼻喉及胃肠道检查。少数情况下，患者会因为误吸出现呼吸窘迫。根据下运动神经元功能受累的程度，发音常表现为缓慢、痉挛性，伴有不同程度无力的特征。舌肌可表现为萎缩、纤颤，伴有下颌反射、咽反射和面肌反射活跃（图 30-1）。一个特征性表现为“餐巾纸或手帕征”，由于球面部肌无力导致流涎过多，患者常常手持纸巾，频繁擦拭口面部的口水。少数情况下，症状始终相对局限于延髓肌肉，然而，绝大多数患者，如同经典型 ALS，最终会进展累及肢体。实际上，约 25% 的 ALS 患者为延髓起病型。

（三）进行性肌萎缩

大约 15% 的散发性运动神经元病患者表现为单纯的下运动神经元综合征，称为进行性肌萎缩。这些患者表现为肢体远端肌萎缩无力、束颤和肌肉痛性痉挛，无感觉症状和体征。无力肢体的反射可能存在，但通常减弱或消失。临床病程通常较长，症状缓慢向近端肌肉进展。球部受累不常见，即使存在也发生得很晚。虽然某些患者腱反射保留或者轻度活跃，与肢体无力和萎缩程度不匹配，但无明确的上运动神经元受累。在所有的 ALS 变异型中，进行性肌萎缩特别值得详尽的评估以排除其他疾病，特别是潜在可治性的传导阻滞的多灶性运动神经病。

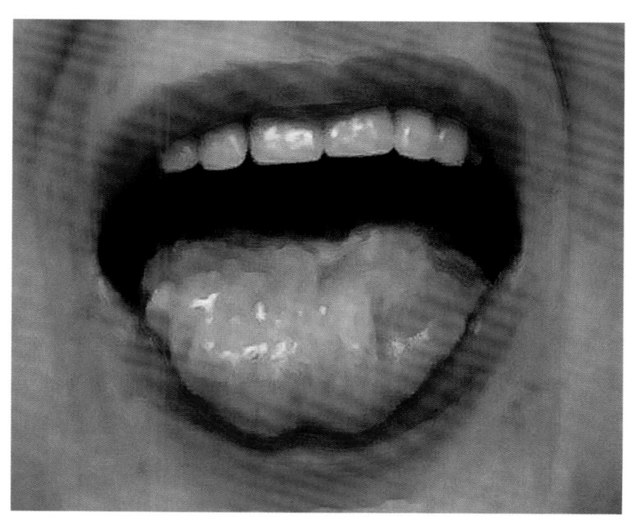

▲ 图 30-1　舌肌萎缩

肌萎缩侧索硬化的一个重要表现为球部肌肉无力，舌肌通常受累。典型的下运动神经元体征包括肌萎缩、束颤和肌无力；上运动神经元受累可表现为舌难以快速左右移动。在这个图片中，注意舌肌有显著萎缩，特别是左侧

（四）原发性侧索硬化

原发性侧索硬化是一种非常罕见的疾病，以进行性、选择性累及上运动神经元而下运动神经元保留为特征。在获得性运动神经元病患者中，所占比例不足1%。特征是痉挛、无力、病理性腱反射活跃、巴宾斯基征阳性、假性延髓麻痹的发音和情感表现，无肌萎缩（失用性除外）、束颤或其他下运动神经元受累表现。该病通常表现为进行性截瘫或四肢瘫。偶有患者出现痉挛型进行性延髓肌无力或偏瘫。病程往往较长，预后好于经典型 ALS，一些患者在发病后可存活数十年。

（五）连枷臂和连枷腿综合征

连枷臂（flail arm，FA）和连枷腿（flail leg，FL）表型已被认可了一个多世纪。连枷臂综合征曾有许多命名，包括进行性肌萎缩肩肱型、悬臂综合征和桶中人综合征。通常表现为对称的进行性双上肢无力、萎缩，近端肌肉受累先于远端肌肉。然而，下肢或延髓肌肉几乎不受累。男性发病比例远超女性（4 : 1）。许多患者多年后仍可自由行走。同样，连枷腿综合征（又称为 ALS 的假性多发性神经病变异型）表现为下肢肌萎缩和无力。上运动神经元体征缺乏或轻微，或在病程晚期出现。与连枷臂综合征不同，连枷腿综合征没有呈现男性多于女性的倾向。连枷臂和连枷腿综合征的体征通常分别局限于上肢或下肢 1～3 年。

连枷臂和连枷腿综合征的临床表现对预后有重要的提示作用。两者进展都非常缓慢，并且 5 年生存率显著高于经典肢体起病的 ALS（FA：52%；FL：64%；经典型 ALS：20%）。然而，10 年后，连枷臂和连枷腿综合征的存活率与经典型 ALS 相似。

二、病因

散发性运动神经元病的病因尚不清楚。推测与免疫、感染和兴奋毒性有关，但尚未得到证实。随着与家族性 ALS 相关的新基因突变的发现，对散发性 ALS 患者的基因筛查表明，这些患者中只有极少数具有一个与家族性 ALS 相关的基因突变（见第 31 章）。

三、鉴别诊断

对于肢体和延髓肌肉均出现明显 UMN 和 LMN 体征的患者，ALS 的诊断通常是直接明了的。然而，大多数患者在疾病早期首次就诊，此时临床上只有一个肢体受累。此外，还有其他一些潜在可以治疗的疾病，可以表现与 ALS 及其变异型相似的临床体征、电生理表现或两者兼而有之（框 30–1）。本章稍后将详细讨论这些疾病中较为常见的类型。此外，请参阅第 31 章非典型运动神经元病，综述了 ALS 鉴别诊断中的其他重要疾病。

在经典型 ALS 病例中，需要考虑的最重要诊断是颈、腰椎管狭窄症共病。对于 PMA 或以下运动神经元受累为主的 ALS，包括 FA 和 FL 综合征，需要考虑的最重要诊断是脱髓鞘性运动神经病（尤其是 MMNCB）和包涵体肌炎（inclusion body myositis，IBM）。此外，需要牢记良性束颤综合征（benign fasciculation syndrome，BFS）和肌强直性疾病。在 PLS 中，有许多神经系统疾病会与之混淆，需要通过适当的影像学和其他实验室检查排除。

（一）颈 / 腰椎管狭窄症

颈、背部的退行性疾病极为常见，尤其在老年人中。同时患颈椎病和腰椎病偶尔可以在临床和肌电图上与 ALS 类似。颈椎病本身是老年人步态异常的常见原因。颈部受压可导致累及颈神经根的多发性神经根病及脊髓直接受压引起的脊髓病，可造成上肢 LMN 受累和下肢 UMN 受累的临床表现（图 30–2）。如果在 C_5 水平以上发生额外的压迫，上肢也可以出现 UMN 受累体征。使病情进一步复杂化的是，同时合并腰椎管狭窄症的患者，其腰骶肌节处会出现额外的 LMN 受累体征。总之，临床表现可能类似于 ALS。

然而，病史和神经系统查体中的几个特点提示颈椎和（或）腰椎管狭窄的诊断。颈椎管狭窄通常呈阶梯式进展，可有改善期。此外，通常有颈部或根性疼痛，伴颈部活动受限和上肢感觉症状。由于脊髓后索受压，可能会出现下肢感觉异常、振动觉丧失及 Romberg 征阳性。合并腰椎管狭窄通常伴有背痛，而且步行一段距离后，疼痛或感觉异常可能会加重，只有坐位才能缓解。

上述体征和症状通常提示颈椎和腰椎管狭窄症的诊断。然而，少数情况下，颈椎和腰椎管狭窄患者表现相对单纯的运动综合征，包括肌无力、肌萎缩和痉挛，这使得临床上难以与 ALS 鉴别。正是在这些患者中，延髓和胸区椎旁肌的临床和肌电图评估显得尤为重要，因为在仅限于颈椎或腰椎的病变

框 30-1 运动神经元病的鉴别诊断

特发性

- 肌萎缩侧索硬化
- 肌萎缩侧索硬化变异型
  - 进行性延髓麻痹
  - 原发性侧索硬化
  - 进行性肌萎缩
  - 连枷臂综合征
  - 连枷腿综合征
- 单肢肌萎缩（良性局灶性肌萎缩）

感染性 / 感染后

- 麻痹性脊髓灰质炎
- 脊髓灰质炎后综合征
- 急性弛缓性脊髓炎
- 逆转录病毒相关综合征
- 西尼罗河脑炎

遗传 / 基因

- 家族性肌萎缩侧索硬化
- 脊肌萎缩症
  - 成人或青少年近端起病（Kugelberg-Welander 病）
  - X 连锁脊髓延髓肌萎缩（肯尼迪病）
  - 远端脊肌萎缩症（脊髓型 Charcot-Marie-Tooth 病）
- 氨基己糖苷酶 A 缺乏症（迟发性 Tay-Sachs 病）
- 遗传性痉挛性截瘫（复杂型）
- 成人多糖体病

类似运动神经元病的其他疾病

- 颈椎 / 腰椎病变
- 中毒综合征（如铅中毒）
- 辐射后综合征
- 免疫介导的脱髓鞘性运动神经病
  - 伴有传导阻滞的多灶性运动神经病
  - 不典型慢性炎症性脱髓鞘性多发性神经根神经病
- 与淋巴瘤和其他恶性肿瘤相关的运动神经病

中，这些肌肉绝不应出现异常（见第 32 章）。

（二）伴传导阻滞的多灶性运动神经病

与 ALS 进行性肌萎缩型临床表现相似的一种重要疾病是脱髓鞘性运动神经病。几乎所有的周围神经病均有感觉和运动的症状和体征；因此，它们很少与 ALS 混淆。然而，极少数周围神经病是纯运动型或以运动为主的，其中，大多数是脱髓鞘性，被认为是免疫介导的。虽然确切的病理生理尚不清楚，推测运动神经或髓鞘的某些成分被免疫系统选择性地靶向攻击，导致运动功能障碍。正是在这些情况下，运动神经病可能被误诊为运动神经元病变（即运动神经元病）。尽管极为少见，必须要除外的运动神经病是 MMNCB，尤其在以 LMN 受累为主的患者中（见第 29 章）。

MMNCB 通常只累及运动纤维，而感觉纤维保留。和 ALS 一样，它通常由肢体远端起病，缓慢进展。此外，束颤和痛性痉挛也很常见。然而，与 ALS 不同的是，它好发于较年轻患者（<45 岁），男性为主（男女比例约为 2∶1）。体格检查中，几条重要线索可提示 MMNCB。通常，单个运动神经受累程度常常和相同肌节的相邻神经不成比例（因此称多灶性运动神经病）。例如，MMNCB 可能会出现正中神经支配的远端肌肉严重无力，而同一肌节尺神经支配的肌肉相对豁免，而这在 ALS 中则非常罕见，标志着这种疾病为运动神经病而不是运动神经元病。其次，MMNCB 中的肌无力程度可能与肌萎缩不成比例，尤其是在病程早期，这反映主要的潜在病理改变是脱髓鞘，而不是轴突病变。最后，MMNCB 不会导致任何 UMN 功能障碍。反射通常减弱或正常。不会出现病理性腱反射亢进、痉挛和巴宾斯基征。

临床表现及抗神经节苷脂抗体滴度升高可提示 MMNCB 的诊断，超过半数的患者出现这种抗体。多数情况下，MMNCB 是通过神经传导检测诊断的，显示运动纤维远、近段间传导阻滞的证据。MMNCB 是另一种神经肌肉超声对诊断可能非常有帮助的疾病。不漏掉这一诊断非常重要，因为这些患者的预后远好于 ALS 患者。大多数 MMNCB 患者对免疫调节治疗反应良好，尤其是静脉注射免疫球蛋白治疗。

（三）包涵体肌炎

包涵体肌炎是一种特发性炎症性肌肉疾病，在临床上（有时电生理上）可能会与 ALS 的 PMA 变异型混淆。包涵体肌炎是 50 岁以上人群中最常见的炎症性肌病。在临床上，表现为缓慢进展的肌无力。男性比女性多见。除了近端肌肉无力，通常还累及远端肌肉。在一些患者中，远端肌无力重于近端。尽管无力分布通常是对称的，但也经常出现不对称分布。该病好发于某些肌肉，包括髂腰肌、股四头肌、胫骨前肌、肱二头肌、肱三头肌和指长屈

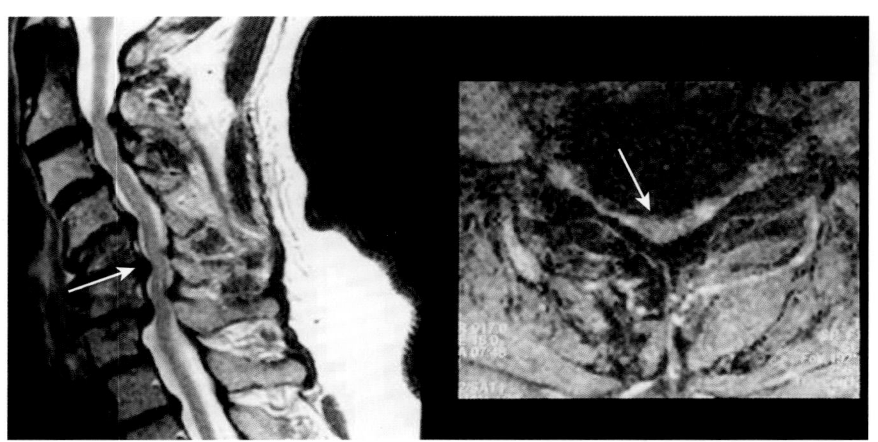

◀ 图 30-2　颈椎病

在肌萎缩侧索硬化的鉴别诊断中，颈椎病是需要排除的最重要的诊断之一。颈神经根受压（左，箭）导致多发性神经根病，而脊髓直接受压（右，箭）导致脊髓病。这可以产生上肢下运动神经元受累和下肢上运动神经元受累的临床表现，如果在 C_5 水平以上发生额外的压迫，上肢也可以出现上运动神经元受累的体征

肌。显著的肌萎缩很常见，尤其是股四头肌。一般不会出现面肌和眼肌无力。然而，吞咽困难很常见。在病程早期腱反射往往会减弱或消失，尤其是股四头肌反射。有严重远 / 近端肌无力、萎缩及腱反射减低的包涵体肌炎患者，很容易被误诊为 LMN 疾病，如 PMA。

不幸的是，电生理表现常常使包涵体肌炎的诊断复杂化。大量的纤颤电位和正锐波很常见。运动单位动作电位可以是典型肌病样的小而窄；也可以是提示神经源性改变的大而宽，或两者兼有。尽管大而长时限的 MUAP 通常与神经源性疾病相关，也可见于慢性肌病，尤其是与失神经支配相关的肌病（通常是炎性或坏死性肌病）。

束颤和痛性痉挛是鉴别 LMN 疾病和包涵体肌炎的一个关键性特征。束颤和痛性痉挛都是神经源性病变的表现，不会见于任何肌病，包括包涵体肌炎。LMN 综合征患者未表现束颤和痛性痉挛的情况下，有时需要进行肌肉活检来鉴别运动神经元病和包涵体肌炎。此外，基于某些常见的肌肉受累模式，神经肌肉超声也有助于提示包涵体肌炎的诊断（见第 38 章）。

（四）良性束颤综合征

几乎所有人都体验过束颤，这是一种良性现象。然而，由于束颤与肌萎缩侧索硬化的关联已得到广泛认可，某些人尤其是医务工作者或肌萎缩侧索硬化患者家属，更关注束颤并因此就医。绝大多数有束颤体验的人无神经系统疾病。对一些超过正常体验的频繁束颤的个体，并且神经系统查体和肌电图均正常（除了束颤），可诊断良性束颤综合征。在一些良性束颤综合征患者中，可能伴有肌痛、痛性痉挛和运动不耐受。大量随访研究显示，良性束颤综合征患者发生 ALS 或任何其他严重神经系统疾病的风险并未增加。重要的是要让良性束颤综合征患者消除疑虑，他们患运动神经元病的风险并不高于其他任何个体。

（五）肌强直综合征

表现为某种典型肌强直综合征（见第 39 章）的患者在临床上通常不会与 ALS 或其他运动神经元病混淆。然而，基于肌电图医生把肌强直电位误判为失神经电位（纤颤电位和正锐波），偶尔患者会被误诊为运动神经元病。肌强直电位是肌纤维的自发放电，类似于纤颤电位和正锐波，鉴别点在于其波幅和频率的特征性消长变化。在 EMG 上，由于波幅和频率的消长变化，肌强直电位表现为特征性的“加速发动机”的声音。误判是由于肌强直电位和失神经电位具有相同的基本形态，因为两者都由肌纤维产生。在临床上，失神经电位常见，而肌强直电位少见。然而，一旦识别出肌强直电位消长变化的起伏声音，就很容易做出鉴别诊断。

（六）类原发性侧索硬化

很多神经系统疾病可出现类似原发性侧索硬化的 UMN 受累的症状和体征。大多数可以通过颅脑和颈椎影像学检查排除。有时颅脑影像学会显示与 PLS 一致的异常，在这些病例中，MRI 上会见到局限于皮质脊髓束的 T_2 或 FLAIR 异常信号（图 30-3）。然而，影像学检查通常主要用于帮助排除某些疾病，如多发性硬化、多发性脑梗死、颈椎病、脊髓空洞症、Chiari 畸形、枕骨大孔区压迫性病变和脊髓肿瘤，所有这些都可能与 PLS 混淆。

此外，如果没有明确的家族史，某些家族性痉

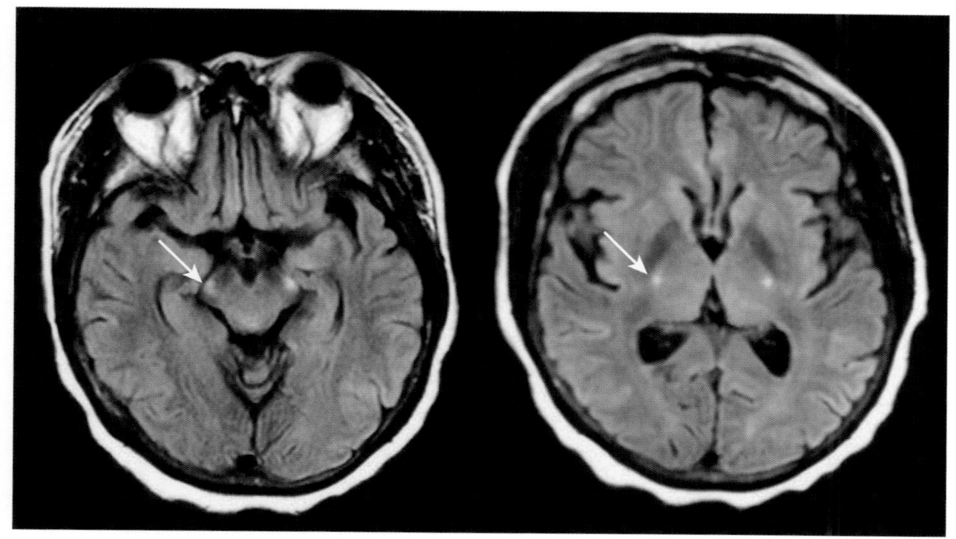

◀ **图 30–3　MRI 和运动神经元病**

一例原发性侧索硬化患者 MRI 轴位 FLAIR 序列：中脑上部水平（左，箭）和基底节 / 内囊水平（右，箭）。注意双侧大脑脚和内囊的异常信号，对应皮质脊髓束的位置。类似发现偶见于肌萎缩侧索硬化患者

挛性截瘫（Strümpell 病）和肾上腺脊髓神经病病例可能难以与 PLS 鉴别，肾上腺脊髓神经病需要进行极长链脂肪酸的血液检测。许多类型的家族性痉挛性截瘫可以通过商用的基因检测来明确诊断。由人类 T 淋巴细胞病毒 I 型（human T-lymphotropic virus type Ⅰ，HTLV-Ⅰ）引起的热带痉挛性截瘫（也称为人类 T 淋巴细胞病毒 I 型相关脊髓病）可能难以与 PLS 鉴别，尽管这些患者通常有膀胱症状和下肢轻微感觉障碍，并且来自流行地区，包括加勒比盆地、日本西南部、美国东南部、意大利南部和撒哈拉以南非洲地区。HTLV-1 抗体的血液检测可明确诊断。在一系列 HTLV-1 感染患者中也观察到类似 ALS 的运动神经元综合征。出现痉挛性截瘫或典型的 ALS 症状，伴有轻微感觉症状或膀胱功能障碍，尤其是在 HTLV-1 流行区，提示应检测 HTLV-1 抗体。也有罕见的与 HTLV-2 病毒相关的痉挛性截瘫患者的报道。最后，很少有人类免疫缺陷病毒阳性的 PLS 或 ALS 样综合征患者的报道。经过抗病毒治疗，其运动神经元综合征可得到改善或康复。

四、电生理评估

（一）神经传导检测

对疑似 ALS 的患者进行运动和感觉神经传导检测是必不可少的（框 30–2）。在针电极肌电图检测前，至少应在一个上肢和一个下肢（最好在症状明显一侧）进行常规运动和感觉神经传导检测及迟发反应检测。

ALS 患者的运动神经传导检测结果可以正常，尤其在临床未受累的肢体中，但更常显示轴突受累的证据。无论病变的水平是在运动神经元、神经根、神经丛还是周围神经，轴突受累引起运动神经传导检测的结果改变是相似的，CMAP 波幅降低，而远端潜伏期和传导速度保持相对正常。如果直径粗、传导快的运动轴突受累，可出现传导速度减慢和远端潜伏期延长（图 30–4）。尽管减慢的程度通常不会达到明确的脱髓鞘范围（即传导速度<正常值下限的 75%；远端潜伏期>正常值上限的 130%）。传导速度和远端潜伏期轻、中度减慢或延长并不罕见，尤其是当 CMAP 波幅非常低时。

尽管对 ALS 不完全特异，“分裂手综合征”是可见到的一种模式。这个术语由 Wilbourn 首次提出。在 ALS 患者中，手部外侧肌群（鱼际肌和第一背侧骨间肌）与内侧肌群（小鱼际肌）肌萎缩不成比例。同样，在神经传导检测中，在拇短展肌和 FDI 记录的运动波幅比小指展肌记录的波幅降低更明显，尽管这三块肌肉均由 C_8～T_1 神经支配。在一项研究中，ALS 患者的 APB/ADM 和 FDI/ADM 比值均低于对照组。在常规正中神经和尺神经运动传导检测时，这些比值可以简单地通过测量 APB、FDI 和 ADM 的 CMAP 波幅计算出。40% 的 ALS 患者 APB/ADM 比值<0.6（被认为是异常的），而在正常组这一比例仅为 5%。34%ALS 患者 FDI/ADM 比值<0.9（被认为是异常的），而在正常组仅为 1%。20%ALS 患者 APB/ADM 和 FDI/ADM 比值均异常，正常对照组为 0。这些结果表明，分裂手综合征支持 ALS 的诊断。ALS 患者出现这种模式背后的原因尚不完全清楚。

框 30–2　运动神经元病神经传导检测推荐流程

常规运动神经检测（症状最明显一侧）

1. 正中神经检测，APB 记录，腕和肘前窝刺激
2. 尺神经检测，ADM 记录，腕、肘下和肘上刺激
3. 尺神经检测，FDI 记录，腕、肘下和肘上刺激
4. 腓总神经检测，趾短伸肌记录，踝、腓骨小头下和腘窝外侧刺激
5. 胫神经检测，踇短展肌记录，踝和腘窝刺激

常规感觉神经检测（症状最明显一侧）

1. 正中神经 SNAP，腕刺激，第 2 指记录
2. 尺神经 SNAP，腕刺激，第 5 指记录
3. 桡神经 SNAP，前臂刺激，鼻烟窝记录
4. 腓肠神经 SNAP，小腿刺激，后踝记录

迟发反应（症状最明显一侧）

1. F 波：正中神经、尺神经、腓总神经和胫神经
2. H 反射

特殊注意事项

- 当检测额外的运动神经或节段时，传导阻滞的检出率增加。在选定的患者中，可检测对侧常规运动神经或刺激同侧神经近端（或两者均检测）。用表面电极在腋点和 Erb 点刺激尺神经和正中神经，针电极刺激 C_8 神经根。在臀襞和 S_1 神经根用针电极刺激近端胫神经。近端刺激有明显的技术局限性
- 应考虑进行对侧运动神经检测，尤其在以下运动神经元综合征为主而无明确上运动神经元体征的患者中。以下运动神经元综合征为主的患者以及常规运动神经检测正常而迟发反应异常的患者，也应考虑进行近端刺激检测，这种模式提示近端病变
- 计算 APB/ADM 和 FDI/ADM 的波幅比值。在某些 ALS 病例中，手外侧肌群受累比内侧肌群明显。这导致 APB/ADM 比值＜0.6 和 FDI/ADM 比值＜0.9。如果两者均异常，在适当的临床背景中，它们支持 ALS 的诊断

ADM. 小指展肌；APB. 拇短展肌；FDI. 第一背侧骨间肌；SNAP. 感觉神经动作电位

然而，在皮质中，支配 APB 和 FDI 的皮质运动神经元数目远超过支配 ADM 的数目。另一种可能的解释是 C_8 和 T_1 纤维对 FDI、APB 和 ADM 的相对支配有关。与 ADM 相比，FDI 和 APB 接受较多的 T_1 神经支配，而 ADM 主要接受 C_8 神经支配。因此，与 ADM 相比，T_1 神经元变性将不成比例地累及 FDI 和 APB。

进行运动神经传导检测的最重要原因是寻找脱髓鞘的明确证据，尤其是沿运动神经的传导阻滞。运动神经传导阻滞的存在意味着：①潜在疾病是运动神经病而不是运动神经元病；②肌无力的主要原因是传导阻滞而非运动神经元或轴突的病变；③这种疾病可以通过免疫调节疗法治疗。运动神经纤维传导阻滞是 MMNCB 患者的主要电生理表现（图 30–5）。也可以看到脱髓鞘的其他电生理证据（传导速度减慢、远端潜伏期延长和迟发反应延迟）。

由于不伴传导阻滞的异常时间离散可能导致近端和远端刺激点之间 CMAP 波幅和面积某种程度降低，因此传导阻滞的电生理标准很复杂。计算机模拟模型表明，即使没有传导阻滞，显著的异常时间离散也可导致近端和远端刺激点间 CMAP 波幅下降 50% 以上。相反，这些模型表明，近端和远端刺激点间 CMAP 面积下降 50% 以上，则总是提示传导阻滞，不能仅基于异常时间离散来解释。当长节段检测神经时，异常时间离散的影响更明显。在实践中，在正常个体和轴突损害患者中检测常规神经节段（腕至肘、踝至膝）时，CMAP 面积和波幅很少下降 20% 以上。因此，在短节段上 CMAP 面积或波幅下降超过 20%，尤其伴有局灶性传导减慢时，通常都提示传导阻滞。

为了提高神经传导检测中传导阻滞的检出率，对疑似 ALS 患者通常尝试更多的近端刺激（刺激腋点、Erb 点、颈神经根）。虽然这项技术可能对特定个体有价值，但必须牢记几个重要的技术注意事项：首先，即使在最大电流输出的情况下，也难以达到超强刺激，尤其在 Erb 点和神经根水平。如果次强刺激被误认为是超强刺激，那么就有可能被误判为传导阻滞。其次，近端刺激常常导致同时刺激相邻神经。例如，在 Erb 点和 C_8 神经根处，如果不同时刺激正中神经的运动纤维，而只刺激尺神经的运动纤维是不可能的，除非使用对冲技术消除共同刺激的影响，否则结果难以解释（见第 33 章）。最后，随着神经节段的延长，时间离散的影响也会增大。例如，在肘和腕之间检测尺神经时，允许 CMAP 面积或波幅下降高达 20%，以解释时间离散的正常影响。然而，在 Erb 点刺激尺神经（神经节段长度加倍），在近、远端刺激点间，必须允许 CMAP 波幅和面积下降高达 40%，以解释正常的时间离散。对证据充分的 ALS 患者进行的近端刺激检测中，CMAP 面积和

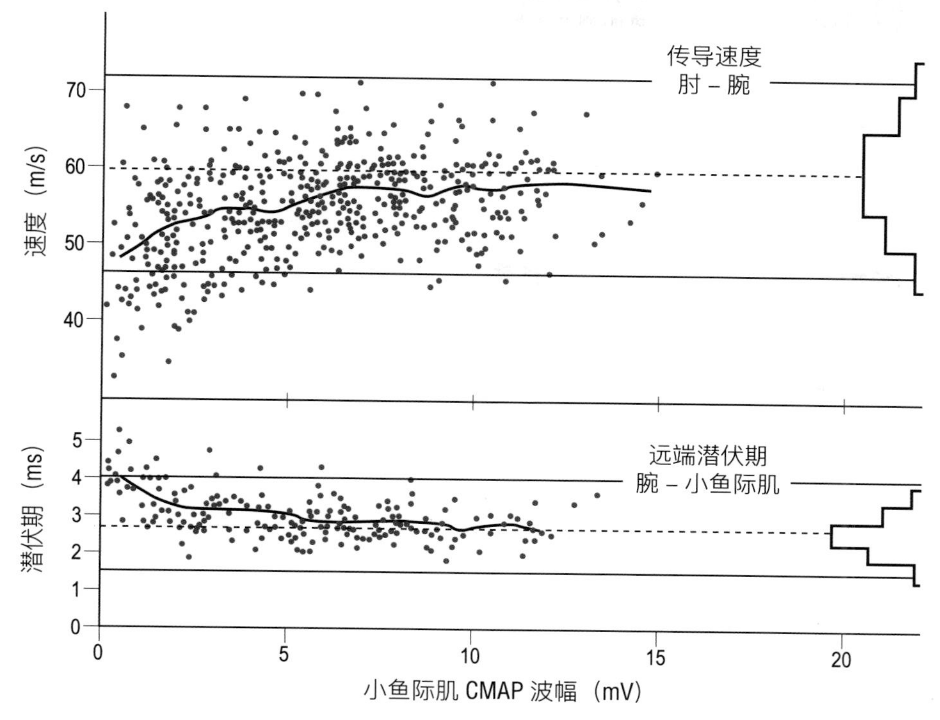

◀ **图 30–4 肌萎缩侧索硬化的传导速度和远端潜伏期**

以小鱼际肌记录的尺神经复合肌肉动作电位波幅为自变量，分别做出与传导速度（顶部）和远端潜伏期（底部）对应的关系曲线。每个点代表一个患者；黑色实线表示平均值。请注意，传导速度和远端潜伏期的均值保持在正常范围内，但随 CMAP 波幅降低而减慢、延长（经许可转载，引自 Lambert EH. Electromyography in ALS. In: Norris HF Jr, Kurland LT, eds. *Motor Neuron Diseases.* New York: Grune & Stratton; 1969.）

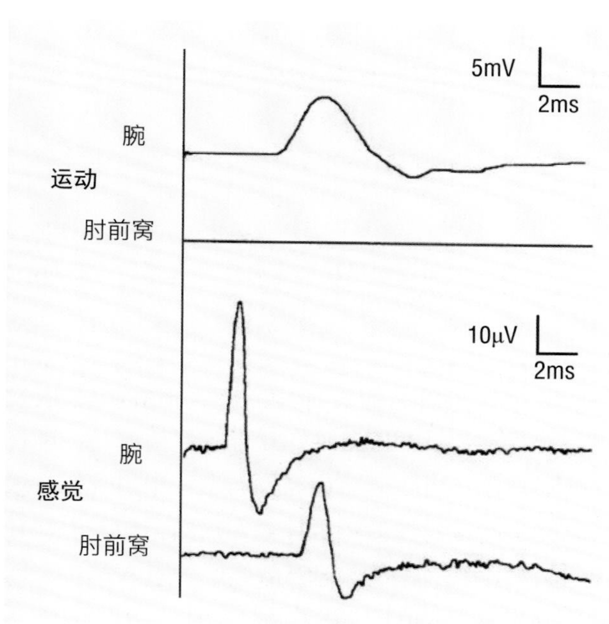

▲ **图 30–5 多灶性运动神经病中的传导阻滞**

正中神经运动和感觉传导检测，拇短展肌和第 2 指记录，腕和肘刺激。伴有传导阻滞的多灶性运动神经病患者的特征性表现是在近端与远端刺激点间运动神经纤维存在传导阻滞，而感觉纤维不存在。注意运动神经完全性阻滞（顶部）。感觉神经波幅下降在正常范围内，可预见的正常相位抵消（底部）。运动传导阻滞未见于肌萎缩侧索硬化或其他运动神经元病患者

波幅的下降不超过 50%。

沿着运动神经纤维的传导阻滞通常表示脱髓鞘性神经病；在疑似运动神经元病，特别是 PMA 的患者中，它通常指 MMNCB。当然，MMNCB 的诊断不能基于仅在常见的卡压部位发现传导阻滞，如肘部的尺神经病变或腓骨小头处腓总神经病变。因此，由于体重减轻和制动而在肘部出现尺神经病变的 ALS 患者仍是 ALS，而不是 MMNCB。

与运动神经传导检测一样，感觉神经传导检测必须在一侧上肢和一侧下肢进行。感觉神经传导在 ALS 及其变异型中始终是正常的。除非有明确理由表明患者存在潜在的多发性神经病或卡压性神经病，否则异常的感觉神经传导检测结果应该总是引起临床医生对 ALS 诊断的严重质疑。运动神经元病正常感觉传导结果中，唯一值得注意的例外是 X 连锁脊髓延髓肌萎缩，其感觉神经动作电位可以消失或异常，这可能是由背根神经节受累所致（见第 31 章）。

需要特别注意的是，ALS 患者和颈 / 腰椎管狭窄患者的运动和感觉神经传导检测结果可以相同。对于任何一种诊断的患者，SNAP 都可正常，但原因不同。ALS 患者无感觉异常，而颈 / 腰椎管狭窄患者可能有感觉障碍，但由于病变位于背根神经节近端，SNAP 得以幸免受损。在这两种疾病中，运动神经传导检测可能正常，也可能显示轴突受累的证据。迟

发反应可能有助于两者的鉴别，但绝不应将其作为唯一的鉴别因素。F波异常（潜伏期延长、出现率下降、离散或消失）更可能发生在多发性神经根病中。同样，在影响 S_1 神经根的腰椎管狭窄中，H反射可能消失或延迟。

在一些ALS患者中，尤其是在病程后期，迟发反应也可能表现出轻微异常。由于运动神经元受损，可参与F波的运动单位减少。事实上，有些肌肉可能只剩下几个运动单位。在这种情况下，F波可能出现率下降，反映可回返放电的运动单位数目减少。如果最粗大和传导最快的运动单位已经受累，那么，最短F波潜伏期可能会轻度延长，提示正常但传导速度较慢的运动神经元仍然存在。此外，"重复F波"可能会以某种频率出现。一般来说，重复看到波形相同的F波是不寻常的，因为通常有许多运动单位可参与F波。然而，在ALS中，如果少数运动单位残存，那么只有这几个运动单位可参与形成F波。因此，增加了重复看到相同F波的机会。总之，虽然迟发反应异常更多提示多发性神经根病，由于在ALS中也可以见到类似的异常，所以迟发反应不能明确鉴别这两种疾病。

（二）肌电图检测方法

疑似ALS患者的EMG评估通常是广泛的（框30-3）。检测肌肉常常包括四肢肌、椎旁肌和延髓肌。尽管当患者首次进行神经系统评估时症状通常仅限于一肢或两肢，但其EMG结果经常显示广泛的失神经支配和神经再支配，即使在疾病的早期阶段也是如此。由于ALS的诊断预示着严重的预后，因此在得出结论之前必须始终进行彻底的评估。支持ALS的明确电诊断EMG结果，必须在四个节段（延髓、颈、胸、腰骶）中的三个发现活动性失神经支配和神经再支配，并且这种改变不能由多数性单神经病或神经根病解释。

在每一块检测的肌肉中寻找慢性轴突损害（神经再支配）和进行性轴突损害（失神经支配）的证据。自发电位通常很明显，表现形式为纤颤电位、正锐波和束颤。束颤，即运动单位的自发去极化，通常不规则且频率很慢（<1Hz）。寻找束颤的最佳方法是将同芯针电极插入肌肉，嘱患者放松，然后，最重要的是，将手从针电极上移开。以前，束颤本身不足以作为活动性失神经支配的充分证据。然而，在修订后的Awaji标准中，活动性失神经的证据包括纤颤电位/正锐波或束颤。因此，目前束颤的存在起了更重要的作用，允许更早地对ALS进行电诊断。然而，肌电图医生必须牢记，束颤见于许多其他疾病，并且在很多正常个体中也被视为一种良性现象。

框30-3　运动神经元病肌电图检测推荐方案

肢体肌肉

- 至少选取三个肢体的肌肉，确保在每个肢体选择的肌肉遵循以下原则：具有远端和近端肌肉、不同神经支配的肌肉和不同神经根支配的肌肉

胸椎旁肌

- 选择至少三个节段
- 避免选取 T_{11}～T_{12}（少数情况下可能因脊椎病受累）

延髓肌肉

- 至少选取一块肌肉（延髓麻痹患者应选取更多肌肉）
- 可以选取舌肌、咬肌、胸锁乳突肌和面部肌肉

特殊注意事项

- 肌萎缩侧索硬化的电生理证据通常被定义为四个躯体节段（延髓、颈、胸、腰骶）中的三个出现活动性失神经支配和神经再支配，不能用多数性单神经病或神经根病来解释。因此，胸区椎旁肌和延髓肌的检测在肌萎缩侧索硬化与颈/腰多发性神经根病的电生理鉴别中具有特殊的重要性
- 陈旧性脊髓灰质炎患者通常表现为广泛的慢性神经再支配和运动单位动作电位募集减少。然而，明显的活动性失神经支配不常见

尽管存在明显的失神经支配，但在ALS中发现复合重复放电并不常见。复合重复放电是一种慢性病损现象，当在运动神经元病患者中出现时，通常意味着非常慢性的运动神经元疾病，如陈旧性脊髓灰质炎，或成人发病的氨基己糖苷酶A缺乏症的LMN表现（见第31章）。

除了异常的自发电位外，ALS总是有代偿性神经再支配的证据。除脊髓灰质炎外，所有运动神经元病通常都是缓慢进展的。因此，在ALS中看不到急性或亚急性神经源性损害（活动性失神经支配同时MUAP形态正常和MUAP募集减少）的模式。

在疑似ALS的患者中，应该检测多块肌肉以证明该疾病潜在广泛性损害的性质。神经源性损害必

须由同一肌节的不同神经和不同肌节所支配的肌肉证实。这一点怎么强调都不过分。例如，如果 C_7 正中神经支配的肌肉严重异常，而 C_7 桡神经支配的肌肉正常，则必须严重质疑任何类型运动神经元病的诊断。就其性质而言，运动神经元病是一种肌节病，不会像 MMNCB 那样，在同一肌节中保留单个神经不受损。

除了记录失神经支配和神经再支配，还必须特别注意 MUAP 的募集。募集减少意味着运动单位丢失，这是运动神经元病的主要问题。判断 MUAP 的募集允许肌电图医生评估有功能的运动单位数目。尽管有些电生理技术可用来计算特定肌肉的运动单位数目，但大多数都很耗时，并且各有其自身的潜在技术问题。

评估 MUAP 募集对鉴别运动神经元病与某些具有失神经特征的慢性肌病也起着至关重要的作用。如前所述，一些 IBM 和其他慢性肌病的患者可能出现大量的纤颤电位、正锐波和长时限、高波幅、多相的 MUAP（即典型急、慢性轴突损害相关的模式）。虽然一些慢性肌病患者也可能有短时限、低波幅、多相的 MUAP（所谓的肌病性运动单位动作电位），但其他患者可能没有。正是在这种没有肌源性运动单位动作电位的患者中，MUAP 募集的评估通常有助于鉴别神经源性疾病和肌源性疾病。与募集减少的运动神经元病相比，慢性肌病的募集通常保持正常或早募集。如果在极少数情况下，募集减少，其减少的程度通常比预期由失神经支配和神经再支配的程度低。

随着募集的减少，ALS 患者的激活也可能减少。激活，即更快地激发可用运动单位的能力，是一个中枢神经系统过程。ALS 患者的 UMN 功能障碍导致激活减少。总体而言，经典型 ALS 的 EMG 表现是：由不同神经和肌节支配的多块肌肉中的失神经支配、神经再支配、募集减少和 MUAP 激活减少。

在疑似 ALS 的患者中，通常首先检测肢体肌肉。当然，在肢体肌肉中发现广泛的 EMG 异常不能鉴别重度颈 / 腰多发性神经根病和 ALS。正是在这些情况下，胸区椎旁肌和延髓肌的评估具有诊断重要性。

ALS 患者的胸区椎旁肌经常发现失神经支配。这一发现对于排除类似 ALS 的颈、腰椎管狭窄共病很重要。一项针对疑似 ALS 患者的前瞻性研究发现，在所有通过常规方法最终诊断为 ALS 的患者中，在评估 3 个或 4 个节段时，78% 的患者存在胸区椎旁肌失神经支配的证据。在脊椎病患者的对照组中，胸区的失神经支配极为罕见，仅在 21 例患者中的 1 例（5%）中发生。这例患者有严重的腰椎和邻近胸椎管狭窄。胸区椎旁肌通常是针电极肌电图检测安全且可接近的部位，是有助于鉴别脊椎病和 ALS 患者的最有用的检测部位之一。经常遇到的唯一困难是肌肉不能充分放松，尤其是在严重无力的患者，胸区椎旁肌可能会随着每次呼吸而激活，从而难以确定是否存在自发电位。

EMG 异常具有重要诊断意义的另一区域是延髓肌肉。延髓肌肉失神经支配和神经再支配的明确证据可排除颈椎或腰椎病是导致运动功能障碍的唯一原因。通常用于检测的备选肌肉包括舌肌、咬肌和面部肌肉。然而，在评估延髓肌肉时，必须考虑几点：首先，对患者而言，放松舌肌很困难，因此对自发电位的评估往往要求很高。此外，延髓肌肉中 MUAP 的大小和发放模式与肢体肌肉不同。延髓 MUAP 时限比肢体肌肉短，可能被误判为纤颤电位或肌源性 MUAP。此外，延髓肌的起始放电频率高于肢体肌肉，这表明即使在正常肌肉中也存在神经性募集模式。在检测疑似 ALS 患者的延髓肌肉之前，每个肌电图医师都应该熟悉正常的延髓肌肉 MUAP。

五、超声相关性

第 19 章详细讨论了神经肌肉超声在运动神经元病中的应用，在以下情况最有意义。

- 评估进行性 LMN 综合征患者的肥大性（脱髓鞘性）神经病变，以排除 MMNCB 的可能性。
- 评估束颤。在修订的 Awaji 标准中，束颤、神经再支配的 MUAP 和募集减少是活动性和慢性 LMN 受累的充分证据。超声可以很容易地观察束颤，并且具有同时观察深层和浅层肌肉及大面积肌肉的优势。研究表明，超声检测束颤比临床查体或针电极肌电图更敏感，包括舌肌（延髓肌肉）及肢体肌肉。在疑似 ALS 的患者中，超声显示的弥漫性束颤是用于支持诊断的一个重要要素。
- 能够检测大量肌肉并评估失神经萎缩。由于不同的运动单位在不同的时间失神经支配，肌肉的某些区域可能已经严重受累，而其他区域仍然幸免，导致出现在神经病变过程中的“虫蛀样”肌肉外观，从而提示神经源性病因。在肌无力患者中，特别是在某些肌肉选择性受累的 IBM 中，超声上肌肉受累的模式也可能提示另一种诊断（见第 38 章）。

六、病例分析

病例 30-1

【病史和查体】

女性，54 岁，因进行性肌无力 8 个月就诊。8 个月前肌无力起始于左下肢，足下垂，2 个月后右下肢出现类似症状。无外伤、疼痛、感觉异常或感觉缺失史。上肢无不适。

神经系统查体，精神状态和脑神经功能正常。上肢显示双手内在肌肉轻度萎缩，以鱼际肌为著，肌力正常。下肢显示膝以下肌肉出现痉挛、明显萎缩和束颤，肌力检查显示双侧明显足下垂；此外，远端趾屈、踝内翻、外翻无力，近端髋关节屈、伸、外展、内收轻度无力。双上肢腱反射正常存在，下肢反射异常活跃，踝阵挛，双趾反射伸性。感觉检查显示轻触觉、温度觉和振动觉的敏感性正常。

【病例小结】

本病例的病史主要是双足下垂。仅凭病史可能提示由腓骨小头处的受压或卡压所致双侧腓总神经病变，也可能是其他病因引起的双侧腓总神经病变，如多发性单神经炎。多发性单神经炎累及双侧腓总神经并以不对称、阶梯样进展并不罕见。然而，有几点不支持这两个诊断：首先，患者将她的问题描述为缓慢进展。其次也是更重要的是，无感觉症状（即麻木或感觉异常）。因此，临床感觉检查和感觉神经传导检测将特别重要。

查体：脑神经及上肢相对正常，双大鱼际肌轻度萎缩。双下肢明显足下垂伴下肢远端萎缩，符合病史预期。然而，趾屈和踝关节内翻无力（均为胫神经支配的功能）使病变定位明显超出腓总神经支配区域。此外，髋关节屈、伸、外展、内收有轻度无力，下肢束颤。临床异常不符合任何一条神经或神经根的分布。病变应该累及双下肢多条神经、腰骶丛或多个神经根。然而，感觉检查完全正常。感觉不受累的肌无力表明我们面对的是主要以运动为主的问题。感觉检测正常除外了多发性单神经病、腰骶神经丛病或多发性神经根病。最后，可能也是最重要的，腱反射亢进、踝阵挛、双侧趾反射伸性。反射亢进、肌张力增高（痉挛）和趾反射伸性提示该患者叠加了 UMN 病变。因此，神经系统查体显示双下肢 LMN 和 UMN 同时受累，感觉系统不受累。此外，LMN 和 UMN 体征位于同一脊髓节段。例如，趾屈肌（L_5～S_1 节段）无力、萎缩及束颤，踝部（S_1 段）也存在痉挛和阵挛。这种不寻常的情况强烈提示 ALS。

首先进行神经传导检测，肌电图医生要记住 ALS 的可能性很大。如前所述，对疑似 ALS 患者进行神经传导检测的主要作用是排除脱髓鞘性多发性神经病，尤其和传导阻滞相关的。为此，在一侧上肢和一侧下肢进行神经传导检测。除尺神经运动传导检测中 FDI 记录的 CMAP 波幅轻度下降外，正中、尺、胫和腓总神经 CMAP 波幅、传导速度和 F 波最短潜伏期均正常。其他运动神经传导检测仅有的异常为正中、尺和胫神经远端运动潜伏期略延长。所检测的神经均未显示近端刺激时 CMAP 波幅异常下降，但胫神经除外，其波幅从远端的 11.8mV 降至近端的 8.9mV。然而，对于胫神经来说，这个下降数值被认为是正常的。

感觉神经传导检测，正中、尺、桡和腓肠神经感觉传导结果显示 SNAP 波幅、潜伏期和传导速度均正常。因此，感觉神经传导结果与病史和体格检查相关性好；感觉系统未受累。

在肌电图检测中，首先关注的是无力的双下肢。双下肢大多数被检肌肉存在大量自发电位，表现为纤颤电位和束颤电位。记录纤颤电位的数量。此外，所有下肢被检肌肉均显示高波幅、长时限、多相位 MUAP 伴募集减少。几块远端肌肉显示激活减弱。

尽管上肢除了轻度远端萎缩，在临床上不受累，有证据表明右上肢存在广泛失神经支配和偶发束颤，所有被检肌肉都存在轻度神经再支配以及 MUAP 募集减少。一个非常重要的发现是 T_6 和 T_8 水平的胸区椎旁肌显示大量纤颤电位。最后，对延髓肌肉（舌肌）进行检测，结果正常。

此时，我们已准备得出电生理印象。

【电生理诊断】

电生理检测结果支持活动性、广泛性运动神经元、轴索损害。

该病例显示了 ALS（典型运动神经元病）许多临床和 EMG 突出特征。通常，ALS 由肢体远端起病，导致手无力或足下垂。因此，最初经常被误诊为尺神经病变或腓总神经麻痹。病程不断进展；通常在几个月内进展至对侧。ALS 通常以区域性病变起病，然后进展到邻近的肌节。诊断的主要线索之一是完全没有感觉症状，临床查体和感觉神经传导检测都证实了这一点。唯一经常引起感觉障碍的运动神经元病是罕见的 X 连锁脊髓延髓肌萎缩（肯尼迪病），其中 SNAP 可能降低或缺失。

至此我们讨论几个重要的问题。

(1) 神经传导检测为何有助于运动神经元病的评估?

神经传导检测对于评估运动神经元病患者至关重要。除了确认感觉纤维正常之外，它们的主要作用是排除类似运动神经元病的伴传导阻滞的脱髓鞘性运动神经病。对于以 LMN 综合征为主的患者（即没有 UMN 功能障碍的临床证据，如痉挛或反射亢进），这种鉴别尤为重要，在这些患者中必须进行全面的运动传导检测。可以在双侧和近端进行检测，以寻找运动神经传导阻滞。在罕见的脱髓鞘性运动神经病患者中，当远端正常时，近端检测（如刺激腋点、Erb 点、颈神经根）偶尔可能异常。远端传导检测正常但迟发反应异常（提示近端脱髓鞘的模式）的患者，近端检测可能特别有帮助，然而，重要的是要记住，近端刺激存在技术上的困难，如果操作不正确，可能会导致令人困惑、误导的结果。

(2) 上肢神经传导的运动波幅为何有助于运动神经元病的评估?

在进行常规正中和尺神经运动传导检测时，除 FDI 波幅处于临界值低限外，其他所有波幅都正常。然而，APB 波幅仅略高于正常值的下限。相反，ADM 的波幅远高于其正常值下限。如果我们计算 APB/ADM 和 FDI/ADM 比率，两者都很低，分别为 0.5 和 0.6。在可能的 ALS 的临床背景中，APB/ADM 比率＜0.6 和 FDI/ADM 比率＜0.9 支持 ALS 的电生理诊断。这种“分裂手”模式，手外侧肌群（APB 和 FDI）比内侧肌群（ADM）受累更明显，是经典型 ALS 中常见的模式。

(3) 这项检测与弥漫性重度多发性神经根病一致吗?

EMG 无法鉴别严重的多发性神经根病和 LMN 病。事实上，没有很好的 EMG 方法来鉴别神经根疾病和运动神经元病。这两种病变，神经传导检测基本上都是正常的。在 LMN 疾病中，SNAP 不受影响。在多发性神经根病中，因为病变位于背根神经节的近端，SNAP 也可以免于受累。两者的运动神经传导结果相同；它们或正常或显示轴突受累的证据。两者的 EMG 结果可能显示广泛失神经支配和神经再支配的证据。尽管结构性原因引起的多发性神经根病很少累及胸区椎旁肌，但感染性、炎症性和浸润性病变可累及此肌肉。与运动神经元病相比，多发性神经根病的迟发反应（尤其是 F 波）更可能出现异常。然而，很难仅仅根据 F 波来鉴别两者。

因此，尽管根据 EMG 和神经传导检测无法鉴别多发性神经根病和 LMN 病，但其临床差异是清楚、明确的。多发性神经根病患者有明显的感觉症状，包括疼痛和感觉异常，而在运动神经元病中，缺乏感觉症状和体征。因此，根据病史和体格检查，可以对相同的 EMG 进行完全不同的解读。如果这个病例的 EMG 结果是在患有进行性脊椎疼痛的患者中发现的，该患者伴有放射至下肢、胸和上肢的感觉异常，并且其临床查体显示反射减低和感觉丧失，则相同的神经传导和 EMG 结果解释为严重的进行性弥漫性多发性神经根病更合适。

(4) 针电极肌电图检测为什么选择那么多肌肉?

疑似 ALS 患者的 EMG 检测必须是全面的，肌电图医生需要同时寻找活动性失神经支配和神经再支配的证据。为避免将多发性神经根病或多数性单神经病误判为 ALS，检测由不同神经和不同神经根支配的多块肌肉是很重要的，必须记录一个广泛的过程。尽管大多数患者的症状仅限于一或两肢，但在临床未受累的肢体中发现广泛性神经再支配和失神经支配的证据并不罕见。

EMG 检测中，有两个区域特别重要：胸区椎旁肌和延髓区肌肉。胸区椎旁肌通常不受脊椎病的影响，其异常不能用类似 ALS 的颈、腰椎并存的疾病来解释。胸区椎旁肌的大量失神经支配通常提示 ALS 的诊断，而不是伴有多发性神经根病的脊椎病，尽管如前所述，在感染性、炎症性和浸润性病变的罕见病例中，胸区椎旁肌可能受累。另请注意，胸区椎旁肌大量失神经电位也见于近端失神经支配的肌病，但针电极肌电图大量束颤电位排除了这种可能性。此外，检测延髓肌肉总是很重要的，因为这里的异常可以明确排除单纯颈椎病引起的肌无力。这里描述的病例中，症状始于下肢，延髓肌肉尚未受累。但是，如果几个月后复查，延髓肌也可能发现异常。

(5) 该患者是否也叠加了腕管综合征？

APB 记录的正中神经远端运动潜伏期延长。这是否提示患者也患有腕管综合征？必须记住，CTS 是一种临床诊断。该患者没有提示诊断为 CTS 的临床症状或体征。考虑到 APB 记录的正中神经远端运动潜伏期延长，人们可能会问患者是否只是腕部无症状的正中神经病变。会考虑这种可能性，但请注意，尺神经和胫神经也显示远端运动潜伏期轻度延长。患者不太可能同时存在 Guyon 管的尺神经病变、跗管的胫神经病变。此外，正中神经感觉潜伏期正常。正中神经运动传导减慢而不是感觉传导减慢，这不是 CTS 的典型模式（CTS 中感觉纤维异常比运动纤维更常见）。在这个病例中，远端潜伏期的延长仅代表轴突受累，失去了一些最粗大和传导最快的运动神经元 / 轴突。正中神经、尺神经和胫神经支配肌肉的 EMG 检测非常有助于澄清这种情况，因为它显示了以纤颤电位和大的、神经再支配 MUAP 形式存在的进行性轴突受累的明确证据。因此，远端运动潜伏期延长，尽管是轻微的，只是潜在运动神经元病轴突受累的表现。

(6) 患者痉挛和上运动神经元病变相关的肌电图表现是什么？

尽管 EMG 和神经传导检测通常主要用于评估周围神经系统，它们经常可以提供某些中枢神经系统的情况。中枢神经系统可以通过 EMG 的 MUAP 放电模式进行评估。激活（更快地激发可用运动单位的能力）完全是一个中枢过程。由 UMN 病变导致肌无力的患者，在 EMG 上表现 MUAP 激活降低。因此，在 ALS 这种 UMN 和 LMN 同时受累的疾病中，可以经常见到 MUAP 激活降低和募集减少这种不寻常组合。激活降低模式代表 UMN 病变，募集减少模式代表 LMN 受累。

病例 30-1　神经传导检测

刺激神经	刺激点	记录点	波幅 运动(mV)；感觉(μV)			潜伏期(ms)			传导速度(m/s)			F 波潜伏期(ms)		
			RT	LT	NL	RT	LT	NL	RT	LT	NL	RT	LT	NL
正中神经(m)	腕	拇短展肌	4.2		≥4	4.6		≤4.4				24		≤31
	肘前窝	拇短展肌	4.0			8.4			53		≥49			
尺神经(m)	腕	小指展肌	8.8		≥6	3.9		≤3.3				25		≤32
	肘下	小指展肌	8.4			7.3			59		≥49			
	肘上	小指展肌	8.4			8.4			65					
尺神经(m)	腕	第一背侧骨间肌	5.2		≥6	4.2		≤4.5				27		≤32
	肘下	第一背侧骨间肌	5.1			8.5			57		≥49			
	肘上	第一背侧骨间肌	5.0			9.7			59		≥49			
正中神经(s)	腕	示指	46		≥20	3.3		≤3.5	55		≥50			
尺神经(s)	腕	小指	35		≥17	2.9		≤3.1	57		≥50			
桡神经(s)	前臂	鼻烟窝	42		≥17	2.5		≤2.9	62		≥50			
胫神经(m)	踝	踇短展肌	11.8		≥4	6.4		≤5.8				46		≤56
	腘窝	踇短展肌	8.9			14.1			43		≥41			
腓总神经(m)	踝	趾短伸肌	2.4		≥2	4.9		≤6.5				45		≤56
	腓骨小头下	趾短伸肌	2.3			12.8			46		≥44			
	腘窝外侧	趾短伸肌	2.0			13.1			51		≥44			
腓肠神经(s)	小腿	后踝	9		≥6	4.3		≤4.4	47		≥40			

注意：所有感觉神经潜伏期都是峰值潜伏期，所有感觉传导速度均以起始潜伏期计算，报告中的 F 波潜伏期代表 F 波最短 F 波潜伏期

LT. 左侧；m. 运动；NL. 正常值；RT. 右侧；s. 感觉

病例 30–1 肌电图

肌 肉	插入电位	自发电位		自主运动单位动作电位				
		纤颤电位	束颤电位	激 活	募 集	形 态		
						时 限	波 幅	多 相
右胫骨前肌	↑	+2	+1	尚可	↓↓	+3	+2	+2
右腓肠肌内侧头	↑	+2	+2	差	↓↓	+2	+2	+2
右股外侧肌	↑	+1	+1	NL	↓	+1	+2	+2
右髂肌	↑	+1	0	NL	↓	+1	+1	+1
右臀中肌	↑	+2	+1	尚可	↓↓	+2	+2	+2
右臀大肌	↑	+2	0	NL	↓	+1	+1	+1
左胫骨前肌	↑	+3	0	差	↓↓↓	+3	+3	+2
左腓肠肌内侧头	↑	+2	+2	尚可	↓	+2	+2	+2
左股外侧肌	↑	+2	+1	尚可	↓	+2	+1	+1
左髂肌	↑	+2	0	NL	↓	+1	+1	+1
左臀中肌	↑	+2	+1	NL	↓↓	+2	+1	+1
右第一背侧骨间肌	↑	+1	0	NL	↓	+1	NL	+1
右拇短展肌	↑	+1	0	NL	↓	+1	+1	+1
右旋前圆肌	↑	+1	+1	NL	↓	+1	NL	+1
右肱二头肌	↑	+1	+1	NL	NL	NL/+1	+1	NL
右旋前圆肌	↑	+1	0	NL	↓	+1	+1	+2
右肱三头肌	↑	+2	+1	NL	↓	NL/+1	+1	+1
右 T_6 椎旁肌	↑	+2	0					
右 T_8 椎旁肌	↑	+2	0					
右舌肌	NL	0	0	NL	NL	NL	NL	NL

↑. 增加；↓. 轻度减少；↓↓. 中度减少；↓↓↓. 重度减少；NL. 正常

第31章 非典型和遗传性运动神经元疾病

Atypical and Inherited Motor Neuron Disorders

姜 明 张华纲 译 樊东升 校

有一组异质性运动神经元疾病，它们虽然很少见，但很重要，因为它们通常表现出类似于肌萎缩侧索硬化的症状，这些疾病通常被称为非典型运动神经元疾病。它们包括感染性、炎性（可能是自身免疫性或副肿瘤性）、创伤性及结构性等病因。尽管许多非典型运动神经元疾病与ALS有一些共同特征，但通常可以通过临床表现和电生理特征来鉴别（框31–1和框31–2）。除此之外，还包括几种家族性ALS，它们与散发性ALS的临床表现相同，在这种情况下，只有家族史和基因检测才能区分它们。

最易与运动神经元疾病相混淆的非典型运动神经元疾病之一是免疫介导的多灶性运动神经病伴传导阻滞。严格来说，这是一种运动神经疾病，已在第29章中详细讨论过。患者表现出进行性、非对称性的肢体无力和肌萎缩，通常首先累及上肢远端肌肉。无力发生在特定的运动神经分布区，而同一脊髓节段中的其他神经常不受累（临床多灶性运动神经病）。ALS和进行性肌萎缩不表现为上述模式，而是整个脊髓节段的所有肌肉同时受累。偶尔有患者表现为无力但不伴有肌萎缩，通常与单纯脱髓鞘有关。该疾病进展缓慢，好发于男性，一般在50岁之前起病。虽然可以看到腱反射保留或与肌力下降及肌肉萎缩程度不匹配的腱反射相对活跃，但没有明确的上运动神经元体征。延髓功能和感觉功能均不受累。可能存在轻度或短暂的感觉症状。运动神经传导检测的特征性表现是运动神经传导阻滞，波形离散或两者都有。还有其他的脱髓鞘表现，包括传导速度减慢，F波消失或出现率降低，以及远端运动潜伏期延长。感觉传导检测通常正常。如前面第19章所述，神经肌肉超声在鉴别MMNCB患者与运动神经元病（如PMA，即ALS的一种变异型）方面很有价值。在Goedee的研究中，他们确定最佳的检测方法是检查双侧前臂和上臂的正中神经以及臂丛干。当两个或多个神经节段在超声检查中显示神经增粗时，区分MMNCB和ALS的敏感性为68%，特异性为100%。对于所有进行性下运动神经元综合征患者进行神经肌肉超声筛查，是很有意义的。由于MMNCB是可治性疾病，并且通常治疗效果良好，而PMA是一种进行性且通常是致命的神经退行性疾病，没有任何已知的治疗方法，因此必须尽可能严谨的排查是否有MMNCB的可能。

除MMNCB外，非典型运动神经元疾病常与某些病毒感染或特定基因突变有关。非典型运动神经元疾病的少见病因有某些肿瘤的远隔效应、电击伤或放疗损伤。与这些非典型运动神经元疾病相比，ALS的预后很差，因此必须做出正确的诊断。此外，有些疾病是可以治疗的；还有遗传咨询也很重要。

一、感染性运动神经元疾病

（一）麻痹性脊髓灰质炎和脊髓灰质炎后综合征

麻痹性脊髓灰质炎曾是急性下运动神经元功能障碍的常见原因。1951—1955年，美国平均每年发生15000多例。口服脊髓灰质炎疫苗的广泛应用使急性脊髓灰质炎的发病率大大降低。目前大多数病例与口服脊髓灰质炎减毒活疫苗有关，发生在疫苗接种者或与其密切接触的个体中，尤其是免疫功能低下的患者。其他病例发生在去过脊髓灰质炎流行地区的旅行者中；在2017年，这些国家仅限于阿富汗、尼日利亚和巴基斯坦。其他不发达国家也发生了散发疫情。在少见的散发病例中，感染可能是由于不完全免疫状态所致。大多数散发病例不再与脊髓灰质炎病毒有关，而是与柯萨奇病毒、艾柯病毒或肠道病毒感染有关。从2012年开始，美国报道了越来越多的主要发生在儿童身上的急性弛缓性

框 31-1　非典型或遗传性运动神经元疾病的临床线索

急性起病
- 麻痹性脊髓灰质炎
- 西尼罗河脑炎
- 急性弛缓性脊髓炎

非脊髓节段型无力
- 多灶性运动神经病伴传导阻滞

慢性肢体无力不伴明显肌肉萎缩
- 多灶性运动神经病伴传导阻滞

下运动神经元体征为主
- 多灶性运动神经病伴传导阻滞
- 肯尼迪病
- 脊髓性肌萎缩症
- 放射性损伤
- 麻痹性脊髓灰质炎
- 西尼罗河脑炎
- 急性弛缓性脊髓炎
- 单肢肌萎缩

存在感觉症状和（或）体征
- HTLV-1 和 HTLV-2 相关的脊髓病
- 成人葡聚糖体病
- 晚发型 Tay-Sachs 病（成人起病的氨基己糖苷酶 A 缺乏症）
- 肯尼迪病

膀胱或直肠功能障碍
- HTLV-1 和 HTLV-2 相关的脊髓病
- 成人葡聚糖体病

小脑、锥体外系、认知和（或）精神功能障碍
- 晚发型 Tay-Sachs 病（成人起病的氨基己糖苷酶 A 缺乏症）
- 遗传性痉挛性截瘫（复杂型）
- 成人葡聚糖体病

病程超过 5 年
- 肯尼迪病
- 放射性损伤
- 晚发型 Tay-Sachs 病（成人起病的氨基己糖苷酶 A 缺乏症）
- 脊髓性肌萎缩症
- 遗传性痉挛性截瘫
- 成人葡聚糖体病

40 岁之前起病
- 晚发型 Tay-Sachs 病（成人起病的氨基己糖苷酶 A 缺乏症）
- 家族性肌萎缩侧索硬化
- 脊髓性肌萎缩症
- 遗传性痉挛性截瘫
- 单肢肌萎缩

家族史
- 肯尼迪病
- 晚发型 Tay-Sachs 病（成人起病的氨基己糖苷酶 A 缺乏症）
- 家族性肌萎缩侧索硬化
- 脊髓性肌萎缩症
- 遗传性痉挛性截瘫
- 成人葡聚糖体病

放疗史
- 与放射损伤相关的运动神经元疾病

肿瘤病史
- 副肿瘤性运动神经元疾病（尤其是淋巴瘤）

既往脊髓灰质炎病史
- 脊髓灰质炎后综合征

电击伤史
- 电击伤相关的运动神经元疾病

人类免疫缺陷病毒感染史
- 逆转录病毒相关的运动神经元疾病

脊髓炎（acute flaccid myelitis，AFM）病例。成批病例伴随着呼吸道病毒爆发的表现，肠道病毒 D68（Enterovirus D68，EV-D68）疑似是致病病原体。

急性脊髓灰质炎患者出现发热、头痛、肌痛和胃肠功能紊乱。起病的第 1 周或第 2 周开始出现无力、肌萎缩和腱反射减低。肌无力的分布通常是不对称的，下肢最常受累，偶尔会累及上肢、躯干、膈肌和延髓。感觉和自主神经功能不受累。在瘫痪前期，典型的脑脊液表现为淋巴细胞增多，常为 100～200 个 /mm^3（偶尔早期可见到多形核白细胞）。脑脊液细胞数增多出现在瘫痪前期，随着无力的出现而逐渐降低。脑脊液蛋白水平一般在发病几周内升高，而脑脊液葡萄糖水平正常。如果在出现瘫痪的 10 天内检测，可以从粪便中分离出病毒，而脑脊液培养通常无法分离出病毒。此外，急性期和恢复期的抗体滴度可以鉴定病毒。

框 31–2　非典型或遗传性运动神经元疾病的电生理检查提示

运动神经传导检测有传导阻滞（非易卡压部位）
- 多灶性运动神经病伴传导阻滞

传导速度明显减慢，F 波消失或出现率降低，远端潜伏期延长（非易卡压部位）
- 多灶性运动神经病伴传导阻滞

感觉神经传导异常
- 肯尼迪病
- 成人葡聚糖体病
- 晚发型 Tay-Sachs 病（成人起病的氨基己糖苷酶 A 缺乏症）
- 多灶性运动神经病伴传导阻滞（少见）
- 西尼罗河脑炎（少见）

肌颤搐电位
- 放疗损伤

明显的复合重复放电
- 晚发型 Tay-Sachs 病（成人起病的氨基己糖苷酶 A 缺乏症）

面肌束颤 / 活动诱发的成组的重复发放的运动单位动作电位
- 肯尼迪病

针电极肌电图急性或亚急性失神经表现
- 麻痹性脊髓灰质炎，包括西尼罗河脑炎

肌电图室最常见的与脊髓灰质炎相关的无力患者不是急性期患者，而是脊髓灰质炎后综合征（postpolio syndrome，PPS）患者。曾经感染的患者中至少有 1/4 会发生 PPS，通常出现在急性脊髓灰质炎发病后的 25～30 年。患者出现疼痛、疲劳和无力，通常在既往脊髓灰质炎累及的肌群中出现。然而，既往临床上没有受累的肌肉也可能会出现症状，提示既往脊髓灰质炎的弥漫性潜在病变性质。PPS 的病因尚不完全明确，但它很可能与叠加在慢性失神经肌肉上的正常衰老过程有关（即大多数人在 55 岁以后开始丢失部分运动神经元）。PPS 患者出现症状加重，需完善肌电图检查，以排除其他的合并疾病，如神经根病、卡压性神经病、肌病或运动神经元病等，这些疾病也可导致疲劳，疼痛和无力加重。

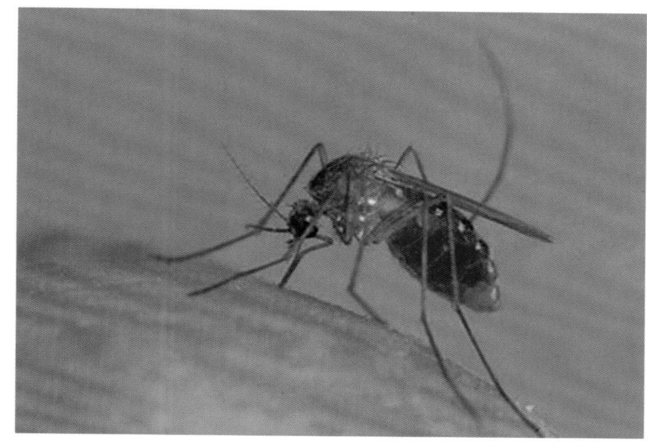

▲ 图 31–1　西尼罗河病毒

普通蚊子是西尼罗河病毒的携带者。尽管罕见，但越来越多的脊髓灰质炎病例与该病毒相关，无论是单独发病还是合并有脑炎（图片由 US Geological Survey 提供）

（二）西尼罗河脑炎

在过去几年中，与西尼罗河脑炎相关的“脊髓灰质炎样”综合征的报道越来越多。责任病毒是黄病毒家族成员，由单链 RNA 组成，1937 年在乌干达北部首次分离出该病毒。在自然界中，病毒通过蚊子在鸟类之间传播（图 31–1）。松鸦、乌鸫、雀、莺、麻雀和乌鸦可能是病毒传播的最主要携带者。大多数人类感染是通过蚊虫叮咬发生的，也有病例报告在器官移植和应用感染的血液制品后出现。由于该疾病主要通过蚊子传播给人类，因此疾病通常在夏季和初秋高发。

所幸的是，大多数西尼罗河病毒感染都是无症状的，每 150 例感染中只有 1 例导致神经系统受累。老年人和免疫力低下人群患病风险更高。经过数日的潜伏期后，出现发热、头痛、关节和肌肉疼痛等非特异性流感样症状。有些患者可能还会出现西尼罗河病毒感染的其他特征，包括眼眶后疼痛、面部充血和皮疹。脑脊液或血清中出现西尼罗河病毒的 IgM 抗体可以明确诊断。

在神经系统受累的患者中，可合并出现脑炎、脑膜炎和脊髓炎。弥漫性无力很常见，通常被认为是由脑炎引起的。还可以看到其他类型的无力，包括单瘫、迟缓性四肢瘫、延髓无力和呼吸无力。在一些患者中，可以不出现脑膜炎或脑炎，仅以急性节段性弛缓性麻痹作为西尼罗河病毒感染的首发症状。此类病例最初归因于吉兰 – 巴雷综合征，现在明确更可能是由于前角细胞受损引起的。电生理检查的神经传导检测提示，复合肌肉动作电位幅度降低，感觉传导相对正常。没有脱髓鞘的表现。偶尔有患者的感觉传导异常，提示背根神经节或周围感觉神经也有受累。针电极肌电图提示轴突受损表现。电生理检查的不同结果取决于电生理检测距离症状起始的时间。

因此，除了柯萨奇病毒、艾柯病毒和肠道病毒外，西尼罗河病毒也被纳入导致前角细胞急性感染的病原体列表中。因此，麻痹性脊髓灰质炎更可能是一种临床综合征，可以由多种病毒引起，而不仅仅是脊髓灰质炎病毒。

（三）逆转录病毒相关的运动神经元疾病

人类免疫缺陷病毒（human immunodeficiency virus，HIV）与多种神经肌肉疾病相关，包括周围神经病、肌病和神经根病。实验研究表明，逆转录病毒可以在小鼠中诱导出现下运动神经元综合征，提示逆转录病毒与运动神经元疾病的发病存在关联。有少数关于 HIV 感染和经典型 ALS 或类似原发性侧索硬化的临床综合征病例的报道，其症状无法用其他病因解释，还有一些患者有局限的下运动神经元体征。一些研究发现，当这些患者接受高效抗逆转录病毒治疗时，上述症状得到改善或完全缓解。

另一种逆转录病毒，即 HTLV-1，众所周知与流行地区（即加勒比海区域、日本西南部、美国东南部、意大利南部和撒哈拉以南非洲）的痉挛性截瘫相关，这种症状被称为 HTLV-1 相关性脊髓病（HTLV-1–associated myelopathy，HAM）或热带痉挛性截瘫（tropical spastic paraparesis，TSP）。除了痉挛性截瘫，患者还会伴有膀胱功能障碍和轻微感觉症状。在一些 HTLV-1 感染的患者中也观察到类似 ALS 的运动神经元综合征。出现痉挛性截瘫，甚至典型的 ALS 症状，伴有轻微感觉症状或膀胱功能障碍，尤其是在 HTLV-1 流行地区，应积极查找 HTLV-1 抗体。与 HTLV-2 相关的痉挛性截瘫病例比较罕见，但也有报道。

二、遗传性运动神经元疾病

（一）家族性肌萎缩侧索硬化

ALS 中大约 10% 的病例是家族性的，通常是常染色体显性遗传，确认的基因已超过 25 种。*C9orf72* 基因突变占 fALS 的 30%～40%。令人惊讶的是，此突变是该基因非编码区的六核苷酸重复扩增（GGGGCC）。其次常见的是 21 号染色体上的 SOD-1 基因突变，占 fALS 的 15%～20%。还有 TDP-43 基因突变和 FUS 基因突变，分别占 fALS 的 3%～5% 和 1%～3%。其他与 fALS 相关的基因仅各自占一小部分。

ALS 和额颞叶痴呆可能在同一患者中出现，与导致 fALS 的某些基因突变有关，尤其是 TDP-43 和 C9orf72。FTD 是一种神经系统退行性疾病，主要表现为行为、性格及语言能力发生变化。值得注意的是，高达 15% 的 ALS 患者也符合 FTD 的诊断标准。由于临床表现、遗传和病理学上的显著重叠，ALS 和 FTD 现在被认为是同一谱系疾病。

fALS 患者的临床表现和预后与散发性 ALS 患者相似。对于有家族史的或发病较早的 ALS 患者需考虑到 fALS 的可能。商业性的基因检测可用于更多常见的基因突变。偶尔也有散发性 ALS（无家族史）的患者报告存在上述突变之一。

（二）脊髓性肌萎缩症

很多遗传性脊髓性肌萎缩症（spinal muscular atrophy，SMA）导致选择性下运动神经元变性。特征性的临床表现是进行性、对称性、近端肌肉无力和萎缩，无上运动神经元体征。大多数是隐性遗传，与染色体 5q 上 SMN1 基因突变有关。在各种类型中，最严重的类型（Werdnig-Hoffmann 病）婴儿期起病，如果未经治疗，通常会在 2 岁前死亡。其他类型出现在儿童早期、青少年或成年期（Kugelberg-Welander 病），预后要好得多。尽管偶尔会与 ALS 混淆，但成人起病的 SMA 在临床上更易被误诊为肌病。商业公司可提供直接 DNA 缺失分析，但不能发现所有病例。

虽然 SMA 最常累及近端肌肉，但也存在其他解剖变异类型，包括肩胛腓型、面肩肱型和全身型。此外，还有一种罕见的 SMA 远端型（也称为远端型遗传性运动神经病或神经元病），其临床表现尽管明显缺乏感觉症状或体征，但仍类似于腓骨肌萎缩症（Charcot-Marie-Tooth 病），这种变异型通常被称为 Charcot-Marie-Tooth 病的脊髓型。

（三）X 连锁的延髓脊髓肌萎缩症（肯尼迪病）

SMA 的一种遗传类型需要特别注意，因为它容易与 ALS 的进行性延髓麻痹型相混淆，这就是 X 连锁的延髓脊髓肌萎缩症（肯尼迪病）。它通常仅累及男性，30—50 岁起病，缓慢进展。偶尔有女性携带者或突变基因有两个拷贝（每个 X 染色体上一个）

的携带者可能会出现痛性痉挛和疲劳。由于 X 连锁疾病患者通常没有明显的家族史，因此许多病例最初像是散发病例。

一些患者主诉运动诱发的肌肉痉挛和手部震颤，数年之后出现肌无力。近端肌肉首先受累，然后是延髓，随后延髓症状会更加明显。构音障碍和吞咽困难与面肌、下颌和舌肌的萎缩和无力相关。由于延髓受累突出，肯尼迪病很难与 ALS 的延髓麻痹型区分开。肯尼迪病一个典型而突出的临床特征是面肌束颤，最明显位于口周和下颌。束颤在静息时出现，但肌肉收缩时会更明显，让患者做吹口哨或鼓腮的动作时最易被引出。病例报道超过 90% 的患者有面肌束颤。远端肌肉在病程晚期受累，反射通常是减弱或消失，无长束征。感觉症状很少见，但检查时可能会出现一些感觉缺失的体征。大多数患者会出现男性乳房发育，有些还有其他内分泌异常，包括糖尿病和不育症。

实验室检查可见肌酸激酶（creatine kinase，CK）水平中度升高（通常为 500～1500U），高于 SMA 或其他运动神经元疾病中常见的轻度升高。神经传导检测提示运动神经传导正常。但是如果在无力和萎缩的肌肉记录，CMAP 波幅可能降低。大多数患者的感觉神经动作电位波幅降低或消失，提示肯尼迪病与背根神经节变性有关。这一特点非常重要，因为它未在 ALS 中出现，是鉴别肯尼迪病的重要线索。针电极肌电图显示神经源性改变，包括受累肌肉的插入电位延长，运动单位动作电位波幅升高，时限增宽，呈多相波，并伴募集减少。面肌的针电极肌电图显示在轻度自主收缩时，重复性运动单位动作电位成组发放。由于这种电位是在轻度自主收缩而不是在自发放电时出现，因此可以与肌颤搐电位或神经性肌强直放电鉴别，此电位是肯尼迪病的特征。

患者虽然因延髓无力有误吸风险，但寿命通常不会受到影响。因此，正确的诊断对于预后及遗传咨询都有重要价值。有运动神经元疾病表现的男性患者，如果为近端和延髓肌无力，家族史阳性，面肌有束颤或男性乳房发育，电生理检查提示除了针电极肌电图上典型的广泛神经源性损害外，还有感觉传导异常，应考虑肯尼迪病的诊断。CK 水平的异常升高通常也是一个重要线索。商业公司可提供 DNA 检测，主要为 X 染色体上雄激素受体基因的三核苷酸（CAG）序列重复扩增。

（四）遗传性痉挛性截瘫

遗传性痉挛性截瘫，也称为家族性痉挛性截瘫，是一种遗传异质性疾病，其特征是进展性痉挛伴 / 不伴下肢无力。根据遗传类型（常染色体显性遗传、常染色体隐性遗传、X 连锁及线粒体遗传）及痉挛和无力是否是该病的唯一表现（称为非复杂型或单纯型痉挛性截瘫）或是否伴有其他异常（称为复杂型痉挛性截瘫）对其进行分类。这些其他异常可能包括共济失调、癫痫、痴呆、智力障碍、视神经病变、视网膜病变、周围神经病变、肌萎缩、锥体外系功能障碍，耳聋或鱼鳞病。临床表现（包括发病年龄、病变程度和相关症状）在家庭内部和家庭之间都有所不同。

如果有单纯性进展性痉挛性截瘫家族史，诊断通常很简单。如果没有家族史，则需考虑其他诊断，包括 HAM 和 ALS 的原发性侧索硬化型。

（五）成人起病的氨基己糖苷酶 A 缺乏症（晚发型 Tay-Sachs 病）

氨基己糖苷酶 A 是一种对于神经节苷脂代谢很重要的溶酶体酶。缺乏这种酶会导致 GM2 神经节苷脂异常累积，进而导致神经细胞变性。成人起病的氨基己糖苷酶 A 缺乏症（也称为晚发型 Tay-Sachs 病）是一种罕见的隐性遗传病，在 20 世纪 70 年代后期才被发现。在受累患者中，尽管大多数会合并小脑功能障碍，约一半有精神障碍（尤其是精神病和抑郁），25% 有感觉运动轴突丢失性多发性神经病，但部分患者仍被误诊为 ALS。成人起病型与大家熟知的氨基己糖苷酶 A 缺乏引起的快速进展性的婴儿型（称为婴儿型 Tay-Sachs 病）有很大不同。氨基己糖苷酶 A 的绝对缺乏会导致婴儿型 Tay-Sachs 病，而部分缺乏会导致晚发型。青少年型也有相关报道。尽管德系犹太人、法系加拿大人和卡津人中的携带者出现率很高，但由于在高危人群中进行了广泛的携带者筛查，尤其是德系犹太人，大部分 Tay-Sachs 病例现在都出现在低风险人群中。

尽管该病影响多个系统，但几乎每个患者都有下运动神经元受累。无力和萎缩最初累及下肢，近端肌肉更明显，易累及股四头肌。在上肢，好发于某些肌肉，尤其是肱三头肌。患者最初被误诊为成人起病的 SMA 并不少见。在一个病例系列中，14 例患者中有 9 例有上运动神经元体征，但严重痉挛很少见。小脑体征很常见，包括构音障碍、躯干共济失调和辨距不良。但是，如果小脑体征不明显，神经系统表现可以类似于 SMA 或 ALS 的 PMA 型，当上下运动神经元都明显受累时，甚至可以类似于典型的 ALS 表现。

电生理检查通常提示运动传导正常，如果在无力肌肉记录，可能出现 CMAP 波幅降低，传导速度正常或略有减慢。感觉神经传导检测通常也正常，但约 25% 的患者可能由于合并轴突丢失性多发性神经病而表现异常。针电极肌电图检查提示异常的自发电位，包括束颤和纤颤电位。复合重复放电可能非常明显。在受累的肌肉中可以看见的巨大而多相的 MUAP 伴募集减少。

当患者出现下运动神经元症状，尤其是合并有小脑和（或）精神症状，或有类似家族史，应考虑成人起病的氨基己糖苷酶 A 缺乏症诊断。测定血清、白细胞或成纤维细胞中的氨基己糖苷酶 A 可以用来明确诊断。

（六）成人葡聚糖体病

成人葡聚糖体病（adult polyglucosan body disease，APGBD）是一种极为罕见的神经系统疾病，据报道不超过 75 例。临床表现包括进行性上下运动神经元功能障碍、感觉运动性周围神经病、步态异常、尿失禁和痴呆。起病时可能不会出现所有的临床症状，而以运动症状为主。该病的病理特点是在中枢和周围神经元凸起和星形胶质细胞中出现大量葡聚糖体，其结构类似于 Lafora 小体或淀粉样小体。病例在德系犹太人的家庭中高发，通常为常染色体隐性遗传。已经发现葡萄糖分支酶基因（1，4-α-GBE1）突变是许多但并非所有 APGBD 病例的病因。

对于类似典型 ALS，但伴有尿失禁、感觉运动性多发性神经病和痴呆的进行性上下运动神经元功能障碍患者，应考虑该诊断。如果痴呆和运动神经元功能障碍突出，除了 APGBD 之外，也应考虑 FTD。但是，与 FTD 不同，APGBD 中的临床检查中可能会发现远端感觉减退。电生理检查提示运动神经传导速度轻到中度减慢，SNAP 波幅降低或消失。头颅 MRI 常可见广泛的皮质下和脑室周围白质变性。明确诊断需要基于葡聚糖体在中枢和周围神经系统中广泛沉积（图 31-2）的病理表现，以及基因突变的证据。如果进行腓肠神经活检，通常会发现多发性轴突内葡聚糖体。

三、其他非典型运动神经元疾病

（一）单肢肌萎缩

单肢肌萎缩是运动神经元疾病的一种少见的局限受累类型。尽管有家族形式的报道，但大多数病例是散发的。男女比例为 5：1，大多数患者年龄在 18—22 岁之间。尽管该病在日本和印度首次报道，但世界各地都有青年病例的报道。该病有很多名称，包括单肢肌萎缩、青少年单侧上肢远端肌萎缩、良性局灶性肌萎缩、Sobue 病、平山病和青少年节段性肌萎缩。

患者通常表现为隐匿起病的单侧手部肌肉无力和萎缩，逐渐发展到前臂。有些病例表现为双侧受累，但常不对称。值得注意的是，肱桡肌常不受累。该病累及 C_7～C_8～T_1 神经根支配范围肌肉，而 C_5～C_6 肌肉不受累。大多数病例中，没有发现特殊的感染或创伤性因素诱发。无力症状在 1～3 年内缓慢发展，然后趋于稳定。有些患者在寒冷环境下无力会加重，称为冷麻痹。腱反射一般正常，并且没有上运动神经元体征。除了偶有手背部轻微的感觉异常外，受累肢体的感觉一般不受影响。

单肢肌萎缩的病因尚不明确。最被广泛接受的

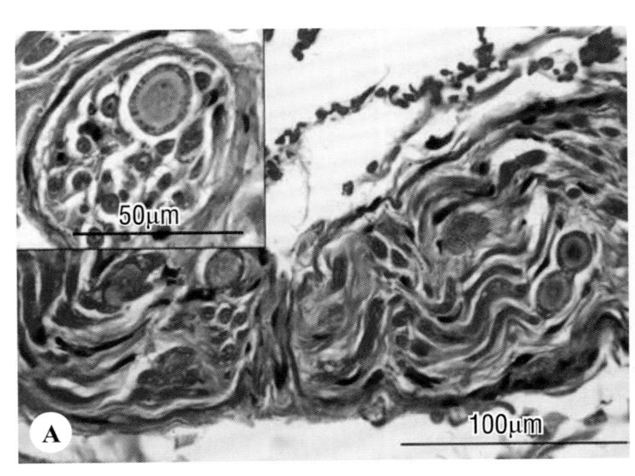

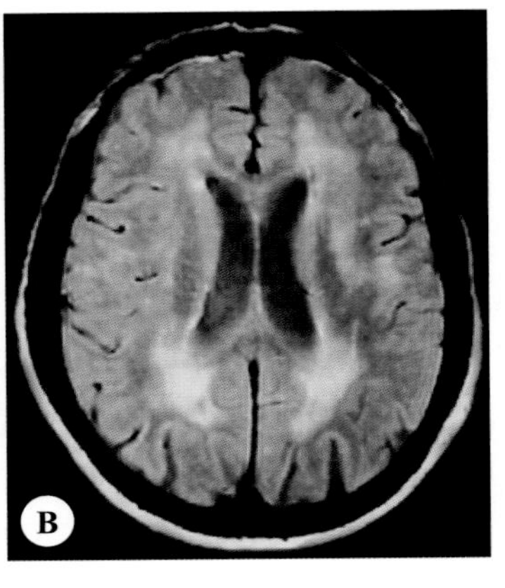

◀ 图 31-2　成人葡聚糖体病

A. 成人葡聚糖体病患者神经活检的长轴切面。左上图是横断面。注意，葡聚糖体位于轴突内。B. 同一患者的头颅 MRI FLAIR 显示双侧脑室周围和皮质下白质信号异常，是成人葡聚糖体病的特征

假说是，当颈部屈曲时，硬脊膜后壁向前移动压迫颈髓下段，导致间歇性缺血。由于前角细胞位于脊髓内的分水岭区域，因此它们更容易发生缺血。在下颈段，硬脊膜通常是松弛的，可以使它在颈部屈曲时调整到与增加的脊柱长度相匹配。然而，单肢肌萎缩患者的硬脊膜较紧，并且在颈部屈曲时与相邻的椎管后壁分离，当硬脊膜向前远离椎管后壁时，它将颈髓夹在它和前椎体后缘之间。一些患者可以通过中立位增强 MRI 与屈曲位对比明确诊断（图 31–3）。屈曲位 MRI 提示硬脊膜后壁前移，以及由硬脊膜与椎管后壁分离产生的空间中静脉充血。

通常根据年轻男性出现典型的远端手部无力和萎缩的临床表现，可以考虑该诊断。实验室检查包括血生化和脑脊液化验，除了血清 CK 可能略有升高外，其他化验基本正常。电生理检查，运动神经传导检测可能是正常的，也可能发现患侧手的正中神经或尺神经 CMAP 波幅不对称的降低。根据轴突受累的程度不同，可能会出现远端运动潜伏期轻度延长或运动传导速度轻度减慢。SNAP 是正常的。如果条件允许，还应进行屈曲位和中立位的颈椎 MRI 检查。

回想一下，在典型的散发性 ALS 患者中可能出

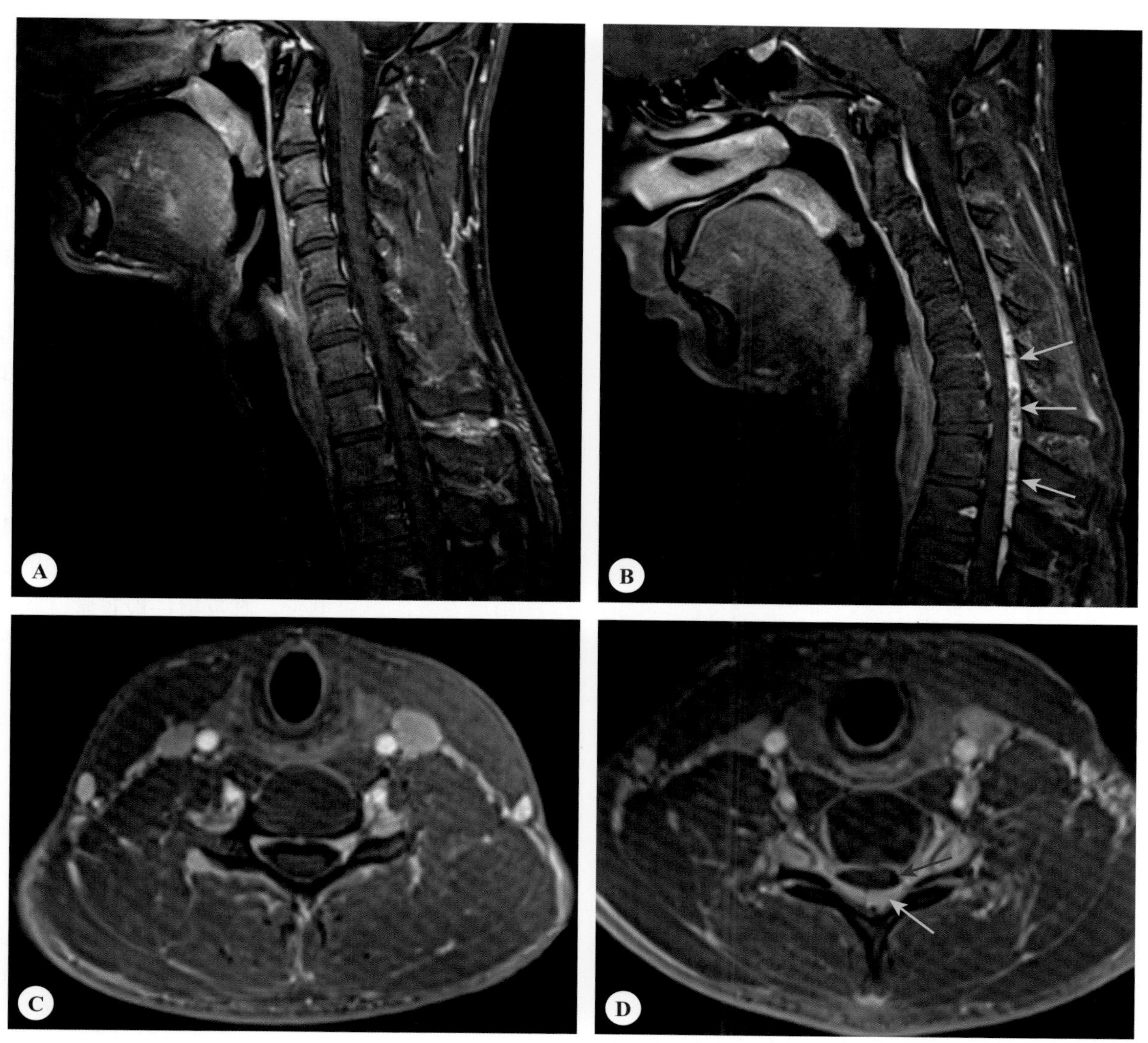

▲ 图 31–3 单肢肌萎缩 MRI

增强 MRI 扫描。A. 颈部中立位。B. 颈部屈曲位。C. 轴位图。D. 轴位图。注意，随着颈部屈曲，从 C_4 到 T_2 的硬脊膜后壁（黄箭）出现强化，代表静脉充血，由于硬脊膜后壁向前朝脊髓移动所致。轴位图像，注意类似的强化（黄箭）和脊髓萎缩（红箭）

现“分裂手综合征”，表现为第一骨间肌和拇短展肌比小指展肌受累更明显（见第30章）。而在单肢肌萎缩中，更常出现相反的模式：ADM的肌无力萎缩比APB更明显。与此临床表现相对应的是常规电生理检查，即尺神经和正中神经运动神经传导的独特表现：ADM/APB CMAP波幅比小于0.6。此比值高度提示诊断为单肢肌萎缩而非ALS。这一比值首先由Lyu等提出，该比值仅通过在常规尺神经和正中神经运动传导检测中测量ADM和APB的CMAP波幅就可以来计算。ADM/APB CMAP波幅比小于0.6考虑异常。相反，当ADM/APB CMAP波幅比>4.5时，或者当正中神经CMAP无法测出而尺神经运动传导在ADM记录仍存在时，则提示为ALS。当然，这些结论是基于没有其他病变影响正中神经和（或）尺神经，特别是腕部正中神经病变或肘部尺神经病变。对考虑诊断单肢肌萎缩和ALS的患者，注意ADM/APB CMAP波幅比可能会有所帮助。

针电极肌电图中，纤颤电位不明显，只有不到一半的患者会出现。MUAP时限增宽，波幅升高伴募集减少。约20%患者出现了代表早期再支配的MUAP时限缩短，波幅降低伴募集减少。在临床上未受累的对侧肢体中可以检测到类似的电生理异常，但程度较轻。MRI检查可能发现受累范围内的脊髓节段性萎缩，尤其是在下颈段和上胸段。单肢肌萎缩的病程通常是良性的。

（二）电击伤相关的运动神经元疾病

有少数的病例报道，成人和儿童暴露于电击伤或闪电后出现迟发性上下运动神经元综合征。电击伤通常由高压线、家用电路或雷电引起。电休克后立即出现短暂的神经功能缺损，通常在数小时至数天后恢复。在更严重的电击伤中，可能会发生脊髓损伤，导致非进展性综合征，包括下或上运动神经元损伤，这通常与电流入口和出口位置的水平相关。非进展性综合征患者可能部分或完全康复。

而进展性运动神经元综合征可能在电击伤后的不同时期发生。无力始于受伤部位附近，并以类似ALS的形式发展至对侧肢体。随后出现延髓无力和上运动神经元体征。感觉症状可能发生在电击伤区域。与电击伤相关的进展性运动神经元综合征的临床进程类似于典型ALS的进展，起病后3年内死亡。电击伤与进展性运动神经元综合征之间是否确实存在因果关系尚不明确。

电击伤的潜在机制及与脊髓损伤，特别是前角细胞损伤的关系尚不清楚。1例电击伤后出现运动神经元疾病患者的尸检结果显示出ALS的典型改变，包括前角细胞和舌下神经核运动神经元的丢失，以及皮质脊髓束的变性。没有血管性脊髓损伤或脊髓机械变性的证据。因此，电击伤与ALS之间的因果关联仍然很微弱。

（三）迟发型放射性运动神经元综合征

已有报道发现，进行性纯下运动神经元综合征可为放疗后出现的迟发反应，典型的放疗总剂量范围为5000～6000rad。临床表现为进行性无力，通常发生在下肢，伴有明显的萎缩和束颤，在放疗后数月至数年内出现。受累肢体腱反射减弱或消失。括约肌功能和感觉不受累，无上运动神经元体征。有意思的是，虽然放疗可能辐射整个神经系统，但下肢更易受累。无力症状大都在数月后稳定，尽管有些患者可持续进展至数年。据报道，在不同癌症患者进行头颈部放疗后，都出现了迟发性下运动神经元延髓麻痹，包括构音障碍、吞咽困难，某些病例还有颈部无力（图31-4）。

诊断主要依据放射线暴露后数月至数年内出现的主要累及下肢的下运动神经元无力病史。脑脊液化验通常正常，尽管脑脊液蛋白可能有轻度升高。电生理检查，神经传导检测提示下肢CMAP波幅降低，SNAP正常。针电极肌电图通常存在下肢明显的纤颤电位。当然，如果无力和萎缩累及球面部和颈部肌肉，受累肌肉也会出现纤颤电位。在受累肌肉中可发现肌颤搐电位，该电位是放射性损伤的重

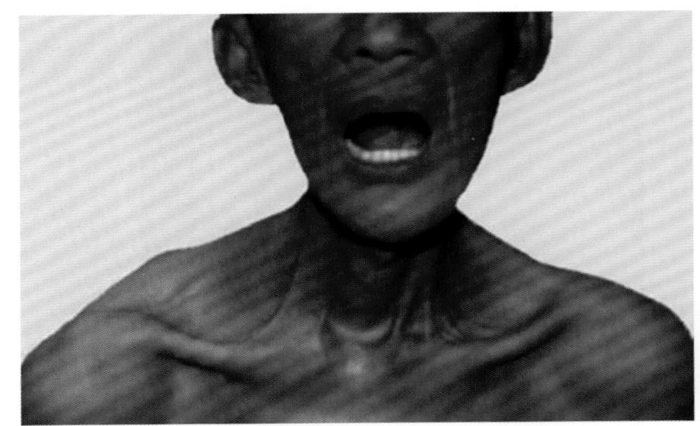

▲ 图31-4　迟发型下运动神经元延髓麻痹

一名41岁男性因鼻咽癌接受颈部放疗后出现进行性吞咽困难和言语障碍14年。发音有鼻音和构音障碍，软腭不能上抬。注意颈前部肌肉弥漫性萎缩，左侧更为突出

要标志（图 31–5）。大多数病例的上肢电生理检查是正常的，具体取决于放疗部位。临床病程进展缓慢，通常局限于放疗暴露的脊髓区域。尽管无力可能严重且令人虚弱，但大多数患者在起病数月后稳定，通常在出现症状后可存活 15～20 年。

迟发性放射损伤的发病机制尚不明确。一些证据提示，下肢受累是由于腰骶神经前根受损，而其他证据提示病变部位在前角细胞。基于迟发性放射性脑病的有关机制，放疗后诱发的运动神经元综合征可能涉及多种因素。这些因素包括放射线直接辐射诱导的神经元损伤和继发于放射线诱导的血管内皮细胞损伤所致的缺血性改变。

（四）副肿瘤性运动神经元疾病

副肿瘤病变是癌症的远隔效应。运动神经元疾病是否作为副肿瘤综合征发生仍有争议。自从报道了几篇关于副肿瘤性运动神经元综合征的病例以来，许多人质疑癌症和运动神经元病之间是否仅仅是两种相对常见疾病的巧合，还是这两种疾病之间存在真正的病因联系。尽管一些小样本研究报道了癌症和 ALS 的共患发生率似乎高于普通人群的预期发病率，但一些流行病学研究未发现 ALS 患者的癌症发病率与普通人群相比有增加。

副肿瘤性运动神经元疾病的相对强的证据之一与淋巴瘤有关，据报道，这种临床综合征的特征是亚急性进行性无痛性下运动神经元无力，感觉症状极少或不存在。神经系统症状的进展形式多样，有些患者进展缓慢，有些甚至有临床改善或恢复正常，而且似乎与肿瘤的病情无关。还有一些患者，病程是进行性的，伴有上运动神经元体征，临床过程类似于典型的 ALS。

四、电生理检查

（一）神经传导检测

疑似非典型运动神经元疾病的神经传导检测方案与 ALS 相同（见第 30 章）。至少，在进行针电极肌电图检查之前，应在有症状的上下肢进行常规运动和感觉神经传导及迟发反应检测。进行常规神经传导检测的主要原因是寻找以下线索。

- 运动神经脱髓鞘的明确证据，特别是非卡压部位的传导阻滞。ALS 不发生脱髓鞘，如存在则高度提示其他可治性疾病诊断，通常是 MMNCB（图 31–6）。

- 感觉神经传导检测异常。感觉神经传导检测在 ALS 中都是正常的，除非患者合并其他疾病（如多发性神经病或卡压性神经病）。如存在感觉传导检测异常，需高度质疑 ALS 的诊断。在肯尼迪病和 APGBD 中可出现感觉传导异常。此外，感觉传导异常也见于西尼罗河脑炎和脱髓鞘性运动神经病伴传

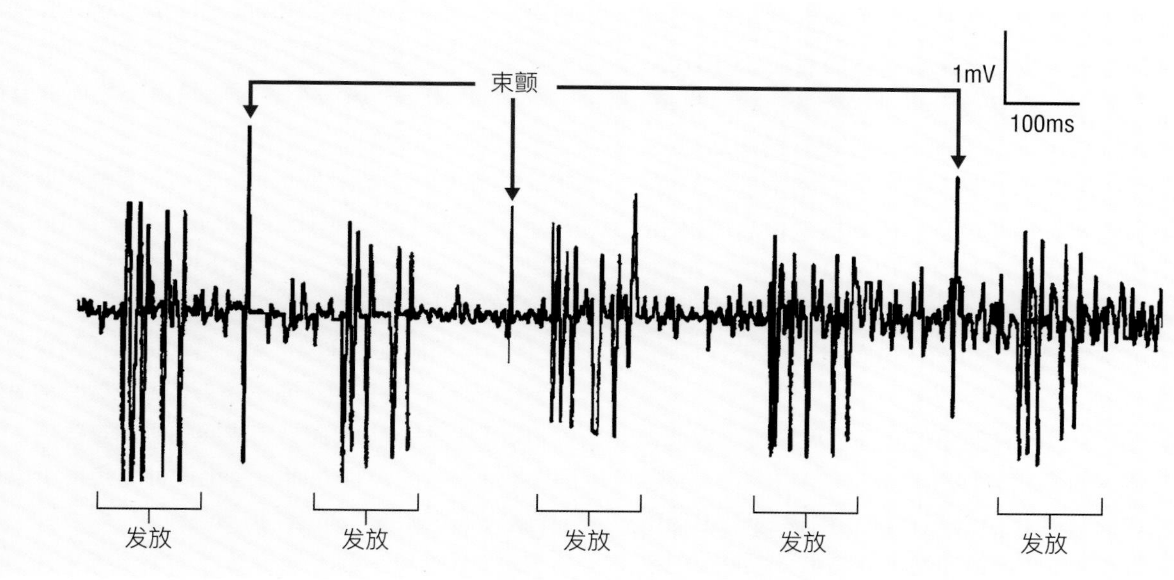

▲ **图 31–5　肌颤搐电位和迟发型放射性运动神经元疾病**

图示来自图 31–4 的同一患者的舌肌针电极肌电图。临床上出现持续的波动型活动。图示显示成组的运动单位动作电位重复发放（肌颤搐电位）和束颤。肌颤搐电位虽然也可见于其他疾病，但它是放射性损伤的特征表现

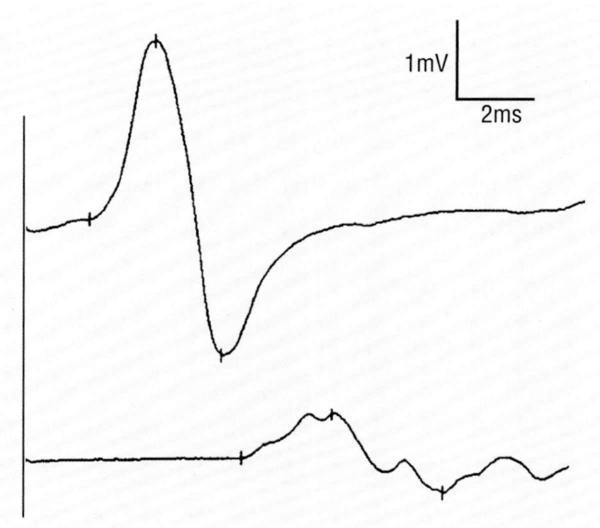

▲ 图 31-6　多灶性运动神经病患者的传导阻滞

拇短展肌记录的正中神经运动传导，腕部刺激（图的上部）和肘前窝刺激（图的下部）。注意从腕部到肘前窝的复合肌肉动作电位的面积和波幅的下降。在可疑的运动神经元疾病的患者中出现传导阻滞，并不符合肌萎缩侧索硬化症，而是提示脱髓鞘性运动神经病，通常是伴传导阻滞的多灶性运动神经病

导阻滞的一些少见病例。

（二）肌电图方法

和神经传导检测一样，可疑的、不典型的运动神经元疾病患者的针电极肌电图检查与 ALS 类似。经常需要做广泛的检查，如四肢、椎旁肌和延髓的肌肉。可疑的不典型的运动神经元疾病的患者出现某些类型的自发电位对诊断有特殊的意义。CRD 在 ALS 中并不常见，而是提示更为慢性的疾病。报道中关于显著的 CRD 最常出现于非常慢性的运动神经元疾病，特别是迟发型 Tay-Sachs 病、成人起病的脊肌萎缩症和老年脊髓灰质炎。肌颤搐电位高度提示放射性损伤。此外，肌颤搐电位也见于获得性脱髓鞘性神经病。最后，明显的面肌束颤电位或肌收缩激活的成组重复运动单位动作电位发放提示肯尼迪病的可能。

几乎所有的运动神经元疾病都进展缓慢。因此，MUAP 是宽大的多相波伴募集减少。ALS 不会出现这种急性或亚急性神经病理性损伤的模式（MUAP 形态正常却募集减少的活动性失神经）。这种模式提示急性或亚急性运动神经元疾病，如急性脊髓灰质炎、西尼罗河脑炎或脊髓炎，或伴传导阻滞的脱髓鞘和继发性轴突丢失。

五、病例分析

（一）病例 31-1

【病史和查体】

男性患者，49 岁，主因进行性无力和疲劳就诊。自诉近 6 个月以来左下肢进行性无力，行走困难。既往史是 5 岁时患有麻痹性脊髓灰质炎。当时住院 2 周，双下肢进行性无力，左侧为重。上肢、球部、面部和呼吸肌不受累。脊髓灰质炎患病后 1 年内，他的双下肢功能完全恢复。高中和大学时，他规律参加体育活动而没有任何障碍。

常规查体发现左下肢比右下肢略短小。神经系统查体显示精神状态和脑神经正常。上肢的肌容积、肌张力、肌力正常。踝关节的各种运动均轻度无力，尤其是左侧。此外，双侧伸髋和髋外展轻度无力。下肢腱反射消失，上肢腱反射减弱。所有类型的感觉检查均正常。

【病例小结】

一名 49 岁的男性患者出现双下肢轻度进行性无力和疲劳，左侧为重。无疼痛或明确的感觉减退。仅根据病史并不能确定其潜在的病因。症状可能由于某种髋或下肢的骨科疾病或轻度神经疾病引起，如嵌压性神经病，或者更可能是腰骶神经根病。查体仅显示双下肢远近端轻度的无力，有些像 L_5～S_1 神经根的肌节分布区。然而，受累区域没有相应的感觉异常，神经根病诊断的可能性小。双下肢反射消失和双上肢反射减弱提示是更广泛的病变所致。

左下肢比右下肢短小，可能是由于之前的脊髓灰质炎所致。在童年发育期出现的无力，常会导致继发性骨科病况。患者回忆他 5 岁时患脊髓灰质炎的情况时认为左下肢受累比右下肢重。尽管当时无力，后来他恢复得相当好，没有留下明显的后遗症。他能像其他青少年那样规律地参加体育活动。我们知道在疾病早期他仅仅住院 2 周，再次提示他的脊髓灰质炎并不严重（许多更严重的患者需要花数月的时间住院或康复理疗）。因此，完成问病史和查体后，除了患者左下肢的骨科方面的变化很可能是由于以前的脊髓灰质炎所致外，诊断仍不明确。

对双下肢和一侧上肢进行了神经传导的检查。CMAP 波幅在正常范围内，没有发现局部传导减慢和传导阻滞，或远端潜伏期延长的证据。所有的最短 F 波潜伏期正常。同样，包括腓肠神经在内的全

病例 31-1 神经传导检测														
神 经	刺激点	记录点	波幅（运动 /mV，感觉 /μV）			潜伏期（ms）			传导速度（m/s）			F 波潜伏期（ms）		
			右 侧	左 侧	正常值	右 侧	左 侧	正常值	右 侧	左 侧	正常值	右 侧	左 侧	正常值
正中神经（m）	腕	拇短展肌		6.2	≥4		3.9	≤4.4					25	≤31
	肘窝	拇短展肌		6.0			6.7			54	≥49			
尺神经（m）	腕	小指展肌		8.2	≥6		3.1	≤3.3						≤32
	肘下	小指展肌		8.0			5.8			53	≥49		26	
	肘上	小指展肌		7.8			7.2			55	≥49			
正中神经（s）	腕	示指		29	≥20		3.3	≤3.5		57	≥50			
尺神经（s）	腕	小指		22	≥17		2.8	≤3.1		58	≥50			
胫神经（m）	踝	踇短展肌	5.3	4.2	≥4	5.3	5.5	≤5.8				44	45	≤56
	腘窝	踇短展肌	4.2	3.8		13.0	13.2		46	45	≥41			
腓总神经（m）	踝	趾短伸肌	2.8	2.3	≥2	5.4	5.8	≤6.5				43	44	≤56
	腓骨头下	趾短伸肌	2.6	2.2		9.9	10.3		46	45	≥44			
	外侧腘窝	趾短伸肌	2.5	2.2		11.9	12.3		48	44	≥44			
腓肠神经（s）	小腿	踝后	15	14	≥6	4.2	4.2	≤4.4	48	48	≥40			

注意：所有感觉神经的潜伏期都是峰潜伏期，所有感觉神经的传导速度都是以起始潜伏期计算，报告的 F 波潜伏期代表最短 F 波潜伏期
m. 运动传导；s. 感觉传导

病例 31–1 肌电图

肌　肉	插入电位	自发电位		自主运动单位动作电位				
						波　形		
		纤颤电位	束颤电位	激　活	募　集	时　限	波　幅	多相电位
左胫骨前肌	↑	0	0	正常	↓↓↓	+3	+2	+2
左腓肠肌内侧头	正常	0	0	正常	↓↓↓	+2	+2	+2
左腓骨长肌	CRD	+1	0	正常	↓↓↓	+2	+3	+2
左股外侧肌	正常	0	0	正常	↓↓	+2	+2	+2
左髂肌	正常	0	0	正常	↓↓	+2	+2	+2
左臀中肌	正常	0	0	正常	↓↓	+3	+2	+2
右胫骨前肌	↑	±	0	正常	↓↓↓	+3	+2	+1
右腓骨长肌	↑	±	0	正常	↓↓↓	+2	+1	+2
右腓肠肌内侧头	正常	0	0	正常	↓↓↓	+2	+2	+2
右股外侧肌	正常	0	0	正常	↓↓	+2	+2	+3
右髂肌	正常	0	0	正常	↓↓	+2	+2	+2
左第一背侧骨间肌	正常	0	0	正常	↓↓	+2	+2	+1
左拇短展肌	正常	0	0	正常	↓↓	+1	+2	+1
左旋前圆肌	正常	0	0	正常	↓↓	+2	+2	+1
左肱二头肌	正常	0	0	正常	↓↓	+2	+1	+2
左三角肌内侧头	正常	0	0	正常	↓↓	+2	+2	+2

↑. 增多；↓↓. 中度减少；↓↓↓. 重度减少；CRD. 复合重复放电

部SNAP的波幅和潜伏期正常。总之，神经传导检测的结果除了排除了某些疾病以外，没有提供更多的信息。神经传导检测正常，基本上排除了会引起反射减弱和无力的多发性神经病或神经丛病。注意，因为发现双下肢不对称故对双下肢均进行了查体，仅发现了下运动神经元的体征，有可能是伴传导阻滞的多灶性运动神经病或其他的脱髓鞘性神经病。但没有发现传导阻滞或其他脱髓鞘的证据，基本上排除了这些诊断。

对双下肢的肌肉进行了肌电图的检查。双下肢所有被检肌肉几乎都显示巨大的、长时限的、多相的MUAP，伴中重度募集减少。双下肢的改变类似，无明显不对称。少数肌肉有插入电位增加，但仅有左侧腓骨长肌出现持续性纤颤电位。显然，神经再支配的程度比进行性失神经的程度要大得多。在左侧腓骨长肌中也见到了CRD。接着检查了临床上未受累的左上肢。令人惊讶地发现了巨大的、长时限的、多相的MUAP，伴中度募集减少。尽管这些异常不如下肢显著，但仍非常明显。

此时，我们得出了电生理诊断。

【电生理诊断】

电生理检查结果符合累及运动神经元或其轴突，

或两者均受累的慢性疾病，下肢重于上肢。

需要阐明几个重要问题。

(1) 临床 – 电生理的关联是否清楚？

这个病例的临床诊断是脊髓灰质炎后综合征。临床病史和随后的肌电图检查找到了许多脊髓灰质炎后综合征的重要证据。脊髓灰质炎是病毒感染脊髓前角细胞，随后导致受感染的前角细胞坏死的一种感染性疾病，表现为发热、头痛、肌痛和胃肠功能紊乱。瘫痪通常不对称，在最初的 1～2 周内进展。急性失神经后发生神经再支配。如果神经再支配相当成功，大多数失神经支配的肌纤维可以被神经再支配。因此，尽管运动神经元的数目已经大量减少，但肌力常常恢复至正常。有许多脊髓灰质炎的患者的功能确实能够恢复到正常水平。腱反射在病程早期通常减弱或消失，在有些病例则永远不再恢复。

随着年龄增大，正常人从 50—60 岁时开始总会有部分运动神经元丢失。大多数人在这个正常老龄化过程中都没有注意到显著的力量减弱。然而，在有脊髓灰质炎病史的患者中，他们存活的运动神经元数目明显减少，如果运动神经元进一步丢失时就会出现临床症状。这种情况下，首发症状是疲劳，接着是无力和经常性疼痛。脊髓灰质炎后综合征更易累及受先前的脊髓灰质炎影响最重的肢体。脊髓灰质炎后综合征也可能会累及在最初的脊髓灰质炎中未受影响的肢体。最初的脊髓灰质炎感染也会亚临床地累及身体的其他节段。该病例中，临床上未受累的左上肢也出现了显示神经再支配的 MUAP，虽然没有下肢的明显，也是由于最初的感染导致的。

脊髓灰质炎后综合征中，除非合并有其他病变，否则 SNAP 总是正常的。运动神经传导检测的结果基本正常，但有时会出现轴突丢失的表现。该病例中最重要的发现是针电极肌电图的检查结果，即广泛的、大的、长时限的、多相的 MUAP，伴募集减少。即使在临床未受累的肌肉也是如此。尽管在脊髓灰质炎后综合征中可见一些活动性失神经，但一般程度轻微，特别是相对于再支配的数量来说更是如此。偶尔可以见到作为慢性失神经标志的 CRD，而 CRD 在 ALS 中通常是非常少见的。

(2) 鉴别诊断：曾经罹患脊髓灰质炎的患者的运动神经元和运动神经的储备是明显减少的。他们更容易受到叠加的神经系统和骨科疾病的影响，可能不成比例地加重了他们的功能障碍。经常需要使用肌电图检查来帮助曾经罹患脊髓灰质炎的患者排除其他叠加的疾病，如神经根病或肌病。然而，大多数曾经罹患脊髓灰质炎的患者都有广泛的、慢性的、潜在的肌电图异常改变。因此，很难从先前的脊髓灰质炎所造成的神经源性改变中发现新叠加的神经源性损害。这一特点常常使得评估脊髓灰质炎后综合征的患者是否叠加了神经根病复杂化。在这个病例中，很难排除患者的症状加重是由于叠加了轻度的 L_5～S_1 神经根病。

（二）病例 31–2

【病史和查体】

男性患者，60 岁，主因下肢无力 5 年并逐渐进展来诊。表现为从矮凳上站起困难，上下楼梯困难。除了偶尔双手痉挛外没有疼痛。肩带肌轻度无力，例如，当给自己的汽车换油时可以感觉到这种无力。当被直接问到是否有肌肉抽动时，他回答有，特别是下颌和面部的肌肉有抽动。没有类似家族史。常规血化验除了肌酸激酶水平升高至 1425U 之外，其余正常。

查体发现下颌和左侧面肌有明显的束颤。舌头看起来有些像扇形但是没有明显的萎缩。无构音障碍。运动系统检查显示双下肢远端和近端肌肉轻度萎缩。双上肢肌力基本正常。双下肢对抗阻力测试大致是正常的。然而，在功能测试方面，他不用上肢支撑就无法从矮凳上站起。腱反射都存在但都减弱。足趾下垂。感觉检查显示肢体远端轻度的温度觉减退。步态为跨域步态合并鸭步。共济检查正常。

【病例小结】

一名 60 岁男性表现为近端肌肉无力和肌酸激酶升高。典型的症状是近端肌肉无力（如从矮凳上站起和上下楼梯困难）。开始时医生可能会认为是典型的肌病。然而，查体发现了不同于肌病的重要体征：下颌和面肌束颤。束颤是神经疾病的表现，尽管束颤偶尔见于抗肌特异性酪氨酸激酶抗体阳性的重症肌无力患者的舌体，但一般不会见于肌病。此外，查体显示肢体远端有轻度的感觉减退。感觉减退在肌病或运动神经元疾病中也是不典型的，但在周围神经病中却常常见到。因此，在神经传导和肌电图检查之前，我们仍会考虑肌病的可能，但是束颤增加了前角细胞损害或周围神经病的可能，感觉减退增加了周围神经病的可能。

神经传导检测中，正中神经和尺神经的运动传

病例 31-2　神经传导检测

神经	刺激点	记录点	波幅 运动（mV）；感觉（μV）			潜伏期（ms）			传导速度（m/s）			F 波潜伏期（ms）		
			右侧	左侧	正常值	右侧	左侧	正常值	右侧	左侧	正常值	右侧	左侧	正常值
正中神经（m）	腕	拇短展肌	8.1		≥4	3.2		≤4.4				29.5		≤31
	肘窝	拇短展肌	7.3			8.2			54		≥49			
尺神经（m）	腕	小指展肌	8.4		≥6	2.5		≤3.3				32.8		≤32
	肘下	小指展肌	7.2			7.1			57		≥49			
	肘上	小指展肌	7.0			9.5			63		≥49			
正中神经（s）	腕	示指	3		≥20	3.5		≤3.5	46		≥50			
尺神经（s）	腕	小指	3		≥17	3.0		≤3.1	52		≥50			
桡神经	前臂	鼻烟窝	12		≥15	2.3			58		≥50			
腓总神经（m）	踝	趾短伸肌	4.3		≥2	5.1		≤6.5				58.5		≤56
	腓骨头下	趾短伸肌	3.7			12.2			40		≥44			
	外侧腘窝	趾短伸肌	3.7			15.0			40		≥44			
腓肠神经（s）	小腿	踝后	5		≥6	4.3		≤4.4	37		≥40			

注意：所有感觉神经的潜伏期都是峰潜伏期，所有感觉神经的传导速度都是以起始潜伏期计算，报告的 F 波潜伏期代表最短 F 波潜伏期

m. 运动传导；s. 感觉传导

病例 31–2　肌电图

肌　肉	插入电位	自发电位		自发运动单位动作电位				
		纤颤电位	束颤电位	激　活	募　集	波　形		
						时　限	波　幅	多相电位
右胫骨前肌	↑	+1	0	正常	↓	+1	+1	+1
右䠞长伸肌	↑	+2	0	正常	↓↓	+2	+1	+2
右腓肠肌内侧头	↑	+1	0	正常	正常	+1	正常 /+1	正常
右股外侧肌	↑	+1	0	正常	↓↓	+2	+2	+2
右股内侧肌	↑	+1	0	正常	↓↓	+2	+2	+2
右髂肌	正常	0	0	正常	↓	+1	+1	+1
右第一背侧骨间肌	↑	+1	0	正常	↓	+1	+1	+1
右示指固有伸肌	正常	0	0	正常	↓	+1	+1	+1
右旋前圆肌	CRD	0	0	正常	正常	正常 /+1	正常 /+1	正常 /+1
右肱二头肌	正常	0	0	正常	↓↓	+2	+2	+2
右肱三头肌	正常	0	0	正常	↓↓	+2	+2	+2
右三角肌内侧头	正常	0	0	正常	↓↓	+2	+2	+2
右冈下肌	↑	+1	0	正常	↓	+2	+1	+1
右菱形肌	正常	0	0	正常	正常	正常	正常	正常
右颈椎旁肌	正常	0	0	正常	正常	正常	正常	正常
右 T_6 椎旁肌	正常	0	0	正常	正常	正常	正常	正常

↑ . 增多；↓ . 轻度减少；↓↓ . 中度减少；CRD. 复合重复放电

导和 F 波是完全正常的。然而，所有上肢感觉传导电位的波幅降低，与轴突的损伤相符。下肢，腓总神经运动波幅基本正常，传导速度和 F 波潜伏期为临界值。但是腓肠神经感觉传导波幅是降低的。因此，从神经传导的检查结果我们得知存在明确的轻度感觉神经病。

针电极肌电图显示几乎每块肌肉都是异常的，即插入电位延长，并且大多数肌肉，特别是下肢的肌肉，都出现纤颤电位。此外，几乎所有肌肉的运动单位动作电位都是大的、长时限的、多相伴募集减少。如此广泛的改变符合弥漫性运动神经元疾病。据此，我们得出了电生理诊断。

【电生理诊断】

电生理发现符合活动性和慢性广泛运动神经元和（或）轴突疾病，合并轻度的感觉神经病。

【病例分析与讨论】

若干重要的问题。

(1) 综合临床、实验室检查和电诊断信息，最可能的诊断是什么？

该患者表现为近端肌无力，下颌和面肌束颤，肌酸激酶水平升高。电诊断检查支持弥漫性运动神经元疾病伴轻度感觉神经病。将所有信息整合，与 X

连锁的脊髓延髓肌萎缩症（即肯尼迪病）一致。由于近端肌无力和肌酸激酶水平升高，肯尼迪病多次被误诊为肌病。因为肯尼迪病表现为近端肌无力，所以升高的肌酸激酶常被错误地认为是由肌病所致。该病例中，升高的肌酸激酶为诊断肯尼迪病提供了一个重要信息。

电诊断检查后，血DNA分析证明了存在雄激素受体基因的三核苷酸（CAG）重复序列的扩增，确诊为肯尼迪病。

(2) 遗传咨询应该建议哪些内容?

肯尼迪病是X连锁基因病。只有男性发病，很罕见的病例也可以见到女性患者有两个突变的X染色体（来自于父母双方）而发病。此外，女性携带者偶尔表现出痛性痉挛。因为该病为X染色体连锁，所有患病父亲的儿子不会患病，并且不会将该病遗传给他们的孩子。但是，肯尼迪病患者的女儿将携带致病基因。尽管她们都不会患病，但她们可能将异常的X染色体传给她们的孩子。她们的女儿有一半成为携带者，而她们的儿子有一半患病，另一半正常。尽管肯尼迪病通常不会导致患者寿命缩短，但可造成患者严重残疾。因此，遗传咨询非常重要。

（三）病例 31–3

【病史和查体】

女性患者，25岁，既往体健，因头痛、颈痛、发热寒战3天收住院。除了轻度颈项强直外，神经系统查体完全正常。脑脊液检查显示蛋白升高（152mg/dl），葡萄糖正常，淋巴细胞增多，为60个/mm^3。细菌培养阴性。

入院后第二天，她出现了左臂无力。查体发现左肱二头肌和肱三头肌重度无力，手的肌肉轻度无力。左上肢反射均消失。感觉检查正常。数周后做肌电图时仍存在无力。

【病例小结】

青年女性，既往体健，以临床高度提示脑膜炎入院。发热数天，寒战、头痛、颈痛，伴脑脊液细胞异常增多。主要为淋巴细胞增多，与非细菌感染最为符合。在这种情况下，患者的左臂出现急性弛缓性无力，腱反射消失而感觉完全正常。该病例显然不同寻常。感染和无力可能相关，不是直接相关就是和感染后的免疫介导相关。

神经传导检测方面，对左上肢进行了详细的检查，并与右上肢做了部分对比。注意到正中神经、尺神经、桡神经的运动传导都显示波幅降低，而远端潜伏期、传导速度和F波相对正常。与对侧明显不对称。而所有的感觉电位，包括正中神经、尺神经、桡神经、前臂外侧皮神经和前臂内侧皮神经都完全正常。比较对侧尺神经和前臂内侧皮神经感觉传导显示没有明显的不对称。因此，做完神经传导检测，根据运动波幅降低而传导速度和远端潜伏期相对正常和没有感觉传导异常，发现主要为运动轴索的损害。尽管根据运动波幅降低和感觉电位保留，会有多发性颈神经根病的可能，但查体没有感觉减退，就不好考虑该诊断。因此，结合目前的临床情况，神经传导检测的结果高度提示运动神经元疾病。注意到左上肢运动波幅降低可能提示突触前膜神经肌肉接头的疾病，但是明显的不对称性排除了这一可能。

针肌电图检查显示左上肢几乎每块肌肉都表现出插入电位增加和显著的纤颤电位。值得注意的是，所有的MUAP形态均正常，但是几乎所有的肌肉都有中到重度的募集减少。据此，我们形成了电生理印象。

【电生理诊断】

电生理发现符合重度的亚急性左侧颈运动神经元和（或）其轴突病变。这种改变符合急性脊髓灰质炎。

【病例分析与讨论】

若干重要的问题。

(1) 电诊断检查符合吉兰–巴雷综合征吗?

感染后急性无力，可能会考虑为吉兰–巴雷综合征的变异型。但是，神经传导检测没有脱髓鞘的证据（例如，没有传导阻滞、波形离散、传导速度减慢、潜伏期延长或迟发反应出现率下降或消失等情况）。电生理检查和临床查体都显示两侧明显不对称，这在吉兰–巴雷综合征非常少见。

(2) 电诊断检查符合多发性颈神经根病吗?

如果只做神经传导检测或只做针电极肌电图，检查结果是符合多发性颈神经根病的。所有感觉电位是正常的，与神经根病是相符的（如病变在背根神经节近端），可以伴有远端运动波幅降低和针电极肌电图显示的广泛失神经。该病例强调了神经传导和针电极肌电图的结果要结合临床背景理解。神经根疾病（如神经根病/多发性神经根病）和前角细胞

病例 31-3　神经传导检测

神经	刺激点	记录点	波幅［运动（mV），感觉（μV）］			潜伏期（ms）			传导速度（m/s）			F 波潜伏期（ms）		
			右侧	左侧	正常值	右侧	左侧	正常值	右侧	左侧	正常值	右侧	左侧	正常值
正中神经（m）	腕	拇短展肌	6.5	1.7	≥4	2.9	3.6	≤4.4					26.3	≤31
	肘窝	拇短展肌		1.4			7.9			48	≥49			
尺神经（m）	腕	小指展肌	5.7	3.3	≥6	2.9	3.1	≤3.3					27.9	≤32
	肘下	小指展肌		3.0			6.2			53	≥49			
	肘上	小指展肌		2.8			8.1			56	≥49			
桡神经（m）	桡神经沟下	示指固有伸肌	1.8	0.3	≥2	4.2	4.3							
	桡神经沟上	示指固有伸肌		0.3			7.0			56	≥49			
正中神经（s）	腕	示指		41	≥20		2.5	≤3.5		57	≥50			
尺神经（s）	腕	小指	38	41	≥17	2.8	2.5	≤3.1	54	58	≥50			
桡神经（s）	前臂	鼻烟窝		54	≥15		1.8	≤2.9		62	≥50			
前臂外侧皮神经（s）	肘	前臂外侧		17	≥10		2.5	≤3.0		59	≥55			
前臂内侧皮神经（s）	肘	前臂内侧	8	11	≥5	2.4	2.4	≤3.2	52	52	≥50			

注意：所有感觉神经的潜伏期都是峰潜伏期，所有感觉神经的传导速度都是以起始潜伏期计算，报告的 F 波潜伏期代表最短 F 波潜伏期

m. 运动传导；s. 感觉传导

病例 31–3　肌电图

肌　肉	插入电位	自发电位		自主运动单位动作电位				
		纤颤电位	束颤电位	激　活	募　集	波　形		
						时　限	波　幅	多相电位
左第一背侧骨间肌	↑	0	0	正常	↓↓	正常	正常	正常
左拇长屈肌	↑	+1	0	正常	↓↓	正常	正常	正常
左肱二头肌	↑	+2	0	正常	↓↓↓	正常	正常	正常
左肱三头肌	↑	+3	0	正常	↓↓↓	正常	正常	正常
左三角肌内侧	↑	+2	0	正常	无	正常	正常	正常
左菱形肌	↑	+2	0	正常	↓↓↓	正常	正常	正常
左 C_5 椎旁肌	↑	0	0	正常	无	正常	正常	正常
左 C_8 椎旁肌	↑	+1	0	正常	无	正常	正常	正常
左上斜方肌	正常	0	0	正常	正常	正常	正常	正常

↑ . 增多；↓↓ . 中度减少；↓↓↓ . 重度减少

疾病（局灶性运动神经元病 / 弥漫性运动神经元病）在电诊断发现上并没有区别。然而，两者的临床鉴别非常容易。神经根病的患者有明显的疼痛和感觉症状或体征，而这些症状或体征不会出现在运动神经元病的患者中。该病例完全缺乏感觉症状和体征，高度提示病变不在神经根水平而在前角细胞水平。

(3) 最可能的诊断是什么？

检查结果符合颈髓前角细胞节段性受累，为麻痹性脊髓灰质炎的表现。脊髓灰质炎是发热性疾病，患者通常在感染期出现无力或瘫痪，这与吉兰 – 巴雷综合征不同，后者从感染到出现无力，通常有数天到数周的潜伏期。因为脊髓灰质炎疫苗的效果很好，麻痹性脊髓灰质炎很少由真正的脊髓灰质炎病毒引起。更常见的是肠道病毒、艾柯病毒或柯萨奇病毒。此外，西尼罗河病毒和 EV-D68 经常引起脊髓灰质炎样综合征。随后本例患者的血清学检查发现西尼罗河病毒 IgM 阳性，证实了是由西尼罗河病毒导致的脊髓灰质炎。

(4) 病程是多长时间？

从神经传导检测我们发现了异常的运动波幅，所以病程至少已经 3～5 天了，因为这段时间是神经发生沃勒变性所需的时间。针电极肌电图的检查结果显示有活动性失神经。因此，至少要经历数周的时间。然而，MUAP 波形完全正常，提示没有足够的时间发生神经再支配。起病后数周出现典型的表现，这种特别的亚急性模式仅见于脊髓灰质炎样综合征。典型的 ALS 和其他运动神经元疾病都是慢性进展，当出现临床症状时，就会显示出活动性失神经和神经再支配并存的征象。因此，在大多数运动神经元疾病中都有慢性和急性两方面表现。本病例的这种亚急性前角细胞疾病模式非常不寻常，是不典型的运动神经元病的一个重要特征。该患者的血清学检查结果证实了是由西尼罗河病毒引起的麻痹性脊髓灰质炎综合征。

第四部分　神经根病、神经丛病和近端周围神经病
Radiculopathy, Plexopathies, and Proximal Neuropathies

第 32 章　神经根病
Radiculopathy

党静霞　陈景云　译　　卢祖能　校

神经根病是在肌电图室接受检查最常见的疾病之一。对于神经根病的评估，尽管 MRI 已得到广泛应用，但肌电图检测仍有非常重要的价值。影像检查的诊断价值，通常在于更普遍的、结构性病变所致的神经根病，但常常无法显示是感染、浸润、脱髓鞘或梗死所致。影像检查可清楚地看到脊髓、神经根及其与椎体和椎间盘的关系，但不能很好地反映神经根的功能状态。在这方面，肌电图可弥补 MRI 的不足；肌电图不仅能够对病变进行定位，而且能够反映神经的功能状态。然而，每一个肌电图工作者都应该意识到，肌电图在评估神经根病方面有其局限性，可能导致假阴性结果。

一、临床

神经根病的临床特征包括沿神经根支配区的放射性疼痛和异常感觉，常伴感觉缺失和棘旁肌紧张，有时也可能存在运动功能障碍。骨和椎间盘退行性疾病引起的神经根病，最常累及颈椎（C_3～C_8）、下腰椎和骶椎（L_3～S_1），导致一些众所周知的临床综合征（表 32–1 和表 32–2）。相关的棘旁肌紧张，常导致患者活动受限，颈部或背部活动时症状加重。

根据受累神经根不同，神经根病时，可出现特异性感觉和运动症状。每条神经根分布于特定的皮肤感觉区域，称为皮节（图 32–1 和图 32–2）；每条神经根支配特定的肌肉，称为肌节（表 32–3 和表 32–4）。每个皮节与相邻的皮节之间广泛重叠。因此，在孤立性神经根病患者，很少出现严重的或明确的感觉障碍。重度麻木，通常提示周围神经病而不是神经根病。在神经根病变患者，尽管存在感觉异常，但感觉缺失多模糊不清，很难明确分界，或者没有分界。

如同皮节一样，肌节之间也有广泛的重叠。实际上，几乎每一块肌肉都被 2～3 个肌节（即神经根）所支配。例如，肱三头肌主要由 C_7 神经根支配，但也部分接受 C_6 和 C_8 神经根支配。因此，孤立性神经根病变很少导致某块肌肉瘫痪。即使是严重或完全性 C_7 神经根病，肱三头肌也仅会变得力弱，但不会瘫痪，这是由于肱三头肌部分肌力来源于 C_6 和 C_8 的神经根支配。

在神经根病，腱反射可能出现异常，这取决于所检查腱反射肌肉的神经根支配。在 C_5 或 C_6 神经根病变，可出现肱二头肌和肱桡肌反射减弱。C_7 神经根病变时，肱三头肌反射通常明显减弱，但肱三头肌反射很大一部分也有 C_6 神经根的支配，因此，C_6 神经根病变时肱三头肌反射也可能异常。对于 C_8 或 T_1 神经根病变，没有常规的腱反射来检查。在下肢，一般检查膝反射和踝反射。L_3 或 L_4（极少数情况下 L_2）神经根病变时，膝反射可减弱；S_1 神经根病变时，踝反射减弱。同样，对于 L_5 神经根病变，也没有常规腱反射检查来评估。偶尔，可引出胫骨后肌反射或内侧腘绳肌反射，但若不对称，提示 L_5 神经根病变。然而，在正常人，胫骨后肌反射和内侧腘绳肌反射常常引不出。

表 32-1 常见的颈神经根综合征

神经根	疼痛部位	感觉分布	无 力	反射改变
C_3～C_4	棘旁肌、肩上部	颈部	膈肌、项部肌肉、肩胛带肌	无
C_5	颈部、肩部、上臂前方	肩部	三角肌、冈上肌、冈下肌、菱形肌、肱二头肌、肱桡肌	肱二头肌、肱桡肌
C_6	颈部、肩部、上臂前方放射至肘前窝	拇指、示指、前臂桡侧	三角肌、冈上肌、冈下肌、菱形肌、肱二头肌、肱桡肌、旋前圆肌、桡侧腕屈肌、桡侧腕伸肌	肱二头肌、肱桡肌
C_7	颈部、肩部、前臂背侧	中指	肱三头肌、背阔肌、旋前圆肌、桡侧腕屈肌、桡侧腕伸肌	肱三头肌
C_8	颈部、肩部、前臂尺侧	环指、小指、小鱼际	手固有肌、伸指肌、屈指肌	无
T_1	颈部、肩部、上臂尺侧	前臂尺侧	手固有肌（霍纳综合征）	无

改编自 Geckle DS, Hlavin ML. Spondylosis and disc disease. In: Samuels MA, Feske S, eds. *Office Practice of Neurology*. New York, NY: Churchill Livingstone; 1995.

表 32-2 常见的腰神经根综合征

神经根	疼痛部位	感觉分布	无 力	反射改变
L_3	股前、腹股沟	股前	髂腰肌、内收肌、股四头肌	（膝）
L_4	股前	小腿内侧、足内侧	股四头肌、内收肌（髂腰肌）	膝
L_5	大腿和小腿后外侧、放射至跗趾和足背	足背、跗趾、小腿外侧	胫骨前肌、胫骨后肌、跗长伸肌、腓骨肌、臀中肌、阔筋膜张肌	无
S_1	大腿和小腿后外侧、放射至足趾和足跟外侧	足外侧、小腿后方、足底	腓肠肌 - 比目鱼肌、腘绳肌群、臀大肌	踝

改编自 Geckle DS, Hlavin ML. Spondylosis and disc disease. In: Samuels MA, Feske S, eds. *Office Practice of Neurology*. New York, NY: Churchill Livingstone; 1995.

二、病因

神经根病的病因有很多种，最常见的是结构性病变，包括：椎间盘脱出；颈椎退行性病变所致的骨赘压迫；占位性病变，如硬膜外脓肿和脊柱转移性肿瘤。

神经根病可发生于显微水平，而无占位性病变的证据，但有时难以识别。原因可以是如下情况：①肿瘤浸润（癌性或淋巴瘤性脊膜炎）；②肉芽肿组织浸润（如结节病）；③感染（如莱姆病、带状疱疹、巨细胞病毒、单纯疱疹）；④纯粹的神经根病或多发性神经根病，见于获得性脱髓鞘性周围神经病（如在吉兰 - 巴雷综合征的早期）；⑤神经根梗死，如血管炎性神经病、糖尿病多发性神经根病。上述的非结构性病因，可以解释某些患者有神经根病的临床表现，而影像检查却完全正常。由此，肌电图从生理学角度显示神经根病，就特别有价值。

三、鉴别诊断

疼痛和放射性感觉异常的鉴别诊断，不仅包括神经根病，还包括近端周围神经病、神经丛病和嵌压性神经病。神经丛病比神经根病要少见得多，但仅通过临床来鉴别神经丛病和神经根病相当困难。此外，在一些嵌压性神经病，特别是症状较轻时，

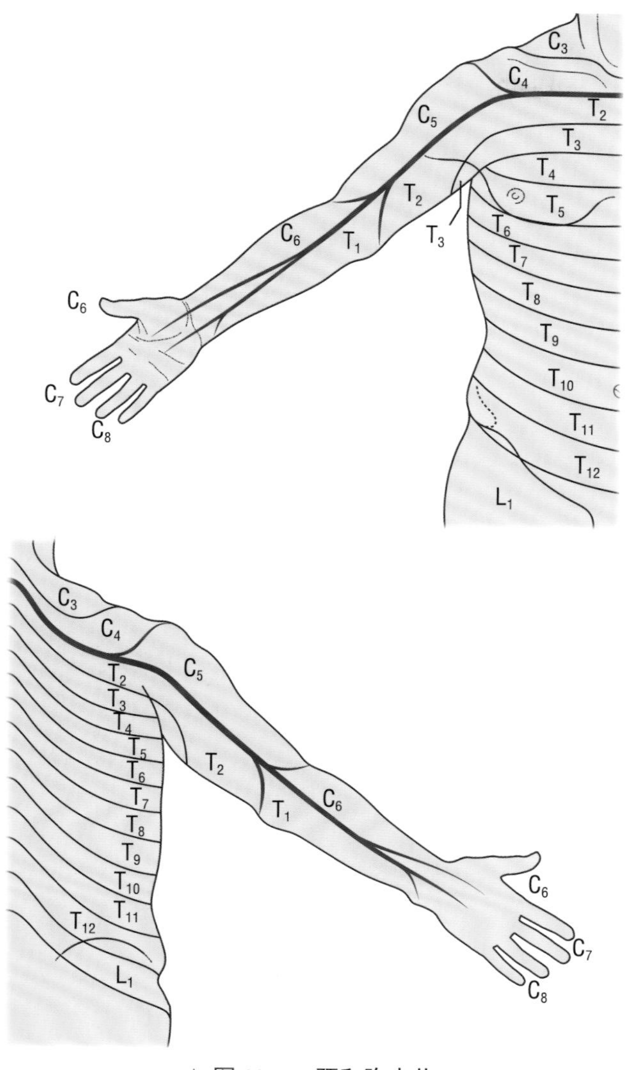

▲ 图 32-1　颈和胸皮节

经许可转载，引自 *Aids to the Examination of the Peripheral Nervous System*. London: Baillière Tindall; 1986.

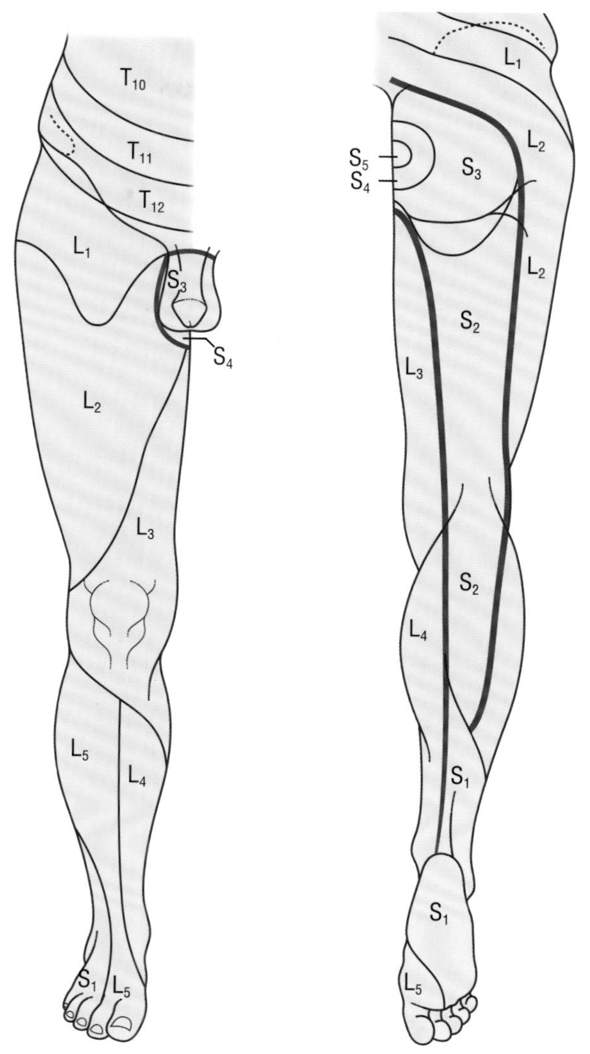

▲ 图 32-2　下胸和腰骶皮节

经许可转载，引自 *Aids to the Examination of the Peripheral Nervous System*. London: Baillière Tindall; 1986.

可能被误认为是神经根病。因为受压的神经可引起牵涉痛和感觉异常，因此，神经在远端的嵌压，可能造成其近端出现症状。例如，在肘部尺神经病，疼痛放射到上臂或肩部并不少见。在一些腕管综合征（carpal tunnel syndrome，CTS）患者，可能出现前臂、上臂和肩部疼痛；尽管肩部疼痛很少见。存在牵涉痛，以及伴有嵌压性神经病所致的感觉异常，可能提示神经根病。然而，在常见的嵌压性神经病，不会出现颈部或背部疼痛，也不会出现因为颈部或背部运动导致症状加重，这为神经根病提供了重要的临床诊断线索。

除了神经丛病、近端周围神经病和嵌压性神经病之外，神经根病的主要鉴别诊断，还包括骨科局部疾病所致的疼痛和继发性肌肉紧张。通常，肌电图室的关键任务，就是要鉴别疼痛到底是单纯的肌肉紧张所致，还是确实是神经根功能障碍所致。

四、电生理评估

（一）神经传导检测

在神经根病患者，神经传导检测通常正常；因此，神经根病的电生理诊断就要依靠针电极肌电图检测（框 32-1）。在神经根病，尽管偶尔会有某种程度的运动传导异常，但传导检测更重要的意义是排除其他可能类似神经根病的情况，特别是嵌压性神经病和神经丛病。在上肢的神经根病，必须排除肘部尺神经病和 CTS。尺神经病和 C_8 神经根病均可

表 32-3　上肢主要肌肉的神经根支配

神经根	肌　肉	神　经
$C_{4\underline{5}}$	菱形肌	肩胛背神经
$C_{\underline{5}\underline{6}}$	冈上肌	肩胛上神经
$C_{\underline{5}\underline{6}}$	冈下肌	肩胛上神经
$C_{\underline{5}\underline{6}}$	三角肌	腋神经
$C_{\underline{5}\underline{6}}$	肱二头肌	肌皮神经
$C_{\underline{5}\underline{6}}$	肱桡肌	桡神经
$C_{\underline{5}\underline{6}\underline{7}}$	前锯肌	胸长神经
$C_{5\underline{6}7}$	胸大肌：锁骨段	胸外侧神经
$C_{6\underline{7}\underline{8}}\ T_1$	胸大肌：胸骨段	胸内侧神经
$C_{\underline{6}\underline{7}}$	桡侧腕屈肌	正中神经
$C_{\underline{6}\underline{7}}$	旋前圆肌	正中神经
$C_{\underline{6}\underline{7}}$	桡侧腕长伸肌	桡神经
$C_{6\underline{7}8}$	背阔肌	胸背神经
$C_{6\underline{7}8}$	肱三头肌	桡神经
$C_{6\underline{7}8}$	肘肌	桡神经
$C_{\underline{7}8}$	指总伸肌	桡神经
$C_{7\underline{8}}$	指浅屈肌	正中神经
$C_{7\underline{8}}$	示指固有伸肌	桡神经
$C_{7\underline{8}}$	尺侧腕伸肌	桡神经
$C_{7\underline{8}}\ T_1$	拇长屈肌	正中神经
$C_{7\underline{8}}\ T_1$	指深屈肌	正中神经 / 尺神经
$C_{\underline{8}}\ T_1$	尺侧腕屈肌[a]	尺神经
$C_{\underline{8}}\ T_{\underline{1}}$	背侧第一骨间肌	尺神经
$C_{\underline{8}}\ T_{\underline{1}}$	小指展肌	尺神经
$C_{\underline{8}}\ T_{\underline{1}}$	拇短展肌	正中神经

下划线指支配该肌肉主要的神经根

a. 部分人的尺侧腕屈肌可能含有 C_7 神经根的成分

表 32-4　下肢主要肌肉的神经根支配

神经根	肌　肉	神　经
$L_{\underline{2}\underline{3}4}$	髂肌	股神经
$L_{\underline{2}\underline{3}\underline{4}}$	股直肌	股神经
$L_{2\underline{3}\underline{4}}$	股内、外侧肌	股神经
$L_{2\underline{3}\underline{4}}$	内收肌	闭孔神经
$L_{\underline{4}\underline{5}}$	胫骨前肌	腓深神经
$L_{4\underline{5}}$	趾长伸肌	腓深神经
$L_{4\underline{5}}\ S_1$	踇长伸肌	腓深神经
$L_{4\underline{5}}\ S_1$	趾短伸肌	腓深神经
$L_{4\underline{5}}\ S_1$	内侧腘绳肌	坐骨神经
$L_{4\underline{5}}\ S_1$	臀中肌	臀上神经
$L_{4\underline{5}}\ S_1$	阔筋膜张肌	臀上神经
$L_{\underline{5}}\ S_1$	胫骨后肌	胫神经
$L_{\underline{5}}\ S_1$	趾长屈肌	胫神经
$L_{\underline{5}}\ S_1$	腓骨肌	腓浅神经
$L_{\underline{5}}\ S_{\underline{1}}$	外侧腘绳肌（股二头肌）	坐骨神经
$L_{\underline{5}}\ S_{\underline{1}2}$	腓肠肌外侧头	胫神经
$L_5\ S_{\underline{1}2}$	臀大肌	臀下神经
$L_5\ S_{\underline{1}2}$	踇短展肌	胫神经 - 足底内侧神经
$S_{\underline{1}2}$	小趾展肌	胫神经 - 足底外侧神经
$S_{\underline{1}2}$	腓肠肌内侧头	胫神经
$S_{\underline{1}2}$	比目鱼肌	胫神经

下划线指支配该肌肉主要的神经根

表现为臂部疼痛，并伴小指和环指麻木。同样，在 C_6～C_7 神经根病和 CTS，都可出现臂部疼痛，伴拇指、示指和中指感觉异常。诊断下肢神经根病时，必须排除腓骨头（或腓骨颈）处的腓神经病变。在腓神经麻痹和 L_5 神经根病，均可表现为小腿疼痛，伴足下垂和足背、小腿外侧感觉异常。对于更严重的病例，神经根病与常见嵌压神经病的临床鉴别相对容易。而对于轻度或早期的病例，两者的鉴别往往比较困难，神经传导有助于证实或排除嵌压性神经病。

在神经根病，偶尔可见常规运动传导和 F 波异常，这取决于病变的病理生理机制和病变水平。若病理生理改变以脱髓鞘病变为主，则轴突保持完整；

框 32-1　神经根病：建议的神经传导检测方案

上肢

运动传导检测

- 须分别进行正中、尺神经的运动传导检测，拇短展肌、小指展肌记录。在疑似 C_6～C_7 神经根病，应明确排除 CTS；在疑似 C_8 神经根病，应明确排除肘部尺神经病。若 CMAP 远端潜伏期、波幅或传导速度异常或处于临界值，最好进行双侧运动传导检测

感觉 / 混合神经传导检测

- 须至少进行一条神经的感觉传导检测，最好是疑似神经根病的分布区（见表 32-6）。若症状侧感觉电位波幅减低或处于临界值，最好进行双侧感觉传导检测
- 在疑似 C_6～C_7 神经根病（拇指、示指和中指感觉异常），须至少进行一项正中神经与尺神经的对比检测（如掌 - 腕部正中 / 尺混合神经传导检测），作为一种敏感的内控对照，是排除跨腕部正中神经病肯定的电生理证据

迟发反应

- 须进行正中神经、尺神经 F 波检测。在疑似 C_8 神经根病，若症状侧异常或处于临界值，应进行双侧 F 波检测

下肢

运动传导检测

- 须分别进行腓神经、胫神经的运动传导检测，趾短伸肌、踇短展肌记录。应明确排除腓骨颈处腓神经麻痹，尤其在疑似 L_5 神经根病。若 CMAP 远端潜伏期、波幅或传导速度异常或处于临界值，最好进行双侧运动传导检测

感觉 / 混合神经传导检测

- 须至少进行一条神经的感觉传导检测，最好是疑似神经根病的分布区（见表 32-6）。若症状侧感觉电位波幅减低或处于临界值，最好进行双侧感觉传导

迟发反应

- 须进行胫神经、腓神经 F 波检测。若症状侧异常或处于临界值，应进行双侧 F 波检测
- 须进行双侧比目鱼肌 H 反射检测，尤其考虑 S_1 神经根病时

在这种情况，运动传导检测中远端刺激和记录的潜伏期、传导速度和复合肌肉动作电位（compound muscle action potential，CMAP）波幅均正常。在神经根病，可能仅有 F 波异常。因为 F 波既可评估远端，又可评估近端的传导；F 波异常而远端传导正常时，提示近端病变，包括近端周围神经、神经丛或神经根。当然，仅仅只是在受累神经根支配的肌肉记录时，才会出现 F 波异常。

在上肢，常规只进行 C_8～T_1 神经根支配的、正中神经和尺神经的 F 波检测。因此，C_8～T_1 神经根病时，可出现正中神经和尺神经 F 波异常；然而，在椎间盘或骨赘压迫所致神经根病的最常见原因中，C_8～T_1 神经根受累很少见。在神经根病，更常受累的是 C_5、C_6 或 C_7 根水平，而这通过正中或尺神经 F 波是无法反映出来的。下肢的情况则不同。记录下肢 F 波，主要是在腓神经和胫神经支配的远端肌肉（趾短伸肌、踇短展肌）；而趾短伸肌主要由 L_5 神经根支配，踇短展肌主要由 S_1 神经根支配。神经根病最常累及的就是 L_5 和 S_1 神经根。因此，在 L_5～S_1 神经根病，腓神经和胫神经 F 波潜伏期可能延长，特别是与对侧比较时。

偶尔，H 反射检测有助于评估下肢神经根病。然而，H 反射是在比目鱼肌记录的，仅可评估可能的 S_1 神经根病；当症状侧与无症状侧比较时，H 反射尤其有诊断价值。H 反射是踝反射的电生理表现形式，因此，任何导致踝反射减弱的病变，包括多发性神经病、坐骨神经病、腰骶神经丛病和 S_1 神经根病，都可能出现 H 反射潜伏期延长或引不出 H 反射。然而，遗憾的是，当远端运动传导正常而 H 反射异常，并不能鉴别神经丛病和神经根病，仅能提示是近端病变。

若病理生理机制也涉及轴突丧失，则运动传导可能异常。同样，这里再次强调，仅在受累神经根支配的肌肉记录时，才出现运动传导异常。轴突损害可能导致 CMAP 波幅减低，伴某种程度的传导速度减慢和远端潜伏期延长，尤其是大纤维受累时。例如，在伴有轴突丧失的 L_5～S_1 神经根病，可能出现病变同侧腓神经和胫神经传导速度轻度减慢、远端潜伏期轻度延长及 CMAP 波幅减低，特别是与对侧相比时。然而，远端潜伏期延长和传导速度减慢的程度，绝不会达到脱髓鞘的标准。

评估神经根病时，感觉传导检测是最重要的部分。病变位于背根神经节（dorsal root ganglion，DRG）近端时，感觉神经动作电位（sensory nerve action potential，SNAP）仍然是正常的（图 32-3）。

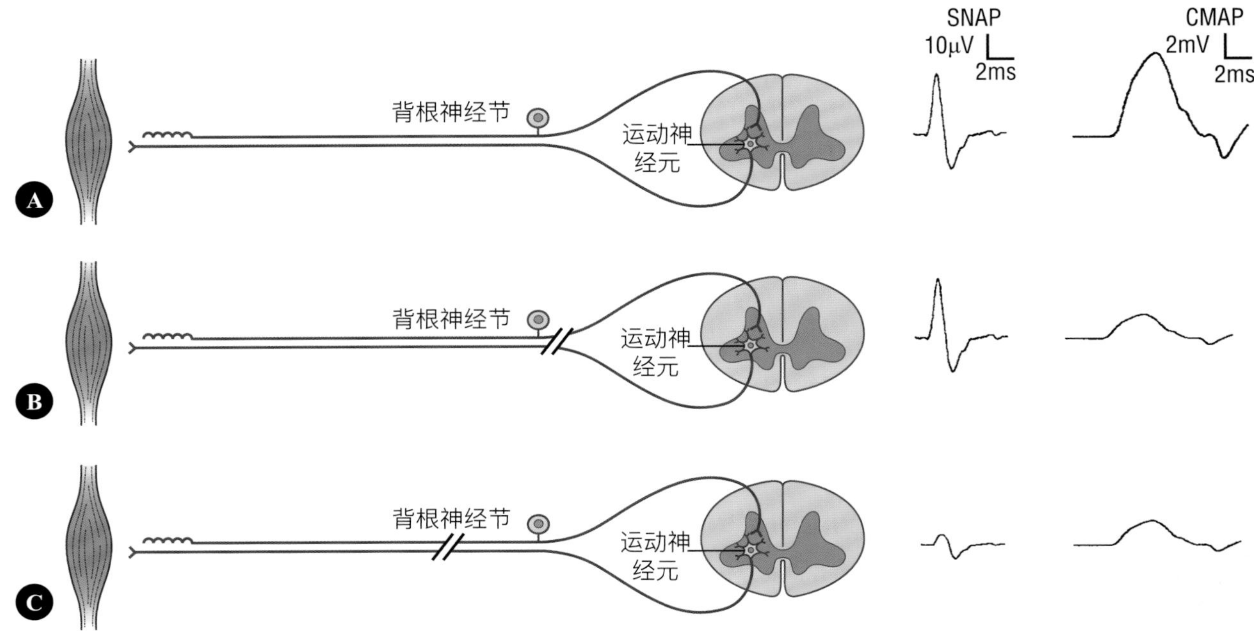

▲ 图 32–3 **DRG 远端和近端轴突丧失性病变中的 SNAP 和 CMAP**

A. 正常。B. DRG 近端的病变。C. DRG 或其远端的病变。在轴突丧失的病变，无论是 DRG 近端或远端，运动纤维变性导致 CMAP 波幅减低。若较粗大的运动纤维丧失，也可能出现传导速度轻度减慢、远端潜伏期轻度延长。而感觉纤维的情况则有所不同。DRG 近端的病变，仅引起在脊髓内的近端感觉纤维变性。因为 DRG 内的细胞是双极细胞，其与远端感觉纤维仍然保持连续性。因此，在远端刺激和记录时，SNAP 仍正常。而在 DRG 或其远端的轴突丧失性病变，远端感觉纤维也变性（这与运动纤维是一样的）。由此而言，神经丛病变和周围神经病变中 SNAP 波幅减低，而神经根病和 DRG 近端的其他病变中 SNAP 则正常。CMAP. 复合肌肉动作电位；DRG. 背根神经节；SNAP. 感觉神经动作电位

几乎所有的神经根病，包括椎间盘脱出和颈椎退行性病变压迫引起的，对神经根的损害都在 DRG 近端（图 32–4）。相反，DRG 或其远端的病变，若引起了轴突损害，则 SNAP 波幅减低。因此，神经丛和周围神经（近端和远端神经）的病变可导致 SNAP 异常，而神经根病时 SNAP 是正常的。

核实感觉症状分布区的 SNAP 正常与否始终是必要的（表 32–5）。例如，若患者有沿上臂向下的放射痛，伴中指刺痛和感觉异常，则应核实正中神经在中指的感觉反应。在这种情况，若病变位于 DRG 或其远端（如臂丛或正中神经），并且有轴突丧失，同时，若病变时间足以发生沃勒变性，则 SNAP 波幅将异常。另外，若病变位于 DRG 近端（如 C_7 神经根病），则 SNAP 波幅正常。SNAP 正常可提供重要的诊断信息。与感觉症状和体征同一分布区域的 SNAP 若是正常的，应始终提示是 DRG 近端的病变（但在近端脱髓鞘性病变或周围神经病变急性期，SNAP 也可正常）。对于这一规则，存在一种重要的、罕见的例外。

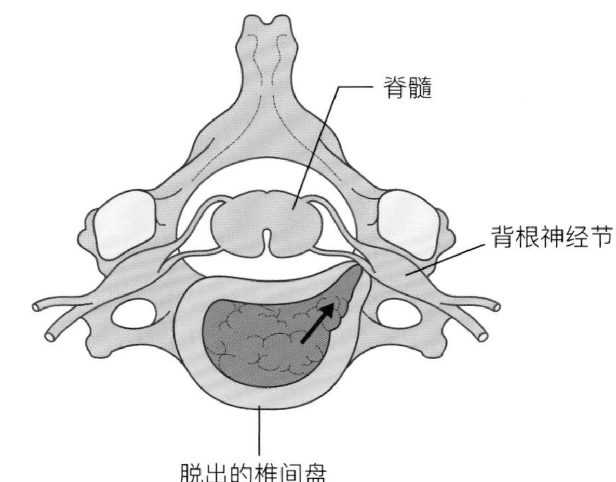

▲ 图 32–4 **神经根病与 DRG 不受累的关系**

椎间盘脱出是颈和腰骶神经根病的常见原因。脱出的椎间盘最常见于外侧和后侧，DRG 位于脱出的椎间盘的远端。由于这种解剖关系，使得椎间盘脱出时神经根受损，而 DRG 和周围感觉神经不受累。因此，在神经根病，感觉传导检测仍然是正常的。DRG. 背根神经节（经许可转载，引自 Wilbourn AJ. Radiculopathies. In: Brown WF, Bolton CF, eds. *Clinical Electromyography*. 2nd ed. Boston, MA: Butterworth; 1993.）

表 32-5　神经根病中需核实的感觉神经动作电位

感觉神经动作电位	神经根
前臂外侧皮神经	C_5～C_6
桡神经－拇指	C_6
正中神经－拇指	C_6
桡神经－鼻烟窝	C_6～C_7
正中神经－示指	C_6～C_7
正中神经－中指	C_7
正中神经－环指	C_7～C_8
尺神经－环指	C_7～C_8
尺神经－小指	C_8
尺神经背侧皮支	C_8
前臂内侧皮神经	T_1
隐神经	L_4
腓浅神经感觉支	L_5
腓肠神经	S_1

注意：在 DRG 近端的病变（包括神经根病），SNAP 是正常的。评估疑似的神经根病时，应检测疑似神经根病变分布区的、至少一条神经的 SNAP。例如，在 C_8 神经根病，尺神经－小指的 SNAP 应正常。若异常，则病变很可能不在神经根，除非存在导致 SNAP 异常的其他原因（如叠加存在肘部尺神经病）

腓浅神经 SNAP 与 L_5 神经根病：罕见的例外。

电生理检测中有一个重要信条，即神经根病（或 DRG 近端的任何病变）时 SNAP 正常，伴轴突丧失的周围神经病变（DRG 或其远端）则 SNAP 异常；遵循这一信条，99% 的情况下都是正确的。然而，有一个重要的例外值得讨论。在极少数 L_5 神经根病患者，腓浅神经 SNAP 可能异常（异常定义为 SNAP 未引出、波幅绝对值减低或较对侧减低至少 50%）。其原因目前尚不完全清楚。尸检和其他解剖学研究发现，10%～40% 的个体其 L_5 神经根的 DRG 实际上位于椎间孔近端（椎管内），理论上，L_5 神经根在此处容易受到来自外部（如椎间盘）的压迫。然而，部分 S_1 的 DRG 也在相似的位置，但 S_1 神经根病患者从未出现过腓肠神经 SNAP 异常。这种差异可用尸体解剖的发现来解释：部分 L_5 根的 DRG 缩进关节突的上关节面了，上关节面构成了椎间孔边界的一部分；而 S_1 神经根则不存在构成椎间孔一侧边界的椎间小关节。

无论潜在的病因如何，尽管非常少见，但在 L_5 神经根病可出现腓浅神经 SNAP 异常。需要记住的关键信息如下：当临床和电生理表现均符合 L_5 神经根病，但电生理检测又显示腓浅神经 SNAP 异常这种例外的情况，还是可以得出“L_5 神经根病”这一电生理诊断的，但发报告时需附加说明“上述电生理表现也见于腰骶神经丛病”。相反，若电生理表现符合腰骶神经丛病，并且仅有腓浅神经 SNAP 异常，同样也有必要在报告中附加说明“上述电生理表现也见于 L_5 神经根病，伴腓浅神经感觉纤维受累这种非常少见的变异”。

（二）肌电图检测

对于神经根病，针电极肌电图的检测策略是非常明确的。症状侧肢体的远端、近端肌肉和棘旁肌都须检测，寻找超出任何一条周围神经支配范围之外的呈肌节模式的异常（框 32-2）。重要的是排除可以解释症状和体征的单神经病、多发性神经病或更弥漫性的病变。

框 32-2　神经根病：建议的肌电图检测方案

- 首先检测相关肌节的肌肉。若可能，在下列每个区域中至少检测两块肌肉：棘旁肌；肢体远端肌肉；肢体近端肌肉。在每个肢体区域，必须应尽可能选择由相同神经根而不同周围神经所支配的肌肉进行检测
- 若发现异常，则应进一步检测疑似病变节段上、下相邻肌节中的肌肉，以排除更为广泛或更弥漫性的病变
- 若所发现的异常其程度较轻或模棱两可，则应与对侧无症状的肌肉进行对比
- 脊柱手术后，棘旁肌纤颤电位不一定有诊断意义；因此，对其进行检测帮助并不大

- 必须检测同一肌节但不同周围神经支配的肌肉，以排除单神经病。例如，在肱三头肌（C_6～C_7～C_8）、桡侧腕伸肌（C_6～C_7）和尺侧腕伸肌（C_7～C_8）发现纤颤电位和运动单位动作电位（motor unit action potential，MUAP）募集减少，可提示是 C_7 根受累为主的急性神经根病，因为这三块肌肉都

有 C_7 这一神经根的支配。然而，因为这三块肌肉也都受桡神经支配，因此，仅仅是检测上述肌肉就无法鉴别桡神经病与 C_7 神经根病。但是，若也检测了桡侧腕屈肌（C_6～C_7）或旋前圆肌（C_6～C_7），并且显示存在纤颤电位和MUAP募集减少，那么这种电生理异常表现就再不能以单条周围神经的病变（桡神经病）来解释了，因为桡侧腕屈肌和旋前圆肌这两块肌肉都受正中神经支配。尽管上述肌肉是由不同周围神经支配的，但所有这些肌肉共有 C_7 这一神经根支配，因此，这种模式的电生理异常就指向病变位于神经根水平。值得注意的是，虽然几乎所有肌肉都由多个肌节支配，但某些肌肉主要由某一个肌节支配，这对于电生理诊断神经根病就是最有价值的肌肉（表32-6和表32-7）。

- *应检测同一肌节支配的近端和远端肌肉，以排除诸如多发性神经病等呈"远端-近端"梯度的异常模式*。例如，当䟴长伸肌（L_5～S_1）、腓肠肌内侧头（S_1～S_2）和腓骨长肌（L_5～S_1）显示纤颤电位伴MUAP募集减少，则符合 L_5～S_1 神经根病。然而，由于这些都是远端肌肉，因而不能排除典型的远端多发性神经病，尤其是当腓肠神经SNAP在正常值下限时。另外，若更近端的、S_1 神经根支配的肌肉［如臀大肌（L_5～S_1～S_2）］也出现类似的异常，就可排除呈"远端-近端梯度"模式的多发性神经病，那么得出神经根病诊断的可能性更大。
- *必须检测疑似病变水平以上和以下的、肌节所支配的肌肉，以排除更广泛或更弥漫性的病变*。例如，若怀疑 C_7 神经根病，也应检测主要是 C_5～C_6 及 C_8～T_1 神经根支配的肌肉。
- *应始终检测棘旁肌*。评估神经根病时，棘旁肌检测非常重要。棘旁肌由脊神经后支支配；后支是直接从脊神经分出的。棘旁肌出现神经源性异常时，几乎总是提示为神经根或神经根近端的病变。除感觉传导正常外，棘旁肌异常是可以明确鉴别神经根病和神经丛病的其他电生理表现。遗憾的是，棘旁肌异常仅见于50%左右的神经根病患者。因此，缺乏棘旁肌异常不能排除神经根病；然而，存在棘旁肌异常则可将病变水平明确定位于神经根或前角细胞。注意，若患者有颈部或背部手术史，则既往手术区域的棘旁肌在术后数年可能仍然异常；因此，这些肌肉的任何异常，不能将新的病变与既往手术的远隔影响区分开来。因此，一般不检测既往手术区域的棘旁肌。

五、神经根病的病程

对于神经根病而言，为合理解释电生理检测结果，医生必须充分了解与病程相关的改变。在所有导致轴突丧失的神经源性病变，肌肉开始出现纤颤电位（即失神经支配）之前的时间，取决于病变与肌肉之间的距离。一般来说，失神经后发生神经再支配的过程通常非常缓慢和漫长。

请仔细思考这里举的一个例子。一位既往身体健康的患者，今天举起了一个沉重的箱子，导致 L_4～L_5 椎间盘脱出、L_5 神经根严重受压。患者立即出现严重背部疼痛，并放射到臀部和下肢，同时伴有足背麻木、髋外展和踝背屈无力。

在急性期，肌电图检测显示的唯一异常，是临床无力的肌肉（在本病例，即 L_5 神经根支配的、无力的肌肉）MUAP募集减少。表现为募集减少的原因，是 L_5 的部分运动单位阻滞或丧失。在急性期，MUAP形态仍然正常。10～14天后，可能发生的变化就是棘旁肌（即病变最近端的肌肉）出现纤颤电位和正锐波（即失神经电位）。2～3周后，L_5 神经根支配的近端肌肉（如阔筋膜张肌、臀中肌等）出现相似的改变。3～4周后，L_5 神经根支配的下肢远端的肌肉（如胫骨前肌）出现纤颤电位；直到5～6周后，L_5 神经根支配的最远端肌肉上才出现失神经电位。在这段时间，MUAP形态始终保持正常，仅募集减少，就如同在起病第1天时的表现。失神经后，开始发生神经再支配，首先是产生多相MUAP，然后出现长时限、高波幅、多相MUAP。如同失神经支配一样，神经再支配也是首先发生在最近端的肌肉。数月后，神经再支配更成功，纤颤电位逐渐减少，最终只剩下宽大的、获得神经再支配的MUAP，伴募集减少。

因此，综合考虑自发活动、MUAP形态和募集型，可估计出任何神经源性病变（包括神经根病）的时间过程。

六、异常的神经再支配和"呼吸的上肢"

回想一下，在某些特发性面瘫（贝尔麻痹）患者，其临床和电生理表现之一是异常神经再支配。在颈神经根病，也可出现类似的现象。异常神经再支配呈现两种形式中的一种：①先前支配特定肌肉的轴

表 32-6 上肢神经根病的肌电图检测：最有价值的肌肉

	C_5	C_6	C_7	C_8	T_1
肩胛背神经					
大 / 小菱形肌	■				
肩胛上神经					
冈上肌	■	■			
冈下肌	■	■			
腋神经					
三角肌	■	■			
肌皮神经					
肱二头肌	■	■			
正中神经					
旋前圆肌		■	■		
桡侧腕屈肌		■	■		
拇长屈肌				■	■
拇短展肌				■	■
尺神经					
尺侧腕屈肌			■	■	■
指深屈肌（V）				■	■
小指展肌				■	■
背侧第一骨间肌				■	■
桡神经					
肱三头肌		■	■	■	
肱桡肌	■	■			
桡侧腕伸肌		■	■		
指总伸肌			■	■	
尺侧腕伸肌			■	■	
示指固有伸肌				■	

注意：绿色块表示“标志性”肌肉，即在某单一神经根病中最常出现异常。蓝色块表示可能受累的肌肉，发生异常的可能性相对较小。该表中显示的是电生理诊断神经根病最有价值的肌肉，但并不表示该肌肉可以代表整个肌节（见表 32-3）

经许可转载，引自 Wilbourn AJ. Radiculopathies. In: Brown WF, Bolton CF, eds. *Clinical Electromyography*. 2nd ed. Boston, MA: Butterworth; 1993.

表 32–7　下肢神经根病的肌电图检测：最有价值的肌肉

	L_2	L_3	L_4	L_5	S_1	S_2
臀下神经						
臀大肌				■	■	
臀上神经						
臀中肌				■	■	
阔筋膜张肌				■	■	
闭孔神经						
长收肌		■	■			
股神经						
髂腰肌	■	■				
股直肌		■	■			
股内或外侧肌		■	■			
坐骨神经						
内侧腘绳肌				■		
外侧腘绳肌					■	■
腓深神经						
胫骨前肌			■	■		
跗长伸肌			■	■		
腓浅神经						
腓骨长肌				■		
胫神经						
腓肠肌内侧头					■	■
比目鱼肌					■	■
趾长屈肌				■	■	
胫骨后肌				■	■	
跗短展肌					■	■
小趾展肌					■	■

注意：绿色块表示“标志性”肌肉，即在某单一神经根病中最常出现异常。蓝色块表示可能受累的肌肉，但发生异常的可能性相对较小。该表中显示的是电生理诊断神经根病最有价值的肌肉，但并不表示该肌肉可以代表整个肌节（表 32–4）

经许可转载，引自 Wilbourn AJ. Radiculopathies. In: Brown WF, Bolton CF, eds. *Clinical Electromyography*. 2nd ed. Boston, MA: Butterworth; 1993.

突，沿着不同的神经束生长，并支配与原始肌肉不同的肌肉；②一个轴突分支成两个或更多轴突，进而支配两块或更多不同的肌肉。任何一种类型的异常神经再支配，均可导致联带运动。例如，在贝尔麻痹，闭眼（眼轮匝肌）时可能伴随嘴唇（口轮匝肌）的运动。

神经根损伤后，也会发生类似的过程。C_5 神经根损害后，有时可见到一种奇异的肌电现象，称为“呼吸的上肢”（breathing arm）。可出现以下表现。正常情况下，膈肌由膈神经支配；膈神经主要源于 C_5 神经根（C_3 和 C_4 神经根也有部分作用）。在 C_5 轴突的再生过程中，可发生异常再生。原本主要构成膈神经的 C_5 轴突，由于异常再生而进入正常情况下部分由 C_5 根支配的肢体肌肉（如肱二头肌和三角肌）。这样，呼吸（即膈肌收缩）时，导致 C_5 神经根支配的那些肢体肌肉不随意收缩，由此，肌电图上就显示为 MUAP 发放，即这些肌肉与患者的呼吸呈锁时关系（图 32–5）。若没有认识到这一点，可能导致诊断错误，例如，错误地认定患者手臂没有放松，或认为患者是静止性震颤，或认为间歇性发放的 MUAP 是肌纤维颤搐放电。

七、神经根病中针电极肌电图检测的局限性

肌电图检测，对于是否存在神经根病非常敏感，并且可以大致定位；但确实是神经根病的患者中，出现模棱两可或假阴性电生理结果并不少见。神经传导和针电极肌电图检测的局限性，无论是肌电图工作者，还是临床医生都必须有清楚的认识；因为临床医生还要根据检测结果，对疑似的神经根病患者作进一步的处理。应记住如下方面的一些问题。

（一）可能难以将神经根病定位到单个神经根水平

虽然肌电图检测对诊断神经根病很敏感，但由于大多数肌肉是一个以上的肌节支配，因此仍然很难定位到具体节段水平。例如，在肱二头肌、三角肌、冈下肌和颈中段棘旁肌，发现有纤颤电位，伴 MUAP 募集减少，符合 C_5～C_6 肌节模式。对于这种情况，可以肯定病变不是单一周围神经损伤，因为显示异常的肌肉不仅见于脊神经后支支配，同时还见于肌皮神经、腋神经和肩胛上神经支配。然而，要区分 C_5 还是 C_6 神经根病，就更具挑战性，有时也是不可能的。

对此，可能有助于进一步病变定位的方法是，检测属于其中一个肌节但又不含另一个肌节成分的肌肉。例如，检测部分是 C_5 但又不含 C_6 根支配的肌肉，以及检测部分是 C_6 又不含 C_5 根支配的肌肉。例如，若检测菱形肌（C_4～C_5）是正常的，而检测旋前圆肌（C_6～C_7）发现有纤颤电位，则提示 C_6 神经根病的可能性大于 C_5。也可采用同样的方法来识别其他水平的神经根病。由此可知，要明确具体的受累神经根水平，识别哪些肌肉是正常的，与识别哪些

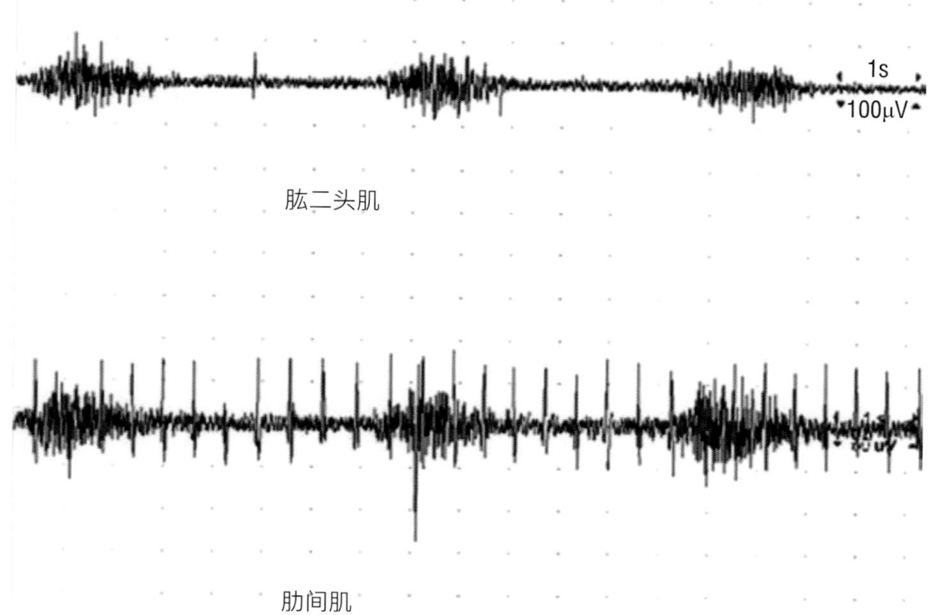

◀ **图 32–5 “呼吸的上肢”**

在肱二头肌（图上部波形）和肋间肌（图下部波形）记录的肌电图。注意，当肋间肌随呼吸有肌电活动发放时，可见肱二头肌出现与之相关联的肌电活动爆发。患者不呼吸时，无 MUAP 出现。这是一例 C_5 和 C_6 神经根刺伤患者，是在进行显微手术修复期间记录的（引自 Lam L, Engstrom J. Teaching video NeuroImages: the breathing arm: respiratory brachial synkinesis. *Neurology.* 2010;20;74:e69.）

肌肉是异常的同样重要。因此，常常必须检测多块肌肉才能确定受累肌节的水平。

对于外科手术已明确定位在单一节段的神经根病患者，研究发现，通过广泛的针电极肌电图检测，往往可正确推断出受累水平（图 32-6 和图 32-7）。然而，由于相邻节段存在明显的重叠支配，难以对单一神经根病进行定位；最困难的是 C_6 与 C_7 根水平的鉴别。

（二）若是急性病变，肌电图可能正常

如前所述，在急性神经根病，病后头 10～14 天，除了无力的肌肉 MUAP 募集减少外，针电极肌电图无其他异常。在神经根病，由于很少出现明显无力，因此，在急性期，肌电图往往完全正常。在较远端的肌肉，数周后才出现纤颤电位。因此，对于神经根病患者而言，最好在病数周后再行肌电图检测，除非愿意为了寻找新的变化，而在数周后重复本来是正常的检测。

（三）若神经根病是纯脱髓鞘性，肌电图可能完全正常

若神经根受压，导致脱髓鞘而没有轴突丧失，则针电极肌电图可能完全正常。采用针电极肌电图诊断神经根病，通常依赖于识别失神经和神经再支配，而失神经和神经再支配均是轴突丧失的征象。若没有轴突丧失，则肌电图检测通常正常。只有在脱髓鞘导致明显传导阻滞伴无力时，肌电图才会显示募集减少。然而，在神经根病，这种情况极少见。

（四）若以感觉神经根受累为主，肌电图可能完全正常

大多数神经根病患者有明显的感觉症状，包括疼痛和感觉异常，提示有感觉神经根的功能障碍。若病变主要累及的是感觉神经根而运动神经根未受累，则肌电图检测正常。遗憾的是，采用常规神经传导检测尚没有好的办法评估近端感觉节段。常常采用体感诱发电位评估近端节段，但与 F 波一样有很多局限性。大部分皮肤区域受到多个皮节支配，因此，尽管单个脊神经根可能严重受损，从而传导减慢，但由于相邻神经根（及其所支配的重叠皮区）未受损，因此，体感诱发电位潜伏期可能正常。

（五）不同的神经束可能先受累或不受累

正如在其他嵌压综合征所见到的一样，肌节内的某些神经束受累，而另一些神经束正常，这种情况并不少见。事实上，特定肌节所支配的某些肌肉

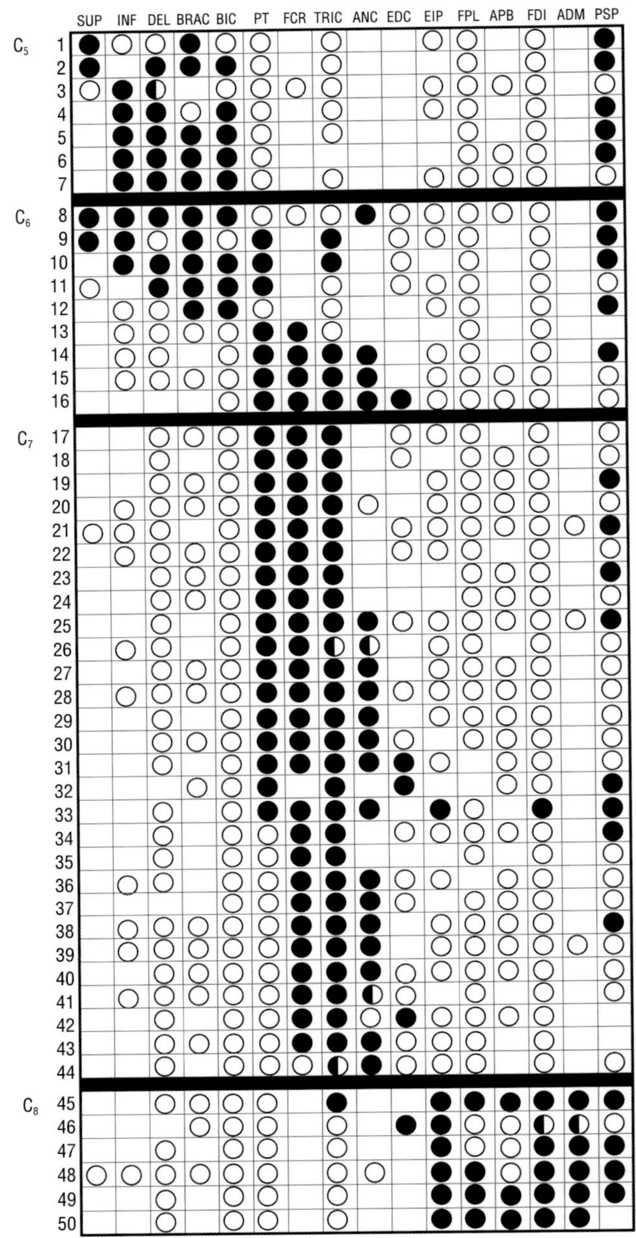

▲ **图 32-6　颈神经根病：经外科手术确定出受累神经根水平的 50 例患者的针电极肌电图结果**

●. 有正锐波或纤颤电位，伴或不伴神经源性募集和 MUAP 的变化；◐. 仅有神经源性募集的变化；○. 肌电图正常。ADM. 小指展肌；ANC. 肘肌；APB. 拇短展肌；BIC. 肱二头肌；BRAC. 肱桡肌；DEL. 三角肌；EDC. 指总伸肌；EIP. 示指固有伸肌；FCR. 桡腕屈肌；FDI. 第一骨间背侧；FPL. 拇长屈肌；INF. 冈下肌；PSP. 棘旁肌；PT. 旋前肌；SUP. 冈上肌；TRIC. 肱三头肌（引自 Levin KH, Maggiano HJ, Wilbourn AJ. Cervical radiculopathies: comparison of surgical and EMG localization of single-root lesions. *Neurology*. 1996;46:1022–1025.）

		AL	IL	VL	RF	VM	PT	TA	EDB	PL	EHL	GMED	ST	TFL	MG	LG	ADQ	BFSH	BFLH	GMX	AH	PSP	H
	1	●	●	●		●	○	○	○						○	○						●	
	2	●	●	○	○	●	○	○	○		○	○			○					○	○	●	
$L_{3\sim4}$	3	●	○	●	●		○	○			○	○			○					○	○	●	
	4	●	○	●	●		○	○			○	○			○					○	○	●	
	5	●	●	○			○	○	○			○			○	○				○	○	○	
	6			○			●	●	●	●	●	●	●		○			○				○	
	7			○			●	●	●	●	●	○	○	●	○			○	○		○	○	
	8			○			●	●	●	●	●	○			○			○			○	○	
	9			○			●	●	●	●		●			○	○				○	○	●	
	10			○			●	●	●	●		○			○	○		○	○			○	
	11			○			●	●	●	●		○	○		○	○		○				●	
	12			○			●	●	●	●		○			○	○		○	○			○	
	13			○			●	●	●			●			○	○						●	
	14			○			●	●	●			●			○	○				○	○	●	
	15			○			●	●	●			○	○		○	○		○	○	○	●	●	
	16			○			●	●	●			○			●	●						●	
L_5	17			○			●	●	●			●			○	○						●	
	18			○			●	●		●	●	○	●		○	○		○	○	●	○	●	
	19			○			●	●	○	●		●			○	○						●	
	20			○			●	●			●	●			○	○						●	
	21				○		●	●	○		○	○	○	●	○						○	○	
	22			○			●	○	●	●	●	○			○	○					○	○	
	23			○			●	○	●	●		●			○	○						●	
	24			○			●	○	●	●		○			○	●				○		○	
	25			○			●	○	●			●			○	○					○	○	
	26			○			●	○	○	●	○	●	○					○			○	○	
	27			○	○		●	○	●			●	●		○			○		○	○	○	
	28	○				○		●	●	●		●			○			○			○	●	
	29	○	○	○	○		○	●	○		●	●		●	○			○			○	○	
	30						○	◑	●	●	○	○			○					○	○	○	
	31			○			◑	◑	◑	◑	◑	◑	◑	◑	○			○		○	○	○	
	32			○			●		○		●		○		●	●	●	●	●	○	○	○	⊙
	33			○			○	○	○	○		●			●	●	●	●		●	○	○	○
	34			○			●	○					○		●	●	●	●		○	●	○	○
	35			○			○	○	○			○			●	●		●		●	○	○	⊙
	36			○				○	○			○	○		●	●	○	●	●		○	○	⊙
	37			○			○	○	○			○	○		●	●	○	●	●	○	○	○	⊙
S_1	38			○			○	○				○			●	●			●	●	○	●	⊙
	39						○	○				○			●	●				●	○	●	⊙
	40			○			○	○	○		○				●	○	○		●	○	●	○	⊙
	41						○	○	○		○	○			●			●		●	●	○	⊙
	42			○			○	○	○	○		●	○		○	●	●	○		●	○	●	⊙
	43			○			○	○		○	○	●	○		○	●		●		●	○	○	⊙

● 纤颤电位或插入活动显著延长
◑ 仅有神经源性募集的变化
○ 肌电图正常
⊙ H 反射消失

▲ **图 32-7 腰骶神经根病：经外科手术确定出受累神经根水平的 43 例患者的针电极肌电图结果**

●. 有正锐波或纤颤电位，伴或不伴神经源性募集和运动单位动作电位的变化；◑. 仅有神经源性募集的变化；○. 肌电图正常。ADQ. 小趾展肌；AH. 跗收肌；AL. 长收肌；BFLH. 股二头肌长头；BFSH. 股二头肌短头；EDB. 趾短伸肌；EHL. 跗长伸肌；GMED. 臀中肌；GMX. 臀大肌；H.H 反射；IL. 髂腰肌；LG. 腓肠肌外侧头；MG. 腓肠肌内侧头；PL. 腓骨长肌；PSP. 棘旁肌；PT. 胫骨后肌；RF. 股直肌；ST. 半腱肌；TA. 胫骨前肌；TFL. 阔筋膜张肌；VL. 股外侧肌；VM. 股内侧肌（引自 Levin KH. Electrodiagnostic approach to the patient with suspected radiculopathy. *Neurol Clin*. 2002;20:397–421. ）

可能明显受累，而其他肌肉受累较轻或完全不受累。例如，在 C_7 神经根病，肱三头肌可能出现纤颤电位且 MUAP 募集减少，而桡侧腕屈肌却基本正常，尽管两者都主要受 C_7 神经根支配。因此，在神经根病，很显然，肌电图检测的肌肉数量越多，就越能增加异常发现。但作为肌电图工作者，必须始终权衡利弊，包括综合考虑患者的耐受程度、检测的时长、尽可能获得更多有用信息的目标。

（六）棘旁肌可能正常

在神经根病，预期棘旁肌应该是异常的，事实上也的确常常如此（图 32-6 和图 32-7）。但是，在部分病例，棘旁肌却正常。可能的原因包括：①到脊神经后支的神经纤维束未受累；②取样误差（就是没有检测到棘旁肌）；③部分患者难以忍受棘旁肌的针电极检测，所以检测过程中无法放松肌肉。因此，在进行棘旁肌针电极检测时，最好让患者似胎儿姿势侧卧，并且受检侧朝上。这种体位往往可使棘旁肌放松。然而，若肌肉不能彻底放松，可能就难以或不能排除是否存在失神经——这种情况最常见于胸段棘旁肌的检测。

另外，如同失神经支配一样，神经再支配也首先发生于最近端的肌肉。因此，在神经根病，棘旁肌首先获得神经再支配；这样，常常会呈现符合神经丛病的异常模式，即肢体肌肉显示失神经、棘旁肌未显示失神经（因为失神经发生得早、已经获得神经再支配了）。此时，通过有感觉症状分布区的 SNAP 正常这一传导检测结果，有助于区分是神经根病而不是神经丛病；还可通过在棘旁肌寻找获得神经再支配的 MUAP 来鉴别，但有时患者难以激活棘旁肌。

（七）棘旁肌异常可用于识别神经根病，但不能用于定位病变的节段水平

棘旁肌，也称竖脊肌（erector spinae muscle），沿脊柱从头颅的枕骨向下延伸至骶骨。根据功能不同将棘旁肌分为三组：①髂肋肌，位置浅表、靠外侧；②最长肌，位置浅表、靠内侧；③多裂肌，位置深、邻近棘突和椎板。针电极肌电图最常检测到的棘旁肌，是浅层的髂肋肌和最长肌；两者的神经支配存在明显重叠。这样，通过肢体肌肉确定的某单一节段的神经根病，在棘旁肌就不只是受累节段显示失神经，而且其在上、下节段也可能显示失神经。因此，棘旁肌的肌电图异常，仅可用来明确病变在神经根水平或其近端水平，但不能确定受累神经根的具体水平。

相比之下，深层的棘旁肌，即多裂肌，是单条神经根支配的。因此，若检测多裂肌并发现异常，就可具体到支配该肌肉的神经根及其节段水平了。多裂肌的作用是使脊柱屈曲并向对侧旋转。按照下述的方法，有助于确定多裂肌的位置和取样。

- 首先确定棘突的位置并做标记。
- 在棘突外侧 2.5cm、上方约 1.0cm 处进针（图 32-8）。
- 以 45° 角朝内进针，深度不超过 3.5cm。
- 当针尖触碰到骨头，将针轻轻回撤。
- 如未触碰到骨头，则将针后拉，并以 60° 的角度再次朝内进针，深度不超过 5cm。

采用上述的方法，先找到棘突（多裂肌就在棘突上方），就可检测多裂肌了。例如，确定了 L_4 棘突，从其上方进针，检测的就是 L_3 神经根支配的多裂肌。

通过棘旁肌的电生理检测，就能明确神经根病的具体受累节段，此方法虽然颇具吸引力，但实际上存在明显的局限性。首先，尸检研究发现，能够准确检测到多裂肌的概率约为 80%（即存在 20% 的假阳性率）。其次，该方法要依赖解剖标志来确定棘突及其相应节段的正确位置，即要么从最低的棘突

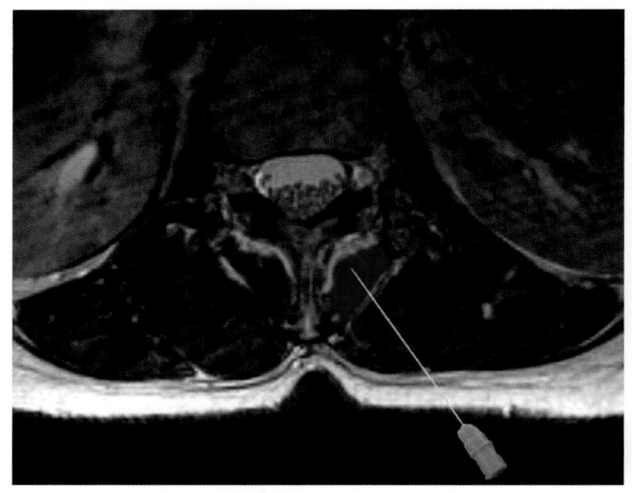

▲ 图 32-8　多裂肌的针电极肌电图检测

棘旁肌主要由三组肌群组成：①髂肋肌，位置浅表、靠外侧；②最长肌，位置浅表、靠内侧；③多裂肌，位置较深。多个水平的神经根共同支配浅层的髂肋肌与最长肌。然而，多裂肌仅由单一神经根支配。多裂肌的具体检查方法已说明。图中的腰椎 MRI，显示了肌电图针在多裂肌（红色标记）的位置。注意，多裂肌位置较深，邻近棘突与椎板

（L_5）向上计数，要么根据髂嵴的最高点来确定 L_4 棘突的位置。在许多个体，想要明确这些解剖标志可能较困难，尤其是超重者就几乎不可能。因此，考虑到种种局限性，必须谨慎对待棘旁肌的电生理异常结果；棘旁肌异常仅可作为病变位于神经根水平或其近端水平的标志，必须根据肢体肌肉的异常模式来确定神经根的受累水平。

（八）神经根病 / 多发性神经根病与局灶性 / 弥漫性运动神经元病变的肌电图表现无差别

这是一个非常重要、常被肌电图工作者忽视的概念。单纯根据肌电图结果，不能将神经根的异常与支配神经根的、运动神经元病变的异常鉴别开来。有时候，这两者的针电极肌电图和神经传导结果相同。首先，在这两者，所有感觉传导正常。在神经根病，感觉神经根可能受累，但由于病变位于 DRG 近端，所以 SNAP 是正常的。而在运动神经元病变，感觉神经不受累。其次，这两者的运动传导往往正常，除非记录 CMAP 的肌肉是受累神经根或前角细胞支配的。若神经根或前角细胞的病变导致轴突丧失，这两者都可能出现 CMAP 波幅减低，伴远端潜伏期轻度延长，运动传导速度轻度减慢。最后，在这两者，肌电图都会显示受累肌节和棘旁肌失神经和（或）神经再支配。因此，在多发性神经根病与弥漫性运动神经元病变，或者孤立性神经根病与仅累及单一节段的运动神经元病变，其间的电生理表现是无差异的。

虽然肌电图不能鉴别神经根病与运动神经元病变，但是，很显然，根据两者明显不同的临床表现可资鉴别。例如，在运动神经元病患者，如肌萎缩侧索硬化（amyotrophic lateral sclerosis，ALS），以及在恶性淋巴瘤弥漫性浸润多条神经根和脑神经的患者，两者的肌电图检测结果可能不会有什么差异。在多发性神经根病，F 波可能异常，而其他电生理结果（SNAP 正常、弥漫性失神经和神经再支配）与运动神经元病变是相同的。但是，这两者的临床表现、神经系统体格检查肯定明显不同。在运动神经元病患者，一般不会有感觉症状或体征，而多发性神经根病患者疼痛和感觉异常的症状很突出。多发性神经根病患者的腱反射通常减弱或消失，而 ALS 患者的腱反射存在或亢进（但在 ALS 变异型进行性肌萎缩，其腱反射可能减弱）。综上所述，这里再次强调，必须结合患者的临床病史和体格检查，才能合理解读肌电图和神经传导检测结果。

（九）脊柱术后棘旁肌的纤颤电位可能长期存在

在椎间盘术后出现复发性或持续性疼痛的患者，常常进行肌电图检测。但是，对这类患者棘旁肌纤颤电位的解释不能过于武断。在成功进行椎间盘手术后且没有神经根病症状或体征的患者，已证实其棘旁肌纤颤电位可持续存在、长达数年。原因尚不清楚，可能与棘旁肌瘢痕有关。有鉴于此，在手术后的患者，棘旁肌肌电图检测的诊断价值就不大了，而且进行此项检测是否值得也受到质疑，也就是说，缺乏失神经电位，不能排除神经根病；存在失神经电位，也可能是“正常”的（是多年前的脊柱手术所致），并无临床意义。

（十）神经根病中可能仅远端肌肉异常

神经根病的诊断，基于呈肌节模式的、肢体远端和近端肌肉及棘旁肌的神经源性改变。如同失神经一样，获得神经再支配也是先近端肌肉、后远端肌肉。此外，失神经的肌肉越靠近端，获得神经再支配就越成功。这样，若肢体近端肌肉和棘旁肌已成功获得神经再支配，那么，在慢性神经根病仅远端肌肉可能显示失神经。因此，一旦近端肌肉获得神经再支配，肌电图所见可能就很微妙了，此时，仅仅根据针电极肌电图检测结果，可能无法将神经根病与神经丛病或远端周围神经病鉴别开来。

（十一）椎管狭窄几乎无电生理异常

腰骶椎管狭窄常见，尤其在老年人；往往出现神经源性间歇性跛行（下肢疼痛和感觉异常在站立或行走时出现，坐位时缓解），是腰骶神经根间歇性受压所致。因为症状是间歇性的，只是在站立位、神经根受压时才会出现症状，因此，肌电图不会发生固定的变化。在椎管狭窄，尤其是轻、中度病例，更常见的情况是，肌电图往往正常，或者，至多是不确定的结果。

（十二）棘旁肌显示纤颤电位并不一定意味就是神经根病

通常情况下，棘旁肌显示纤颤电位，很自然就被解释是神经根病的证据。在神经根病，棘旁肌出现纤颤电位是肌电图检测的重要发现；尽管如此，这也常见于其他情况，其中最重要的包括：①炎性或坏死性近端肌病（如多发性肌炎）；②运动神经元病变（如 ALS，即脊髓本身的病变）；③肉毒中毒；④累及脊神经后支的周围神经病（如糖尿病性多发性神经病）。与任何电生理检测一样，最终的诊断，绝不应该基于单一检测结果，而应该是神经传导和针电极肌电图等所有数据与临床信息的结合。

此外，在正常人，棘旁肌偶见零星发放的纤颤电位和正锐波（尤其是正锐波）。Nardin等对正常人群的研究显示，约40%的老年人中，在下腰段和骶段棘旁肌可见短暂发放的纤颤电位或正锐波，但这种情况在40岁以下的年轻患者中罕见。此项研究中，将持续时间超过0.5s的，认为是失神经电位。必须记住的是，（肌电图临床实践）传统上，某块肌肉出现2处或2处以上、持续时间超过3s的纤颤电位和（或）正锐波时，分级为纤颤电位+1。必须谨记：仅见于棘旁肌的插入活动延长或一些短暂发放的纤颤电位或正锐波，尤其在老年人，可能没有任何临床意义，需谨慎解读结果。还需再次强调，并谨记肌电图检测的基本原则：如心存疑虑，勿过度诊断（换句话说，宁可信其无，不可信其有）。不希望出现I型错误（即不存在异常时诊断为异常）。

（十三）在老年人无法鉴别轻度慢性远端多发性神经病与轻度慢性双侧 L_5～S_1 神经根病

正常情况下，随着年龄的增长，神经传导速度略有减慢、感觉电位波幅减低。此外，在老年人，多发性神经病和腰骶椎椎间盘退行性病变，也是常见病。对老年患者的肌电图检测，应考虑到会出现以下结果。

- 腓肠神经与腓浅神经SNAP波幅位于正常值下限。
- 腓神经与胫神经CMAP波幅略减低，传导速度略减慢，但仍在轴突丧失范围内。
- 腓神经与胫神经的F波与H反射的潜伏期稍延长。
- 下肢远端肌肉有失神经/神经再支配改变。
- 上肢神经传导和针电极肌电图检测正常。

在老年患者，若上述异常模式是双侧的，则无法得出明确结论。因为可能存在双侧 L_5～S_1 神经根病，伴棘旁肌和近端肌肉神经再支配；SNAP波幅处于临界值，可能与高龄有关。然而，这种异常模式还是符合远端多发性神经病的，只不过下肢SNAP波幅减低程度很轻，处于在临界值，并且上肢还是正常的。对于这种情况，可采用腓肠神经/桡神经SNAP波幅比（见第29章），若比值小于0.40，可提示周围神经病，其敏感性和特异性均为90%。

八、病例分析

（一）病例32-1

【病史和查体】

50岁，女性，因右手中指和示指刺痛（麻刺感）数月就诊。另诉3～4周前右上肢弥漫性疼痛。体格检查显示肌力和腱反射正常，右手示指和中指指腹感觉减退。腕部Tinel征阴性，Phalen手法未加重症状。

【病例小结】

临床表现为臂部疼痛伴中指和示指感觉异常，根据病史或体格检查未见其他具有定位意义的发现。由于示指和中指的感觉主要通过正中神经、臂丛和 C_6～C_7 神经根传导，因此，最可能的诊断包括CTS和颈神经根病。其他可能性较小的诊断，包括臂丛神经病及腕管近端的正中神经病（旋前圆肌或Struthers韧带处）。遗憾的是，无其他具有定位意义的发现，这有助于鉴别以上临床诊断。没有能够提示神经根病的颈部疼痛或棘旁肌痉挛的病史，也没有能够提示腕部正中神经病变的局灶性体征（如Tinel征或Phalen征）。运动功能检测也正常，因此，没有提示是正中神经或颈神经根病变的无力模式。

门诊患者中，常见这种弥漫性、无明确定位意义疼痛伴感觉异常的情况。对于这种情况，电生理检测在病变定位方面往往起关键作用。在进行神经传导和针电极肌电图检测前，必须考虑到前述的所有诊断。最有意义的是示指和中指的SNAP。若示指或者中指SNAP波幅减低，则病变必定在DRG处或其远端，要么在正中神经，要么在臂丛。反之亦然，若示指和中指SNAP均正常，则提示病变在更近端的神经根水平。

【电生理检测结果】

在该病例，神经传导显示正中和尺神经运动传导（包括F波）正常。同样，正中和尺神经SNAP正常且波幅很高。当SNAP在临界值或轻度减低（刚好处于正常值上限），就需要与对侧比较，确定是否存在明显的不对称。而对于该病例，无须这么做，因为症状侧示指SNAP波幅高达57μV。症状侧SNAP如此之高的正常波幅，对侧的波幅不可能高出此数值的2倍（波幅侧间比较相差2倍，是确定为明显不对称所需的标准）。也做了症状侧的桡神经感觉传导检测，结果是正常的。

病例 32-1 神经传导检测

神经	刺激部位	记录部位	波幅 运动（mV）；感觉（μV）			潜伏期（ms）			传导速度（m/s）			F 波潜伏期（ms）		
			右侧	左侧	正常值	右侧	左侧	正常值	右侧	左侧	正常值	右侧	左侧	正常值
运动传导														
正中神经	腕	拇短展肌	8.0		≥4	3.6		≤4.4				24		≤31
	肘前窝	拇短展肌	7.8			7.6			57		≥49			
尺神经	腕	小指展肌	9.8		≥6	3.2		≤3.3						≤32
	肘下	小指展肌	8.8			7.5			54		≥49	26		
	肘上	小指展肌	8.6			8.8			59		≥49			
感觉传导														
正中神经	腕	示指	57		≥20	3.2		≤3.5	62		≥50			
尺神经	腕	小指	48		≥17	2.9		≤3.1	58		≥50			
桡神经	前臂	鼻烟窝	37		≥15	2.2		≤2.9	62		≥50			
混合神经传导														
正中神经	掌	腕	126		≥50	1.7		≤2.2	58		≥50			
尺神经	掌	腕	38		≥12	1.8		≤2.2	56		≥50			
差值						-0.1		≤0.3						

注意：所有感觉潜伏期均为峰潜伏期，所有感觉传导速度均采用起始潜伏期计算，F 波潜伏期代表最短 F 波潜伏期

病例 32-1　针电极肌电图检测结果

肌　肉	插入活动	自发电位		自主收缩运动单位动作电位				
		纤颤电位	束颤电位	激　活	募　集	形　态		
						时　限	波　幅	多相波比例
右肱二头肌	正常	0	0	正常	正常	正常	正常	正常
右旋前圆肌	延长	+2	0	正常	轻度减少	正常	正常	正常
右肱三头肌	延长	+1	0	正常	轻度减少	+1	正常	正常
右伸指总肌	延长	+1	0	正常	正常	正常 /+1	正常	正常
右三角肌	正常	0	0	正常	正常	正常	正常	正常
右第一背骨间肌	正常	0	0	正常	正常	正常	正常	正常
右拇短展肌	正常	0	0	正常	正常	正常	正常	正常
右示指固有伸肌	正常	0	0	正常	正常	正常	正常	正常
右尺腕屈肌	正常	0	0	正常	正常	正常	正常	正常
右 C_7 棘旁肌	延长	0	0	正常	正常	正常	正常	正常
右 C_6 棘旁肌	延长	+1	0	正常	正常	+1	正常	+1

最后，检测了症状侧正中 / 尺神经掌 - 腕段的混合神经传导，对比两者的潜伏期，结果显示两者各自的潜伏期均正常，两者的潜伏期差值也未超出正常范围。为排除腕部正中神经病的可能，正中和尺神经掌部混合传导检测是必需的。事实上，若仅进行正中神经运动和感觉传导检测，而没有额外进行正中神经 - 尺神经对比检测（如掌部混合传导检测），10%～20% 的腕部正中神经病患者可能漏诊。

针电极肌电图检测须特别关注 C_6 和 C_7 神经根支配的肌肉，因为患者的感觉异常在 C_6 和 C_7 神经根区域。结果旋前圆肌、肱三头肌及伸指总肌显示纤颤电位和 MUAP 募集减少。此外，肱三头肌和伸指总肌 MUAP 显示轻度神经再支配。C_5～C_6 神经根支配的肌肉（肱二头肌、三角肌中部）正常，C_8～T_1 神经根支配的肌肉（拇短展肌、第一背侧骨间肌）也正常。最后，检测了 C_6 和 C_7 棘旁肌，显示 C_6 棘旁肌插入活动延长且有纤颤电位。

综上所述，可以得出如下电生理结论。

【电生理诊断】

电生理检测结果符合右侧 C_7 神经根病。

【病例分析与讨论】

在该病例，尽管临床症状无定位意义，但肌电图检测明确显示病变在颈神经根水平。结合正中神经运动、感觉和掌部混合神经传导检测正常，基本上可排除腕管或更近端的正中神经病变。尽管存在颈神经根病，但 F 波正常，这并不奇怪，因为正中和尺神经 F 波的传导通路仅涉及 C_8～T_1 神经根。在累及 C_5、C_6 或 C_7 的神经根病，正中和尺神经的 F 波始终是正常的。

通过该病例，提出几个值得讨论的重要问题。

(1) 病变能否定位在单个神经根？

在该病例，针电极肌电图显示肱三头肌、伸指总肌和旋前圆肌为明确的神经源性病变；这种异常涉及桡神经和正中神经两条不同周围神经分布区域。因此，其肌电图异常表现不能用孤立性周围神经病来解释。SNAP 正常，也提示病变在 DRG 近端。节段性病变定位，最好的方法是分析肢体肌肉的异常模式。在该病例，为什么认为 C_7 神经根是最可能的病变所在呢？首先，旋前圆肌、肱三头肌和伸指总肌这三块显示异常的肌肉，均共有 C_7 神经根支配，但各自也接受 C_6 根的部分支配，并且肱三头肌和伸指总肌还接受 C_8 根的部分支配。那么，如何排除 C_6 或 C_8 神经根病呢？因为 C_6 神经根支配的肱二头肌和三角肌正常，而这两块肌肉不受 C_7 神经根支配。同样，C_8 根支配的拇短展肌和第一背侧骨间肌（不受 C_7 根支配）也是正常的。综上所述，尽管肌电图显示异常的肌肉共有 C_6 和 C_7 根的支配，但 C_6 或者 C_8 根支配而无 C_7 根参与的其他肌肉是正常的。因此，若 C_6 根支配的其他肌肉正常，那么 C_6 神经根病的可能性就相对较小。同样的原因，C_8 神经根病也不大可能，因为不能解释不受 C_8 根支配的旋前圆肌的异常。因此，确定神经根病的节段水平，不仅要看异常的肌肉，而且也要看无异常的肌肉的肌电图所见。

(2) 棘旁肌对于神经根病的诊断有何帮助？

在该病例，颈棘旁肌显示明确的神经源性改变。检测棘旁肌特别重要，因为棘旁肌异常意味着病变水平在神经根或其近端。值得注意的是，在该病例，C_6 棘旁肌的纤颤电位更明显，而电生理诊断却是 C_7 神经根病。这是由于棘旁肌的神经支配存在广泛重叠，因此，不应根据棘旁肌的检测结果来确定神经根病的水平。棘旁肌异常是最能说明病变在神经根或其近端水平的，而须根据肢体肌肉的异常模式来确定具体的节段水平。

（二）病例 32-2

【病史和查体】

36 岁，男性，为明确下肢可能的神经根病而进行肌电图检测。8 周前弯腰抬椅子时，出现右侧背和臀部急性疼痛，并放射至小腿和足背外侧伴感觉异常。过去数年，患者曾多次腰痛发作。

神经系统体格检查，下肢肌容积和肌张力正常。直腿抬高试验，右腿抬高 45° 时诱发疼痛和感觉异常。左下肢肌力正常。由于疼痛，难以检查右髋部肌群的肌力。在右下肢远端，踝背屈正常，而跖屈稍力弱。嘱患者足尖站立时，右侧不能，左侧正常。感觉检查，右侧足底和足外侧轻度感觉减退。除右侧踝反射消失外，其余腱反射正常、对称。

【病例小结】

与上一个病例相比较，该病例的病史和体格检查较明确地提示神经根病。数年的腰痛病史，并且近期加重，出现向小腿和足背外侧放射的疼痛和感觉异常，提示是非常典型的椎间盘病变所致腰骶神经根病。体格检查也有明确体征：右下肢直腿抬高至 45° 时诱发疼痛和感觉异常。脊柱退行性变或椎间盘脱出压迫神经根时，直腿抬高试验操作过程中，会导致神经受到牵拉，常常诱发症状出现或加重。

体格检查时，由于疼痛很难评估近端肌力。在神经根病或其他伴有疼痛的患者，这种情况并不少见。可采用不影响近端骨盆带的方法，检测远端肌力。嘱患者足尖站立时，发现踝跖屈肌力减弱。患者左足尖可站立，而右侧不能，提示腓肠肌 - 比目鱼肌无力。此外，患者还有右足底和足外侧轻度感觉减退；其感觉障碍就在 S_1 皮节的分布区域，但也是坐骨神经、腓肠神经和足底神经的分布区。继发于神经根病的感觉缺失，通常轻微或边界模糊不清，这是因为相邻皮节之间有众多的重叠支配。最后，患者还有明确的右侧踝反射消失，其他腱反射正常。踝反射的反射弧，通过胫神经、坐骨神经、腰骶丛和 S_1 神经根传导。

综合病史和体格检查，该患者有肌力（踝跖屈）、感觉（足外侧和足底）及腱反射的异常，还有背痛和放射性感觉异常。临床上，最有可能的诊断为 S_1 神经根病；至于其他要考虑的诊断，最可能的包括近端坐骨神经病变或下腰骶丛病，但一般不会出现背痛。最后，进行神经传导和针电极肌肉电图检测之前，必须记住，患者 8 周前出现过急性疼痛。

【电生理检测结果】

进行胫神经和腓神经运动传导检测时，发现患侧胫神经 CMAP 波幅明显减低。由此，又进行了无症状侧胫神经运动传导，结果显示两侧明显不对称，而腓神经运动传导两侧是对称、正常的。胫神经运动传导检测，除了患侧 CMAP 波幅相对减低之外，还有传导速度轻度减慢，F 波潜伏期轻度延长。这符合胫神经运动纤维轻度轴突丧失。但是，发生轴突丧失的具体部位尚不能明确，有可能位于胫神经、坐骨神经、腰骶丛或腰骶神经根。接着进行了腓肠神经和腓浅神经感觉传导检测，结果显示，双侧 SNAP 波幅均正常，无明显不对称。腓肠神经感觉传导检测尤其重要，因为那是患者有感觉症状和轻度感觉减退的分布区域。8 周的病程后腓肠神经 SNAP 仍然正常，高度提示病变在 DRG 近端。

由于诊断为 S_1 神经根病的可能性很高，因此，进行了 H 反射检测。无症状侧 H 反射潜伏期正常，患侧 H 反射消失。H 反射消失与临床上踝反射消失密切相关。临床上若踝反射存在，则 H 反射必定存在。但是，临床上若踝反射消失，H 反射偶尔会存在。若患侧可引出 H 反射，重要的是 H 反射潜伏期的侧间比较。若胫神经远端运动传导正常，H 反射潜伏期延长则提示近端病变。完成神经传导检测后，有

病例 32-2　电生理检测结果

神　经	刺激部位	记录部位	波幅 运动（mV）；感觉（μV）			潜伏期（ms）			传导速度（m/s）			F 波潜伏期（ms）		
			右　侧	左　侧	正常值	右　侧	左　侧	正常值	右　侧	左　侧	正常值	右　侧	左　侧	正常值
运动传导														
胫神经	踝	踇短展肌	3.2	5.3	≥4	5.3	4.8	≤5.8				58	52	≤56
	腘窝	踇短展肌	2.8	4.8		13.6	13.0		40	46	≥41			
腓神经	踝	趾短伸肌	4.4	4.8	≥2	5.8	5.7	≤6.5				52	47	≤56
	腓骨头下	趾短伸肌	4.0	4.8		10.6	10.4		45	46	≥44			
	腘窝外侧	趾短伸肌	3.9	4.6		13.5	13.3		47	48	≥44			
感觉传导														
腓肠神经	小腿肚	踝后部	13	12	≥6	3.7	3.6	≤4.4	48	47	≥40			
腓浅神经	小腿肚外侧	踝后部	11	10	≥6	3.6	3.8	≤4.4	49	47	≥40			
H 反射	腘窝	比目鱼肌				无反应	32	≤34						

注意：所有感觉潜伏期均为峰潜伏期，所有感觉传导速度均采用起始潜伏期计算，F 波潜伏期代表最短 F 波潜伏期

病例 32-2　针电极肌电图检测结果								
肌　肉	插入活动	自发电位		自主收缩运动单位动作电位				
		纤颤电位	束颤电位	激　活	募　集	形　态		
						时　限	波　幅	多相波比例
右胫骨前肌	正常	0	0	正常	正常	正常	正常	正常
右侧腓骨肌内侧头	轻度延长	+3	0	正常	中度减少	正常	正常	正常
右侧 - 长伸肌	轻度延长	+1	0	正常	轻度减少	正常	正常	正常
右侧腓骨长肌	轻度延长	+1	0	正常	轻度减少	正常	正常	正常
右侧股二头肌	轻度延长	+1	0	正常	轻度减少	正常	正常	正常
右侧臀大肌	轻度延长	+2	0	正常	轻度减少	正常	正常	正常
右侧臀中肌	轻度延长	+1	0	正常	正常	正常	正常	正常
右侧阔筋膜张肌	轻度延长	0	0	正常	正常	正常	正常	正常
右侧股外侧肌	正常	0	0	正常	正常	正常	正常	正常
右侧髂肌	正常	0	0	正常	正常	正常	正常	正常
右 S_1 棘旁肌	正常	0	0	正常	正常	正常	正常	正常
右 L_5 棘旁肌	正常	0	0	正常	正常	正常	正常	正常
右 L_4 棘旁肌	正常	0	0	正常	正常	正常	正常	正常
右 L_3 棘旁肌	正常	0	0	正常	正常	正常	正常	正常

了胫神经运动纤维轴突丧失的证据；腓肠神经 SNAP 正常，而 H 反射消失，更有说服力。腓肠神经 SNAP 正常，提示病变在 DRG 近端。

接下来，进行了不同神经根支配的下肢近端和远端肌肉的针电极肌电图检测。在腓肠肌内侧头、踇长伸肌、腓骨长肌、股二头肌、臀大肌及臀中肌，发现纤颤电位和不同程度的 MUAP 募集减少；其中，腓肠肌内侧头最著。此外，这些肌肉的 MUAP 形态均正常；而且，胫骨前肌、股外侧肌和髂肌完全正常。L_3～S_1 水平的腰骶棘旁肌也都是正常的。

综上所述，可得出如下电生理结论。

【电生理诊断】

电生理检测结果最符合亚急性右侧 S_1 神经根病。

【病例分析与讨论】

通过该病例，提出值得讨论的几个重要问题。

(1) 如何定位 S_1 水平的神经根病？

在该病例，神经传导和肌电图所见是 S_1 神经根病的典型表现，但有一个值得注意的例外，那就是棘旁肌正常。当神经根病伴有显著轴突丧失时，在远端神经的运动传导检测中，可见到轴突丧失的异常模式（如 CMAP 波幅减低）。若 L_5 或 S_1 神经根病伴轴突丧失，腓神经和胫神经的传导检测会显示轴突丧失的征象。该病例的右侧胫神经运动传导结果就是如此（见病例 32-2 电生理检测结果）。在神经根病，由于病变部位在 DRG 近端，因此 SNAP 仍然正常，尽管该病例在相应分布区域有感觉异常的主诉。在该病例，肌电图显示 L_5 和 S_1 肌节支配的肌肉出现大量纤颤电位（见病例 32-2 针电极肌电图检测结果）。胫骨前肌（L_4～L_5）正常，提示 L_5 神经根病的可能性小。此外，腓肠肌内侧头（S_1～S_2）（异常最明显的肌肉）没有 L_5 神经根的成分；而 S_1 神经根支配的肌肉，无论是近端或远端，均异常。这样，就不存在远端 - 近端梯度（在多发性周围神经病可能出现这种电生理结果）。由于 SNAP 正常，周围神经病或神经丛病的可能性更小。最后，结合上述背景，H反射消失也进一步指向 S_1 神经根病的诊断。

(2) 若是神经根病，为什么棘旁肌正常？

虽然部分肌肉有纤颤电位，但MUAP形态完全正常。这意味着远端肌肉失神经的时间够了，但还未到能够获得神经再支配的时间。在该病例，令人觉得奇怪的是棘旁肌无失神经电位，这也是唯一不符合神经根病的电生理指标。在部分神经根病患者未能见到棘旁肌异常，可能有以下几方面的原因。首先，神经根病中并非所有神经束都是同等程度受累。在神经根病，受累肌节支配的所有肌肉，若受累程度相同，对电生理诊断来说当然是最理想的，但实际情况往往并非如此。在有些病例，由于到脊神经后支的神经束正常，因此棘旁肌不受累。其次，在任何肌肉检测过程中都可能存在取样误差（就是没有检测到该检测的肌肉）。最后，也是最重要的，棘旁肌最先获得神经再支配，其神经再支配通常也是最成功的。若失神经程度较轻，而又成功获得神经再支配，那么，MUAP形态变化可能非常小，因此，也就难以或无法检测到（呈神经源改变的高波幅、宽时限MUAP）。

(3) 能否排除腰骶丛病？

仅仅是肌电图异常，同样符合下腰丛和骶丛病变。支持神经根病（而不是神经丛病）诊断，唯一、强有力的证据是SNAP正常。理由如下：①在SNAP正常的分布区域（即腓肠神经SNAP），患者有感觉症状；②病变为亚急性，伴轴突丧失；③足够的时间过去了，沃勒变性已经发生，因此，电生理显示的异常，提示是神经根（而不是神经丛）病变的可能性要大得多。

第33章　臂丛神经病

Brachial Plexopathy

胡蓓蕾　卢祖能　胡　凡　译　　卢祖能　校

臂丛的解剖结构复杂，由下颈和上胸段神经根的前支组成。这些根的不同神经束在臂丛内广泛交织，最终形成上肢的所有神经（图 33–1）。怀疑为臂丛神经病时，常常采用神经传导和针电极肌电图检测对病变进行准确定位，并评估其严重程度。尽管臂丛神经病的电生理评估很有用，但对肌电图工作者的要求也很高；必须掌握上肢神经根、神经丛和周围神经的详细解剖知识。对病变的定位，常常需要双侧进行，重点是感觉传导和针电极肌电图检测。正确定位很重要，不仅可排除临床上可能与臂丛神经病非常相似的神经根病，还可提示可能的病因，因为某些病变首先累及臂丛的某些部位。此外，评估严重程度也很重要，尤其是在创伤性病例，其结果往往决定是否需要手术。由于大部分臂丛位于锁骨正下方或锁骨以下，这些区域在神经肌肉超声检查中难以探及。然而，超声检查臂丛神经在识别某些疾病方面有一些独特的优势，这将在本章后文讨论。

一、解剖

臂丛位于下颈和腋部之间，在近端走行于前斜角肌与中斜角肌之间，然后从锁骨和胸肌后面下行至远端。解剖上，臂丛分为根、干、股、束，最后是周围神经（图 33–2）；尽管如此，有学者认为，严格来说，根和周围神经干并不是臂丛本身的成分。胸长神经和肩胛背神经直接起源于臂丛近端的根水平，是臂丛的两条重要神经。胸长神经源自 C_5～C_6～C_7 根，仅支配前锯肌。肩胛背神经的成分主要来自 C_5 根，也有小部分来自 C_4 神经根，支配菱形肌。C_5～T_1 根发出这两条神经后，其前支在锁骨上方汇合形成臂丛的三个干。上干由 C_5～C_6 根形成，C_7 神经根延续为中干，下干由 C_8～T_1 神经根形成。

然后，每个干分为前股和后股。这六个股组合形成束，位于锁骨水平以下。三个后股组成后侧束。上干和中干的前股组成外侧束。下干的前股延续为内侧束。

上肢的主要神经，要么源自臂丛的束和干，（少数）要么直接源自根（表 33–1）。臂丛神经一般由 C_5～T_1 神经根形成，但变异并不少见，例如，一些人的臂丛主要由 C_4～C_7 神经根组成，由此称之为臂丛前置；另一些人为臂丛后置，大部分接受 C_6～T_2 根的神经支配。

二、临床

上肢的运动和感觉神经全部源自臂丛，因此，臂丛神经病的临床表现形式多种多样，取决于臂丛受累的部位。这些重要的临床表现形式，也构成了神经传导和针电极肌电图定位的基础。

（一）全臂丛病变

完全性臂丛神经病，导致整个上肢无力、感觉缺失、反射减弱或消失。若神经根仍然完好无损，前锯肌和菱形肌通常是仅有的、不受累的肌肉，因为这两块肌肉是臂丛近端的神经根直接支配的。无论是临床或电生理，对这两块肌肉的评估都很关键，有助于鉴别重度损害的病变水平是在臂丛或在神经根。

（二）臂丛上干病变

上干由 C_5～C_6 神经根组成。因此，上干病变导致几乎所有 C_5～C_6 根支配的肌肉无力。最常累及的是三角肌、肱二头肌、肱桡肌、冈上肌和冈下肌。接受部分上干神经支配的肌肉，例如，旋前圆肌（C_6～C_7）和肱三头肌（C_6～C_7～C_8）可能部分受累。感觉缺失涉及上臂外侧、前臂外侧、手外侧和拇指。这些区域对应于腋神经和前臂外侧皮神经感觉分布，以及拇指和示指的正中神经和桡神经的感觉分支分布区（图 33–3）。肱二头肌和肱桡肌反射减弱或消失，但肱三头肌反射不受影响。

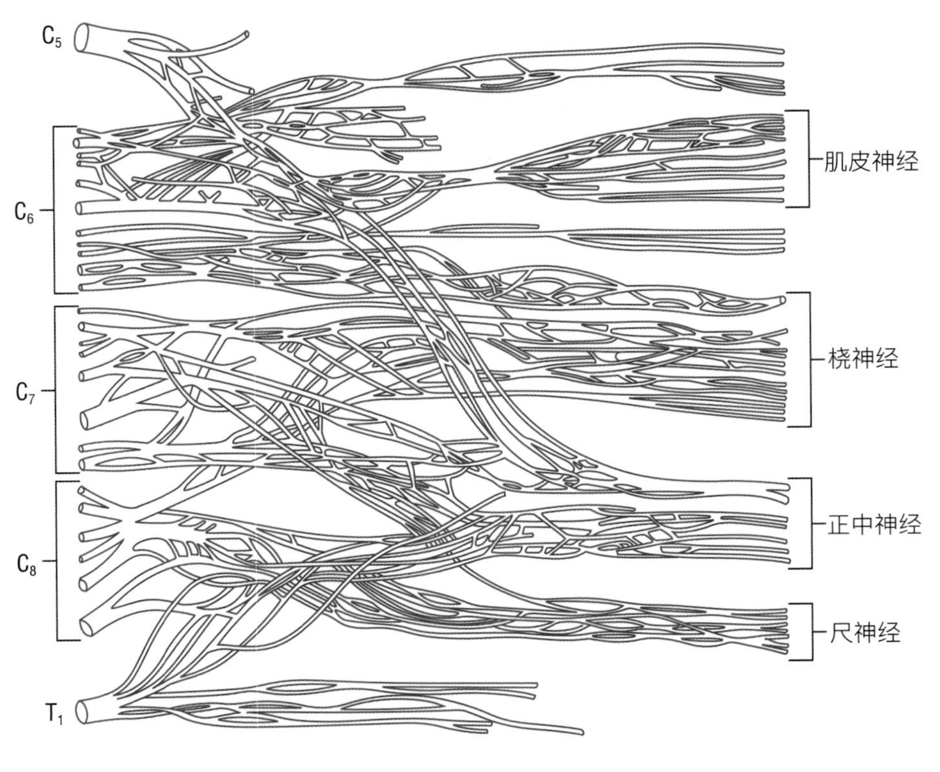

◀ **图 33-1　臂丛解剖**

臂丛的解剖结构复杂，来自下颈和上胸段神经根的神经纤维广泛交织，最终形成周围神经［经许可转载，引自 Kerr AT. The brachial plexus of nerves in man, the variations in its formation and branches. *Am J Anat*. 1918;23(2):285.］

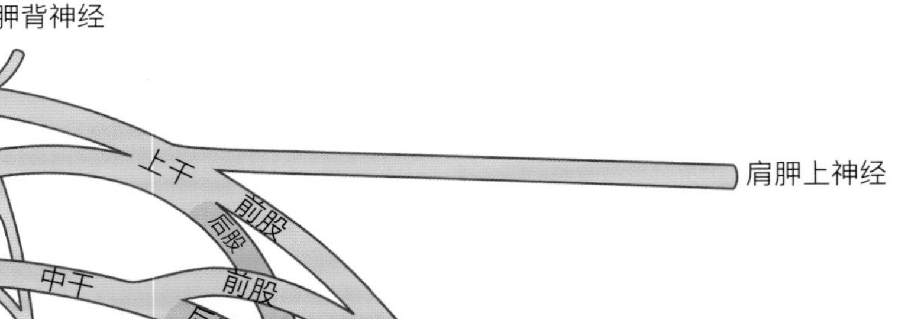

◀ **图 33-2　臂丛解剖**

臂丛分为根、干、股、束，最后是周围神经（经许可转载，引自 *Anatomy for Surgeons, Volume 2: The Back and Limbs*. New York: Harper & Row; 1969.）

表 33-1 源自臂丛的上肢主要神经	
上肢周围神经	神经分布
肩胛背神经	直接源自 C_4～C_5 根
胸长神经	直接源自 C_5～C_6～C_7 根
肩胛上神经	上干
桡神经	后侧束
腋神经	后侧束
胸背神经	后侧束
肌皮神经	外侧束
正中神经	外侧束和内侧束
尺神经	内侧束
前臂内侧皮神经	内侧束
臂内侧皮神经	内侧束

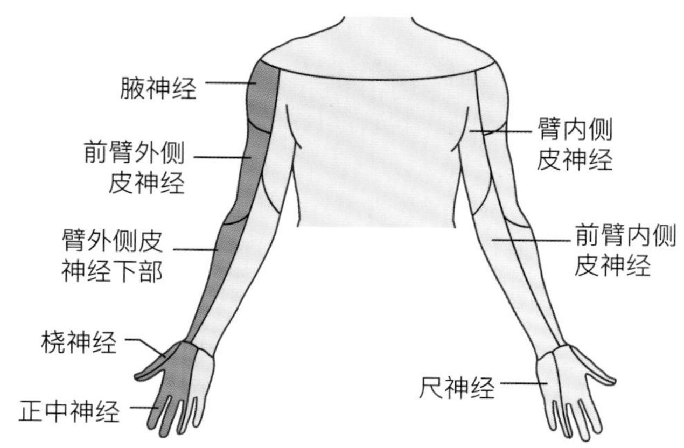

▲ 图 33-3 臂丛上干病变所致的感觉缺失

这个区域对应的是腋神经、臂外侧皮神经、前臂外侧皮神经的感觉分布，以及正中神经和桡神经的示指和拇指感觉分布（经许可转载，改编自 Haymaker W, Woodhall B. *Peripheral Nerve Injuries*. Philadelphia: WB Saunders; 1953.）

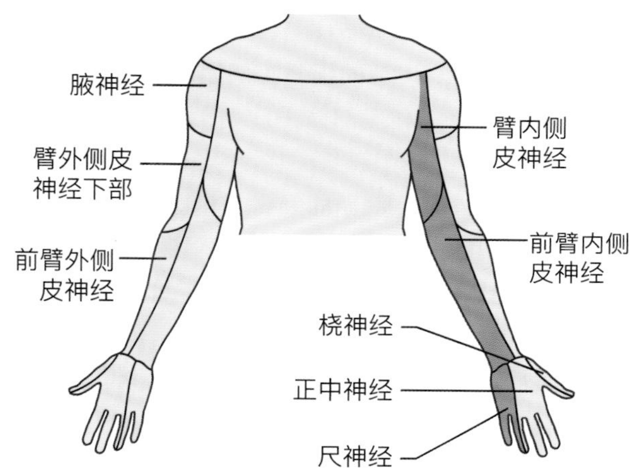

▲ 图 33-4 臂丛下干病变的感觉缺失

这个区域对应于臂内侧皮神经、前臂内侧皮神经、尺神经感觉纤维和尺神经背侧皮支的感觉分布（经许可转载，改编自 Haymaker W, Woodhall B. *Peripheral Nerve Injuries*. Philadelphia: WB Saunders; 1953.）

（三）臂丛中干病变

中干病变非常罕见。由于中干是由 C_7 神经根直接延续形成，因此，中干病变类似于 C_7 神经根病。无力主要累及肱三头肌、桡侧腕屈肌和旋前圆肌。感觉异常主要累及中指，以及受累程度较轻的示指和环指（正中神经的感觉分支）和前臂后部（前臂后侧皮神经）。仅肱三头肌反射异常。

（四）臂丛下干病变

下干由 C_8～T_1 神经根形成。整个尺神经、臂内侧皮神经和前臂内侧皮神经最终由下干的纤维供应。此外，正中神经和桡神经还接受下干的部分运动神经支配。因此，下干病变时，会累及尺神经支配的所有肌肉，还会累及正中神经 C_8～T_1 纤维支配的肌肉（如拇短展肌、拇长屈肌、指深屈肌）及桡神经 C_8 纤维支配的肌肉（如示指固有伸肌、拇短伸肌）。感觉缺失累及上臂内侧、前臂内侧、手内侧以及环指和小指。这一区域对应于臂内侧皮神经、前臂内侧皮神经、尺神经感觉纤维和尺神经背侧皮支的感觉分布（图 33-4）。单纯的臂丛下干病变中，无反射异常。

（五）臂丛内侧束病变

内侧束是下干前股的直接延续。因此，内侧束病变时，与下干病变几乎完全相同，导致尺神经支配的所有肌肉以及正中神经 C_8～T_1 纤维支配的肌肉［拇短展肌、拇长屈肌、指深屈肌（正中神经支配的部分）］无力；仅桡神经 C_8 纤维（通过下干后股进入后侧束）不受累。值得注意的是，指伸肌群，特别是示指（桡神经支配）不受累。感觉缺失与下干病变相同，累及上臂、前臂和手内侧以及环指和小指。

（六）臂丛外侧束病变

整个肌皮神经和正中神经的部分 C_6～C_7 纤维源自外侧束。因此，外侧束病变导致正中神经支配的前臂旋前（旋前圆肌）和腕屈曲（桡侧腕屈肌）无力，以及肌皮神经支配的肘屈曲（肱二头肌）无力。感觉缺失累及前臂外侧、手外侧和桡侧三指。该区域对应于前臂外侧皮神经和正中神经的感觉分布。肱二头肌反射异常，但肱三头肌和肱桡肌反射保留。

（七）臂丛后侧束病变

桡神经、腋神经和胸背神经源自后侧束。因此，后侧束病变时，除了表现为完全性桡神经麻痹（垂腕和垂指、手臂伸展无力）外，还会导致肩外展（三角肌）和内收（背阔肌）无力。感觉缺失，包括上臂和前臂外侧和后侧以及手背的桡侧。这一区域对应于桡神经（桡浅神经、前臂后侧皮神经）和腋神经的感觉分布。肱三头肌和肱桡肌反射异常。

三、病因

（一）创伤性臂丛神经病变

臂丛神经病最常见的原因是创伤性损害，包括：①汽车、摩托车或自行车事故，最常见；②穿透性刀伤或枪伤；③新生儿，通常是分娩过程中受到牵拉。

大多数创伤性臂丛神经病是牵引和拉伸损伤的结果。头部被推离肩部的损伤（例如，从行驶的车辆中被抛出时，头部和肩部撞击地面），通常导致上臂丛损伤，累及 C_5～C_6 纤维（图 33-5）。这种损伤导致特征性的肩外展、肘屈曲和臂旋后无力，称为 Erb 麻痹。Erb 麻痹也是新生儿臂丛神经病最常见的类型，可能是产程中头部向下、远离肩部所致；最常见的危险因素是大婴儿肩难产。相比之下，肩、臂的牵拉损伤通常导致下臂丛病变，累及 C_8～T_1 纤维。下臂丛病变最具代表性的是 Klumpke 麻痹，表现为重度手部无力，上臂和肩胛带肌功能正常。最常见的情景之一，就是有人（通常是昏迷者）的一侧上肢被拖拽。

重要的是需要了解，重度牵拉损伤，除了造成臂丛损伤外，也可导致神经根损伤。牵拉损伤可直接引起根撕脱，也就是根与脊髓的物理性分离。这是最严重的一种损伤，没有任何恢复的机会。神经传导和针电极肌电图检测有助于根撕脱与臂丛损伤的鉴别，也有助于评估两者同时损伤。

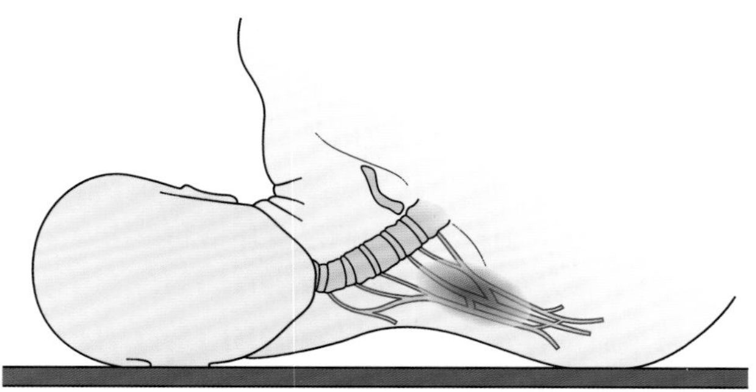

▲ 图 33-5　创伤性臂丛上干病变

大多数创伤性臂丛神经病是牵引和拉伸损伤所致。虽然整个臂丛都可能受伤，但最常受伤的是上干，例如，从行驶中的车辆抛出后，头部和肩部撞击地面，导致头部被推离肩部

（二）肿瘤及其他占位性病变

局部肿瘤侵袭可能导致臂丛神经病。例如，肺上沟瘤肿瘤组织可能扩散和直接侵入臂丛。更常见的是，肿瘤转移到附近的淋巴结，淋巴结肿大从而压迫臂丛。淋巴瘤、乳腺癌和肺癌是最常见的原因。淋巴瘤和白血病也可直接浸润神经，而不是占位性病变的压迫。罕见的情况，包括原发性神经鞘肿瘤（如神经鞘瘤、神经纤维瘤或神经纤维肉瘤），可累及臂丛。在一些不寻常的病例，非肿瘤性占位病变，如血肿及动脉瘤和动静脉畸形等不常见的血管异常，可压迫臂丛。

在肿瘤性臂丛神经病，特征是症状缓慢进展，常常有显著的疼痛。某些情况下，临床上很难或不能与更近端的颈神经根病变区分开来。对于臂丛与颈神经根病变的鉴别，神经传导和针电极肌电图检测常常就非常有价值。

（三）痛性肌萎缩

痛性肌萎缩（neuralgic amyotrophy，NA）常见，但未被充分认识。关于 NA，有多种命名，包括 Parsonage-Turner 综合征、臂丛神经炎、特发性臂丛神经病和臂肌萎缩。之所以将 NA 归为臂丛神经病，是因为最初认为 NA 是一种臂丛神经病变。然而，现已更清楚地认识到，大多数情况下，NA 是上肢一条或多条主要神经的病变（注意，也有极少数病例可累及下肢）。因此，实际上，称之为急性多数性单神经病更合适。在多数（但不是所有）病例，都会有触发免疫系统的前驱事件，常常是病毒性疾病或免疫接种，偶尔也因为外科手术、创伤或不寻常的肌肉用力活动而触发。（在美国一度）戊型肝炎暴发与 NA 有很强的相关性。肩部疼痛通常持续数天至数周。疼痛很严重，止痛药效果不佳，患者常常从睡眠中痛醒。早期，由于明显的疼痛，体格检查可能难以发现肌肉无力。然而，随着疼痛的减轻，通常在 1～2 周后，潜在的无力症状变得明显，随后肌肉萎缩。可能存在感觉异常和感觉缺失，但体格检查常常仅有很轻微的感觉异常，这种情况并不少见。无痛的病例罕见。若出现，应高度怀疑为遗传性压力易感性麻痹神经病（hereditary neuropathy with liability to pressure palsy，HNPP）。

有些病例可能是直接累及臂丛，但更常见的是累及一条或多条上肢神经。在 NA，某些神经更常受累；按频率依次为肩胛上神经、胸长神经、前骨间神经、腋神经、肌皮神经、后骨间神经和桡神经。在某些患者，NA 可累及支配一些不同肌肉的神经分支。注意，这些神经是呈“纯运动”倾向的神经。实际上，所谓纯运动神经，包含有分布到深部组织的感觉疼痛纤维，以及来自肌肉（Ⅰα 和Ⅰβ 纤维）的感觉传入纤维，但不包含皮肤感觉纤维。纯运动神经的这种特性，会使得电生理检测结果的解释复杂化。此外，在 NA，神经根也可受累，只是极少见。

胸长神经麻痹造成前锯肌无力，患者表现为特征性的翼状肩胛。前骨间神经（anterior interosseous nerve，AIN）麻痹的主要症状是拇指和示指的长屈肌［拇长屈肌和指深屈肌（正中神经支配的部分）］无力，患者无法做出“OK”手势。有报道，某些 NA 患者出现膈神经受累，或表现为孤立性膈神经病变，或膈神经病变与其他单神经病合并存在。有些特殊病例，除了 NA 经典的临床表现外，可伴随后组脑神经（Ⅸ～Ⅻ）受累。

大多数 NA 是单侧。但仔细检查，尤其是通过针电极肌电图检测，发现对侧某种程度的异常并不少见。同样，绝大多数患者是单相病程。有 NA 复发的病例，但非常少见。反复发作的痛性臂神经炎，应高度怀疑遗传性 NA 的可能。遗传性 NA 是一种罕见的显性遗传性疾病，与染色体 17q25 上 *SEPT9* 基因突变相关，其临床表现与特发性 NA 相似。在遗传性 NA 患者，体格检查可能发现有轻微畸形体貌（如眼距过窄、身材矮小、腭裂、内眦赘肉、四肢和颈部环形皮肤褶皱、部分并指）。

关于 NA 的病因，已越来越达成共识，认为可能是环境因素、机械因素和遗传易感性相互作用的结果。鉴于常常与免疫触发因素相关，强烈提示存在环境因素。在极少数做过神经活检的 NA 患者，病理上最常见的表现是神经外膜 T 细胞的血管周围炎症，这提示自身免疫参与。有些 NA 患者在发病前有过异常剧烈或重复性肌肉活动，对此，也有了越来越多的认识。据推测，对神经的机械拉伸和压迫可能破坏血－神经屏障，使免疫系统接触到周围神经抗原。鉴于血－神经屏障位于各神经束的神经束膜，进一步强化了这一假说。在一些 NA 病例，超声显示为各不同的神经束选择性受累。目前还不清楚的是，为什么肩胛带附近的神经有这种倾向性，可能是因为肩关节是人体活动度最大和最不稳定的关节。据推测，神经上的应力和剪力更大可能是来自正常“磨损”。

（四）术后臂丛神经病

术后臂丛神经病见于冠状动脉搭桥术和其他类似的胸科手术，是最常见的周围神经系统并发症；可能是胸壁收缩后的牵拉损伤或者继发于颈内静脉导管相关的血肿压迫所致；几乎都主要是累及臂丛下干或内侧束。

在下干病变，患者会出现环指和小指（尺神经分布区）感觉障碍，可能延续到前臂和上臂内侧（前臂内侧皮神经和臂内侧皮神经）。C_8～T_1 支配的所有肌肉无力，包括正中神经和尺神经支配的手固有肌、前臂所有手指的长屈肌（图 33-6）及指伸肌（主要是拇指和示指的伸肌，程度较轻）。在某些病例，疼痛症状可能很突出。大多数患者在数月内恢复良好；之所以能够良好恢复，推测损伤可能是继发于拉伸和压迫，而没有对神经和基膜造成任何撕裂或剪切。极少数情况下，患者可能无法完全恢复；遗留难以治愈的慢性疼痛。

（五）迟发性辐射损伤

辐射可能导致进行性臂丛神经病，通常在辐射暴露数年后出现症状。辐射端口通常包含了臂丛所在的区域，特别是在治疗淋巴瘤、乳腺癌、肺癌和颈部恶性肿瘤时。发生辐射性臂丛神经病的风险，随着辐射剂量的增加而增加；辐射剂量超过 5700rad 时更常见。

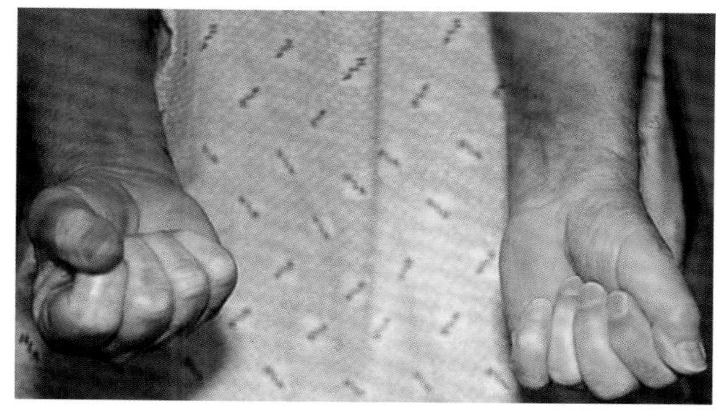

▲ 图 33-6　术后臂丛神经病

术后臂丛神经病主要累及下臂丛的 C_8～T_1 纤维，导致手固有肌和指长屈肌无力。如图所示的患者，可见左侧指长屈肌无力，导致抓握不能，手指和拇指的远侧指间关节也不能充分弯曲当患者有恶性肿瘤、接受辐射治疗的病史，出现缓慢进展性臂丛神经病时，通常需要考虑辐射性臂丛神经病与肿瘤复发直接侵袭臂丛的鉴别诊断问题。一些临床和电生理表现，可能有助于这两者的鉴别：①在肿瘤直接侵袭者，疼痛是较早且更突出的表现；②在肿瘤直接侵袭者，霍纳综合征要常见得多；③在辐射性臂丛神经病，出现感觉症状（即感觉异常和麻木）相对更普遍和更早；④在辐射性臂丛神经病，症状的持续时间通常要长得多，常常是许多年之后才就诊。

电生理检测时，显示肌纤维颤搐放电和束颤电位，特别有助于辐射性与肿瘤性臂丛神经病的鉴别。肌纤维颤搐放电，是辐射性臂丛神经病的特征性电生理表现。肌纤维颤搐，临床上可以肉眼看到，但通过针电极肌电图常常更容易识别。有报道，在辐射性臂神经丛病患者，可见跨臂丛的传导阻滞；但这并不具有特异性，因为在与肿瘤相关的神经丛病也有报道，只不过不太常见。对于辐射性与肿瘤性臂丛神经病的鉴别，神经传导和肌电图的其他表现（包括臂丛受累区域和临床上存在的无力）一般没有什么帮助。

（六）胸廓出口综合征

胸廓出口这一术语是指臂丛、主要动脉和静脉从肩部和腋下进入上肢的出口。根据被嵌压的结构不同，可出现几种不同类型的胸廓出口综合征（thoracic outlet syndrome，TOS）。锁骨下血管和腋血管受累，可能导致血管性 TOS。臂丛本身的嵌压，导致真性神经源性 TOS。

过去，神经源性 TOS 被频繁诊断，由此，许多患者进行了胸出口的减压手术，除了斜角肌部分切除术之外，还包括颈肋切除、第一肋骨切除、纤维束带松解。然而，对于椎间孔处颈神经根受损及上肢常见的嵌压性神经病，当时并不十分了解。现在已经认识到，真性神经源性 TOS 相当罕见。过去诊断为 TOS 的大多数患者，实际上要么是颈神经根病，要么是肘部尺神经或腕部正中神经的嵌压。

对于真性神经源性 TOS 而言，大多数患者是残留颈肋到第一胸肋之间的纤维束带嵌压臂丛下干所致（图 33–7）；由此造成 C_8～T_1 分布区的感觉和运动功能缺损。解剖上，纤维束带常常最易累及 T_1 纤维，从而出现具有特征性体征和症状，即显著的鱼际肌萎缩和无力，以及不那么显著的小鱼际肌萎缩和无力（图 33–8）。鱼际肌相对易受累的原因尚不完全明确，可能的解释是，鱼际肌的神经支配更多是来自 T_1 的纤维，而小鱼际肌的神经支配更多是来自 C_8 的纤维。

除了正中和尺神经支配的手固有肌外，手指（即指深屈肌）和拇指（拇长屈肌）的长屈肌因为由 C_8～T_1 支配，也可能受累。可出现桡神经 C_8 成分支配的肌肉（如示指固有伸肌）无力，但不太常见。尺神经和前臂内侧皮神经，因为这两条感觉神经都是来自臂丛下干的成分，所以出现环指、小指、手内侧和前臂内侧的感觉异常和感觉缺失。

临床上，神经源性 TOS 最易与更常见的肘部尺神经病或 C_8～T_1 神经根病混淆；根据一些临床信息，有助于其间的鉴别。病史中存在因颈部运动而诱发的颈部疼痛，向下辐射至手臂，强烈支持神经根病的诊断。肘周围局部触痛和压痛，通常见于肘部尺

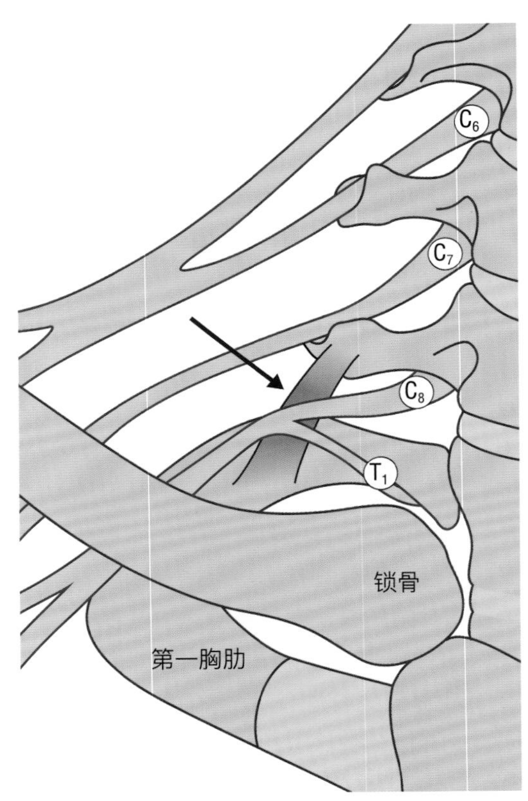

▲ 图 33–7　**神经源性 TOS 的解剖**

对于真性神经源性 TOS 而言，大多数患者是残留颈肋到第一胸肋（箭）之间的纤维束带嵌压臂丛下干所致。TOS. 胸廓出口综合征（经许可转载，改编自 Levin KH, Wilbourn AJ, Maggiano HJ. Cervical rib and median sternotomy-related brachial plexopathies: a reassessment. *Neurology*. 1998;50:1407–1413.）

神经病。在神经源性 TOS、肘部尺神经病和 C_8～T_1 神经根病这三种情况，都可能出现既有鱼际肌、又有小鱼际肌萎缩和无力。但在肘部尺神经病，则拇指外展（受正中神经支配）不受影响。在神经源性 TOS，不仅拇指外展受累，而且常常是最先受累。在 C_8～T_1 神经根病，拇指外展可能无力，但与 C_8～T_1 支配肌肉无力的程度不成比例。感觉检查方面，在肘部尺神经病，感觉异常限于小指及环指内侧和手内侧；而在神经源性 TOS 和 C_8～T_1 神经根病，感觉障碍则还会延伸到更近端的前臂内侧（前臂内侧皮神经的感觉分布区域）。

四、电生理评估

对疑似臂丛神经病的电生理检测，主要目标是病变部位的准确定位并评估其严重程度。此外，每一项检测都应排除神经根病或类似臂丛病变的多发性单神经病的可能性。着手电生理检测之前，必须深入了解臂丛的正常解剖。而且，对于肌电图工作者而言，还应从临床检查中产生清晰的思路，即臂丛的病变可能在哪里？

对于臂丛神经病，电生理评估主要依赖于感觉神经动作电位（sensory nerve action potential，SNAP）和详细的针电极肌电图检测。运动传导检测，在某些情况下有用，但对于鉴别臂丛神经病和神经根病一般没有什么价值。

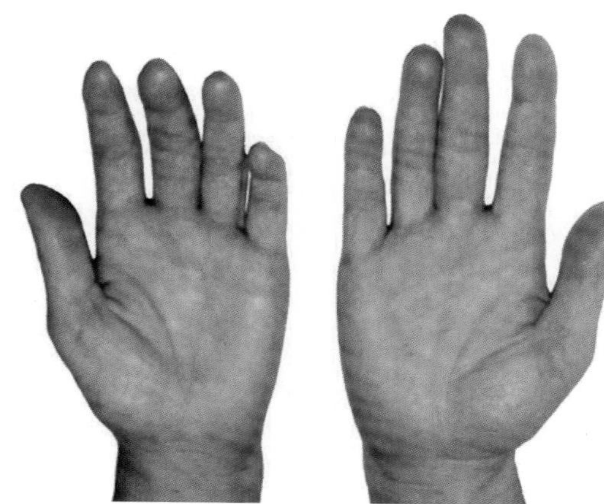
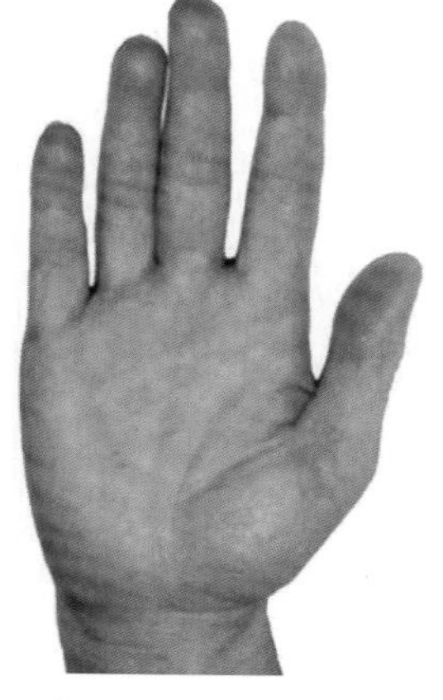

▲ 图 33-8 **神经源性 TOS 患者的手部萎缩和姿势**

在神经源性 TOS，一般先累及 T_1 的纤维，其结果就是患者呈现一种特征性的手型，即鱼际肌萎缩和无力，以及小鱼际肌轻度萎缩和无力（左手）。鱼际肌相对易受累，可能的解释是，鱼际肌的神经支配更多是来自 T_1 的纤维，而小鱼际肌的神经支配更多是来自 C_8 的纤维。TOS. 胸廓出口综合征

（一）神经传导检测

对于可能的臂丛神经病的评估，感觉神经检测发挥核心作用（框 33-1）。臂丛的所有感觉神经纤维都位于背根神经节（dorsal root ganglion，DRG）远端。因此，臂丛的病变常常导致 SNAP 异常，这是鉴别神经丛与神经根病变最有价值的信息之一。在上肢，前臂外侧皮神经、桡神经、正中神经、尺神经和前臂内侧皮神经的感觉传导检测都很容易进行。在臂丛神经病，常常有一条或多条神经的 SNAP 异常，这取决于病变部位和病因（表 33-2）。某些情况下，只有通过与对侧比较，才能发现 SNAP 为异常。当症状侧 SNAP 波幅处于正常下限或略低于正常下限时，侧间比较最有价值。在某些情况，SNAP 波幅可能在正常范围内，但侧间比较可显示出明显的不对称。一般来说，对于一条神经的检测而言，波幅侧间差必须达到 50%，才考虑为异常（即异常侧的波幅比正常侧至少低 50%）。

对于臂丛神经病的评估，运动传导检测的意义不大；其主要作用在于排除类似于臂丛神经病变的多发性嵌压性神经病。正中神经、尺神经和桡神经的常规运动传导检测中，一般都是在 C_8 或 C_8～T_1 支配的远端肌肉记录的。因此，正中神经和尺神经的常规运动传导检测，仅在评估臂丛内侧束或下干病变时有意义。同样，桡神经运动传导检测，仅在评估臂丛后侧束或下干病变时有意义。臂丛外侧束或上干或中干病变时，在常规运动传导检测中不会显示任何异常。

若臂丛下干或内侧束受累伴轴突丧失，则正中神经和尺神经的复合肌肉动作电位（compound muscle action potential，CMAP）波幅可能减低，伴远端运动潜伏期（distal motor latency，DML）轻度延长、传导速度轻度减慢。正中神经和尺神经 F 波潜伏期可能延长，特别是与无症状侧比较时。臂丛下干或后侧束病变时，桡神经运动传导检测可能显示类似的结果。

可进行跨臂丛的传导检测，但应谨慎对待。因为大多数臂丛神经病主要是轴突丧失性病变。因此，在大多数病例，不会出现跨病灶的传导减慢或传导阻滞。传导阻滞和局部传导减慢，一般仅见于辐射性神经丛病和炎性脱髓鞘性多发性神经病的某些病例。跨臂丛的运动传导检测，需要在腋部和 Erb 点进行刺激。在有些人，在近端，尤其是 Erb 点，即使采

框 33-1　臂丛神经病：推荐的神经传导检测方案

常规感觉传导检测

- 须记录下列神经的 SNAP：前臂外侧皮神经、桡神经、正中神经、尺神经和前臂内侧皮神经（见表 33-3）
- 须与未受累侧进行比较，特别是当记录到的 SNAP 较低或接近正常下限时

常规运动传导检测

- 须进行正中神经常规运动传导检测，腕部和肘部刺激，拇短展肌记录
- 须进行尺神经常规运动传导检测，腕、肘下和肘上刺激，小指展肌记录

特殊考虑

- 疑为臂丛下干 / 内侧束病变时，可进行正中神经和尺神经常规运动传导检测，但也可在腋部和 Erb 点刺激。为了正确进行正中神经近端段运动传导检测，需要采用对冲技术以抵消共刺激尺神经产生混淆的影响
- 与对侧神经的运动传导检测进行比较可能有意义
- 疑为臂丛后侧束病变时，应进行桡神经运动传导检测，以排除螺旋沟处桡神经病
- 疑为臂丛上干或中干病变时，可进行 Erb 点刺激，在双侧肱二头肌、肱三头肌、三角肌或冈上 / 下肌记录，以评估轴突丧失的程度

F 波

- 须进行双侧正中神经和尺神经 F 波检测，尤其是疑为臂丛下干或内侧束病变时

用仪器的最大输出，也很难或不可能获得超强刺激。若没有识别出施加的刺激是次强刺激，可能得出传导阻滞的错误印象。

近端刺激的另一个主要问题，是对相邻神经的共刺激（图 33-9）。共刺激常发生于腋部，而且在 Erb 点则始终是共刺激。当进行尺神经常规运动传导检测时，在腋部或 Erb 点刺激，会导致既有尺神经、又有正中神经 C_8～T_1 支配的肌肉的去极化。在小指展肌记录时，这不是个大问题，因为小鱼际中不会有正中神经所支配肌肉影响小指展肌 CMAP 的情况。然而，当进行正中神经常规运动传导检测、拇短展肌记录时，腋部或 Erb 点的共刺激就成问题了，因为放置记录电极的鱼际中，既有正中神经、又有尺神经支配的肌肉。共刺激时，正中神经 CMAP 将有来自尺神经纤维参与的影响，会使波幅增大，可能也

表 33-2　评估臂丛神经病时须核查的 SNAP

SNAP	臂丛束水平	臂丛干水平
前臂外侧皮神经	外侧束	上干
桡神经 – 拇指	后侧束	上干
正中神经 – 拇指	外侧束	上干
桡神经 – 鼻咽窝	后侧束	上干 / 中干
正中神经 – 示指	外侧束	上干 / 中干
正中神经 – 中指	内侧束	中干
正中神经 – 环指	内侧束	中干 / 下干
尺神经 – 环指	内侧束	下干
尺神经 – 小指	内侧束	下干
尺神经背侧皮支	内侧束	下干
前臂内侧皮神经	内侧束	下干

SNAP. 感觉神经动作电位

注意：SNAP 异常见于背根神经节或其远端水平的轴突病变（包括臂丛神经病）。评估可能的臂丛神经病时，SNAP 的异常模式有助于病变定位

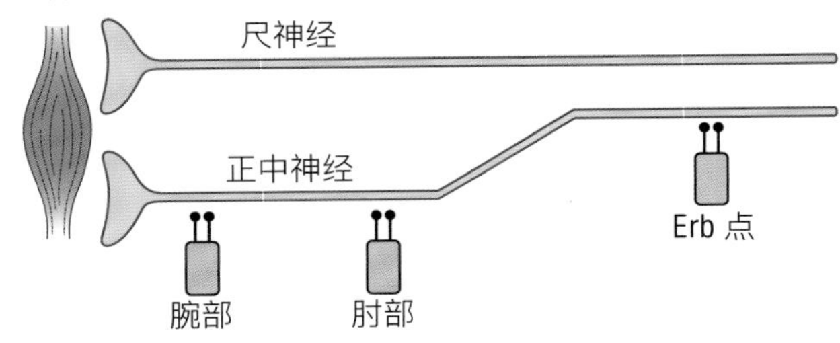

▲ **图 33-9　Erb 点相邻神经的共刺激**

正中神经和尺神经的常规运动传导检测期间，只有采用刺激强度过大的刺激时，才会产生腕部和肘部共刺激的效果。与之不同的是，按照常规神经传导检测方法（也就是采用常规传导检测的刺激强度），在近端部位(如腋部和 Erb 点）予以刺激，这样，就可实现对尺神经和正中神经纤维的共刺激。因为小鱼际中没有正中神经支配的肌肉，尺神经运动传导检测、小指展肌记录时，实现共刺激不成问题。相反，正中神经运动传导检测、鱼际肌记录时，共刺激导致（大）鱼际中尺神经运动纤维所支配的肌肉影响正中神经的 CMAP。CMAP. 复合肌肉动作电位

会影响 DML。

正中神经运动传导检测中，只能使用对冲检测技术来抵消近端共刺激的问题（图 33-10）。对冲检测的基本理念，是通过对尺神经远端的纤维另外再

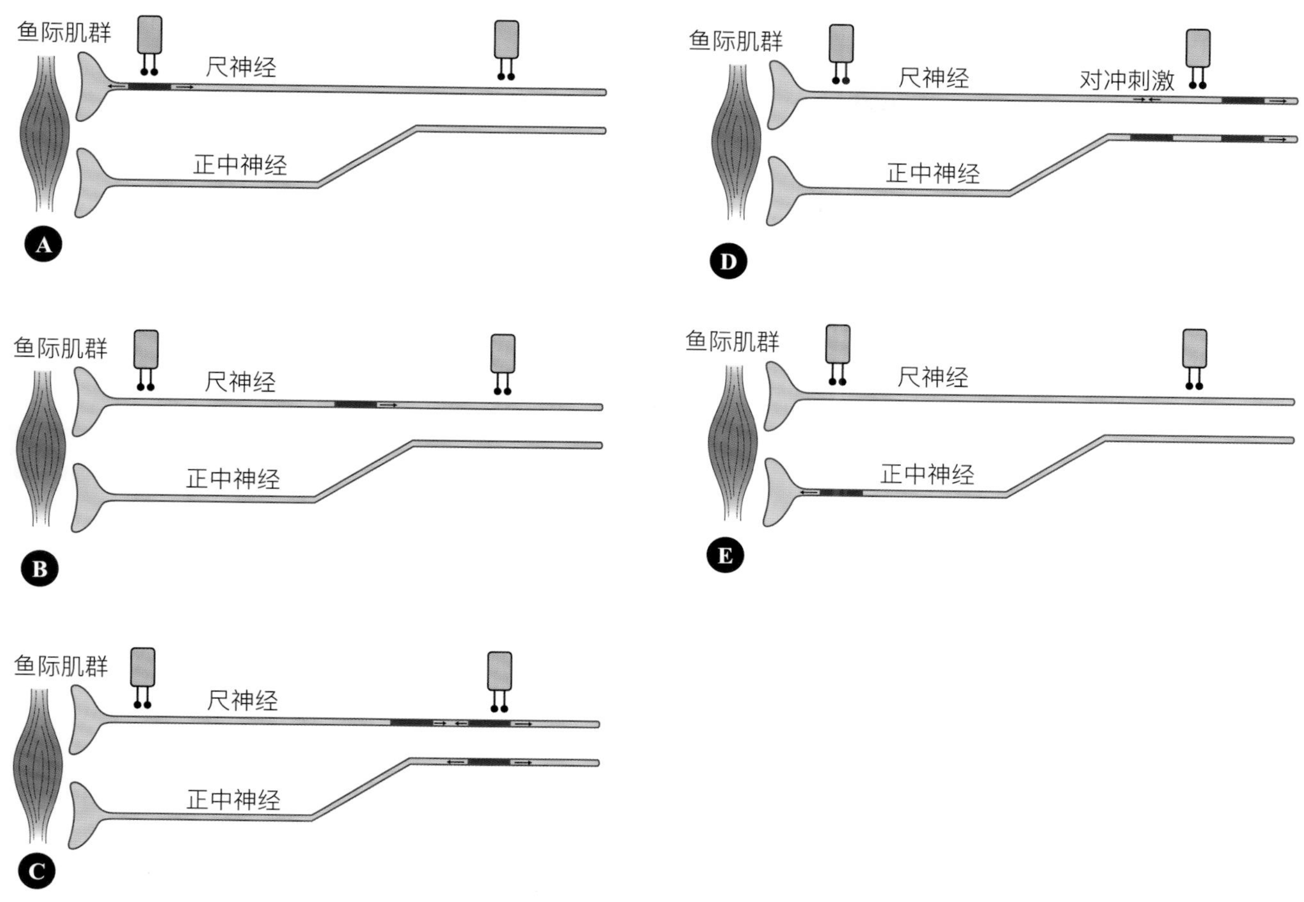

▲ **图 33-10 对冲检测技术**

在 Erb 点刺激，可同时激活正中神经和尺神经纤维。正中神经传导检测期间，通过对冲可以抵消对尺神经纤维的共刺激。对冲检测技术需要两个刺激器，设置成在不同的时间点分别予以各自不同的刺激。第一个刺激器置于腕部尺神经，第二个刺激器置于 Erb 点，分别予以超强刺激；即第一个刺激器给予刺激后，有一个较短的时延，然后，第二个刺激器再予以刺激。A. 第一个刺激使尺神经去极化，并且刺激既向远端、又向近端传播。B. 朝向远端的脉冲，产生尺神经支配的鱼际肌的 CMAP。C. 第一个刺激逆向通过近端刺激部位之前，在 Erb 点予以第二个刺激；如此，就是共刺激了正中神经和尺神经的纤维。D. 尺神经纤维去极化与来自第一个刺激的逆向冲动发生对冲，这样就抵消了该冲动；因此，正中神经纤维不受对冲的影响，冲动继续向正中神经传播。E. 如此，就记录到了真正的正中神经近端段的 CMAP；这既可用于计算近端传导速度，又可用于寻找传导阻滞的证据。CMAP. 复合肌肉动作电位

予以刺激，以抵消刺激尺神经近端段纤维的作用。对冲检测需要两个独立的刺激器，设置成在不同的时间点分别予以各自不同的刺激。第一个刺激器置于腕部尺神经，第二个刺激器置于近端部位（腋部或 Erb 点）。记录电极像往常一样置于正中神经支配的拇短展肌。两个刺激器各自设置，在腕部、在近端分别予以尺神经超强刺激。通过近端潜伏期减去远端潜伏期，可以计算出从近端刺激部位到远端刺激部位（反之亦然）去极化所需的时间（以 ms 为单位）。对冲检测程序如下：（在腕部的）第一个刺激器予以刺激后，有一个较短的时延，然后（在近端的）第二个刺激器再予以刺激。理想的情况是，延时应尽可能长，但不能长于从远端刺激部位到近端刺激部位去极化传播的时间。第一个刺激使尺神经去极化，冲动既向远端、又向近端传播。向远端的脉冲刺激，在尺神经支配的（大）鱼际肌诱发产生尺神经的 CMAP。稍微延时但在第一个刺激通过近端刺激部位之前再予以第二个刺激。第二个刺激是在近端部位（即腋部或 Erb 点）给予的，是既对正中神经、又对尺神经纤维的共刺激。沿上肢向远端传播的尺神经纤维的去极化，与来自第一个刺激的向近端传播的逆向冲动发生对冲，从而被阻滞，此时，就只留下正中神经纤维的脉冲继续沿上肢向远端传播。那么，就可记录到真正的正中神

经近端段的 CMAP，这既可用于计算正中神经近端段的传导速度，又可用于寻找传导阻滞的证据（图 33–11）。若没有对正中神经跨臂丛的近端段进行对冲检测，可能漏诊传导阻滞和局灶性传导减慢。

Erb 点刺激也可用于记录其他肌肉。表面电极或针电极均可用于记录上肢大部分重要肌肉（如三角肌、肱三头肌、冈上 / 冈下肌、肱二头肌）。在 Erb 点刺激，对记录到的 CAMP，可进行波幅和潜伏期的侧间比较。虽然不能用单一刺激部位来寻找传导阻滞，但 CMAP 波幅有助于评估轴突丧失的程度。某些情况下，腋部等较 Erb 点稍远端的部位，也可用于寻找传导阻滞（见第 34 章）。

（二）肌电图检测方案

对于疑似的臂丛神经病，肌电图检测方案简单明了（表 33–3）。必须对许多肌肉进行广泛检测，以梳理出正确的模式。理想的情况是，应检测足够多的代表臂丛干、束和周围神经支配的所有肌肉。此外，评估最近端的肌肉，对于神经丛与神经根病变的鉴别至关重要。棘旁肌、菱形肌和前锯肌的神经支配，直接来自神经根，因此，在臂丛神经病，这些肌肉的肌电图应该是正常的；但在根性病变，这些肌肉常常是异常的。然而，重要的是要记住，根撕脱可以伴臂丛神经病，特别是创伤性臂丛神经病。此外，如前所述，在某些 NA，可累及神经根（尽管罕见）。当肌电图显示为轻度异常或在临界状态时，与对侧比较有其价值。

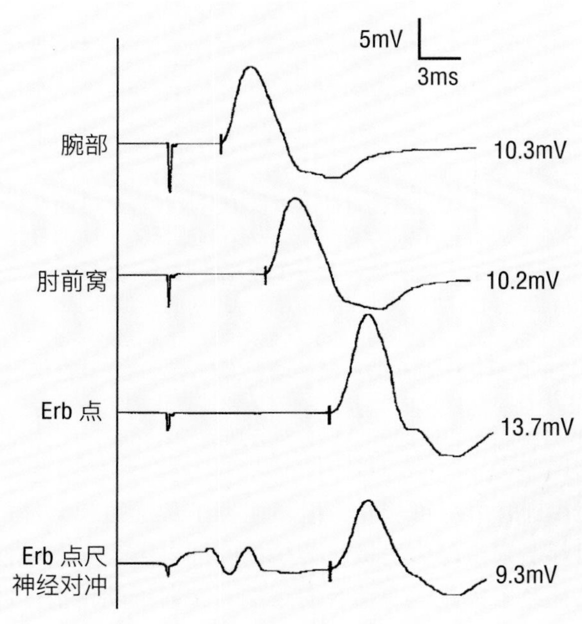

▲ 图 33–11 正中神经运动传导检测和近端的共刺激

拇短展肌记录，分别在腕部（最上方的波形）、肘前窝（第二个波形）、Erb 点（第三个波形）刺激。注意，Erb 点刺激时的波幅较高。这是共刺激正中神经和尺神经，在鱼际肌群同时记录到了尺神经支配肌肉的 CMAP。对冲检测时（最下方的波形），在刺激 Erb 点前 4ms，予以腕部尺神经超强刺激。可见第一个刺激产生的初始 CMAP，是鱼际肌群中受尺神经支配的肌肉的 CMAP，随后的 CMAP 是 Erb 点对冲刺激产生的、代表真正的正中神经近端段的 CMAP。CMAP. 复合肌肉动作电位

表 33–3 臂丛神经病：推荐的肌电图检测方案

- 须检测每条周围神经（正中神经、尺神经、桡神经、前骨间神经、后骨间神经、腋神经、肌皮神经、肩胛上神经）支配的至少一块肌肉
- 须检测同一周围神经但来自不同根支配的肌肉
- 须检测临床上无力或瘫痪的所有肌肉
- 须检测近端肌肉，包括棘旁肌。疑为臂丛上干病变时，还须检测菱形肌和（或）前锯肌
- 若检测结果处于临界值或不明确，须与对侧的检测结果进行比较

肌肉举例	
正中神经	旋前圆肌、拇短展肌
前骨间神经	拇长屈肌
后骨间神经	示指固有伸肌、指总伸肌
尺神经	第一背侧骨间肌、指深屈肌
桡神经	桡侧腕伸肌、肱桡肌、肱三头肌
腋神经	三角肌
肌皮神经	肱二头肌
肩胛上神经	冈上肌、冈下肌
肩胛背神经	菱形肌
脊神经后支	颈段棘旁肌

与其他神经肌肉疾病一样，针电极肌电图可用于寻找活动性失神经、运动单位动作电位（motor unit action potential，MUAP）异常、募集模式异常和异常自发放电的证据。如前所述，存在肌纤维颤搐放电和束颤电位，对于辐射性臂丛病与肿瘤直接侵袭的鉴别特别重要。肌纤维颤搐放电，被认为是单个 MUAP 自发性爆发，从而显示为同一 MUAP 成组

的重复性发放。通常情况下，肌纤维颤搐电位是每 0.5～2.0s 发放一次；在每一组的爆发活动中，典型的发放频率为 20～70Hz。

针电极肌电图也用于评估病变的严重程度。在创伤性病变，最重要的是评估轴突的连续性。缺乏轴突连续性（CMAP 缺失、大量失神经电位、尽管最大用力仍不能激活 MUAP）是预后不良的征兆。若发现轴突连续性中断，特别是在怀疑根撕脱时，常常会考虑手术探查、神经移植或肌腱移植，以增加功能恢复。若病变是急性的，最好等待 3～6 个月后再次进行针电极肌电图检测，然后再考虑是否手术干预。发现临床改善之前，针电极肌电图常常可检测到早期神经再支配的证据（即新生 MUAP）。大多数情况下，若有轴突连续性存在的任何证据，手术干预前须进一步观察。

五、臂丛神经病的常见电生理模式

（一）臂丛上干病变

臂丛上干病变时，可能出现如下电生理变化：前臂外侧皮神经 SNAP 异常。桡神经和正中神经 SNAP 可能异常，尤其是在拇指记录时。常规运动传导检测，正中神经和尺神经及其相应的 F 波正常。针电极肌电图检测，三角肌、肱二头肌、肱桡肌、冈上肌和冈下肌异常；肱三头肌、旋前圆肌和桡侧腕屈肌可能部分受累；最重要的是，菱形肌、前锯肌和颈棘旁肌不受影响，除非病变同时累及神经根。在上干臂丛病变同时累及 C_5 神经根本身时，针电极肌电图可看到一个奇特的现象，称之为“呼吸的上肢”。之所以如此，是因为原本支配膈神经的神经纤维异常再生，向后生长而支配上干的肌肉。这会导致产生连带运动，表现为臂丛上干部分肌肉放电节律模式与患者的呼吸同步。仔细观察，会注意到上肢肌肉发放只发生于患者呼吸（特别是吸气）时。膈神经源自 C_3、C_4 和 C_5 根，任何在膈神经分支之前损伤 C_5 神经根的情况，都可能导致所谓“呼吸的上肢”。首先报道这种现象是在 Erb 产科臂丛损伤中，但也见于其他创伤或手术后。

（二）臂丛中干病变

臂丛中干病变时，可能出现如下电生理变化：正中神经 SNAP 异常，尤其是在中指记录时，桡神经 SNAP 异常。常规运动传导检测，正中神经和尺神经及其相应的 F 波正常。针电极肌电图检测，C_7 支配的肌肉（如肱三头肌、旋前圆肌、桡侧腕屈肌）异常。

（三）臂丛下干病变

臂丛下干病变时，可能出现如下电生理变化：尺神经、尺神经背侧皮支和前臂内侧皮神经 SNAP 异常。运动传导检测，正中神经和尺神经支配的手肌 CMAP 及其相应的 F 波可能异常；若存在轴突丧失，CMAP 波幅可能减低，DML 轻度延长，传导速度轻度减慢。绝大多数臂丛下干病变是轴突损害而非脱髓鞘，因此，跨臂丛的运动传导检测（虽然理论上可行）通常是没有什么意义。针电极肌电图显示为异常见于如下肌肉：尺神经支配的所有肌肉；含 C_8 和 T_1 纤维的正中神经支配的肌肉（包括拇长屈肌、拇短展肌）；含 C_8 纤维的桡神经支配的肌肉（示指固有伸肌）。

（四）臂丛内侧束病变

臂丛内侧束病变与臂丛下干病变基本相同，仅针电极肌电图表现有一处不同，即桡神经支配的 C_8 肌肉正常，而异常限于尺神经支配的所有肌肉及含 C_8～T_1 纤维的正中神经支配的远端肌肉（如拇短展肌、拇长屈肌）。

（五）臂丛外侧束病变

臂丛外侧束病变时，可能出现如下电生理变化：前臂外侧皮神经 SNAP 异常，拇指、示指或中指记录的正中神经 SNAP 异常。运动传导检测，正中神经和尺神经及其相应的 F 波正常。针电极肌电图检测，肱二头肌以及正中神经支配的前臂近端肌肉（旋前圆肌、桡侧腕屈肌）异常；而正中神经支配的前臂和手部远端肌肉（拇长屈肌和拇短展肌）正常。

（六）臂丛后侧束病变

臂丛后侧束病变时，可能出现如下电生理变化：桡神经 SNAP 异常。常规运动传导检测，正中神经和尺神经及其相应的 F 波正常。示指固有伸肌（EIP）的 CMAP 异常，这是因为桡神经支配的 EIP 源自下干，若存在轴突损失，EIP 的 CMAP 波幅可能减低，DML 轻度延长，传导速度轻度减慢。针电极肌电图检测，桡神经支配的远端和近端肌肉（如 EIP、桡侧腕伸肌、肱桡肌和肱三头肌）均异常，此外，三角肌、小圆肌和背阔肌也可能异常。

（七）神经源性 TOS

实际上，真性神经源性 TOS 是臂丛下干的病变。在这种嵌压性神经病，T_1 纤维倾向于首先受累，导致神经传导和肌电图显示为一种独特的模式（图 33–12）。无论是正中神经或尺神经的运动传导检测，均显示为轴突丧失（CMAP 波幅减低），正中神经支配的鱼际肌首先受累。可能出现正中神经和尺神经的 DML 轻度延长，以及运动传导速度轻度减慢。在真性神经源性 TOS，刺激更近端的 Erb 点几乎没有什么意义，因为 TOS 的病变通常是轴突丧失而无近端传导阻滞的证据。

感觉传导检测也显示为一种独特的模式。在正中神经，尽管其 CMAP 波幅减低，但其 SNAP 却正常。这是因为正中神经的感觉纤维来自臂丛上干和中干（不是下干）；而在神经源性 TOS，臂丛上干和中干不受累。然而，尺神经 SNAP 是异常的，因为尺神经的感觉纤维来自臂丛下干。在大多数病例，尺神经 SNAP 波幅减低，但并不会引不出波形。在真性神经源性 TOS，前臂内侧皮神经 SNAP 波幅通常也减低或缺失（图 33–13）。因为前臂内侧皮神经主要是通过臂丛下干和内侧束的 T_1 支配，因此，在神经源性 TOS 中也容易先受累。

针电极肌电图检测结果显示为，正中神经的 C_8～T_1 成分支配的肌肉，其异常多于尺神经的 C_8～T_1 成分支配的肌肉，但少于桡神经的 C_8 成分支配的肌肉。

（八）痛性肌萎缩

NA 是显示临床 – 电生理相关性具有重要意义的最好例子之一。若不了解临床病史和体格检查，就很难正确解释 NA 患者的电生理检测结果。

关于运动传导检测方面，正中神经和尺神经及其各自的 F 波通常正常，因为 NA 很少累及正中神经、尺神经和下臂丛。对于 NA 最常累及的几条神经（如肩胛上神经、胸长神经、前骨间神经），传统的传导检测项目一般不会涉及。有报道显示，2 例 NA 患者存在跨下臂丛的传导阻滞。但在该报道中，是通过刺激神经根和对冲检测证实传导阻滞的，而这两种方法都很难实施。

关于感觉传导检测方面，80% 的 NA 患者 SNAP 是正常的。即使显示 SNAP 异常，也常常是处于临界值，需要与对侧比较。SNAP 的异常，表现为轴突丧失模式。在现有的感觉传导检测中，前臂外侧皮神经的异常发生率最高，其次是前臂内侧皮神经。在 NA，通常没有感觉传导异常，可能是多因素的。首先，NA 倾向于累及没有皮肤神经支配的纯运动神经，因此没有可用的感觉神经可供进行检测。其次，

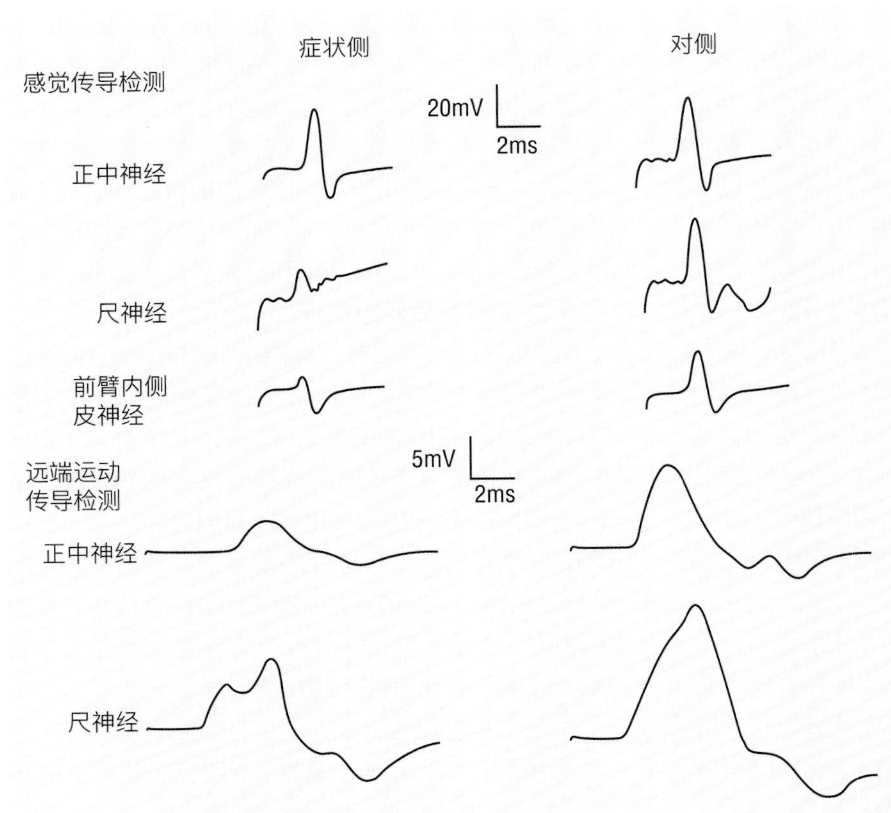

◀ **图 33–12　TOS 患者的神经传导检测结果**

在 TOS，运动和感觉传导显示为一种独特的模式。在真性神经源性 TOS，受累的是臂丛下干的 C_8 尤其是 T_1 纤维。感觉传导检测时，可见尺神经和前臂内侧皮神经的 SNAP 异常，但正中神经的 SNAP 正常。这是因为尺神经和前臂内侧皮神经的感觉纤维来自臂丛下干，而正中神经的感觉纤维来自臂丛上干和中干。运动传导则显示为另一种不同的模式。尽管正中神经和尺神经的运动纤维都来自臂丛下干，但正中神经支配的鱼际肌，一般都较尺神经支配的小鱼际肌受累更明显，很可能反映了鱼际肌较小鱼际肌受 T_1 的神经支配更多。NCS. 神经传导检测；SNAP. 感觉神经动作电位；TOS. 胸廓出口综合征

在许多 NA 患者的神经病变，累及的是支配各不同肌肉的各不同的神经分支。因此，即使是含皮肤感觉纤维的神经受累，若病变仅仅累及支配肌肉的远端分支，神经本干的感觉纤维也不会受到影响。

针电极肌电图显示显著的异常。由于潜在的病理改变是轴突丧失，数周后，将出现明显的活动性失神经，但 MUAP 形态正常，而募集减少。随着时间的推移，MUAP 将变得波幅增高、时限增宽、多相波增多。事实上，常常会发现遭到彻底破坏的个别肌肉，肌电图显示为有大量失神经电位而无 MUAP 发放；在这种情况，当刚刚获得神经再支配时，针电极肌电图则显示为低波幅、短时限、多相 MUAP 伴募集减少（即新生 MUAP）。

在针电极肌电图，叫得出名字的某些神经支配的肌肉通常受累明显。然而，若对更多的肌肉进行检测时，临床上看起来未受累的肌肉也常常会出现异常变化。前骨间神经（AIN）受累的 NA 患者中，在正中神经最常见到这种情况。临床上，患者表现为 AIN 支配的肌肉（旋前方肌、拇长屈肌和第 2、3 指指深屈肌）严重无力；针电极肌电图上，显示大量失神经电位。然而，当检查正中神经支配的近端肌肉（如旋前圆肌）时，也会发现活动性失神经，这表明病变不只是单纯累及 AIN。同样，若检测未受累的对侧，发现轻微改变也并不少见，这再次意味着是更广泛的且呈斑片状分布的病变。

当把神经传导和肌电图结合分析时，很容易产生颈神经根病的错误印象。因为神经传导正常而针电极肌电图异常，是神经根病的典型表现。必须认识到，在考虑 NA 的诊断时，临床表现是关键。此外，在神经根病，任何单一肌肉的针电极肌电图显示轴突完全丧失，是极其罕见的。所有肌肉都由两个甚至三个肌节支配，因此，在神经根病，出现明显无力也非常少见。任何时候，只要是肩胛上神经、胸长神经、AIN 或其他上肢主要神经显示为重度轴突丧失，就应首先考虑 NA 的诊断，尤其是临床表现相符时。

六、超声在臂丛神经病的应用

（一）臂丛神经病

关于臂丛的神经肌肉超声，能够完成并能够对检查所见予以恰当解释，应该说是一种高级技能。为了找到一些关键的解剖标志，由此而识别相应的

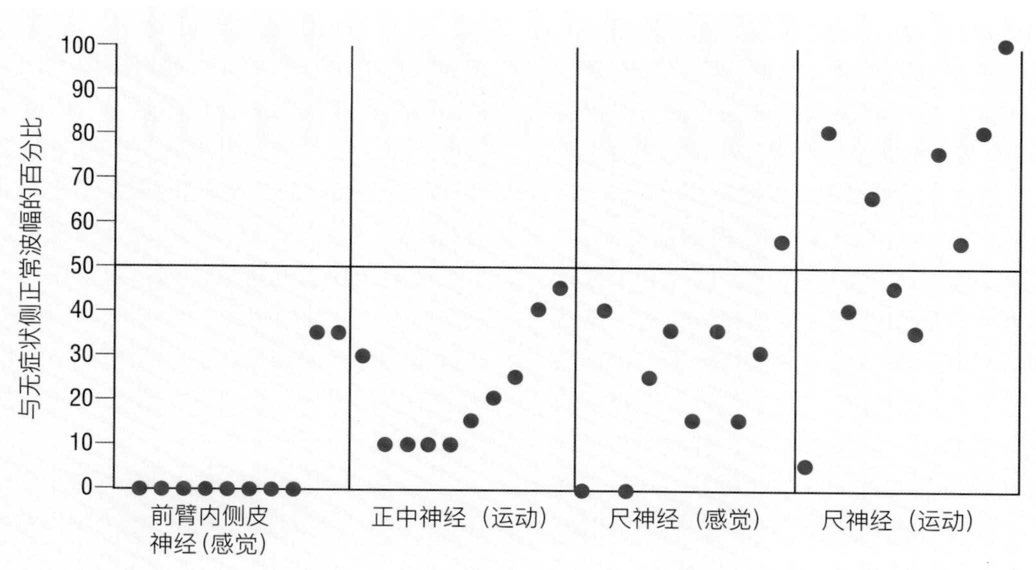

▲ 图 33–13　神经源性 TOS 患者的神经传导

图示在 10 例神经源性 TOS 患者通过神经传导检测记录的 SNAP 和 CMAP，计算了患侧波幅与无症状对侧波幅的百分比。感觉传导检测显示为一种独特的模式。尺神经 SNAP 异常，因为尺神经的感觉纤维来自臂丛下干。在大多数病例，尺神经 SNAP 波幅减低但不是引不出波形。在真性神经源性 TOS，前臂内侧皮神经的 SNAP 波幅通常也减低或缺失：因为前臂内侧皮神经主要是通过臂丛下干和内侧束的 T_1 支配，因此容易先受累。CMAP. 复合肌肉动作电位；SNAP. 感觉神经动作电位；TOS. 胸廓出口综合征（经许可转载，引自 Levin KH, Wilbourn AJ, Maggiano HJ. Cervical rib and median sternotomy-related brachial plexopathies: a reassessment. *Neurology*. 1998;50:1407–1413.）

解剖结构，需要不断调整压力、校准，并旋转、倾斜超声探头。因此，检查者只有熟练掌握了常见单神经病的超声后，才能进行臂丛的神经肌肉超声。臂丛的超声检查具很大的挑战性，但若完成得好，也具有显著的优势。之所以有挑战性，是因为臂丛的解剖结构相当复杂。此外，超声无法显示骨骼后面的结构。臂丛的大部分位于锁骨下方，因此超声无法进入或难以进入这些区域。

然而，臂丛超声对于我们认识某些病变具有一些独特的优势。正如第19章中详细介绍的，在慢性炎性脱髓鞘性多发性神经病（CIDP），以及在其他相关的炎性多发性神经病（如多灶性运动神经病伴传导阻滞），臂丛是评估神经肥大的最佳位置之一。对于这些疾病的识别至关重要，因为这些疾病是潜在可治疗的。事实上，在某些CIDP病例，脱髓鞘的大部分或全部发生在神经干非常近端的节段，而这些区域不容易通过神经传导检测进行评估。欲通过神经传导来检测这些区域，就需在根水平和Erb点给予刺激，但这通常很棘手。在根水平刺激需采用针电极，这对患者而言有一定痛苦和困难；除此之外，采用针刺激时，欲获得超强刺激及确保针的定位正确，很显然存在操作技术方面的难度。在Erb点采用常规表面电极刺激比较容易，但如何很好地获得超强刺激，如何做到不发生共刺激相邻的神经，是常常面临的问题。因此，在寻找脱髓鞘证据方面，对于臂丛前支（腹侧分支）和臂丛干水平这些位于锁骨上方的结构，通过超声评估神经肥大就要容易得多。

如前所述，臂丛由C_5～T_1神经根的前支组成。这些分支汇集，形成臂丛的三个干。前支和干穿行于前斜角肌和中斜角肌之间；臂丛在该位置非常浅表，超声很容易观察到。接下来，每个干分为前股和后股，然后在锁骨后穿行；过了该点，超声就再也观察不到其结构了。在锁骨下方，各股汇集形成束，围绕腋动脉排列。由于胸肌的覆盖，其位置较深，因此，很难看清楚锁骨下区域的臂丛超声图像。可将超声探头置于锁骨下方（锁骨下区域），垂直于预期的臂丛的走行方向，尝试从旁矢状位观察臂丛的三个束（内侧束、外侧束、后侧束）。在胸肌下方，臂丛的三个束起初排列在腋动脉上、后方。然而，在腋部远侧，上肢的大部分主要神经源自三个束。将超声探头置于腋部，往往能够观察到正中神经、尺神经、桡神经和肌皮神经的近端起点。

进行臂丛的神经肌肉超声检查时，患者应仰卧，头颈部放一或两个枕头抬高。嘱患者转颈，视线离开检查者。从短轴（检测的是神经的横断面）开始，将探头置于颈中部、外侧，胸锁乳突肌中部正后方，大约在C_6椎体水平。在该位置还可清楚地看到颈内静脉及其下方的颈动脉；两者都很粗大，彩色多普勒可显示血流。轻至中度用力压一下探头，可观察到颈内静脉受压、部分闭塞。将探头稍微向内移动，常常可看到甲状腺（图33-14），呈等回声至略高回声，外观均匀；甲状腺内囊肿也并不少见。迷走神经位于颈内动脉与颈内静脉之间的缝隙，位于颈内静脉下方、颈动脉外侧，通过超声通常看得很清楚。一旦找到颈内静脉和颈动脉，将探头稍微向下倾斜、往外移动，紧挨皮下就是胸锁乳突肌。在某些患者，可看到胸锁乳突肌下方一块薄薄的肌肉，即舌骨肌（图33-15）。舌骨肌通常有近端和远端肌腹，其间有肌腱隔开。若是舌骨肌的肌腱直接与胸锁乳突肌相邻，超声上则看不到该肌肉。前斜角肌紧挨颈内静脉外侧，中斜角肌在更外侧。前斜角肌与中斜角肌之间是斜角肌的“肌间沟”，此处通过超声可看到C_5～C_7（有时还包括C_8）神经根的前支（图33-16）。几个前支就在锁骨上区远侧形成三个干。周围神经的解剖结构一般呈束状，但前支和臂丛的干并非如此。超声图像上，通常的情况是，前支和臂丛的干各自都是很大的圆形束，呈低回声。事实上，在前斜角肌与中斜角肌之间的肌间沟，可看到经典的“交通灯/红绿灯”模式，即要么与C_5～C_7神经根排成一列，要么在根的远侧、三个干在两斜角肌之间排成一列。需记住的是，臂丛从颈部向下至肩部的行程，是逐渐向下倾斜的。因此，这就是为什么超声探头必须稍微向下，以保持与臂丛呈垂直的方向。前支和干彼此之间往往很难区分开来。

通过超声很难看到源自神经根或上干的其他神经分支，但常常可看到膈神经，因为膈神经主要源自C_5根，并且沿前斜角肌表面走行（图33-17）。偶尔出现变异，即C_5根的前支位于前斜角肌前方（图33-18）。

若可能，评估近端臂丛的最佳方法之一是追随前支的走行，因为前支是在各自相应的水平离开椎间孔。在颈椎，椎间孔位于脊髓前外侧。神经根从椎间孔离开时，走行于横突的骨槽（骨槽很浅，呈U形），骨槽出口处的前结节和后结节位于神经根的两

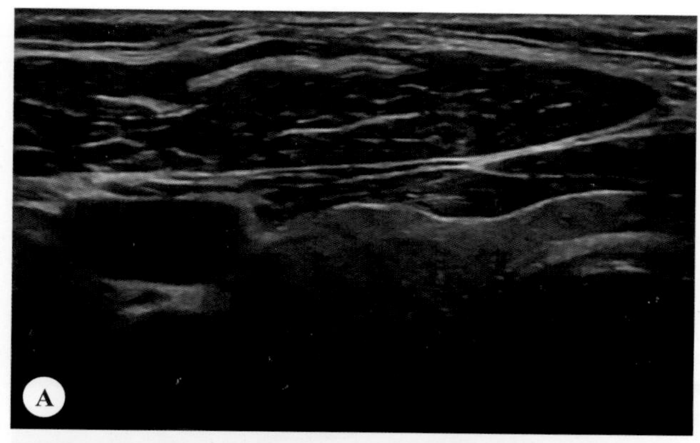

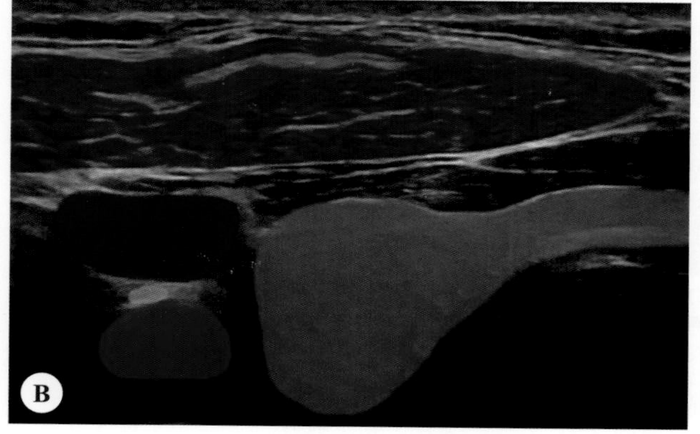

▲ **图 33-14 评估臂丛的超声起始定位**

图示正常解剖，胸锁乳突肌中段、颈中部外侧的超声短轴即横断面视图。A. 超声原始图像。B. 有颜色标注的同一图像：蓝色，颈内静脉；朱红色，颈动脉；黄色，迷走神经；绿色，甲状腺；深红色，胸锁乳突肌。大致在 C_6 椎体水平。在该位置，可清楚地看到颈内静脉及其下方的颈动脉；内侧是甲状腺，呈稍高回声且外观均匀

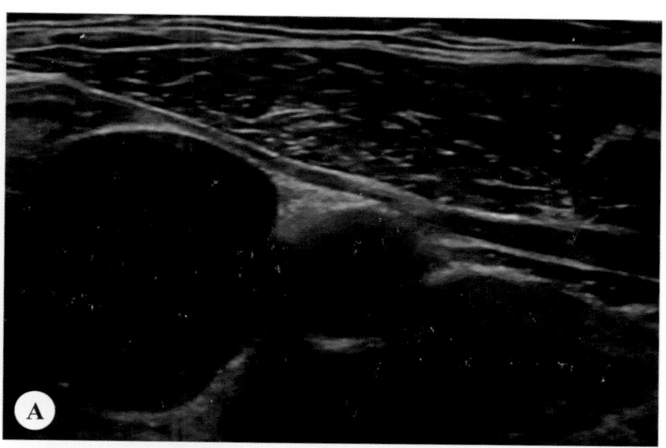

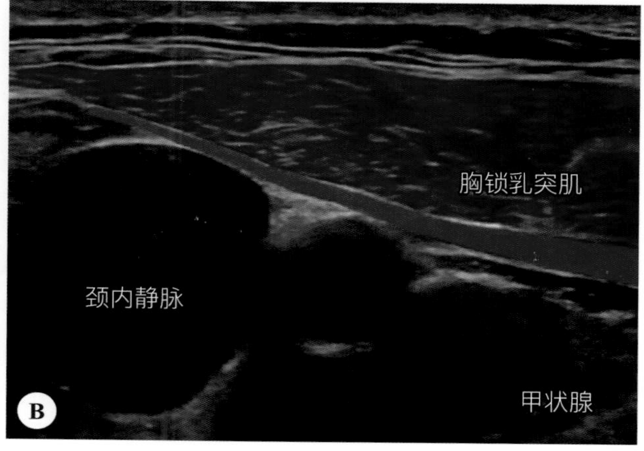

▲ **图 33-15 舌骨肌**

图示正常解剖，胸锁乳突肌中段、颈中部外侧的超声短轴视图。有些人舌骨肌是紧挨胸锁乳突肌下方的一块薄肌肉。A. 超声原始图像。B. 有颜色标注的同一图像：深红色，胸锁乳突肌；朱红色，舌骨肌

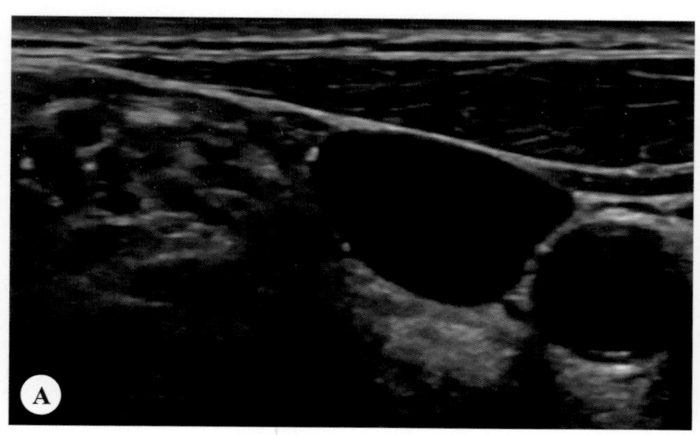

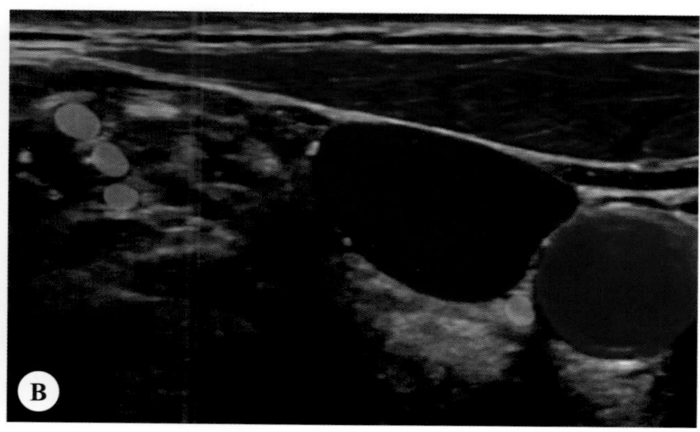

▲ **图 33-16 斜角肌肌间沟处正常臂丛的超声图像**

图 33-14 位置外侧的超声短轴视图。A. 超声原始图像。B. 有颜色标注的同一图像：蓝色，颈内静脉；朱红色，颈动脉；黄色，迷走神经（颈动脉与颈内静脉之间）；深红色，胸锁乳突肌；黄色，臂丛的三个干（在肌间沟之中）。在该层面，可识别出臂丛的每一个干（上干、中干、下干），为很大的圆形束，呈低回声。臂丛三个干经典的超声图像，就如“红绿灯”那样，在两斜角肌之间的肌间沟中排成一列。注意，这三个干的外观与位于近侧的 C_5～C_7 神经根的前支非常相似（即便不完全相同）

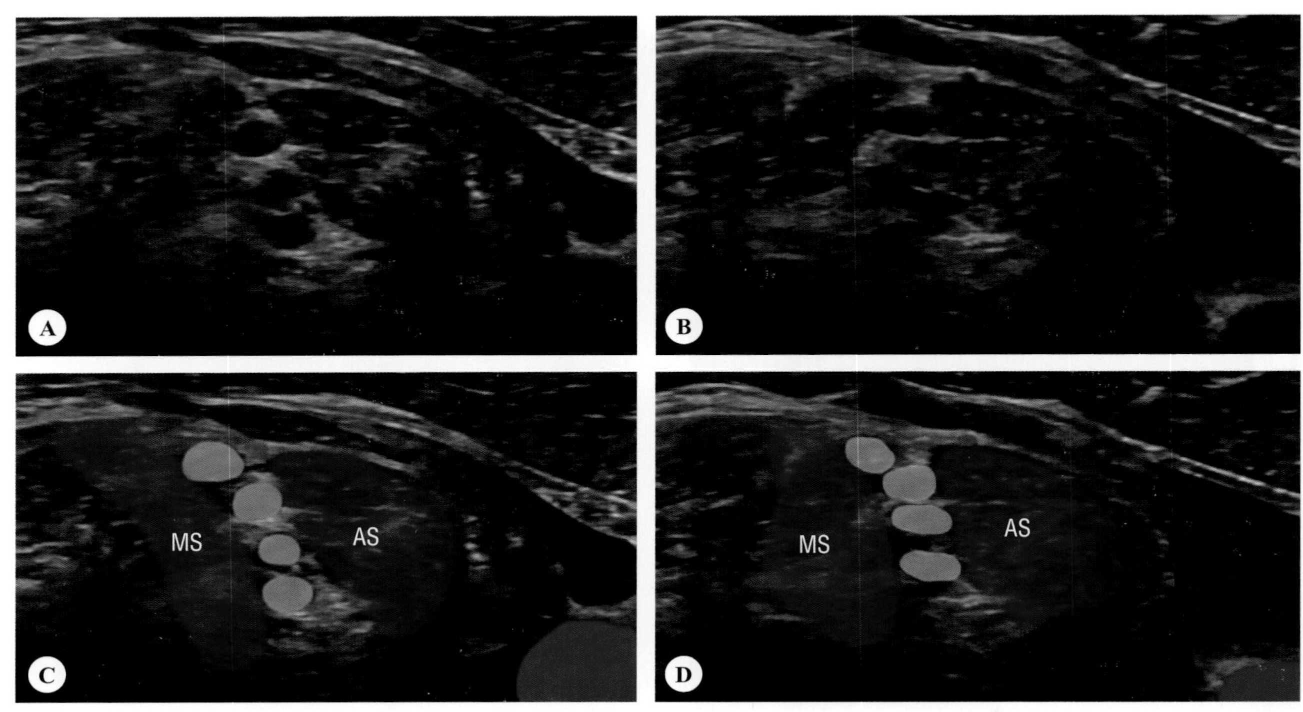

▲ 图 33-17 膈神经

图示正常解剖，胸锁乳突肌中段、颈中部外侧的超声短轴视图。在某些人，若膈神经源自 C_5 神经根，并且走行于前斜角肌表面，则可看到。A、B. 超声原始图像。C、D. 有颜色标注的同一图像：蓝色，颈内静脉；朱红色，颈动脉；深红色，前斜角肌（AS）和中斜角肌（MS）；黄色，肌间沟中的四个脊神经前支；绿色，膈神经

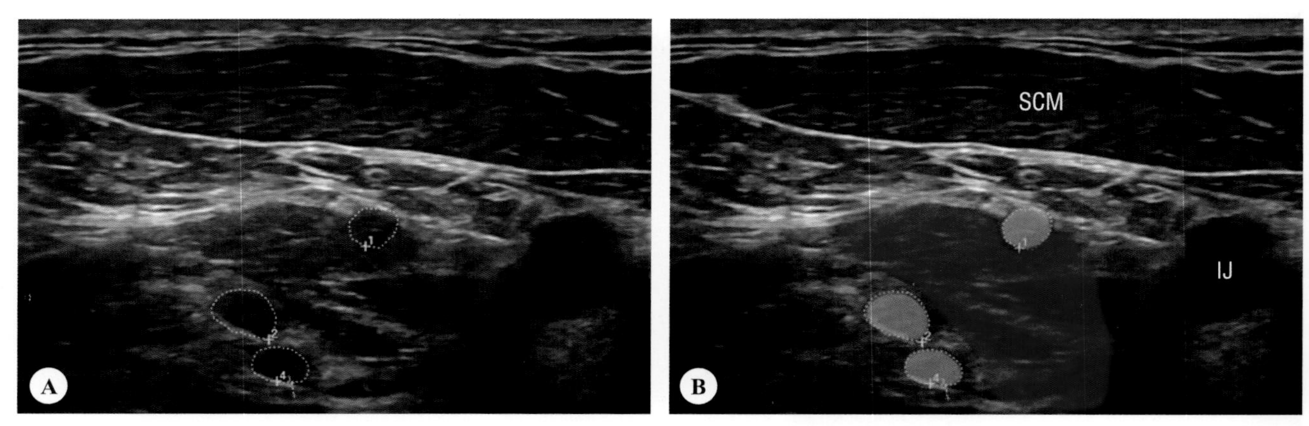

▲ 图 33-18 C_5 神经根变异

图示正常解剖，胸锁乳突肌中段、颈中部外侧的超声短轴视图。在某些人，C_5 神经根前支位于前斜角肌前方，其余的根一般位于肌间沟。A. 超声原始图像。B. 有颜色标注的同一图像：红色，前斜角肌；黄色，C_5～C_7 神经根的前支。在这种正常变异者，超声图像上可见 C_5 神经根位于前斜角肌的前方（而不是后方）。IJ. 颈内静脉；SCM. 胸锁乳突肌

侧（图 33-19）。C_5 椎间孔的骨槽狭窄，前、后结节明显；C_6 类似，但骨槽更大、更宽；C_7 椎间孔却不相同，没有前结节或前结节非常小。因此，若能看到前、后结节的骨声影，根据有后结节而无前结节这一特征，就可确定出 C_7 椎间孔水平（图 33-20）。实际上，若能看到结节的骨声影，在神经根离开椎间孔，然后横向进入肌间沟时，就能通过超声追随探测。如前所述，最常看到的是 C_5～C_7 根的前支，C_8 前支则很难看到。

一旦在前斜角肌与中斜角肌的肌间沟看到前支

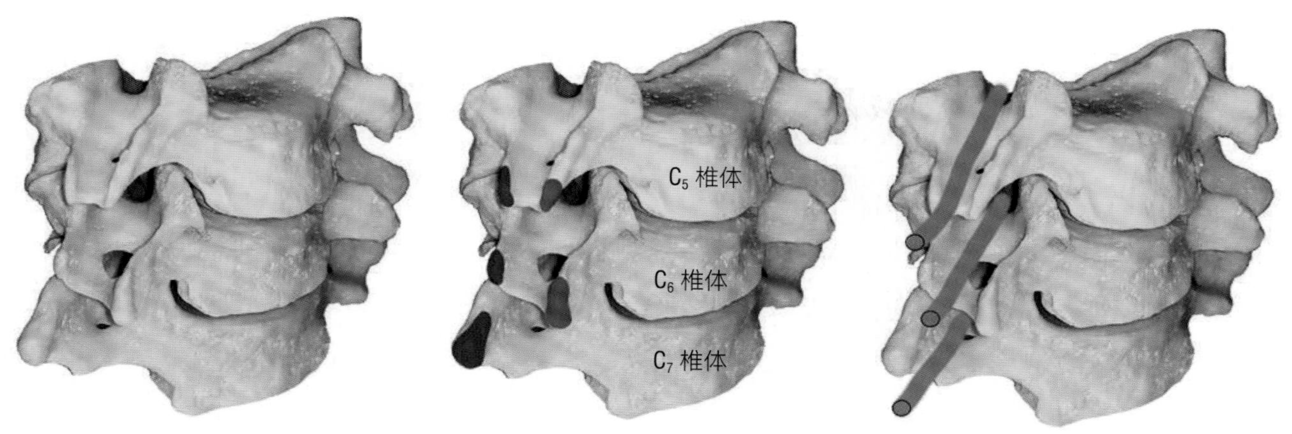

▲ 图 33-19　根据骨性解剖识别椎体水平

椎间孔位于脊髓前外侧。神经根从椎间孔离开时，走行于横突的骨槽（骨槽很浅，呈 U 形），骨槽出口处的前结节（红色）和后结节（蓝色）位于神经根两侧。C_5 椎间孔的骨槽狭窄，前、后结节明显；C_6 类似，但骨槽更大、更宽；C_7 椎间孔却不相同，没有前结节。因此，若能看到前、后结节的骨声影，根据有后结节而无前结节这一特征，就可确定出 C_7 椎间孔水平。左侧图为 C_5～C_7 椎体前外侧观。中间的图，是在同一图像上将前结节（红色）和后结节（蓝色）着色。注意，C_7 没有前结节。右侧的图，是在同一图像上，将从相应椎间孔离开的神经根着色（绿色）

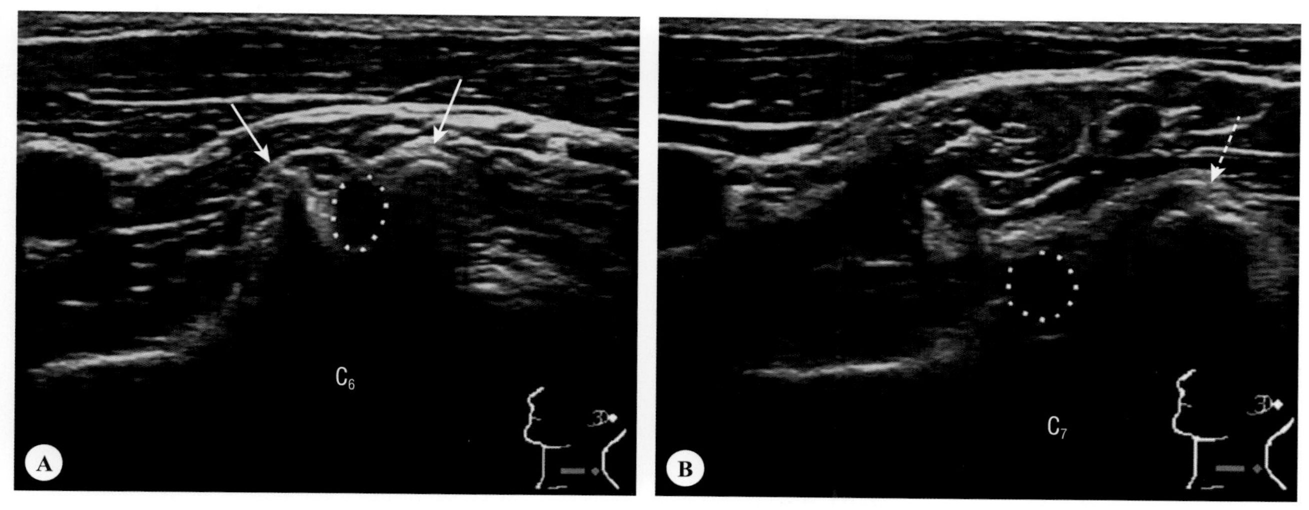

▲ 图 33-20　根据横突形状识别神经根水平

短轴即横断面视图。A. C_6 水平。B. C_7 水平。注意，在 C_6 水平，前结节和后结节（两个箭头所示）呈 U 形外观；C_6 神经根（点线圆圈所示）位于 U 形骨槽之中。然而，C_7 神经根则不同，此处后结节显著（虚箭所示），而无前结节或前结节非常小（引自 Lapegue F, Faruch-Bilfeld M, Demondion X, et al. Ultrasonography of the brachial plexus, normal appearance and practical applications. *Diagn Interv Imaging*. 2014; 95: 259–275.）

和干，缓慢向锁骨方向移动探头，可以看到臂丛的三个干各分为前后两股（呈“葡萄串”状）。这种结构通常位于锁骨下动脉外侧。将探头移回到肌间沟，可以看到三个干自上而下排列（这时显示的是横断面），将探头旋转 90°（这个过程必须非常小心，要边转、边看，仔细判断，因为稍快一点就偏了），才能够从长轴方向看到前支，因为前支是离开脊柱后形成臂丛的（换句话讲，就可观察到神经根前支出椎间孔后、到形成干走行的纵切面）。

一旦看到前支或干，主要通过测量横截面积（CSA）来评估神经肥大（图 33-21）。若在前斜角肌与中斜角肌之间难以找到臂丛，那通常是好兆头，说明没有神经肥大。事实上，有神经肥大时，通常很容易看到前支和干。

通常可以看到臂丛的另一个位置是在腋部，在腋部臂丛的各个束移行为终末神经。主要的上肢神

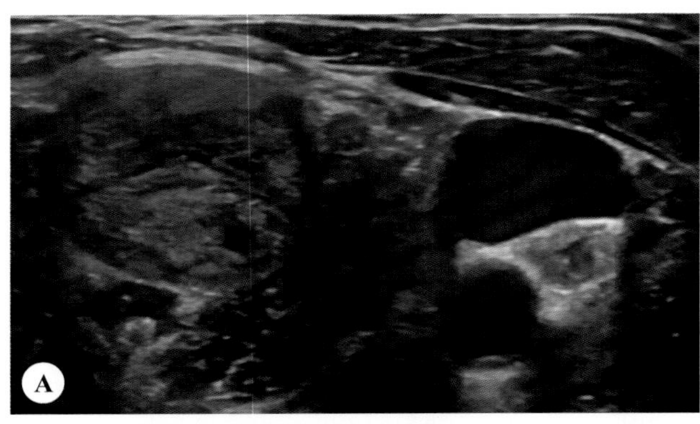

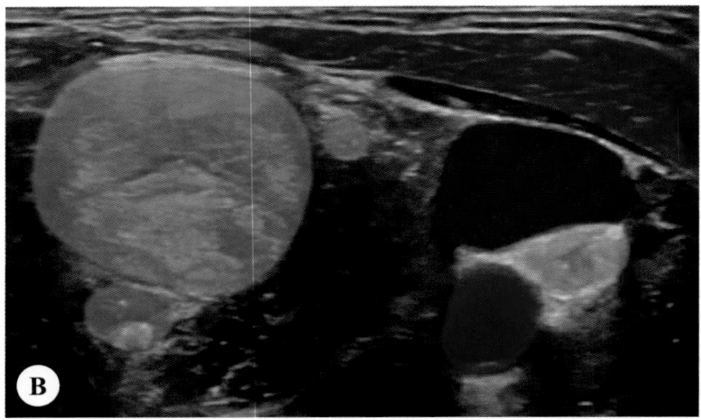

▲ **图 33–21 一例慢性炎性脱髓鞘性多发性神经病患者，臂丛神经增粗非常严重**

A. 在肌间沟的超声短轴视图。B. 有颜色标注的同一图像：蓝色，颈内静脉；朱红色，颈动脉；黄色，迷走神经（在颈动脉与颈内静脉之间）；深红色，胸锁乳突肌；黄色，臂丛的三个干（在肌间沟之中）。在获得性炎性脱髓鞘性多发性神经病患者，臂丛（神经增粗、肥大）的超声检出率很高。注意，迷走神经增粗、臂丛的其中一个干严重肥大、增粗；这个干的横截面积为 306mm²（正常值一般≤8mm²）

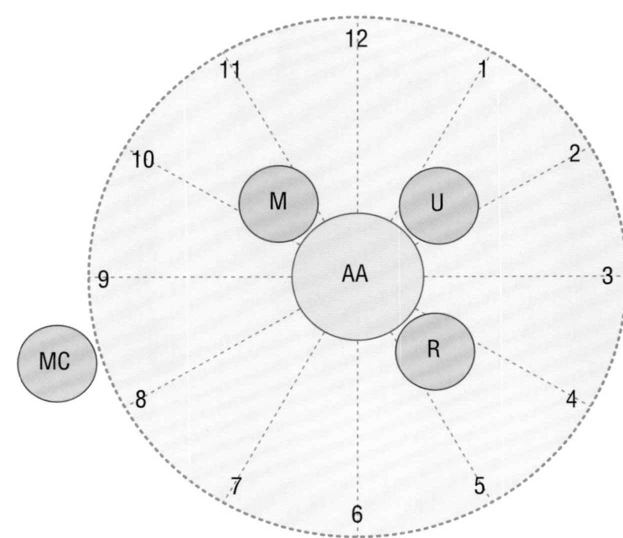

▲ **图 33–22 在腋部腋动脉周围的神经的排列**

上肢的主要神经位于腋动脉周围。用“时钟”来类比，腋动脉位于时钟的中心。最常见的局部解剖排列是正中神经位于外侧，在 10～11 点钟之间，尺神经在 1～2 点钟之间，桡神经在 4～5 点钟之间。AA. 腋动脉；M. 正中神经；MC. 肌皮神经；R. 桡神经；U. 尺神经（改编自 Christophe JL, Berthier F, Boillot A, et al. Assessment of topographic brachial plexus nerves variations at the axilla using ultrasonography. *Br J Anaesth*. 2009;103:606–612.）

经位于腋动脉周围，通常距体表 3cm 内。用“时钟”来类比，腋动脉位于时钟的中心（图 33–22）。轻压探头可见附近的腋静脉或其他静脉会有点被压扁。最常见的局部解剖排列是，正中神经位于外侧，在 10～11 点钟之间，尺神经在 1～2 点钟之间，桡神经在 4～5 点钟之间。桡神经最难看到，因为有时其上部会被后方的腋动脉回声增强掩盖。除了正中神经、尺神经和桡神经外，常常可以看到肌皮神经从外侧靠近，在 8～9 点钟之间（图 33–23）。从远端到近端，肌皮神经首先走行于肱二头肌和肱肌之间的筋膜平面，然后走行于肱二头肌和喙肱肌之间；最终，穿喙肱肌，再与正中神经一起形成外侧束。同样，在腋部若能够将探头移动到足够高的位置，可见尺神经到内侧束的过渡。上述的局部解剖分布是最常见的，但也存在某些变异的情况，例如，正中、尺、桡和肌皮神经这四条主要神经中的两条或多条呈簇聚集在一起。然而，这些神经始终保持相同的顺时针顺序（正中、尺、桡、肌皮神经）。

几种临床情况中，臂丛神经超声可能有帮助。其中，最有价值的是评估疑似 CIDP 和相关疾病患者的神经肥大。也可能有助于评估前支和干的创伤；创伤时，评估神经的连续性非常有价值。前支或干横断伤时，远端和近端的残端会肿胀，回缩的神经节段通常呈波浪形外观。其他情况中，可见臂丛成分周围的瘢痕组织。臂丛的干可能呈梭形增厚，急性期提示是挫伤和肿胀，后期提示是连续性神经瘤。在臂丛创伤，侧间比较超声所见特别有价值；但 MRI 有其优势，能够显示神经根，评估根撕脱造成的假性脊膜膨出，并显示锁骨后方和下方的部分臂丛，这些区域超声很难或不可能看到。

超声还可用于评估近端臂丛的肿瘤性浸润，包括原发性神经肿瘤、神经鞘瘤及外源性（即转移性）恶性肿瘤。彩色多普勒通常可显示肿瘤内伴随的血管增多。在既往接受过臂丛放疗的恶性肿瘤患者，超声评估都可能特别成问题。因为辐射所致的纤维

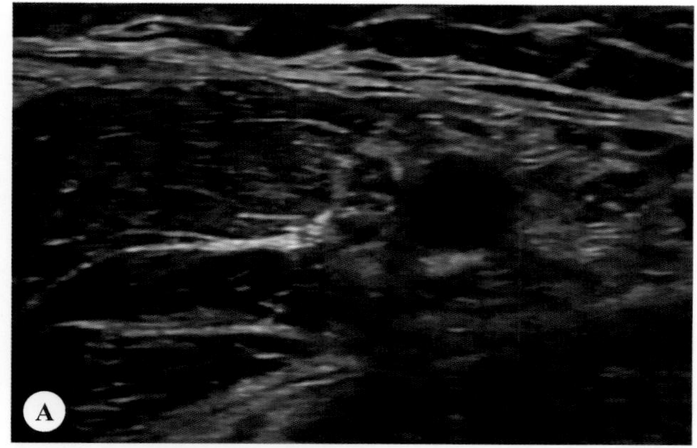

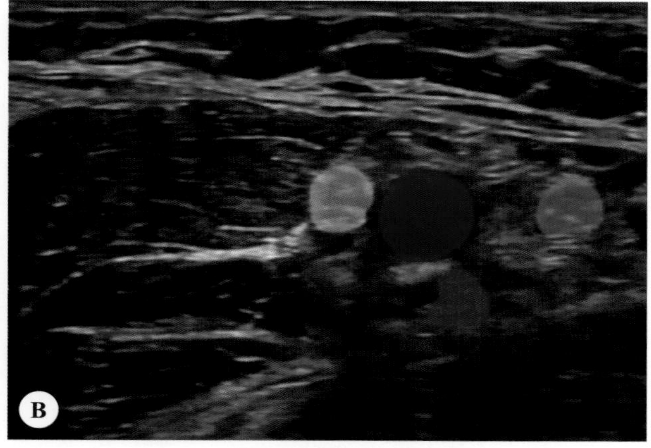

▲ 图 33-23 腋动脉周围主要神经的位置

A. 腋部处的短轴视图，原始图像；图像的左边是外侧。B. 有颜色标注的同一图像：红色，腋动脉；黄色，正中神经；绿色，尺神经；紫色，桡神经。在腋部内，这是腋动脉周围上肢主要神经最常见的排列方式

化，可能存在致密纤维组织，而超声常常无法区分辐射纤维化、肿瘤复发或两者同时存在的情况。因此，在评估臂丛是否存在肿瘤浸润时，首选 MRI。

（二）痛性肌萎缩

在痛性肌萎缩（NA），神经肌肉超声评估可能非常有帮助，因为可能会有一些不寻常的发现，结合恰当的临床背景，可高度指示 NA。Arányi 等的详细报告中，NA 患者的超声显示如下表现。

- 肿胀、无缩窄。
- 肿胀、不全性缩窄。
- 肿胀、完全缩窄。
- 神经束缠绕。

肿胀（即 CSA 增加）、无缩窄，是许多周围神经病常见的异常，其中包括嵌压和各种损伤。然而，Arányi 等对 NA 患者的研究发现，最显著的是肿胀、不全或完全缩窄（图 33-24）。在这些病变，可见一束或整条神经（少见些）增大且呈低回声。当超声探头沿神经短轴（即横断面）移动时，可见神经直径明显减小，或消失（神经完全缩窄），然后重新出现。长轴即纵切面成像上，神经或神经束呈“沙漏”状外观。更有趣的是，手术探查时，可见神经本身明显扭曲（图 33-25）。可能的机制是，神经外部的炎症，加之肢体的正常运动，导致了神经的进行性扭转。在这些病例，进行神经外松解伴神经绕行术，其结局更好。有神经缩窄特别是完全缩窄的患者，若不行手术干预，预后均较差。手术中见到的神经扭转，也就是超声显示的神经束缠绕增加。通常，将超声探头沿神经走行方向移动时，会注意到神经内有些彼此相互缠绕的神经束，称之为神经束缠绕。然而，若神经束缠绕增加，神经束围绕彼此旋转的情况会更加显著（图 33-26）。例如，短距离内一个较大的神经束围绕神经内的其他神经束旋转 360°。

另外，Arányi 教授认为，许多外科文献中报道的、超声显示为非嵌压部位“沙漏”状外观的单神经病病例，实际上可能是未被识别的累及多个不同单神经的 NA 病例，而不是那些文献中推测的所谓罕见的嵌压神经病。

Arányi 等的工作也证明了 NA 的另一个重要方面。特别是在临床表现为前骨间神经（AIN）和（或）后骨间神经（PIN）病变的 NA 患者，实际上，病变部位并不在 AIN 或 PIN 本身，而是在将必定成为 AIN 的正中神经母体的神经束之中，或将必定成为 PIN 的桡神经母体的神经束之中。这一发现与 Pham 等早期的工作相关。Pham 等运用磁共振神经成像（magnetic resonance neurography，MRN）研究 AIN 病变患者，还发现病变实际上是在近端正中神经的神经束，而不在 AIN 本身[13]。事实上，MRN 显示的近端正中神经的异常，与必定成为 AIN 的纤维的局部解剖分布相关（图 33-27）。超声上也可见类似的模式（图 33-28）。主要的周围神经其神经纤维地形图，是 Sunderland 教授的开创性工作，精心绘制了上、下肢所有主要神经其纤维的位置。

此外，在 NA，只是检查肌肉，并注意肌肉受累的模式，超声也有其价值。由于 NA 本质上是轴突丧失，并且常常与其支配肌肉的神经纤维严重受累有关。因此，这些肌肉呈重度失神经萎缩模式。另外，针电极肌电图有时很难检测这些肌肉，因为这些肌肉非常薄且萎缩，以至于针很容易直接穿过肌肉，

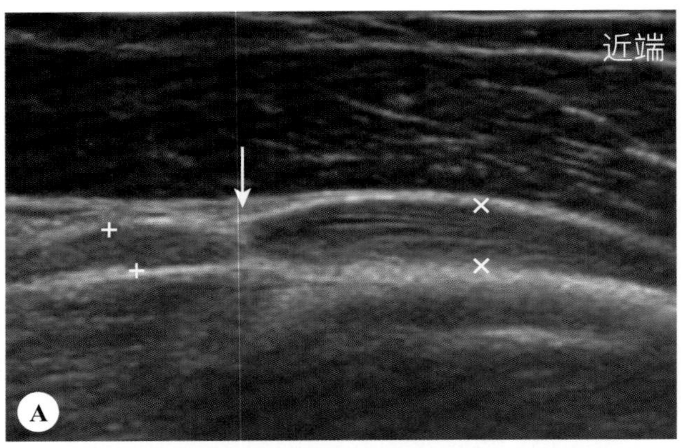

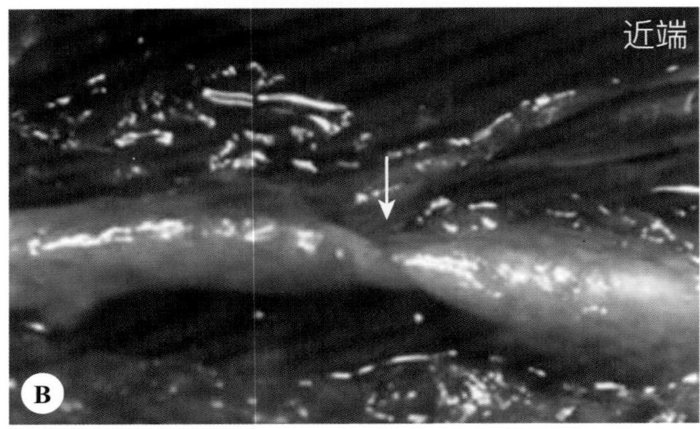

▲ 图 33-24 痛性肌萎缩中的神经缩窄和扭转

一例主要是桡神经受累的痛性肌萎缩患者。A. 长轴视图，显示明显缩窄（白箭）。B. 术中的摄影照片。注意，可见神经严重缩窄和扭转（白箭）[改编自 Arányi Z, Csillik A, Dévay K, et al. Ultrasonographic identification of nerve pathology in neuralgic amyotrophy: enlargement, constriction, fascicular entwinement, and torsion. *Muscle Nerve*. 2015;52(4): 503–511.]

而检查者还没有意识到。这些肌肉的超声显示为萎缩、高回声。超声可很容易看到上肢的大部分肌肉，包括通常与 NA 相关的深层肌肉。例如，累及 AIN 的病变中，旋前方肌、拇长屈肌和趾深屈肌的严重失神经萎缩模式很明显（图 33-29）。超声也很容易看到前锯肌，因为前锯肌的止点在肋骨的腋中线和腋前线水平；这样，侧间比较就非常有价值。

总之，超声显示的许多表现，有助于支持 NA 的诊断。有诊断和治疗意义的超声表现包括：神经肿胀，伴各不同神经干或神经束部分性或完全性缩窄；神经扭转；显著的神经束缠绕。AIN 病变所致的正中神经近端段的神经束增粗，以及 PIN 病变所致的桡神经近端段的神经束增粗，均高度提示 NA。最后，失神经萎缩的模式，也有助于确定 NA 患者中出现的各不同的单神经的病变。

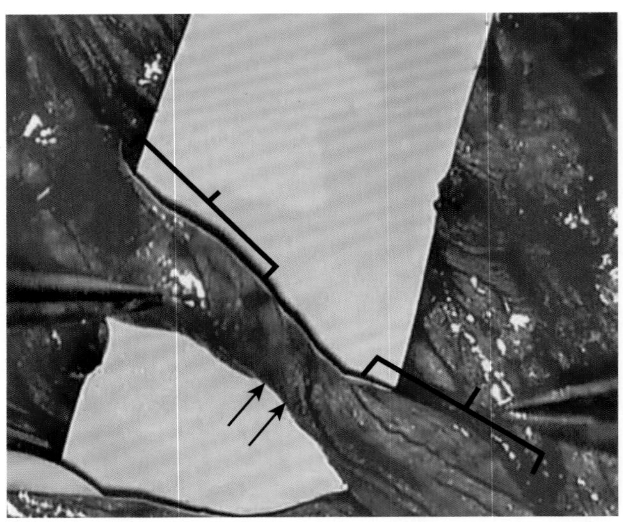

▲ 图 33-25 神经扭转

在超声显示神经缩窄的痛性肌萎缩患者，神经扭转是手术中最常见到的情况（黑箭）。这种扭转的病因仍然是推测的［改编自 Sneag DB, Rancy SK, Wolfe SW, et al. Brachial plexitis or neuritis? MRI features of lesion distribution in Parsonage-Turner syndrome. *Muscle Nerve*. 2018;58(3):359–366. ］

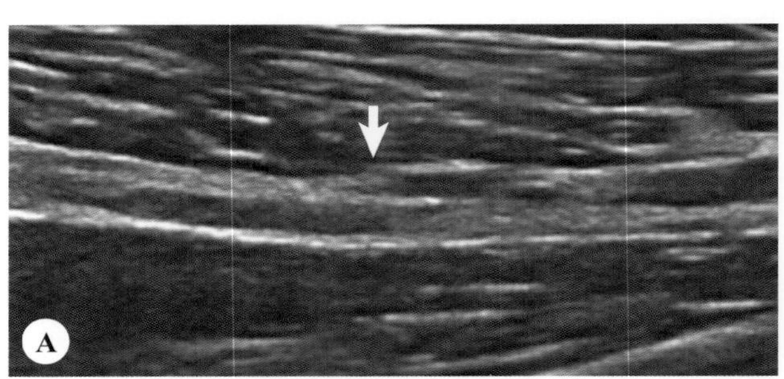

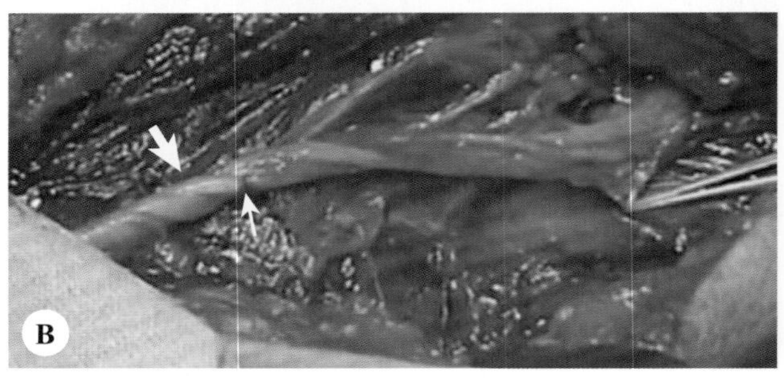

▲ 图 33-26 神经束缠绕

在痛性肌萎缩，神经束缠绕是超声的另一种表现，可见神经束围绕彼此旋转的情况比正常情况下要显著得多。A. 长轴视图，可见两个神经束相互环绕（白箭）。B. 同一病变的手术照，显示神经扭转（白箭）[改编自 Arányi Z, Csillik A, Dévay K, et al. Ultrasonographic identification of nerve pathology in neuralgic amyotrophy: enlargement, constriction, fascicular entwinement, and torsion. *Muscle Nerve*. 2015;52(4):503–511.]

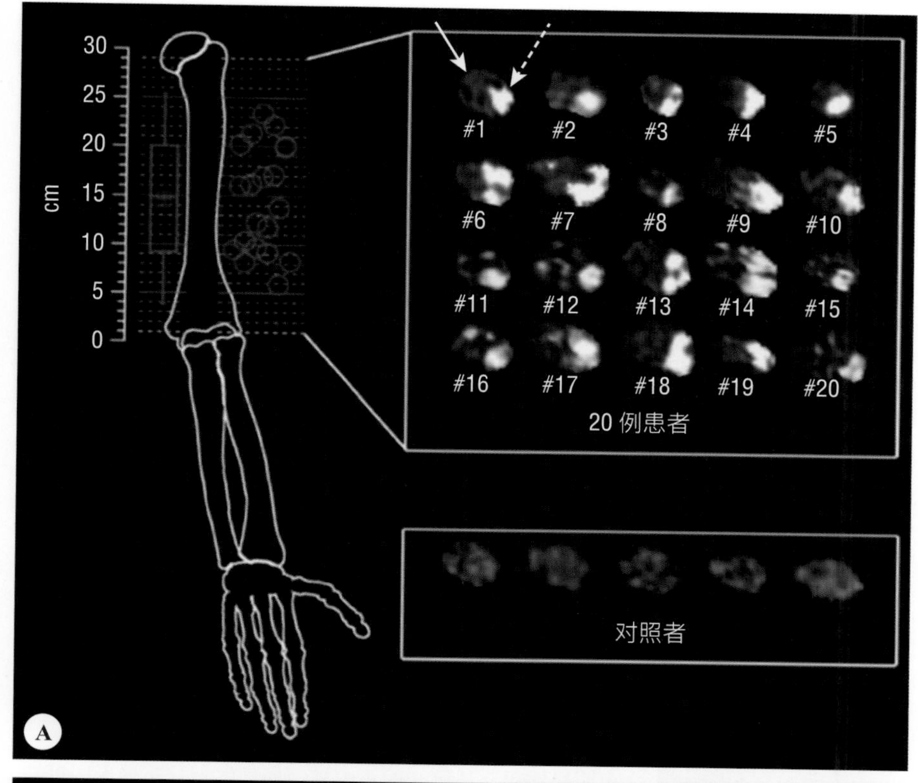

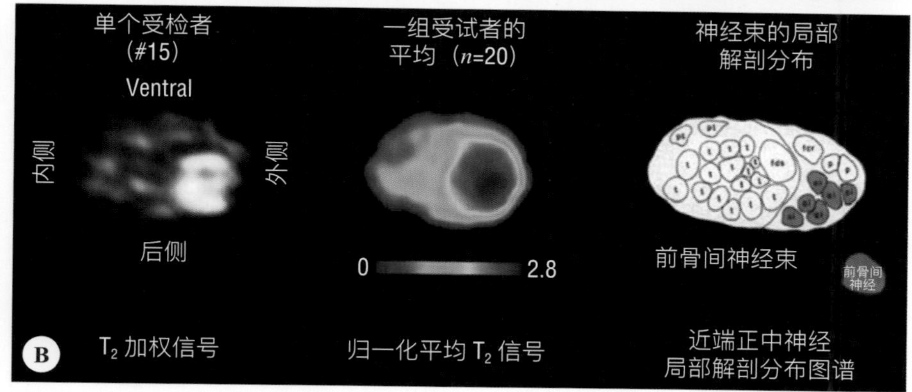

◀ **图 33-27　前骨间神经病的病变部位**

在痛性肌萎缩患者，MRN 显示的 AIN 病变部位，实际上不在 AIN 本身，而是在将必定成为 AIN 的、正中神经母体的神经束之中。A. MRN 显示了上臂中 AIS 的病变部位（红圈，左上），以及 20 例患者正中神经横截面图像的主要病变部位分布（右上）。B. 左侧的图所示，是一例表现为 AIN 病变患者正中神经 MRN 的轴位图像，显示了正中神经母体内的异常区域。中间的图，是 20 例患者 AIN 异常空间分布的诺谟图。右侧的图，是正中神经束内部的局部解剖地形图，红色为 AIN 的神经束。AIN. 前骨间神经；MRN. 磁共振神经成像［改编自 Sneag DB，Rancy SK，Wolfe SW，et al.Brachial plexitis or neuritis? MRI features of lesion distribution in Parsonage-Turner syndrome. *Muscle Nerve*, 2018, 58(3):359–366.］

七、病例分析

（一）病例 33-1

【病史和查体】

68 岁，男性，冠状动脉搭桥手术后出现左手麻木和无力。术前没有无力或麻木的病史。术后醒来时发现第 4、5 指麻木，并且灵活性丧失。无疼痛。

术后 11 天，患者接受检查时，左手第 4、5 指和小鱼际感觉减退。前臂内侧也有感觉减退的迹象。肌容积均正常。肌力检查，左侧所有手固有肌（拇短展肌、骨间肌和小指展肌）中度无力；左侧指长屈肌和拇长屈肌中度无力；腕伸肌和指伸肌轻度无力；示指伸肌无力最严重。其他方面正常，腱反射也正常。

【病例小结】

病史方面，老年男性，冠状动脉搭桥手术后醒来时发现左手麻木和无力。神经系统检查，左侧第 4、5 指和前臂内侧感觉减退，手固有肌、指长屈肌和拇长屈肌及腕伸肌和指伸肌无力而无萎缩。

【电生理检测结果】

术后第 11 天，运动传导检测 NCS 显示左侧尺神经 CMAP 波幅比右侧略减低，但在正常范围内；双侧正中神经 CMAP 均正常，正中神经和尺神经 F 波也正常。左侧尺神经 SNAP 波幅减低，左前臂内侧皮神经未记录到感觉反应；其他神经的 SNAP 均正常，包括左侧正中神经、桡神经和前臂外侧皮神经

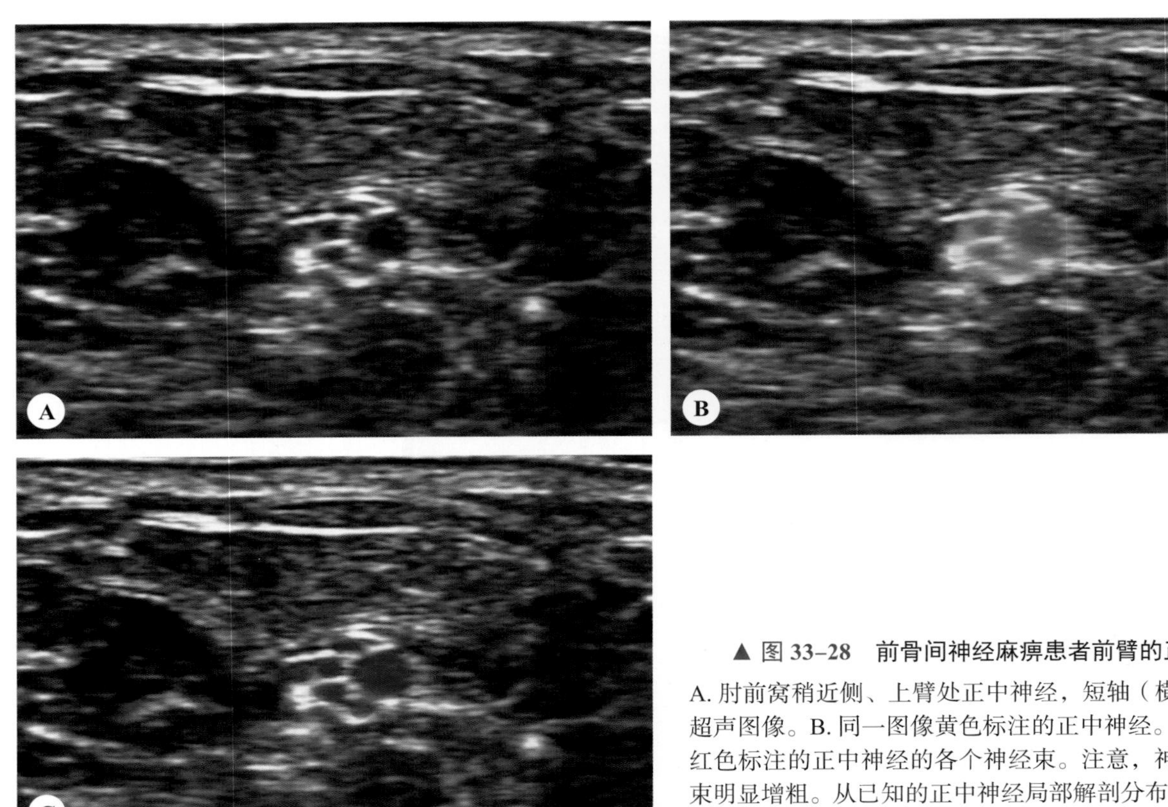

▲ 图 33-28　前骨间神经麻痹患者前臂的正中神经

A. 肘前窝稍近侧、上臂处正中神经，短轴（横断面）原始超声图像。B. 同一图像黄色标注的正中神经。C. 同一图像红色标注的正中神经的各个神经束。注意，神经内的一个束明显增粗。从已知的正中神经局部解剖分布地形图可知，该区域增粗的神经束就是将成为前骨间神经的纤维

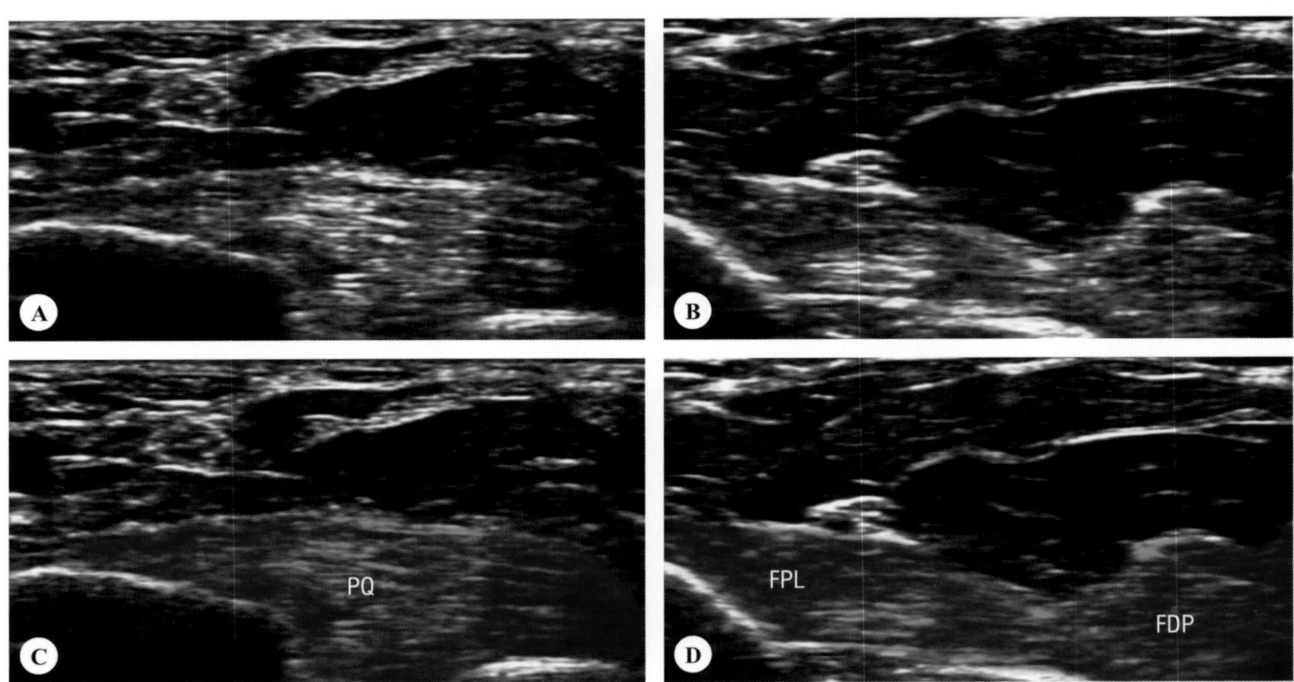

▲ 图 33-29　前骨间神经病变中的肌肉超声

旋前方肌（A 和 C）和前臂中部掌侧（B 和 D）的短轴视图。A、B. 超声原始图像。C、D. 标注为红色的同一图像：旋前方肌（C），拇长屈肌（D）、趾深屈肌（D）。超声显示的失神经萎缩模式，有助于确定哪些神经受累。在该病例，前骨间神经支配的所有三块肌肉都有显著变化。PQ. 旋前方肌；FPL. 拇长屈肌；FDP. 趾深屈肌

病例 33-1 神经传导检测结果 *

神 经	刺激部位	记录部位	波幅：运动（mV）；感觉（μV）			潜伏期（ms）			传导速度（m/s）			F 波潜伏期（ms）		
			右 侧	左 侧	正常值	右 侧	左 侧	正常值	右 侧	左 侧	正常值	右 侧	左 侧	正常值
运动传导														
正中神经	腕	拇短展肌	10.3	8.2	≥4	3.2	3.5	≤4.4				24	26	≤31
	肘前窝	拇短展肌	10.2	7.6		6.2	6.8		60	54	≥49			
尺神经	腕	小指展肌	9.5	6.6	≥6	2.9	3.3	≤3.3				25	28	≤32
	肘下	小指展肌	9.3	6.1		6.1	6.1		62	55	≥49			
	肘下	小指展肌	9.1	5.8		7.6	8.0		65	53	≥49			
感觉传导														
正中神经	腕	示指	22	20	≥20	3.5	3.3	≤3.5	48	50	≥50			
尺神经	腕	小指	18	8	≥17	2.7	2.9	≤3.1	52	48	≥50			
桡神经	前臂	鼻烟窝	19	15	≥15	2.3	2.3	≤2.9	56	59	≥50			
前臂外侧皮神经	肘	前臂外侧	17	18	≥10	2.2	2.4	≤3.0	70	67	≥55			
前臂内侧皮神经	肘	前臂内侧	16	无反应	≥5	2.2	无反应	≤3.2	70	无反应	≥50			

*. 所有感觉潜伏期均为峰值潜伏期，所有感觉传导速度均采用起始潜伏期计算，F 波潜伏期代表最短 F 波潜伏期

病例 33–1　针电极肌电图检测结果								
肌　肉	插入活动	自发电位		自主收缩运动单位动作电位				
		纤颤电位	束颤电位	激　活	募　集	形　态		
						时　限	波　幅	多相波比例
左第一背侧骨间肌	正常	0	0	正常	轻度减少	正常	正常	正常
左拇短展肌	正常	0	0	正常	轻度减少	正常	正常	正常
左示指固有伸肌	正常	0	0	正常	中度减少	正常	正常	正常
左尺侧腕屈肌	正常	0	0	正常	轻度减少	正常	正常	正常
左指深屈肌Ⅳ	正常	0	0	正常	中度减少	正常	正常	正常
左肱二头肌	正常	0	0	正常	正常	正常	正常	正常
左旋前圆肌	正常	0	0	正常	正常	正常	正常	正常
左肱三头肌	正常	0	0	正常	正常	正常	正常	正常
左 C_7 棘旁肌	正常	0	0	正常	正常	正常	正常	正常
左 C_8 棘旁肌	正常	0	0	正常	正常	正常	正常	正常

及右侧所有神经。尺神经和前臂内侧皮神经 SNAP 异常，与神经系统检查发现的感觉减退区域相关。鉴于这两条神经的 SNAP 异常，必定是发生了沃勒变性伴轴突丧失，并且病变水平必定是在背根神经节或其远端的臂丛下干或内侧束的神经纤维。左侧尺神经的纤维源自臂丛下干和内侧束，其 CMAP 波幅相对较低，也支持这一定位。

针电极肌电图检测，显示左上肢任何肌肉或颈棘旁肌无自发活动；第一背侧骨间肌、拇短展肌和尺腕屈肌 MUAP 募集轻度减少，示指固有伸肌和指深屈肌的募集中度减少；所有 MUAP 形态均正常。需要注意的是，C_8～T_1 支配的肌肉其针电极肌电图异常，而支配这些肌肉的周围神经均源自臂丛内侧束和后侧束，包括正中神经（拇短展肌）、尺神经（第一背侧骨间肌、尺侧腕屈肌、第四指深屈肌）和桡神经（示指固有伸肌）。C_6～C_7 支配的肌肉，包括旋前圆肌（正中神经）和肱三头肌（桡神经）是正常的；肱二头肌及 C_7～C_8 棘旁肌也是正常的。

针电极肌电图异常，增加了几个重要信息。首先，病变必定在与 C_8～T_1 纤维相当近的部位，才会出现既有臂丛内侧束、又有臂丛后侧束支配的肌肉受累。然而，棘旁肌正常而 SNAP 异常，这样就可将病变定位在 DRG 或 DRG 远端水平，而不是神经根水平。NCS 所见，表明病变要么在臂丛内侧束，要么在臂丛下干。综合这些信息，病变必定在臂丛下干，因为桡神经支配的示指固有伸肌（C_8），与正中神经和尺神经支配的肌肉（C_8～T_1）一起均受累了。

综上所述，得出如下电生理结论。

【电生理诊断】

存在左侧臂丛下干急性轴突病变的电生理证据。

【病例分析与讨论】

冠状动脉搭桥手术后很快出现第 4、5 指麻木和手无力的病史，应提示是臂丛的病变，通常是胸壁回缩造成的牵拉损伤。在该病例，临床病史、体格检查和电生理检测指向是臂丛下干的急性病变。NCS 显示病变呈轴突性。在随后的 8 个月中，患者的全部功能均恢复。

通过该病例，提出几个值得讨论的重要问题。

(1) 若病变是轴突性的，为什么没有纤颤电位？

SNAP 异常、CMAP 波幅低和 MUAP 募集减少而形态正常，表明已有足够的时间发生沃勒变性。然而，活动性失神经电位（即纤颤电位和正锐波）一般需要 10 天至 2 周才出现于最近端的肌肉，而在较远端的肌肉则需要更长时间；11 天的临床病史，是符合急性病变的。注意，能够准确判断 MUAP 募集很重要。在该病例，针电极肌电图唯一的异常，是拇短展肌、第一背侧骨间肌、尺侧腕屈肌、指深屈肌和示指固有伸肌的 MUAP 募集减少，这有助于将病变定位在臂丛下干。

(2) 这是一例没有定位意义的尺神经病伴 C_8～T_1 神经根病吗？

须记住，在神经根病，棘旁肌不一定异常。该病例尤其如此，患者出现无力后 11 天就进行了肌电图检测，例如，在这段时间可能还没有出现纤颤电位。然而，根据左前臂内侧皮神经（直接来自臂丛内侧束）SNAP 缺失，就可将病变定位于 DRG 或其远端水平，而且这在尺神经的分布范围之外。对这些数据最简约、高效的解释，就是臂丛下干的病变。

这里强调了前臂内侧皮神经 SNAP 异常的重要性：若没有这一检测结果，而仅仅根据其他 NCS 和针电极肌电图所见，或许可解释为没有定位意义急性尺神经病，叠加 C_8～T_1 急性神经根病。

（二）病例 33-2

【病史和查体】

49 岁，女性，因右手麻木就诊。10 年来右手环指和小指麻木缓慢加重，没有疼痛。症状最初呈间歇性，但 1 个月前变得较持续；还出现了右手无力，尤其是打开瓶盖子或转动汽车钥匙点火时。

很重要的是，既往 20 年前曾患霍奇金淋巴瘤，并接受斗篷野放疗。14 年前右颈部复发，成功进行了局部放疗。

体格检查，脑神经正常，未发现霍纳综合征的证据。右侧鱼际和小鱼际的肌容积减小，右侧拇指外展和骨间肌无力。右小指和环指(尺侧)感觉减退。左上肢肌容积、肌力和感觉均正常。双上肢腱反射均消失。下肢肌力和腱反射对称、正常。在右前臂和手部的几块肌肉，可见虫蠕动样起伏运动。

【病例小结】

病史方面，中年女性，右手（小指和环指）麻木，隐匿发病，病程 10 年，伴手固有肌萎缩和无力；无疼痛症状。有霍奇金淋巴瘤、斗篷野放疗的早期病史。神经系统检查，右小指和环指（尺侧）感觉减退，右手固有肌无力，双上肢腱反射消失。右前臂和手肌可见虫蠕动样起伏运动。其余的神经系统检查正常。

【电生理检测结果】

NCS，右正中神经 DML 和 F 波潜伏期轻度延长。右尺神经 CMAP 波幅处于临界低限，F 波正常。右尺神经的感觉传导速度轻度减慢，但 SNAP 波幅正常，并且明显高于左侧（约 3 倍于左侧）。前臂内侧皮神经（源自臂丛内侧束）的 SNAP 波幅右侧正常，左侧轻度减低。双侧正中神经和桡神经及左尺神经的 SNAP 波幅减低，右腓肠神经 SNAP 正常。注意，右尺神经 SNAP 是对应于神经系统检查显示的麻木区域的，而其波幅却正常。必须记住的是，对于感觉麻木区域的 SNAP 正常，有三种可能的解释：①病变处于超早期（即感觉纤维，6～10 天之内），尚没有足够的时间发生沃勒变性；②病变在 DRG 近端，要么在神经根水平，要么在更靠中枢水平的脊髓或脑；③病变是近端脱髓鞘的表现之一，可能是传导阻滞，这样就意味着轴突相对不受累。

针电极肌电图检测，应该有助于鉴别这些可能的情况。很显然，病变不处于超早期，因为在尺、正中和桡神经分布区的 C_7～T_1 肌节的肌肉，其 MUAP 呈高波幅、长时限，表明已经获得神经再支配。旋前圆肌、肱二头肌和颈棘旁肌正常。考虑到棘旁肌正常，加上 SNAP 异常，这样病变就不大可能在 DRG 近端。最后，在几块肢体肌肉中发现有肌纤维颤搐放电，这是非常有价值的线索。肌纤维颤搐放电，是沿脱髓鞘神经节段产生的、单个 MUAP 的节律性、成组的重复发放，可能是沿脱髓鞘区域的自发去极化或旁触传递。肌纤维颤搐放电，对应于临床检查中看到的右侧前臂远端和手部虫蠕动样起伏运动。因此，感觉麻木区域的 SNAP 正常，很大可能是近端脱髓鞘所致。

总之，上肢大多数神经的 SNAP 波幅双侧减低，仅右尺神经和前臂内侧皮神经 SNAP 是正常的，尽管这是患者描述的感觉减退区域。如此，可能要怀疑是远端逆反性死亡性、广泛性周围神经病，但腓肠神经 SNAP 正常，因此，这种可能性不大。接下来，应考虑臂丛神经病的可能性，特别是考虑到既往斗篷野放疗病史。在 C_7～T_1 肌节的几块肌肉，获得神经再支配的 MUAP 其募集减少，而颈棘旁肌正常，这样肌电图结果对诊断很有帮助。到目前为止，电生理检测结果与主要累及右侧臂丛中、下干的病变相一致。结合针电极肌电图检测所见，表明病变主要累及臂丛下干。

综上所述，得出如下电生理结论。

【电生理诊断】

存在右侧慢性臂丛神经病变的电生理证据，主

病例 33-2　神经传导检测结果 *

神经	刺激部位	记录部位	波幅：运动（mV）；感觉（μV）			潜伏期（ms）			传导速度（m/s）			F 波潜伏期（ms）		
			右侧	左侧	正常值	右侧	左侧	正常值	右侧	左侧	正常值	右侧	左侧	正常值
运动传导														
正中神经	腕	拇短展肌	5.4		≥4	4.7		≤4.4				33		≤31
	肘前窝	拇短展肌	4.5			9.8			47		≥49			
尺神经	腕	小指展肌	6.5		≥6	3.0		≤3.3				30		≤32
	肘下	小指展肌	5.2			6.9			51		≥49			
	肘上	小指展肌	5.0			9.2			54		≥49			
感觉传导														
正中神经	腕	示指	7	12	≥20	3.2	2.8	≤3.5	54	62	≥50			
尺神经	腕	小指	38	13	≥17	3.0	3.0	≤2.8	47	58	≥50			
桡神经	前臂	鼻烟窝	8	10	≥15	2.7	2.5	≤2.9	57	61	≥50			
前臂内侧皮神经	肘	前臂内侧	5	3	≥5	2.6	2.7	≤3.2	59	54	≥50			
腓肠神经	小腿肚	踝后	14		≥6	3.6		≤4.4	47		≥40			

*. 所有感觉潜伏期均为峰值潜伏期，所有感觉传导速度均采用起始潜伏期计算，F 波潜伏期代表最短 F 波潜伏期

病例 33-2　针电极肌电图检测结果

肌　肉	插入活动	自发电位		自主收缩运动单位动作电位				
		纤颤电位	束颤电位	激　活	募　集	形　态		
						时　限	波　幅	多相波比例
右第一背侧骨间肌	肌纤维颤搐放电	0	0	正常	中度减少	+1	+1	+1
右拇短展肌	肌纤维颤搐放电	0	0	正常	中度减少	+2	+1	+1
右示指固有伸肌	肌纤维颤搐放电	0	0	正常	中度减少	+1	+1	+1
右旋前圆肌	正常	0	0	正常	正常	正常	正常	正常
右肱二头肌	正常	0	0	正常	正常	正常	正常	正常
右指深屈肌Ⅳ	肌纤维颤搐放电	0	0	正常	正常	正常	正常	正常
右肱三头肌	正常	0	0	正常	中度减少	+	+1	+1
右 C_6 棘旁肌	正常	0	0	正常	正常	正常	正常	正常
右 C_7 棘旁肌	正常	0	0	正常	正常	正常	正常	正常
右 C_8 棘旁肌	正常	0	0	正常	正常	正常	正常	正常

要累及臂丛中干和下干。肌纤维颤搐放电符合辐射性臂丛神经病。此外，左侧感觉反应异常，表明左侧臂丛存在类似的无症状性病变。

【病例分析与讨论】

患者既往接受过放疗、隐匿发病的上肢麻木和无力病史，应提示是迟发性辐射诱发的神经丛病。在迟发性辐射性神经丛病，突出的特征性表现包括：①数年中隐匿发病；②无疼痛症状；③临床检查显示虫蠕动样起伏运动，提示肌纤维颤搐。

通过该病例，提出几个值得讨论的重要问题。

(1) 右手环指和小指麻木，为什么尺神经 SNAP 正常?

即使临床上有麻木的症状，但尺神经和前臂内侧皮神经 SNAP 还是正常的，这是因为记录 SNAP 的神经在脱髓鞘为主的、病变的远端。属于 C_7～T_1 肌节的几个肌群显示有肌纤维颤搐放电，支持病变的性质是脱髓鞘。在迟发性辐射性神经丛病，肌纤维颤搐常见；肌电图显示肌纤维颤搐放电有助于鉴别肿瘤性臂丛神经病与辐射性臂丛病。MUAP 的慢性改变，正中神经 DML 轻度延长，加之其他神经的 SNAP 异常，表明也存在轴突丧失。或许可在更近端的部位（如腋部或 Erb 点）刺激尺神经，以寻找跨臂丛的传导阻滞；这在辐射性臂丛神经病已有报道，由此会进一步提供近端脱髓鞘的证据。然而，在 Erb 点刺激时必须谨慎，因为在 Erb 点获得超强刺激存在固有的技术困难。如前所述，至于感觉缺失的区域为何 SNAP 会正常这一问题，可以解释为病变处于超早期，或者解释为病变位于 DRG 近端。然而，既有临床病史，又有获得神经再支配的 MUAP，均表明是慢性病变，而不是超早期的急性病变。此外，正中神经和桡神经 SNAP 波幅低，加之颈棘旁肌正常，表明病变水平在 DRG 或 DRG 远端，因此，近端脱髓鞘是最合理的解释。

(2) 左侧 SNAP 异常，是否表明该侧也存在臂丛神经病?

左侧 SNAP 异常，表明该侧也可能存在臂丛神经病，但由于该侧无症状，所以没有进行充分评估。腓肠神经 SNAP 正常，对排除慢性、广泛性周围神经病很重要。双上肢腱反射消失，但下肢腱反射正常，也支持双侧臂丛神经功能障碍，尽管左侧无症状。

（三）病例 33-3

【病史和查体】

15 岁男孩，因自行车事故、创伤 4 个月后，左上肢持续无力和麻木就诊。体格检查，左肩胛带和上臂明显萎缩，完全不能做肩外展或在肘部屈曲上臂的动作。可进行臂伸，但肌力减退。腕屈和腕伸及手固有肌功能相对完整。左侧肱二头肌和肱桡肌腱反射消失。上肢其他反射正常。上臂和前臂的感觉减弱。

【病例小结】

病史方面，年轻男孩在一次自行车事故中受了外伤，4 个月来，左臂持续性、极重度无力和萎缩，主要累及左侧肩胛带和上臂肌肉。神经系统检查，肩外展和上臂屈、伸无力，上臂和前臂外侧感觉缺失，肱二头肌和肱桡肌反射消失。

【电生理检测结果】

NCS 方面，左侧正中神经和尺神经运动传导和 F 波正常。正中神经和尺神经 SNAP 正常且双侧对称。左侧桡神经 SNAP 刚好处于正常值下限，而与右侧比较很显然是异常的（左侧波幅不到右侧的一半）。由此就强调，当疑为臂丛神经病变时，需进行双侧的感觉传导检测；否则，左侧桡神经 SNAP 可能会视为正常。左侧前臂外侧皮神经 SNAP 缺失，而右侧正常。

针电极肌电图检测，在左侧 C_5～C_6 支配的肌节，插入活动延长，大量纤颤电位，涉及多条周围神经支配的范围，包括肌皮神经（肱二头肌）、腋神经（三角肌）、桡神经（肱桡肌）、肩胛上神经（冈下肌）和正中神经（旋前圆肌）。上述肌肉的 MUAP 不能被激活，但旋前圆肌例外；因为旋前圆肌有 C_7 的部分神经支配，其 MUAP 非常大，呈高波幅、长时限、多相波比例增加，伴募集明显减少。肱三头肌（C_6～C_7～C_8 神经支配）的 MUAP 募集轻度减少，呈高波幅、长时限、多相波比例增加。值得注意的是，前锯肌、菱形肌及 C_5 和 C_6 棘旁肌的肌电图完全正常；这些肌肉携带 C_5～C_7 的纤维，但其神经支配是直接源自臂丛近端的神经根。

总之，SNAP 异常和肢体肌肉的肌电图异常，而前锯肌、菱形肌和上颈段棘旁肌正常，结合这些信息，表明是主要累及臂丛上干的重度、慢性病变。综上所述，得出如下电生理结论。

【电生理诊断】

存在左侧臂丛上干重度病变的电生理证据。完全由臂丛上干支配的肌肉中，尚无证据显示存在轴突的连续性。3～6 个月的电生理随访检测，可能有助于确定臂丛上干支配的肌肉是否获得神经再支配。

【病例分析与讨论】

通过该病例，提出几个值得讨论的重要问题。

(1) 到底是臂丛本身的病变，还是有神经根撕脱的证据？

桡神经和前臂外侧皮神经 SNAP 异常，表明病变在 DRG 或 DRG 远端，也就是说，病变在神经根远端，即病变在臂丛本身。前锯肌、菱形肌和上颈段棘旁肌未受累是关键，这可证实没有神经根撕脱。因为这些肌肉的神经支配直接来自神经根（即在臂丛的近端），若有神经根撕脱，这些肌肉的肌电图应该异常。然而须注意，在极少数的根撕脱病例，棘旁肌肌电图可以是正常的，这表明在某些神经根损伤，后支可相对不受累。

(2) 恢复的预后如何？

在该病例，是在受伤 4 个月后进行电生理检测的。C_5～C_6 支配的肌肉存在大量纤颤电位且不能激活 MUAP，而 C_6～C_7 支配的肌肉显示为 MUAP 呈高波幅、宽时限、募集减少，这表明是重度、慢性病变，伴广泛性轴突丧失。在目前这个时间点，仅由 C_5～C_6 根支配的任何肌肉中，尚无神经再支配的证据。一般而言，根撕脱的预后比神经丛本身的损伤的预后更差，但在该病例，其损伤非常严重。已建议患者 3～6 个月后进行电生理随访检测，以观察是否获得神经再支配及其程度。在 4 个月时，对预后给出一个明确的说法为时过早，对最佳治疗方案（例如，若神经再支配仍然不佳，考虑进行肌肉或肌腱转移）给出一个明确的说法也为时过早。

(3) 若存在如此严重的轴突丧失，为什么 CMAP 正常？

CMAP 正常，因为是在正中神经和尺神经支配的手肌记录的，而这些肌肉属于 C_8～T_1 肌节。因为 C_8～T_1 的纤维未受累，因此可以预期，从这些肌肉记录的 CMAP 是正常的。假如从肱二头肌（刺激肌皮神经）或三角肌（刺激腋神经）记录，就会发现 CMAP 波幅非常低或记录不到。

病例 33-3　神经传导检测结果 *

神　经	刺激部位	记录部位	波幅：运动（mV）；感觉（μV）			潜伏期（ms）			传导速度（m/s）			F 波潜伏期（ms）		
			右　侧	左　侧	正常值	右　侧	左　侧	正常值	右　侧	左　侧	正常值	右　侧	左　侧	正常值
运动传导														
正中神经	腕	拇短展肌		10.2	≥4		3.3	≤4.4					25	≤31
	肘前窝	拇短展肌		9.6			6.9			58	≥49			
尺神经	腕	小指展肌		11.4	≥6		2.8	≤3.3					24	≤32
	肘下	小指展肌		11.0			6.3			62	≥49			
	肘上	小指展肌		10.9			9.7			61	≥49			
感觉传导														
正中神经	腕	示指	33	25	≥20	2.7	2.8	≤3.5	56	55	≥50			
尺神经	腕	小指	27	23	≥17	2.4	2.6	≤3.1	58	54	≥50			
桡神经	前臂	鼻烟窝	39	16	≥15	2.0	2.2	≤2.9	57	55	≥50			
前臂外侧皮神经	肘	前臂外侧	14	无反应	≥10	2.0		≤3.0	58		≥55			

*. 所有感觉潜伏期均为峰值潜伏期，所有感觉传导速度均采用起始潜伏期计算，F 波潜伏期代表最短 F 波潜伏期

病例 33-3　针电极肌电图检测结果								
肌　肉	插入活动	自发电位		自主收缩运动单位动作电位				
		纤颤电位	束颤电位	激　活	募　集	形　态		
						时　限	波　幅	多相波比例
左肱二头肌	延长	+3	0	无				
左三角肌（中间部）	延长	+3	0	无				
左肱桡肌	延长	+3	0	无				
左冈下肌	延长	+3	0	无				
左肱三头肌	正常	0	0	正常	轻度减少	+1	+1	+1
左旋前圆肌	延长	+2	0	正常	重度减少	+2	+2	+2
左第一背侧骨间肌	正常	0	0	正常	正常	正常	正常	正常
左伸指总肌	正常	0	0	正常	正常	正常	正常	正常
左示指固有伸肌	正常	0	0	正常	正常	正常	正常	正常
左前锯肌	正常	0	0	正常	正常	正常	正常	正常
左菱形肌	正常	0	0	正常	正常	正常	正常	正常
左 C_5 棘旁肌	正常	0	0	正常	正常	正常	正常	正常
左 C_6 棘旁肌	正常	0	0	正常	正常	正常	正常	正常

第34章　肩臂部近端神经病
Proximal Neuropathies of the Shoulder and Arm

吴　艳　胡　凡　译　　卢祖能　校

在肌电图室，偶尔会有对肩臂部近端神经进行评估的诉求。肩胛上神经、腋神经、肌皮神经、胸长神经和脊副神经，这些肩臂部近端神经的孤立病变，远比常见的正中神经、尺神经和桡神经的嵌压性神经病（entrapment neuropathy）和挤压性神经病（compressive neuropathy）要少。肩臂部近端神经病的电生理评估，主要依靠针电极肌电图。对于肩臂部近端神经而言，神经传导检测在技术上受到一定的限制，并且由于技术因素而变得复杂。此外，肩臂部近端神经的病变几乎都是轴突丧失，不能通过局灶性传导减慢或传导阻滞来定位。与其他单神经病类似，电生理检测的目的在于：①尽可能准确地进行病变定位；②排除更广泛的病变或排除近端根性病变；③评估病变的严重程度。上肢近端主要神经的神经肌肉超声检查是一项高级技能，具有很大的挑战性，这将在本章后面讨论；每条神经的超声将在后文中分别详细讨论。

一、肩胛上神经病

（一）解剖

肩胛上神经源自臂丛上干，接受 C_5 和 C_6 神经根支配。肩胛上神经在斜方肌下方向后走行，通过肩胛骨的肩胛上切迹，进入肩胛上窝（图34-1）。肩胛上切迹呈U形，位于肩胛骨上缘，并且被肩胛横韧带覆盖。肩胛上神经先发出运动纤维支配冈上肌（其作用是肩外展），然后朝外侧下行、发出深部感觉纤维供应盂肱关节、肩锁关节和喙肩韧带；最后，绕肩胛冈的冈盂切迹，在肩胛横韧带下方进入冈下窝，发出运动纤维支配冈下肌（其作用是肩外旋）。肩胛上神经通常没有皮肤感觉纤维；但有报道，极少数人存在变异神经支配，即肩胛上神经供应上臂近端外侧的皮肤感觉（而该区域通常是腋神经支配的）。

（二）临床

肩胛上神经嵌压，最常发生于肩胛横韧带下方的肩胛上切迹；也见于冈盂切迹远端，但较少。肩胛上神经在臂丛上干的起源处和肩胛上切迹处相对固定。因为肩部和肩胛骨的活动性均很强，这些活动（尤其是重复的活动）可导致拉伸和神经损伤（图34-2）。另外，与大多数上肢近端的主要神经一样，在痛性肌萎缩，常常以肩胛上神经受累为主（见第30章）。

导致肩胛上神经嵌压非常少见的情况，包括如下方面：第一，继发于各种占位性病变，包括腱鞘囊肿、肉瘤和转移性肿瘤；腱鞘囊肿在冈盂切迹处

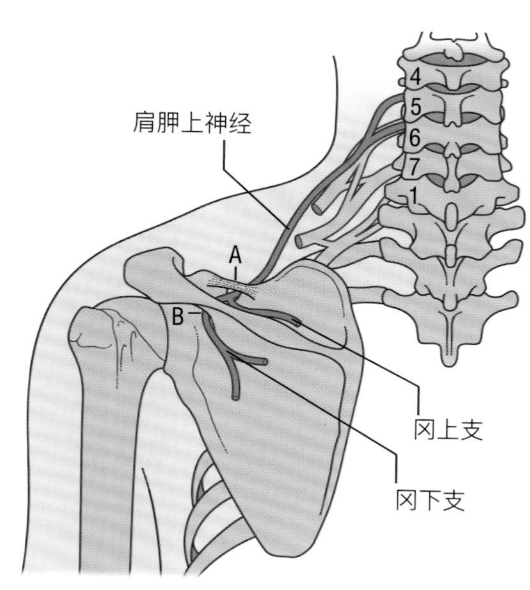

▲ 图34-1　肩胛上神经解剖

肩胛上神经源自臂丛上干，先在肩胛上切迹（A）下方走行支配冈上肌，然后发出感觉纤维分布于肩关节，最后绕冈盂切迹（B）支配冈下肌（经许可转载，改编自 Haymaker W, Woodhall B. *Peripheral Nerve Injuries*. Philadelphia, PA: WB Saunders; 1953.）

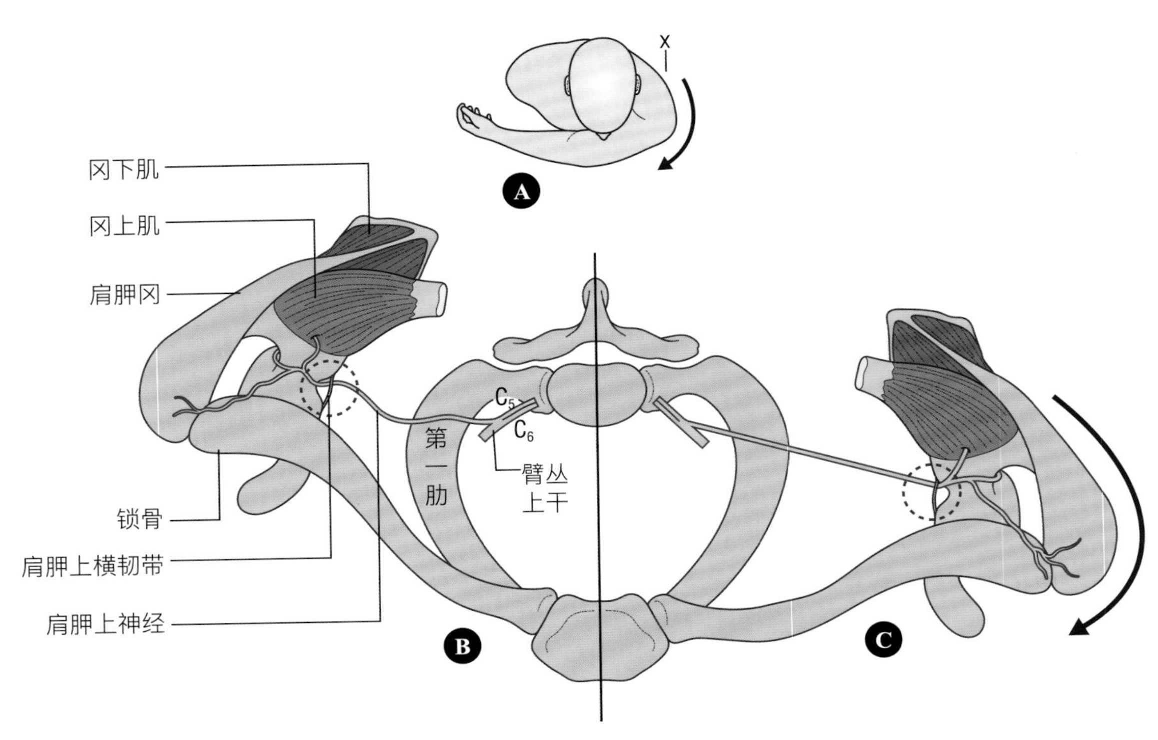

▲ 图 34–2　肩胛上神经病

反复拉伸肩胛骨时，使得肩胛上神经被紧紧拴系在肩胛上切迹与臂丛上干之间，可发生肩胛上神经病。从上方看肩胛上神经的冠状位观：B 所示为正常位置；C 所示为上肢处于 A 中姿势时产生的神经牵拉（引自 Kopell HP, Thompson WAL. Pain and the frozen shoulder. *Surg Gynecol Obstet.* 1959;109:92.）

特别常见。第二，某些活动，如举重。有报道，举重是肩胛骨上嵌压的诱发因素，可能是肩胛骨重复运动所致，特别是在涉及肩外展和伸展的举重过程中。第三，某些特殊体位或姿势。有报道，手术过程中的特殊体位，如膝胸位，肩胛骨被拉伸从而导致肩胛上神经嵌压。第四，某些职业，如排球运动员、棒球投手和舞蹈演员，发生肩胛骨上嵌压的风险较高；在这些职业，临床和电生理检测结果通常提示是冈盂切迹远端的病变。

此外，在肩胛上神经病，临床上有时与肩袖损伤相混淆，也可能与肩袖损伤合并存在。最初认为，肩胛上神经病和肩袖损伤两者共同的病因都是创伤。然而，实际上，肩胛上神经病是肩袖撕裂的结果，通常是大且全层的撕裂。肩袖撕裂后，肌腱向内侧回缩至冈上肌和冈下肌，这可能导致肩胛上神经在肩胛上切迹和冈盂切迹处的张力增加（图 34–3）。

症状和体征取决于神经嵌压的部位。在最常见的嵌压部位，即肩胛上切迹，肩部疼痛可能很明显。事实上，解剖和临床证据表明，肩胛上神经供应肩关节的大部分深部感觉纤维（包括疼痛纤维）。患者对疼痛的描述通常是深部凿痛，沿肩胛骨上面，并放射至肩部，但通常不向远端放射。疼痛可能因肩部活动而加剧，特别是上臂伸直时作内收动作，这导致肩胛骨前伸，从而使得肩胛上神经被紧紧拴系在肩胛上切迹与臂丛上干之间。有时，触摸肩胛上切迹会有触痛。肩外展（冈上肌）和肩外旋（冈下肌）无力。对于肩外展和外旋的动作受损，患者可能会注意到，也可能不会注意到，因为其他肌肉也有这两种功能。可能发现存在萎缩，尤其是冈下肌，因为冈下肌只部分被斜方肌覆盖（图 34–4）。

肩胛上神经嵌压，若发生在更远端冈盂切迹处，则仅有冈下肌萎缩和无力；通常没有肩部疼痛的症状，因为支配肩关节的深部感觉纤维在更近端就已经发出。

如下几种情况可能与肩胛上神经病相混淆：①颈神经根病；②肩袖损伤；③其他骨科疾病；④痛性肌萎缩。

在 C_5～C_6 神经根病，与肩胛上神经病不同的是，疼痛从颈部放射到肩臂部，并且伴有上臂、前臂和拇指外侧的感觉异常；肱二头肌和肱桡肌腱反射常

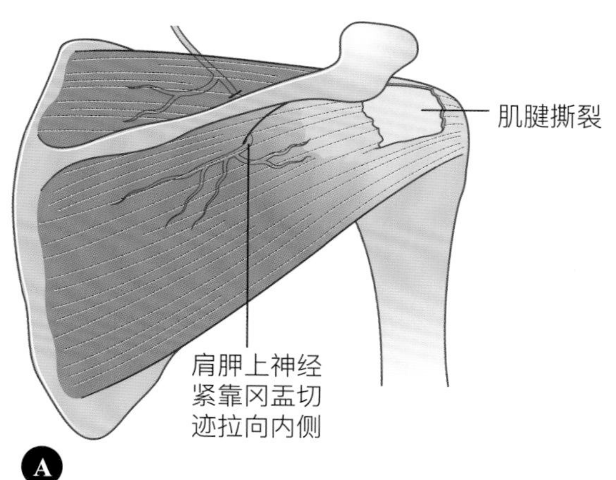

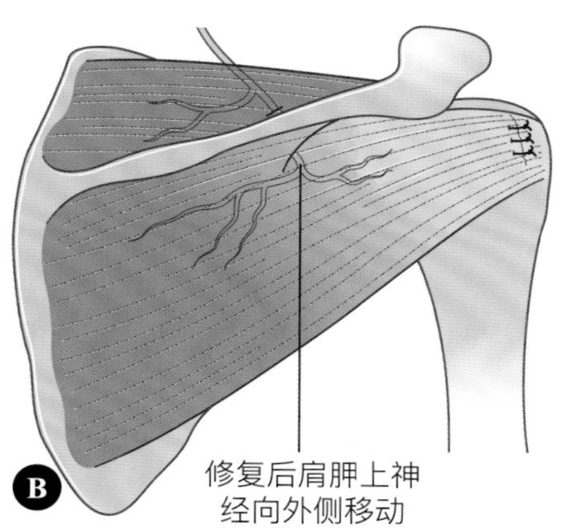

▲ 图 34-3　肩胛上神经病和肩袖撕裂

A. 累及冈上肌和冈下肌肌腱的大面积肩袖撕裂后，肌肉向内侧缩回，导致肩胛上神经在冈盂切迹处受到牵拉。B. 肌腱修复后，牵拉得到缓解（经 Elsevier 许可转载，改编自 Costouros JG, Porramatikul M, Lie DT, Warner JJP. Reversal of suprascapular neuropathy following arthroscopic repair of massive supraspinatus and infraspinatus rotator cuff tears. *Arthroscopy*. 2007;23:1152–1161.）

常减弱或消失。在高位（如 C_3 或 C_4）颈神经根病，疼痛分布与肩胛上神经病相似，但不会有肩部或臂部的明显无力。

在骨科的局部病变，临床上可能很难与肩胛上神经病相鉴别。骨科的局部病变不应该出现无力，但因为疼痛往往会阻碍肌肉充分收缩；触诊（不是在肩胛上切迹处触诊）或肩部被动运动（不是肩部前伸动作）时疼痛加剧，这在肩胛上神经嵌压时是不多见的。

在痛性肌萎缩，常常表现为先有上臂近端和肩部重度疼痛，随后出现无力（见第 33 章）。在某些痛性肌萎缩病例，以肩胛上神经受累为主。细致的临床和电生理评估通常会发现其他神经广泛受累的证据。

（三）电生理诊断

电生理诊断的目标，是证实肩胛上神经支配肌肉的异常，并排除颈神经根病、臂丛神经病或其他近端神经的病变。因为肩胛上神经没有皮肤分布，所以没有相应的感觉神经可供记录。然而，由于肩胛上神经源自臂丛上干，因此应检测源自上干的感觉神经，这有助于排除更广泛的神经丛病变。应进行前臂外侧皮神经、正中神经和桡神经的感觉传导检测，尤其是要从拇指记录。与无症状对侧的传导检测结果进行比较，对于识别轻度异常常很有价值，即使症状侧传导检测结果在正常范围内。上述这些神经的感觉神经动作电位（sensory nerve action potential，SNAP）显示的任何异常，都表明是病变更为广泛的臂丛神经病。当然，正中神经 SNAP 若显示异常，表明叠加存在腕部正中神经病，这需要进一步评估。

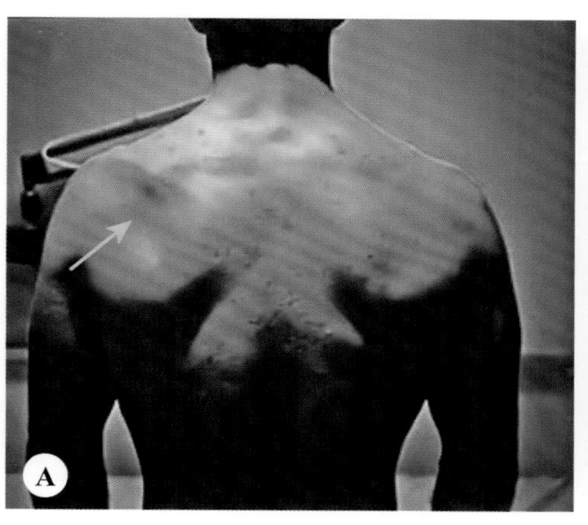

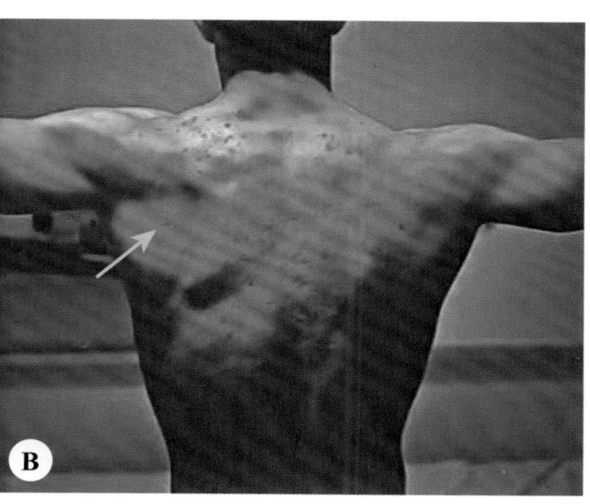

◀ 图 34-4　肩胛上神经病

A. 肩放松；B. 肩外展。注意左肩胛下区明显萎缩（黄箭）。在肩胛上神经病，表现为肩外展和外旋无力，无任何皮肤感觉缺失

可进行运动传导检测，在 Erb 点刺激，单极针电极在冈上肌和（或）冈下肌记录（表 34–1）。因为冈上肌和冈下肌为斜方肌所覆盖（尤其是冈上肌），因此，不应采用表面电极作为活动记录电极来记录复合肌肉动作电位（compound muscle action potential，CMAP）；可采用表面电极作为参考电极置于肩关节远端，测量 CMAP 的波幅和潜伏期。CMAP 波幅侧间比较，可估计出轴突丧失的程度。然而，在病变定位和显示轴突丧失方面，运动传导检测一般提高不了多少诊断价值。在上肢近端神经的嵌压性病变，其病理生理主要是轴突丧失。因此，尽管运动传导检测可能显示 CMAP 波幅减低和远端潜伏期轻度延长，但与更容易显示轴突丧失的针电极肌电图相比，实际上获得不了多少信息。Erb 点刺激时，往往需要很高的刺激电流，并且很难确保获得超强刺激。

针电极肌电图，应既检测冈上肌，又检测冈下肌。必须仔细注意，确保肌电图针不在较浅的斜方肌；方法是核实耸肩时是否有运动单位动作电位（motor unit action potential，MUAP）被激活。在肩胛上切迹处的病变，冈上肌和冈下肌均异常。然而，若是冈盂切迹处的病变，仅冈下肌受累。冈上肌和冈下肌若其中之一显示异常，就必须检测 C_5～C_6 神经根支配的其他肌肉（如三角肌、肱二头肌、肱桡肌）；还须检测颈棘旁肌，以排除颈神经根病或受累范围更广泛的臂丛神经病。

二、腋神经病

（一）解剖

腋神经，与桡神经一起源自臂丛后侧束（图 34–5）。腋神经主要由 C_5～C_6 纤维组成，贯穿臂丛上干和后侧束。腋神经从四边孔离开腋部；四边孔由肱骨和小圆肌、大圆肌和肱三头肌长头形成（图 34–6）。在四边孔后方，腋神经常常分成前、后两个主干。后（主）干支配小圆肌，然后延续为臂外侧上皮神经（即腋神经的感觉纤维）；小圆肌有助于肩外旋，而三角肌主要作用是肩外展；感觉纤维支配肩外侧一个椭圆形区域。前（主）干走行至三角肌筋膜深处，支配三角肌的中间部和前部，还有深部感觉分支供应肩关节。三角肌后部的神经支配，通常是后（主）干，但也存在一些变异，即仅由前（主）干支配，或由前、后干共同支配。

（二）临床

引起腋神经病的原因，包括如下几个方面：①外伤，最常见，特别是肩关节脱位和肱骨骨折；②参加接触性运动（contact sport）的运动员，通常是三角肌前外侧区域遭受直接打击导致损伤，较少见；③职业排球运动员，也有腋神经病的报道，类似于肩胛上神经病；④四边孔综合征，即在四边孔的嵌压，非常罕见，是腋神经和旋肱后动脉挤压所致（图 34–6）。

在腋神经病患者，肩外侧可有一个边界清楚的卵圆形麻木区，同时有肩外展和外旋部分性无力（图 34–7）。无力程度在不同的患者不一。无力呈部分性，是因为其他肌肉也参与肩外展（即冈上肌）和肩外旋（即冈下肌）。

（三）电生理诊断

电生理诊断的主要目标，是证实腋神经支配肌肉的异常，并排除颈神经根病、臂丛神经病或其他

表 34–1　Erb 点刺激时上肢主要神经的运动潜伏期

神　经	肌　肉	潜伏期（ms）	距离（cm）[a]
腋神经[b]	三角肌	4.9	15～21
肌皮神经[b]	肱二头肌	5.7	23～29
肩胛上神经	冈上肌	3.7	7～12
肩胛上神经	冈下肌	4.3	10～15

a. 卡尺测量距离

b. 腋神经和肌皮神经也可在腋部刺激，远端运动潜伏期一般可达 3.3ms。无论是在腋部还是在 Erb 点刺激，常常都存在技术难度。对于症状局限一侧的患者而言，无论潜伏期或波幅，侧间比较始终优于正常范围值

引自 Kraft GH. Axillary, musculocutaneous, and suprascapular nerve latency studies. *Arch Phys Med Rehabil*. 1972;53:382; Currier DP. Motor conduction velocity of axillary nerve. *Phys Ther.* 1971;51:503.

近端神经的病变。遗憾的是，尚无针对腋神经的常规感觉传导检测。然而，由于腋神经源自臂丛后侧束和上干，因此，应针对臂丛后侧束或上干的感觉神经进行传导检测，包括桡神经、前臂外侧皮神经和正中神经，特别是要在拇指记录 SNAP。为发现轻度异常，建议与无症状的对侧进行比较，即使症状侧传导检测结果在正常范围内。上述这些神经的 SNAP 的任何异常，都表明是受累范围更广泛的臂丛神经病。

可进行腋神经运动传导检测，在腋部和 Erb 点刺激，采用单极针或表面电极在三角肌记录（见表 34-1）。在三角肌肌腱外侧放置表面电极作为参考。计算传导速度时，必须用卡尺测量距离。可进行 CMAP 波幅侧间比较，以评估轴突丧失的程度；比较症状侧腋部和 Erb 点刺激的 CMAP 波幅，以寻找传导阻滞。然而，这在技术上较难进行，特别是难以获得超强刺激；有鉴于此，为评估轴突丧失，最好是通过症状侧与无症状侧 CMAP 波幅的比较。因为上肢近端神经的病变通常是轴突丧失性病变，因此，运动传导检测对于病变定位的诊断价值，一般不会超出常规针电极肌电图。

在腋神经病，采用针电极肌电图检测，可证实腋神经支配的两块肌肉（三角肌和小圆肌）的失神经和（或）神经再支配。三角肌的三个头（或三个部分）都很容易进行针电极肌电图检测；小圆肌的检测较难。若这些肌肉显示异常，必须检测臂丛上干和后侧束支配的其他肌肉，以确保腋神经支配肌肉中发现的异常，不是受累范围更广泛的臂丛神经病的一部分，或不是颈神经根病。由此，很重要的是，必须在如下肌肉进行核查：肱二头肌、冈上肌、冈下

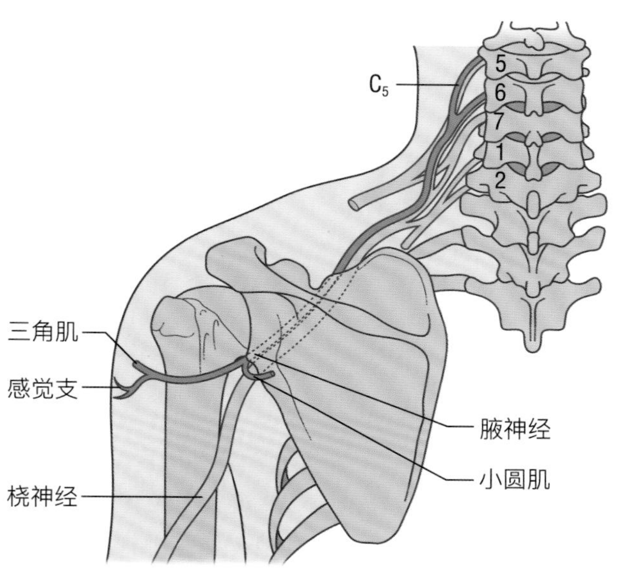

▲ **图 34-5　腋神经解剖**

腋神经源自臂丛后侧束，支配小圆肌和三角肌，并供应肩外侧的感觉（改编自 Haymaker W, Woodhall B. *Peripheral Nerve Injuries*. Philadelphia, PA: WB Saunders; 1953.）

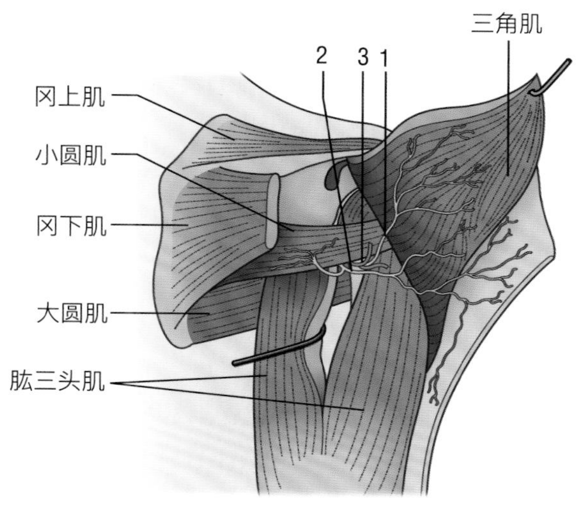

▲ **图 34-6　四边孔后面观**

腋神经前支（1）、腋神经后支（2）、旋肱后动脉（3）（经许可转载，引自 Paladini D, Dellantonio R, Cinti A, et al. Axillary neuropathy in volleyball players: report of two cases and literature review. *J Neurol Neurosurg Psychiatry*. 1996;60: 345–347.）

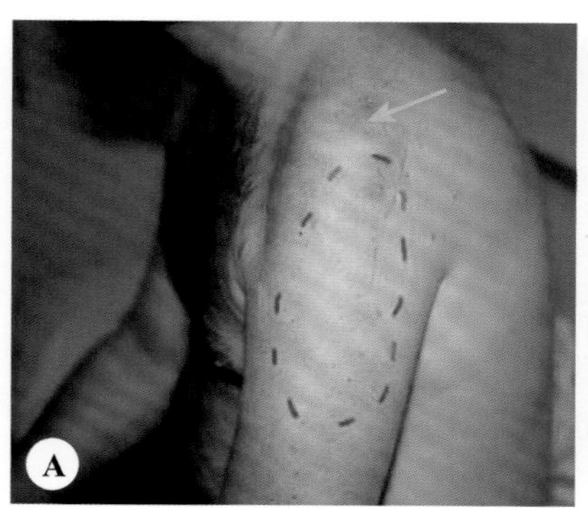

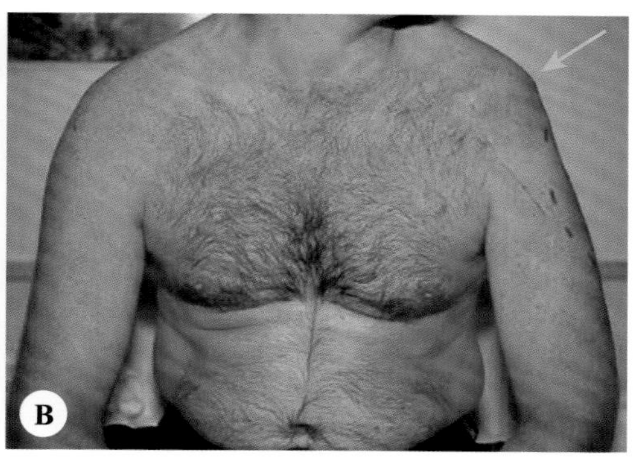

◀ **图 34-7　肱骨骨折所致的腋神经病**

A. 侧面观；B. 前面观。在腋神经病，肩胛带外侧萎缩（黄箭），肩外展和外旋无力，肩外侧椭圆形区域感觉缺失（蓝虚线）

肌、肱三头肌和肱桡肌。此外，还应检测颈棘旁肌，这有助于排除 C_5～C_6 神经根病。

三、肌皮神经病

（一）解剖

肌皮神经直接源自臂丛外侧束（图 34–8）。在上臂，肌皮神经穿喙肱肌，于肱二头肌和肱肌之间的筋膜走行。肌皮神经支配两块主要的肘屈肌，即肱二头肌和肱肌，还支配喙肱肌。肱肌常常也接受附近桡神经的部分神经支配，但是，这在临床上几乎没有什么意义。在肘部区域，肌皮神经走行于肱筋膜深部、肱肌上面。过了肘部后，肌皮神经最终延续为纯感觉神经，称为肌皮感觉神经或前臂外侧感觉皮神经。在前臂，肌皮神经到了皮下，并分成前、后两个终末分支，供应前臂外侧半的感觉。

（二）临床

孤立性肌皮神经病罕见。据报道，在非创伤性肌皮神经病，可因剧烈体力活动（如举重、划船、投掷足球）、手术和睡眠中压迫而致。有一篇个案报道，描述了反复用肩扛物、手臂蜷绕物品，导致肌皮神经病，称之为“扛地毯麻痹”。还有一篇关于肱骨骨软骨瘤压迫肌皮神经的报道。

肌皮神经病，作为肩部和上臂更广泛的创伤性病变（特别是肱骨近端骨折）的一部分，这种情况更常见些。肌皮神经病的临床表现，包括屈肘无力、肱二头肌反射消失及前臂外侧感觉缺失。

肌皮感觉神经在远端的嵌压较常见，这发生在肘部，肌皮神经在肱二头肌肌腱或筋膜与肱肌之间受到嵌压。患者的特征性表现是，当手臂旋前和伸展时（这种姿势神经在肘部的压力增加），疼痛和（或）感觉异常加重。与体育运动（如网球）相关的活动中发生肘过伸损伤，也可引起肌皮感觉神经病；神经系统体格检查，显示前臂外侧孤立性感觉障碍，而肌力和反射正常。在肘部触诊神经，可能有压痛。

（三）电生理检测

电生理检测的目标，是证实肌皮神经单独受累，并排除臂丛神经病、颈神经根病或其他近端神经的病变。最重要的传导检测，是记录前臂外侧皮神经的 SNAP。在肘部、紧靠肱二头肌肌腱外侧刺激，在刺激点与桡动脉脉搏连线远端 12cm 处记录，可很容易获得 SNAP。若症状仅限于一侧，与对侧比较有其价值。

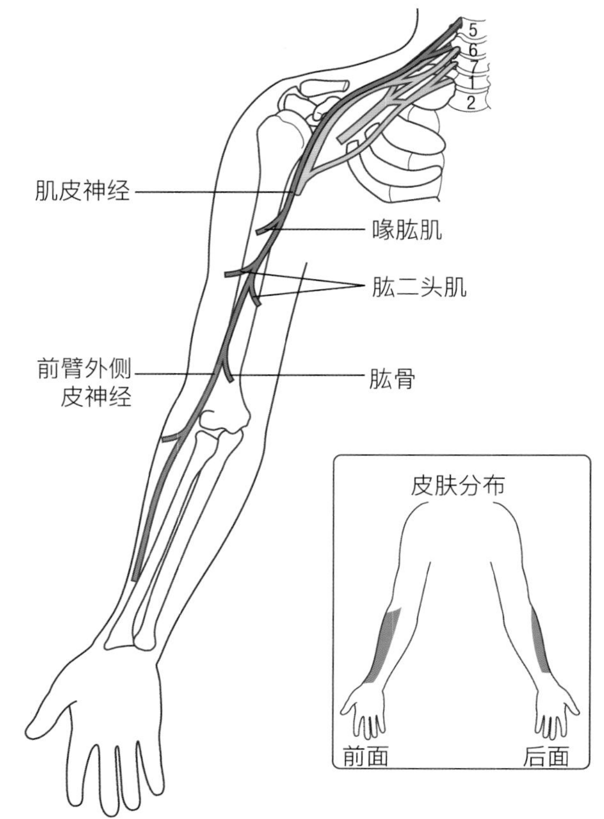

▲ **图 34–8　肌皮神经解剖**

肌皮神经源自臂丛外侧束，支配肱二头肌、肱肌和喙肱肌，越过肘部后延续一条纯感觉神经，即前臂外侧皮神经，供应前臂外侧的感觉（引自 Haymaker W, Woodhall B. *Peripheral Nerve Injuries*. Philadelphia, PA: WB Saunders; 1953.）

无论远端或近端肌皮神经病，均导致前臂外侧皮神经 SNAP 异常。一旦发现前臂外侧皮神经 SNAP 异常，核查其他神经的 SNAP 就很重要了，尤其是源自臂丛外侧束或上干的神经（如正中神经、桡神经）；若异常，则表明是受累范围更广泛的臂丛神经病。如前所述，与无症状侧进行比较有帮助，特别是检测结果处于正常值下限时。

肌皮神经的运动传导检测类似于腋神经，可在近端（腋部、Erb 点）刺激，采用单极针或表面电极在肱二头肌记录（见表 34–1），表面电极置于肱二头肌肌腱远端作为参考电极。可进行 CMAP 波幅侧间比较，以评估轴突丧失的程度，并比较腋部和 Erb 点刺激的 CMAP 波幅，以寻找传导阻滞。计算传导速度时，必须用卡尺测量距离。与感觉传导检测相比，运动传导检测在技术上更困难，尤其是难以获得超强刺激；有鉴于此，为评估轴突丧失，最好是通过症状侧与无症状侧 CMAP 波幅的比较。与腋神经和肩胛上神经病相似，肌皮神经病通常是轴突丧失性病变；因此，运动传导检测对于病变定位的诊断价值，一般不会超出常规针电极肌电图。

在肘部远端肌皮神经病，针电极肌电图正常。在近端病变，肌电图显示为肱二头肌失神经和（或）神经再支配，伴 MUAP 募集减少。虽然也可检测肱肌和喙肱肌，但比肱二头肌更困难，并且不会提供额外有价值的信息。若发现肱二头肌异常，特别是前臂外侧皮神经 SNAP 正常时，则必须检测臂丛上干和外侧束支配的其他肌肉，以确保所发现的异常不是受累更广泛的臂丛神经病的一部分，或不是颈神经根病。必须核查的很重要的肌肉包括旋前圆肌和桡侧腕屈肌（臂丛外侧束）、三角肌、肱桡肌、冈上肌和冈下肌（臂丛上干）。此外，需检测颈棘旁肌，这有助于排除 C_5～C_6 神经根病。

四、胸长神经病

（一）解剖

胸长神经在臂丛本身的近端直接源自 C_5～C_6～C_7 神经根（图 34-9）。胸长神经向下走行，只支配一块肌肉，即前锯肌。前锯肌起自前 8～10 胸肋，止于肩胛骨肋缘。解剖上，可以认为前锯肌上半部分由 C_5～C_6 纤维支配，下半部分由 C_7 纤维支配。上部主要负责肩胛前伸（是指肩胛骨沿胸壁向前移动），下部负责肩胛稳定。

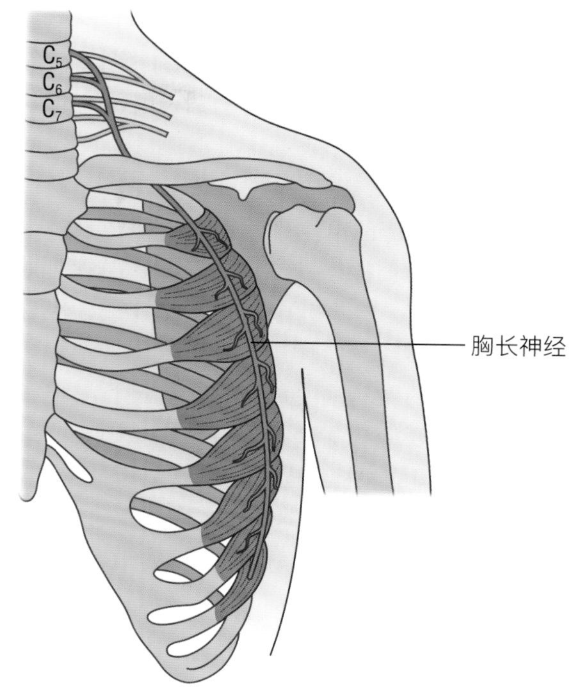

▲ 图 34-9 胸长神经解剖

胸长神经在臂丛本身的近端直接源自 C_5、C_6 和 C_7 神经根。胸长神经向下走行，支配前锯肌；无皮肤感觉的神经支配（引自 Fisher M. Other mononeuropathies of the upper extremity. In: Brown WF, Bolton CF, eds. *Clinical Electromyography*. 2nd ed. Boston, MA: Butterworth; 1993: 271.）

（二）临床

作为受累范围更广泛的创伤性病变的一部分，可能发生胸长神经麻痹。有报道，孤立性胸长神经麻痹可因外部压迫和牵拉所致；但是，大多数情况下，胸长神经病变见于痛性肌萎缩（见第 33 章）。实际上，在某些痛性肌萎缩患者，仅表现为胸长神经受累。患者描述为肩部区域严重疼痛，持续数天至数周。随着疼痛缓解，患者才注意到肩部活动困难。前锯肌无力或瘫痪，出现特征性表现，即肩胛呈"翼状"（图 34-10）。当上臂伸展到身体前面时，前锯肌功能障碍引起的翼状肩胛最明显。正常情况下，前锯肌将肩胛向前拉、抵住肋骨；前锯肌无力导致肩胛下端移位、靠近脊柱。由于前锯肌对肩部起稳定作用，因此，其他肩部肌肉（如三角肌、冈上肌、冈下肌）也可能显得无力。然而，在检查这些肌肉的肌力时，若检查者将手压住肩胛骨，那么这种"无力"大多会消失。到底是真正的神经源性无力，还是肩

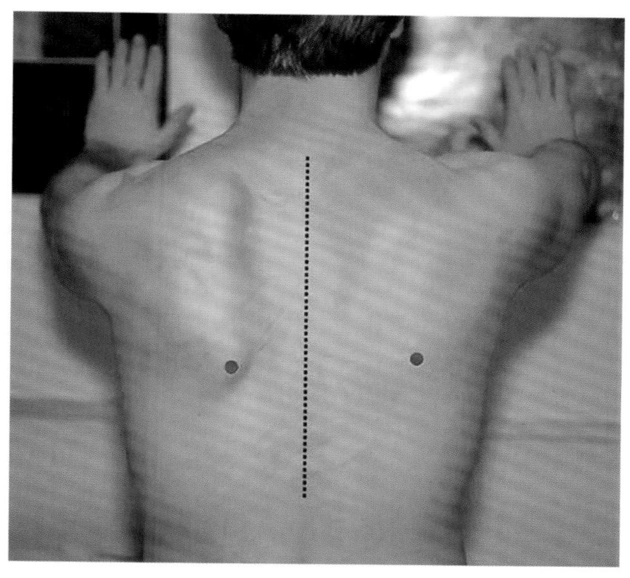

▲ 图 34-10 胸长神经病

在胸长神经病，可出现孤立性前锯肌无力。前锯肌无力导致"翼状肩胛"。在上臂伸展到身体前面时，翼状肩胛最明显。前锯肌的作用是将肩胛向前拉，若无力，会导致肩胛移位、靠近中线。如图所示，红色圆圈是肩胛最高点的标记。注意，左肩胛移位，较右肩胛更靠近中线

部固定不良和功能性无力，对于这两种情况的鉴别，针电极肌电图检测特别有用。在孤立性胸长神经病，无感觉改变或麻木区域，因为胸长神经没有皮肤感觉分布。

（三）电生理诊断

胸长神经麻痹的电生理检测具有挑战性。没有可靠的方法对胸长神经进行传导检测。尽管可以尝试在 Erb 点刺激、单极针电极记录 CMAP，但这种方法很少用于实践，而且还有导致气胸的风险。为了寻找更广泛的臂丛病变的证据，应进行感觉神经传导，特别是要检测那些行经臂丛上干、中干的神经，以及检测与胸长神经同一神经根支配的神经（包括前臂外侧皮神经、正中神经和桡神经感觉支）。

电生理检测依赖于针电极肌电图。在胸长神经麻痹，肌电图异常局限于前锯肌。但是，前锯肌肌电图很难检测。虽然可以在肩胛骨下角下方进行检测，但从中部胸肋、腋中线进针最好。必须注意，是将针插到肋骨本体，而不是插入肋间隙（这有穿破胸膜和气胸的风险）。

应检测 C_5～C_6～C_7 神经支配的其他上肢肌肉（如肱二头肌、三角肌、冈上肌、冈下肌、肱三头肌和旋前圆肌），以排除颈神经根病、臂丛神经病或其他近端神经受累。此外，应检测颈棘旁肌，以排除神经根水平更近端的病变。

五、脊副神经病

（一）解剖

脊副神经是纯运动神经，不含皮肤感觉纤维。脊副神经源自 C_1～C_4 神经根节段（图 34–11）。上行穿过枕骨大孔，然后经过颈静脉孔返回。首先发出运动纤维支配胸锁乳突肌，然后在颈后三角浅出，支配斜方肌；此处最易受损伤。颈丛的一些分支，也可能参与直接支配斜方肌上部。

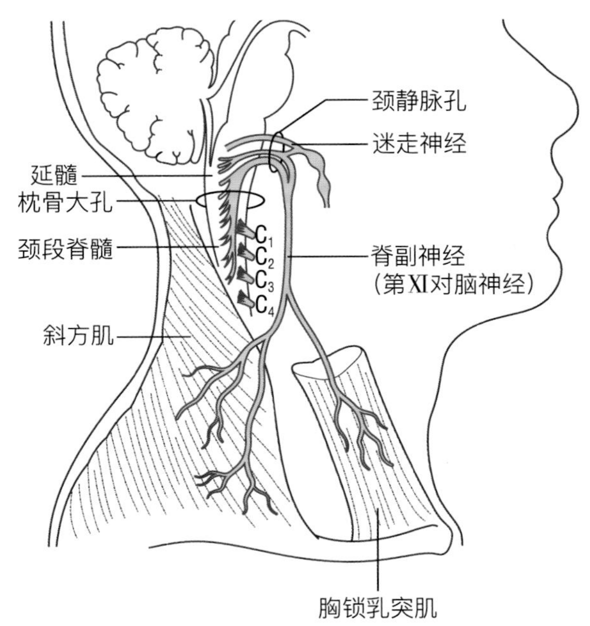

▲ 图 34–11 脊副神经解剖

脊副神经源自 C_1～C_4 神经根，上行穿过枕骨大孔，然后经过颈静脉孔返回。首先支配胸锁乳突肌，然后在颈后三角浅出，支配斜方肌。无皮肤感觉神经支配（经许可转载，引自 Spence A. *Basic Human Anatomy*. 2nd ed. San Francisco, CA: Benjamin Cummings; 1982.）

（二）临床

脊副神经麻痹，常常发生于颈后三角区域，导致孤立性斜方肌无力。最常发生于局部外科手术后，但也可因牵拉或外部压迫所致。颈部淋巴结活检最常损伤脊副神经，据报道，其发生率在 3%～10%。斜方肌是肩膀的主要上提肌肉。上部纤维上提肩胛骨，并向上旋转其横向角度；中部纤维内收，并回缩肩胛骨；下部纤维下拉，并向下旋转肩胛骨。

在远端脊副神经麻痹，斜方肌萎缩和无力，导致垂肩（图 34–12）。不稳定的肩胛骨，由于肢体的重量而向下移动。因为不能对抗前锯肌的力量，斜方肌还可能偏离脊柱向外侧移动。在这种姿势，肱骨头不能与关节盂合成整体，导致肩关节外展受损。可见轻度翼状肩胛，特别是上臂试图外展时。为了鉴别翼状肩胛是脊副神经或胸长神经的病变，需要注意以下方面。

- 在胸长神经的病变，翼状肩胛的下端向中线移动；而在脊副神经的病变，翼状肩胛的下端向外侧移动。
- 在胸长神经的病变，手臂伸直向前（交通停止的姿势）时，翼状肩胛更明显；而在脊副神经的病变，翼状肩胛是在肩外展时而显露出来。

正常的斜方肌，对于肩部稳固和基本上所有围绕肩部的动作，都是必需的。肩部因斜方肌无力而失去稳定后，常常导致肩部其他动作也会明显无力。因此，除了肩部骨科疾病之外，将脊副神经病误诊为臂丛神经病或其他近端神经病，临床上并不少见。由于斜方肌萎缩，下面的骨性肩胛更容易被看到，这常常导致冈上肌和冈下肌萎缩的错误印象。事实上，在脊副神经病患者，通常要经过好几个月才能

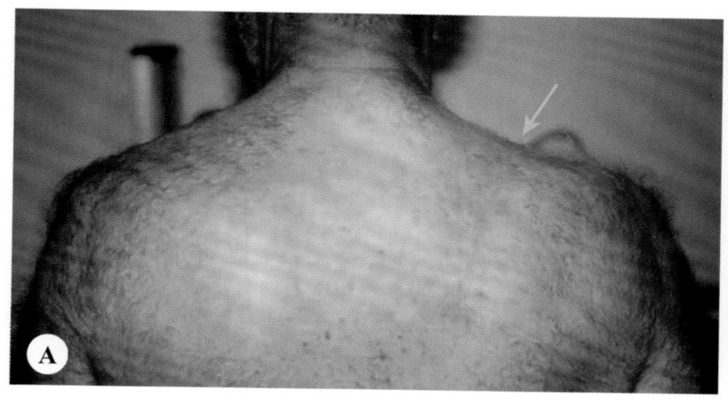

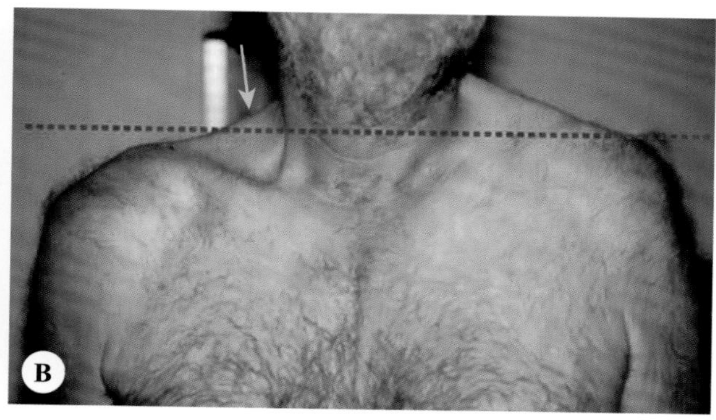

▲ 图 34-12　远端脊副神经病

A. 后面观；B. 前面观。脊副神经最常见的损伤部位，在颈后三角区域，神经在此处浅出。此处病变导致垂肩（注意红虚线）和斜方肌萎缩（黄箭），但胸锁乳突肌不受累。注意，患者明显的右侧斜方肌萎缩

得到正确诊断。加之可能出现疼痛和感觉异常（推测可能是垂肩导致臂丛受牵拉），这更容易引起诊断上的混淆。因为若存在血管病，肩部下垂导致腋动脉受压，也可引起类似症状，出现疼痛和感觉异常（图 34-13）。

脊副神经近端的病变，相对少见；除了斜方肌无力外，还会出现胸锁乳突肌无力。表现为颈部屈曲无力，以及头颈部转向对侧。

手术期间的损伤和外部创伤，是脊副神经病最常见的原因，但也见于其他原因，主要是痛性肌萎缩。此外，有报道，颈静脉孔区域的辐射和一些占位性病变也可引起脊副神经病。

（三）电生理诊断

脊副神经很容易检测，特别是与上肢其他近端神经相比较时。脊副神经还可用于常规重复神经刺激检测。运动检测，可采用表面电极在斜方肌上部记录。活动电极置于肌腹，参考电极置于远端的肩关节。刺激点在胸锁乳突肌中部正后方。此处脊副神经表浅，较低的电流强度就很容易获得超强刺激（这与在 Erb 点刺激不同）。

在斜方肌上部记录 CMAP，可与对侧比较。胸锁乳突肌后部是唯一容易刺激脊副神经的部位，检测的主要目标是测量远端 CMAP 波幅，并与对侧比较，以评估轴突丧失的程度。脊副神经更近端的检测，不容易进行。

脊副神经没有感觉纤维，因此不需进行相应的感觉神经传导。然而，对于那些因为肩部固定不佳、看起来像肩部无力的患者，有必要检测臂丛上干的感觉神经，包括前臂外侧皮神经、桡神经和正中神

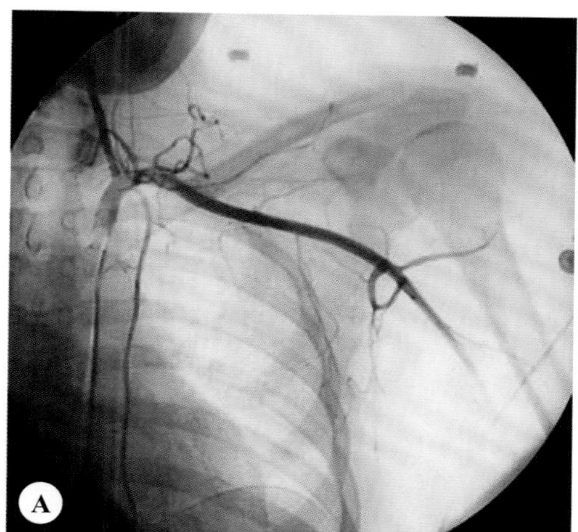

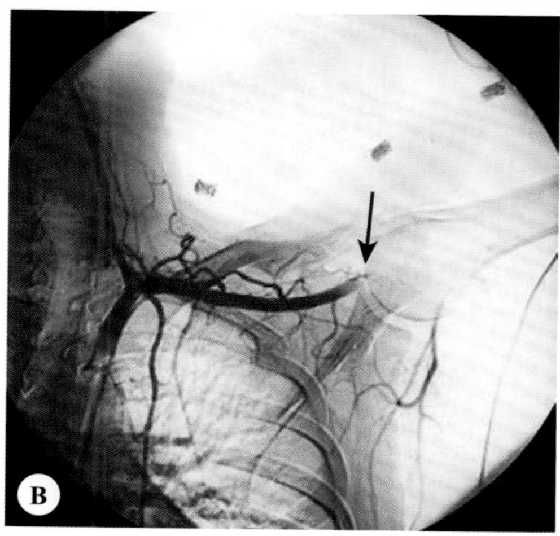

▲ 图 34-13　脊副神经病继发神经血管性胸廓出口综合征

脊副神经病所致的肩下垂，可能牵拉臂丛。极少数情况下，还可能导致胸廓出口处直接压迫血管。在一例脊副神经病和肩下垂患者，腋动脉血管造影显示，左臂内收时（A）血流正常，而臂外展 90° 时（B）腋动脉完全闭塞（黑箭）（经许可转载，引自 Al-Shekhlee A, Katirji B. Spinal accessory neuropathy, droopy shoulder, and thoracic outlet syndrome. *Muscle Nerve.* 2003;28:383–385）

经的SNAP，应双侧进行，这有助于排除累及上臂丛的更广泛的病变。

针肌电图可用于评估斜方肌（上、中、下部纤维）及胸锁乳突肌。检测斜方肌时须谨慎。若斜方肌严重萎缩，针电极很容易意外穿透该肌肉，使得实际检测的是其下方的肌肉（如冈上肌、菱形肌）。确认针电极是否在斜方肌，最佳方法是让患者耸肩，并观察MUAP是否被激活。若没有认识到这个潜在的问题，则有可能会错误地检测到斜方肌下方正常的肌肉，得出肌电图正常的结论；而实际上，若正确地检测到斜方肌，肌电图应该是明显异常的。

除了检测脊副神经支配的肌肉，也应检测其他近端肌肉，特别是控制肩部活动的肌肉。在脊副神经病，因为可导致明显的肩部无力，因此，至关重要的是确认其他肩胛带肌肉的肌电图正常。最低限度应检测冈上肌、冈下肌、三角肌和菱形肌。最后，与所有其他近端神经病相似，也应检测颈棘旁肌，这有助于排除神经根病。

六、超声在肩臂部近端神经病中的应用

与臂丛的神经肌肉超声相似，上肢近端主要神经的超声检查，是一项高级技能，也存在很大挑战。因为：①许多神经解剖结构复杂，走行迂曲；②一些神经的部位太深或在骨头后面（如腋神经和胸长神经），其大部分路径无法用超声观察到；③许多神经的孤立性病变非常罕见，超声在其评估的应用数据有限。

（一）肌肉超声

然而，即使存在这些局限性，超声在近端神经病中仍有其广泛的应用价值，对部分近端神经病有特定的适应证。首先，在这些近端神经，若是有轴突丧失的慢性病变，其支配的肌肉会有明显的超声改变，而其周围的、接受其他肌节支配的肌肉是正常的。慢性失神经导致肌肉萎缩，由此，肌肉回声明显增加。对于肩胛上神经，通过超声可检查冈下肌和冈上肌。三角肌的三个头很容易观察到。小圆肌位于冈下肌下方，检查起来稍微难些，但仍然还是可以进行的。对于肌皮神经，容易看到肱二头肌和肱肌。对于脊副神经，很容易评估胸锁乳突肌和斜方肌上部。对于胸长神经，前锯肌非常好观察，可以直接在肋骨、腋中线或腋前线看到，并左右对比其厚度和回声强度（图34-14）。或者，也可以将探头置于腋后线，探头顶部与肩胛骨下角在同一水平线。这个位置，背阔肌在前锯肌的浅面，由此可直接比较这两块肌肉的回声。因此，通过肌肉超声评估失神经萎缩肌肉的模式，对于上肢近端神经病的诊断非常有价值。

（二）神经超声

虽然大多数上肢近端神经难以看到，但也有一些例外，肌皮神经和肩胛上神经是最好的例子。

1. 肌皮神经

肌皮神经的神经肌肉超声解剖，在第33章有详细描述。在上臂中部、肱二头肌与肱肌之间的筋膜平面，通常可以识别出肌皮神经，其常常呈一束或两束（图34-15）。再向近端、略内侧，肌皮神经行走于肱二头肌短头外侧与喙肱肌内侧之间（图34-16）；穿过喙肱肌，与正中神经的一部分连接形成臂丛外侧束。采用“时钟类比”，以位于腋部的腋动脉为中心，肌皮神经在8～9点钟之间从外侧靠近。回到上臂中部，当肌皮神经成为前臂外侧皮神经时，可向远端追踪。当超声探头向远侧移动，可见肌皮神经向外侧，最终在肘前窝、肱二头肌肌腱外侧移行到皮下、进入前臂。肌皮神经在上肢近端神经中最独特，在其整个行程中通常都可进行超声追踪。

2. 肩胛上神经

可以用于超声成像的另一条近端上肢神经，是

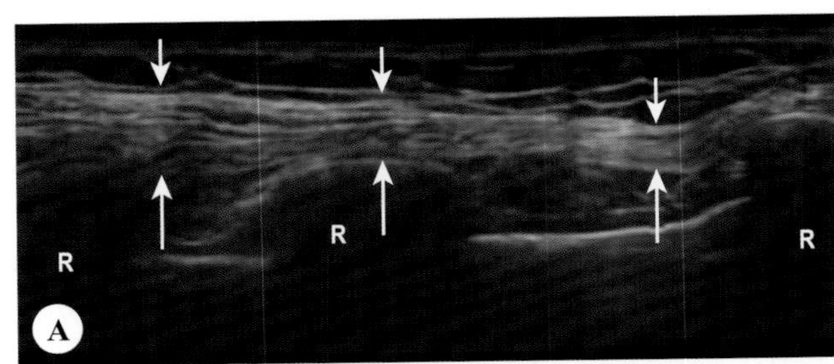

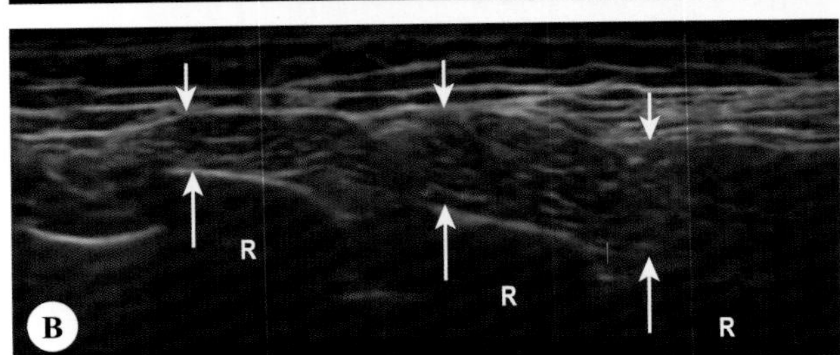

▲ **图34-14　痛性肌萎缩患者前锯肌的超声图像**

A. 患侧；B. 健侧。白箭确定前锯肌的边界。注意，患侧肌肉呈回声高（亮）且萎缩。R. 肋骨（改编自 Lieba-Samal D, Jengojan S, Kasprian G, Wöber C, Bodner G. Neuroimaging of classic neuralgic amyotrophy. *Muscle Nerve*. 2016;54(6):1079–1085.）

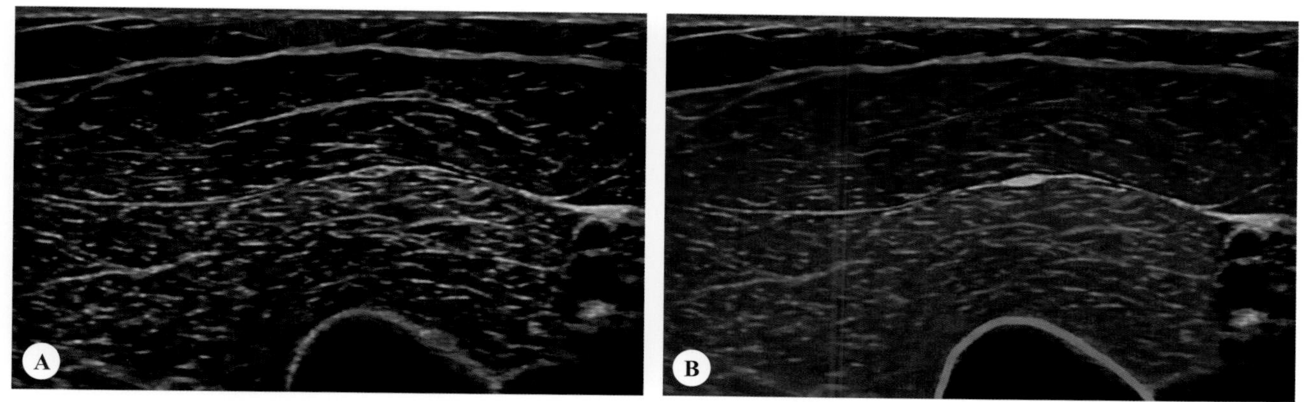

▲ 图 34-15 上臂中的肌皮神经

A. 短轴、原始图像。B. 有颜色标注的同一图像：黄色，肌皮神经；红色，肱二头肌；紫色，肱肌；绿色，肱骨；蓝色，肱二头肌中央肌腱。短轴，上臂中段肱二头肌图像。注意，肌皮神经在肱二头肌和肱肌之间的筋膜中走行

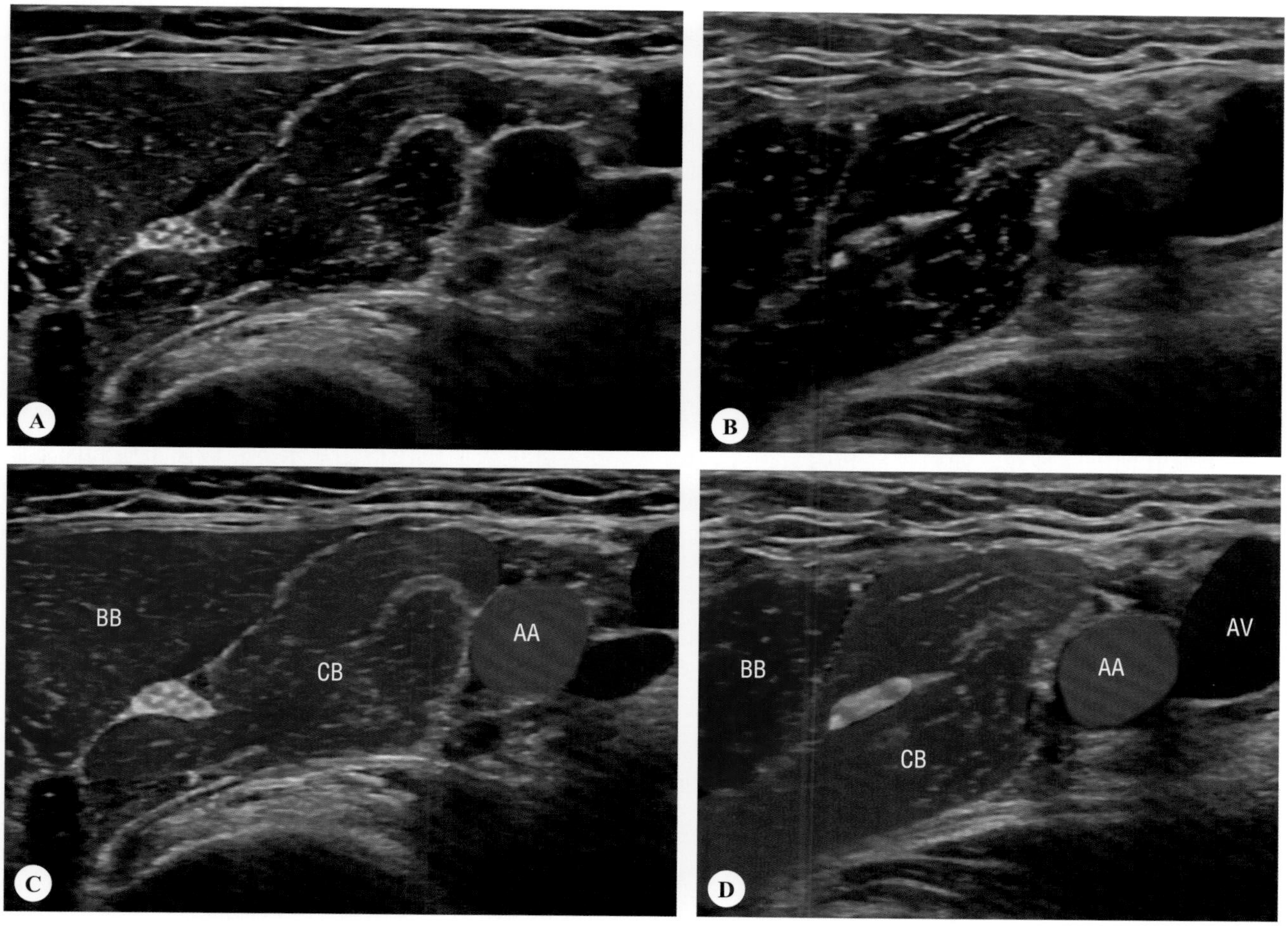

▲ 图 34-16 超声显示肌皮神经

A. 原始图像。B. 有颜色标注的同一图像：暗红色，肱二头肌；紫色，喙肱肌；鲜红色，腋动脉；蓝色，腋静脉。C. 腋部外侧短轴（即横断面）视图。D. 图 C 稍近端超声图像。注意，肌皮神经（黄色部分）穿过喙肱肌朝向其起源（臂丛外侧束）方向之前，走行于肱二头肌和喙肱肌之间的筋膜层。若仔细观察，在腋动脉上方可清楚地看到几个神经束；神经束的这些纤维（最终成为正中神经）来自臂丛外侧束。AA：腋动脉；AV. 腋静脉；BB. 肱二头肌；CB. 喙肱肌

肩胛上神经。肩胛上神经源自臂丛上干。在肩胛上神经离开臂丛上干时，经验丰富的超声专家有时可看到。离开上干后，向肩胛骨走行进入肩胛横韧带下的肩胛上切迹。在此处，超声常常可以观察到肩胛上神经。患者俯卧位或坐位，以冠状位将超声探头置于肩胛骨中部、肩胛冈前方。从浅到深，依次可看到皮肤和皮下组织、斜方肌、冈上肌，然后是肩胛上窝的骨声影。探头缓慢向外侧移动，直到在肩胛骨看到突如其来的凹陷，这就是肩胛上切迹。肩胛上神经和肩胛上动脉位于切迹内，由于动脉较深，难以用彩色多普勒显示血流。一旦确定了肩胛上神经，就可以沿肩胛上窝内侧追踪到冈盂切迹。这个区域是盂旁腱鞘囊肿的常见位置，也是特别有助于超声观察的区域；而盂旁腱鞘囊肿是远端肩胛上神经病较常见的原因。

3. 脊副神经

脊副神经非常表浅，NCS时在胸锁乳突肌中点后方容易刺激。脊副神经很细小，一般只有几个神经束。（通过超声）若能识别出紧挨胸锁乳突肌后面的脊副神经，就可追踪到斜方肌上部。这对颈后三角区手术（通常是淋巴结活检）后甚至脊副神经病患者最有帮助；超声检查目的是确定神经是否被横断或挫伤，或者，若是慢性病程，超声可确定是否已经发展成神经瘤。

4. 其他神经

上肢其他近端神经，如腋神经和胸长神经，超声很难看到。尽管手法熟练的专家，从技术方面进行过尝试，也仅能观察到非常短的神经节段。

七、病例分析

（一）病例 34-1

【病史和查体】

男性，33岁，因左肩后部进行性萎缩就诊。过去1年中发现左肩后部区域深部疼痛，随后肩胛部慢性进行性萎缩。患者经常在健身房举重，意识到左肩上举和外旋力量减弱。没有急性疼痛、感觉缺失病史，也无疼痛或无力发作的既往病史。没有类似的家族史。

体格检查显示左肩胛后下部明显萎缩。除此之外，肌肉发达。肌力测试，肩外旋中度无力。仅有翼状肩胛的迹象。肩外展及上肢其他肌肉正常。反射和感觉正常。

【病例小结】

病史特点，男性、举重者，隐匿起病的左肩胛下部肌肉萎缩，伴肩外旋力弱。肩后部有疼痛，但无颈痛或感觉丧失。神经系统检查，可见左肩胛区后下部明显萎缩，左肩外旋中度无力、轻度翼状肩胛。其他方面，肌力、腱反射和感觉均无异常。

【电生理检测结果】

注意，在该病例，因为临床上表现为 C_5～C_6 节段受累，因此，专门针对这些节段进行了运动和感觉传导检测。肩部无力的鉴别诊断在于：①颈神经根病；②臂丛上干或外侧束或后侧束病变；③源自臂丛上干或外侧束或后侧束中某条神经的孤立性病变。

因此，在该病例，不是常规进行正中神经和尺神经的运动和感觉传导检测，而是双侧肩胛上神经运动传导，即Erb点刺激、冈下肌（萎缩区域）记录，以及双侧桡神经－拇指、正中神经－拇指和前臂外侧皮神经SNAP。所有这些传导检测都评估了 C_5～C_6 节段，包括臂丛上干、外侧束和后侧束。左侧冈下肌CMAP波幅明显减低，远端运动潜伏期（distal motor latency，DML）正常。CMAP波幅减低而DML正常，提示轴突丧失。注意，正中神经感觉传导检测是在腕部刺激、拇指记录；而传统习惯是在示指记录。这是因为拇指的神经支配源自 C_6，而示指的神经支配源自 C_6～C_7。在该病例，感觉传导检测正常且双侧对称。SNAP正常，提示不是臂丛病变。针电极肌电图检测显示，左侧冈上肌和冈下肌大量纤颤电位，MUAP波幅高、时限宽、多相、募集减少；C_5～C_6 肌节的其他肌肉（包括三角肌中间部、肱二头肌、肱桡肌、上颈段棘旁肌）完全正常。C_5～C_6 神经根支配的其他肌肉及棘旁肌的肌电图正常，提示不是颈神经根病。

总之，左侧冈下肌CMAP波幅明显减低，限于左侧冈上肌和冈下肌的活动性失神经和神经再支配；其余电生理检测均正常。病变似乎仅限于肩胛上神经。在该病例，病程超过1年，低波幅CMAP和纤颤电位提示病变是轴突性且程度严重；存在神经再支配的MUAP，提示病变是慢性的。

综上所述，得出如下电生理结论。

【电生理诊断】

电生理证据符合左侧肩胛上神经病变，活动性和慢性轴突性病变，病变部位在肩胛上切迹处，冈上肌和冈下肌均受累。

病例 34-1 神经传导检测结果 *

神经	刺激部位	记录部位	波幅：运动（mV）；感觉（μV）			潜伏期（ms）			传导速度（m/s）		
			右侧	左侧	正常值	右侧	左侧	正常值	右侧	左侧	正常值
运动传导											
肩胛上神经	Erb 点	冈下肌	10.2	0.4		3.2	3.6	≤4.2			
感觉传导											
正中神经	腕部	拇指	23	24	≥10	3.2	3.1	≤3.5	52	54	≥50
桡神经	前臂	拇指	24	20	≥15	2.3	2.3	≤2.9	56	57	≥50
前臂外侧皮神经	肘部	前臂外侧	19	20	≥10	2.3	2.4	≤3.0	65	63	≥55

*. 所有感觉潜伏期均为峰值潜伏期，所有感觉传导速度均采用起始潜伏期计算

病例 34-1 针电极肌电图检测结果

肌肉	插入活动	自发电位		自主收缩运动单位动作电位				
						形态		
		纤颤电位	束颤电位	激活	募集	时限	波幅	多相波比例
左冈上肌	延长	+2	0	正常	中度减少	+2	+1	+1
左冈下肌	延长	+3	0	正常	中度减少	+2	+2	+2
左三角肌中间部	正常	0	0	正常	正常	正常	正常	正常
左肱二头肌	正常	0	0	正常	正常	正常	正常	正常
左肱桡肌	正常	0	0	正常	正常	正常	正常	正常
左 C_5 棘旁肌	正常	0	0	正常	正常	正常	正常	正常
左 C_6 棘旁肌	正常	0	0	正常	正常	正常	正常	正常
左 C_7 棘旁肌	正常	0	0	正常	正常	正常	正常	正常

【病例分析与讨论】

通过该病例，提出几个值得讨论的重要问题。

(1) 最有可能的临床诊断是什么？

因为患者冈上肌和冈下肌均受累，并且有肩深部疼痛，最可能的临床诊断是肩胛上神经在肩胛上切迹处的嵌压。疼痛，可能是支配肩峰关节和肩锁关节的深感觉支受累所致。可能的病因是举重相关的长期重复性肩胛运动。患者进行了肩胛上切迹探查及神经松解术，术后感觉肩部疼痛减轻。随访 1 年，冈上肌和冈下肌的肌容积肌力几乎完全恢复。

(2) 为什么 SNAP 正常？

注意，SNAP 正常，虽然提示可能是背根神经节近端的急性病变，或继发于近端段脱髓鞘；但在该病例，受检的感觉神经其支配的区域，患者没有麻木感或感觉缺失。因此，SNAP 正常说明病变只是在受检感觉神经的分布区域之外，即便所检测的感觉神经源自相同的节段（C_5～C_6）。必须记住的是，肩胛上神经没有相关的皮肤感觉神经。

（二）病例 34–2

【病史和查体】

男性，28 岁，滑雪时摔倒。左颈部和肩部严重外伤，左侧肱骨中段骨折、脱位。骨折已复位、固定 8 周。去除固定后，进行了几个月的强化物理治疗，但左侧肩部活动困难依然存在。日常活动不受影响，但不能正常参加篮球活动。此外，患者对左肩部肌容积不足感到担心。

体格检查，左侧肩带外侧明显萎缩；左侧肩外展和外旋轻度至中度无力；肌力正常、腱反射正常；左上臂近端外侧有一边界清楚的感觉减退区。

【病例小结】

病史特点，年轻男性，滑雪时摔倒，导致左侧颈、肩、上臂严重外伤，合并左肱骨中段骨折和脱位。2 个月后去除固定，发现左侧肩周肌容积不足，难以参与篮球比赛。神经系统检查可见左外侧肩带肌明显萎缩，肩外展和外旋无力，左上臂近端外侧感觉减退。其他方面，包括肌力、腱反射和感觉均正常。

【电生理检测结果】

注意，与之前的病例一样，运动和感觉传导检测专门针对 C_5～C_6 节段进行了评估，因为该病例临床上也是表现为这些节段受累。肩外展和外旋无力的鉴别诊断包括：①颈神经根病；②臂丛上干或外侧束或后侧束病变；③源自臂丛上干或外侧束或后侧束其中某条神经的孤立性病变。因此，运动传导检测仅限于刺激双侧腋神经，三角肌（肌肉萎缩区域）记录。感觉传导检测包括记录双侧桡神经和正中神经 – 拇指、前臂外侧皮神经的 SNAP。所有这些传导检测都是用于评估 C_5～C_6 节段，包括臂丛上干、外侧束和后侧束。左侧三角肌 CMAP 波幅明显减低，DML 正常。CMAP 波幅减低而 DML 正常，提示轴突丧失。需要注意的是，与前一个病例一样，正中神经 SNAP 是在腕部刺激、拇指记录的，因为拇指的感觉神经支配源自 C_6，而示指（传统习惯在示指记录）源自 C_6～C_7，与本病例无相关。感觉传导检测正常，并且双侧对称。SNAP 正常，提示不是臂丛神经的病变。针电极肌电图检测显示，左三角肌、小圆肌可见大量纤颤电位，MUAP 高波幅、宽时限、多相、募集减少；C_5 和（或）C_6 神经支配的肌肉，包括冈下肌、肱二头肌、肱桡肌、肱三头肌和上颈段棘旁肌，均完全正常。这些肌肉包括棘旁肌正常，而相同肌节的三角肌和小圆肌异常，提示这不是神经根病。

总之，左侧三角肌 CMAP 波幅减低，伴局限于左三角肌和小圆肌的活动性失神经和神经再支配；相同肌节的其他肌肉包括颈棘旁肌的针肌电图和所有 SNAP 均正常。由此看来，病变似乎仅局限于腋神经。CMAP 波幅低和纤颤电位出现在有数月症状的患者，提示病变是轴突性且程度严重。存在获得神经再支配的 MUAP，提示是慢性病变。

综上所述，得出如下电生理结论。

【电生理诊断】

电生理证据符合左侧腋神经的活动性和慢性轴突性病变。

【病例分析与讨论】

通过该病例，提出几个值得讨论的重要问题。

(1) 该患者受伤最可能的病因是什么？

继发于肱骨中段骨折和脱位的腋神经损伤。腋神经病最常发生于外伤，特别是肩关节脱位和肱骨骨折。

(2) 能绝对确定没有颈神经根或臂丛的病变吗？

电生理异常仅限于三角肌和小圆肌。虽然不能绝对确定病变仅局限于腋神经，但鉴于肱骨中部骨折的临床病史，以及肩外展和外旋无力、上臂外侧感觉缺失的临床表现，这是最有可能的诊断。可以考虑主要累及腋神经纤维的臂丛或颈神经根病变这种可能性，但综合临床表现和电生理所见，不太可能。

病例 34–2　神经传导检测结果 *

神　经	刺激部位	记录部位	波幅：运动（mV）；感觉（μV）			潜伏期（ms）			传导速度（m/s）		
			右　侧	左侧	正常值	右　侧	左　侧	正常值	右　侧	左　侧	正常值
运动传导											
腋神经	腋部	三角肌	10.2	0.4		2.5	2.8	≤3.3			
	Erb 点	三角肌	10.1	0.3		4.2	5.0		62	46	≥50
感觉传导											
正中神经	腕部	拇指	33	34	≥10	3.1	3.0	≤3.5	53	55	≥50
桡神经	前臂	鼻烟窝	29	25	≥15	2.4	2.4	≤2.9	55	56	≥50
前臂外侧皮神经	肘部	前臂外侧	17	19	≥10	2.2	2.2	≤3.0	64	62	≥55

*. 所有感觉潜伏期均为峰值潜伏期。所有感觉传导速度均采用起始潜伏期计算

病例 34–2　针电极肌电图检测结果

肌　肉	插入活动	自发电位		自主收缩运动单位动作电位				
		纤颤电位	束颤电位	激　活	募　集	形　态		
						时　限	波　幅	多相波比例
左三角肌	增加	+2	0	正常	中度减少	+2	+1	+1
左小圆肌	增加	+3	0	正常	中度减少	+2	+2	+2
左冈下肌	正常	0	0	正常	正常	正常	正常	正常
左肱二头肌	正常	0	0	正常	正常	正常	正常	正常
左肱桡肌	正常	0	0	正常	正常	正常	正常	正常
左三角肌	正常	0	0	正常	正常	正常	正常	正常
左 C_5 棘旁肌	正常	0	0	正常	正常	正常	正常	正常
左 C_6 棘旁肌	正常	0	0	正常	正常	正常	正常	正常
左 C_7 棘旁肌	正常	0	0	正常	正常	正常	正常	正常

第35章　腰骶神经丛病
Lumbosacral Plexopathy

殷鑫浈　吴　艳　译　　卢祖能　校

$L_1 \sim S_3$ 神经根的前支，聚在一起形成腰骶丛，下肢的所有主要神经由此分出。腰骶神经丛（简称腰骶丛）的病变非常少见，但一旦发生，类似于神经根的病变，一般会出现下肢疼痛、感觉缺失和无力等几种临床表现的组合。腰骶丛受累的部位不同，临床表现的模式不同。常常需要通过肌电图检测，来区分是腰骶神经丛的病变还是腰骶神经根的病变；这两者的区分，对于鉴别诊断和指导进一步评估至关重要。

一、解剖

解剖上，腰骶丛通常分为上腰丛、下腰丛和骶丛（图35-1）；通常将下腰丛和骶丛合称下腰骶丛。

（一）上腰丛的神经

源自 $L_1 \sim L_4$ 神经根前支组成的腰丛，位于腹膜后、腰大肌后面。许多重要的神经自腰丛发出。

1. 股神经

$L_2 \sim L_3 \sim L_4$ 神经根的前支分别分为前、后两股。三个后股形成股神经；股神经穿骨盆，在腹股沟韧带深面进入大腿。股神经的肌支支配髂腰肌（屈髋）、耻骨肌、缝匠肌和股四头肌（伸膝），皮支分布于小腿肚内侧（隐神经）和大腿前内侧（股内侧和中间皮神经）。

2. 闭孔神经

$L_2 \sim L_3 \sim L_4$ 神经根前支的前股组成闭孔神经。闭孔神经沿骨盆下行，经闭孔出骨盆。闭孔神经的肌支支配股内收肌群（长收肌、短收肌、大收肌、股薄肌），皮支分布于大腿内侧一小块皮肤区域。

3. 髂腹下神经和髂腹股沟神经

这两条成对的神经起源于 L_1 神经根，类似于胸肋间神经。两者绕骨盆嵴提供腹横肌和腹内斜肌的神经支配。此外，髂腹下神经供应下腹部前方呈条

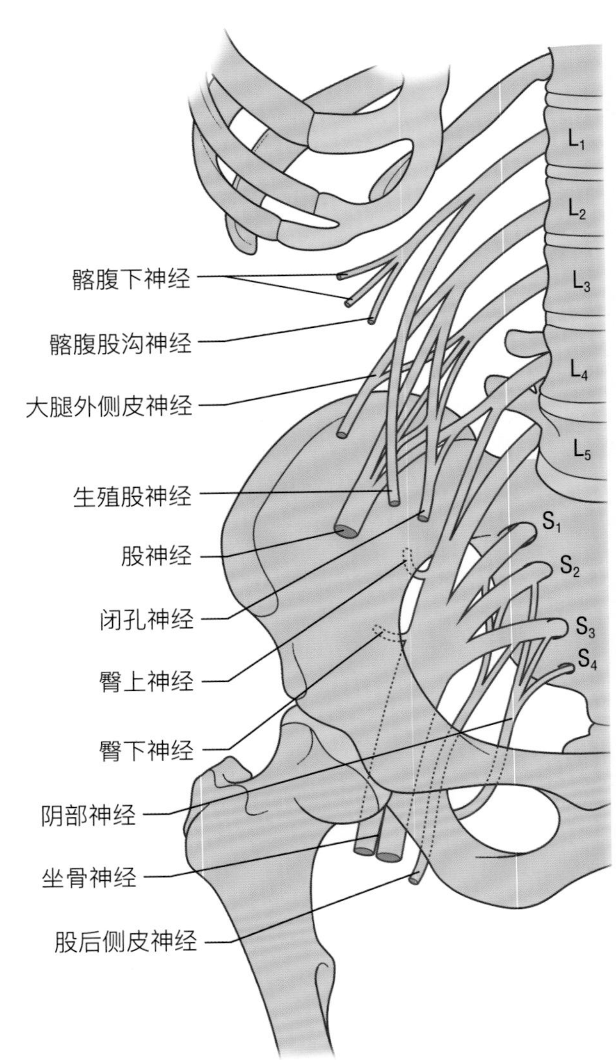

▲ 图 35-1　腰骶丛的解剖

解剖上，腰骶丛分为上腰丛和下腰骶丛。源自腰丛的主要神经包括髂腹下神经、髂腹股沟神经、大腿外侧皮神经、生殖股神经、股神经、闭孔神经。源自下腰骶丛的神经包括坐骨神经、臀上神经、臀下神经、股后侧皮神经、阴部神经（经许可转载，引自 Hollinshead WH. Anatomy for surgeons, volume 2: the back and limbs. *Harper New York*; & Row; 1969.）

带状分布的皮肤的感觉。在髂腹下神经正下方，髂腹股沟神经供应如下部位的皮肤感觉：①腹股沟韧带上方区域的皮肤；②股内侧上方一小块区域的皮肤；③男性阴囊或女性阴唇的上部皮肤。

4. 生殖股神经

源自 L_1 和 L_2 神经根，细小。在骨盆中下行，腹股沟韧带内侧分成生殖支和股支。生殖支供应提睾肌（男性）的神经支配，以及阴囊（男性）或阴唇（女性）下部的皮肤。股支分布于股三角区域的皮肤。

5. 大腿外侧皮神经

源自于 L_2～L_3 神经根，是一条纯感觉神经。大腿外侧皮神经（lateral cutaneous nerve of the thigh，LCNT），过去也称为“股外侧皮神经”（lateral femoral cutaneous nerve），但由于与股神经没有任何关系，最好还是采用解剖学上的正确名称，即 LCNT。LCNT 横向穿腰大肌，然后斜向越过骨盆边缘到达髂肌上方，于腹股沟韧带下方穿髂前上棘。正是在髂前上棘和腹股沟韧带，LCNT 容易受到损伤和压迫。腹股沟韧带与 LCNT 从筋膜下穿出点之间的平均距离为 10.7cm，范围为 10～12cm。此处 LCNT 通常分为前支和后支，供应大腿外侧和前方椭圆形区域的皮肤感觉。在不同的个体间，LCNT 穿髂前上棘和腹股沟韧带的位置，存在显著的解剖差异（图 35–2 和图 35–3）。然而，在绝大多数人，LCNT 在距髂前上棘内侧 2cm 以内。

（二）下腰丛和骶丛的神经

下腰骶丛主要由 L_5～S_3 神经根组成，部分有 L_4 神经根成分的参与。L_4 神经根的这部分纤维与 L_5 神经根一起形成腰骶干（图 35–4），然后下行、在盆腔出口下方加入骶神经丛（简称骶丛）。下肢剩余的其他神经源自下腰骶丛。

1. 坐骨神经

下腰骶丛的大部分纤维都必定要到达坐骨神经的，坐骨神经接受 L_4～S_3 根的神经支配。坐骨神经通过坐骨大孔离开骨盆，通常位于梨状肌下方，供应如下肌肉的神经支配：①屈膝肌群，包括腘绳肌群、半膜肌、半腱肌、股二头肌长头和短头；②大收肌外侧部；③腓神经和胫神经支配的所有肌肉。除了隐神经支配的小腿肚内侧，坐骨神经供应膝以下整个小腿皮肤的神经支配。

2. 臀上神经（图 35–5）

源自 L_4～L_5～S_1 神经根（L_5 为主），离开坐骨大孔后支配阔筋膜张肌、臀中肌和臀小肌（髋外展和内旋）。通常没有皮肤感觉纤维。

3. 臀下神经（图 35–5）

源自 L_5～S_1～S_2 神经根（S_1 为主），仅支配臀大肌，作用是髋关节伸展。

4. 股后侧皮神经（图 35–5）

主要源自 S_2 神经根，但也有来自 S_1 和 S_3 根的成分参与。与坐骨神经伴行离开骨盆，供应臀下部和股后部的皮肤感觉。因为邻近坐骨神经，坐骨神经的创伤常常累及股后侧皮神经。

二、临床

类似于解剖学的划分，临床上，腰骶丛的病变通常也分为累及上腰丛的病变和累及下腰骶丛的病变。在腰神经丛病，主要累及 L_2～L_4 神经纤维，导致如下临床表现：①股四头肌、髂腰肌和髋内收肌群（股神经和闭孔神经）无力；②膝反射常常减弱或消失；③疼痛，若存在，通常位于骨盆，并放射到股前；④感觉缺失和感觉异常，出现于股外侧、股前侧和股内侧，并且可能向下延伸至小腿肚内侧（图 35–6）。

下腰骶丛的病变，主要累及 L_4～S_3 神经纤维。患者会描述有骨盆深部凿痛感，可放射到股后，并延伸至小腿肚后外侧。踝反射减弱或消失。感觉症状和体征，出现于股后及小腿肚后外侧和足部（图 35–7）。在近端，髋伸肌（臀大肌）、外展肌和内旋肌（臀中肌和阔筋膜张肌）无力。在小腿，除了腓神经和胫神经支配的所有肌肉无力外，腘绳肌群也可能无力。在腰骶神经丛病，将必定成为腓神经的神经纤维常常先受累或更容易受累，这类似于坐骨神经和 L_5 根病变中见到的那样，也是腓神经先受累或更易受累。因此，患者会出现足下垂以及足背和小腿肚外侧感觉障碍。在某些腰骶神经丛病患者，若出现下肢无力和麻木，临床上，很难或不能将之与孤立性腓总神经病变鉴别开来。因此，电生理检测尤为重要。

三、病因

如同腰骶神经根的病变一样，腰骶神经丛病也可分为结构性和非结构性病变（框 35–1）。结构性病变包括骨盆肿瘤、血肿、动脉瘤、子宫内膜异位和创伤。腰骶神经丛病的非结构性病因，包括：①糖尿病，最常见，即糖尿病肌萎缩，也称近端

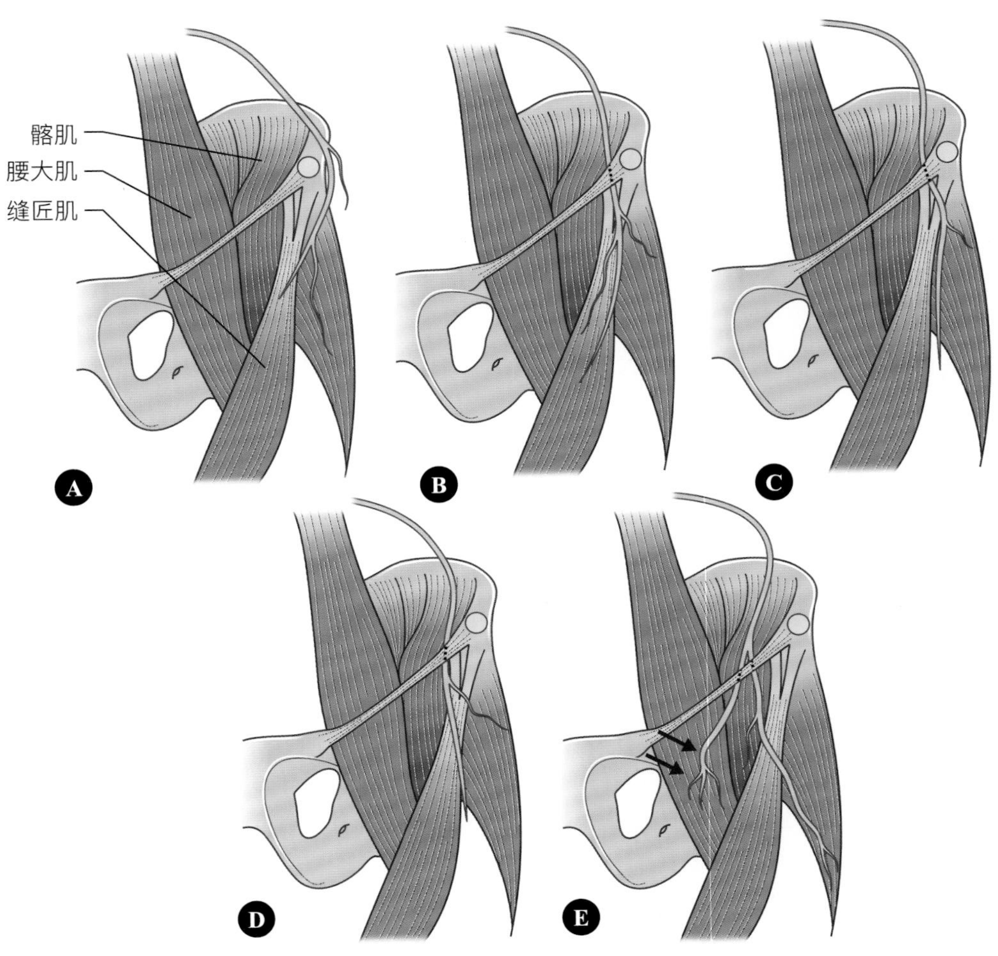

▲ 图 35-2 **LCNT 行程的解剖变异**

104 条神经的尸体解剖研究中，发现 LCNT 的走行有 5 种不同变异：A 型，髂前上棘后方、跨髂嵴（4%）。B 型，髂前上棘前方、缝匠肌起点浅面、腹股沟韧带实质之中（27%）。C 型，髂前上棘内侧、套在缝匠肌肌腱起始处（23%）。D 型，缝匠肌起点内侧、缝匠肌肌腱与腹股沟韧带深面髂腰肌厚筋膜之间的间隙（26%）。E 型，靠最内侧、嵌在疏松结缔组织之中、腹股沟韧带深面、髂腰肌薄筋膜表面（20%）。在 E 型中，内侧分支供应通常由生殖股神经股支的皮肤区域，这代表了又一种解剖变异。蓝圈，髂前上棘；黄线；LCNT；蓝箭，此处通常是生殖股神经股支的神经纤维，但这个变异中是 LCNT 支配。肌肉名称标注在 A 型的图中。LCNT. 大腿外侧皮神经（经许可转载，改编自 Aszmann OC, Dellon ES, Dellon AL. Anatomical course of the lateral femoral cutaneous nerve and its susceptibility to compression and injury. *Plast Reconstr Surg*. 1997;100:600–604.）

糖尿病性神经病或神经丛病，通常累及腰神经丛；②辐射损伤，通常是之前进行过肿瘤（骨盆、腹部或脊髓）的放射治疗；③骨盆或骨科手术时，特别是使用了牵拉器，可能损伤腰骶丛；④其他，如炎症、血管栓塞和产后损伤。

四、常见的腰骶神经丛病

（一）腹膜后出血

腹膜后出血最常见于使用抗凝剂的并发症，包括低分子量肝素（如依诺肝素）、普通肝素、华法林或新型口服抗凝剂，但也可能发生在血友病，或主动脉瘤破裂。出血通常位于腰大肌内，可压迫腰丛（图 35-8）。患者表现为急性起病的剧烈疼痛，往往呈屈髋、轻度外旋姿势。虽然整个腰丛受压，但主要的神经功能缺损在股神经区域，表现为屈髋和伸膝无力，膝反射减弱或消失。然而，仔细检查，往往可发现一些股神经支配区域以外的神经功能障碍，要么是闭孔神经，要么是大腿外侧皮神经，或两者都有。

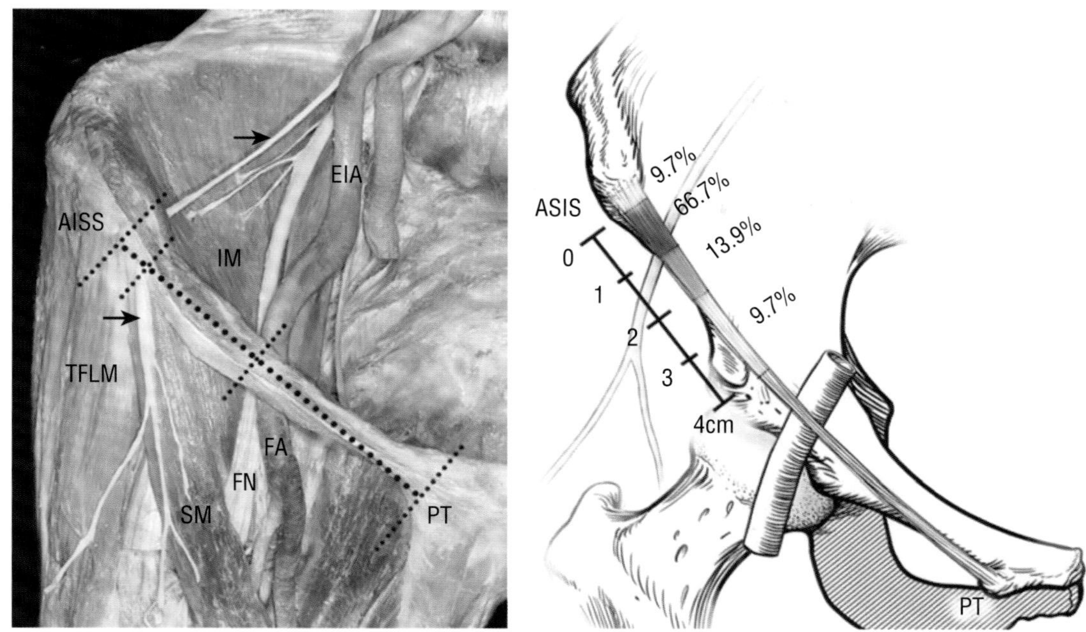

▲ 图 35-3 大腿外侧皮神经与邻近结构的关系

左图，该区域的尸体解剖。右图，大腿外侧皮神经的位置与髂前上棘相互关系所占的比例。值得注意的是，66.7% 位于 ASIS 内侧 1cm 之内，80.6% 位于 ASIS 内侧 2cm 之内。然而，极少数人的大腿外侧皮神经在 ASIS 的更内侧、有的则在 ASIS 稍外侧。ASIS. 髂前上棘；EIA. 髂外动脉；FA. 股动脉；FN. 股神经；IM. 髂肌；PT. 耻骨结节；SM. 缝匠肌；TFLM. 阔筋膜张肌［引自 Lee SH, Shin KJ, Gil YC, Ha TJ, Koh KS, Song WC. Anatomy of the lateral femoral cutaneous nerve relevant to clinical findings in meralgia paresthetica. *Muscle Nerve*. 2017;55(5):646–650.］

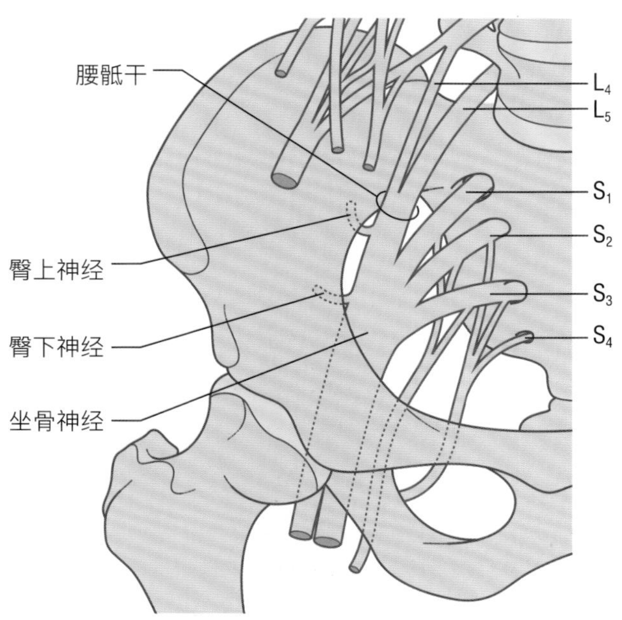

▲ 图 35-4 腰骶干：产后腰骶神经丛病的损伤部位

腰骶干由 L_5 神经根和部分 L_4 神经根的纤维组成，下行进入骨盆与骶丛汇合。紧靠骶骨，这些神经纤维暴露，易受到压迫。这是产后腰骶神经丛病最常见的嵌压部位（经许可转载，改编自 Haymaker W, Woodhall B. *Peripheral Nerve Injuries*. Philadelphia, PA: WB Saunders; 1953.）

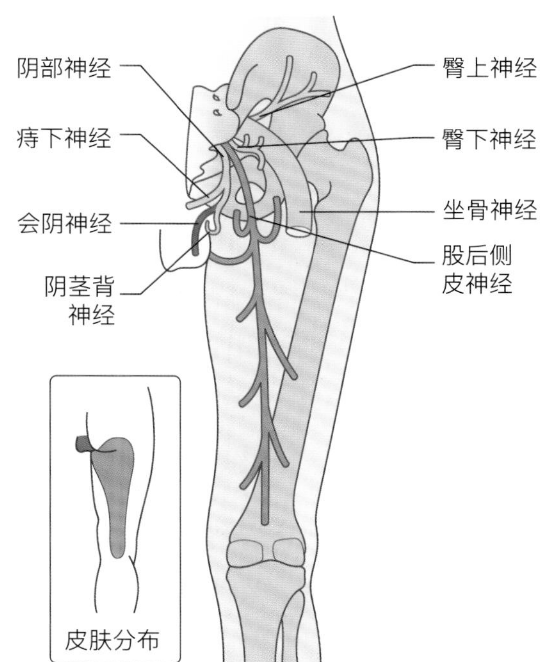

▲ 图 35-5 下腰骶丛主要神经的解剖

插图所示，是股后侧皮神经的皮肤分布区域（引自 Haymaker W, Woodhall B. *Peripheral Nerve Injuries*. Philadelphia, PA: WB Saunders; 1953.）

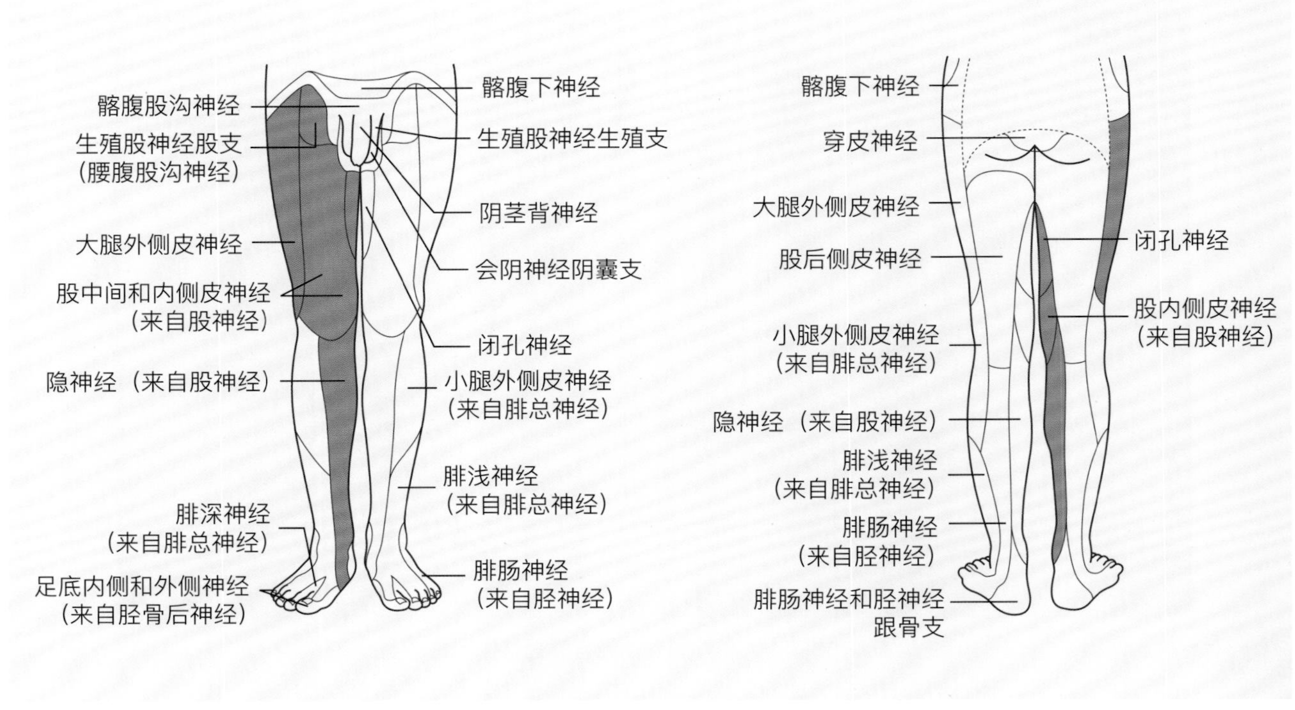

▲ 图 35–6 腰神经丛病的异常感觉区域

腰神经丛的病变中，感觉异常出现于股外侧（大腿外侧皮神经）、股前［大腿中间皮神经（股神经）］和股内侧［生殖股神经股支、股内侧皮神经（股神经分支）和闭孔神经］，并且可能向下延伸至小腿肚内侧［隐神经（股神经）］（经许可转载，改编自 Haymaker W, Woodhall B. *Peripheral Nerve Injuries*. Philadelphia, PA: WB Saunders; 1953.）

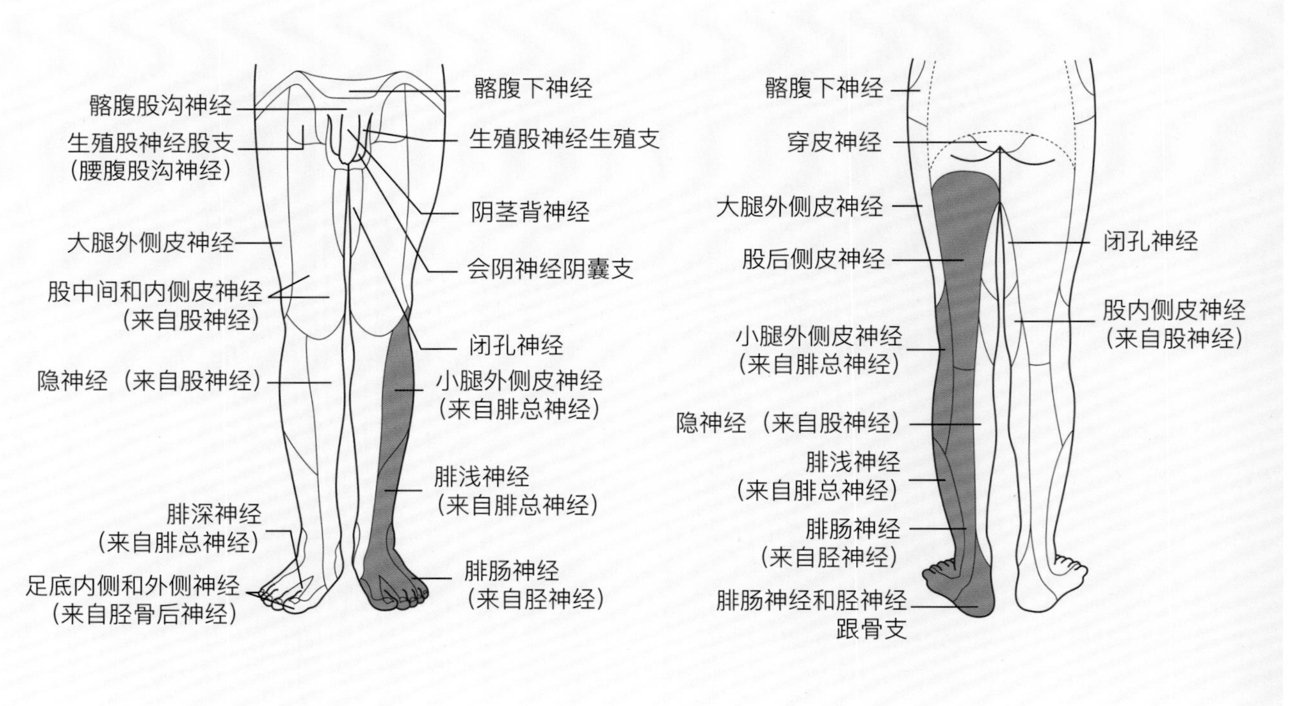

▲ 图 35–7 下腰骶神经丛病的异常感觉区域

下腰骶丛的病变中，感觉异常出现于股后（股后侧皮神经）和小腿肚后外侧和足部（腓神经和胫神经）（经许可转载，改编自 Haymaker W, Woodhall B. *Peripheral Nerve Injuries*. Philadelphia, PA: WB Saunders; 1953.）

框 35-1　腰骶神经丛病的病因

结构性病因

- 腹膜后出血（抗凝血药、血友病）
- 骨盆或腹部肿瘤
- 动脉瘤（髂总动脉或髂内动脉）
- 子宫内膜异位
- 创伤

非结构性病因

- 炎症（盆腔炎）
- 梗死
- 产后
- 糖尿病（糖尿病肌萎缩）
- 放射治疗
- 术后（牵引器损伤）

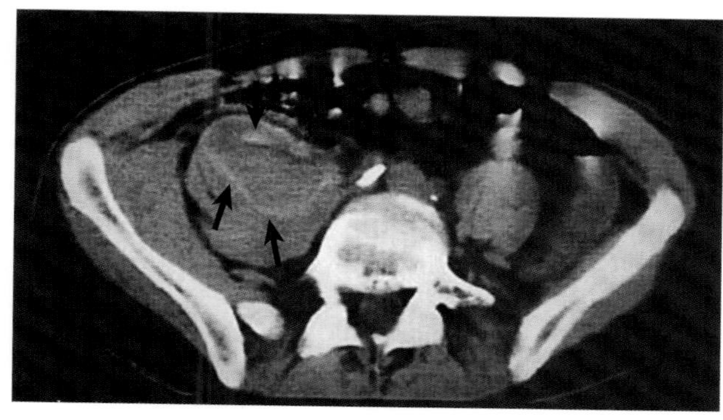

▲ **图 35-8　腹膜后出血**

骨盆轴位 CT 扫描显示血肿（箭）。腰神经丛病可因腹膜后间隙出血引起，最常见的是抗凝治疗的并发症，或与血友病或其他凝血功能障碍有关。血肿通常在腰大肌内，压迫其下方的腰丛（经许可转载，引自 Lindner A, Zierz S. Retroperitoneal hemorrhage. *N Engl J Med*. 2001;344: 348.）

（二）肿瘤和其他占位性病变

在腰骶神经丛病，结构性病因包括：①肿瘤的局部侵袭，最常见来自膀胱、子宫颈、子宫、卵巢、前列腺、结肠或直肠；②淋巴瘤和白血病，直按浸润神经，但影像检查可以没有占位性病变的证据；③髂内动脉或髂总动脉的动脉瘤或假性动脉瘤，有报道可压迫腰骶丛；④子宫内膜异位症，因异常组织在神经丛的种植引起。

在腰骶神经丛病，往往更常累及下腰骶丛。除了子宫内膜异位症，其症状呈间断性，其他原因所致者通常是缓慢进展。疼痛可能明显，往往放射至小腿。仅根据临床表现，很难或无法鉴别腰骶神经丛病与腰骶神经根病。

（三）炎性神经丛炎（特发性腰骶神经丛炎）

特发性神经丛炎可发生在腰骶丛，但其发生率远低于上肢的臂丛神经炎（称之为痛性肌萎缩最恰当）。病理机制不完全明确，很可能是炎症性，因为往往在数周前有免疫促发事件，例如，感冒、流感或预防接种。但在某些病例，并没有明确的促发事件。在发病初期，患者有骨盆近端或腿上部的重度、深部痛。典型的疼痛持续 1～2 周，但在某些患者疼痛可能成为致残性症状、持续数月（这类似于特发性臂丛神经炎）。由于上腰丛和下腰骶丛均可能受累，因此，无力和感觉缺失的模式会有很大的不同。

典型的临床表现是急性、剧烈疼痛，数周后逐渐消退；之后出现无力，无力的恢复需数月甚至数年。但是，在某些患者，则不是单相病程，而是呈进行性发展的痛性腰骶神经丛病，往往红细胞沉降率升高，使用类固醇激素、静脉注射免疫球蛋白或其他免疫抑制药，可能改善症状，此类病例可能表现为局灶性血管炎性神经病。

（四）产后腰骶神经丛病

分娩时对腰骶丛的压迫损伤，称为产后腰骶神经丛病；对此往往认识不足，常常误诊。文献中以各种名称进行过描述，包括产妇腓神经麻痹、产妇分娩麻痹、产妇神经炎、产妇产科麻痹。大多数大宗数据的研究表明，其发生率为每 2600 例分娩中有 1 例，但很可能因为病情多较轻而从未就医。

在产后腰骶神经丛病，其病变机制可能涉及胎儿头部压迫骨盆和腰骶丛（图 35-9）。主要是腰骶干受压。腰骶干是 L_4 和 L_5 神经根的神经纤维汇合组成，在骨盆下行，与骶丛神经汇合。当腰骶干穿骨盆出口时，神经纤维直接暴露于骶髂关节附近的骶骨翼（不再受腰大肌的保护）。在这个部位，神经暴露得最明显、最易受压。臀上神经的起始部分就在这附近，同样也会受压。最终形成坐骨神经分支的腓神经纤维，大多位于后方、最靠近髂骨，因此，比胫神经的纤维更易受压。由此，腓神经的纤维常常最易受累；表现为产后足下垂的一些女性，被误诊为腓骨颈处腓神经麻痹并不少见。

分娩后即刻或数天内，产妇就可能就会注意到其下肢无力。除了腓神经支配的肌肉无力外，体格

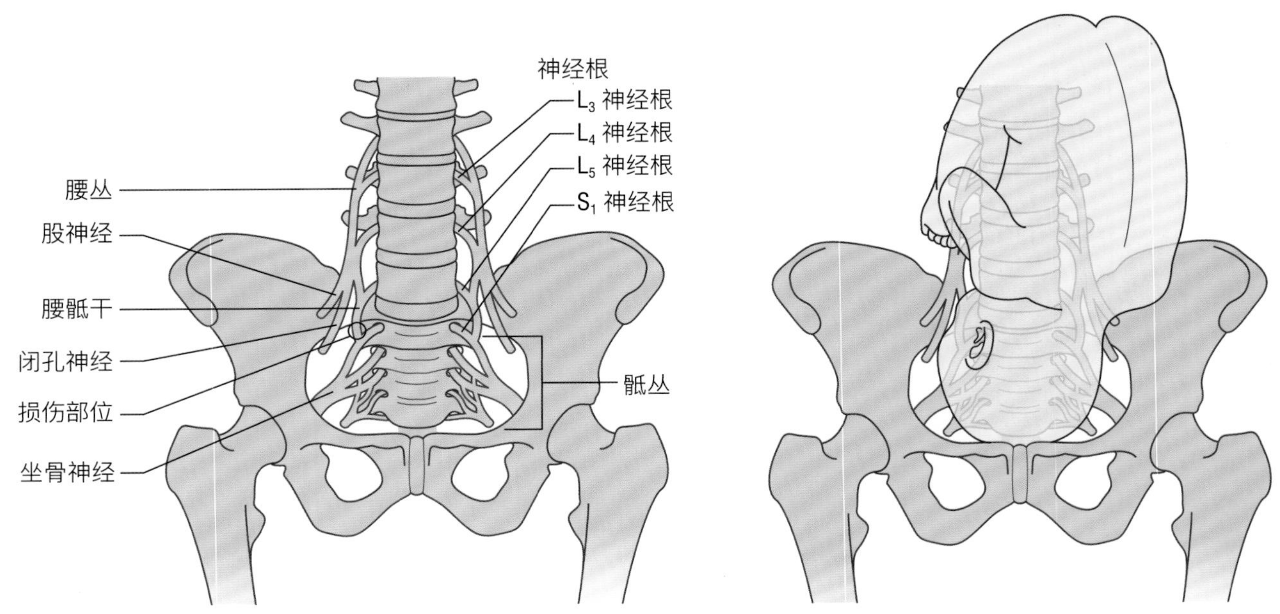

▲ 图 35-9 产后腰骶神经丛病

在产后腰骶神经丛病，主要是压迫形成腰骶干的 L_4 和 L_5 神经纤维。当腰骶干通过骨盆出口，神经纤维显露，易于受压。病变机制是胎儿头部压迫骨盆和腰骶干（经许可转载，引自 Katirji B, Wilbourn AJ, Scarberry SL, et al. Intrapartum maternal lumbosacral plexopathy: foot drop during labor due to lumbosacral trunk lesion. *Muscle Nerve*. 2002;26:340–347.）

检查常常还会发现的屈膝（腘绳肌）及髋外展、伸展和内旋（臀肌、阔筋膜张肌）轻度无力，表明病变范围明显超出了腓神经支配区域。感觉障碍在足背和小腿肚外侧最明显，但可能呈斑片状，并可累及足底、小腿肚和股后侧。

容易引起这种损伤的因素包括：①第一次妊娠；②胎头过大、伴母体骨盆过小（头盆不称）；③母亲身材矮小（身高不足 1.52m）；④产程延长或难产。既往有过此经历女性，若再次分娩容易再次发生。大多数病例的预后良好，但极少数患者可能遗留永久性无力。病变机制可能是压迫导致神经缺血和神经机械性变形，进而神经脱髓鞘，严重者则发生轴突变性。由于没有神经撕裂、剪切或基膜断裂，因此，即使是重度轴突丧失，其恢复也常常是完全的。在中度病变患者，其恢复常常分为两个阶段。第一阶段，最初数天至数周症状相对快速改善（因为脱髓鞘纤维的髓鞘再生）。第二阶段相对稳定，恢复时间要长得多（数月至数年），因为缓慢的轴突再生和神经再支配。

（五）糖尿病肌萎缩

在糖尿病患者，可能出现痛性腰骶神经丛病。文献报道中使用过的、已知的各种名称，包括糖尿病近端神经病、Bruns-Garland 综合征、糖尿病多数性单神经炎、糖尿病多发性神经根病、糖尿病肌萎缩，以及糖尿病性腰骶神经根神经病（diabetic lumbosacral radiculoplexus neuropathy，DLRPN）。在经典的糖尿病肌萎缩，主要累及上腰丛和神经根。因此，糖尿病肌萎缩实际上是神经根神经丛病。从神经病理的角度看，潜在病因似乎是神经缺血导致的微血管炎。在轻度或者长期稳定的糖尿病（通常 2 型）患者，发生 DLRPN 的可能性更大。一般表现为骨盆或股深部的重度凿痛，持续数周（平均约 6 周）。常常难以活动。疼痛逐渐缓解后，患者依然有明显无力，其无力与疼痛程度不相称。股神经和闭孔神经通常受累，导致股前和股内侧肌群明显萎缩。腓神经也可能受累。受累侧膝反射常常减弱或消失。尽管疼痛、萎缩、无力明显，但 L_2～L_4 分布区很少出现感觉缺失。常常同时伴有体重减轻，但其原因没有很好的解释。在 DLRPN 患者，共存糖尿病多神经病并不少见；因此，也会有小腿远端不同程度的感觉障碍，以及反射消失。

在 DLRPN，大多是单侧发病；而某些患者数周或数月内另一侧也可能出现同样的病变。常常预后好，但需要相当长期的过程，数月到 1～2 年不等。

（六）放射性神经丛病

类似于放射性臂丛神经病，放射损害也会导致腰骶神经丛病，常见于多年前有肿瘤放疗史的患者。在放射性腰骶神经丛病，呈缓慢进展，通常几乎无痛。腰骶神经丛受累的部位不一，取决于放疗的辐射端口即照射部位。特征性表现为束颤和肌纤维颤搐，临床检查或针电极肌电图检测均可看到，但常常是通过肌电图更容易发现。肌纤维颤搐，临床检查可看到肌肉的运动呈波纹状、波动起伏或蠕动样。值得注意的是，肌纤维颤搐是放射性神经丛病的重要标志，不会出现在肿瘤直接浸润神经丛的患者。

（七）大腿外侧皮神经病（感觉异常性股痛）

LCNT 是 L_2～L_3 神经根的直接延续，绕骨盆缘走行，经腹股沟韧带下方，供应股前外侧一块卵圆形区域皮肤的感觉（图 35–10）。通过腹股沟韧带时，LCNT 可能发生嵌压。严格来说，LCNT 嵌压不属于腰骶丛的病变，但因为其病变部位和临床表现，所以纳入本章讨论。另外，LCNT 的位置在上腰丛，其病变极少发生在骨盆。

这一临床综合征，也被称感觉异常性股痛，过去常称之为“股外侧皮神经炎”。表现为大腿前外侧一块皮肤区域的疼痛、烧灼和麻木的感觉异常。LCNT 没有肌支，因此没有相应的肌肉萎缩、无力或反射消失。长时间站立或股伸展的任何姿势都可能引发症状，因为髋关节伸展会增加角度，由此对 LCNT 产生张力。LCNT 嵌压，更常发生于如下人群：①肥胖；②穿紧身内裤、裤子或腰带过紧；③糖尿病患者。在某些病例，与汽车安全带使用不当有关。此外，LCNT 区域的手术可能造成损伤，如取髂骨植骨术、全髋关节置换术、血管旁路术、子宫切除术和剖宫产术。绝大多数病例是腹股沟韧带处的嵌压，但也有极少数是由于创伤、肿瘤或其他占位性病变（例如，有个案报道，巨大胰腺假性囊肿导致感觉异常性股痛）压迫神经所致。

五、电生理评估

神经传导和肌电图检测的作用，是将病变定位在神经丛，并排除临床表现与神经丛病相似的神经根病和各种单神经病（如股神经、坐骨神经）。通常需检测双下肢，既要进行神经传导，又要进行针电极肌电图检测。总体而言，对于神经丛病与神经根病的鉴别，感觉神经传导检测及棘旁肌针电极

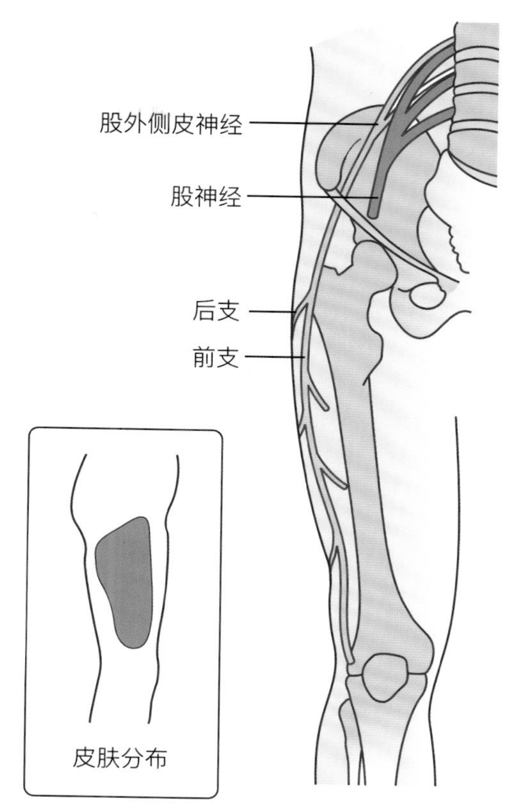

▲ 图 35–10 大腿外侧皮神经的解剖

（经许可转载，改编自 Haymaker W, Woodhall B. *Peripheral Nerve Injuries*. Philadelphia, PA: WB Saunders; 1953.）

肌电图检测最有价值：感觉传导异常，可排除累及神经根的病变或孤立性的神经根病；棘旁肌显示活动性失神经或运动单位动作电位（motor unit action potential，MUAP）异常，可将病变定位在神经丛的近端，即神经根或其近端水平。除了病变定位这一显而易见的作用之外，电生理检测还可评估病变严重程度或病程长短，以及识别一些不寻常的自发活动。例如，像肌纤维颤搐这样的异常自发活动，肌电图检测就具有特殊诊断意义。

（一）神经传导检测

神经传导检测评估腰骶神经丛病的概要性描述见框 35–2。应常规进行双侧腓神经（趾短伸肌记录）和胫神经（踇短展肌记录）的运动传导检测及其各自的 F 波。在足下垂患者，必须仔细关注腓神经运动传导检测，寻找腓骨颈处腓神经麻痹的证据（传导减慢或传导阻滞）。若下腰骶丛的病变存在轴突丧失，症状侧腓神经和胫神经的复合肌肉动作电位（compound muscle action potential，CMAP）波幅可能减低。在腰丛神经病，也可进行双侧股神经运动

传导检测，以评估轴突丧失的数量。同样，若传导最快的轴突丧失，可能出现远端运动潜伏期轻度延长、传导速度轻度减慢。若只累及上腰丛，常规腓神经和胫神经运动传导可完全正常。

框 35-2　腰骶神经丛病：推荐的神经传导检测方案

常规检测须进行的项目

- 胫神经运动传导检测，䟕短展肌记录，内踝和腘窝刺激；双侧检测
- 腓神经运动传导检测，趾短伸肌记录，分别在踝、腓骨颈下方和腘窝外侧刺激；双侧检测。在孤立性足下垂患者，以及临床表现局限于腓神经支配区的患者，应在胫骨前肌记录，分别在腓骨颈下方和腘窝外侧刺激，这样可提高跨腓骨颈处传导阻滞或传导减慢的检出率
- 腓肠神经感觉传导检测，小腿肚后方刺激，踝后方记录；双侧检测
- 腓浅神经感觉传导检测，小腿肚外侧刺激，踝外侧记录；双侧检测
- 胫神经和腓神经 F 波检测；双侧检测
- H 反射检测：双侧检测

疑似腰丛神经病或股外侧皮神经病时须进行的其他检测

- 隐神经感觉传导检测，小腿肚内侧刺激，踝内侧记录：双侧检测
- 股神经运动传导检测，腹股沟韧带处刺激股神经，股直肌记录；双侧检测
- 大腿外侧皮神经感觉传导检测，髂前上棘内侧刺激，大腿前方记录：双侧检测

特别考虑

- 若症状为双侧，必须考虑检测上肢，以排除多发性神经病

迟发反应可能有助于提示近端的病变。在下腰骶神经丛病，胫神经和腓神经 F 波症状侧的潜伏期可能较无症状侧延长。同样，受累侧 H 反射潜伏期会延长或不容易引出反应。当然，仅一侧的 H 反射和 F 波潜伏期延长或消失，不能将坐骨神经病、腰骶神经丛病或神经根病区分开来；但是，若远端传导检测正常，可提示病变位于近端。

感觉 NCS 对诊断神经丛病至关重要。对于疑似的下腰骶神经丛病，应进行腓浅神经和腓肠神经感觉 NCS；对于疑似的上腰骶神经丛病，应进行隐神经的感觉 NCS。应仔细比较两侧的感觉神经动作电位波幅。SNAP 波幅减低或消失，一般意味着病变要么在背根神经节（dorsal root ganglion，DRG）水平，要么在 DRG 远端水平，而不是在神经根水平；也就是说，SNAP 异常一般意味着是神经丛病或周围神经病。

偶尔，可进行 LCNT 感觉传导检测；但采用表面电极常常较难，尤其是肥胖者。于髂前上棘内侧 1cm 处刺激 LCNT，记录电极置于髂前上棘与髌骨外侧连线远端 12cm 处（图 35-11）。若没有记录到反应，应先将刺激电极略向内侧移动，然后向外侧移动，需注意 LCNT 与髂前上棘的相互关系存在解剖变异。然而，在大多数个体，LCNT 位于髂前上棘内侧 0～2cm 范围内。极少情况下，LCNT 可能位于髂前上棘内侧 5～8.5cm。若通过移动刺激电极仍无法记录到反应，则还应尝试将记录电极向初始位置平移。LCNT 通常位于髂前上棘与髌骨外侧之间连线的内侧 2cm 处。因为在很多正常人也难以获得其 SNAP，因此，若仅仅是一侧 LCNT 受累，最好双侧都应检测，便于侧间比较；SNAP 波幅高的一侧与波幅低的一侧相比，差值在 60% 以上为异常。Boon 等的研究发现，按照上述的方法，8% 的正常人一侧或两侧无法记录到 SNAP。事实上，正常人的平均波幅为 7μV，但正常范围在 0.9～22μV。这些数据所强调的是，当 SNAP 缺失或波幅很低时，LCNT 感觉传导检测的局限性所在。

若患者只有单侧症状，最好先检测无症状的一侧。显然，在肥胖患者（注意，肥胖本身也是大腿外侧皮神经病的危险因素），LCNT 的感觉传导检测在技术上更难。若无症状侧不能引出反应，试图再去检测受累侧几乎就没什么意义了。LCNT 可能显示 SNAP 异常的情况，不仅见于不寻常的骨盆近端的病变，也见于孤立性的 LCNT 嵌压。

（二）肌电图检测方案

单靠神经传导检测，不能对腰骶神经丛病进行定位。SNAP 异常可将病变定位在 DRG 或 DRG 远端水平，但不能区分是单神经病或神经丛病（如坐骨神经病与下腰骶神经丛病、股神经病与腰神经丛病）。这只能靠针电极肌电图（框 35-3）。类似于肌电图评估可疑神经根病，必须进行广泛检测，包括不同周围神经支配的肢体近端和远端肌肉，以及不同神经根支配的肌肉。在单神经病，异常仅限于一条周围神经；而在神经丛病，则是一条以上周围神经受累。

在腰骶神经丛病，某些肌肉的针电极肌电图检

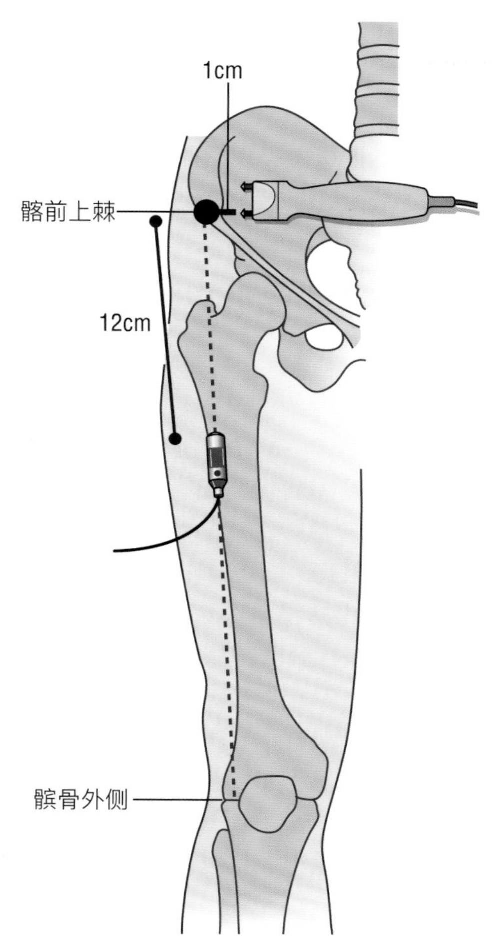

▲ 图 35-11　大腿外侧皮神经：标准的刺激和记录部位

可在髂前上棘内侧 1cm 处刺激大腿外侧皮神经，记录电极置于髂前上棘与髌骨外侧连线远端 12cm 处（经许可转载，改编自 Haymaker W, Woodhall B. *Peripheral Nerve Injuries*. Philadelphia, PA: WB Saunders; 1953.）

测具有特殊意义，包括臀肌、股内收肌和棘旁肌。对于坐骨神经病变与下腰骶神经丛病的鉴别，检测臀肌有其特别价值；臀肌的任何异常，则提示病变水平在神经丛或其近端，由此就可排除孤立性坐骨神经病。同样，对于股神经病与腰神经丛病的鉴别，若闭孔神经支配的股内收肌异常，则提示病变水平在腰丛或腰丛近端，就可排除孤立性股神经病。

最后，鉴别是神经丛或神经根的病变时，检测棘旁肌极其重要。棘旁肌异常可将病变定位在神经根水平。但是，棘旁肌无异常也不能完全排除神经根的病变。一些的确是神经根病的患者，棘旁肌肌电图是正常的。这里强调的是，肌电图检测只能将病变定位到异常的最近端肌肉或其近端水平。为得到腰骶神经丛病准确的电生理诊断，最好是既有感

框 35-3　腰骶神经丛病：推荐的肌电图检测方案

- 须至少检测两块腓神经支配的肌肉（如胫骨前肌、跗展肌、腓骨长肌）
- 须至少检测两块胫神经支配的肌肉（如腓肠肌内侧头、胫骨后肌、趾长屈肌）
- 须至少检测一块坐骨神经支配的股部的肌肉（如股二头肌）
- 须至少检测一块臀上神经支配的肌肉（如臀中肌、阔筋膜张肌）
- 须检测臀下神经支配的肌肉（如臀大肌）
- 须至少检测两块股神经支配的肌肉（如股直肌、髂肌）
- 须至少检测一块闭孔神经支配的肌肉（如股内收肌群中的一块）
- 须检测棘旁肌：L_2、L_3、L_4、L_5、S_1

特殊情况

- 若运动单位动作电位的异常处于临界状态或模棱两可，应进行对侧的比较
- 若症状为双侧，必须考虑检测上肢，以排除多发性神经病

觉传导异常，又有棘旁肌针电极肌电图正常。但是，如前所述，糖尿病肌萎缩（即 DLRPN）是个特例；因为糖尿病肌萎缩实际上是腰骶神经根神经丛病，棘旁肌受累并不少见。

在上腰丛神经病变，典型电生理表现包括：①胫神经和腓神经 CMAP 正常，相应的 F 波及 H 反射正常；②腓浅神经和腓肠神经 SNAP 正常，但受累侧隐神经 SNAP 波幅减低或消失；③若有轴突丧失，受累侧股神经 CMAP 波幅减低；④针电极肌电图在股神经和闭孔神经支配的肌肉显示失神经和神经再支配，但腰段棘旁肌正常；在某些患者，含部分 L_4 根的腓深神经和臀上神经支配的肌肉（如胫骨前肌、臀中肌）也可能异常。

在下腰骶神经丛病，典型电生理表现包括：①受累侧胫神经和腓神经 CMAP 波幅较对侧减低，潜伏期正常或轻度延长，传导速度正常或轻度减慢，相应的 F 波及 H 反射潜伏期延长或消失；②受累侧腓浅神经和腓肠神经 SNAP 波幅减低或消失，而对侧正常；③针电极肌电图，在股部坐骨神经、腓神经、胫神经、臀上神经和臀下神经支配的肌肉显示失神经和神经再支配，但棘旁肌正常。

在腰骶丛放射性损伤患者，肌电图可见肌纤维颤搐放电。肌电图上，肌纤维颤搐是异常自发活动，显示为成组 MUAP 的重复放电，是放射性损伤的特异性表现。束颤电位（也是肌电图的异常自发活动）也常伴肌纤维颤搐放电。临床上，在浅表肌肉可以肉眼看到肌纤维颤搐，肌肉起伏波动，呈虫蠕动样。但是，肌纤维颤搐的识别，通过针电极肌电图要容易得多，在深层肌肉也容易看到。

在 LCNT 嵌压患者，针电极肌电图完全正常，因为 LCNT 是纯感觉神经，不支配肌肉。然而，在疑似的 LCNT 病变患者，重要的是需排除腰丛神经病和 L_2 神经根病，尤其是要排除 L_2 神经根病；由此而言，针电极肌电图检测髂肌、股内收肌群及较少情况下检测股四头肌也很重要。

（三）电生理检测在腰骶神经丛病的局限性

在腰骶神经丛病，神经传导和针电极肌电图评估的主要作用是病变水平定位，其次是评估病变的严重程度。然而，某些情况下，电生理检测存在明显的局限性。

1. 双侧腰骶神经丛病与多发性神经病难以鉴别

大多数腰骶神经丛病是单侧的，但肿瘤、辐射和糖尿病所致者可能是双侧的。当病变累及双侧时，要区分腰骶神经丛病和多发性神经病可能非常困难。因为运动和感觉神经检测双侧异常，针电极肌电图显示双侧小腿肌肉失神经或神经再支配，而棘旁肌正常。

此时，检测上肢可提供更多信息。在多发性神经病，除非很轻微，预期大多数患者上肢远端神经传导和肌电图检测可发现某些异常。在髋部近端肌肉，如臀肌、髂腰肌、内收肌群，发现肌电图异常可能会有帮助。因为在典型的呈长度依赖的袜套 – 手套样的多发性神经病，近端肌肉出现异常是很不寻常的。事实上，当多发性神经病累及股上部时，不论是临床或电生理表现，上肢受累也应该相当明显了。

2. 棘旁肌肌电图正常不能除外神经根病

预期棘旁肌在神经根病中异常、神经丛病中正常，但情况并非总是如此。已经认识得很清楚的是，在许多神经根病患者，棘旁肌是正常的（众多文献报道接近 50%）。可能原因包括：①本来支配棘旁肌的某些神经束未受累；②取样误差（即未检测到该检测的棘旁肌）；③不能良好放松，导致对棘旁肌的检测困难；④最近端的肌肉首先获得神经再支配（正如最近端的肌肉首先失神经一样），因此，若棘旁肌获得神经再支配早于肢体肌肉，而肢体肌肉尚处于失神经阶段，此时肢体肌肉 MUAP 看起来可能完全正常，这种模式的肌电图表现同样是符合神经丛病的。若出现这种情况，就只能通过 SNAP 的异常才有助于鉴别神经根病与神经丛病。

3. 在病变的急性期电生理检测可能正常

在痛性腰骶神经丛病，患者可能会在病变早期就诊而接受检测。但是，在病变第 1 周，神经传导检测可能完全正常，因为尚没有足够的时间发生沃勒变性。同样，在前 10～14 天，肌电图也看不到失神经电位，唯一的异常可能是无力的肌肉显示 MUAP 募集减低。因为肢体较远端的肌肉在数周之后才会出现纤颤电位，因此，最好等待 3 周后，再让患者进行神经传导和肌电图检测；除非患者愿意在数周之后再次接受检测进行对比，看是否有新的变化。

六、超声在腰骶神经丛病的应用

神经肌肉超声无法显示腰骶丛。评估结构性病变需行 MRI 或 CT 扫描。不过，超声可看到腰骶丛的一些主要神经。股神经超声在第 26 章讨论，坐骨神经超声在第 36 章讨论。超声能看到的腰丛近端的其他神经是 LCNT。由于 LCNT 的传导检测技术上有难度，尤其是肥胖者；当在 LCNT 引不出 SNAP，特别是双侧都引不出时，如何解读这一电生理结果往往存在困难。此种情况下，神经超声对于确认 LCNT 的异常可能就特别有价值。与其他嵌压性神经病相似，LCNT 嵌压时呈低回声，并且神经的横断面积增大。

LCNT 超声检测，首选的起始部位在髂前上棘上方。由于骨头呈高回声伴显著的后声影（posterior acoustic shadowing），很容易识别。将探头置于髂骨前方，在短轴（即横断面）视图很容易识别骨头。向头侧（即上方）移动探头，髂前上棘处骨声影变大；从此处向外移动可显示阔筋膜张肌，向内移动可显示缝匠肌（图 35–12），因为这两块肌肉均起自髂前上棘。缝匠肌近端呈特征性的三角形。识别这些肌肉后，探头再回到髂前上棘。腹股沟韧带也经过自髂前上棘。LCNT 通常位于髂前上棘内侧 1～2cm、略深处。LCNT 细小，仅有少量神经束（图 35–13）。看到 LCNT 后，将探头从大腿远端追踪至近端，此处 LCNT 就到皮下了。一些病例中，可见 LCNT 分成前、

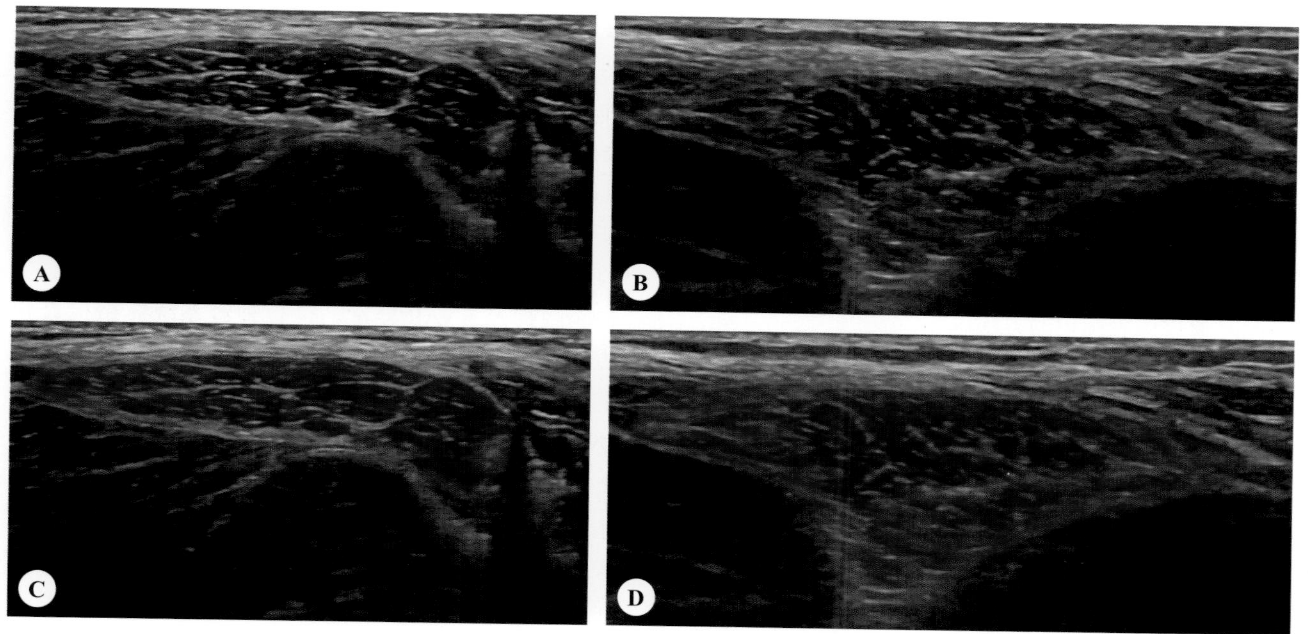

▲ 图 35-12　与髂前上棘毗连的肌肉

A、B. 原始图像。C、D. 有颜色标注的同一图像，肌肉标注为红色。C. 阔筋膜张肌的短轴（横断面）图像；D. 缝匠肌的短轴图像。将探头置于短轴方向横断面，一旦找到髂前上棘的骨声影，探头略向外移动，可看到阔筋膜张肌；探头略向内移动，可看到缝匠肌（呈三角形）

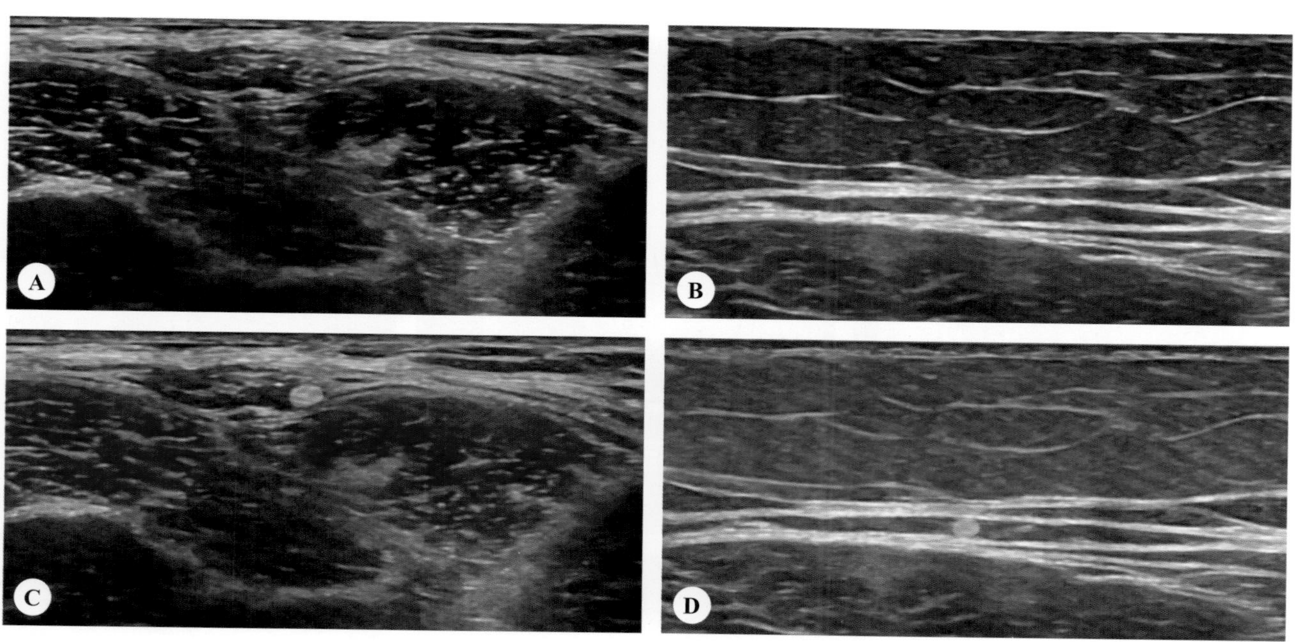

▲ 图 35-13　**LCNT 超声**

A、B. 原始图像。C、D. 有颜色标注的同一图像。黄色，LCNT；红色，阔筋膜张肌和缝匠肌；紫色，皮下组织。C. 髂前上棘正下方的短轴视图。D. 大腿前方的短轴视图。LCNT 通常位于髂前上棘内侧 1～2cm、略深处。LCNT 细小，仅有少量神经束。一旦找到 LCNT，将探头从大腿远端追踪至近端，LCNT 就到皮下了。LCNT. 大腿外侧皮神经

后两个分支（图 35–14）。只有通过追踪，才能确认是要找的 LCNT。LCNT 嵌压时会变粗，并且呈低回声，此时识别起来就容易得多了。事实上，当难以找到 LCNT，通常意味着是正常的。

进行 LCNT 的传导检测时，也有采用超声引导刺激和记录部位的报道；作者认为更容易操作些。然而，结果显示，这种方法仅略好于常规神经传导检测时通过体表标记的方法。

七、病例分析

（一）病例 35–1

【病史和查体】

15 岁血友病女孩，因右侧腹股沟严重疼痛入院。2 周前无明显诱因出现自发性疼痛，并在数小时内逐渐加重。体格检查发现患者呈右髋屈曲、外旋位。右侧膝反射消失。左侧膝反射和双侧踝反射正常。由于疼痛，右下肢的肌力检查非常困难。右小腿肚内侧皮肤感觉减退。其余神经系统检查正常。

【病例小结】

病史是年轻女孩，有血友病史，病程 2 周，突发右侧腹股沟处剧烈疼痛，疼痛在数小时内加剧并持续存在。神经系统检查发现右侧膝反射消失，右小腿肚内侧皮肤感觉减退。右侧髋关节呈屈曲、外旋位。由于疼痛，无法可靠评估右下肢的肌力。

【电生理检测结果 】

在神经传导检测，右侧胫神经和腓神经 CMAP 波幅、远端运动潜伏期和传导速度正常。相应的 F 波也正常。因为严重疼痛，检测受到限制，未行股神经及左侧胫神经和腓神经的运动传导检测。更重要的是须行双侧感觉传导检测，以确定病变部位是在 DRG 远端或近端。腓浅神经和腓肠神经 SNAP 均正常，两侧对称，与预期的神经支配区域感觉正常的表现相符合。右侧隐神经 SNAP 消失，左侧正常。右侧隐神经 SNAP 异常，符合神经系统体格检查到的异常感觉区域，由此也表明已有足够长的时间发生沃勒变性了。此外，隐神经（股神经的感觉分支）SNAP 异常，意味着病变水平在 DRG 或其远端，要么是上腰丛，要么是股神经。

接下来的针电极肌电图检测，右侧股外侧肌、股内收肌和髂肌显示纤颤电位。很显然，股内收肌异常表明病变超出了股神经支配区。股外侧肌未激活出 MUAP。在股内收肌和髂肌，MUAP 形态正常，但有中度募集减少。其余肌肉的肌电图检测正常，包括右侧腓肠肌内侧头、胫骨前肌、趾长伸肌和 L_3～L_5 棘旁肌。综上所述，股神经（股外侧肌、髂肌）和闭孔神经（股内收肌）支配区域发现异常，而棘旁肌正常。

根据隐神经 SNAP 异常，股神经和闭孔神经支配的肌肉肌电图异常，而棘旁肌肌电图正常，现在可以将病变定位在上腰段（L_2～L_4）肌节，即 DRG 或其远端水平、股神经和闭孔神经支配区域。因此，最可能的病变部位是腰丛。

综上所述，得出如下电生理结论。

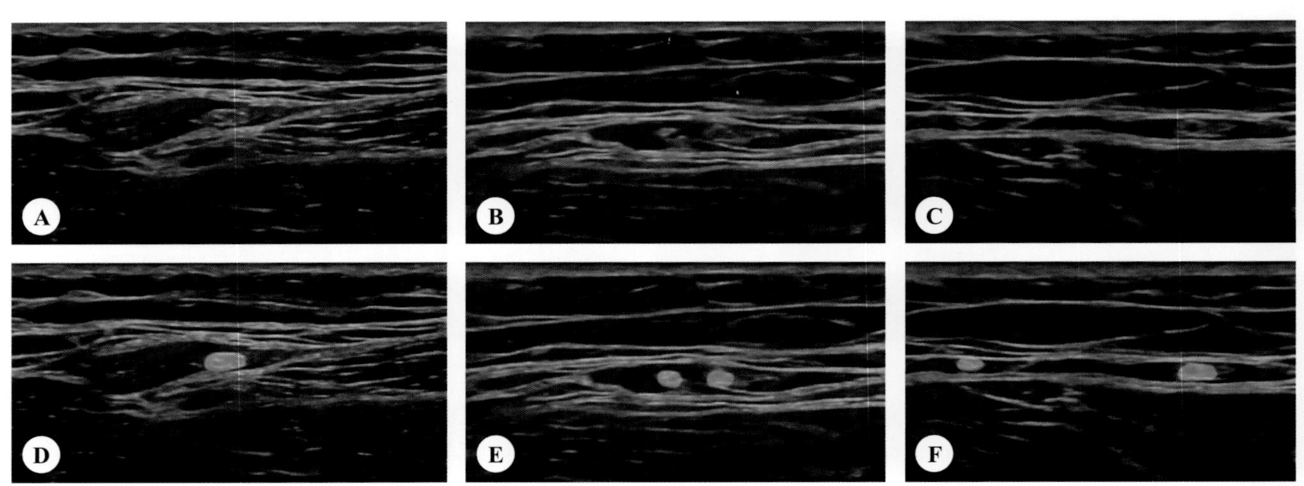

▲ 图 35–14 **LCNT 的分支**

A、B、C. 原始图像。D、E、F. 有颜色标注的同一图像。LCNT 主干及其分支标注为黄色。在某些病例，LCNT 分成前、后两支。D. 走行于大腿近端的 LCNT。E. LCNT 分成两支的起始处，两个分支隔得稍远；F. LCNT 的两个分支隔得更远了。LCNT. 大腿外侧皮神经

病例 35-1　神经传导检测结果*

神　经	刺激部位	记录部位	波幅：运动(mV)；感觉(μV)			潜伏期（ms）			传导速度（m/s）			F 波潜伏期（ms）		
			右　侧	左　侧	正常值	右　侧	左　侧	正常值	右　侧	左　侧	正常值	右　侧	左　侧	正常值
运动传导														
胫神经	踝	踇短展肌	12.0		≥4	5.1		≤5.8				44		≤56
	腘窝	踇短展肌	10.0			13.0			50		≥41			
腓神经	踝	趾短伸肌	7.6		≥2	4.1		≤6.5						≤56
	腓骨头下	趾短伸肌	7.5			11.7			45		≥44	46		
	腘窝外侧	趾短伸肌	7.5			13.3			45		≥44			
感觉传导														
腓神经	小腿肚外侧	外踝	31	33	≥6	3.9	3.8	≤4.4	51	52	≥40			
腓肠神经	小腿	后踝	25	20	≥6	3.7	3.8	≤4.4	54	52	≥40			
隐神经	小腿肚内侧	内踝	NR	7	≥4		4.0	≤4.4		50	≥40			

*. 所有感觉潜伏期均为峰值潜伏期，所有感觉传导速度均采用起始潜伏期计算，F 波潜伏期代表最短 F 波潜伏期

病例 35-1　针电极肌电图检测结果

肌　肉	插入活动	自发电位		自主收缩运动单位动作电位				
		纤颤电位	束颤电位	激　活	募　集	形　态		
						时　限	波幅	多相波比例
右股外侧肌	延长	+2	0	无				
右胫骨前肌	正常	0	0	正常	正常	正常	正常	正常
右股内收肌	延长	+2	0	正常	中度减少	正常	正常	正常
右髂肌	延长	+2	0	正常	中度减少	正常	正常	正常
右腓肠肌内侧头	正常	0	0	正常	正常	正常	正常	正常
右踇长伸肌	正常	0	0	正常	正常	正常	正常	正常
右 L_3 棘旁肌	正常	0	0	正常	正常	正常	正常	正常
右 L_4 棘旁肌	正常	0	0	正常	正常	正常	正常	正常
右 L_5 棘旁肌	正常	0	0	正常	正常	正常	正常	正常

【电生理诊断】

电生理的证据符合右侧腰丛的亚急性病变。

【病例分析与讨论】

通过该病例，提出几个值得讨论的重要问题。

(1) 如何通过这些电生理检测结果判断病变的时程？

隐神经 SNAP 异常，说明已经发生了沃勒变性。纤颤电位、募集减少和 MUAP 形态正常，提示病变是亚急性的。虽然已经有足够长的时间发生沃勒变性和随后的失神经（即纤颤电位、募集减少），但还没有足够时间出现 MUAP 的神经再支配（即没有高波幅、宽时限的 MUAP）。在病变的急性期，预期 SNAP 正常、MUAP 形态正常而募集减少、无纤颤电位；在慢性期，预期 SNAP 异常、MUAP 高波幅、宽时限（神经再支配）且募集减少、伴或不伴有纤颤电位。

(2) 该腰丛神经病患者最可能的病因是什么？

血友病患者出现腹股沟急性疼痛，伴膝反射消失，以及隐神经支配区域的感觉减退，提示腹膜后出血，继而压迫腰丛。电生理检测结果符合腰丛神经的病变，最大可能是继发于血肿压迫。盆腔 CT 扫描证实了该患者存在腰大肌血肿，血肿数月后消退。

（二）病例 35–2

【病史和查体】

67 岁，女性，为进一步评估可能的腰神经根病就诊。有长期、轻度、非胰岛素依赖性糖尿病史。1 个月前，右髋部和股部出现重度牙痛样凿痛，向下放射至小腿。尽管卧床休息了 2 周，但活动时疼痛加重，并且疼痛持续存在。临床诊断为神经根病。随后腰骶椎 MRI 扫描，显示 L_4～L_5 和 L_5～S_1 椎间盘膨出。

体格检查：右侧屈髋、髋内收和伸膝中度无力，右侧股四头肌明显萎缩。踝反射消失，左侧膝反射正常，右侧消失。其余的肌力和反射正常。双侧小腿中部以下及趾尖轻度针刺觉和振动觉减退。

【病例小结】

60 多岁的女性，有非胰岛素依赖性糖尿病史，右侧臀、股部牙痛样重度凿痛 1 个月，向下放射至小腿。活动时疼痛加重，长时间卧床无缓解。神经系统体格检查发现上、下肢远端感觉障碍；双侧踝反射和右侧膝反射消失；右侧股四头肌、髂腰肌和股内收肌中度无力。MRI 扫描显示 L_4～L_5 和 L_5～S_1 椎间盘膨出。

【电生理检测结果】

首先回顾神经传导检测，在双侧胫神经和腓神经，除了传导速度减慢在临界值，运动传导正常。右侧正中神经运动潜伏期轻度延长、CMAP 波幅和传导速度正常。双侧腓浅神经和腓肠神经及右侧尺神经 SNAP 波幅减低，右侧尺神经传导速度轻度减慢。右侧正中神经 SNAP 波幅减低，潜伏期轻度延长，传导速度中度减慢。结合腓浅神经、腓肠神经和尺神经 SNAP 波幅减低，提示多发性周围神经病，这与临床检查相符，可能是继发于糖尿病。正中神经远端运动潜伏期轻度延长，SNAP 波幅减低及传导速度中度减慢，提示叠加存在腕部正中神经病，尽管患者没有腕管综合征的临床表现。

接下来，针电极肌电图检测，在右侧胫骨前肌和腓肠肌内侧头，显示轻度、慢性神经再支配（波幅高、时限长 MUAP），没有活动性失神经；加上神经传导的异常，提示轻度、慢性、远端多发性神经病。

除了以上肌电图异常外，右侧股外侧肌、髂肌和股内收肌（均为近端肌肉）存在重度活动性失神经，MUAP 形态基本正常但募集减少，尽管有一些 MUAP 其参数在临界值（时限略延长、波幅略增高、多相波略多）。存在纤颤电位、MUAP 形态正常而募集减少，标志着是亚急性病程；已经发生失神经，但还未获得神经再支配。值得注意的是，尽管右侧阔筋膜张肌未见活动性失神经，但其 MUAP 募集轻度减少（虽然形态正常）。相反，左侧股外侧肌和胫骨前肌的肌电图正常，提示其亚急性失神经过程局限在右下肢近端 L_2～L_4 节段支配的肌肉。这种不对称的近端重度失神经，结合双侧远端轻度神经再支配，不能归因于轻度慢性远端多发性神经病。

因此，必定还叠加存在主要累及右侧 L_2～L_4 肌节的病变，表现为重度、亚急性失神经。右侧 L_3～S_1 支配的棘旁肌显示活动失神经，表明失神经病变延伸到了近端神经根。此时，欲通过腓浅神经和腓肠神经 SNAP 来评估病变是否也累及上腰丛，就没有什么帮助了，因为腓浅和腓肠神经是来自 L_5 和 S_1 神经根的纤维。虽然通过隐神经 SNAP 的侧间比较，有助于评估腰丛（以及更近端的神经根水平）是否受累，但是，双侧腓浅神经和腓肠神经 SNAP 波幅减低的结果，就已经基本上排除了任何一侧检测出隐神经 SNAP 的可能性。因此，在该病例未进行隐

病例 35-2　神经传导检测结果 *

神　经	刺激部位	记录部位	波幅：运动（mV）；感觉（μV）			潜伏期（ms）			传导速度（m/s）			F 波潜伏期（ms）		
			右　侧	左　侧	正常值	右　侧	左　侧	正常值	右　侧	左　侧	正常值	右　侧	左　侧	正常值
运动传导														
胫神经	踝	跗短展肌	5.4	6.1	≥4	5.8	5.7	≤5.8				57	56	≤56
	腘窝	跗短展肌	4.8	5.4		12.7	12.6		40	40	≥41			
腓神经	踝	趾短伸肌	4.2	5.2	≥2	5.7	5.4	≤6.5				58	55	≤56
	腓骨头下	趾短伸肌	4.0	5.1		8.4	8.2		39	41	≥44			
	腘窝外侧	趾短伸肌	4.0	5.1		11.2	11.0		40	42	≥44			
正中神经	腕	拇短展肌	6.2		≥4	4.5		≤4.4				32		≤31
	肘前窝	拇短展肌	6.1			8.2			54		≥49			
尺神经	腕	小指展肌	7.2		≥6	3.0		≤3.3				31		≤32
	肘下	小指展肌	7.2			6.5			60		≥49			
	肘上	小指展肌	7.2			8.2			60		≥49			
感觉传导														
腓神经	小腿肚外侧	外踝	4	6	≥6	3.8	3.7	≤4.4	44	42	≥40			
腓肠神经	小腿	后踝	2	3	≥6	4.2	4.1	≤4.4	43	41	≥40			
正中神经	腕	示指	13		≥20	3.9		≤3.5	39		≥50			
尺神经	腕	小指	12		≥17	2.9		≤3.1	45		≥50			

*. 所有感觉潜伏期均为峰值潜伏期，所有感觉传导速度均采用起始潜伏期计算，F 波潜伏期代表最短 F 波潜伏期

病例 35-2 针电极肌电图检测结果

肌 肉	插入活动	自发电位		自主收缩运动单位动作电位				
		纤颤电位	束颤电位	激 活	募 集	形态：时 限	形态：波 幅	形态：多相波比例
右胫骨前肌	正常	0	0	正常	轻度减少	+1	+1	+1
右腓肠肌内侧头	正常	0	0	正常	轻度减少	+1	正常	正常
右股外侧肌	延长	+3	0	正常	轻度减少	正常 /+1	正常 /+1	+1
右股内收肌	延长	+2	0	正常	轻度减少	正常 /+1	正常 /+1	+1
右髂肌	延长	+2	0	正常	轻度减少	正常 /+1	正常 +1	正常 /+1
右阔筋膜张肌	正常	0	0	正常	轻度减少	正常	正常	正常
右 S_1 棘旁肌	延长	+1	0	正常	正常	正常	正常	正常
右 L_5 棘旁肌	延长	+1	0	正常	正常	正常	正常	正常
右 L_4 棘旁肌	延长	+1	0	正常	正常	正常	正常	正常
右 L_3 棘旁肌	延长	+1	0	正常	正常	正常	正常	正常
左股外侧肌	正常	0	0	正常	正常	正常	正常	正常
左胫骨前肌	正常	0	0	正常	正常	正常	正常	正常
右拇短展肌	延长	0	0	正常	轻度减少	正常 /+1	正常 /+1	正常 /+1
右肱二头肌	正常	0	0	正常	正常	正常	正常	正常

神经的感觉传导检测。无论如何，在该患者，右侧臀部和腿部严重疼痛 1 个月的病史，伴 L_2～L_4 支配肌肉的中度无力，并且右膝反射消失，卧床休息无改善，这些临床所见，还有上述的电生理检测结果，就是糖尿病肌萎缩的典型表现。

在右上肢，拇短展肌显示轻度神经再支配，而肱二头肌正常，这都符合 NCS 显示的轻度远端多发性神经病以及腕部正中神经病。

总之，双下肢以及一侧上肢的远端慢性病变，符合广泛的感觉运动性周围神经病。除了周围神经病，还叠加存在累及右侧 L_2～L_4 肌节、并延伸到近端神经根的失神经。另外，还叠加存在在无症状性的右侧腕部正中神经病。

综上所述，得出如下电生理结论。

【电生理诊断】

电生理证据符合慢性、广泛性感觉运动性周围神经病。除此之外，还叠加存在累及右侧 L_2～L_4 肌节、并延伸到近端神经根的亚急性失神经的电生理证据。还叠加存在临床上、无症状性、右侧腕部正中神经病的电生理证据。

【病例分析与讨论】

通过该病例，提出几个值得讨论的重要问题。

(1) 最可能的临床诊断是什么？

最可能的临床诊断是广泛性感觉运动性周围神经病（很可能继发于糖尿病），叠加糖尿病肌萎缩。病理上，像该病例这样，糖尿病肌萎缩实际上是累及上腰肌节的神经根神经丛病。这个病例还说明，当患者同时存在周围神经病和神经根病时，通过电生理检测，是不可能明确显示出神经丛成分的。

(2) 是否建议进行椎板切除术？

回顾腰骶椎 MRI 显示 L_4～L_5 和 L_5～S_1 两个节段有轻度中央型椎间盘膨出，未损及硬膜囊或神经根出口。因此，不存在可以解释患者症状的结构性病变。这种情况在糖尿病患者中并不少见，神经系统体格检查和电生理检测提示有腰神经根病，但找不到结构性病变的证据。在这种情况，应该认真考虑糖尿病肌萎缩的诊断。在该病例，没有手术指征。

(3) 这个患者是否有腕管综合征？

根据神经传导所见，该患者存在腕部正中神经病。但是，患者没有出现与电生理结果相关的症状，因此无法做出腕管综合征的临床诊断。基于此，不建议对其正中神经病进行治疗。

（三）病例 35–3

【病史和查体】

36 岁，女性，因产后出现持续的足下垂就诊。6 周前因妊娠 41 周处于临产状态入院。分娩开始 1h 后，尽管宫颈完全打开，但产程没有进一步进展。出现了持续的晚期胎儿减速，而且由于患者身材矮小（高 1.52m），考虑是头盆不称。通过剖宫产分娩一个女婴，Apgar 评分正常。

产后第 1 天，患者诉右足麻木和无力，不伴疼痛。完全性右足下垂。右小腿肚和足外侧针刺感。会诊后，诊断为右侧腓骨颈处腓神经病，可能继发于麻醉和卧床休息。随后的 6 周，症状仅轻微改善。

6 周后就诊时，神经系统检查显示完全性右足下垂，肌力显示，足和踇趾背屈（1/5）、足外翻（1/5）、足内翻（2/5）、髋外展（4–/5）、髋伸展（4+/5）、髋内旋（3/5）、屈膝（4/5）；屈髋和伸膝正常。右小腿肚外侧及足背和足底感觉减退。膝反射和踝反射正常，两侧对称。其余部位的肌力和感觉完全正常。

【病例小结】

病史是一位女性出现难产，产程受阻后剖宫产分娩，产后 1 天出现明显足下垂。足下垂持续了 6 周。神经系统检查发现，腓神经支配的肌肉（足背屈、趾背屈、足外翻）重度无力，胫神经支配的肌肉（足内翻）中、重度无力，臀神经支配的肌肉（髋伸展、内旋）轻到中度的无力；股神经支配的肌肉（屈髋、伸膝）肌力正常。小腿肚外侧、足背和足底有感觉改变。反射正常、双侧对称。

【电生理检测结果】

在神经传导检测，两侧胫神经和腓神经运动传导及 F 波正常。与左侧相比，右侧趾短展肌记录的腓神经 CAMP 波幅较低，但没有发现跨腓骨颈传导阻滞或局部传导减慢的证据。需要注意的是，若神经功能缺损仅限于腓神经支配的肌肉，则腓神经传导检测需要在胫骨前肌记录，需寻找跨腓骨颈（腓骨头）传导阻滞或局灶性减慢的证据，因为若只在趾短展肌记录，可能会漏掉这种情况（见第 25 章）。右侧腓浅神经 SNAP 消失，但腓肠神经 SNAP 正常，并且与左侧比较无差异。左侧腓浅神经 SNAP 正常。

在针电极肌电图检测，腓、胫和臀神经支配的数块肌肉中发现大量纤颤电位；MUAP 形态基本正常而募集减少，尽管一些 MUAP 呈临界范围的时限延长和多位相。有腓神经成分的肌肉受累最严重，包括股二头肌短头。在足下垂患者，检测股二头肌短头至关重要，因为股二头肌短头是腓骨颈近端唯一有腓神经成分的肌肉；因此，腓骨颈水平的腓神经病变，股二头肌短头是正常的。值得注意的是，腓肠肌内侧头和腰骶段棘旁肌是正常的。

腓肠神经 SNAP 正常以及腓肠肌内侧头针电极肌电图正常，提示 S_1 的神经纤维完好无损。虽然 S_1 的纤维相对正常，但腓浅神经 SNAP（L_4～L_5）异常。结合上述结果，加上腓、胫和臀神经支配的肌肉其针电极肌电图异常，而棘旁肌正常，病变水平似乎限于 DRG 或其远端的 L_4～L_5 纤维，跨越了多条不同的周围神经的范围。这样，病可以定位在右侧腰骶干。出现纤颤电位伴 MUAP 形态基本正常而募集减少，意味着病变呈亚急性，因为仅有活动性失神经，还未获得神经再支配。

综上所述，得出如下电生理结论。

【电生理诊断】

电生理证据符合右侧腰骶干亚急性病变。

【病例分析与讨论】

通过该病例，提出几个值得讨论的重要问题。

(1) 最可能的临床诊断是什么？

病史、临床检查和电生理所见，均符合产后腰骶神经丛病。临床和电生理检测均显示腓神经纤维受累最严重。在产后下肢无力的患者，最初被认为是腓骨颈处腓神经受压而引起足下垂，并不少见。但是，经过仔细的神经系统检查和电生理评估，可发现范围更广泛的病变。神经损伤的机制，被认为是胎儿头部压迫骨盆，导致腰骶神经干受压。在该患者，1 年后随访，结果正常。

(2) 如何鉴别腰骶干与腰骶丛的病变？

在该病例，临床和电生理检测都提示 L_4～L_5 节段的病变，而更高的腰段和 S_1～S_2 节段未受累。因此，腓肠神经 SNAP 正常，腓肠肌内侧头和髂腰肌针电极肌电图也正常；而腓浅神经 SNAP 消失，并且在 L_4～L_5 肌节但跨越了不同周围神经支配的一些肌肉其肌电图异常。这就可以将病变更具体地定位

病例 35-3　神经传导检测结果 *

神　经	刺激部位	记录部位	波幅：运动(mV)；感觉(μV)			潜伏期(ms)			传导速度(m/s)			F 波潜伏期(ms)		
			右　侧	左　侧	正常值	右　侧	左　侧	正常值	右　侧	左　侧	正常值	右　侧	左　侧	正常值
运动传导														
胫神经	踝	踇短展肌	8.4	9.3	≥4	5.0	4.8	≤5.8				53	52	≤56
	腘窝	踇短展肌	7.6	9.0		11.5	11.0		45	47	≥41			
腓神经	踝	趾短伸肌	3.6	6.6	≥2	4.8	4.6	≤6.5				52	50	≤56
	腓小头下	趾短伸肌	3.5	6.4		9.7	9.4		48	49	≥44			
	腘窝外侧	趾短伸肌	3.5	6.3		11.8	11.4		50	50	≥44			
感觉传导														
腓神经	小腿肚外侧	外踝	NR	21	≥6		4.1	≤4.4		47	≥40			
腓肠神经	小腿	后踝	14	15	≥6	3.9	4.0	≤4.4	50	48	≥40			

*. 所有感觉潜伏期均为峰值潜伏期，所有感觉传导速度均采用起始潜伏期计算，F 波潜伏期代表最短 F 波潜伏期

病例 35-3　针电极肌电图检测结果

肌　肉	插入活动	自发电位		自主收缩运动单位动作电位				
		纤颤电位	束颤电位	激　活	募　集	形　态		
						时　限	波　幅	多相波比例
右踇长伸肌	延长	+3	0	正常	中度减少	正常	正常	+1
右胫骨前肌	延长	+2	0	正常	中度减少	正常 /+1	正常	正常 /+1
右腓骨长肌	延长	+2	0	正常	中度减少	正常	正常	正常 /+1
右胫骨后肌	延长	+2	0	正常	轻度减少	正常	正常	正常
右腓肠肌内侧头	正常	0	0	正常	正常	正常	正常	正常
右股二头肌短头	延长	+1	0	正常	轻度减少	正常	正常	正常
右股外侧肌	正常	0	0	正常	正常	正常	正常	正常
右髂肌	正常	0	0	正常	正常	正常	正常	正常
右阔筋膜张肌	延长	+2	0	正常	中度减少	正常	正常	+1
右臀大肌	延长	+1	0	正常	轻度减少	正常	正常	正常 /+1
右 S_1 棘旁肌	正常	0	0	正常	正常	正常	正常	正常
右 L_5 棘旁肌	正常	0	0	正常	正常	正常	正常	正常
右 L_4 棘旁肌	正常	0	0	正常	正常	正常	正常	正常

在腰骶干；腰骶干在骨盆出口下方汇入骶丛，推测是受压部位下方。L_1～L_3 神经根和骶神经根，都不参与腰骶神经干的组成。

(3) 能否完全除外 L_5 神经根病？

遗憾的是，答案是否定的，不能完全除外。在 DRG 近端的病变，SNAP 几乎总是正常。唯一的例外是 L_5 神经根病（尽管这种情况极少见）——表现为腓浅神经 SNAP 异常，并且不常见（见第 32 章）。该患者棘旁肌无异常，支持腰骶神经丛病的诊断。然而，在神经根病，棘旁肌也并非总是异常的。因此，在该患者，即使临床上是典型的产后腰骶神经丛病（具体来说是腰骶干的病变），电生理所见也是典型的，但最好还是在电生理报告中附加说明“通过本次的电生理检测，不能完全排除不寻常的同时损害 L_5 水平 DRG 的 L_5 神经根病（尽管可能性很小）”。

第 36 章　坐骨神经病
Sciatic Neuropathy

朱　丹　译　　卢祖能　校

坐骨神经病在肌电图室中并不常见。当出现时，患者的表现通常与腓神经病相似。事实上，坐骨神经病早期引起的足下垂，临床上很难或不能与腓骨颈（或胫骨头）处腓神经病引起的足下垂相鉴别。通常要通过肌电图检测来鉴别。坐骨神经病的肌电图表现有重要诊断意义，因为鉴别诊断方面明显不同于其他周围神经嵌压综合征。在穿通伤所致的坐骨神经病，神经肌肉超声评估神经的连续性最有价值。神经肌肉超声有助于评估坐骨神经，另一种非常少见的情况是寻找直接累及神经的肿瘤。

一、解剖

坐骨神经源于 L_4～S_3 神经根，其神经纤维最终成为胫神经和腓总神经。坐骨神经通过梨状肌下方的坐骨切迹（坐骨大孔）离开骨盆，与腰骶丛的其他分支（臀下神经、臀上神经、股后侧皮神经）并行。在有些个体，最终成为腓总神经的纤维，穿梨状肌后并入坐骨神经。坐骨神经被臀大肌覆盖，在髋关节内后方、坐骨结节与股骨大转子之间走行（图 36–1）。屈膝肌群［包括内侧腘绳肌（半膜肌、半腱肌）和外侧腘绳肌（股二头肌长头和短头）］及大收肌外侧部，由坐骨神经支配。

坐骨神经之内最终形成腓总神经的纤维，与在远端形成胫神经的纤维往往是各自独立的。坐骨神经的腓神经分支在胫神经分支的外侧。这两个分支在股中部形成各自的神经。坐骨神经支配的股部的所有肌肉，除了股二头肌短头源于腓神经分支外，其余都源于坐骨神经的胫神经分支。本质上，股二头肌短头是腓骨颈上方唯一受腓神经支配的肌肉；肌电图评估腓神经麻痹、坐骨神经病和其他更近端的病变时，这块肌肉具有特殊的重要性。坐骨神经终止于腓总神经和胫神经，由此，提供膝以下所有运动和感觉的神经支配，小腿肚内侧和足内侧缘（隐神经感觉区）的感觉除外。

二、临床

创伤、注射、梗死或压迫引起的坐骨神经病，呈急性。除此以外，大多数坐骨神经病呈进行性、亚急性。在完全性坐骨神经病患者，表现为：①屈膝及踝和足趾的所有活动瘫痪；②一些区域感觉消失（图 36–2），包括膝外侧（膝外侧皮神经）、小腿肚外侧（腓浅神经）、足背（腓浅神经）、蹈趾蹼（腓深神经）、小腿后方和足外侧（腓肠神经）和足底（胫神经远端）；③股近端可能感觉到疼痛，并向后外侧放射到小腿，但通常不影响背部；④踝反射减弱或消失。

上述的这种完全性功能缺损，仅见于重度或晚期的坐骨神经病。最初，临床表现通常与腓神经病相似。人们早已认识到，在大多数坐骨神经病，腓神经纤维先受累。因此，在坐骨神经病患者，表现为足下垂以及足背和小腿肚外侧感觉障碍并不少见。事实上，早期坐骨神经病，几乎不可能从临床上与腓骨颈处的腓神经病相鉴别（表 36–1）。

体格检查时，必须注意那些不是腓神经支配的肌肉，特别是踝内翻（胫骨后肌 – 胫神经）、趾屈（趾长屈肌 – 胫神经）和屈膝（腘绳肌 – 坐骨神经）。在足下垂患者，伴有任何上述这些肌肉的无力，都表明是腓神经之外的功能障碍。同样，感觉检查中，膝外侧、足外侧或足底的任何感觉障碍，提示是坐骨神经或胫神经或更近端的病变。在孤立性坐骨神经病，肚内侧和足内侧缘（隐神经）以及股后方（股后侧皮神经）的感觉不受累。在足下垂患者，伴有上述任何区域的感觉障碍，提示病变范围更广泛，要么是腰骶丛的病变，要么是更近端的病变。

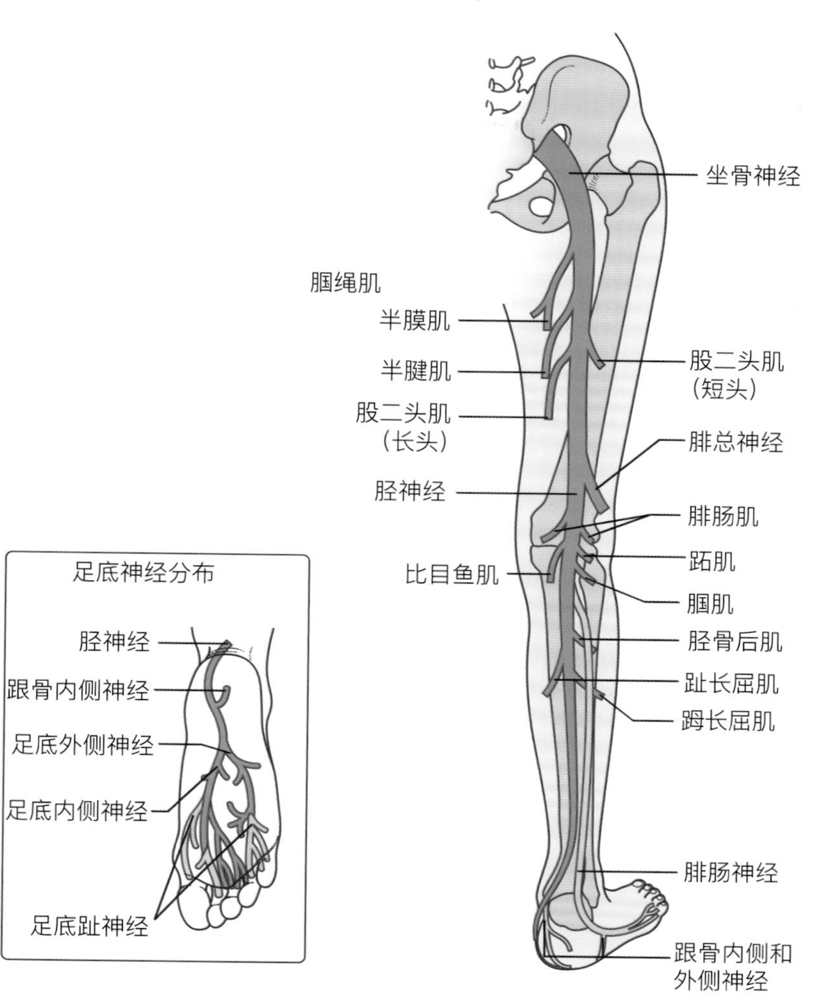

◀ **图 36-1 坐骨神经解剖**

经许可转载，引自 Haymaker W, Woodhall B. *Peripheral Nerve Injuries*. Philadelphia, PA: WB Saunders; 1953.

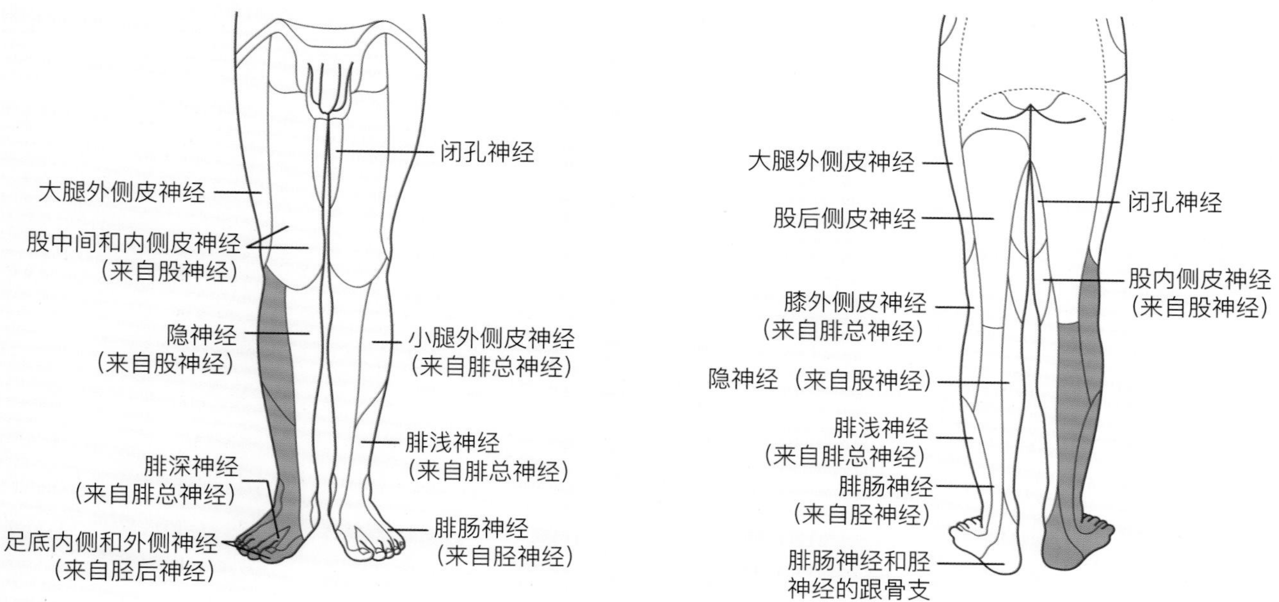

▲ **图 36-2 坐骨神经病感觉缺失区（绿色）**

经许可转载，改编自 Haymaker W, Woodhall B. *Peripheral Nerve Injuries*. Philadelphia, PA: WB Saunders; 1953.

重要的是要记住，足下垂伴小腿外侧和足背感觉障碍，不仅坐骨神经病和腓神经病可引起，也可能见于腰骶神经丛病、神经根病（特别是 L_5），甚至是中枢病变，如额部脑膜瘤或大脑前动脉梗死。

三、病因

坐骨神经病非常少见，相关的鉴别诊断有限（框 36–1）。由于坐骨神经走行于髋关节后方，因此，坐骨神经病变最常见于髋关节或股骨骨折后（尤其是后脱位），或者作为后续手术修复骨折的并发症（这是由于退缩或牵拉，以及甲基丙烯酸甲酯骨水泥形成刺突，数月至数年后侵蚀神经）。

另一种常见原因是肿瘤（神经纤维瘤、神经鞘瘤、神经纤维肉瘤、脂肪瘤和淋巴瘤）。对累及坐骨神经的肿瘤，CT 或 MRI 扫描可以清晰成像，显示占位性病变（图 36–3）。寻找直接累及神经的肿瘤时，神经肌肉超声也有助于评估坐骨神经。

其他罕见的占位性病变，也可累及坐骨神经。腘窝内增大的腘窝囊肿可能压迫坐骨神经远端，因为坐骨神经在此分支为胫神经和腓总神经。一些不寻常的血管异常，包括臀下动脉瘤、髂动脉瘤或靠近梨状肌的遗存坐骨动脉和动静脉畸形，都可能导致坐骨神经病。

坐骨神经损害可由外伤或穿透性损伤引起，如

表 36–1 疑似坐骨神经病的临床鉴别因素

	腓深神经	腓总神经	坐骨神经	腰骶神经	L_5 神经根
无力					
足背屈	×	×	×	×	×
足外翻		×	×	×	×
足内翻			×	×	×
屈膝			×	×	×
臀肌				×	×
跟腱反射减弱			×[a]	×[a]	×[a]
感觉缺失					
蹈趾蹼	×	×	×	×	×
足背		×	×	×	×
小腿外侧		×	×	×	×
膝外侧			×	×	×
足底			×[a]	×[a]	×[a]
股后方				×[a]	×[a]
疼痛					
腓骨颈 Tinel 征	×	×			
髋部和股部疼痛			×	×	×
背部疼痛					×
直腿抬高试验阳性					×

×. 可能出现

a. 病变也累及 S_1 纤维时可能出现

枪伤和刀伤。制动和外部压迫也可并发坐骨神经病，如麻醉、昏迷或醉酒。臀肌注射定位错误，可引起坐骨神经医源性损伤，特别是较瘦的患者。此外，住院患者中，对腘窝神经阻滞所致坐骨神经病的认识越来越多；腘窝神经阻滞常用于各种下肢外科手术。

在多发性单神经炎综合征（见第 29 章），可能累及坐骨神经。例如，血管炎性神经病通常导致股近端的坐骨神经梗死，这是神经缺血的分水岭区域。通常急性起病，以显著的疼痛开始。对于多发性单神经炎综合征，除非出现其他神经的病变，否则很难或不能识别。

框 36–1　坐骨神经病的病因

髋（臀）区
- 髋关节置换术（退缩、拉伸、甲基丙烯酸甲酯骨水泥）
- 髋关节脱位 / 骨折
- 急性，外部压迫（昏迷、麻醉、药物过量、久坐）
- 臀筋膜隔室综合征
- 臀肌挫伤
- 臀肌注射
- 梨状肌综合征

股区
- 股骨骨折
- 急性，外部压迫
- 股后筋膜隔室综合征
- 嵌压（肌筋膜束带）
- 撕裂
- 腘窝囊肿
- 腘窝神经阻滞

髋或股区
- 枪伤
- 神经梗死
  - 血管炎
  - 动脉血栓形成
  - 动脉搭桥手术
  - 糖尿病
  - 放疗后
- 占位性病变
  - 良性肿瘤
  - 恶性肿瘤 / 淋巴瘤
  - 子宫内膜异位症
  - 动脉瘤
  - 动静脉畸形
  - 遗存坐骨动脉
  - 骨化性肌炎
  - 脓肿

改编自 Yuen EC, So YT. Sciatic neuropathy. *Neurol Clin.* 1999; 17: 617–631.

梨状肌综合征

离开骨盆时，坐骨神经走行于梨状肌下方或穿过梨状肌（图 36–4）。梨状肌起自骶骨、坐骨切迹和骶结节韧带，穿坐骨大孔止于股骨大转子。梨状肌的主要作用是向外旋转髋关节。髋关节处于屈曲位时，梨状肌也起部分髋关节外展的作用。理论上，梨状肌肥大可以压迫坐骨神经（梨状肌综合征），类似于旋前圆肌综合征中旋前圆肌压迫正中神经。过去，许多“坐骨神经痛”的病例，被归因于梨状肌综合征。然而，大多数（即便不是全部）坐骨神经痛是腰骶神经根病所致，而不是梨状肌综合征引起的坐骨神经病。许多人认为，梨状肌综合征本身存在争议。一些病例报道中，几乎没有符合梨状肌综合征确诊标准的，包括：①临床表现为坐骨神经病；②有坐骨神经病的电生理证据；③手术探查显示肥大的梨状肌内坐骨神经嵌压；④手术减压后继而改善。

临床上，患者出现以下情况时，应怀疑为梨状肌综合征：①坐着比站着疼痛更重；②髋关节屈曲、内收和内旋时症状加重；③外伤史或不寻常的身体习性（尤其是非常瘦）；④臀中部压痛，可产生疼痛和感觉异常。

据报道，一些体格检查手法有助于疑似梨状肌综合征的诊断。以下手法中，梨状肌要么被拉伸，要么随意收缩。疼痛从臀部沿坐骨神经向下，但无任何背部疼痛，即认为符合梨状肌综合征。这些手

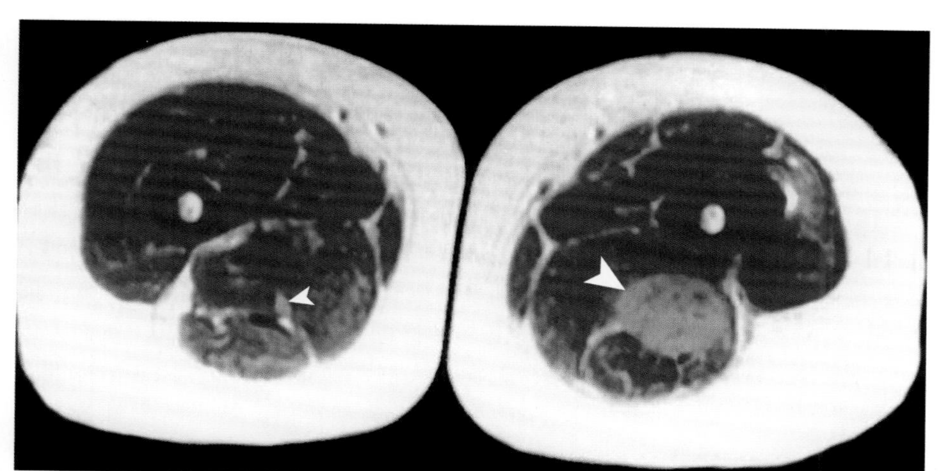

◀ **图 36–3　坐骨神经的占位性病变**

该患者表现为数月来缓慢进展、疼痛性坐骨神经病。股中部轴位 MRI 扫描，显示左侧坐骨神经区有一个巨大占位性病变（大箭头）。对侧可见正常的坐骨神经（小箭头）。活检显示大细胞淋巴瘤浸润并压迫坐骨神经（改编自 Preston DC, Shapiro BE. Lymphoma of the sciatic nerve. *J Clin Neuromuscul Dis.* 2001;2:227–228.）

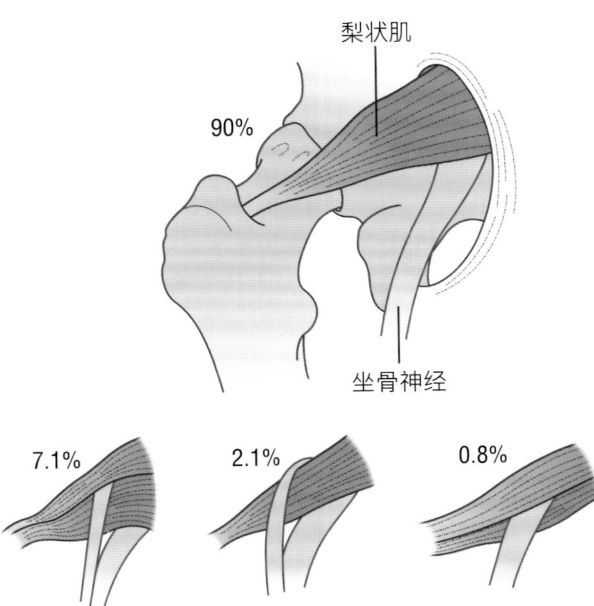

▲ 图 36-4　坐骨神经与梨状肌的解剖关系

离开骨盆时，坐骨神经通常走行于梨状肌下面。然而，常常存在一些不太常见的解剖变异。坐骨神经与梨状肌靠得很近，理论上，存在嵌压的风险（改编自 Beaton LE, Anson BJ. The sciatic nerve and the piriformis muscle: their interrelation as possible cause of coccygodynia. *J Bone J Surg*. 1938;20:686–688.）

法如下。

- Freiberg 手法：患者仰卧，检查者用力内旋转小腿，拉伸梨状肌。
- Pace 手法：坐位，患者抵抗阻力外展髋关节，激活（即随意收缩）梨状肌。
- Beatty 手法：侧卧位，患者外展髋关节，激活梨状肌。
- FAIR（屈曲、内收、内旋）手法：即几个英文单词的首字母缩写（flexion，adduction，internal rotation）。患者仰卧，检查者被动屈曲、内收、内旋髋关节，拉伸梨状肌。据报道，该操作在梨状肌综合征的电生理检测中也有其价值。

四、电生理评估

在可能的坐骨神经病，电生理在评估中起关键作用。电生理方法与临床方法相似：评估并排除相似于坐骨神经病的病变，包括腓骨颈腓神经麻痹、腰骶神经丛病和腰骶神经根病（表 36-2）。

（一）神经传导检测

1. 常规检测

坐骨神经病的传导检测其目标是明确的（框 36-2）。应进行双侧腓神经和胫神经运动传导检测，分别在趾短伸肌和踇短展肌记录。对于腓神经运动传导检测，必须仔细注意，以寻找腓骨颈处腓神经麻痹的证据（局灶性减慢或传导阻滞）。为此，腓神经运动传导检测时，除了常规在趾短伸肌记录之外，最好也在胫骨前肌记录。在有轴突丧失的坐骨神经病，症状侧腓神经或胫神经的复合肌肉动作电位（compound muscle action potential，CMAP）波幅可能低于正常值；但更重要的是，与对侧无症状的小腿相比减低。腓神经纤维常常比胫神经纤维更容易受累。若最快传导轴突丧失，则远端运动潜伏期可能略有延长，传导速度可能有所减慢，但其传导减慢绝不会达到脱髓鞘的标准。

应进行双侧腓神经和胫神经 F 波和 H 反射检测。在坐骨神经病，患侧 F 波反应可能比对侧延长；患侧 H 反射可能潜伏期延长或难以引出。迟发反应异常提示受检神经行程的某处发生了病变，但 F 波或 H 反射延迟或消失对于区分坐骨神经病、腰骶神经丛病或神经根病无帮助。只有当远端传导正常时，H 反射和 F 波异常才能提示近端病变。

同样，必须进行双侧腓肠神经和腓浅神经的感觉传导检测，以便侧间比较。在坐骨神经病，预期腓肠神经和腓浅神经的感觉神经动作电位（sensory nerve action potential，SNAP）是异常的，这反映了腓神经和胫神经的功能障碍。然而，如前所述，腓神经纤维往往更常受累。

2. 疑似梨状肌综合征的特殊检测

临床诊断为梨状肌综合征的患者，常规神经传导和针电极肌电图通常是正常的。改良 H 反射检测，被认为有其价值。据报道，在梨状肌综合征，与正常解剖体位相比，屈曲、内收和内旋髋关节（FAIR 测试）时的 H 反射潜伏期延长（图 36-5）。这个姿势可拉伸梨状肌，理论上，可能会对坐骨神经造成挤压。

根据一项最大规模的研究报道，在 88 名正常人，FAIR 体位的 H 反射潜伏期平均值，比正常解剖位体位延长 0.01ms，标准差 0.62ms（图 36-6）。在临床标准提示是梨状肌综合征的患者，FAIR 体位时 H 反射潜伏期平均延长 3.39ms，相当于比正常人群的平均值高出 5.45 倍标准差（$3.39 \div 0.62$）。然而，该研究中，无症状人群并非正态分布。以 3 倍标准差（1.86，即 3×0.62）为截止值，结果特异性为 83%（即 17% 的正常对照人群会被误认为是异常）。此外，

表 36-2 坐骨神经病：肌电图和神经传导检测异常对病变的定位

	腓深神经	腓总神经	坐骨神经	腰骶丛	L_5 神经根
针电极肌电图检测结果					
胫骨前肌	×	×	×	×	×
跗长伸肌	×	×	×	×	×
腓骨长肌		×	×	×	×
胫骨后肌			×	×	×
趾长屈肌			×	×	×
股二头肌短头			×	×	×
臀中肌				×	×
阔筋膜张肌				×	×
棘旁肌					×
神经传导检测结果					
腓神经 SNAP 异常（若为轴突性）		×	×	×	
腓肠神经 SNAP 异常（若为轴突性）			×	×	
腓神经 CMAP 波幅减低（若为轴突性）	×	×	×	×	×
胫神经 CMAP 波幅减低（若为轴突性）			×[a]	×[a]	×[a]
H 反射异常			×[a]	×[a]	×[a]
腓骨颈处传导减慢 / 传导阻滞（若脱髓鞘）	×	×			

×. 可能异常；CMAP. 复合肌肉动作电位；SNAP. 感觉神经动作电位
a. 病变也累及 S_1 纤维时可能出现

患者组的无症状侧肢体也常常显示 H 反射异常，尽管不如症状侧肢体明显。

本章作者对 FAIR 测试几乎没有什么经验。其他所谓的动态神经传导检测，通常也不能增加嵌压性神经病的异常检出率（例如，在腕管综合征患者，屈腕时进行正中神经传导检测）；但这并非总是如此。此外，众所周知，H 反射受多种因素影响，包括身体因素，特别是头部位置。因为 H 反射的回路通过脊髓，脊髓以上节段的许多易化性和抑制性输入会影响 H 反射。例如，通常采用 Jendrassik 操作（加强法）使前角细胞处于“做好准备”的状态，由此，在肌电图室用于诱发 H 反射。头部姿势可改变 H 反射，可能的机制是通过激活前庭脊髓束。关键要点如下：当FAIR测试用于疑似梨状肌综合征的患者时，要确保其他变量保持不变，特别是头部和身体的位置；须记住，考虑到正常值的分布，可能出现假阳性结果。

（二）针电极肌电图

完成神经传导检测后，然后是针电极肌电图检测，目的是进行病变的进一步定位，并评估病变程度（框 36-3）。首先，应检测腓深神经和腓浅神经支配的肌肉（如胫骨前肌、跗长伸肌、腓骨长肌）。这些肌肉的异常，可见于腓神经、坐骨神经、腰骶神经丛或 L_5～S_1 神经根的病变。其次，检测胫神经支配的小腿的肌肉，包括腓肠肌内侧头，特别是胫骨后肌或趾长屈肌。若发现腓神经支配肌以外的其他肌肉异常，则可排除孤立性的腓神经病。此时，鉴别诊断就涉及胫、腓神经的病变，并且要与坐骨神经病、腰骶丛病或 L_5～S_1 神经根病进行比较地鉴别。

接下来，需要检测腘绳肌。股二头肌短头很重要，是唯一在腓骨颈以上水平源于坐骨神经的腓神经分支支配的肌肉。股二头肌短头很容易检测到，即膝外侧上方四指宽，紧挨股二头肌长头肌腱内侧。股二头肌短头的异常，可排除腓骨颈处孤立性腓神经病，提示是更近端的病变。检测完腘绳肌后，还应检测臀肌，包括臀下神经支配的臀大肌，以及臀上神经支配的臀中肌或阔筋膜张肌；若发现异常，则排除了孤立性坐骨神经病。此时，鉴别诊断就仅限于腰骶神经丛或 L_5～S_1 神经根的病变。随后，必须检测 L_5 和 S_1 棘旁肌，以寻找神经根或其近端水平的异常。最后，若针电极肌电图检测的肌肉异常在临界或不明确，必须与对侧进行比较。

框 36-2 坐骨神经病：推荐的神经传导检测方案

常规检测

- 须进行胫神经运动传导检测，踇短展肌记录，在内踝和腘窝刺激；须双侧检测
- 须进行腓神经运动传导检测，趾短伸肌记录，在踝、腓骨颈下方和腘窝外侧刺激；须双侧检测。对于单纯足下垂且临床表现仅限于腓神经分布区的患者，应在胫骨前肌记录，在腓骨颈下和腘窝外侧刺激，以提高腓骨颈处传导阻滞或局灶性传导速度减慢的检出率
- 须进行腓肠神经感觉传导检测，在小腿肚后外侧刺激，踝后记录；须双侧检测
- 须进行腓浅神经感觉传导检测，在小腿肚外侧刺激，外踝记录；须双侧检测
- 须进行胫神经和腓神经 F 波检测；须双侧检测
- 须进行 H 反射；须双侧检测

特殊考虑

- 对于疑似梨状肌综合征的患者，必须考虑正常解剖体位与髋关节 FAIR（即屈曲、内收、内旋）体位 H 反射潜伏期的比较

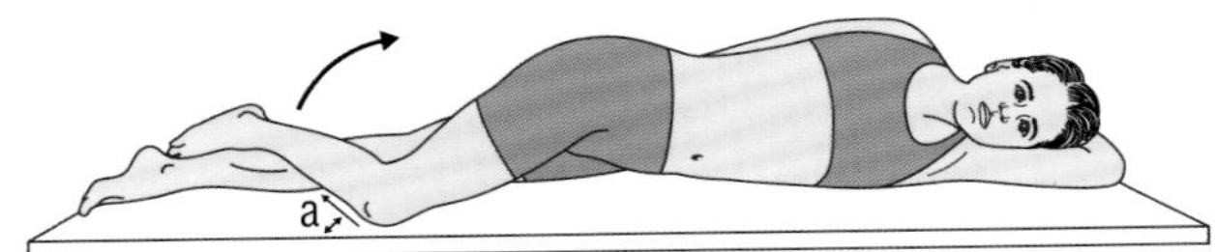

▲ 图 36-5 屈曲、内收和内旋（FAIR）

患者侧卧位，屈髋、屈膝，两侧髋臼的连线须与地面呈垂直方向，以膝关节为支撑点，地面与小腿之间的夹角（a）应为 20°～35°，检查者最大限度地内收和内旋髋关节，同时使胫骨被动向上外侧活动（引自 Fishman LM, Zybert PA. Electrophysiological evidence of piriformis syndrome. *Arch Phys Med Rehabil.* 1992;73:359–364.）

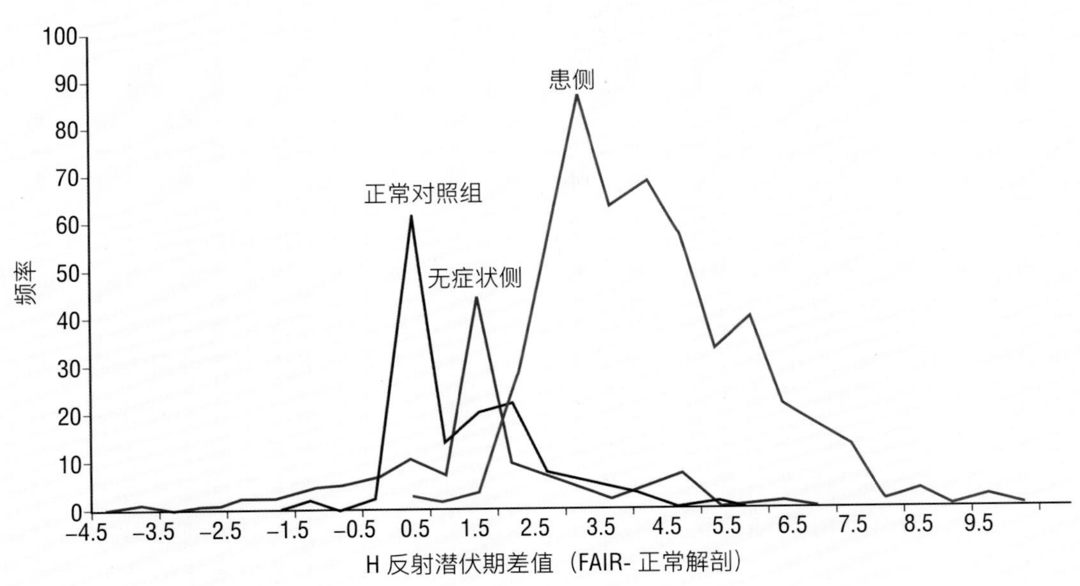

▲ 图 36-6 屈曲、内收和内旋（FAIR）体位与正常解剖体位之间 H 反射潜伏期差值

在梨状肌综合征患者（临床诊断）患侧、无症状侧及正常人，比较了 FAIR 体位与正常解剖位体位之间的 H 反射潜伏期差异（引自 Fishman LM, Dombi GW, Michaelsen C, et al. Piriformis syndrome: diagnosis, treatment, and outcome—a 10-year study. *Arch Phys Med Rehabil*. 2002;83;295–301.）

需要强调的是，针电极肌电图检测对病变的定位，只能到所检测的最近端的异常肌肉或其近端水平。例如，检测腘绳肌时，若半腱肌异常而半膜肌正常，可能会认为坐骨神经的病变在这两个部位之间。然而，情况并非那么简单。从各种嵌压性神经病的评估中就很清楚地知道，支配某些肌肉的神经束先受累，而其他神经束则正常。因此，前面的例子中，病变甚至可能在神经根水平，而支配半膜肌的神经束可以不受累。由此可见，针电极肌电图只能将病变定位在最近端受累肌肉或其近端水平。

框 36-3　坐骨神经病：建议的肌电图检测方案

常规肌肉

- 须检测至少两块腓神经支配的肌肉（胫骨前肌、踇长伸肌、腓骨长肌）
- 须检测至少两块胫神经支配的肌肉（腓肠肌内侧、胫骨后肌、趾长屈肌）
- 须检测股二头肌短头和长头
- 须检测至少一块臀上神经支配的肌肉（臀中肌、阔筋膜张肌）
- 须检测至少一块臀下神经支配的肌肉（臀大肌）
- 须检测 L_5 和 S_1 棘旁肌
- 须检测至少两块非坐骨神经、非 L_5～S_1 神经根支配的肌肉（股外侧肌、髂肌、股内收肌群）以排除更广泛的病变

特殊考虑

- 若运动单位动作电位异常处于临界值或不确定，应与对侧进行比较

在坐骨神经病，典型的电生理表现如下：①运动传导，与对侧比较，胫、腓神经 CMAP 波幅减低，远端运动潜伏期正常或稍长，传导速度正常或稍慢；② F 波和 H 反射，胫、腓神经症状侧潜伏期延长或引不出反应波形；③感觉传导，腓肠神经和腓浅神经症状侧的 SNAP 波幅减低或消失，对侧无症状侧正常；④针电极肌电图，坐骨神经（股部）、腓神经和胫神经支配的肌肉显示活动性失神经或神经再支配，运动单位动作电位（motor unit action potential，MUAP）募集减少，但臀肌、阔筋膜张肌和腰骶棘旁肌正常；⑤无论神经传导或针电极肌电图检测，腓神经的纤维比胫神经更常受累。

五、超声在坐骨神经病的应用

坐骨神经在股部从臀褶延伸到腘窝，位于浅层的股二头肌长头和深层的大收肌之间（图 36-7）。坐骨神经尽管位置较深，但由于比较粗大，超声通常可以看到

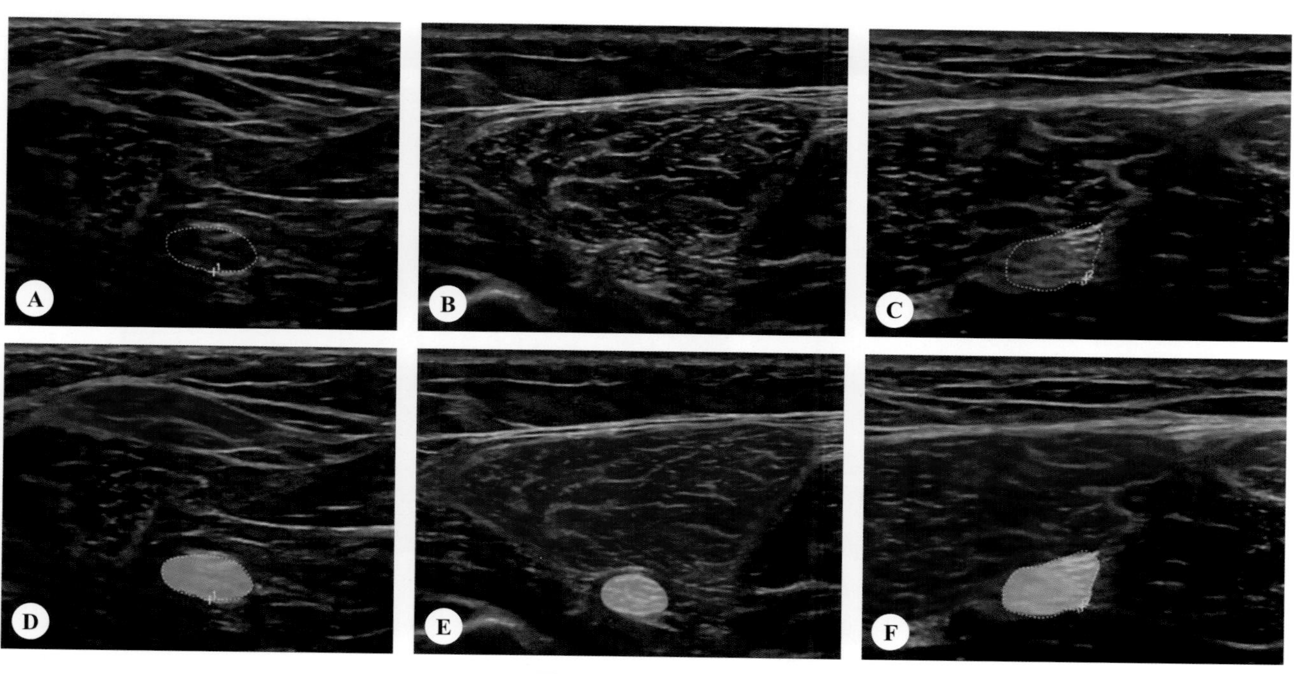

▲ 图 36-7　坐骨神经超声

A、B、C. 原始图像。D、E、F. 有颜色标注同一图像。黄色，坐骨神经；红色，股二头肌长头。短轴视图（即横断面超声图像）：D. 腘窝水平；E. 股中段水平；F. 臀褶水平。在股部，坐骨神经走行于股二头肌长头与大收肌之间。

骨神经在股部的位置尽管较深，但由于很粗大，超声通常可看到。对于身材高大或肥胖的人，可能需要较低频的探头，这样超声波声束可以穿透得更深些。超声虽然可沿臀褶近端短距离探测到坐骨神经，但这在技术上要困难得多。坐骨神经远端在腘窝处分为腓总神经和胫神经，其超声成像在第 25 章中有详细描述，在此不再赘述。

在坐骨神经病，超声的适应证有限。最有价值的是，在穿通伤（特别是枪伤或刀伤）评估神经的连续性。亦可用于其他创伤病例，例如，评估股骨骨折后骨碎片损伤或直接撞击神经（图 36–8）。超声有帮助的另一种罕见情况是，观察是否有直接累及神经的肿瘤。像其他神经一样，神经鞘瘤和神经纤维瘤可以压迫坐骨神经。此外，据报道，淋巴瘤直接浸润（即神经淋巴瘤病）始于坐骨神经。在这些病例中，肿瘤位于神经本身，超声常常可显示血管增加。

下面的病例就是通过神经肌肉超声诊断的、累及坐骨神经的结构性病变。

病例：继发于骨碎片的坐骨神经病

14 岁女孩，股骨远端粉碎性骨折后，并接受手术固定。2 个月后，临床上表现为持续性和完全性坐骨神经病，电生理检测也证实了这一诊断。神经肌肉超声显示骨碎片撞击坐骨神经（图 36–8）。在这种情况，超声至关重要，不仅可识别创伤性骨碎片，

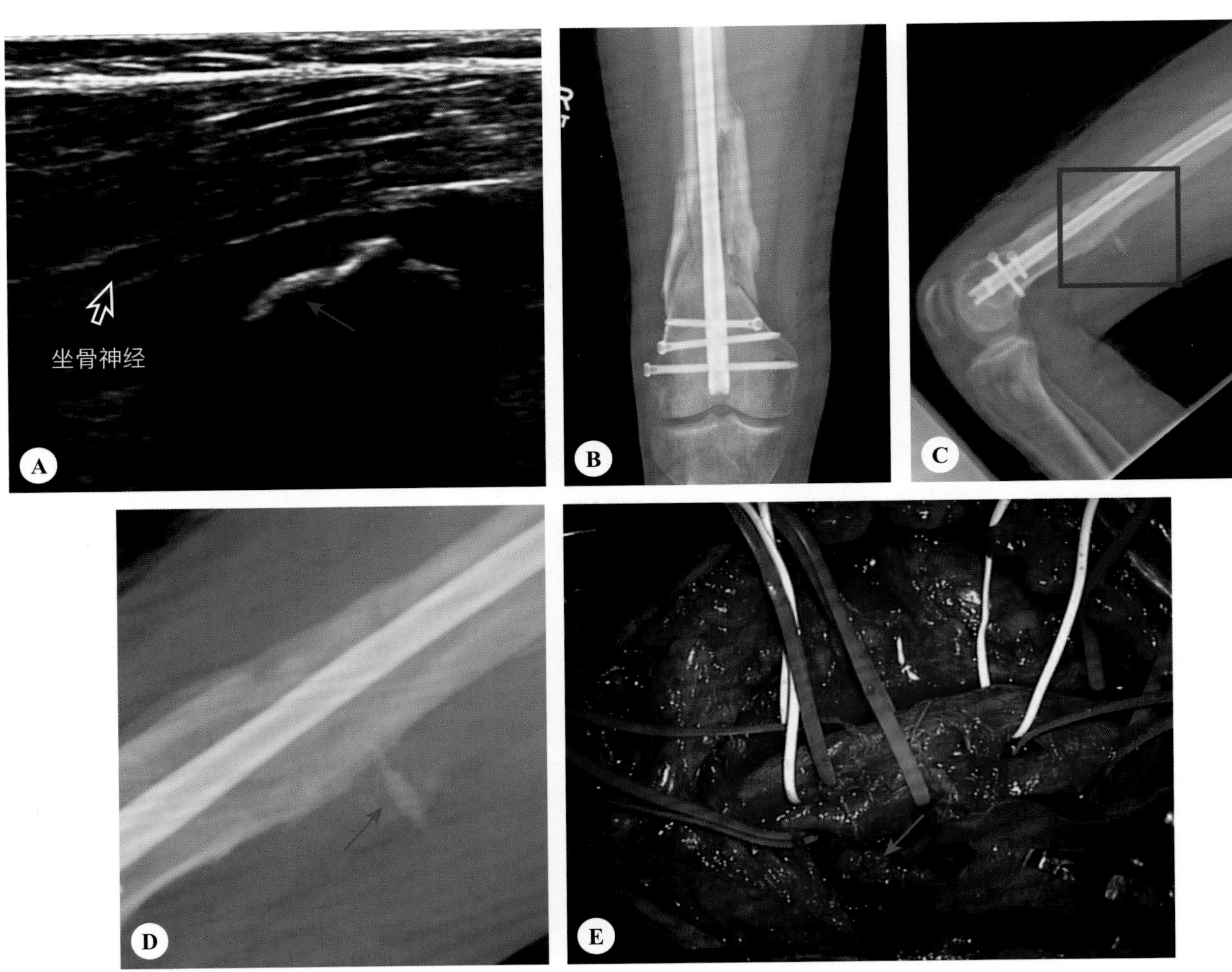

▲ 图 36–8　继发于骨碎片的坐骨神经病

A. 股远端坐骨神经的长轴视图，显示高回声的骨声影（红箭）靠近正常外观的坐骨神经。B、C. 股骨正、侧位 X 线显示骨折及其修复。D. 侧位 X 线（C 图的红色框内区域）的局部放大。注意朝向后方突出的骨碎片（绿箭）。E. 手术照片。照片右侧是近端，白色的手术束带绕坐骨神经、胫神经和腓神经。注意，手术夹夹住一大块骨头（绿箭），可见骨碎片撞击在坐骨神经。在这个病例，超声检查至关重要，不仅可识别创伤性骨碎片，还可显示其与坐骨神经的关系（图片由 Dr. Jonathan Miller, Department of Neurological Surgery, University Hospitals Cleveland Medical Center. 提供）

还可显示其与坐骨神经的关系。

六、病例分析

病例 36-1

【病史和查体】

52 岁女性，为进一步评估持续性左足下垂而就诊。6 个月前缓慢起病。最初注意到左足尖和小腿肚外侧麻木感。不久后，出现左足下垂。近 2 个月来，症状缓慢进展到几乎完全足下垂。最近，发现从髋部到膝、到小腿有紧绷感和疼痛。

骨科会诊医生建议做膝部 MRI 扫描以评估腓神经，结果显示无异常。随后做了腰椎 MRI 扫描，以寻找是否存在 L_5 神经根病的可能，结果未见明显异常。既往 3 年前有左髋骨折手术史。

体格检查发现左腿前肌间隔萎缩，左趾短伸肌萎缩。在左下肢，完全性足下垂。左下肢肌力：足趾和踝背屈 1/5、踝外翻 1/5、踝内翻 4/5；足趾屈曲 5–/5、屈膝 5–/5、伸膝 5/5；髋关节屈曲、伸展、外展和内收完全正常（5/5）。右下肢肌力完全正常。腱反射：上肢对称 2+；双侧膝反射和右踝反射 2+；左踝反射消失。足趾向下。在左下肢，足尖、足和膝外侧及小腿肚外侧和后方存在明显感觉障碍（轻触觉）。左小腿内侧、股前、股外侧、股后、足底的感觉正常。左股外侧术后瘢痕愈合良好。

【病例小结】

最初的临床表现为足下垂，伴足背和小腿肚外侧麻木，这最常见于腓骨颈腓神经病。然而，早期坐骨神经病、腰骶神经丛病或腰骶神经根病（特别是 L_5）也可能出现类似的表现。症状缓慢进展，提示缓慢扩大或浸润性的结构性病变。随着症状的进展，患者觉察到从髋部向下到膝、到小腿的紧绷感和疼痛。这些额外的症状，在腓骨颈腓神经麻痹少见，应提示是更近端的病变。在导致足下垂通常的受压部位（腓骨颈和腰椎）进行的 MRI 扫描，显示未见异常，为了进一步评估，最终进行了肌电图检测。

神经系统体格检查，显示腓深神经和腓浅神经分布区严重无力和萎缩（踝和足趾背屈、踝外翻）。踝内翻（胫骨后肌）和足趾屈曲（趾长屈肌）也无力，这两块肌肉的神经支配均属于非腓神经的 L_5 根。此外，屈膝（坐骨神经支配）无力。这可将病变定位在坐骨神经或其近端水平。进一步检测了股神经、臀上神经、臀下神经和闭孔神经支配的肌肉，结果均正常，这提示不太可能是更广泛的腰骶丛或根的病变。当然，在任何病变的早期，都难以发现肢体近端肌肉的轻微无力。

接着看临床体格检查，左踝反射消失，提示病变在踝反射弧通路上的某个部位，包括胫神经、坐骨神经、腰骶神经丛或腰骶神经根。最后，感觉障碍不仅累及腓神经，还累及腓肠神经和膝外侧皮神经的分布区；而小腿内侧（隐神经）、股前（股神经）、股外侧（大腿外侧皮神经）及股后（股后侧皮神经）区域的感觉正常。这种感觉异常的分布，再次提示病变在坐骨神经或其近端。然而，注意并非整个坐骨神经感觉区都受累，因为足底感觉正常（由足底神经支配）。

电生理检测之前，回顾一下临床病史和体格检查，其慢性进展的神经功能障碍，提示是累及坐骨神经、腰骶神经丛或根的缓慢扩展或浸润的结构性病变；既往髋关节手术史，提示手术与坐骨神经麻痹可能存在关联。

【电生理检测结果】

先看运动神经传导检测结果，左下肢异常，表现为双侧腓神经和胫神经 CMAP 波幅处于正常下限；与无症状的对侧相比，可见明显的不对称；胫神经远端运动潜伏期和 F 波最短潜伏期轻度延长，胫神经和腓神经传导速度轻度减慢，但减慢程度轻微，在轴突丧失的范围内。值得注意的是，腓骨颈处腓神经未发现波幅局部减低或局灶性传导速度减慢。注意，在该病例，腓神经运动检测时，趾短伸肌和胫骨前肌都做了记录；因为在某些腓骨颈腓神经病患者，传导阻滞和（或）减慢仅见于胫骨前肌记录时。

接下来是感觉神经传导检测，症状侧与对侧相比，腓肠神经和腓浅神经 SNAP 都异常。腓浅神经 SNAP 未引出，腓肠神经 SNAP 波幅仅是临界低值，提示腓神经纤维较胫神经纤维受累更多。最后，症状侧 H 反射未引出，与临床体格检查的踝反射消失相符。

因此，总结一下神经传导所见，提示临床 – 电生理之间存在良好相关性。临床检查的肌肉萎缩、无力，与腓神经和胫神经 CMAP 波幅减低相吻合。同样，临床检查的感觉消失区域与 SNAP 减低的分布相对应。临床和电生理均显示腓神经纤维比胫神经受累更明显。

病例 36-1　神经传导检测结果 *

神　经	刺激部位	记录部位	波幅：运动（mV）；感觉（μV）			潜伏期（ms）			传导速度（m/s）			F 波潜伏期（ms）		
			右　侧	左　侧	正常值	右　侧	左　侧	正常值	右　侧	左　侧	正常值	右　侧	左　侧	正常值
运动传导														
腓神经	踝	趾短伸肌	5.3	2.2	≥2	5.4	5.8	≤6.5				52	55	≤56
	腓小头下	趾短伸肌	4.9	2.1		11.4	12.6		50	44	≥44			
	腘窝外侧	趾短伸肌	4.8	2.1		13.5	14.8		48	45	≥44			
腓神经	腓骨头下	胫骨前肌	6.7	3.1	≥3	4.5	4.7							
	腘窝外侧	胫骨前肌	6.5	2.9		7.4	7.7		49	46	≥44			
胫神经	踝	踇短展肌	6.2	3.7	≥4	4.8	5.8	≤5.8				51	56	≤56
	腘窝	踇短展肌	5.4	3.1		11.3	13.1		46	41	≥41			
感觉传导														
腓肠神经	小腿	踝后部	13	6	≥6	4.1	4.3	≤4.4	50	48	≥40			
腓神经	小腿外侧	外踝	9	无反应	≥6	4.1	无反应	≤4.4	52	无反应	≥40			
H 反射	腘窝	比目鱼肌				29.4	无反应	≤34						

*. 所有感觉潜伏期均为峰值潜伏期，所有感觉传导速度均采用起始潜伏期计算，F 波潜伏期代表最短 F 波潜伏期

病例 36-1　针电极肌电图检测结果

肌　肉	插入活动	自发电位		自主收缩运动单位动作电位				
		纤颤电位	束颤电位	激　活	募　集	形　态		
						时　限	波　幅	多相波比例
左胫骨前肌	延长	+2	0	正常	中度减少	+2	+1	+2
左踇长伸肌	延长	+2	0	正常	中度减少	+2	+2	+1
左腓骨长肌	延长	+1	0	正常	中度减少	+1	+1	+1
左腓肠肌内侧头	正常	0	0	正常	正常	正常	正常	正常
左胫骨后肌	延长	+2	0	正常	中度减少	+2	+1	+1
左股二头肌（短头）	延长	+2	0	正常	轻度减少	+2	+2	+1
左股二头肌（长头）	延长	0	0	正常	轻度减少	正常 /+1	正常 /+1	+1
左半腱肌	正常	0	0	正常	正常	正常	正常	正常
左臀中肌	正常	0	0	正常	正常	正常	正常	正常
左臀大肌	正常	0	0	正常	正常	正常	正常	正常
左股外侧肌	正常	0	0	正常	正常	正常	正常	正常
左髂肌	正常	0	0	正常	正常	正常	正常	正常
左 L_5 棘旁肌	正常	0	0	正常	正常	正常	正常	正常
左 S_1 棘旁肌	正常	0	0	正常	正常	正常	正常	正常

接着来看针电极肌电图，在腓浅、腓深神经支配的肌肉，有明显的活动性失神经和神经再支配，这与患者足下垂的临床症状相符。相反，腓肠肌内侧头（胫神经支配）是正常的。然而，胫神经支配的另一块肌肉，即胫骨后肌，显示纤颤电位以及 MUAP 宽大、多相和募集减少。这些发现进一步提示异常超出了腓神经的范围，可能是胫神经和腓神经各自独立的病变或更近端的病变。

接下来，检测了股二头肌短头。这块肌肉是唯一源自腓骨颈以上、腓神经支配的肌肉，因此，在针电极肌电图有特殊意义。在腓骨颈处腓神经麻痹患者，股二头肌短头的肌电图正常，但在坐骨神经或更近端的病变则可能异常。在该病例，股二头肌短头有纤颤电位，伴 MUAP 宽大、多相和募集减少。在股二头肌长头，也有类似的发现，但异常程度轻些。半腱肌正常，这块肌肉也是坐骨神经支配的。更近端的臀围肌［臀中肌和臀大肌（臀上神经和臀下神经支配）］未见异常。同样，股外侧肌和髂肌（股神经支配）和 L_5、S_1 棘旁肌正常。

综上所述，得出如下电生理结论。

【电生理诊断】

电生理结果符合重度坐骨神经病（病变位于坐骨神经发出支配股二头肌分支处或其近端）。

【病例分析与讨论】

尽管患者最初的症状提示是单纯的腓骨颈处腓神经麻痹，但随后的临床发现提示更近端的病变，最后电生理检测证实。感觉传导检测异常，病变定位在背根神经节或其远端，不符合 L_5 或 S_1 神经根病。由于腓肠神经和腓浅神经 SNAP 异常，病变必定在胫神经和腓神经、坐骨神经或腰骶神经丛。针电极肌电图也显示了腓神经分布区以外的异常，而累及的是胫神经和坐骨神经远端。

通过该病例，提出几个值得讨论的重要问题。

(1) 病变能定位在股二头肌和半腱肌之间吗？

基于针电极肌电图检测结果，最近端异常的肌肉是股二头肌（长头和短头）。虽然想明确指出坐骨神经的病变在半腱肌（肌电图正常）和股二头肌（肌电图异常）之间，但不能就此得出这个结论。从其他嵌压性神经病的研究中，我们已经很清楚地认识到，支配某些肌肉的某些神经束会先受累，而其他神经束正常。因此，在该病例，尽管半腱肌肌电图正常，还是不能排除坐骨神经支配半腱肌的更近端的纤维束的病变。此外，虽然目前的电生理表现最符合坐骨神经病，但不能肯定地排除腰骶神经丛病中那些不常见的病例；因为在腰骶神经丛病，臀肌可能受累，也可能不受累，或者即使受累也很轻微，尚显示不出轴突丧失。

(2) 最有可能的临床诊断是什么？

在该病例，尽管有髋关节既往手术史，提示邻近手术部位的坐骨神经可能存在病变；但是，由于缓慢进展的临床表现，令人担忧是占位性病变（如肿瘤）的扩展或浸润。当然，在该病例，必须考虑髋关节置换术中甲基丙烯酸甲酯骨水泥形成突刺缓慢侵蚀神经的可能性。结合临床病史、神经体格检查和电生理检测结果，可为影像检查提供更合理的建议。在该病例，随后进行了左股 MRI 增强扫描，显示坐骨神经在股中段水平有一个巨大的强化病灶。最后，活检显示为大细胞淋巴瘤（见图 36–3）。

第五部分　神经肌肉接头和肌肉的病变
Disorders of Neuromuscular Junction and Muscle

第 37 章　神经肌肉接头病变
Neuromuscular Junction Disorders

邹漳钰　译　　卢祖能　校

累及神经肌肉接头（neuromuscular junction，NMJ）的病变，是肌电图室最有意思和最值得关注的病变之一。这些病变通常是纯运动综合征，常常更易累及四肢近端肌、延髓肌或眼外肌。NMJ 病变偶尔会与肌病混淆。了解正常 NMJ 的生理知识（见第 6 章）后，对于大多数 NMJ 病变而言，结合神经传导、重复神经刺激（repetitive nerve stimulation，RNS）、运动试验和针电极肌电图检测结果，一般可加以区分。

NMJ 病变可分为免疫介导、中毒或代谢性及先天性综合征（框 37–1）。这些病变通常可通过临床表现和电生理结果加以鉴别（表 37–1 和表 37–2）。NMJ 病变都不是常见病，但其中重症肌无力（myasthenia gravis，MG）和 Lambert-Eaton 肌无力综合征（Lambert-Eaton myasthenic syndrome，LEMS）是肌电图室最常见到的。两者都是免疫介导性病变。自身免疫攻击的靶点在 MG 是突触后膜，而在 LEMS 则是突触前膜。每位肌电图医生都必须了解这些病变的电生理知识，以便能运用恰当的电生理检测，不漏掉正确的诊断。

一、重症肌无力

MG 是目前认识最充分的、神经系统的自身免疫性病变，绝大多数患者是由免疫球蛋白 G 直接攻击 NMJ，特异性针对烟碱型乙酰胆碱受体（acetylcholine receptor，AChR）导致的。AChR 抗体作为 MG 的病因，已通过各种实验得到证实：①该抗体存在于大多数 MG 患者的血清；②该抗体被动传输到动物体内可发生实验性 MG；③去除抗体可使病情恢复；④用 AChR 免疫动物可产生抗体，并诱发出非常接近自然发病的自身免疫性 MG。

抗体破坏 AChR 和突触后膜的机制涉及几个步骤。首先，抗体与受体结合，可直接阻断乙酰胆碱（acetylcholine，ACh）的结合。其次，补体介导的攻击，破坏 AChR 和突触后膜皱褶。最后，抗体结合导致 AChR 从突触后膜的正常脱落（调节）增加。因此，虽然释放的 ACh 数量正常，但与 AChR 结合的 ACh 减少了，导致终板电位变小，以及 NMJ 传递的安全系数降低。

临床上有部分 MG 患者（8%～15%）血清 AChR 抗体阴性（称为“血清阴性”患者），然而，这些患者中 40%～50% 可检查到抗肌肉特异性酪氨酸激酶（muscle-specific tyrosine kinase，MuSK）抗体。MuSK 是一种表面受体，参与 AChR 发育过程中的成簇。在其他血清阴性患者，极少数患者有低密度脂蛋白受体相关蛋白 4（lipoprotein receptor-related protein 4，LRP4）抗体。LRP4 与集聚蛋白（另一种 NMJ 蛋白）结合，形成有助于激活 MuSK 的复合物。AChR、MuSK 和 LRP4 抗体阴性的患者，称之为“抗体三阴性”。

（一）临床

MG 患者的临床表现为肌肉疲劳和无力。由于病变局限在 NMJ，因此不会有精神、感觉及自主神经

框 37–1　神经肌肉接头病变

免疫介导性病变

- 重症肌无力
- Lambert-Eaton 肌无力综合征

中毒 / 代谢性病变

- 肉毒中毒
- 蛇毒中毒
- 节肢动物毒素中毒（如黑寡妇蜘蛛）
- 有机磷、杀虫剂中毒（如马拉硫磷、对硫磷）
- 高镁血症

先天性肌无力综合征

- 突触前
  - 胆碱乙酰转移酶缺乏（choline acetyltransferase deficiency，ChAT）*
  - 突触囊泡缺乏和量子释放减少
  - SNAP25B 缺陷
  - 突触结合蛋白 2 缺乏症
- 突触基底层相关
  - 终板乙酰胆碱酯酶缺乏症*
  - 层粘连蛋白 -β_2 缺乏
- 乙酰胆碱受体缺陷
  - 原发性乙酰胆碱受体缺乏症*
  - 乙酰胆碱受体动力缺陷*
  - 慢通道综合征*
  - 快通道综合征
- 终板发育和维持缺陷
  - Agrin 蛋白缺乏
  - LRP4 肌无力
  - Musk 缺乏症
  - Dok-7 型肌无力*
  - Rapsyn 缺乏症*
- 先天性糖基化缺陷
  - GFPT1 肌无力
  - DPAGT1 肌无力
  - ALG2 和 ALG14
- 其他肌无力综合征
  - PREPL 缺失综合征
  - 钠通道肌无力
  - 网蛋白缺乏症
- 与中央核肌病相关的肌无力综合征

*. 在先天性肌无力综合征，这些是目前为止最常见的类型

部分改编自 Engel AG, Shen XM, Selcen D, Sine SM. Congenital myasthenic syndromes: pathogenesis, diagnosis, and treatment. *Lancet Neurol.* 2015;14(4):420–434.

功能的异常。AChR 抗体阳性的患者，其肌无力特征性地累及眼外肌、延髓肌或肢体近端肌。眼部症状最常见，超过 50% 的患者在发病时即出现眼睑下垂和眼外肌无力，而病程中 90% 以上患者可出现上述症状。眼外肌无力常为不对称起病，一侧眼睛受累而另一侧正常。很轻微的眼外肌无力可仅表现为视物模糊或复视。MG 的肌无力可与第Ⅲ、Ⅳ、Ⅵ对脑神经麻痹的表现类似，少数情况下可类似核性眼肌麻痹。然而，与真正的第Ⅲ对脑神经麻痹不同，MG 从不影响瞳孔功能。在病变晚期，特别是未经治疗的患者，可出现眼球固定。

延髓肌无力，是仅次于眼外肌无力的常见症状；可能导致吞咽、咀嚼和说话困难。患者可能出现咀嚼疲劳和无力，咀嚼后不能保持下巴闭拢。MG 患者的言语带鼻音（由于软腭无力）和含糊不清（由于舌、嘴唇和面部肌肉无力），但流利度没有任何问题。软腭无力，也可能导致鼻反流（即喝水时液体从鼻子流出）。当 MG 患者出现肢体无力，通常是双侧对称和近端无力。患者诉说完成一些动作困难，包括从椅子上站起，上、下楼梯，上抬手臂或抬头。少数患者表现为单纯肢带型 MG，而不出现眼球运动障碍或延髓肌无力，这些患者最常被误诊为肌病。

与 AChR 抗体阳性 MG 不同，在 MuSK 抗体阳性 MG，其临床特征包括：女性为主；球部、颈、肩和呼吸肌受累突出；比 AChR 抗体相关性 MG 更年轻的患者其症状重。MuSK 抗体相关性 MG 表现为三个临床模式：①眼外肌、球部肌肉严重无力伴舌肌和面肌萎缩，舌肌束颤；②颈、肩、呼吸肌明显无力，而眼外肌轻微受累或几乎不受累；③疾病模式类似于 AChR 抗体相关性 MG。此外，MuSK 抗体相关的 MG 患者常常对胆碱酯酶抑制药不敏感或不耐受，有些服用后还出现病情恶化。

不论血清抗体（AChR、MuSK、LRP4）阳性或阴性，MG 显著的临床特征是病态疲劳（即肌无力在肌肉持续使用后出现）。患者无力的症状在休息后改善或晨起时较轻，随着时间的推移，下午或傍晚加重。尽管全身疲劳在许多神经系统和非神经系统病变中很常见，但 NMJ 病变的疲劳仅限于肌肉，并在持续运动后进展到明显肌无力。MG 患者通常不出现精神疲劳、疲倦或思睡。

对于疑似的 MG 患者，临床体检应针对肌力进行检查，并证实病态疲劳。为了发现轻微的无力，应观察患者执行功能任务，如从椅子或地上站起来或走路，而不是单纯依赖肌力检查。病态疲劳可通过以下方法证实：让患者向上注视数分钟（以确定有无眼睑下垂或眼外肌无力）；大声从 1 数到 100（以确定有无鼻音或口齿不清）；重复检查颈部或近端肢体肌肉（例如，让其双肩外展，检查者重复向下按双臂数次，确定有无疲劳性肌无力）。对眼睑下垂的患者，冰袋试验非常有用。将冰袋放在额头上数分钟，以使其下面的肌肉降温；在 MG 患者，眼睑下垂可能在冰敷后显著改善。其余神经系统检查应该正常。腱反射通常保留，若减弱，其减弱程度与肌无力程度成正比。

表 37-1　神经肌肉接头病变的临床特点

病　变	起病方式	眼部症状	球部症状	反　射	自主神经症状	感觉症状	胃肠道症状
重症肌无力	亚急性	经常出现	经常出现	正常 *	通常不出现	通常不出现	通常不出现
Lambert-Eaton 肌无力综合征	亚急性	偶尔出现	偶尔出现	减弱	偶尔出现	偶尔出现	通常不出现
肉毒中毒	急性	经常出现	经常出现	正常 *	经常出现	通常不出现	经常出现
先天性肌无力	先天性或儿童起病	经常出现	偶尔出现	正常 *	通常不出现	通常不出现	通常不出现

*. 可能出现与肌无力程度成正比的减弱

表 37-2　神经肌肉接头病变的电生理特点

病　变	休息时的 CMAP 波幅	递减（3Hz）	递增（50Hz）	单纤维肌电图	重复性 CMAP	肌电图：纤颤电位和正锐波	肌电图：MUAP
重症肌无力	正常	常见	通常没有	颤抖增宽 / 阻滞	通常没有	通常没有	正常或短、小、多相
LEMS	减低	常见	常见	颤抖增宽 / 阻滞	通常没有	通常没有	正常或短、小、多相
肉毒中毒	减低	常见	常见 #	颤抖增宽 / 阻滞	通常没有	常见	正常或短、小、多相
先天性肌无力	正常	常见 *	通常没有	颤抖增宽 / 阻滞	常见 *	通常没有	正常或短、小、多相

*. 可见于某些综合征（通常是先天性乙酰胆碱酯酶缺乏或慢通道先天性肌无力综合征）
#. 除非有严重阻滞
CMAP. 复合肌肉动作电位；MUAP. 运动单位动作电位

多数 MG 患者表现为全身型，但多达 15% 的患者为局限的眼肌型。这些患者的肌无力症状始终局限在眼外肌和眼睑肌。当患者最初出现波动性眼外肌无力时，不论是从临床还是实验室检查，都不可能预测哪些患者将进展为全身型，哪些患者将保持相对良性的局限性眼外肌受累。若患者的肌无力在 1～2 年后仍局限于眼外肌，那么肌无力很可能不会进展为全身型，只局限于眼外肌和眼睑肌。

在接受免疫检查点抑制剂（immune checkpoint inhibitor，ICPI）治疗的癌症患者，近来发现 MG 为其罕见的并发症。ICPI 是靶向胞浆 T 淋巴细胞相关抗原 4（cytoplasmic T-lymphocyte associated antigen-4，CTLA-4）、程序性细胞死亡受体 -1（programmed cell death receptor-1，PD-1）或程序性细胞死亡配体 -1（programmed cell death ligand-1，PD-L1）的单克隆抗体。这些 ICPI 药物，对防止自身免疫的正常生理机制有抑制作用。尽管其作为免疫疗法在几种类型的难治性癌症中非常有效，但会出现许多免疫相关不良反应，包括几种神经肌肉病变，如 MG、肌炎、吉兰 - 巴雷综合征（Guillain-Barré syndrome，GBS）和慢性炎性脱髓鞘性多发性神经病。在 ICPI 药物并发 MG 的患者，AChR 抗体通常为阳性（但有些可为阴性），电生理方面与散发性自身免疫性 MG 相似。根据作者的经验，由 ICPI 引起的 MG 通常与肌炎有关，非常严重，并且可能非常难以治疗。除了立即停用 ICPI 药外，通常还需要血浆置换和大剂量类固醇激素。

除了那些特发性自身免疫性 MG 患者之外，自身免疫性 MG 还可见于其他两组患者。首先，新生儿一过性 MG，可发生于罹患 MG 的母亲生的新生儿中。这是来自母体的自身抗体透过胎盘，导致新生儿出现相同的临床症状。新生儿一过性 MG 通常症状轻且为自限性，出生后数月，当母体自身抗体降解后症状逐渐消失。MG 也可能发生在使用青霉胺的患者，其临床症状类似于特发性 MG（包括 ACh 抗体阳性者），不同的是，大多数患者在停用青霉胺后症状慢慢改善。

（二）电生理评估

与其他影响 NMJ 的病变一样，MG 的电生理评估包括常规神经传导、RNS、运动试验、常规针电极肌电图，某些病例还要做单纤维肌电图（single-fiber EMG，SFEMG）检查（框 37–2）。

框 37–2　重症肌无力的电生理评估

- 常规运动和感觉神经传导。常规运动和感觉传导检测时，最好在上、下肢各测定一条运动和感觉神经。CMAP 波幅应该正常。若 CMAP 波幅减低或正常低限，10s 运动后立刻再次刺激远端神经并测量波幅，以除外 NMJ 突触前传递障碍病变（如 LEMS）
- RNS 和运动试验。必须至少进行一条近端和一条远端运动神经的低频（3Hz）RNS。尽量检查无力的肌肉。若有显著递减（>10%），应再做一次 RNS，以确保递减是可重复的。若基线测定没有显著递减，让肌肉运动 1min 后，在第 1、2、3、4min 时再做 RNS，以寻找有无继发于运动后耗竭的递减。若任何时间点有显著递减（基线水平或运动后耗竭后出现），在运动 10s 后立即再做一次 RNS 以寻找运动后易化（递减恢复）
- 针电极肌电图。必须进行远端和近端肌肉的常规针电极肌电图检测，尤其是无力的肌肉。中到重度 MG 患者可能呈现不稳定或短、小、多相 MUAP，募集正常或早募集。针电极肌电图必须排除严重的失神经或肌强直性病变，这些病变可能出现 RNS 异常递减
- SFEMG。临床高度怀疑为 MG 的患者，若上述检查结果都正常或不确定，在指总伸肌做 SFEMG 以寻找颤抖和阻滞，若有必要，可再多检测一块肌肉。最好检查无力的肌肉。在临床无力的肌肉，SFEMG 正常可排除 NMJ 病变

CMAP. 复合肌肉动作电位；LEMS.Lambert-Eaton 肌无力综合征；MUAP. 运动单位动作电位；NMJ. 神经肌肉接头；RNS. 重复神经刺激；SFEMG. 单纤维肌电图

1. 神经传导检测

对任何疑似 MG 的患者，常规运动和感觉传导检测都不能省略。在上肢和下肢，需至少各做一条神经的运动和感觉传导，但测定神经的数量往往取决于临床表现。必须特别注意复合肌肉动作电位（compound muscle action potential，CMAP）波幅。MG 患者 CMAP 波幅正常是重要的预期发现，与 LEMS 患者形成直接对比，后者基线 CMAP 波幅通常普遍减低。仅少数 MG 患者（3%～15%）休息时的基线 CMAP 低于正常范围。

对随后要进行 RNS 检测的每一条神经，还必须先通过常规传导检测以确定其功能正常。除了原发的 NMJ 病变，RNS 递减可见于各种失神经病变（如周围神经病、运动神经元病变、炎性肌病）和肌强直病变。例如，尺神经 RNS 递减可见于伴有失神经的严重尺神经病，这种情况的递减并不提示原发性 NMJ 病变。

2. 重复神经刺激

须在完成常规传导检测之后进行 RNS 检测（见第 6 章）。50%～70% 的全身型 MG 患者 RNS 结果异常，但在眼肌型 MG 患者中往往正常。RNS 递减反应是临床肌肉疲劳、无力的电生理表现。正常人低频 RNS（3Hz）CMAP 波幅不会或者仅轻微递减，而 MG 出现递减 10% 或以上是其特征性电生理表现（图 37–1A）。远端和近端神经都要检测。虽然远端神经刺激在技术上更易行，但近端神经刺激的诊断价值更高（如脊副神经、面神经）。这并不意外，因为临床上近端肌肉受累通常比远端肌肉更常见。在疑似 MuSK 抗体相关性 MG 患者，面神经 RNS 检测尤为重要，因为面部肌肉发现异常递减的概率远高于肢体肌肉，这可能反映了这类患者面肌和延髓肌受累严重。

3. 运动试验

在所有 RNS 检测，应常规进行运动试验（见第 6 章）。若基线 RNS 检测没有发现显著递减（递减<10%），需要患者做 1min 运动，在接下来的 3～4min 内每间隔 1min 做一次 RNS，查找有无运动后耗竭导致的 CMAP 递减。在基线或运动后的任何时间点发现显著递减，需要患者做 10s 最大用力等长收缩，立即接着做低频 RNS，查找有无运动后易化导致的 CMAP 递增和递减“修复”（图 37–1）。

4. 针电极肌电图

对于疑似 NMJ 病变的每一位患者，都应进行常规针电极肌电图检测，特别是无力的肌肉。理由有二。首先，也是最重要的，需排除严重失神经病变（如运动神经元病、多发性神经病、炎性肌病）和肌强直病变，因为其 RNS 也可表现为波幅递减。其次，

针电极肌电图检测可发现提示是 NMJ 病变所致的异常运动单位动作电位（motor unit action potential，MUAP），即不稳定 MUAP；类似肌病的小而短时限 MUAP；或两者兼有。

少数肌纤维发生阻滞或形成动作电位的时间不同，导致每次冲动放电时产生的 MUAP 形态不同，这样就会出现 MUAP 不稳定（见第 15 章）。若运动单位中的一些肌纤维发生阻滞，永远不产生动作电位，该运动单位实际上就是失去了一些肌纤维，由此 MUAP 变成短（时限）、小（波幅低）、多相，类似于肌病中见到的那样。除此之外，NMJ 病变的针电极肌电图通常正常。一般来说，NMJ 病变时不会出现纤颤电位和其他异常自发活动，但肉毒中毒例外。

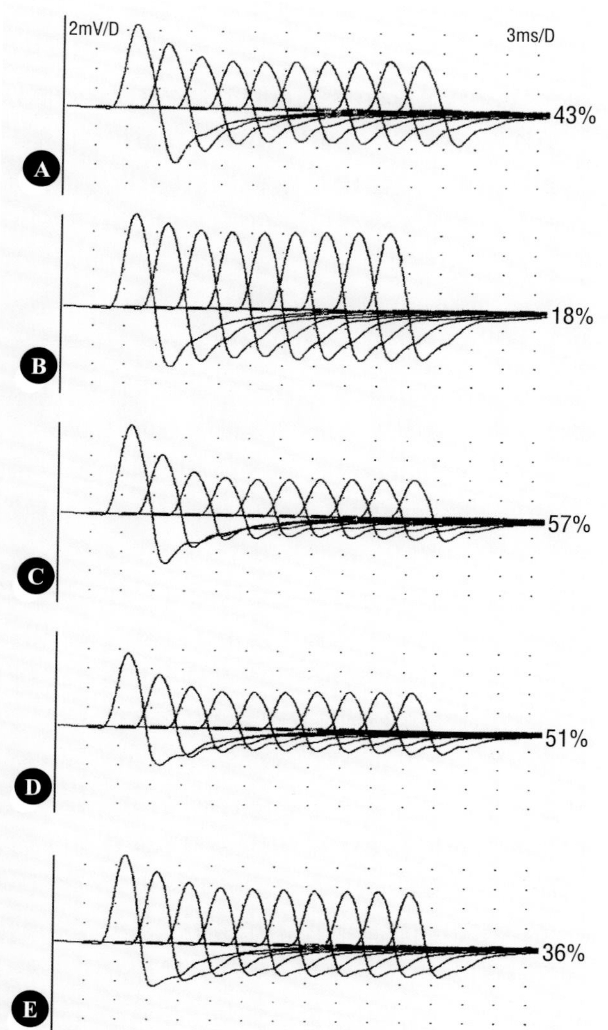

▲ 图 37–1 重症肌无力的重复神经刺激（3Hz）

在腕部刺激尺神经，第一背侧骨间肌记录。曲线右端显示了最大递减。A. 基线；B. 10s 运动后即刻检查（运动后易化）；C 和 D. 60s 运动后 2min、3min 检查（运动后衰竭）；E. 再做 10s 运动后即刻检查（运动后易化和递减部分恢复）

5. 单纤维肌电图

当运动轴突去极化，动作电位通常向远端传播，几乎同时兴奋该运动单位内的所有肌纤维，但并非完全同步（图 37–2）。同一运动单位内相邻肌纤维兴奋产生动作电位时间间隔的变化，称之为颤抖，主要反映 NMJ 传递时间的差异。若 NMJ 受累，终板电位达到阈值的时间延长，会导致相邻肌纤维放电的时间差异大于正常。若延长严重到一定程度，肌纤维将不能产生动作电位，导致肌纤维阻滞。

SFEMG 用于测量由同一运动单位支配的相邻肌纤维的相对放电时间，可检查出颤抖增宽和肌纤维阻滞。需注意的是，与肌纤维阻滞相对应的临床症状是肌无力，但颤抖增宽在临床上没有对应的症状。因此，与 RNS 相比，SFEMG 的主要优势是，即使患者没有无力的临床表现，SFEMG 也可能异常（显示为颤抖增宽）。RNS 与 SFEMG 不同，若异常，必定是 NMJ 病变已严重到足以发生阻滞（与肌无力相

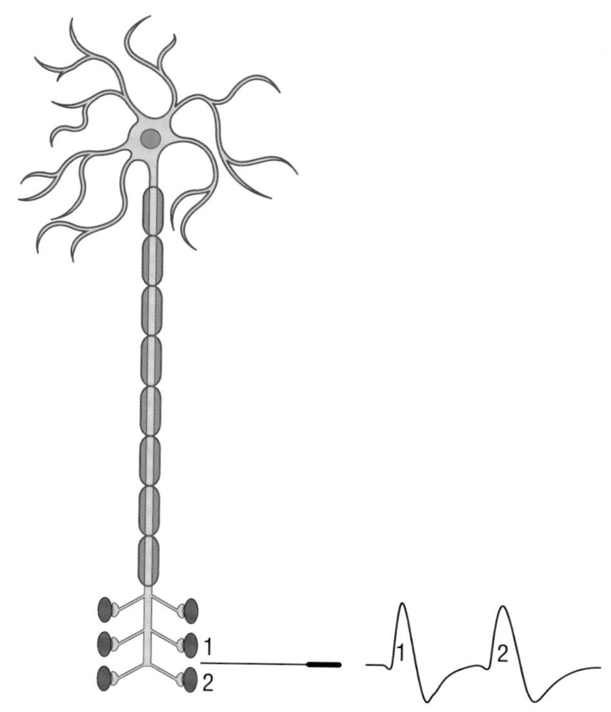

▲ 图 37–2 单纤维肌电图

神经元及其轴突去极化后，该运动单位内所有肌纤维近乎同时放电。不同肌纤维放电时间的变异，主要源于轴突末梢的长度和 NMJ 传递时间的差异。放置在两根肌纤维之间的 SFEMG 针，可记录到同一运动单位内两根相邻肌纤维放电时间的变化

对应的电生理变化），由此产生递减反应。

SFEMG 最好由训练有素且常规做 SFEMG 的肌电图医生来操作。SFEMG 对患者和肌电图医生的技术要求都很高。与常规肌电图不同，SFEMG 通常只检查一或两块肌肉。常选取前臂的指总伸肌。大多数患者能做到持久、稳定地收缩该肌肉，并且相对不受年龄的影响。此外，检查临床受累的肌肉通常是有帮助的。临床表现为无力的肌肉，若 SFEMG 正常，基本上可排除 MG 的诊断。

SFEMG 的目标，就是检测同一运动单位的相邻的两根肌纤维（称为“肌纤维对”）。要实现这个目标，首先要改变肌电图仪的滤波设置。将低频滤波（高通）增加到 500Hz 或者 1000Hz（常规针电极肌电图一般为 10Hz）。通过使用 500Hz 或者 1000Hz 的高通滤波，远处的肌纤维电位的波幅衰减，而近旁的肌纤维的电位保留下来。SFEMG 专用的针电极有其特殊构造，其活动电极（G_1）位于针轴后方的一个侧孔，并且其记录面积较传统同芯针电极小（图 37-3）。参考电极（G_2）是针轴。这两处改动的结果是，只有离针 200～300μm 内的单根肌纤维的动作电位能被记录到。针置于肌肉中，嘱患者以平稳、持续的方式收缩肌肉。找到单根肌纤维电位后再动针。在延迟线上把该肌纤维动作电位作为触发，小心移动或旋转针电极，寻找与第一个电位有锁时关系的第二个电位（表明来源于同一个运动单位）。

SFEMG 技术要求高。只有波幅达 200μV 且上升时间小于 300μs 的单纤维电位可用于分析。若找到有锁时关系的第二个电位，就能测量出两个电位（一对电位）的间隔时间。通过记录肌纤维动作电位对的多次连续放电，可计算出一对对连续电位其间隔时间的差值。这种一对对连续电位的间隔时间的变化称为颤抖。通过记录 50～100 个连续的电位对，可计算出触发电位与之呈锁时关系的、第二个单肌纤维电位之间颤抖的平均值，即连续差均值（mean consecutive difference，MCD）。多数现代肌电图仪配有自动完成 MCD 计算的程序。重复这个过程，直至收集 20 个独立的单纤维电位对，计算出平均 MCD；将之与被检肌肉和患者年龄相对应的正常平均 MCD 进行比较（表 37-3）。根据被检肌肉和患者年龄不同，单个电位对的正常颤抖值也有上限。必须有 10% 以上的电位对的颤抖值超过上限，该肌肉才能判定为异常（例如，20 个电位对，其中必须有 2 个以上为

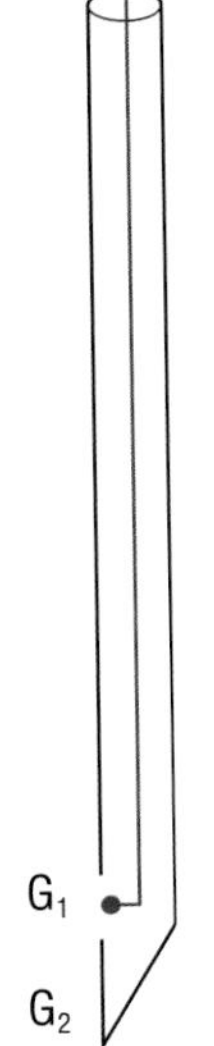

◀ **图 37-3 单纤维肌电图针**

活动电极（G_1）位于针轴后方的一个侧孔，其记录面积较传统的同芯针电极小得多。参考电极（G_2）是针轴

异常）。要得出 NMJ 病变的诊断，要么颤抖平均值异常，要么有 10% 以上的单个电位对颤抖值超过正常上限。然而，在大多数 NMJ 病变，这两个指标都会异常。颤抖增宽符合 NMJ 病变（图 37-4）。除了颤抖增宽，SFEMG 还可见到阻滞。来自同一运动单位、有锁时关系的两个单纤维电位通常会同时放电。若触发电位稳定放电，而第二个电位只间歇性放电，就发生阻滞。阻滞是 NMJ 病变的另一个标志，通常只发生在颤抖明显增宽的情况下（如 MCD＞80～100μs）。

经典的 SFEMG 操作，基于随意收缩活动。当肌电图检测者将 SFEMG 针缓慢移动到可以看到并触发一个棘波的位置时，嘱患者保持低水平的持续收缩。寻找与触发电位具有锁时关系的棘波，通常是轻轻旋转针就可以做到。然而，在正常肌肉，来自同一运动单位的两根肌纤维彼此相邻的情况并不常见（回想一下肌肉运动单位神经支配的“马赛克模式”）。因此，在 SFEMG 上找到“电位对”通常困难、耗时。“刺激式单纤维”设计，是 SFEMG 的另一种方法；该方法同样可用 SFEMG 针记录，但不需要受检者进行肌肉随意收缩。用针电极或表面电极刺激被记录肌肉的神经，刺激频率通常为 10Hz。这极大地简化了记录单纤维电位的过程。然而，这种方法带来一些技术挑战。检查时不能超强刺激神经，因为这会导致收缩的肌肉产生过多伪迹，对患者来说也过于痛苦。因此，必须采用次强刺激。然而，这通常会导致一些纤维持续受到刺激，而其他纤维（可能稍远或更深）还处于去极化的边缘。若没有认识这一点，记录这些电位就会误以为是颤抖增加和阻滞。此外，

表 37-3 肌肉自主收缩的颤抖正常参考值

肌　肉	10 岁	20 岁	30 岁	40 岁	50 岁	60 岁	70 岁	80 岁	90 岁
额肌	33.6/49.7	33.9/50.1	34.4/51.3	35.5/53.5	37.3/57.5	40.0/63.9	43.8/74.1		
眼轮匝肌	39.8/54.6	39.8/54.7	40.0/54.7	40.4/54.8	40.9/55.0	41.8/55.3	43.0/55.8		
口轮匝肌	34.7/52.5	34.7/52.7	34.9/53.2	35.3/54.1	36.0/55.7	37.0/58.2	38.3/61.8	40.2/67.0	42.5/74.2
舌肌	32.8/48.6	33.0/49.0	33.6/50.2	34.8/52.5	36.8/56.3	39.8/62.0	44.0/70.0		
胸锁乳突肌	29.1/45.4	29.3/45.8	29.8/46.8	30.8/48.8	32.5/52.4	34.9/58.2	38.4/62.3		
三角肌	32.9/44.4	32.9/44.5	32.9/44.5	32.9/44.6	33.0/44.8	33.0/45.1	33.1/45.6	33.2/46.1	33.3/46.9
肱二头肌	29.5/45.2	29.6/45.2	29.6/45.4	29.8/45.7	30.1/46.2	30.5/46.9	31.0/48.0		
指总伸肌	34.9/50.0	34.9/50.1	35.1/50.5	35.4/51.3	35.9/52.5	36.6/54.4	37.7/57.2	39.1/61.1	40.9/66.5
小指展肌	44.4/63.5	44.7/64.0	45.2/65.5	46.4/68.6	48.2/73.9	51.0/82.7	54.8/96.6		
股四头肌	35.9/47.9	36.0/48.0	36.5/48.2	37.5/48.5	39.0/49.1	41.3/50.0	44.6/51.2		
胫骨前肌	49.4/80.0	49.3/79.8	49.2/79.3	48.9/78.3	48.5/76.8	47.9/74.5	47.0/71.4	45.8/67.5	44.3/62.9

注意：平均颤抖值上限的 95% 置信区间 / 单个电位对颤抖值的 95% 置信区间（μs）。该表中的数据，是采用常规自主收缩肌肉和标准专用 SFEMG 针电极获得的

引自 Bromberg MB, Scott DM, Ad Hoc Committee of the AAEM Single Fiber Special Interest Group. Single fiber EMG reference values: reformatted in tabular form. *Muscle Nerve*. 1994;17:820–821.

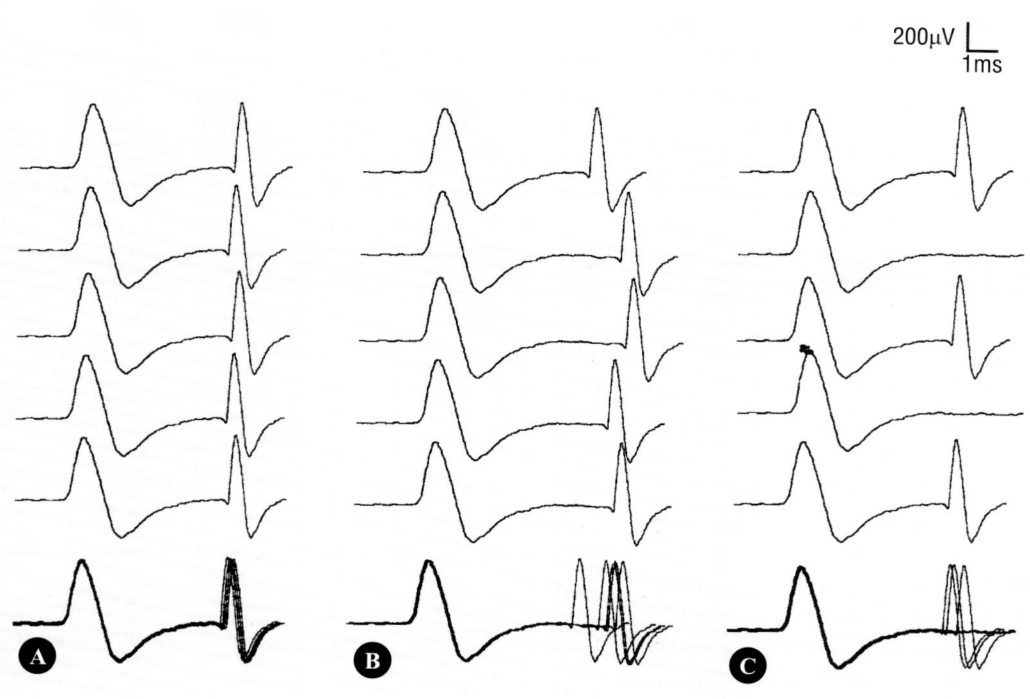

▲ 图 37-4 单纤维肌电图记录

A. 正常。B. 颤抖增宽。C. 阻滞。每组显示 5 条扫描曲线（上部）和重叠曲线（底部）。NMJ 病变时，颤抖增宽和阻滞两者均可见到

刺激式 SFEMG 的颤抖仅代表一处 NMJ 放电的变化。在传统的随意收缩 SFEMG，是用自身的颤抖触发单根肌纤维，并用不同的颤抖记录同一运动单位的另一根肌纤维。因此，与刺激式 SFEMG 相比，随意收缩 SFEMG 的正常颤抖值更大，所代表的是两处（而不是一处）的 NMJ。与随意收缩 SFEMG 相比，刺激式 SFEMG 操作起来要快得多，但其为一项更高级的技能，如何有效获取数据，面临更多技术挑战。

近来，常规一次性同芯针已成为 SFEMG 检查的优选。专用的 SFEMG 针价格昂贵，在不同患者间使用需进行手术级的消毒。促使我们采用一次性同芯针进行 SFEMG 检查，之所以有如此变化，涉及以下几个方面的因素：①标准 SFEMG 针的价格昂贵；②理论上存在感染风险（包括朊蛋白病）；③患者不愿意使用"重复使用"针电极进行任何操作（尽管会进行手术级的消毒）。最细小的同芯针其记录面积也比 SFEMG 专用针大得多，尽管如此，同芯针用于 SFEMG 检查还是可接受的。一项针对正常受试者的大型多中心研究中，确定了随意收缩和刺激式 SFEMG 检查三块肌肉（眼轮匝肌、额肌、指总伸肌）的颤抖值（表 37–4）。一般而言，与传统 SFEMG 针相比，同芯针肌电图测得的颤抖值略小。

SFEMG 是证实 NMJ 传递障碍病变最敏感的检查(95%～99% 全身型 MG 患者 SFEMG 异常)。然而，必须强调的是，SFEMG 虽然非常敏感，但不具特异性。在神经源性病变和肌病，SFEMG 均可异常。对于任何有疲劳症状、高度疑似为 MG 或其他 NMJ 病变的患者，可能都想进行 SFEMG 检查，但最好还是在其他检查（包括 RNS）结果都阴性或不确定时再考虑。在某些局限性眼肌型 MG 患者，所有检查（包括 SFEMG）都可能是正常的。

二、Lambert-Eaton 肌无力综合征

LEMS 是以突触前末梢释放 ACh 减少为特征的一种 NMJ 传递障碍病变。目前有确切的证据表明，与 MG 一样，是一种免疫介导的病变。LEMS 的发病机制较明确，大多数病例与针对突触前膜的 P/Q 型和 N 型电压门控钙通道（voltage-gated calcium channel，VGCC）抗体的产生有关。这些抗体干扰突触前膜钙离子依赖性 ACh 量子释放，继而引起突触后膜终板电位降低，导致 NMJ 传递障碍。这个发病机制已得到证实，把 LEMS 患者的 IgG 被动转输到实验动物，动物出现与患者相同的生理和病理改变。

（一）临床表现

LEMS 相当罕见。临床上这些患者表现为近端肌无力（尤其是下肢）和易疲劳。此外，腱反射明显减弱或消失为特征性表现，而这在 MG 或肌病不常见。可能出现自主神经症状（尤其是口干）和一过性感觉异常。自主神经功能障碍的机制，被认为是由于抗体与自主神经节 N 型 VGCC 的交叉反应，N 型 VGCC 与 P/Q 型 VGCC 具有约 60% 的同源性。LEMS 患者球部症状（眼睑下垂、构音障碍、吞咽困难）通常轻微，虽然并非总是如此，但这有助于与肉毒中毒和 MG 相鉴别。肌肉易化是特征性临床表

表 37–4　同芯针的正常颤抖值汇总

	眼轮匝肌	额　肌	指总伸肌
随意收缩 SF-EMG			
平均颤抖值（μs）	22.9	20.6	23.4
平均颤抖值正常上限（μs）	31	28	30
任何一根纤维的正常上限（μs）	45	38	43
刺激式 SF-EMG			
平均颤抖值（μs）	19.1	14.5	18.2
平均颤抖值正常上限（μs）	27	21	24
任何一根纤维的正常上限（μs）	36	28	35

引自 Stålberg E, Sanders DB, Ali S, et al. Reference values for jitter recorded with concentric needle electrodes in healthy controls: a multicenter study. Muscle Nerve. 2016;53(3):351–362.

现——肌肉在短时间（10s）高强度运动后，该肌肉肌力和腱反射一过性增高。在少数患者，使用钙通道阻滞药后或麻醉后脱机失败而被诊断为 LEMS。

LEMS 一般发生于 20 岁以上的成年人，通常在 40 岁以上，其中男性占 70%，女性占 30%。年龄大于 40 岁的患者，通常是男性和吸烟者，其风险最大。60% 的 LEMS 患者最终被发现有小细胞肺癌（small cell lung cancer，SCLC）。SCLC 表达 VGCC，VGCC 随后启动和维持自身免疫反应过程。LEMS 也可与其他肿瘤相关，但极少见。其余的患者通常是年轻女性，有原发性自身免疫病，无任何肿瘤的证据。这些患者有一部分也有 VGCC 抗体。VGCC 抗体可商业化检测，但敏感性取决于检测的特定抗体，以及患者是否有潜在的癌症或原发性自身免疫病。在大约 85% 的 LEMS 患者，发现有针对 P/Q 型 VGCC 的血清 IgG 抗体，无论有否 SCLC。然而，这些抗体并不完全针对 LEMS，也可与其他神经系统病变和自身免疫性病变相关，但极少见。大约 30% 的 LEMS 患者发现有针对 N 型 VGCC 的抗体。

（二）电生理评估

临床表现符合时，LEMS 的电生理检测可确定诊断（框 37–3）。单次刺激产生的 ACh 量子释放减少，终板电位减低。休息时，许多终板电位达不到阈值，导致常规运动传导检测的 CMAP 波幅低（图 37–5）。低频 RNS（3Hz）出现与 MG 类似的递减。然而，高频 RNS（30～50Hz）或肌肉短暂（10s）用力等长收缩时，由于突触前神经末梢钙离子积聚继而 ACh 量子释放增加，会导致 CMAP 波幅显著增加（运动后易化）（图 37–6）。通常 CMAP 波幅递增超过 100%，即通过公式计算［100×（最高波幅 – 第一个波幅）÷ 第一个波幅］。由于高频 RNS 使患者相当痛苦，更推荐短时用力等长收缩。所谓短时运动（brief exercise），是指持续 10s 的运动。运动 10s 后可达到最大限度的递增，这已得到确证。在某些患者，若运动时间更长（如 30s），递增可能达不到增加 100% 的诊断阈值。在肌电图室，CMAP 的这种运动后显著易化，是与临床上短时运动后肌力和腱反射增高相对应的电生理特征。在 LEMS，运动前、后低频（3Hz）RNS 均会出现递减。然而，与运动前基线 CMAP 相比，运动后的 CMAP 明显更高（即递增反应）（图 37–7）。

在 LEMS，针电极肌电图结果与 MG 类似。插入活动正常，通常没有异常自发活动。MUAP 通常正常。偶尔，MUAP 不稳定；极少情况下，出现类似肌病的短、小和多相 MUAP。与 MG 相似，LEMS 患者的 SFEMG 显示为颤抖增宽或阻滞，但通常无法借此区分这两种疾病。

框 37–3 LEMS 的电生理评估

- 常规运动和感觉传导检测。必须至少进行两条神经的常规运动和感觉传导检测，最好在上、下肢各检测一条运动和感觉神经。CMAP 波幅通常普遍减低或在低限，潜伏期、传导速度正常
- RNS 和运动试验。必须进行高频（30～50Hz）RNS，或最大用力随意运动 10s 前、后，记录远端刺激的 CMAP，以查找易化。患者对运动试验的耐受性更好，因此运动试验总是优先于高频 RNS，除非患者不能合作（如镇静状态或幼儿）。波幅递增超过 40% 就是异常，即通过公式计算 [100×（最高波幅 – 第一个波幅）÷ 第一个波幅]。大多数 LEMS 患者的波幅递增超过 100%。40%～100% 的增幅考虑可疑突触前病变。与 MG 一样，必须至少进行一条近端和一条远端运动神经的低频（3Hz）RNS（见框 37–2）。低频 RNS 递减在 LEMS 常见，但无法将其与 MG 区分开来
- 针电极肌电图。必须进行远端和近端肌肉尤其是无力肌肉的常规针电极肌电图检测。在 LEMS，针电极肌电图结果通常正常。与 MG 一样，运动单位动作电位可能表现为不稳定或短、小、多相电位，募集正常或早募集
- SFEMG（在 LEMS 通常不需做）。若进行检查，结果与其他 NMJ 病变一致（颤抖增宽和阻滞），但 SFEMG 通常不能将 LEMS 与其他 NMJ 病变区分开来

CMAP. 复合肌肉动作电位；LEMS. Lambert-Eaton 肌无力综合征；MG. 重症肌无力；NMJ. 神经肌肉接头；RNS. 重复神经刺激；SFEMG. 单纤维肌电图

LEMS 的诊断，基于临床表现和能证实明显运动后易化的诊断性检查。在近端肌无力的患者，SCLC 既往史应该可提示 LEMS 的诊断。对于神经传导检测显示休息时 CMAP 波幅低或临界低值，而感觉电位正常的任何患者，都要考虑 LEMS 的诊断。当 CMAP 波幅很低而运动传导速度正常，即使感觉神经电位正常，对于这种神经传导检测结果，误诊为周围神经病变的情况并不少见。若 LEMS 患者还叠加周围神经病，不论这是无关的病因，还是潜在的肿瘤所致的副肿瘤综合征，LEMS 常常会被漏诊。对

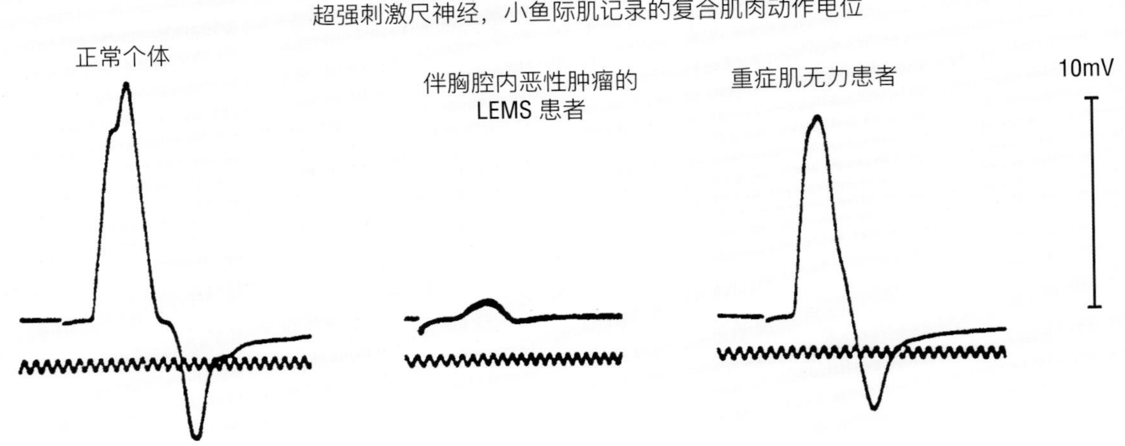

▲ 图 37-5 **神经肌肉接头病变的复合肌肉动作电位波幅**

重症肌无力患者（右）与 Lambert-Eaton 肌无力综合征患者（中）复合肌肉动作电位波幅的比较，可见前者基本正常，而后患显著减低

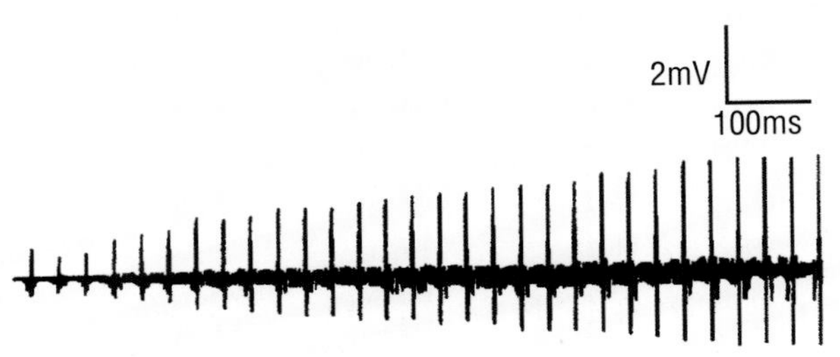

▲ 图 37-6 **Lambert-Eaton 肌无力综合征患者的高频（50Hz）重复神经刺激**

注意，复合肌肉动作电位波幅显著增加（>250%）

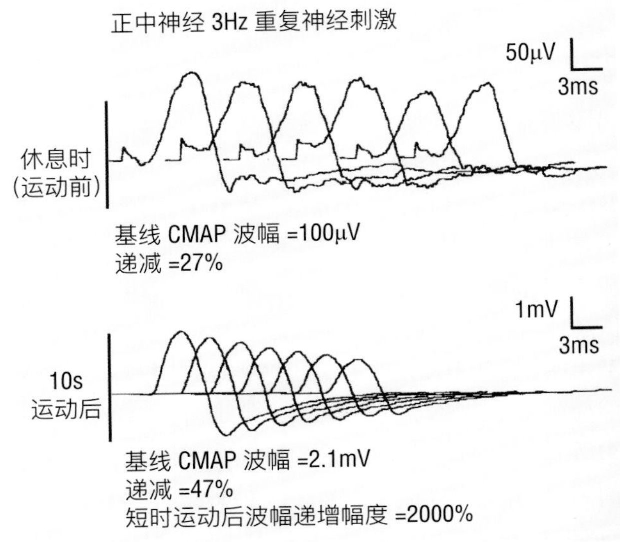

▲ 图 37-7 **Lambert-Eaton 肌无力综合征患者短时运动前后的低频（3Hz）重复神经刺激**

运动前和运动后两种情况均可见明显递减。然而，短时运动后的 CMAP 波幅，较运动前的基线 CMAP 显著增加；在该病例，短时运动后 CMAP 波幅增加达 2000%（本图中未显示）。CMAP. 复合肌肉动作电位

于休息时 CMAP 波幅低或临界低值的任何患者，都应在 10s 最大用力运动后再做一次远端刺激，以寻找运动后易化（图 37-8）。更令问题复杂化的情况是，LEMS 患者低频 RNS 会出现与 MG 类似的 CMAP 波幅递减。若神经传导和 RNS 检测时未进行运动试验，许多 LEMS 患者最初会被误诊为 MG。

最后要提及的是，既有 LEMS 又有 MG 的重叠综合征患者已有报道。这些病例非常罕见，但已证实患者既有 AChR 抗体（MG），也有诊断价值很高的运动后 CMAP 显著易化的电生理表现（LEMS）。这些病例往往发生在原发性自身免疫性病变患者，但在 SCLC 或其他肿瘤患者中未见报道。正如前面提到的，很多 LEMS 患者最初误诊为 MG。在 LEMS 和 MG 这两种疾病，均可出现近端肌无力（伴或不伴轻度球部或眼肌无力，或两者兼有），也均可显示低频 RNS 递减。

三、肉毒中毒

肉毒中毒由肉毒杆菌的强效外毒素所致，外毒素同时阻断躯体神经和自主神经突触的突触前 ACh 释放，导致 NMJ 和副交感神经阻滞。

（一）临床表现

典型的肉毒中毒与食用制作不当的食物，尤其是罐装蔬菜或鱼有关，这些食物使外毒素在其中生

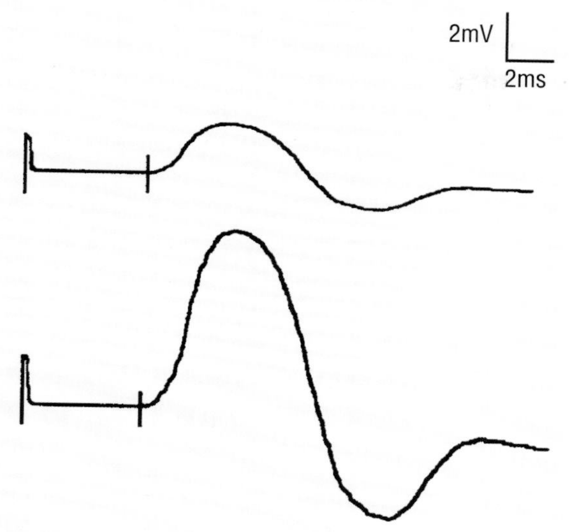

▲ 图 37-8 **Lambert-Eaton 肌无力综合征患者的运动试验（在腕部超强刺激正中神经、拇短展肌记录）**

上图为基线。下图为最大用力随意运动 10s 后即刻检查。注意 CMAP 波幅显著增加（运动后易化）。相比 50Hz 高频重复神经刺激，通过测定运动试验前、后的 CMAP 波幅，来寻找递增反应，患者的耐受性更好

长。肉毒中毒也可能发生在伤口感染后。过去 20 年中，最常发生伤口肉毒中毒的是静脉吸毒者。然而，临床上肉毒中毒最常见的是婴儿肉毒中毒。在婴儿肉毒中毒，是肉毒杆菌孢子被摄入胃肠道后出芽，产生的毒素被吸收。肉毒杆菌的孢子在土壤中无处不在，常见于新鲜农产品特别是蜂蜜中。虽然肉毒毒素有 8 个型，但仅 A、B、E 和 F 四型与临床病变最相关。在成人肉毒中毒，当摄入外毒素或深部伤口的毒素产生后，症状通常在 2～72h 内出现。恶心、呕吐、腹部疼痛，是常见的早期症状。随后出现的症状是视物模糊、复视、构音障碍。出现快速进展的下行性无力，通常导致弛缓性、反射消失的四肢瘫痪，以及呼吸肌受累和眼肌麻痹。50% 的患者出现瞳孔麻痹。其他副交感神经功能障碍的症状包括肠梗阻、唾液分泌减少、瞳孔调节受损（导致病初视物模糊的原因）。病变 1～2 周内逐渐进展，数月中缓慢恢复。鉴别诊断方面，最重要的是排除 MG。临床上，MG 通常不会进展如此迅速，也不会有任何自主功能障碍。GBS 也需鉴别，但感觉主诉通常很明显。

在婴儿肉毒中毒，很少因食物中毒或伤口中毒所致；症状通常为肌张力减低和运动减少、哭声微弱和便秘。

（二）电生理评估

与 LEMS 类似，肉毒中毒的病理生理是 ACh 的突触前阻滞。同样，肉毒中毒的电生理表现（框 37-4）与 LEMS 相似。感觉传导正常。CMAP 波幅减低而潜伏期和传导速度正常。低频 RNS 可出现递减反应，在短时运动（10s）或高频（30～50Hz）RNS 后出现特征性递增反应。这些电生理表现通常见于轻型或早期病例。然而，递增幅度往往不像 LEMS 那么显著，很多时候低于 100%。此外要注意的是，在严重肉毒中毒，若 ACh 释放量严重减低到阈值以下，即使高频 RNS 和短时运动的易化也可能产生不了阈值反应，CMAP 波幅可能也不会递增。因此，高频 RNS 或短时运动后无递增，不能完全排除肉毒中毒的诊断。

在肉毒中毒，针电极肌电图的表现很特别。常常见到标志失神经支配的纤颤电位、正锐波（图 37-9）。肉毒杆菌毒素是非常强效的 NMJ 阻滞药，所以，实际上就等于肌纤维的化学失神经。与其他 NMJ 病变类似，MUAP 可能正常或类似肌病样 MUAP（小、短时限、多相）。募集可能正常、早募集或募集减少——这取决于中毒的严重程度；若运动单位的每根肌纤维都被肉毒杆菌毒素阻滞，实际上就等于运动单位的数量减少了，因此会出现募集减少。同样，SFEMG 显示颤抖增宽和阻滞，表明潜在的 NMJ 功能障碍。

依据临床和电生理表现，通常可将肉毒中毒与 MG 直接区分开来。相反，对于肉毒中毒和 LEMS，通过电生理表现可能无法鉴别两者（取决于肉毒中毒发生失神经支配的程度），但两者的临床表现明显不同。

四、先天性肌无力综合征

先天性肌无力综合征（congenital myasthenic syndromes，CMS）是一组极少见的疾病，是遗传性 NMJ 传递缺陷所致。目前已发现 20 多个与 CMS 相关的基因。CMS 不是免疫介导的，因此与血液中的自身抗体无关，对泼尼松、其他免疫抑制药或血浆置换治疗无效。CMS 不同于一过性新生儿 MG，后者是由 MG 患母通过胎盘将自身抗体转移其婴儿所致，呈自限性，数月后随着母体抗体的降解而缓解。

在 CMS，症状通常是出生后不久或儿童早期出现。CMS 的表型变异很大，从出生时严重肌无力、

关节弯曲到年老时的轻微无力。与自身免疫性MG相似，眼外肌、延髓肌和近端肌肉常常受累。许多患者的临床表现是静止的或缓慢进展。大多数是常染色体隐性遗传。

框37-4 肉毒中毒的电生理评估

- 常规运动和感觉传导检测。必须至少进行两条神经的常规运动和感觉传导检测，最好在上、下肢各检测一条运动和感觉神经。CMAP波幅通常普遍减低或缺失。潜伏期、传导速度正常
- RNS和运动试验。必须进行高频（30～50Hz）RNS或在最大用力运动10s前、后记录远端刺激的CMAP，以寻找易化。除非患者不能合作（如镇静状态或幼儿），运动试验（更易耐受）总是比高频RNS更好。任何超过40%的递增就是异常，即通过公式计算[100×（最高波幅－第一个波幅）÷第一个波幅]。大多数肉毒中毒患者递增超过100%。递增在40%～100%之间，考虑可疑突触前病变。然而，在重度肉毒中毒，NMJ阻滞可能重到运动或高频RNS后也见不到易化，由此，就不会出现CMAP递增。缺乏递增不能排除肉毒中毒的诊断。与重症肌无力一样，必须至少进行一条近端和一条远端运动神经的低频（3Hz）RNS（见框37-2）。在肉毒中毒，可见到低频递减
- 针电极肌电图。必须进行远端和近端肌肉尤其是无力肌肉的常规针电极肌电图检测。在肉毒中毒，针电极肌电图检测结果通常显著异常。4～5天后常见到失神经电位（纤颤电位、正锐波）。运动单位动作电位类似于肌病，表现为不稳定，或常常呈短、小、多相，募集可正常，或显示为早募集或募集减少。若运动单位内的所有肌纤维均被毒素阻滞，实际上就等于运动单位丢失，由此募集减少

CMAP. 复合肌肉动作电位；NMJ. 神经肌肉接头；RNS. 重复神经刺激

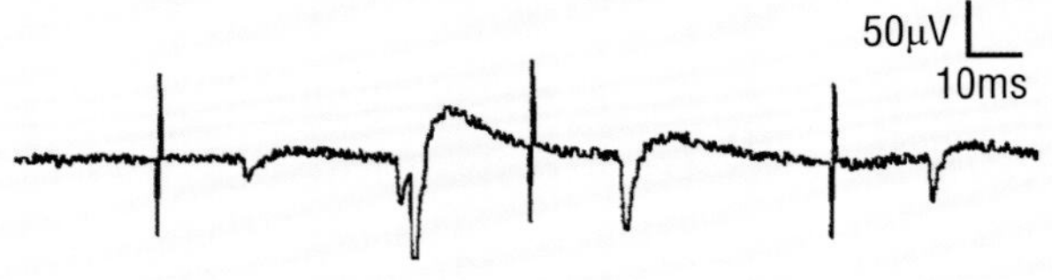

▲ 图37-9 肉毒中毒的自发活动

在肉毒中毒，常见失神经电位（纤颤电位和正锐波）。肉毒毒素是强效神经肌肉接头阻滞药，以至于实际上就等于肌纤维的化学失神经。除了肉毒中毒，在其他神经肌肉接头传递病变，出现异常自发活动不常见

CMS根据NMJ受累部位分为三个亚组：突触前、突触、突触后。ACh酯酶缺乏是首先被证实的CMS。随后发现了一些其他缺陷，包括ACh组装和释放的突触前缺陷，以及AChR本身的突触后缺陷。已证实几种AChR的动力学异常，以及一些患者的受体数量减少。一般而言，突触后CMS比ACh酯酶缺乏症更常见，而ACh酯酶缺乏症又比突触前CMS更常见。

目前CMS基因缺陷数量已大大增加，包括AChR亚单位和ACh酯酶的胶原蛋白尾部缺陷，以及编码胆碱乙酰转移酶、肌肉钠通道*SCN4A*基因突变。此外，对终板发育和维持很重要的基因突变越来越被认为是CMS的原因，包括*MuSK*、*AGRN*、*LRP4*、*DOK-7*和*RAPSN*。其中，*Rapsyn*和*DOK-7*最受关注。Rapsyn是一种在AChR合成和聚集过程中起重要作用的突触后膜蛋白。*Rapsyn*突变导致AChR数量和密度减少，以及突触后膜的皱褶减少。DOK-7是MuSK活化剂，MuSK对NMJ的形成至关重要（注意：这与目前在自身免疫性MG患者亚群中用抗体鉴定的MuSK相同）。在*DOK-7*突变引起的CMS患者，突触后膜明显简单化，突触后膜皱褶和凹陷更少。*DOK-7*和*RAPSN*基因突变（尤其是后者）目前在CMS中占了相当的比例。更加复杂的是，已有报道一些携带*RAPSN*或*DOK-7*突变的CMS患者在青年发病，被误诊为血清阴性MG。此外，一些CMS患者，尤其是与*DOK-7*突变相关的患者，可出现肢带肌和中轴肌无力，很容易被误认为是肌病。

如同其临床症状一样，这些CMS的电生理表现各异。在一些CMS患者，低频RNS可表现为递减，但可能需要较长时间（如5min）的运动来诱发。在终板ACh酯酶缺陷或突触后离子通道异常（“慢通道综合征”）的患者，常规运动传导检测时可能出现不寻常的发现：单个电刺激可产生重复性CMAP。在CMS患者，SFEMG通常异常。

要把这些CMS的特征完全弄清楚，除了基因分析外，通常还需要对活检肌肉的NMJ进行形态学和体外电生理学分析。疑似CMS的患者，最好转诊到少数具备这些特殊诊断专业技术的中心。

五、病例分析

（一）病例37-1

【病史和查体】

22岁，女性患者，因疲劳和全身无力就诊。2个

月前，在健身房锻炼后出现轻微疲劳。最近发现自己的声音在交谈几分钟后发生变化。数天前，傍晚时出现间歇性复视和左眼睑下垂。

神经系统体格检查：左眼睑轻度下垂，上视 1min 疲劳试验阳性。未发现眼外肌或延髓及面肌无力。声音正常，肌容积和肌张力正常。上、下肢近端肌肉，包括颈伸肌轻度无力。腱反射和感觉正常。

【病例小结】

病史特点为年轻女性，肌肉疲劳和无力，累及眼外肌、延髓肌、近端肌肉。在大多数神经肌肉综合征，某种程度的疲劳为常见症状；这也见于许多非神经系统病变（如甲状腺功能减退、贫血）。然而，肌肉疲劳加重到明显的肌无力，通常是 NMJ 传递病变的征象。神经系统体格检查发现左提上睑肌无力，导致左眼睑下垂，更重要的是，左眼睑下垂在上视 1min 后加重。肌容积、肌张力和腱反射正常。这一点很重要，因为 LEMS 通常腱反射减低。

此外，体格检查还有包括颈伸肌在内的上下肢近端肌肉轻度无力。颈伸肌无力具有重要诊断启示，因为 MG 患者更常出现颈伸肌而非屈肌无力。肌病患者则通常出现相反的模式。因此在进行下一步的电生理检测前，应考虑该年轻女性可能罹患 NMJ 病变。虽然也有可能是其他纯运动综合征，包括肌病、脱髓鞘性运动神经病、运动神经元病，但基于临床表现，可能性较小。

【电生理检测结果】

先做的是右上肢正中、尺神经的运动传导检测，结果显示，包括 CMAP 波幅在内，这两条神经均正常。这个结果非常重要，因为 MG 患者 CMAP 波幅一般正常，而 LEMS 患者通常减低。远端潜伏期、传导速度和 F 波都正常，因而不可能是脱髓鞘性多发性运动神经病。进一步检查各神经的感觉传导检测也正常，这与临床没有任何感觉异常一致。

接下来做了 RNS 检测。必须记住，在 MG 患者，无力的肌肉其低频 RNS 会出现递减反应。先选择尺神经进行检测。之所以选择尺神经和其他远端神经，主要优点是技术上容易完成。将刺激电极和记录电极固定到位，用臂夹板固定前臂和手以防运动伪迹。在基线水平，3Hz 低频 RNS 显示波幅递减 4%，这在 0%～10% 的正常范围内。选择更近端的一条神经，即脊副神经。可用于常规 RNS 检测的近端神经中，脊副神经几乎没有什么技术难度。

在胸锁乳突肌后缘，采用低强度电流就很容易刺激到脊副神经，在斜方肌上部记录。虽然肩膀不能达到完全固定，但轻轻向下按压肩膀可以防止大多数运动伪迹。3Hz 低频 RNS 显示 CMAP 波幅递减 15%。这个递减幅度是异常的，符合 NMJ 传递障碍的表现。因为在休息时出现递减，下一步合理的检查是肌肉运动 10s 后立即再做一次 RNS，寻找预期的运动后易化。短暂运动后，基线水平的递减从 15% 恢复到 0%，也就是说存在短时运动后的递减“修复”。

最后进行针电极肌电图检测，远端、近端肌肉都要做。在该病例，近端肌肉的针电极肌电图检测最重要，因为这些肌肉是临床无力的部位。肌电图未显示异常自发活动的证据，MUAP 形态和募集形式均正常。为排除严重的失神经和肌强直病变，常规针电极肌电图检测总是必需的，因为其 RNS 也可能表现递减反应。肌电图唯一的异常是出现不稳定 MUAP，表现为每次神经冲动的 MUAP 形态有变化。

综上所述，得出如下电生理结论。

【电生理诊断】

电生理检测所见符合突触后 NMJ 病变。

【病例分析与讨论】

在该病例，病史、神经系统体格检查和随后的电生理检测都符合突触后 NMJ 病变，即 MG。MG 通常表现亚急性病程，主要累及眼外肌和延髓肌。电生理检测通常显示休息时运动和感觉传导正常。基线水平时，在临床无力肌肉的近端神经予以 3Hz 低频 RNS，通常表现为递减反应。若见到递减，这个递减在 10s 运动后会改善或修复（运动后易化）。若休息时未见到递减，则运动 1min，第 1、2、3、4 分钟后分别再做 RNS；通常在 2～3min 后出现递减反应（运动后衰竭）。

通过该病例，提出几个值得讨论的重要问题。

(1) 为什么尺神经没有出现递减而脊副神经出现递减?

在 MG，电生理异常率随着更多近端神经的检测而提高，这并不意外，因为 MG 患者近端肌肉出现症状更常见。尽管如此，进行 RNS 时最好还是从远端肌肉开始，因为远端神经和肌肉在技术上更容易操作。然而在所有疑似 MG 的患者，若远端神经正常，必须对近端神经进行检查。低频 RNS 递减反应表明一些肌纤维发生阻滞，这是与 MG 患者肌无

病例 37-1 神经传导检测结果*

神经	刺激部位	记录部位	波幅：运动（mV）；感觉（μV）			潜伏期（ms）			传导速度（m/s）			F 波潜伏期（ms）		
			右侧	左侧	正常值	右侧	左侧	正常值	右侧	左侧	正常值	右侧	左侧	正常值
运动传导														
正中神经	腕	拇短展肌	12.4		≥4	3.8		≤4.4				31		≤31
	肘前窝	拇短展肌	12.0			8.5			57		≥49			
尺神经	腕	小指展肌	13.2		≥6	2.8		≤3.3						≤32
	肘下	小指展肌	12.2			6.5			60		≥49	31		
	肘上	小指展肌	12.2			8.3			60		≥49			
感觉传导														
正中神经	腕	示指	33		≥20	3.1		≤3.5	54		≥50			
尺神经	腕	小指	27		≥17	2.9		≤3.1	55		≥50			

重复神经刺激			
神经	记录部位	刺激频率	递减
左尺神经	小指展肌	3Hz	4%
脊副神经	斜方肌上部	3Hz	15%
脊副神经	斜方肌上部（10s 运动后）	3Hz	0%（注意：基线水平 CMAP 无变化）

*. 所有感觉潜伏期均为峰值潜伏期，所有感觉传导速度均采用起始潜伏期计算，F 波潜伏期代表最短 F 波潜伏期

病例 37-1 针电极肌电图检测结果								
肌 肉	插入活动	自发电位		自主收缩运动单位动作电位				
		纤颤电位	束颤电位	激 活	募 集	形 态		
						时 限	波 幅	多相波比例
右第一背侧骨间肌	正常	0	0	正常	正常	正常	正常	正常
右肱二头肌	正常	0	0	正常	正常 *	正常	正常	正常
右三角肌	正常	0	0	正常	正常 *	正常	正常	正常
右髂肌	正常	0	0	正常	正常 *	正常	正常	正常
右胫骨前肌	正常	0	0	正常	正常 *	正常	正常	正常

*. 不稳定运动单位动作电位

力相对应的电生理改变。在临床未受累的远端肌肉，预期 RNS 检测正常，而在无力的肌肉出现递减反应，正如本例患者的斜方肌。

(2) 检测尺神经时能否采取什么措施达到更大程度的递减？

基线水平时，尺神经 3Hz 低频 RNS 显示递减 4%，这个递减幅度在正常范围之内。为增加异常递减的出现，可进行尺神经支配的肌肉运动 1min 后寻找运动后衰竭，这样会带来基线时见不到的异常递减。在该病例，可让患者作 1min 最大用力运动（也就是尺神经的记录肌肉，即小指展肌做外展动作，持续 1min），运动后第 1、2、3、4 分钟分别再行 RNS。在 NMJ 病变患者，较长时间运动（prolonged exercise）2～3min 后，通常会出现递减反应或使基线就存在的递减程度加重。

(3) 神经传导和肌电图符合 LEMS 的诊断吗？

对于疑似为 MG 的患者，LEMS 常常在鉴别诊断之列。在 MG 和 LEMS，针电极肌电图检测结果可能相同。主要区别在于神经传导和 RNS。该病例的神经传导和 RNS 不符合 LEMS 的诊断。首先，LEMS 在休息时的 CMAP 波幅通常减低或正常低限，而几乎所有 MG 患者休息时的 CMAP 波幅正常，该病例也是如此。其次，MG 和 LEMS 患者的 3Hz 低频 RNS 均表现为异常递减。然而，短时运动或高频 RNS 后，LEMS 患者的 CMAP 波幅通常显著递增（该病例没有），而 MG 患者通常小幅递增。

(4) 不稳定 MUAP 的意义是什么？

不稳定 MUAP 是不稳定 NMJ 相对应的肌电图表现，通常见于原发性 NMJ 传递障碍。在同一运动单位内，由于各不同的肌纤维产生动作电位的时间不同，因此每次冲动产生的 MUAP 其形态可能有变。在更严重的 NMJ 病变，一些终板电位可能永远达不到阈值；这样，特定的肌纤维动作电位就不会发放。因此，在一些不稳定 MUAP，每次冲动发放时其中个别相位可能出现或消失。不稳定 MUAP 主要见于两大类情况：①原发性 NMJ 病变，如 MG、LEMS、肉毒中毒；② NMJ 不成熟，失神经支配后就常常如此，如在运动神经元病和多发性神经病，往往会出现不稳定 MUAP。

(5) 肢体温度低时，递减会有什么变化？

在疑似 NMJ 病变的患者，电生理检测时必须严密监测肢体温度。MG 患者通常会注意到其症状在气温较低时不那么明显（注意前面讨论过冰袋实验的临床应用）。同样，若肢体温度太低，RNS 递减反应就不那么明显了。对于所有进行 RNS 检测的患者，都要记录肢体温度，并保持在 32℃或以上。

（二）病例 37-2

【病史和查体】

59 岁女性，因肢体无力 8 个月就诊。症状突然出现，发病 2～3 个月内无力缓慢加重，随后保持稳定。无力主要表现为上下楼梯和从矮凳站起困难。疲劳感非常明显。无肢体麻木、吞咽障碍或言语困难。曾就诊过两位神经科医生，进行过两次肌电图检测，分别诊断运动神经元病和“慢性 GBS”（以前的称谓）。

神经系统体格检查：精神状态和脑神经正常。

运动系统检查见上、下肢近端肌肉中度无力，而肌容积和肌张力正常；远端肌力正常。腱反射普遍减弱至消失。感觉检查正常。轻微蹒跚步态，共济检查正常，无病态易疲劳现象。

【病例小结】

患者的病史和神经系统体格检查有些复杂。病史中提供了无力和疲劳，但不是提示 MG 的眼外肌或延髓肌受累。事实上，患者的主要症状是从椅子起身和上下楼梯困难，这两个症状都提示近端肌肉无力。由于没有相关的疼痛或感觉异常，肌病的诊断似乎最有可能。神经系统检查感觉完全正常，证实了是纯运动受累。与病史的预期相符，肌力检查证实上、下肢近端无力及相应的蹒跚步态。没有眼外肌或延髓肌无力或疲劳的表现。另外，还发现腱反射普遍减弱至消失。腱反射消失，通常是与轴突严重丢失或脱髓鞘相关的体征。

在进行电生理检测之前，要考虑主要累及近端肌肉伴腱反射减低的纯运动无力的鉴别诊断。最可能的诊断是肌病。其次要考虑表现单纯近端肌无力和腱反射减低的 NMJ 病变。此外，某些运动神经元病主要累及近端肌肉，例如，成人起病的脊髓性肌萎缩、肌萎缩侧索硬化的变异型进行性肌萎缩。最后，一些罕见的脱髓鞘性多发性神经病可能与主要累及近端肌肉的纯肌肉无力有关。

【电生理检测结果】

进行了正中、尺、胫、腓神经的运动传导和 F 波检测，以及正中、尺、腓肠神经的感觉传导检测。结果显示，所有感觉传导检测正常；这与患者没有感觉症状和体征相符。与此相反，所有运动传导检测异常。所检测的每条神经 CMAP 波幅都减低，但传导速度、远端潜伏期和 F 波正常。CMAP 波幅减低而传导速度正常，通常表示轴突丧失（如周围神经病、神经根病、运动神经元病），但 CMAP 降低还可见于累及远端肌肉的肌病，以及与阻滞相关的 NMJ 病变。

对右上下肢近端和远端肌肉进行了针电极肌电图检测。未见自发活动。所有 MUAP 形态正常，激活和募集模式正常。此时可以进一步缩小鉴别诊断的范围。最初的鉴别诊断，包括纯运动性脱髓鞘性多发性神经病可能。远端运动潜伏期和传导速度正常，无传导阻滞和波形离散，实际上排除了脱髓鞘性多发性神经病。在鉴别诊断方面，还要考虑运动神经元病或单纯轴突性运动神经病可能；虽然神经系统检查符合，但根据神经传导和针电极肌电图结果可排除。由于记录 CMAP 的肌肉其针电极肌电图是正常的，因此 CMAP 波幅减低不可能是因为轴突丧失。即使是急性轴突丧失、尚无足够时间产生纤颤电位这种不常见的情况，MUAP 募集也应明显减少。

这样，只剩下 NMJ 病变或肌病的可能性。在肌病，仅少数情况下 CMAP 波幅减低，因为临床上大多累及近端肌肉，而运动传导检测中通常用于记录的远端肌肉相对保留。然而，在某些远端肌病（如强直性肌营养不良、肌管肌病、远端隐性遗传性肌病），常规神经传导检测可能显示 CMAP 波幅减低。在这种情况，与肌病相关的 CMAP 波幅减低的肌肉，其针电极肌电图检测应符合肌病改变，但这个病例没有。

最后，必须考虑 NMJ 传递障碍的可能性。从临床角度看，因为没有眼外肌或延髓肌无力，MG 可能性不大；尽管确实会有罕见的肢带型 MG。此外，CMAP 波幅减低，这在 MG 患者是不寻常的表现。另一个可能的诊断是 LEMS。LEMS 患者表现为近端无力和腱反射减弱。神经传导会显示特征性的 CMAP 波幅普遍减低。要注意的是，虽然肉毒中毒的电生理表现与该病例相似，但该病例的临床病史是数月内无力缓慢进展，没有眼部或延髓的症状，与成人肉毒中毒不符。

对该病例下一步合理的检查，是进行高频（30～50Hz）RNS 或短时运动（10s），以寻找易化。运动试验（让患者进行肌肉的最大用力随意收缩），实际上就是以 30～50Hz 的频率兴奋其神经。相对于 50Hz 电刺激神经（非常痛苦）而言，运动试验始终是更可取的方法；其过程很简单，并且易操作。先记录单次超强刺激的远端 CMAP，然后嘱患者最大用力收缩肌肉 10s，迅速放松，此后立即给予第二次超强刺激，测量 CMAP 波幅并与运动前的 CMAP 进行比较。在该病例，对正中神经进行了运动试验。

最大用力运动 10s 后，正中神经 CMAP 波幅增加达 300%［（10−2.5）÷ 2.5 × 100］。这种 CMAP 波幅的显著增加，表明是 NMJ 突触前传递障碍。

综上所述，得出如下电生理结论。

【电生理诊断】

电生理检测发现符合突触前 NMJ 病变。

病例 37-2　神经传导检测结果 *

神　经	刺激部位	记录部位	波幅：运动（mV）；感觉（μV）			潜伏期（ms）			传导速度（m/s）			F 波潜伏期（ms）		
			右　侧	左　侧	正常值	右　侧	左　侧	正常值	右　侧	左　侧	正常值	右　侧	左　侧	正常值
运动传导														
正中神经	腕	拇短展肌	2.5		≥4	3.4		≤4.4				30		≤31
	肘前窝	拇短展肌	2.1			6.6			63		≥49			
尺神经	腕	小指展肌	2.2		≥6	3.3		≤3.3				31		≤32
	肘下	小指展肌	2.1			6.4			65		≥49			
	肘上	小指展肌	2.2			8.0			61		≥49			
胫神经	踝	㧟展肌	1.5		≥4	5.4		≤5.8				54		≤56
	腘窝	㧟展肌	1.3			11.6			48		≥41			
腓神经	踝	趾短伸肌	1.0		≥2	5.4		≤6.5						≤56
	腓骨头下	趾短伸肌	0.9			11.8			47		≥44			
	腘窝外侧	趾短伸肌	0.9			14.0			45		≥44			
感觉传导														
正中神经	腕	示指	23		≥20	3.5		≤3.5	50		≥50			
尺神经	腕	小指	17		≥17	3.1		≤3.1	50		≥50			
腓肠神经	小腿肚	踝后部	10		≥6	4.1		≤4.4	48		≥40			

*. 所有感觉潜伏期均为峰值潜伏期，所有感觉传导速度均采用起始潜伏期计算，F 波潜伏期代表最短 F 波潜伏期

病例 37-2 针电极肌电图检测结果								
肌 肉	插入活动	自发电位		自主收缩运动单位动作电位				
		纤颤电位	束颤电位	激 活	募 集	形 态		
						时 限	波 幅	多相波比例
右第一背侧骨间肌	正常	0	0	正常	正常	正常	正常	正常
右示指固有伸肌	正常	0	0	正常	正常	正常	正常	正常
右肱二头肌	正常	0	0	正常	正常	正常	正常	正常
右旋前圆肌	正常	0	0	正常	正常	正常	正常	正常
右肱三头肌	正常	0	0	正常	正常	正常	正常	正常
右三角肌	正常	0	0	正常	正常	正常	正常	正常
右髂肌	正常	0	0	正常	正常	正常	正常	正常
右股外侧肌	正常	0	0	正常	正常	正常	正常	正常
右胫骨前肌	正常	0	0	正常	正常	正常	正常	正常
右腓肠肌内侧头	正常	0	0	正常	正常	正常	正常	正常
右 L_4 棘旁肌	正常	0	0	正常	正常	正常	正常	正常
右 L_5 棘旁肌	正常	0	0	正常	正常	正常	正常	正常

病例 37-2 运动神经传导检测结果随访								
神 经	刺激部位	记录部位	波幅：运动（mV）；感觉（μV）			潜伏期（ms）		
			右 侧	左 侧	正常范围	右 侧	左 侧	正常范围
正中神经	腕	拇短展肌	2.5		≥4	3.4		≤4.4
10s 运动后即刻								
正中神经	腕	拇短展肌	10.0		≥4	3.4		≤4.4

【病例分析与讨论】

做完运动试验，检查全部完成。结合病史、神经系统体格检查、神经传导、针电极肌电图和运动试验的结果，得出一个清晰的诊断，即 LEMS。LEMS 是一种少见的由 ACh 释放减少引起的自身免疫病变。患者通常表现为近端肌肉无力和腱反射减弱或消失。诊断经常由常规运动传导得到提示，表现为 CMAP 普遍减低或正常低限，而远端潜伏期和传导速度正常，并且感觉神经电位保持完好。这种模式常被不少肌电图检测者误认为是轴突丧失和很可能的多发性神经病。首先，避免误诊为轴突性多发性神经病的关键是要认识到感觉电位是正常的。在轴突性多发性神经病，几乎不会出现感觉电位正常而 CMAP 波幅减低。其次，必须考虑针电极肌电图与神经传导的相关性。若神经传导显示的 CMAP 波幅减低是由轴突丧失所致，针电极肌电图应有明确失神经和神经再支配的表现。在针电极肌电图，若未显示失神经或神经再支配，也未显示 MUAP 募集减少，运动神经元病或任何病因引起轴突丧失的诊断都不能成立。

通过该病例，提出几个值得讨论的重要问题。

(1) 最可能的临床诊断是什么？

进一步回顾病史，患者称有吸烟史（每年 40 包）。过去 1 个月有口干症状。尽管初次胸部 X 线和胸部 CT 扫描正常，6 个月后复查胸部 CT 发现异常。病灶活检显示 SCLC。当患者病程为亚急性，表现为近端肌无力和反射减弱或消失，必须仔细评估其罹患 LEMS 的可能性，特别是有吸烟史的患者，因为吸烟有患 SCLC 的风险。当然，在一些 LEMS 患者，可因原发性自身免疫病表达 VGCC 抗体；然而，大多数 LEMS 患者是肿瘤（通常是 SCLC）表达 VGCC，从而启动自身免疫过程的。

(2) 最初考虑运动神经元病和 GBS 的诊断正确吗？

可以看到，是因为进行了恰当的电生理检测，从而戏剧性地改变了该患者的诊断和后续治疗。最初诊断为运动神经元病和 GBS 是不正确的。这两个诊断可能是基于亚急性起病、主要累及运动的综合征，伴腱反射消失，以及最初神经传导显示 CMAP 波幅减低。然而，之后的神经传导并未证实任何类型的脱髓鞘性神经病。同样，基于后续的针电极肌电图结果，不支持运动神经元病。针电极肌电图检测缺乏失神经和神经再支配，使得运动神经元病的诊断不成立。

（三）病例 37–3

【病史和查体】

40 岁，女性，晚餐后出现吞咽困难和喉咙痛。数小时内迅速出现复视和构音障碍，随后很快又出现双侧面肌无力、眼睑下垂和呼吸受累。没有毒物暴露、近期旅行、蜱虫叮咬、病毒性感染或疫苗接种史。

神经系统体格检查：眼球水平凝视和上视明显受限。瞳孔光反射和调节反射明显减弱。双侧面肌明显无力、眼睑下垂、构音障碍、吞咽困难。肢体近端肌无力比远端重，腱反射普遍消失。其余的包括精神状态和感觉检查正常。

实验室检查：血液生化和脑脊液正常。初步诊断考虑不典型 GBS。尽管接受了两次血浆置换，其症状仍在恶化。

【病例小结】

女性，表现为急性起病，快速进展的球 – 面部肌肉、眼外肌、呼吸肌和四肢近端肌肉无力，伴瞳孔光反射减弱、腱反射消失。感觉正常。无毒物暴露、近期旅行、蜱虫叮咬、病毒感染或疫苗接种史。快速进展性瘫痪的鉴别诊断，包括 GBS、MG、肉毒中毒、脊髓灰质炎、蜱瘫痪、急性间歇性卟啉病和有机磷中毒。

【电生理检测结果】

回顾 NCS 结果，在左正中、尺、胫神经及双侧面神经，要么 CMAP 波幅明显减低而远端潜伏期和传导速度正常，要么 CMAP 缺失。F 波未引出。与此相反，左正中、尺、腓肠神经感觉电位正常。至此，该病例的神经传导结果与上一个病例（CMAP 普遍减低而感觉电位正常）并无不同，但其临床表现完全不同：快速进展性无力，累及球 – 面部肌、眼外肌、瞳孔和呼吸肌。

与之前的病例一样，感觉传导检测正常，伴 CMAP 低波幅而远端潜伏期和传导速度正常，提示的鉴别诊断包括肌病、运动神经元病、多发性神经根病或 NMJ 病变。为评估 NMJ 病变的可能性，进一步做了 RNS 和运动试验。左尺神经（小指展肌记录）3Hz 低频 RNS 显示递减 15%，而 30Hz 高频 RNS 显示递增 250%，结果提示为突触前 NMJ 病变。10s 运动后，刺激尺、正中、胫神经记录的 CMAP 见到类似的递增。

在针电极肌电图，所有受检肌肉的插入电位延长，数块肌肉见到纤颤电位。MUAP 小、短、多相，募集正常或早募集。针电极肌电图提示失神经支配，并有相关的“肌病样”表现。

综上所述，得出如下电生理结论。

【电生理诊断】

电生理检测符合突触前 NMJ 伴失神经支配。

【病例分析与讨论】

急性起病的球 – 面部肌、眼外肌、呼吸肌和肢体近端肌无力，结合神经传导、RNS、运动试验和针电极肌电图的结果，最符合肉毒中毒的诊断。随后，患者透露她曾品尝了一些自家腌制的桃子，但因罐头瓶有臭味丢弃了。24h 内给予了患者三价肉毒抗毒素，第 2 周临床症状略有改善。从粪便提取物和罐头瓶残留物中提取到 B 型梭状芽孢杆菌毒素，但血清中未检出毒素。

通过该病例，提出几个值得讨论的重要问题。

(1) 临床和电生理结果是否符合 MG 或 LEMS 的诊断？

病例 37-3　神经传导检测结果 *

神经	刺激部位	记录部位	波幅：运动（mV）；感觉（μV）			潜伏期（ms）			传导速度（m/s）			F 波潜伏期（ms）		
			右侧	左侧	正常值	右侧	左侧	正常值	右侧	左侧	正常值	右侧	左侧	正常值
运动传导														
正中神经	腕	拇短展肌		0.20	≥4		3.2	≤4.4					无反应	≤31
	肘前窝	拇短展肌		0.18			6.8			58	≥49			
尺神经	腕	小指展肌		0.30	≥6		3.1	≤3.3					无反应	≤32
	肘下	小指展肌		0.28			6.8			60	≥49			
胫神经	踝	踇展肌		0.15	≥4		4.6	≤5.8					无反应	≤56
	腘窝	踇展肌		0.15			13.7			42	≥41			
面神经	耳前	眼轮匝肌	无反应	无反应	≥1									
感觉传导														
正中神经	腕	示指		25	≥20		3.2	≤3.5		56	≥50			
尺神经	腕	小指		17	≥17		2.4	≤3.1		58	≥50			
腓肠神经	小腿	踝后部		8	≥6		3.9	≤4.4		50	≥40			

重复神经刺激

神经	记录部位	刺激频率 / 运动	递减 / 递增
左尺神经	小指展肌	3Hz	15% 递减
		30Hz	250% 递增
		10s 运动试验	300% 递增
左正中神经	踇短展肌	10s 运动试验	350% 递增
左胫神经	踇展肌	10s 运动试验	200% 递增

*. 所有感觉潜伏期均为峰值潜伏期，所有感觉传导速度均采用起始潜伏期计算，F 波潜伏期代表最短 F 波潜伏期

病例 37–3　针电极肌电图检测结果								
肌　肉	插入活动	自发电位		自主收缩运动单位动作电位				
		纤颤电位	束颤电位	激　活	募　集	形　态		
						时　限	波　幅	多相波比例
右第一背侧骨间肌	延长	0	0	正常	早募集	–1	–1	正常 /+1
右肱二头肌	延长	+2	0	正常	正常	–1	–1	+1
右三角肌	延长	+1	0	正常	正常	–1	正常 /–1	正常 /+1
右髂肌	延长	+1	0	正常	早募集	–2	正常 /–1	正常 /+1
右胫骨前肌	延长	+2	0	正常	早募集	–1	–1	正常 /+1
右腓肠肌内侧头	延长	0	0	正常	正常	–1	正常	正常

MG 可能表现为迅速起病的球部肌、眼外肌、呼吸肌和肢体肌肉无力。然而，有些临床和电生理结果不符合 MG。本例患者有自主神经功能障碍（即瞳孔光反射减弱），这在 MG 患者是见不到的。尽管低频 RNS 递减反应符合 MG 的诊断，但在 MG 极少见到短时运动后或高频 RNS 的显著递增和基线 CMAP 波幅低。此外，尽管 MG 的 MUAP 可呈短、小和早募集，但出现纤颤电位是很不寻常的。

在 LEMS，可出现基线 CMAP 波幅低，并且短时运动后或高频 RNS 显示递增反应，正如本例所见。然而，在 LEMS，针电极肌电图检测通常完全正常，无纤颤电位，但偶尔出现小而短的 MUAP 伴早募集。另外，LEMS 与肉毒中毒的鉴别，主要依据临床而非电生理表现。这两种疾病的临床表现明显不同。LEMS 往往表现为数月中出现近端肌无力和腱反射减弱，而肉毒中毒通常急性起病，症状严重，肌无力累及眼外肌、球部肌和呼吸肌，常伴有明显自主神经功能障碍。

(2) 还应考虑哪些其他诊断？

电生理检测有助于区分肉毒中毒和其他麻痹性病变，包括 GBS、蜱瘫痪、脊髓灰质炎、卟啉病和有机磷中毒。在 GBS、脊髓灰质炎、蜱瘫痪、急性间歇性卟啉病，都可能出现 CMAP 波幅低，但都不会出现短时运动后或高频 RNS 的递增反应。此外，脱髓鞘亚型 GBS 的神经传导通常提示获得性脱髓鞘（如传导速度减慢、迟发反应延长、传导阻滞），针电极肌电图显示 MUAP 募集减少。在急性脊髓灰质炎，通常表现为发热性病变，数天后出现局灶、不对称性瘫痪；CMAP 波幅可能减低，针电极肌电图可见纤颤电位，但 MUAP 募集是减少的。在蜱瘫痪，表现为快速的上行性麻痹；CMAP 波幅减低远端运动潜伏期延长和传导速度轻度减慢，但短时运动后不会出现递增反应。卟啉病通常伴随腹痛和精神异常，电生理检测提示轴突性神经病和 MUAP 募集减少。在有机磷中毒，可表现为急性无力，但瞳孔缩小和肌束颤动可将之与肉毒中毒区分开来；神经传导显示单次刺激后出现重复性 CMAP，但高频 RNS 或短时运动后不会出现递增反应。

(3) 为什么 F 波缺失？

如前所述，GBS 是可导致快速进展性瘫痪的疾病之一。在 GBS 早期，神经传导检测唯一的异常可能是 F 波潜伏期延长、离散或缺失，反映神经根脱髓鞘。然而，重要的是要记住，CMAP 波幅严重减低的神经，通常引不出 F 波。由于 F 波的波幅是 CMAP 波幅的 1%～5%，CMAP 波幅严重减低时 F 波通常无法辨认或波幅太低而难以测量。正如该病例，远端 CMAP 波幅非常低时，F 波缺失不能作为近端脱髓鞘的证据。

(4) 肉毒中毒的电生理检测结果如何与潜在的病理生理机制相联系？

肉毒中毒独特的电生理结果，反映了肉毒杆菌中毒潜在的病理生理机制。肉毒杆菌毒素与突触前胆碱能神经末梢结合，导致自主神经末梢和运动神经末梢的 ACh 量子释放减少。神经传导检测可见广泛性低波幅的 CMAP，同时远端潜伏期和传导速度正常。感觉神经电位不受累。10s 运动或高频 RNS 导致 ACh 量子释放增加和终板电位升高，因此更多的肌纤维达到阈值，CMAP 波幅增加。在严重肉毒中毒的病例，NMJ 阻滞可能很严重，以至于即使短时运动或高频 RNS 产生的易化也无法使终板电位升高达到阈值以上。针电极肌电图常常见到纤颤电位，是因为 NMJ 阻滞非常严重，肌纤维实际上是肉毒毒素所致的化学性失神经。远期恢复，取决于数月后新的神经末梢芽生并形成新的 NMJ。

第38章 肌病
Myopathy

周瑞玲 宋春莉 译 卢祖能 校

对疑似肌病的评估，在许多有遗传证据的患者，基因检测已经取代了电生理检测或肌肉活检。对于没有遗传证据的疑似肌病患者，无论电生理检测结果如何，最终大多还是需要进行肌肉活检才能确诊。尽管如此，电生理检测，尤其是针电极肌电图检测，在诊断疑似肌病患者时仍然发挥着重要作用（图 38–1）。肌电图常常可确认肌病的存在，若存在某些特定类型的自发活动，还能增加更多诊断信息。例如，在肌病，纤颤电位和正锐波提示可能是炎症或坏死；而肌强直放电，则提示强直性肌病或周期性瘫痪（见第 39 章）、酸性麦芽糖酶缺乏、肌管性肌病、肌原纤维肌病及某些中毒性肌病中某一种。此外，肌电图也有助于提示临床表现类似于肌病的其他疾病的诊断。

在肌病患者，肌电图也可用于肌肉活检定位。肌电图检测的优点是可容易地对多块肌肉和部位进行取样检测，并且可提示对哪块肌肉进行活检。对明确异常但非终末期的肌肉进行活检总是必要的，但始终建议在肌电图所检肌肉的对侧肌肉进行活检。

在评估疑似肌病方面，肌电图可提供有价值的信息，但对轻度病例的肌电图检测结果，可能特别难以解释。某些肌病，如类固醇肌病，肌电图上可能仅有轻微表现、甚至无变化。此外，一些神经肌肉接头（neuromuscular junction，NMJ）病变可能表现出非常相似的临床和电生理表现，因此需要密切关注临床细节，并且常常需要做进一步的电生理检测，包括重复神经刺激（repetitive nerve stimulation，RNS）和单纤维肌电图（single-fiber electromyography，SFEMG），以区分肌病和 NMJ 病变。此外，在一些特殊肌病，神经肌肉超声可增加关键信息，这将在本章后面讨论。

一、临床表现

肌病表现为纯运动综合征，而无任何感觉或自主功能障碍。大多数肌病患者的症状为双侧对称且近端肌肉首先受累。患者通常主诉难以从坐位起立、上下楼梯困难、手臂伸展困难。对称、近端，是大多数肌病的特点，但“对称、近端”这两者都有例外，例如，在包涵体肌炎（inclusion body myositis，IBM）和面肩肱肌营养不良，可能就非常不对称。在强直性肌营养不良、远端遗传性肌病和 IBM，可能是远端肌肉而非近端肌肉先受累。在某些肌病，眼部和延髓肌肉可能受累。腱反射通常正常，若减弱，则与肌肉萎缩和无力程度成比例。

评估疑似肌病患者时，重要的是确定症状是否由运动诱发，这些症状可能表现为疲劳、运动诱发的肌肉痉挛或肿胀。表现为运动诱发性肌肉痉挛的患者，可能出现明显无力、肿胀，若非常严重者，还会出现肌红蛋白尿。无力、肿胀、肌红蛋白尿提示肌肉能量代谢的遗传性病变。注意，在肌病，疲劳虽然很常见，但短时运动（brief exercise）后出现明显肌肉无力，若不伴随痛性痉挛，则提示是 NMJ 病变，而不是肌病。此外，在 Lambert-Eaton 肌无力综合征和一些罕见的重症肌无力患者，可表现为类似于肌病的孤立性近端肌肉无力。成人发病的脊髓性肌萎缩（spinal muscular atrophy，SMA），包括 X 连锁延髓脊髓性肌萎缩，通常也表现为近端肌肉无力，类似于肌病的典型模式。

肌肉病变可简单划分为以下类别：①肌营养不良；②炎性肌病；③坏死性自身免疫肌病（necrotizing autoimmune myopathies，NAM）；④内分泌相关肌病；⑤药物诱导性和中毒性肌病；⑥代谢性肌病；⑦先天性肌病；⑧与周期性瘫痪相关的肌病。

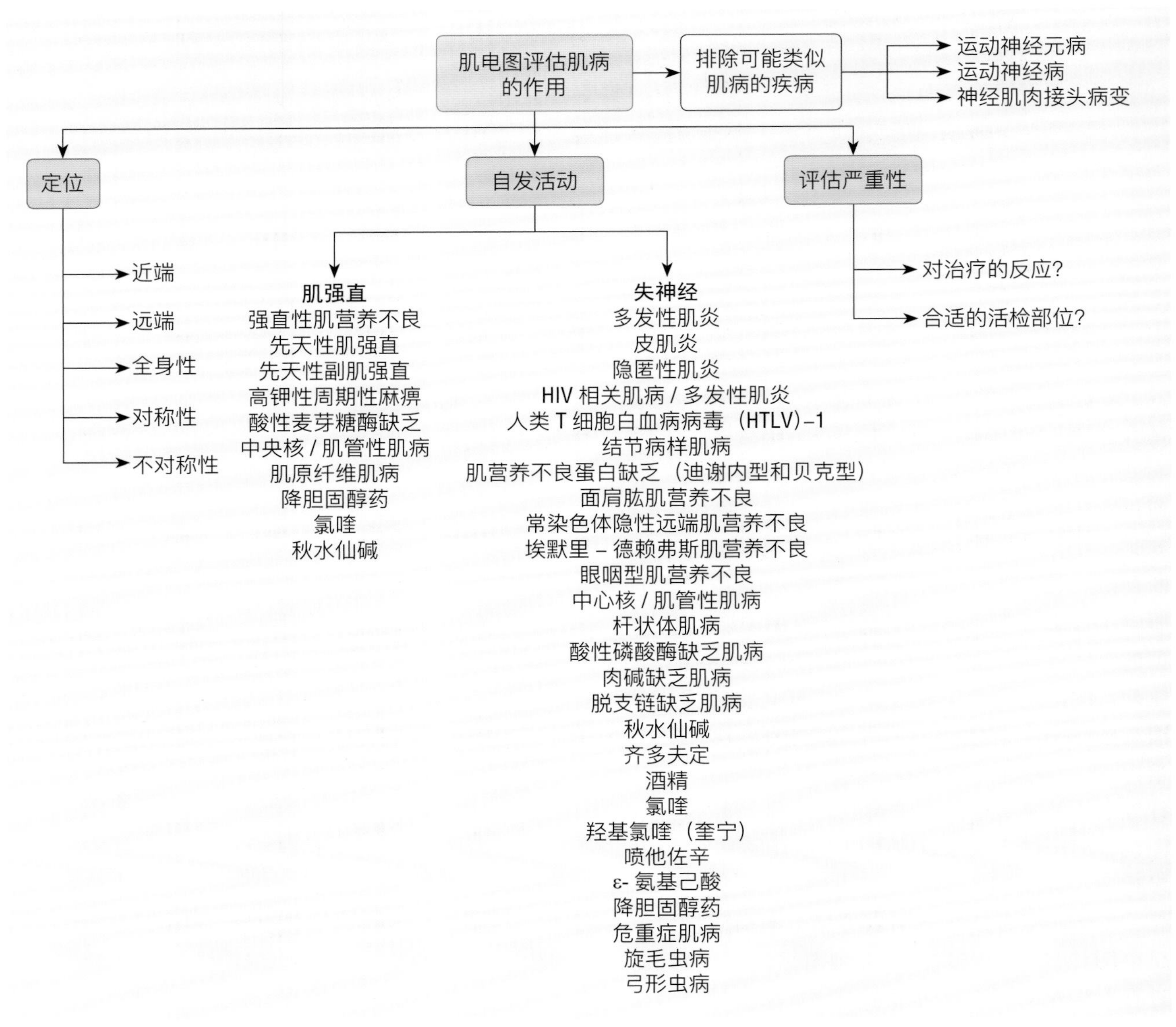

▲ 图 38–1　肌电图评估肌病的作用

肌营养不良是遗传性肌肉疾病，特征是进行性病程，常常幼年起病，通常具有特定的临床和肌肉活检表现。在其中的一些肌营养不良，近年来，发现了基因异常或特定基因产物，例如，迪谢内肌营养不良（Duchenne Becker muscular dystrophy，DMD）和贝克肌营养不良（Becker muscular dystrophy，BMD）中的肌萎缩蛋白。较常见的遗传性肌肉疾病包括强直性肌营养不良、DMD、BMD、埃默里 – 德赖弗斯（简称埃 – 德）肌营养不良（Emery-Dreifuss muscular dystrophy，EDMD）、面肩肱肌营养不良、眼咽型肌营养不良和肢带肌营养不良。

炎性肌病最常与免疫攻击有关，包括多发性肌炎（polymyositis，PM）、皮肌炎（dermatomyositis，DM）和 IBM。其他类型的炎性肌病包括由寄生虫、病毒或细菌引起的肌肉感染。近来发现，肌炎也见于接受免疫检查点抑制剂（immue check point inhibitor，ICPI）治疗的癌症患者，是其罕见的并发症。ICPI 是单克隆抗体，其靶向是胞浆 T 淋巴细胞相关抗原 –4（CTLA-4）、程序性细胞死亡受体 –1（PD-1）或程序性细胞死亡配体 –1（PD-L1）。ICPI 这类药物对防止自身免疫的正常保护性生理机制起抑制作用。ICPI 在几种类型的难治性癌症的免疫治疗中非常有效，但会产生许多免疫相关不良反应，涉及多种神经肌肉病变，其中包括肌炎。根据作者的经验，ICPI 诱发的肌炎，常常与重症肌无力同时出现，症状非常严重且难以控制。

NAM 虽然极少见，但已逐渐被认为是引起肌肉无力的一种病因。NAM 与常见的炎性肌病相似，患者表现为近端肌肉无力、肌酸激酶（creatine kinase，CK）水平升高。但肌肉活检显示有许多坏死肌纤维，而很少或没有炎症。危险因素包括：①使用他汀类药物，患者对他汀类药物产生自身免疫反应；②恶性肿瘤；③结缔组织病。可能存在抗 3- 羟基 -3- 甲基戊二酰辅酶 A 还原酶（3-hydroxy-3-methylglutary-coenzyme A reductase，HMG-CoA）抗体或反信号识别粒子（signal recognition particle，SRP）抗体。NAM 与炎性肌病的电生理表现非常相似。尽管是自身免疫性疾病，但治疗则困难得多。

内分泌肌病常见于甲状腺和肾上腺病变，可伴肢端肥大症和甲状旁腺疾病。

药物诱导性肌病和中毒性肌病越来越常见。常见的例子包括类固醇、酒精、秋水仙碱、齐多夫定、氯贝丁酯引起的肌病，以及许多降胆固醇药物的直接毒性作用。

代谢性肌病是酶缺乏所致的一类遗传性肌肉病变，这些酶对细胞内的能量产生至关重要。这类肌病的表现可能是下列三种方式之一：①痛性痉挛和肌红蛋白尿；②作为更广泛的、神经系统综合征的一部分，通常累及中枢神经系统；③典型的临床近端肌病。痛性痉挛和肌红蛋白尿患者的基因缺陷，常常在糖原或脂代谢通路；休息时可能完全正常，但运动时或运动后出现症状。在脂代谢异常的患者，往往是长时间或用力运动（如长途步行或登山）之后出现症状。在糖原代谢异常的患者，往往是短暂、剧烈的等长运动后出现症状。可能在开始运动时出现肌肉痛和疲劳，随后出现明显的肌红蛋白尿。可能有头痛、恶心和呕吐。肌肉变得疼痛和肿胀。CK 水平通常急剧上升到数千。其中，最常见的是脂代谢通路中肉碱棕榈酰转移酶（carnitine palmitoyl-transferase，CPT）缺乏，以及糖原代谢通路中肌磷酸化酶缺乏或称 McArdle 病。在线粒体代谢缺陷患者，常常有肌病和累及其他系统异常（包括中枢神经系统）的表现；常见身材矮小、听力丧失、痫性发作、心脏异常、学习障碍和脑卒中样发作。最后，在一些罕见的代谢缺陷（肉碱或酸性麦芽糖酶缺乏），可能出现典型肌病的临床表现，即缓慢进展、近端肌肉无力。

先天性肌病是在肌肉活检、组化染色上各自有其非常特殊表现的一类肌病；例如，杆状体、中央核、肌纤维类型比例失调和肌小管性肌病。HE 染色通常是正常的或无特异性。大多数先天性肌病在婴幼儿期出现症状，但偶尔有患者在成年期出现症状。临床症状无特异性，倾向于缓慢进展或静止状态。确诊通常需要基因检测或肌肉活检，除非家族中有已知的确诊者。

与周期性瘫痪相关的肌病发生在低钾和高钾性周期性瘫痪的背景中（见第 39 章）。患者在 50—60 岁时出现近端肌肉无力。即使是从未有过发作性无力的低钾周期性瘫痪患者（常见于女性），在其成年期总是会出现近端空泡肌病。

二、电生理评估

（一）神经传导检测

对于疑似肌病的患者，始终应进行常规神经传导检测（框 38-1）。感觉神经传导总是正常的，除非合并有周围神经病。因为大多数肌病先累及近端肌肉，而运动神经的常规传导检测是在远端肌肉记录，因此运动传导通常也是正常的。若肌病严重到足以影响远端和近端肌肉，或者是那种罕见的先累及远端肌肉的肌病，运动传导检测可能显示复合肌肉动作电位（compound muscle action potential，CMAP）波幅减低，而潜伏期和传导速度正常。

必须进行神经传导检测的主要原因，是排除类似肌病的其他运动性病变（框 38-2）。除肌病外，纯运动性病变包括运动神经元病、罕见的脱髓鞘性多发性神经病和 NMJ 病变。在运动神经元病和累及远端肌肉的肌病，神经传导检测的结果可能非常相似；根据相关临床特征和针电极肌电图所见，可资鉴别。根据传导检测所见，即存在传导阻滞或异常时间离散、远端潜伏期显著延长和传导速度明显减慢或这些表现的组合，很容易将脱髓鞘性多发性神经病与肌病鉴别开来。

NMJ 病变的诊断存在较大挑战。一些 NMJ 病变可能表现为与肌病相似的近端肌肉无力。突触后膜病变（如重症肌无力）在休息时的 CMAP 波幅通常正常。为了证实 NMJ 病变，需要进行低频（3Hz）RNS 显示递减反应（见第 37 章）。突触前膜疾病（如 LEMS）的神经传导模式更具特征性：①静止时 CMAP 波幅较低，而潜伏期和传导速度正常；②短时（10s）运动后 CMAP 波幅显著递增（一般大于基线值的 100%）。

框 38-1　肌病：建议的神经传导检测方案

常规检测

- 在上肢须至少进行一条运动神经和一条感觉神经的传导检测及相应神经的 F 波检测（如正中神经运动和感觉、正中神经 F 波）
- 在下肢须至少进行一条运动神经和一条感觉神经的传导检测及相应神经的 F 波检测（如胫神经运动和腓肠神经感觉、胫神经 F 波）

特殊考虑

- 若 CMAP 波幅减低或为临界值，必须进行最大用力收缩该肌肉 10s，然后再做单次超强刺激，寻找 CMAP 显著递增，若大于 100% 基线值，提示为 LEMS
- 若有疲劳、波动性肌无力或任何眼部 – 球部症状的临床病史，应进行低频（3Hz）RNS，包括一块远端肌肉（如刺激尺神经、小指展肌记录）以及一块近端肌肉（如刺激副神经、斜方肌记录）
- 若发现任何肌肉显示 3Hz 低频 RNS 显著递减，必须进行进一步其他诊断性检查，以寻找 NMJ 的问题（见第 37 章，框 37–2）[a]

a. 对于所有疑似肌病的患者，可以考虑进行 RNS，这个理由相当有说服力。因为在少数 NMJ 病变患者，可以表现为近端肌肉无力、神经传导正常和针电极肌电图显示“肌病性”运动单位动作电位（motor unit action potential，MUAP）。若未进行 RNS 检测，就可能会漏诊

框 38-2　可能与肌病类似表现的其他疾病

运动神经元病

- 尤其是晚发型 SMA
- X 连锁延髓脊髓性肌萎缩（肯尼迪病）
- 进行性肌萎缩（肌萎缩侧索硬化的变异型）

NMJ 病变

- 尤其是 LEMS
- 罕见的仅限于肢带肌的重症肌无力
- 罕见的先天性肌无力综合征

运动受累为主或先受累的周围神经病

- 通常为脱髓鞘性周围神经病变（纯运动型慢性炎性脱髓鞘性多发性神经病；多灶性运动神经病伴传导阻滞）
- 罕见的卟啉性神经病，近端运动神经纤维先受累
- 糖尿病肌萎缩（通常累及近端运动神经纤维，但常伴明显疼痛）

中枢神经系统病变

- 双侧大脑中动脉 – 大脑前动脉分水岭脑卒中

（二）肌电图检测

对于疑似肌病的患者，必须根据患者症状的分布，个体化地进行针电极肌电图检测（框 38–3）。总体而言，上、下肢的远端和近端肌肉，可能都在考虑之列。检测棘旁肌（最近端的肌肉）往往非常有价值。大多数肌病会累及近端肌肉，随着对近端肌肉的检测数量逐步增加，发现异常的可能性也随之增大。例如，在成人起病的酸性麦芽糖酶缺乏型肌病，显著变化可能仅见于最近端的肌肉（棘旁肌、髂肌、阔筋膜张肌）。

框 38-3　肌病：建议的肌电图检测方案

常规检测

- 在下肢须至少检测两块远端肌肉和两块近端肌肉（如胫骨前肌、腓肠肌、股外侧肌、髂肌）
- 在上肢须至少检测两块远端肌肉和两块近端肌肉（如第一背侧骨间肌、示指固有伸肌、肱二头肌、三角肌内侧头）
- 须至少检测一块棘旁肌

特别考虑

- 始终尝试检测无力的肌肉，所测肌肉数量和分布取决于肌无力的模式
- 对于临床上表现为指长屈肌无力的患者，必须检测指深屈肌，特别是当其他肢体肌肉 MUAP 的时限宽、波幅高（大 MUAP），显示为“神经病变性 MUAP”，若指深屈肌 MUAP 的呈短时限、低波幅，可能改变医生的诊断思路为 IBM
- 尝试检测容易进行活检的、对侧的肌肉（三角肌、肱二头肌、股外侧肌、腓肠肌）

若 MUAP 参数不确定，必须作如下考虑

- 定量 MUAP 分析：从每块肌肉的不同位置采集 20 个 MUAP。计算平均波幅和时限，并与取样肌肉匹配的正常值进行比较
- SFEMG：所检测的无力的肌肉其 MUAP 参数、募集和激活模式若正常，应考虑 NMJ 病变，应首先进行 RNS 检测；若正常，应考虑 SFEMG

对疑似肌病进行肌电图检测时，有几个问题需要牢记：第一，MUAP 通常较小、较短、呈多相，但是并非所有小、短和多相 MUAP 都是“肌病性”。在 NMJ 患者无力的肌肉，以及严重失神经支配后的早期神经再支配时（即新生运动单位，见第 15 章），也可能出现类似模式。第二，一些肌病可能表现出轻

微的模棱两可或没有什么改变的 MUAP，这最常见于类固醇肌病、某些代谢性肌病和线粒体肌病。第三，肌电图检测后立即查血清 CK 不合适，因为肌电图检测后 CK 水平可能略有上升（通常为 1.5 倍正常值）。最后一个问题是，要确定对哪块肌肉进行活检，因为疑似肌病的患者通常要进行肌肉活检，肌电图对确定适合活检的肌肉很有帮助。应在异常但非终末期的肌肉活检取样。通常建议在针电极肌电图检测的对侧（同名）肌肉进行活检，因为针电极可能会在肌肉中引起短暂的炎症变化，所以最好不要对肌电图针电极检测的肌肉活检取样。不应根据肌电图针电极引起的活检肌肉的假性炎症，而将其诊断为炎性肌病，以免错误地采用大剂量类固醇和免疫抑制药治疗。

1. 肌病中的自发活动

纤颤电位和正锐波通常与神经源性病变（也就是周围神经病、神经根病、运动神经元病）有关。然而，在许多肌病性疾病中也常常出现失神经电位。最有可能是肌纤维的节段性炎症或坏死，使得远端尚正常的肌纤维与连接到终板的肌纤维分离（图 38–2）。在炎性肌病出现失神经，推测可能是周围间质炎症引起肌内神经小分枝梗死。肌病患者存在失神经电位，通常提示炎性肌病的诊断，但失神经电位也见于多种肌病（框 38–4），包括某些中毒性肌病、几种肌营养不良及其他遗传性肌病。在慢性肌病，也可能看到复合重复放电（complex repetitive discharges，CRD）。

若出现肌强直放电，则可提供额外的信息。肌强直放电是肌纤维的自发性放电，其电位波幅和放电频率显示为逐渐增加和逐渐减小。肌强直放电呈正波或短棘波，其波形与急性失神经电位（即纤颤电位和正锐波）相同。这并不奇怪，因为肌强直放电也是肌纤维产生的。通过放电频率和波幅的增减这一特点，可将肌强直放电与纤颤电位和正锐波区分开来。必须记住的是，相对肌强直电位而言，纤颤波和正锐波的放电频率非常有规律。肌强直放电常见

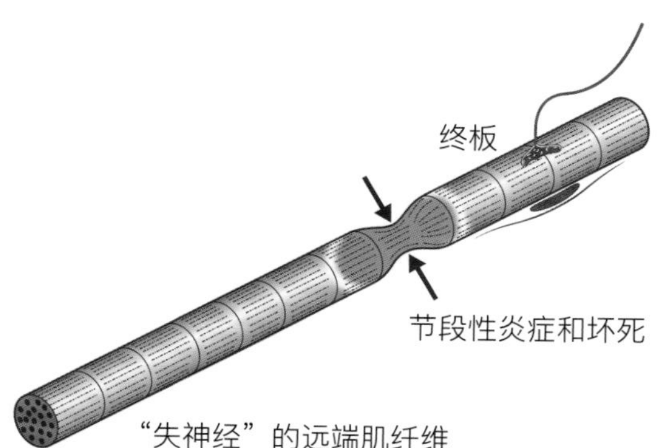

▲ 图 38–2 炎性肌病中纤颤电位的产生

活动性失神经通常与神经源性病变有关。然而，活动失神经也常见于许多肌病，尤其是与炎症或坏死相关的肌病。失神经被认为是肌纤维的节段性炎症或坏死，使得远端尚正常的肌纤维与连接到终板的肌纤维分离

框 38–4 伴有失神经支配特殊表现的肌病

炎性肌病
- 多发性肌炎
- 皮肌炎
- 包涵体肌炎
- HIV 相关肌病 / 多发性肌炎
- 人嗜 T 淋巴细胞病毒 –1 肌病
- 结节病样肌病

肌营养不良和其他遗传性肌病
- 肌营养不良蛋白缺乏（迪谢内型和贝克型）
- 面肩肱肌营养不良
- 常染色体隐性远端肌营养不良
- 埃 – 德肌营养不良
- 眼咽型肌营养不良
- 肢带型肌营养不良 –2A
- 肌原纤维肌病

先天性肌病
- 中央核肌病 / 肌管肌病
- 杆状体肌病

代谢性肌病
- 酸性麦芽糖酶缺乏肌病
- 肉碱缺乏肌病
- 脱支酶缺乏肌病

中毒性肌病
- 秋水仙碱、齐多夫定、酒精、氯喹、羟基氯喹、喷他佐辛、氯贝丁酯
- ε- 氨基己酸、降脂药、危重症肌病

坏死性自身免疫性肌病（非炎性、免疫介导性）

淀粉样肌病

感染性肌病
- 旋毛虫病
- 弓形虫病
- 化脓性肌炎

于强直性肌营养不良（1 型和 2 型）、先天性肌强直、先天性副肌强直和高钾周期性瘫痪；也可见于其他肌病，包括酸性麦芽糖酶缺乏（尤其是棘旁肌）、肌管（中央核）肌病、某些药物（如氯喹、秋水仙碱、降脂药）诱导的肌病；偶尔，也见于 PM。

最后一种需要识别的“自发活动”是挛缩，即肌肉处于收缩状态时完全没有任何肌电活动。肌肉痛性痉挛与挛缩的临床表现表面上看起来相似，都是肌肉的痛性收缩，都是肌肉的不随意收缩。但是，肌肉痛性痉挛从起源上看属于神经病理性，痛性痉挛期间肌电图显示 MUAP 的不随意高频放电；而在挛缩期间，则是电静息。挛缩仅见于 McArdle 病、CPT 缺乏等罕见的代谢性肌病，机制是可用的能量不足，无法打破肌动蛋白 – 肌球蛋白键，因而不能使肌肉恢复放松状态。在诸如 McArdle 病或 CPT 缺乏等代谢性肌病患者，其经历的“痛性痉挛”实际上是挛缩。

2. 肌病中的 MUAP 分析

区分肌病性和神经病性疾病，主要基于 MUAP 参数的分析（图 38–3）。在大多数肌病，肌纤维脱落或功能障碍，实际上就是运动单位变小了（图 38–4），而运动单位（即前角细胞和轴突）的实际数量没有变化。仅在极少数严重肌病患者，当运动单位中的所有肌纤维都脱落，运动单位的数量才会有所减少。

须记住，MUAP 参数的正常变异很大。若处于临界，建议测量至少 20 个 MUAP，并与年龄匹配的正常值进行比较。MUAP 可主观分析，但更理想的是定量分析；根据 MUAP 时限、波幅、相位和募集模式的具体变化，常常可诊断肌病。

(1) MUAP 时限：时限是肌病中最重要的参数。时限最能反映运动单位中肌纤维的总数，包括与记录电极有一定距离的那些肌纤维。时限的测量通常不包括连锁电位。在肌病，时限缩短是其特征性变化。时限缩短，最好的解释是肌纤维的随机脱落（图 38–5）。当然，仅一个短时限的 MUAP 是不能得出肌病诊断的。由于 MUAP 时限的正常范围随年龄和不同的肌肉而变化，因此必须取样多个 MUAP，以确定时限的均值。在肌病，平均时限减小，但有些 MUAP 的时限可能正常或可能较长（图 38–6）。时限轻度缩短或难以界定时，应进行 10～20 个 MUAP 的定量肌电图检测。此外，很重要的是，必须记住，短时限 MUAP 可见于肌病以外的疾病。实际上，引起单个肌纤维丢失或功能障碍且并不累及运动神经元及其主轴突的任何病变（如肌病、NMJ 病变、终末轴突病变），都可能导致 MUAP 时限缩短（框 38–5）。严重失神经支配后的早期再支配也会出现类似情况，也就是仅少数肌纤维成功获得再支配，这样，新生的（早期获得神经再支配）运动单位其电位也短而小。必须将完整的肌电图检测作为一个整体，而且，解释检测结果时，必须结合神经传导、病史和体格检查，才能得出诊断，这一点须再次强调。

多少有些令人吃惊的是，在慢性肌病，可出现很长时限的 MUAP，或者常有卫星电位；这可能是继发于肌纤维（纵向）裂开或侧支神经再支配，之所以如此，是因为在某些肌病出现了肌纤维坏死、随

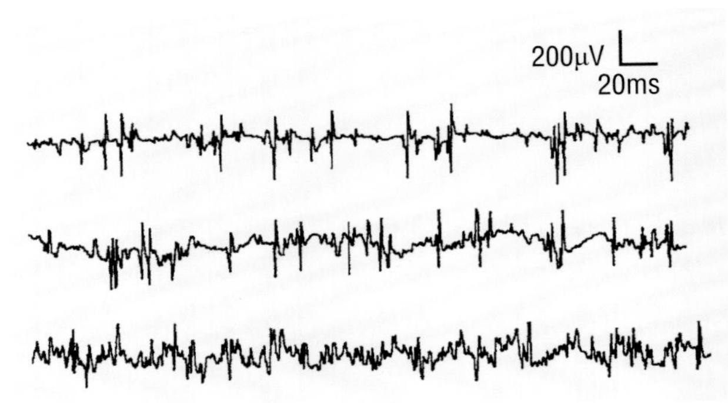

▲ 图 38–3　肌病性 MUAP

短时限、低波幅、多相 MUAP、早募集是肌病的特征。几乎不用力或很轻微的小力收缩，就可见许多小而多相 MUAP 充满屏幕，从而无法区分各单个 MUAP。MUAP. 运动单位动作电位

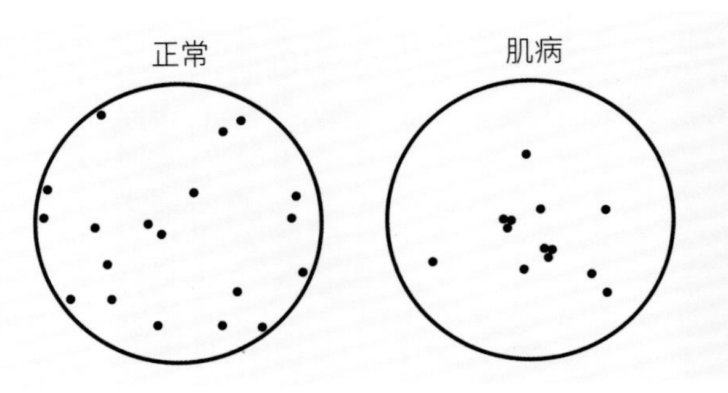

▲ 图 38–4　肌病的运动单位区域

在肌病，由于各单根肌纤维脱落，运动单位区域的范围通常减小。有时，来自同一运动单位的肌纤维靠得很近，可能的原因，一是肌纤维（纵向）裂开，二是伴失神经的肌病中存在神经再支配（经许可转载，改编自 Brown WF. *The Physiological and Technical Basis of Electromyography*. Boston: Butterworth; 1984.）

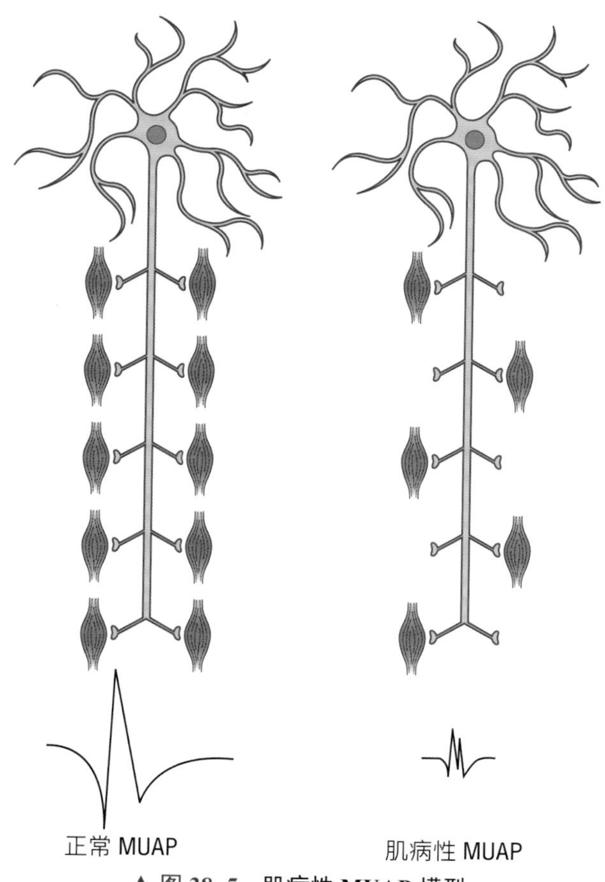

▲ **图 38–5 肌病性 MUAP 模型**

在肌病，由于各不同的单根肌纤维脱落和功能障碍，因此 MUAP 时限短、波幅低、呈多相，而运动神经元及其轴突完好无损。MUAP. 运动单位动作电位

后失神经。在慢性肌病或肌病晚期，仅根据 MUAP 时限很难区分肌源性病变和神经源性病变。

(2) MUAP 波幅：波幅仅取决于非常靠近针电极的少数肌纤维。在肌病，波幅常常减低，但是，针电极若靠近裂开的或有神经再支配的肌纤维，波幅也可正常或增高。

(3) MUAP 相位：在肌病中通常增加（超过四个相位），但这并非特异性表现。相位数，主要是测量同步性，在肌病性和神经源性病变中都可看到多相电位；推测可能是由于残存的肌纤维其功能障碍，不能与正常肌纤维同步放电。

(4) 募集模式：肌病最重要的肌电图所见之一是早募集。在肌病患者，运动单位中各不同的单根肌纤维脱落，运动单位变小，产生的力也随之减小。早募集是指许多 MUAP 不适当地发放（或放电），产生的力量小。一般来说，只有在现场检测的肌电图工作者才能评估早募集。评估早募集，需要了解放电的 MUAP 数目可以产生多大的力量。在肌病，MUAP 发放的数目（募集）就发放频率（激活）而言是合适的，但就所产生的力量的程度而言不合适。

在肌病，实际上极少见到 MUAP 募集减少；这仅见于肌肉疾病的终末期，即单个运动单位的所有肌纤维丢失，实际的运动单位数目减少——此时肌电图检测可显示募集减少。这种情况虽然极少见，但

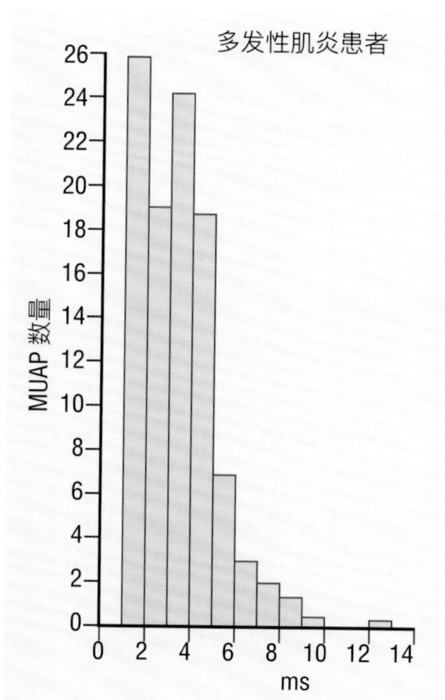

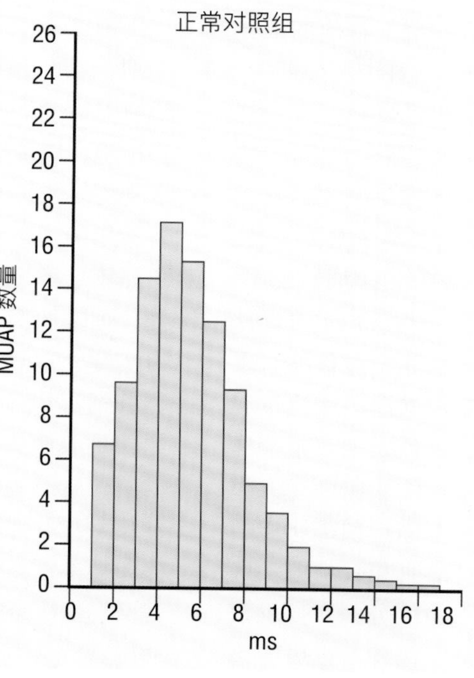

◀ **图 38–6 肌病的 MUAP 时限**

图示为多发性肌炎患者（左）和正常对照组（右）。在多发性肌炎患者，平均时限向较短的 MUAP 漂移，但仍有一些中、长时限的 MUAP。MUAP. 运动单位动作电位（经许可转载，改编自 Buchthal F, Pinelli P. Muscle action potentials in polymyositis. *Neurology*. 1953;3:424.）

框 38-5　出现低波幅、短时限、多相 MUAP 的情况

- 肌病
- NMJ 病变（重症肌无力、LEMS）
- 严重失神经后早期再神经支配（即新生 MUAP）
- 周期性瘫痪（发作期）
- 选择性累及终末轴突的疾病（副肿瘤？）

在某些病程非常长的、慢性肌病中、受累严重的肌肉（如 IBM 的股四头肌）可能出现。

3. 肌病中的 SFEMG

在肌病患者，SFEMG（见第 37 章）常常可表现为颤抖增加和阻滞，尤其是有异常自发活动的肌病。颤抖增加和阻滞，虽然对 NMJ 病变非常敏感，但并不具有疾病特异性。在任何神经源性或肌源性病变，只要有不同程度的失神经或神经再支配，引起了新生的或即将死亡的 NMJ，都会导致 SFEMG 异常。对于神经传导和常规针电极肌电图均正常的肌病与 NMJ 病变的鉴别，SFEMG 最有价值；若 SFEMG 异常，提示更可能是 NMJ 病变，而不是原发性肌肉病变。

三、部分肌病的临床和电生理模式

（一）多发性肌炎和皮肌炎

多发性肌炎（PM）和皮肌炎（DM）是特发性炎性肌病，可能是自身免疫性病变，但其疾病机制并不像重症肌无力和 LEMS 那样明确，目前的证据也是间接的。可能只有肌肉无力，这种情况很普遍。然而，不太常见的情况是，可能出现皮疹，可合并某种结缔组织病，或存在恶性肿瘤（通常隐匿）。约 20% 的 PM 和 DM 患者有相关的自身免疫或结缔组织病（如系统性红斑狼疮、硬皮病、类风湿关节炎、干燥综合征、混合结缔组织病、结节性多动脉炎）。

在 PM 和 DM，无力通常呈亚急性，但也可慢性起病、持续数月。近端肌肉受累为主、对称性。患者表现为一些动作困难，如从座位站起、从汽车和浴缸中出来、爬楼梯、臂伸展至头顶之上。某些病例可出现吞咽困难。腱反射正常，除非肌肉无力很严重；肌萎缩一般较轻或没有肌萎缩。颈部肌肉通常受累，尤其是颈屈肌。然而，面肌和眼外肌一般正常，这可以很容易与重症肌无力区分开来。少数患者出现肌肉肿胀、触痛和肌痛。此外，也可能出现关节痛、关节僵硬和雷诺现象。但真正的侵蚀性关节炎罕见，除非患者有相关的结缔组织病变。多达 40% 的患者可有心脏受累，受累程度从心电图轻度异常到心律失常、心包炎和严重心肌病。

在 DM 患者，除了肌肉无力之外，还有特征性皮疹。皮疹出现于上睑，淡紫色、网状、向日葵样。此外，常常在脸颊、肩部和上胸部裸露处出现红斑。红斑、角化过度、鳞片状斑块对称地出现在肘、指关节和膝部伸面及内踝。常见甲周充血和毛细血管扩张。DM 患者会发生皮下钙沉积，然后破裂并排出。

运动和感觉传导通常正常。肌电图通常有显著的自发电活动（纤颤电位、正锐波和 CRD）。在急性和亚急性病例，MUAP 小、短、多相、早募集。在一些经活检证实为 PM 或 DM 患者，89% 的患者出现肌电图异常，45%～74% 存在纤颤电位。肌肉取样数增加，会提高诊断率。出现纤颤电位的患者中，棘旁肌（94%）最常见，其次是近端肩部和髋部肌肉（64%～76%）。治疗后，纤颤电位减少或消失。在慢性 PM 和 DM（病程超过 1 年），多达 50% 患者的 MUAP 变大、变宽；可能与小、短、多相 MUAP 同时出现，极少数情况下单独出现（大且宽的 MUAP）。大 MUAP 最常见于神经源性病变，由此常常造成困惑。出现这种情况时，评估募集就很关键。MUAP 大且宽而募集相对正常，必然意味着慢性肌病的可能性。

（二）包涵体肌炎

IBM 是一种特发性炎性肌肉病变，临床表现和肌肉活检所见常与 PM 混淆。在 50 岁以上人群，IBM 是最常见的炎性肌病。肌肉活检显示炎症和镶边空泡，以及核内和细胞质内包涵体。临床上，IBM 表现为缓慢进展的无力。男性比女性更常见（3∶1）。首诊年龄通常在 60 岁左右。首个症状出现后，多年仍然不能诊断的患者并不少见。除了近端肌肉无力外，远端肌肉也常受累。在某些患者，远端肌肉无力实际上比近端更重。肌肉无力大多对称，但不对称的情况也不少见。IBM 倾向于发生在某些肌肉，尤其是股四头肌和指长屈肌。此外，髂腰肌、胫骨前肌、肱二头肌和三头肌常常也受累。显著的肌肉萎缩常见，尤其是股四头肌。眼肌不受累，面部肌肉无力不常见，即使出现，也很轻微。在病程早期，腱反射往往减弱或消失，尤其是股四头肌反射。15% 的患者合并其他自身免疫性疾病。罕见的亚类 IBM

呈家族发病，其特征是股四头肌不受累，并且有些患者合并佩吉特病（paget disease）和额颞叶痴呆。

IBM 初期常被漏诊。最初常常诊断为 PM，但免疫抑制治疗无效。此外，在某些 IBM 患者，远端和近端肌肉无力和萎缩严重，并且反射减弱，最初误诊为运动神经元病。极少数 IBM 患者有吞咽困难（其中某些患者全身无力之数年前就出现吞咽困难）。一些患者表现为进固体食物时吞咽困难，一些患者表现为液体食物吞咽困难和鼻腔反流。在这些病例，很少考虑肌病的诊断。现已证明，吞咽困难的机制是咽壁轻瘫，在上食管括约肌闭合之前，咽部不能及时排空，导致反复吞咽和呛咳窒息。

不幸的是，电生理常使 IBM 的诊断复杂化。在部分患者（33%～50%），神经传导检测显示为轻度感觉神经病或感觉运动多发性神经病。此外，针电极肌电图检测也常常令人困惑。可见明显的失神经电位（纤颤电位和正锐波）。MUAP 可呈如下列表现之一。

- 第一类：低波幅、短时限、多相 MUAP。
- 第二类：既有低波幅、短时限、多相 MUAP，又有高波幅、宽时限、多相 MUAP。
- 第三类：正常 MUAP 或高波幅、宽时限、多相 MUAP。

如前所述，虽然高波幅、宽时限 MUAP 通常是神经源性病变的表现，但也见于肌病，尤其是慢性肌病。此外，在 IBM 患者，针电极肌电图检测时，MUAP 可表现为三种募集型，即早募集、正常募集、募集减少（轻度）；而募集减少通常与神经源性病变有关。上述第二类表现中，同一肌肉既有低波幅、短时限 MUAP，又有高波幅、宽时限 MUAP。临床无力的分布，第一类近端最常见，第二类和第三类远端常见。第三类，常常被误认为是运动神经元病（弥漫性纤颤电位、高波幅和宽时限 MUAP、募集减少），尽管极少见。IBM 的异质性使电生理诊断很困难。许多学者认为，当肌电图显示既有神经源性，又有肌源性病变，应该提示 IBM 的诊断；尽管如此，肌电图的这种表现就是符合病程非常长的慢性肌病的，实际上，正如在 IBM 通常所见到的情况。

Hokkoku 等的一项小型研究发现，在临床表现为指长屈肌无力的疑似 IBM 的患者，检测指深屈肌非常有价值；即使其他肢体肌肉是高波幅和宽时限 MUAP，而指深屈肌的 MUAP 波幅低、时限短（即“肌病性”）。这项研究强调，尽管肢体所有其他肌肉的 MUAP 看起来像神经源性病变，但指深屈肌很明确是低波幅、短时限 MUAP，应立即提示肌病的诊断。

（三）类固醇肌病

药物诱导性肌病中，类固醇肌病很可能最常见。类固醇肌病的风险，随着剂量和使用时间增加。通常是近端肌病，首先累及骨盆带肌肉。运动和感觉传导检测正常。针电极肌电图一般正常，除非肌病很严重。若发生，近端肌肉显示低波幅、短时限 MUAP。值得注意的是，无异常自发活动。这一点对鉴别 PM 和类固醇肌病非常有用。PM 患者接受类固醇治疗并不少见，最初反应良好，然后会看到肌肉无力进展。这样，究竟是类固醇肌病，还是 PM 复发或治疗不足，临床上就很难区分。作为肌肉无力的原因，若存在大量异常自发活动，则强烈提示是 PM 而不是类固醇肌病。

（四）危重症肌病

危重症肌病（critical illness myopathy，CIM），是目前公认的重症监护病房（intensive care unit，ICU）中相当普遍的问题。首次报道的患者，是接受类固醇（通常是大剂量）静脉注射后或插管后出现严重肌肉无力，所有这些患者几乎都同时接受 NMJ 阻滞药治疗。报道最多的是持续哮喘状态患者。通常，这些患者插管，并接受数天的药理性麻痹和大剂量静脉注射类固醇治疗。撤药后才发现患者有极度肌肉无力，或者不能脱机。肌肉无力常常呈迟缓性、腱反射消失。远端和近端肌肉均受累，并很快发生萎缩。颈屈肌无力常见。可出现双侧面肌无力，但眼外肌无力不多见。在纯 CIM，感觉完全不受累，这一重要特征，可资鉴别急性炎性脱髓鞘性多发性神经病和危重症多发神经病（critical illness polyneuropathy，CIP）。当然，越来越清楚地认识到，许多 CIM 患者也会共存 CIP。由于 CIM 和 CIP 共存的情况很普遍，因此，现在常常使用危重症神经肌病（critical illness neuromyopathy，CINM）这一名称。CK 水平往往升高，尤其无力早期；之后 CK 水平可能稍高或正常。

神经传导检测显示 CMAP 波幅低，无任何脱髓鞘征象。然而，在 CIM 和 CINM，常常会看到 CMAP 时限很宽。远端和近端刺激部位的 CMAP 时限通常是同样程度地增宽。而获得性脱髓鞘性多发性神经病则不同，其CMAP时限增宽是时间离散所致，并且时限增宽在近端刺激部位更常见。事实上，在危重症患者，若发现CMAP时限增宽，同时伴有波幅减低，尤其是见于两条或两条以上神经时，则高度提示CIM或CINM，并且这也是CIM或CINM特有的电生理表现。

运动传导速度和远端潜伏期正常。感觉传导检测正常，除非共存导致感觉电位异常的情况（如CIP）。RNS也正常。针电极肌电图显示短时限、低波幅MUAP，常伴失神经电位，尤其在病程早期。尽管极度肌肉无力，但募集正常或早募集。在肌肉活检，电子显微镜下可见特征性粗肌丝（肌球蛋白）丢失。一般来说，大多数CIM患者远期预后良好，但通常需要长达数月（而不是数周）时间康复。

CIM的病理生理尚不完全清楚，但可能主要是大剂量类固醇联合NMJ阻滞药的毒性所致；因为绝大多数CIM患者都暴露于这两种药物，而单独使用类固醇极少发生肌病。患者所用的NMJ阻滞药的类型不同，使用的类固醇其类型和剂量也不一。一般来说，使用NMJ阻滞药时间越长（24～48h），以及类固醇治疗时间越长、剂量越大的患者，更容易发生CIM。静脉注射甲泼尼龙的总剂量，通常超过1000mg。

近年来，越来越多的证据表明，系统性炎症反应综合征（systemic inflammatory response syndrome，SIRS）之后也会发生CIM。在ICU，SIRS通常伴严重感染/脓毒血症、多器官衰竭、烧伤、创伤和（或）大手术。目前认为，ICU住院时间超过1周的绝大多数患者，都存在SIRS。此外，ICU中发生CIM的许多患者，也会发生CIP，这就使得临床以及电生理评估都更加复杂化了（见第40章）。

（五）晚发型酸性麦芽糖酶缺乏

晚发型酸性麦芽糖酶缺乏，也称糖原贮积症Ⅱ型或蓬佩病（Pompe Disease），是由于编码溶酶体内GAA（即酸性麦芽糖酶的GAA）基因缺陷所致。婴儿型是全身性疾病，存活不超过1岁。然而，在GAA水平降低但没有缺失的成人，可导致近端肌病。现在蓬佩病的诊断非常重要，因为可采用酶替代疗法治疗。治疗主要是防止疾病进展，因此，在发生严重残疾之前尽早开始治疗至关重要。

在年轻成人，蓬佩病通常表现为近端肌病，CK水平不同程度地升高。因此，常被误诊为肢带肌营养不良。临床上，倾向于累及最近端的肌肉，尤其是腹肌、呼吸肌和棘旁肌。腹肌无力导致无法从卧位坐起。呼吸肌无力导致费力后呼吸困难，后期出现明显的高碳酸血症呼吸衰竭。棘旁肌无力可能导致脊柱侧凸和腰椎前凸。可见翼状肩胛。肢体肌肉，包括肱二头肌和股四头肌，可能意外地免于受累。在极少数患者，可出现上眼睑下垂、构音障碍和吞咽困难，而这可能导致误诊为NMJ病变。

常规运动和感觉传导正常。RNS正常。针电极肌电图常常显示失神经和肌强直放电，可仅限于非常近端的肌肉，尤其是棘旁肌、阔筋膜张肌和膈肌。因此，棘旁肌和阔筋膜张肌是取样的关键肌肉。在这些肌肉，其MUAP通常小、短、多相。

蓬佩病通过简单的血液检查就可确诊。由于必须尽早治疗，所以不容漏诊。任何累及腹肌和呼吸肌的肌病患者，都应考虑蓬佩病的诊断。若在非常近端的肌肉发现肌强直放电，则肌电图对于提示诊断非常有价值。

四、超声在肌病中的应用

肌病的神经肌肉超声在第19章中详细讨论过。虽然超声在肌病中的适应证不如单神经病和多神经病，但超声可在特定病例中增加关键性信息。

正常的肌纤维呈低回声，而肌束膜和肌外膜的外围结缔组织呈高回声，短轴视图（即横断面）上呈“繁星点点的夜空”样图像（图38-7）。长轴上，肌束通常平行排列。肌束与其间的肌腱的链接，呈现“羽毛状”图像（图38-8）。正常肌肉的超声图像，其外观不一，取决于患者年龄、性别及不同的肌肉。这类似于针电极肌电图检测的正常MUAP，其大小也不一，取决于各不同的肌肉以及患者的年龄。

病理情况下，肌肉的超声最常出现如下三种图像之一（图38-9）。

- 弥漫、均匀性回声增强，伴超声波的声束衰减。
- 弥漫、均匀性回声增强，无声束衰减。
- 斑片状高回声，呈“虫噬样”。

前两种超声图像一般见于原发性肌肉病变，而最后一种见于神经源性病变。所有这三种图像中，超声表现都是随着肌纤维数量和大小减少而回声增强，以及随着脂肪和结缔组织数量增加而回声增强。在肌营养不良和其他病程非常长的慢性肌病，超声常见到的是第一种图像（弥漫、均匀性回声增强伴声束衰减）。这种图像模式的肌肉，常常称之为“磨玻璃样”。随着肌病加重，声束穿过异常肌肉时发生衰减；这使得回声无法从深层结构传回肌肉。

肌病中所见的第二种图像，除了声束无明显衰减外与第一种相似。第二种图像与第一个图像中的“磨玻璃样”外观相同，但来自肌肉下面的回声仍清晰可见；这通过与肌肉相邻的正常骨声影进行比较，是最好识别的，超声检查实践通常是采用这种方法。免疫性肌病（肌炎）往往在肌肉超声上显示这种图像，因为疾病早期存在水肿和炎症，而肌营养不良或慢性肌炎晚期可见到的结缔组织或脂肪增加，在疾病早期是不会出现的。当出现这种图像时，就强烈提示是炎性肌病而不是肌营养不良。

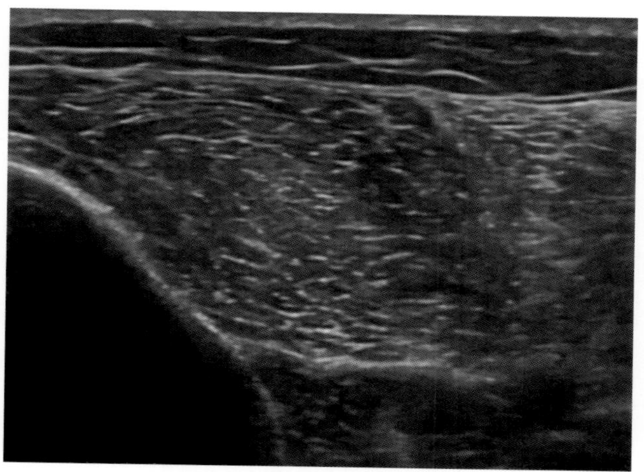

▲ 图 38-7 正常肌肉横断面的超声图像

胫骨前肌短轴（即横断面）视图。正常肌纤维呈低回声，而肌束膜和肌外膜的外围结缔组织呈高回声，在短轴上呈“繁星点点的夜空”样图像。左边是胫骨的骨声影

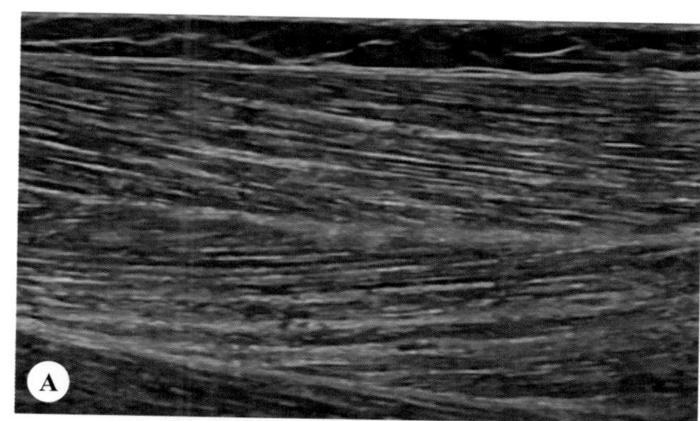

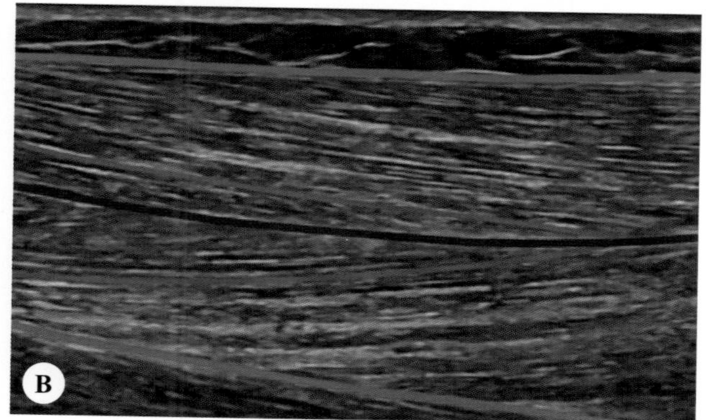

▲ 图 38-8 正常肌肉纵断面的超声图像

胫骨前肌的长轴（即纵断面）视图。长轴上，肌束通常呈平行排列，肌束与其间的肌腱的链接呈“羽毛状”。A. 原始图像。B. 有颜色标注的同一图像。蓝色，肌束间肌腱；绿色，肌肉周围的筋膜；粉色，两个不同的肌束

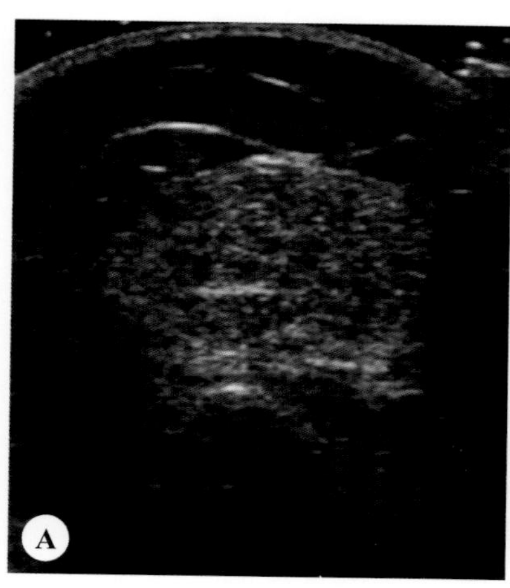

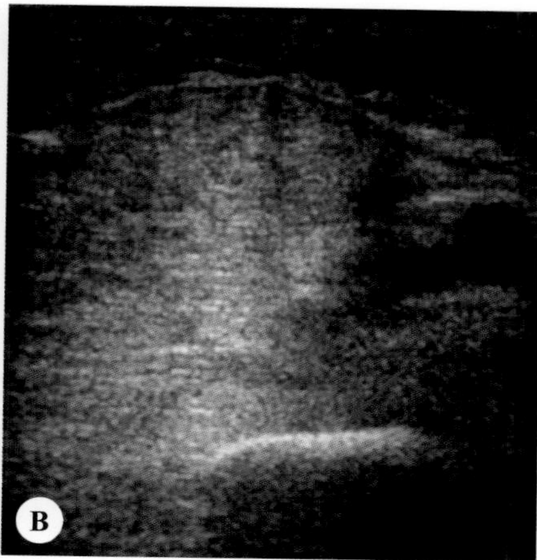

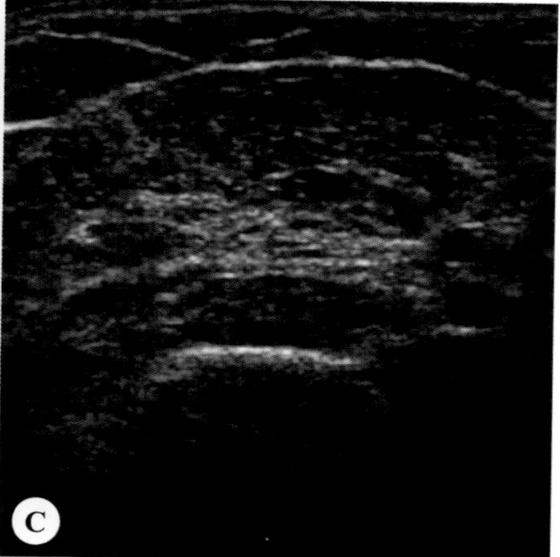

▲ 图 38-9 肌源性和神经源性病变的超声图像

横断面超声视图。A. 迪谢内肌营养不良。B. 免疫性肌炎。C. 肌萎缩侧索硬化中的失神经萎缩。在肌营养不良及肌炎患者，肌肉回声均匀一致性增强，然而，肌炎患者的骨声影正常（红箭）。注意失神经萎缩肌肉的虫噬样外观（引自 Zaidman CM, vanAlfen N. Ultrasound in the assessment of myopathic disorders. *J Clin Neurophysiol*. 2016;33:103–111.）

最后一种模式，即“虫噬样”的外观，高回声图像呈斑片状分布，这是导致失神经改变的神经源性病变的超声表现。

通过前面的讨论就很清楚了，超声评估肌肉时，确定肌肉的回声是关键。对肌肉回声异常程度进行评分，常用 Heckmatt 量表（见表 19–2）。该量表最初是为了评估肌营养不良患者超声改变严重程度而创建的。这是一个主观量表，通过比较邻近的骨声影来看肌肉的回声（图 38–10）。肌肉回声评分为 1～4，其中 1 分为正常，2 分为回声增强但骨声影清晰可见，3 分为回声增强但骨声影部分模糊，4 分为回声明显增加但骨声影完全消失。因此，与肌肉相邻的骨声影的清晰度，可判断超声波声束穿过病变肌肉的衰减程度。Heckmatt 量表可用于评估肌病性和神经源性病变的回声，评估肌营养不良患者肌肉异常的严重程度，并有助于区分肌炎和肌营养不良。在肌营养不良和肌炎，肌肉回声均显著增强；但在肌炎，邻近的骨声影正常，而在肌营养不良骨声影则明显模糊。

一旦确定了异常肌肉，下一步就是观察受累肌肉和未受累肌肉的超声图像。目前越来越认识到，在一些肌病和肌营养不良，某些受累肌肉或其受累程度与其他肌肉不成比例。在某些肌肉病变，这种选择性肌肉受累，在临床上就可得到证实。而在另

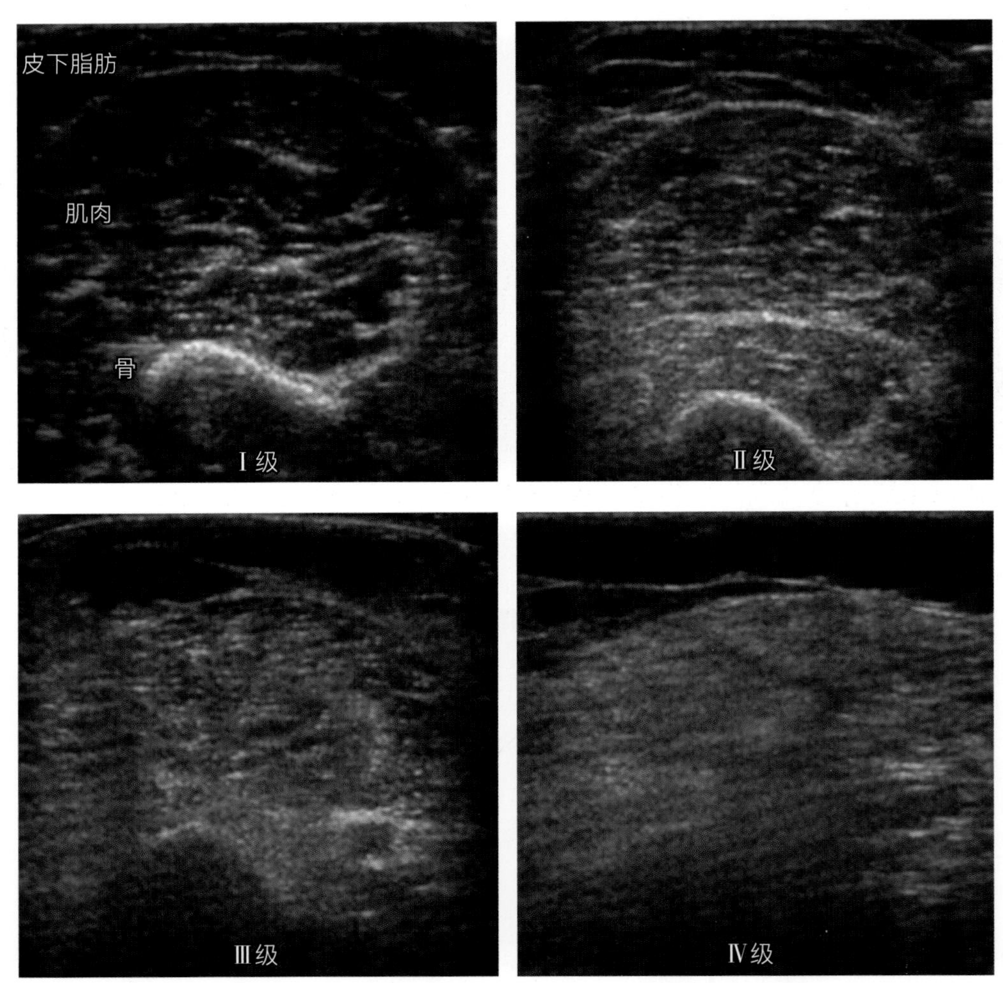

▲ 图 38–10　**Heckmatt 量表超声评估骨骼肌病变**

肱二头肌和肱肌的超声图像。在正常（Ⅰ级）肌肉，可见肌肉主要呈深色，其边缘是皮下脂肪和明亮、清晰的骨声影。Ⅱ级，信号增强，骨声影保留。Ⅲ级，信号中度增强、骨声影衰减。Ⅳ级，信号显著增强，骨声影消失［引自 Zaidman CM, Malkus EC, Siener C, Florence J, Pestronk A, Al-Lozi M. Qualitative and quantitative skeletal muscle ultrasound in late-onset acid maltase deficiency. *Muscle Nerve*. 2011 Sep;44(3):418–423.］

外一些肌肉病变，则需要通过影像检查来显示肌肉受累的特定模式。对此，通过 MRI 已进行了广泛研究，尤其是遗传性肌病。例如，在面肩肱肌营养不良，MRI 显示最常受累的肌肉是下肢的半膜肌。相比之下，在不同的肌病类型，通过神经肌肉超声显示肌肉受累模式，其运用还刚刚起步。

然而，已有报道，在某些肌病，通过超声检查显示肌肉受累模式，是一种有用的辅助诊断方法。这不是近端与远端受累模式的简单比较，而是同一水平的肌肉之间的差异，有时还是同一功能组肌肉之间的差异。例如，图 38-11 中的一例遗传性远端肌病患者，超声显示下肢远端前群肌未受累，而小腿后肌群严重受累。尽管有几种类型的遗传性远端肌病是小腿后肌群受累（正如图 38-11 所显示的那样），但其他遗传性远端肌病可以是小腿前群肌首先受累。

肌肉选择性受累的另一个常见例子见于 IBM，指长屈肌受累程度与邻近肌肉不成比例。超声上，可看到特征性的图像：指深屈肌存在肌病性改变，而指浅屈肌或邻近的尺侧腕屈肌相对正常（图 38-12）。同样，在 IBM，尽管一般是股四头肌重度无力和萎缩，但与股内侧、股外侧和股中间肌相比，股直肌相对正常。超声也可显示这种股直肌相对正常的模式（图 38-13）。

最后，在晚发型酸性麦芽糖酶缺乏症患者，Zaidman 等对其肌肉的受累模式进行了深入研究，其结论是，三种模式都可能提示该诊断的可能：①肱二头肌和肱肌受累，肱三头肌正常；②肱二头肌和肱肌受累，肱二头肌外层正常；③股中间肌受累，股直肌相对正常。

需要重点强调的是，超声显示肌肉受累模式，只是有助于评估各种肌病的一个方面。然而，没有哪一种模式是完全特异的。举两个例子。第一个例子，在肘部尺神经病，常常可见到支配环指和小指运动的指深屈肌受累比尺侧腕屈肌更严重（这两块肌肉都是尺神经支配的），正如在 IBM 所见到的也是这种模式。然而，在 IBM，还可看到上肢和下肢的其

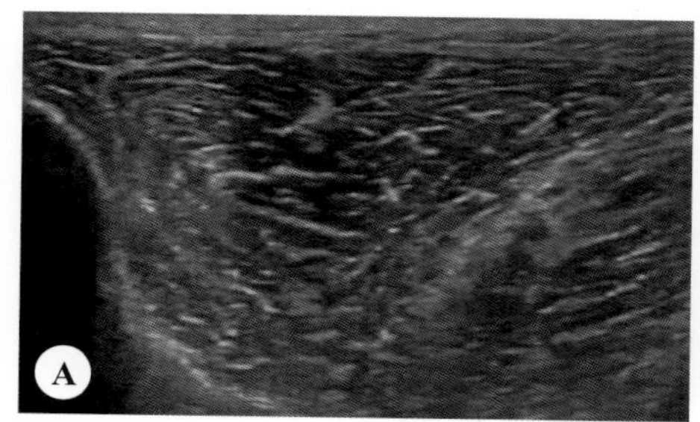

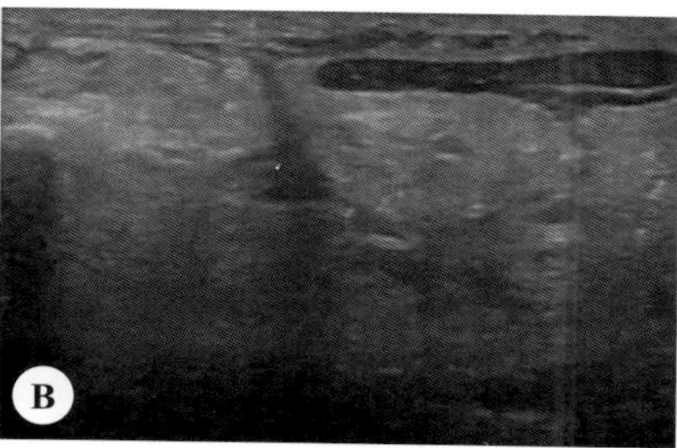

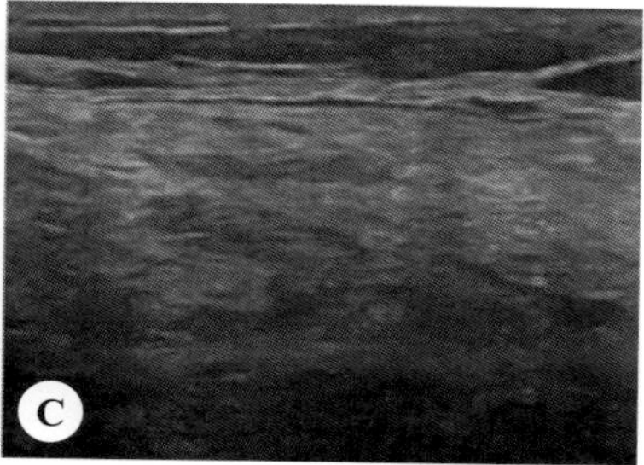

▲ **图 38-11　肌肉选择性异常的模式**

超声不仅有助于识别肌病，而且有助于评估肌肉受累的模式。在这例小腿后群肌受累的遗传性远端肌病，胫骨前肌正常（A），而比目鱼肌（B）和腓肠肌内侧头（C）明显异常

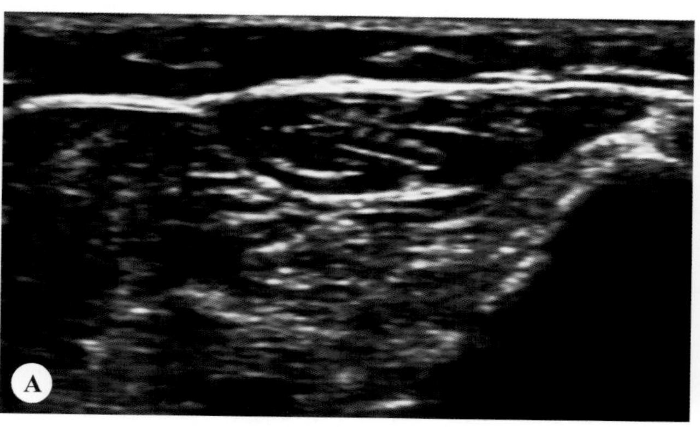

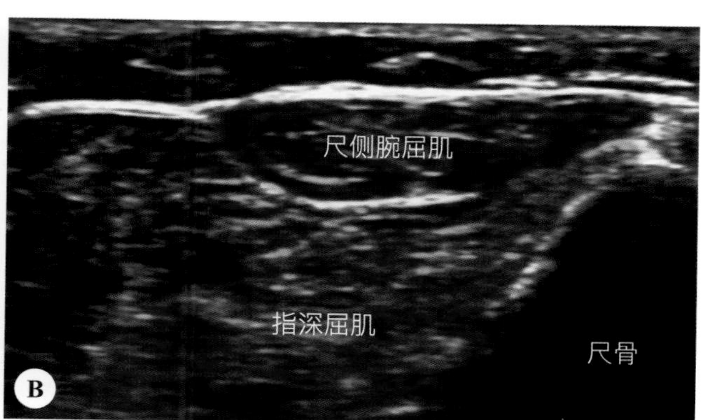

▲ **图 38-12　包涵体肌炎患者的肌肉选择性受累**

A. 前臂内侧近端的短轴、原始图像。B. 有颜色标注的同一图像。红色，尺侧腕屈肌；紫色，指深屈肌。选择性肌肉受累的一个常见例子是 IBM，指长屈肌受累程度与邻近肌肉不成比例。超声可观察到特征性图像：指深屈肌呈肌病性改变，指浅屈肌和邻近的尺侧腕屈肌相对正常。注意该例 IBM 患者这两块肌肉之间的回声差异

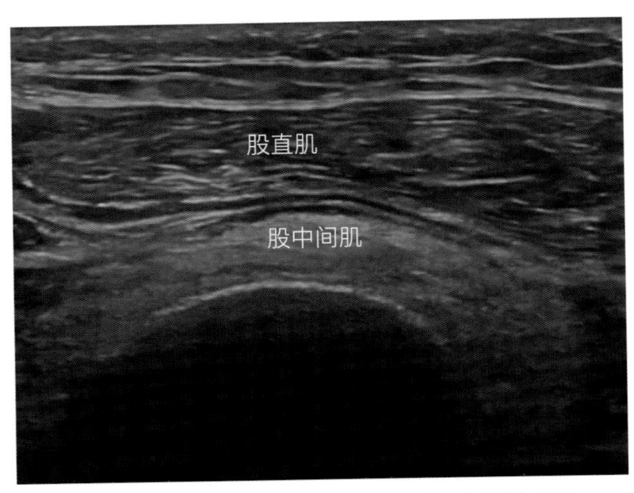

▲ 图 38-13 包涵体肌炎患者的肌肉选择性受累

大腿前侧的短轴视图。注意该 IBM 患者回声的显著差异，股直肌相对正常。尽管这种模式并不完全是 IBM 特有的，但是，若存在这种模式，结合恰当的临床背景，则强烈支持临床诊断

他几块肌肉受累，提示这种模式的受累在 IBM 更广泛。第二个例子，在 IBM 和迟发性酸性麦芽糖酶缺乏症，均可见到股中间肌异常而股直肌正常的图像；然而，这两种肌病的临床表现有非常大的差异。因此，超声也须遵循电生理检测相同的原则：任何异常都必须结合病史和体格检查来考虑。

选择哪块肌肉进行组织活检，也可用超声来帮助筛选。理想的情况是，必须选择异常的肌肉，但不是处于疾病终末期的肌肉。超声检查看起来完全正常的肌肉，肌肉活检病理很可能是正常的。若肌肉活检取样到处于疾病终末期的肌肉，其病理结果就不会具有诊断意义，因为其中大部分是脂肪和结缔组织，只有很少的肌纤维保留，这是不足以得出诊断的。

超声也可用于测量肌肉大小和（或）厚度。肌肉可以是正常、萎缩、肥大或假性肥大。测量肌肉大小时，肌肉处于放松状态很重要；肌肉收缩导致肌肉增厚。同样重要的是，测量肌肉时，要确保探头对肌肉几乎不产生压力。肌肉很容易被压缩，这样，其大小和厚度就有所变化。肌肉萎缩可见于失用性、神经源性病变或肌病。在某些肌营养不良和代谢性肌病，以及在极少数的一些炎性肌病，可出现肌容积增大，但这并非肌纤维增大，而是假性肥大所致，因为肌肉已被脂肪、结缔组织、淀粉样组织或肉芽肿组织浸润。

五、病例分析

（一）病例 38-1

【病史和查体】

女性，42 岁。因进行性无力数月就诊。患者有哮喘病史，长期口服小剂量泼尼松治疗。初始症状是上下楼梯和从椅子上站起困难。此外，还有轻微吞咽困难。对称性无力、逐渐进展，几乎无疼痛。

神经系统体格检查，显示上、下肢近端轻度无力。有颈屈肌轻度无力，而颈伸肌正常。肌容积和肌张力正常。没有发现面部或延髓肌无力。腱反射和感觉正常。

【病例小结】

该病例的病史提示近端肌肉无力。上下楼梯和离开低矮椅子困难，是下肢近端无力的特征性症状。体格检查发现上、下肢近端无力及颈屈肌轻度无力。颈屈肌无力是关键发现，表明颈部以上区域异常。在某些患者，可能难以鉴别上肢近端无力是肌病所致，还是累及 C_5 和 C_6 神经根的病变所致。这种情况下，检查颈屈肌会很有帮助，因为肌病患者颈屈肌通常是异常的。

近端无力的鉴别诊断，包括肌病、多发性神经根病、运动神经元病、NMJ 传递障碍性病变，以及不寻常的以运动受累为主的脱髓鞘性周围神经病。没有任何感觉症状和腱反射正常，不支持多发性神经根病或脱髓鞘性运动性周围神经病的诊断。尽管仍须考虑重症肌无力和 LEMS，但无眼外肌疲劳或无力，所以可能性不大。长期使用泼尼松的病史可能很重要，因为类固醇是肌病的常见原因。

【电生理检测结果】

回顾神经传导检测所见，右侧正中、尺、胫和腓神经的运动传导和 F 波正常。所有 CMAP 波幅、传导速度和潜伏期均正常。同样，正中、尺和腓肠神经的感觉传导正常。运动、感觉和 F 波正常，实际上就排除了脱髓鞘性多发性神经病。此外，休息状态时的 CMAP 波幅正常，也不太可能是 LEMS 的诊断。

针电极肌电图明显异常，可见大量纤颤电位，尤其是近端肌肉。此外，近端肌肉的许多 MUAP 是短时限、低波幅和多相电位，伴早募集，这是肌病性 MUAP 的特征。出现大量纤颤电位，是另一个重要的诊断信息，提示炎性肌病或坏死性肌肉疾病。值得注意的是，在类固醇肌病或大多数重症肌无力或 LEMS 患者，不会见到纤颤电位。

病例 38-1 神经传导检测结果 *

神经	刺激部位	记录部位	波幅：运动（mV）；感觉（μV）			潜伏期（ms）			传导速度（m/s）			F 波潜伏期（ms）		
			右侧	左侧	正常值	右侧	左侧	正常值	右侧	左侧	正常值	右侧	左侧	正常值
运动传导														
正中神经	腕	拇短展肌	9.4		≥4	4.2		≤4.4				28		≤31
	肘前窝	拇短展肌	8.9			8.5			64		≥49			
尺神经	腕	小指展肌	8.2		≥6	2.9		≤3.3				29		≤32
	肘下	小指展肌	8.2			6.5			60		≥49			
	肘上	小指展肌	8.2			8.2			60		≥49			
胫神经	踝	踇短展肌	7.4		≥4	4.7		≤5.8				52		≤56
	腘窝	踇短展肌	7.0			12.3			44		≥41			
腓神经	踝	趾短伸肌	4.2		≥2	4.8		≤6.5				51		≤56
	腓骨头下	趾短伸肌	4.0			8.4			45		≥44			
	腘窝外侧	趾短伸肌	4.0			11.2			44		≥44			
感觉传导														
正中神经	腕	示指	34		≥20	3.4		≤3.5	55		≥50			
尺神经	腕	小指	25		≥17	2.9		≤3.1	64		≥50			
腓肠神经	小腿肚	踝后部	24		≥6	4.2		≤4.4	47		≥40			

*. 所有感觉潜伏期均为峰值潜伏期，所有感觉传导速度均采用起始潜伏期计算，F 波潜伏期代表最短 F 波潜伏期

病例 38-1 肌电图检测结果

肌 肉	插入活动	自发电位		自主收缩运动单位动作电位				
		纤颤电位	束颤电位	激 活	募 集	形 态		
						时 限	波 幅	多相波比例
右第一背侧骨间肌	正常	0	0	正常	正常	正常	正常	正常
右拇短展指	正常	0	0	正常	正常	正常	正常	正常
右示指固有伸肌	正常	0	0	正常	正常	正常	正常	正常
右肱二头肌	延长	+2	0	正常	早募集	−2	−2	+2
右旋前圆肌	延长	+1	0	正常	早募集	−2	−2	+2
右髂肌	延长	+1	0	正常	早募集	−2	−2	+2
右股外侧肌	延长	+1	0	正常	早募集	−1	−1	+1
右胫骨前肌	延长	+1	0	正常	早募集	−1	−1	+1
右 L_5 棘旁肌	延长	+2	0	正常	早募集	−2	−2	+2
右 T_6 棘旁肌	延长	+2	0	正常	早募集	−2	−2	+2

完成神经传导和针电极肌电图检测后，可以得出电生理的初步印象诊断。

【电生理诊断】

电生理证据符合近端肌病伴活动性失神经。

【病例分析与讨论】

通过该病例，提出几个值得讨论的重要问题。

1. 肌电图 – 神经传导 – 临床的相关性是否有意义?

须注意，电生理检测、临床病史和神经系统体格检查，存在几方面的重要相关性。首先看运动传导与针电极肌电图之间的相关性，即运动传导正常，而针电极肌电图明显异常。出现这种矛盾现象，是因为常规运动传导检测多在远端肌肉记录，而在大多数肌病远端肌肉是正常的；针电极肌电图还可取样近端肌肉，而在大多数肌病近端肌肉是异常的。进行传导检测时，若从近端肌肉记录了 CMAP，可能显示异常（波幅减低）；此时，针电极肌电图可见到失神经电位。在典型的近端肌病，常规传导检测正常并不少见。

接下来，要考虑的是类固醇服用史与出现大量纤颤电位的关系。尽管该患者服用了类固醇，但由于有活动性失神经电位，因此其肌病不能归因于类固醇使用。这样肌电图结果，提示是 PM 等炎性肌病的可能性要大得多。

鉴别诊断方面，MUAP 显示为短时程、低波幅、多相、早募集，也可排除神经源性病变，包括运动神经元病变（如肌萎缩侧索硬化、成人发病的 SMA）、运动神经病和多发性神经根病。早募集是肌源性病变的特征性表现。在肌源性病变，显示 MUAP 早募集的机制是，由于各个不同的肌纤维脱落或功能障碍，每个运动单位产生的力较小；因此，（即使）产生较小的力量，就需要比平时更多的运动单位参与。与这种病理生理学机制相关的肌电图表现是，小力收缩时就可很容易看到满屏都是短时限、低波幅、多相的 MUAP。判断早募集，需要清楚地知道该用多大力量进行肌肉的随意收缩；很显然，只有肌电图医生能够评估早募集。

2. 肌肉活检应该在哪块肌肉进行取样?

在该病例，肌肉活检的取样，必须选择对侧的股外侧肌。之所以选择对侧，是为了避免肌电图针引起的轻微炎症，从而造成误诊。随后的病理检查显示肌纤维坏死，伴有明显的单核细胞炎性浸润，符合 PM 的诊断。患者接受了大剂量泼尼松治疗，并且反应良好。

（二）病例 38-2

【病史和查体】

75 岁男性，进行性行走困难 2 年。最初步态轻

病例 38-2 神经传导检测结果 *

神经	刺激部位	记录部位	波幅：运动（mV）；感觉（μV）			潜伏期（ms）			传导速度（m/s）			F 波潜伏期（ms）		
			右侧	左侧	正常值	右侧	左侧	正常值	右侧	左侧	正常值	右侧	左侧	正常值
运动传导														
正中神经	腕	拇短展肌		9.9	≥4		4.0	≤4.4					27	≤31
	肘前窝	拇短展肌		9.8			7.9			51	≥49			
尺神经	腕	小指展肌		9.5	≥6		3.3	≤3.3					29	≤32
	肘下	小指展肌		8.9			6.9			55	≥49			
	肘上	小指展肌		8.8			8.9			50	≥49			
胫神经	踝	踇短展肌		2.6	≥4		5.3	≤5.8					60	≤56
	腘窝	踇短展肌		2.3			14.1			40	≥41			
腓神经	踝	趾短伸肌		1.1	≥2		5.1	≤6.5					56	≤56
	腓骨头下	趾短伸肌		0.9			14.1			38	≥44			
	腘窝外侧	趾短伸肌		0.9			16.6			40	≥44			
感觉传导														
正中神经	腕	示指		25	≥20		3.4	≤3.5		54	≥50			
尺神经	腕	小指		17	≥17		2.9	≤3.1		50	≥50			
腓肠神经	小腿肚	踝后部		16	≥6		3.7	≤4.4		45	≥40			

*. 所有感觉潜伏期均为峰值潜伏期，所有感觉传导速度均采用起始潜伏期计算，F 波潜伏期代表最短 F 波潜伏期

病例 38–2　肌电图检测结果

肌　肉	插入活动	自发电位		自主收缩运动单位动作电位				
		纤颤电位	束颤电位	激　活	募　集	形　态		
						时　限	波　幅	多相波比例
左胫骨前肌	CRD	+1	0	正常	早募集	−1	正常	+2
左腓肠肌内侧头	CRD	+2	0	正常	早募集	−1	正常	+1
左股外侧肌	CRD	+2	0	正常	轻度减少	−1/+1	正常	+1
左髂肌	CRD	+2	0	正常	早募集	−1	正常	+1
左 L_5 棘旁肌	CRD	+1	0	正常	正常	−1	正常	+1
左第一背侧骨间肌	CRD	+2	0	正常	早募集	−1	正常	+1
左旋前圆肌	CRD	+1	0	正常	早募集	−1	正常	正常
左肱三头肌	延长	0	0	正常	早募集	−1	正常	+1
左肱二头肌	延长	+1	0	正常	早募集	−1	正常	+1
左三角肌	CRD	+1	0	正常	早募集	−1	正常	+1

CRD. 复合重复放电

度不稳定，后来上楼梯困难。症状缓慢加重，快速或在不平坦地面行走时常常绊倒。腿部无疼痛、麻木或感觉异常，二便正常。无上肢无力、无视物困难、无说话或吞咽困难。

神经系统体格检查显示脑神经正常，颈屈肌和颈伸肌的肌力正常。上肢肌力分别为双侧三角肌 4/5、肱二头肌和肱三头肌 5/5、腕伸肌 4/5、指屈肌 3/5、双侧正中神经和尺神经支配的手固有肌 4/5。除前臂近端掌侧肌肉轻度萎缩外，上肢肌容积基本正常。双侧屈髋轻度无力。左膝伸展（肌力 2/5）和双侧足背屈（肌力 3/5）明显无力。左大腿和双侧小腿前部远端肌肉明显萎缩。双上肢腱反射 1+、右膝腱反射 1+，双侧踝反射和左膝腱反射未引出。双侧跖反射呈屈曲反应。上肢和下肢远端的感觉检查，包括振动觉、轻触觉、位置觉和温度觉均正常。共济运动正常。跨阈步态。

【病例小结】

在该病例，病史和体格检查提示缓慢进展的不对称性无力，主要累及下肢。无感觉主诉，感觉检查也未提示神经根病或多发性神经病。体格检查显示近端和远端肌肉不对称无力和萎缩，左伸膝和双侧指屈肌更明显。双侧踝反射和左侧膝反射减弱，提示可能存在神经病变过程，但腱反射减弱可能见于任何原因所致的肌肉重度无力。

根据病史和体格检查，鉴别诊断包括运动神经元病、脱髓鞘性运动神经病或不常见的不对称性累及近端和远端肌肉的肌病。明显不对称，以及有肌肉萎缩，不符合 NMJ 病变。

【电生理检测结果】

左正中和尺神经的运动和感觉传导及 F 波均正常。然而，左腓神经和胫神经 CMAP 波幅减低，远端运动潜伏期正常，运动传导速度轻度减慢。胫神经 F 波潜伏期也轻度延长。左腓肠神经感觉传导正常。下肢 CMAP 波幅减低，而感觉传导正常。因此，再次提示主要是运动方面的问题。远端运动潜伏期没有明显延长或传导速度没有明显减慢，以及没有传导阻滞或波形离散的证据，实际上就排除了脱髓鞘性多发性运动神经病。回顾神经传导检测结果后，仍需考虑运动神经元病或不寻常的肌肉病变可能。

所检测的大多数肌肉中，肌电图显示有大量自发活动，即频繁出现 CRD 和纤颤电位。然而，大多数 MUAP 为短时限、多相波和早募集，符合肌病表现。唯一的例外是左股外侧肌，既有长时限，又有短时限、多相波 MUAP，并且募集轻度减少。

在神经传导和肌电图检测后，可以得出初步的电生理诊断。

【电生理诊断】

电生理证据符合具有失神经特征的慢性不对称肌病。

【病例分析与讨论】

通过该病例，提出几个值得讨论的重要问题。

CRD 的意义是什么?

存在 CRD 意味着病程是慢性的。另外，股外侧肌同时存在长时限和短时限 MUAP，提示是慢性病程；还有其他肌肉为低波幅、短时限 MUAP 和早募集这一背景，因此，该病例就是慢性肌病。尽管肌病的典型特征是低波幅、短时限 MUAP，但高波幅、宽时限 MUAP 也可见于有失神经支配特征的慢性肌病（炎性肌病和坏死性肌病），因为发生了神经再支配。

对该患者最终进行了右侧三角肌（中部）活检，该肌肉临床受累但未做针电极肌电图检测。病理检查显示肌纤维大小有显著变化，有明显的单核细胞炎性浸润，大量镶边空泡和胞质内包涵体。病理诊断为 IBM。

IBM 通常是老年男性缓慢进展的肌肉疾病，常累及上肢和下肢肌肉。许多患者出现远端和近端肌肉无力。在一些患者中，无力可能仅限于远端肌肉。IBM 通常优先累及某些特定的肌肉，包括股四头肌、髂腰肌、胫骨前肌、肱二头肌、肱三头肌、前臂肌肉和指深屈肌；其中的任意一块肌肉出现局灶性萎缩，都提示 IBM 可能。IBM 患者偶尔会出现孤立性吞咽困难。

电生理常常显示运动和感觉传导正常，但大约 1/3 的患者运动和感觉传导速度轻度减慢。在远端肌肉受累的肌病，CMAP 波幅可能较低。纤颤电位和 CRD 很常见，尤其是病程比较长的患者。MUAP 时限可能短、也可能长。在同一块肌肉可能同时出现大、小 MUAP。肌肉重度受累的肌病，可能出现募集减少。若一个运动单位内的每根肌纤维都丢失，实际上就是运动单位丢失。

继发于肌病终末期的肌肉，看到纤颤电位伴高波幅、宽时限 MUAP 及募集减少并不少见。这些发现常常错误地提示神经源性病变，如运动神经元病。然而，肌电图检测显示高波幅、宽时限、多相 MUAP，而募集相对正常或募集略减少，都应提示是慢性肌病可能。在这种情况，唯一提示肌病的肌电图线索，是 MUAP 显得太大而募集仅轻度减少。偶尔有慢性 IBM 患者，临床和肌电图都很难与运动神经元病中的进行性肌萎缩相鉴别。

第 39 章　肌强直性肌病和周期性瘫痪综合征

Myotonic Muscle Disorders and Periodic Paralysis Syndromes

宋春莉　许柳青　译　　卢祖能　校

肌强直性肌病是以间歇性或持续性肌肉僵硬、疼痛、有时无力为特征的一组病变。原发性周期性瘫痪是与肌肉瘫痪发作相关的罕见的遗传性病变。在具体的每一种疾病，其表现有所不同：瘫痪发作可能持续数分钟、数小时或数天；在某些疾病，有时肌肉的无力是固定不变的（即一直存在，不呈发作性）。肌强直性病变和周期性瘫痪可归为一类，因为其中的一些表现相互重叠，都是与肌肉的钠、钙、钾或氯通道突变相关的“离子通道病”。

在肌电图室，对这些病变的评估特别令人心满意足，因为伴随的肌电声音很特别，经验丰富的肌电图医生很容易识别。临床上，肌强直的特征是兴奋后肌肉延迟收缩。叩诊肌肉后，也可显示出肌强直。肌电图上，肌强直放电产生一种独特的引擎发动的声音；这是因为肌纤维的自发放电在频率和波幅上起起伏伏（即波幅和频率逐渐增加和逐渐减小），由此产生一种特征性声音（图 39–1）。肌强直电位要么是正波要么是短棘波，因此可确定其来源是肌纤维。肌强直电位可因机械刺激而诱发，例如，敲击肌肉或肌电图检测期间动针；也可因肌肉随意收缩而出现。临床上，肌强直最常见于肌强直性肌病和某些周期性瘫痪综合征（框 39–1）。患者描述为肌肉收缩后不能放松，如用力握拳后不能松开。此外，肌强直患者可能体验到肌肉僵硬。

传统上，基于肌肉活检有否营养不良改变，将肌强直性肌病分为两大类：①有营养不良，如强直性肌营养不良，临床上可出现无力的症状；②无营养不良（即无萎缩），如先天性肌强直和先天性副肌强直，无力通常不是其特征性表现。肌强直也见于几种周期性瘫痪综合征，包括遗传性和获得性；而且，在某些代谢、炎症、先天和中毒性肌病，肌电图显示肌强直而临床肌强直通常不明显。肌强直可因各种药物诱发或加重。在极少数严重失神经的神经病变，肌电图检测时可见肌强直放电。失神经支配病变中，虽然可能见到单一、短暂的肌强直，但绝不是主要波形。神经性肌强直是一种极少见的与周围神经（而不是肌肉）病变相关的现象，可导致肌肉放松延迟；通过肌电图检测可将之与肌强直鉴别开来，即神经性肌强直是运动单位动作电位（motor unit action potential，MUAP）的自发性发放，而肌强直是肌纤维动作电位的自发性发放。

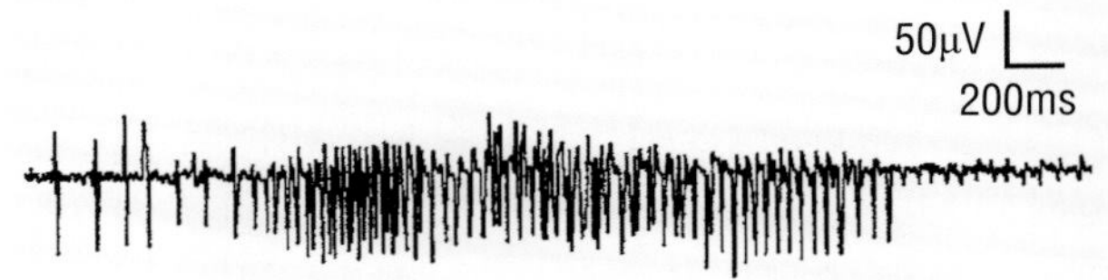

▲ **图 39–1　肌强直放电**

肌强直放电是肌纤维的自发放电，显示为波幅和频率逐渐增加和逐渐减小。单个肌强直电位要么是正波要么是短棘波（由此确定来源于肌纤维）。在强直性肌营养不良、先天性肌强直、先天性副肌强直和某些高钾性周期性瘫痪，肌强直放电具有特征性。肌强直放电也可能见于某些肌病（如酸性麦芽糖酶缺乏症、多发性肌炎、肌管肌病、肌原纤维肌病和高钾性周期性瘫痪）

通过遗传连锁和突变分析，已确定了几种肌强直性肌病和周期性瘫痪综合征的分子机制，根据特定的离子通道或蛋白激酶缺陷，可对其进行分类。然而，仍有大量这类患者的诊断，只能依赖于临床和电生理表现。

基于临床、电生理和分子检测，对肌强直性病变和周期性瘫痪病变进行的分类（表 39–1）。电生理评估，旨在回答肌强直存在与否等几个关键问题，以得出正确诊断。为了回答这些问题，可在肌电图室进行各种检测，以区分营养不良和非营养不良性

框 39-1　肌强直性病变和周期性瘫痪病变的分类

Ⅰ. 遗传性肌强直性肌病 / 周期性瘫痪病变

- 营养不良性肌强直性肌病
  - 强直性肌营养不良 -1 型
  - 强直性肌营养不良 -2 型
- 非营养不良性肌强直性肌病 / 周期性瘫痪综合征
  - 氯离子通道病变
    - ❑常染色体显性遗传性先天性肌强直（汤姆森病）
    - ❑常染色体隐性遗传性先天性肌强直（贝克病）
  - 钠离子通道病
    - ❑先天性副肌强直（Eulenburg 病）
    - ❑高钾性周期性瘫痪（± 肌强直）
    - ❑钠通道先天性肌强直
    - ❑低钾性周期性瘫痪 2 型（罕见型）
- Andersen-Tawil 综合征（无肌强直）
- 低钾性周期性瘫痪 1 型（钙通道、无肌强直）
- Schwartz-Jampel 综合征

Ⅱ. 获得性周期性瘫痪病变

- 继发性高钾性周期性瘫痪（可能出现肌强直），如下情况所致
  - 肾衰竭
  - 肾上腺衰竭
  - 醛固酮减少症
  - 代谢性酸中毒
- 继发性低钾性周期性瘫痪（与肌强直无关），如下情况所致
  - 甲状腺功能亢进，特别是亚洲成年男性
  - 原发性醛固酮增多症
  - 利尿药
  - 钾摄入量不足
  - 长期摄入甘草
  - 出汗钾流失过多
  - 胃肠道或肾脏中钾的耗损
  - 使用类固醇

Ⅲ. 肌电图显示肌强直相关的肌肉病变 *

- 代谢性：酸性麦芽糖酶缺乏症
- 炎性：多发性肌炎
- 先天性：肌管肌病、肌原纤维肌病
- 与全身性病变相关：恶性高热
- 药物性甲状腺功能减退

Ⅳ. 药物（诱发或加重肌强直，临床发现或肌电图显示）

- 氯贝丁酯
- 普萘洛尔
- 非诺特罗
- 特布他林
- 秋水仙碱
- 青霉胺
- 环孢菌素
- HMG-CoA 还原酶抑制药（降脂药）

* 针电极肌电图检测时显示肌强直放电，但不一定有肌强直的临床表现

肌强直性肌病、周期性瘫痪综合征及肌电图（显示）肌强直的其他肌肉病变。除了常规神经传导检测和针电极肌电图外，肌肉冷却、运动试验和重复神经刺激（repetitive nerve stimulation，RNS）对于鉴别这些病变往往非常有价值（框 39-2）。

一、肌肉冷却试验

在某些肌强直性病变，肌肉冷却试验可用于强化肌强直放电或诱发其他特征性异常（见本章后文“先天性肌强直和先天性副肌强直”）。肌肉冷却试验的最佳方法是，用塑料袋包裹肢体，并将其浸入冰水中 10～20min，待皮肤温度降至 20℃后，肌电图医生开始进行肢体的针电极肌电图检测，并寻找异常。注意，要密切观察患者，若出现无力，应立即从冰水中移出肢体。

二、运动试验

在周期性瘫痪和肌强直综合征，运动试验发挥重要作用；短时运动试验和长时运动试验两者都可以进行。在这两者，都是按照常规神经传导检测方法，通过超强刺激（如刺激腕部尺神经、小指展肌记录）而诱发远端复合肌肉动作电位（compound muscle action potential，CMAP）。开始运动之前，每隔 1min 刺激神经一次，持续数分钟，以确保基线稳定。

（一）短时运动试验

对于短时运动试验，为确保基线稳定，准备每分钟记录 CMAP 时，嘱患者先休息 5min。在某些患者，尤其是周期性瘫痪病变，刚一休息基线 CMAP 波幅就减低。确保基线稳定后，嘱患者进行最大用力随意收缩 5～10s。随后，即刻记录 CMAP。

表 39-1　肌强直和周期性瘫痪病变的临床特征

	强直性肌营养不良		先天性肌强直		钠通道肌强直	先天性副肌强直	周期性瘫痪		Andersen-Tawil 综合征
	1 型	2 型	显性遗传	隐性遗传			高钾性	低钾性	
起病年龄	青少年 – 成人早期	青少年 – 中年	婴儿期	儿童早期	儿童 – 青少年早期	婴儿期	婴儿期 – 儿童早期	青少年早期	儿童或青少年
遗传方式	显性遗传	显性遗传	显性遗传	隐性遗传	显性遗传	显性遗传	显性遗传	显性遗传	显性遗传
蛋白通道	蛋白激酶	细胞核酸结合蛋白	氯通道	氯通道	钠通道	钠通道	钠通道	钙通道	钾通道
染色体基因缺陷	19q、*DMPK*	3q、*CNBP*	7q、*CLCN*	7q、*CLCN*	17q、*SCN4A*	17q、*SCN4A*	17q、*SCN4A*	1q-1 型（*CACNA1S*）17q-2 型（*SCN4A*）	17q、*KCNJ2*
肌强直	有	有	有	有	有	有	有	无	无
肌强直的分布	远端＞近端	近端和远端	全身性	全身性	近端重于远端	面部、手、大腿	全身性（若存在）	无	无
周期性无力	无	无	无	有，某些患者	无	有	有	有	有，某些患者
无力的持续时间	无相关资料	无相关资料	无相关资料	无相关资料	无相关资料	数分钟至数天	数分钟至数天	数小时至数天	不一
进行性无力	是	是	否	很少	否	否	不一	是	是
肌外系统受累	有	有	无	无	无	无	无	无	有
诱发或加重的因素	无	无	寒冷	寒冷	钾、运动后延迟	寒冷、运动、禁食	寒冷、运动后休息、情绪紧张、禁食、钾负荷	寒冷、运动后休息、情绪紧张、糖类、酒精	运动后休息、酒精
缓解因素	无	无	运动	运动	未知	温暖环境	糖类，轻度锻炼	钾、轻微运动	轻微运动

框 39-2 肌强直性病变和周期性瘫痪病变的评估方案

1. 应首先进行常规运动和感觉神经传导检测。一般应进行上肢和下肢至少一条运动和感觉神经的传导及相应的 F 波检测。在营养不良性肌病，远端 CMAP 可能较低。然后，进行针电极肌电图检测
2. 完成常规神经传导检测完成后，再进行针电极肌电图检测。应包括一侧上肢和下肢近端和远端肌肉、面部肌肉和棘旁肌。应仔细注意异常自发活动，包括肌强直放电、复合重复放电、纤颤电位和正锐波，并注意 MUAP 电位的形态和募集模式
3. 若临床疑为先天性副肌强直，必须进行肌肉冷却试验
   - 用塑料袋裹住肢体，浸入冰水中 10～20min，使皮温达到 20℃。将患者的手从水中移开。若出现无力，应立即将手从冰水中移出
   - 进行前臂远端和手部肌肉的针电极肌电图检测，注意异常自发活动（如纤颤电位、肌强直放电）及随意收缩的 MUAP
   - 允许肌肉复温至冷却前的温度，然后继续记录肌电活动（可能需要超过 1h 的时间完成）
4. 若通过步骤 1、步骤 2 和步骤 3 未能得出明确诊断，必须进行短时运动试验
   - 固定住手，在腕部超强刺激尺神经，小指展肌记录 CMAP
   - 每分钟记录一次休息状态时的 CMAP，持续 5min，以确保基线 CMAP 不减低
   - 确保基线稳定后，嘱患者最大用力随意收缩肌肉 5～10s
   - 即刻记录 CMAP。若看到波幅递减，继续每 10s 记录一次 CMAP，直至恢复到基线水平(通常需要 1～2min 时间完成)
   - 运动后出现递减时，重复数次同样的操作过程，观察 CMAP 是否仍然递减，或观察是否有适应（习惯）
5. 若通过步骤 1、步骤 2、步骤 3 和步骤 4 未能得出明确诊断，必须进行长时运动试验
   - 固定住手，在腕部超强刺激尺神经，小指展肌记录 CMAP
   - 每分钟记录一次休息状态时的 CMAP，持续 5min，以确保基线稳定
   - 嘱患者最大用力随意收缩肌肉 5min，每隔 15s 休息 2～3s
   - 完成 5min 运动后，嘱患者完全放松
   - 即刻记录 CMAP，然后每隔 1～2min 记录一次，持续 20～40min，或者直到 CMAP 没有进一步减低（这种情况可能持续超过 1h）。计算波幅递减的公式如下：（运动后 CMAP 最高波幅 – 运动后 CMAP 最低波幅）÷（运动后 CMAP 最高波幅）×100%。任何波幅递减＞40% 或面积递减＞50%，为肯定的异常
   - 注意，在波幅缓慢减低之前，运动后即刻的 CMAP 可能更大。这种情况在运动前休息时 CMAP 减低更常见，正如在周期性瘫痪中所见的那样
6. 进行 10Hz 刺激速率的重复神经刺激

CMAP. 复合肌肉动作电位；MUAP. 运动单位动作电位

每 10s 记录一次 CMAP，直至 CMAP 恢复到基线水平（通常 1～2min）（图 39-2）。若短时运动后出现 CMAP 波幅减低，然后恢复，则重复数次同样的操作过程，观察 CMAP 是否仍然递减，或观察是否有适应（习惯），这有助于某些肌强直综合征的鉴别。

（二）长时运动试验

在长时运动试验，记录程序相同。为确保基线稳定，准备每分钟记录 CMAP 时，嘱患者先休息 5min。在某些患者，尤其是周期性瘫痪病变，刚一休息基线 CMAP 波幅就减低。确保基线稳定后，嘱患者进行最大用力随意收缩 5min，每 15s 休息几秒。5min 运动完成后，患者完全放松。即刻记录 CMAP，然后在接下来的 40min 内每隔 1～2min 记录一次 CMAP。在遗传性和获得性周期性瘫痪综合征患者，长时间运动后即刻记录的 CMAP 波幅不变或略增大，然后在接下来的 20～40min 内明显减低（图 39-3）。

计算长时运动试验的递减反应，可采用两种方法：①比较 CMAP 的最小值与基线值；②比较运动后 CMAP 的最小值与运动后最大值。运动后的 CMAP 最大值常常在运动后不久出现。若两种方法都进行了，首选最大值 / 最小值。计算公式为：（最大值 – 最小值）÷ 最大值 ×100%。CMAP 波幅递减＞40% 或面积递减＞50%，定义为异常。波幅或面积均可，孰优孰劣两者无差异。在疑似为其中一种周期性瘫痪的患者，进行运动试验之前，诊断为该病的概率为 50% 或更低；进行运动试验后，若结果异常，诊断为该病的概率可提高到 95% 以上。在极少数情况下，若运动试验前诊断该病的概率就非常高（＞90%），则可以使用更宽松的递减截止值，如波幅递减＞25% 或面积递减＞35%。

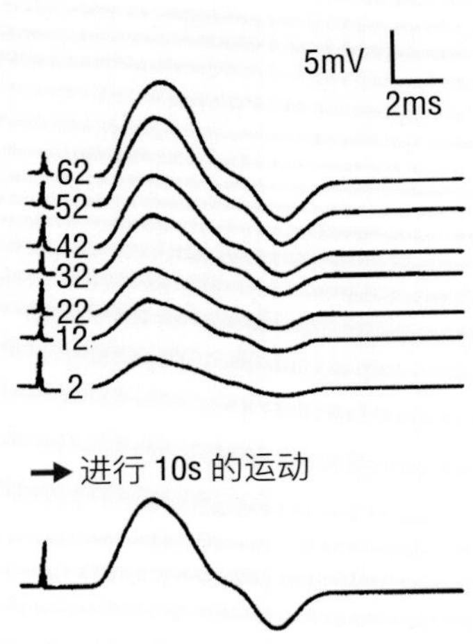

▲ 图 39-2 肌强直综合征的短时运动试验

在肌强直综合征患者，短暂最大用力随意收缩后，可见 CMAP 即刻递减。在强直性肌营养不良和先天性肌强直，短暂最大用力随意收缩后若每 10s 诱发一次 CMAP，1～2min 内 CMAP 递减反应恢复到基线（最上面一条）。左边的数字，是指运动后的时间（s）。而在先天性副肌强直患者，恢复时间可能明显延迟（10～60min 恢复到基线）。CMAP. 复合肌肉动作电位（经许可转载，Streib EW. AAEE minimonograph, no. 27: differential diagnosis of myotonic syndromes. *Muscle Nerve*. 1987;10:606.）

三、重复神经刺激

采用 RNS，也可以发现许多与运动试验相同的结果。在肌强直综合征，RNS 显示递减并不少见。低频（3Hz）刺激时可出现递减，但高频（通常 10Hz）刺激时递减更常见。并非所有患者都有异常，但若出现异常，则可能提示是一种特殊的综合征。

完成所有可用的电生理检测后，通过回答以下几个关键问题，通常可明确诊断（表 39-2）。

(1) 常规神经传导检测是否正常？

(2) 同芯针电极肌电图检测相关问题如下。

- 针电极肌电图是否有肌强直放电？若有，是广泛性或局灶性？若为局灶性，是分布在近端或远端？
- 针电极肌电图检测的 MUAP 和募集型正常与否？若异常，是肌源性或神经源性？

(3) 肌肉冷却试验对针电极肌电图检测有影响吗？

(4) 短时运动试验显示什么样的结果？

(5) 长时运动试验显示什么样的结果？

(6) RNS 说明了什么？

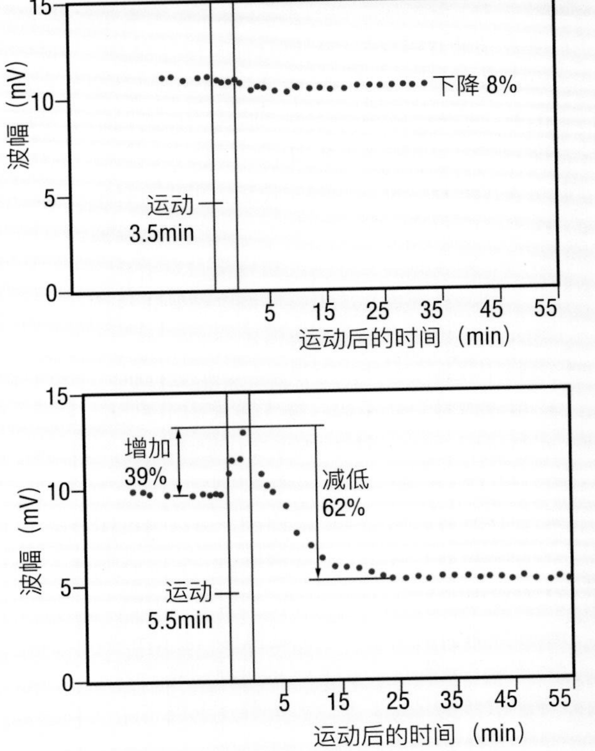

▲ 图 39-3 周期性瘫痪患者长时运动试验的典型表现

在正常对照组，长时间运动 3～5min 后，每 1～2min 记录的 CMAP 波幅几乎无变化（上图）。在周期性瘫痪综合征，常可见运动后即刻记录的 CMAP 波幅增高，然后在接下来的 30～40min 内缓慢递减（下图）。递减超过 40% 为肯定的异常。CMAP. 复合肌肉动作电位（经许可转载，引自 McManis PG, Lambert EH, Daube JR. The exercise test in periodic paralysis. *Muscle Nerve*. 1986;9:704.）

四、营养不良性肌强直性肌病

强直性肌营养不良（myotonic dystrophy，DM）是最常见的肌强直性肌病，是常染色体显性遗传性多系统病变，其特征是进行性面部和肢体肌肉无力、肌强直和骨骼肌以外的多个器官系统受累。强直性肌营养不良 1 型（myotonic dystrophy type 1，DM1）最常见，也被称为 Steinert 病，是常染色体 19q 的蛋白激酶肌强蛋白基因缺陷所致；蛋白激酶肌强蛋白即 *DMPK*。缺陷基因本身是肌强蛋白基因、非编码区 CTG 三核苷酸序列的不稳定重复扩增。发病年龄和症状的严重程度不一，与异常 CTG 三核苷酸重复的序列成正比，这在其后代中扩增。这种“遗传早现”现象，导致其后代的发病年龄更早、症状更重。强直性肌营养不良 2 型（myotonic dystrophy type 2，

表 39-2　肌强直和周期性瘫痪病变的电生理检测

	强直性肌营养不良		先天性肌强直		钠通道肌强直	先天性副肌强直	周期性瘫痪		Andersen-Tawil 综合征
	1 型	2 型	显性遗传	隐性遗传			高钾性	低钾性	
神经传导检测	正常或远端 CMAP 减低	正常	正常	正常	正常	正常	发作间期正常，发作期 CMAP 波幅减低	同高钾性	正常
针电极肌电图									
肌强直放电	++D>P	++D>P（上肢）D=P（下肢）	+++P 和 D	+++P 和 D	++P 和 D	++P 和 D	++P 和 D，尤其在发作期	无	无
运动单位动作电位	远端肌病性	近端肌病性	正常	通常正常，± 肌病性	正常	正常	晚期肌病性	晚期肌病性	正常
肌肉冷却试验（20℃）	无影响	未知	可能导致肌强直电位时限延长；更易引出	无影响	未知	一过性大量纤颤电位，28℃以下时消失；20℃以下时肌强直放电消失，呈电静息；20℃时长时间肌肉挛缩	无影响	无影响	无影响
短时运动试验	CMAP 波幅减低；2min 后快速恢复；后续试验中减低幅度较小或不持续	无相关报道	CMAP 波幅减低幅度不一；2min 后快速恢复	CMAP 波幅明显减低；CMAP 波幅恢复的延迟随时间推移可能更甚	未知	肌肉升温后 CMAP 波幅正常或轻度递增；肌肉冷却 1h 后 CMAP 波幅明显减低，恢复速度非常缓慢	无影响，或无力发作时 CMAP 波幅短暂增高	同高钾性	无影响
长时运动试验	CMAP 波幅在运动后即刻轻度递减，3min 后可恢复	未知	未知	CMAP 波幅在运动后即刻轻度递减，3min 后可恢复	未知	CMAP 波幅在运动后即刻中度减低，3min 后最明显，在冷却的肌肉 1h 后缓慢恢复	CMAP 波幅增高在运动后初期最明显（约 35%）；20～40min 时进行性减低（约 50%），1h 后缓慢恢复	同高钾性	同高钾性周期性瘫痪
10Hz 重复神经刺激	递减	无相关报道	递减	大幅度递减	无相关报道	正常	正常	正常	正常

CMAP. 复合肌肉动作电位；D. 远端；P. 近端

DM2）又称近端肌强直性肌病（proximal myotonic myopathy，PROMM）综合征和近端强直性肌营养不良，是常染色体 3q 的 *CNBP* 基因缺陷所致（*CNBP* 以前称为 *ZNF9* 或锌指蛋白 9）。基因缺陷本身是 *CNBP* 基因内含子 1 中的 CCTG 不稳定重复扩增。

（一）强直性肌营养不良 1 型

1. 临床

DM1 患者通常在青少年后期（18—19 岁）起病，表现为轻度远端无力和肌肉放松延迟，如握拳难以松开。DM1 与其他肌肉病变的区别，是远端（而不是近端）无力，并且有肌强直。在 DM1，其肌强直的程度不如先天性肌强直那么明显。在经典的强直性肌营养不良，患者会感受到肌肉僵硬，肌肉僵硬可因肌肉反复收缩而改善。因此，患者常常报告，重复做握拳和松开的动作，则随着每一次的握拳而放松得更快。数年后随着无力的进展，肌强直症状通常会逐渐减轻。

DM1 患者独特的临床表现是，双侧面肌无力、颞肌萎缩和额秃，呈窄长脸形、苦笑、眼睑下垂，以及远端肌肉萎缩和无力（图 39–4）。CTG 三核苷酸重复序列较少的患者，可能没有典型的面部外观。颈部屈曲无力也是早期体征，患者可能会注意到难以将头从枕头上抬起来，或者向后倒下时速度加快。DM1 与许多其他肌强直性病变不同之处，在于其进行性远端无力以及骨骼肌以外的其他器官系统受累，出现白内障、心脏传导阻滞和肺部病变、内分泌功能障碍、睾丸萎缩、嗜睡、妇科方面的问题等；某些患者可有轻至中度的认知功能障碍。与其他肌强直和周期性瘫痪综合征一样，在强直性肌营养不良患者，应警惕琥珀酰胆碱和抗胆碱酯酶药物引起的潜在麻醉并发症。

对于疑似的强直性肌营养不良患者，临床检查可针对如下方面进行：典型脸型的识别；双侧面部肌肉、颈屈肌、远端肌肉萎缩和无力的表现；握拳和叩击性肌强直的表现。叩击性肌强直，一般最容易在鱼际肌和指长伸肌引出。见不到眼睑肌强直。随着病变的进展，下肢腱反射常常减弱或消失。裂隙灯检查显示后囊性白内障，早期具有特征性的多色图案。约 10% 的病例是先天性的，其特征是出生时严重无力和肌张力低下及智力残疾。先天性强直性肌营养不良患儿在出生时即为软婴儿，上嘴唇凹陷，吸吮和吞咽能力差，常有挛缩。意外的是，出生后头一年无临床肌强直。遗传形式几乎总是母系遗传。在许多病例，母亲可能受累很轻，以至于直到患有严重肌张力低下和肌病性面容的婴儿出生时才被诊断。

肌酸激酶（creatine kinase，CK）水平可能轻度至中度升高。肌肉活检通常显示结缔组织轻度增加，肌纤维大小不一，主要是 I 型肌纤维萎缩，中央核、环状纤维及（偶见）小角形纤维增多。

DM1 的临床严重程度和 CTG 序列重复次数直接相关。正常人的拷贝数为 5～37 次，而 DM1 患者 CTG 序列重复次数可能达到数千。CTG 重复次数增加极少（50～100 次）的，有症状者不到一半，并且大多数只表现为白内障。CTG 重复次数大于 100，DM1 的症状和体征更典型。

2. 电生理检测

见表 39–2。

(1) 神经传导检测：常规运动和感觉传导通常正常。一般来说，上、下肢各做一条神经的运动和感觉传导及 F 波的检测就足够了。有报道显示，DM1 患者伴有内分泌病变，可继发出现轻度周围神经病的电生理改变。病情严重的患者，因为远端型肌病，可能出现 CMAP 波幅减低。

(2) 同芯针电极肌电图：除了面肌和棘旁肌，还应至少进行一侧上肢和一侧下肢肌肉的检测。大多数（但并非所有）DM1 患者存在肌强直放电。在症

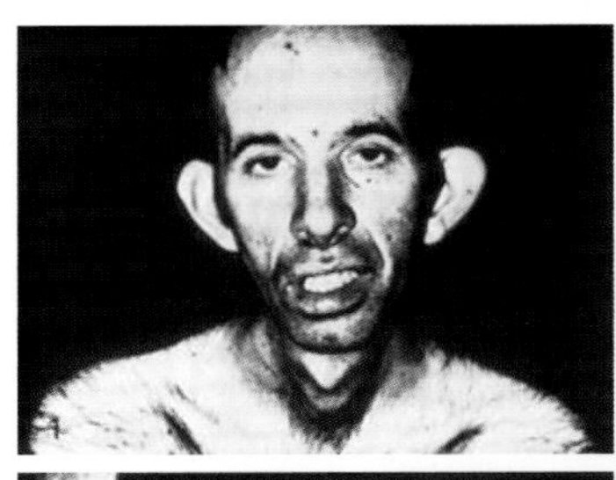
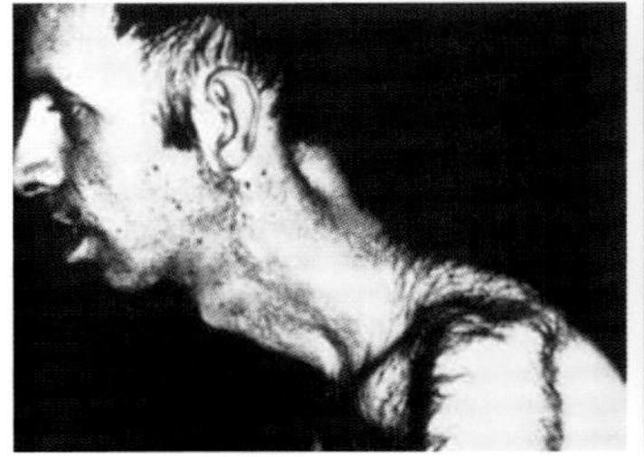
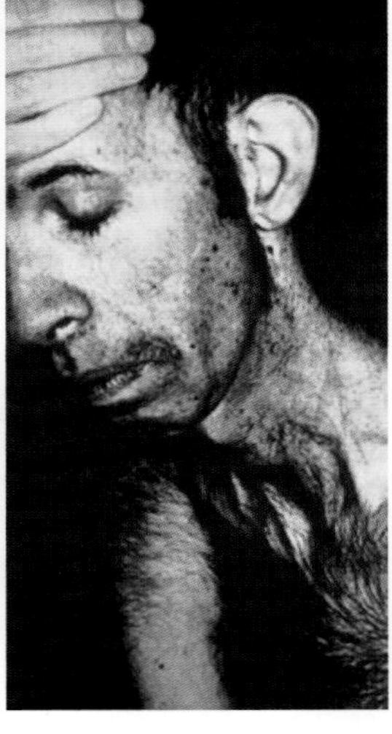

▲ 图 39–4　强直性肌营养不良的典型面容

注意秃顶、眼睑下垂、颞肌萎缩、瘦长脸、苦笑面容（引自 Brooke MH. *A Clinician's View of Neuromuscular Disease*. Baltimore, MD: Williams & Wilkins; 1986.）

状极轻的病例（如重复序列拷贝数增加较少），可能很难找到肌强直放电。肌强直放电在手远端、前臂伸肌、足背屈肌（胫骨前肌）和面部肌肉最显著，但近端肌肉通常没有。肌强直放电的分布，与肌无力的分布模式一致。在 DM1，典型的肌强直放电，由波幅和频率逐渐增高和逐渐减低的肌纤维动作电位组成（图 39-5A）。因为针电极插入或肌肉收缩都会引起肌强直放电，可能难以进行 MUAP 分析。然而，仔细检查会发现肌病性（低波幅、短时限、多相）MUAP 伴早募集，通常见于前臂伸肌和胫骨前肌，这与临床查体远端无力为主相符。在 DM1 患者病程晚期，MUAP 可能呈高波幅、宽时限。

(3) 肌肉冷却：到 20℃时，对肌电图检测不产生明显影响。

(4) 运动试验：在短时运动试验，运动后即刻出现 CMAP 波幅减低。随后，若每 10s 记录一次 CMAP，最多 2min，CMAP 波幅恢复到基线水平。若重复进行短时运动试验，1～2 个周期后递减反应出现适应，运动后即刻就不会再出现 CMAP 波幅递减。

(5) RNS：10Hz 高频 RNS 出现与短时运动试验相似的递减。

(6) 小结：完成电生理检测后，可以明确针电极肌电图显示存在肌强直，伴肌病性 MUAP，并且远端和面部肌肉为主；肌肉冷却试验对肌电图无影响。在短时运动试验，显示波幅减低，1～2min 后恢复，更多周期后出现适应。这种异常模式强烈提示 DM1 的诊断。需注意的是，当患者表现出强直性肌营养不良的典型症状和体征时，肌肉冷却、运动试验和 RNS 不一定需要常规进行，只是在完成常规神经传导和针电极肌电图检测后，诊断仍有疑问时可能有其价值。

（二）强直性肌营养不良 2 型

1. 临床

DM2 的表现与 DM1 有很多相似之处。与 DM1 一样，DM2 是一种常染色体显性遗传肌肉病变，主要表现为双侧面肌无力、眼睑下垂、进行性无力、肌强直，以及骨骼肌以外的多个器官系统受累。一般在 40 岁之后出现进行性无力。然而，与 DM1 不同，DM2 的无力主要累及近端，而不是远端肌肉。肌无力通常包括髋屈肌和伸肌、颈屈肌、肘伸肌、手指和拇指屈肌。在受累家族成员的各代之间，通常不会看到“早现”。与 DM1 一样，多系统受累可能包括后囊性白内障、额秃、睾丸萎缩、心脏传导受损。然而，不出现中枢神经系统受累，或受累少得多。

对 DM2 患者的识别，基于紧握手诱发肌强直及叩击性肌强直的临床背景下，有近端无力重于远端、轻微双侧面肌无力、眼睑下垂等表现。在许多 DM2 患者，有股、臂或背部间歇性疼痛等独特的表现。

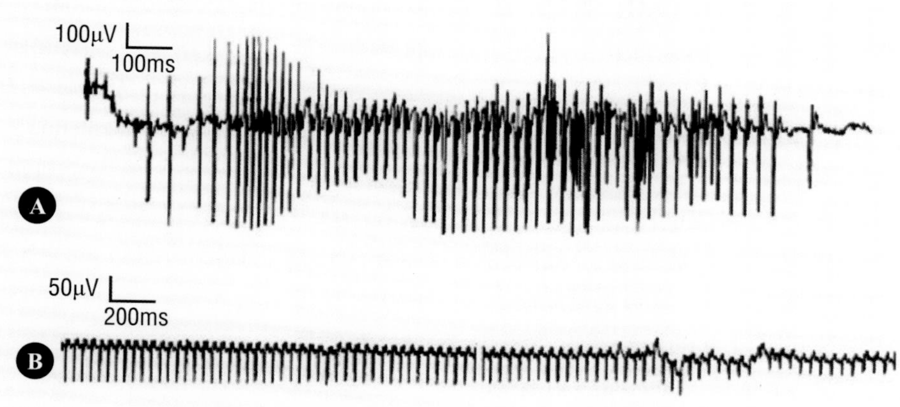

▲ 图 39-5　肌强直放电

A. DM1 患者长达 2s 的肌强直放电，显示为典型的频率和波幅逐渐增高和逐渐减低，最高频率约 60Hz，最低频率约 8Hz；B. DM2 患者长达 4s 的肌强直放电（两个连续的示波器扫描屏），频率和波幅逐渐下降而没有增加的成分；开始时频率最高，约 23Hz，结束时频率最低，约 19Hz（经许可转载，引自 Logigian EL, Ciafaloni E, Quinn LC, et al. Severity, type, and distribution of myotonic discharges are different in type 1 and type 2 myotonic dystrophy. *Muscle Nerve.* 2007;35:479–485.）

CK 水平可能轻至中度升高，肌肉活检通常显示非特异性肌病改变，包括肌纤维大小的差异性增加、小角形纤维、核固缩、Ⅱ型肌纤维萎缩为主和核内移增多。有报道，在 DM2 的罕见病例，可表现为孤立性 CK 升高（高 CK 血症），而没有其他临床和电生理异常。

2. 电生理检测

见表 39–2。

(1) 神经传导检测：常规运动和感觉传导通常正常。一般来说，上、下肢各做一条神经的运动和感觉传导及 F 波的检测就足够了。

(2) 同芯针电极肌电图：应至少进行一侧上肢和一侧下肢肌肉及棘旁肌的检测。与 DM1 不同，在 DM2，肌强直放电倾向于以波幅和频率逐渐减低的电位为主（图 39–5B）；其放电形式，不如与典型肌强直相关的波幅和频率逐渐增高和逐渐减低那么有特异性。在 DM2 患者，出人意料的是，上肢肌强直放电的分布以远端而不是近端为主，这类似于 DM1。然而，在下肢则不同。尽管远端肌肉（如胫骨前肌）也存在肌强直放电，但肌强直放电的数量远端与近端（如阔筋膜张肌）差不多相同。因此，下肢近端肌肉出现肌强直放电，DM2 比 DM1 常见得多。与 DM1 一样，没有肌强直放电不能排除 DM2 的诊断。偶尔会记录到复合重复放电。MUAP 呈肌病性（低波幅、短时限、多相）伴早募集，一般见于下肢近端肌肉。

(3) 肌肉冷却和运动试验：对于 DM2，肌肉冷却及短时、长时运动试验的影响，尚未得到很好的描述。原著作者在一例患者进行过短时运动试验，手部远端肌肉记录，未见 CMAP 波幅减低，阴性结果可能反映了其无力以近端为主。

(4) 小结：完成神经传导和肌电图检测后，通过针电极肌电图，就确定了存在肌强直伴肌病性 MUAP（主要是下肢近端肌肉及上、下肢远端肌肉）。伴有肌强直的疾病中，几乎没有以近端肌肉为主、MUAP 呈肌病性改变的。罕见情况下，成年起病的酸性麦芽糖酶缺乏症患者中，在非常近端的肌肉，可见显著的肌强直放电、复合重复放电和肌病性 MUAP；然而，该病中，肌强直放电一般仅限于棘旁肌。在某些多发性肌炎患者，也可能见到肌强直放电；其异常自发活动和 MUAP 变化，以近端为主。然而，肌强直放电只是偶尔见于多发性肌炎。同样，在先天性肌强直，没有肌病性 MUAP 改变，肌强直放电也主要是见于近端肌肉，但有罕见的例外（即一些隐性遗传的全身性先天性肌强直）。

五、非营养不良性肌强直性肌病和周期性瘫痪综合征

（一）先天性肌强直

在先天性肌强直，与营养不良性肌肉病变的区别在于，大多数患者没有无力，没有肌肉以外的异常。公认的先天性肌强直有两种形式。其一，汤姆森病，为常染色体显性遗传，1876 年由 Julius Thomsen 首次描述，他本人就是这个病的患者。根据 Thomsen 的描述，其患病的家族成员表型变异很大，他的母亲和舅舅几乎没有症状，但他的弟弟和妹妹的症状非常严重。肌肉肥大常见。其二，常染色体隐性遗传的全身性先天性肌强直，由 Becker 首次描述。隐性遗传的特点是发病年龄更迟，肌强直显著，以及肌肉肥大。在病程晚期，可能有前臂及颈肌轻微无力和萎缩，但这仍被视为非营养不良综合征。在一些隐性遗传性先天性肌强直患者，还会经历短暂性无力发作，运动后症状减轻。在隐性和显性遗传性先天性肌强直，都是染色体 7q 骨骼肌氯通道蛋白 –1（*CLCN*）基因缺陷所致。

其他先天性肌强直的表型也有报道，与 17 号染色体肌肉钠通道 α- 亚基（*SCN4A*）基因突变有关。这些不典型先天性肌强直，包括钾加重性肌强直（potassium-aggravated myotonia，PAM）、永久性肌强直、波动性肌强直、乙酰唑胺反应性肌强直。在高钾性周期性瘫痪、先天性副肌强直、罕见的低钾性周期性瘫痪（hypokalemic periodic paralysis，HoPP），也同样是这个钠离子通道基因突变所致。这些不典型的先天性肌强直，稍后将与周期性瘫痪和先天性副肌强直一起讨论，因为其间的关系更密切。

1. 临床

在显性遗传性先天性肌强直，一般是婴儿期或儿童早期发病；在隐性遗传性的先天性肌强直，通常是儿童晚期发病。患者通常表现为无痛性肌强直，引起肌肉僵硬，呈非进展性。肌肉肥大常见，是几乎恒定的肌肉收缩状态所致。肌肉僵硬在休息后或遇冷时恶化，运动后减轻。饥饿、情绪紧张及妊娠期间，肌强直也可能加重。患者通常描述有一段热

身期，在这段时间肌肉僵硬会有所缓解。例如，患者会描述，在椅子上坐数分钟后站起困难，或爬楼梯的前几步困难，而后有所改善，这种情况并不少见。在显性遗传性先天性肌强直，肌肉肥大通常见于上臂、大腿和小腿肚近端。握紧拳头易诱发肌强直，叩击性肌强直也容易引出。显性遗传性先天性肌强直患者 CK 水平可能轻度升高，隐性遗传性先天性肌强直患者 CK 水平中度升高。在两种遗传形式的先天性肌强直，肌肉活检都可能显示Ⅱ型肌纤维缺失。

2. 电生理检测

见表 39–2。

(1) 神经传导检测：常规运动和感觉传导通常正常。一般来说，进行上肢和下肢各一条神经的运动和感觉传导及 F 波的检测就足够了。

(2) 同芯针电极肌电图：应进行至少一侧上肢、一侧下肢的远端和近端肌肉及棘旁肌的肌电图检测，一般都会显示广泛性肌强直放电，稍微动针或肌肉收缩就容易诱发出肌强直放电。在显性遗传性的患者，MUAP 和募集正常；在隐性遗传性者，可能显示轻度肌病性 MUAP 伴早募集。

(3) 肌肉冷却和运动试验：在显性遗传性先天性肌强直，冷却到 20℃时，肌强直电位的爆发其持续时间更长，比在室温下更容易引出。肌肉冷却对运动试验不产生明显影响，这与先天性副肌强直不同，若肌肉被冷却，减低的波幅恢复得非常缓慢，需要数分钟。在显性遗传性先天性肌强直，短时运动试验中，运动后即刻的 CMAP 波幅显示不同程度的减低，每 10s 重复记录一次 CMAP，1～2min 后波幅减低得以恢复。在隐性遗传性先天性肌强直，运动后即刻的波幅减低更明显，并且波幅恢复延迟，但随着时间推移总会逐渐恢复至正常（图 39–2）。

(4) RNS：在隐性遗传性先天性肌强直，10Hz 高频 RNS 时，2/3 的患者显示大幅递减（通常大于 40%），而短时运动试验中，仅 1/3 的患者显示波幅减低；因此，RNS 可能是评估隐性遗传性先天性肌强直患者有用的辅助检查。

(5) 小结：先天性肌强直的电生理诊断，基于针电极肌电图显示广泛存在的肌强直放电、MUAP 形态正常和募集正常。运用肌肉冷却、短时运动试验和 RNS，可区分先天性副肌强直。

（二）先天性副肌强直、高钾性周期性瘫痪、钠通道先天性肌强直

这三种疾病均是染色体 17q 上电压门控钠通道 α-亚基（*SCN4A*）基因明显突变所致，均呈常染色体显性遗传。

1. 临床

先天性副肌强直、高钾性周期性瘫痪患者有发作性无力，钠离子通道先天性肌强直患者不会出现无力。

(1) 先天性副肌强直：由 Eulenburg 在 1886 年首次描述。患者在婴儿期即表现为肌肉僵硬，主要影响球面部、颈部和手部肌肉。在副肌强直，肌肉反复收缩或运动引起肌肉僵硬；而在肌强直，则相反（肌肉反复收缩可肌肉僵硬减轻，即热身效应）。因此，命名为反常肌强直或副肌强直。遇冷也可诱发肌肉僵硬。在大多数患者，表现为冷环境诱发肌肉僵硬发作，而后无力，尤其是低温时进行长时间运动。即使复温，可能也需数个小时才能恢复肌力。通常在婴儿哭过、睡在风扇旁边、用凉水洗过脸后，出现闭眼时间过长而被首次发现。先天性副肌强直患者往往看起来肌肉非常发达。

(2) 高钾性周期性瘫痪：周期性无力发作在幼儿期出现，在运动后休息时、禁食、情绪紧张、寒冷、钾负荷时诱发。无力常在早晨睡醒后出现。在一些患者，通过低强度运动可阻止其即将出现的无力。无力发作通常短暂、仅持续数分钟到数小时，并且一般伴有腱反射减弱。在极少数患者，会经历较长时间的无力发作。无力通常是全身性，但不影响面肌和呼吸肌。无力发作期间钾水平通常升高，但部分患者正常。摄入糖类或吸入 β 受体肾上腺素制剂，症状可缓解。若存在肌强直，其程度不一。在某些患者，仅通过肌电图检测才发现有肌强直；而在另一些患者，体格检查时就可诱发出肌强直。无力发作的频率一般在中年时减少，但一部分患者成年后出现恒定的进行性近端无力。

(3) 钠通道先天性肌强直：也称钾加重性肌强直（PAM），患者表现为继发于肌强直的全身性肌肉僵硬发作。对钾很敏感，钾摄入后症状加重，但大多数患者在遇冷时症状不恶化。不会出现真正的无力发作。肌强直可能令患者很难堪，因为肌强直很特殊，是运动后诱发的，表现为运动后肌强直延迟发作，持续数分钟。目前报道的几种变异型，因其

波动性肌肉僵硬的程度和性质及对治疗的反应不同，命名也不同，均呈常染色体显性遗传，包括波动性、永久性和乙酰唑胺反应性肌强直。永久性肌强直最严重，肌电图上常常显示连续的肌强直放电。在报道的一些病例中，还有生长发育迟滞和面部畸形的特殊表现。

2. 电生理检测

见表 39-2。

(1) 先天性副肌强直：常规运动和感觉传导通常正常。一般来说，进行上肢和下肢各一条神经的运动和感觉传导及 F 波的检测就足够了。

应至少进行一侧上肢、一侧下肢的远端和近端肌肉及棘旁肌的针电极肌电图检测，一般可诱发出肌强直放电，但不如先天性肌强直那么容易。远端肌肉的肌强直可能更明显。MUAP 波幅、时限和募集正常。一旦针电极肌电图证实有肌强直放电，MUAP 形态和募集正常，肌肉冷却和运动试验有助于诊断。

肌肉冷却到 20℃时，对针电极肌电图会产生非常显著的影响，这是先天性副肌强直这种疾病特有的现象。随着温度降低，会一过性出现大量纤颤电位；降至 28℃时纤颤电位消失。随着肌肉温度进一步降低，到 20℃以下时，所有肌强直放电完全消失，肌肉瘫痪。此时，肌肉对电刺激或机械刺激均无兴奋性，处于长时间的电静息挛缩状态。肌肉复温至室温后，这种状态还会持续 1 个多小时。注意，要密切关注患者，若出现无力，应立即从冰水中移出肢体。

10Hz 高频 RNS，不出现波幅递减。

室温下肌肉处于暖和状态时，短时运动试验不出现波幅递减；在某些病例还会轻度递增。然而，当肌肉冷却后，短时运动试验会导致 CMAP 波幅大幅减低，反复记录 CMAP 可见波幅恢复至基线水平的时间延迟，长达 1h（图 39-6）。这与强直性肌营养不良或氯通道先天性肌强直不同，CMAP 波幅减低在 1～2min 后即可恢复至基线水平；但在隐性遗传性先天性肌强直，CMAP 波幅恢复至基线水平的时间可能延迟得更长。

(2) 高钾性周期性瘫痪：常规运动和感觉传导通常正常。一般来说，进行上肢和下肢各一条神经的运动和感觉传导及 F 波的检测就足够了。在无力发作期，CMAP 波幅减低，并且与无力程度成正比。

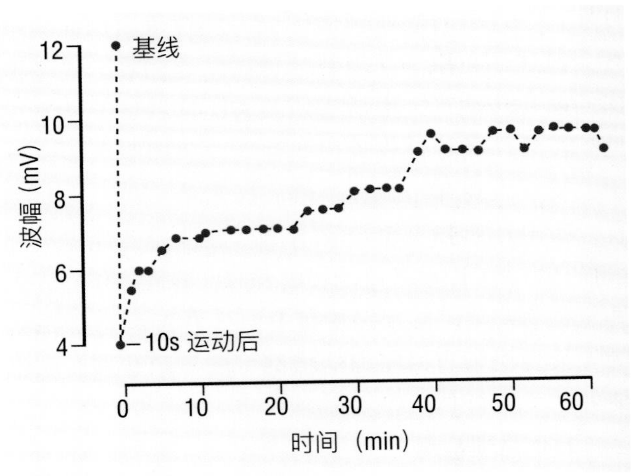

▲ **图 39-6　先天性副肌强直对短时运动试验的典型反应**

在肌强直综合征患者，短暂最大用力随意收缩后，CMAP 波幅即刻减低。在先天性副肌强直，CMAP 波幅恢复明显延迟（可能需要 10～60min），尤其是在肌肉冷却时；而在强直性肌营养不良和先天性肌强直，1～2min 后就可恢复。CMAP. 复合肌肉动作电位（经许可转载，引自 Streib EW. AAEE minimonograph, no. 27: differential diagnosis of myotonic syndromes. *Muscle Nerve*. 1987;10:603.）

应至少进行一侧上肢、一侧下肢的远端和近端肌肉及棘旁肌的肌电图检测。发作间歇期 MUAP 波幅、时限和募集正常，但某些患者可能呈肌病性 MUAP。伴肌强直的高钾性周期性瘫痪患者，在无力发作期肌强直放电可能增多，或首次出现（若基线肌电图检测未显示肌强直放电）。肌强直放电在发作早期出现，但随着无力的进展而消失。在无力发作期，无力肌肉的 MUAP 波幅低、时限短。

肌肉冷却试验对针电极肌电图无明显影响。一旦针电极肌电图证实存在肌强直，而 MUAP 正常或呈肌病性，必须进行运动试验。

短时运动试验不出现 CMAP 波幅递减。长时运动试验常常出现即刻波幅增加，尤其是初始波幅很低时。但 CMAP 波幅随后会逐渐减低，20～40min 后减低达 50% 左右，波幅减低大多发生在前 20min（见图 39-3）。应注意的是，肌肉在不运动、静止不动的状态下，也可能产生类似的 CMAP 减低。若休息状态下 CMAP 减低，那么，运动后可产生一过性 CMAP 波幅递增。

(3) 钠通道先天性肌强直：一般来说，常规运动和感觉神经传导正常。通常在上、下肢各做一条神经的运动和感觉传导和 F 波的检测就足够了。

应至少进行一侧上肢、一侧下肢的远端和近端肌肉及棘旁肌的针电极肌电图检测，可诱发出肌强直放电。MUAP 波幅、时限和募集正常。

肌肉冷却、短时和长时运动试验及 RNS 的影响尚不清楚。

（三）低钾性周期性瘫痪

低钾性周期性瘫痪（hypokalemic periodic paralysis，HoPP）不是肌强直性病变。然而，其弛缓性无力周期性发作，以及后期发展为恒定性近端无力的临床特征，类似于前面所讨论的钠通道病变。HoPP 是一种常染色体显性遗传性病变。在 60% 的家族，HoPP 是 *CACNA1S* 基因缺陷所致，也称 1 型 HoPP；*CACNA1S* 位于染色体 1q。在 20% 的家族，现已确定是染色体 17q 上钠通道 α 亚单位基因（*SCN4A*）突变所致，因此，采用 2 型 HoPP 命名。在这两种类型的 HoPP，都是各自离子通道的电压传感结构域错义突变所致。这种相似性表明，电压传感结构域突变产生共同的功能缺失，也许能解释两个不同通道的不同的突变都可导致 HoPP。在至少 20% 的 HoPP 病例，尚不能确定其基因的异常。

1. 临床

HoPP 患者在青少年期（有些更早）出现周期性无力发作。寒冷、糖类摄入、酒精、情绪紧张、运动后休息，可诱发无力发作。某些患者能够通过轻微运动预防即将发生的无力。无力发作可能持续很长时间，一般都是从睡眠中醒来时；极少累及呼吸肌。无力常伴腱反射减弱。血钾水平在无力发作期通常减低，但有些病例可正常。钠通道突变所致的 HoPP 例外，其特征是既无临床肌强直，也无肌电图肌强直；这种病例极少见。男性无力发作比女性更频繁，尤其是钙通道突变的家族。对钙通道突变的女性来说，无力周期性发作很轻或完全没有无力，以至于患者并未意识到自己患有该病。然而，所有患者，无论有否周期性瘫痪发作，成年后总是会出现进行性近端无力。肌肉活检显示空泡肌病。约 50% 的钙通道突变患者对乙酰唑胺(Diamox)有反应，但在某些钠通道突变患者，乙酰唑胺无效甚至有害。

2. 电生理检测

见表 39–2。

(1) 神经传导检测：常规运动和感觉传导通常正常。一般来说，进行上肢和下肢各一条神经的运动和感觉传导及 F 波的检测就足够了。在无力发作期，CMAP 波幅减低，并且与无力程度成正比。

(2) 同芯针电极肌电图：应至少进行一侧上肢、一侧下肢的远端和近端肌肉及棘旁肌的肌电图检测。应该不会显示肌强直放电。在 HoPP 病程早期，MUAP 和募集模式一般是正常的。然而，与高钾性周期性瘫痪一样，在无力发作期，无力肌肉的 MUAP 波幅低、时限短。随着病情的发展，出现恒定的近端无力时，可见 MUAP 呈肌病性、早募集。原著作者发现，在一例处于病程晚期、有恒定近端无力的老年女性，其 MUAP 呈高波幅、长时限、募集减少，近端肌肉比远端更显著。因此，在病程很长的慢性肌病，肌电图改变可类似于慢性神经源性病变。

(3) 肌肉冷却：对针电极肌电图结果不产生明显影响。

(4) 运动试验：短时运动试验不出现波幅减低。长时运动试验常常出现即刻的波幅增加，尤其是初始波幅很低时。但 CMAP 波幅随后会逐渐减低，20～40min 后减低达 50% 左右，波幅减低大多发生在前 20min。应注意的是，肌肉在不运动、静止不动的状态下，也可能产生类似的 CMAP 减低。若休息状态下 CMAP 减低，那么运动后可产生一过性 CMAP 波幅递增。

（四）Andersen-Tawil 综合征

Andersen-Tawil 综合征（Andersen-Tawil syndrome，ATS）的特征是周期性瘫痪、心脏异常及特殊面容和骨骼临床三联征。ATS 是常染色体显性遗传性疾病，在大约 60% 的家系，与位于染色体 17q 的 *KCNJ2* Kir2.1 亚单位基因突变有关，由此导致内向整流钾通道的功能异常。很可能存在遗传异质性，因为在 40% 的 ATS 家系未发现 Kir2.1 突变；这些家系可能存在调控 Kir2.1 的其他基因突变，或者是完全不同的突变。

1. 临床

患者在儿童或青春期发病，具有临床三联征的部分或所有表现：①周期性瘫痪；②心脏异常，包括室性心律失常、QT 间期延长、突出的 U 波；③特殊体貌。特殊体貌包括身材矮小、高腭弓、低位耳、宽鼻、小颌畸形、宽位眼、脊柱侧凸、环指先天性指侧弯、示指短、并趾畸形（图 39–7）。有些患者可能有轻度认知障碍，在解决复杂问题、注意力和专注力、解决抽象问题方面存在困难。瘫痪发作间期神经系统体格检查，可能发现四肢和颈屈无

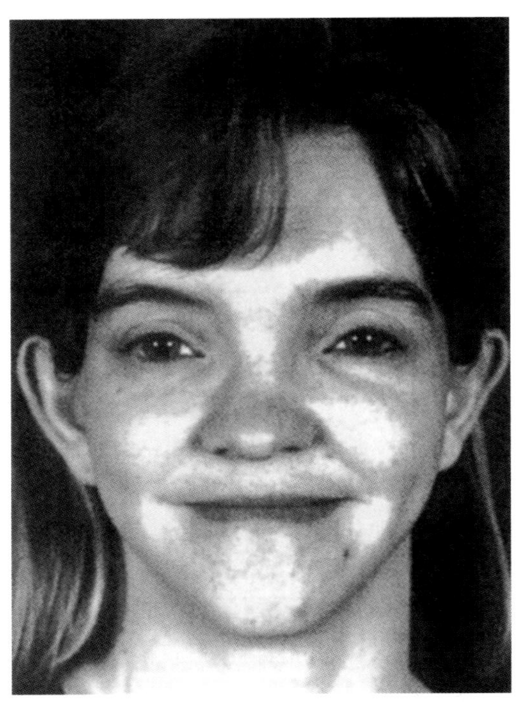

▲ 图 39-7 **Andersen-Tawil 综合征的特殊面容**

注意低耳位、宽鼻和宽位眼（经许可转载，引自 Sansone V, Griggs RC, Meola G, et al. Andersen's syndrome: a distinct periodic paralysis. *Ann Neurol*. 1997;42: 305–312.）

力。无肌强直（紧握拳或叩击肌肉均不诱发肌强直）。瘫痪发作可能是自发的，也可能因运动后休息或饮酒而诱发。有些患者报告有间歇性肌肉疼痛，而没有无力发作。在 *KCNJ2* 突变的患者，高钾血症、正常血钾和低钾血症大约分别占 15%、20%、65%。

与其他类型的周期性瘫痪一样，一些患者通过连续地轻微运动来缓解肌肉疼痛。QT 间期延长是心脏最一致的表现，大约 80% 患者会出现，也可能是典型 ATS 家族中某些患者的唯一表现。在某些患者，QT 间期延长可能无症状。然而，在有些患者，儿童期未出现过周期性瘫痪发作，但可能发生心搏骤停；不过，以后可能发生周期性瘫痪。在某些有周期性瘫痪和面部外貌特征的患者，休息时无 QT 间期延长，但可能出现其他心电图表现，如胸导联显示突出的 U 波。

2. 电生理检测

见表 39-2。

(1) 神经传导检测：常规运动和感觉传导，通常正常。一般来说，进行上肢和下肢各一条神经的运动和感觉传导及 F 波的检测就足够了。在无力发作期，CMAP 波幅减低，与无力程度成正比。

(2) 同芯针电极肌电图：应该不会出现肌强直放电。MUAP 和募集模式一般是正常的。然而，与其他周期性瘫痪一样，在无力发作期，无力肌肉的 MUAP 可能波幅低、时限短。

(3) 肌肉冷却：对针电极肌电图结果不产生明显影响。

(4) 运动试验：短时运动试验不出现波幅减低。长时运动试验常常出现即刻的波幅增加，尤其是初始波幅很低时。但 CMAP 波幅随后会逐渐减低，20～40min 后减低达 50%，波幅减低大多发生在前 20min。应注意的是，肌肉在不运动、静止不动的状态下，也可能产生类似的 CMAP 减低。若休息状态下 CMAP 减低，那么运动后可产生一过性 CMAP 波幅递增。

（五）Schwartz-Jampel 综合征

Schwartz-Jampel 综合征（Schwartz-Jampel syndrome，SJS），又称软骨营养不良性肌强直，是一种罕见的遗传性、肌强直样病变，以独特的体貌、骨骼畸形、肌肉僵硬为特征。SJS 通常是常染色体隐性遗传，但偶有一些家族其遗传模式是常染色体显性遗传。SJS 以前分为 1 型和 2 型，但现在 SJS-2 型被认为是一种更严重的、独特的病变，称为 Stuve-Wiedemann 综合征，由染色体 5p 上白血病抑制因子受体（*LIFR*）基因突变引起。SJS 是基膜 *HSPG2* 基因突变所致，*HSPG2* 位于 1p 染色体，编码 Perlecan 蛋白；Perlecan 是存在于所有基膜的硫酸肝素蛋白多糖，参与细胞黏附和生长因子信号传递。

1. 临床

SJS 分为 1A 型和 1B 型，根据严重程度和发病年龄来区分。1A 型，或 SJS 的典型形式，是最常见的类型。在 1A 型，童年后期出现较轻的症状；而在 1B 型，出生后立即表现出较严重的症状。同一家族的受累成员之间其临床表现可能不一。症状和体征可能多种多样：肌肉僵硬和无力；挛缩；身材矮小；颈部短小；"呆板"的面部特征，包括小颌畸形、耳低垂、嘴唇噘起、眉毛突出；眼睛异常，包括眼睛向上倾斜、睑裂狭小、外斜视和小角膜（图 39-8）。常常以远端肌肉无力和萎缩为主，可能伴有明显的上肢和下肢近端肌肉肥大。与肌营养不良的假性肥大不同，SJS 患者的肢体近端肌肉是真性肥大。

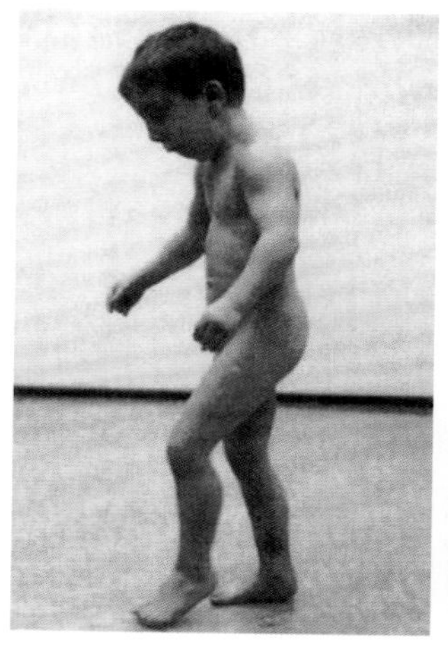
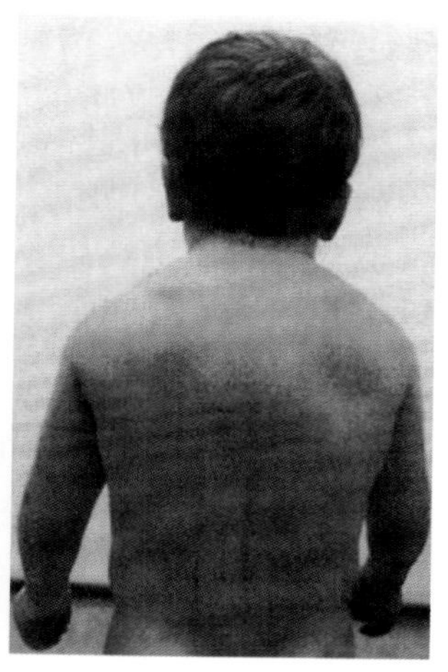
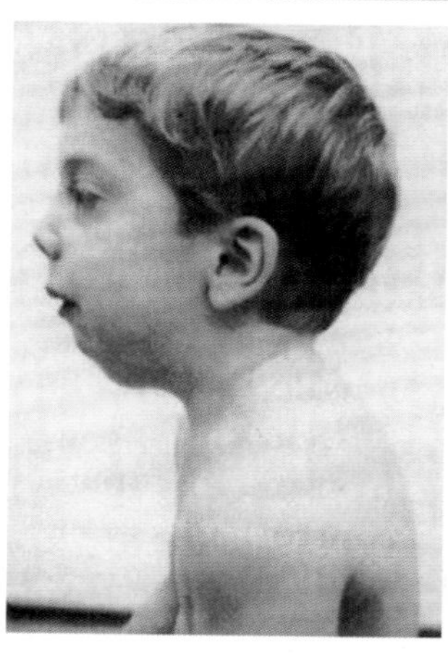
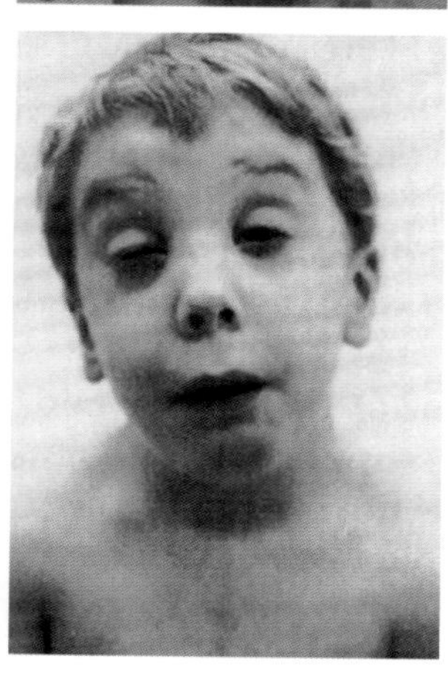

▲ 图 39–8　**Schwartz-Jampel 综合征的典型面容**

注意骨骼和面部异常，包括短颈、小嘴、小颌畸形、嘴唇噘起、眼睛上斜、睑裂狭小、耳低垂、眉毛突出。也有上、下肢近端肌肉肥大，以及远端为主的广泛性肌肉无力和萎缩（引自 Spaans F, Theunissen P, Reekers AD, et al. Schwartz-Jampel syndrome: I. Clinical, electromyographic, and histologic studies. *Muscle Nerve*. 1990;13:516–527.）

对于 SJS 而言，到底是一种肌强直性病变或神经性肌强直病变，一直存在争议。在该病的小鼠模型，箭毒可使广泛性放电的自发活动消失，这强烈提示异常放电源于周围神经。此外，一些研究表明，切断神经后立即持续放电，但发生沃勒变性后则完全消失，这也表明这种自发电位源于轴突远端。无论如何，对于患者而言，目前的共识是，SJS 是一种真正的肌强直性病变，因为患者的肌电图显示广泛性肌强直性放电。在某些患者，肌强直性放电并不像大多数肌强直性病变中看到那样，表现为波幅和频率逐渐增加或逐渐减低。肌电图表现的这些差异，也许是因为 SJS 本身就是一种遗传异质性疾病。

2. 电生理检测

(1) 神经传导检测：常规运动和感觉传导通常正常。一般来说，进行上肢和下肢各一条神经的运动和感觉传导及 F 波的检测就足够了。

(2) 同芯针电极肌电图：应至少进行一侧上肢、一侧下肢的远端和近端肌肉及棘旁肌的肌电图检测，通常会显示持续性肌强直放电。如前所述，虽然存在肌强直放电，但波幅和频率逐渐增加和逐渐减少不像其他肌强直性病变那么显著。在某些病例，可见复合重复放电。

(3) 其他：肌肉冷却、短时和长时运动试验的影响尚不清楚。

3. 诊断

SJS 的临床表现具有很强的特征性，需要鉴别诊断的疾病种类非常有限。结合患者独特的体貌、身材矮小（侏儒症）和肌肉僵硬伴肥大，通常可以确立诊断。

六、与肌强直和周期性瘫痪相关的其他情况

在临床和肌电图检测其他疾病状态时，偶尔可见到肌强直和周期性瘫痪同时出现，包括：①获得性周期性瘫痪；②各种代谢性、炎症性和先天性肌病；③与全身性疾病相关的一些病变；④某些药物，可诱发或加重肌强直。

七、病例分析

（一）病例 39–1

【病史和查体】

男性，29 岁，因轻度远端无力及握手后难以松开就诊。大约 10 年前首次注意到手难以松开，尤其在握手、驾车或使用锤子时。遇冷症状不加重。家族史中值得注意的方面如下：其母亲患早期白内障，流产数次，在近 50 岁时有非常轻微的远端无力；其中一个姨妈有轻度糖尿病；一个妹妹有肌肉僵硬的类似主诉（偶尔发生）。

体格检查，精神状态无特殊。脑神经检查，面部狭长，双侧轻微眼睑下垂，双侧面无力伴颞肌萎缩，轻度额秃。眼外肌运动无受限。双侧存在早期白内障。颈屈肌和手、足远端肌肉轻度无力。在舌肌和鱼际肌，有明显叩击性肌强直；紧握拳头后诱发肌强直，反复收缩后可改善。双下肢远端腱反射减弱，跖反射呈屈曲反应。感觉和共济正常。值得

注意的是，实验室检查 CK 水平轻度升高（3 倍正常值），电解质和甲状腺功能正常，心电图正常。

【病例小结】

病史特点，近 30 岁的年轻男性，表现为轻微远端无力，握手后松开困难。体格检查有意义的方面显示精神状态正常；脸狭长、双侧眼睑下垂、双侧面肌无力、颞肌萎缩、额秃；早期白内障；轻度屈颈和远端无力，下肢腱反射减弱；远端肌肉叩击性和紧握拳头诱发肌强直，肌强直在肌肉反复收缩后改善。总之，远端无力、肌强直及肌肉系统外症状（如白内障），这些表现构成了肌营养不良性肌肉病变的重要临床证据。值得注意的家族史是母亲有糖尿病和白内障。CK 水平轻度升高。进行电生理检测之前，应考虑肌营养不良性肌强直性肌病的可能（鉴于远端无力，最可能的诊断是 DM1）。

【电生理检测结果】

神经传导检测中，右侧正中、尺、胫神经 CMAP 波幅、远端运动潜伏期、传导速度正常，相应的 F 波正常。右侧正中、尺、腓肠神经 SNAP 正常，符合临床体格检查时感觉正常所预期的。短时运动试验（腕部刺激、小指展肌记录）显示运动后即刻 CMAP 波幅减低，2min 后恢复。在第三次短时运动试验后，不再记录到波幅即刻减低。这种模式不同于先天性副肌强直，其 CMAP 波幅减低可持续存在但在 1h 后缓慢恢复，尤其在冷却的肌肉。

针电极肌电图检测，右手远端、前臂伸肌、胫骨前肌可见肌强直放电，但在更近端的肌肉和棘旁肌没有肌强直放电。远端肌肉的 MUAP 时限短、波幅低，并有早募集。这些电生理检测结果符合肌营养不良性肌强直性肌病的特征。肌肉冷却无影响。

综上所述，得出如下电生理结论。

【电生理诊断】

电生理检测结果符合伴肌强直表现和远端为主的肌病（如强直性肌营养不良 1 型）。

【病例分析与讨论】

病史、体格检查和实验室检查，符合强直性肌营养不良。电生理检测显示肌病性 MUAP 和早募集，存在以远端为主的肌强直放电，符合 DM1。经过眼科医生会诊，确认存在后膜下白内障。DNA 检测证实患者本人及其妹妹和母亲存在染色体 19q 上 *DMPK* 基因 CTG 序列异常重复。患者的重复扩增数量比其母亲稍多，这可能是患者发病更早和症状更重的原因。

（二）病例 39-2

【病史和查体】

女性，35 岁，因广泛性肌肉僵硬 30 年就诊。大约 5 岁时出现症状。肌肉僵硬在休息或遇冷时加重，活动后（如走几步）改善。家族史明确——其父亲和一个弟弟有相似的症状，一个姑母和几个第一代堂亲（堂兄弟姐妹）有相似的症状。

体格检查，精神状态正常。脑神经检查，咬肌明显肥大。没有球部和面部无力，没有眼睑下垂。用力闭眼时，上眼睑闭合滞后。全身肌肉非常发达，特别是上臂、大腿和小腿肚近端，颈部和双侧上、下肢肌力良好。叩击性肌强直及紧握拳头后肌强直明显，但数次收缩后肌强直减轻。腱反射全部正常，跖反射呈屈曲反应。感觉和共济正常。

实验室检查，CK 水平正常，电解质和甲状腺功能正常。

【病例小结】

病史特点为女性、广泛性肌肉僵硬，遇冷加重、反复肌肉收缩后减轻，症状可以追溯到幼儿期。神经系统检查没有发现无力，但有显而易见的眼睑、叩击性和紧握肌强直以及肌肉非常发达。明确的家族史（家族成员有类似症状），符合常染色体显性遗传模式。总之，存在肌强直和肌肉肥大的证据，没有无力，没有肌肉系统之外的表现。因此，进行电生理检测之前，应考虑无肌营养不良表现的肌强直性肌病的可能。

【电生理检测结果】

神经传导检测，左侧正中、尺、胫神经 CMAP 波幅、远端运动潜伏期、传导速度正常，相应的 F 波也正常。左侧正中、尺、腓肠神经 SNAP 正常，符合临床体格检查时感觉正常所预期的。短时运动试验（腕部刺激、小指展肌记录），显示运动后即刻 CMAP 波幅减低，1～2min 后波幅恢复正常，这见于强直性肌营养不良和先天性肌强直；但在某些隐性遗传的先天性肌强直，可能显示为恢复延迟，并随着时间的推移恢复至基线水平。在先天性副肌强直，波幅减低后恢复得很缓慢，需 1h，肌肉遇冷后尤其如此。

针电极肌电图检测，在左侧上、下肢近端和远端肌肉，包括棘旁肌，记录到广泛分布的肌强直放电；MUAP 全部正常，募集也正常。肌肉冷却至 20℃，对针电极肌电图检测没有产生明显影响。

病例 39-1　神经传导检测结果 *

神　经	刺激部位	记录部位	波幅：运动(mV)；感觉(μV)			潜伏期(ms)			传导速度(m/s)			F 波潜伏期(ms)		
			右　侧	左　侧	正常值	右　侧	左　侧	正常值	右　侧	左　侧	正常值	右　侧	左　侧	正常值
运动传导														
正中神经	腕	拇短展肌	10.2		≥4	3.6		≤4.4	56		≥49	28		≤31
	肘前窝	拇短展肌	10.1			8.2								
尺神经	腕	小指展肌	12.6		≥6	2.9		≤3.3				31		≤32
	肘下	小指展肌	12.2			6.9			58		≥49			
	肘上	小指展肌	12.1			8.4			62		≥49			
胫神经	踝	踇展肌	6.2		≥4	5.2		≤5.8	46		≥41			
	腘窝	踇展肌	5.6			12.6								
感觉传导														
正中神经	腕	示指	28		≥20	3.2		≤3.5	53		≥50			
尺神经	腕	小指	24		≥17	2.8		≤3.1	51		≥50			
腓肠神经	小腿肚	踝后部	9		≥6	3.9		≤4.4	47		≥40			
短时运动试验														
尺神经(m)	腕	小指展肌	第一次运动试验时，基线 CMAP 波幅即刻减低 50%，2min 后恢复。第二次运动试验产生类似的结果。第三次和第四次运动试验中，短时运动后未出现 CMAP 波幅减低												

*. 所有感觉潜伏期均为峰值潜伏期，所有感觉传导速度均采用起始潜伏期计算，F 波潜伏期代表最短 F 波潜伏期
m. 运动传导

病例 39-1 针电极肌电图检测结果

肌 肉	插入活动	自发电位		自主收缩运动单位动作电位				
		纤颤电位	束颤电位	激 活	募 集	形 态		
						时 限	波 幅	多相波比例
受检的肌肉								
右第一背侧骨间肌	肌强直放电	0	0	正常	早募集	−1	−1	+1
右拇短展肌	肌强直放电	0	0	正常	早募集	−1	−1	+1
右指总伸肌	肌强直放电	0	0	正常	正常	正常	正常	正常
右肱二头肌	正常	0	0	正常	正常	正常	正常	正常
右三角肌	正常	0	0	正常	正常	正常	正常	正常
右 C_7 棘旁肌	正常	0	0	正常	正常	正常	正常	正常
右 C_8 棘旁肌	正常	0	0	正常	正常	正常	正常	正常
右胫骨前肌	肌强直放电	0	0	正常	早募集	−1	−1	正常
右腓肠肌内侧头	正常	0	0	正常	正常	正常	正常	正常
右股外侧肌	正常	0	0	正常	正常	正常	正常	正常
肌肉冷却至 20℃	对针电极肌电图未产生影响							

综上所述，得出如下电生理结论。

【电生理诊断】

电生理检测结果符合肌强直性肌病，没有肌营养不良表现的证据。短时运动试验阳性反应和肌肉冷却无影响符合先天性肌强直。

【病例分析与讨论】

病史、体格检查和实验室检查符合先天性肌强直。肌电图显示广泛存在且容易检测到的肌强直放电。未见提示肌营养不良的肌病性 MUAP。肌肉冷却未对针电极肌电图产生影响。因此，电生理检测结果符合非肌营养不良性肌强直性肌病，提示先天性肌强直的诊断。就临床病史而言，可能为先天性副肌强直，但肌肉冷却无影响，可以排除而支持先天性肌强直。此外，肌肉僵硬在重复收缩后改善，而不是恶化，这一点更倾向于诊断先天性肌强直，而不是先天性副肌强直。

（三）病例 39-3

【病史和查体】

男性，19 岁，因幼年时期起始的、反复的发作性无力就诊。无力通常发生在早上醒来时，持续数分钟至数小时，累及上、下肢近端和远端肌肉，但从未累及呼吸肌或球部肌肉。无力往往伴双下肢疼痛。家族史明确，其父亲、一个弟弟和一个妹妹有类似的症状；一个姑母和祖父及几个第一代堂亲有类似的症状。

体格检查，精神状态无异常。脑神经检查，无球部和面部无力，无眼睑下垂。颈部和双上、下肢肌力正常。鱼际肌存在明显的叩击性肌强直。腱反射正常，跖反射呈屈曲反应。感觉和共济正常。没有面部畸形或不寻常的体格特征。

实验室检查显示 CK 水平正常，电解质和甲状腺功能正常。然而，有报道，有些患者在其无力发作期，血钾水平轻微升高。

【病例小结】

病史方面，年轻男性，表现为发作性无力，症状可追溯到童年早期，持续数分钟至数小时，寒冷加重，大多数发生在睡醒时。神经系统检查，没有无力，但有叩击性肌强直。有类似的显著受累的家族成员，符合常染色体显性遗传模式。总之，年轻男性，有发作性无力和肌强直的证据，无固定的无力，无肌肉系统之外的症状。因此，准备进行电生理

病例 39–2　神经传导检测结果 *

神　经	刺激部位	记录部位	波幅：运动(mV)；感觉(μV)			潜伏期(ms)			传导速度(m/s)			F 波潜伏期(ms)		
			右　侧	左　侧	正常值	右　侧	左　侧	正常值	右　侧	左　侧	正常值	右　侧	左　侧	正常值
运动传导														
正中神经	腕	拇短展肌		9.6	≥4		3.4	≤4.4					27	≤31
	肘前窝	拇短展肌		9.4			8.1			54	≥49			
尺神经	腕	小指展肌		11.3	≥6		2.6	≤3.3					31	≤32
	肘下	小指展肌		11.1			6.6			57	≥49			
	肘上	小指展肌		10.8			8.2			64	≥49			
胫神经	踝	踇展肌		6.8	≥4		4.9	≤5.8						
	腘窝	踇展肌		5.9			11.2			50	≥41			
感觉传导														
正中神经	腕	示指		24	≥20		3.1	≤3.5		54	≥50			
尺神经	腕	小指		21	≥17		2.8	≤3.1		52	≥50			
腓肠神经	小腿肚	踝后部		14	≥6		3.6	≤4.4		48	≥40			
短时运动试验														
尺神经（m）	腕	小指展肌	第一次运动试验时，CMAP 波幅即刻减低 40%，2min 后恢复。几次运动试验后，未再看到 CMAP 波幅减低											

*. 所有感觉潜伏期均为峰值潜伏期，所有感觉传导速度均采用起始潜伏期计算，F 波潜伏期代表最短 F 波潜伏期
m. 运动传导

病例 39–2 针电极肌电图检测结果

肌 肉	插入活动	自发电位		自主收缩运动单位动作电位				
		纤颤电位	束颤电位	激 活	募 集	形 态		
						时 限	波 幅	多相波比例
受检的肌肉								
左第一背侧骨间肌	肌强直放电	0	0	正常	正常	正常	正常	正常
左拇短展肌	肌强直放电	0	0	正常	正常	正常	正常	正常
左旋前圆肌	肌强直放电	0	0	正常	正常	正常	正常	正常
左示指固有伸肌	肌强直放电	0	0	正常	正常	正常	正常	正常
左肱二头肌	肌强直放电	0	0	正常	正常	正常	正常	正常
左三角肌（中部）	肌强直放电	0	0	正常	正常	正常	正常	正常
左 C_7 棘旁肌	肌强直放电	0	0	正常	正常	正常	正常	正常
左胫骨前肌	肌强直放电	0	0	正常	正常	正常	正常	正常
左腓肠肌内侧头	肌强直放电	0	0	正常	正常	正常	正常	正常
左股外侧肌	肌强直放电	0	0	正常	正常	正常	正常	正常
肌肉冷却至 20℃	对针电极肌电图未产生影响							

检测之前，应考虑遗传性周期性瘫痪综合征的可能。

【电生理检测结果】

在无力发作间歇期进行了神经传导检测。右侧正中、尺和胫神经 CMAP 波幅、远端运动潜伏期和传导速度正常，相应的 F 波正常。正中、尺、腓肠神经 SNAP 正常，符合临床体格检查时感觉正常所预期的。短时运动试验（腕部刺激、小指展肌记录）正常。长时运动试验（腕部刺激、小指展肌记录）显示，运动后最初的 CMAP 波幅递增 20%，40min 时减低到最低点，减低 55%，约 1h 后恢复至基线水平。

针电极肌电图检测，在上、下肢近端和远端肌肉记录到肌强直放电。MUAP 全部正常，募集正常。肌肉冷却到 20℃，对针肌电图检测未产生明显影响。

综上所述，得出如下电生理结论。

【电生理诊断】

电生理检测结果符合肌强直性肌病，没有肌营养不良表现的证据。长时运动试验波幅减低，以及针电极肌电图显示肌强直放电，符合高钾性周期性瘫痪的诊断。

【病例分析与讨论】

病史、神经系统检查和实验室检查结果，符合高钾性周期性瘫痪。电生理检测显示近端和远端肌肉存在肌强直放电，而 MUAP 正常，符合非肌营养不良性肌强直性肌病。此外，长时运动试验，显示 CMAP 特征性随时间的波幅减低。鉴别诊断方面，需考虑如下三种情况：低钾性周期性瘫痪，长时运动试验不能区分高钾性与低钾性周期性瘫痪，但存在肌强直则指向高钾性周期性瘫痪，因为低钾性周期性瘫痪患者出现肌强直非常罕见。Andersen-Tawil 综合征，ATS 也可能出现周期性无力，并且长时运动试验也可异常，但肌强直不是其特征；而且，该病例没有典型的面部特征，患者或受累家族成员也没有任何心电图异常。先天性副肌强直，也可能出现周期性无力，但肌肉冷却后对肌电图检测未产生影响，并且短时运动试验正常，而长时运动试验异常，可排除先天性副肌强直，而支持高钾性周期性瘫痪的诊断。

病例 39-3　神经传导检测结果 *

神　经	刺激部位	记录部位	波幅：运动(mV)；感觉(μV)			潜伏期（ms）			传导速度（m/s）			F 波潜伏期（ms）		
			右　侧	左　侧	正常值	右　侧	左　侧	正常值	右　侧	左　侧	正常值	右　侧	左　侧	正常值
运动传导														
正中神经	腕	拇短展肌	8.4		≥4	3.4		≤4.4				28		≤31
	肘前窝	拇短展肌	8.2			8.1			54		≥49			
尺神经	腕	小指展肌	10.6		≥6	2.8		≤3.3				31		≤32
	肘下	小指展肌	10.4			6.8			56		≥49			
	肘上	小指展肌	10.2			8.2			64		≥49			
胫神经	踝	踇展肌	5.1		≥4	5.2		≤5.8						
	腘窝	踇展肌	4.2			12.5			44		≥41			
感觉传导														
正中神经	腕	示指	24		≥20	3.1		≤3.5	52		≥50			
尺神经	腕	小指	21		≥17	2.7		≤3.1	50		≥50			
腓肠神经	小腿肚	踝后部	12		≥6	3.8		≤4.4	46		≥40			
短时运动试验														
尺神经（m	腕	小指展肌	短时运动后，未见 CMAP 波幅减低											
长时运动试验														
尺神经（m）	腕	小指展肌	CMAP 波幅即刻递增 20%。随后 CMAP 减低 55%，40min 时达到最低值。60min 时，恢复至基线水平											

* 所有感觉潜伏期均为峰值潜伏期，所有感觉传导速度均采用起始潜伏期计算，F 波潜伏期代表最短 F 波潜伏期
m. 运动传导

病例 39-3 针电极肌电图检测结果								
肌 肉	插入活动	自发电位		自主收缩运动单位动作电位				
		纤颤电位	束颤电位	激 活	募 集	形 态		
						时 限	波 幅	多相波比例
受检的肌肉								
右第一背侧骨间肌	正常	0	0	正常	正常	正常	正常	正常
右指总伸肌	肌强直放电	0	0	正常	正常	正常	正常	正常
右肱二头肌	肌强直放电	0	0	正常	正常	正常	正常	正常
右三角肌	肌强直放电	0	0	正常	正常	正常	正常	正常
右肱三头肌	肌强直放电	0	0	正常	正常	正常	正常	正常
右 C_7 棘旁肌	肌强直放电	0	0	正常	正常	正常	正常	正常
右胫骨前肌	肌强直放电	0	0	正常	正常	正常	正常	正常
右腓肠肌内侧头	肌强直放电	0	0	正常	正常	正常	正常	正常
左股外侧肌	正常	0	0	正常	正常	正常	正常	正常
肌肉冷却至 20℃	对针电极肌电图未产生影响							

第九篇

特殊临床环境中肌电图的应用

Electromyography in Special Clinical Settings

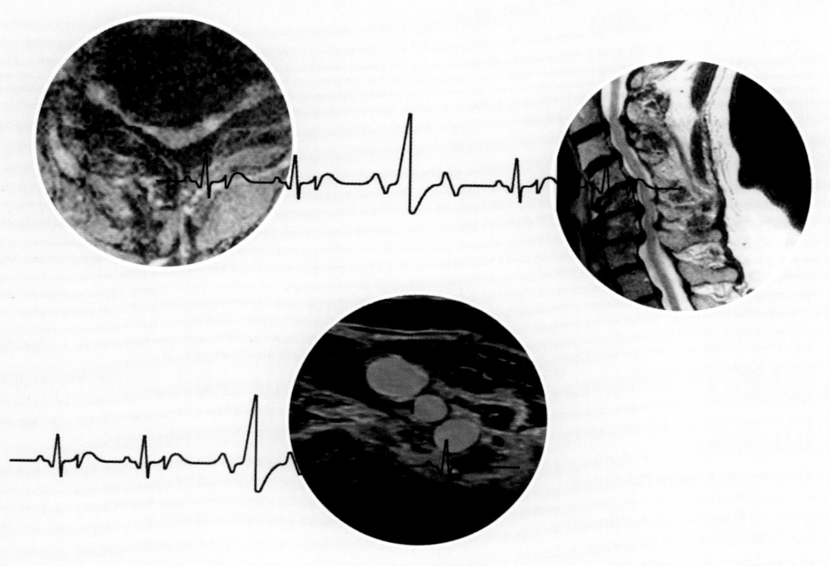

第 40 章　ICU 中电生理检测的应用

Approach to Electrodiagnostic Studies in the Intensive Care Unit

邵西仓　邹晓毅　卢祖能　译　　卢祖能　校

医院一般都设置有肌电图室，但电生理检测绝大多数在门诊进行。然而，对 ICU 患者的电生理检测，现在也是越来越多了。在 ICU，患者的病情通常很危重，常常同时存在多种疾病。大多数患者插管和机械通气，这样，就无法前往肌电图室进行检查，因此需要便携式设备。ICU 患者需进行电生理检测最常见的适应证，包括如下方面。

• 第一，患者表现为快速进行性无力（伴或不伴感觉症状），常导致呼吸衰竭并插管。对于这些患者，（神经科）会诊医生很容易想到可能患有原发性神经病变。然而，这组患者比下述的情况要少见得多。

• 第二，患者因严重的非神经疾病入住 ICU。许多患者存在严重感染和（或）多器官衰竭。使用呼吸机时，大多数患者需要镇静，或需要使用神经肌肉接头阻滞药（neuromuscular junction-blocking agents，NMBA）进行药物性麻痹。当原发病得到治疗且开始恢复，停用镇静药和其他药物后，患者逐渐苏醒且能够合作。正是在这个时间点上，却发现患者极重度肢体无力，常伴肌张力低（软瘫）和腱反射消失。

• 第三，患者的状况与第二种有重叠。当原发病得到治疗且开始恢复，准备拔管时停用镇静药和其他药物。然而，尽管患者的心肺功能很显然完好，却不能脱机。随之而来的问题是，是否因为存在神经肌肉病变而使得拔管不能。

一、无力的鉴别诊断

ICU 患者表现为极重度无力，因神经疾病所致的，包括中枢神经系统（central nervous system，CNS）和周围神经系统（框 40-1）。一部分患者是因神经系统原发病而入住 ICU，另一部分是与神经系统无关的其他疾病而住院，之后才出现严重无力（框 40-2）。

脑病是导致 ICU 无力最常见的 CNS 诊断之一。在 ICU，脑病常常是多因素所致，其继发于多种原因，包括电解质和代谢紊乱、严重感染和药物。其他 CNS 病变可表现为全身无力，包括脑卒中（尤其是后循环）、痫性发作、缺氧、蛛网膜下腔出血和感染性脑膜炎。脊髓是 CNS 的一部分，因此，脊髓病变也可表现为全身无力。高位颈髓的梗死、脱髓鞘或未察觉到的外伤，可表现为急性弛缓性四肢瘫，伴反射减弱 / 消失、感觉缺失。必须注意的是，在急性发生的 CNS 病变，最初常表现为肌张力低和反射减弱（即脑或脊髓休克），因此，其早期的表现可类似于周围神经系统病变。

从运动神经元（前角细胞）到运动神经、神经肌肉接头（neuromuscular junction，NMJ）和肌肉，构成运动单位；运动单位任何部位的病变，均可出现极重度无力。

除麻痹性脊髓灰质炎外，其他运动神经元病很少呈急性发病。脊髓灰质炎是一种临床综合征，多种病毒感染均可引起，包括目前列入其中的西尼罗河病毒和其他病毒（见第 31 章）。急性弛缓性脊髓炎大多数发生在儿童，主要与 EV-D68 相关（见第 31 章）。慢性起病的运动神经元病变患者，如肌萎缩侧索硬化（amyotrophic lateral sclerosis，ALS），偶尔也会直接入住 ICU；其神经系统表现在入住 ICU 之前并未被识别或未得出诊断，本次就诊是因为并发了急性病（通常是肺炎）。典型例子是球部起病的 ALS，初始表现为言语障碍和吞咽功能障碍，这类患者为查找病因，会就诊耳鼻喉或胃肠科而接受详尽的医学评估。言语和吞咽障碍最终导致误吸并伴发肺炎，当与尚未被识别的 ALS 所致呼吸肌肉无力叠加时，会迅速导致呼吸受累且需要插管。就在患者肺炎恢复但不能脱机之时，才凸显出此前未认识到

框 40–1 ICU 无力：神经系统病变的鉴别诊断

中枢神经系统

- 脑
  - 脑病
  - 梗死
  - 痫性发作
  - 缺氧
  - 蛛网膜下腔出血
- 脊髓
  - 梗死
  - 脱髓鞘
  - 外伤

周围神经系统

- 前角细胞
  - 麻痹性脊髓灰质炎
  - 肌萎缩侧索硬化（罕见，除非合并了其他因素而导致病情恶化）
- 周围神经
  - 吉兰 – 巴雷综合征
  - 危重症多发性神经病
  - 卟啉病
  - 毒素
- 神经肌肉接头
  - 肉毒中毒
  - 重症肌无力
  - 持续性药物诱导的神经肌肉接头阻滞
  - 中毒性
  - Lambert-Eaton 肌无力综合征（罕见，除非合并了其他因素而使病情恶化）
- 肌肉
  - 危重症肌病
  - 成人发病酸性麦芽糖酶缺乏性肌病
  - 炎性肌病（重度）
  - 中毒性
  - 周期性瘫痪

框 40–2 ICU 中神经肌肉病变的识别（根据患者的临床表现）

初始表现：主要是快速进展性无力伴或不伴呼吸无力

- 麻痹性脊髓灰质炎
- 吉兰 – 巴雷综合征
- 卟啉病
- 重度中毒性神经病
- 肉毒中毒
- 重症肌无力（不常见，除非合并了其他因素而使病情恶化）
- 中毒性肌病伴横纹肌溶解
- 周期性瘫痪（呼吸无力罕见）

初始表现：主要是单纯的（孤立性）呼吸衰竭

- 麻痹性脊髓灰质炎（不常见）
- 重症肌无力（不常见）
- 吉兰 – 巴雷综合征（不常见）
- 成人发病的酸性麦芽糖酶缺乏性肌病
- 双侧膈神经病变（感染后）

患者从各种内、外科疾病状态恢复时发现全身无力

- 危重症肌病
- 危重症多发性神经病
- 持续性神经肌肉接头阻滞

患者从各种内科 / 外科疾病状态恢复后发现拔管不能

- 危重症肌病
- 危重症多发性神经病
- 单侧 / 双侧膈神经病变（尤其是胸科手术后）
- 持续性神经肌肉接头阻滞（罕见）
- 重症肌无力（若是因为肺炎而入院）
- 肌萎缩侧索硬化（若是因为肺炎而入院）
- Lambert-Eaton 肌无力综合征（若使用了钙通道阻滞药或神经肌肉接头阻滞药）
- 腓骨肌萎缩症 –2C 型

的更广泛的无力。

吉兰 – 巴雷综合征（Guillain-Barré syndrome，GBS）是我们最熟知的导致明显无力和呼吸受累的急性周围神经病。GBS 是一种获得性运动和感觉多发性神经根神经病，一般以脱髓鞘亚型为主。其他还包括轴突亚型，其中一种是运动和感觉性，另一种是纯运动性。GBS 的病因很可能是自身免疫性，常常有前驱触发因素，如数天或数周前有感染。患者一般表现为持续数天的上升性麻木和无力，常常同时伴有手指和脚趾感觉异常。无力可能累及球 – 面部肌肉和呼吸肌肉。一些患者发病更急，数小时即出现呼吸无力。除 GBS 外，其他病因的急性周围神经病患者入住 ICU 者极少；值得注意的例外，包括卟啉病和一些中毒性神经病（如砷），其临床表现与

GBS 类似。

ICU 患者中，危重症多发性神经病（critical illness polyneuropathy，CIP）是最常见的重度周围神经病。CIP 通常在入住 ICU 后 1～3 周内发生，患者是因为内、外科原发病入院，最常见的是严重感染、系统性炎症反应综合征（systemic inflammatory response syndrome，SIRS）和多器官衰竭。与通常表现为脱髓鞘的 GBS 不同，CIP 是一种轴突性感觉运动性多发性神经病，目前认为是 SIRS 的并发症。

SIRS 是一种严重的全身炎症反应，可由严重感染引起，但其他情况也可出现，包括外伤、烧伤、主要器官的功能衰竭和（或）大手术后。ICU 住院超过 1 周的患者，大多数均存在 SIRS。在 SIRS，目前认为是显著的细胞和体液反应改变了体内微循环，包括神经和肌肉的微循环。这些反应除了多种细胞因子和凝血因子的表达之外，还包括内皮细胞和炎症细胞的变化以及其他变化。

一项针对 ICU 患者、采用系列神经传导检测的前瞻性研究显示，CIP 可早在严重感染后 3 天内发生。在大多数患者，CIP 之前会出现严重感染性脑病（又称中毒性代谢性脑病），这在 ICU 患者极为常见。通常的情况是，CIP 是患者从原发病开始好转，但发现有极重度无力和感觉缺失或无法脱机时才会引起注意。由于 CIP 导致轴突变性，恢复一般非常缓慢，恢复也常常不完全，尤其是重度轴突损害者。事实上，某些 CIP 患者的临床和电生理表现，在入住 ICU 数年后可能都不会有什么变化；极少数患者会一直处于严重残疾状态。

在 ICU 的患者，CIP 很常见，可单独出现，也可与危重症肌病（critical illness myopathy，CIM）一起出现；CIP 与 CIM 一起出现更常见。事实上，由于两者一起被医生识别的情况（取决于对患者临床检查和电生理检测的仔细程度）很常见，因此，有学者主张，使用“危重症多发性神经肌病”这一术语，以描述 ICU 中经常会发生的这种神经肌肉综合征。一项针对 ICU 中 SIRS 患者的研究显示，50% 发生了神经肌肉病变。其中，80% 既有 CIP 又有 CIM，10% 仅有 CIP，10% 仅有 CIM。更值得注意的是，在另一项研究，由于各种原因（尤其是严重感染和多器官衰竭）入住 ICU 的患者中，电生理异常的比率高达 90%。

除了重度多发性神经病之外，一侧或两侧膈神经的单神经病可直接导致呼吸受损；在 ICU，可见到许多这类患者，涉及如下方面。

① 特发性膈神经病，推测与自身免疫和感染后相关，病因类似于其他单神经病（如贝尔麻痹）。

② 膈神经病可以是痛性肌萎缩疾病谱的一部分（这种情况极少见），可单独发生，也可作为多发性单神经病更广泛模式的一部分；后者相对常见些。

③ 作为胸科手术的并发症，可出现单侧或双侧膈神经病。

④ 冠状动脉搭桥术后，有些患者可发生膈神经病，可能是冷损伤所致（为预防心肌缺血，手术期间需使用冰浆进行局部冷却）。

在 ICU，应考虑如下几种 NMJ 病变。

其中之一是肉毒中毒，成人急性发病的快速进行性无力，典型表现是下行性瘫痪，常伴胃肠道和自主神经症状。当然，大剂量化学和生物毒素可急性损害 NMJ，包括有机磷酸盐、蜘蛛毒液和“神经毒气”。

重症肌无力（myasthenia gravis，MG）的诊断通常在门诊，患者表现为上睑下垂、复视、言语模糊和波动性无力；但是，偶尔也有既往尚未确诊的 MG 患者，因为主要是急性发生的呼吸衰竭而直接入住 ICU。之所以出现这种情况，是因为膈肌和其他呼吸肌肉选择性受累，或球部肌肉无力导致误吸和肺炎，随后迅速出现呼吸衰竭(类似于未识别的 ALS 患者)。

Lambert-Eaton 肌无力综合征（Lambert-Eatonmyasthenic syndrome，LEMS）患者极少见于 ICU。首先，LEMS 本身就很罕见。其次，LEMS 通常是数月中呈亚急性发病，并且呼吸肌肉通常不受累。临床上，LEMS 最常与肌病混淆。然而，在极少数的 LEMS 患者，因某种择期手术后拔管不能而入住 ICU。之所以如此，是因为需要手术而使用钙通道阻滞药或神经肌肉接头阻滞药，此后发现拔管不能时，才认识到患者很可能是 LEMS。

在极少数的无任何 NMJ 或肌肉病变的患者，因为需要进行某种手术，并且采用的是 NMBA 麻醉，但由于患者 NMBA 清除延迟从而导致无法拔管；这类患者大多有肾功能不全或明显的肾衰竭，因此无法有效清除 NMBA。最常见的麻痹剂是维库溴铵。

肌肉是运动单位的最后一个组成部分。迄今为止最常见于 ICU 的肌肉病变是 CIM，也称急性四肢瘫肌病、粗肌丝肌球蛋白肌病、ICU 肌病等。病理上，在大多数 CIM 病例可见粗肌丝球蛋白丝溶解；肌肉活检可见坏死性肌病，但其发生率极低。

CIM 见于：①联用类固醇（大剂量、静脉注射）和 NMBA，最常见；②单用类固醇或 NMBA 中的一种，极少见；③类固醇和 NMBA 两者均未使用，但存在严重感染和多器官衰竭，这种情况见于个案报道。

发生 CIM 最常见的临床情况之一是哮喘持续状态，约 1/3 的患者出现 CIM 的某些表现。这类患者一般会插管，并采用大剂量静脉注射甲泼尼龙治疗。这类患者因为插管困难而使用 NMBA，因此常发生药理学瘫痪。随着哮喘改善，则凸显出患者的极重度无力（迟缓性无力伴腱反射消失）。一旦插管，患者可能长时间无法脱管。大多数 CIM 患者 3～6 个月时恢复。但在 SIRS 患者，CIM 常常与 CIP 同时发生；若两者均存在，则恢复所需的时间就要长得多，并可能导致永久残疾（同时存在 CIP 的缘故）。

在 ICU 很少见到其他肌病引起的呼吸停止或重度全身无力。炎性肌病（如多发性肌炎或皮肌炎）的严重病例，可能导致重度全身无力，但极少见。ICU 中严重的中毒性肌病也不常见；与酒精、药物或其他毒素相关的横纹肌溶解，其中的极少数病例可表现为极重度无力。在周期性瘫痪，尤其是低钾周期性瘫痪，发作期可表现为迅速进展的严重无力，但很少累及呼吸肌肉。成人发病的酸性麦芽糖酶缺乏相关性肌病（极罕见），是能够引起呼吸功能不全的原发性神经肌肉疾病，呼吸肌肉和腹部肌肉受累是其特征性表现。

二、电生理检测的技术问题

在 ICU 病房进行电生理检测，存在许多独特的有挑战性的技术问题（表 40–1）。一些与患者因素

表 40–1 ICU 中电生理检测的相关技术问题

问　题	指南 / 建议
不能充分合作	
无法使其肢体处于最佳位置	需要另一个人协助将肢体固定好
使用了大量镇静药	除了针电极肌电图检测要观察 MUAP 之外，整个检测过程都可以进行；询问可否暂时减轻镇静程度。有些药物（如异丙酚）的剂量很容易调整
不能进行 10s 运动（随意收缩）	使用 50Hz 高频 RNS
针电极肌电图检测时不能兴奋肌肉（无法完成肌肉的随意收缩）	可选择那些会产生反射性收缩的肌肉（予以痛性刺激时，在停止刺激后即刻出现的肌肉收缩）
无法侧身或无法改变体位	
腓肠神经感觉传导检测	一人在屈膝时握住小腿（但注意不要触碰到记录电极），另一人进行刺激
臀肌的检测	可检测阔筋膜张肌或臀中肌（仰卧时这两块肌肉位于大腿的外侧）
肩胛带后方肌肉的检测	可检测三角肌中部（或内侧）或前部的肌束
棘旁肌的检测	可省略不做；若的确必须做，则需要另一人协助患者翻身
俯卧位的 H 反射检测	可省略不做；若的确必须做，仰卧位也能进行
身体外部有起搏器导线	不要进行任何电生理检测，电损伤风险太高
锁骨下或颈内静脉置管	可在对侧进行检测；若对侧也不能，应避免近端刺激（即腋窝和 Erb 点刺激）
电噪声过大	使用同轴电缆；良好的皮肤准备；正确使用电极凝胶；若有可能，关闭其他设备；操作者和患者均不应接触金属床
由于存在各种导线使得难以进行腕部或肘部正中 / 尺神经的检测	若有可能，则选择对侧；在上臂中部（而不是肘前窝）刺激正中神经

MUAP. 运动单位动作电位

有关，另一些则涉及干扰检测性能的中心/静脉管路和电气设备。在门诊肌电图室，与患者的融洽相处及患者的良好配合，对于电生理检测的效率和可靠性是必不可少的；然而，对ICU患者的电生理检测则要困难得多，但也并非不可能。许多ICU患者罹患脑病，无法配合肌电图检测。这类患者会变得容易激动，使得神经传导和针电极检测难以完成。另一方面，插管的患者常常使用了苯二氮䓬类药物或麻醉药予以镇静。在有些患者，可能会使之处于药物（异丙酚或巴比妥类）昏迷状态；这类患者可能不会激动，但也无法配合常规神经传导和肌电图检测。电生理检测期间，激动的患者也好，被镇静的患者也好，都不能向检查者提供反馈，如神经传导检测时是否感觉到刺激。对于神经传导检测或自发活动的针电极检测，这类患者也不能使其肢体处于恰当的位置；试图评估运动单位动作电位（motor unit action potential，MUAP）时，也无法与检查者配合而使肌肉兴奋（肌肉随意收缩）。

鉴于上述及其他困难所在，因此，在ICU进行电生理检测时，建议最好是两位工作人员一起。一人操作肌电图仪，另一人进行神经传导和针电极检测，尽可能调整患者的肢体。

在ICU进行电生理检测，某些解剖部位是难以接近的。动脉血管的存在，尤其是在腕部，常常会干扰到对远端正中神经和尺神经的刺激。肘前窝是静脉注射的常见部位，因此不大可能在肘前窝刺激正中神经；为解决近端刺激这一问题，可考虑在更近端（腋窝）进行刺激；在腋窝刺激正中神经常常容易做到。尺神经运动传导检测时，由于肘前窝有静脉注射管道，因此难以屈肘；若不能进行屈肘位的传导检测，则可能容易出现跨肘传导速度减慢的假象（见第22章）。

由于患者插管或无法配合（罹患脑病或镇静），使得在某些特殊部位的神经传导和针肌电图检测难以进行。腓肠神经的感觉神经动作电位（sensory nerve action potential，SNAP）是最容易受损，基于此，进行腓肠神经感觉传导检测时，应保持最佳姿势，即患者侧卧在其身体对侧。若患者不能侧身或保持该位置，可在患者仰卧且屈膝（在膝部屈曲小腿）时进行检测；这就需要另一人的协助，以便将小腿保持在适当的位置；即便如此，腓肠神经SNAP波形或许还只能是次优（而达不到最佳）。同样，胫神经H反射最好应该是在俯卧位时进行，但对于ICU患者，这基本上是不大可能的。对于ICU的患者而言，若有中心置管，则近端刺激（即腋窝、Erb点和神经根）是相对禁忌的（见第43章）。由于患者无法侧身，通常很难或不可能对某些肌肉进行针电极肌电图检测，最重要的是臀肌、腘绳肌、肩胛带后部肌肉和棘旁肌。

在ICU，除了患者因素造成的技术问题外，与ICU中电气设备相关的一些技术问题，也可能会影响电生理检测。首先，在典型的ICU病房，有许多电气设备；这些设备是电噪声的潜在来源。电噪声可以遮盖神经传导检测的电位（尤其是SNAP，其数量级小于运动电位）和针肌电图电位。其次，ICU患者躺在带有金属框架和有床侧约束装置的病床上。这些特殊病床本身通常就是电气设备，电机、电线和控制装置实际上就是床的一部分。病房中的许多电气设备都连接到患者身上（如心电图仪、血压监测器等）。若肌电图仪维护得不好，或没有遵循操作规范（见第43章），那么连接在患者身体的多个电气设备（每个设备都有自己的接地电极）会增加潜在的电击损伤风险。最后，穿过患者皮肤且靠近心脏的任何线路（如中心导管、外置起搏器）都会导致所谓的“电敏感患者”。在这种情况，来自肌电图仪极小的泄漏电流可能会对患者构成风险，而这样小的电流对平常在门诊肌电图室的患者来说是没有影响的（见第43章）。

三、重要的电生理模式

在ICU，根据可能导致呼吸或全身无力的神经系统状况，可见到为数不多的所谓ICU模式的神经传导和针电极肌电图表现（表40-2）。每种模式提示特定的病变部位；在某些情况，该模式可能提示医生还需进行其他诊断性辅助检查。

（一）神经传导检测

1. 运动和感觉传导正常、F波正常

这种模式通常意味着周围神经系统完好无损，无力的病因很可能是中枢性的。然而，这种模式也可出现在几种NMJ病变。最重要的是要除外突触后NMJ病变（如MG）。在突触前NMJ病变，神经传导检测时，通常有复合肌肉动作电位（compound muscle action potential，CMAP）波幅减低；而在大多数突触后NMJ病变，基线CMAP是正常的。因此，

表 40–2 ICU 病房的神经疾病诊断和相关电生理检测结果

疾 病	运动传导检测	感觉传导检测	重复神经刺激	针电极肌电图
脑病 / 其他中枢神经系统疾病	正常；镇静或昏迷患者 F 波可能缺失	正常	正常	激活不良（即不能被激活或兴奋性减低）
肌萎缩侧索硬化	轴突丧失模式或正常	正常	低频递减（少见）	弥漫性活动性失神经和神经再支配，MUAP 激活和募集减少
脊髓炎	轴突丧失模式或正常	正常	正常	最初数周：MUAP 形态正常、募集减少；后期：活动性失神经之后神经再支配
吉兰 – 巴雷综合征	若是脱髓鞘，病程早期 F 波缺失；非嵌压部位传导阻滞 / 时间离散；潜伏期延长，传导速度减慢	最初：正常；后期："腓肠神经幸免模式"，随后波幅低、速度慢	正常	同上"脊髓炎"
危重症多发神经病	轴突丧失模式或 CMAP 缺失	轴突丧失模式或 CMAP 缺失	正常	募集减少伴或不伴失神经和神经再支配模式，取决于病程
膈神经病	CMAP 缺失或波幅减低	正常	正常	肢体正常；若检测膈肌呈神经源性模式
肉毒中毒	全部 CMAP 波幅减低	正常	低频递减，高频或短时运动递增	MUAP 不稳定或小、短、多相，募集正常或早募集
重症肌无力	正常	正常	低频递减，短时运动后递减恢复	MUAP 正常或不稳定或小、短、多相，募集正常或早募集
Lambert-Eaton 肌无力综合征	全部 CMAP 波幅减低	正常	低频递减，高频刺激或短时运动后递增；无高频递增不能排除肉毒中毒	同上"重症肌无力"
持续性神经肌肉接头阻滞	全部 CMAP 波幅减低	正常	低频递减	同上"重症肌无力"
危重症肌病	全部 CMAP 波幅减低	正常	正常	MUAP 小、短、多相，募集正常或早募集；可能存在活动性失神经
成人发病的酸性麦芽酸酶缺乏性肌病	正常	正常	正常	肌强直放电和纤颤电位，伴 MUAP 小、短、多相，局限于棘旁肌、腹肌和非常近端的肌肉
周期性瘫痪	发作期 CMAP 波幅减低	正常	正常	正常；病程晚期小、短、多相 MUAP；在高钾性周期性瘫痪，可能出现肌强直放电

CMAP. 复合肌肉动作电位；MUAP. 运动单位动作电位

对于全身无力且常规运动和感觉传导检测正常的患者，有必要至少作一条神经的低频（3Hz）（repetitive nerve stimulation，RNS）检测，寻找有否递减反应。

在解读运动和感觉传导检测正常的意义时也必须慎重，除非病程至少有 1 周，这是发生沃勒变性的时间。否则，这种模式不能排除存在急性神经源性病变过程（如前角细胞或周围神经）。

2. 运动和感觉传导正常、F 波异常

这是见于 GBS 最初几天、具有特征性的模式。在 GBS，一般从神经根水平开始，呈脱髓鞘性多神经根病。随着时间的推移，进展为脱髓鞘性多发性神经根神经病。因此，病初神经传导检测通常正常，而 F 波例外，表现为潜伏期延迟、波形离散、出现率低或缺失（即引不出波形）。然而，对于 F 波缺失的患者，在得出“F 波缺失是近端脱髓鞘所致”这一结论之前，有一个非常重要的前提必须加以说明。必须回想一下，F 波的环路包括脊髓前角细胞在内。前角细胞易受脊髓上节段中枢易化作用的影响。这就是为什么在检测 F 波时 Jendrassik 手法（加强法）有用的原因。同样，前角细胞也易受脊髓上节段中枢抑制作用的影响。因此，若患者深度镇静或昏迷，F 波缺失就没有意义，而且 F 波的检测结果可能是正常的。只有在患者清醒且处于警觉状态时，F 波缺失才是近端脱髓鞘的标志。

3. 运动反应波幅低或反应缺失、感觉反应正常

这种模式可见于多发神经根病，但通常意味着肌肉、NMJ 或运动神经元水平的纯运动性病变。在大多数肌病，这种模式非常不寻常；因为肌病大多先累及近端肌肉，而常规神经传导检测一般不在近端肌肉记录。即使在不常见的成人起病的酸性麦芽糖酶缺乏症患者，远端肌肉也不受累。但是，在 CIM，弥漫性 CMAP 波幅减低是典型的模式，因为 CIM 患者近端和远端肌肉均受累。此外，在 CIM，CMAP 时限通常延长，可能是肌纤维传导速度减慢所致。

CMAP 波幅减低或反应缺失而 SNAP 正常，也是突触前 NMJ 病变的典型模式，如肉毒中毒和 LEMS。最后，这种模式也见于急性前角细胞病变；例如，在麻痹性脊髓灰质炎，若在病后 5 天进行神经传导检测，时间上足以发生沃勒变性。由于这种模式的鉴别诊断包括突触前 NMJ 病变，所以必须进行低频（3Hz）和高频（50Hz）RNS 检测。若患者能配合，应以短时运动试验来代替 50Hz 刺激，因为 50Hz 的刺激对患者来说很痛苦（见第 6 章）。

4. 运动和感觉反应波幅均减低或缺失

SNAP 异常表明必定存在周围神经病。但是，在 ICU，将无力归因于周围神经病时必须慎重，因为许多患者存在共病，而诸如之前就有的糖尿病、肾衰竭或肝衰竭等共病，可能容易引起周围神经病。若没有这些共病，那么，CMAP 和 SNAP 波幅减低或缺失，就提示很可能发生了新的周围神经病。若传导速度和潜伏期在轴突病变的范围内（也就是说，即使异常也是轻度的），这种模式提示最大的可能是 CIP；但不能排除急性运动和感觉轴突性神经病（acute motor and sensory axonal neuropathy，AMSAN）这种 GBS 变异型的可能性，尽管 AMSAN 非常少见。还须考虑的另一种可能（尽管极其罕见），就是腓骨肌萎缩症（CMT）的轴突变异型之一，即累及肢体、膈肌、声带和肋间肌的 CMT-2C 型。CMT-2C 型这种罕见病患者，会因为呼吸系统疾病失代偿而入住 ICU。

如前所述，必须始终要考虑的一种可能，就是患者既往有周围神经病，又新发生了累及运动神经元、NMJ 或肌肉的病变；若两种情况叠加存在，SNAP 异常可能就与当前的无力表现无关了。例如，糖尿病患者由于新出现视物模糊和快速进展性下行性瘫痪而入住 ICU，神经传导检测显示 SNAP 和 CMAP 波幅减低或缺失，就必须考虑肉毒中毒的诊断。SNAP 异常可能继发于糖尿病所致的周围神经病。若没有考虑这种可能，又未进行 RNS 检测或短时运动试验，就可能漏掉正确的诊断。最后，还须考虑各种技术因素的影响。由于 ICU 环境中存在电干扰或其他妨碍小电位记录的因素，此时，若神经传导检测显示 SNAP 波幅低或反应缺失，解释起来可能就困难了。由此，医生始终须考虑到这种可能性，即患者为运动神经元、NMJ 或肌肉的原发性病变，而 SNAP 缺失又是技术因素造成的。在这种情况，应该考虑进行 RNS 检测和短时运动试验。这就强调，进行电生理检测时，必须始终牢记患者病史和神经系统体格检查的重要性。

5. 运动和感觉 NCS 显示脱髓鞘

脱髓鞘的特征包括 F 波潜伏期显著延长或反应缺失，远端运动潜伏期显著延长，传导速度显著减慢。此外，神经传导检测显示两侧不对称，特别是非嵌压部位存在传导阻滞和（或）时间离散，通常提示是获得性脱髓鞘性神经病。出现这种情况时，若病程少于 4 周，应考虑 GBS 的另外一种变异型，即急性炎性脱髓鞘性多发性神经病；若病程超过 8 周，应考虑慢性炎性脱髓鞘性多发性神经病。若没有传导阻滞、时间离散或明显的不对称就必须谨慎，因为可能偶然发现患者是遗传性脱髓鞘性神经病（如 CMT-1 型），而 CMT-1 型就与患者入住 ICU 的病因无关了。

（二）针电极肌电图

1. MUAP 募集减少而形态正常

这种模式，既可见于急性轴突丧失性病变，又可见于伴传导阻滞的脱髓鞘性病变。因极重度无力而入住 ICU 的患者，这种模式符合 GBS、早期 CIP 或麻痹性脊髓灰质炎。在解释募集减少时必须谨慎。因为中枢原因导致无力的患者，针电极肌电图检测时，可能显示为 MUAP 激活不良而形态正常，导致屏幕上呈现“不全性干扰相”，不应与募集减少相混淆。

2. MUAP 募集减少伴神经再支配

这是亚急性或慢性神经源性病变的模式，病程一般有数周以上，通常数月。可以预期，这种模式可能会见于：① ALS 患者；②既往就有多发性神经病的患者；③已经住院很长时间的 CIP 患者。

3. 短时限、低波幅 MUAP

这是一种见于常伴早募集的肌病的模式。在 CIM 和其他重度肌病，可呈现这种模式。然而，重要的是要记住，重度 NMJ 病变也可出现类似的模式。在重度 NMJ 病变，不是肌纤维丢失，而是肌纤维阻滞，实际上是每个运动单位中能够起作用的肌纤维很少了（也就是说，每个运动单位中的肌纤维数量是正常的，但因为发生阻滞而不能发挥其功能，就相当于肌纤维丢失了）。因为 NMJ 病变中的安全系数易变，MUAP 常常就会不稳定，使得 MUAP 形态不一。

4. 激活减少

所谓激活（或兴奋），是指可用的 MUAP 更快发放的能力。激活是一个中枢过程。因此，激活减少提示无力的原因在 CNS。激活减少，既可以是 CNS 本身的病变所致，也可是镇静、疼痛或不能良好合作所致。

5. MUAP 募集、激活和形态均正常

这种模式的问题在于，很显然是临床与电生理之间缺乏相关性。若患者确实存在极重度无力，针电极肌电图检测应是异常的，可能是如下情况中的一种：① MUAP 募集减少（神经源性，如周围神经病、神经根病、神经丛病或前角细胞病变）；②激活减少（中枢性，如脑卒中导致的偏瘫、过度镇静）；③ MUAP 早募集和肌病性形态（低波幅、短时限、多相波），提示是肌肉本身的病变（如肌营养不良或其他肌病）；④阻滞，如 NMJ 病变。对于 MUAP 募集、激活和形态均正常的模式，重要的是重新检查患者，还须重新评估针电极肌电图检测结果。若肌电图医生确信其肌电图检测的结果真实、可靠，就应考虑 NMJ 病变的可能，特别是突触前障碍。在一些 LEMS 患者，肌肉激活后很快出现易化现象，此时其 MUAP 是正常的。

四、电生理检测方案

（一）常规方案

对于 ICU 患者的病情评估，需进行电生理检测，以解决前面讨论的一些可能的鉴别诊断（框 40–3）。至少应进行上、下肢各一条神经的运动传导及其相应 F 波的检测。在下肢，最好检测胫神经，而不是检测腓神经，因为胫神经 F 波总是更容易引出。事实上，大多数人认为，腓神经的 F 波缺失几乎没有什么价值，因为其检测结果很可能是正常的。同样，至少应进行上、下肢各一条神经的感觉传导检测。显然，对于 ICU 患者而言，腓肠神经 SNAP 的检测最具挑战性。不过，若患者不能翻身，只要有两个工作人员，还是可以进行检测的。一人握住患者的脚，使其膝关节屈曲，这样就可以在小腿肚后面放置电极（但需注意不要触碰到记录电极）；另一个人持刺激器进行刺激。

若发现任何一条神经的 CMAP 运动波幅低，就有必要进行 RNS 检测，以寻找低频递减和高频递增。对于能够合作的患者，最好进行 10s 运动来代替高频 RNS，因为高频 RNS 的检测对患者而言很痛苦。但是，若患者因镇静或脑病而不能合作，则需高频（50Hz）RNS 检测，以排除突触前 NMJ 病变。对于所有无力且 SNAP 正常的患者，进行 RNS 检测都是合理的。低频（3Hz）RNS 对筛选突触前和突触后病变都有价值。虽然 RNS 对重症肌无力（MG）的总体敏感性为 50%～70%，但对有 NMJ 病变的 ICU 患者的敏感性要高得多。根据定义，若患者因 MG 而极重度无力，许多肌纤维必定达不到阈值而被阻滞。对于任何有明显阻滞的 MG 患者，都会有 RNS 的异常。

框 40-3　ICU：推荐的电生理检测方案

常规神经传导检测

- 须检测上肢和下肢至少各一条神经的运动传导和相应 F 波。在下肢，最好选择胫神经，因为胫神经 F 波一般都存在，并且容易引出
- 须检测上肢和下肢至少各一条神经的感觉传导

常规针电极肌电图检测

- 下肢：须检测至少一块远端肌肉和一块近端肌肉
- 上肢：须检测至少一块远端肌肉和一块近端肌肉

特殊考虑

- 若鉴别诊断中考虑到成人发病的酸麦芽糖酶缺乏性肌病，必须检测棘旁肌
- 若患者不能配合，必须选择屈肌进行检测，因为屈肌可被反射性激活（是对疼痛刺激的退缩机制的一部分）

重复神经刺激

- 须至少进行一条神经的常规低频（3Hz）RNS
- 在 CMAP 缺失、波幅低或处于临界值的任何患者，运动 10s 后，对相应神经在其远端再进行一次刺激，以寻找异常递增。若患者不能配合进行随意运动，至少检测一条运动神经的 50Hz 高频 RNS，以寻找异常递增

特定情况下其他有用的检测

- 直接肌肉刺激：与刺激神经获得的 CMAP 波幅进行比较（鉴别 CIM 与 CIP）
- 膈肌运动传导检测（双侧检测）：评估膈神经的完整性

ICU 患者的针电极肌电图检测方案，与儿科患者非常相似。很重要的是遵循威利·萨顿规则——去有钱的地方！（Willie Sutton 是 20 世纪最臭名昭著的罪犯之一，当他被问及为何要抢劫银行时，他这样回答说：“因为那里是放钱的地方。”）；换句话说，就是直奔主题。可能的话，需选择患者能活动的肌肉。显然，在处于静息状态的任何肌肉，可确定自发活动的信息。然而，中枢性、周围神经系统神经源性病变和 NMJ 病变的鉴别，需要评估 MUAP 的激活、募集及其形态，这只能通过检查 MUAP 来实现。若患者由于镇静、脑病或极重度无力，而不能作任何肌肉的随意运动，那么最好选择可以被反射性激活的肌肉。例如，挠足底或按压趾甲甲床时，作为正常退缩反应的一部分，胫骨前肌将被激活。一般来说，屈肌更容易检查，因为作为对疼痛刺激的正常退缩，屈肌会被激活。

（二）特定情况下其他有用的检测

1. 直接肌肉刺激

在 CIP 和 CIM，常常都显示为 CMAP 波幅减低。在 ICU，因为技术原因，或因为许多患者既往可能就存在周围神经病，下肢神经的 SNAP 难以引出，通过神经传导检测可能无法鉴别 CIP 和 CIM。在 CIM 患者，肌纤维对直接肌肉刺激常常不能产生兴奋。相反，在神经源性病变，由于轴突丧失 CMAP 波幅可能较低，但肌纤维基本上是完好无损的；因此，肌肉可被直接刺激而激活。因此，某些情况下，通过直接肌肉刺激，可区分 CIM 和 CIP（图 40-1）。

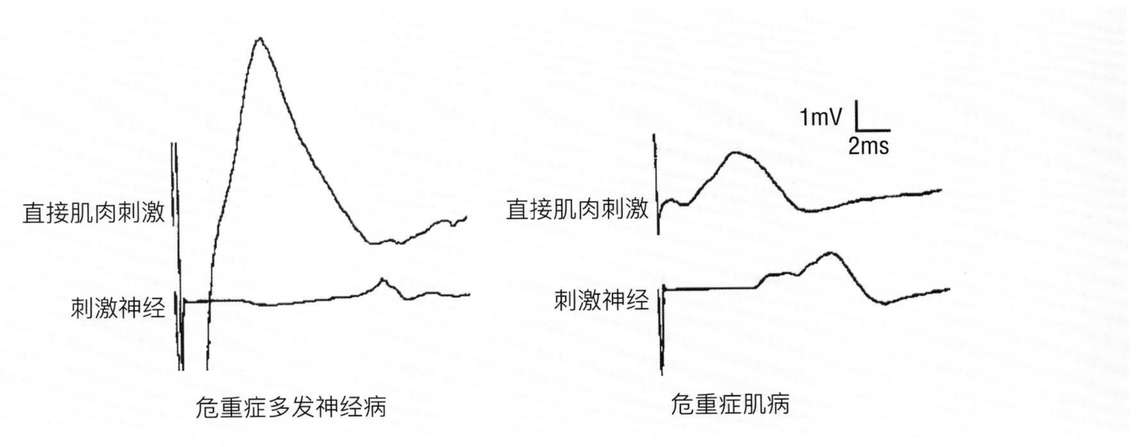

▲ 图 40-1　直接肌肉刺激

图示 CIP（左）和 CIM（右）患者胫骨前肌的 CMAP。注意，在 CIP 患者，直接肌肉刺激的 CMAP 波幅高于神经刺激的；而在 CIM 患者，直接肌肉刺激与刺激神经的 CMAP 波幅差异不大（经许可转载，改编自 Rich MM, Bird SJ, Raps EC, et al. Direct muscle stimulation in acute quadriplegic myopathy. *Muscle Nerve*. 1997;20:665–673.）

直接肌肉刺激的检测方法是，在肌肉的远端 1/3 处插入一个单极针电极（作为刺激的阴极），在阴极附近外侧插入一个皮下针电极（作为刺激的阳极）。刺激时限 0.1ms，从 10～100mA 逐渐增加电流量，直到感到或见到明显的肌肉抽动。根据见到的抽搐的位置，在距离刺激电极 1～3cm 处放置另一个皮下针电极（作为活动记录电极），在活动记录电极远端数厘米处放置表面电极（作为参考电极）。在刺激过程中，为了在较低刺激强度下获得最佳反应波形，无论是刺激阴极（单极针电极），还是活动记录电极（皮下针电极），均可加以调整。逐渐增加刺激强度，直到获得最大反应，即直接肌肉动作电位（direct muscle action potential，dmCMAP）。接下来，以相同的记录电极组合，采用常规神经传导检测方法，对支配肌肉的相应神经予以刺激，得到刺激神经诱发的 CMAP（nerve-evoked compound muscle action potential，neCMAP）。

比较 dmCMAP 与 neCMAP 的波幅，可见 CIM 患者 neCMAP/dmCMAP 比值接近 1，因为这两个波幅都成比例地减低；而在 CIP，这个比值要低得多，并且可能为零，因为与 dmCMAP 比较，neCMAP 波幅是不成比例地减低甚至引不出反应了。

2. 膈肌运动传导检测

插管患者不能脱离呼吸机，其中一种可能的机制是单侧或双侧膈神经功能障碍。膈神经受累，最常见于感染后或作为胸科手术的并发症；也可因重度、弥漫性多发性神经病（包括 GBS 和 CIP）而受累。膈神经运动传导检测的方法是，活动记录电极置于剑突上方、旁开两指宽处，参考记录电极置于肋前缘上方，距离活动记录电极约 16cm；在颈部侧方刺激膈神经，可在胸锁乳突肌后方、锁骨上约 3cm 处刺激，也可在胸锁乳突肌的胸骨头与锁骨头之间、锁骨正上方刺激（图 40–2）。不过，正常膈神经传导检测诱发出的 CMAP 只有几百微伏。因此，由于 ICU 环境中存在的电噪声，很容易掩盖膈神经的反应，这并不少见。

膈神经运动反应正常，可证实膈神经的完整性。但是，在 ICU，尤其要考虑到几个技术问题。首先，在肥胖或粗颈患者，膈神经传导检测常常很困难。其次，有外置起搏器的患者不能安全地进行检测。最后，若有中心静脉置管，在导管一侧进行检测属于禁忌（见第 43 章）。

对于膈神经运动传导检测而言，若双侧 CMAP 均可引出且正常，或一侧可引出且正常，而另一侧

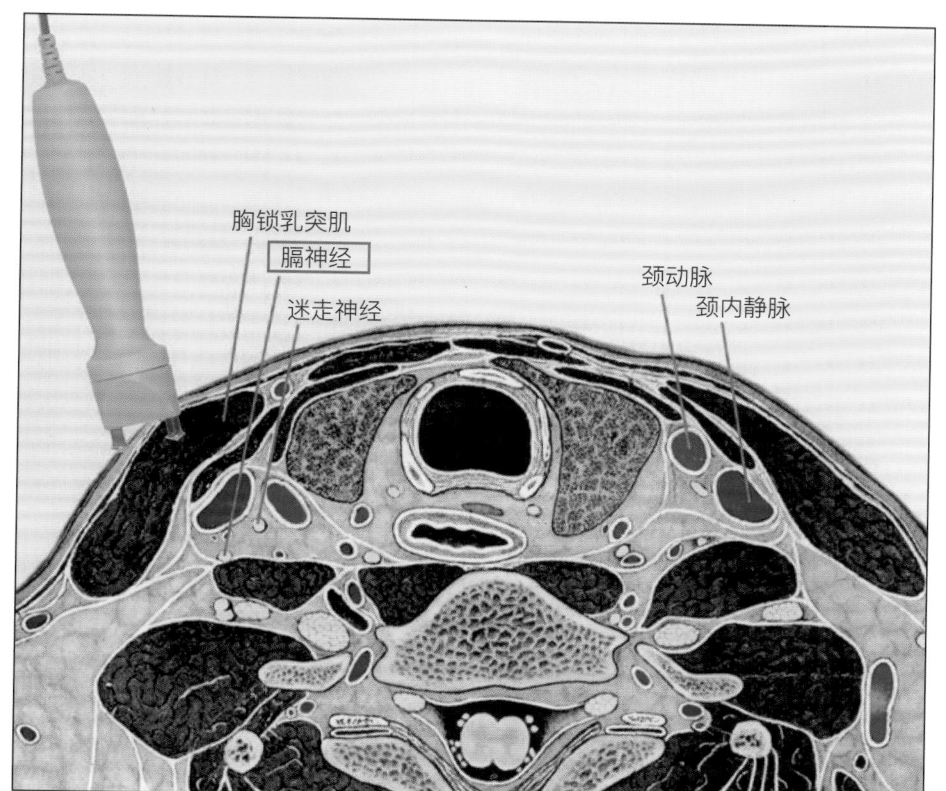

◀ **图 40–2 横断面解剖：膈神经刺激部位**

于颈部侧方、胸锁乳突肌后面刺激膈神经，也可在胸锁乳突肌的胸骨头与锁骨头之间、锁骨正上方刺激。注意，膈神经在颈内静脉和颈动脉深部

异常或缺失，这是最有价值的（图 40–3）。若两侧均不能引出 CMAP 或 CMAP 波幅两侧均减低，就很难得出确切的结论：可能是真实的检测结果，也可能技术原因导致的。

五、超声在 ICU 的应用

在 ICU（但也不限于 ICU），有一项神经肌肉超声检查有其特殊的用途，即膈肌超声。如前所述，在 ICU，进行电生理检测有很多适应证，包括评估呼吸肌无力的患者，以及评估插管或气管切开的患者能否脱机。引起呼吸肌无力的神经肌肉病变，包括前角细胞、周围神经（一般见于 GBS 和孤立性膈神经病）、NMJ 和肌肉。

膈肌超声用于：①评估肌容积；②吸气时膈肌变厚的程度；③吸气和呼气时膈肌的活动程度；④辅助引导对膈肌本身进行针电极肌电图检测。

超声检查时，患者应处于仰卧位。仰卧位比坐位更好，有几方面的原因。研究表明，仰卧位时可重复性更好，并且侧间差异更小。此外，吸气量相同时，仰卧位时膈肌的移动度比坐位更大，可能是仰卧位时膈肌下的腹部脏器更容易滑动。

膈肌呈圆顶形（或穹隆形），其横膈 / 中央腱在前方，肌肉体在外、后方。膈靠近胸廓的区域，称为对合区（zone of apposition）（图 40–4），这是超声看到膈最清楚的区域。吸气期间，随着圆顶形膈下降并变扁平，对合区变窄（图 40–5）。腹腔脏器（肝脏在右侧、脾脏在左侧）一般位于对合区、膈正下方。胸壁与膈上部有胸膜衬里，而内腹壁有腹膜衬里。这些结缔组织层（胸膜和腹膜）覆盖膈的外侧和内侧边界，也是超声识别膈的关键。

采用高频线性超声探头，沿矢状位或斜矢状位，在对合区、腋前线、两个相邻的肋骨间，很容易看到膈肌。在腋中线、锁骨中线、背部后上方，也可以看到膈，但腋前线还是更理想的部位。探头可以置于第 8、9 肋或第 7、8 肋间的下肋缘。在这个位置，探头很容易跨越两个肋骨，并且可以看到肋骨高回声的骨边缘、伴突出的后声影。

皮肤下面紧接皮下组织。皮下组织深部是两层肋间肌。肋间肌下面是膈肌（图 40–6）。膈肌上、下方一般都有高回声边界，分别代表胸膜与腹膜。在许多患者，膈肌中央可见一薄层高回声结缔组织影。

一旦膈的超声影像形成，就可在呼气末期测量膈肌的厚度。此外，还可以评估膈肌的回声强度。正常膈肌与其他骨骼肌的回声强度相似。呼气末期膈肌的正常厚度大于 2mm。任何低于此厚度，特别是伴随回声增强时，表明膈肌萎缩或功能障碍。接下来，在患者安静吸气和呼气时、深呼吸时观察膈肌。最后，在呼气末和吸气末测量膈肌厚度（图 40–7），并计算厚度百分比 [（吸气末厚度 – 呼气末厚度）÷

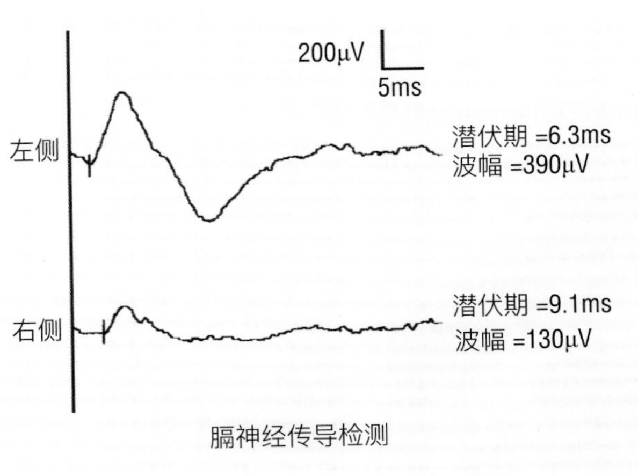

▲ 图 40–3　膈神经病

这是一例右上肺切除术后，右侧膈肌上抬的患者。注意，在膈神经运动传导检测，可见，与左侧相比，右侧膈肌 CMAP 波幅减低、潜伏期延长

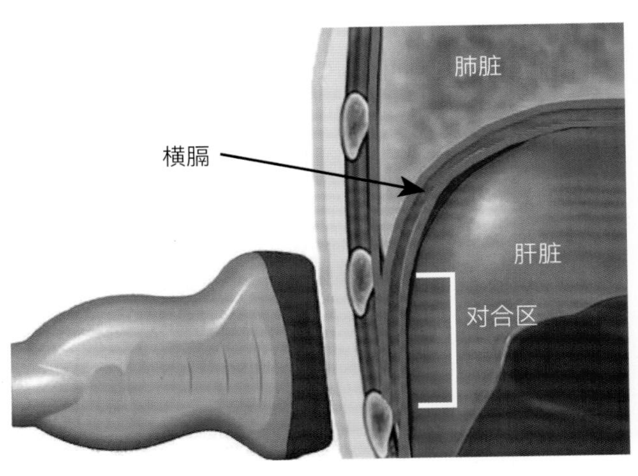

▲ 图 40–4　对合区

膈靠近胸廓的区域，称为对合区。这是超声看到隔最清楚的区域。胸壁与膈上部有胸膜衬里（外绿线），而内腹壁有腹膜衬里（内绿线）。这些结缔组织层（胸膜和腹膜）覆盖膈的外侧和内侧边界，也是超声识别膈的关键。值得注意的是，当超声探头放置在右侧两肋间时，由浅到深可以看到下列组织：皮肤、皮下组织、肋间肌、胸膜衬里、膈、腹膜脏层衬里和肝脏

（呼气末厚度）×100]。正常膈肌吸气末与呼气末厚度比大于 20%。若患者能够配合，这是反映膈肌功能非常好的一个客观指标。左、右两侧膈肌都能很容易地进行该项检查。

在腋前线观察膈肌时，肝脏位于右侧膈肌下方，脾脏位于左侧膈肌下方。然而，有些人在深吸气期间，肺组织会下降并"剥离"膈肌（图 40-8）。必须记住，膈肌是一块圆顶形肌肉。因此，膈肌收缩时，会变扁平并向下移动。若膈肌圆顶向下移动到低于探头水平，膈肌会消失（即超声看不到），这样，取而代之是同质的肺组织。

下一步，需要评估的膈肌功能是移动度。评估移动度时，需使用低频弯曲探头（1～5MHz）M 模式。将探头置于锁骨中线、肋下。当探头在右侧的这个位置时，肝脏就起到声学窗口作用。从右侧开始，探头朝向头颅、身体内、后方轻微旋转时，在肝脏后方可看到一条明亮的高回声线，这就是膈。将 M 模式的指示线置于膈的高回声亮线上。患者进行数个周期的深呼吸时，在 M 模式下随时间而记录回声（图 40-9）。通常情况下，吸气时膈朝探头方向运动。若吸气时膈肌远离探头（称为膈肌反向运动），提示严重的膈肌功能障碍。在左侧重复该步骤。然而，由于左侧没有肝脏充当声学窗口，超声检查常常更具挑战性。在左侧，脾脏可充当声学窗口，但脾脏较小，可能到不了腋前线。因此，获得良好声学窗口就更具挑战性。左右两侧都检查完成后，即可算出膈肌移动度，并进行侧间比较。膈肌移动度在吸气和呼气时有其正常范围。通常，左侧运动比右侧运动多，因为肝脏对右侧运动的阻力更大。正常膈肌移动度，吸气时比呼气时大 1.9cm，左右两侧均如此。若大于 2.5cm，则绝对排除任何膈肌功能障碍。两侧相比，左侧移动度通常比右侧大，但不会超过 50%。若超过 50%，即提示右侧膈肌存在某种程度的功能障碍。

值得注意的是，除膈肌基线厚度外，膈肌厚度比和移动度的评估，依赖于患者的配合。因此，镇

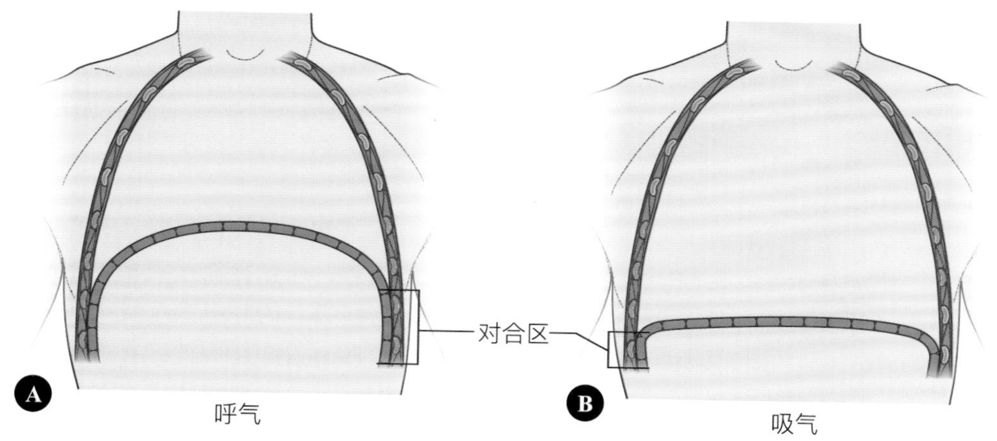

◀ **图 40-5　呼气和吸气时对合区的变化**

A. 在呼气末期，膈肌处于放松状态，呈圆顶形，位于胸腔较高的位置。对合区较大（黑色方括号所示范围）。B. 在吸气期，随着圆顶形膈肌下降、变扁平，对合区变窄

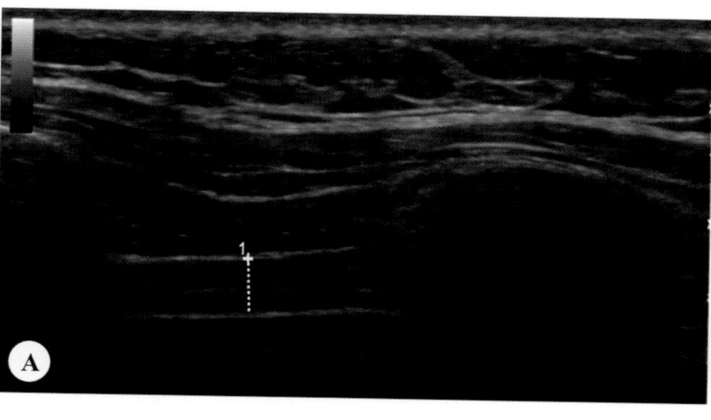

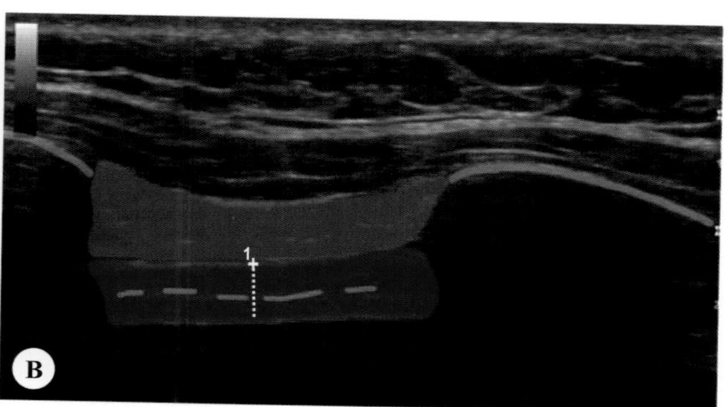

▲ **图 40-6　正常膈肌的超声图像**

A. 原始图像。B. 有颜色标注的同一图像。红色，膈肌；紫色，肋间肌；绿色，两个肋骨的骨声影。这是腋前线跨第 7、8 肋间的斜矢状位视图。膈肌上、下方一般都有高回声边界。在许多患者，膈肌中央可见一薄层高回声结缔组织影（淡蓝色）

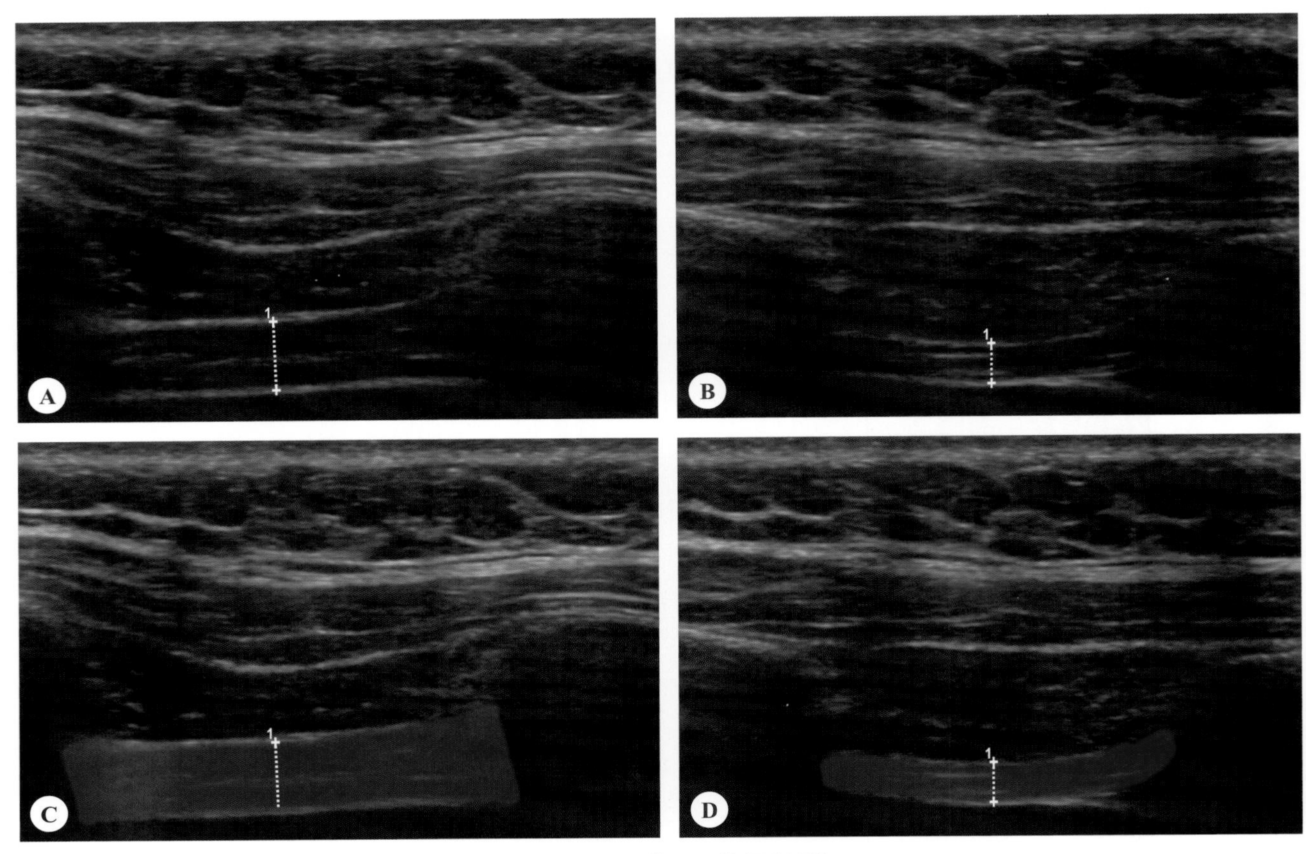

▲ 图 40-7　正常膈肌的超声图像

A、B. 原始图像。C、D. 将膈肌标注为红色的同一图像。A、C. 吸气；B、D. 呼气。正常膈肌在呼气末的厚度大于 2mm。根据吸气末和呼气末的膈肌厚度比值计算"厚度比"。正常膈肌吸气末厚度增加 20%。在受试者，厚度比为 72%

静状态的患者就不能进行正确评估。同样，有人工呼吸机的患者也不能进行评估。测定膈肌厚度比和膈肌移动度，最有价值的是当患者呼吸状态有所改善（可以进行正压支持时），并考虑是否脱机时。

膈神经传导检测期间，也可进行 M 模式膈肌超声检查。Johnson 等的一项研究中，刺激膈神经、记录膈肌 CMAP，同时观察 M 模式下膈肌移动度。实际上，与膈神经传导检测相比，膈肌移动度测定是一种评估膈神经功能更好的方法。一般而言，CMAP 波幅与膈肌移动度之间的相关性良好；尚未见膈肌移动度异常，而膈 CMAP 波幅正常的病例。但是，在某些病例，确实是超声膈移动度异常，而膈 CMAP 波幅正常。这些数据强烈提示，在评估膈神经功能方面，超声优于膈神经传导检测。

最后，超声可直接或间接用于膈肌针电极肌电图检测。在第 13 章，有人会注意到，并没有介绍膈肌针电极肌电图检测。对于神经肌肉无力的患者，检测膈肌确实是非常有价值的。但是，膈肌针电极肌电图检测存在潜在气胸并发症的风险。有膈肌电图检测临床指针的患者，往往存在呼吸系统基础疾病。若发生气胸，这些患者的呼吸系统受损将更加严重，更不能耐受这些并发症。因此，在进行任何针电极肌电图检测时，始终需要权衡潜在的风险与获益。原著作者的观点是，盲法膈肌电图检测（尽管操作方法有清楚的说明，并经过验证），并不能达到所需的获益 / 风险比。不过，随着超声在膈肌针电极肌电图检测中的应用，其获益 / 风险比提高了。

首先，超声能够看见膈肌，并间接有助于针电极肌电图置针。超声不仅可以显示膈肌，而且可以确认吸气过程中不会出现肺部阴影。更重要的是，超声可以测量从皮肤表面到膈的距离。因此，若皮肤到膈肌的距离是 20mm，而检测所用的针电极 25mm 长，检查者就可以大致估计需进针多长距离到达膈肌（图 40-10）。了解这个深度，对到达正确进针位置并确保安全，就非常有价值。Shahgholi 等对 150 名个体进行了广泛研究，发现皮肤到膈肌的深度

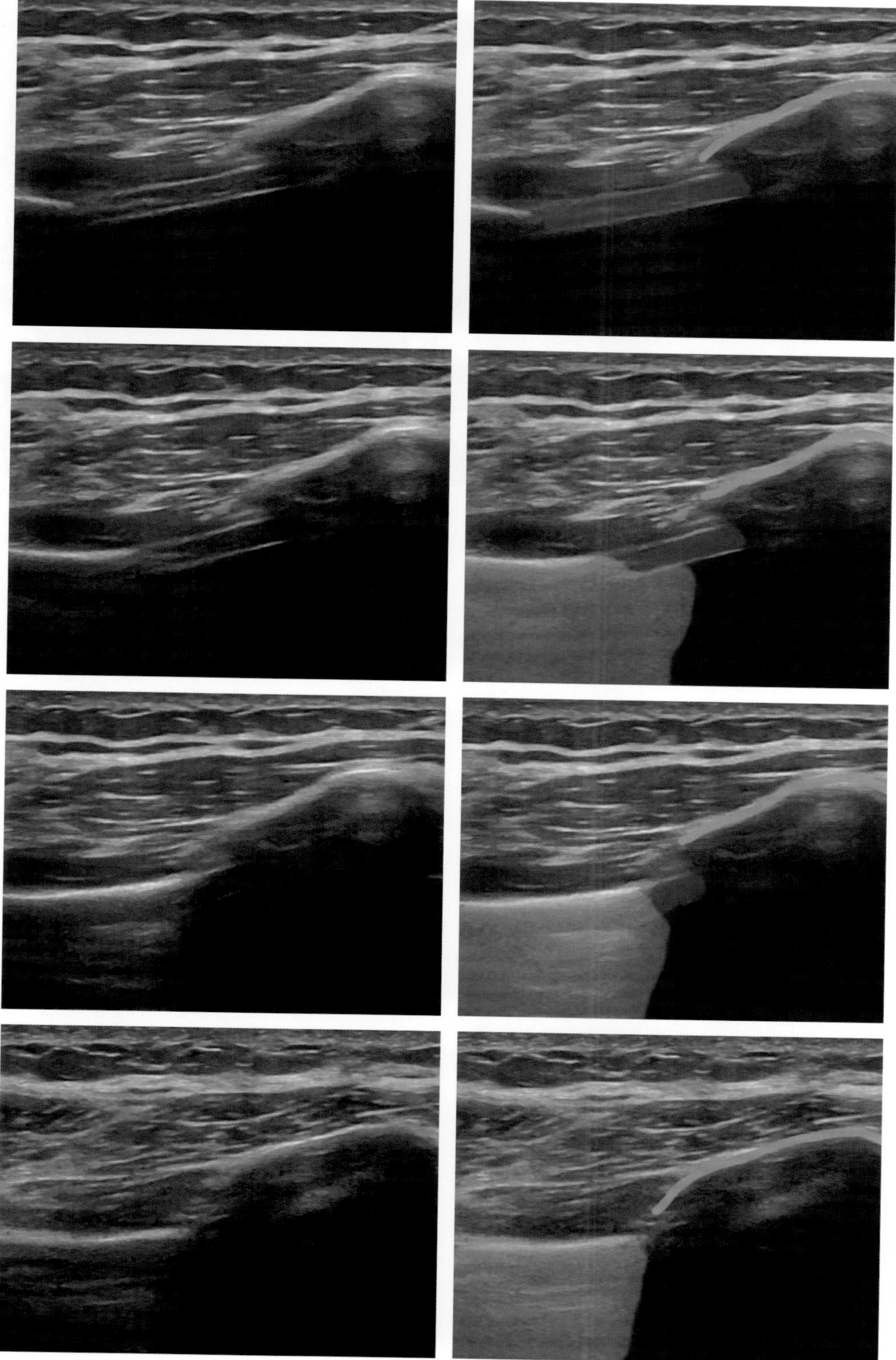

▲ 图 40-8 深吸气时膈肌和肺脏的运动

左列图，腋前线跨第 7、8 肋间的斜矢状位图像，原始图像。右列图，有颜色标注的同一图像。红色，膈肌；绿色，肋骨的骨声影；淡蓝色，肺组织。最上方两图，吸气开始时的图像；最下方两图，深吸气时的图像。深吸气时肺组织下降，在某些肋间隙“剥离”膈肌。因为膈肌是一块呈圆顶形的肌肉，膈肌往下运动时会变扁平。若膈肌圆顶向下移动到低于探头水平，膈肌会消失，这样，取而代之是同质的肺组织

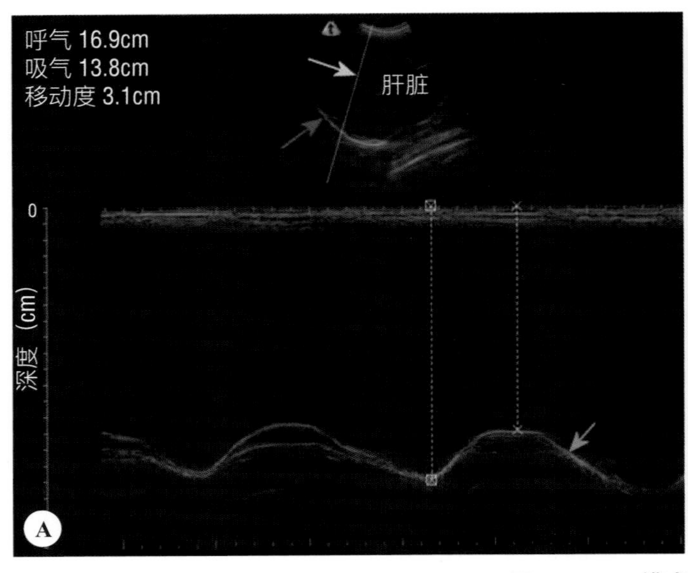

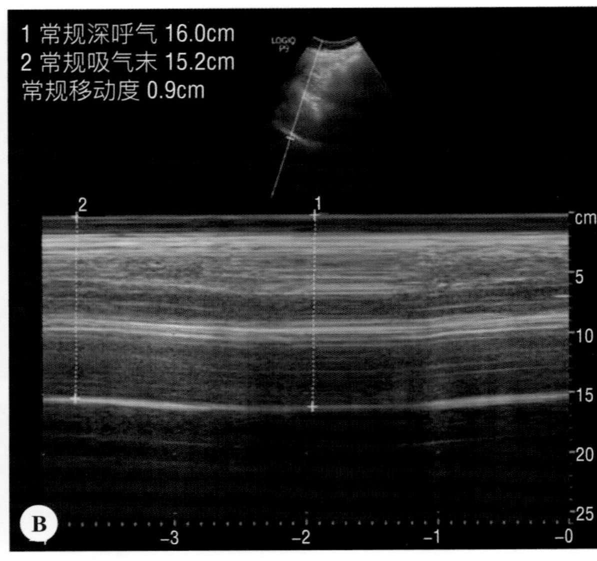

▲ 图 40-9　M 模式和膈肌移动度

A. 膈肌功能正常的患者。B. 膈肌几乎完全麻痹的患者。上半部分为 B 模式图像，下半部分为 M 模式图像。探头置于锁骨中线、肋下，B 模式下可见邻近肝脏的一条亮线（红箭），是膈的后部。放置一条指示线（黄箭），使其与膈的回声相交。这是 M 模式下随时间记录的超声线。亮线（绿箭）是隔随时间的回声。患者进行几个周期的深呼吸。吸气与呼气之间移动度的正常范围大于 1.9cm。左图，膈肌移动度正常的患者，为 3.1cm。右图，膈肌几乎完全麻痹的患者，最小移动度为 0.9cm

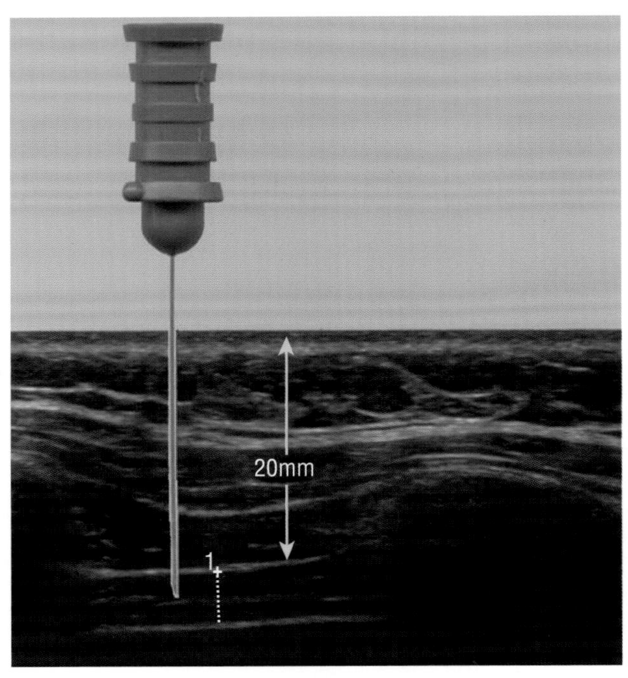

▲ 图 40-10　膈肌针电极肌电图和超声

超声可间接辅助膈肌针电极肌电图检测。超声不仅可以显示膈肌，还可以确认吸气过程中不会出现肺部阴影。更重要的是，超声可以测量从皮肤表面到膈的距离。因此，若皮肤到膈肌的距离是 20mm，而检测所用的针电极 25mm 长，检查者就可以大致估计需进针多长距离到达膈肌

为 0.78～4.91cm。正如预期的那样，皮肤到膈肌的距离随体重指数而增加。认识到正常个体间的这种差异，针电极肌电图检测前，运用超声观察膈肌和测量深度的价值就更大了。

其次，超声也可直接引导针电极肌电图检测（不仅用于膈肌，也可用于其他肌肉的检测）。在针电极插入肌肉的同时运用超声。直接超声引导，既可采用“平面内”（in-plane）、也可采用“平面外”（out-of-plane）技术（图 40-11）。

采用平面内技术时，针电极穿过皮下组织、肌肉，直至到达兴趣目标检测点的全过程，超声均可看见，这需要更长的针电极，进针的角度比通常要浅得多。此外，因为超声波声束的宽度太窄（与信用卡的宽度差不多），很难在屏幕上一直看到整个针电极。

平面外条件下，肌电图针对准探头，紧靠探头中部处以一个更大的锐角插入。检查者需要紧跟超声图像。随着针的插入，针尖最终会出现（在超声波“视野”）；此时，超声显示为一个高回声亮点。不过，针插得更深，超声还是显示为相同的高回声亮点。因此，检查者无法区分针尖与针体。要正确运用这项技术，需确定第一次看见针尖的时间，然后轻轻移动探头、离开针，针再往肌肉深处插进，

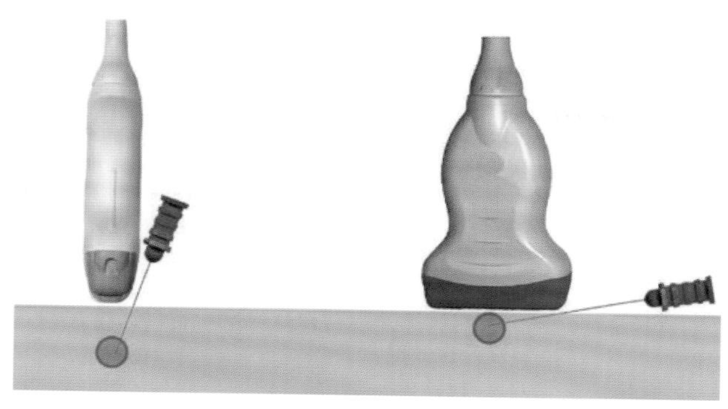

▲ 图 40-11 超声直接引导针电极肌电图检测
在针电极插入肌肉的同时运用超声。直接超声引导可采用两种技术进行，即“平面内”或“平面外”。右图，平面内技术，肌电图针在探头末端中部以非常浅的角度插入，并与探头长轴保持平行。采用该技术时，针电极穿过皮下组织、肌肉，直至到达兴趣目标检测点的全过程，超声均可看见。左图，采用平面外技术时，肌电图针对准探头，紧靠探头中部处、以一个更大的锐角插入。随着针的插入，针尖最终会出现；此时，超声显示为一个高回声亮点。不过，针插得更深，超声还是显示为相同的高回声亮点。因此，检查者无法区分针尖与针体。要正确运用这项技术，需确定第一次看见针尖的时间，然后轻轻移动探头、离开针，针再往肌肉深处插进，直到再次看到针尖。该技术称为“向下走针”，直到针到达感兴趣的检测区域

直到再次看到针尖。该技术称为“向下走针”，直到针到达感兴趣的检测区域。由于针很坚硬、光滑，常常会碰到伪影。最常看到的伪影，平面内技术时是回声伪影，平面外技术时是彗星尾样伪影（见第 17 章）。

对一些常见的临床情景，膈肌超声检查可以提供重要信息。在慢性单侧膈肌麻痹患者，可见患侧膈肌萎缩、回声增高，不会随着吸气而变厚。M 模式下，与对侧相比，膈肌几乎没有什么移动度。若进行了膈肌针电极肌电图检测，就会显示急性和(或)慢性神经源性损害表现。在影响呼吸功能的肌病患者，两侧膈肌均可显示为萎缩和高回声变化；不过，其膈肌针电极肌电图显示为肌病性变化模式。

此外，膈肌超声检查对评估危重症患者的呼吸功能可能也有其价值，特别是准备脱机时。在没有任何神经肌肉病变的患者，机械通气期间数天内就会发生膈肌萎缩。膈肌厚度比和移动度减低，出现脱机困难的可能性更高。

值得注意的是，前面描述的在 ICU 进行的膈肌超声检查的所有技术，也可用于门诊患者的评估，即可能存在导致呼吸功能不全的神经肌肉病变。

第41章 肌电图在儿童中的应用

Approach to Pediatric Electromyography

潘晓丽 译　　卢祖能 校

在婴儿和儿童，对于神经肌肉病变的评估，结合临床，电生理检测常常发挥关键作用。事实上，各年龄组的儿童存在多种神经肌肉病变。多数情况下，电生理检测有助于指导进一步的相关检查（如肌肉活检、基因检测）；少数情况下，电生理检测还可做出明确诊断。对儿童神经肌肉病变及其电生理诊断进行完整讨论，超出了本章的范围和目的。儿童与成人电生理检测的基本原则相同，但肌电图工作者需要了解其间的差异，包括生理性和非生理因素；不同的年龄组这些因素可能差异很大。此外，神经肌肉超声对疑似神经肌肉病变儿童的评估，是一种非常有用的辅助手段。

一、儿童疾病谱不同于成人

肌电图室收到检查申请单最多的几种疾病，包括神经根病、多发性神经病和腕管综合征，但这主要见于成人；而在儿童则不同。例如，嵌压性神经病在成人很常见，但在儿童则极少见。同样，在成人，神经根病在肌电图室很可能最常见，但在儿童几乎没有，除非是外伤。周围神经病，在儿童多数是遗传性的，而在成人大部分为获得性，通常为中毒、代谢、炎症或并发于其他内科疾病。与成人不同，儿童在肌电图室接受检查更常见的是运动单位的遗传性病变，包括：前角细胞，如脊髓性肌萎缩（spinal muscular atrophy，SMA）；周围神经，如腓骨肌萎缩症（Charcot-Marie-Tooth，CMT）；肌肉，如肌营养不良。

在神经肌肉病变患儿，临床上往往表现为运动发育延迟。在许多情况下，仅凭症状和体征不能确定病因是中枢性还是周围性，最好的例子是软婴儿，鉴别诊断包括从脑到肌肉整个神经轴。在这方面，电生理检测常常有助于中枢和周围性病因的鉴别，并且有助于指导后续合理的相关检查。

二、发育成熟问题

检测儿童时，关键是要了解各年龄段的正常值范围。尤其重要的是，对神经传导速度（nerve conduction velocity，NCV）的解释，以及正常NCV与轴突丧失或脱髓鞘的鉴别。诊断成人脱髓鞘的标准如下。

- NCV低于正常值下限75%。
- 远端潜伏期和迟发反应大于正常值上限的130%。
- 传导阻滞，不仅表示是脱髓鞘，并且是获得性脱髓鞘。

然而，婴儿和幼儿的NCV本身较慢，相对于成人标准来说在“脱髓鞘范围”。多数情况下这不是因为神经脱髓鞘，而是神经髓鞘化不完善。髓鞘形成过程取决于年龄。髓鞘化始于宫内，足月婴儿NCV约为正常成人的一半。出生时NCV在25～30m/s是正常的。出生后NCV迅速增加，1岁时达成人正常值的75%，3—5岁髓鞘化完成，NCV达到正常成人范围。因此，检测儿童时，必须使用基于年龄的正常对照值（表41–1和表41–2）。

在儿童，神经传导检测时，常常可观察到髓鞘成熟方面有趣的现象。我们知道，中枢神经系统不同的白质传导束，在不同时期形成髓鞘。因此，从MRI脑部扫描的髓鞘形成模式可正确预测幼儿的年龄。同样，周围神经系统中不同纤维在不同的时间也有髓鞘形成。在婴儿和儿童，感觉神经动作电位（sensory nerve action potential，SNAP）常常呈双峰，即两个单独的波峰（图41–1）。这种双峰波形，是由于某些神经纤维已完全髓鞘化（第一个峰），其他纤维尚未完成从而落在后面（即第二个峰）。在3月龄

表 41-1　不同年龄儿童运动传导检测正常值

年　龄	正中神经				腓神经			
	远端潜伏期（ms）	传导速度（m/s）	F 波潜伏期（ms）	波幅（mV）	远端潜伏期（ms）	传导速度（m/s）	F 波潜伏期（ms）	波幅（mV）
7 日龄—1 月龄	2.23（0.29）[a]	25.43（3.84）	16.12（1.5）	3.00（0.31）	2.43（0.48）	22.43（1.22）	22.07（1.46）	3.06（1.26）
1—6 月龄	2.21（0.34）	34.35（6.61）	16.89（1.65）	7.37（3.24）	2.25（0.48）	35.18（3.96）	23.11（1.89）	5.23（2.37）
6—12 月龄	2.13（0.19）	43.57（4.78）	17.31（1.77）	7.67（4.45）	2.31（0.62）	43.55（3.77）	25.86（1.35）	5.41（2.01）
1—2 岁	2.04（0.18）	48.23（4.58）	17.44（1.29）	8.90（3.61）	2.29（0.43）	51.42（3.02）	25.98（1.95）	5.80（2.48）
2—4 岁	2.18（0.43）	53.59（5.29）	17.91（1.11）	9.55（4.34）	2.62（0.75）	55.73（4.45）	29.52（2.15）	6.10（2.99）
4—6 岁	2.27（0.45）	56.26（4.61）	19.44（1.51）	10.37（3.66）	3.01（0.43）	56.14（4.96）	29.98（2.68）	7.10（4.76）
6—14 岁	2.73（0.44）	57.32（3.35）	23.23（2.57）	12.37（4.79）	3.25（0.51）	57.05（4.54）	34.27（4.29）	8.15（4.19）

a. 表中数据为均值（标准差）

引自 Parano E, Uncini A, DeVivo DC, Lovelace RE. Electrophysiologic correlates of peripheral nervous system maturation in infancy and childhood. *J Child Neurol*. 1993;8:336–338.

表 41-2　不同年龄儿童感觉传导检测正常值[*]

年　龄	正中神经		腓肠神经	
	传导速度（m/s）	波幅（μV）	传导速度（m/s）	波幅（μV）
7 日龄—1 月龄	22.31（2.16）[a]	6.22（1.30）	20.26（1.55）	9.12（3.02）
1—6 月龄	35.52（6.59）	15.86（5.18）	34.63（5.43）	11.66（3.57）
6—12 月龄	40.31（5.23）	16.00（5.18）	38.18（5.00）	15.10（8.22）
1—2 岁	46.93（5.03）	24.00（7.36）	49.73（5.53）	15.41（9.98）
2—4 岁	49.51（3.34）	24.28（5.49）	52.63（2.96）	23.27（6.84）
4—6 岁	51.71（5.16）	25.12（5.22）	53.83（4.34）	22.66（5.42）
6—14 岁	53.84（3.26）	26.72（9.43）	53.85（4.19）	26.75（6.59）

a. 表中数据为均值（标准差）

引自 Parano E, Uncini A, DeVivo DC, Lovelace RE. Electrophysiologic correlates of peripheral nervous system maturation in infancy and childhood. *J Child Neurol*. 1993;8:336–338.

到 4—6 岁的儿童，出现双峰 SNAP 并不少见；双峰 SNAP 是完全正常的。最终，产生第二个峰的纤维完全髓鞘化时，第二峰会左移并与第一峰融合。两个波峰融合形成较大的 SNAP，就是通常在成人中见到的那样。

与成人一样，F 波在儿童也很容易记录到。通常认为 F 波是评估近端段神经，实际上是评估神经全长，即从刺激点到脊髓，然后回返，经过刺激点达到肌肉。因此，F 波潜伏期不仅取决于 NCV 和远端潜伏期，也取决于肢体长度。在婴儿和儿童，NCV 慢于成人，预期 F 波也会很长，但因其肢体很短，这就成为一个平衡点。因此，对儿童 F 波有两个相反的影响因素：肢长和 NCV。在婴幼儿，肢长的影响更重要，导致儿童 F 波潜伏期比成人短得多（上肢通常在 16～19ms）。因此，在儿童，评估 F 波时，必须与年龄或身高相匹配的正常对照值进行比较。

针电极肌电图检测中，最重要的成熟问题是运动单位的大小。毫不奇怪，新生儿的运动单位比成人小得多，横断面的运动单位范围随年龄增长大大增加，从出生到成年可增加 1 倍，主要是肌纤维增大所致。婴儿的正常运动单位动作电位（motor unit action potential，MUAP）通常很小，代表了运动单位的物理大小（物理尺寸）。由此可知，在婴儿，通常很难区分正常 MUAP 与肌病性 MUAP。因此，再一次强调，在解释儿童电生理检测结果（包括 MUAP）时，必须使用基于年龄的正常对照值（表 41–3）。

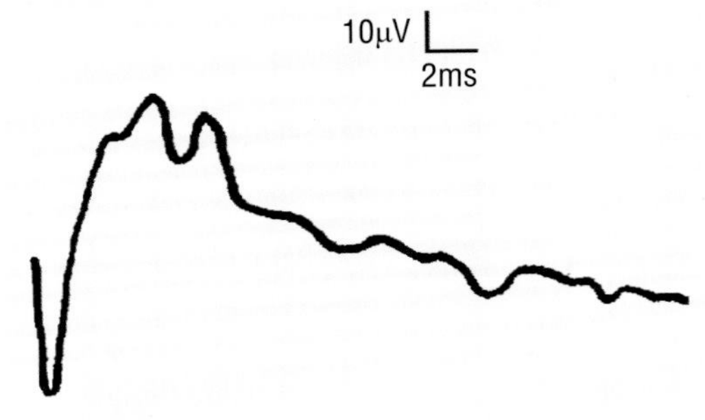

▲ **图 41–1　幼儿腓肠神经感觉神经动作电位**

注意双峰波形。这种双峰波形，在 3 月龄到 4—6 岁年龄的儿童是完全正常的。在不同时期、有不同数量的神经纤维发生髓鞘化。最终，第二个峰中的纤维群完全髓鞘化。此时，第二个峰向左移动，并与第一个峰合并，形成更大的感觉电位

三、检测技术问题

进行婴儿和儿童电生理检测时，为获得可靠、准确的数据，必须牢记许多独特的技术问题。首个重要问题，是距离测量及其与技术误差的关系。由于儿童肢体较成人短得多，因此，使用的距离也就要短得多。小的测量误差，在距离很短、计算 NCV 时带来的误差，比长距离就要大得多。例如，在成人，若腕 – 肘的测量距离 20cm，误差 1cm，即实际测量值 21cm，则计算 NCV 时的误差为 5%［(1÷20) × 100%］。但在新生儿，若测量距离 7cm，误差 1cm，即实际测量值 8cm，则计算 NCV 时的误差为 14%［(1÷7) × 100%］。因此，在儿童，测量距离时需特别小心。

在婴幼儿，其肢体短、肌肉小，需使用较小的电极。常规使用的棒状电极，其活动电极与参考电极相距 2.5cm，对于大多数婴幼儿来说都太大了（图 41–2）。常规 10mm 盘状电极，通常可满足大多数年

表 41–3　运动单位动作电位时限正常值（基于年龄和肌肉的平均值）

年龄（岁）	上肢肌肉（ms）					下肢肌肉（ms）					面 肌
	三角肌	肱二头肌	肱三头肌	拇短展肌	小指展肌	股二头肌	腓肠肌	胫骨前肌	腓骨长肌	趾短伸肌	
0—4	7.9～10.1	6.4～8.2	7.2～9.3	7.1～9.1	8.3～10.6	7.2～9.2	6.4～8.2	8.0～10.2	6.8～7.4	6.3～8.1	3.7～4.7
5—9	8.0～10.8	6.5～8.8	7.3～9.9	7.2～9.8	8.4～11.4	7.3～9.9	6.5～8.8	8.1～11.0	5.9～7.9	6.4～8.7	3.8～5.1
10—14	8.1～11.2	6.6～9.1	7.5～10.3	7.3～10.1	8.5～11.7	7.4～10.2	6.6～9.1	8.2～11.3	5.9～8.2	6.5～9.0	3.9～5.3
15—19	8.6～12.2	7.0～9.9	7.9～11.2	7.8～11.0	9.0～12.8	7.8～11.1	7.0～9.9	8.7～12.3	6.3～8.9	6.9～9.8	4.1～5.7
20—29	9.5～13.2	7.7～10.7	8.7～12.1	8.5～11.9	9.9～13.8	8.6～12.0	7.7～10.7	9.6～13.3	6.9～9.6	7.6～10.6	4.4～6.2
30—39	11.1～14.9	9.0～12.1	10.2～13.7	10.0～13.4	11.6～15.6	10.1～13.5	9.0～12.1	11.2～15.1	8.1～10.9	8.9～12.0	5.2～7.1
40—49	11.8～15.7	9.6～12.8	10.9～14.5	10.7～14.2	12.4～16.5	10.7～14.3	9.6～12.8	11.9～15.9	8.6～11.5	9.5～12.7	5.6～7.4
50—59	12.8～16.7	10.4～13.6	11.8～15.4	11.5～15.1	13.4～17.5	11.6～15.2	10.4～13.6	12.9～16.9	9.4～12.2	10.3～13.5	6.0～7.9
60—69	13.3～17.3	10.8～14.1	12.2～15.9	12.0～15.7	13.9～18.2	12.1～15.8	10.8～14.1	13.4～17.5	9.7～12.7	10.7～14.0	6.3～8.2
70—79	13.7～17.7	11.1～14.4	12.5～16.3	12.3～16.0	14.3～18.6	12.4～16.1	11.1～14.4	13.8～17.9	10.0～13.0	11.0～14.3	6.5～8.3

经许可转载，引自 Buchthal F, Rosenfalck P. Action potential parameters in different human muscles. *Acta Psych Neurol Scand*. 1955;30(1–2):125–131.

龄段，但新生儿除外；新生儿应使用更小电极。标准的成人刺激电极对于婴幼儿来说，其接触面积以及阴极－阳极距离都太大。因此，最好使用儿童大小的刺激器，以便更准确刺激到神经（图 41-3）。

儿童的肢体比成人短小，因此，刺激神经时需要格外小心。考虑儿童的合作与耐受程度，刺激强度需尽可能保持在较低水平，同时也可避免刺激到附近的神经。在幼儿或儿童，由于肢体短，各神经之间的距离更近，即使低强度刺激，也比成人更容易产生协同刺激。

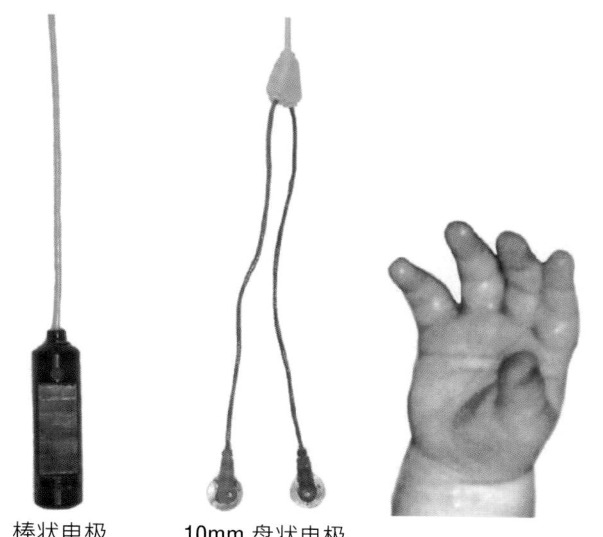

▲ 图 41-2 儿童电生理检测与记录电极

图示常规棒状电极（左）和直径 10mm 盘状电极（中），与婴儿手（右）的比较。婴幼儿肢体和肌肉非常小，需采用较小的电极。常规 10mm 盘状电极常常适用于大多数年龄组，包括婴儿。但在新生儿，需使用较小的电极。对于新生儿或婴儿的手来说，像棒状电极那样的其他常规电极太大了

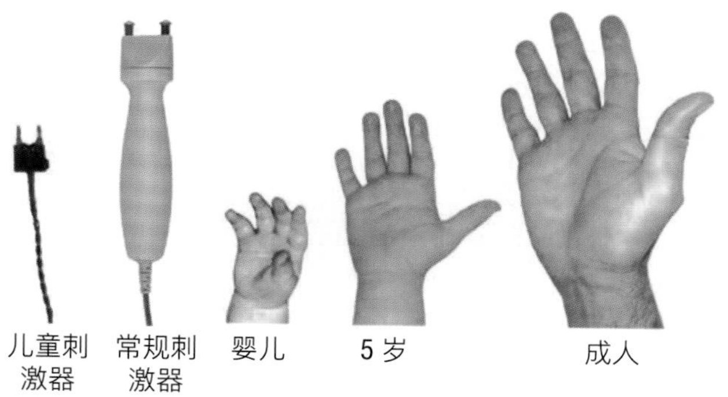

▲ 图 41-3 儿童电生理检测与刺激器的大小

常规刺激器可用于成人和大多数儿童。然而，在婴幼儿，最好采用适合于其大小的刺激器，以便对神经的刺激更准确

针电极肌电图检测期间，会出现其他技术问题。由于儿童运动单位的物理尺寸很小，即使是很有经验的儿科肌电图医生，通常也很难区分正常 MUAP 与肌病性 MUAP，尤其是婴儿。在婴儿和儿童，与该人群中的正常或肌病性 MUAP 相比，对于神经性源性病变所致募集减少和大 MUAP 的识别更直接、更容易。

由于婴儿和儿童的单根肌纤维非常小，儿童肌电图中另一个常见问题是纤颤电位与终板棘波的鉴别。在婴儿，与成人相比，终板区占据肌肉的面积过大；因此，往往会记录到终板电位。终板棘波与纤颤电位非常相似。为正确区分这两者，需特别注意放电模式（规则还是不规则），以及波形的初始偏转（正向还是负向）。由于纤颤电位意味着活动性失神经，因此，不可将终板棘波误认为纤颤电位，尤其是在儿科人群，纤颤电位可能预示着特别严重的疾病，如婴儿型 SMA，即 Werdnig-Hoffmann 病。

四、儿童患者的电生理检测

尽管许多成人对于肌电图检测心存忧虑，但大多数人的耐受性都很好、不适感轻微。对于成年人来说，检查前及在检查过程中予以解释，通常是缓解恐惧和建立良好患者关系的最有效方法之一。然而，对于婴儿或儿童，必须采取不同的方法来消除恐惧，并建立融洽关系。由于大多数孩子都有父母陪伴，所以让父母在肌电图室陪伴通常是非常有益的。父母可以帮助安慰孩子，并协助医生进行检测。医生也可以考虑在进入检查室之前把工作服先脱掉。以支持和安慰的方式与孩子交谈，使用非常简单的词汇，将有助于减轻孩子的恐惧。当然，对于婴儿来说，这项任务要困难得多，因为他们无法理解这种情况，在这种情况下，有父母在房间里是非常有价值的。

为了取得患儿的配合，还需要一些实用性技巧。医生可以向患儿解释，刺激器就像轻拍一下、蜂鸣声或静电。在解释传导检测时，最好避免使用“电击”等词汇，因为这样的词对患儿和家长可能都会产生负面影响。一种非常有效的办法是，让患儿拿着刺激器，用低电流刺激检查者自己腕部的正中神经，这样患儿可看到肌肉收缩，更重要的是让患儿看到医生并没有觉得痛苦。对于 5—10 岁的患儿，作者肌

电图室常规采用的方法是，开始进行检测之前，让医生先刺激医生自己的正中神经；在检查室的家长常常也会有兴趣了解刺激器到底是怎么回事，或者感受下这种刺激。关于针电极肌电图检测，应始终避免说“针”一词。没有人喜欢针，儿童更是如此。对于针，儿童是很熟悉的，因为他们曾经都会有一次或多次疫苗接种注射的经历。最好使用“电极”或“麦克风”这些词，当小孩听到是用一个非常小的麦克风放入肌肉，这样他们可以与医生一起听肌肉的声音，小孩可能会变得有兴趣参与这个检查。

电生理检测最困难的年龄在 2—6 岁。对于婴儿来说，他们既不能理解，也不会乱动，神经传导检测通常可以相当容易和快速地进行，不适程度也很低，有一个助手帮助固定正在检测的肢体就可以了。然而，对于极度躁动的儿童，电生理检测非常困难。事实上，在这个年龄段，清醒镇静往往非常有用。

过去，常常使用温和的镇静药，如水合氯醛；但其镇静作用不充分，被镇静的孩子往往在检测后回家的路上（而不是检测期间）睡得更好。现在，在麻醉师监管下用丙泊酚进行清醒镇静，可在儿童没有什么不舒服的情况下得到最好的检测数据。丙泊酚是一种静脉注射的镇静催眠剂，用于麻醉诱导或镇静。其主要优势是快速催眠，通常从注射开始 40s 内见效。与其他快速起作用的静脉注射麻醉药一样，血 – 脑平衡的半衰期 1～3min。在儿童，丙泊酚镇静时，神经传导检测和（或）重复神经刺激检测很容易进行。同样，镇静后，针电极肌电图检测也容易进行，可寻找异常自发活动。调低异丙酚剂量，镇静状态有所减轻时进行 MUAP 分析（图 41–4）。

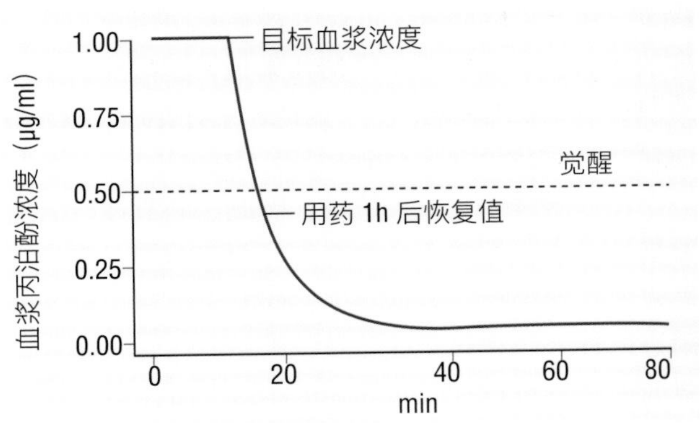

▲ **图 41–4　丙泊酚血药浓度动力学**

对幼儿进行电生理检测时，在麻醉师指导下，采用丙泊酚可成功镇静。主要优势是快速催眠，停止药物输注后，血药浓度迅速下降，儿童在几分钟内清醒。儿童镇静后，可进行神经传导检测、重复神经刺激及针电极肌电图（评估自发活动）。清醒后，可分析运动单位动作电位

尽管如此，即便采用上述的措施，儿童肌电图检测还是非常有挑战性。经验积累得越多，检查就越容易。儿童肌电图检测中，比任何其他情况都显得更重要的是，必须始终遵循威利・萨顿规则：去有钱的地方！换句话说，就是直奔主题。需根据以下几点仔细选择要检测的神经和肌肉。

- 哪些检查对于支持或排除诊断是最重要的?
- 哪些神经的传导检测做起来最快且最容易?
- 哪些肌肉最容易激活且疼痛最小?

例如，运动传导检测时，正中神经比胫神经更容易刺激和记录；因为在腘窝刺激胫神经又难、又痛。同样，选择比其他肌肉疼痛更小、更容易激活的肌肉也很重要。例如，第一背侧骨间肌和拇短展肌，都是上肢远端 C_8～T_1 神经根支配的肌肉，但前者的痛苦小得多。对于儿童来说，最好是有目的地选择疼痛最小的肌肉进行检查，除非绝对有必要，才去检查已知会很痛的肌肉。此外，选择易于激活的肌肉也很重要。对于不能合作的儿童，可选择对于感觉刺激产生回缩动作的肌肉，如刺激足底，会反射性地回缩下肢，引起胫骨前肌和腘绳肌收缩。

儿童针电极肌电图检测最重要的规则之一是：“当你能得到什么时，就拿走你能得到的。”检查成人时，肌电图医生习惯于将针电极放在肌肉中，首先观察插入活动和自发活动，然后将增益改为 200μV/ 格，同时嘱患者随意收缩以观察 MUAP。在儿童，不要使用成人中的常规方法来检查，若将针电极插入肌肉，并且 MUAP 已经在发放了，此时就不要试图让儿童放松肌肉，必须快速将灵敏度改为 200μV/ 格并观察 MUAP，这样会更有效率，因为你可能再也没有机会看到 MUAP 了。不要期望儿童遵循成人通常会遵循的同样的常规。

五、儿童电生理检测的目标

儿童电生理检测的目标，与成人相似。第一个目标，是了解是否存在神经肌肉病变。至关重要的是鉴别无力的原因，是中枢性还是周围性。若是周围性，下一个目标就是要确定是神经源性、肌源性或神经肌肉接头的问题。有所区分后，对选择进一步的实验室检查会更有效、更合理。若是神经源性，

再下一步就是确定是运动和 / 感觉纤维受累，这主要取决于 SNAP 是否存在或减低或缺失。以一名幼儿为例，若针电极肌电图显示弥漫性失神经和神经再支配，同时神经传导检测显示 CMAP 波幅减低；综合考虑，表明存在神经源性病变。若 SNAP 正常，则病变最可能位于前角细胞；尽管这也可能见于纯运动性周围神经病，但在婴幼儿这种可能性极小。另一方面，若 SNAP 异常，则很可能是周围神经病，其鉴别诊断范围和预后截然不同。若存在周围神经病，从神经传导检测中要明确的下一个重要信息，是确定病变是否累及髓鞘；因为大多数儿童周围神经病为遗传性，并且以髓鞘病变性 CMT 最为常见；因此，NCV 是否符合髓鞘病变就有重要意义。当然，也有一些儿童患者是获得性周围神经病，这样遵循适用于成人同样的方式，通常可以鉴别出遗传性髓鞘病变性周围神经病（见第 29 章）。

总体来说，电生理检测与最终诊断之间有非常好的相关性，这在神经源性病变（即前角细胞疾病和周围神经病）尤其如此。对于肌源性病变的诊断，电生理检测也有一定的作用，但不如神经源性疾病，尤其是 2 岁以下的幼儿。如前所述，幼儿的运动单位通常很小，这就使得区分正常 MUAP 和肌病性 MUAP 非常困难。此外，在有些肌病，尤其是先天性肌病，针电极肌电图检测的结果可以说是“不那么重要”（或者说看不出什么问题）；而肌营养不良和肌炎明显不同，被识别为肌病性肌电图表现就容易得多了。

六、儿童肌电图的发展趋势

人们可能会认为，在分子遗传学的当今时代，DNA 和其他形式的遗传分析可用于许多遗传性神经肌肉病变（如 SMA、肌营养不良、不同表型的 CMT），电生理检测的作用可能不如以前。这对于具有众所周知的遗传性病变的经典表型的婴儿或儿童来说是正确的。在这种情况，尤其是有明确家族史时，常常可通过基因检测来确诊，而无须再做电生理检测。然而，并非所有情况都是如此。在评估无力或运动发育迟缓的儿童时，电生理检测仍起主要作用；通过电生理检测，可合理、有效地指导诊断性评估过程。此外，无论获得性周围神经病（如吉兰 - 巴雷综合征、慢性炎性脱髓鞘性多发性神经病），还是某些遗传性周围神经病，电生理评估可发挥关键作用。例如，德热里纳 - 索塔斯综合征（Dejerine-Sottas syndrome，DSS），这一术语指的是一组遗传异质性脱髓鞘神经病，通常见于婴幼儿。DSS 患者的临床表现很像 Werdnig-Hoffmann 病（SMA-1 型）。然而，DSS 所致的 NCV 的减慢，是在人类记录到的最慢的，一般都小于 12m/s，且常常小于 6m/s。若发现如此慢的 NCV，可立即指向 DSS 的诊断。接下来，可进行适当的基因检测，寻找与 DSS 相关的已知突变，其中包括 *MPZ*、*PMP22* 和 *EGR2* 基因。

近年来，有关儿童电生理检测有趣研究之一，是 Karakis 等对波士顿儿童医院（一家大型三级转诊中心）10 年来的转诊和诊断趋势。过去 10 年中，接受电生理检测的 5 岁以下儿童的比例显著下降（接近 50%），这可能反映了基因检测的可用性，以及可筛查疾病的数量在增加。然而，10 岁以上、接受电生理检测的儿童的比例却增加了 1 倍多。这个年龄段最常见的转诊问题是多发性神经病，其次是单神经病，然后是非特异性肌肉骨骼疾病。而神经根病和神经丛病很少见。有趣的是，在这项研究中，只有 5% 的患儿需要清醒镇静。这可能反映了年龄较大的儿童需要进行电生理检测的人数在增加；其研究结论是，电生理检测仍然在儿童神经肌肉病变中发挥关键作用，尽管常规模式正在从年龄较小的儿童向年龄较大的儿童转变。

毫无疑问，与成人相比，儿童电生理检测所面临的挑战要大得多，进行相似的检测也要困难得多。然而，在了解了婴儿和儿童独特的发育、成熟和技术问题，并以不同的理念对待各种检测方式，还是可提供与成人相同的有用信息的。

七、超声在儿童神经肌肉病变的应用

对于疑为神经肌肉病变儿童的评估，神经肌肉超声是非常有价值的辅助手段。随着神经肌肉超声领域的不断发展，有关成人神经肌肉超声研究的文章每年数百篇，但在儿童则微乎其微。由于超声检测无痛，对于婴幼儿有其特殊优势；毕竟，在婴幼儿的电生理检测充满挑战。

正如第 19 章所讨论的，与年龄较大的儿童相比，婴儿肌肉超声的颜色要暗得多。随着年龄增长，肌肉之间的筋膜变得更明显；5 岁时，超声显示肌肉结构就与成人差不多了。在儿童，超声研究最多的是肌营养不良；其肌肉超声的异常，随着时间的推移加重。在许多肌营养不良，大部分研究集中在回声增强的程度，能否作为病变的生物标志物的量化指标。在儿童，神经肌肉超声的优势与成人相似，能够在一次坐姿中就很快地筛查许多不同的肌肉群；尽管如此，超声作为儿童肌肉病变的一种诊断工具，还有很多工作要做。理论上，这种筛查效果可能很好，因为在某些遗传性肌病，某些肌肉先受累，而其他肌肉正常。

就神经而言，超声与神经传导检测和针电极肌电图的数据有一些相似的基本特征，因为正常值高度依赖于个体的年龄（表 41–4）。与成人比较，儿童超声中有关神经的正常数据非常少。有研究比较了正常儿童和 CMT1A 型患儿的超声。正如预期的那样，比年龄匹配的对照组相比，CMT1A 患儿的神经要粗大得多（图 41–5）。因此，神经超声在评估儿童肥大性神经病方面非常有价值。

在单神经病，由于缺乏有效的正常值，因此，最好的解决方法是以患者自身作为对照，进行侧间比较。当然，这仅仅适合于病变限于一侧的患者。

对于一组特殊的儿童神经肌肉病变，超声非常有价值。在黏多糖贮积症（即 Hunter 综合征和 Hurler 综合征Ⅱ型）患儿，易发生腕管综合征（图 41–6）。在这种儿童，腕部正中神经浸润、增粗并不少见。对于这样的患儿，采用超声筛查腕管综合征，要比神经传导检测容易得多，特别是需要镇静的患儿。

表 41–4　儿童神经横截面积（神经超声）

神　经	刺激部位	1—3 岁		4—6 岁		7—11 岁		12—16 岁	
		例　数	均值（标准差）	例　数	均值（标准差）	例　数	均值（标准差）	例　数	均值（标准差）
正中神经	腕部	7	3.9（1.1）	7	4.7（1.0）	6	5.1（0.2）	3	6.7（0.6）
	前臂	7	4.0（0.9）	6	5.6（1.9）	7	6.2（1.5）	4	9.1（2.3）
尺神经	腕部	2	2.5（0.7）	2	4.5（0.7）	2	3.5（0.7）	6	5.8（1.5）
	肘部	2	3.5（0.7）	1	4.5	3	5.0（2.0）	5	7.2（1.3）
桡神经	桡神经沟	2	4.0（0.0）	3	3.7（1.5）	5	5.0（0.7）	3	8.7（1.5）
坐骨神经	小腿	2	19.0（2.8）	2	30.5（7.8）	3	30.7（7.5）	1	8.7
腓神经	膝部	2	7.0（1.4）	1	6.0	4	10.0（2.9）	3	6.7（3.1）
胫神经	膝部	2	11.5（2.1）	1	9.0	4	19.5（6.6）	3	19.7（9.0）
	踝部	2	7.5（0.7）	3	9.0（1.7）	4	7.5（2.5）	5	12.6（2.1）

注意：作者强调，对于特定的年龄，每个部位的数据点很少。因此，不应再根据这些数据来扩充从而衍生出临界值（截止值），但表中提供的数据可作为一个起点，便于各实验室建立自己的正常值范围

改编自 Cartwright MS, Mayans DR, Gillson NA, Griffin LP, Walker FO. Nerve cross-sectional area in extremes of age. *Muscle Nerve*. 2013;47(6):890–893.

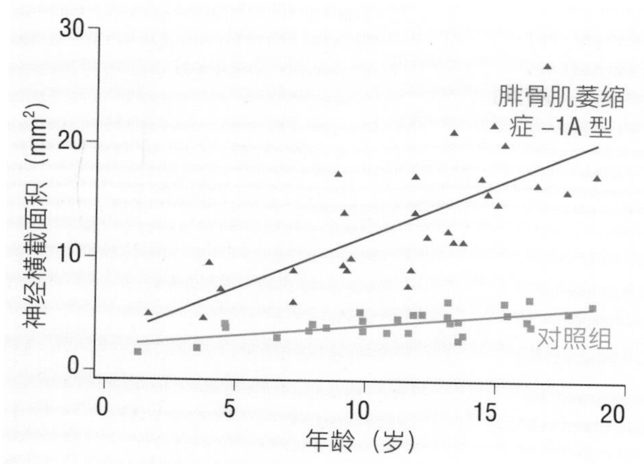

◀ **图 41-5 CMT1A 患者和对照组前臂正中神经横截面积与年龄之间的散点图及最佳拟合线**

三角形表示 CMT1A 患儿的数据点，正方形代表正常对照组的数据点［引自 Yiu EM, Brockley CR, Lee KJ, et al. Peripheral nerve ultrasound in pediatric Charcot-Marie-Tooth disease type 1A. *Neurology*. 2015;10;84(6):569–574.］

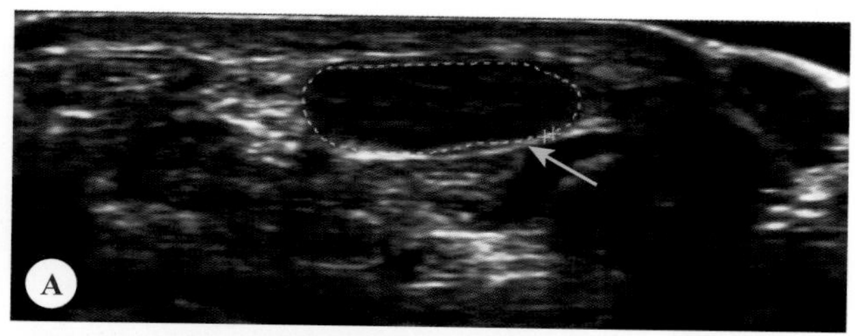

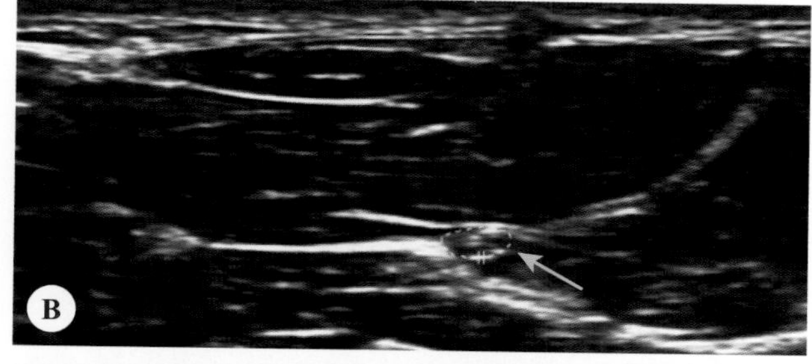

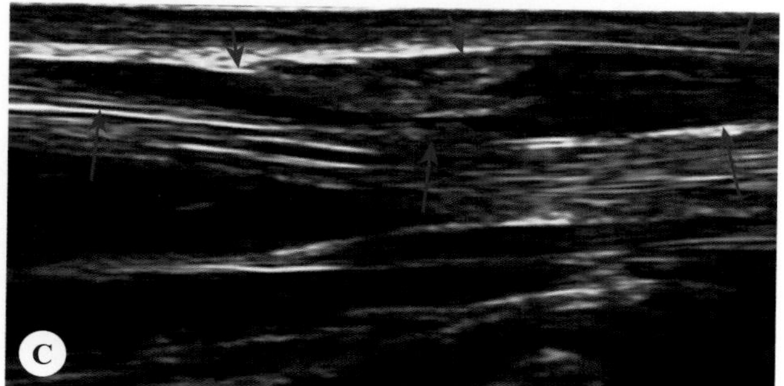

◀ **图 41-6 Hunter 综合征患者腕部正中神经病变**

40 岁男性，基因检测证实、应用酶替代疗法治疗的黏多糖贮积症，表现为双侧手麻木和刺痛感、鱼际肌萎缩，以及双侧前三个手指和第四指半侧感觉减退。A. 腕部正中神经短轴视图（黄箭）。神经明显增粗（$38mm^2$），呈低回声，正常束状结构消失。B. 前臂正中神经短轴图（黄箭），正常神经为 $3mm^2$。因此，腕 - 前臂比值显著增加，为 12.7（正常<3）。C. 腕部正中神经长轴视图（红箭）。再次强调，注意神经增粗，呈低回声，正常束状结构消失［改编自 Alkhachroum AM, Preston DC. Ultrasound findings of carpal tunnel syndrome in a Hunter syndrome patient. *Muscle Nerve*. 2016;53(1):147–150.］

第十篇

电子学和仪器设置

Electronics and Instrumentation

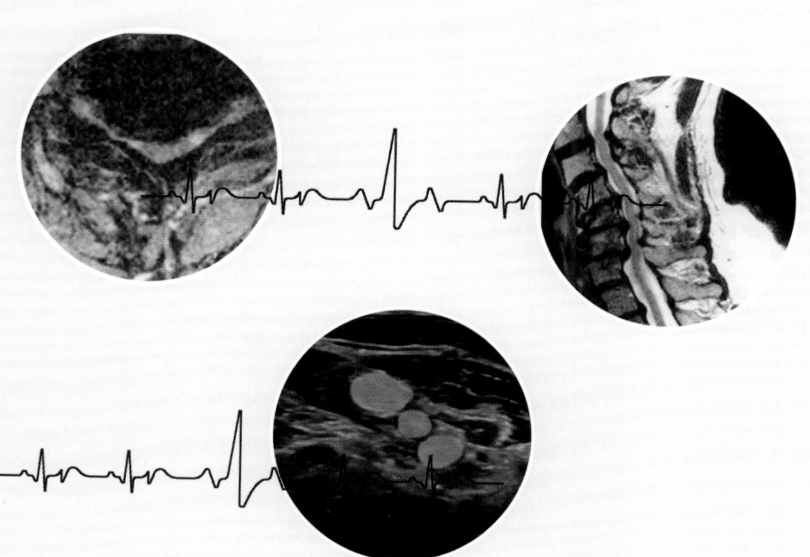

第 42 章 电生理检测的电学和电子学基础
Basics of Electricity and Electronics for Electrodiagnostic Studies

邹晓毅 邵西仓 卢祖能 译 卢祖能 校

在办公室、医院和家中，我们身边总会有各种各样的设备、电器和其他电驱动装备。我们看电视、打电话或使用烤面包机，虽然不需要了解电学和电子学知识，但作为肌电图工作者，这些例子只是我们生活的世界中会涉及的电学和电子学方面的冰山一角。

有人可能会问，进行常规电生理检测，真的有必要了解电学和电子学基础知识吗？答案显然是肯定的，但这不意味着我们都需要去获得电气工程学位。首先，也是最重要的，了解电学基础知识的重要意义在于，进行电生理检测必须安全，也不能使患者发生潜在的电击伤（见第 43 章）。其次，神经传导和针电极肌电图检测过程中记录到的所有反应，其电信号微弱，要经过放大、滤波处理，然后电子显示；具备一定的电学和电子学知识，有助于我们更好地理解这些电位所代表的含义。最后，电学和电子学知识对于我们理解和校正电生理检测中经常出现的各种技术问题，同样也是至关重要的（见第 8 章）。

一、电学基础

所有原子都有一个原子核，原子核由带正电荷（+）的粒子（即质子）和不带电荷的粒子（即中子）组成（图 42–1）。围绕原子核旋转的，是带负电荷（–）的粒子，即电子。大多数原子有相同数量的质子和电子；由于电子对质子的磁性吸引（也就是磁力中的异性相吸），电子仍被束缚在自己的轨道上。

当电子从其轨道上离开并流向相邻原子时，就形成电。允许电子自由移动的材料称为导体。相反，阻碍电子流动的材料称为绝缘体。金属是典型的导体，最常见的是铜。橡胶、塑料和陶瓷则是最常见的绝缘体。要了解基本电路，首先需熟悉几个重要术语。

- 库仑，用 *C* 表示，是电荷的标准单位，1 库仑相当于 6.24×10^{18} 个电子的电荷量。
- 电流，用符号 *I* 表示，是电荷的定向移动（电子的实际流动）。安培是测量电流的单位，以字母 *A* 来表示。1 安培定义为导体某横截面每秒通过 1C 的电（荷）量。电流仅能在完整的电子回路中流动。
- 电压，使电流在导体中流动的电（动）势。电势是磁性的基础特性，是带相反电荷的粒子互相吸引所致。任何有过量电子（即带负电荷的粒子）的电源，都会被吸引到缺乏电子（即带正电荷的粒子）的电源。电压用符号 *E* 表示，其测量单位为伏特，用字母 *V* 表示。
- 电阻，阻碍电子流动。电阻用符号 *R* 表示。电阻的测量单位是欧姆，用希腊字母 *Ω* 表示。所有材料，甚至导体，都会在一定程度上阻碍电流的流动。一般而言，电阻随导体长度增加而增大，随导体横截面增加而减小。

（一）电与水的类比

由于我们看不到电流和电子，因此很难将其与电及其基本定义联系起来。为理解电及其特性，拿水的流动来进行类比是一种实用的方法。拿水和水管进行类比，常常更容易理解，由此也可推演出对

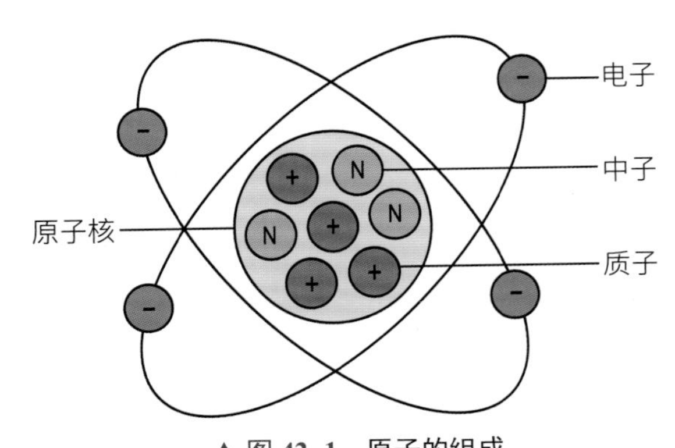

▲ 图 42–1 原子的组成

电的理解（图 42–2）。

水，可以用特定的容积单位来测量（如 1L 或 1gal）。因此，可以用 1gal 的水量来类比 1*C* 电荷量。要使水流动，就必须有一定的驱动力或推动力。对于储存在水塔中的水，这种力可以是重力，也可以是机械推动水的泵。无论哪种情况，水都会受到压力。压力以单位面积上的力来测量，通常采用的单位是磅 / 平方英寸（psi）。因此，水压类似于电压，即驱动电动势。若两点之间存在压力差（即从高压区到低压区），水就会流动。同样，若两点之间存在电压差，电子就会流动。水流量是水的实际运动，以特定时间段内通过某一点的容积（如 gal/s）来测量。因此，水的流动类似于电流（即电子的运动），其测量单位为安培（导体中某点 1s 通过 1*C* 的电荷量）。最后，水流的阻力，取决于其所通过的管道的物理特性。较长且直径特别小的管道会阻碍水的流动。因此，水管的机械阻力类似于电路的电阻。

水的流动，遵循泊肃叶定律。

$$\text{水流量}=\frac{\text{两点间水压差}}{\text{水流阻力}}$$

图 42–2 中的 D 点，水压基本为零。水被水泵吸入并加压，使得 A 点的压力高。由于 A 点压力高，D 点压力低，这样水就会流动。在 B 点，由于管道直径很大，几乎不会对水的流动产生阻力，因此 B 点的水压仍然高。然而，B 点和 C 点之间的管道明显变窄，这样水流的阻力会增加。阻力越大，水流量越小。反之，水压差越大，则水流量越大。在 C 点，此时水压很低，但仍然必须略高于 D 点，水才能从 C 点流向 D 点。若有额外的水以某种方式进入系统，并且水量大于水泵能够泵送的量，那么就很容易被转移到水库中。

（二）欧姆定律

电学最重要的基本原理是欧姆定律。欧姆定律定义了电路中电流、电压和电阻之间的关系。欧姆定律正好类似于水的泊肃叶定律。对于电路，欧姆定律规定：

$$\text{电流}（I）=\frac{\text{两点间的电压差}（E）}{\text{电阻}（R）}$$

在图 42–3 中电路图，描述的是一个简单的电路，由连接到一个电阻器（*R*）的蓄电池（*E*）（即电动电子源）组成。电流（*I*）的大小由欧姆定律（*I=E/R*）确定，其中 *E* 是来自蓄电池的电压，*R* 是电阻。同时还要注意接地连接的存在。理想情况下，地面是真正的零电点。真正的接地大多是与地面的物理连接（如通过管道）。

电学中令人困惑的方面之一，是计算电流的实际流动方向（图 42–4）。在常规流量符号中，电荷从电池正（剩余）侧移动到负（不足）侧。然而，当电是由带负电荷的电子流产生时，实际的电子流是从负流向正。在电子流记法中，电荷从电池负侧的剩余负电荷移动到电池正侧，由此，电池正侧的负电荷不足。两种表示法在一致使用时都是正确的。常规流量符号为大多数电学工程师所用，也能在大多数电学工程书籍中找到，因此，将在本章中使用。

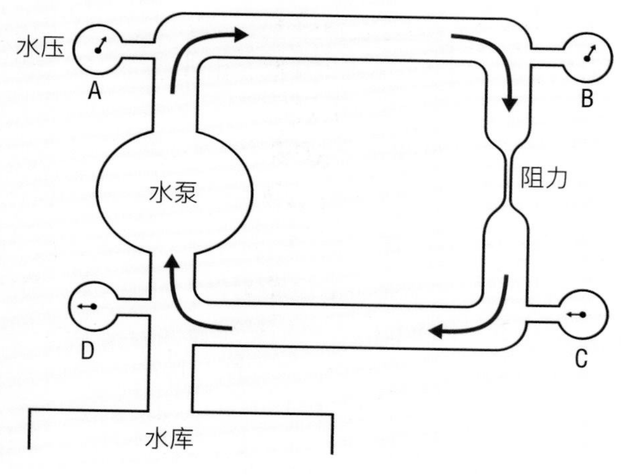

▲ 图 42–2 电与水的类比

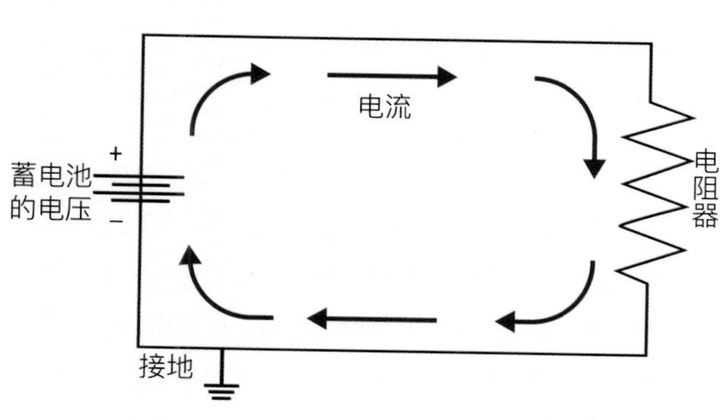

▲ 图 42–3 欧姆定律

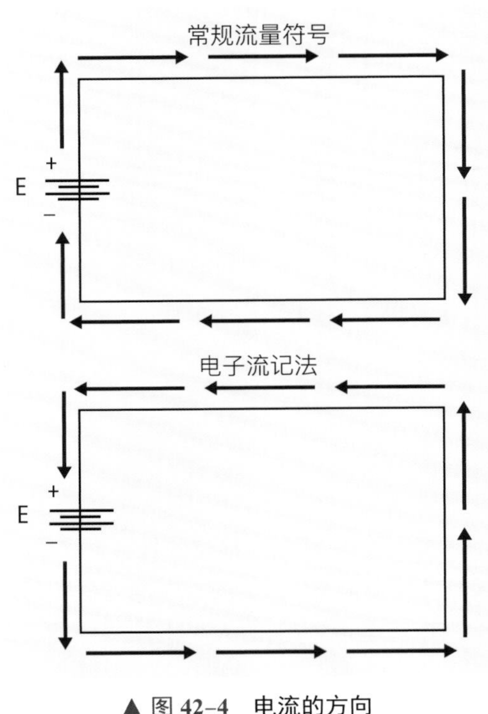

▲ 图 42-4　电流的方向

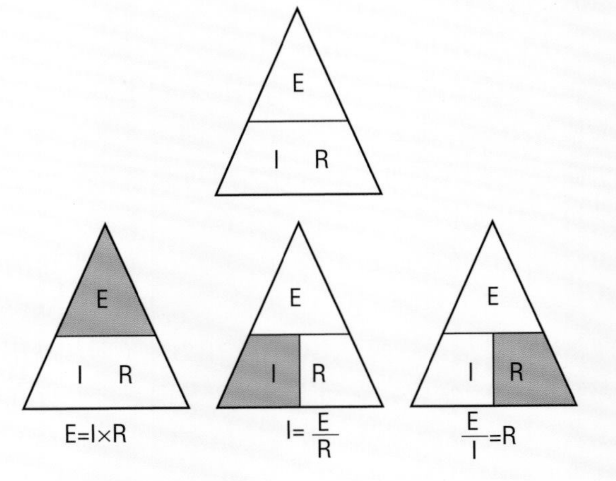

▲ 图 42-5　欧姆三角形图解

欧姆三角形图解有助于我们记住欧姆定律中的关系问题（图 42-5）。若构建一个三角，*E* 在顶部，*I* 和 *R* 就在底部，则通过阻塞感兴趣的变量（图中阴影部分），并查看其他两个参数之间的关系，就很容易确定 *E*、*I* 或 *R* 的关系。

（三）基尔霍夫定律

除了欧姆定律，还有另外两个重要的原理，称为基尔霍夫定律，必须熟悉才能理解基础电学知识。

基尔霍夫电流定律指出，电路中任何一点汇合的所有电流的代数和必须为零（图 42-6）。换句话说，输入电流的和必须等于输出电流之和。这条定律表达了电荷守恒。流向某一点的电荷数，必须等于从该点流出的电荷数。

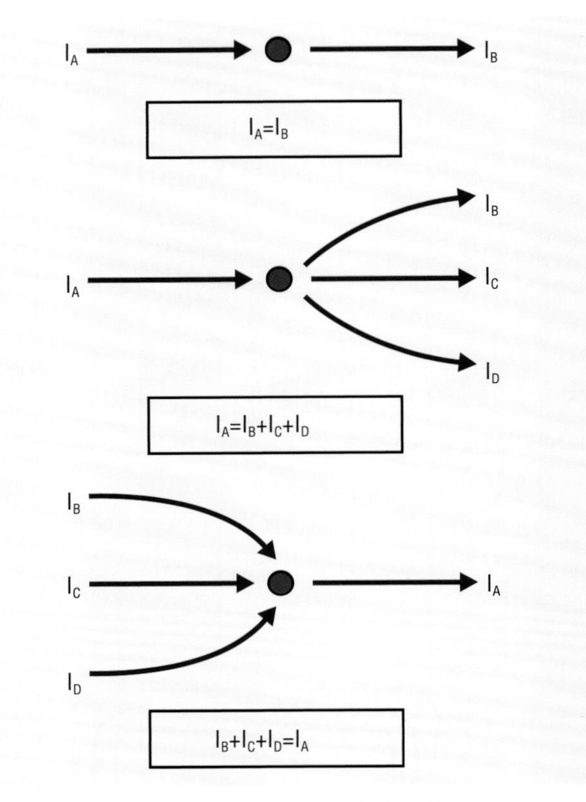

▲ 图 42-6　基尔霍夫电流定律

基尔霍夫电压定律指出，在闭合电路中，所有电压（即电势）下降的代数和，等于电路的电源电压。图 42-7 显示了一个电压（V_A）串联到三个电阻器（B、C、D）的电池。流过三个电阻器的电流，分别在每个电阻 V_B、V_C 和 V_D 上产生电压下降。基尔霍夫电压定律要求所有三个电阻器的电压降之和等于电池电压（即 $V_B+V_C+V_D=V_A$）。

（四）简单电阻电路

1. 串联电阻器

根据欧姆和基尔霍夫定律，我们可以预测简单电阻电路的工作原理。

首先，以一个简单的电路为例，电池（*E*）与三个电阻串联（图 42-8）。根据基尔霍夫电流定律，流经每个电阻的电流（*I*）必须相同（即流入任意一点的电流等于流出该点的电流）。根据欧姆定律，每个电阻器两端都会出现电压降（*E*=*I*×*R*）。因此，三个电阻器的电压降必须将分别为 $I\times R_1$、$I\times R_2$、$I\times R_3$。

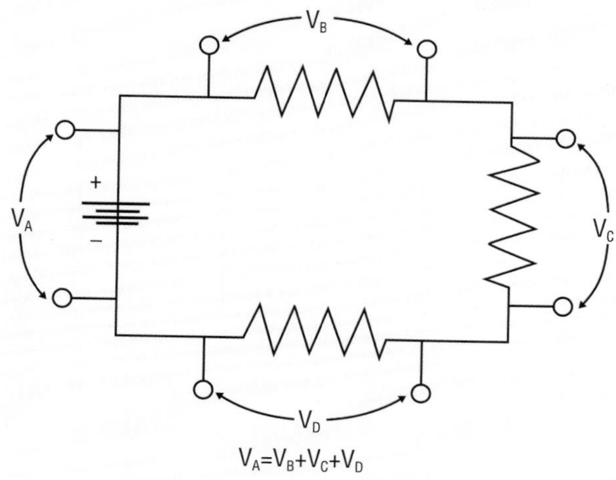

▲ 图 42-7　基尔霍夫电压定律

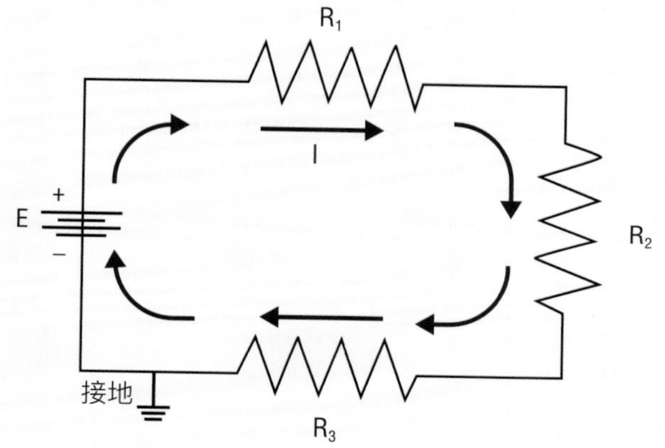

▲ 图 42-8　电池与三个电阻器串联的简单电路

根据基尔霍夫电压定律，电池的电压（E）必须等于通过三个电阻器（$V_B+V_C+V_D$）所有电压降之和。

利用这些信息，由以下公式应用简单代数进行计算：

$E=V_B+V_C+V_D$	基尔霍夫电压定律
$E=I\times R_1+I\times R_2+I\times R_3$	欧姆定律
$E=I\times（R_1+R_2+R_3）$	代数
$E=I\times R$	欧姆定律
$R=R_1+R_2+R_3$	代数，使用替换函数

因此，串联电阻器可以直接加在一起计算净电阻。举一个具有相同电路，串联三个电阻器的电池为例子（图 42-9），用实际值来计算。

在图 42-9 的例子中，电池的电压是 100V，电阻

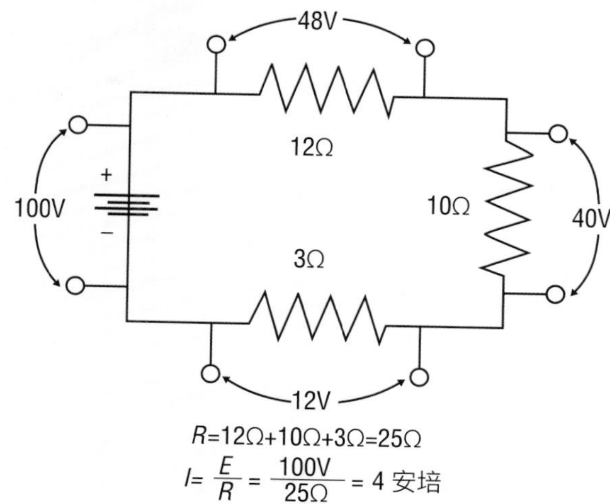

▲ 图 42-9　串联电阻器电路

器的阻抗分别为 12Ω、10Ω 和 3Ω。因此，电路的总阻抗是所有三个电阻器阻抗的总和（12+10+3）=25Ω。有了这些信息，由以下公式就可以很容易地根据欧姆定律计算电流：

$$I=\frac{E}{R}$$

$$I=\frac{100V}{25\Omega}=4A$$

知道了电流值，每个电阻器（48V、40V、12V）的单个压降，就可从欧姆定律计算出来。

2. 并联电阻器

当电路中的电阻器并联时（图 42-10），也可以用欧姆定律和基尔霍夫定律计算净电阻。

以图 42-10 这个简单的电路为例，一个电池（E）与三个电阻器并联，根据基尔霍夫电流定律，总电流（I）必须是流经每个电阻器的单个电流的总和。

$$I=I_1+I_2+I_3$$

根据欧姆定律，由以下公式可以计算出每一个电阻器两端的电压：

$$V_1=I_1\times R_1$$
$$V_2=I_2\times R_2$$
$$V_3=I_3\times R_3$$

根据基尔霍夫电压定律，电池的电压必须等于

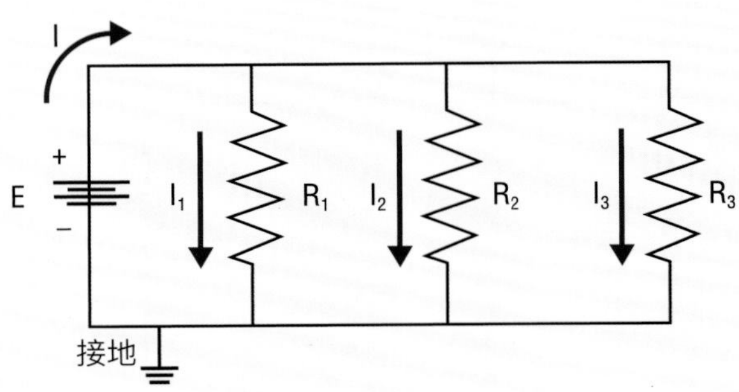

▲ 图 42-10 并联电阻器电路

任何闭合电路的电压降。因此，三个电阻器中的每一个都必须有来自电池的相同电压（E）：

$$E=V_1=V_2=V_3$$

有了这些信息，由以下公式可以求解出总电流的方程。

$$I=I_1+I_2+I_3$$

$$I=\frac{V_1}{R_1}+\frac{V_2}{R_2}+\frac{V_3}{R_3}$$

$$I=\frac{E}{R_1}+\frac{E}{R_2}+\frac{E}{R_3}$$

$$I=E\times\left(\frac{1}{R_1}+\frac{1}{R_2}+\frac{1}{R_3}\right)$$

最后，由以下公式可以求解出总电阻：

$$R=\frac{E}{I}$$

$$R=\frac{E}{E\times\left(\frac{1}{R_1}+\frac{1}{R_2}+\frac{1}{R_3}\right)}$$

$$R=\frac{1}{\frac{1}{R_1}+\frac{1}{R_2}+\frac{1}{R_3}}$$

因此，与增加总电阻的串联电阻器相比，并联电阻器降低了总电阻。例如，三个串联电阻器，每个 100Ω，结果总电阻是 300Ω。然而，三个并联电阻器（每个 100Ω）的净电阻是 33Ω。与水的类比如下。想象一个装满水的桶。水的重量对桶底产生水压。若在桶底钻一个孔，水就会开始流出，这取决于孔的大小（即阻力）和桶内的水压。若在附近钻了另一个孔（即平行），水就有两种流出的方式（在相同的压力下），因此，离开桶的水量（即电流）将会增加。因此，两个孔有效降低了水离开桶的阻力。

（五）直流电和交流电

直流电（direct current，DC）指始终沿同一方向流动的电流。在 DC，电子均匀地从电源通过导体流向负载（即电子设备），然后返回到电源。DC 电源最常见的例子是电池。然而，电流也可以作为交流电（alternating current，AC）提供。在 AC，电子沿着正弦波的规律，首先向一个方向流动，然后反向流动。电流的极性在 1s 内反转多次，以每秒周期数（cps）或赫兹（Hz）计。AC 最常见的例子，是住宅和办公室墙上插座中传统的 60Hz 电流［我国是 50Hz（220V）］。

因为 DC 和电压是恒定的，所以其测量简单直接。但 AC 的测量较复杂，因为电压和电流值是不断变化的。有几种方法测量 AC，包括测量基线到峰值或峰 – 峰值。平均值没有用，因为 AC 电流的平均值实际上为零。然而，测量 AC 最常用的方法是测量均方根（root mean square，RMS）值。RMS 是通过将波形分成许多小增量来计算的。将每个增量的值平方，取所有值平方后的平均值。最后，计算平均值的平方根得到 RMS 值（图 42-11）。

RMS 值是测量 AC 最有用的方法，因为电路中的功率定义为电压乘以电流：

功率（瓦）$=E\times I$

$=E\times\frac{E}{R}$（根据欧姆定律，用 E/R 代替 I）

$=\frac{E^2}{R}$

因此，功率与电压的平方成正比。这样，对于相同的电阻，RMS 值为 1V 的交流电提供与 1V 直流电相同的功率。对于典型的住宅或办公室的 AC，RMS 电压约为 0.707 乘以基线值与最大值之间测得的电压。因此，在美国［我国是 220V（50Hz）］，120V 的 RMS 相当于基线到峰值的电压约 170V。

一个自然会问的问题是：为什么是 AC？电流不断地每秒多次以相反的方向来回流动，这似乎令人困惑且违背直觉。然而，AC 产生于所有常见的发电

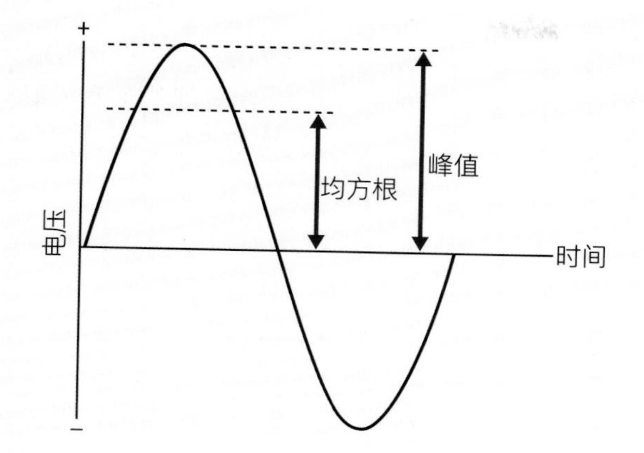

▲ 图 42-11 交流电的测量

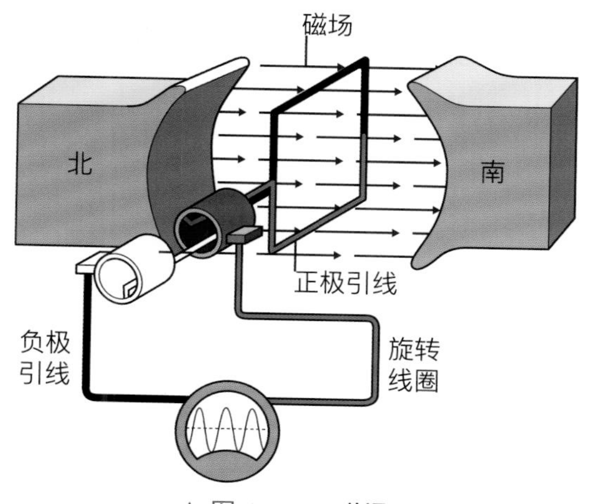

▲ 图 42-12 磁场

方式。无论是风力发电、水力发电、核能、煤炭还是天然气，最终都会引起旋转性机械运动（例如，风力和水力直接转动轴；核能、煤炭和天然气将水加热成蒸汽，然后推动涡轮机）。将线圈（一种环形状导体）置于强磁场中，线圈与机械旋转连接，则产生电。当导体在磁场中旋转时，就会产生电流，并流向连接的载体。线圈在磁场中的角度和方向，决定了电流的大小和方向。当线圈垂直于磁场，并随着线圈的正侧向上移动时，产生最大电流（即正弦波的顶部）。然而，当线圈垂直于磁场，并随着线圈的负侧向上移动时，则在另一个方向（即正弦波的底部）产生最大电流。当线圈平行于磁场时，不会产生电流（正弦波的过零点）。正是线圈在磁场中的旋转，产生了具有特征性正弦波形的 AC（图 42-12）。

二、电容、电感和电抗

除了简单的电阻电路，还需要进一步了解电容、电感和电抗的基础知识。尽管这些概念更复杂，但其与电生理检测直接相关，涉及如下两方面：①低频和高频滤波器；②杂散泄漏电流，这些电流可能对接受电生理检测的患者造成电击损伤风险（见第 43 章）。

虽然电容和电感存在于 DC 电路中，但与 AC 电路的关系更密切。电抗的概念只适用于 AC 电路。电容和电感有许多共同的基本特性，但也有显著而重要的区别。

（一）电容

电容，用 C 表示，是电路的一种特性，可储存电荷。电容的度量单位是法拉，用 *F* 表示。电容器，是由一层薄的绝缘材料（称为电介质）隔开的、一对导电板制成的电子元件。当电压在施加电容器的两个极板上时，电子被压到一个极板上，并被拉离另一个极板。电子过剩的极板带负电，而电子不足的相反极板带正电。电容器中存储的电荷量，与电容器两端的电压成正比，由下式描述：

$$Q=C\times V$$

其中，Q 是电荷，单位是库仑；C 是电容，单位是法拉；V 是电压，单位是伏特。

由于极板之间的介电材料，没有实际电流（即电子流）流过极板；然而，存在一种“视在电流”，也称为电容电流（图 42-13）。

以图 42-13A 中的电池为例，一个电池（E）通过一个简单的开闭开关连接到一个电容器上。

当开关移动到闭合位置时，电子从电源流向电容器的导电板。这种电子流将在导体中产生实际电流。当电子到达负极板时，电子实际上没有穿过极板（图 42-13B）。

然而，聚集在负极板上的电子导致正极板上的电子被排斥（磁学中：异性相吸、同性相斥）。因此，电容器两端将存在“视在电流”。这一过程将一直持续，直到电容器两端的电压等于电源电压。此时，就不会再有视在电流流过了。电容将充满电，两个极板之间将存在电场（图 42-13C）。

届时，不会有进一步的视在电流流过。电容器将充满电，两个极板之间将存在电场（图 42-13D）。

根据以下公式，电容器上电荷的积累速率（及由此产生的电压）呈指数形式出现：

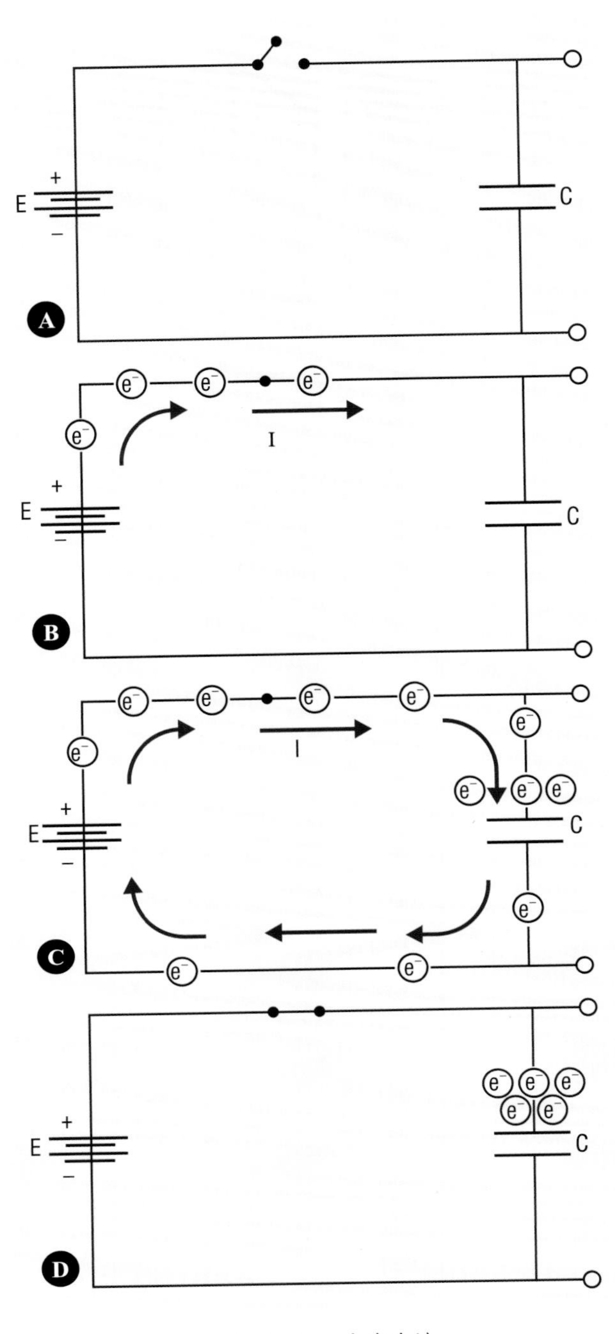

▲ 图 42-13　电容电流

$$电压 = 1-e^{-t/RC}$$

上面的公式中，t 是时间；e（自然对数基数）为 2.718281828459045235；R 是电路的电阻，单位为欧姆；C 是电容，单位为法拉。

注意，在上式中，电路中电压上升到其最大值所需的时间，取决于电阻（R）与电容（C）的乘积。这个乘积（RC），称为电容电路的时间常数。

当 t=RC 时

电压（电容器中）$=I-e^{-1}$

$=0.632=63.2\%$

因此，一个时间常数（RC）定义为电容器两端的电压达到最大值的 63.2% 所需的时间。在第二个时间常数期间，电压将上升到剩余 36.8% 的 63.2%，或总数的 86.4%。电容器两端的电压达到最大值，需要大约 5 个时间常数（图 42-14A）。

一旦充满电，若电源关闭会发生什么？会发生相反的情况（图 42-14B）。电容器将放电，多余的电子从电容器的负极板流出（即与充电时相反的方向）。同样，视在电容电流将出现在电路的另一侧，并持续到电容器完全放电为止。电容器的放电遵循相似的指数下降，由下式描述。

$$电压（电容器中）=e^{-t/RC}$$

因此，在一个时间常数后，电容器两端的电压将下降到其原始值的 36.8%。同样，电容器完全放电大约需要 5 个时间常数。

在 DC 电路中，当电路最初接通时，电流流动。然而，在 5 个时间常数后，电容器充满电，不再产生电流。此时，电容器实际上是充当开路。了解简单 DC 电路中电容器的这些特性，就可以推断出 AC 电路中发生的情况。

以电流频率远快于 1/RC 的 AC 电路为例。当电流首次施加到容电路时，由于存在视在电流或电容电流，电流很容易流动。若在电容器充满电之前 AC 反向，则电容电流或视在电流将反向流动。因此，从本质上讲，电容器实际上是高频短路。相反，若电流的频率远远低于 1/RC 频率，电容器可以在电流反向之前充满电。因此，低频时电容器可以起到开路的作用。这些特性可用于设计低频和高频滤波器。

在 AC 电路中，还要注意电容器是不断充电和放电的。当电荷聚集在电容器的两个极板之间时，极板之间会产生电场。因此，在 AC 电路中，电容器周围存在不断膨胀和收缩电场。在这个不断变化的电场附近的其他导体可能产生电容电流。这对于理解杂散电容的概念和泄漏电流的风险非常重要。

（二）电感

电路的特性使其对抗任何的电流变化，称为电

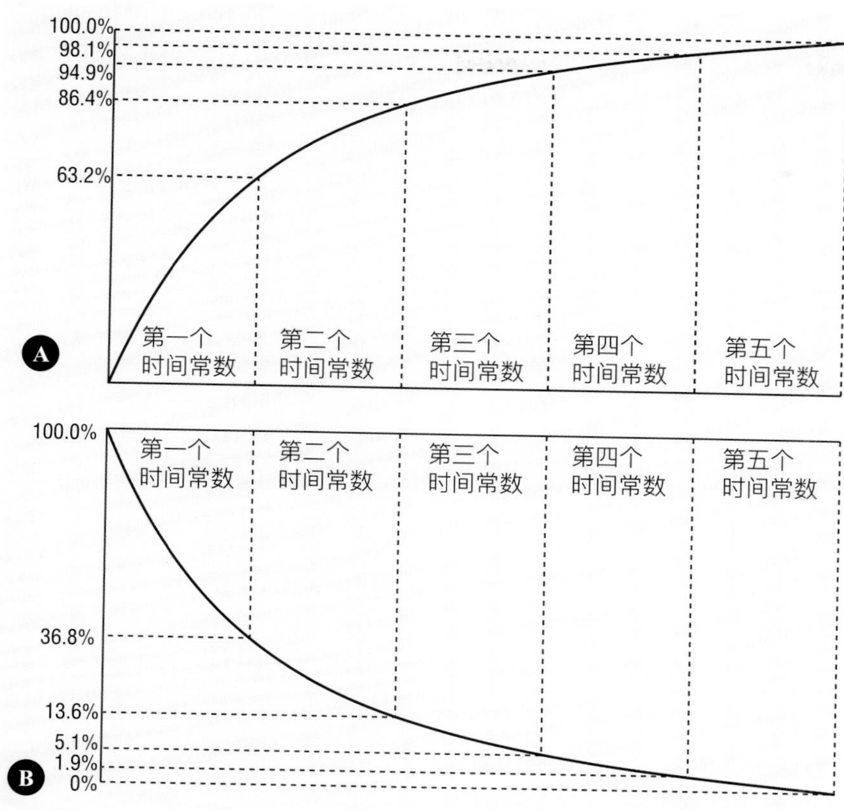

◀ 图 42-14 电容电路的时间常数

感。电感用符号 *L* 表示，单位为亨利（*H*）。电感有点类似于机械惯性，必须克服机械惯性才能使机械物体移动或停止。电阻对抗所有电流流动，电感只对抗变化的电流。若电流增加，电感会试图使之变小；相反，若电流减小，电感会试图保持电流不变。

电感是电流感应磁场的结果。每当电流流动时，导体周围就会产生磁场，称为电磁场（图 42-15）。在磁场中移动导体，会在导体中感应出电压。同样，将静止的导体置于膨胀或收缩的磁场中，也会在导体中产生电压。因此，当电流在导体中开始流动时，就会产生一个膨胀的磁场。这个膨胀（即变化）的磁场在导体中感应出一个与电流流动相反的电压，称为反电动势。这个反电动势导致电流达到稳定值的时间延迟。一旦达到稳定值，导体周围的磁场是静止的，不再产生相反的电压。

与电容的计算相似，在有电感器的电路中产生的电流呈指数形式出现，并由下式描述：

$$电流=1-e^{-t/\frac{L}{R}}$$

上面的公式中，*t* 是时间；*e*（自然对数基数）为 2.718281828459045235；*L* 是电感，单位为亨利；*R* 是电路的电阻，单位为欧姆。

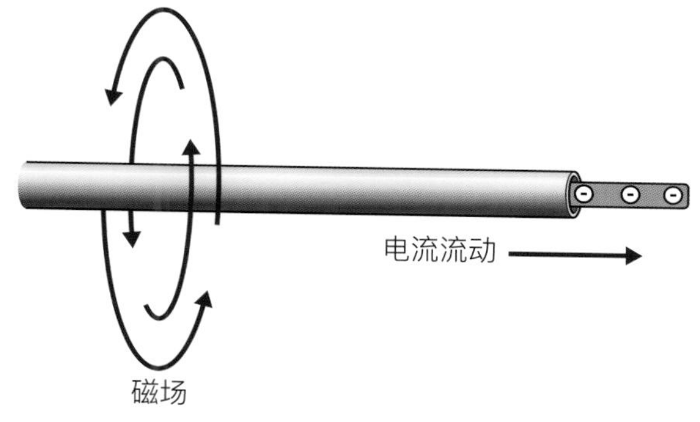

▲ 图 42-15 电磁场

注意，在上式中，电流在电路中上升到最大值所需的时间，取决于电感值除以电阻。这个值（*L/R*）称为电感电路的时间常数。当 $t=L/R$ 时，电流 $=1-e^{-1}=0.632=63.2\%$。

因此，一个时间常数（*L/R*）定义为电流达到其最大值的 63.2% 所需的时间。在第二个时间常数期间，电流将上升到剩余的 36.8% 的 63.2%，或总数的 86.4%，电流需要大约 5 个时间常数才能达到最大值。

在稳定状态下，若电源被关闭会发生什么？相反的情况发生了。电磁场收缩，并在导体中感应出反电动势，与电流的流动相反。电流的流动遵循相似的指数下降，由下式来描述：

$$电流 = e^{-t/\frac{L}{R}}$$

因此，在一个时间常数后，电流将下降到其原始值的 36.8%，同样，电流完全耗散需要约 5 个时间常数。一旦电流达到稳定状态（在这种情况下为零），就不会有磁场变化，也不会感应出进一步的反向电压。

在 DC 电路中，当电路接通时，电流流动，但最初会受到电感的阻碍。但经过 5 个时间常数后，电流达到稳态，不再产生感应电压。此时，电感器相当于短路。通过了解简单直流电路中电感的这些特性，就可以推断出 AC 电路中发生的情况。以 AC 电路为例，其电流的频率比 1/（*L*/*R*）频率慢得多。当电流第一次施加到电路上时，会因为电感而受到阻碍。然而，在 5 个时间常数后，电流已达到稳态，不再产生电感。因此，对低频而言，电感器允许电流流动，并达到最大值。然而，在频率高于 1/（*L*/*R*）的 AC 电路中，AC 在电流达到稳定状态之前反转。在这种情况下，电感器有效地衰减流动的高频电流。

因此，电感器以磁场的形式储存能量，就像电容器以电场中电荷的形式储存能量一样。电感也像电容一样依赖于频率。若频率低，在正弦波的极性反转之前，电流有更多的时间达到其最大值；若频率非常高，电流达到其最大值的时间就较短。因此，电感对高频的衰减远远大于低频；这刚好与电容相反。考虑到极限，本质上，低频时电感器是短电路；高频时电感器是开放电路。

AC 电路中，电流会不停流动，然后反向，引起任何导体周围的磁场膨胀和收缩。变化的磁场可以引起附近的其他导体产生电位，这可以在该变化磁场附近的其他导体中感应电压，这对于理解杂散电感和泄漏电流的风险很重要。

（三）电抗和阻抗

纯电阻电路中，无论 DC 还是 AC，阻碍电流流动的称为电阻。然而，在交流电路中，阻碍电流流动的，也可以是电感和（或）电容。由电容导致对电流流动的阻碍，称为电容电抗（capacitive reactance，XC）。电容器越大，XC 越小。与电感电流相反的，称为电感电抗（inductive reactance，XL）。电感器越大，XL 越大。与电阻类似，电抗的测量单位是欧姆（Ω）。因此，AC 电路中总电抗，取决于 XL 和 XC。显然，从前面的讨论中可以看出，XL 和 XC 取决于频率。对于电感而言，高频的电抗要高得多；反之，对电容而言，高频的电抗要低得多。

XC 和 XL 可由如下公式计算。

$$电容电抗（XC）= \frac{1}{2\pi fC}$$

$$电感电抗（XL）= 2\pi fL$$

最后，用字母 Z 表示的阻抗，也以欧姆（Ω）作为度量单位。阻抗是 AC 电路中电流流动的总阻力，包括电阻、XC 和 XL。阻抗用如下公式计算：

$$阻抗（Z）= \sqrt{R^2+（XL-XC）^2}$$

因此，从上面的公式，我们可以了解阻抗的如下几个方面：

- 无电感或电容的电路中，阻抗 = 电阻。
- XL 等于 XC 的电路中，阻抗 = 电阻。
- XL 和 XC 相互直接对立。

三、波形、频率分析和滤波

神经传导和针电极肌电图检测期间，每个显示的波都代表一个小的生物电势（即电压），这些生物电势都经过记录、放大，然后滤波的过程。最后一个过程，即滤波，通过防止基线漂移和消除不必要的电噪声，来提高所记录电位的质量。要了解滤波过程，首先必须了解任何所记录的波形的频谱。

傅里叶分析是一种数学构架，通过叠加一系列正弦波，可得出任何波形（图 42–16）。正弦波可能因振幅、频率或相位而变化。最具说明性的例子之一是方波，也可通过叠加一系列正弦波来构建。

以图中频率为 3Hz 的方波为例（图 42–16A）。首先将方波近似为 3Hz 的正弦波（图 42–16B）。若在

3Hz 正弦波上叠加一个波幅较小的 9Hz 正弦波，就得到上述波形。现在看起来有点像方波（图 42-16C）。现在若将振幅更小的 15Hz 正弦波加到两个较早的正弦波上，则生成一个合成波形。若继续进行这种分析，对频率为（x）的方波而言，可从图 42-16E 公式中得出实际的傅里叶分析（图 42-16D）。

图 42-16E 中的波形，代表了 10 个独立正弦波的傅里叶重构。如此，随着更多高频和低幅波形的加入，重构的波形就越来越接近真正的方波。这样，除了其他高频成分以外，3Hz 方波还包含以下频率：3Hz、9Hz、15Hz、21Hz 和 27Hz（图 42-16E）。

常规电生理检测中记录的所有波形，都可以进行类似的分析（图 42-17）。

理想的情况是，希望肌电图仪能准确显示我们感兴趣的放大的生物电信号。然而，若信号被电噪声污染，就很难正确记录和解释了。一般来说，极低频率会因为引起基线漂移而污染感兴趣的信号，而非常高的频率很容易掩盖许多小波形，如感觉神经动作电位、纤颤电位。因此，希望在尽可能保持实际波形频谱的同时，滤除不需要的低频和高频。

（一）低频（高通）滤波器

低频滤波器可去除不需要的低频成分，同时允许高频成分通过（图 42-18）。如图 42-18A 所示，模拟低频滤波器可以由电容器和电阻器构建。在图 42-18 中，将模拟信号源生成的低频、高频或方波输入到电路。从 A 点（到参考点或接地点）测量电路的输入，从 B 点（到参考点或接地点）测量电路的输出。

回顾前面讨论的，对于高频 AC 而言，电容器实际上就像短路一样，允许电流通过。若 AC 在电容器充电前改变方向，则视在电流或电容电流将保持不变（图 42-18B）。

相反，对于频率很低的 AC 而言，电容器实际上就像开放电路。这种情况下，在电流方向发生任何变化之前，电容器将有足够的时间完全充电。一旦电容器充满电，就不会有电流流过，无论是真实电流或视在电流。此时，电容器将充当有效的开路，不允许波形从 A 点传递到 B 点的输出（图 42-18C）。

当然，大多数波形都是低频和高频成分的组合。经过低频滤波器的方波，其高频成分会通过，但低频成分会被滤掉（图 42-18D）。

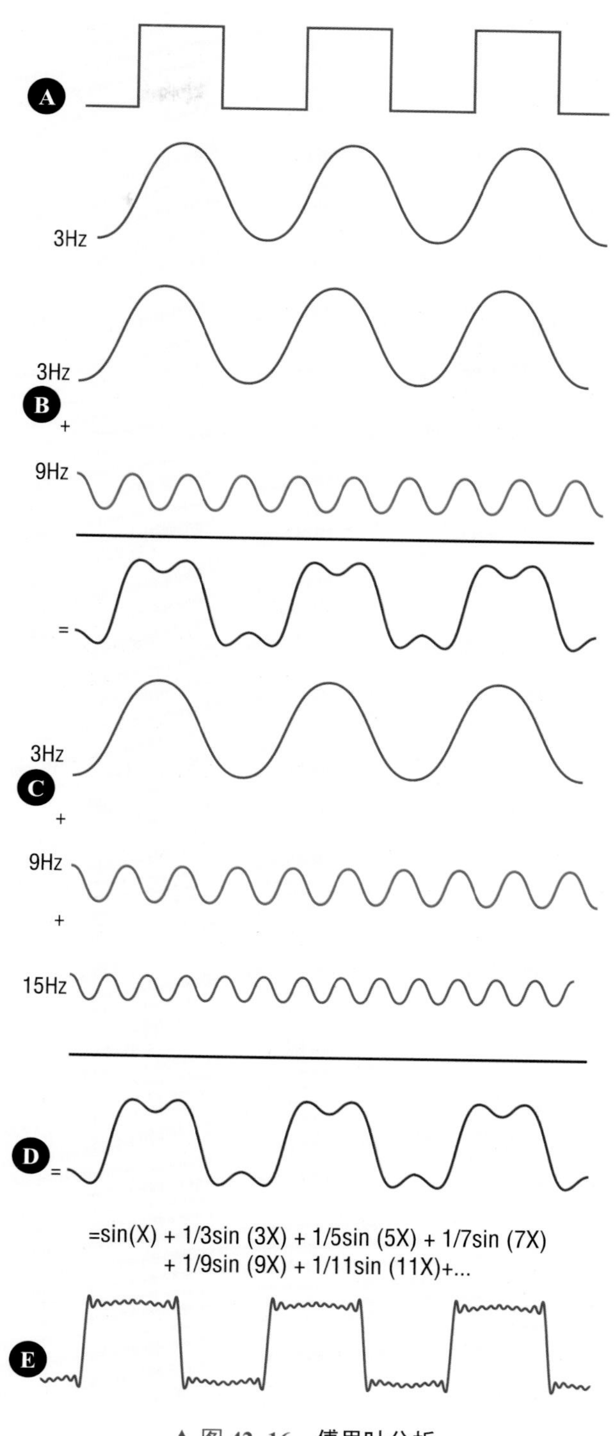

▲ 图 42-16　傅里叶分析

（二）高频（低通）滤波器

高频滤波器可去除不需要的高频成分，同时允许低频成分通过（图 42-19）。如图 42-19A 所示，模拟高频滤波器可以由电容器和电阻器构建而成。

在高频 AC 电路中，电容器能有效起短路作用，并将信号电源分流电流到地面（图 42-19B）。

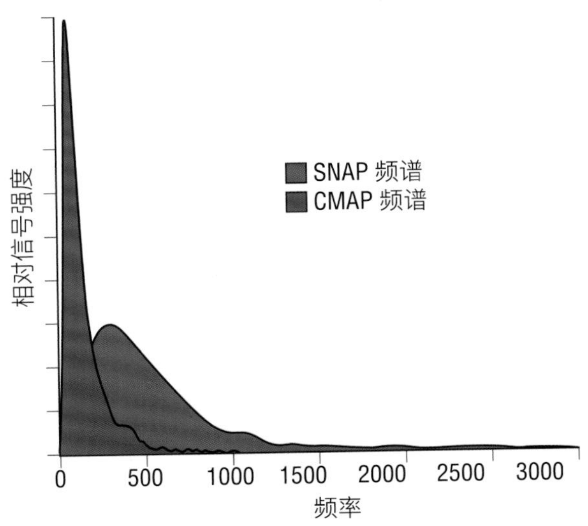

▲ 图 42-17　**CMAP 与 SNAP 的相对频率成分**

注意，与 CMAP 相比，SNAP 的高频成分更多。CMAP. 复合肌肉动作电位；SNAP. 感觉神经动作电位［引自 Gitter AJ, Stolov WC.AAEM minimonograph #16: instrumentation and measurement in electrodiagnostic medicine.Muscle Nerve, 1995, 18(8): 799-824.］

相反，如上所述，对于极低频 AC，电容器能有效起到开路的作用。这种情况下，在电流方向发生变化前，电容器将有足够的时间完全充电。一旦电容器充满电，就不会有电流流过，无论真实电流或视在电流。此时，电容器将充当有效的开路，允许波形出现在 B 点的输出端（图 42-19C）。

当然，大多数波都是由低频成分和高频成分组合而成。若方波通过高频滤波器，则低频成分会通过，而高频成分会被滤掉（图 42-19D）。

将低频和高频滤波器串联在一起可以形成通带，从而滤除频率高于和低于截断值的波形成分（图 42-20）。然而，没有任何通带能完美，而精准地滤除高于或低于截断值频率的所有成分。已通过通带的频率也会有正常衰减。一般来说，高频滤波器和低频滤波器的截断频率值，定义为信号功率衰减 50%［大约为其电压值的 0.707。切记，功率与电压的平方成正比，即（0.707）^{2}=0.50］。

四、电学和电子学对电生理检测的实际意义

祝贺您已经到了本章的结尾，但仍然可能会问，进行电生理检测，真的需要电学和电子学基础知识吗？答案显然是肯定的，因为本章学到的一些基本原则，对电生理检测有许多现实意义，其中最重要的几个方面包括如下。

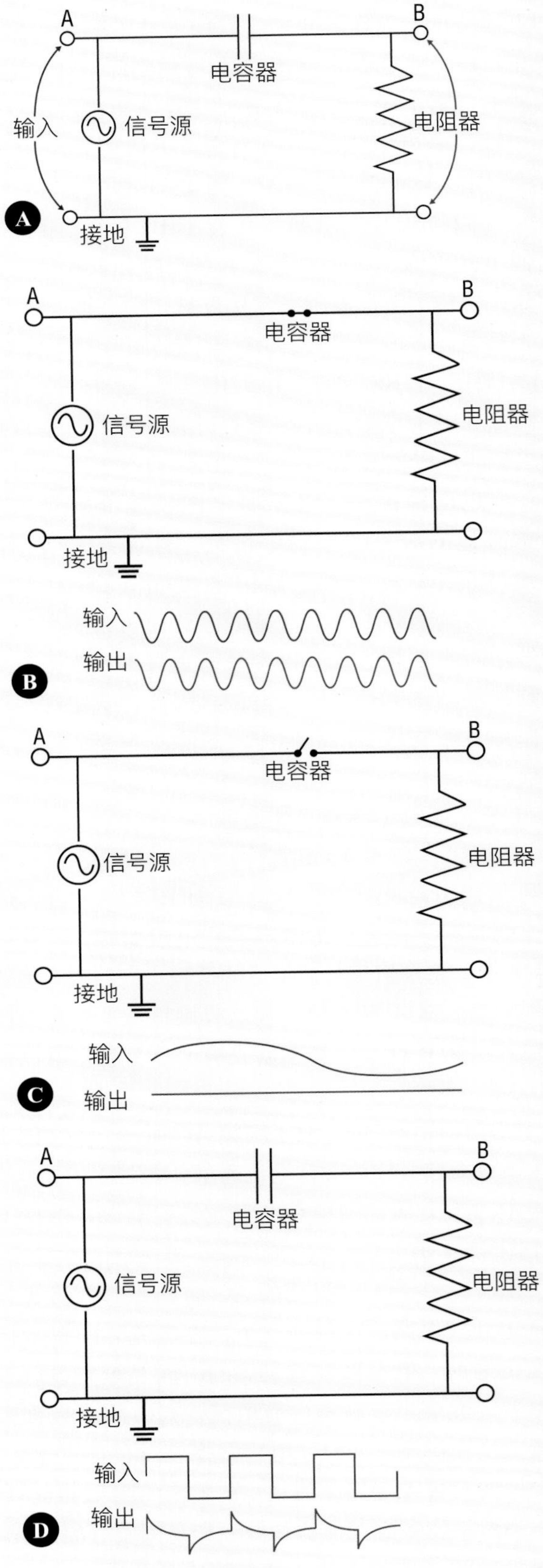

▲ 图 42-18　**模拟低频（高通）滤波器**

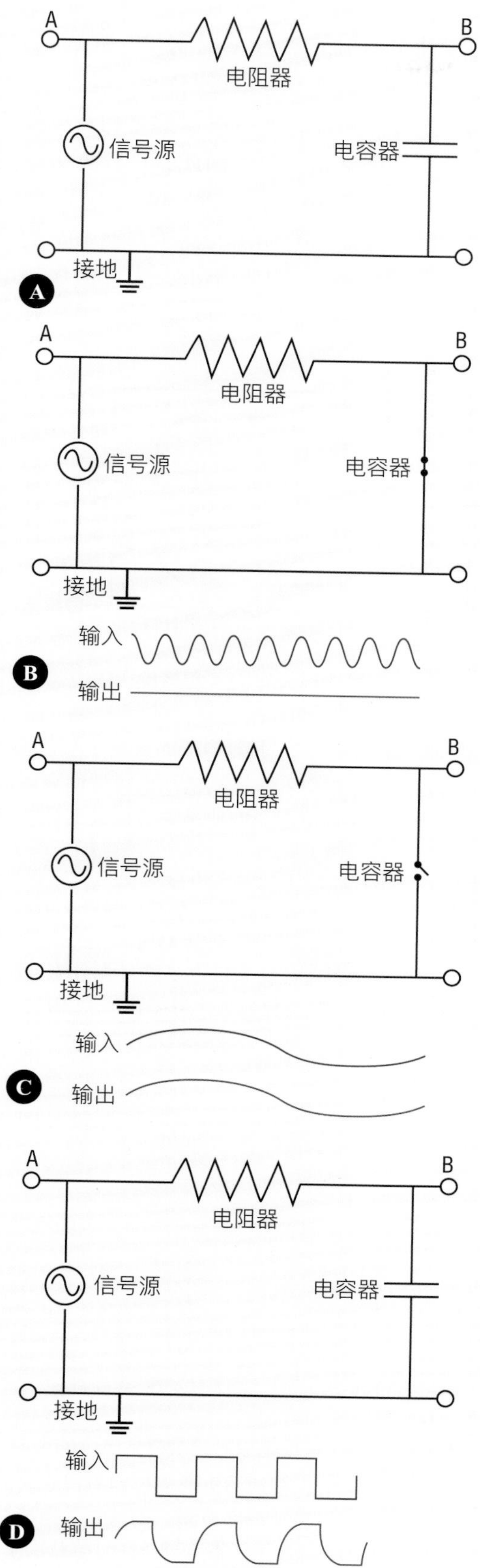

▲ 图 42-19　模拟高频（低通）滤波器

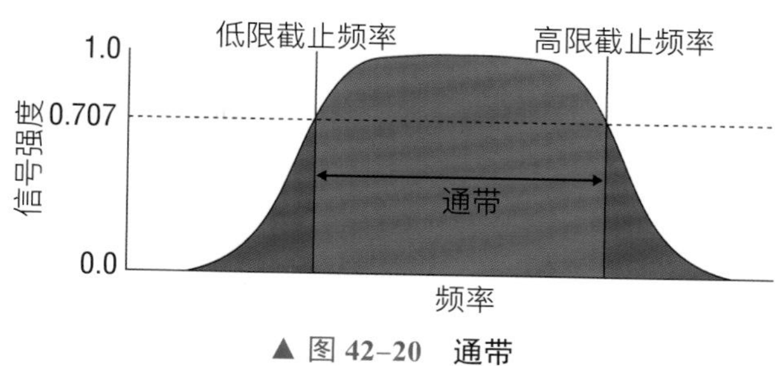

▲ 图 42-20　通带

• 滤波器。必须理解，所有波形（包括电生理检测中记录到的）都有其独特的频谱，因此，可以用电子滤波器去除不必要的低频和高频电噪声，同时允许波形的主频率不受影响地通过（即通带）。虽然滤波器可滤除不需要的电噪声，但也会影响感兴趣的波形，并改变波形的某些特性（高频滤波器对波幅的影响特别大，而低频滤波器对时限的影响特别大）。

• 起滤波器的组织：神经传导检测。皮肤和皮下组织起高频滤波器的作用。因此，表面电极若不能直接放置在神经或肌肉上，那么波形的大部分高频成分将会被滤过掉。波幅主要是高频反应。感觉神经动作电位（sensory nerve action potential，SNAP）比复合肌肉动作电位（compound muscle action potential，CMAP）包含更多的高频成分。因此，表面电极若没有放在最佳放置，神经传导检测时的波幅就会减低，SNAP 比 CMAP 波幅减低更明显。若患者肢体水肿，那么即使表面电极处于最佳位置，在神经或肌肉与记录电极之间增加的组织和水肿，也会人为地导致波幅减低。

• 起滤波器作用的组织：针电极肌电图。进行针电极肌电图检测期间，运动单位动作电位（motor unit action potential，MUAP）与针电极之间的组织也起高频滤波器的作用。同样，由于波幅主要是高频反应，MUAP 波幅可明显受针电极与运动单位之间距离的影响。针电极肌电图检测时，当主棘波（即 MUAP 的最高频成分）非常小（小于 500μs 时），说明电极到达了检测 MUAP 的正确位置；这可确保针电极非常接近运动单位。组织这种起滤波器作用的特性，同样也能解释在测量运动单位大小时，为什么确定 MUAP 时限的长短比确定波幅的高低要容易得多。时限主要是低频函数。因此，起高频（低通）滤波器作用的人体组织，允许记录到同一运动单位的距离较远的肌纤维的低频成分。

• 来自环境的感应电噪声（图42-21）。电生理检测期间附近的无线电或咖啡机是如何引起电子干扰的？这是因为每根电源线都含有60Hz（我国是50Hz）的AC信号。因此，电源线周围就是一个不断膨胀和收缩的磁场。若导体（如记录电极）靠近该磁场，就可以在其引线上产生感应电压，这样可以放大该感应电压，放大后通常会使放大器饱和，从而使感兴趣的信号变得模糊。

• 刺激器电缆与记录电极不应交叉或靠近。刺激器放电时，有短暂的电流流过刺激器，刺激器电缆周围也会形成膨胀和收缩的磁场。若记录电极或其引线靠近该磁场（特别是与电缆交叉和接触时），在记录电极引线中就很容易产生感应电压，从而引起大的刺激伪迹。

• 消除电极阻抗不匹配的重要性。尽管已尽了最大努力，每个肌电图室仍然总会存在电噪声，通常来自附近电器设备的60Hz交流电。然而，若记录电极与参考电极的阻抗（包括电阻、电容电抗和电感电抗）相同，那么污染记录电极的电噪声产生的任何电流，会在每条引线上产生相同的外部电压（根据欧姆定律：电压=电流$_{噪声}$ × 阻抗）。由于所有信号都通过差分放大器放大，外部电压就会相互抵消。某些重要技术有助于保证记录电极具有相同的阻抗，包括同轴电缆、良好的皮肤准备、电极与皮肤间有大量导电膏。

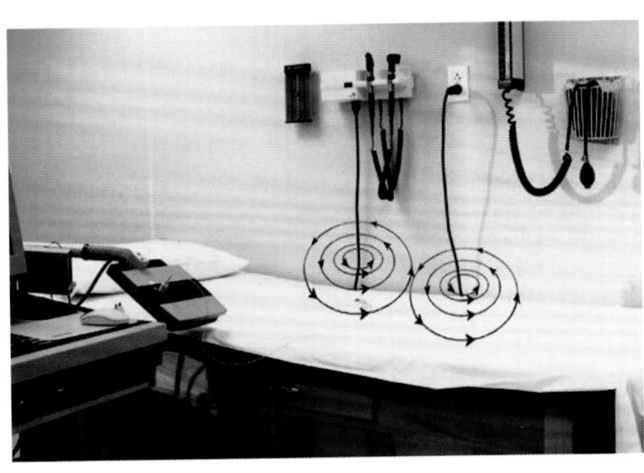

▲ 图42-21　环境感应电噪声

照片所示是环境感应电噪声的真实范例（拍摄于原著作者的肌电图室）。注意，紧挨着肌电图检查床的墙上挂着眼底镜，电源线就在旁边。即使相互未接触，存在于电源线中的交流电，也会产生看不见的不断膨胀和收缩的磁场。当记录电极置于磁场附近时，其引线中就会产生感应电流。因此，除非将电源线插头从插座中拔出，否则无法准确记录到感觉反应（若没有过多的电子噪声）

• 接地电极的重要性（图42-22和图42-23）。初一看，可能会认为参考电极与地线无区别，因为两者都是电零。然而，所有电压都是相对电势，由电路中两点间的差值决定。因此，可以测量电路中比接地（电零）高10V的点之间10V的电势。不过，也可以在高于接地20V的点与高于接地10V的另一点之间的电路中测量10V。因此，大多数应用电器

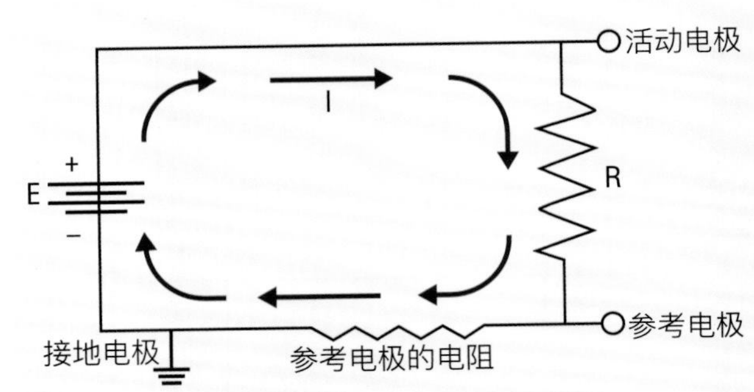

▲ 图42-22　接地电极的重要性

每当记录波形时，都会有电流从活动电极流向参考电极。任何材料都存在少量电阻，即使是参考电极这样的导体。如此，根据欧姆定律（$E=I \times R_{参考}$），参考电极引线上将出现小电位。地电位实际上比参考电极更低。若患者身体上产生杂散电流，通过接地可提供一个安全路径来消散电流，从而保护患者免受电击损伤（见第43章）。此外，由于地电位比参考电极更低，任何杂散电流将优先分流到接地电极而不是参考电极（电流流向最小电阻路径）。因此，电噪声不会污染参考电极，也不会遮蔽感兴趣的电位

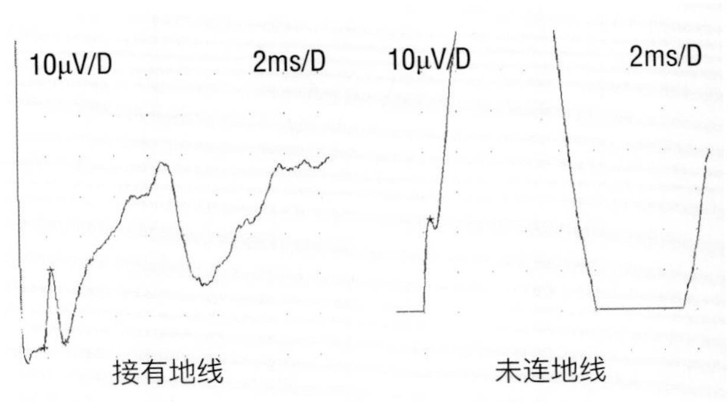

▲ 图42-23　接地电极对记录感觉电位的影响

在电生理检测过程中，接地的重要性很容易得到验证。给一位正常人进行常规神经传导检测，记录的是桡神经感觉电位。如图所示，首先连接接地电极，然后断开接地电极。注意，当断开接地电极时，可见一个很大的60Hz叠加电信号，使感觉电位几乎看不到

设备的零线或参考电极与地线之间通常存在电位差（电压）。

- 泄漏电流：杂散电容和电感。对于肌电图仪，工程师在设计中会将泄漏电流最小化；尽管如此，肌电图仪的底盘（或支架）上总会有杂散电容和电感引起的泄漏电流。这是因为任何带有电容器的 AC 电路都会产生膨胀和收缩的电场。同样，任何带有 AC 的电路也都会产生膨胀和收缩的磁场。若机器底盘的任何成分是金属（即导体），并且非常接近内部电路的电场或磁场，就可能产生杂散电容或感应电流。这些小的泄漏电流，对某些易损患者构成潜在的电击损伤风险（见第 43 章）。对仪器进行预防性维护，并严格遵循操作流程，则可避免这些可能的危险（见第 43 章）。

第 43 章 电生理检测的用电安全和医源性并发症

Electrical Safety and Iatrogenic Complications of Electrodiagnostic Studies

陈景云 卢祖能 党静霞 译 卢祖能 校

一般来说，电诊断检测或电生理检测的耐受性良好，很少有明显不良反应。神经传导检测中，大多数情况下，刺激和记录时使用的是表面电极，是无创的。然而，刺激周围神经时，就有电流要施加于患者。对于装有起搏器、心脏复律除颤器或其他类似心脏装置的患者而言，某些情况下电流可能有风险。与神经传导检测不同，针电极肌电图为有创性检测，可能出现医源性并发症，最重要的是气胸、出血、感染和局部损伤，尽管极少发生。对于某些肌肉，使用肌电图针电极时发生气胸的风险较高，关于这方面的问题，在第 40 章中详细讨论了如何通过神经肌肉超声引导进针。此外，神经传导和针电极肌电图检测期间，患者必须通过记录电极与仪器相连；由此，患者还处于杂散泄漏电流的风险之中。对于所谓电敏感患者，即常见于重症监护病房，这种风险要高得多。

一、电学问题

所有电气设备，包括肌电图仪，都需要电流才能工作。电流通过墙上插座的电线传输（图 43–1）。在美国，典型的电源插座包含三个输入端：①一根火线、黑色，承载 120V、60Hz 的交流电［我国是 220V（50Hz）］；②一根零线、白色，电压接近 0V；③一根地线、绿色，用于消散泄漏电流。电路接通时，电流从火线流向肌电图仪，然后通过零线返回；根据欧姆定律，电流的大小取决于两条导线（火线和零线）之间的电阻值（见第 42 章）。每条电线，包括电源线，都有一定的电阻；因此，零线上也会产生低电压，其大小等于流经的电流乘以电源线中的电阻（图 43–2）。该电压随着电源线长度而增高，若在电源线上再加延长线，电压会进一步增高。此外，源自仪器内部电子元件的杂散电容和电感，使得仪器底盘常出现小电压泄漏（图 43–3）。因此，泄漏电流可通过仪器底盘或零线（参考电极导线）的杂散电压传输到患者体内。由于接地电极基本上是真正的零电，地线就是杂散泄漏电流消散的通路。

电击伤害的风险，取决于泄漏电流的大小及电路是否通过心脏。直接作用于心脏的非常小的电流（如 200μA）可导致心室颤动和死亡。然而，在正常、健康的个体，通常受到两种重要机制的良好保护。第一，干燥和完好无损的皮肤，其电阻很高。第二，心脏周围的大量软组织，会稀释施于身体的任何电流（例如，从手臂到手臂的电流，由于周围组织的消散，到达心脏时会降低至原始信号的 1/1000）。

泄漏电流造成电击伤害的风险，在以下情况会增加。

- 电气设备故障。
- 患者身上连接有多个电气设备。

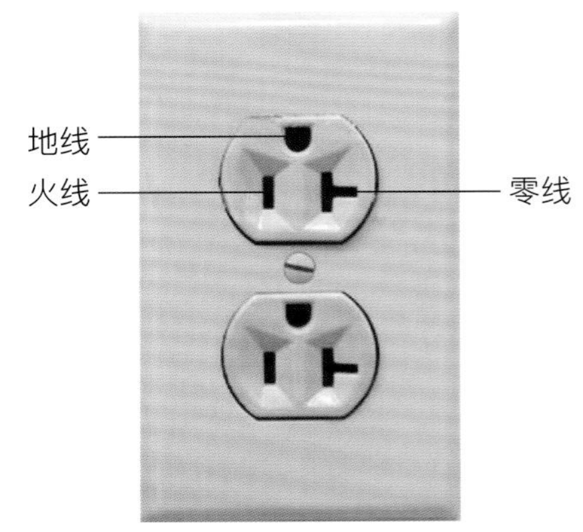

▲ **图 43–1 标准的墙壁电源插座**

安全的电源插座必须包含三个输入端：①一根火线、黑色，承载 120V、60Hz 的交流电；②一根零线、白色，电压接近 0V；③一根地线、绿色，用于消散泄漏电流。为了用电安全，所有肌电图仪都必须使用包含地线在内的三孔输入插座

- 身体的正常保护机制丧失。

后两种情况，也就是患者身上连接有多个电气设备以及身体正常保护机制丧失，导致患者“电敏感”，这在 ICU 常见。

电生理检测期间，为防止发生电击伤害的可能性，必须定期维护设备；始终要使用地线；患者连接电气设备的原则是越简单越好（框 43–1）。木制检测床优于金属床，因为木床不导电（图 43–4）。为了将电涌风险降至最低，应先开机再连接电极到患者；应拿掉患者身上的电极后再关机。设备的定期检测，应由生物医学工程师来完成，并测量泄漏电流，验证是否正确接地。一般来说，最大可接受的泄漏电流，

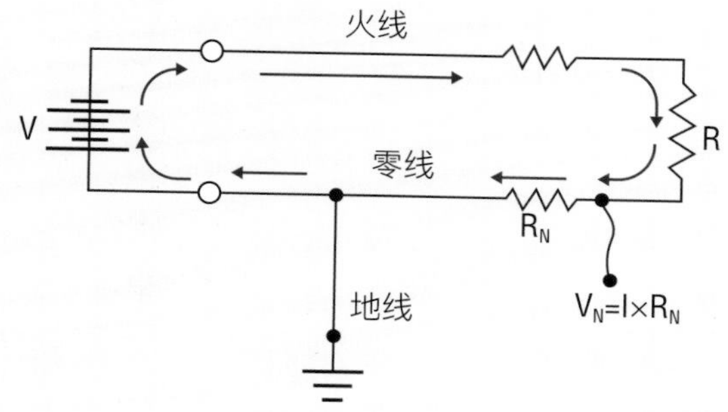

▲ 图 43–2 杂散泄漏电流：参考电极导线

由于每根导线（包括电源线）都有一定的电阻（R_N），根据欧姆定律（$V=I\times R$，其中 I 为电流），零线或参考电极导线上会产生一个小电压（V_N）。电压随着电源线的长度而增加，若在电源线再加延长线，电压还会进一步增加。因此，参考电极上的电压并不是零，因此成为向患者传输泄漏电流的潜在来源（引自 Kimura J. *Electrodiagnosis in Diseases of Muscle and Nerve*. Philadelphia：FA Davis; 1983: 615–619.）

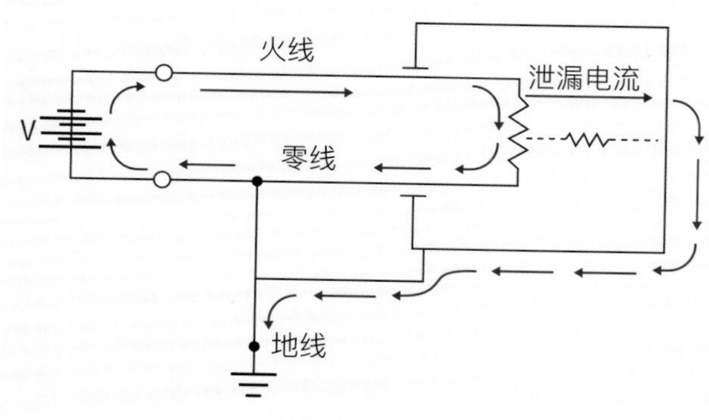

▲ 图 43–3 杂散泄漏电流：源自肌电图仪的杂散电压

由于内部电子元件的杂散电容和电感，肌电图仪底盘常存在小的电压泄漏。这些杂散电压，是向患者传输泄漏电流的另一个潜在来源

从底盘到地面的须在 100μA 或更小；从任何输入端到地面的须在 50μA 或更小。为降低参考电极产生电压的风险，应避免使用延长线。为避免电流流向患者，应始终使用接地电极。地线需置于活动电极的同一肢体，这样，泄漏电流就不会流经心脏（图 43–5A）。

框 43–1 确保正确接地的措施

- 始终使用带有正确接地插座口的三孔电源插座
- 非必要的电气设备不要堆放在肌电图室
- 若存在以下情况，需怀疑接地不当
  - 设备潮湿或有溢出的液体
  - 设备存在物理损坏或有部件松动
  - 触摸设备时产生麻刺感
  - 设备变热或有异味或异样声响
  - 电源电缆绝缘层破损或开裂
- 尽可能使用木质检测床（因为金属床导电）（图 43–4）
- 避免患者接触金属物体或肌电图仪的任何部件

经许可转载，引自 Al-Shekhlee A, Shapiro BE, Preston DC. Iatrogenic complications and risks of nerve conduction studies and needle electromyography. *Muscle Nerve*. 2003;27:517–526.

当患者连接有其他电气设备时，完好无损的接地电极及正确的地线置放最重要。若肌电图仪的地线不起作用（也就是接地故障），肌电图仪产生的杂散电流，可流向另一电气设备的接地电极。若电路流经心脏且电流量足够大，理论上，可会发生心律失常（图 43–5B）。

然而，在大多数现代医疗设备（包括肌电图仪），

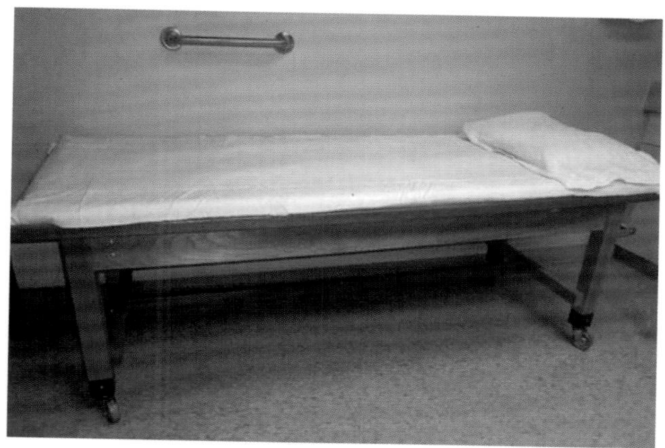

▲ 图 43–4 木床和电生理检测

为确保电生理检测期间的安全，木床优于金属床，因为木床不导电

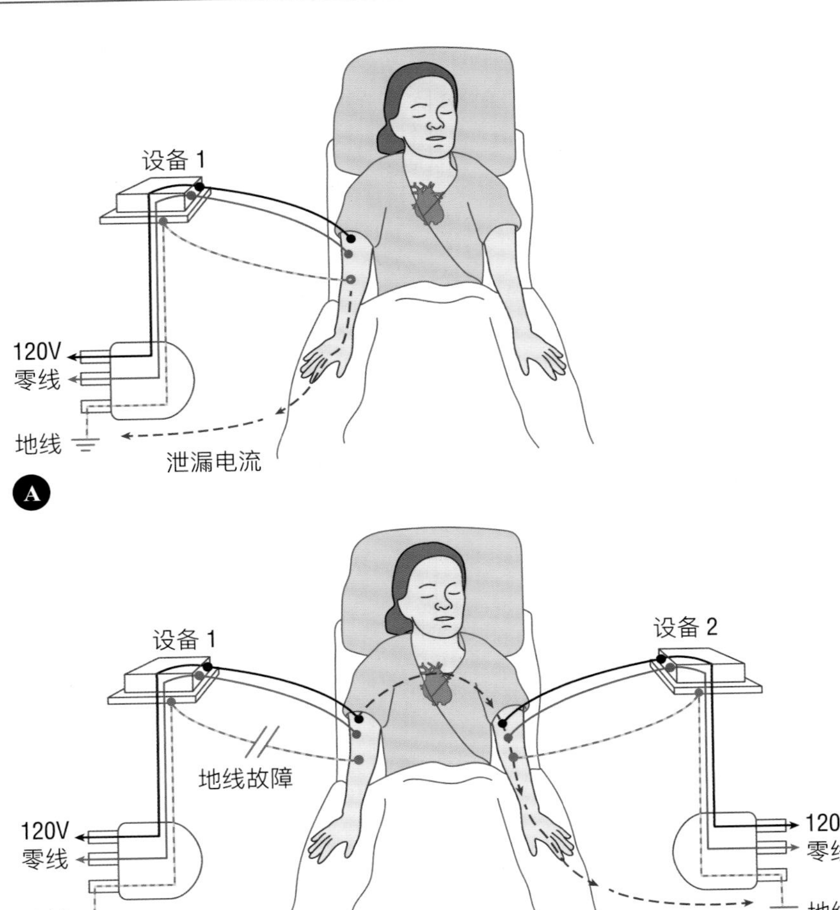

◀ 图 43-5 泄漏电流和电击伤害风险

A. 须正确放置受检肢体上接地电极的位置。若产生杂散泄漏电流，地线是安全消散泄漏电流的通路。B. 当患者与两个电气设备相连接时，一个设备上的泄漏电流可能会流向另一个设备。如本图所示，设备 1 的地线有故障。来自该设备的泄漏电流，通过流向设备 2 的接地电极形成电（流回）路；若该电路流经心脏且电流足够大，可能会导致潜在的有危险的心律失常

都设计有电绝缘。通过电绝缘，刺激器产生的电流和电极记录的电位，得以从物理上与肌电图仪主机分离；肌电图仪主机是连接到壁电流和地线的。源自主机的泄漏电流可传输至患者，并通过连接到患者的其他地线返回，由于有电绝缘，这种可能性就减小了。电绝缘是通过光学方式实现的：来自放大器的电信号，通过发光二极管（light-emitting diode，LED）转换为光。LED 的亮度与电信号强度成正比。主机中的光电探测器接收光线，并将其转换为电信号；肌电图仪再处理电信号。这样，与患者接触的电路，就从物理上与肌电图仪中的电路分离。若肌电图仪的泄漏电流的确传到患者体内了，记录电极（包括前置放大器的接地电极）也不会为该电流流经患者、返回地线提供物理路径。

二、电击伤害风险

（一）中心静脉导管和电导丝

静脉输液管路和导线会破坏皮肤的正常保护功能，若患者体内有静脉管路和导线，则变得电敏感，这是发生电击伤害较常见的原因之一。若输液管路与心脏有实际接触或靠近心脏（中心静脉置管就是如此）则危险性增加（图 43–6）。最危险的是在心脏附近或心脏内有外部导线，如安装临时外部起搏器，或放置 / 更换中心静脉导管使用的导丝。皮肤电阻通常为数百万欧姆（MΩ）。中心静脉导管穿过皮肤后，电阻降至 300 000Ω。经导管进入体内的任何液体，使得电阻进一步降低。若导管有内部导丝，电阻则将降至 70Ω。起搏器的外部导线基本上没有电阻。电阻如此低的情况下，小的泄漏电压可能导致小的泄漏电流，称为微电流。对于皮肤完好无损的患者而言，微电流是完全无害的，但对于电敏感患者，如有中心静脉导管或外部起搏器导线等，则非常危险。

因此，患者体内有外部导线（也就是起搏器外部导线、导丝等）时，绝不应进行电生理检测，因为通向心脏的传导路径很容易造成伤害。然而，只要

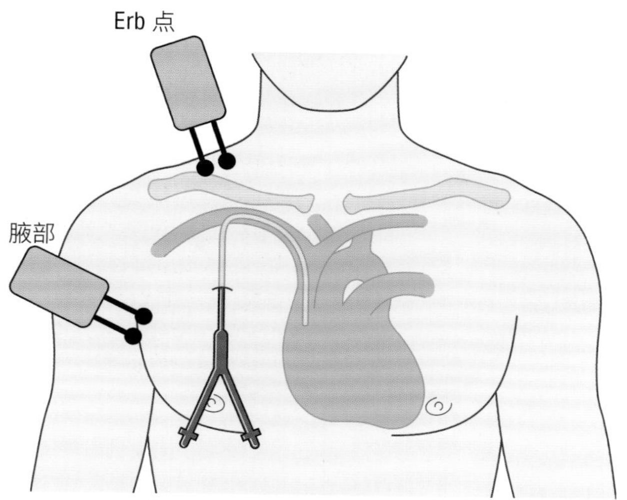

▲ **图 43-6 中心静脉导管的电击伤害风险：应避免的刺激部位**

与心脏接触或在心脏附近的静脉输液管路和导线（如中心静脉置管），会破坏皮肤的正常保护功能；若患者体内有这样的静脉管路和导线，则变得电敏感，这是发生电击伤害较常见的原因之一。在这种患者，若采取某些预防措施，NCS 还是能够安全进行的。应避免在近端部位予以刺激，最重要的是腋部和 Erb 点

遵循某些预防措施，有中心静脉导管患者也可进行电生理检测。首先，设备必须维护。必须始终使用接地电极。一般来说，对于有中心静脉导管的患者，若必须检测上肢，最好在对侧进行更安全。若必须在同侧进行，应避免在近端部位（也就是腋窝、Erb 点和神经根）刺激。若中央静脉导管进入皮肤的地方有渗液，同样也绝不应进行电生理检测。但值得注意的是，对于有外周静脉输液管路的患者，进行常规神经传导检测是绝无禁忌的。据报道，已有研究专门探讨过这一问题，结果显示，有外周静脉输液管路者，无论是注射生理盐水或其他溶液，进行神经传导检测是非常安全的。在有中央静脉导管的患者，现有研究尚未发现神经传导检测有任何不良反应，但毕竟样本量相对较少。由此，遵循这里提出的预防措施还是合理的。

（二）植入式起搏器和心脏复律除颤器

与有中心静脉置管或外部导丝的患者相比，使用植入式起搏器和心脏复律除颤器的患者，面临杂散电流泄漏的风险要低得多，因为是皮下植入，如此，皮肤的正常保护机制完好无损。植入式起搏器和心脏复律除颤器，均具有电子感应和电子传输功能。起搏器用于治疗心动过缓，而心脏复律除颤器则主要用于治疗快速性心律失常（特别是心室颤动）。神经传导检测提供的刺激，从理论上说，可能被误认为是异常的心脏节律。当刺激器的脉冲时限大于 0.5ms，刺激率大于 1Hz，理论上，按需起搏器可能会将这种刺激与心电信号混淆。目前仅一篇个案报道，提示植入式起搏器发生故障与周围神经的电刺激有关。其他研究表明，神经传导检测未引起起搏器抑制或功能障碍。对于目前普遍使用的植入式自动心脏复律除颤器（implantable automatic cardioverter-defibrillator，IACD），则知之甚少。理论上，神经传导检测期间发送的刺激可能触发 IACD，随后导致心律失常；然而，目前尚无这样的病例报道。一项研究直接探讨了 IACD 患者神经传导检测的安全性，包括直接在 Erb 点刺激。Schoeck 等对 10 例有起搏器和 5 例有 IACD 的患者进行了研究。进行正中神经和腓神经传导检测时，起搏器或 IACD 的心房或心室放大器均未检测到电脉冲，包括在身体左侧进行 Erb 点刺激的检测。作者强调，所有现代起搏器和 IACD 使用的都是双极导线，两种导线（用于传感活动和参考导线、用于刺激阴极和阳极）均嵌入心壁。这与 25 年前使用的起搏器不同，那时的起搏器是一根导线置于心脏，一根起搏器的外金属导线（置于胸部）作为参考。现代的起搏器和 IACD，双极导线非常靠近心脏，而距离体表非常远，因此不大可能受到神经传导检测的电气污染。这项研究虽然患者例数不多，但结果令人欣慰，即有起搏器和 IACD 的患者进行神经传导检测是安全的。

在有植入式起搏器或 IACD 的患者，若要进行神经传导检测，建议遵循几个简单的程序以保持安全（框 43-2）。不应在靠近植入设备附近进行刺激。植入设备与刺激器之间应始终保持至少 6 英寸（约 15cm）的距离。与有中心静脉导管的患者一样，情况允许的话，神经传导检测时尽量在对侧上肢进行。应避免高刺激强度，刺激脉冲时限应在 0.2ms 或更小，以防将刺激误认为是 QRS 复合波。刺激率应不大于 1Hz，以防将刺激误认为是心脏节律（理论上存在这种可能）。因此，最好避免进行重复神经刺激。即评估神经肌肉接头的代表性检测措施。

三、气胸

气胸，是针电极肌电图检测潜在的最严重的医源性并发症。在肌电图检测过程中或之后的任何时

框 43–2　起搏器和植入式心脏复律除颤器操作指南

- 在起搏器带有外部导线的患者，不要进行电生理检测
- 确保所有接地电极均正常发挥作用
- 所有电极（包括接地电极）均置于同一肢体，并且尽可能将电极远离心脏，不要与心脏装置或其线路交叉
- 不要在设备附近（至少间隔 6 英寸）予以刺激，并且避免在身体同侧的近端部位（也就是腋窝、Erb 点和神经根）予以刺激
- 使用时限 0.2ms 或更短、速率 1Hz 或更慢的刺激。因此，最好避免进行重复神经刺激（评估神经肌肉接头的代表性检测措施）
- 对于有 IACD 的患者，进行电生理检测时，应咨询心脏专科医生
- 肌电图室应配备急救药物，包括急救车

经许可转载，引自 Al-Shekhlee A, Shapiro BE, Preston DC. Iatrogenic complications and risks of nerve conduction studies and needle electromyography. *Muscle Nerve*. 2003;27:517–526,

候，患者出现意外胸痛、呼吸急促或发绀的情况，检测者应警惕气胸的可能性。若出现这些症状，应立即进行胸部 X 线检测以确诊，并请胸外科医生急会诊，以确定是否需要使用插管或观察。使用神经肌肉超声辅助肌电针进针位置，在第 40 章，导致气胸的高危肌肉中有详细讨论。虽然这种并发症极少见，但在检测以下高危肌肉时常有报道（图 43–7）。

- 膈肌。进行膈肌的针电极肌电图检测，有时用于确定呼吸功能不全是否是由神经肌肉病变所致。然而，由于胸膜褶皱紧靠膈肌，进针位置的细小误差，就有可能增加穿透胸膜和发生气胸的意外风险。是否要检测膈肌，取决于肌电图工作者的经验，还要权衡获益（对特定患者而言是否有诊断价值）与风险（可能发生气胸的风险）。申请进行膈肌的针电极肌电图检测，往往是为了呼吸系统有问题的患者，而这种患者还是最不能耐受额外呼吸并发症（气胸）的。在本书第 13 章，特意没有将膈肌列为针电极肌电图需要常规检测的肌肉。作者认为，通过表面解剖标志进针来检测膈肌，其风险 – 获益比太高，因此，无法证明将其作为常规肌肉进行检测的合理性。然而，若采用超声引导，可确保膈肌针电极肌电图检测的安全性。超声可直接或间接用于安全地（引导）进行膈肌针电极肌电图检测（见第 40 章）。

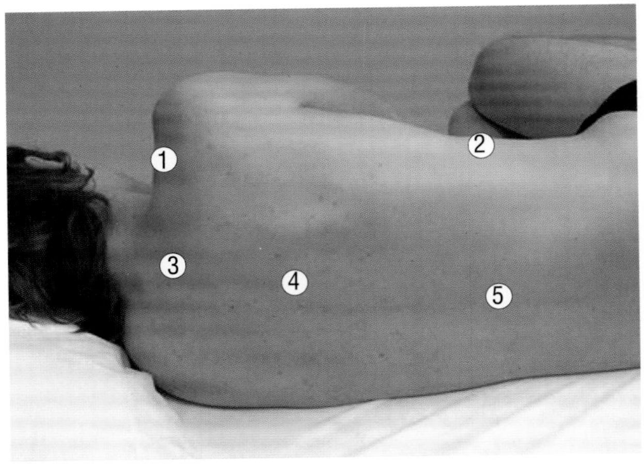

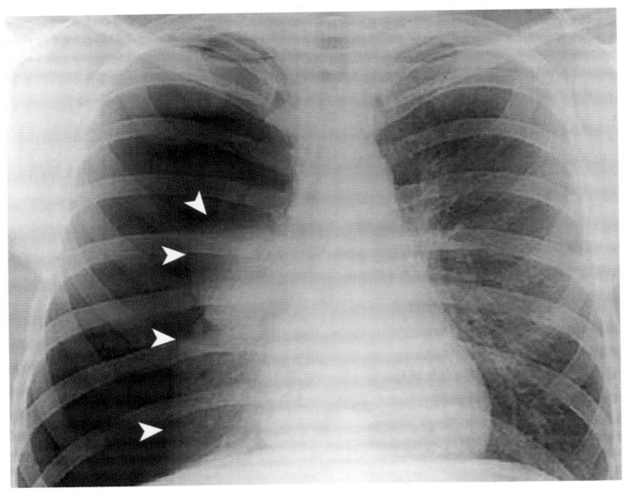

▲ 图 43–7　针电极肌电图和气胸风险

针电极肌电图检测期间，潜在的最严重的并发症之一是气胸。上图所示，在检测以下常用肌肉时，有报道会发生气胸，尽管罕见：①冈上肌；②前锯肌；③下颈段棘旁肌；④菱形肌；⑤胸棘旁肌。下图，注意，由于气胸失去了肺的正常标志。箭头所指，为塌陷的右肺

- 前锯肌。前锯肌位于肩胛骨和胸壁之间，其止点在肋骨外侧。若从肋间进针穿过前锯肌，一不小心就可能进入胸膜腔。为了减少发生气胸的可能性，检测前锯肌时，检测者将手指置于两个相邻的肋间隙，直接在肋骨上方将针插入肌肉。
- 冈上肌。冈上肌位于肩胛骨的冈上窝。有些人的冈上窝中部可能非常表浅。因此，若在此点进针太深，有可能刺破胸膜（图 43–8）。为防止并发症发生，要么干脆不在这块肌肉进行检测，要么在冈上窝更内侧进针。先触摸到肩峰、肩胛冈、肩胛骨脊柱缘，然后在肩胛冈正上方、肩峰到肩胛骨脊柱缘 3/4 处进针。通常不必检测冈上肌，而以冈下肌作为代替。冈下肌和冈下窝比冈上肌和冈上窝要大得

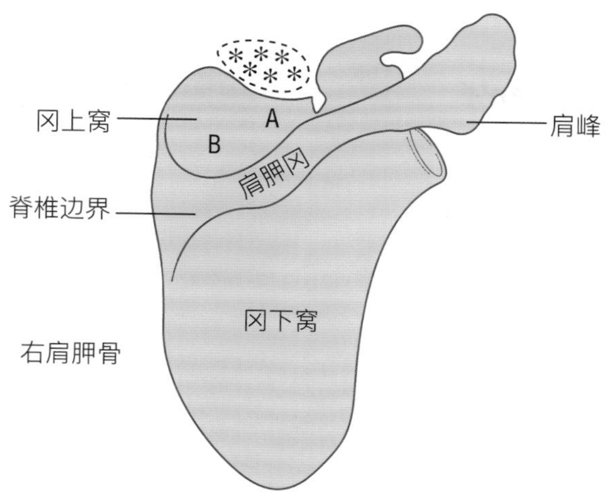

▲ 图 43-8　冈上肌和气胸风险

冈上肌位于冈上窝。针电极肌电图检测冈上肌时，若靠近最窄处的冈上窝中部（A 点）进针，可能出现气胸并发症。若在 A 点上方（星标记的区域）进针过深，则存在刺透胸膜的风险。在冈上窝内侧（B 点）检测冈上肌更安全（经许可转载，改编自 Reinstein L, Twardzik FG, Mech KF Jr. Pneumothorax: complication of needle electromyography of supraspinatus muscle. *Arch Phys Med Rehabil*. 1987;68:561–562.）

多。筛查肩胛上神经病变时，首选冈下肌。只有在冈下肌发现异常时，才有必要检测冈上肌，以鉴别是冈盂切迹、肩胛切迹或以上的病变（见第 34 章）。

• 菱形肌。一般很少会检测到菱形肌，但以下两种情况有其价值：① C_5 与 C_6 神经根病的鉴别（菱形肌的神经支配源自 C_4～C_5 根）；②臂丛上干与更近端神经根病的鉴别（菱形肌由肩胛背神经支配，而肩胛背神经是从臂丛近端、神经根的前支直接发出的）。菱形肌起于棘突后面，止于肩胛骨内侧缘，若进针太深，可能穿过菱形肌和胸棘旁肌，从而刺破胸膜。

• 颈棘旁肌和胸棘旁肌。颈棘旁肌检测常用于评估颈神经根病。检测胸棘旁肌，是评估疑似运动神经元病的关键肌肉之一。只要进针不太靠外、不太深，检测这些肌肉都是安全的。考虑到胸棘旁肌靠近胸腔中的肺，因此，检测过程中可能出现的气胸并发症并不意外（图 43-9）。检测下位颈棘旁肌或采用针电极刺激颈神经根时，也可能导致气胸。尤其是一些体瘦、颈长的患者，其肺组织可能达到锁骨上水平（图 43-10）。一项对 23 例患者的研究中，22% 的患者其肺组织在锁骨上方水平；其皮肤与肺之间的平均距离为 3.3cm，显然，常用的 37mm 或 50mm 肌电图常规用针在这个距离的范围之内。确保

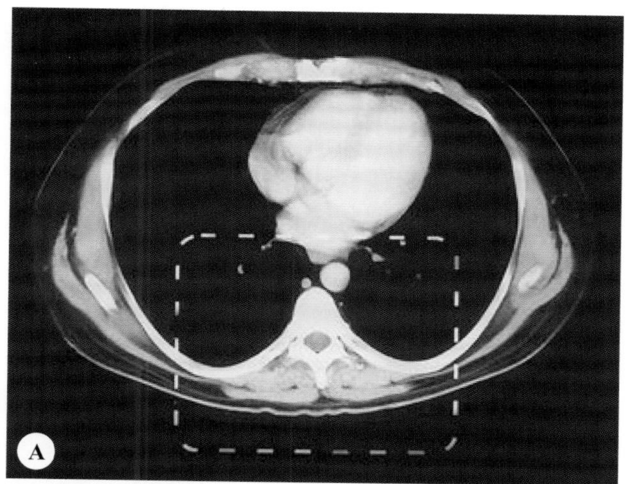

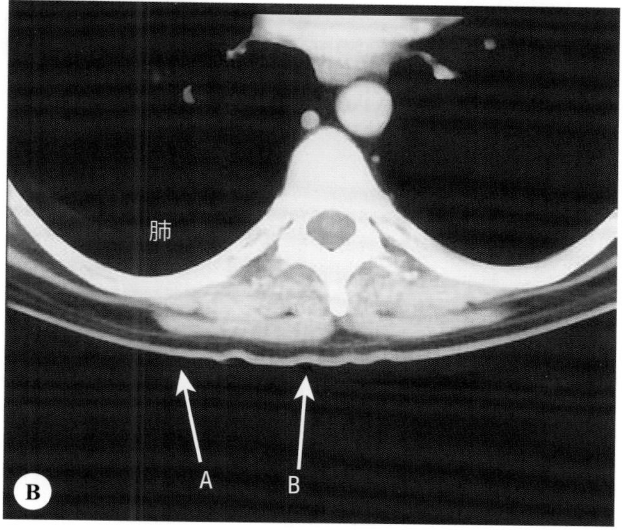

▲ 图 43-9　胸棘旁肌和气胸风险

正常人中胸段轴位 CT 扫描（A），放大后胸棘旁肌的图像（B）。注意，胸棘旁肌紧靠肺部。检测棘旁肌的正确位置是图中 B 处，即针头朝下，刚过中线处、稍向内进针。若从太外侧（A 处）进针，插深一点且朝外一点，就有发生气胸的风险

防止发生这种并发症的措施是，靠近中线进针、针电极在棘旁肌肌腹之内。

梅奥医学中心 Kassardjian 等的一项研究显示，18 年时间中的 64 490 例患者，7 例发生了症状性气胸。发生气胸最常见的肌肉是前锯肌（0.445%），其次是膈肌（0.149%）。在这些罕见的病例中，患者出现症状的时间段，从肌电图检测过程中到检测完 1 天后不等。

四、出血

对针电极肌电图检测而言，一般都可以耐受，

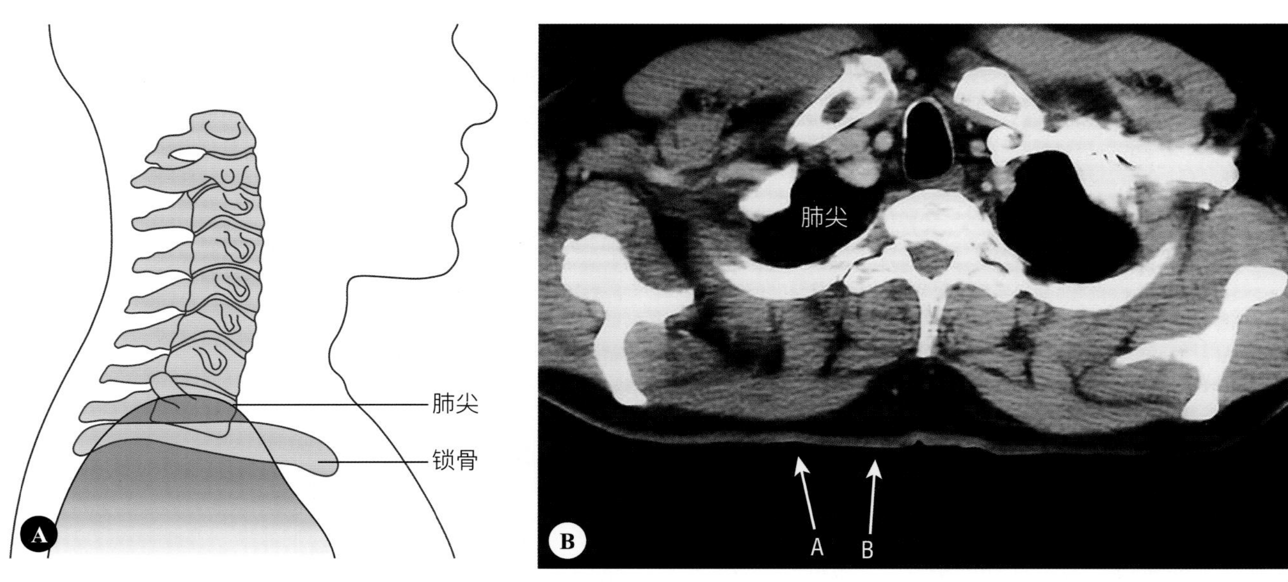

▲ 图 43-10　下颈段棘旁肌和气胸风险

A. 有些人肺尖高于锁骨，从外侧进针可能刺到肺。B. 正常人 C_7～T_1 椎体水平的轴位 CT。注意棘旁肌的正确检查位置是图中B处，即中线略旁开、针尖朝下、稍内侧进针。在有些人，若太靠外侧(A)进针，针的方向朝外、朝里(过深)，有发生气胸的风险

仅少量出血或无出血。有些患者会出现轻微瘀伤，数天内就会愈合。然而，无论是静脉切开、疫苗接种、抽吸或肌肉的针电极肌电图检测期间，只要针穿破皮肤，就可能出血、随后形成血肿，理论上，都存在这种风险。显然，若患者有某些危险因素，出血的可能性就会增加。然而，在没有任何已知危险因素或常规操作无不当之处，也可能会发生出血。

Caress 等的一份报道中，为评估腰神经根病变，对患者进行了腰棘旁肌的针电极肌电图检测，不久之后，MRI 意外发现一个大的无症状性椎旁血肿。意外的是，该患者是在肌电图检测后立即去做的腰椎 MRI。该患者未进行过抗凝治疗，也没有出血增加的危险因素。在该病例之后，作者回顾性评估了肌电图检测之后、当天又做 MRI 检查的患者，结果发现还有 4 例存在影像证实的棘旁肌血肿，推测可能是针电极检测所致；所有患者均为无症状性，也无抗凝史或其他已知的出血危险因素。

然而，Gertken 等的一项大型研究中，370 例患者做了包括棘旁肌在内的针电极肌电图检测，随后在相应脊柱节段进行 MRI 检查，其中 168 例是肌电图检测当天、其余的在 7 天内完成。共 431 个脊柱节段的 MRI 检查，均未发现椎旁血肿，其中包括使用如下药物的患者：阿司匹林 139 例；华法林（INR1.2～2.9）10 例；氯吡格雷 8 例；肝素、依诺肝素或达肝素钠 4 例。

Lynch 等的前瞻性研究中，胫骨前肌的针肌电图后，超声探测发现存在血肿。在服用华法林（INR≥1.5）的 101 例患者，2 例有小的亚临床型血肿。在 57 例服用氯吡格雷和（或）阿司匹林的患者，1 例超声下发现一个小的亚临床型血肿。在 51 例未服用华法林、阿司匹林、氯吡格雷的对照组患者，无一例超声发现血肿。Boon 等一项关于血肿发生率的前瞻性的研究，针电极肌电图检测潜在“高风险”肌肉（颈 / 胸 / 腰段棘旁肌、胫骨后肌、趾长屈肌、拇长屈肌、髂腰肌）后，再行超声探查。共 206 例患者中，包括实验组服用华法林 58 例，阿司匹林 / 氯吡格雷 78 例；对照组 70 例，未服用这些药物；每组患者至少检测 100 块肌肉。阿司匹林 / 氯吡格雷患者组中，1 例在胫骨后肌发现亚临床型血肿；华法林组中，1 例（INR2.3）在拇长屈肌发现亚临床型血肿；对照组患者中，未发现血肿。

抗凝治疗的一些患者中，针电极肌电图检测后出血也有些个案报道。一例抗凝患者（INR2.5）小腿后侧出现血肿，伴胫后动脉假性动脉瘤，支持性治疗和停用抗凝后改善。另一例服用华法林的患者，在肌电图针电极的进针点附近，出现一个大的皮下血肿。

还有 2 例个案报道，是肌电图针致使邻近血管撕

裂伤或损伤出血，随后发生骨筋膜间室综合征，需行筋膜切开和血肿清除急诊手术。其中一例发生在小腿，可能是穿破了小血管。另一例在前臂，是桡侧腕屈肌检测时不小心损伤尺动脉。这两个病例均未接受过抗凝或定期抗血小板药物治疗。

（一）出血的危险

1. 共病

某些疾病或情况导致出血风险增加，由此，针电极肌电图检测期间有潜在风险。在血小板减少症，血小板低于 50 000/mm^3 出血机会增加，低于 20 000/mm^3 则出血风险显著增加。与血小板功能障碍相关的慢性肾衰竭，也会增加出血危险。获得性（如肝衰竭、弥散性血管内凝血）或遗传性（如血友病）凝血障碍患者中，有创性操作时出血风险更高。

2. 抗凝、抗血小板和其他药物

与其他有创性操作类似，使用某些处方药和某些非处方药期间，进行针电极肌电图检测时，出血风险会增加。事实上，抗凝或者抗血小板药物治疗的患者常常会接受肌电图检测。在静脉注射肝素或口服华法林和新型抗凝血药（novel oral anticoagulant，NOAC）治疗的患者，出血风险最高。而且，阿司匹林、非甾体抗炎药和其他抗血小板药（如氯吡格雷）也会增加出血风险。这些都是常用于心血管疾病和脑卒中预防的药物。阿司匹林和非甾体抗炎药也广泛用于各种疼痛。此外，目前意识到，一些常用的非处方草药有温和抗凝功效，如锯叶棕提取物、银杏叶、人参、大蒜、仙鹤草，有创操作和手术时会增加出血风险。

（二）推荐意见

针电极肌电图与有出血风险的患者

电生理检测期间，操作者该如何应对那些出血风险增加的患者，目前尚缺乏有循证医学证据的指南。但须记住的是，在此类患者，有创操作引起的出血并发症，临床实践中通常不会报告，而不报告也并不意味着此类并发症不能且不会发生。对于血友病、血小板减少症和类似的凝血功能障碍患者，需指导其检查前补充凝血因子或血小板。关于服用抗血小板药物的患者，普遍的共识是，可以安全地进行针电极肌电图检测，检查之前也不需停用药物。然而，对 47 个获得美国毕业后医学教育认证委员会（ACGME）核准的肌电图培训基地的调查显示，19% 的肌电图室报告称，对服用抗血小板药物的患者减少了针电极肌电图检测部分项目。

对于抗凝治疗的患者，由于缺乏指南及理论上存在出血风险，因此，那些使用肝素、华法林或 NOAC 的患者问题最大。在抗凝治疗患者，除了前面提到的病例报道之外，也有使用针进行其他操作带来并发症的个案报道。例如，在肘窝进行静脉穿刺后，出现骨筋膜间室综合征及桡神经麻痹（后者为 1 例患者的个案，可能是夹层血肿所致）。然而，在上述静脉穿刺的病例，其出血风险预计就会高于针电极肌电图检测，因为目标不同，肌电图检测是要求针电极避开，而不是进入血管。有报道称，抗凝治疗患者肌内注射后，下肢发生了臀筋膜间室综合征和坐骨神经受压。然而，在抗凝治疗患者三角肌肌内疫苗注射（如流感疫苗）通常不出现并发症。

由于并发症理论上的风险并担心由此引发的诉讼，许多肌电图医生对抗凝治疗的患者不进行针电极肌电图检测。对于许多疾病的诊断，包括腕管综合征、肘部尺神经病、周围神经病，仅通过神经传导检测就可得到有用的信息。但是，不进行针电极肌电图检测，完善诊断的信息就不全面（如活动性失神经与慢性失神经的比较、失神经支配程度等）。另外，有些疾病的诊断主要依靠针电极肌电图，包括运动神经元病、肌病和神经根病；若不做，极有可能失去诊断的关键依据。要知道，运动神经元病和肌病的诊断，相对于肌肉活检，针电极肌电图的有创性更低。前面提到的对肌电图室的学术性调查中，对于抗凝治疗的患者，愿意进行所有肌肉针电极肌电图检测的仅占 21%；不检测头面部肌肉、棘旁肌和某些肢体肌肉者分别占 45%、66%、34%。

有些肌电图医生选择让患者在肌电图检测前停用抗凝治疗。在牙科和微创操作（如结肠镜检查），通常的做法是，建议患者在检查前数天停用抗凝治疗，检查结束后即刻重启抗凝。抗凝治疗的主要目的是预防血栓栓塞，尤其是脑卒中，因此，停用抗凝治疗的决定是个复杂的问题。华法林服用数天后才起效，因此，患者在这几天就要失去保护。非瓣膜性心房颤动和机械心脏瓣膜，这两种疾病是必须处方抗凝药物的，若不治疗，估计的脑卒中年风险约 3%。那么，无抗凝治疗保护 5～10 天的患者，其发生脑卒中的风险在 1/2000～1/1000 之间。尽管这个风险较低，但毕竟不是 1/100 万，因此，即使在如此短暂时间内，也须考虑停用抗凝治疗的风险 – 获

益比。至于 NOAC（起效快但半衰期也非常短），若停用，患者发生（血栓栓塞）风险的时间要短得多。

一般来说，在接受抗凝治疗的患者，若有必要，最佳策略是，按照以下指南进行部分肌肉的针电极肌电图检测。

- 使用最小规格的肌电图针（如 25 号针）。
- 若必须进行针肌电图检测，最好限于表浅的肌肉，并延长进针部位的压迫时间。
- 避免检测用手指按压不到的深层肌肉，避免检测理论上可能产生骨 – 筋膜室综合征的肌肉（若因扎针出血而形成血肿），最重要的是肘窝的肌肉（即旋前圆肌和桡侧腕屈肌）、胫骨后肌和趾长屈肌。
- 避免检测理论上血肿可能压迫邻近神经结构的肌肉，最重要的是坐骨神经附近的臀肌、脊神经出口附近的棘旁肌。
- 避免检测靠近大动脉或大静脉的肌肉，以免意外刺破这些血管，最重要的是桡动脉附近的拇长屈肌、股动脉 / 静脉附近的髂肌、肱动脉附近肘窝的肌肉。

多年来，作者所在的肌电图室，成功采用这些措施，从未发生任何并发症。但是，正如任何有创性操作一样，对于抗凝治疗的每个具体患者而言，采用上述措施之前，始终都要权衡（潜在获益与潜在风险之间的）利弊。

五、感染

电生理检测中使用的电极和针，会造成患者之间或肌电图操作者与患者之间感染传播的风险。虽然针电极肌电图检测过程中这种风险更高，但是在皮肤准备时偶尔可能擦伤皮肤，造成轻微渗出或出血，可能使神经传导检测的表面电极受到污染。意识到人类免疫缺陷病毒（HIV）的泛滥，始终应假设感染是可能的，并遵循通用的预防措施。检查前后必须洗手。始终应该戴手套，因为每次针电极肌电图检测过程中都可能暴露于血液。每次神经传导检测后，都应使用 1∶10 配比的漂白剂或 70% 的异丙醇清洗表面电极。对于可重复使用的针电极，每次用后都应像其他外科手术器械一样进行高压蒸气灭菌。需注意，标准高压蒸气灭菌不能消除雅 – 克病所致感染，因此，检查完疑似该病患者后，所有可重复使用电极都应丢弃。如第 37 章所述，一次性同芯针电极现常用于单纤维肌电图检测。其中主要原因之一是，患者不接受任何“可重复使用”的针电极，即使进行了手术级别的灭菌处理。因此，从实际的角度看，电生理检测中所有使用的针电极都应是一次性的，检查结束后即丢弃。

针电极肌电图检测之前，以往的经验是用酒精擦拭、清洁皮肤，以减少来自皮肤细菌感染机会。这与护士在疫苗接种之前用酒精擦拭皮肤没有什么不同。然而，关于这方面的问题，几乎没有什么研究。糖尿病患者注射胰岛素的研究发现，注射时不用酒精消毒的患者，皮肤感染的机会并未增加。但胰岛素是皮下注射，而肌电图检测（以及疫苗接种）时，针扎得更深，进入肌肉内了。虽然这很可能没有什么区别，但在大多数患者，我们还是在使用酒精清洁皮肤。

针电极肌电图检测过程中，意外针刺伤的风险是有的。对于一些传染性疾病包括 HIV 和其他感染性疾病，尤其是病毒性肝炎，应向肌电图工作者强调接种乙型肝炎疫苗的重要性。与任何用针预防措施一样，不要用另一只手（一只手持针）给肌电图针又去套上针帽（或针套）。针电极在不使用时需安全放置，这会明显降低针刺伤的风险（例如，做完一块肌肉、换做另一块肌肉时，或向患者解释下一块要做的肌肉如何运动时）。在作者所在的肌电图室，是将一块泡沫橡胶粘在肌电图仪的前置放大器臂上（图 43–11）。将针套固定在泡沫橡胶块，这样，一只手就可安全地将针插入针套中。当然，也可购买到其他一些好用的持针器（或针托）粘在肌电图仪某处。

所幸，神经传导和针电极肌电图检测过程中，患者传播感染的风险似乎很小。由于现代的消毒方法及一次性针电极的使用，已无此并发症的报道了。然而，理论上，针电极肌电图检测在几种情况中感染风险较高。绝不应该在有感染的部位（如皮肤溃疡）进行针电极检查，以防止感染扩散到更深的组织。对于糖尿病神经病或血管功能不全的患者，在足部进行针电极检测是否为禁忌，尚无定论。对此，医生通常会建议患者留意自己的脚，避免轻微感染，若变成严重感染，可能对肢体造成威胁。因针电极肌电图检测而导致糖尿病患者足部感染，虽然尚无报道，但在糖尿病或有明显周围血管病的患者，进行足固有肌针电极肌电图检测时，一定要非常谨慎。同样，在腋窝淋巴结切除术的患者（通常

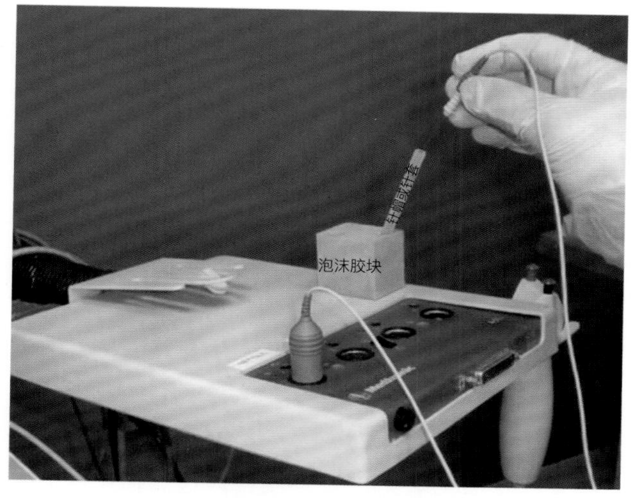

▲ 图 43-11 减少针刺伤风险

将针插入针套时，不要两只手都用，而是在不用针时将其安全地放在一旁，针刺伤的风险会显著减少。行之有效的方法是，将一块泡沫橡胶粘在肌电图仪前置放大器臂上，针套固定在橡胶块里，这样，就能用一只手安全地将针重新插入针套。当然，还可购买其他一些好用的持针器粘在肌电图仪上

是乳腺癌手术中），也应注意，不要在同侧肢体抽血和进行类似操作（如针电极肌电图检测），因为在淋巴水肿和近端淋巴结数目减少的情况下，感染会迅速蔓延。在这样的患者，虽然尚无针电极肌电图检测后发生感染的病例报道，但采取谨慎的态度是合理的。

最后，对于有心内膜炎高风险的患者，预防性使用抗生素的问题应予以强调。美国心脏协会不推荐对进行肌电图检测的此类患者预防性使用抗生素，因为其风险性与采血类似。

六、局部损伤

针引起的局部损伤极少见。理论上，肌电图针电极可直接刺入神经而造成神经损伤。据作者所知，目前尚无这样的病例报道。近神经检测及局麻时，需刻意将针穿刺在离神经很近的部位，刺入神经内的情况并不少见，但一般无任何后遗症。常规针电极肌电图检测中，有几个区域的神经其走行靠近或穿过被检肌肉，最重要的如下。

- 坐骨神经和臀大肌。
- 桡神经浅支和拇长屈肌。
- 尺神经和指深屈肌。
- 正中神经和旋前圆肌。

常规针电极肌电图检测中，偶尔出现针刺到神经时产生异常感觉。一旦发生出现这种情况，应当立即拔出肌肉中的针，待异常感觉消失后，再选另一块肌肉或在该肌肉的不同位置进行检测。

因为肌电图针电极导致神经损伤尚未见报道，但有其他类型的针导致神经损伤的报道，最常发生于静脉穿刺等操作中。静脉穿刺损伤，最常报道的是正中神经、前臂外侧皮神经、前臂内侧皮神经和桡浅神经。

七、高敏反应

患者可能对各种各样的过敏原产生过敏反应，其中有些过敏原发生在诊断性检查或操作过程中，很显然这类过敏原不常见，带粉末的乳胶手套是个例外（目前在美国被禁用）。然而，有对肌电图针电极产生迟发性高敏反应的个案报道，患者表现为完成检测 2 天后所有针插入部位起疱和肉芽肿性发疹；推测是对肌电图针中所含金属产生的反应。

八、与超声相关的一些问题

诊断性神经肌肉超声检查完全安全，不会发生超声相关的医源性并发症。因此，检查某些肌肉时，超声可用于防止针电极肌电图引发的医源性并发症。正如在第 40 章所讨论的，超声可直接或间接用于针电极肌电图在膈肌和其他有风险肌肉的检测之中，这样，可显著降低发生气胸的风险。超声在膈肌运用，同样适合于因置针不慎可能导致气胸的其他肌肉。在菱形肌（图 43-12）和前锯肌（图 43-13），运用超声引导进针就是两个最好的例子。首先，超声可看到肌肉，并且采用平面内、外技术有助于直接引导进针（见第 40 章）。其次，超声很易测量从皮肤表面到目标肌肉的距离。同样，也很容易测量到肺的距离。明确了深度，对于选择恰当长度的针及针进入正确位置非常有用，因为能正确判断针到达肌肉所需的距离以确保安全。这些技术在第 40 章中有详细阐述。

最后，在慢性病，超声可直接评估失神经萎缩的肌肉，由此可能不再需要进行针电极肌电图检测了；这对于前述的某些肌肉特别有用，可避免可能因针电极检测引发的气胸。若一块肌肉超声显示萎缩，呈高回声，医生会意识到这块肌肉是异常的，并且存在失神经过程。有了这些超声信息，再对肌

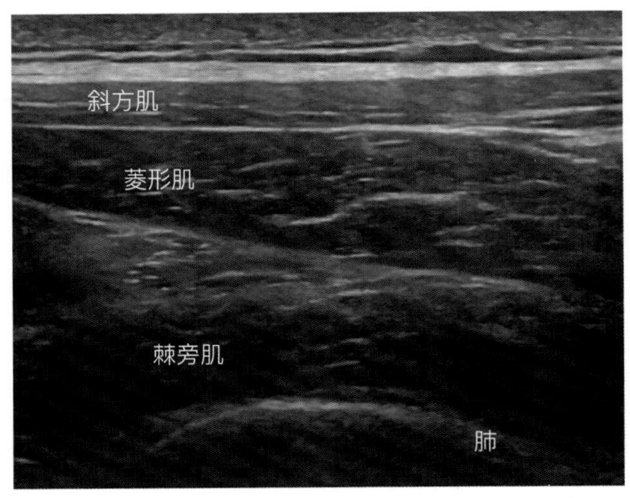

▲ 图 43-12　**菱形肌超声图像**

肩胛骨内侧轴位扫描。在皮肤和皮下组织下面，很容易看到肌肉层，斜方肌位于菱形肌浅面，胸棘旁肌位于菱形肌深面

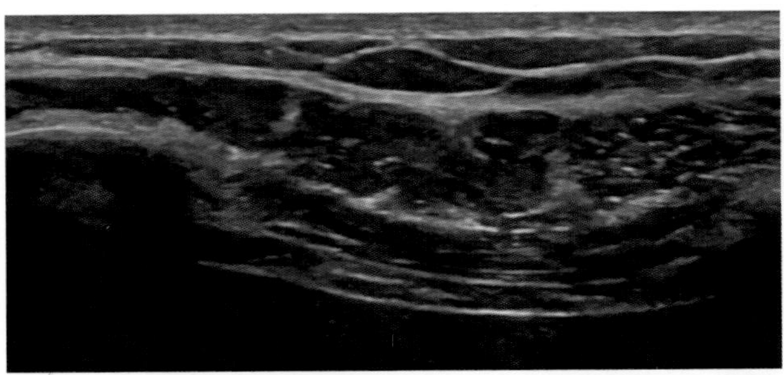

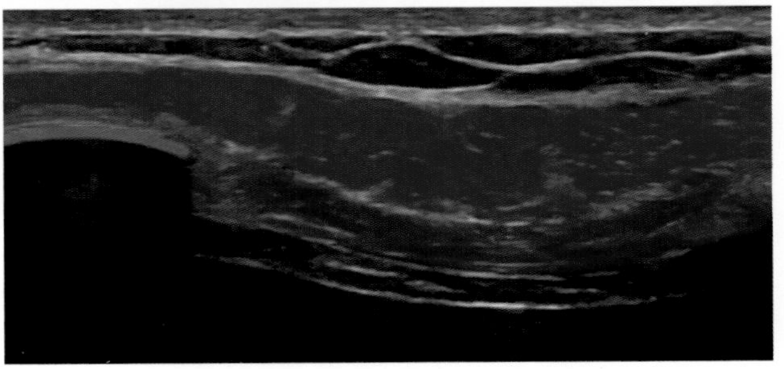

▲ 图 43-13　**前锯肌超声图像**

上图为原始图像，下图为同一图像（彩色多普勒）着色。红色，前锯肌；绿色，肋骨回声；紫色，肋间肌。胸部、腋中线处的轴位扫描。在皮肤和皮下组织下面，可看到前锯肌在肋骨和肋间肌的浅面

肉行针电极肌电图检测往往就成为多余。例如，臂丛外伤后，为评估病变是否在近端，而准备进行菱形肌的针电极肌电图检测，在有些患者，由于菱形肌严重萎缩，针电极很容易穿透肌肉，而肌电图仪无法察觉。对于这种情况，菱形肌的异常超声图像，就可回答该肌肉是否存在失神经过程的问题。事实上，对于离肺很近的肌肉，针电极肌电图可能增加气胸风险，肌肉萎缩时尤其如此；这样，使用神经肌肉超声检测该肌肉，或者通过超声来引导针电极肌电图检测该肌肉，可能是更好的选择。

九、总结

电生理检测，作为一项常规运用的措施，既能提供有价值的诊断信息，风险也很小。然而，重要的是，肌电图工作者必须意识到已知的理论上可能发生的并发症，并遵循相关操作规范，以减少并发症的发生。与所有其他诊断性检查手段一样，具体到每一个患者，肌电图工作者必须始终要权衡电生理检测潜在的获益 – 风险比，从而做出最佳选择。

附 录
Appendix

潘晓丽 译　卢祖能 校

一、神经传导检测：成人正常值

（一）上肢

1. 运动传导检测

神　经	记录部位	波幅（mV）	传导速度（m/s）	远端潜伏期（ms）	远端距离（cm）
正中神经	拇短展肌	≥4.0	≥49	≤4.4	7
尺神经	小指展肌	≥6.0	≥49	≤3.3	7
尺神经	第一背侧骨间肌	≥7.0	≥49	≤4.5	可变（8～12[a]）
桡神经	示指固有伸肌	≥2.0	≥49	≤2.9	4～6

a. 用卡尺测量距离

2. 逆向法感觉传导检测

神　经	记录部位	波幅（μV）	传导速度（m/s）	远端峰潜伏期（ms）	远端距离（cm）
正中神经	第 2 指	≥20	≥50	≤3.5	13
尺神经	第 5 指	≥17[a]	≥50	≤3.1	11
桡神经	鼻烟窝	≥15	≥50	≤2.9	10
尺神经背侧皮支[b]	第 4～5 指背侧指蹼	≥8	≥50	≤2.5	8
前臂外侧皮神经[b]	前臂外侧	≥10	≥55	≤3.0	12
前臂内侧皮神经[b]	前臂内侧	≥5	≥50	≤3.2	12

a. 许多学者认为，在 60 岁以上成人，尺神经逆向感觉传导检测的波幅高于 10μV 就是正常的

b. 在这些不那么常用的神经的传导检测中，当症状和体征仅限于一侧时，侧间比较，尤其是波幅，往往比正常范围值更有价值

3. 掌部刺激混合神经传导检测

神　经	波幅（μV）	传导速度（m/s）	远端峰潜伏期（ms）	远端距离（cm）
正中神经	≥50	≥50	≤2.2	8
尺神经	≥12	≥50	≤2.2	8

4. F 波[a]

神经	最短潜伏期（ms）
正中神经	≤31
尺神经	≤32

a. 对于过高或过矮的患者，在 F 波，身高均必须标准化（见第 4 章）

5. 正中 – 尺神经内部比较传导检测

检测项目[a]	神经节段	潜伏期差（ms）[b]
正中神经（混合）	掌 – 腕	≥0.4
尺神经（混合）	掌 – 腕	
正中神经（m）	腕 – 第二蚓状肌	≥0.5
尺神经（m）	腕 – 骨间肌	
正中神经（s）	腕 – 环指	≥0.5
尺神经（s）	腕 – 环指	
正中神经（s）	腕 – 拇指	≥0.5
桡神经（s）	腕 – 拇指	

a. 对于每项配对检查，正中神经和尺神经都须采用相同的距离

b. 超过截止值就意味着局灶减慢，这对于跨腕管正中神经病和 Guyon 管尺神经病的电生理诊断都是有价值的

6. 掌部刺激正中神经传导检测

检测项目	掌 – 腕波幅比率[a]
正中神经运动：腕 – 拇短展肌	＞1.2
正中神经运动：掌 – 拇短展肌	
正中神经感觉：腕 – 示指	＞1.6
正中神经感觉：掌 – 拇指	

a. 超过截止值，意味着正中神经跨腕管存在某种程度的传导阻滞

7. Erb 点刺激时上肢主要神经的运动潜伏期

神经	肌肉	潜伏期（ms）	距离（cm）[a]
腋神经[b]	三角肌	≤4.9	15～21
肌皮神经[b]	肱二头肌	≤5.7	23～29
肩胛上神经	冈上肌	≤3.7	7～12
肩胛上神经	冈下肌	≤4.3	10～15

a. 卡尺测量距离

b. 腋神经和肌皮神经也可在腋部刺激，远端运动潜伏期一般可达 3.3ms。无论是在腋部还是在 Erb 点刺激，常常都存在技术难度。对于症状局限一侧的患者而言，无论潜伏期或波幅，侧间比较始终优于正常范围值

引自 Kraft GH. Axillary, musculocutaneous, and suprascapular nerve latency studies. *Arch. Phys. Med. Rehab.* 1972;53;382; and Currier DP. Motor conduction velocity of axillary nerve. *Phys. Ther.* 1971;51:503.

8. 膈神经运动传导检测[a]

神　经	记录位置	波幅（μV）	远端潜伏期（ms）
膈神经	膈肌	597 ± 139 ＞320	6.3 ± 0.8 ＜8.0

a. 引自 Markand ON, Kincaid JC, Pourmand RA, et al. Electrophysiologic evaluation of diaphragm by transcutaneous phrenic nerve stimulation. *Neurology*. 1984;34:606–614.

9. 膈神经运动传导检测：详细的正常值[a]

参　数	时　段	绝对值			侧间差		
		均值 ± 标准差	下限值 / 上限值	第 5/95 百分位	均值 ± 标准差	均值 +2 倍标准差	第 95 百分位
起始潜伏期（ms）	吸气	6.55 ± 0.69	5.18/7.92	5.53/7.72	0.23 ± 0.19	0.61	0.53
	呼气	6.59 ± 0.67	5.25/7.92	5.58/7.72	0.40 ± 0.36	1.9	1.11

（续表）

参 数	时 段	绝对值			侧间差		
		均值 ± 标准差	下限值 / 上限值	第 5/95 百分位	均值 ± 标准差	均值 +2 倍标准差	第 95 百分位
波幅（mV）	吸气	1.00 ± 0.27	0.46/1.54	0.66/1.46	0.25 ± 0.18	0.61	0.6
	呼气	0.71 ± 0.19	0.33/1.10	0.5/1.06	0.14 ± 0.10	0.35	0.33
时限（ms）	吸气	14.99 ± 3.14	8.70/21.28	11.18/20.25	2.14 ± 1.72	5.57	4.71
	呼气	20.98 ± 3.30	16.13/28.32	11.18/20.25	2.44 ± 1.65	5.74	5.54

a. 引自 Resman-Gaspersc A, Podnar S. Phrenic nerve conduction studies: technical aspects and normative data. *Muscle Nerve*. 2008; 37:36–41.

（二）颅 – 球部

1. 运动传导检测

神 经	记录部位	波幅（mV）	远端潜伏期（ms）
面神经	鼻肌	≥1.0	≤4.2
面神经	眼轮匝肌	≥1.0	≤3.1

2. 瞬目反射

参 数	绝对潜伏期值（ms）	潜伏期侧间差（ms）
R_1（同侧）	≤13	≤1.2
R_2（同侧）	≤41	≤5
R_2（对侧）	≤44	≤7

（三）下肢

1. 运动传导检测

神 经	记录部位	波幅（mV）	传导速度（m/s）	远端潜伏期（ms）	远端距离（cm）
腓神经	趾短伸肌	≥2.0	≥44	≤6.5	9
腓神经[a]	胫骨前肌	≥3.0	≥44	≤6.7	5～10
胫神经	踇短展肌	≥4.0	≥41	≤5.8	9
胫神经[a]	小趾展肌	≥3.0	≥41	≤6.3	可变[b]

a. 若一侧有症状而另一侧没有，侧间波幅比较（而不是采用正常值）常常更有价值
b. 除非使用卡尺，否则难以测量

2. 逆向法感觉传导检测

神　经	记录部位	波幅（μV）	传导速度（m/s）	峰潜伏期（ms）	远端距离（cm）
腓肠神经	踝后方	≥6	≥40	≤4.4	14[a]
腓浅神经	外踝	≥6	≥40	≤4.4	14[a]
隐神经[b]	内踝 / 踝前方	≥4	≥40	≤4.4	14[a]
足底内侧神经[b]	内踝	≥2	≥35		可变
足底外侧神经[b]	内踝	≥1	≥35		可变
股外侧皮神经[c]	股前方	≥4		≤2.6	12

a. 峰潜伏期正常值是基于14cm标准距离获得的，但许多人在更短距离（一般是10～12cm）刺激要容易得多。较低的刺激强度，如5～25mA，通常就可达到超强刺激。因此，若在14cm处刺激不能获得反应波形，或者，若需要更大的刺激强度，可尝试在12cm处刺激。若波形良好，就不必采用峰潜伏期来确定反应是否正常，而是根据起始潜伏期和距离来计算传导速度

b. 在一些无症状的正常个体，尤其40岁以上者，波幅可能很低（需要电子平均）或者引不出波形。因此，当波幅很低或未引出波形，应该没有必要解释为异常。由此，若一侧有症状、另一侧无症状，侧间比较就很有价值

c. 峰潜伏期正常值是基于12cm标准距离获得的，但一些人在更短距离（一般是10cm）可能更容易获得波形。在肥胖者的检测较困难。因此，波幅低或未引出波形，应该没有必要解释为异常，除非是症状局限于一侧的患者进行了侧间比较波幅，均值减2倍标准差；峰潜伏期，均值加2倍标准差

引自 Shin YB, Park JH, Kwon DR, et al. Variability in conduction of the lateral femoral cutaneous nerve. *Muscle Nerve*. 2006; 33(5): 645–649.

3. 足底混合神经传导检测

神　经	波幅（μV）	传导速度（m/s）	远端峰潜伏期（ms）	远端距离（cm）
足底内侧神经[a]	≥3	≥45	≤3.7	14
足底外侧神经[a]	≥3	≥45	≤3.7	14

a. 在一些无症状的正常个体，尤其40岁以上者，波幅可能很低（需要电子平均）或者引不出波形。因此，当波幅很低或未引出波形，应该没有必要解释为异常。由此，若一侧有症状、另一侧无症状，侧间比较就很有价值

4. 迟发反应[a]

神　经	最小F波潜伏期（ms）	最小H反射潜伏期（ms）
腓神经	≤56	—
胫神经	≤56	≤34[b]

a. 对于过高或过矮的患者，在F波，身高均必须标准化（见第4章）

b. 侧间比较。潜伏期侧间差＞1.5ms视为异常

注意：

(1) 在上述“神经传导检测－成人正常值”的各表中，所有正常值均假定是控制了温度和标准距离的；

(2) 所有运动和感觉波幅的测量，均是从基线到负峰；

(3) 所有感觉和混合神经的远端潜伏期均为峰潜伏期，而感觉神经和混合神经的传导速度均是基于起始潜伏期计算的；

(4) 对于身高和年龄的离群值，有些可能需要调整（见第 8 章）；

(5) 患侧与健侧肢体的比较往往非常有价值，可能比正常范围值更有意义；

(6) 这里只是作者提供的一组正常值，还有其他的正常值。理想的情况是，每个肌电图室均应建立自己的正常值。

二、神经传导检测：儿童正常值

（一）运动传导检测

年 龄	正中神经				腓神经			
	远端潜伏期（ms）	传导速度（m/s）	F 波潜伏期（ms）	波幅（mV）	远端潜伏期（ms）	传导速度（m/s）	F 波潜伏期（ms）	波幅（mV）
7 日龄—1 月龄	2.23（0.29）[a]	25.43（3.84）	16.12（1.5）	3.00（0.31）	2.43（0.48）	22.43（1.22）	22.07（1.46）	3.06（1.26）
1—6 月龄	2.21（0.34）	34.35（6.61）	16.89（1.65）	7.37（3.24）	2.25（0.48）	35.18（3.96）	23.11（1.89）	5.23（2.37）
6—12 月龄	2.13（0.19）	43.57（4.78）	17.31（1.77）	7.67（4.45）	2.31（0.62）	43.55（3.77）	25.86（1.35）	5.41（2.01）
1—2 岁	2.04（0.18）	48.23（4.58）	17.44（1.29）	8.90（3.61）	2.29（0.43）	51.42（3.02）	25.98（1.95）	5.80（2.48）
2—4 岁	2.18（0.43）	53.59（5.29）	17.91（1.11）	9.55（4.34）	2.62（0.75）	55.73（4.45）	29.52（2.15）	6.10（2.99）
4—6 岁	2.27（0.45）	56.26（4.61）	19.44（1.51）	10.37（3.66）	3.01（0.43）	56.14（4.96）	29.98（2.68）	7.10（4.76）
6—14 岁	2.73（0.44）	57.32（3.35）	23.23（2.57）	12.37（4.79）	3.25（0.51）	57.05（4.54）	34.27（4.29）	8.15（4.19）

a. 表中数据为均值（标准差）

引自 Parano E, Uncini A, DeVivo DC, et al. Electrophysiologic correlates of peripheral nervous system maturation in infancy and childhood. *J. Child. Neurol*. 1993;8:336–338.

（二）逆向法感觉传导检测[a]

年 龄	正中神经		腓肠神经	
	传导速度（m/s）	波幅（μV）	传导速度（m/s）	波幅（μV）
7 日龄—1 月龄	22.31（2.16）	6.22（1.30）	20.26（1.55）	9.12（3.02）
1—6 月龄	35.52（6.59）	15.86（5.18）	34.63（5.43）	11.66（3.57）
6—12 月龄	40.31（5.23）	16.00（5.18）	38.18（5.00）	15.10（8.22）
1—2 岁	46.93（5.03）	24.00（7.36）	49.73（5.53）	15.41（9.98）
2—4 岁	49.51（3.34）	24.28（5.49）	52.63（2.96）	23.27（6.84）
4—6 岁	51.71（5.16）	25.12（5.22）	53.83（4.34）	22.66（5.42）
6—14 岁	53.84（3.26）	26.72（9.43）	53.85（4.19）	26.75（6.59）

a. 表中数据为均值（标准差）

引自 Parano E, Uncini A, DeVivo DC, et al. Electrophysiologic correlates of peripheral nervous system maturation in infancy and childhood. *J. Child Neurol*. 1993;8:336–338.

三、运动单位动作电位时限（ms）正常值（基于年龄和肌肉的平均值）

年龄（岁）	三角肌	肱二头肌	肱三头肌	拇短展肌	小指展肌
0—4	7.9～10.1	6.4～8.2	7.2～9.3	7.1～9.1	8.3～10.6
5—9	8.0～10.8	6.5～8.8	7.3～9.9	7.2～9.8	8.4～11.4
10—14	8.1～11.2	6.6～9.1	7.5～10.3	7.3～10.1	8.5～11.7
15—19	8.6～12.2	7.0～9.9	7.9～11.2	7.8～11.0	9.0～12.8
20—29	9.5～13.2	7.7～10.7	8.7～12.1	8.5～11.9	9.9～13.8
30—39	11.1～14.9	9.0～12.1	10.2～13.7	10.0～13.4	11.6～15.6
40—49	11.8～15.7	9.6～12.8	10.9～14.5	10.7～14.2	12.4～16.5
50—59	12.8～16.7	10.4～13.6	11.8～15.4	11.5～15.1	13.4～17.5
60—69	13.3～17.3	10.8～14.1	12.2～15.9	12.0～15.7	13.9～18.2
70—79	13.7～17.7	11.1～14.4	12.5～16.3	12.3～16.0	14.3～18.6

年龄（岁）	股二头肌	腓肠肌	胫骨前肌	腓骨长肌	趾短伸肌	面　肌
0—4	7.2～9.2	6.4～8.2	8.0～10.2	6.8～7.4	6.3～8.1	3.7～4.7
5—9	7.3～9.9	6.5～8.8	8.1～11.0	5.9～7.9	6.4～8.7	3.8～5.1
10—14	7.4～10.2	6.6～9.1	8.2～11.3	5.9～8.2	6.5～9.0	3.9～5.3
15—19	7.8～11.1	7.0～9.9	8.7～12.3	6.3～8.9	6.9～9.8	4.1～5.7
20—29	8.6～12.0	7.7～10.7	9.6～13.3	6.9～9.6	7.6～10.6	4.4～6.2
30—39	10.1～13.5	9.0～12.1	11.2～15.1	8.1～10.9	8.9～12.0	5.2～7.1
40—49	10.7～14.3	9.6～12.8	11.9～15.9	8.6～11.5	9.5～12.7	5.6～7.4
50—59	11.6～15.2	10.4～13.6	12.9～16.9	9.4～12.2	10.3～13.5	6.0～7.9
60—69	12.1～15.8	10.8～14.1	13.4～17.5	9.7～12.7	10.7～14.0	6.3～8.2
70—79	12.4～16.1	11.1～14.4	13.8～17.9	10.0～13.0	11.0～14.3	6.5～8.3

经许可转载，引自 Buchthal F, Rosenfalck P. Action potential parameters in different human muscles. *Acta Psych. Neurol. Scand.* 1955. 30(1–2)：125–131.

四、超声横截面积参考范围

（一）正常成人

神 经	部 位	正常上限（mm^2）	侧间差上限（mm^2）
正中神经	腕部	13.0	3.4
	前臂	10.7	2.6
	旋前圆肌	11.0	2.8
	肘前窝	13.2	4.3
	上臂	13.1	3.0
	腋窝	9.7	3.5
尺神经	腕部	8.1	2.6
	前臂	8.3	2.0
	肘远端	8.6	2.0
	肘前窝	8.8	2.2
	肘近端	9.3	1.8
	上臂	8.3	1.6
	腋窝	8.6	1.8
桡神经	肘前窝	14.1	5.0
	螺旋沟	13.3	4.5
肌皮神经	腋窝	11.9	4.2
迷走神经	颈动脉分叉	9.0	3.1
臂丛	干水平	11.1	4.5
坐骨神经	大腿远端	80.6	18.9
腓神经	腘窝	20.9	9.5
	腓骨颈	17.8	4.9
胫神经	腘窝	55.9	15.7
	小腿肚近端	39.9	10.8
腓肠神经	踝部	22.3	5.7
	小腿远端	8.9	2.6

参考值基于均值 +2 倍标准差，神经横截面积随体重指数增加

引 自 (1) Cartwright MS, Shin HW, Passmore LV, Walker FO. Ultrasonographic reference values for assessing the normal median nerve in adults. *J Neuroimaging*. 2009;19(1):47–51.

(2) Cartwright MS, Shin HW, Passmore LV, Walker FO. Ultrasonographic findings of the normal ulnar nerve in adults. *Arch Phys Med Rehabil.* 2007;88(3):394–396.

(3) Cartwright MS, Passmore LV, Yoon JS, Brown ME, Caress JB, Walker FO. Cross-sectional area reference values for nerve ultrasonography. *Muscle Nerve*. 2008;37(5):566–571.

（二）儿童正常值[a]

神经	刺激部位	1—3 岁		4—6 岁		7—11 岁		12—16 岁	
		例　数	均值（标准差）	例　数	均值（标准差）	例　数	均值（标准差）	例　数	均值（标准差）
正中神经	腕部	7	3.9（1.1）	7	4.7（1.0）	6	5.1（0.2）	3	6.7（0.6）
	前臂	7	4.0（0.9）	6	5.6（1.9）	7	6.2（1.5）	4	9.1（2.3）
尺神经	腕部	2	2.5（0.7）	2	4.5（0.7）	2	3.5（0.7）	6	5.8（1.5）
	肘部	2	3.5（0.7）	1	4.0（ ）	3	5.0（2.0）	5	7.2（1.3）
桡神经	桡神经沟	2	4.0（0.0）	3	3.7（1.5）	5	5.0（0.7）	3	8.7（1.5）
坐骨神经	小腿	2	19.0（2.8）	2	30.5（7.8）	3	30.7（7.5）	1	23.0（ ）
腓神经	膝部	2	7.0（1.4）	1	6.0（ ）	4	10.0（2.9）	3	6.7（3.1）
胫神经	膝部	2	11.5（2.1）	1	18.0（ ）	4	19.5（6.6）	3	19.7（9.0）
	踝部	2	7.5（0.7）	3	9.0（1.7）	4	7.5（2.5）	5	12.6（2.1）

a. 须注意的是，作者强调，对于特定的年龄，每个部位的数据点很少。因此，不应再根据这些数据来扩充从而衍生出临界值（截止值），但表中提供的数据可作为一个起点，便于各实验室建立自己的正常值范围

改编自 Cartwright MS, Mayans DR, Gillson NA, Griffin LP, Walker FO. Nerve cross-sectional area in extremes of age. *Muscle Nerve*. 2013;47(6):890–893.